G. Maciocia

Diagnostik in der chinesischen Medizin

Giovanni Maciocia

Diagnostik in der chinesischen Medizin

2., überarbeitete Auflage

Mit einem Geleitwort von
Julian Scott, PhD, BAc, MBAcC, Naturheilkundlicher Therapeut, Bath, Großbritannien

Übersetzung aus dem Englischen von:
Julia Kaiser, Maximilian Beer
und Petra Zimmermann (Ergänzungen der 2. Auflage)

ELSEVIER

Elsevier GmbH, Hackerbrücke 6, 80335 München, Deutschland
Wir freuen uns über Ihr Feedback und Ihre Anregungen an books.cs.muc@elsevier.com

Titel der Originalausgabe
Diagnosis in Chinese Medicine. A Comprehensive Guide

1st edition 2004, 2nd edition 2018
ISBN: 978-0-7020-4414-4

This translation of Diagnosis in Chinese Medicine. A Comprehensive Guide, 2nd edition by Giovanni Maciocia was undertaken by Elsevier GmbH and is published by arrangement with Elsevier Ltd.

Diese Übersetzung von Diagnosis in Chinese Medicine. A Comprehensive Guide, 2nd edition, von Giovanni Maciocia, wird durch die Elsevier GmbH ausgeführt und in Absprache mit Elsevier Ltd. veröffentlicht.

ISBN Print 978-3-437-58486-2
ISBN e-Book 978-3-437-05877-6

Wichtiger Hinweis für den Benutzer
Die Erkenntnisse in der Medizin unterliegen laufendem Wandel durch Forschung und klinische Erfahrungen. Die Autoren dieses Werkes haben große Sorgfalt darauf verwendet, dass die in diesem Werk gemachten therapeutischen Angaben dem derzeitigen Wissensstand entsprechen. Das entbindet den Nutzer dieses Werkes aber nicht von der Verpflichtung, anhand anderer Werke zu diesem Thema zu überprüfen, ob die dort gemachten Angaben von denen in diesem Buch abweichen, und seine Verordnung in eigener Verantwortung zu treffen.

Für die Vollständigkeit und Auswahl der aufgeführten Medikamente übernimmt der Verlag keine Gewähr.
Geschützte Warennamen (Warenzeichen) werden in der Regel besonders kenntlich gemacht (®). Aus dem Fehlen eines solchen Hinweises kann jedoch nicht automatisch geschlossen werden, dass es sich um einen freien Warennamen handelt.

Hinweise zu Diagnose und Therapie können sich von den in Deutschland üblichen Standards unterscheiden. Achtung: Die bei den genannten Arzneimitteln angegebenen Dosierungen und Anwendungshinweise können von der deutschen Zulassung abweichen.

Bibliografische Information der Deutschen Nationalbibliothek
Die Deutsche Nationalbibliothek verzeichnet diese Publikation in der Deutschen Nationalbibliografie; detaillierte bibliografische Daten sind im Internet über https://dnb.de abrufbar.

20 21 22 23 24 5 4 3 2 1

Um den Textfluss nicht zu stören, wurde bei Patienten und Berufsbezeichnungen die grammatikalisch maskuline Form gewählt. Selbstverständlich sind in diesen Fällen immer alle Geschlechter gemeint.

Planung: Marko Schweizer
Projektmanagement: Elisabeth Märtz, München
Redaktion: Lisa Lorz, Bayreuth
Herstellung: Elisabeth Märtz, München; Dietmar Radünz, Leipzig
Satz: Thomson Digital, Noida/Indien
Druck und Bindung: Drukarnia Dimograf Sp. z o. o., Bielsko-Biała/Polen
Umschlaggestaltung: SpieszDesign, Büro für Gestaltung, Neu-Ulm

Aktuelle Informationen finden Sie im Internet unter **www.elsevier.de**

Vorwort

Dieses Buch über Diagnose in der chinesischen Medizin ergänzt meine vorangegangenen Werke über die Theorie der chinesischen Medizin („Grundlagen der Chinesischen Medizin"), die Anwendung dieser Theorie auf die Behandlung von Krankheiten („Praxis der chinesischen Medizin"), die Zungendiagnose („Zungendiagnose in der chinesischen Medizin"), die Gynäkologie („Gynäkologie und Geburtshilfe in der chinesischen Medizin"), die Therapie psychisch-emotionaler Störungen („Die Psyche in der chinesischen Medizin") und die Leitbahnen („Leitbahnen der Akupunktur").

Je länger ich praktisch arbeite, desto mehr lerne ich die Bedeutung der Diagnosestellung in der chinesischen Medizin im Besonderen und in der Medizin im Allgemeinen zu schätzen. Man könnte sogar sagen, dass der wahre Wert der chinesischen Medizin nicht in den Theorien von Yin-Yang, den Fünf Elementen, den Acht Prinzipien und Ähnlichem liegt, sondern in der Diagnose selbst. Die Diagnose gemäß der chinesischen Medizin ist so wertvoll, weil sie von der sicheren Basis einer genauen Untersuchung des Patienten ausgeht, was ja das Fundament der Diagnosestellung aller Medizinsysteme verschiedenster kultureller Herkunft ist, einschließlich der modernen westlichen Medizin.

Man vergisst häufig dabei, dass die kontemporäre westliche Medizin die längste Zeit auf einer sorgfältigen Patientenuntersuchung fußte, bevor technologische Neuerungen und moderne Diagnosehilfen die Oberhand gewannen. Technische diagnostische Abläufe haben nun eine kunstgerechte Untersuchung des Patienten ersetzt. Dies ist das schwächste Glied in der Kette westlich-medizinischen Vorgehens und zugleich der Grund, weshalb die chinesische Medizin mit ihrer sorgfältigen Untersuchung des Patienten viele Tausend Ärzte auf der ganzen Welt anspricht.

Ein Beispiel aus meiner eigenen Praxis erscheint besonders geeignet, diese Tatsache zu veranschaulichen. Eine Patientin kam nur zu einer einzigen Konsultation zu mir, denn sie lebte in den USA. Sie wandte sich wegen ständiger Hüft- und Rückenschmerzen an mich. Sie war 78, seit vier Jahren schon litt sie im Lumbosakralbereich an starken Schmerzen, die zur rechten Hüfte hin ausstrahlten. Sie war bei einem der Spitzen-Neurochirurgen der USA gewesen, der eine Schnittbilduntersuchung angeordnet und – basierend auf diesem Befund ohne eine körperliche Untersuchung durchgeführt zu haben – ein Problem mit den Intervertebralräumen der Lendenwirbelsäule diagnostiziert hatte. Er hatte ihr aber von einer Operation abgeraten und so litt die Patientin weitere zwei Jahre. Mit Mitte 70 war sie sehr aktiv gewesen – sie hatte drei Mal wöchentlich Tennis gespielt –, doch nun konnte sie kaum noch gehen.

Als ich sie untersuchte, fiel mir gleich als Erstes ein Hinken auf, bei dem ihr Körper seitlich auspendelte. Ich habe keine osteopathische Ausbildung, aber über die Jahre war mir aufgefallen, dass Menschen mit chronischen Rückenschmerzen sich beim Gehen eher leicht nach vorne beugen. Diese Patientin ging aber deutlich anders, und meiner Erfahrung nach handelte es sich bei ihr viel eher um ein Problem der Hüfte als um eines des Rückens. Ich erhob also eine detaillierte Anamnese und bat sie, sich auf den Untersuchungstisch zu legen. Ich führte rechts den gestreckten Beinhebetest durch, was keinen Rückenschmerz hervorrief. Dann abduzierte ich ihr rechtes Bein, was einen intensiven Schmerz in der rechten Hüfte hervorrief. Alles sprach also für ein Problem der Hüfte, nicht der Lumbosakralregion. Ich zögerte aber immer noch, die Meinung eines herausragenden Neurochirurgen in Zweifel zu ziehen, weshalb ich einen italienischen Kollegen anrief, einen äußerst erfahrenen und kenntnisreichen Osteopathen. Über Telefon leitete er mich an, drei weitere diagnostische Bewegungen durchzuführen. Zu meiner Verwunderung bekräftigte er, dass die Patientin ganz sicher an einem Hüftproblem litt und nicht an einer Störung der Lumbosakralregion. Ich bat sie daher, gleich nach ihrer Rückkehr in die USA eine Röntgenaufnahme des Hüftgelenks machen zu lassen, denn dieses hatte der Neurochirurg nicht veranlasst. Sie folgte meinem Rat, und das Röntgenbild zeigte eine massive arthrotische Abnutzung der rechten Hüfte. Sie bekam ein künstliches Hüftgelenk, ihre Schmerzen verschwanden zur Gänze, und sie ist zurück auf dem Tennisplatz.

Diese Fallgeschichte veranschaulicht sehr deutlich, wie stark die richtige körperliche Untersuchung und genaue Anamneseerhebung in der westlichen Medizin zugunsten technischer Diagnoseverfahren in Vergessenheit geraten ist. Selbstverständlich ist die diagnostische Technologie wichtig, ihr Einsatz sollte aber von einer ordentlichen Untersuchung der Patienten bestimmt werden.

Ein weiteres Beispiel dafür, was die Diagnose in der chinesischen Medizin vermag, ist der Fall einer 29-jährigen Patientin, die vor einigen Monaten bei mir war. Sie hatte starke Rückenschmerzen, war lethargisch und litt an Übelkeit. Ihr Hausarzt hatte die Diagnose einer Niereninfektion gestellt. Seit einer Woche nahm sie nun schon Antibiotika, ohne auch nur eine geringe Besserung ihrer Symptome zu erfahren. Die Befragung ergab, dass die Schmerzen, die tatsächlich im Bereich der linken Niere lokalisiert waren, bewegungsabhängig waren und bei Einatmung schlechter wurden. Sie hatte kein Fieber, ja es war ihr sogar ziemlich kalt, und keine Harnwegssymptome. Puls und Zunge waren nicht wirklich auffällig, nur die Leber- und Gallenblasen-Position boten einen saitenförmig und etwas gespannten Puls. Die Pulse von Niere und Blase hingegen fühlten sich recht gesund an und die Zungenwurzel bot keinen klebrigen, gelben Belag.

Auf Grundlage dieser Informationen vermutete ich, dass der Hausarzt mit seiner Diagnose eher falsch lag, weil der Schmerz mit größerer Wahrscheinlichkeit einem Problem der Rippen entsprang – darum auch der Einfluss auf den Puls an der Leber- und Gallenblasen-Position. Vor allem die Verschlimmerung des Schmerzes durch die Atmung war ein starker Hinweis auf die Rippen, denn Rückenschmerzen aufgrund einer Harnwegsinfektion werden durch die Atembewegungen nicht beeinflusst. Ich behandelte sie entsprechend, was den Schmerz sofort linderte. Später bestätigte ihr Osteopath, dass die Schmerzursache an einer Blockierung der zwölften Rippe gelegen hatte.

Diese Fallgeschichte veranschaulicht noch einmal deutlich, wie wichtig eine richtige Untersuchung des Patienten ist; dies hatte der oben erwähnte Hausarzt leider versäumt. Das ist die wahre Stärke der Diagnose in der chinesischen Medizin und dieses Medizinsystems im Allgemeinen. Diese Stärke wurzelt in der unglaublich ausführlichen Untersuchung des Patienten aus den vier Blickwinkeln des Betrachtens, der Befragung, der Palpation sowie des Hörens und Riechens. Meiner Ansicht nach ist dies auch ein wichtiger Grund dafür, warum sich so viele Ärzte im Westen zur chinesischen Medizin hingezogen fühlen.

Die Diagnose in der chinesischen Medizin überzeugt auch durch ihre ganzheitliche Sicht von Körper und Geist. Vermutlich gibt es kein anderes diagnostisches System, das in relativ kurzer Zeit solch eine umfassende, ganzheitliche und detailreiche Bestandsaufnahme eines Patienten zuwege bringen kann, indem es all die verschiedenen diagnostischen Fäden zu einem Ganzen zusammenführt. Ein Beispiel: Sobald ein Patient das Zimmer betritt, spannt der mit chinesischer Medizin arbeitende Therapeut seine Sinne auf das Äußerste an, um Gang, Vitalität, Stimmstärke, Glanz von Augen und Gesichtsfarbe, Gesichtsform, Hautfarbe, Körpergeruch, Haare, Zunge und zuletzt den Puls des Patienten zu beurteilen.

Ein weiterer Ansporn, ein Buch über Diagnose zu verfassen, liegt in meiner Einschätzung, dass im modernen China dieses Gebiet vernachlässigt wurde und wird. In ihrem Eifer, die chinesische Medizin zu „modernisieren" und sie dem der modernen Medizin anhängenden Establishment in China und im Westen annehmbarer zu gestalten, neigen kontemporäre Ärzte und Lehrer der chinesischen Medizin dazu, die feineren Aspekte der chinesischen Medizin zu übersehen, vor allem die Zungen- und Pulsdiagnose. Zu oft beschreibt der klinische Lehrer in einem chinesischen Krankenhaus die Pulsqualität zu nachlässig, um sie in Übereinstimmung mit den klinischen Symptomen zu bringen. Wenn zum Beispiel ein Patient alle Symptome von Leber-Qi-Stagnation aufweist, so hat sein Puls drahtig zu sein. Unterschlagen wird dabei die Möglichkeit eines rauen Pulses, was dafür spräche, dass die Leber-Qi-Stagnation als Folge eines Leber-Blut-Mangels entstanden ist. Mein Wunsch ist es, die feineren Aspekte der chinesischen Diagnoseverfahren zu erhalten.

Dieses Buch folgt den traditionellen vier Hauptschritten der chinesischen Diagnosestellung, also der Betrachtung („sehen"), der Befragung („fragen"), Betastung oder Palpation („berühren") und Auskultation („hören und riechen"). In Ergänzung zu diesen vier Hauptabschnitten beschäftigt sich Teil E mit Symptomen und klinischen Zeichen, während das Thema von Teil A (Betrachtung) Krankheitszeichen, also Befunde, und von Teil B Symptome sind. Teil E (Symptome und klinische Zeichen) führt Hunderte verschiedener klinischer Krankheitsäußerungen (sowohl Symptome als auch klinische Zeichen) unabhängig davon an, in welche Kategorie sie fallen, und ordnet sie nach betroffenem Körperteil.

Die Trennung von Betrachtung und Befragung erfolgt ausschließlich aus didaktischen Gründen. Sie entspricht nicht der klinischen Realität, denn in der Praxis sammelt man die Informationen durch Beobachtung und durch Befragung gleichzeitig und diese greifen automatisch ineinander. Ein Beispiel: Die Trennung zwischen trockener Haut (ein durch Betrachtung erhobener Befund) und juckender Haut (ein bei der Befragung geäußertes Symptom) ist willkürlich und künstlich. Ein anderes gutes Beispiel sind Knöchelödeme: Beobachtet man diese Veränderung, so wird man sie unverzüglich mit einer Palpation und entsprechenden Fragen an den Patienten verbinden.

Überdies entspricht die Kombination von Symptomen und Befunden jeder Körperregion auch unserem üblichen diagnostischen Vorgehen. Wenn etwa ein Patient sich an uns wendet, dessen Beschwerden sich auf ein bestimmtes Körperareal konzentrieren, so werden wir natürlich unserer Aufmerksamkeit zunächst auf diese Stelle richten, indem wir ihn nach Symptomen fragen und alle äußeren Krankheitszeichen beobachten, ohne zwischen Befragung und Betrachtung zu unterscheiden. Wenn beispielsweise eine Patientin über verschwommenes Sehen klagt, so werden wir sofort und automatisch ihre Augen betrachten, um herauszufinden, ob sie trocken oder blutunterlaufen sind.

In Teil F führe ich die Muster der chinesischen Medizin aus der Perspektive der inneren Organe (*Zang Fu*) an. Diese dienen in erster Linie zum Nachschlagen, da *Zang-Fu*-Muster im gesamten Buch erwähnt werden.

Ich möchte betonen, dass die in Teil E zusammengefassten Muster an jedes einzelne Symptom angepasst wurden und nicht zwangsläufig mit den Mustern aus Teil F korrespondieren. Beispielsweise enthält das Muster „Leber-Blut-Mangel" bei einem bestimmten Augensymptom etwas andere Symptome und klinische Zeichen als jene, die in Teil F beim allgemeinen Muster „Leber-Blut-Mangel" erwähnt werden. In Teil F finden sich, wann immer es angemessen erscheint, auch Therapieansätze der Akupunktur und der Arzneimitteltherapie.

Eine Neuerung dieser 2. Auflage ist die Hinzufügung von Hinweisen zur Akupunkturtherapie für viele der in Teil E (Symptome und klinische Zeichen) aufgeführten Muster. Bei jedem Symptom oder klinischen Zeichen werden zuerst die häufig vorkommenden Muster aufgeführt und in Fülle, Leere oder Fülle / Leere-Muster kategorisiert. Bei diesen Mustern wird die Akupunkturtherapie angegeben. Weniger häufige Muster sind unter „Weitere Krankheitsmuster" zusammengefasst.

An den Anfang des Buchs habe ich einen Index aller Symptome und klinischen Zeichen gestellt, die in Teil E genannt werden, sowie Querverweise zu ihrer Besprechung in Teil A (Betrachtung), Teil B (Befragung), Teil C (Palpation) und Teil D (Hören und Riechen).

Anhang 1 enthält einen Index aller Fallgeschichten in diesem Buch. In Anhang 2 finden sich alle Arzneimittelrezepturen, die in Teil F („Identifizierung von Krankheitsmustern") erwähnt werden. Anhang 3 bietet eine kurze Geschichte der chinesischen Diagnostik.

Schließlich habe ich in dieser 2. Auflage einen kurzen Anhang (Anhang 4) mit einer Beschreibung der wichtigsten Medizinklassiker hinzugefügt, die ich beim Schreiben meiner Bücher zurate gezogen habe. In diesem Anhang führe ich die wichtigsten Klassiker der chinesischen Medizin auf, beschreibe meine Sichtweise auf diese Werke und erläutere, aus welchen Gründen ich sie besonders schätze.

Santa Barbara, 2016
Giovanni Maciocia

Danksagungen

Viele Lehrer haben mein Interesse an der Diagnose geweckt. Ich bin besonders dem schon von uns gegangenen Dr. J. H. F. Shen dankbar, dass er mich an seinem Wissen und seinen Fertigkeiten in der Pulsdiagnose teilhaben ließ. Was ich von ihm lernte, versuche ich in diesem Buch weiterzuvermitteln.

Dr. J. D. Van Buren war der erste Lehrer, der mich in der Kunst der Diagnose mittels Betrachtens unterrichtete. Ihm gilt mein Dank für die Inspiration ganz zu Beginn meiner Berufslaufbahn.

Ich möchte meine Dankbarkeit gegenüber allen Lehrern und dem Personal der „Nanjing University of Traditional Chinese Medicine" ausdrücken. Meine Studienzeit und meine praktisch-klinisch ausgerichteten Aufenthalte dort sind aus meiner beruflichen Entwicklung nicht wegzudenken.

Fi Lyburn schulde ich großen Dank für die allgemeine Bearbeitung des Textes, ihre Verbesserungsvorschläge und die Zusammenstellung der Lernergebnisse.

Mein besonderer Dank gilt Sofi Roman für die Überprüfung des gesamten Manuskripts und die Erstellung der Grafiken zu den Fallgeschichten.

Ich danke auch Jason Smith für die Durchsicht des Manuskripts.

Mein abschließender Dank gilt dem Team von Elsevier, besonders Maria Broeker und Linda Woodard, für ihre Professionalität, Hilfsbereitschaft und Liebenswürdigkeit.

Vorwort der deutschen Übersetzer

Nachdem uns bereits die ganze Reihe der Maciocia-Bücher vertraut war, empfanden wir es als eine besondere Ehre, die Übersetzung für das vorliegende Werk anzufertigen und es somit dem deutschsprachigen Leser zur Verfügung zu stellen. Zu dieser Euphorie gesellte sich schnell die ernüchternde Einsicht, dass es sich hier mit mehr als 1 000 Seiten um Maciocias bisher umfangreichstes Werk handelte und eine lange Übersetzungsarbeit bevorstand. Trotz unserer mehr als zweijährigen Beschäftigung mit dem Buch, die immer wieder durch die Anforderungen der täglichen Praxis unterbrochen wurde, fühlten wir uns durch die unzähligen praktischen Aspekte des Buchs aber mehr als entlohnt. Des Weiteren konnten durch die Übersetzung einige Errata der englischen Version korrigiert werden und somit gegenüber der englischen Fassung eine deutliche Verbesserung erzielt werden.

Giovanni Maciocia errichtet mit „Diagnostik in der chinesischen Medizin" nicht nur eine weitere Säule in seinem Repertoire an essenziellen TCM-Standardwerken, er vervollständigt sie auch. Nach den „Grundlagen der Chinesischen Medizin", der „Praxis der chinesischen Medizin" und der „Gynäkologie in der Praxis der chinesischen Medizin" wird dem Leser nun ein wichtiges Instrument zur Erstellung präziser Diagnosen in die Hände gegeben, wie sie unseres Wissens in dieser ausgiebigen Form noch nicht in deutscher Sprache erschienen ist.

Hierbei handelt es sich aber nicht um ein weiteres theoretisches Nachschlagewerk. Vielmehr gewinnt es durch zahlreiche Tabellen, Diagramme und Fallgeschichten sowie durch persönliche Erfahrungen aus der Praxis des Autors enorm an Praxisrelevanz. Der Aufbau des Buchs gestattet vor allem zweierlei Anwendungen: Erstens, einer bestimmten Frage, zum Beispiel einem Symptom, mit schnellem Zugriff differenzialdiagnostisch auf den Grund zu gehen. Zweitens, um sich generell der komplexen und facettenreichen Diagnosekonzepte in der TCM bewusst zu werden und gezielt zu studieren.

Als Kompendium der Diagnose in der TCM besitzt das Buch gewisse Höhepunkte, die einen bleibenden Eindruck hinterlassen, wie zum Beispiel die ausführlichen Kapitel zur Diagnose durch Betrachtung und Befragung, in denen genau erläutert wird, warum und wie man einem Patienten gewisse Fragen stellt.

Hinsichtlich der Terminologie haben wir uns weitgehend an den etablierten Stil unseres Vorgängers Dr. Andreas Höll gehalten. Manche Begriffe in der TCM sind aufgrund ihres Bedeutungsreichtums schwer zu übersetzen und werden daher in der chinesischen Pinyin-Umschrift wiedergegeben, wobei wir uns in dieser Übersetzung die Freiheit genommen haben, bei einschlägigen Klassikern der TCM wie „Innerer Klassiker des Gelben Kaisers" ebenfalls ihren chinesischen Namen zu verwenden, in diesem Falle also *Nei Jing*.

Eine weitere wichtige Veränderung gab es auch beim chinesischen Ausdruck *Shen*, der fortan mit „Herz-Geist" übersetzt wird, um ihn terminologisch eindeutig vom Begriff „Geist" abzugrenzen, da hier auch andere Bedeutungen, wie der Geist der Lunge (*Po*), der Geist der Leber (*Hun*) usw. hineinfließen. Eine genaue Differenzierung findet sich im nächsten Textabschnitt „Zur Übersetzung chinesischer Fachbegriffe", Anmerkung 3.

In der Anfertigung dieser Übersetzung haben uns viele Menschen unterstützt. Besonders bedanken möchten wir uns bei Renate Gütersloh und Christoph Blaß vom Verlag für Ganzheitliche Medizin für ihre Geduld und ihren fachlichen Beistand sowie für den professionellen Umgang mit Verbesserungsvorschlägen. Des Weiteren standen uns bei Fachfragen hilfreich zur Seite Andreas Höll, der das Buch schon angefangen hatte zu übersetzen, Mazin Al-Khafaji und einige unserer Professoren an der Middlesex University London und an der Pekinger Universität für Traditionelle Chinesische Medizin. Nicht zuletzt geht unser Dank an unsere Familien.

Bamberg, im Januar 2010
Julia Kaiser und Maximilian Beer

Ergänzung zur 2. Auflage
In Teil F dieser Neuauflage hat der Autor Therapieempfehlungen zu Fertigarzneien eingefügt. Hierbei handelt es sich um Präparate aus den beiden Produktserien „Three Treasures" und „Women's Treasure", die vom Autor entwickelt wurden. Die jeweiligen Präparatbezeichnungen wurden nicht ins Deutsche übersetzt, da es sich um Produktnamen handelt.

Braunschweig, im Juli 2019
Petra Zimmermann

Zur Übersetzung chinesischer Fachbegriffe

Ich habe mich dazu entschlossen, in meinen Büchern alle Fachbegriffe der chinesischen Medizin mit Ausnahme von Yin, Yang, Qi und Cun (Maßeinheit) zu übersetzen.

Ich verwende auch wieder große Anfangsbuchstaben für spezifische Termini der chinesischen Medizin. Beispielsweise ist „Blood" eine der vitalen Substanzen der chinesischen Medizin, während „blood" die in den Blutgefäßen zirkulierende Flüssigkeit meint.[1] Ein Beispiel: „Bei Blut-Mangel kann das Menstruationsblut blass sein." Ich verwende auch für alle Pulsqualitäten und pathologische Formen und Farben des Zungenkörpers große Anfangsbuchstaben.[2]

Dieses System leistete schon vielen Lesern meiner vorangegangenen Bücher gute Dienste. Da die meisten Lehrer, mich eingeschlossen, beim Unterricht die chinesischen Begriffe gebrauchen, z. B. *Yuan Qi* statt „Ursprungs-Qi", führe ich beim ersten Auftreten in diesem Buch jeden Begriff auch in der Pinyin-Umschrift an. Eine Änderung, die ich neuerdings (z. B. in der zweiten und dritten Auflage der „Grundlagen der Chinesischen Medizin") eingeführt habe, ist die häufigere Verwendung von Pinyin-Begriffen im gesamten Text, zumindest einmal in jedem Kapitel bei der ersten Erwähnung des chinesischen Begriffs. Dies soll dazu dienen, dass der Leser weniger häufig das Glossar zurate ziehen muss.

Meine Entscheidung zugunsten einer Übersetzung aller chinesischen Fachbegriffe (mit den wenigen, oben angeführten Ausnahmen) fiel vor allem aus stilistischen Gründen. Ich bin der Meinung, dass sich ein sprachlich gut verfasster Text besser liest als einer, der mit chinesischen Termini in Pinyin-Transkription gespickt ist. Es wäre vermutlich am einfachsten und stringentesten, die chinesischen Begriffe in Pinyin zu belassen, es ist aber nicht die beste Lösung, weil Pinyin-Worte mehrdeutig sein können. Beispielsweise kann *jing* „Leitbahnen", „Regelblutung", „Essenz" oder „Schock" bedeuten, *shen* wiederum kann „Niere" oder „Herz-Geist"[3] beziehungsweise „Geist" bedeuten.

Ich bin mir dabei sehr wohl der Tatsache bewusst, dass es so etwas wie eine „richtige" Übersetzung eines Begriffs aus der chinesischen Medizin nicht geben kann. Meine Terminologie stellt auch keinesfalls diesen Anspruch, zumal es im Wesentlichen unmöglich ist, die chinesisch-medizinischen Termini zu übersetzen. Die größte Schwierigkeit beim Übersetzen chinesischer Termini liegt vermutlich darin, dass einem Begriff je nach Kontext viele Facetten und unterschiedliche Bedeutungen eigen sind. Es kann also keine Übersetzung geben, die unter allen Umständen „die richtige" wäre.

Beispielsweise hat der Begriff *jue* (厥) viele verschiedene Bedeutungen. Eine Übersetzung kann aber nur einen einzigen Aspekt dieser vielen Facetten wiedergeben. *Jue* kann einen Kollaps mit Bewusstlosigkeit bezeichnen, aber auch Kälte von Händen und Füßen oder einen gefährlichen Harnverhalt. In anderem Kontext ändert sich die Bedeutung wiederum: Beispielsweise ist *jue qi* (厥气) ein Zustand von chaotischem Qi, *jue xin tong* (厥心痛) eine Störung mit heftigem Thoraxschmerz und kalten Händen, während mit *jue yin zheng* (厥阴证) ein Jueyin-Syndrom im Rahmen des Sechs-Schichten-Modells mit Hitze oben und Kälte unten gemeint ist.

Viele Sinologen stimmen darin überein, dass chinesische philosophische Begriffe im Kern unübersetzbar sind und dass wir sie in dem Moment, wo wir sie übersetzen, durch eine nicht-chinesische Weltsicht verfälschen. Ames ist sich besonders darüber im Klaren, dass chinesische Konzepte eine grundlegende Verfälschung erfahren, wenn sie übersetzt werden. Er gibt einige Beispiele für chinesische Begriffe, die bei der Übersetzung verfälscht werden, etwa *Tian* 天 („Himmel"), *You-Wu* 有无 („Sein" und „Nicht-Sein"), *Dao* 道 („Weg"), *Xing* 性 („menschliche Natur"), *Ren* 仁 („Mildtätigkeit"), *Li* 理 („Prinzip"), *Qi* 气 („ursprüngliche Substanz") usw.[4]

In der Einleitung zu seinem Buch ‚Focusing the Familiar' (eine Übersetzung des konfuzianischen Textes *Zhong Yong*) verwahrt sich Ames vehement gegen eine einzig gültige Eins-zu-eins-Übersetzung eines chinesischen Begriffs in einen westlichen.[5] Er schreibt: *„Unsere westlichen Sprachen sind substanzorientiert und daher am sachdienlichsten zur Beschreibung einer Welt, die durch Vereinzelung, Objektivität und Beständigkeit gekennzeichnet ist. Solche Sprachen eignen sich schlecht zur Beschreibung und Deutung einer Welt (wie der Welt der Chinesen), die in erster Linie durch Kontinuität, Prozesshaftigkeit und Werden charakterisiert ist."*[6]

Daraufhin gibt Ames einige Beispiele für das, was er als gravierende Fehlübersetzungen chinesischer philosophischer Termini erachtet. Hierbei ist es wichtig, dass dies keine „Fehlübersetzungen" sind, weil die Begriffe „falsch" seien, sondern weil grundlegende Unterschiede zwischen dem chinesischen und dem westlichen Denken bestehen und daher westliche Begriffe per se nicht in der Lage sind, chinesische philosophische Gedanken zu vermitteln. Ames schreibt: *„Beispielsweise wurden „You" 有 und „Wu" 無 oftmals unkritisch mit „Sein" und „Nicht-Sein" wiedergegeben. Einflussreiche Übersetzer haben bis vor Kurzem „wu xing" 五行 mit „Fünf Elemente" übersetzt. „Xing" 性 wird häufig immer noch mit „Wesen, Natur" übersetzt. All diese Übersetzungen fördern die fixierten, eindeutigen Beschreibungen von Objekten oder Wesenheiten, die einer Sprache entspringen, die in einer substanzorientierten Sichtweise [unserer westlichen Sprachen] verwurzelt ist."*[7]

Ames betont, dass die Verwendung einer „substanzhaften Sprache" (d. h. einer westlichen Sprache) zur Übersetzung chinesischer Erkenntnisse über eine Welt von Prozesshaftigkeit und Veränderung zu höchst unangemessenen Deutungen des chinesischen Empfindens geführt hat. Ames behauptet, dass genau dieser Unterschied zwischen der chinesischen und westlichen Philosophie Übersetzungen chinesischer Begriffe praktisch unmöglich mache: *„In den klassischen Traditionen des Westens hat Sein Vorrang gegenüber Werden. Daher ist Werden letztendlich unwirklich. Was auch immer ‚wird', wird durch Erreichen seines Ziels verwirklicht, d. h. durch sein Zustandekommen. In der chinesischen Welt hat Werden Vorrang vor Sein. ‚Sein' wird als Übergangsstadium gedeutet, das durch weitere Übergänge gekennzeichnet ist."*[8]

Ames fährt fort: *„Die chinesische Welt ist eine Welt der Phänomene, die durch Kontinuität, Werden und Veränderung charakterisiert ist. In solch einer Welt gibt es keine letztgültige Vereinzelung. Dinge können nicht als Objekte verstanden werden. Ohne diese Vorstellung von Objektivität kann es nur den Fluss vorübergehender Ereignisse geben, in dem sich Dinge auflösen und fließen. Eine prozesshafte Sprache schließt die Annahme aus, dass Objekte als Bezugspunkte linguistischer Ausdrücke dienen. Die präzise referentielle Sprache von Bedeutung und Bezeichnung muss durch eine deferentielle*[9] *Sprache ersetzt werden, in der Bedeutungen in einem sich verändernden semantischen Feld sowohl aufeinander anspielen als auch voneinander wegführen. Eine referentielle [westliche] Sprache beschreibt ein Ereignis, ein Objekt oder einen Zustand, indem etwas benannt wird, was auf eine bestimme Sache hinweisen soll. Im Gegensatz dazu verwendet eine deferentielle Sprache [das Chinesische] Bezeichnungen nicht einfach als Indikatoren für bestimmte Individuen oder Dinge, sondern ruft Andeutungen, Ideen oder Anspielungen hervor, um auf Brennpunkte in einem Feld von Bedeutungen zu verweisen.“*[10]

Als Beispiel für die immanente Unmöglichkeit, einen chinesischen philosophischen Begriff in eine westliche Sprache zu übersetzen, zitiert Ames Steve Owens Weigerung, *shi* 诗 mit „Gedicht“ zu übersetzen: *„Wenn wir ‚shi' mit ‚Gedicht‘ übersetzen, so nur um der Bequemlichkeit willen. ‚Shi' ist kein ‚Gedicht‘; ‚shi' ist keine Sache, die man auf die gleiche Weise macht wie sein Bett, ein Gemälde oder einen Schuh. An einem ‚shi‘ kann man arbeiten, man kann es verfeinern und anfertigen; aber dies hat nichts damit zu tun, was ein ‚shi‘ im Wesentlichen ‚ist‘ […]. ‚Shi‘ ist nicht das ‚Objekt‘ seines Verfassers: Es ist der Verfasser, das Äußere eines Inneren.“*[11]

Ames führt verschiedene Übersetzungen von *Li* [理] (ein konfuzianisches Konzept) als Beispiel dafür an, dass eine Vielzahl von Begriffen einen einzigen chinesischen Ausdruck wiedergeben kann und keiner davon „falsch“ ist. Ihm zufolge wurde *Li* verschiedentlich als „Ritual“ [„ritual“], „Riten“ [„rites“], „Bräuche“ [„customs“], „Etikette“ [„etiquette“], „Schicklichkeit“ [„propriety“], „Moral“ [„morals“], „Regeln für anständiges Verhalten“ [„rules of proper behaviour“] und „Verehrung“ [„worship“] übersetzt. Ames schreibt: *„In den richtigen Kontext gesetzt, kann jeder dieser englischen Ausdrücke den entsprechenden Anlass von Li wiedergeben. Aber im klassischen Chinesisch trägt das Schriftzeichen all diese Bedeutungen bei jedem Anlass seines Gebrauchs in sich.“*[12] Dadurch wird sehr deutlich, wie wir schon durch den Akt des Übersetzens einen chinesischen Ausdruck, der reich an vielfältigen Bedeutungen ist, auf eine einzige Bedeutung im Chinesischen reduzieren.

Laut Ames wird in klassisch-chinesischen philosophischen Texten eine anspielungsreiche, viele Konnotationen enthaltende Sprache höher geschätzt als Klarheit, Präzision und argumentative Stringenz. Dieser dramatische Gegensatz zwischen chinesischen und westlichen Sprachen hinsichtlich des Anspruchs auf Klarheit stellt den Übersetzer chinesischer philosophischer Texte vor eine schwierige Aufgabe.

Für Chinesen ist das Gegenteil von Klarheit nicht Verwirrung, sondern etwas wie *Vagheit.* Vage Gedanken sind dadurch bestimmbar, dass ihnen eine *Vielzahl* von Bedeutungen anhaftet. Jeder chinesische Ausdruck schafft ein Bedeutungsfeld, bei dem jede seiner vielen Bedeutungen in den Fokus geraten kann. Ames zufolge müssen wir bei der Übersetzung chinesischer Texte das vermeiden, was Whitehead „den Trugschluss des perfekten Wörterbuchs“ nannte. Damit meinte er die Annahme, dass ein vollständiges Bedeutungsrepertoire von Ausdrücken existiert, mit dem wir die Vielschichtigkeit und Tiefe unserer Erfahrung angemessen beschreiben können, und dass wir idealerweise nach einer Eins-zu-eins-Entsprechung zwischen Wort und Bedeutung streben.

Mit diesem „Trugschluss“ im Hinterkopf schreiben Ames und Hall: *„Wir stellen die Weisheit und Richtigkeit in Frage, ‚Eins-zu-eins‘-Äquivalenzen bei der Übersetzung von Ausdrücken aus einer Sprache in eine andere vorzuschlagen. Wir führen den Gedanken der ‚linguistischen Clusterbildung‘ ein, als alternative Strategie zu einer ‚wörtlichen Übersetzung‘. Diese Strategie erlaubt es uns, den semantischen Wert eines Ausdrucks an die erste Stelle zu setzen, indem wir seine Bedeutungsspanne je nach Kontext zerlegen [grammatisch beschreiben], in der Annahme, dass bei jedem Auftreten des Ausdrucks eine Bedeutungsspanne mit einer unterschiedlichen Schwerpunktsetzung vorhanden ist.“*[13]

Diese Gedanken verdeutlichen sehr genau die Probleme, die beim Übersetzen von Termini der chinesischen Medizin auftreten. Selbstverständlich müssen wir nach Genauigkeit und Einheitlichkeit streben, aber man missversteht das eigentliche Wesen der chinesischen Medizin, wenn man glaubt, dass es die eine „richtige“ Eins-zu-eins-Entsprechung zwischen einem Gedanken der chinesischen Medizin und einem westlichen Ausdruck gäbe.

Beispielsweise gehen wir dem in die Falle, was Whitehead „den Trugschluss des perfekten Wörterbuchs“ nennt, wenn wir sagen, dass die einzig „richtige“ Übersetzung von *Chong Mai* „Durchgangsgefäß“ [Thoroughfare Vessel] sei. Selbstverständlich kann *Chong Mai* mit „Durchgangsgefäß“ übersetzt werden, aber dies ist nur eine seiner Bedeutungen, und es ist absolut unmöglich, mit einem einzigen westlichen Begriff die Reichhaltigkeit der Gedanken wiederzugeben, die dem Wort *Chong Mai* (das ich mit „Penetrating Vessel“ [dt.: Durchdringungsgefäß] übersetze) zugrunde liegt. Zu glauben, dass man einen vielschichtigen Gedanken der chinesischen Medizin auf einen einzigen, Eins-zu-eins-Begriff in einer westlichen Sprache reduzieren könne, geht meiner Meinung nach an dem eigentlichen Wesen der chinesischen Medizin vorbei. Daher kann man aus meiner Übersetzung von *Chong Mai* als „Penetrating Vessel“ [dt.: Durchdringungsgefäß] in keinster Weise schlussfolgern, dass es die „korrekte“ Übersetzung sei.

Ames macht diesen Punkt sehr deutlich: *„Der Trugschluss des perfekten Wörterbuchs ist hauptsächlich eine Folge unserer analytischen Voreingenommenheit gegenüber Eindeutigkeit. Wir möchten behaupten, dass diese Voreingenommenheit bei der Annäherung an chinesische Texte nicht hilfreich ist. Es ist nicht nur weiterhin möglich, dass neue Erfahrungen nach neuen Begrifflichkeiten verlangen, sondern es gibt auch sehr selten, wenn überhaupt, eine einfache Eins-zu-eins-Übersetzung chinesischer Ausdrücke in westliche Sprachen. Der Anspielungsreichtum der klassischen chinesischen Sprache ist schwer vereinbar mit eindeutigen Übersetzungen. Wir würden behaupten, dass es bei der Übersetzung chinesischer Texte in westliche Sprachen höchst unergiebig ist, eine einzige Entsprechung für ein chinesisches Schriftzeichen zu suchen. Statt zu versuchen, Mehrdeutigkeit durch den verbissenen Gebrauch offiziell festgelegter Termini* *zu vermeiden, müsste der Übersetzer einräumen, dass Schriftzeichen oftmals ein Cluster von Worten erfordern, um ihrer Spanne von Bedeutungen gerecht zu werden – die bei jeder Wiedergabe des Schriftzeichens immer alle mit angedeutet sind. Jeder Versuch, eindeutige Übersetzungen chinesischer Ausdrücke zu verwenden, der unter Berufung auf die Kriterien von Klarheit oder Eindeutigkeit gerechtfertigt wird, reduziert philosophische Erkenntnisse häufig auf Unsinn und Dichtkunst auf holprige Reime. Solch ein Übersetzungsansatz dient nur dazu, westliche Leser gegenüber der provokanten Aussagekraft abzustumpfen, die in der reichhaltig vagen, anspielungsreichen Sprache chinesischer Texte steckt.*"[14]

Als Beispiel für die Vielfältigkeit der Bedeutung eines chinesischen Ausdrucks und daher für die Tatsache, dass es vollkommen legitim ist, einen einzigen chinesischen Gedanken je nach Kontext mit mehr als einem Begriff zu übersetzen, schreibt Ames, dass er den Ausdruck *zhong* („Mitte" oder „zentral") im Titel des konfuzianischen Textes manchmal als „Fokus", manchmal als „fokussierend" und anderswo wiederum als „Gleichgewicht" übersetzt. Gelegentlich übersetzt er ihn sogar als „Zentrum" oder „Unparteilichkeit". Er hebt hervor, dass „*die chinesische Sprache nicht logozentristisch ist. Worte benennen keine Wesenheiten. Stattdessen weisen sie immer auf vorübergehende Prozesse und Ereignisse hin. Es ist daher wichtig, den gerundiven Charakter der Sprache zu betonen. Die prozesshafte Sprache ist vage, anspielungsreich und mehrdeutig.*"[15]

Nach Ames stechen im Bereich der Philosophie zwei Begriffe besonders hervor, die bei der Übersetzung durch das westliche Denken beeinflusst werden, nämlich *Tian* („Himmel") und *Ren* („Mildtätigkeit"). Ames schreibt: „*Wenn wir Tian mit ‚Himmel' übersetzen, rufen wir, ob wir es wollen oder nicht, beim westlichen Leser den Gedanken einer transzendenten Schöpfer-Gottheit wach, der mit der Sprache von Seele, Sünde und Jenseits verbunden ist […]. Wenn wir Ren mit ‚Mildtätigkeit' übersetzen, psychologisieren wir diesen Begriff und machen ihn zu einem altruistischen, der ursprünglich eine ganz andere Bandbreite soziologischer Konnotationen hatte. Beispielsweise impliziert ‚altruistisch sein', dass man selbstlos im Dienst anderer handelt. Aber dieses ‚Selbst-Opfer' impliziert eine Vorstellung von ‚Selbst', das unabhängig von anderen existiert und das man aufgeben kann – ein Gedanke von Selbst, von dem wir annehmen, dass er der Welt der Analekten [von Konfuzius] fremd ist: Tatsächlich wird durch solch eine Lesart [des Begriffs ‚ren'] eine Strategie zur Selbstverwirklichung in eine Strategie der Selbstverleugnung umgewandelt.*"[16]

Im Hinblick auf die chinesische Medizin ist der Begriff *Xue* 血 („Blut") ein gutes Beispiel für das von Ames angesprochene Problem. Wenn wir das Wort *Xue* mit „Blut" übersetzen, verändern wir sofort seinen Wesenskern und verleihen ihm eine schulmedizinische Konnotation. Tatsächlich ist *Xue* in der chinesischen Medizin aber eine Form von Qi, die eng mit dem Nähr-Qi (*Ying Qi*) verbunden ist. Der Begriff *mai* 脉, der in „Des Gelben Kaisers Klassiker" auftaucht, ist oftmals mehrdeutig, da er sich manchmal deutlich auf Akupunkturleitbahnen, an anderen Stellen aber auf die Blutgefäße bezieht.

Im Anschluss an die Erörterung der Probleme beim Übersetzen chinesischer Begriffe bekräftigt Ames, dass ein einziger chinesischer Ausdruck in verschiedenen Zusammenhängen unterschiedliche Bedeutungen haben kann. Beispielsweise bedeutet der Begriff *shen* 神 in manchen Fällen „Spiritualität des Menschen", in anderen „Göttlichkeit".[17] Da er nur die philosophischen Bedeutungen des Wortes *shen* berücksichtigt, könnten wir an dieser Stelle im Zusammenhang mit der chinesischen Medizin viele weitere nennen, wie „Herz-Geist", „Geist", „Glanz" (im Kontext der Diagnostik).

Graham schreibt: „*Jeder westliche Sinologe weiß, dass es für Wörter wie ‚ren' 仁 oder ‚de' 德 in seiner Sprache keine exakten Entsprechungen gibt. Solange er glaubt, ‚Mildtätigkeit' oder ‚Tugend' seien Synonyme hierfür, erlegt er dem Gedanken, mit dem er sich befasst, westliche Vorurteile auf.*"[18]

Im Folgenden untersucht Ames die Optionen, die sich einem Übersetzer bieten, und scheint der Methode Vorzug zu geben, die chinesischen Ausdrücke einfach zu transkribieren und unübersetzt zu lassen: „*Manch einem mag dieser Ansatz einfach als die faulste Methode erscheinen, einem schwierigen Problem zu entkommen. Aber ‚Ritual' hat im Englischen ein eng umschriebenes Bedeutungsfeld, Li hingegen ein ganz anderes und weniger fest umschriebenes. So wie kein Indologe nach einem englischsprachigen Äquivalent für ‚Karma', Dharma' etc. suchen würde, ist es vielleicht an der Zeit, beim klassischen Chinesisch genauso zu verfahren, trotz der Homonymität dieser Sprache.*"[19]

Hall bekräftigt, dass ein einziger chinesischer Ausdruck viele Bedeutungen aufweisen kann: „*Die Chinesen haben traditionell die Erkenntnis der Koexistenz einer Vielzahl von Bedeutungen, die spielend bei einem bestimmten Ausdruck mitschwingen können, zur Grundlage ihrer intellektuellen und institutionellen Harmonie erhoben.*"[20]

Ein weiterer Sinologe, Yung Sik Kim, erörtert schließlich die Schwierigkeit, die sich aus der Vielzahl der Bedeutungen eines einzigen chinesischen Ausdrucks ergibt: „*Ich habe es mir zur Gewohnheit gemacht, an einer englischen Übersetzung für ein bestimmtes chinesisches Wort festzuhalten, wann immer dies möglich ist. […] Selbstverständlich können Ausnahmen nie ganz vermieden werden. Bei Schriftzeichen wie ‚xin' 心, das sowohl ‚Herz' als auch ‚Geist' oder ‚tian' 天, das sowohl ‚Himmel' als auch ‚Firmament' bedeuten kann, musste ich auf unterschiedliche Übersetzungen zurückgreifen.*"[21]

In einer anderen Textstelle bestätigt Yung Sik Kim, dass die Transkription eines chinesischen Ausdrucks, der eine Vielzahl von Bedeutungen aufweist, die einzige Alternative darstellt: „*Der Ausdruck ‚li' 理 ist schwer zu umreißen. Er ist sogar schwer zu übersetzen, da es kein einziges Wort in westlichen Sprachen gibt, das alle im traditionell chinesischen Geist vorhandenen Facetten von ‚li' abdeckt. Dass viele Übersetzungen für diesen Ausdruck existieren, was häufig nur das Transkribieren als den einzig gangbaren Weg offen lässt, zeugt von dieser Schwierigkeit.*"[22]

Wenngleich die Vielfalt an Übersetzungen chinesischer Fachbegriffe Schwierigkeiten verursachen kann, so lassen sich diese doch einfach überwinden, wenn der Autor die Übersetzung in einem Glossar erklärt und vor allem die Bedeutung eines bestimmten chinesischen Begriffs in seinem Kontext (in unserem Fall der chinesischen Medizin) erläutert.

Ich habe mich dafür entschieden, in meinen Büchern alle Fachbegriffe der chinesischen Medizin zu übersetzen, statt lediglich die Pinyin-Transkriptionen zu verwenden, und zwar einzig und allein aus stilistischen Gründen, da ein Satz, der halb auf Englisch und halb in Pinyin geschrieben ist, häufig seltsam anmutet. Darüber hinaus könnte man einwenden, dass wir, wenn wir Pinyin-Begriffe beim Schreiben verwenden, einheitlich für *alle* Fachbegriffe der chinesischen Medizin Pinyin-Umschriften benutzen sollten. Dies würde aber den Lesefluss erschweren. Man stelle sich folgenden Satz vor: „Um *Pi-Yang-Xu* zu behandeln, wählen wir die *zhi fa* von *bu pi* und *wen Yang*" („Um Milz-Yang-Mangel zu behandeln, wählen wir das Therapieprinzip, die Milz zu stärken und das Yang zu wärmen").

Außerdem entsteht dieses Problem nur bei geschriebenen Texten, weil meiner Erfahrung nach die meisten Unterrichtenden in der westlichen Welt im Allgemeinen die Pinyin-Begriffe den Übersetzungen in der jeweiligen Landessprache vorziehen. Ein Lehrer wird im Unterricht also eher „Nieren-*Jing*" sagen als „Nieren-Essenz". In meinem Unterricht verwende ich jedenfalls eher die Pinyin-Begriffe als ihre englische Übersetzung. Die meisten Unterrichtenden gehen hier einen pragmatischen Weg, indem sie manche Begriffe ins Englische [bzw. die Landessprache, Anm. d. Ü.] übersetzen (etwa „Therapieprinzip" statt *zhi fa*) und andere im Pinyin belassen, wie etwa *Yuan Qi* oder *Chong Mai*.

Wenn ich unterrichte, versuche ich den Teilnehmern immer eine Vorstellung von der Bedeutung eines bestimmten chinesischen Schriftzeichens und seiner Aussagekraft und Verwendung in der chinesischen Medizin zu vermitteln. Der Gebrauch von Pinyin-Begriffen im Unterricht macht die chinesische Medizin wahrlich zu einer internationalen Angelegenheit, da ich in der Tschechischen Republik im Unterricht *Jing, Yang Qiao Mai, Wei Qi* usw. erwähnen kann und weiß, dass jeder mich versteht.

Eine Vielfalt an Übersetzungen chinesischer Termini dürfte sogar einen positiven Aspekt haben, denn jeder Autor kann eine bestimmte Facette eines chinesischen Begriffs betonen, und diese Vielfalt bereichert letztlich unser Verständnis der chinesischen Medizin. Übersetzt jemand *Zong Qi* (宗气) als „Anfängliches Qi", so sagt das etwas über Sicht und Verständnis dieses Autors bezüglich *Zong Qi* aus. Diese Übersetzung kann man nicht als „falsch" abtun, ich verwende allerdings den Begriff „Sammel-Qi". Ein weiteres Beispiel: Wenn jemand *Yang Qiao Mai* als „Yang-Bewegungs-Gefäß" übersetzt, so erfasst er damit einen Wesensaspekt dieses Gefäßes. Auch hier kann man nicht von „falsch" sprechen (ich verwende „Yang-Fersen-Gefäß" als Übersetzung).

Legt man es darauf an, einen Übersetzungsstandard zu diktieren, so kann die „einzig richtige" Übersetzung chinesischer Medizintermini zur Unterdrückung fruchtbarer Diskussionen führen. Ich hoffe daher, dass die Leserinnen und Leser auch weiterhin ihren Nutzen aus der übersetzerischen Vielfalt chinesisch-medizinischer Begriffe ziehen werden und sich vom reichen Erbe der chinesischen Medizin inspirieren lassen, dem diese Diversität entspringt.

Ich bin der festen Überzeugung, dass die Zukunft nicht in dem Versuch liegt, eine strenge, in Stein gemeißelte, fossilierte „richtige" Terminologie festzulegen, die auf einer einzigen Eins-zu-eins-Übersetzung chinesischer Gedanken beruht. Ich halte dies sogar für einen potenziell gefährlichen Trend, da dies meiner Meinung nach die Schüler und Therapeuten von dem Reichtum der chinesischen Sprache und Vieldeutigkeit der Gedanken in der chinesischen Medizin wegführt. Die Übernahme einer standardisierten, „anerkannten" Terminologie von Fachbegriffen in der chinesischen Medizin kann sogar dazu führen, dass sich mit der Zeit Schüler und Therapeuten von dem Wesenskern der chinesischen Medizin entfernen. Wenn eine „offizielle" standardisierte Übersetzung chinesischer Fachbegriffe um sich greift, sind die Schüler weniger geneigt, sich mit den chinesischen Termini zu befassen und ihre Bedeutung zu ergründen.

Wenn ich während meiner Vorlesungen einen neuen Fachbegriff der chinesischen Medizin einführe, schreibe ich immer das chinesische Schriftzeichen an die Tafel und erläutere, inwiefern das Schriftzeichen das Wesen dieses besonderen Begriffs widerspiegelt. Meiner Meinung nach ist dies wichtiger, als diesem Begriff die „richtige" Übersetzung überzustülpen.

Ames und Hall treffen die gleiche Aussage: *„Solche Übersetzungen wurden durch ihre allmähliche Verfestigung in chinesisch-englischen Standardwörterbüchern und -glossaren ‚legitimiert'. Indem bei denjenigen, die solche Nachschlagewerke zurate ziehen, die unkritische Annahme gefestigt wird, dass dieses Schema von Übersetzungen dem Schüler eine ‚wörtliche' Wiedergabe der Begriffe bietet, tragen solche Lexika Mitschuld an einer festgefahrenen kulturellen Wortverdrehung, die wir zu vermeiden versuchen."*[23]

Sie argumentieren weiter, dass die Verwendung einer Eins-zu-eins-Übersetzung eines chinesischen Ausdrucks den kulturellen Hintergrund des Ursprungs der Begriffe außer Acht lässt: *„Unser Einwand ist, dass diese formelhaften Verwendungen tatsächlich radikale Deutungen darstellen. Unserer Meinung nach ist es ein unerlaubter Umgang mit dem Text, ihn bewusst oder unbewusst aus seinem angestammten historischen und intellektuellen Boden herauszureißen und ihn dorthin zu verpflanzen, wo eine ganz andere philosophische Landschaft herrscht. Dies ist radikal in dem Sinne, dass man sich an seinen tiefsten Wurzeln vergreift."*[24]

Wie bereits erwähnt führt eine „offizielle" Standardübersetzung chinesischer Begriffe womöglich dazu, dass Schüler und Therapeuten weniger geneigt sind, sich mit den chinesischen Begriffen zu befassen und ihre Bedeutung anhand ihrer eigenen Deutung zu erforschen. Ames und Hall schreiben: *„Unser Ziel ist es nicht, eine unangemessene Formel durch eine andere zu übersetzen. Unsere Übersetzungen sollen nur als andeutende ‚Platzhalter' dienen, die den Leser auf diese Wortliste zurückverweisen, damit er sich sein eigenes Verständnis erarbeiten und sich – wie wir hoffen – die chinesischen Begriffe selbst aneignen kann."*[25]

Darüber hinaus zeugt das Überstülpen einer „anerkannten" Terminologie im Englischen von einer anglozentristischen Weltsicht. Konsequenterweise müssten wir dann für jede größere Sprache der Welt eine „anerkannte" Terminologie haben. Mir erscheint es als viel sinnvoller, den Geist und das Wesen der chinesischen Medizin durch das Studium der Schriftzeichen und ihrer *klinischen* Bedeutung zu verstehen und Pinyin-Umschriften zu verwenden, wann immer dies angemessen erscheint.

Der Versuch, Fachbegriffe der chinesischen Medizin in einer aufgezwungenen Terminologie festzuschreiben, ist gegen das eigentliche Wesen der chinesischen Sprache gerichtet, die laut Ames nicht logozentristisch ist und in der Worte keine Wesenheiten bezeichnen, sondern sich ständig im Übergang befindende Prozesse und

Ereignisse. Die prozesshafte Sprache ist vage, anspielungsreich und mehrdeutig.

Da das Chinesische eine *prozesshafte* Sprache ist, stellt sich auch die Frage, ob das Praktizieren der chinesischen Medizin eigentlich beim Verständnis ihrer Terminologie hilft. Meiner Meinung nach ist dies in vielen Fällen so. Ich denke, dass die klinische Erfahrung uns dabei hilft, das Wesen des *Chong Mai* (Durchdringungsgefäß) zu verstehen und dadurch auch den Begriff *Chong* auf eine Weise der „wissenden Praxis" (wie Farquhar sie definiert)[26] zu erfassen statt auf theoretischem Wege.

Selbstverständlich sollte ein Übersetzer chinesischer Werke nach Genauigkeit und Einheitlichkeit streben, aber wir müssen akzeptieren, dass es eine reiche Vielfalt an Bedeutungen für jeden bestimmten Gedanken in der chinesischen Medizin gibt. Der *Chong Mai* ist ein gutes Beispiel für diese Vielfalt, da der Begriff *Chong* als „Durchgangsweg", „strategische Wegscheide", „durchdringen", „drängen", „nach oben drängen", „angreifen", „rasen", „Aktivität", „Bewegung" und „freie Passage" übersetzt werden kann. Welche dieser Übersetzungen ist „richtig"? Sie sind alle richtig, da sie alle einen Aspekt des Wesens und der Funktion des *Chong Mai* vermitteln.

Daher bin ich der Auffassung, dass die Zukunft des Unterrichtens der chinesischen Medizin nicht darin liegt, den reichhaltigen Ideen der chinesischen Medizin die Zwangsjacke einer strengen Terminologie überzustülpen, sondern Schülern immer mehr chinesische Schriftzeichen beizubringen und die damit verbundene Bedeutungsvielfalt im Kontext der chinesischen Medizin zu erläutern. Ich würde es selbst nicht gern sehen, wenn meine eigene Begrifflichkeit zur „richtigen" oder „offiziellen" Terminologie „erhoben" würde. Viel lieber wäre es mir, wenn Ausbildungsstätten ihren Schülern mehr Chinesisch beibringen und die Bedeutungsvielfalt der Fachbegriffe der chinesischen Medizin veranschaulicht würden. Wie bereits erwähnt, ist der Hauptgrund, warum ich alle Begriffe übersetze, einzig und allein eine Stilfrage in einem englischsprachigen Lehrbuch. In meinem Unterricht verwende ich allgemein Pinyin-Begriffe, aber vor allem zeige ich den Teilnehmern die chinesischen Schriftzeichen und versuche, ihre Bedeutung im Kontext der chinesischen Medizin zu vermitteln.

Abschließend möchte ich erläutern, warum ich weiterhin *Wu Xing* mit „Fünf Elemente" übersetze. Der Begriff „Fünf Elemente" wird seit langem von den meisten westlichen Ausübenden der chinesischen Medizin (auch im Französischen und anderen europäischen Sprachen) verwendet. Manche Autoren halten dies für ein Missverständnis der Bedeutung des chinesischen Begriffs *Wu Xing*, das mit den Jahren verstetigt wurde (was sich vermutlich noch weiter fortsetzen wird). *Wu* bedeutet „fünf" und *Xing* bedeutet „Bewegung", „Prozess", „gehen", „Gebaren" oder „Verhalten". Die meisten Autoren sind daher der Meinung, dass das Wort *Xing* nicht auf das „Element" als Grundbaustein der Natur verweisen kann, wie es vermutlich in der antiken griechischen Philosophie gemeint war.

Dies ist meiner Meinung nach nur teilweise richtig, da die Elemente in der Anschauung verschiedener griechischer Philosophen im Lauf der Jahrhunderte nicht immer als „Grundbausteine" der Natur oder „passive bewegungslose Grundsubstanzen" verstanden wurden.[27] Manche griechische Philosophen betrachteten die Elemente als dynamische Eigenschaften der Natur, auf ähnliche Weise wie die chinesische Philosophie.

Beispielsweise gab Aristoteles den vier Elementen eine unzweifelhafte dynamische Deutung und nannte sie „primäre Formen" (*prota somata*): *„Erde und Feuer sind auch aufgrund der Gegensätzlichkeit ihrer jeweiligen Eigenschaften, durch die sie unseren Sinnen offenbart werden, Gegensätze: Feuer ist heiß, Erde ist kalt. Außer dem grundlegenden Gegensatz von Heiß und Kalt gibt es einen weiteren, nämlich Trocken und Nass: Daraus leiten sich die vier möglichen Kombinationen von Heiß-Trocken [Feuer], Heiß-Nass [Luft], Kalt-Trocken [Erde] und Kalt-Nass [Wasser] ab. […] Die Elemente können sich miteinander vermischen und sich sogar ineinander umwandeln. […], daher kann Erde, die kalt und trocken ist, Wasser erzeugen, wenn Nässe Trockenheit ersetzt."*[28]

Für Aristoteles waren daher die vier Elemente die vier grundlegenden Eigenschaften von Naturphänomenen, klassifiziert als Kombinationen der vier Eigenschaften heiß, kalt, trocken und nass. Wie aus dem vorigen Zitat hervorgeht, können sich die aristotelischen Elemente sogar ineinander umwandeln und einander erzeugen.

Diese Deutung ist der chinesischen sehr ähnlich, der zufolge die Elemente Eigenschaften der Natur sind. Darüber hinaus ist die Ähnlichkeit mit der chinesischen Yin-Yang-Theorie interessant: Die vier aristotelischen Elemente ergeben sich aus der Interaktion der grundlegenden Yin-Yang-Eigenschaften von kalt-heiß und trocken-nass.

Daher ist es nicht ganz richtig zu behaupten, dass die griechischen Elemente nur als Grundbestandteile der Materie, als „Bausteine" der Natur aufgefasst wurden, was die Verwendung des Wortes „Element" für *Xing* als falsch erscheinen ließe. Darüber hinaus impliziert das Wort „Elemente" nicht unbedingt diese Sichtweise; dies ist nur in seiner modernen chemischen Bedeutung der Fall.

Zusammengefasst habe ich aus den obigen Gründen an dem Wort „Element" als Übersetzung des chinesischen Begriffs *Xing* festgehalten. Laut Wang könnte man den Begriff „Fünf Elemente" auf viele Arten übersetzen, etwa „Wirkmittel", „Wesenheiten", „Bewegung", „Gebaren", „Tun", „Kräfte", „Aktivitäten" und „Wandlungsphasen".[29]

In jüngster Zeit erlangt der Begriff „Fünf Phasen" immer größere Akzeptanz, aber einige Sinologen lehnen diese Übersetzung ab und schlagen vor, wieder zu „Fünf Elemente" zurückzukehren, so etwa Friedrich und Lackner.[30] Graham verwendet den Ausdruck „Fünf Prozesse".[31] Ich würde wohl zustimmen, dass „Prozesse" die beste Übersetzung von *Wu Xing* darstellt. In dem Werk *Shang Shu*, das in der Zeit der westlichen Zhou-Dynastie (1000–771 v. Chr.) verfasst wurde, heißt es: *„Die Fünf Elemente sind Wasser, Feuer, Holz, Metall und Erde. Wasser befeuchtet nach unten; Feuer flammt empor; Holz kann man biegen und wieder aufrichten; Metall kann geformt und gehärtet werden; Erde ermöglicht Säen, Wachsen und Reifen."*[32]

Manche Sinologen (z. B. Needham und Fung Yu Lang) verwenden immer noch den Begriff „Element". Fung Yu Lan schlägt als mögliche Übersetzung von *Wu Xing* „Fünf Aktivitäten" oder „Fünf Wirkmittel" vor.[33] Auch wenn der Ausdruck „Fünf Phasen" als Übersetzung von *„Wu Xing"* mittlerweile eine gewisse Akzeptanz erlangt hat, finde ich ihn einengend, da er sich deutlich nur auf einen Aspekt der Fünf Elemente, nämlich die Phasen eines (jahreszeitlichen) Zyklus bezieht.

Ein Glossar mit chinesischen Schriftzeichen, Pinyin-Begriffen sowie deutscher Übersetzung findet sich im Anhang dieses Buchs.

ANMERKUNGEN

1 Die Entsprechung in der deutschen Übersetzung ist die Verwendung von Bindestrichen. „Blut-Mangel" bezieht sich auf den chinesischen Begriff, „Blutmangel" entspricht dem westlichen Verständnis einer Anämie. „Leber-Problem" bezieht sich auf Leber-Qi-Stagnation, Leber-Blut-Mangel etc., während „Leberproblem" Erkrankungen wie Hepatitis, Leberzirrhose usw. meint. (Anm. d. Ü.).

2 Diese Vorgehensweise haben wir nicht übernommen, aus dem Kontext ist es aber immer klar, um welche Verwendung es sich handelt. (Anm. d. Ü.).

3 Den Begriff *Shen* teilt Maciocia im Englischen auf in „Mind" und „Spirit". Um Begriffsverwechslungen zu vermeiden und die Bedeutung von „Mind" in diesem Zusammenhang unmissverständlich wiederzugeben, wurde im Deutschen die Übersetzung „Herz-Geist" gewählt. „Geist" bleibt weiterhin die Übersetzung von „Spirit". Das Shen des Herzens definiert Maciocia als „Herz-Geist", und die Gesamtheit von Hun, Po, Yi, Zhi und Shen stellen den „Geist" dar. Zur genaueren Erläuterung siehe Kapitel 2. (Anm. d. Ü.).

4 Ames R T, Rosemont H 1998 The Analects of Confucius – a Philosophical Translation, Ballantine Publishing Group, New York, S. 311.

5 Ames R T and Hall D L 2001 Focusing the Familiar – A Translation and Philosophical Interpretation of the *Zhong Yong*, University of Hawai'i Press, Honolulu, S. 6-16.

6 Ebenda, S. 6.

7 Ebenda, S. 6.

8 Ebenda, S. 10.

9 Mit „referentiell" ist gemeint, dass eine Bezeichnung (eindeutig) auf eine Sache verweist. Im Gegensatz dazu ist die „deferentielle" Beziehung zwischen Bezeichnung und Bedeutung dadurch geprägt, dass die Bezeichnung von der Eindeutigkeit wegführt und ein ganzes Bedeutungsfeld umfasst [Anm. d. Ü.].

10 Focusing the Familiar, S. 10.

11 Ebenda, S. 13.

12 Ebenda, S. 69.

13 Ames R T und Hall D L 2003 Daodejing – „Making This Life Significant". A Philosophical Translation, Ballantine Books, New York, S. 56.

14 Ebenda, S. 16.

15 Ebenda, S. 16.

16 Ames R T, The Analects of Confucius, S. 312.

17 Ebenda, S. 313.

18 Hall D L und Ames R T 1998 Thinking from the Han – Self, Truth and Transcendence in Chinese and Western Culture, State University of New York Press, New York, S. 238.

19 The Analects of Confucius, S. 314.

20 Thinking from the Han, S. 4.

21 Yung Sik Kim 2000 The Natural Philosophy of Chu Hsi, American Philosophical Society, Philadelphia, S. 11.

22 Ebenda, S. 19.

23 *Daodejing* – „Making This Life Significant", S. 55.

24 Ebenda, S. 55-6.

25 Ebenda, S. 56.

26 Farquhar J 1994 Knowing Practice – The Clinical Encounter of Chinese Medicine, Westview Press, Boulder.

27 Needham J 1977 Science and Civilization in China, Bd. 2, Cambridge University Press, Cambridge, S. 244.

28 Lamanna E P 1967 „Storia della Filosofia" (History of Philosophy), Bd. 1, Le Monnier, Florence, S. 220-1.

29 Wang Ai He 1999 Cosmology and Political Culture in Early China, Cambridge University Press, Cambridge, S. 3.

30 Friedrich M und Lackner M Once again: the concept of Wu Xing in Early China 9-10, S. 218-9.

31 Graham A C 1986 Yin-Yang and the Nature of Correlative Thinking, Institute of East Asian Philosophies, Singapore, S. 42-66 und S. 70-92.

32 *Shang Shu* ca. 659 v. Chr., zitiert nach 1975 Practical Chinese Medicine (*Shi Yong Zhong Yi Xue* 实用中医学), Beijing Publishing House, Beijing, S. 32. Das Werk *Shang Shu* wird von manchen in die frühe Zhou-Dynasty datiert (also ca. 1 000 v. Chr.), aber nach vorherrschender Meinung wurde es irgendwann zwischen 659 und 627 v. Chr. verfasst.

33 Fung Yu Lan 1966 A Short History of Chinese Philosophy, Free Press, New York, S. 131.

Zum Gebrauch dieses Buchs

Das vorliegende Werk gliedert sich in folgende sechs Teile und vier Anhänge:

- Teil A: Betrachtung
- Teil B: Befragung
- Teil C: Palpation
- Teil D: Hören und Riechen
- Teil E: Symptome und Klinische Zeichen
- Teil F: Muster
- Anhang 1: Index der Fallgeschichten
- Anhang 2: Rezepturen
- Anhang 3: Die geschichtliche Entwicklung der Diagnose in der chinesischen Medizin
- Anhang 4: Die Klassiker der chinesischen Medizin

Teil A zur Betrachtung beschäftigt sich mit der diagnostischen Bedeutung von klinischen Zeichen, also Veränderungen, geordnet nach Körperregion, z.B. Kopf, Gesicht, Augen, Ohren, Extremitäten, usw. Teil B zur Befragung beschreibt die Fragetechniken über verschiedene Körperareale. Der Fragevorgang sollte zu einer Symptomschilderung durch den Patienten führen.

Teil C zur Palpation beinhaltet Pulsdiagnose sowie die Diagnosestellung durch Abtasten von Abdomen und Leitbahnen. Teil D befasst sich mit der diagnostischen Bedeutung von Geräuschen und Gerüchen. Anders ausgedrückt, beschreibe ich in Teil A über Betrachtung *klinische Zeichen oder Krankheitszeichen,* in Teil B über Befragung hingegen *Symptome.*

In Teil E über Symptome und klinische Zeichen finden sich ohne Erläuterung viele Symptome und Befunde in Beziehung zu entsprechenden Mustern. Ich möchte bei dieser Gelegenheit betonen, dass Teil E sich mit der Unterscheidung von Symptomen und klinischen Zeichen, nicht hingegen von Krankheiten, befasst. Beispielsweise kann sich der Leser über die Musterdifferenzierung bei den Symptomen „Schwindelgefühl" und „Übelkeit" kundig machen, nicht aber über die Musterdifferenzierung des Morbus Menière, der sich auch in Schwindelgefühl und Übelkeit äußert. Der Grund liegt darin, dass die Aufgabe eines Buchs über Diagnose die Besprechung der Symptome und Befunde ist, während ein Werk über innere Medizin sich mit den Krankheiten zu befassen hat. Dieser Teil ist mit den Teilen A und B insofern verbunden, als er alle klinischen Äußerungen anführt, gleich ob es sich um Symptome oder klinische Zeichen handelt (➤ Abb. 1).

Bitte beachten Sie, dass zwar alle Symptome und klinische Zeichen, die in den Teilen A und B beschrieben werden, sich auch in Teil E über Symptome und klinische Zeichen wieder finden, nicht aber umgekehrt. Das bedeutet, dass Teil E seltenere Symptome und Befunde enthalten kann, die in den Teilen A und B keine Erwähnung finden.

Alle Teile dieses Buchs enthalten Querverweise, die die Teile untereinander verbinden. Beispielsweise findet man in Kapitel 6 (Betrachtung) unter der Überschrift „Rote Augen" einen Querverweis zu Kapitel 61 (Symptome und klinische Zeichen), mit dem umgekehrten Querverweis von Kapitel 61 zu Kapitel 6. Dies dient einem leichteren Hin- und Herspringen zwischen den verschiedenen Teilen des Buchs hinsichtlich jedes einzelnen Symptoms und klinischen Zeichens (➤ Abb. 2).

Es gibt drei Hauptmethoden, um dieses Buch zu verwenden:

1. Der Leser kann ein bestimmtes Kapitel durchlesen, um die diagnostische Bedeutung einer bestimmten Körperregion zu verstehen. Beispielsweise enthält Kapitel 3 eine eingehende Besprechung der diagnostischen Bedeutung der Hautfarbe, eines äußerst wichtigen Aspekts der Diagnosestellung. Kapitel 49 in Teil C wiederum beschreibt im Detail die allgemeinen Prinzipien der Pulsdiagnose.
2. Eine zweite Möglichkeit ist es, einfach in das Buch „eintauchen". Hat man es beispielsweise mit einem Patienten zu tun, dessen Symptome und klinische Zeichen sich auf eine bestimmte Körperregion konzentrieren, so kann man unmittelbar zu jenen Buchabschnitten springen, die sich mit dem entsprechenden Körperareal beschäftigen. Hat eine Patientin etwa trockene und diffus schmerzende Augen und leidet an verschwommener Sicht, so kann man diese Symptome und Befunde in Kapitel 6 (Betrachtung) und Kapitel 42 (Befragung) nachschlagen. ➤ Abbildung 3 veranschaulicht die wichtigsten Gesichtsareale mit den entsprechenden Kapitelziffern aus Teil A (Betrachtung), Teil B (Befragung) und Teil E (Symptome und klinische Zeichen). ➤ Abbildung 4 verfährt in gleicher Weise mit den Körperregionen.
3. Die dritte Möglichkeit: Man schlägt ein bestimmtes Symptom oder Krankheitszeichen nach, mit dem man in der Praxis konfrontiert ist, meist dann, wenn es sich um ein ungewöhnliches

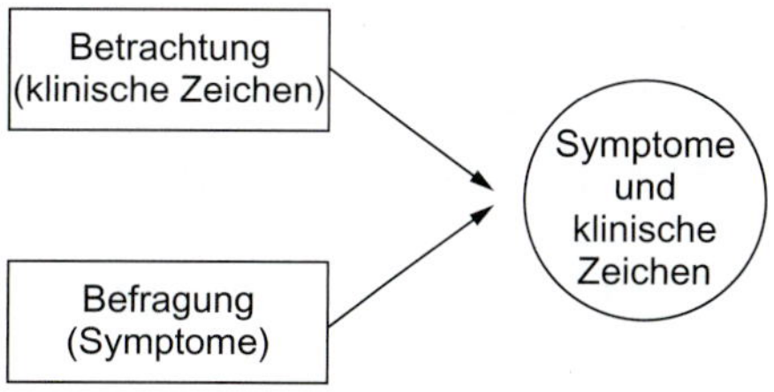

Abb. 1 Die Verbindung von Betrachtung und Befragung und Symptomen und klinischen Zeichen

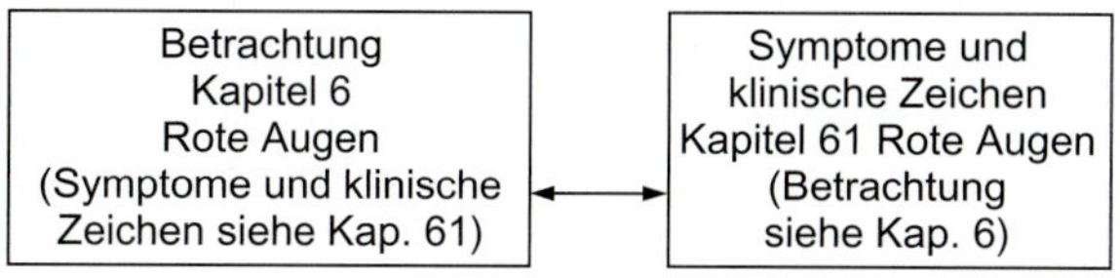

Abb. 2 Vernetzung von verschiedenen Teilen des Buchs für jedes Symptom oder klinische Zeichen

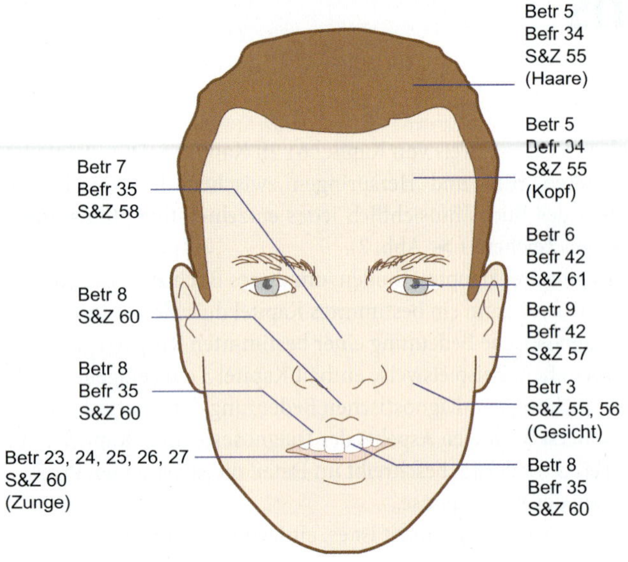

Abb. 3 Darstellung der Gesichtsareale („Betr" = Teil A Betrachtung, „Befr" = Teil B Befragung, „S&Z" = Teil E Symptome und Zeichen)

handelt, etwa Schwitzen nur einer Körperhälfte. Man sollte dann den entsprechenden Befund bzw. das Symptom in allen Teilen des Buchs nachschlagen, in denen es vorkommt, z. B. in Teil B und Teil E, oder in Teil A, Teil C und Teil E. Jeder Teil vermittelt zu dem bestimmten Symptom oder Krankheitszeichen mitunter etwas unterschiedliche Informationen, oder zumindest Informationen aus einem etwas anderen Blickwinkel.

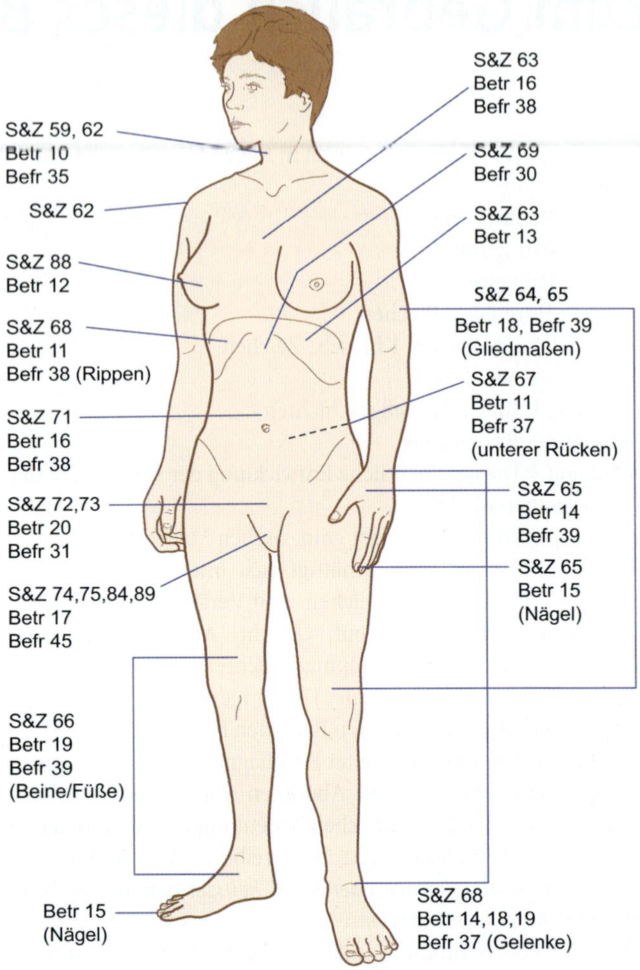

Abb. 4 Darstellung der Körperareale („Betr" = Teil A Betrachtung, „Befr" = Teil B Befragung, „S&Z" = Teil E Symptome und Zeichen)

Wie man sich zwischen den verschiedenen Buchteilen hin- und herbewegt

Damit man die verschiedenen Buchteile zu Betrachtung, Befragung, Palpation und Hören bzw. Riechen besser miteinander verbinden kann, finden Sie im nächsten Abschnitt den Index der Symptome und Zeichen, der jedes in Teil E („Symptome und klinische Zeichen") angeführte Symptom mit den Teilen A bis D („Betrachtung", „Befragung", „Palpation" und „Hören und Riechen") vernetzt. Wenn der Leser etwa bei „trockene Nasenlöcher" in Kapitel 58 (Symptome und klinische Zeichen) nachschlägt, findet er einen Hinweis, dass dieses Symptom auch in den Kapiteln 7 (Betrachtung) und 35 (Befragung) besprochen wird. Außerdem findet er nach der Überschrift „Trockene Nasenlöcher" im Teil über Symptome und klinische Zeichen auch einen Querverweis, der ihm die entsprechenden anderen Kapitel zur Kenntnis bringt.

Index der Symptome und Zeichen

Geleitwort

Es ist mir eine große Freude, ein Geleitwort zu diesem neuesten Buch einer ganzen Serie zu den Grundlagen der chinesischen Medizin verfassen zu können. Es wird dem gleichen hohen Standard gerecht, den wir von den anderen Werken bereits zu schätzen wissen. Hier werden uns die Prinzipien der Diagnose deutlich dargelegt und in Beziehung zur Syndrom-Differenzierung gesetzt, die eine der großen Theorien der chinesischen Medizin darstellt.

Giovanni Maciocia versuchte sich als erster englischsprachiger Autor überhaupt an einem Buch über Diagnose, indem er sein ausgezeichnetes Werk über Zungendiagnose schrieb, das immer noch als bestes Lehrbuch zu diesem Thema gilt. Nun aber gelang es ihm, ein noch umfassenderes Buch zum ganzen Thema „Diagnostik" zu verfassen. Erstmals lesen wir hier über alle jenen kleinen Details, die sich im klinischen Alltag beobachten und, richtig zusammengesetzt, ein vollständiges Ganzes erkennen lassen. Einige dieser Informationen entstammen des Autors unermüdlicher Übersetzertätigkeit chinesischer Texte, die den meisten Therapeuten im Westen unzugänglich sind, andere wiederum seiner praktischen Erfahrung mit Patienten im Westen. Dadurch wird das Buch noch wertvoller, unterscheidet sich doch der westliche Lebensstil deutlich vom chinesischen, weshalb viele klinische Hinweise auch in eine andere Richtung weisen.

Bei der Ausübung von Medizin geht es darum, Leiden zu lindern. Das Wesen der Menschen ist vielschichtig, und ebenso komplex sind jene Erkrankungen und Gebrechen, welche Leiden hervorrufen. Will man solch komplexes Geschehen entwirren, so bedarf man eines Fundaments, auf das man sich beziehen und auf dem man sein Verständnis aufbauen kann. Die Grundlage für diese Einsicht bietet sich uns in Form einer Philosophie, die uns hilft, vornehmlich das Leben selbst und die Ursachen für menschliches Leiden zu verstehen. Einer der großartigen Aspekte der chinesischen Medizin ist ihre tiefe Verwurzelung in einer reichen, ganzheitlichen Philosophie, die alle menschlichen Erfahrungen umfasst, in einem System, das vor allem anderen die unermessliche Komplexität des menschlichen Wesens anerkennt. Das Herz dieser Philosophie stellt die Yin-Yang-Theorie gemeinsam mit jener der Fünf Wandlungen dar – das ist aber bloß das Fundament, auf dem eine Vielzahl weiterer Theorien aufbaut, wie jene über das Eindringen von Kälte, die Theorie der Wärme-Erkrankungen und die Theorie des Tonisierens der Erde, um nur einige anzuführen. Gelegentlich erscheinen manche dieser Theorien miteinander unvereinbar.

In der chinesischen Wissenschaft und Medizin führt die Formulierung einer neuen Theorie nur selten zur vollständigen Aufgabe eines alten Konzepts. Es gibt die Meinung, dass, wenn die Ahnen etwas sagten und sich der Mühe unterzogen, es auch niederzuschreiben, es doch Wahrheiten enthalten müsse, deren Studium sich lohnen sollte. Man verständigt sich darauf, dass es keine Theorie gibt, die so umfassend wäre, dass sie alle Aspekte menschlichen Verhaltens erklären könnte. Der menschliche Geist ist dazu zu klein, die Komplexität des Lebens zu gewaltig. Stößt man auf zwei Theorien, die scheinbar nicht zueinander passen, so sieht man darin kein Problem, denn die eine Theorie erklärt eben eine bestimmte Situation recht gut, die andere wiederum eine unterschiedliche. Dieser Zugang stellt für Einsteiger in die chinesische Medizin natürlich ein Hindernis dar, vor allem für solche wie mich selbst, die in der westlichen Wissenschaftstradition erzogen wurden. Wenn man chinesische Medizin lernt, dann fühlt man sich immer wieder an den Ratschlag der „Roten Königin" aus „Alice hinter den Spiegeln" von Lewis Carroll erinnert, man solle „vor dem Frühstück an drei unmögliche Dinge glauben." Lernt man aber einmal mehr, so wird es langsam klar, dass alle Theorien ihre Anwendungsbereiche haben, und dass dem Kontext die größte Bedeutung zukommt.

Solche offensichtlichen Ungereimtheiten finden sich in westlichen Wissenschaften nur selten, weil wir der unausgesprochenen Annahme vertrauen, moderne Theorien wären per se gut und eine Verbesserung alter Theorien. Deshalb entledigt man sich alter Theorien und beseitigt damit auch jede Gefahr von Ungereimtheiten. In der Medizin haben deshalb die modernen Theorien, die auf der mikroskopischen Beobachtung von Bakterien, Viren und Genen basieren, die alten Humoraltheorien ersetzt und sie ins Reich der Geschichte verbannt. Leider verliert man durch diese Vorgehensweise aber auch viel Nützliches. Obwohl sich beispielsweise die Theorien über Heiß und Kalt auch durch alle anderen Medizinsysteme ziehen, auf den tatsächlichen Empfindungen des Patienten aufbauen und wertvolle Hinweise liefern, welche Arzneien zu verschreiben sind, wurden diese phänomenologischen Ansätze zugunsten objektiver, materieller Tests gänzlich fallengelassen. Subjektiven Gefühlen, wie etwa dem Lebenswillen eines Patienten, wird in der modernen westlichen Medizin wenig Raum zugestanden.

Ganz anders die chinesische Medizin: Sie räumt der Rolle von Geist und Bewusstsein große Bedeutung ein. Schon ganz am Anfang ihrer Ausbildung lernen Studierende der chinesischen Medizin, dass „das Herz den Geist beherbergt". Von Beginn an geht man davon aus, dass es ein Bewusstsein gibt, das in Beziehung zum Körper steht. Das impliziert natürlich, dass das Bewusstsein den Körper beeinflusst, und umgekehrt. Von Beginn an verständigt man sich darauf, dass menschliche Wesen mehr sind als bloß wandelnde Fleischklumpen. Alles im Leben – Bewegungen, Gefühle, Verhalten und physischer Körper – unterliegt den Gesetzen von Yin und Yang. Sie sind in ständiger Bewegung und Wandlung begriffen.

Gefühle wie Zorn, Mitleid oder Angst zu haben, ist ganz natürlich. Krankheit entsteht dann, wenn sie aus dem Gleichgewicht geraten. Ebenso ändern sich Hitze, Kälte, Trockenheit und Nässe ständig. Folglich ist auch die Kunst der Diagnose in der chinesischen Medizin subtiler, denn es geht ihr nicht nur um die Feststellung des Zustands des physischen Körpers, sondern auch um die emotionale Lage und letztlich um den Gesamtzustand des menschlichen Lebens.

Die Diagnose wurzelt in der Vorstellung, dass es ein grundlegendes Ungleichgewicht zwischen Yin und Yang geben muss, bevor eine Krankheit ausbrechen kann, ein Ungleichgewicht, das sich in allen Bereichen menschlicher Erfahrung zeigt. Beispielsweise finden wir bei einem Patienten ein Ungleichgewicht in Farbe, Bewegung, Hautstruktur sowie in seinen Vorlieben hinsichtlich Musik, Kleidung, Sport oder Malereistilen. Am Körper selbst werden die Leitbahnen, die Elemente, das Blut und die ganze Art, in der das Qi fließt, durch dieses Ungleichgewicht beeinflusst.

Dieser Unterschied in den philosophischen Grundlagen wird offenbar, sobald es um die Diagnosestellung geht. Das philosophische Fundament der westlichen Medizin zeigt eine deutliche Voreingenommenheit zugunsten der materiellen Basis des Lebens, weshalb auch die Diagnosestellung vornehmlich in diese Richtung geht. Heutzutage hängt eine Diagnose eher von technischen Untersuchungen als von der geschulten Beobachtungsgabe des Arztes ab. Jene Bakterien, die eine Krankheit verursachen, oder jener Körperteil, dessen Funktion gestört ist, werden als Wurzel der Erkrankung angesehen. Für die meisten Ärzte ist das emotionale Leben des Patienten von vernachlässigbarer Bedeutung. Noch unwichtiger wären nur seine Lieblingsfarben. In der chinesischen Medizin sind zwar die materiellen Bestandteile des Körpers wichtig, ebenso jedoch der emotionale Zustand des Patienten, und gleich bedeutend der Geist und das Qi des Menschen. Der Lebenswille ist um keinen Deut weniger wichtig als die mikroskopisch erfassbaren Komponenten der Krankheit. Wollen wir ein Magengeschwür behandeln, das durch das Eindringen der Leber in den Magen entstanden ist, so müssen wir auch die Emotionen des Menschen in Betracht ziehen. Wie unerbittlich der Zorn dieses Patienten ist, ist für uns hinsichtlich Behandlung und Prognose ebenso bedeutsam wie die Geschwürgröße.

Unser schon verschiedener Lehrer Dr. J.F. Shen sagte: „Die westliche Medizin ist schwer zu erlernen, aber leicht auszuüben. Die chinesische Medizin ist leicht zu lernen, aber schwer zu praktizieren.“ In der Tat erscheint die chinesische Medizin auf den ersten Blick sehr einfach, denn es gibt so viel weniger zu lernen im Vergleich mit der westlichen Schulmedizin. Das vorliegende Werk ist zwar umfangreich, aber es enthält immerhin so gut wie alles, was in der chinesischen Medizin zur Diagnose gesagt und geschrieben werden kann. Äquivalente schulmedizinische Literatur würde wohl ein ganzes Bücherregal füllen. Wir sollten jedoch den Reichtum eines Medizinsystems nicht an der Zahl geschriebener Worte messen, denn jedes dieser Worte ist Teil einer „Kernanleitung“, eines Satzes, der vielschichtige Erfahrungen beinhaltet und von einem dieser Kunst Kundigen ausgelegt werden muss. Die Anweisungen zur Diagnosestellung sind kurze Sätze, die uns die Richtung weisen, sie stellen keine ausführlichen Anleitungen dar.

Die Diagnose, also das Wissen um den oder das Verstehen des Patienten, ist das wahre Herz der Medizin. Sobald wir Wissen um den Patienten und seine Krankheit gesammelt und auch verstanden haben, wissen wir auch um das Wesen der Erkrankung und ihres wahrscheinlichen Verlaufs. Die Therapieprinzipien werden mit einem Male klar, das Voranschreiten der Krankheit vorhersagbar. Wenn man aber den Patienten und die Störung, die man behandelt, nicht klar versteht, dann tastet man bloß in der Dunkelheit herum, was die Behandlung planlos und die Heilung ungewiss werden lässt. Wenngleich nun die chinesische Medizin schwer auszuüben ist, so gelangt sie doch zu einer sichereren und umfassenderen Diagnose, die alle Lebensaspekte des Patienten einbezieht, was eine verlässlichere Therapie als in der westlichen Medizin zur Folge hat.

Wir leben in einer Zeit schneller Veränderung. Die Welt des 21. Jahrhunderts unterscheidet sich sehr von jener, in die der Autor hineingeboren wurde. Das menschliche Wesen bleibt aber gleich. Menschen haben immer noch Vorlieben und Abneigungen, sie lieben das Eine und hassen das Andere, sie kennen Freude und Schmerz. Sie müssen auch heute noch das ständige Auf und Ab von Yin und Yang erfahren, sie müssen immer noch zusehen, wie ihr größter Genuss zur Quelle ihres tiefsten Schmerzes wird. All dies ist in die Struktur der chinesischen Medizin von Beginn an eingewebt. Wenn also auch Gesellschaft und Lebensstil sich scheinbar verändern, so ist die Bedeutung der chinesischen Medizin heute genauso groß, wie sie es schon immer war. Sie bietet uns immer noch jenes Grundgerüst, um Menschen und ihre Krankheiten verstehen zu können. Die Diagnosekunst der chinesischen Medizin wird umso reicher, je mehr sie ausgeübt wird. Die „Kernanleitungen“ im vorliegenden Werk scheinen umso gehaltvoller und reicher an Bedeutung zu werden, je länger und in je größerem Anwendungsrahmen man sie einsetzt.

Im *Nei Jing* steht, dass der herausragende Arzt eine Krankheit vor ihrem Auftreten vorhersagen kann. Der durchschnittliche Arzt kann eine Erkrankung diagnostizieren, wenn sie schon besteht, ein schlechter Arzt hingegen kann sie nicht einmal zu diesem Zeitpunkt genau feststellen. Dieses Buch versetzt nun mehr Ausübende der chinesischen Medizin in die Lage, zu herausragenden Therapeuten zu werden.

Julian Scott, 2004

Inhaltsverzeichnis

A Betrachtung

Einführung

Die Diagnosestellung mittels Betrachtung ist einer der wichtigsten Aspekte chinesischer Diagnostik. In alten Zeiten erachtete man es als die höchste diagnostische Kunst und als Merkmal eines herausragenden Arztes, wenn er eine Diagnose stellen konnte, indem er den Patienten einfach ansah und keiner weiteren Fragen oder palpatorischen Untersuchungen mehr bedurfte. Die Betrachtung des Patienten ist auch die erste Diagnosetechnik, die wir anwenden, wenn er unser Zimmer betritt. Wir können allein über die Betrachtung eine Menge Informationen erlangen, etwa über die Konstitution des Patienten, seinen Körpertyp und seinen Typ nach den Fünf Elementen sowie Abweichungen davon, den konstitutionellen Zustand von Yin und Yang, den Zustand des Herz-Geistes und des Geistes, usw.

Die Diagnosestellung über die Betrachtung basiert in der chinesischen Medizin auf dem Grundsatz, dass sich die inneren Organe und ihre Disharmonien auch außen in Form dessen äußern, was die alten Chinesen als „Bilder" (*Xiang*) bezeichneten. Bei einer Erkrankung ist jeder Aspekt des Komplexes an klinischen Äußerungen ein „Bild" eines inneren Ungleichgewichts, beispielsweise ein Puls-Bild, ein Haut-Bild, ein Muster-Bild, ein Zungen-Bild etc. Kapitel 10 des *Su Wen* („Reine Fragen") befasst sich mit dem Konzept von „Bildern": *„Die Bilder der fünf Yin-Organe können abgeleitet und eingeteilt werden: Die fünf Yin-Organe entsprechen den fünf Tönen, die man wahrnehmen kann, den fünf Farben, die man beobachten kann. Die Kombination des Puls[-Bild]es mit den Farben kann uns das ganze Bild vermitteln."*[1] Dieses Konzept einer Korrespondenz zwischen inneren Organen und ihrem äußeren Bild findet sich im *Su Wen* und *Ling Shu* („Zentrum des Wirkvermögens") an verschiedensten Stellen, etwa in Kapitel 37 letzteren Werks: *„Die fünf Farben äußern sich im Gesicht, durch sie können wir das Qi der fünf Yin-Organe betrachten."*[2] Aus Kapitel 71 desselben Buchs: *„Durch Betrachtung der fünf Farben können wir den Zustand der fünf Yin-Organe erfahren, durch Fühlen des Pulses und Betrachten der Farben können wir die Zustände von Hitze oder Kälte oder des schmerzhaften Obstruktions-Syndroms diagnostizieren."*[3]

!

Vermeiden Sie bei der Betrachtung zwei Fallen – erstens, das Bild nur als Ganzes zu sehen und sich dabei wichtige Details entgehen zu lassen, und zweitens, das ganze Bild zu übersehen, weil Sie den Details zu viel Aufmerksamkeit widmen.

Wenn wir einen Patienten betrachten, ist es wichtig, sich das ganze Bild anzusehen und die verschiedenen Aspekte der Inspektion zusammenzufügen, doch andererseits müssen wir auch den Details entsprechende Aufmerksamkeit widmen. Wir müssen also zwei Fallen vermeiden: erstens, das Bild nur als Ganzes zu sehen und uns dabei wichtige Details entgehen zu lassen, und zweitens, das ganze Bild zu übersehen, weil wir den Details zu viel Aufmerksamkeit widmen.

Bevor wir die verschiedenen Aspekte der Diagnose mittels Betrachtung besprechen, ist es nützlich, die verschiedenen Entsprechungen zwischen inneren Organen und Körperregionen, die letztlich eine „Körperkarte" ergeben, zu wiederholen. Es gibt folgende sechs Entsprechungen:

- Die Beziehung zwischen den fünf Sinnen, den neun Öffnungen und den inneren Organen
- Die Beziehung zwischen verschiedenen Gesichtsarealen und den inneren Organen
- Die Beziehung zwischen den fünf Geweben und den inneren Organen
- Die Beziehung zwischen den fünf Orten des Qi-Transports und den Yin-Organen
- Die Manifestationen der fünf Yin-Organe
- Die zwölf Hautregionen

Die Beziehung zwischen den fünf Sinnen, den neun Öffnungen und den inneren Organen

Bei den neun Öffnungen handelt es sich um die beiden Augen, die beiden Nasenlöcher, die zwei Augen, den Mund, die Harnröhrenöffnung und den Anus. In Kapitel 37 des „Klassikers der Schwierigkeiten" (*Nan Jing*) findet sich allerdings eine andere Beschreibung der Öffnungen:

„Die fünf Yin-Organe kommunizieren im Inneren mit den sieben oberen Öffnungen. Das Lungen-Qi kommuniziert mit der Nase: Wenn die Nase harmonisch ist, können wir Gerüche wahrnehmen. Das Leber-Qi kommuniziert mit den Augen: Wenn die Augen harmonisch sind, dann können wir Schwarz von Weiß unterscheiden [d. h. sehen]. Das Milz-Qi kommuniziert mit dem Mund: Wenn der Mund harmonisch ist, können wir Nahrung schmecken. Das Herz-Qi kommuniziert mit der Zunge: Wenn die Zunge harmonisch ist, dann können wir die fünf Geschmäcker schmecken. Das Nieren-Qi kommuniziert mit den Ohren: Wenn die Ohren harmonisch sind, können wir die fünf Töne hören. Wenn die fünf Yin-Organe nicht harmonisch sind, dann sind die sieben Öffnungen blockiert."[4]

Der „Klassiker der Schwierigkeiten" erwähnt also nur die sieben oberen Öffnungen, welche sich aber von der oben angeführten Liste unterscheiden. Auf sieben kommen wir nur, wenn wir Augen und Ohren mit zwei zählen, die Nase aber als eine Öffnung einrechnen. Somit machen dann die beiden Augen, die beiden Ohren, die Nase, der Mund und die Zunge die sieben Öffnungen aus. Dies ist die häufigste Art, die oberen Öffnungen zu zählen, weil sie sich damit den fünf Yin-Organen einfach zuordnen lassen. Die zwei unteren Öffnungen, nämlich Harnröhrenöffnung und Anus, stehen unter dem Einfluss der Nieren.

Die Beziehung zwischen den neun Öffnungen, den fünf Sinnen und den inneren Organen ist also wie folgt:

Öffnung	Sinn	Yin-Organ
Augen (2)	Sehen	Leber
Ohren (2)	Hören	Niere
Nase (1)	Riechen	Lunge
Mund (1)	Schmecken	Milz
Zunge (1)	Schmecken	Herz
Harnröhre (1)	–	Nieren
Anus (1)	–	Nieren

Wie wir sehen, wird der Tastsinn nicht eingerechnet und der Geschmackssinn wird in Beziehung sowohl zur Milz als auch zum Herzen gesetzt. Laut oben erwähntem Abschnitt aus dem „Klassiker der Schwierigkeiten“ ist die Milz für den Geschmackssinn im Allgemeinen verantwortlich, während das Herz für die Unterscheidung der fünf Geschmäcker (süß, sauer, bitter, scharf und salzig) zuständig ist.

Kapitel 59 *Ling Shu* beschreibt die fünf Sinnesorgane auch als Orte, an denen sich die Energie der fünf Yin-Organe manifestiert, falls dort Farbveränderungen auftreten:
„Wenn das Areal zwischen Augenbrauen [Nasenwurzel] dünn und feucht ist, so ist die Krankheit in der Haut [d. h. Lunge]. Wenn die Lippen grünlich, gelb, rot, weiß oder schwarz sind, so ist die Krankheit in den Muskeln [d. h. Milz]. Wenn das Nähr-Qi feucht ist, so ist die Krankheit im Blut [d. h. Herz]. Wenn die Augen grünlich, gelb, rot, weiß oder schwarz sind, so ist die Krankheit in den Sehnen [d. h. Leber]. Wenn das Ohr trocken und voll Schmutz [Ohrenschmalz?] ist, so ist die Krankheit in den Knochen [d. h. Niere].“[5]

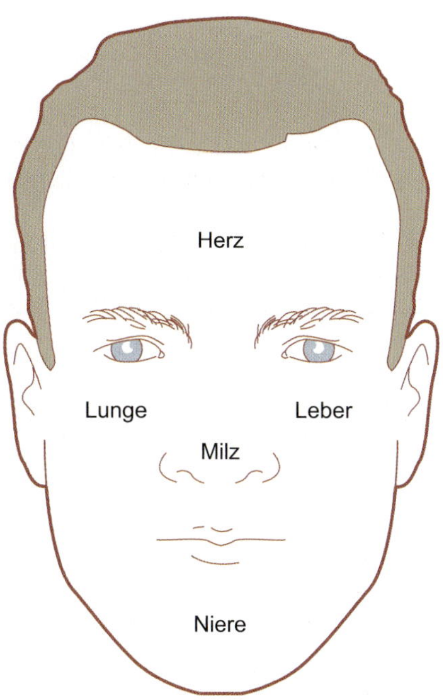

Abb. A.1 Entsprechungen zwischen Gesichtsarealen und inneren Organen gemäß *Su Wen*

Die Beziehung zwischen verschiedenen Gesichtsarealen und inneren Organen

Jede Gesichtsregion spiegelt den Zustand eines inneren Organs wider. Kapitel 32 *Su Wen* und Kapitel 49 *Ling Shu* vermitteln zwei verschiedene Sichtweisen dieser Beziehungen. Kapitel 32 *Su Wen* erwähnt die Korrespondenz zwischen Gesichtsarealen und den fünf Yin-Organen im Kontext von Hitze-Erkrankungen: *„Bei einer Hitze-Erkrankung der Leber wird die linke Wange rot, bei einer Hitze-Erkrankung des Herzens wird die Stirn rot, bei einer Hitze-Erkrankung der Milz wird die Nase rot, bei einer Hitze-Erkrankung der Lunge wird die rechte Wange rot, bei einer Hitze-Erkrankung der Nieren wird das Kinn rot.“*[6] ➤ Abbildung A.1 zeigt die Entsprechungen zwischen Gesichtsarealen und inneren Organen gemäß *Su Wen*, ➤ Abbildung A.2 jene gemäß *Ling Shu*.

Wir werden weiter unten die Bedeutung der Korrespondenzen zwischen Gesichtsarealen und inneren Organen für die Diagnosestellung noch genauer abhandeln.

Yi Zong Jin Jian – Diagnose (Gesichtsareale und innere Organe)

„Die linke Wange entspricht der Leber, die rechte Wange der Lunge, die Stirn dem Herzen, das Kinn den Nieren, die Nase der Milz.“

Kommentar
Die Zuordnung der Gesichtsareale zu den fünf Yin-Organen ist die gleiche wie in *Su Wen*.

Kapitel 49, Ling Shu (Gesichtsareale und Farben) (➤ Abbildung A.3)

„Ming Tang ist der Nasenrücken; Que ist der Bereich zwischen den Augenbrauen; Ting ist die Stirn; Fan sind die Wangenseiten; Pie ist der Tragus. Diese Bereiche sollten regelmäßig geformt und breit sein,

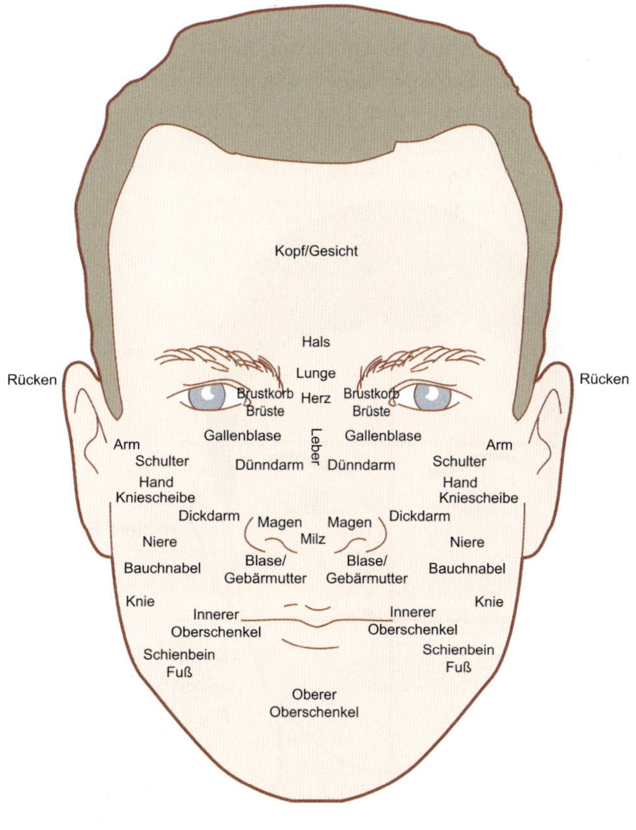

Abb. A.2 Entsprechungen zwischen Gesichtsarealen und inneren Organen gemäß *Ling Shu*

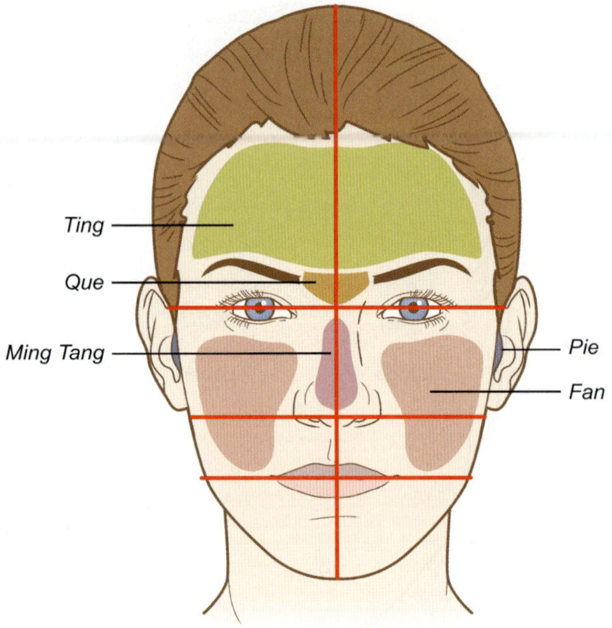

Abb. A.3 Gesichtsareale und Farben gemäß *Ling Shu*

sodass man sie deutlich aus 10 Schritten Entfernung erkennen kann. Menschen mit solchen Merkmalen werden 100 Jahre alt.“[7]

Kapitel 29, Ling Shu (➤ Abbildung A.4)

„Das Herz ist der Herrscher: seine Position kann durch den Processus xiphoideus lokalisiert werden; die Leber ist der General – ob sie robust ist oder nicht, kann an den Augen eingeschätzt werden. Die Milz erhält die Nährstoffe, und ihr Zustand kann durch Geschmacksvorlieben beurteilt werden. Die Nieren sind für das Hören verantwortlich, ihr Zustand kann durch die Hörkraft und die Ohren eingeschätzt werden. Der Magen ist das Meer der Nahrung: ein robustes Gesicht, ein dicker Hals und ein breiter Brustkorb zeigen einen guten Zustand des Magens an. Die Länge des Nasenrückens spiegelt den Zustand des Dickdarms wider. Die Dicke der Lippen und Länge des Philtrums zeigen den Zustand des Dünndarms. Wenn die unteren Augenlider groß sind, weist dies auf eine starke Gallenblase hin. Wenn die Nasenlöcher nach oben gerichtet sind und von vorn gesehen werden können, zeigt dies, dass die Blase undicht ist. Wenn der Nasenrücken hervorsteht, deutet dies auf einen normalen Dreifachen Erwärmer hin. Wenn das obere, mittlere und untere Areal des Gesichts wohlproportioniert sind, zeigt dies, dass die Organe gut funktionieren.“[8]

Kapitel 32, Su Wen (Gesichtsareale, die bei fiebrigen Erkrankungen involviert sind) (➤ Abbildung A.5)

„Bei einer fiebrigen Erkrankung der Leber wird zuerst die linke Wange rot; bei einer fiebrigen Erkrankung des Herzens wird zuerst die Stirn rot; bei einer fiebrigen Erkrankung der Milz wird zuerst die Nase rot; bei einer fiebrigen Erkrankung der Lunge wird zuerst die rechte Wange rot; bei einer fiebrigen Erkrankung der Nieren wird zuerst der Mundwinkel rot.“[9]

Die Beziehung zwischen den fünf Geweben und den inneren Organen

Kapitel 4 *Su Wen* stellt die Verbindung zwischen den fünf Geweben und den fünf Yin-Organen her. Sie sieht folgendermaßen aus:

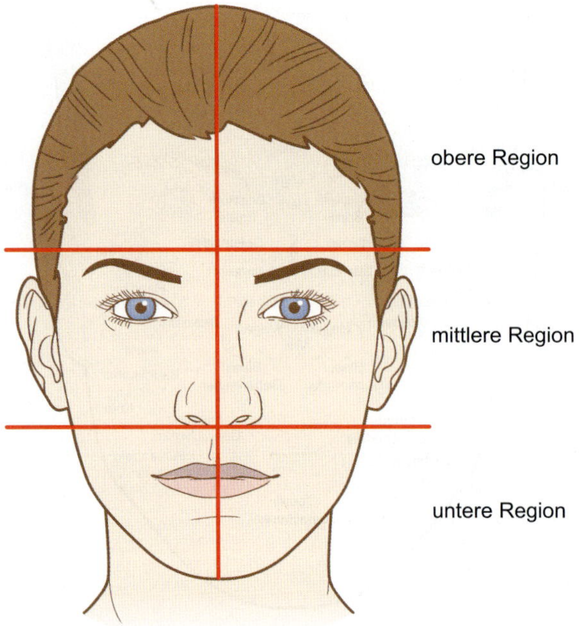

Abb. A.4 Die drei Regionen des Gesichts

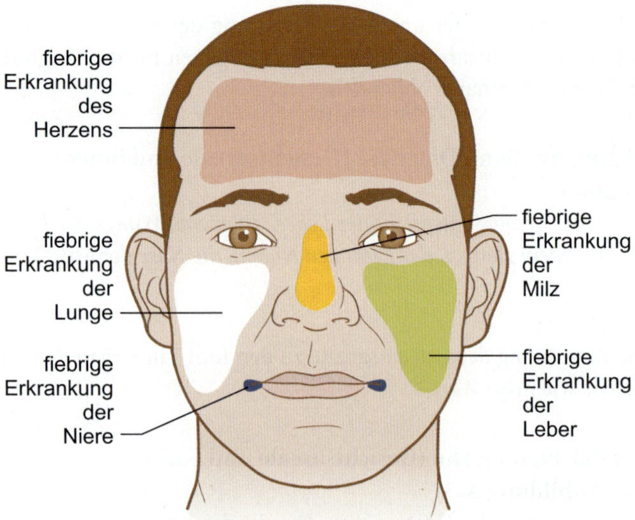

Abb. A.5 Gesichtsareale, die bei fiebrigen Erkrankungen involviert sind.

Lunge	Haut
Milz	Muskeln
Leber	Sehnen
Herz	Blutgefäße
Nieren	Knochen

Die Lunge beeinflusst die Haut insofern, als sie das Abwehr-Qi in der Haut und dem Spaltraum zwischen Haut und Muskeln (*Cou Li*) verteilt. Sie kontrolliert auch das Öffnen und Schließen der Poren und damit die Schweißabgabe. Die Beziehung zwischen Lunge und Haut wird bei atopischen Patienten ganz deutlich, die sowohl an Asthma als auch an einem Ekzem leiden.

Die Milz beeinflusst die Muskulatur, weshalb letztere auch bei einer Milz-Schwäche kraftlos wird. Die Leber beeinflusst die Sehnen im Allgemeinen, zu denen neben den eigentlichen Sehnen auch die Knorpel zählen. Vor allem das Leber-Blut nährt die Sehnen in den Gelenken und stellt damit sicher, dass sie ausreichend ernährt und geschmiert werden. Die „Sehnen" und ihre Beziehung zur Leber haben allerdings in der chinesischen Medizin eine breitere Bedeutung. Beispielsweise sieht man die Nägel als Verlängerung der Sehnen an, und Tremor sowie Konvulsionen bei Patienten, die an innerem Wind leiden, sind auf ein „Schütteln der Sehnen" zurückzuführen.

Das Herz regiert das Blut, es beeinflusst den Zustand der Blutgefäße. Die Nieren beeinflussen Knochen und Knochenmark. Vor allem die Nieren-Essenz ist es, die Knochen und Knochenmark nährt.

Die fünf Gewebe zeigen sehr schnell krankhafte Zustände der mit ihnen in Beziehung stehenden Organe an. Bei einer Lungen-Schwäche ist der Raum zwischen Haut und Muskeln „offen", weshalb der Mensch an spontanem Schwitzen leidet und leicht von äußerem Wind befallen werden kann.

Bei einer Milz-Schwäche leidet der Patient an Muskelschwäche und allgemeiner Müdigkeit. Bei einer Schwäche von Leber (und vor allem Leber-Blut) werden die Sehnen für das Eindringen von Kälte, Nässe oder Wind empfänglich. Leber-Blut-Mangel kann auch zu einem Zusammenziehen der Sehnen führen. Leber-Blut-Stase oder Leber-Qi-Stagnation können die Sehnen in den Gelenken steif werden lassen, Leber-Wind wiederum kann einen Tremor der Sehnen bewirken.

Herz-Blut-Mangel kann eine Schwäche des Blutes in den Gefäßen verursachen, Herz-Blut-Stase wiederum eine Verhärtung der Blutgefäße. Nieren-Essenz-Mangel kann die Knochen im Sinne einer Osteoporose brüchig werden lassen.

Die fünf Yin-Organe und die fünf Gewebe

- *Lunge:* Haut (offene Poren)
- *Milz:* Muskeln (schwache Muskulatur)
- *Leber:* Sehnen (empfänglich für das Eindringen äußerer pathogener Faktoren, Steifheit)
- *Herz:* Blutgefäße (Schwäche oder Verhärtung)
- *Nieren:* Knochen (brüchige Knochen)

Die Beziehung zwischen den fünf Orten des Qi-Transports und den Yin-Organen

Aus Kapitel 4 *Su Wen:*

„Der Ostwind kommt im Frühjahr und die Leber erkrankt häufig, was sich auf den Nacken auswirkt […]. Der Südwind kommt im Sommer und das Herz erkrankt häufig, was sich auf Brustkorb und Flankenbereich auswirkt. Der Westwind kommt im Herbst und die Lunge erkrankt häufig, was sich auf den oberen Rücken und die Schultern auswirkt. Der Nordwind kommt im Winter und die Nieren erkranken häufig, was sich auf die Oberschenkel und den unteren Rücken auswirkt. Die Mitte entspricht der Erde und die Milz erkrankt häufig, was sich auf die Wirbelsäule auswirkt."[10]

Die „fünf Orte des Qi-Transports", wo das Qi der fünf Yin-Organe sich sammelt, sind also Hals, Brustkorb, oberer Rücken und Schultern, Oberschenkel und unterer Rücken sowie die Wirbelsäule, und zwar für Leber, Herz, Lunge, Nieren und Milz.

Die fünf Orte des Qi-Transports

- *Hals:* Leber
- *Brustkorb:* Herz
- *Oberer Rücken und Schultern:* Lunge
- *Oberschenkel und unterer Rücken:* Nieren
- *Wirbelsäule:* Milz

Die meisten dieser Entsprechungen lassen sich in der praktischen Arbeit bestätigen und haben eine gewisse klinische Relevanz. Beispielsweise gibt es bei Leber-Disharmonien wie Leber-Qi-Stagnation oder Aufsteigen von Leber-Yang häufig eine Beeinträchtigung des Halses oder Nackens in Form von Steifheit. Die Beziehung zwischen Herz und Brustkorb ist weithin bekannt. Die obere Rückenpartie wird häufig bei Lungen-Disharmonien wie Lungen-Hitze in Mitleidenschaft gezogen, wodurch es zu Schmerzen im entsprechenden Areal kommen kann. Die Oberschenkel können bei einer Abnahme der Nieren-Energie schwach werden. Die Milz wiederum beeinflusst die Wirbelsäule, weshalb auch der Punkt Mi 3 *Tai Bai* zum Aufrichten des Rückgrats verwendet werden kann.

Die Manifestationen der fünf Yin-Organe

Wir lesen in Kapitel 9 *Su Wen:*

„Das Herz […] manifestiert sich im Gesicht, es nährt die Blutgefäße. Die Lunge […] äußert sich im Körperhaar und nährt die Haut. Die Nieren […] manifestieren sich im Haar und nähren die Knochen. Die Leber […] manifestiert sich in den Nägeln und nährt die Sehnen. Das Wohlergehen von Milz, Magen, Dickdarm, Dünndarm, Dreifachem Erwärmer und Blase […] manifestiert sich in der weißen Haut rund um die Lippen und nährt die Muskeln."[11]

Die Orte, an denen sich die fünf Yin-Organe manifestieren sind wohl bekannt und werden in der Praxis häufig verwendet. Beispielsweise

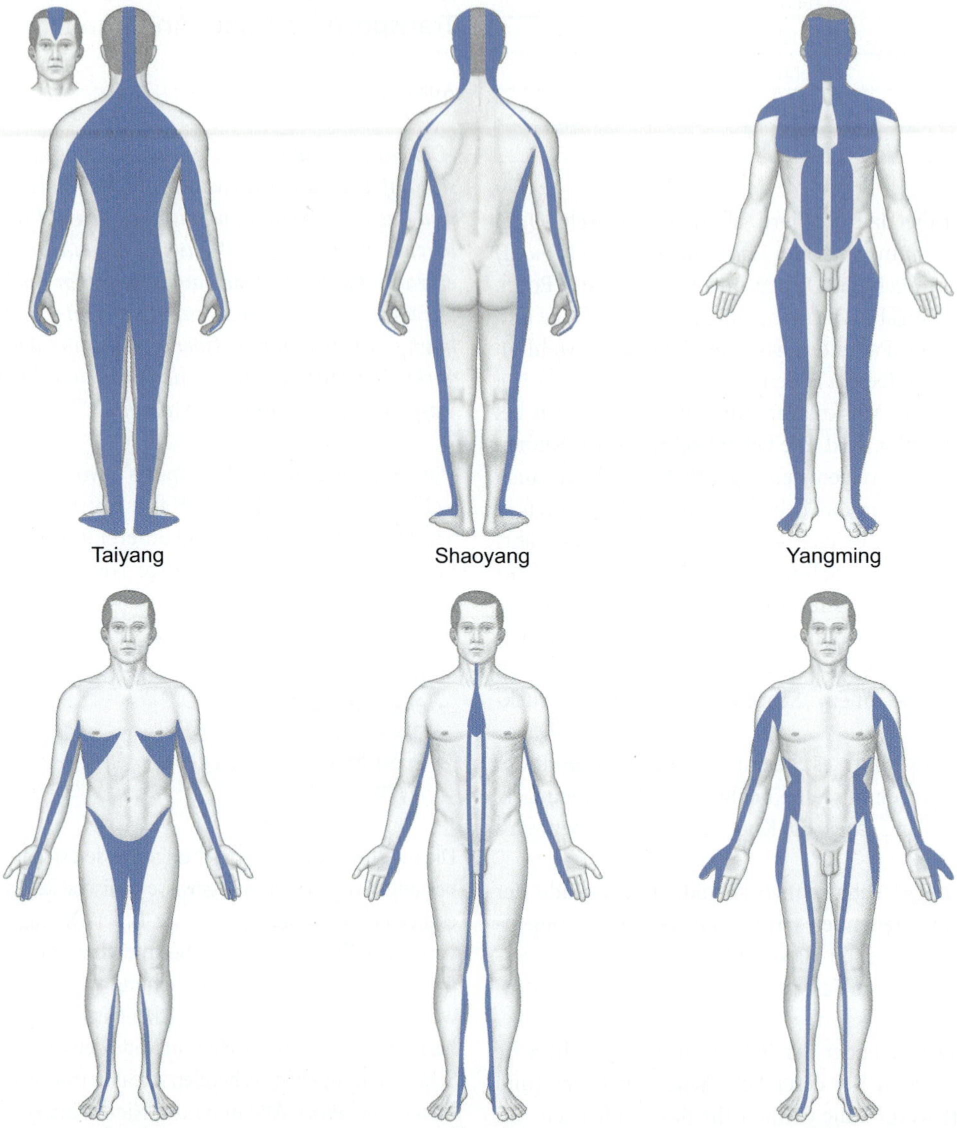

Abb. A.6 Die zwölf Hautregionen

spiegelt die Gesichtsfarbe im Ganzen den Zustand des Herzens wider, das Körperhaar kann bei einer Lungen-Schwäche spärlicher werden, das Kopfhaar stumpf und brüchig, wenn eine Nieren-Schwäche vorliegt, sowie grau, wenn der Pegel der Nieren-Essenz abnimmt. Die Nägel werden bei Leber-Blut-Mangel spröde, die Lippen können bei Milz-Yin-Mangel trocken oder bei Milz-Hitze rot werden.

Manifestationen der fünf Yin-Organe

- *Gesicht:* Herz
- *Körperhaar:* Lunge
- *Kopfhaar:* Nieren
- *Nägel:* Leber
- *Lippen:* Milz

Die zwölf Hautregionen

In Kapitel 56 *Su Wen* lesen wir: *„Die zwölf Hautregionen folgen dem Verlauf der zwölf Hauptleitbahnen."*[12] Jenes Hautareal, das über einer Hauptleitbahn liegt, macht seine Hautregion aus (➤ Abb. A.6). Die Entsprechung zwischen sich weit erstreckenden Hautarealen, den Leitbahnen und den inneren Organen ist selbstverständlich für viele auf Betrachtung beruhende Aspekte der Diagnosestellung von größter Bedeutung. Die Hautregion einer bestimmten Leitbahn zeigt ihre Pathologien sowie jene des entsprechenden Organs an. Eine Störung der entsprechenden Leitbahn kann sich in ihrer Hautregion in Form von Schmerzen, Verfärbungen, Hautausschlägen, erweiterten Venen und Kapillaren, Muskelkontrakturen usw. äußern.

Die Hautregionen sind daher sehr schnell reagierende und wichtige diagnostische Anzeiger.

Die wichtigste im Konzept der Hautregionen enthaltene Information ist, dass das Einflussgebiet jeder Leitbahn sich nicht bloß auf ihren linienförmigen Verlauf beschränkt, sondern sich über ein weites Gebiet rund um die Leitbahn erstreckt, sodass jedes Gebiet im Körper von einer bestimmten Leitbahn beherrscht wird.

Diese Besprechung widmete sich vor allem den verschiedenen Beziehungen zwischen inneren Organen und Manifestationen an der Oberfläche. Diese Beziehungen machen erst die Diagnosestellung mittels Betrachtung möglich.

Die chinesische Hauptquelle für die Besprechung der Betrachtung in der chinesischen Diagnostik ist für mich das folgende Werk: Zhang Shu Sheng: *Zhong Hua Yi Xue Wang Zhen Da Quan* („Große Abhandlung über Diagnose mittels Betrachtung in der Chinesischen Medizin"; „Great Treatise of Diagnosis by Observation in Chinese Medicine"); Shanxi Science Publishing House, Taiyuan 1995.

ANMERKUNGEN

1 *Huang Di Nei Jing Su Wen* 黄帝内经素问 („Des Gelben Kaisers Klassiker des Inneren"; „The Yellow Emperor's Classic of Internal Medicine – Simple Questions"); People's Health Publishing, Beijing 1979, S. 75; erstmals erschienen: etwa 100 v. Chr.

2 *Ling Shu Jing* 灵樞经 („Zentrum des Wirkvermögens"; „Spiritual Axis"); People's Health Publishing, Beijing 1981, S. 77; erstmals erschienen: etwa 100 v. Chr.

3 Ebenda S. 126.

4 Nanjing College of Traditional Chinese Medicine: *Nan Jing Jiao Shi* 难经校释 („Überarbeitete Erläuterung des Klassikers der Schwierigkeiten"; „A Revised Explanation of the Classic of Difficulties"); People's Health Publishing, Beijing 1979, S. 91; erstmals erschienen: etwa 100.

5 *Ling Shu,* S. 108.

6 *Su Wen,* S. 189.

7 *Ling Shu,* S. 96.

8 Ebenda, S. 69.

9 *Su Wen,* S. 186.

10 Ebenda, S. 23

11 Ebenda, S. 67

12 Ebenda, S. 290

ABSCHNITT

I Betrachtung von Körper, Geist und Gesichtsfarbe

Einführung

Die Betrachtung des Körpers beinhaltet die Inspektion der Gestalt, Konstitution, Haltung und der Bewegungen des Körpers. Zu den ersten Dingen, die wir vermutlich bemerken, wenn ein Patient unser Zimmer betritt, gehören Körperform, Gang, allgemeine Erscheinung, Haltung und Persönlichkeit des Menschen. Wir können allein aufgrund der Betrachtung dieser Eigenschaften schon in den ersten Minuten einer Konsultation einen ziemlich guten ersten Eindruck erlangen. Es gibt verschiedene Möglichkeiten der Einteilung von Körpertypen, die ich weiter unten anführe. Wir sollten immer daran denken, dass zur „Betrachtung des Körpers" immer die Betrachtung der Gestalt, Konstitution und Haltung des Körpers sowie der Persönlichkeit zählen.

Bevor ich die verschiedenen Körperformen und ihre klinische Bedeutung beschreibe und bespreche, möchte ich zunächst zwei wichtige Grundsätze der Diagnose mittels Inspektion betonen, nämlich das Prinzip der Entsprechung zwischen verschiedenen einzelnen Körperteilen und dem Ganzen sowie die Bedeutung des Betrachtens und Feststellens konstitutioneller Züge. Letzteres ist wichtig, weil die verschiedenen Körpertypen nicht die aktuellen, derzeit bestehenden Disharmonien des Patienten wiedergeben, sondern seine bzw. ihre konstitutionellen Merkmale und Züge.

In dieser Einführung werden zwei Themen erörtert:

1. Die Entsprechung zwischen einem einzelnen Körperteil und dem Ganzen
2. Betrachtung konstitutioneller Züge

Die Entsprechung zwischen einem einzelnen Körperteil und dem Ganzen

Einer der Grundsätze, auf denen die Diagnose mittels Inspektion in der chinesischen Medizin fußt, ist, dass jeder einzelne, auch noch so kleine, Körperteil das Ganze widerspiegelt.

Das Gesicht als Mikrosystem

Das Gesicht ist ein sehr wichtiges Beispiel für dieses Prinzip, denn es spiegelt sowohl die inneren Organe wider als auch manche Körperregionen. In Kapitel 32 des *Su Wen* werden die Entsprechungen zwischen verschiedenen Gesichtspartien und inneren Organen angeführt: *„Bei Hitze-Erkrankungen der Leber wird die linke Wange rot. Bei Hitze-Erkrankungen des Herzens wird die Stirn rot. Bei Hitze-Erkrankungen der Milz wird die Nase rot. Bei Hitze-Erkrankungen der Lunge wird die rechte Wange rot. Bei Hitze-Erkrankungen der Nieren wird das Kinn rot."*[1] (➤ Abb. A.1 in der Einführung zum Teil „Betrachtung").

Kapitel 49 des *Ling Shu* bietet uns eine detailliertere Karte der Korrespondenzen zwischen inneren Organen und Körperteilen sowie verschiedenen Gesichtsregionen.[2] (➤ Abb. A.2 in der Einführung zum Teil „Betrachtung").

Eine genaue Betrachtung dieser Gesichtsareale und ihrer Farbschattierungen ist ein sehr wichtiger Teil der Diagnose mittels Inspektion, den wir immer durchführen sollten. Die Entsprechungen zwischen Gesichtsregionen und inneren Organen enthüllen drei mögliche Informationen:

- Eine tatsächliche Disharmonie – beispielsweise können rote Wangen für Lungen-Hitze sprechen
- Einen konstitutionellen Zug – beispielsweise können kurze Ohrläppchen ein Hinweis auf schwache Nieren und eine kurze Lebensspanne sein
- Einen ätiologischen Faktor – beispielsweise kann bei einem Kind eine bläuliche Verfärbung der Stirn, die in Anlehnung an die Korrespondenzen im *Su Wen* dem Herzen entspricht, auf einen vorgeburtlichen Schock hinweisen

Man sollte die Übereinstimmungen der Gesichtsregionen mit den inneren Organen kombinieren mit der Interpretation der Gesichtsfarbe in diesen Arealen aus Sicht der Fünf Elemente. Beispielsweise spricht eine grünliche Gesichtsfarbe im der Milz zugeordneten Areal, nämlich an der Nasenspitze, für das Eindringen der Leber in die Milz, wobei diese Milz-Disharmonie im vorliegenden Fall erst nach und aufgrund der Leber-Disharmonie auftrat.

Das Ohr als Mikrosystem

Die Ohrakupunktur ist eine weithin bekannte Anwendung des Prinzips, dem gemäß ein einzelner kleiner Körperteil das Ganze widerspiegelt. Nach dieser Theorie ähnelt das Ohr einem auf den Kopf gestellten Fetus, und an der Ohrmuschel findet man Punkte, die einem Körperteil oder einem Organ entsprechen.

Mikrosysteme am ganzen Körper

Neueren Theorien zufolge ist jeder Körperteil ein kleines Ebenbild des Ganzen und somit in der Lage, pathologische Veränderungen des ganzen Körpers wiederzugeben.

Folgende Mikrosysteme stehen für diese allgemeine Hypothese: Ohrakupunktur, Diagnose nach der Gesichtsfarbe, Irisdiagnose, Zungendiagnose, Nasen-, Gesichts-, Fußakupunktur usw. Jüngste chinesische Forschungen ergaben, dass ein bestimmter Körperteil den ganzen Organismus widerzuspiegeln in der Lage ist. Dieses Prinzip kann man sowohl in der Diagnose als auch in der Therapie umsetzen. Erkrankungen verschiedener Körperteile können durch die Verwendung von Punkten an spezifischen Körperarealen behandelt werden, wie beispielsweise Ohr, Hand oder Nase. Chinesische Forscher haben bislang 102 Mikrosysteme am Körper identifiziert:

- Metakarpalknochen-System: 5 auf jeder Seite, zusammen 10
- Fingerknochen-System: 14 auf jeder Seite, zusammen 28
- Radius-System: Eines auf jeder Seite, zusammen 2
- Ulna-System: Eines auf jeder Seite, zusammen 2
- Humerus-System: Eines auf jeder Seite, zusammen 2
- Femur-System: Eines auf jeder Seite, zusammen 2
- Tibia-System: Eines auf jeder Seite, zusammen 2
- Fibula-System: Eines auf jeder Seite, zusammen 2
- Metatarsalknochen-System: 5 auf jeder Seite, zusammen 10
- Zehenknochen-System: 14 auf jeder Seite, zusammen 28
- Ohr-System: Eines auf jeder Seite, zusammen 2
- Gesichtssystem: 1

- Nasensystem: 1
- Zungensystem: 1
- Rumpfsystem: 1
- Nackensystem: 1
- Schädelsystem: Eines in der Mitte, eines auf jeder Seite, zusammen 3
- Augensystem: Eines für jedes Auge, zusammen 2
- Fußsystem: Eines für jeden Fuß, zusammen 2[3]

Diese Theorie wurde erstmals von Zhang Ying Qing im Jahr 1973 aufgestellt. Bei der diagnostischen Untersuchung und beim Nadeln des seitlichen Anteils des zweiten Metakarpale entdeckte er, dass die Punkte auf diesem Knochen ein Muster ergeben und eine Miniatur des gesamten Körpers darstellen (➤ Abb. A-I.1).

Nach eingehender Forschung entdeckte er weitere Mikrosysteme am ganzen Körper (➤ Abb. A-I.2).

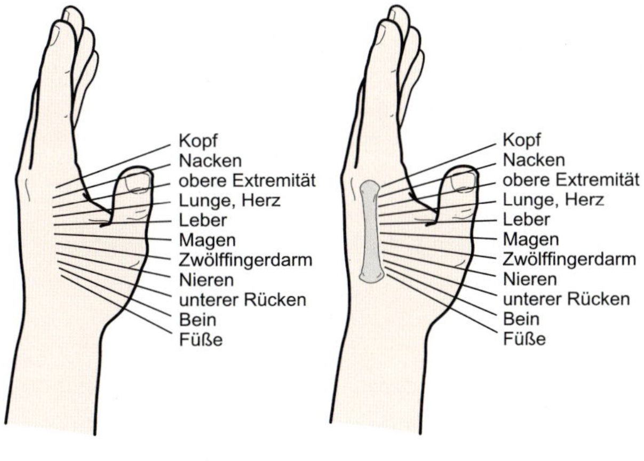

Abb. A-I.1 Diagnose-Mikrosysteme

Betrachtung konstitutioneller Züge

Die Kunst der Betrachtung in der chinesischen Medizin bezieht sich auf zwei große Gebiete, nämlich auf die Betrachtung konstitutioneller Züge und auf jene der aktuellen Disharmoniezeichen. Beispielsweise spricht ein großer, schlanker, sehniger Körper für einen Holz-Konstitutionstyp, spricht aber nicht notwendigerweise für eine tatsächliche Disharmonie in Leber oder Gallenblase. Umgekehrt kann jemand konstitutionell ein Feuer-Typ sein, aber eine blass-grünliche Gesichtsfarbe, brüchige Nägel und trockenes Haar aufweisen, was nun tatsächlich auf eine Holz-Disharmonie hinweist, in diesem Fall auf einen Leber-Blut-Mangel.

Weshalb ist es überhaupt nötig, konstitutionelle Züge zu beobachten, wo wir doch ohnedies die aktuelle Disharmonie zu behandeln haben? Im obigen Beispiel eines Patienten mit blass-grünlicher Gesichtsfarbe, brüchigen Nägeln und trockenem Haar müssen wir ja in jedem Fall das Leber-Blut nähren, unabhängig von den Hinweisen, die wir aus der Betrachtung seiner konstitutionellen Züge erlangen.

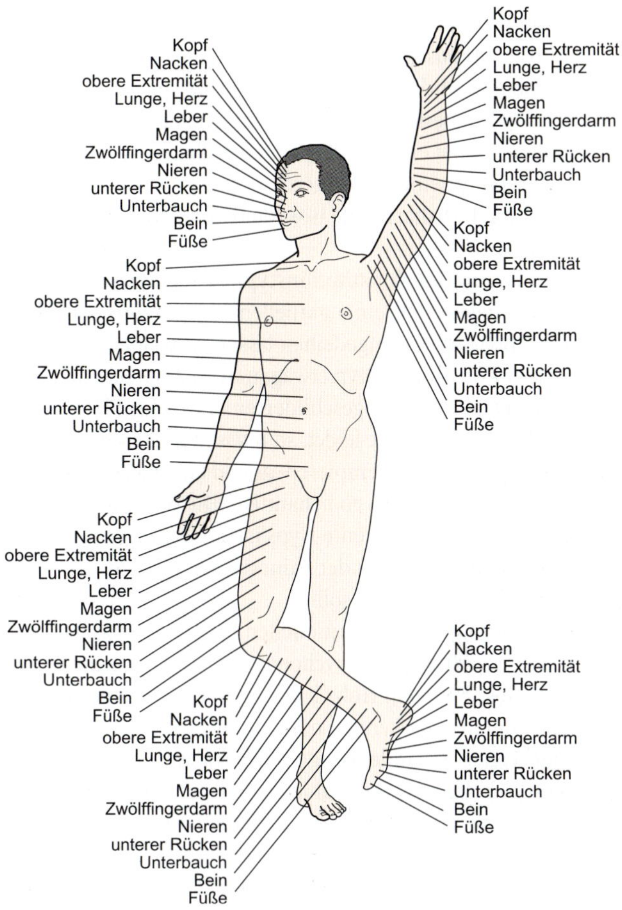

Abb. A-I.2 Mikrosysteme des Körpers nach Dr. Zhang Ying Qing

Allerdings ist die Betrachtung konstitutioneller Züge sehr wohl aus verschiedenen, in der Folge ausgeführten Gründen von Bedeutung.

1. Ein Konstitutionstypus weist auf eine Neigung zu bestimmten Disharmonien hin. Damit versetzt er uns in die Lage, mögliche krankhafte Entwicklungen vorherzusehen und entsprechend zu verhindern. Wenn beispielsweise jemand mit konstitutionellem Yang-Überschuss das Eindringen von Wind-Hitze und eine fieberhafte Erkrankung durchmacht, so können wir erwarten, dass dieser Mensch mit großer Wahrscheinlichkeit ein intensives Hitze-Muster entwickelt. Nach dem Konzept der Vier Ebenen können wir vorhersehen, dass es bei ihm schneller und unter größerer Hitze-Beteiligung zum Übergang in die Qi-Schicht kommt als bei jemand anderem. Darauf sollten wir also vorbereitet sein und stark kühlende Arzneimittel verabreichen.
2. Die Betrachtung eines Konstitutionstypus und konstitutioneller Neigungen erlaubt uns, eine aktuelle Disharmonie in den richtigen Proportionen zu sehen und ihren Schweregrad abzuschätzen. Wenn beispielsweise jemand mit konstitutionellem Yang-Überschuss ein Hitze-Muster entwickelt, so handelt es sich um eine weniger schwerwiegende Situation als bei jemandem mit konstitutionellem Yin-Überschuss oder Yang-Mangel.

3. Die Betrachtung konstitutioneller Züge und die Übereinstimmung mit bzw. die Abweichung eines Menschen von seinem Konstitutionstypus gibt uns eine Vorstellung vom Schweregrad eines Problems und damit der Prognose. Beispielsweise ist es für einen Holz-Typ besser, eine Holz- statt eine Feuer-Disharmonie zu erleiden. Leidet ein Holz-Typ an einer Feuer-Disharmonie, so spricht das für eine schlechtere Prognose, als wenn ein Feuer-Typ eine Feuer-Disharmonie bzw. ein Holz-Typ eine Holz-Disharmonie aufweist.
4. Die Betrachtung des Konstitutionstyps ist wichtig, um einem Menschen ungeachtet seiner aktuellen Disharmonie eine tiefer greifende Behandlung angedeihen lassen zu können. Wir sollten immer den Konstitutionstyp erwägen und entsprechend behandeln. Wenn im zuvor geschilderten Beispiel ein Holz-Typ an einer Feuer-Disharmonie leidet, so muss man klarerweise die aktuelle Disharmonie therapieren, aber danach wäre es gut, den Elemente-Typ, also Holz, zu behandeln. Die Behandlung des zugrunde liegenden Elemente-Typs ist ein wichtiger Aspekt der Präventionsmöglichkeiten der chinesischen Medizin, der immer mit berücksichtigt werden sollte.
5. Die Behandlung des konstitutionellen Elemente-Typs ist vor allem bei der Behandlung psychoemotionaler Probleme wichtig. Beispielsweise kann ein Holz-Typ einige typische emotionale Züge wie Unentschlossenheit und Unfähigkeit zur Lebensplanung zeigen. Behandeln wir bei diesem Menschen das Holz-Element, so helfen wir ihm auf jeden Fall auf der psycho-emotionalen Ebene, ungeachtet jeder anderen Disharmonie, die ihn sonst beeinträchtigen möge.
6. Die Betrachtung von Konstitutionstyp und Tendenzen eines Patienten befähigt uns, mögliche zukünftige Arten von Disharmonien vorherzusehen. Auf diese Weise können wir die präventiven Möglichkeiten der chinesischen Medizin voll ausschöpfen. Wenn beispielsweise Menschen zwischen dem 40. und 50. Lebensjahr Zeichen eines konstitutionellen Yang-Überschusses aufweisen und noch dazu dem Holz-Typ angehören, so wissen wir, dass sie eine starke Neigung zu aufsteigendem Leber-Yang oder Leber-Feuer mit Folgesymptomen wie etwa Hypertonie haben. Aufgrund dieses Wissens können wir das Yang aktiv bändigen und das Holz besänftigen, selbst wenn noch keine klinischen Manifestationen vorliegen.
7. Die Betrachtung des Elemente-Typs ist nützlich, wenn jemand alle Züge eines bestimmten Elemente-Typs mit Ausnahme nur eines Details aufweist – dies ist nämlich ein schlechtes Zeichen, selbst wenn dieser Mensch noch an keiner Disharmonie leidet. Finden wir bei jemandem etwa alle Charakteristika des Feuer-Typs bis auf die Tatsache, dass er langsam geht, so sagt uns dieses Detail, dass etwas schief läuft und dieser Mensch eine schwerwiegende Disharmonie ausbilden könnte. Diese Ungereimtheit ist besonders bei Feuer-Typen von Bedeutung, denn bei ihnen wissen wir, dass sie dazu neigen, sehr plötzlich schwere Pathologien zu entwickeln.

Die Bedeutung der Betrachtung konstitutioneller Züge

- Ein Konstitutionstyp weist auf eine Tendenz zu bestimmten Disharmonien hin und erlaubt es somit, mögliche pathologische Entwicklungen während eines Krankheitsverlaufs vorherzusehen und zu verhindern.
- Wir können dadurch die aktuelle Disharmonie aus dem richtigen Blickwinkel betrachten und ihren Schweregrad besser abschätzen.
- Ob jemand von seinem Konstitutionstyp abweicht oder ihm entspricht, ist ein gutes Maß für die Prognose.
- Sie hilft uns, jemanden unabhängig von seiner aktuellen Disharmonie auch gemäß der zugrunde liegenden Konstitution zu behandeln.
- Sie ist besonders im Rahmen der Behandlung von psycho-emotionalen Problemen nützlich.
- Sie erlaubt uns, den Disharmonietyp vorherzusehen, an dem ein Patient in der Zukunft leiden könnte, wodurch wir den Menschen vorbeugend behandeln können.
- Wenn ein Mensch eines bestimmten Elemente-Typus in nur einem Detail von diesem abweicht, so ist dies mitunter ein Warnzeichen.

ANMERKUNGEN

1 *Huang Di Nei Jing Su Wen* 黄帝内经素问 („Des Gelben Kaisers Klassiker des Inneren – Reine Fragen"; „The Yellow Emperor's Classic of Internal Medicine – Simple Questions"); People's Health Publishing, Beijing 1979; S. 189; erstmals erschienen: etwa 100 v. Chr.

2 *Ling Shu Jing* 灵樞经 („Zentrum des Wirkvermögens"; „Spiritual Axis"); People's Health Publishing House, Beijing 1981; S. 97; erstmals erschienen: etwa 100 v. Chr.

3 Zhang Shu Sheng: *Zhong Hua Yi Xue Wang Zhen Da Quan* 中华醫学望诊大全 („Große Abhandlung über Diagnose mittels Betrachtung in der Chinesischen Medizin"; „Great Treatise of Diagnosis by Observation in Chinese Medicine"); Shanxi Science Publishing House, Taiyuan 1995; S. 38.

KAPITEL

1 Betrachtung der Gestalt, Konstitution und Haltung des Körpers

Die Körperform eines Menschen wird von vorgeburtlicher Konstitution und der darauf folgenden nachgeburtlichen Nährung bestimmt. Aus diesem Grund können wir der Körperform eines Menschen Hinweise sowohl zur konstitutionellen Tendenz in Richtung einer bestimmten Pathologie als auch zu aktuellen Pathologien als Folge postnataler Einflüsse entnehmen.

Beispielsweise deutet ein dünner Körper auf eine durch Yin-Mangel geprägte vorgeburtliche Konstitution hin, aber wenn der Betroffene um die Taille herum viel Fett angesammelt hat, können wir eine sich aus nachgeburtlichen Einflüssen entwickelnde Pathologie in Betracht ziehen (➤ Abb. 1.1).

Die Betrachtung des Körpers (einschließlich Größe und Höhe, Haut- und Muskeltonus, Knochenlänge usw.) wie auch des Verhaltens und der Persönlichkeit ist wichtig, um die Konstitution eines Patienten zu erfassen. Wir lesen in Kapitel 21 des *Su Wen: „Zur Diagnose von Erkrankungen sollte man sowohl beobachten, ob der Patient extrovertiert oder ängstlich ist, als auch den Zustand von Knochen, Muskeln und Haut beobachten, um die Verfassung des Patienten zum Zweck der Diagnose und Behandlung zu verstehen.“*[1]

Es gibt in der chinesischen Medizin fünf verschiedene Möglichkeiten, um die Körperform einzuteilen:

1. Einteilung der Körperform nach Yin und Yang
   - Körperform bei Fülle an Yang
   - Körperform bei Fülle an Yin
   - Körperform bei Mangel an Yang
   - Körperform bei Mangel an Yin
   - Körperform bei Gleichgewicht von Yin und Yang
2. Einteilung der Körperform nach den Fünf Elementen
   - Holz-Typ
   - Feuer-Typ
   - Erde-Typ
   - Metall-Typ
   - Wasser-Typ
   - Klinische Anwendung der Fünf Elemente-Typen

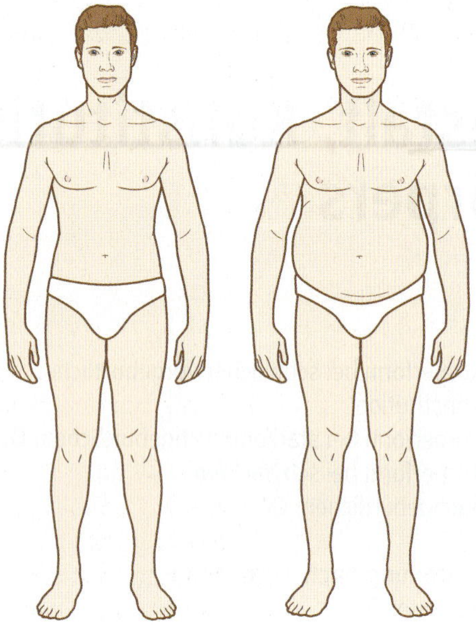

Abb. 1.1 Vor- und nachgeburtliche Einflüsse

3. Einteilung der Körperform nach vor- und nachgeburtlichen Einflüssen
   - Körperform bei starker vorgeburtlicher Konstitution
   - Körperform bei schwacher vorgeburtlicher Konstitution
   - Körperform bei starkem nachgeburtlichem Qi
   - Körperform bei schwachem nachgeburtlichem Qi
4. Einteilung nach Körperbau
   - Robuster Typ
   - Kompakter Typ
   - Muskulöser Typ
   - Dünner Typ
   - Übergewichtiger Typ
5. Einteilung der Körperform nach Schmerz- und Medikamententoleranz
   - Körperform, die auf hohe Schmerz- und Medikamententoleranz hinweist
   - Körperform, die auf niedrige Schmerz- und Medikamententoleranz hinweist

1.1 Einteilung der Körperform nach Yin und Yang

Aus Sicht von Yin und Yang gibt es folgende fünf möglichen Körperformen:

- Körperform bei Fülle an Yang
- Körperform bei Fülle an Yin
- Körperform bei Mangel an Yang
- Körperform bei Mangel an Yin
- Körperform bei Gleichgewicht von Yin und Yang

Kapitel 31 von Band 4 „Klassiker der Kategorien" (*Lei Jing*, 1624) fasst die Charakteristika von Menschen mit konstitutioneller Fülle von Yin, solchen mit konstitutioneller Fülle von Yang sowie von Personen mit einem Gleichgewicht von Yin und Yang zusammen:

„Menschen, die mit reinem Yin bedacht sind, werden als Großer Yin-Typ bezeichnet. Jene mit einer Mischung aus Yin und Yang, wobei Yin überwiegt, nennt man den Kleinen Yin-Typ. Jene mit reinem Yang sind als Großer Yang-Typ bekannt. Die Menschen mit einer Mischung von Yin und Yang, jedoch Überwiegen von Yang, heißen Kleiner Yang-Typ. Zusammen mit den Menschen, die gleich viel Yang wie Yin aufweisen, bilden sie die fünf verschiedenen Arten von Menschen. Daher ist es ratsam, Menschen mit einer an Yang reichen Konstitution mit kühlenden Methoden zu behandeln, jene mit einer an Yin reichen Konstitution jedoch mit wärmenden."[2]

1.1.1 Körperform bei Fülle an Yang

Betrachtung

Körperform, Verhalten und Persönlichkeit eines Menschen mit reichlich Yang lassen sich wie folgt beschreiben: Starker Körperbau, Neigung zu rotem Gesicht, Vorliebe für Kaltes, verträgt keine Hitze, Vorliebe für leichte Bekleidung, lebhafter Charakter, aktives und redseliges Wesen, laute Stimme, lacht häufig, Neigung zum „Überflieger", Entschlossenheit, Durchsetzungsfähigkeit, beim Gehen werden Brustkorb und Bauch herausgestreckt (➤ Abb. 1.2).

Bedeutung für die Praxis

Die eben geschilderten Eigenschaften sprechen für reichlich Yang, wobei es sich, wie man den unten angeführten Zitaten entnehmen kann, um den Großen Yang-Typ oder den Kleinen Yang-Typ

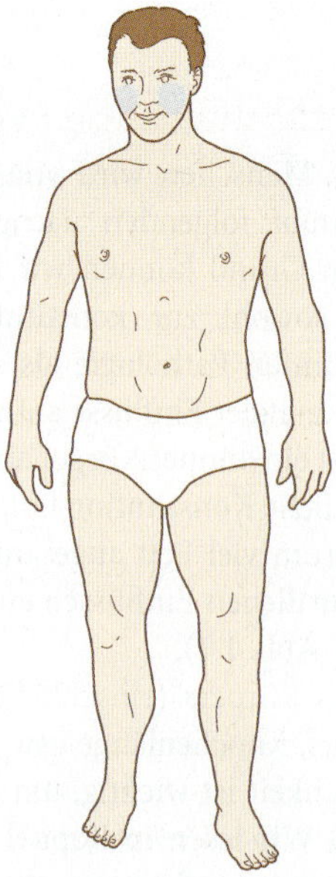

Abb. 1.2 Körperform bei Fülle an Yang

handeln kann. Es ist wichtig zu betonen, dass eine solche Körperform nur eine konstitutionelle *Neigung* in Richtung Yang-Fülle, nicht aber notwendigerweise ein tatsächliches Yang-Fülle-Syndrom anzeigt. Im Falle einer Krankheit wird ein Mensch von an Yang reicher Konstitution eher Yang-Fülle, also Hitze oder Feuer entwickeln. Bei der Behandlung sollte man dann vor allem das Yang verringern und das Yin nähren.

Zitate aus den Klassikern

Ling Shu, Kapitel 72:

„Ein Mensch vom Großen Yang-Typ sieht überheblich aus, er streckt Brustkorb und Bauch nach vorne heraus, als beugte sich der Körper nach hinten. So sieht ein Großer Yang-Typ aus. Ein Kleiner Yang-Typ hält beim Stehen den Kopf hoch oben und schüttelt seinen Körper beim Gehen. Seine beiden Hände hält er oft hinter dem Körper, wobei seine Arme und Ellenbogen seitlich vom Körper abstehen. So sieht ein Kleiner Yang-Typ aus.[3]
[…]
Ein Großer Yang-Typ hat Yang-Fülle und Yin-Leere. Es ist nötig, solche Menschen sehr sorgfältig zu untersuchen und sie so zu behandeln, dass ihr Yin nicht bis zum Zusammenbruch erschöpft wird. Das Yang muss verringert werden, aber nicht bis zum Kollaps, sonst wird er wahnsinnig."[4]

Aus Kapitel 67 desselben Buchs:

„Ein Mensch mit reichlich Yang ist emotional und warm wie Feuer. Er spricht schnell und platzt beinahe vor Hochmut. Dazu kommt es, weil Herz- und Lungen-Qi eines solchen Menschen reichlich vorhanden sind, weshalb ein ausgiebiges Maß an Yang-Qi vorliegt, das frei und kraftvoll fließen kann. Daher kann man den Geist eines solchen Menschen leicht anregen und das Qi kommt schnell an, wenn man ihn akupunktiert."[5]

„Goldener Spiegel der Medizin" (*Yi Zong Jin Jian,* 1742) betont im Kapitel „Schlüssel zu den vier diagnostischen Methoden":

„Menschen mit viel Yang halten ihren Kopf beim Stehen hoch, weil es in der Natur von Yang liegt, emporzusteigen. Sie wiegen ihren Körper beim Gehen hin und her, weil es in der Natur von Yang liegt, sich zu bewegen. Sie halten ihre Hände häufig hinter dem Körper mit seitlich herausstehenden Armen und Ellenbogen, weil es in der Natur von Yang liegt, sich auszudehnen. So sieht die Persönlichkeit von Menschen vom Kleinen Yang-Typ aus."[6]

Im selben Buch ist zu lesen:

„Die sechs äußeren pathogenen Faktoren greifen alle Menschen auf dieselbe Weise an. Die durch sie verursachten Erkrankungen haben bei verschiedenen Personen aber unterschiedliche Gesichter. Warum? Der Grund liegt darin, dass der menschliche Körper stark oder schwach sein kann, das Qi in Fülle oder in Leere, die inneren Organe wiederum können kalt oder heiß sein. Nachdem die äußeren pathogenen Faktoren in den Körper eingedrungen sind, wandeln sie sich je nach Zustand der inneren Organe um. Daher unterscheiden sich auch die Syndrome voneinander. Sie können nämlich in Leere- oder Fülle-, Kälte- oder Hitze-Syndrom übergehen."[7]

Das letzte Zitat unterstreicht ein wichtiges Prinzip der chinesischen Medizin, dass nämlich pathogene Faktoren dazu neigen, sich je nach vorbestehender Konstitution eines Menschen weiterzuentwickeln. Erleidet beispielsweise jemand mit konstitutionell reichlich vorhandenem Yang das Eindringen äußeren Windes, so wandelt sich dieser in Wind-Hitze um, wohingegen jemand mit konstitutionell viel Yin, in den äußerer Wind eindringt, dessen Manifestation als Wind-Kälte erfahren wird.

1.1.2 Körperform bei Fülle an Yin

Betrachtung

Die typischen Eigenschaften eines Menschen dieses Typs sind Neigung zu Übergewicht, ein eher dunkler Teint, schlaffe Muskeln mit dicker Haut, ein ruhiges, zurückhaltendes und introvertiertes Wesen, eine sanfte Stimme, eine Vorliebe für Hitze und das Verlangen, sich warm einzuhüllen (➤ Abb. 1.3).

Bedeutung für die Praxis

Die eben erwähnten Eigenschaften weisen also in Richtung einer Konstitution mit reichlich Yin. Es ist wichtig zu betonen, dass solch eine Körperform bloß eine konstitutionelle *Neigung* zu Yin-

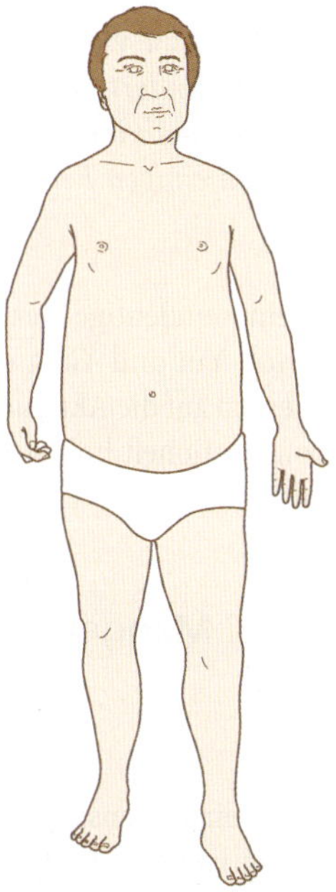

Abb. 1.3 Körperform bei Fülle an Yin

Fülle anzeigt, nicht aber ein tatsächliches Yin-Fülle-Syndrom. Bei Erkrankungen hat jemand mit einer Konstitution mit viel Yin die Neigung zu Yin-Fülle, also zu Kälte, Nässe oder Schleim. Häufige Syndrome, die wir bei Menschen mit dieser Konstitution antreffen, sind unter anderem: Kälte, Nässe, Nässe-Schleim, Kälte-Schleim, Schleim-Flüssigkeiten, Qi-Stagnation, Blut-Stase, usw. Bei der Behandlung müssen wir vornehmlich Yin verringern, Kälte vertreiben, Nässe und Schleim auflösen sowie das Yang tonisieren. Gleichzeitig aber sollte auch das Qi reguliert und das Blut belebt werden.

Zitate aus den Klassikern

Kapitel 72 *Ling Shu:*

„Menschen vom Großen Yin-Typ haben ein düsteres Antlitz und geben Bescheidenheit vor. Sie haben zwar den Körperbau eines Erwachsenen, machen sich aber selbst kleiner, indem sie ihren Rücken und die Knie leicht einknicken. Das ist das Bild einer Person vom Großen Yin-Typ […]. Beim Stehen sind sie unruhig, und beim Gehen erscheint es, als wollten sie sich verstecken. Das ist das Bild einer Person vom Kleinen Yin-Typ.[8]
[…]
Menschen vom Großen Yin-Typ haben eine konstitutionelle Fülle an Yin und einen Mangel an Yang. Ihr Yin und Blut sind dick und trübe. Ihr Abwehr-Qi fließt nicht frei. Yin und Yang sind nicht in Harmonie, wodurch es zu schlaffen Sehnen und dicker Haut kommt. Wenn man Patienten mit einer an Yin überreichen Konstitution nadelt, so kann man nur dann eine Verbesserung erwarten, wenn man das Yin rasch und unmittelbar verringert.[9]
[…]
Der Gelbe Kaiser fragt: ‚Wie kommt es, dass manchmal der Körper erst nach einigen Akupunkturbehandlungen reagiert?' Qi Bo antwortet: ‚Solch ein Mensch hat zu viel Yin und zu wenig Yang. Die Bewegung des Qi ist behindert, weshalb das Qi auch nur schwer ankommen kann, wen man ihn nadelt. Aus diesem Grund reagiert der Körper erst nach einigen Behandlungen auf die Akupunktur.'“[10]

Der letzte Absatz stellt eine eindeutige Beziehung zwischen dem relativen Gleichgewicht von Yin und Yang einerseits und der Reaktionsfähigkeit des Patienten auf die Akupunktur andererseits her. Patienten mit einem konstitutionell hohen Maß an Yin reagieren langsamer auf die Akupunktur.

1.1.3 Körperform bei Mangel an Yang

Betrachtung

Die typischen Eigenschaften eines Menschen mit einem Körpertypus bei einem Mangel an Yang lauten: Übergewicht bzw. gedunsener Körper, blasse oder blass-bläuliche Gesichtsfarbe, Teilnahmslosigkeit, schlechte, gedämpfte Stimmung, langsame Körperbewegungen, schwache und schlaffe Muskeln, Vorliebe für Wärme, Abneigung gegen Kälte, kalte Gliedmaßen und das Verlangen, sich einzuhüllen (➤ Abb. 1.4).

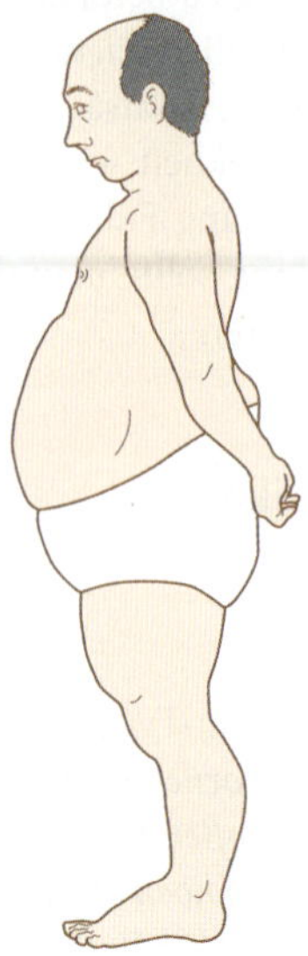

Abb. 1.4 Körperform bei Mangel an Yang

Bedeutung für die Praxis

Das geschilderte körperliche Erscheinungsbild weist in Richtung eines konstitutionellen Yang-Mangels. Es ist wichtig zu betonen, dass diese Körperform bloß eine konstitutionelle *Neigung* in Richtung Yang-Mangel anzeigt, woraus aber nicht zwangsläufig folgt, dass jeder Mensch, der so aussieht, auch tatsächlich an einem Yang-Mangel leidet.

Äußert sich diese konstitutionelle Neigung tatsächlich in Yang-Mangel, so leidet der Mensch an Symptomen von Kälte, Kälte-Nässe, Kälte-Schleim, Nässe-Schleim und Schleim-Flüssigkeiten.

1.1.4 Körperform bei Mangel an Yin

Betrachtung

Hier die typischen Eigenschaften eines Menschen mit einem Körpertypus bei wenig Yin: Schlanker Körperbau, manchmal Rötung von Wangen und Lippen, wirkt erregt, ein ruheloser Ausdruck in den Augen, erhöhte Erregungsbereitschaft, Hitzegefühl und schnelle Körperbewegungen. Menschen mit einer Yin-Mangel-Körperform haben oft eine Yang-Fülle. Der Körper ist schlank und groß, der Kopf hat eine längliche Form, der Hals ist dünn und lang, die Schultern schmal und der Thorax eng, lang und flach. Solche Personen beugen sich beim Gehen oder Stehen häufig nach vorne (➤ Abb. 1.5).

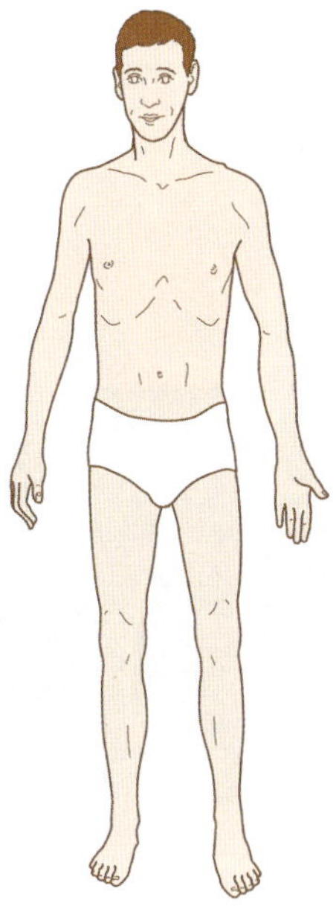

Abb. 1.5 Körperform bei Mangel an Yin

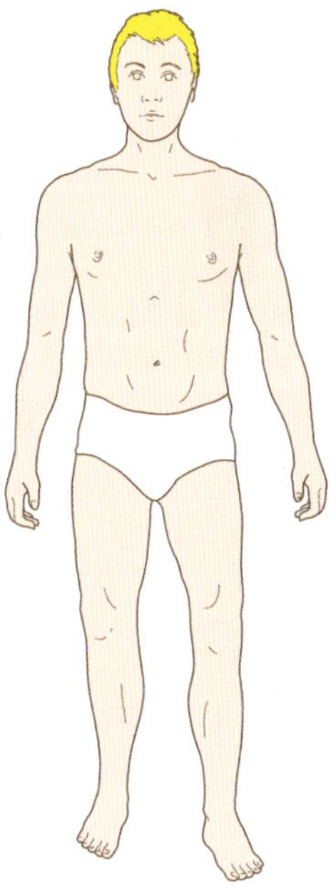

Abb. 1.6 Körperform bei Gleichgewicht von Yin und Yang

Bedeutung für die Praxis

Die erwähnten Eigenschaften weisen in Richtung einer Yin-Mangel-Konstitution. Es ist wichtig zu betonen, dass wir daraus nur eine konstitutionelle *Neigung* zu Yin-Mangel, nicht aber unbedingt auch ein tatsächliches Yin-Mangel-Syndrom ableiten können. Bei Erkrankungen neigen solche Menschen zu Yin- oder Essenz-Mangel und überaktivem Yang, außerdem entwickeln sie leicht Leere-Hitze oder Trockenheit.

1.1.5 Körperform bei Gleichgewicht von Yin und Yang

Betrachtung

Die Körperform bei Harmonie von Yin und Yang zeichnet sich durch eine mittlere Körpergröße aus – der Mensch ist weder zu groß noch zu klein, weder zu beleibt noch zu schlank. Seine Bewegungen sind ausgeglichen, seine Persönlichkeit stabil. Menschen dieser Konstitution können sich den Veränderungen, welche die Belastungen des Lebens mit sich bringen, besser anpassen (➤ Abb. 1.6).

Bedeutung für die Praxis

Diese Eigenschaften beschreiben ein Gleichgewicht von Yin und Yang. Solche Menschen werden weniger leicht von äußeren pathogenen Faktoren angegriffen. Werden sie aber doch krank, so sind die pathogenen Faktoren meist nicht stark, die Krankheit spielt sich eher oberflächlich ab und ihr Verlauf ist mild.

Zitate aus den Klassikern

Aus Kapitel 72 des *Ling Shu: „Menschen, deren Körperform Harmonie von Yin und Yang widerspiegeln, sehen elegant und anmutig aus.“*[11]

1.2 Einteilung der Körperform nach den Fünf Elementen

Die Körperformen nach den Fünf Elementen lauten:

- Holz-Typ
- Feuer-Typ
- Erde-Typ
- Metall-Typ
- Wasser-Typ

1.2.1 Holz-Typ

Betrachtung

Die Gesichtsfarbe von Menschen vom Holz-Typ weist einen zarten Grünton auf, ihr Kopf ist relativ klein und ihr Gesicht von länglicher Form. Die Schultern sind breit, der Rücken gerade, ihr Körper ist groß und sehnig, sie haben elegante Hände und Füße. Was ihre Persönlichkeit betrifft, so haben sie eine hoch entwickelte Intelligenz, aber ungenügend körperliche Kraft. Sie arbeiten hart, denken über alles genau nach und neigen zum Grübeln. (➤ Abb. 1.7, ➤ Abb. 1.8, ➤ Abb. 1.9).

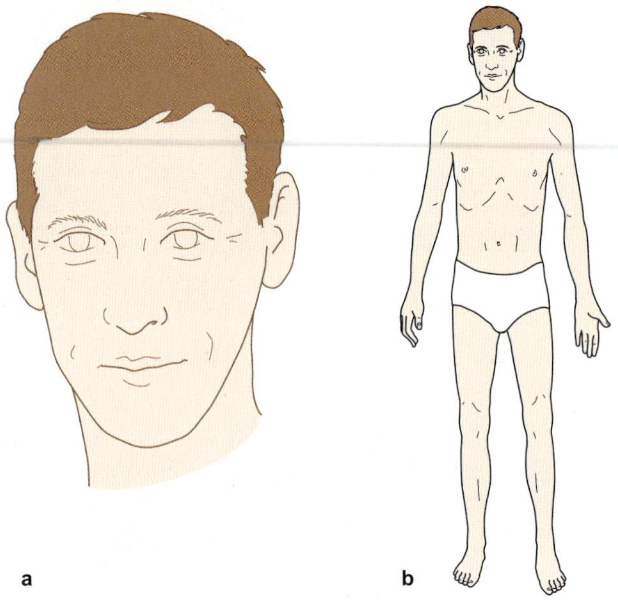

Abb. 1.7 Holz-Typ: a) Gesicht, b) Körper

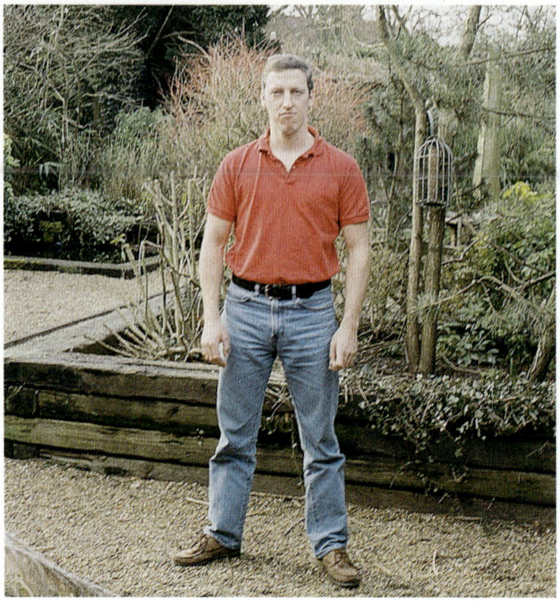

Abb. 1.9 Körper Holz-Typ

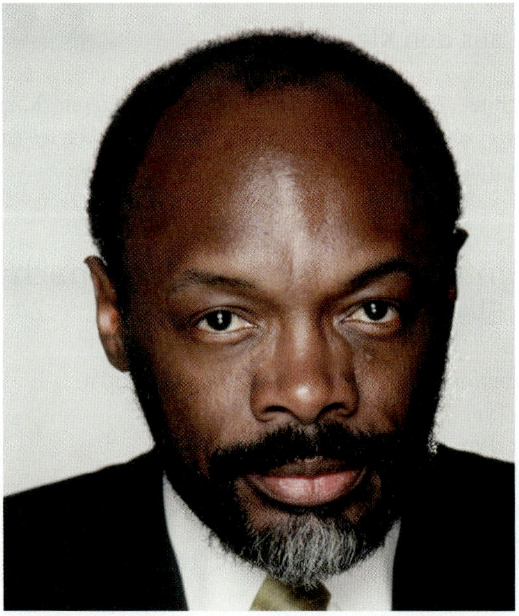

Abb. 1.8 Gesicht Holz-Typ (©Roger Ressmeyer / CORBIS)

Bedeutung für die Praxis

Menschen vom Holz-Typ leiden oft im Herbst und Winter an durch pathogene Faktoren verursachten Erkrankungen. Im Frühling und im Sommer erfreuen sie sich relativ guter Gesundheit.

Zitate aus den Klassikern

Aus Kapitel 64 *Ling Shu:*

„Der Holz-Typus entspricht Shang Jiao, der Note Jiao, die eine der fünf Musiknoten ist und in Beziehung zum Element Holz steht. Die Gesichtsfarbe beim Holz-Typus ist jener des Grünen Kaisers ähnlich, einer der fünf himmlischen Herrscher, sie steht für den Osten. Menschen vom Holz-Typus haben einen grünen Teint, einen kleinen Kopf, ein länglich geformtes Gesicht, einen breiten Rücken und breite Schultern, einen geraden Rumpf sowie kleine Hände und Füße. Sie sind intelligent und arbeiten beständig und intensiv mit ihrem Verstand. Körperlich sind sie nicht stark. Sie machen sich oft Sorgen. Sie mögen Frühling und Sommer, haben aber eine Abneigung gegen Herbst und Winter.[12]
[…]
Menschen vom Holz-Typ vertragen Frühling und Sommer gut, nicht hingegen Herbst oder Winter. Im Herbst oder Winter leiden sie an Erkrankungen, die durch das Eindringen pathogener Faktoren verursacht werden.“[13]

Im Kapitel „Schlüssel zu den vier diagnostischen Methoden“ des Buchs „Goldener Spiegel der Medizin“ (*Yi Zong Jin Jian*, 1742) steht:

„Menschen vom Holz-Typ reagieren auf die Farbe Grün, die dann am besten ist, wenn sie wie grünes Holz über Feuchtigkeit verfügt. Personen vom Holz-Typ haben einen geraden Körper, dem Stamm eines Baums ähnlich. Sie weisen die sogenannten fünf Arten von Kleinheit auf, nämlich einen kleinen Kopf sowie kleine Hände und Füße, ähnlich den Zweigen eines Baums. Sie haben auch die sogenannten fünf Arten von Dünne und Länge, nämlich einen langen und dünnen Rumpf sowie ebensolche Gliedmaßen, ähnlich den Ästen eines Baums. So wie Holz verschiedene Verwendungen hat und je nach Wunsch auf

verschiedene Arten geschnitten werden kann, so sind auch Menschen vom Holz-Typ vielseitig und zu intellektueller Arbeit fähig. So wie Holz selten ruhig ist, [d. h. sich ständig bei Wind und Brisen bewegt], so neigen Personen vom Holz-Typ zu Sorgen und werden durch ihre Betätigung häufig erschöpft. Ist Holz nicht gerade, sondern kurz und weich, so lässt es sich nicht gut in Form von Balken verwenden.“[14]

Holz-Typ

- Grünliche Gesichtsfarbe
- Kleiner Kopf
- Langes Gesicht
- Breite Schultern
- Gerader Rücken
- Sehniger Körper
- Groß
- Kleine Hände und Füße

1.2.2 Feuer-Typ

Betrachtung

Menschen vom Feuer-Typ haben eine leuchtende, rote Gesichtsfarbe, breite Zähne, einen kleinen und zugespitzten Kopf, mitunter auch mit einem spitzen Kinn, entweder spärliches oder lockiges Haar, gut entwickelte Muskeln an Schultern, Rücken, Hüften und Kopf sowie eher kleine Hände und Füße. Was ihre Persönlichkeit betrifft, so sind sie scharfe Denker. Der Feuer-Typ ist rasch, energisch und aktiv. Solche Menschen sind aufbrausend, sie haben einen festen Schritt und schwingen ihren Körper beim Gehen hin und her. Sie neigen dazu, zu viel zu denken und sich oft Sorgen zu machen. Sie verfügen über eine gute Beobachtungsgabe und analysieren genau (➤ Abb. 1.10, ➤ Abb. 1.11).

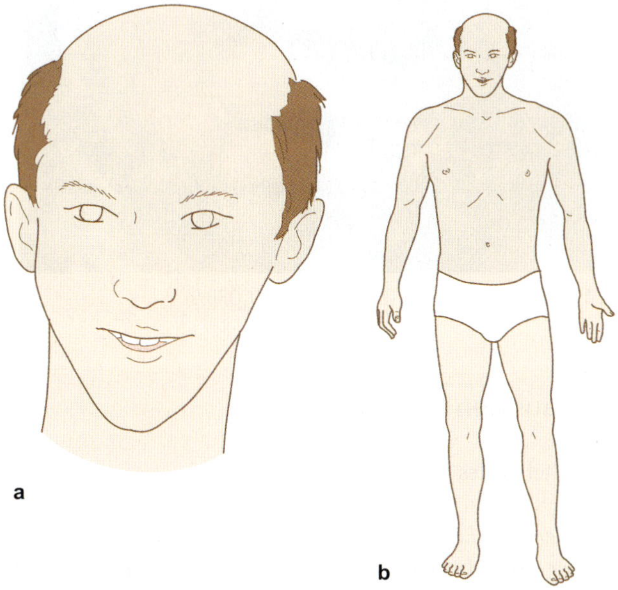

Abb. 1.10 Feuer-Typ: a) Gesicht, b) Körper

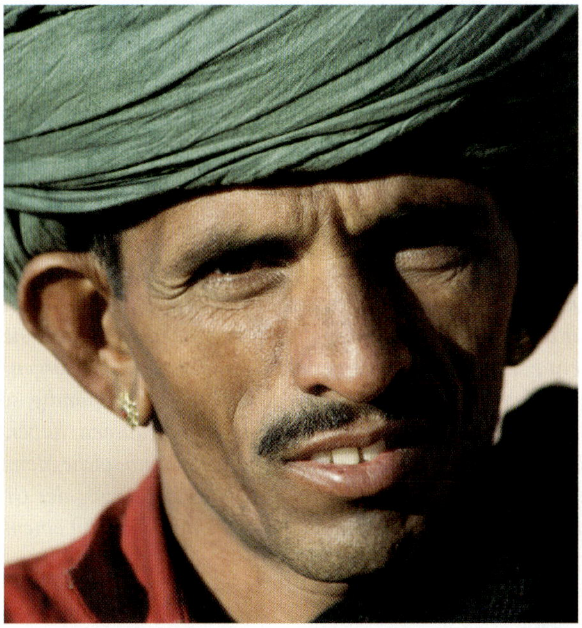

Abb. 1.11 Gesicht Feuer-Typ (©Dave Bartruff / CORBIS)

Bedeutung für die Praxis

Menschen vom Feuer-Typ sind im Frühling und Sommer gesund, erkranken jedoch im Herbst und Winter durch das Eindringen pathogener Faktoren. Vergleicht man sie mit Menschen anderer Elemente-Typen, so neigen Feuer-Typen mitunter zu plötzlichem Tod.

Zitate aus den Klassikern

Aus Kapitel 64 *Ling Shu:*

„Menschen vom Feuer-Typ entsprechen Shang Zhi, der Note Zhi, einer der fünf Musiknoten, die in Beziehung zum Element Feuer steht. Ihre Gesichtsfarbe ähnelt jener des Roten Kaisers, einem der fünf Himmelsherrscher, und steht für den Süden. Sie haben einen roten Teint, breite Zähne, ein schlankes und kleines Gesicht sowie einen kleinen Kopf. Schultern, Rücken, Oberschenkel und Bauch sehen gut aus. Ihre Hände und Füße sind klein. Sie machen rasche Schritte, treten aber sanft und geräuschlos auf dem Boden auf, ihr Körper schwingt beim Gehen zur Seite aus. Sie sind aufbrausend. Sie agieren kühn und gehen leichtfertig mit Geld um, sie sind aber nicht vertrauenswürdig. Sie machen sich zu viele Sorgen. Sie verfügen über eine gute Urteilskraft. Ihre Gesichtsfarbe ist attraktiv, aber sie sind reizbar. Sie mögen Frühling und Sommer, haben aber eine Abneigung gegen Herbst und Winter.[15]

[…]

Menschen vom Feuer-Typ haben ein kurzes Leben, das oft in einem plötzlichen Tod endet. Sie ertragen Frühling und Sommer gut, nicht aber Herbst oder Winter. Im Herbst oder Winter leiden sie an Erkrankungen, hervorgerufen durch das Eindringen pathogener Faktoren.“

Im Kapitel „Schlüssel zu den vier diagnostischen Methoden" des Buchs „Goldener Spiegel der Medizin" steht:

„Menschen vom Feuer-Typ haben eine rote Gesichtsfarbe, die dann am besten ist, wenn sie auch leuchtet [d. h. sie besitzt Shen]. Sie haben die sogenannten fünf spitzen Merkmale, nämlich eine spitze Form von Kopf, Stirn, Nase, Gesicht und Mund. Sie ähneln der spitzen Gestalt einer Flamme, wenn sie emporlodert […]. Menschen vom Feuer-Typ sind kühn und wagemutig, weil Feuer von Yang-Natur und reich an Qi ist. Sie gehen leichtfertig mit Geld um, was der zerstreuenden Natur des Feuers ähnelt. Sie sind nicht vertrauenswürdig, da sie sich wie ein Feuer ständig ändern. Sie neigen dazu, sich zu sorgen, was dem Flackern einer Flamme ähnelt. Sie bewegen sich ständig, so wie sich ein Feuer andauernd bewegt. Sie sind aufbrausend, haben also das Schnelle und Plötzliche des Feuers in sich. Wenn solche Menschen Symptome psychischer Verwirrung sowie einer Störung des Qi und der Farbe aufweisen, so bedeutet dies, dass ihr Körper in einem Ungleichgewicht ist."[16]

Feuer-Typ

- Rote Gesichtsfarbe
- Breite Zähne
- Spitzer, kleiner Kopf
- Gut entwickelte Schultermuskulatur
- Lockiges oder spärliches Haar
- Kleine Hände und Füße
- Flotter Gang

1.2.3 Erde-Typ

Betrachtung

Menschen vom Erde-Typ haben eine gelbliche Gesichtsfarbe, ein Gesicht von runder Form, einen relativ großen Kopf, einen breiten Kiefer, eine starke und gut aussehende Muskulatur von Schultern und Rücken, einen großen Bauch, starke Ober- und Unterschenkelmuskeln, eher kleine Hände und Füße sowie gut ausgebildete Muskeln am ganzen Körper. Sie gehen mit festem Schritt, ohne dabei ihre Füße sehr hoch zu heben. Der Erde-Typ ist ruhig und freigiebig, hat einen beständigen Charakter, hilft anderen Menschen gerne und ist nicht überehrgeizig. Man kommt mit ihm gut aus (➤ Abb. 1.12, ➤ Abb. 1.13).

Bedeutung für die Praxis

Menschen vom Erde-Typ sind im Herbst und Winter relativ gesund, werden aber im Frühling und Sommer häufig und leicht von pathogenen Faktoren befallen.

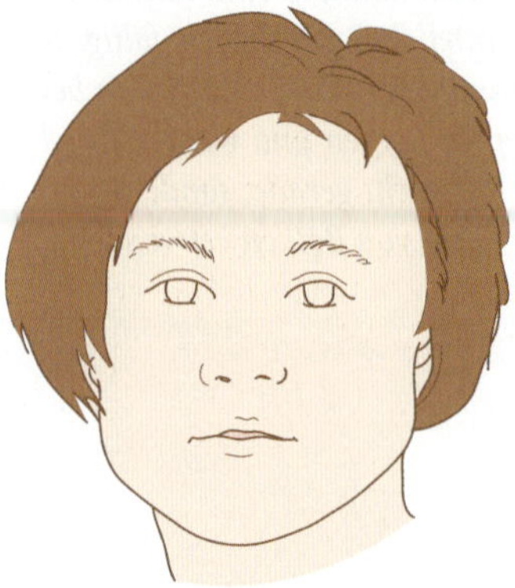

a

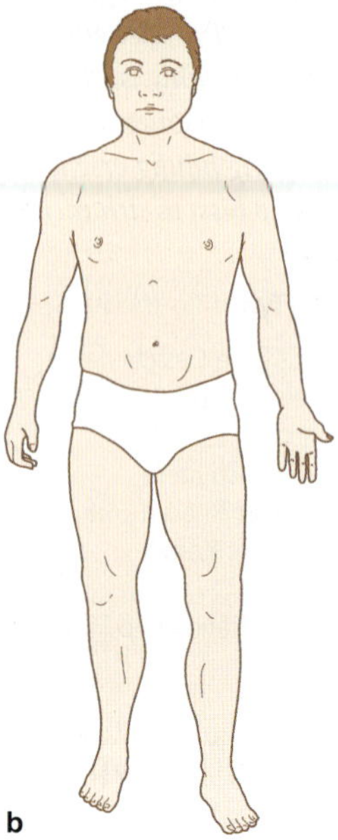

b

Abb. 1.12 Erde-Typ: a) Gesicht, b) Körper

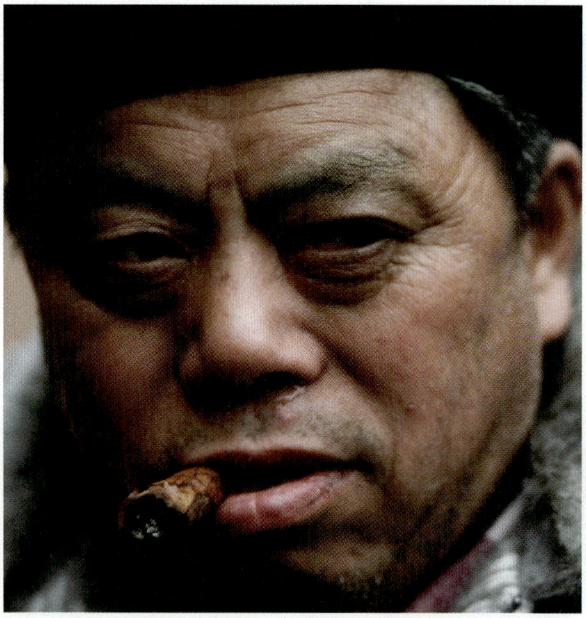

Abb. 1.13 Gesicht Erde-Typ (©Arne Hodalic / CORBIS)

Zitate aus den Klassikern

Aus Kapitel 64 des *Ling Shu:*

„Menschen vom Erde-Typ entsprechen Shang Gong, der Note Gong, einer der fünf Musiknoten, die in Beziehung zum Element Erde steht. Ihre Gesichtsfarbe ähnelt jener des Gelben Kaisers, einer der fünf Himmelsherrscher, und steht für die Mitte. Sie haben einen

gelblichen Teint, ein rundes Gesicht, einen großen Kopf, eine gut ausgebildete und schön anzusehende Schulter- und Rückenpartie, einen großen Bauch und starke, gut gebaute Oberschenkel und Waden. Sie haben kleine Hände und Füße, jedoch gut ausgebildete Muskeln. Von oben bis unten stehen alle Körperteile im rechten Verhältnis zueinander. Ihr Schritt ist fest, und sie sind vertrauenswürdig. Sie sind von ruhiger Gesinnung und helfen gerne ihren Mitmenschen, uninteressiert an Macht oder hohen Stellungen. Im Umgang mit anderen Menschen pflegen sie gerne gute Beziehungen. Sie mögen Herbst und Winter, haben aber eine Abneigung gegen Frühling und Sommer."[17]

Im Kapitel „Schlüssel zu den vier diagnostischen Methoden" des Buchs „Goldener Spiegel der Medizin" steht:

„Menschen vom Erde-Typ reagieren auf die Farbe Gelb, die dann am besten ist, wenn sie auch leuchtet. Sie weisen die fünf Arten von Rundheit auf, was der runden Form der Erde ähnlich ist. Sie weisen die sogenannten fünf Arten von Festigkeit und Dichte auf, was die Beschaffenheit der festen Erde beschreibt. Sie haben die sogenannten fünf Arten von Kompaktheit, welches dem Erscheinen von fester und kompakter Erde ähnelt. Obwohl alle Erde-Typen Merkmale von Rundheit, Festigkeit, Dichte und Kompaktheit besitzen, äußern sie sich in jeder Person in einer eigenen, individuellen Körperform. Das runde Gesicht, der große Kopf, der große Bauch und die gut gebauten Schultern und Beine symbolisieren das Bildnis von dichter und fester Erde. Menschen vom Erde-Typ sind aufrichtig und vertrauenswürdig. Sie lassen sich bei ihren Erledigungen Zeit und sind vom Gemüt her ruhig. Alle diese Merkmale spiegeln die ehrliche und verlässliche Natur der Erde wider."[18]

Erde-Typ

- Gelbliche Gesichtsfarbe
- Rundes Gesicht
- Breiter Kiefer
- Großer Kopf
- Gut ausgebildete Schulter- und Rückenpartie
- Großer Bauch
- Große Oberschenkel und Waden
- Guter Muskelbau

1.2.4 Metall-Typ

Betrachtung

Menschen vom Metall-Typ haben eine eher blasse Gesichtsfarbe, ein Gesicht von kantiger Form, einen relativ kleinen Kopf und die Schultern und der obere Rückenabschnitt sind schmal. Sie haben einen eher flachen Bauch sowie kleine Hände und Füße. Ihre Stimme ist kräftig, sie bewegen sich schnell und verfügen über eine ausgeprägte Kraft von Überlegung und Gedanken. Sie sind ehrlich und aufrichtig. Normalerweise sind sie auf eine beständige Art und Weise ruhig und gelassen, können aber bei Bedarf auch Entscheidungs- und Tatbereitschaft an den Tag legen. Sie eignen sich von Natur aus für führende und leitende Stellungen (➤ Abb. 1.14, ➤ Abb. 1.15).

Bedeutung für die Praxis

Menschen vom Metall-Typ sind im Herbst und Winter relativ gesund, doch können sie im Frühling und Sommer erkranken.

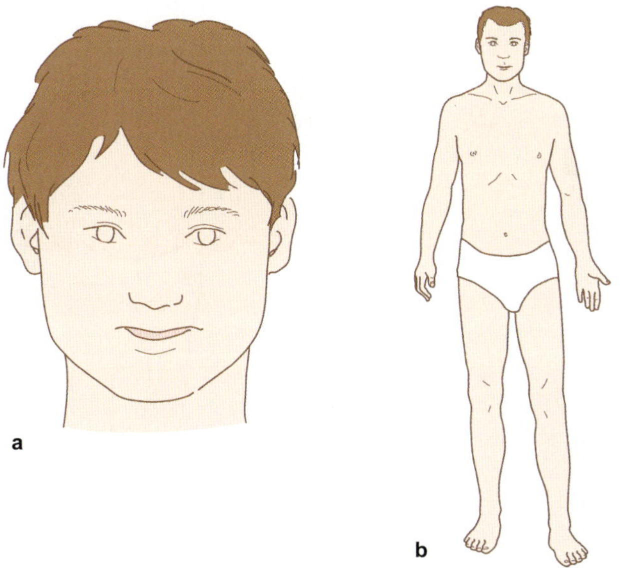

Abb. 1.14 Metall-Typ: a) Gesicht, b) Körper

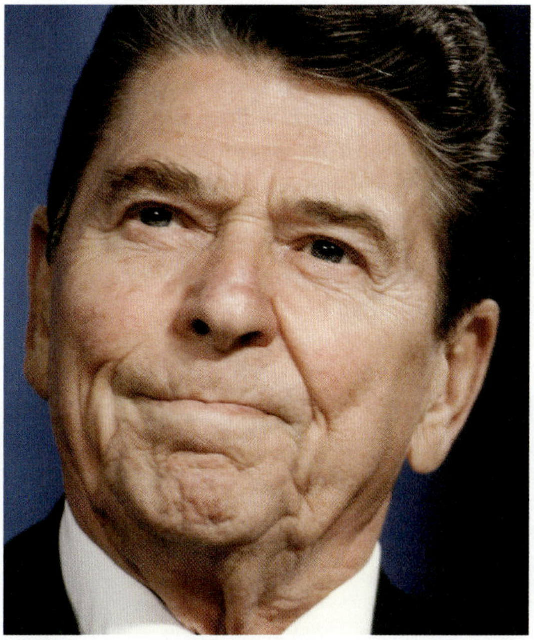

Abb. 1.15 Gesicht Metall-Typ (©Wally McNamee / CORBIS)

Zitate aus den Klassikern

Aus Kapitel 64 *Ling Shu:*

„Menschen vom Metall-Typ entsprechen Shang [eine Musiknote] während sie stillhalten, doch bei Bewegung sind sie unerschrocken und kämpferisch. Sie eignen sich von Natur aus für führende und leitende Stellungen […]. Menschen vom Metall-Typ entsprechen Shang, einer der fünf Musiknoten, und stehen in Beziehung zum Element Metall. Ihre Gesichtsfarbe ähnelt jener des Weißen Kaisers, einer der fünf Himmelsherrscher, und steht für den Westen. Sie haben einen eher blassen Teint, einen kleinen Kopf, die Schultern und der obere Rückenabschnitt sind schmal. Sie haben einen flachen Bauch und kleine Hände und Füße. Sie bewegen sich flink und rasch und sind von ehrlichem und aufrichtigem Charakter. Sie sind aufbrausend. Solange sie still bleiben, erscheinen sie ruhig und gelassen, doch einmal in Bewegung geraten wirken sie kämpferisch und kühn. Sie haben ein Talent zum Beamtenberuf. Sie mögen Herbst und Winter und haben eine Abneigung gegen Frühling und Sommer.[19]
[…]
Sie ertragen Herbst und Winter gut, nicht aber Frühling oder Sommer. Im Frühling oder Sommer leiden sie an Erkrankungen, hervorgerufen durch das Eindringen pathogener Faktoren."[20]

Im Kapitel „Schlüssel zu den vier diagnostischen Methoden" des Buchs „Goldener Spiegel der Medizin" steht:

„Menschen vom Metall-Typ reagieren auf die Farbe Weiß, und ihre Gesichtsfarbe ist am besten, wenn sie klar ist. Sie haben die sogenannten fünf Arten von Kantigkeit, ähnlich der kantigen Struktur von Metall. Sie haben die sogenannten fünf Arten von Befeuchtung, ähnlich der Beschaffenheit von Metall, das unter Wasser gehalten wird. Bei denjenigen, die vom charakteristischen Bild des Metall-Typs abweichen, kann sich auch ein Fehlen von den kantigen und geradlinigen Merkmalen zeigen. Wenn die Muskeln dünner werden, zeigen sich ihre Knochen. All dies sind Anzeichen von Erschöpfung. Menschen vom Metall-Typ verhalten sich im Stillstehen ruhig und gelassen, sobald sie jedoch in Bewegung kommen, werden sie kämpferisch. Dies spiegelt die Eigenschaft von Metall wider, das von Natur aus zäh und still ist. Metall-Menschen sind ehrlicher und aufrichtiger Natur, wie ja auch Metall von reiner und stabiler Beschaffenheit ist. Metall-Typen zeichnen sich als hervorragende und ehrwürdige Beamte aus, vergleichbar mit der ernsthaften und gesetzten Natur von Metall."[21]

Metall-Typ

- Blasse Gesichtsfarbe
- Kantiges Gesicht
- Kleiner Kopf
- Schmale Schultern, schmaler oberer Rücken
- Flacher Bauch
- Kräftige Stimme

1.2.5 Wasser-Typ

Betrachtung

Menschen vom Wasser-Typ haben eine eher dunkle Gesichtsfarbe, Hautfalten und einen relativ großen Kopf. Gesicht und Körper sind rundlich, die Wangen sind breit, der Bauch ist groß und die Schultern sind schmal und klein. Beim Gehen bleibt der Körper in ständiger Bewegung, da es für sie schwierig ist, ruhig dazustehen. Sie haben ein langes Rückgrat. Menschen vom Wasser-Typ sind mitfühlend und gelassen. Sie können gut verhandeln und bleiben ihren Arbeitskollegen gegenüber loyal. Sie sind achtsam und sensibel (➤ Abb. 1.16, ➤ Abb. 1.17, ➤ Abb. 1.18).

Bedeutung für die Praxis

Menschen vom Wasser-Typ befinden sich im Herbst und Winter in recht guter Verfassung, erkranken jedoch im Frühling oder Sommer durch das Eindringen pathogener Faktoren.

Zitate aus den Klassikern

Aus Kapitel 64 *Ling Shu:*

„Menschen vom Wasser-Typ entsprechen Shang Yu, einer der fünf Musiknoten, und stehen in Beziehung zum Element Wasser. Ihre Gesichtsfarbe ähnelt jener des Schwarzen Kaisers, einer der fünf Himmelsherrscher, und steht für den Norden. Sie haben einen eher dunklen Teint, Falten im Gesicht, einen großen Kopf, breite Wangen,

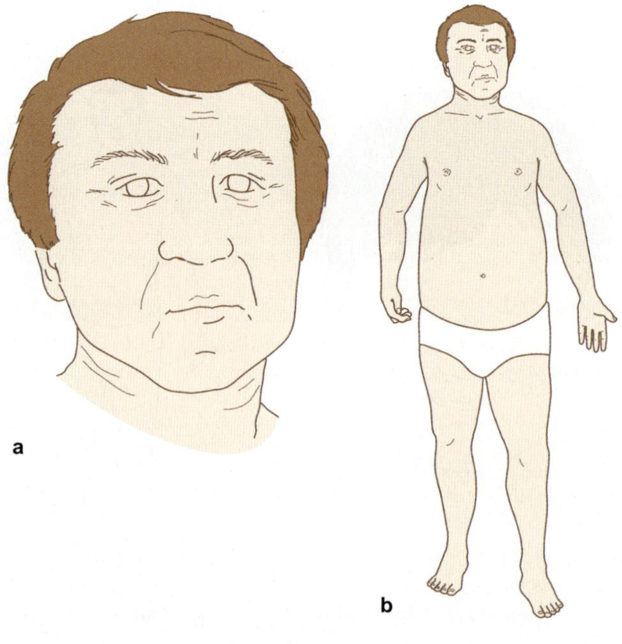

Abb. 1.16 Wasser-Typ: a) Gesicht, b) Körper

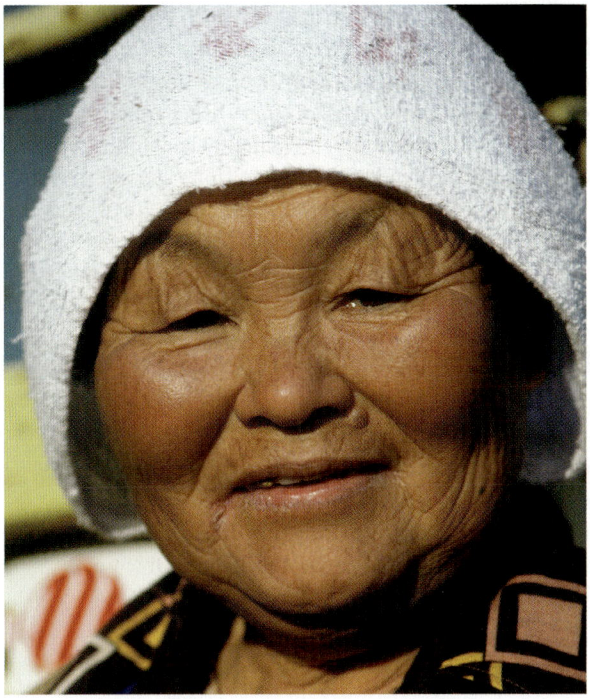

Abb. 1.17 Gesicht Wasser-Typ (©Ric Ergenbright / CORBIS)

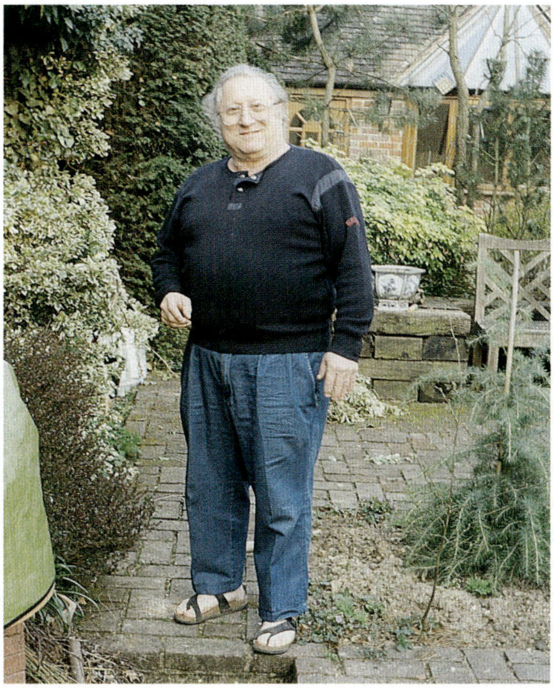

Abb. 1.18 Körper Wasser-Typ

schmale Schultern und einen großen Bauch. Ihre Hände und Füße sind selten in Ruhe und beim Gehen zittert ihr Körper leicht. Sie haben ein langes Rückgrat. Sie mögen Herbst und Winter und schmähen Frühling und Sommer.“[22]

Im Kapitel „Schlüssel zu den vier diagnostischen Methoden“ des Buchs „Goldener Spiegel der Medizin“ steht:

„Menschen vom Wasser-Typ reagieren auf die Farbe Lila und ihre Gesichtsfarbe ist am besten, wenn sie glänzt. Ihr Gesicht ist dicklich und rau, wie auch die Oberfläche des Meeres in seiner Ausdehnung weit und voller Wellen ist. Sie haben die sogenannten fünf Arten von Beleibtheit, wie sich ausdehnendes Wasser. Sie haben die sogenannten fünf Arten von Zartheit, welche an die Feuchtigkeit von Wasser erinnern. Sie haben die sogenannten fünf Arten von Glätte, welche der klaren Natur von Wasser gleichen. Trotz eines beleibten Körperbaus legen Menschen des Wasser-Typs einen beweglichen Gang an den Tag. Dies repräsentiert die Eigenschaft von fließendem Wasser. Dieser Typ zeigt weder Respekt noch Furcht vor irgendwem. Gleich dem Wasser fließen sie stets weiter in niedrigere Gefilde. Sie geben Bescheidenheit vor, während sie tatsächlich aber zur Täuschung neigen. So fühlt sich auch Wasser leer an und ohne feste Struktur.“[23]

Wasser-Typ

- Dunkle Gesichtsfarbe
- Faltige Haut
- Großer Kopf
- Breite Wangen
- Schmale Schultern
- Großer Bauch
- Langes Rückgrat

In ➤ Tabelle 1.1 werden die Charakteristika der Fünf-Elemente-Typen zusammengefasst.

Tab. 1.1 Zusammenfassung der Fünf-Elemente-Typen

Element	Körperliches Aussehen	Persönlichkeit
Holz	Längliches Gesicht, großer, sehniger Körper	Intelligent, Neigung zu Sorgen, fleißig, vielseitig
Feuer	Rote Gesichtsfarbe, spitzes Kinn, lockiges Haar, kleine Hände, schneller Gang	Rasch, energisch, aktiv, denkt zu viel, neigt zu Sorgen, gute Beobachtungsgabe
Erde	Gelbliche Gesichtsfarbe, rundes Gesicht, großer Kopf, breiter Kiefer, großer Bauch, starke Hüften, geht, ohne die Füße sehr anzuheben	Ruhig, freigiebig, beständig, nicht überehrgeizig
Metall	Blasse Gesichtsfarbe, kantiges Gesicht, flacher Bauch, kräftige Stimme, langsamer, bedächtiger Gang	Scharfer Denker, ehrlich, aufrecht, ruhig, rational, Führungsqualitäten
Wasser	Dunkle Gesichtsfarbe, Hautfalten, großer Kopf, rundes Gesicht, runder Körper, breite Wangen, großer Bauch, langes Rückgrat	Mitfühlend, entspannt, guter Verhandler, loyal, sensibel

1.2.6 Klinische Anwendung der Fünf Elemente-Typen

1. Als erstes sei erwähnt, dass nur sehr wenige Menschen die Merkmale von einem einzigen Elemente-Typ in ihrer Gesamtheit aufweisen, da in der Praxis stets Abweichungen von diesem Idealtyp anzutreffen sind, je nach Lebensumständen. Der Holz-Typ zum Beispiel sollte von hohem und schlankem Körperbau sein. Wenn er jedoch zu viel Nahrung zu sich nimmt, so kann sich das Merkmal eines großen Bauches entwickeln. Daher muss man bei der Bewertung eines Elemente-Typs auf die Einbeziehung jeglicher Merkmale von Körperbau und Verhalten besonders achten. Hierbei besteht die Gefahr, dass man bei bloßer Kenntnisnahme des großen Bauches falsche Schlüsse zieht und diese Person als einen Erde-Typ betrachtet. Umgekehrt sollte ein Erde-Typ einen eher großen Bauch und breite Oberschenkel aufweisen; im Falle von Gewichtsverlust im Zuge einer schweren Erkrankung, wie zum Beispiel Krebs, könnte ein Erde-Typ genauso gut keinen großen Bauch und keine breiten Oberschenkel haben. Daher ist eine aufmerksame Betrachtung sonstiger Merkmale angebracht.
2. Jedes Element sollte eine starke Seite besitzen, wobei eine Schwäche hier eine schlechte Prognose vermuten lässt. Beispielsweise sollten Personen vom Holz-Typ kräftige Sehnen vorweisen. Ein Fehlen dieser Eigenschaft deutet auf eine potenzielle Erkrankung. Personen vom Feuer-Typ sollten einen flotten Gang haben, und ihre starken Seiten sind das Herz und die Blutgefäße. Wenn ein Feuer-Typ langsam geht, könnte dies ein Problem aufzeigen. Menschen vom Erde-Typ sollten starke Muskeln haben. Sollten sie diese nicht aufweisen, so deutet dies auf eine Schwäche im Bereich von Milz und Magen und damit auf eine Neigung zu Rheumatismus. Der Metall-Typ sollte langsam und bedächtig schreiten und seine Stimme kräftig sein. Geht er jedoch schnell und spricht er mit gedämpfter Stimme, so lässt dies auf eine potenzielle Pathologie schließen. Jene Menschen vom Wasser-Typ sollten starke Nieren besitzen, leiden aber leicht an übermäßiger sexueller Aktivität.

Die starken Seiten der Elemente-Typen

- *Holz:* kräftige Sehnen
- *Feuer:* starkes Herz, starke Blutgefäße
- *Erde:* starke Muskeln
- *Metall:* kräftige Stimme
- *Wasser:* starke Nieren

3. Jeder Patient sollte vorsichtig betrachtet und sein Elemente-Typ derart beurteilt werden, dass Abweichungen vom Typ nicht unbemerkt bleiben. Eine Person mit einem bestimmten Merkmal, welches aber in keiner Beziehung zu ihrem Element steht, hat eine schlechtere Prognose als wenn jenes Merkmal eine übersteigerte Form eines Merkmals ist, das für diesen Typ normal ist. Feuer-Typen zum Beispiel sollten im Normalfall einen flotten Gang haben. Sollten sie aber noch schneller laufen, so ist dies nicht so schlimm einzustufen wie wenn eine Person vom Metall-Typ schnell geht (dieser Typ sollte ja langsam und bedächtig schreiten). Ein weiteres Bespiel: Bei einer Person des Metall-Typs mit extrem lauter, kräftiger Stimme verhält es sich noch vergleichsweise besser als bei anderen Elemente-Typen, die mit lauter Stimme auffallen.
4. Schließlich ist die Prognose günstiger, wenn ein Patient eines bestimmten Elemente-Typs an einer Disharmonie des gleichen Elements (statt eines anderen Elements) leidet. Beispielsweise ist es besser für einen Patienten vom Holz-Typ, wenn er an einer Disharmonie des Holz-Elements leidet (etwa einer Leber-Qi-Stagnation) statt eines anderen Elements (etwa Lungen-Qi-Mangel, Herz-Feuer, Milz-Yang-Mangel oder Nieren-Yin-Mangel).

1.3 Einteilung der Körperform nach vor- und nachgeburtlichen Einflüssen

Körperformen nach vor- und nachgeburtlichen Einflüssen:
- Körperform bei starker vorgeburtlicher Konstitution
- Körperform bei schwacher vorgeburtlicher Konstitution
- Körperform bei starkem nachgeburtlichem Qi
- Körperform bei schwachem nachgeburtlichem Qi

1.3.1 Körperform bei starker vorgeburtlicher Konstitution

Betrachtung

Menschen von starker vorgeburtlicher Konstitution haben eine volle und breite Stirn und Glabella (der zwischen den Augenbrauen gelegene Knochenabschnitt). Ihre Nase ist lang und breit, das Areal zwischen Wange und vorderem Ohr ist ausgedehnt und besitzt gut ausgebildete Muskeln. Der Unterkiefer ist hoch, fest und steht hervor. Die Ohren sind lang, weit und gleichmäßig geformt, die Läppchen sind ebenfalls lang. Augen, Nase, Ohren und Mund haben einen adäquaten Abstand zueinander und stehen im rechten Verhältnis zueinander. Das Philtrum (die senkrechte Vertiefung zwischen Mund und Nase) ist lang. Sie besitzen eine normale, glänzende Gesichtsfarbe. Sie atmen gleichmäßig und leichtgängig. Knochen, Muskeln und Haut sind von kräftiger, straffer Gestalt. Der ganze Körper strotzt vor Leben.

Bedeutung für die Praxis

Diese Merkmale weisen auf eine intakte vorgeburtliche Konstitution. Erkrankt solch ein Mensch, so lässt sich die Krankheit leicht behandeln. Menschen von kräftiger vorgeburtlicher Konstitution erfreuen sich generell eines langen Lebens und können selbst schwere Erkrankungen überstehen. Dies erklärt, warum bei zwei Menschen derjenige von kräftiger vorgeburtlicher Konstitution selbst eine Krebserkrankung überstehen kann, die der andere, weniger kräftigerer, nicht überleben würde. Solche eine Konstitution erlaubt es einem auch, trotz eines ungesunden Lebensstils ein langes Leben zu führen. Dennoch sei bemerkt, dass sich selbst eine gute vorgeburtlicher Konstitution durch ungesunde Lebensweise ruinieren lässt. Bezüglich der Prognose stellt gerade diese gute vorgeburtlicher Konstitution einen entscheidenden Faktor dar.

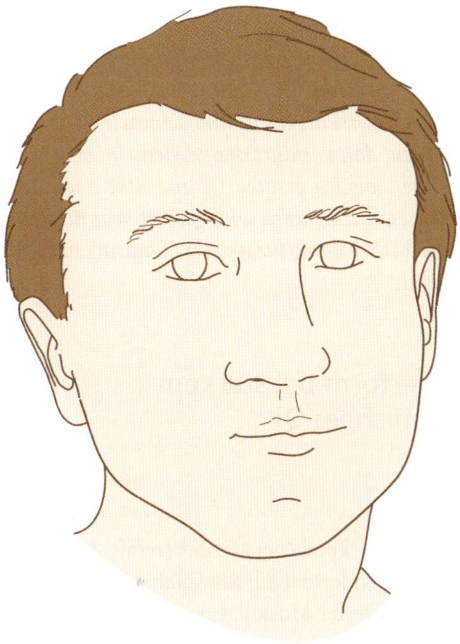

Abb. 1.19 Gute vorgeburtliche Konstitution

➤ Abbildung 1.19 zeigt eine Zusammenfassung der Merkmale einer guten vorgeburtlichen Konstitution:

- Breite Stirn und Glabella
- Lange und breite Nase
- Kräftige Wangen
- Kräftiger Unterkiefer
- Lange Ohren mit langen Läppchen
- Augen, Nase, Ohren und Mund stehen im rechten Verhältnis zueinander
- Langes Philtrum
- Normale, glänzende Gesichtsfarbe
- Gleichmäßige und leichtgängige Atmung
- Kräftige Muskeln, straffe Haut

Zitate aus den Klassikern

Aus Kapitel 37 *Ling Shu:*

„Eine Lebensspanne von 100 Jahren und mehr können bei Menschen mit voller und breiter Stirn und Glabella erwartet werden. Die Gegend zwischen den Wangen und dem vorderen Teil der Ohren und die Wangen selbst haben eine gut ausgebildete Muskulatur und zeichnen sich vom Gesicht ab. Sie stellen die Verbindung zwischen einem kräftigen Kinn und langen Ohrläppchen dar. Augen, Nase, Ohren und Mund haben einen adäquaten Abstand zueinander und stehen im rechten Verhältnis zueinander. Der Teint ist normal. Solche Menschen haben eine Fülle an Qi und Blut, ihre Muskeln sind kräftig, ihre Haut straff. Sie reagieren gut auf eine Akupunkturbehandlung."[24]

Im Kapitel 54 desselben Buchs ist zu lesen:

„Ein Mensch wird ein langes Leben genießen, wenn die fünf Yin-Organe kräftig sind, das Blut unbehindert zirkulieren kann, die Haut straff ist und wenn der Kreislauf von Nähr- und Abwehr-Qi normal ist; des Weiteren, wenn die Atmung regelmäßig verläuft, das Qi glatt und sanft fließt und wenn die sechs Yang-Organe die Nahrungsessenzen und Körperflüssigkeiten transformieren und behutsam in alle Körperregionen transportieren, um damit seine physiologischen Funktionen aufrecht zu erhalten […]. Menschen mit hoher Lebenserwartung haben lange und tiefe Nasenlöcher. Die Muskeln der Wangen und von der Gegend zwischen Wange und vorderem Teil des Ohrs sind dick, hoch und gut ausgebildet. Nähr- und Abwehr-Qi zirkulieren sanft und behutsam. Die oberen, mittleren und unteren Abschnitte des Gesichts stehen in rechtem Verhältnis zueinander, die Muskeln hier sind bestens ausgeprägt, die Knochen treten markant hervor. Menschen dieser Sorte können ein langes Leben führen oder sogar bis zu 100 Jahre alt werden."[25]

Im Kapitel 6 steht außerdem:

„Menschen von kräftigem Körperbau mit einer entspannten Haut, bei denen das Qi geschmeidig fließt, werden ein langes Leben führen, während diejenigen von zwar ebenfalls kräftigem Körperbau, jedoch mit angespannter Haut, wo das Qi stagniert, früh sterben werden. Langlebigkeit äußert sich durch einen starken Bau, einen großen Puls und eine solide äußere und innere Schicht. Ein Mensch von kräftigem Bau, der jedoch einen schwachen und leeren Puls aufweist sowie innere Leere bei kräftigem Äußerem und leerem Qi, wird ein kurzes Leben führen. Ein kräftiger Bau, aber ein hohles und schmächtiges Jochbein deutet auf schwache Knochen und eine niedrige Lebenserwartung. Ein kräftiger Körperbau und eine starke, gut ausgebildete Muskulatur lassen ein langes Leben erwarten. Wenn jedoch bei kräftigem Körperbau eine schwache und unterentwickelte Muskulatur überwiegt, ist ein kurzes Leben zu erwarten. All dies sind Merkmale der vorgeburtlichen Konstitution und geben Hinweise auf die Lebenserwartung. Als Ärzte müssen wir die Verbindung zwischen Körperbau und Körperform verstehen, damit wir die Lebenserwartung des Patienten einschätzen können."[26]

Im Kapitel „Schlüssel zu den vier diagnostischen Methoden" des Buchs „Goldener Spiegel der Medizin" steht:

„Wenn die Stirn hoch, die Glabella voll, die Nase hoch und gerade, die Wangen groß und das Skelett gut gebaut ist, dann wird die Person eine hohe Lebenserwartung haben."[27]

1.3.2 Körperform bei schwacher vorgeburtlicher Konstitution

Betrachtung

Die körperlichen Merkmale bei Menschen mit schwacher vorgeburtlicher Konstitution sind folgendermaßen: Augen, Nase, Ohren und Mund liegen dicht beieinander, die Stirn ist schmal mit nur geringem Abstand zwischen den Augenbrauen. Die Nase

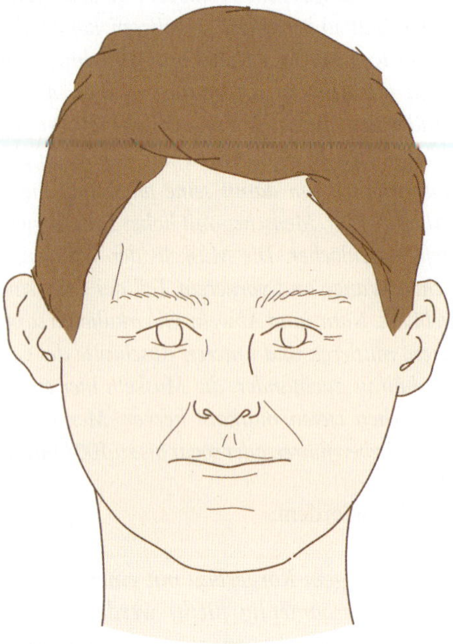

Abb. 1.20 Schwache vorgeburtliche Konstitution

ist dünn, die Nasenlöcher sind nach oben gedreht und damit bloßgelegt, das Philtrum ist kurz, die Wangen und die Gegend zwischen Wangen und dem vorderen Bereich der Ohren ist klein und schmal. Die Ohren sind kurz, klein und nach außen gekrümmt, der Unterkiefer ist flach, eingesunken, tief liegend und schmal. Die Atmung verläuft rau und die Haut ist schlaff (➤ Abb. 1.20).

Bedeutung für die Praxis

All diese Merkmale weisen auf eine nicht intakte, schlechte vorgeburtliche Konstitution. Menschen von dieser Konstitution werden in ihrem Leben zu Mangel-Zuständen an Qi, Blut und Yin und Yang neigen. Im Vergleich zu Menschen von kräftiger vorgeburtlicher Konstitution erleiden sie eine Invasion von pathogenen Faktoren wesentlich leichter, was natürlich die Behandlung erschwert.

Zitate aus den Klassikern

Aus Kapitel 37 *Ling Shu:*

„Wenn die fünf Sinne stumpf werden, wenn die Stirn und Glabella schmal stehen, die Nase und die Gegend zwischen den Wangen und dem vorderen Teil der Ohren klein und schmal ist, wenn der Unterkiefer flach ist und die Ohren nach außen gekrümmt sind, dann ist die vorgeburtliche Konstitution schlecht, auch wenn die Gesichtsfarbe normal erscheint. Diese Menschen sind von innen heraus ungesund, umso mehr wenn sie erkranken."[28]

Und Kapitel 54 desselben Buchs beschreibt:

„Wenn die fünf Yin-Organe schwach sind, die Nasenlöcher klein und nach außen gespreizt sind, die Atmung flach ist, die Wangenmuskeln eingesunken sind, der Puls dünn und schwach ist und die Muskeln schlaff erscheinen, dann erfahrt dieser Mensch leicht ein Eindringen von Wind-Kälte. Folglich geraten Qi und Blut noch mehr in Leere. Die Zirkulation in den Gefäßen wird gestört, was für den Betroffenen die zusätzliche Veranlagung für weiteres Eindringen pathogener Faktoren ermöglicht."[29]

1.3.3 Körperform bei starkem nachgeburtlichem Qi

Betrachtung

Die körperlichen Merkmale bei Menschen mit starkem nachgeburtlichem Qi sind folgendermaßen: Rote glanzvolle Gesichtsfarbe, starker Körperbau mit fester Muskulatur und straffer, elastischer Haut, Haar mit genügend Feuchtigkeit, der Mensch ist voller Lebenskraft und kann sich geschwind bewegen (➤ Abb. 1.21).

Die Merkmale von starkem vorgeburtlichem Qi beziehen sich mehr auf die eigentliche Struktur von Gesicht, Ohren, Augen, Nase und Mund und auf die Körperform (d. h. vererbte Merkmale). Merkmale von starkem nachgeburtlichem Qi beziehen sich auf Glanz, Haar und Muskulatur (d. h. vom Zustand von Qi und Blut abhängige Merkmale).

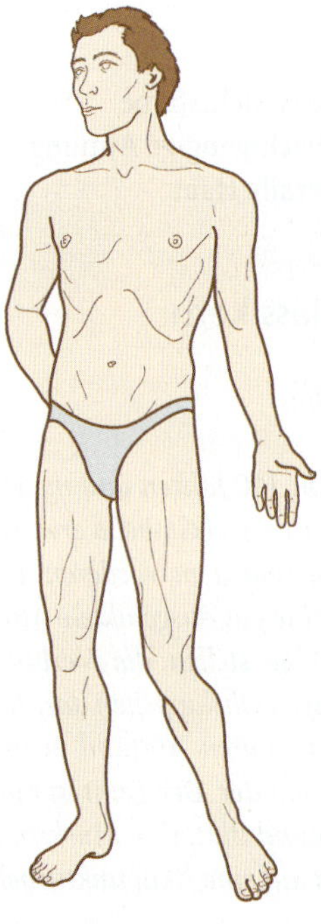

Abb. 1.21 Starkes nachgeburtliches Qi

Bedeutung für die Praxis

Diese Merkmale weisen auf ein intaktes nachgeburtliches Qi. Milz und Magen sind kräftig und funktionieren einwandfrei. Yin und Yang sind reichhaltig vorhanden. Der Körper wird nicht so leicht von externen Pathogenen attackiert. Sollte sich doch eine Pathologie entwickeln, so ist sie leicht zu behandeln.

Zitate aus den Klassikern

Aus dem Kapitel „Über das Vorgeburtliche und das Nachgeburtliche" aus den „Vollständige Werke von Jing Yue" (*Jing Yue Quan Shu*, 1624):

„Auf eine gute vorgeburtliche Konstitution wird ein langes Leben folgen, auf eine schwache folgt ein kurzes Leben. Wenn man eine gute vorgeburtliche Konstitution besitzt und auf sein nachgeburtliches Qi achtgibt, [durch angemessene Lebensführung und Ernährung], vermag man sogar noch länger zu leben. Wenn Menschen mit schlechter vorgeburtlicher Konstitution nicht auf ihr nachgeburtliches Qi achtgeben [weil sie stattdessen eine ungünstige Lebensführung und Ernährung verfolgen], so kann sich ihre Lebensspanne sogar verringern. Der Aufbau des Skeletts hängt von der vorgeburtlichen Konstitution, der Aufbau der Muskeln vom nachgeburtlichen Qi ab. Der Geist [Shen] gibt den Zustand der vorgeburtlichen Konstitution wieder, die Gesichtsfarbe den des nachgeburtlichen Qi. Eine gesättigte Gesichtsfarbe deutet auf eine hohe Lebensspanne, eine zarte und leichte jedoch deutet auf eine kurze Lebensspanne. Eine laute und kräftige Stimme deutet auf ein langes, eine schwache und gebrochene Stimme auf ein kurzes Leben. Ein stämmiger und kräftiger Körperbau deutet auf Langlebigkeit, ein schmächtiger Bau lässt eine kurze Lebensspanne erwarten. Ob die mentale Verfassung nun Gelassenheit oder eher Ruhelosigkeit ausstrahlt, sollte sorgfältig differenziert werden, da die gelassene Verfassung eine hohe, die ruhelose Verfassung eine kurze Lebensspanne aufzeigt. Bezüglich der Entwicklung des heranwachsenden Körpers ist zu bemerken: Wenn die Person in ihrer Jugend geschwächt erscheint, dann aber beim Heranwachsen zu Kräften kommt, so ist dies als ein günstiges Zeichen zu bewerten."[30]

1.3.4 Körperform bei schwachem nachgeburtlichem Qi

Betrachtung

Die körperlichen Merkmale bei Menschen mit schwachem nachgeburtlichem Qi sind folgendermaßen: Kraftlos, abgemagert, bleiche Gesichtsfarbe, trockenes und schütteres Haar, ein dünner und schmaler Körperbau sowie eine schlaffe Haut ohne Elastizität (➤ Abb. 1.22).

Die Merkmale von schwachem vorgeburtlichem Qi beziehen sich mehr auf die eigentliche Struktur von Gesicht, Ohren, Augen, Nase und Mund und auf die Körperform (d. h. vererbte Merkmale). Merkmale von schwachem nachgeburtlichem Qi beziehen sich auf

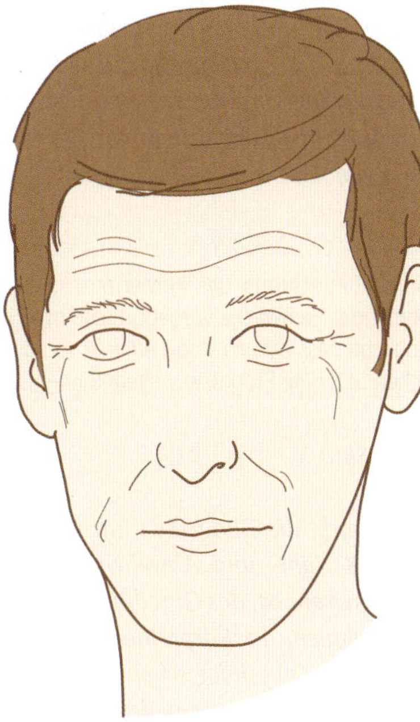

Abb. 1.22 Schwaches nachgeburtliches Qi

Glanz, Haar und Muskulatur (d. h. vom Zustand von Qi und Blut abhängige Merkmale).

Bedeutung für die Praxis

Diese Merkmale weisen auf ein schwaches nachgeburtliches Qi. Milz und Magen sind schwach, außerdem besteht ein Mangel an Qi, Blut und Yin und Yang. Der Körper wird leicht durch das Eindringen von externen Pathogenen bedrängt, und es handelt sich um Mangelerkrankungen.

Zitate aus den Klassikern

Hierzu die „Vollständigen Werke von Jing Yue":

„Die Lebensspanne eines Menschen entscheidet sich durch seine vorgeburtliche Konstitution. Wenn die vorgeburtliche Konstitution gut ist und man gutes nachgeburtliches Qi erhält, so ist eine hohe Lebensspanne zu erwarten. Sollte es an vorgeburtlicher Konstitution und nachgeburtlichem Qi ermangeln, dann lässt sich ein kurzes Leben erwarten. Achtet man auf diesen Zusammenhang [d. h. indem man durch nachgeburtliche Nährung die vorgeburtliche Konstitution beeinflusst], so können diejenigen mit einer niedrigen Lebenserwartung mit einer Verlängerung ihre Lebens rechnen. Bei Vernachlässigung dieser Faktoren [d. h. wenn man durch eine schlechte Qualität von nachgeburtlichem Qi seine vorgeburtliche Konstitution verdirbt] können selbst Menschen mit einer hoch angesetzten Lebenserwartung diese verringern. Das, womit wir geboren sind [d. h. unsere vorgeburtliche Konstitution], kann das übertreffen, wonach wir streben [d. h. unser

nachgeburtliches Qi]. Umgekehrt gilt: Was durch unser Streben erreicht werden kann [d. h. unser nachgeburtliches Qi], kann das, womit wir geboren sind [d. h. unsere vorgeburtliche Konstitution], übertreffen. Der Zustand unserer vorgeburtlichen Konstitution entscheidet sich hauptsächlich durch die Konstitution der Eltern, aber das nachgeburtliche Qi kann von uns beeinflusst werden."[31]

1

!

Beurteilen Sie durch Betrachtung der Körperform die Konstitution des Patienten. Eine starke oder schwache vorgeburtliche bzw. nachgeburtliche Konstitution ermöglicht, dass wir uns sofort ein Bild von der Gesundheit im Allgemeinen machen und eine Prognose stellen können.

Aus Kapitel 54 *Ling Shu:*

„Wenn die 5 Zang stark, die Blutgefäße harmonisch, die Muskeln geschmeidig sind, das Nähr- und Abwehr-Qi normal fließen, der Atem friedlich und langsam ist, das Qi reibungslos fließt, die 6 Fu die Nahrung normal verdauen, die Körperflüssigkeiten sich im ganzen Körper ausbreiten und die physiologischen Funktionen normal sind, kann der Mensch ein langes Leben genießen."[32]
[…]
„Huang Di fragte: ‚Manche Menschen werden 100 Jahre alt, wie kann man ihre Lebensspanne vorhersagen?' Qi Bo antwortete: ‚[Derjenige, der ein langes Leben genießt, hat] eine lange, tiefe Nase, ein hohes, kantiges Kinn wie eine Wand, sein Nähr- und Abwehr-Qi fließen geschmeidig, die drei Gesichtsbereiche sind voll und markant mit hohen Knochen und festen Muskeln. Solch ein Mensch kann 100 Jahre alt werden.'"[33]

Aus Kapitel 37 *Ling Shu* (Gesichtsdiagnose):

„Wenn die Nase breit und groß ist, Wangen und Tragus voll sind, die Gesichtsmuskeln dick wie Wände mit einem hohen Kinn, dann wird der Betreffende 100 Jahre alt werden. Wenn die Stirn eng, die Nase klein ist, Wangen und Tragus schwach, die Gesichtsmuskeln dünn, die Gesichtsknochen flach sind, die Ohrläppchen schräg abstehen – solche Menschen erscheinen unter normalen Umständen schwach, geschweige denn erst, wenn sie krank sind."[34]

In Kapitel 6 desselben Werkes findet sich folgende Zuordnung zu einem langen bzw. kurzen Leben:

Langes Leben	Kurzes Leben
Weiche Haut	Harte, trockene Haut
Große, robuste Gefäße	Kleine, schwache Gefäße
Hohe Wangenknochen	Niedrige Wangenknochen
Robuste Muskeln	Kleine Muskeln[35]

1.4 Einteilung nach Körperbau

In Kapitel 38 und 59 des *Ling Shu* werden fünf Typen von Körperbau beschrieben: Robust, kompakt, muskulös, dünn und übergewichtig. Im Allgemeinen überlappen sich die körperlichen Eigenschaften dieser fünf Typen mit den Yin- und Yang-Typen, wie schon erwähnt. Beispielsweise weist der robuste Typ auf eine Neigung zur Yang-Fülle, während der dünne Typ eine Neigung zum Mangel an Blut oder Yin aufzeigt. Der übergewichtige Typ hat eine Neigung zum Yang-Mangel, usw.

Die in diesen Kapiteln erwähnten fünf Typen von Körperbau weisen auf angeborene konstitutionelle Eigenschaften, aber nicht auf erworbene. Der übergewichtige Typ zum Beispiel ist von der Konstitution her schon ab früher Kindheit übergewichtig; dieser Körperbau ist nicht Folge von zu hoher Nahrungsaufnahme und Bewegungsmangel.

Zusammenfassend die Einteilung der Körpertypen nach Körperbau:

- Robuster Typ
- Kompakter Typ
- Muskulöser Typ
- Dünner Typ
- Übergewichtiger Typ

1.4.1 Robuster Typ

Betrachtung

Menschen dieses Typs haben große, feste Muskeln, glatte und feuchte Haut und einen großen Bauch. Sie vertragen keine Hitze und bevorzugen Kälte (➤ Abb. 1.23).

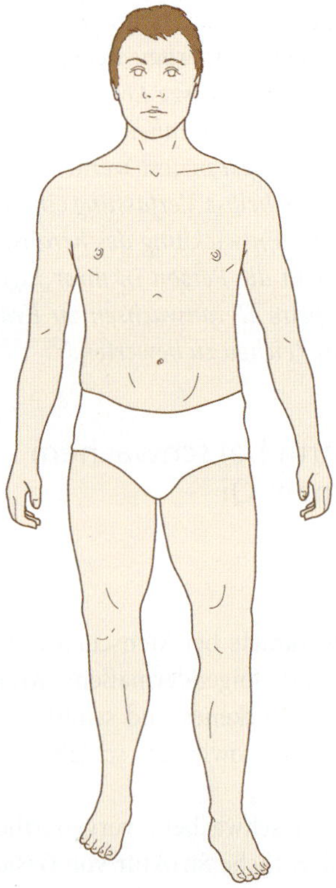

Abb. 1.23 Robuster Typ

Bedeutung für die Praxis

Diese körperlichen Merkmale weisen auf eine konstitutionelle Fülle an Yang-Qi. Solch eine Person besitzt eine gute Widerstandskraft gegen Kälte, außerdem besteht eine Neigung zu Hitze-Erkrankungen.

Zitate aus den Klassikern

Aus Kapitel 59 *Ling Shu:*

„Robuste Menschen sind reich an Qi, und reichlich Qi hält den Körper warm. Daraus resultiert ihre gute Widerstandskraft gegen Kälte."[36]

1.4.2 Kompakter Typ

Betrachtung

Menschen vom kompakten Typ zeichnen sich durch ein kleines Skelett, kompakte und solide Muskeln, dicken Fettpolstern unter der Haut und einem kleinen aber kräftigen Körperbau aus. ➤ Abbildung 1.24 zeigt einen kompakten Typ.

Bedeutung für die Praxis

Diese körperlichen Merkmale weisen auf eine sanfte und freie Zirkulation von Qi und Blut hin, andererseits aber auch auf eine Tendenz zu Blut- und Qi-Mangel. Erkrankungen bei diesem Typ sind entweder vom Kälte-Typ aufgrund von Qi-Mangel oder vom Hitze-Typ aufgrund von Blut-Mangel.

Zitate aus den Klassikern

Aus Kapitel 59 *Ling Shu:*

„Die Muskeln des kompakten Typs erscheinen kompakt und solide, ihre Haut ist voll und straff […]. Menschen von kompaktem Wuchs weisen kompakte Muskeln bei zugleich kleinem Körper auf […]. Obwohl solche Menschen mit kompaktem Körperbau etwas Fett haben, sind sie nicht von großer Statur."[37]

1.4.3 Muskulöser Typ

Betrachtung

Menschen dieses Typs haben ein großes Skelett, einen etwas prallen und soliden Körperbau, die Haut ist kompakt und eng mit der Muskulatur verwachsen. ➤ Abbildung 1.25 zeigt einen muskulösen Typ.

Bedeutung für die Praxis

Die körperlichen Merkmale weisen auf reichlich vorhandenes Blut und ein harmonisches Qi hin. Der Körper einer solchen Person ist gut vor dem Eindringen von pathogenen Faktoren geschützt.

Zitate aus den Klassikern

Aus Kapitel 59 *Ling Shu: „Haut und Muskeln vom muskulösen Typ erscheinen kompakt und eng miteinander verwachsen […]. Sie*

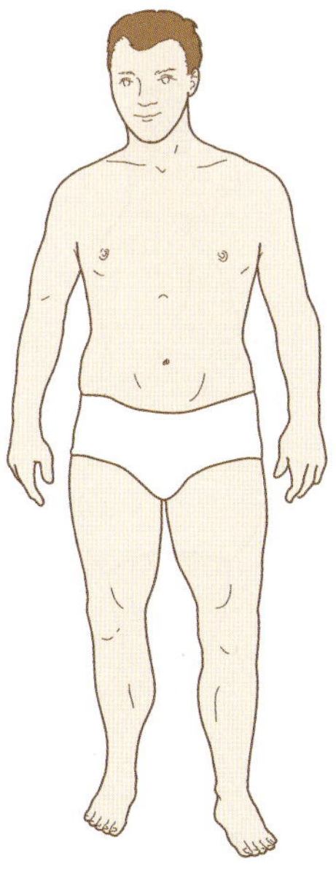

Abb. 1.24 Kompakter Typ

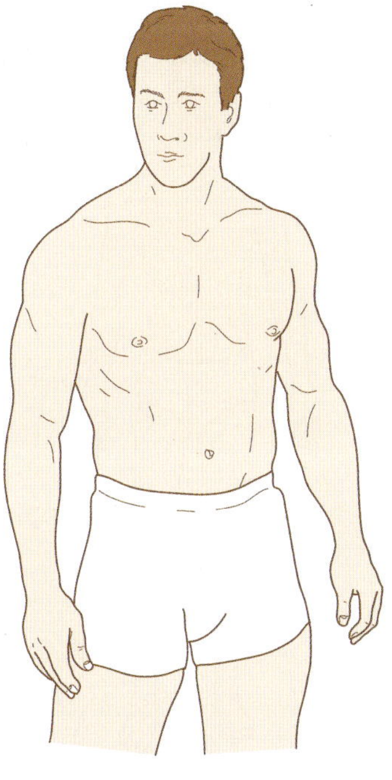

Abb. 1.25 Muskulöser Typ

haben einen großen und breiten Körper […] und große Gliedmaßen", und weiter: *„Menschen vom muskulösen Typ besitzen reichlich Qi, ihr Körperbau ist voll und kräftig und ihr Qi fließt harmonisch."*[38]

1.4.4 Dünner Typ

Betrachtung

Menschen dieses Typs haben ein mageren Körperbau, dünne Muskeln und Lippen und eine kraftlose Stimme. ➤ Abbildung 1.26 zeigt einen dünnen Typ.

Bedeutung für die Praxis

Diese körperlichen Merkmale weisen darauf hin, dass Qi und Blut dieser Person sanft und frei zirkulieren. Dünne und blasse Menschen neigen zu einem Mangel an Qi und Blut. Bei der Behandlung sollte man daher tonisierende Maßnahmen einsetzen. Möchte man aber Pathogene ausleiten, sollte man besondere Vorsicht walten lassen. Dünne Menschen mit einem eher dunklen Teint leiden bevorzugt an Yin-Mangel und möglicherweise auch Leere-Hitze. In der Behandlung mit Kräutern sollte man im Umgang mit warmen und trocknenden Substanzen vorsichtig verfahren, da diese das Yin leicht schädigen können.

Zitate aus den Klassikern

Aus Kapitel 38 *Ling Shu:*

„Dünne Menschen haben eine dünne und blasse Haut sowie dünne Muskeln und schmale Lippen. Sie sprechen mit einer kraftlosen Stimme. Ihr Blut ist klar, ihr Qi ist glatt und schlüpfrig. Ihr Qi zerstreut sich leicht, ihr Blut erschöpft schnell. Daher sollten diese Menschen bei der Akupunktur nur oberflächlich genadelt werden und die Nadeln sollten schnell gezogen werden."[39]

1.4.5 Übergewichtiger Typ

Betrachtung

Der übergewichtige Körpertyp weist eine schlaffe Haut und Muskulatur auf sowie einen dicken Bauch und dicke, breite Oberschenkel. Er bewegt sich langsam und gerät beim Gehen häufig in Atemlosigkeit.

Bedeutung für die Praxis

Der übergewichtige Typ weist entweder auf eine gegenwärtige Erkrankung von Nässe-Schleim mit Qi-Mangel hin oder auf eine Veranlagung dazu. ➤ Abbildung 1.27 zeigt einen übergewichtigen Typ.

Aus Kapitel 59 *Ling Shu* (drei Körpertypen):

„Die Menschen können in drei Körpertypen unterteilt werden: feist, schwammig und muskulös. Menschen mit festen, prallen Muskeln und voller Haut gehören zum feisten Typ; Menschen mit schlaffen Muskeln und lockerer Haut gehören zum schwammigen Typ; Menschen mit festen Muskeln und fester Haut zählen zum muskulösen Typ."[40]

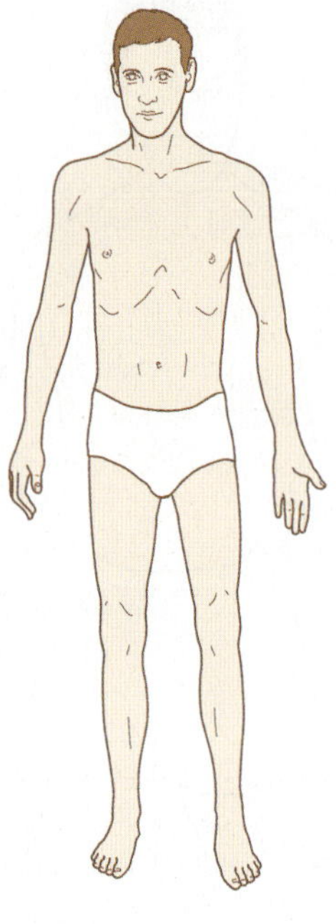

Abb. 1.26 Dünner Typ

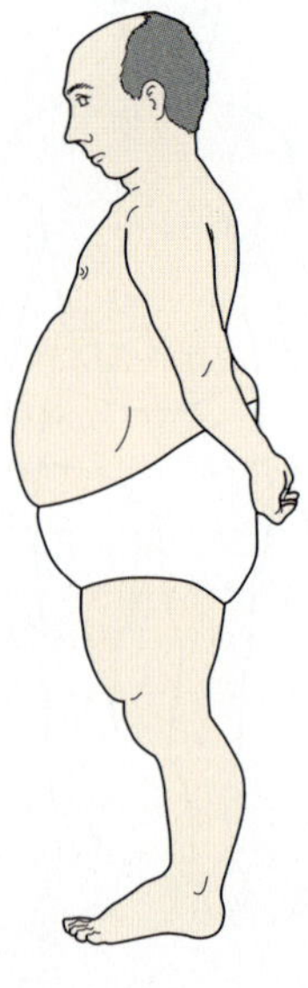

Abb. 1.27 Übergewichtiger Typ

1.5 Einteilung der Körperform nach Schmerz- und Medikamententoleranz

Diese Art von Körperform begründet sich entweder konstitutionell oder aufgrund nachgeburtlicher Einflüsse.

Sie lässt sich folgendermaßen einteilen:

- Körperform, die auf hohe Schmerz- und Medikamententoleranz hinweist
- Körperform, die auf niedrige Schmerz- und Medikamententoleranz hinweist

1.5.1 Körperform, die auf hohe Schmerz- und Medikamententoleranz hinweist

Betrachtung

Menschen mit einer hohen Toleranz für Medikamente (einschließlich Kräuter) und Schmerz weisen gewisse körperliche Merkmale auf: Eher dunkle Gesichtsfarbe, ein großer und voller Körperbau mit einem kräftigem Skelett, weiche Sehnen, lockere Muskeln und eine straffe Haut.

Bedeutung für die Praxis

Diese körperlichen Merkmale zeigen sich bei einer Person mit einer hohen Toleranz für Medikamente und Schmerzen. Bei der Behandlung sollte sich der Therapeut dieser hohen Toleranz bewusst sein und folglich Verschreibungen mit einer relativ hohen Dosierung in Erwagung ziehen.

Zitate aus den Klassikern

Aus Kapitel 53 *Ling Shu:*

„Der Gelbe Kaiser fragt Shao Yu:,Bei einem Menschen können Sehnen und Knochen stark oder schwach sein, die Muskeln können fest oder schlaff sein, die Haut kann dick oder dünn sein, der Raum zwischen Haut und Muskeln kann fest oder geschwächt erscheinen. Inwiefern beeinträchtigt dies die Schmerztoleranz gegenüber dem Einstechen von Nadeln und dem Verbrennen von Moxa? Magen und Gedärme können stark oder schwach sein. Doch wie beeinträchtigt dies die Toleranz auf Medizin? Ich hoffe, dass Du mir diesen Sachverhalt in seinen Einzelheiten erklären kannst.' Shao Yu antwortet:,Menschen mit starken Knochen, weichen Sehnen, entspannten Muskeln und einer dicken Haut verfügen über eine hohe Toleranz gegenüber Schmerz. Schmerzen aufgrund von Nadelung und Moxibustion können sie aushalten.' Der Gelbe Kaiser fragt: ,Wie kann man herausfinden, dass ein Mensch den brennenden Schmerz von Moxibustion verträgt?' Shao Yu antwortet: ,Bei den eben erwähnten Menschen, die starke Knochen, weiche Sehnen, entspannte Muskeln und eine dicke Haut haben, wenn auch ihre Gesichtsfarbe eher dunkel und ihr Skelett gut gebaut und stark ist, dann können sie den brennenden Schmerz von Moxibustion vertragen. Menschen, die einen prallen Magen, eine dunkle Gesichtsfarbe, ein solides Skelett und einen großen Körperbau aufweisen, verfügen über genügend Qi und Blut. Sie können Medizin gut vertragen.'“[41]

In Kapitel 50 steht:

„Der Gelbe Kaiser spricht: ,Die Schmerztoleranz eines Menschen hängt nicht nur von seinem Mut ab. Ein tapferer Mensch, der aber Schmerz nicht ertragen kann, ist in der Lage, in einer schwierigen und gefährlichen Situation furchtlos zu handeln; dennoch hält er oder sie Schmerz nicht aus. Umgekehrt kann ein feiger aber schmerztoleranter Mensch bei einer schwierigen und gefährlichen Situation in Panik verfallen, aber er oder sie kann Schmerz ertragen. Ein tapferer Mensch, der auch Schmerz ertragen kann, fürchtet sich nicht in einer schwierigen und gefährlichen Situation und kann außerdem Schmerzen ertragen. Ein furchtsamer und gegenüber Schmerz intoleranter Mensch fühlt sich von Schwierigkeiten, Gefahren oder auch Schmerzen überwältigt. Solchen Menschen dreht sich der Kopf vor lauter Angst, und ihre Sicht ist verschwommen. Sie können anderen nicht in die Augen sehen und ihr Herz schlägt wild. Sie sind zu Tode geängstigt. All diese Arten von Menschen habe ich antreffen können, doch ich kenne nicht die Ursache hierfür. Ich würde gerne über die Gründe Bescheid wissen.' Shao Yu: ,Die Schmerztoleranz hängt davon ab, ob die Haut dünn oder dick ist und ob die Muskeln fest oder schlaff, schwach oder angespannt sind. Man kann sie nicht anhand der Tapferkeit oder Feigheit eines Menschen bemessen.'“[42]

Kapitel 70 aus *Su Wen* besagt:

„Bei Menschen mit einer hohen Toleranz für Arzneien sollte Medizin von starkem Geschmack und großer Wirkung eingesetzt werden. Bei Menschen mit einer niedrigen Toleranz für Arzneien sollte Medizin von leichtem Geschmack und geringer Wirkung eingesetzt werden.“[43]

1.5.2 Körperform, die auf niedrige Schmerz- und Medikamententoleranz hinweist

Betrachtung

Eine Körperform, die eine niedrige Toleranz für Medikamente und Schmerz anzeigt, definiert sich folgendermaßen: Ein dünner Körper, feste Muskeln und eine dünne, zarte und lockere Haut.

Bedeutung für die Praxis

Diese körperlichen Merkmale zeigen eine Person mit eher niedriger Toleranz für Medikamente und Schmerz. Solch ein Patient neigt dazu, sich mehr über seine Krankheit zu beschweren und toleriert chinesische Kräuter nicht gut. Bei der Behandlung dieser Art von Patienten sollten wir geringere Dosierungen anwenden.

1

Zitate aus den Klassikern

Aus Kapitel 53 *Ling Shu:*

„Menschen mit festen Muskeln und dünner Haut können die Schmerzen der Akupunkturbehandlung mit Nadeln und das Brennen der Moxibustion nicht ertragen […]. Menschen, die dünn sind und einen schwachen Magen haben, können die starke Reizwirkung von Arzneikräutern nicht ertragen."[44]

LERNERGEBNISSE

Das sollten Sie jetzt wissen:

- Die Körperform eines Menschen nach Yin und Yang und die entsprechende Neigung zu bestimmten Pathologien.
- Einteilung der Körperform nach den Fünf Elementen.
- Die auf den konstitutionellen Elemente-Typen beruhende Prognose für eine Disharmonie.
- Die Wechselwirkung zwischen Körperform und vor- und nachgeburtlichem Qi.
- Einteilung nach Körperbau.
- Die Schmerz- und Medikamententoleranz wird durch nachgeburtliche Eigenschaften und die Körperform beeinflusst.

ANMERKUNGEN

1 *Huang Di Nei Jing Su Wen* 黄帝内经素问 („Des Gelben Kaisers Klassiker des Inneren – Reine Fragen"; „The Yellow Emperor's Classic of Internal Medicine – Simple Questions"); People's Health Publishing House, Beijing 1979, S. 138; erstmals erschienen: etwa 100 v. Chr.
2 Zhang Jie Bin (alias Zhang Jing Yue): *Lei Jing* 类经 („Klassiker der Kategorien"; „Classic of Categories"); People's Health Publishing House, Beijing 1982, S. 99; erstmals erschienen: 1624.
3 *Ling Shu Jing* 灵樞经 („Zentrum des Wirkvermögens"; „Spiritual Axis"); People's Health Publishing House, Beijing 1981, S.129; erstmals erschienen: etwa 100 v. Chr.
4 Ebenda, S. 130.
5 Ebenda, S. 123.
6 Wu Qian: *Yi Zong Jin Jian* 医宗金鉴 („Goldener Spiegel der Medizin, Band 2"; „Golden Mirror of Medicine, Vol. 2"); People's Health Publishing House, Beijing 1977, S. 889; erstmals erschienen: 1742.
7 Zitiert in: Zhang Zhu Sheng: *Zhong Hua Yi Xue Wang Zhen Da Quan* 中华医学望诊大全 („Große Abhandlung über Diagnose mittels Betrachtung in der Chinesischen Medizin"; „Great Treatise on Diagnosis by Observation in Chinese Medicine"); Shanxi Science Publishing House, Taiyuan 1995, S. 44.
8 *Ling Shu,* S. 130.
9 Ebenda, S. 130.
10 Ebenda, S. 129.
11 Ebenda, S. 130.
12 Ebenda, S. 115.
13 Ebenda, S. 115.
14 Golden Mirror of Medicine, Band 2, S. 885.
15 *Ling Shu,* S. 115.
16 Golden Mirror of Medicine, Band 2, S. 885.
17 *Ling Shu,* S. 115.
18 Golden Mirror of Medicine, Band 2, S. 886.
19 *Ling Shu,* S. 116.
20 Ebenda, S. 116.
21 Golden Mirror of Medicine, Band 2, S. 886.
22 *Ling Shu,* S. 116.
23 Golden Mirror of Medicine, Band 2, S. 886–887.
24 *Ling Shu,* S. 78.
25 Ebenda, S. 102.
26 Ebenda, S. 19.
27 Golden Mirror of Medicine, Band 2, S. 871.
28 *Ling Shu,* S. 78.
29 Ebenda, S. 103.
30 Zhang Jing Yue: *Jing Yue Quan Shu* 景岳全书 („Vollständige Werke von Jing Yue"; „Complete Works of Jing Yue"); Shanghai Science and Technology Press, Shanghai, 1986, S. 19. Erstausgabe 1624.
31 Ebenda, S. 19.
32 *Ling Shu,* S. 102.
33 Ebenda.
34 Ebenda, S. 77.
35 Ebenda, S. 19.
36 Ebenda, S. 108.
37 Ebenda.
38 Ebenda.
39 Ebenda, S. 79.
40 Ebenda, S. 108.
41 Ebenda, S. 102.
42 Ebenda, S. 99.
43 *Su Wen,* S. 456
44 *Ling Shu,* S. 102

KAPITEL

2 Betrachtung von Geist und Emotionen

In der chinesischen Medizin hat das Schriftzeichen *Shen* viele verschiedene Bedeutungen. Die Hauptbedeutungen sind natürlich Seele und Geist. An dieser Stelle soll vermerkt sein, dass ich das *Shen,* das zum Herzen gehört und in ihm ansässig ist, mit „Herz-Geist“ übersetze. Hingegen übersetze ich als „Geist“ die Gesamtheit der fünf seelischen Aspekte, als da wären: Die Wanderseele *Hun* der Leber, die Körperseele Po der Lunge, der Intellekt (*Yi*), der der Milz innewohnt, die Willenskraft der Nieren (*Zhi*) und den Herz-Geist (*Shen*) selbst, der im Herzen ansässig ist.

!

Ich übersetze das *Shen* des Herzens mit „Herz-Geist", und die Gesamtheit von *Hun, Po, Yi, Zhi* und *Shen* mit „Geist".

Der Herz-Geist und der Geist entstehen aus der vorgeburtlichen Essenz der Eltern und werden von der dem Essen und Trinken entzogenen nachgeburtlichen Essenz genährt. Beispielsweise in Kapitel 32 des *Ling Shu* heißt es:

„Der Herz-Geist und der Geist entstehen aus der Umwandlung der Essenz von Essen und Wasser“[1]

Kapitel 9 des *Su Wen* besagt:

„Der Himmel versorgt die Menschen mit den fünf Qi [Luft], und die Erde versorgt die Menschen mit den fünf Geschmäckern [Nahrungsmittel]. Die Luft wird durch die Nase aufgenommen und in der Lunge und im Herzen verwahrt. Sie steigt auf, um die Gesichtsfarbe hell und glänzend und die Stimme sonor werden zu lassen. Das Essen wird über den Mund aufgenommen und im Magen und Darm aufbewahrt. Nachdem es verdaut und aufgenommen wurde, wird die Nahrungsessenz zu den fünf Yin-Organen gebracht und ernährt deren Qi. Wenn das Qi der fünf Yin-Organe in einem Zustand der Harmonie ist, kann der Körper ordentlich transformieren, die Körperflüssigkeiten werden korrekt erzeugt, und der Herz-Geist und der Geist werden gebildet.“[2]

Essenz, Qi und Blut sind die materiellen Grundlagen vom Herz-Geist und von Geist, während umgekehrt der Herz-Geist und der Geist die äußeren Manifestationen von Essenz, Qi und Blut darstellen. Im Kapitel 18 des *Ling Shu* steht: *„Der Magen ist im Mittleren Erwärmer. Er öffnet sich in den Oberen Erwärmer, nimmt Qi auf, scheidet den Bodensatz aus, verdampft die Flüssigkeiten und wandelt sie in klare Essenz um. Diese ergießt sich hoch zur Lunge und wird in Blut umgewandelt [...] Blut ist die Grundlage des Herz-Geistes und des Geistes.“*[3]

All die obigen Zitate beleuchten die Verknüpfung zwischen Essenz, Qi, Blut und dem Herz-Geist bzw. Geist.

Das „Große Lexikon der Chinesischen Medizin“ sagt: *„Menschliches Leben hat seinen Ursprung in der Essenz. Es wird vom Qi aufrechterhalten und nimmt über den Herz-Geist und den Geist Gestalt an. Qi, Blut und Essenz sind die stofflichen Grundlagen von Herz-Geist und Geist. Sind demnach Qi, Blut und Essenz ausreichend vorhanden, so befinden sind Herz-Geist und Geist in gesundem Zustand. Wenn es an Qi, Blut und Essenz mangelt, dann leiden Herz-Geist und Geist.“*[4]

Unsere körperlichen Merkmale spiegeln den Zustand vom Herz-Geist und Geist, folglich kann also deren Zustand durch die Betrachtung des Körpers beurteilt werden.

Wie wir wissen, handelt es sich bei Qi um eine feinstoffliche Lebenskraft, welche sich gleichzeitig sowohl im Körper, mitsamt all seinen physiologischen Aktivitäten, als auch im Herz-Geist und im Geist,

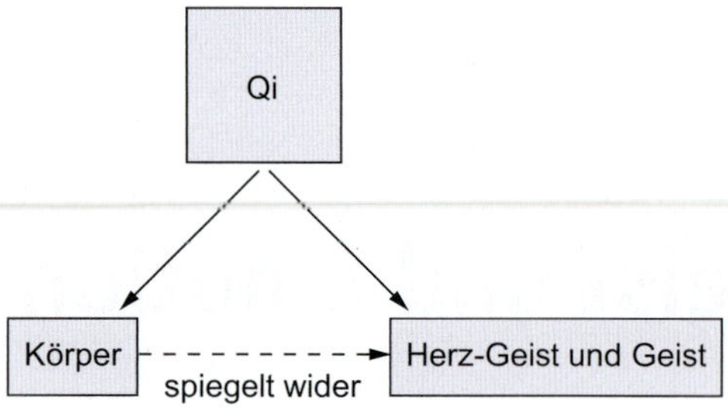

Abb. 2.1 Die Beziehung zwischen dem Körper, dem Herz-Geist und dem Geist in der chinesischen Medizin

mitsamt seinen emotionalen und gedanklichen Aktivitäten, manifestiert (➤ Abb. 2.1). Hierzu ein Beispiel: Der pathologische Zustand einer Leber-Qi-Stagnation zeigt sich in körperlichen Symptomen, wie einem Spannungsgefühl im Bauch, aber auch im emotionalen Bereich, wie z. B. in einer Depression oder Stimmungsschwankung.

Daraus folgt, dass Herz-Geist, Geist und Emotionen den Zustand der inneren Organe und von Qi, Blut und Essenz widerspiegeln, und umgekehrt Qi, Blut und Essenz den Herz-Geist, den Geist und die Emotionen beeinflussen.Die Betrachtung körperlicher Charakteristika, wie z. B. ein Glanz in der Gesichtsfarbe und in den Haaren, die Vitalität der Augen, der Klang der Stimme, die Körperbewegungen, der Puls, die Zunge etc., helfen uns, den Zustand des Herz-Geistes, die Vitalität des Geistes und den Gefühlszustand zu beurteilen.

Folgende Aspekte der Betrachtung von Herz-Geist, Geist und Emotionen werden hier besprochen:

1. Die drei Aspekte des Geistes
   - Die Verkörperung des Geistes
   - Die Lebendigkeit des Geistes
   - Der Glanz des Geistes
2. Die drei Verfassungen des Geistes
   - Starker Geist
   - Schwacher Geist
   - Unechter Geist
3. Geist und Konstitution
   - Starker Geist und starke Konstitution
   - Schwacher Geist und schwache Konstitution
   - Schwacher Geist und starke Konstitution
   - Starker Geist und schwache Konstitution
4. Geist und Emotionen
   - Die Augen
   - Die Gesichtsfarbe
   - Die Zunge

2.1 Die drei Aspekte des Geistes

Wenn man den Geist einer Person beobachtet und beurteilt, dann sollte man drei separate Aspekte untersuchen:

- Verkörperung des Geistes
- Lebendigkeit des Geistes
- Glanz des Geistes

2.1.1 Die Verkörperung des Geistes

Betrachtung

Die Verkörperung des Geistes stellt die äußere körperliche Erscheinung des Geistes im Körper dar. Wenn der Geist gut verkörpert ist, dann wird dieser Mensch viel Energie haben, einen kräftigen, soliden Körperbau, gut entwickelte Muskeln, Augen mit Glanz, einen lebhaften Gesichtsausdruck, er wird beweglich sein und gute Reflexe haben. Sein gesamter Körper scheint voller Leben.

Wenn die Verkörperung des Geistes schwach ist, wird die Person einen schwachen, ausgezehrten Körper besitzen und an Energiemangel leiden, sowie Augen ohne Glanz, eine matte Gesichtsfarbe, langsame Bewegungen, schwankenden Gang und langsame Reflexe haben. Dem ganzen Körper scheint es an Vitalität zu mangeln. In ernsten Fällen kommen geistige Verwirrtheit, Lethargie, Muskelschwund und ein schwächlicher Körper mit glanzloser Haut hinzu (➤ Abb. 2.2).

Bedeutung für die Praxis

Die Verkörperung des Geistes spiegelt den Geist im Körper wider. Wenn der Geist stark verkörpert ist, bedeutet dies, dass Yin, Yang, Qi und Blut noch in Fülle sind, die pathogenen Faktoren nicht sehr stark sind, und dass die inneren Organe noch nicht stärker betroffen

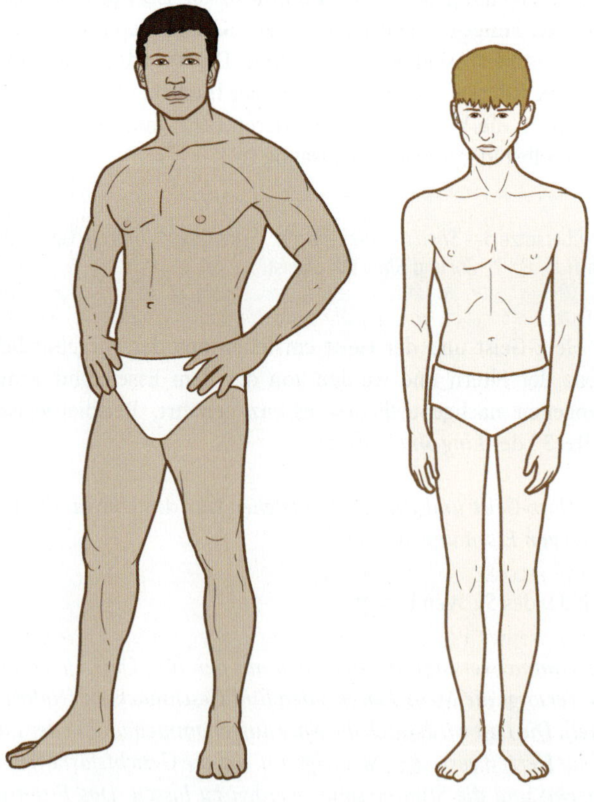

Abb. 2.2 Verkörperung des Geistes

sind. Wenn die Verkörperung des Geistes schwach ist, bedeutet dies, dass die pathogenen Faktoren stark sind. Das Aufrechte Qi ist erschöpft und die inneren Organe sind erschöpft.

2.1.2 Die Lebendigkeit des Geistes

Betrachtung

Die Lebendigkeit des Geistes ist die Manifestation der allgemeinen Vitalität einer Person: Die „Energie“, die Menschen abstrahlen, spiegelt ihren Geist wider. Die Betrachtung der Lebenskraft des Geistes ist ein wesentlicher Teil der Betrachtung des Geistes. Wenn die Lebenskraft des Geistes voller Dynamik ist, dann wird diese Person einen klaren Geist haben, viel Energie, eine kräftige Stimme, eine regelmäßige Atmung, klare Gedanken und schnelle Reflexe. Wenn die Vitalität des Geistes getrübt ist, wird die betreffende Person nur wenig Energie sowie eine schwache Stimme und einen lustlosen Gesichtsausdruck haben, und ferner wird sie an Lethargie, Apathie und in schweren Fällen sogar an geistiger Verwirrung leiden.

Bedeutung für die Praxis

Die Vitalität des Geistes einer Person spiegelt den Zustand des Herz-Geistes und des Geistes, das relative Niveau von Qi und Blut der inneren Organe sowie die Stärke der pathogenen Faktoren wider. Wenn der Geist einer Person vor Lebensfreude nur so leuchtet, dann sind Qi und Blut im Überfluss vorhanden, die inneren Organe sind stark, die pathogenen Faktoren sind schwach und die Erkrankung ist nurmehr von leichter Natur. Wenn die Lebenskraft des Geistes getrübt ist, bedeutet dies, dass es an Qi und Blut mangelt, die inneren Organe bei gleichzeitig starken pathogenen Faktoren geschwächt sind, und dass die Krankheit ernst ist.

Im Kapitel „Schlüssel zu den vier diagnostischen Methoden“ des Klassikers „Goldener Spiegel der Medizin“ steht: *„Wenn die Krankheit ihren Anfang nimmt, ist der Zustand des Geistes sehr wichtig. Der Grund ist der folgende: Wenn der Geist zu Beginn einer Krankheit stark ist, dann können die pathogenen Faktoren das Aufrechte Qi nicht besiegen, da es immer noch stark ist. Wenn der Geist getrübt ist, zeigt sich, dass das Aufrechte Qi den pathogenen Faktoren nicht widerstehen kann, da es auch geschwächt ist.“*[5]

2.1.3 Der Glanz des Geistes

Betrachtung

Der Glanz des Geistes bezieht sich auf den Glanz der Hautfarbe, der Haare und der Augen. Der Geist zeigt sich in ihrem Glanz, somit stellt ihre Betrachtung einen essenziellen Teil der Betrachtung des Geistes dar. Wenn der Geist einer Person hell glänzt, dann wird diese Person eine normale, leuchtende Gesichtsfarbe haben, klare, leuchtende Augen, glänzendes Haar, einen lebendigen Gesichtsausdruck und schimmernde, geschmeidige Haut. Wenn der Glanz des Geistes getrübt ist, wird die Person eine ausgezehrte Gesichtsfarbe haben, herabhängendes, lebloses Haar, trübe Augen, einen teilnahmslosen Gesichtsausdruck und trockene, welke Haut.

Das Kapitel „Über die verpflichtende Betrachtung des Geistes beim Betrachten einer Krankheit“ im Buch „Ursprung der Medizin“ (*Yi Yuan*, 1861) sagt aus:

„Ganz egal, wie die Gesichtsfarbe ist, sie sollte Glanz (Shen) haben. Beim Glanz kann man zwischen Licht und Körper unterscheiden. „Licht“ bezieht sich auf ein helles Aussehen der Oberfläche, während „Körper“ die Feuchtigkeit unter der Hautoberfläche bezeichnet. Das Licht ist formlos und spiegelt Yang und Qi wider. Der Körper hat eine Form und spiegelt somit Yin und Blut wider. Wenn Qi und Blut gesund sind, und Yin und Yang in Harmonie stehen, wird der Glanz von normalem Licht und Körper sein.“[6]

Bedeutung für die Praxis

Das Glänzen des Geistes reflektiert den Zustand der inneren Organe und die Stärke von Qi und Blut. Wenn der Glanz des Geistes Fülle besitzt, deutet dies auf ein einwandfreies Funktionieren der inneren Organe und auf das reichliche Vorhandensein von Qi und Blut. Das heißt, Krankheiten verlaufen eher leicht und die Prognose ist gut. Wenn es am Glanz des Geistes mangelt, deutet dies auf eine Qi- und Blut-Schwäche hin, zudem sind die inneren Organe geschwächt, die pathogenen Faktoren sind stark und die Prognose ist somit schlecht.

Die drei Aspekte des Geistes

- Die *„Verkörperung“* des Geistes ist die äußere Manifestation des Geistes im Körper selbst
- Die *„Lebendigkeit“* des Geistes ist die äußere Manifestation des Geistes, die sich in der „Energie“ einer Person wiederfindet
- Der *„Glanz“* des Geistes ist die äußere Manifestation des Geistes, der sich im Leuchten der Augen und dem Glanz der Gesichtsfarbe widerspiegelt

2.2 Die drei Verfassungen des Geistes

Wenn man den Zustand des Geistes des Herzens und des Geistes untersucht, gibt es drei grundlegende Verfassungen.

- Starker Geist
- Schwacher Geist
- Unechter Geist

2.2.1 Starker Geist

Betrachtung

Die Zeichen eines starken Geistes sind: Leuchtende, klare Augen, ein lebendiger Gesichtsausdruck, eine gesunde Gesichtsfarbe, ein klares und wachsames Bewusstsein, gute Reflexe, viel Energie, Enthusiasmus, normale Atmung, eine klare, wohlklingende Stimme

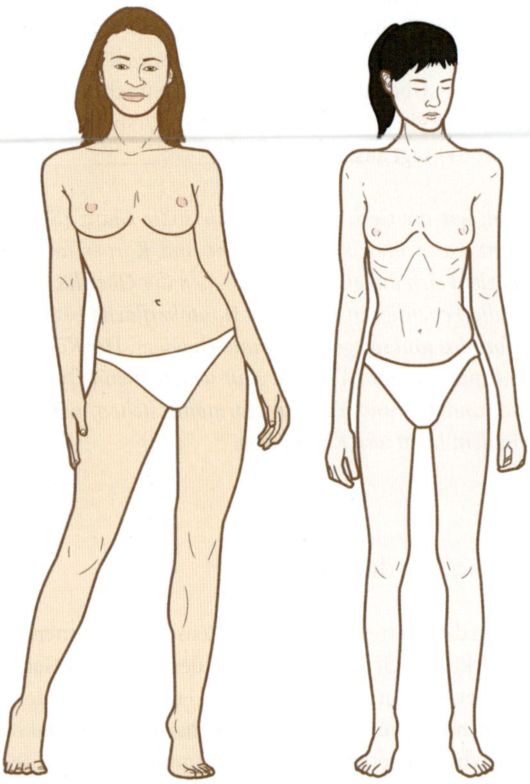

Abb. 2.3 Starker und schwacher Geist

und agile Körperbewegungen. Die Person wird bester Stimmung sein, eine positive Lebenseinstellung und eine stabile Persönlichkeit haben, außerdem wird sie eine starke Willenskraft, Zielstrebigkeit und einen regen Verstand aufweisen (➤ Abb. 2.3).

Bedeutung für die Praxis

Die oben genannten Zeichen deuten auf einen starken und gesunden Herz-Geist und Geist. Welches Problem auch immer sich bei einer Person entwickelt, die Prognose ist gut. Die Gegenwart eines starken Geistes bedeutet auch, dass die Person nicht an emotionalen Problemen leiden wird oder falls diese auftauchen, werden sie sie nicht überwältigen.

HINWEIS FÜR DIE PRAXIS

Ein starker Geist ist häufig eine Erklärung dafür, warum ein Patient mit einer ernsten Erkrankung dennoch lange Zeit weiterlebt.

2.2.2 Schwacher Geist

Betrachtung

Die Zeichen eines schwachen Geistes sind: Lustlosigkeit, Mangel an Enthusiasmus, trübe Augen ohne jegliches Leuchten, glanzlose Gesichtsfarbe, seichte Atmung, eine schwache Stimme, langsame Bewegungen, verwirrte Gedanken, eine Zunge ohne Geist (*Shen*) und möglicherweise mit einem Herzriss, ein Puls ohne Welle. Solche Menschen leiden an Apathie, Depressionen, mangelnder Willenskraft, einer Verwirrung über ihren Lebensweg und einem trägen Verstand (➤ Abb. 2.3).

Das Kapitel 17 des *Su Wen* beschreibt die Manifestation eines schwachen Geistes in der Betrachtung des Kopfes und der Augen: *„Die fünf Yin-Organe beherbergen den Geist, sie sind essenziell für einen starken Körper. Der Kopf ist die Residenz des Geistes: Wenn der Kopf herunterhängt und die Augen eingefallen und trübe sind, so bedeutet dies, dass der Geist erschöpft ist."*[7]

Im Kapitel „Schlüssel zu den vier diagnostischen Methoden" des Klassikers „Goldener Spiegel der Medizin" wird auch besprochen, wie ein Mangel an Geist in Erscheinung tritt und durch Betrachtung der Augen, der Sprache und der mentalen Verfassung des Patienten beurteilt werden kann:

„Der Geist wohnt im Herzen. Er ist zwar unsichtbar und ohne Substanz, aber er manifestiert sich in den Augen. Wenn die Augen trübe sind, so bedeutet dies, dass der Geist erschöpft und die Prognose schlecht ist. Wenn die Augen hell und klar sind, so bedeutet dies, dass der Geist voller Lebenskraft ist und der Körper frei von Krankheit […]. Falls Delirium und unzusammenhängende Sprache auftreten, so deutet dies darauf, dass der Geist fort ist."[8]

Bedeutung für die Praxis

Wenn der Geist schwach ist, so sind alle Organe betroffen, und die Essenz sowie das Qi kommen zu Schaden. An welcher Krankheit auch immer die Person leidet, die Prognose ist immer schlechter als bei einem Patienten mit starkem Geist. Ein schwacher Geist bedeutet auch, dass die Person leichter emotionale Probleme bekommt und leichter von ihnen überwältigt wird.

2.2.3 Unechter Geist

Der Zustand eines „unechten Geistes" ist normalerweise nur im Verlauf einer schweren chronischen Krankheit anzutreffen. Er tritt auf, wenn ein schwer kranker Patient plötzlich revitalisiert und in Hochstimmung erscheint. Dieser Zustand wird als „unechter Geist" bezeichnet, normalerweise stellt er ein schlechtes prognostisches Zeichen dar. Der entscheidende Faktor in der Beurteilung, ob es sich um eine unechte Erscheinung des Geistes handelt, ist eine plötzliche eintretende Verbesserung. Wenn sich aber der Geisteszustand eines chronisch kranken Patienten langsam und kontinuierlich über mehrere Tage hinweg verbessert, dann ist dies ein gutes Zeichen.

Betrachtung

Die typischen Erscheinungsformen eines unechten Geistes treten im Laufe einer schweren chronischen Krankheit auf: Der Patient scheint plötzlich lebhaft und hat einen klaren Blick, er redet un-

unterbrochen und verlangt Familienangehörige zu sehen, der Appetit nimmt rasch zu und die Gesichtsfarbe wird plötzlich hellrot, beinahe als ob der Patient Make-up aufgetragen hätte. Im Buch „Diagnose in der Chinesischen Medizin" gibt es eine genaue Beschreibung des unechten Geistes:

„Der unechte Geist ist gekennzeichnet von einer kurzzeitigen Verbesserung im Energieniveau eines Patienten während einer schweren, chronischen Krankheit. Dies ist kein gutes Zeichen, sondern ein Vorbote des Todes. Die Ausprägungen des unechten Geistes sind die folgenden: Ein Patient leidet an einer schweren, langwierigen Krankheit, sein Geist ist geschwächt, auf einmal scheint er mehr Energie zu haben, seine Augen fangen an zu strahlen, plötzlich redet er viel und möchte Familienangehörige treffen, seine Stimme, die zuvor noch kraftlos war, wird schlagartig laut und klar, die Gesichtsfarbe, die zuvor noch dunkel war, wird plötzlich hellrot und völlig unerwartet kommt sein Appetit zurück. Diese Erscheinungen treten auf, weil Qi und Essenz bis aufs Äußerste verbraucht sind. Unter solchen Umständen schafft es das Yin nicht mehr, das Yang zurückzuhalten, als Konsequenz löst sich das Yang und schwebt nach außen und oben, was dann den falschen Eindruck einer Zustandsverbesserung erweckt. In alten Zeiten haben es die Menschen mit dem letzten Aufflackern einer verlöschenden Öllampe oder dem letzten Aufglühen der untergehenden Sonne verglichen. Es ist ein gefährliches Symptom, denn es kündigt die Trennung von Yin und Yang an."[9]

Bedeutung für die Praxis

Manifestiert sich der unechte Geist, so bedeutet dies, dass das Aufrechte Qi nah am Zusammenbruch ist und Yin und Yang sich kurz vor der Trennung befinden. Oft sterben diese Patienten innerhalb kürzester Zeit.

2.3 Geist und Konstitution

Wenn man den mentalen und emotionalen Zustand einer Person betrachtet, ist es wichtig, zuallererst die relative Stärke des Geistes im Vergleich mit der pränatalen und postnatalen Konstitution abzuschätzen, wie bereits weiter oben beschrieben wurde. Der Geist und die Konstitution sind beides Widerspiegelungen von Essenz und Qi des Körpers, ersteres im mental-spirituellen Bereich und letzteres im körperlichen Bereich. Aufgrund der engen Verbindung zwischen Geist und Konstitution eines Menschen geht eine starke prä- und postnatale Konstitution im Allgemeinen mit einem starken Geist einher. Im Gegensatz dazu gesellt sich meist ein schwacher Geist mit einer schwachen prä- und postnatalen Konstitution. Allerdings mag es Fälle geben, wo diese beiden Aspekte auseinanderweichen; so kann eine Person eine starke prä- und postnatale Konstitution haben und trotzdem einen schwachen Geist besitzen, oder umgekehrt.

Eine Beurteilung der relativen Stärke der beiden hilft beim Formulieren der Prognose, wie wir unten sehen werden. Es gibt vier mögliche Situationen:

- Starker Geist und starke Konstitution
- Schwacher Geist und schwache Konstitution
- Schwacher Geist und starke Konstitution
- Starker Geist und schwache Konstitution

2.3.1 Starker Geist und starke Konstitution

Betrachtung

Ein Mensch mit starkem Geist und starker Konstitution wird feste Muskeln sowie eine glänzende, normale Hautfarbe, ein lebhaftes Funkeln in den leuchtenden Augen, einen kräftigen Körperbau und glänzendes Haar haben, wird behände in seinen Bewegungen sein und gute Reflexe aufweisen. Auf der mental-spirituellen Ebene wird diese Person bester Stimmung sein, eine positive Lebenseinstellung besitzen, eine stabile Persönlichkeit haben, starke Willenskraft, Zielstrebigkeit und einen wachen Geist besitzen.

Bedeutung für die Praxis

Die oben genannten körperlichen und geistigen Charakteristika deuten auf eine gute Konstitution und einen starken Geist hin. Die inneren Organe eines solchen Menschen sind stark und funktionieren normal, Qi und Blut sind im Überfluss vorhanden und Herz-Geist und Geist sind gesund. Pathogene Faktoren können nicht ohne weiteres eindringen. Sollte eine Krankheit auftreten, so kann sie leicht geheilt werden. Im Kapitel 19 des *Su Wen* steht: *„Wenn sowohl das Aufrechte Qi als auch der Körperbau eines Menschen kräftig sind, kann jede Erkrankung leicht behandelt werden."*[10] Kapitel 20 des gleichen Werks sagt aus: *„Wenn sowohl der Körperbau als auch das Aufrechte Qi stark sind, wird der Patient überleben."*[11]

2.3.2 Schwacher Geist und schwache Konstitution

Betrachtung

Eine Person mit schwachem Geist und schwacher Konstitution wird lustlos sein, mit einem ausgezehrten Körper, einer abgehärmten Gesichtsfarbe, trüben Augen, herabhängendem Haar und einer dünnen Stimme. Von einem mental-emotionalen Gesichtspunkt aus leiden solche Menschen an Apathie, Depressionen, Mangel an Willenskraft, einer Verwirrung über ihren Lebensweg und einem trägen Verstand.

Bedeutung für die Praxis

Die oben genannten Charakteristika legen dar, dass der Patient sowohl einen schwachen Geist als auch eine geschwächte Konstitution hat und somit auch Mangel an Yin, Yang, Qi oder Blut. Jede Krankheit, an der eine solche Person leidet, dauert eher länger, wird leicht chronisch und pathogene Faktoren dringen leichter in den Körper ein.

Der schwache Geist wird auch eine Verbesserung des körperlichen Zustands erschweren. Die gleichzeitige Schwäche von sowohl Geist als auch Konstitution bedeutet meist eine schlechte Prognose.

2.3.3 Schwacher Geist und starke Konstitution

Betrachtung

Eine Person mit schwachem Geist und starker Konstitution wird feste Muskeln, einen kräftigen Körper und glänzendes Haar haben, wird behände in seinen Bewegungen sein, gute Reflexe, große Knochen und einen schnellen Gang haben, aber trübe Augen ohne Leuchten, eine abgehärmte Gesichtsfarbe ohne Glanz und eine dünne Stimme vorweisen. Von einem mental-emotionalen Gesichtspunkt aus leiden solche Menschen an Apathie, Depressionen, Mangel an Willenskraft, einer Verwirrung über ihren Lebensweg und einem trägen Verstand.

Bedeutung für die Praxis

Die Kombination eines schwachen Geistes und einer kräftigen Konstitution sieht man gewöhnlich bei Patienten, die mit einer starken pränatalen Konstitution geboren werden, deren Seele und Geist aber durch Ereignisse in ihrem Leben beeinträchtigt wurden. Wenngleich sich die Behandlung solcher Patienten bei einem starken Geist einfacher gestalten würde, so erlaubt ihre starke Konstitution doch eine relativ gute Prognose. Herz-Geist und Geist können ihr Gleichgewicht wiedererlangen.

In Kapitel 19 des *Su Wen* heißt es: „*Wenn der Körperbau kräftig, das Aufrechte Qi und der Herz-Geist aber schwach sind, so ist die Behandlung der Erkrankung schwierig. Wenn die Hautfarbe dunkel und glanzlos ist, so ist die Krankheit nur schwer zu heilen.*“[12]

2.3.4 Starker Geist und schwache Konstitution

Betrachtung

Eine Person mit starkem Geist und schwacher Konstitution wird an chronischen Krankheiten leiden und einen ausgemergelten Körperbau vorweisen, einerseits an Lustlosigkeit, einer abgehärmten Gesichtsfarbe, Augen ohne Geist, welkem Haar, dünner Stimme und grober Atmung leiden, und andererseits wird sie eine klare Stimme und leuchtende Augen vorweisen. Vom mental-emotionalen Standpunkt aus gesehen wird ein solcher Patient in bester Stimmung sein und eine positive Lebenseinstellung, stabile Persönlichkeit, starke Willenskraft, Zielstrebigkeit sowie einen wachen Geist besitzen.

Bedeutung für die Praxis

Die Kombination schwache Konstitution und starker Geist mag zur Lehre der chinesischen Medizin konträr erscheinen, welche Körper und Geist als integriertes Ganzes sieht. Tatsache ist auch, dass eine schwache prä- und postnatale Konstitution meist mit einem schwachen Geist einhergeht. Dennoch gibt es Ausnahmen, wo Menschen sich trotz schwacher Konstitution einen starken Geist bewahren.

In diesem Fall ist die Prognose besser als im vorherigen, da der starke Geist zusammen mit der Behandlung die Heilkräfte des eigenen Körpers besser nutzen kann.

2.4 Geist und Emotionen

Der Gefühlszustand eines Patienten wird in erster Linie über die Betrachtung der Augen, der Hautfarbe und der Zunge beurteilt. Die Betrachtung dieser Eigenschaften muss natürlich eng mit der Befragung, dem Hören auf den Klang der Stimme und dem Fühlen des Pulses verknüpft werden.

Folgende Aspekte werden erläutert:

- Die Augen
- Die Gesichtsfarbe
- Die Zunge

Die Augen

In der Beurteilung des Gefühlszustandes eines Patienten basiert die Betrachtung der Augen hauptsächlich auf einer Betrachtung des Leuchtens der Augen und der Augenkontrolle.

Das *Leuchten* der Augen bezieht sich auf ihren Glanz, aufs Funkeln, aufs Glitzern und auf die Vitalität des normalen Auges. Leuchtende Augen lassen auf einen normalen seelisch-geistigen Zustand und zusätzlich, meist jedenfalls, auf die Abwesenheit gravierender emotionaler Probleme schließen. Augen ohne Glanz sind trübe, es fehlt ihnen an Vitalität und Funkeln, und sie sehen aus, als wären sie von einem Nebel bedeckt. Dies weist immer auf die eine oder andere Art von emotionalen Problemen hin. Der Grad, an dem es den Augen am Leuchten fehlt, steht in direktem Bezug zu Dauer und Ausmaß der emotionalen Probleme: Je trüber die Augen, desto tiefer und andauernder sind die emotionalen Probleme.

Der Ausdruck *Kontrolle* der Augen bezieht sich auf den festen Blick und die Bewegung der Augen. Wenn jemand etwas im Blick fixiert, seine Augen sich nicht bewegen, aber gleichzeitig nicht auf dem fixierten Punkt erstarren, dann haben sie *Kontrolle.* Wenn eine Person einen schweifenden Blick besitzt, sich die Augen zu viel bewegen, oder wenn der Blick sehr starr ist, dann sind die Augen „unkontrolliert“. Wenn die Augen ohne Kontrolle sind, so bedeutet dies eine verhältnismäßig schwere Störung von Herz-Geist und Geist.

HINWEIS FÜR DIE PRAXIS

Das Leuchten der Augen ist das wichtigste und verlässlichste Zeichen für den Zustand des Herz-Geistes (*Shen*) und die emotionale Verfassung. Wenn der Patient in der Sprechstunde Platz genommen hat, beobachte ich seine Augen, um zu überprüfen, ob sie leuchten oder nicht. Wenn die Augen nicht leuchten, zeigt dies, dass der Patient unter emotionalen Problemen leidet. Je geringer das Leuchten, desto länger bestehen die emotionalen Probleme bereits.

Die Gesichtsfarbe

Eine strahlende Gesichtsfarbe ist klar, feucht und glänzend, während eine glanzlose Gesichtsfarbe dunkel, trübe und etwas trocken ist. Wichtig ist, dass man zwischen dem Glanz der Gesichtsfarbe und der eigentlichen Farbe des Gesichts diagnostisch unterscheidet. Zum Beispiel kann eine unnatürlich gelbe Gesichtsfarbe mit oder ohne Glanz sein.

Eine glänzende Gesichtsfarbe bedeutet, dass Herz-Geist und Geist von emotionalen Problemen unbehelligt sind, während eine Gesichtsfarbe ohne Glanz auf die Gegenwart von emotionalen Problemen hindeutet. Wie bei den Augen gilt auch: Der Mangel an Glanz ist aufs engste verbunden mit der Stärke und Dauer der emotionalen Probleme. Je trüber die Gesichtsfarbe, desto tief sitzender und andauernder sind die emotionalen Probleme.

Die Zunge

Eines der Hauptmerkmale emotionaler Probleme, nach denen man bei der Beurteilung der Zunge Ausschau halten sollte, ist das Vorhandensein oder das Fehlen eines Herzrisses.

Ein Herzriss auf der Zunge ist vergleichsweise schmal und erstreckt sich über die ganze Länge bis zum Rand der Zungenspitze. Ein solcher Riss lässt auf die Tendenz zu emotionalen Problemen schließen. Je tiefer er ist, desto gravierender sind die emotionalen Probleme.

Ein zweites pathologisches Zeichen, nach dem man auf der Zunge bei emotionalen Problemen Ausschau halten sollte, ist eine rote Zungenspitze. Emotionaler Stress führt meist zu Qi-Stagnation, und im Laufe der Zeit kommt auch etwas Hitze hinzu. Da jegliche Gefühle das Herz betreffen, wird emotionaler Stress oftmals in Form einer roten Zungenspitze sichtbar, was einen gewissen Grad an Herz-Hitze anzeigt. Je röter die Spitze, desto stärker sind die emotionalen Probleme, und eine Schwellung mit roten Punkten deutet auf ein noch ernsteres emotionales Problem hin.

Die Betrachtung dieser drei Charakteristika, der Augen, der Gesichtsfarbe und der Zunge sollte gemeinsam erfolgen, wobei jedes Zeichen mit den anderen abgeglichen werden sollte, um die Intensität und Dauer der emotionalen Probleme besser abschätzen zu können.

Auf einer Zeitskala betrachtet wird sich bei einer Person mit emotionalen Problemen als erstes das Leuchten der Augen verändern. Als nächstes verändert sich die Gesichtsfarbe und als letztes die Zunge (dies ist nur eine allgemeine Regel, in der Praxis kann es natürlich auch anders kommen). Wenn zum Beispiel die Augen ohne Leuchten sind, die Gesichtsfarbe aber noch Glanz hat und die Zungenspitze nicht gerötet ist, so bedeutet dies, dass die emotionalen Probleme erst seit kurzem andauern. Wenn aber im Gegensatz dazu sowohl Augen als auch Gesichtsfarbe ohne Glanz sind und die Zunge eine rote Spitze und einen tiefen Herzriss hat, lässt sich daraus schließen, dass die emotionalen Probleme des Patienten sehr tiefgehend und lang andauernd sind.

Wie oben bereits erwähnt kann man in der Diagnose des Gefühlszustandes eines Patienten die Befragung und Betrachtung nicht von der Pulstastung trennen. Vom zeitlichen Ablauf her gesehen verändert sich der Puls als erstes.

Zusammenfassend teilt sich die Zeitskala der beobachteten Veränderungen bei emotionalen Problemen folgendermaßen ein:

- Puls
- Augen
- Gesichtsfarbe
- Zunge

Die Betrachtung des Leuchtens der Augen wird in ➤ Kapitel 6, die Betrachtung der Gesichtsfarbe in ➤ Kapitel 3 eingehend erläutert.

LERNERGEBNISSE

Das sollten Sie jetzt wissen:

- „Herz-Geist" bezieht sich auf das *Shen* des Herzens, während „Geist" die Gesamtheit aller seelischen Aspekte der fünf Yin-Organe meint.
- Der Zustand von Herz-Geist und Geist spiegelt die Gesundheit unserer körperlichen Charakteristika, den Zustand der inneren Organe, von Qi, Blut und Essenz wider (es gilt auch das Umgekehrte).
- Es gibt drei Aspekte des Geistes, die untersucht werden müssen: seine körperliche Manifestation, seine Lebendigkeit und der Glanz von Gesichtsfarbe, Haaren und Augen.
- Es gibt drei Verfassungen des Geistes, die berücksichtigt werden müssen, nämlich ob er stark, schwach oder unecht ist.
- Die Beurteilung der Stärke des Geistes gibt in Kombination mit der Konstitution eines Menschen Hinweise auf seine Neigung zu Disharmonien und deren Prognose.
- Der emotionale Zustand eines Menschen wird zuerst durch Betrachtung seiner Augen, seiner Gesichtsfarbe und seiner Zunge eingeschätzt.

ANMERKUNGEN

1 *Ling Shu Jing* 灵樞经 („Zentrum des Wirkvermögens"; „Spiritual Axis"); People's Health Publishing House, Beijing 1981; S. 72; erstmals erschienen: etwa 100 v. Chr.

2 *Huang Di Nei Jing Su Wen* 黄帝内经素问 („Des Gelben Kaisers Klassiker des Inneren – Reine Fragen"; „The Yellow Emperor's Classic of Internal Medicine – Simple Questions"); People's Health Publishing, Beijing 1979; S. 67; erstmals erschienen: etwa 100 v. Chr.

3 *Ling Shu;* „Spiritual Axis", S. 52.

4 Zitiert in: Zhang Shu Sheng: *Zhong Hua Yi Xue Wang Zhen Da Quan* 中华醫学望诊大全 („Große Abhandlung über Diagnose mittels Betrachtung in der Chinesischen Medizin"; „Great Treatise of Diagnosis by Observation in Chinese Medicine"); Shanxi Science Publishing House, Taiyuan 1995; S. 65.

5 Ebenda, S. 69.

6 Ebenda, S. 69.

7 *Su Wen,* S. 100.

8 Zitiert in der „Großen Abhandlung über Diagnose mittels Betrachtung in der Chinesischen Medizin"; S. 71.

9 Ebenda, S. 72.

10 *Su Wen,* S. 128.

11 Ebenda, S. 136.

12 Ebenda, S. 128.

3 Betrachtung der Gesichtsfarbe

In diesem Kapitel werden folgende Aspekte der Betrachtung der Gesichtsfarbe besprochen:

1. Einführung
   - Hauptfarben
   - Gastfarben
   - Klinische Bedeutung von Gesichtsfarbe und Glanz
2. Betrachtung verschiedener Aspekte der Gesichtsfarbe
   - Oberflächliche oder tief sitzende Gesichtsfarbe
   - Deutliche oder unklare Gesichtsfarbe
   - Verstreute oder satte Gesichtsfarbe
   - Dünne oder dicke Gesichtsfarbe
   - Gesichtsfarbe mit oder ohne Glanz
   - Passende oder widersprüchliche Gesichtsfarben
   - Prognose gemäß der Gesichtsfarbe
   - Veränderung der Gesichtsfarbe während einer Krankheit
   - Gesichtsfarben und Emotionen
3. Gesichtsfarben
   - Normale Gesichtsfarbe
   - Weiße Gesichtsfarbe
   - Gelbe Gesichtsfarbe
   - Rote Gesichtsfarbe
   - Bläuliche / grünliche Gesichtsfarbe
   - Dunkle Gesichtsfarbe
   - Violette Gesichtsfarbe

3.1 Einführung

Der Zustand der inneren Organe sowie von Yin, Yang, Qi und Blut manifestiert sich nach außen in der Farbe und im Glanz des Gesichts. Wenn die inneren Organe ihrer normalen Funktion folgen, wenn Yin und Yang, Qi und Blut in Fülle vorhanden sind und im Gleichgewicht stehen, wird die Gesichtsfarbe normal und von rechtem Glanz erscheinen. Falls jedoch Yin und Yang, Qi und Blut geschwächt sind und die inneren Organe auch betroffen sind, dann nimmt die Gesichtsfarbe eine krankhafte Färbung an.

Im Kapitel „Über die Betrachtung der Hautfarbe" aus „Prinzipien und Verbote für den medizinischen Berufsstand" (*Yi Men Fa Lu*) ist erwähnt:

„Wenn die fünf Yin-Organe erschöpft sind, verfärbt sich die Gesichtsfarbe dunkel und verliert ihren Glanz […]. Die Gesichtsfarbe ist wie das Wappen des Geistes, während die Yin-Organe die Residenz des Geistes bilden. Wenn der Geist entschwunden ist und die Yin-Organe ausgezehrt sind, verdunkelt sich die Gesichtsfarbe und verliert ihren Glanz."[1]

Dieses Zitat hebt ausdrücklich die Betrachtung von Gesichtsfarbe als ein bedeutsames diagnostische Werkzeug hervor, mit dem sich nicht nur die Verfassung der inneren Organe und von Yin und Yang, Qi und Blut, sondern auch von Herz-Geist und Geist beurteilen lässt. Aus der Sicht der Fünf Elemente offenbaren sich Herz und damit auch der Geist im Teint, eine Tatsache, die in der Praxis stets beachtet werden sollte. Wenn also eine Frau eine sehr trübe und fahle Gesichtsfarbe aufweist, deutet dies nicht nur auf Milz-Qi-Mangel und Nässe und möglicherweise noch Blut-Mangel, sondern auch auf eine zeitgleiche Pathologie von Herz-Geist und Geist hin.

In den „Prinzipien der Medizinpraxis" (1658) bezeichnet der Autor Yu Chang die Gesichtsfarbe als das „Wappen von Herz-Geist und Geist":

„Wenn Herz-Geist und Geist gedeihen, leuchtet die Gesichtsfarbe. Wenn Herz-Geist und Geist verfallen, vertrocknet die Gesichtsfarbe und schwindet dahin. Wenn der Geist ausgeglichen ist, blüht die Gesichtsfarbe auf […]."[2]

Die normale Gesichtsfarbe sollte „Glanz" und „Feuchtigkeit" haben. „Glanz" weist hier auf eine helle, glänzende Gesichtsfarbe hin, die ein Leuchten besitzt. „Feuchtigkeit" weist auf eine Haut hin, die von innen gut befeuchtet und straff ist. Es besteht ein Bezug zwischen diesen beiden Aspekten der Gesichtsfarbe und zwei Eigenschaften des gesunden Pulses: Der Glanz der Gesichtsfarbe entspricht dem Geist des Pulses, die Feuchtigkeit der Gesichtsfarbe hingegen entspricht dem Magen-Qi des Pulses. Daher können wir behaupten: Wenn die Gesichtsfarbe Glanz hat, dann gibt es auch genügend Geist; wenn sie Feuchtigkeit besitzt, so fehlt es nicht an Magen-Qi.

Die Betrachtung der Gesichtsfarbe muss in einem engen Zusammenhang mit der Pulstastung vorgenommen werden. Im Puls offenbart sich der Zustand des Qi, in der Gesichtsfarbe der von Herz-Geist und Geist. Sollte sich der Puls bei normaler Gesichtsfarbe verändern, so weist dies auf ein kürzlich erworbenes Problem. Sind jedoch in Puls und Gesichtsfarbe pathologische Veränderungen erkennbar, so deutet dies auf ein lange bestehendes Problem.

Man sollte den Glanz der Gesichtsfarbe auch mit dem der Augen vergleichen. Eine Veränderung der Gesichtsfarbe lässt immer auf eine tiefer sitzende oder länger bestehende Problematik schließen. Beispielsweise können Überbelastungen und unzulänglicher Schlaf, über einen längeren Zeitraum hinweg, den Glanz der Augen schwinden lassen (und einen schwächlichen Puls hervorbringen). Eine unveränderte Gesichtsfarbe wird aber als nicht zu problematisch betrachtet, da sich die betroffene Person von selbst durch genügend Ausruhen erholt. Sollten die Augen jedoch glanzlos und die Gesichtsfarbe trübe oder dunkel erscheinen, handelt es sich nicht um ein lediglich vorübergehendes Problem, sondern vielmehr um ein tiefer verwurzeltes.

Im zeitlichen Verlauf verändern sich demnach zuerst der Puls, dann die Augen und zuletzt die Hautfarbe. Wenn der Puls gestört ist, Augen und Gesichtsfarbe aber in Ordnung sind, so handelt es sich um ein kürzlich erworbenes Problem. Sind Puls und Augen beeinträchtigt und erscheinen glanzlos, handelt es sich um ein länger bestehendes Problem (einige Monate). Wenn sowohl Puls als auch Augen und Gesichtsfarbe beteiligt sind, so handelt es sich um ein noch länger bestehendes Problem (über ein Jahr).

3.1.1 Hauptfarben

Die normale Gesichtsfarbe variiert natürlich je nach genetischer Herkunft und Elemente-Typ (➤ Kap. 1). Der Holz-Typ hat einen zarten grünlichen Ton in seiner Gesichtsfarbe, der Erde-Typ einen zarten gelblichen Ton, der Feuer-Typ einen roten Ton, der Metall-Typ einen weißen Ton und der Wasser-Typ einen dunklen Ton.

Daher ermittelt sich die normale Gesichtsfarbe aus genetischer Herkunft und vorgeburtlichen Einflüssen, und verbleibt – bei Gesundheit – im Verlauf des Lebens auch so. Bei Erkrankung wird die Gesichtsfarbe pathologisch, was sich offensichtlich je nach genetischer Herkunft, aber auch nach dem jeweiligen Elemente-Typ unterscheidet. Beispielsweise wird sich eine pathologische gelbliche Farbe bei einem Menschen vom Holz-Typ nur ganz leicht von der bei einem Feuer-Typ unterscheiden. Derartige Besonderheiten von pathologischen Farben lassen sich noch deutlicher bei Menschen verschiedener genetischer Herkünfte beobachten. So weicht auch die blasse Gesichtsfarbe eines kaukasischen Patienten von der eines asiatischen ab.

Die grundlegenden, vererbten Gesichtsfarben, welche sich aus genetischer Herkunft und Elemente-Typ ermitteln, werden „Hauptfarben" oder auch „dominante Farben" genannt. Das Werk „Goldener Spiegel der Medizin" (*Yi Zong Jin Jian*, 1742) besagt im Kapitel „Schlüssel zu den vier diagnostischen Methoden": *„Die Farben der fünf Yin-Organe manifestieren sich nach der auf den Fünf Elementen basierenden Körperform. Das ganze Leben lang verändern sich diese Farben nicht mehr. Man nennt diese Farben Hauptfarben oder dominante Farben."*[3]

Außerdem gibt es noch andere Faktoren, wie solche im Bezug auf Umwelt und Jahreszeit, die die Gesichtsfarbe beeinflussen. Umweltbedingungen und Lebensstil können die Gesichtsfarbe sogar stark beeinflussen: Die für die eine Person normale Gesichtsfarbe kann bei einer anderen krankhaft sein, sogar innerhalb derselben Volksgruppe und desselben Elemente-Typs. Dies sollte man bei der Diagnose berücksichtigen. Ein Beispiel: Die normale Gesichtsfarbe eines Bauern, der die meiste Zeit seines Lebens draußen verbringt, wird sich sicherlich von der eines Büroangestellten unterscheiden, da die „normale" Gesichtsfarbe des Bauern unweigerlich röter sein wird als die des Büroangestellten.

Im Kapitel 12 des *Su Wen* werden die Einflüsse der Umwelt auf die Gesichtsfarbe beschrieben:

„Im Osten hat das Qi aller Arten des Lebens in der Natur seinen Anfang. Diese Gegend befindet sich nahe dem Meer und Wasser, hier gibt es viele Fische und Salz. Im Osten lebende Menschen essen viel Fisch und bevorzugen salzige Speisen. Aus diesem Grund haben diese Menschen eine eher dunkle Gesichtsfarbe und lockere Strukturen zwischen Haut und Muskulatur. Im Süden wachsen alle Arten des Lebens in der Natur kräftig heran, und auch Yang gedeiht hier. Es ist niedrig gelegenes Terrain mit einer schlechten Wasser- und Bodenqualität. Häufig ist Nebel anzutreffen. Im Süden lebende Menschen bevorzugen saure und eingelegte, fermentierte Speisen. Daher haben sie häufig eine rote Gesichtsfarbe und dichte Strukturen zwischen Gesichtsfarbe und Muskulatur."[4]

Es ist offensichtlich, dass sich diese geografischen Angaben auf China beziehen und die diätetischen Angaben auf das alte China verweisen. Trotzdem hat das Prinzip vom Einfluss der Umwelt auf die Gesichtsfarbe noch heute Gültigkeit.

Hauptfarben

Die Hauptfarbe oder auch dominante Gesichtsfarbe wird bestimmt durch den Elemente-Typ, genetische Herkunft und Umwelteinflüsse.

3.1.2 Gastfarben

Die sogenannten Gastfarben erscheinen auf den Verbindungsleitbahnen von Gesicht und Gliedmaßen. Die Farben der Yin-Verbindungsleitbahnen folgen denen der Hauptleitbahnen. Das heißt, wenn sich die Hauptleitbahnen in einer roten Farbe äußern, so äußern sich auch die Yin-Verbindungsleitbahnen in einer roten Farbe. Die Yang-Verbindungsleitbahnen liegen den Yang-Oberflächen auf und können aufgrund ihrer oberflächlichen Lage durch Umwelteinflüsse noch schneller beeinflusst werden. Daher ist es möglich, dass die Haut infolge von jahreszeitlichen und klimatischen Gegebenheiten auf dem Niveau der Yang-Verbindungsleitbahnen eine bestimmte Farbe annimmt. Solch eine Farbe kann von der Situation abweichen, die wir aufgrund des Elemente-Typs oder der Pathologie des Patienten erwarten. Beispielsweise sollte ein Patient mit einer Herz-Pathologie (wie bei Hitze) eine rötliche Gesichtsfarbe aufweisen. Im Falle von einem vorherrschenden jahreszeitlich-klimatischen Einfluss (z. B. im Frühling) auf die Yang-Verbindungsleitbahnen kann die Gesichtsfarbe auch grünlich erscheinen. Dies bezeichnet man als „Gastfarbe". Um derartige Anomalien zu erklären, sollten wir diese Farbe erkennen können.

Hierzu Kapitel 57 des *Su Wen:*

„Der Gelbe Kaiser fragt: ‚Die Verbindungsleitbahnen liegen frei nach außen und manifestieren sich in fünf verschiedenen Farben: Grün, gelb, rot, weiß und schwarz. Wie ist dies begründet?' Qi Bo: ‚In den Hauptleitbahnen zeigen sich ihre reguläre Farben, in den Verbindungsleitbahnen hingegen ändern sich die Farben je nach den vier Jahreszeiten.' Der Gelbe Kaiser: ‚Was sind die normalen Farben der Hauptleitbahnen?' Qi Bo: ‚Rot steht für das Herz, weiß für die Lunge, grün für die Leber, gelb für die Milz und schwarz für die Niere.' Der Gelbe Kaiser: ‚Entsprechen die Farben der Yin- und Yang-Verbindungsleitbahnen den der ihnen zugehörigen Hauptleitbahnen?' Qi Bo: ‚Die Farben der Yin-Verbindungsleitbahnen entsprechen den der ihnen zugehörigen Hauptleitbahnen, dagegen verändern sich die Farben der Yang-Verbindungsleitbahnen im Verlauf der vier Jahreszeiten. Bei kaltem Wetter verlangsamt sich die Zirkulation von Qi und Blut, folglich tritt oft eine grüne oder schwarze Verfärbung auf. Bei warmem und heißem Wetter fließt das Qi frei und glatt, normalerweise ist hier eine gelbe oder rote Verfärbung zu sehen. Es handelt sich hier um normale Gegebenheiten, die auf eine normale, gesunde Verfassung des Körpers deuten.'"[5]

Diese Erwähnung der „normalen Farben der Hauptleitbahnen" bezieht sich auf die fünf hauptpathologischen Farben des Gesichts, die durch den Einfluss der maßgeblichen Yin-Leitbahnen dargestellt werden. Beispielsweise kann eine Pathologie der Hauptleitbahn des Herzens eine rötliche Gesichtsfarbe hervorbringen (dies ist natürlich aus Sicht der Fünf-Elemente-Theorie zu sehen, da zum Beispiel ein Herz-Blut-Mangel eher einen blassen als einen roten Teint zeigt).

Weiter steht im Zitat beschrieben, dass die Farben der Yin-Verbindungsleitbahnen im Einklang mit der vorherrschenden Gesichtsfarbe sind, während die Farben der Yang-Verbindungsleitbahnen unter dem Einfluss von Jahreszeit und Klima stehen. Eingedenk der Tatsache, dass die Gliedmaßen von den Yang-Verbindungsleitbahnen reich versorgt werden, muss man die Gesichtsfarbe der Gliedmaßen genauso aufmerksam wie die des Gesichts betrachten, um den jahreszeitlichen Einfluss dieser Leitbahnen korrekt abzuschätzen. Schließlich dauern derartige Gesichtsfarben nur vorübergehend an im Vergleich zu denen, die sich aus der genetischen Herkunft und dem Elemente-Typ ableiten. Sie sind also reversibel und werden „Gastfarben" genannt. Sie sind nicht pathologisch.

Daher ist es wichtig, derartige aus Umwelteinflüssen und Klima resultierende „Gastfarben" von tatsächlichen pathologischen Zuständen zu unterscheiden.

Gastfarben

Die Gastfarben stehen unter dem Einfluss von jahreszeitlichen und klimatischen Einflüssen.

3.1.3 Klinische Bedeutung von Gesichtsfarbe und Glanz

Die Betrachtung von Gesichtsfarbe und Glanz unterstützt uns bei der Beurteilung von Pathologie, Lokalisation, Beschaffenheit und Prognose einer Krankheit. Bei der Betrachtung sollten wir auf das klare Abgrenzen der verschiedenen Gesichtsfarben achten, also von Hauptfarben, Gastfarben und krankhaften Farben. Selbstverständlich sind Puls, Zunge, bestehende Symptome und schließlich der Elemente-Typ des Patienten notwendigerweise mit einzubeziehen.

Wenn zum Beispiel eine Person vom Holz-Typ eine leicht grünliche Gesichtsfarbe hat, so ist dies konform mit seinem zugrundeliegenden Typ. Weist sie im Verlauf eines Sommers eine rötliche Tönung auf (etwa ein eher oberflächliches Rot, das der sich darunter befindenden grünlichen Farbe aufliegt), so handelt es sich um eine „Gastfarbe", welche ebenfalls normal ist. Wenn sich jedoch bei dieser Person eine sehr rote und „tief sitzende" (siehe unten) Gesichtsfarbe zeigt, so deutet dies nicht auf eine „Gastfarbe" sondern auf eine Hitze-Pathologie.

3.2 Betrachtung verschiedener Aspekte der Gesichtsfarbe

Bei der Betrachtung sind die grundsätzlichen Aspekte der Gesichtsfarbe folgende:

- Oberflächliche oder tief sitzende Farbe
- Deutliche oder unklare Farbe
- Verstreute oder satte Farbe

- Dünne oder dicke Farbe
- Farbe mit oder ohne Glanz
- Passende oder widersprüchliche Farben
- Prognose gemäß der Farbe
- Veränderungen der Farbe während einer Krankheit
- Gesichtsfarben und Emotionen

3.2.1 Oberflächliche oder tief sitzende Gesichtsfarbe

Betrachtung

Die Unterscheidung zwischen oberflächlicher und tief sitzender Farbe beruht auf der „Tiefe" der Gesichtsfarbe. Man kann eine Farbe als „oberflächlich" bezeichnen (➤ Abb. 3.1), wenn sie sich eindeutig an der Oberfläche der Gesichtsfarbe befindet, hingegen als „tief sitzend", wenn sie unter der Oberfläche zu liegen scheint (➤ Abb. 3.2).

Kapitel 49 des *Ling Shu*: „*Die fünf Farben befinden sich in bestimmten Gesichtsteilen. Indem man oberflächliche oder tief sitzende Farben erkennt, ist es leichter, die Lokalisation der pathogenen Faktoren zu begreifen, ob sie nun seicht oder tief liegen.*"[6]

„Goldener Spiegel der Medizin" (*Yi Zong Jin Jian*, 1742) besagt im Kapitel „Schlüssel zu den vier diagnostischen Methoden": „*Eine tief sitzende Gesichtsfarbe ist relativ dunkel und deutet auf tief im Inneren sitzende Krankheiten. Erscheint die Gesichtsfarbe auch noch unklar und glanzlos, so deutet dies auf eine chronische und schwerwiegende Erkrankung. Eine oberflächliche Gesichtsfarbe erscheint leicht und weist auf ein Krankheitsgeschehen an der Oberfläche. Ist sie außerdem hell und glanzvoll, so deutet dies auf eine milde und frische Erkrankung.*"[7]

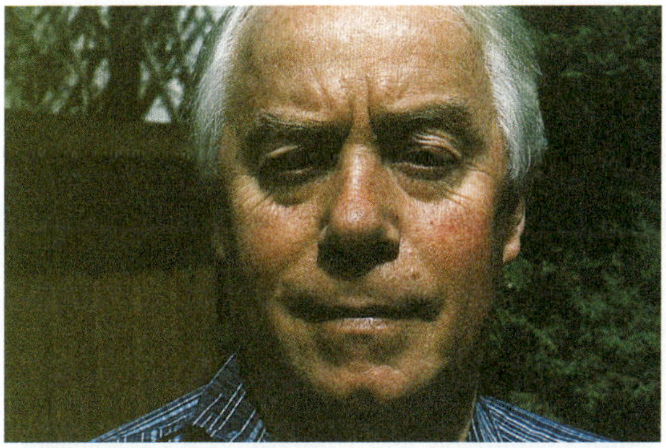

Abb. 3.1 Oberflächliche Farbe (Rot)

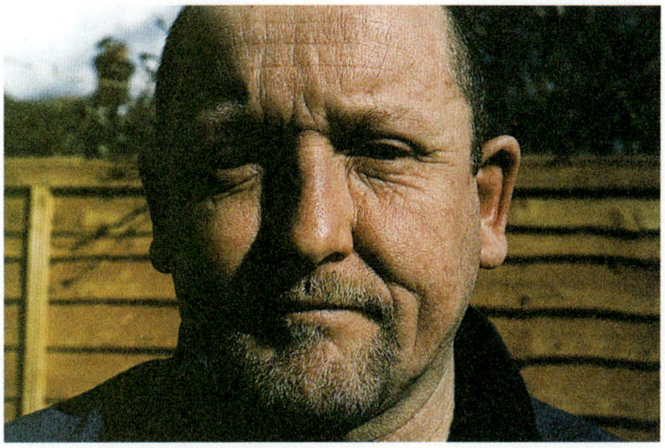

Abb. 3.2 Tief sitzende Farbe (Rot)

Das Kapitel „Grundriss der Zehn Methoden, um Qi zu erkennen" des *Wang Zhen Zun Jing* besagt hierzu:

„*Die oberflächliche Farbe zeigt sich auf der Gesichtsfarbe, während die tief sitzende sich unterhalb der Gesichtsfarbe versteckt. Die oberflächliche Gesichtsfarbe deutet auf äußere Erkrankungen, die tief sitzende deutet auf innere Erkrankungen. Wenn sich die Gesichtsfarbe zunächst oberflächlich und dann tiefer begibt, so spiegelt es die Bewegung der Erkrankung von außen nach innen wider. Wenn sich die Gesichtsfarbe von tief sitzend zu oberflächlich hin verändert, so zeigt dies die Bewegung der Erkrankung von innen nach außen an.*"[8]

Bedeutung für die Praxis

Wenn eine krankhafte Gesichtsfarbe als oberflächlich und leicht erscheint, so weist dies auf eine milde Erkrankung mit Lokalisation in der Oberfläche oder in den Yang-Organen. Hierbei stellt sich die Behandlung als einfach heraus und es besteht eine günstige Prognose. Wenn eine krankhafte Gesichtsfarbe als tief sitzend und dunkel erscheint, so handelt es sich um eine schwerwiegende Erkrankung, die tief im Inneren oder in den Yin-Organen sitzt. Dies ist ein eher schwieriger Fall und lässt sich nicht in einem kurzen Zeitraum behandeln.

Kapitel 15 des *Su Wen* hierzu:

„*Zeigen sich in den oberen, unteren, linken und rechten Bereichen des Gesichtes Veränderungen, sollte man alle Mühe aufwenden, um die Lokalisation und Prognose der Erkrankungen zu erkennen, auf die die jeweiligen Gesichtsfarben hindeuten. Eine krankhafte aber leichte Gesichtsfarbe lässt auf eine milde Erkrankung schließen. Solche Patienten können mit nährenden Suppen behandelt werden und erholen sich innerhalb von 10 Tagen. Sollte die krankhafte Gesichtsfarbe tief sitzend sein, so deutet dies auf eine schwerwiegende Erkrankung. Solche Patienten sollten mit Kräuterdekokten behandelt werden und erholen sich innerhalb von 21 Tagen. Sollte die krankhafte Gesichtsfarbe noch tiefer sitzen, so handelt es sich um eine schwere Erkrankung. Hier müssen Kräutertinkturen zur Regulierung des Flusses in den Leitbahnen eingesetzt werden. In 100 Tagen werden sie sich erholen. Sollte das Gesicht dunkel, hager, kraftlos und abgemagert erscheinen, so deutet dies auf eine Abwesenheit vom Geist. Keine Behandlung kann diese Erkrankung heilen, der Patient wird innerhalb von 100 Tagen sterben.*"[9]

Oberflächliche oder tief sitzende Gesichtsfarbe

- *Oberflächliche Gesichtsfarbe:* milde Erkrankung, außen, Yang
- *Tief sitzende Gesichtsfarbe:* schwerwiegender Zustand, innen, Yin

3.2.2 Deutliche oder unklare Gesichtsfarbe

Betrachtung

Die Unterscheidung zwischen einer deutlichen oder unklaren Farbe bezieht sich auf die „Qualität" der Gesichtsfarbe. Eine deutliche Farbe ist hell und klar und leicht erkennbar, während eine unklare Farbe dunkel, trübe und glanzlos ist und so erscheint, als ob sie innerhalb der Gesichtsfarbe „eingeschlossen" sei. Hier ist zu beachten, dass zwischen einer deutlichen und unklaren Gesichtsfarbe im Bezug auf jede pathologische Verfärbung unterschieden werden muss, und ferner, dass sowohl eine deutliche als auch eine unklare Farbe als nicht normal gelten. Zum Beispiel kann eine pathologische, trübe und gelbe Gesichtsfarbe entweder „deutlich" oder „unklar" sein (➤ Abb. 3.3, ➤ Abb. 3.4).

Das Kapitel „Grundriss der Zehn Methoden, um Qi zu erkennen" des *Wang Zhen Zun Jing* besagt hierzu:

„Die deutliche, helle Farbe erscheint offen gelegt, die dunkle, unklare hingegen düster. Die deutliche Farbe weist auf eine Yang-Erkrankung, die unklare weist auf eine Yin-Erkrankung. Der Wechsel von einer deutlichen zu einer unklaren Gesichtsfarbe bedeutet, dass sich die Erkrankung vom Yang- zum Yin-Typ verändert. Beim Wechsel von einer unklaren zu einer deutlichen Gesichtsfarbe heißt es hingegen, dass sich die Erkrankung vom Yin- zum Yang-Typ entwickelt."[10]

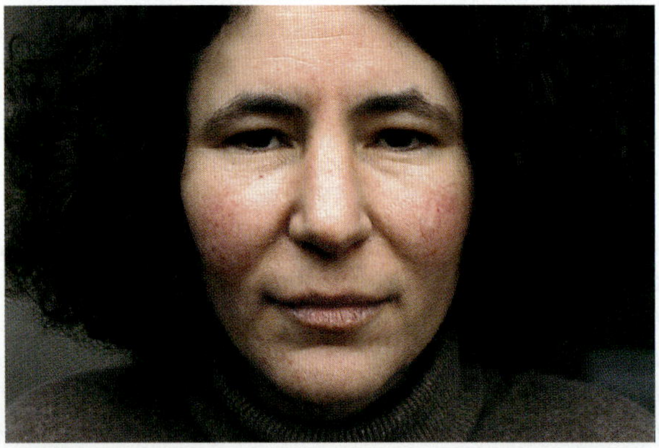

Abb. 3.3 Deutliche Farbe (Rot)

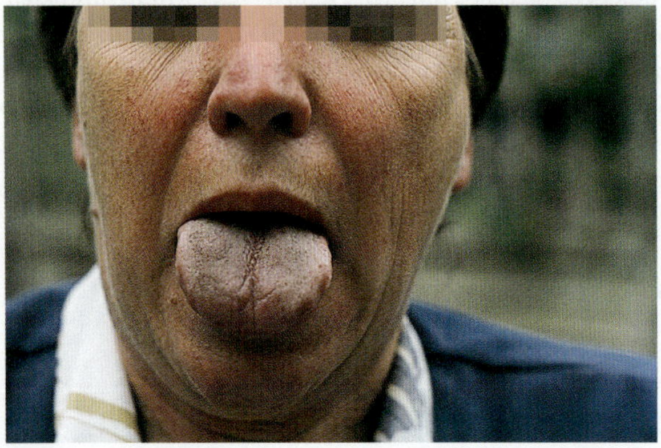

Abb. 3.4 Unklare Farbe (Rot)

Bedeutung für die Praxis

Eine pathologische Gesichtsfarbe, die deutlich und hell erscheint, deutet auf eine Erkrankung vom Yang-Typ, die Erkrankung liegt oberflächlich und das Aufrechte Qi ist noch nicht erschöpft. Eine pathologische Hautfarbe, die dunkel und unklar erscheint, deutet auf eine Erkrankung vom Yin-Typ, die Erkrankung liegt tief im Inneren, und es besteht ein Mangel an Aufrechtem Qi. Hier handelt es sich um eine schwere Erkrankung.

Sollte sich im Verlauf einer Erkrankung die Gesichtsfarbe von deutlich zu unklar verändern, so deutet dies darauf, dass die Erkrankung von den Yang-Organen zu den Yin-Organen fortschreitet, was als ein schlechtes Zeichen zu werten ist. Verläuft es von einer unklaren zu einer deutlichen Hautfarbe, so deutet dies auf einen Übergang von Yin- zu Yang-Organen, was als ein gutes Zeichen zu werten ist.

In der Praxis sollte man sich bei Patienten mit einer krankhaften und deutlichen Gesichtsfarbe auf das Ausleiten pathogener Faktoren konzentrieren. Bei Patienten mit einer krankhaften und unklaren Gesichtsfarbe sollte man sich ebenfalls auf das Ausleiten pathogener Faktoren konzentrieren, aber auch das Aufrechte Qi stärken.

Deutliche oder unklare Gesichtsfarbe

- *Deutliche Gesichtsfarbe:* Yang-Erkrankung, oberflächlich, Aufrechtes Qi nicht erschöpft
- *Unklare Gesichtsfarbe:* Yin-Erkrankung, tief, Aufrechtes Qi geschwächt

3.2.3 Verstreute oder satte Gesichtsfarbe

Betrachtung

Die Diskussion von Gesichtsfarben verlangt auch die Unterscheidung von verstreuten und satten Farben. Die verstreute Gesichtsfarbe ist dürftig verteilt und spärlich, während die satte Gesichtsfarbe konzentriert und zusammengeballt erscheint (➤ Abb. 3.5, ➤ Abb. 3.6).

Kapitel 49 des *Ling Shu* besagt: *„Die Betrachtung einer verstreuten oder satten Gesichtsfarbe lässt erkennen, ob die Erkrankung noch weit entfernt ist oder unmittelbar bevorsteht."*[11]

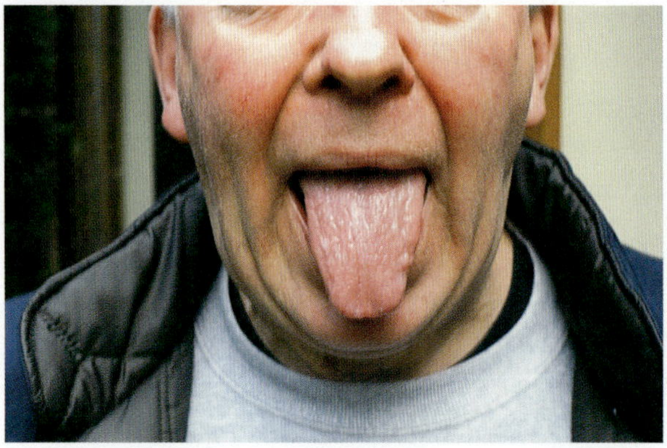

Abb. 3.5 Verstreute Farbe (Rot)

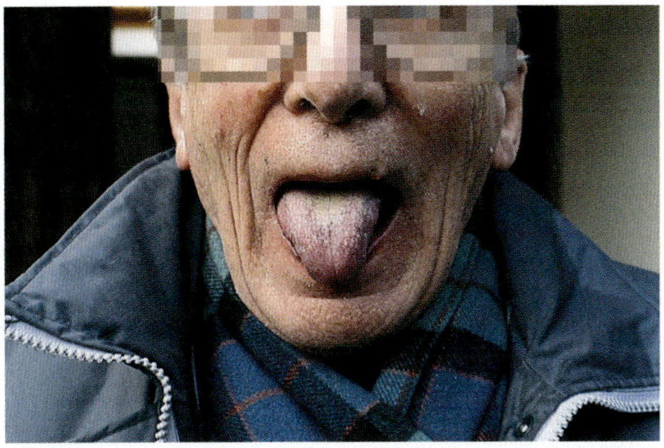

Abb. 3.6 Satte Farbe (Rot)

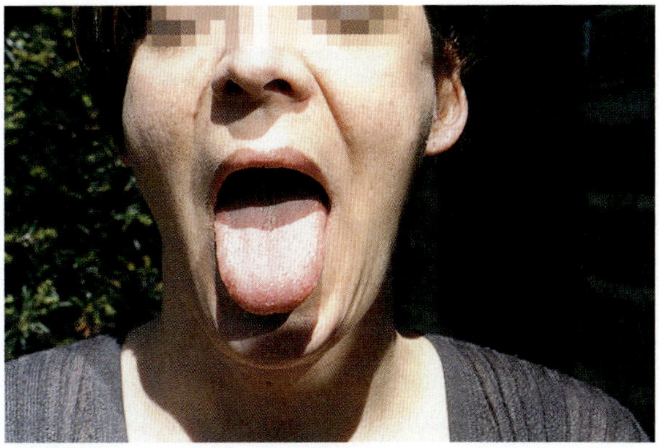

Abb. 3.7 Dünne Farbe (Gelb)

Das Kapitel „Grundriss der Zehn Methoden, um Qi zu erkennen" des *Wang Zhen Zun Jing* sieht die klinische Bedeutung der verstreuten und satten Gesichtsfarbe anders:

„Die verstreute Gesichtsfarbe ist dürftig verteilt und ‚offen'. Die satte Gesichtsfarbe ist dicht verteilt und ‚geschlossen' Eine verstreute Farbe deutet auf eine kurze Erkrankungsdauer und baldige Besserung. Eine satte Farbe deutet auf eine lange Erkrankungsdauer und allmähliche Verschlechterung. Wenn eine krankhafte Gesichtsfarbe zunächst satt ist und sich dann verstreut, so deutet dies auf eine Besserung, selbst wenn eine lange Erkrankungsdauer bestand. Wenn eine krankhafte Gesichtsfarbe zunächst verstreut ist und sich dann konzentriert und satt wird, so deutet dies auf eine Verschlechterung, selbst wenn nur eine kurze Erkrankungsdauer bestand."[12]

Bedeutung für die Praxis

Eine krankhafte, verstreute Gesichtsfarbe deutet auf eine kurze Erkrankungsdauer sowie einen milden Verlauf. Die Behandlung ist eher einfach, es besteht eine günstige Prognose. Eine krankhafte, satte Gesichtsfarbe hingegen deutet auf eine lange Erkrankungsdauer sowie einen schweren Verlauf. Aufgrund der Stärke der pathogenen Faktoren stellt sich die Behandlung als eher schwierig heraus und die Prognose ist vergleichsweise ungünstig.

Verstreute oder satte Gesichtsfarbe

- *Verstreute Gesichtsfarbe:* milder Verlauf, kurze Erkrankungsdauer, schwache pathogene Faktoren, gute Prognose
- *Satte Gesichtsfarbe:* schwerer Verlauf, lange Erkrankungsdauer, starke pathogene Faktoren, schlechte Prognose

3.2.4 Dünne oder dicke Gesichtsfarbe

Betrachtung

Die Unterscheidung von dünner und dicker Farbe beruht auf der „Dicke" der Gesichtsfarbe. Um diesen Unterschied besser zu verstehen, rufen wir uns das Erscheinungsbild von Anstrichfarbe ins

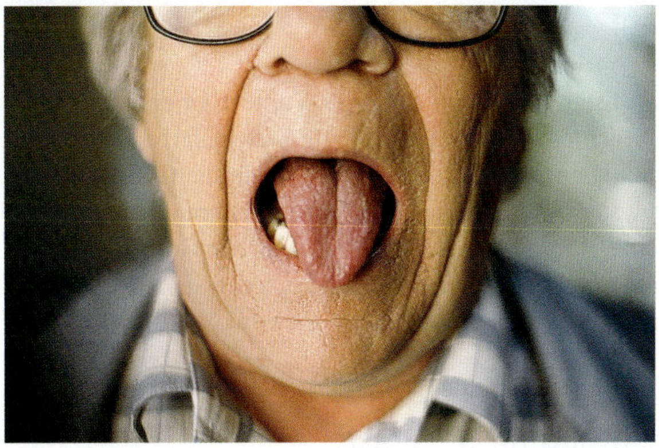

Abb. 3.8 Dicke Farbe (Gelb)

Gedächtnis: Die dünne Gesichtsfarbe entspricht einer einzelnen knappen Schicht Farbe, während die dicke Gesichtsfarbe mehreren Schichten von Farbe entspricht (➤ Abb. 3.7, ➤ Abb. 3.8).

Bedeutung für die Praxis

Eine dünne Gesichtsfarbe deutet auf einen Mangel, eine dicke Gesichtsfarbe auf eine Fülle, wenn also pathogene Faktoren vorhanden sind. Ändert sich die Gesichtsfarbe von dünn zu dick, so wandelt sich die Erkrankung von einem Mangel- zu einem Fülle-Syndrom. Ändert sie sich von dick zu dünn, so wandelt sich die Erkrankung von einem Fülle- zu einem Mangel-Syndrom.

Dünne oder dicke Gesichtsfarbe

- *Dünne Gesichtsfarbe:* Mangel
- *Dicke Gesichtsfarbe:* Fülle

3.2.5 Gesichtsfarbe mit oder ohne Glanz

Betrachtung

Eine glanzvolle Gesichtsfarbe erscheint hell, feucht, kraftvoll und strahlend, eine glanzlose Gesichtsfarbe hingegen wirkt dunkel,

Tab. 3.1 Zusammenfassung: Typen von Gesichtsfarben

	Aussehen	Bedeutung
Oberflächlich	Eindeutig an der Oberfläche der Gesichtsfarbe zu erkennen	Milde Erkrankung, außen, Yang
Tief sitzend	Scheint unter der Oberfläche zu liegen	Schwerwiegender Zustand, innen, Yin
Deutlich	Hell und klar, leicht erkennbar	Yang-Erkrankung, oberflächlich, Aufrechtes Qi nicht erschöpft
Unklar	Dunkel, trübe, glanzlos, wie „eingeschlossen" innerhalb der Gesichtsfarbe	Yin-Erkrankung, tief, Aufrechtes Qi geschwächt
Verstreut	Dürftig verteilt und spärlich	Milde Erkrankung, kurze Erkrankungsdauer, schwache pathogene Faktoren, gute Prognose
Satt	Konzentriert und zusammengeballt	Schwere Erkrankung, lange Erkrankungsdauer, starke pathogene Faktoren, schlechte Prognose
Mit Glanz	Hell, feucht, kraftvoll und strahlend	Geist unbeeinträchtigt, nicht so starke pathogene Faktoren, milde Erkrankung, relativ leicht zu therapieren, günstige Prognose
Ohne Glanz	Dunkel, matt, düster und „verwelkt"	Geist geschwächt, relativ starke pathogene Faktoren, Aufrechtes Qi ist sehr geschwächt, schwere Erkrankung, relativ schwierige Therapie, ungünstige Prognose

matt, düster und „verwelkt". Im Kontext einer Pathologie sollte man beachten, dass eine krankhafte Gesichtsfarbe sowohl glanzvoll als auch glanzlos erscheinen kann. Wenn die Gesichtsfarbe Glanz besitzt, so schließt dies selbst im Falle einer krankhaften Verfärbung auf eine gute Prognose. Die Helligkeit der Gesichtsfarbe ist eine Manifestation des Geistes, während sich der Glanz von der Nährung durch Essenz und Blut herleitet.

Bedeutung für die Praxis

Eine krankhafte aber glanzvolle Gesichtsfarbe weist darauf hin, dass der Geist nicht in Mitleidenschaft gezogen ist. Außerdem sind die pathogenen Faktoren eher schwach, die Erkrankung verläuft mild, ist leicht zu behandeln und es besteht eine gute Prognose. Im Gegensatz hierzu besagt eine krankhafte und glanzlose Gesichtsfarbe, dass der Geist beeinträchtigt ist. Die pathogenen Faktoren sind eher stark und das Aufrechte Qi ist sehr schwach. Hierbei handelt es sich um eine schwerwiegende Erkrankung, die Behandlung gestaltet sich schwierig und es besteht eine ungünstige Prognose.

In Kapitel 49 des *Ling Shu* steht: *„Die Betrachtung des Glanzes oder des Fehlens von Glanz der Gesichtsfarbe lässt eine Einschätzung von günstiger und ungünstiger Prognose zu."*[13]

Wenn eine krankhafte Gesichtsfarbe Glanz erhält, so deutet dies auf eine Besserung. In diesem Fall kehrt das Aufrechte Qi zurück, der Geist erholt sich und es besteht eine günstige Prognose. Umgekehrt weist uns das Weichen von Glanz darauf hin, dass der Geist beeinträchtigt ist, die Erkrankung sich verschlechtert, und dass das Aufrechte Qi schwächer wird. Dann besteht eine ungünstige Prognose.

Glanzvolle oder glanzlose Gesichtsfarbe

- *Glanzvolle Gesichtsfarbe:* Geist unbeeinträchtigt, eher schwache pathogene Faktoren, milder Krankheitsverlauf, günstige Prognose
- *Glanzlose Gesichtsfarbe:* Geist geschwächt, starke pathogene Faktoren, schwerwiegender Krankheitsverlauf, ungünstige Prognose

3.2.6 Passende oder widersprüchliche Gesichtsfarben

Betrachtung

Die Unterscheidung von passender und widersprüchlicher Gesichtsfarbe beruht auf zwei unterschiedlichen Aspekten: Erstens, ob die Gesichtsfarbe mit der vorherrschenden Disharmonie übereinstimmt. Zweitens, ob die Gesichtsfarbe mit der vorherrschenden Disharmonie nach den Fünf Elementen, insbesondere nach den Sequenzen der Hervorbringung und Überwindung, übereinstimmt (➤ Tab. 3.1).

Passende oder widersprüchliche Farbe nach Krankheitssyndrom

Der erste Aspekt sagt aus, dass eine „passende" Gesichtsfarbe der Erkrankung des Patienten entspricht, zum Beispiel wenn der Patient ein Hitze-Syndrom mit einer roten Gesichtsfarbe aufweist. Eine „widersprüchliche" Farbe stimmt mit dem vorherrschenden Syndrom des Patienten nicht überein, das heißt, dass beispielsweise bei einem eindeutigen Hitze-Syndrom der Patient eine blasse Gesichtsfarbe aufweist. Für diesen gegensätzlichen Zustand zwischen der im Vordergrund stehenden Disharmonie und der Gesichtsfarbe gibt es einige verschiedene Erklärungen:

- Die Gesichtsfarbe kann der vordergründigen Disharmonie widersprechen, weil der Patient an verschiedenen Syndromen leidet, und die Gesichtsfarbe gibt nur eine davon wider. Beispielsweise wäre es für einen an Milz-Qi-Mangel leidenden Patienten mit einem trüben, blass-gelben Teint nicht ungewöhnlich, auch an einem Herz-Feuer-Syndrom zu leiden.
- Die Gesichtsfarbe steht unter dem Einfluss der jeweiligen Jahreszeit. Daher kann eine Person eine rötliche Gesichtsfarbe aufweisen und dennoch an chronischem Milz-Qi-Mangel leiden.
- Die Gesichtsfarbe ist ein starker Indikator des Zustands von Geist und Seele, daher kann sie dem vorherrschenden Syndrom bisweilen widersprechen. Hat sich bei einer Person, die an Leber-Feuer leidet, dieses Syndrom aus angehäuftem stagnieren-

dem Qi entwickelt, das sich wiederum selbst von tief liegenden emotionalen Zerrüttungen wie Schock und Schuldzuweisungen herleitet, so zeigt sich eher eine blass-bläuliche oder grünliche Farbe als eine rote. In solchen Fällen spiegelt die Gesichtsfarbe normalerweise den eher verborgenen, zugrunde liegenden Grund der Disharmonie wider.
- In seltenen Fällen kann sich eine „falsche“ Gesichtsfarbe entwickeln: Diese unterliegt einer völligen Trennung von Yin und Yang. Der Patient erleidet Symptome von „falschem Yang“ (rotes Gesicht, sehr kalte Gliedmaßen und ein langsamer Puls) und „falschem Yin“ (sehr blasses Gesicht, Hitzegefühl und rote Zunge).

Passende oder widersprüchliche Farbe nach den Fünf Elementen

Gemäß dem zweiten Aspekt kann die Natur einer passenden oder widersprüchlichen Gesichtsfarbe auch auf der Basis der Fünf Elemente beurteilt werden. Es lassen sich hier vier verschiedene Situationen unterscheiden, bei denen die Gesichtsfarbe nicht dem Syndrom des vorherrschenden Elements entspricht. Die folgenden Beispiele aus der Praxis seien hier erwähnt, um diese vier möglichen Situationen zu erläutern:

Wenn ein Patient an einem Leber-Syndrom leidet, sein Teint aber die Farbe des Mutterelements (in diesem Fall: Wasser) aufweist, so nennt man dies eine „passende Farbe“. Sollte der Teint die Farbe des Sohnelements (also Feuer) aufweisen, so nennt man dies eine „leicht widersprüchliche Farbe“ (in chinesischen Fachbüchern wird dies als „Widerspruch innerhalb Übereinstimmung“ bezeichnet). Sollte der Teint die Farbe des Elements aufweisen, das überwunden wird (also Erde), so nennt man dies eine „widersprüchliche Farbe“ (in chinesischen Fachbüchern wird dies als „Übereinstimmung innerhalb Widerspruch“ bezeichnet). Wenn der Teint die Farbe des Elements zeigt, das jenes des vorherrschenden Syndroms überwindet (also Metall), so nennt man dies eine „stark widersprüchliche Farbe“ (➤ Tab. 3.2). Der letztere Fall (die Gesichtsfarbe ist Manifestation des Elements, das das Element des vorherrschenden Syndroms überwindet) gilt als der schwerwiegendste. Ein Beispiel: Ein Patient leidet an einem schweren Milz-Qi-Mangel (Erde), hat jedoch eine grüne Gesichtsfarbe (Holz). Dies ist ein schlimmes Zeichen und bedeutet, dass die Erkrankung schwerer zu behandeln ist.

In den folgenden fünf Abbildungen(➤ Abb. 3.9, ➤ Abb. 3.10, ➤ Abb. 3.11, ➤ Abb. 3.12, ➤ Abb. 3.13) werden die passenden und widersprüchlichen Gesichtsfarben für die jeweiligen Syndrome der Fünf Elemente grafisch dargestellt.

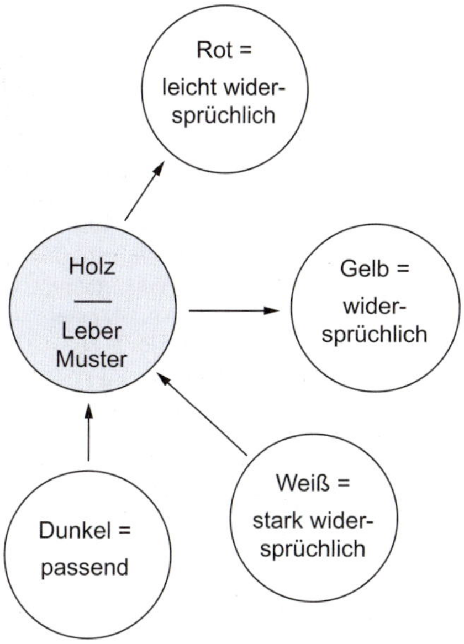

Abb. 3.9 Passende und widersprüchliche Gesichtsfarben bei Leber-Syndromen

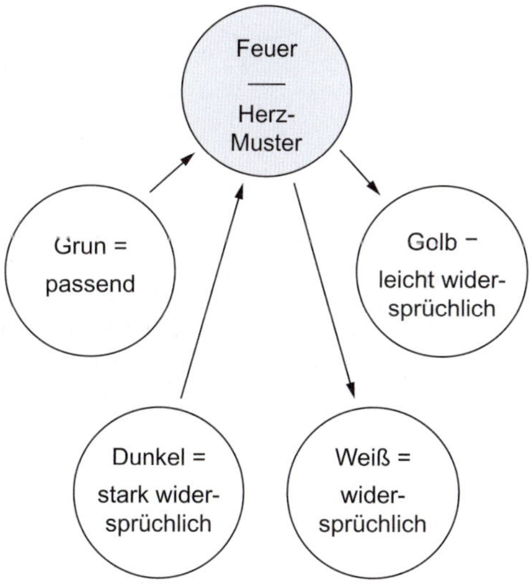

Abb. 3.10 Passende und widersprüchliche Gesichtsfarben bei Herz-Syndromen

Tab. 3.2 Passende und widersprüchliche Gesichtsfarben nach den Fünf Elementen

Erkranktes Element	Gesichtsfarbe				
	Grün	Rot	Gelb	Weiß	Dunkel
Holz	–	Leicht widersprüchlich	Widersprüchlich	Stark widersprüchlich	Passend
Feuer	Passend	–	Leicht widersprüchlich	Widersprüchlich	Stark widersprüchlich
Erde	Stark widersprüchlich	Passend	–	Leicht widersprüchlich	Widersprüchlich
Metall	Widersprüchlich	Stark widersprüchlich	Passend	–	Leicht widersprüchlich
Wasser	Leicht widersprüchlich	Widersprüchlich	Stark widersprüchlich	Passend	–

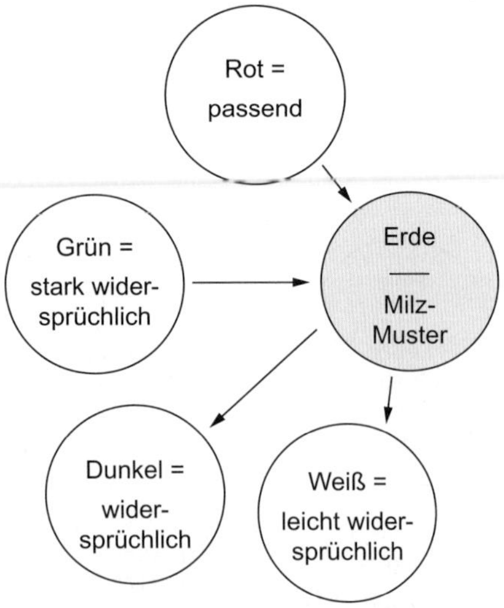

Abb. 3.11 Passende und widersprüchliche Gesichtsfarben bei Milz-Syndromen

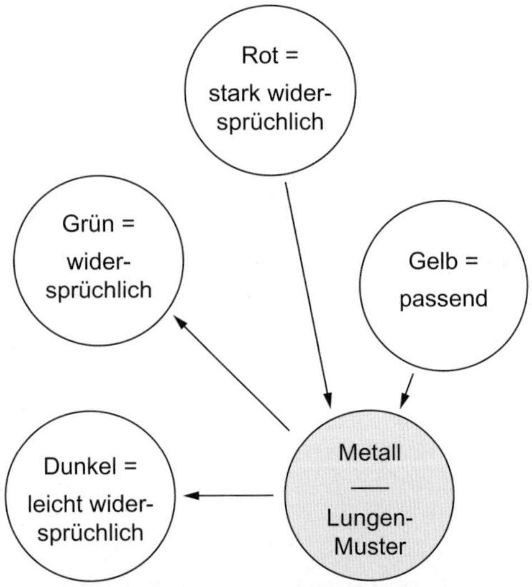

Abb. 3.12 Passende und widersprüchliche Gesichtsfarben bei Lungen-Syndromen

Bedeutung für die Praxis

Egal, ob die Gesichtsfarbe nun nach dem Syndrom oder den Fünf Elementen differenziert wird, hilft uns eine passende oder widersprüchliche Farbe bei der Beurteilung der Schwere einer Erkrankung und der Stärke von Aufrechtem Qi und pathogenen Faktoren, was somit Schlüsse auf die Prognose zulässt. Wenn die Gesichtsfarbe mit der Beschaffenheit der Erkrankung übereinstimmt, so deutet dies auf eine leichte Erkrankung und eher schwache pathogene Faktoren. Zudem befindet sich das Aufrechte Qi in relativ gutem Zustand, die Behandlung ist eher einfach und es besteht eine günstige Prognose. Wenn die Gesichtsfarbe der Beschaffenheit der Erkrankung widerspricht, so deutet dies auf eine schwere Erkrankung,

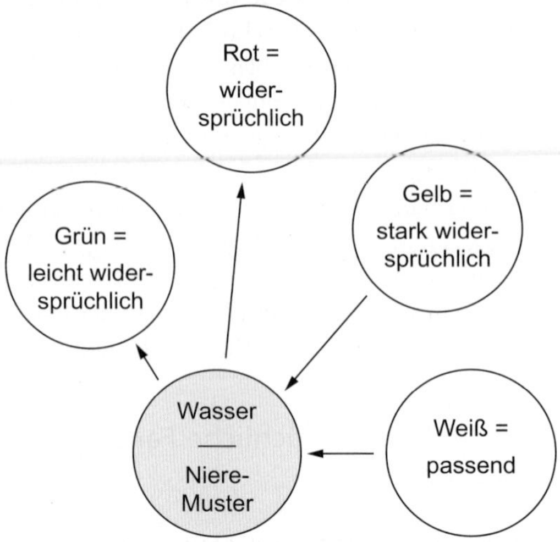

Abb. 3.13 Passende und widersprüchliche Gesichtsfarben bei Nieren-Syndromen

starke pathogene Faktoren und ein schwaches Aufrechtes Qi. Die Behandlung ist schwierig bei gleichzeitig ungünstiger Prognose.

Bei der Diagnose nach Farben stellt das Vorhandensein einer passenden oder widersprüchlichen Gesichtsfarbe nach den Fünf Elementen natürlich nur einen Teilaspekt dar. Es müssen alle anderen Faktoren berücksichtigt werden, wobei das Vorhandensein von Glanz bezüglich der Gesichtsfarbe hierbei am wichtigsten ist. Mit anderen Worten: Sollte die Gesichtsfarbe dunkel, trüb und glanzlos erscheinen, so deutet dies trotz passender Gesichtsfarbe auf eine ungünstige Prognose. Umgekehrt weist eine glanzvolle Gesichtsfarbe trotz widersprüchlicher Farbe auf eine günstige Prognose.

3.2.7 Prognose gemäß der Gesichtsfarbe

Betrachtung

Zur Beurteilung der Prognose anhand der Gesichtsfarbe gibt es vier Wege: Erstens stellt man das Vorhandensein oder Fehlen von Glanz fest, zweitens achtet man auf die „Dicke" der Gesichtsfarbe, drittens untersucht man die „passende" oder „rebellierende" Beschaffenheit der Gesichtsfarbe, je nachdem wie sie sich zwischen verschiedenen Teilen des Gesichts bewegt. Schließlich prüft man, ob die Gesichtsfarbe zur Jahreszeit passt oder davon abweicht.

1. Vorhandensein oder Fehlen von Glanz
2. Dicke oder dünne Farbe
3. Passende oder rebellierende Farbe je nach Gesichtsareal
4. Zur Jahreszeit passende oder davon abweichende Farbe

1. Vorhandensein oder Fehlen von Glanz

Eine pathologische Gesichtsfarbe, die hell, glanzvoll und in sich geschlossen erscheint, lässt auf eine günstige Prognose schließen. Wenn sie aber dunkel, glanzlos und vollkommen aufgedeckt erscheint, so deutet dies auf eine ungünstige Prognose.

Shi Pa Nan beschreibt in „Ursprung der Medizin" (1861): *„Das Shen der Gesichtsfarbe besteht aus Glanz und Substanz. Glanz heißt, dass die Gesichtsfarbe von außen klar und hell erscheint. Substanz heißt, dass die Gesichtsfarbe im Inneren feucht und glanzvoll ist."*[14] Derartige Eigenschaften der Gesichtsfarbe, selbst wenn die Farbe pathologisch ist, weisen auf einen stabilen und unbeeinträchtigten Zustand von Herz-Geist und Geist und damit auf eine günstige Prognose.

Kapitel 10 im *Su Wen* unterscheidet günstige und ungünstige Prognosen durch Betrachtung der fünf wichtigsten pathologischen Farben. Diese Farben stehen im Vergleich zu verschiedenen Alltagsgegenständen im alten China (einige dieser Gegenstände sind in der abendländischen Kultur eher unbekannt). Die Farben sind wie folgt:[15]

Pathologische Farbe	Günstige Prognose	Ungünstige Prognose
Grün	Feder eines Eisvogels	Totes Gras
Rot	Hahnenkamm	Stagniertes Blut
Gelb	Der Bauch eines Krebses	Bitterorange
Weiß	Schweinefett	Toter Knochen
Dunkel	Krähenfedern	Asche von Kohle

Dasselbe Kapitel beschreibt auch die fünf gesunden Gesichtsfarben, wiederum im Vergleich zu verschiedenen Alltagsgegenständen:[16]

Organ	Gesunde Gesichtsfarbe
Leber	Dünnes Stück weißer Seide, das dunkelvioletter Seide aufliegt
Herz	Dünnes Stück weißer Seide, das zinnoberroter Seide aufliegt
Milz	Dünnes Stück weißer Seide, das einer Schlangenkürbisfrucht (Gua Lou, Fr. Trichosanthis) aufliegt
Lunge	Dünnes Stück weißer Seide, das rosafarbener Seide aufliegt
Niere	Dünnes Stück weißer Seide, das violetter Seide aufliegt

Interessanterweise sind laut *Su Wen* die gesunden Gesichtsfarben von einer dünnen Schicht weißer Seide bedeckt, was auf ihre gedämpfte und zarte Beschaffenheit deutet. Es ist ebenfalls aufschlussreich, dass pathologische Gesichtsfarben verborgen liegen, und sich erst zeigen, sobald die „dünne Schicht Seide" entfernt wird.

Kapitel 17 des *Su Wen* beschreibt das Aussehen von pathologischen Farben mit oder ohne Glanz etwas anders:

„Eine rote Gesichtsfarbe sollte wie Zinnober erscheinen, das weiß überdeckt ist, aber nicht Ocker. Eine weiße Gesichtsfarbe sollte wie Gänsefedern erscheinen, nicht wie Salz. Eine blaue Gesichtsfarbe sollte wie befeuchtete gräuliche Jade erscheinen, nicht wie Indigo. Eine gelbe Gesichtsfarbe sollte wie mit Flor bedeckter Rubinschwefel (Realgar) erscheinen, nicht wie Löß [Löß aus dem Becken des Gelben Flusses in Nordchina]. Eine dunkle Gesichtsfarbe sollte wie dunkler Lack erscheinen, nicht wie gräuliche Holzkohle."[17]

In „Geheime Aufzeichnungen des Steinernen Zimmers" (1687) behauptet Dr. Chen Shi Duo sogar: *„Wenn die Gesichtsfarbe zwar dunkel ist, aber Shen hat, so wird die Person trotz schwerer Erkrankung überleben. Wenn die Gesichtsfarbe hell ist, aber kein Shen hat, so wird die Person, selbst ohne erkrankt zu sein, sterben."*[18]

Eine helle, glanzvolle und in sich geschlossene Gesichtsfarbe deutet trotz eines pathologischen Zustandes auf kräftige innere Organe und eher schwache pathogene Faktoren, ferner auf ein relativ intaktes Magen-Qi, einen leichten Krankheitsverlauf und eine günstige Prognose. Sollte die Gesichtsfarbe dunkel, glanzlos und vollkommen aufgedeckt erscheinen, so deutet dies auf geschwächte innere Organe, starke pathogene Faktoren, auf ein erschöpftes Magen-Qi, eine schwerwiegende Erkrankung und schließlich eine ungünstige Prognose.

2. Dicke oder dünne Farbe

Die „Dicke" der Gesichtsfarbe steht in direktem Zusammenhang mit der Stärke der Erkrankung. Eine dünne und oberflächliche Farbe deutet entweder auf eine äußere Erkrankung oder einen schwachen pathogenen Faktor. Eine dicke und tief liegende Gesichtsfarbe weist auf eine innere Erkrankung und einen starken pathogenen Faktor. Ein Wechsel von dicker zu dünner Gesichtsfarbe deutet darauf, dass die pathogenen Faktoren schwächer werden und die Krankheit zurückweicht. Umgekehrt zeigt ein Wechsel von dünner zu dicker Gesichtsfarbe an, dass die pathogenen Faktoren stärker werden und die Krankheit voranschreitet.

3. Passende oder rebellierende Farbe nach Gesichtsteil

Die passende oder rebellierende Beschaffenheit der Gesichtsfarbe muss in Zusammenhang mit jeglicher Bewegung von einem zum anderen Teil des Gesichts gesehen werden.

Die Bewegung einer pathologischen Gesichtsfarbe vom oberen zum unteren Teil des Gesichts deutet auf eine Verbesserung des Krankheitszustandes; man nennt dies eine „passende" Bewegung. Die Bewegung einer pathologischen Gesichtsfarbe vom unteren zum oberen Teil des Gesichts hingegen deutet auf eine Verschlechterung des Krankheitszustandes und wird als „rebellierende" Bewegung bezeichnet.

In Kapitel 15 des *Su Wen* wird zudem zwischen passender und rebellierender Bewegung der Gesichtsfarbe (und damit auch die Prognose) in Bezug auf die linke und rechte Gesichtsseite sowie bezüglich Geschlecht unterschieden:
„Bei Frauen bedeutet [eine Farbe] auf der rechten Seite eine rebellierende [Farbe], während sie auf der linken Seite passend ist. Bei Männern bedeutet [eine Farbe] auf der linken Seite eine rebellierende [Farbe], während sie auf der rechten Seite passend ist".[19] In diesem Zitat wird die Prognose mit der Lokalisation in Bezug gesetzt, je nachdem wo sich bei Männern und Frauen eine pathologische Farbe auf der rechten und linken Gesichtsseite manifestiert. Bei-

spielsweise ist eine übermäßig rote Gesichtsfarbe bei Frauen immer pathologisch, egal, ob auf der rechten oder linken Gesichtshälfte. Sollte sie sich jedoch auf der rechten Wange offenbaren, so ist dies schlimmer. Dasselbe gilt umgekehrt für Männer.

4. Zur Jahreszeit passende oder davon abweichende Farbe

Die Gesichtsfarbe sollte aufmerksam im Hinblick auf jahreszeitliche Einflüsse untersucht werden. Wenn die klimatischen Einflüsse einer Jahreszeit die pathologischen Einflüsse der fünf Yin-Organe übertrifft, weist dies auf eine günstige Prognose. Wenn der pathologische Einfluss der fünf Yin-Organe die klimatischen Einflüsse einer Jahreszeit (das „Gast-Qi") übertrifft, weist dies auf eine ungünstige Prognose.

„Goldener Spiegel der Medizin" (*Yi Zong Jin Jian*, 1742) besagt im Kapitel „Schlüssel zu den vier diagnostischen Methoden":

„Das Qi der fünf Yin-Organe offenbart sich durch die fünf verschiedenen [physiologischen] Farben, im Einklang mit den fünf verschiedenen Körperformen. Diese Farben ändern sich nie, sie heißen Hauptfarben. Die unter dem Einfluss der klimatischen Faktoren der vier Jahreszeiten stehenden Farben ändern sich dementsprechend und sind nicht immer gleich. Man nennt sie Gastfarben. Das Klima im Frühling entspricht der Leber, und die Gesichtsfarbe ist eher grün. Das Klima im Sommer entspricht dem Herz, und die Gesichtsfarbe ist eher rot. Das Klima im Herbst entspricht der Lunge, und die Gesichtsfarbe ist eher weiß. Das Klima im Winter entspricht der Niere, und die Gesichtsfarbe ist eher dunkel. Das Klima im Spätsommer entspricht der Milz, und die Gesichtsfarbe ist eher gelb. Diese Farben sind bei normalen klimatischen Veränderungen innerhalb der Jahreszeiten sichtbar. Die Hauptfarben sind [physiologischer] Ausdruck der fünf Yin-Organe, die Gastfarben jedoch werden von den klimatischen Veränderungen der Jahreszeiten hervorgerufen. Daher besteht [beim Betrachten der] Gesichtsfarbe, wenn der jahreszeitliche klimatische Einfluss den der fünf Yin-Organe übertrifft, eine günstige Prognose. Aus diesem Grund hält man es für ein Zeichen von günstiger Prognose, wenn die Gastfarbe an Stelle der Hauptfarben auftritt. Wenn der Einfluss der fünf Yin-Organe den der jahreszeitlichen und klimatischen Faktoren übertrifft, so besteht eine ungünstige Prognose. Aus diesem Grund hält man es für ein Zeichen von ungünstiger Prognose, wenn die Hauptfarben an Stelle der Gastfarben auftreten. Dieses sogenannte Austauschen der Farben findet sich in den folgenden Situationen: Die Gesichtsfarbe sollte [im Frühling] grün erscheinen, sie ist aber weiß; die Gesichtsfarbe sollte [im Sommer] rot erscheinen, sie ist aber schwarz; die Gesichtsfarbe sollte [im Herbst] weiß erscheinen, sie ist aber rot; die Gesichtsfarbe sollte [im Winter] schwarz erscheinen, sie ist aber gelb; die Gesichtsfarbe sollte [im Spätsommer] gelb erscheinen, sie ist aber grün."[20]

Aus der Lektüre des obigen Zitats wird folgendes ersichtlich: Eine pathologische Hauptfarbe stellt eine ungünstige Prognose dar, wenn sie sich in der „falschen" Jahreszeit manifestiert, und besonders dann, wenn sie Teil des Elements ist, das das zu der betroffenen Jahreszeit gehörende Element überwindet. Sollte man zum Beispiel in der Frühlingszeit eine gelbe (anstelle einer grünen) Gesichtsfarbe haben, so besteht eine ungünstige Prognose, welche aber im Falle einer weißen Gesichtsfarbe noch ungünstiger wäre (da Holz von Metall überwunden wird).

Faktoren, die bei der Gesichtsfarbe die Prognose beeinflussen

- Vorhandensein oder Abwesenheit von Glanz
- Dünne oder dicke Farbe
- Passende oder rebellierende Farbe nach Gesichtsteil
- Passende oder abweichende Farbe nach Jahreszeit

Kapitel 10 des Su Wen (Gesichtsfarbe)

Gesichtsfarbe, die auf eine ungünstige Prognose hinweist:

- Blau wie totes Gras
- Gelb wie die Samen der Bitterorange
- Schwarz wie pechhaltige Kohlenasche
- Rot wie stagniertes Blut
- Weiß wie trockene Knochen

Gesichtsfarbe, die auf eine günstige Prognose hinweist:

- Blau wie die Federn eines Eisvogels
- Rot wie ein Hahnenkamm
- Gelb wie der Bauch eines Krebses
- Weiß wie Schweinefette
- Schwarz wie die Federn einer Krähe

Organ-Gesichtsfarben, die für eine günstige Prognose stehen: Wenn das Herz gesund ist, ist die Gesichtsfarbe wie Zinnober, der in dünne, weiße Seide eingehüllt ist; wenn die Lunge gesund ist, ist die Gesichtsfarbe wie rosafarbene Seide, die in dünne, weiße Seide eingehüllt ist; wenn die Leber gesund ist, ist die Gesichtsfarbe wie azurfarbene Seide, die in dünne, weiße Seide eingehüllt ist; wenn die Milz gesund ist, ist die Gesichtsfarbe wie die Samen der Schlangenkürbisfrucht (Gua Lou, Fr. Trichosanthis), die in dünne, weiße Seide eingehüllt sind; wenn die Niere gesund ist, ist die Gesichtsfarbe wie violette Seide, die in dünne, weiße Seide eingehüllt ist.[21]

3.2.8 Veränderung der Gesichtsfarbe während einer Krankheit

Betrachtung

Bei der Betrachtung der Gesichtsfarbe sollte man zusätzlich zu den oben genannten Aspekten (das heißt, wie es um die krankhafte Gesichtsfarbe nun steht: oberflächlich oder tief sitzend, deutlich oder unklar, glanzvoll oder glanzlos, verstreut oder satt, passend oder widersprüchlich) aufmerksam auf Veränderungen der Farben im Verlauf einer chronischen Krankheit achten.

Kapitel 49 des *Ling Shu* besagt: *„Wenn die Gesichtsfarbe in sich geschlossen und leicht hell erscheint, so deutet dies auf eine leichte Erkrankung. Wenn die Gesichtsfarbe dunkel und glanzlos erscheint, so deutet dies auf eine schwerwiegende Erkrankung. Sollte die krankhafte Farbe [innerhalb des Gesichts] nach oben wandern, so ist dies Zeichen einer Verschlechterung. Sollte die krankhafte Farbe [innerhalb des Gesichts] nach unten wandern, wie sich zerstreuende schwarze Wolken, so ist dies Zeichen einer allmählichen Linderung."*[22]

Bedeutung für die Praxis

Die innerhalb des Verlaufs einer Krankheit auftretenden Veränderungen in der Gesichtsfarbe spiegeln die relative Stärke von pathogenen Faktoren und Aufrechtem Qi wider. Veränderungen in der Gesichtsfarbe, die auf eine Verschlechterung weisen: Von passend zu widersprüchlich, von dünn zu dick, von oberflächlich zu tief sitzend, von deutlich zu unklar, von verstreut zu satt und von glanzvoll zu glanzlos.

Dies sind Hinweise darauf, dass die Krankheit sich von außen nach innen bewegt, dass die pathogenen Faktoren stärker werden und das Aufrechte Qi schwächer wird. Die Krankheit wird schwerer, und die Behandlung hat keinen Effekt. Veränderungen in der Gesichtsfarbe, die auf eine Verbesserung weisen: Von widersprüchlich zu passend, von dick zu dünn, von tief sitzend zu oberflächlich, von unklar zu deutlich, von satt zu verstreut und von glanzlos zu glanzvoll. Dies sind Hinweise darauf, dass die Krankheit sich von innen nach außen bewegt, dass die Wirkung der pathogenen Faktoren nachlassen und das Aufrechte Qi stärker wird. Die Krankheit lichtet sich und die Behandlung zeigt Wirkung.

Kapitel 15 des *Su Wen* (Gesichtsfarbe, Veränderungen im Verlauf einer Erkrankung und Prognose):

„Erkrankungen mit oberflächlicher Gesichtsfarbe sollten mit Tang Ye [einem Brei aus fünf Getreidesorten] behandelt werden; sie können innerhalb von zehn Tagen geheilt werden. Erkrankungen mit tief sitzender Gesichtsfarbe sollten mit Kräutern behandelt werden; sie können innerhalb von 21 Tagen geheilt werden. Erkrankungen mit sehr tief sitzender Gesichtsfarbe sollten mit Lao Jiu [dickflüssiger Wein aus fünf Getreidesorten] behandelt werden; sie können innerhalb von 100 Tagen geheilt werden. Erkrankungen, bei denen der Patient ein hageres, knöchernes Gesicht aufweist, führen innerhalb von 100 Tagen zum Tode. Die Veränderungen der Gesichtsfarbe in den oberen, unteren, linken und rechten Bereichen des Gesichts deuten auf die Veränderungen im Verlauf einer Erkrankung hin. Der obere Bereich ist ungünstig [Ni], der untere Bereich günstig [Cong]. Bei Frauen ist die rechte Seite ungünstig, die linke Seite günstig. Bei Männern ist die linke Seite ungünstig, die rechte günstig."[23]

Kommentar: In diesem Zitat sind „oberflächliche Gesichtsfarbe" und „tief sitzende Gesichtsfarbe" gleichzusetzen mit der „oberflächlichen" und „tief sitzenden" Farbe des Teints, wie sie in diesem Kapitel beschrieben wurden. Eine Farbe ist als „oberflächlich" definiert, wenn sie deutlich an der Oberfläche des Teints zu erkennen ist. Hingegen ist sie als „tief sitzend" definiert, wenn sie unter der Oberfläche zu liegen scheint. Diese Textstelle sagt deutlich aus, dass eine oberflächliche Gesichtsfarbe auf eine günstigere Prognose verweist als eine tief sitzende, da Erstere mit Ernährungstherapie behandelt werden kann, während Letztere eine Verabreichung von Arzneikräutern erfordert.

Der zweite Teil des Zitats bedarf einer Erklärung. Erstens: Wenn es im *Su Wen* heißt „der obere Bereich ist ungünstig", dann meint dies eine *Hinbewegung* der Farbe vom unteren zum oberen Bereich. Und wenn es heißt „der untere Bereich ist günstig", dann ist damit eine *Hinbewegung* der Farbe vom oberen in den unteren Bereich gemeint. Ebenso bedeutet die Aussage in der Textstelle „die rechte Seite ist Ni" eine *Hinbewegung* der Farbe von der linken zur rechten Seite; das gleiche gilt für „die linke Seite ist Ni". Zweitens sei daran erinnert, dass Männer zu Yang gehören und die linke Seite Yang ist; Frauen gehören zu Yin und die rechte Seite ist Yin. Daher ist bei Frauen eine Bewegung der Farbe von links nach rechts ungünstig (weil die rechte „ihre" Seite ist), während eine Bewegung der Farbe von rechts nach links günstig ist. Bei Männern gilt das Umgekehrte.

3.2.9 Gesichtsfarben und Emotionen

Bestimmte Anzeichen in der Gesichtsfarbe können auf verschiedenartige Emotionen deuten.

Normalerweise äußert sich Wut in einer grünlichen Verfärbung auf den Wangen oder unter den Augen. Eine solche Verfärbung auf der Stirn bedeutet, dass Leber-Qi den Magen attackiert hat; auf der Nasenspitze hingegen, dass das Leber-Qi die Milz attackiert hat. In der Mitte zusammentreffende Augenbrauen können andeuten, dass eine Neigung zu Wut besteht. Wenn sich als Folge lange andauernder Verbitterung Wut innerlich aufstaut, so kann dies in manchen Fällen zu einer blassen Gesichtsfarbe führen. Diese ist auf den unterdrückenden Effekt von stagnierendem Leber-Qi auf Milz- oder Lungen-Qi zurückzuführen. In einem derartigen Fall ist es der saitenförmige Puls, der das Vorliegen von Wut, nicht von Trauer oder Kummer (hierauf würde die blasse Gesichtsfarbe hinweisen), als Krankheitsursache erkennen lässt.

Ein Übermaß an Freude äußert sich in einer roten Farbe auf den Wangenknochen.

Sorge bewirkt eine graue und glanzlose Gesichtsfarbe, da Sorge das Lungen-Qi verknotet und die Körperseele, die sich auf der Haut manifestiert, beeinflusst.

Eine fahle Gesichtsfarbe wird durch Grübeln hervorgerufen, da das Milz-Qi ausgezehrt wird.

Angst äußert sich durch eine hellweiße Gesichtsfarbe auf der Stirn und den Wangen. Wenn chronische Angst einen Nieren-Yin-Mangel auslöst und damit Leere-Hitze des Herzens aufsteigt, so werden gerötete Wangen auf hellweißem Untergrund sichtbar.

Schock verursacht ebenfalls eine hellweiße Gesichtsfarbe. Ein in früher Kindheit erlittener Schock kann auf der Stirn eine bläuliche Verfärbung hinterlassen. Ebenfalls auf der Stirn, oder um den Mund herum, kann ein derartige Verfärbung auch auf einen vorgeburtlichen Schock, noch in der Gebärmutter, deuten.

Hass äußert sich häufig in einer grünen Gesichtsfarbe auf den Wangen.

Verlangen äußert sich in einer rötlichen Farbe auf den Wangen Schuldgefühle zeigen sich in einer dunkelroten Gesichtsfarbe.

Gesichtsfarben und Emotionen

- *Wut:* grünlich auf den Wangen und unter den Augen
- *Übermaß an Freude:* rot auf den Wangenknochen
- *Sorge:* grau und ohne Glanz
- *Grübeln:* fahl und gelb
- *Angst:* hellweiß auf den Wangen und der Stirn
- *Schock:* hellweiß oder bläulich
- *Hass:* matt-grünlich und ohne Glanz
- *Verlangen:* rötlich auf den Wangen
- *Schuldgefühle:* dunkelrot

In Kapitel 4 des *Ling Shu* (Entsprechung von Gesichtsfarben und Puls) steht: *„Eine bläuliche Gesichtsfarbe geht mit einem saitenförmigen Puls einher; eine rötliche Gesichtsfarbe ist mit einem hüpfenden Puls gekoppelt; eine gelbe Gesichtsfarbe wird von einem intermittierenden Puls begleitet; eine weißliche Gesichtsfarbe geht mit einem haarartigen Puls einher [weich]; eine schwärzliche Gesichtsfarbe ist mit einem steinartigen Puls verbunden [hart].“*[24]

3.3 Gesichtsfarben

Es gibt die folgenden Gesichtsfarben:

- Normal
- Weiß
- Gelb
- Rot
- Bläulich / grünlich
- Dunkel
- Violett

3.3.1 Normale Gesichtsfarbe

Betrachtung

Es ist offensichtlich, dass eine „normale Gesichtsfarbe“ unter Menschen verschiedener Herkünfte variiert und man daher keine allgemeingültige, normale Farbe definieren kann. Trotzdem lassen sich vier grundlegende Eigenschaften einer normalen Gesichtsfarbe erkennen und bestimmen:

- Glanz
- Ein feiner, leicht rötlicher Ton
- „In sich geschlossene“, „verschwommene“ Farbe
- Feuchtigkeit

Ein grundlegender Aspekt einer normalen Gesichtsfarbe ist die Präsenz von Glanz. Eine derartige Gesichtsfarbe glänzt leicht, hat eine lebhafte Farbe, ist lebendig, ziemlich hell und leuchtend. Wenn Glanz vorhanden ist, deutet dies auf ein intaktes Aufrechtes Qi (selbst im Falle einer Erkrankung) sowie auf einen gesunden Zustand von Herz-Geist und Geist. Der Glanz der Gesichtsfarbe ist gleichbedeutend mit dem Geist des Pulses (eines der Merkmale des normalen Pulses) oder der Augen: Sie alle deuten auf einen guten Zustand von Herz-Geist und Geist.

Eine normale Gesichtsfarbe sollte einen feinen, leicht rötlichen Ton besitzen, da die ganze Gesichtsfarbe ja den Zustand des Herzens widerspiegelt. Ein rötlicher Ton weist auf eine angemessene Versorgung mit Herz-Blut (und auch auf einen guten Zustand des Herz-Geistes).

Die Farbe des Gesichts sollte „in sich geschlossen“ sein, als ob ein hauchdünner weißer Schleier sie bedecke. Im Buch *Wang Zhen Zun Jing* wird die normale Gesichtsfarbe als hell und glanzvoll beschrieben: *„Aufgrund der Verkörperung des Geistes erscheint die Gesichtsfarbe hell. Aufgrund der Nährung von Essenz und Blut erscheint sie glanzvoll.“*[25]

Eine normale Gesichtsfarbe sollte Feuchtigkeit besitzen (aufgrund der darunter liegenden Flüssigkeiten) und straff wirken. Ein trockenes Gesicht dagegen ist stets Zeichen für eine ungünstige Prognose. Die Feuchtigkeit der Gesichtsfarbe ist gleichbedeutend mit dem Magen-Qi des Pulses (eines der Merkmale des normalen Pulses), daher deuten sie beide auf ein intaktes Magen-Qi (selbst wenn pathogene Faktoren vorhanden sind).

Abgesehen von diesen vier grundlegenden Aspekten einer normalen Gesichtsfarbe gibt es bezüglich der Herkunft natürlich enorme Farbunterschiede, selbst bei Menschen derselben Herkunft. Menschen kaukasischer Herkunft tragen in ihrer Gesichtsfarbe normalerweise eine Mischung aus weißer und leicht rötlicher Farbe, die glanzvoll, hell und in sich geschlossen ist. Trotzdem können Menschen kaukasischer Herkunft untereinander wiederum beträchtliche Unterschiede aufweisen. Ein Beispiel: Im Vergleich zur normalen Gesichtsfarbe eines Nordeuropäers hat ein Spanier eine ganz andere, da letzterer eine mediterrane Gesichtsfarbe aufweist, womit seine natürliche Farbe dunkler ist und etwas von einem erdigen Ton hat. Die Gesichtsfarbe von Chinesen wird in chinesischer Literatur als eine Mischung aus rot und gelb beschrieben. Sie offenbart sich leicht und wirkt damit hell, glanzvoll und zurückhaltend.

Man kann ähnlich große Schwankungen auch bei Asiaten, Afrikanern und Afroamerikanern beobachten. Ein weiteres Beispiel: Die Gesichtsfarbe von Nordindern ist wesentlich heller als die von Südindern.

Abgesehen von Unterschieden in der Herkunft können innerhalb einer Herkunftsgruppe bezüglich der normalen Gesichtsfarbe große Schwankungen auftreten, da ja noch andere Einflüsse wie vorgeburtliche Konstitution, Beruf, Herkunftsgebiet, Arbeits- und Wohnbedingungen beachtet werden müssen. Veränderungen in der Gesichtsfarbe, die die eben erwähnten Einflüsse hervorrufen, werden jedoch nicht als pathologisch bezeichnet. So ist ja auch die normale Gesichtsfarbe eines Bauern rosiger und röter als die eines Büroangestellten (➤ Abb. 3.14).

Bedeutung für die Praxis

Bei Kaukasiern deutet eine helle, glanzvolle, weiß-rötliche und „in sich geschlossene“ Gesichtsfarbe auf ein starkes Magen-Qi, eine normale Funktion der inneren Organe, hinreichend Blut und einen guten Zustand des Geistes. Dies ist die normale Gesichtsfarbe eines Kaukasiers. Wenn man im Verlauf einer Erkrankung eine derartige Gesichtsfarbe feststellt, so bedeutet dies, dass die Krankheit nicht

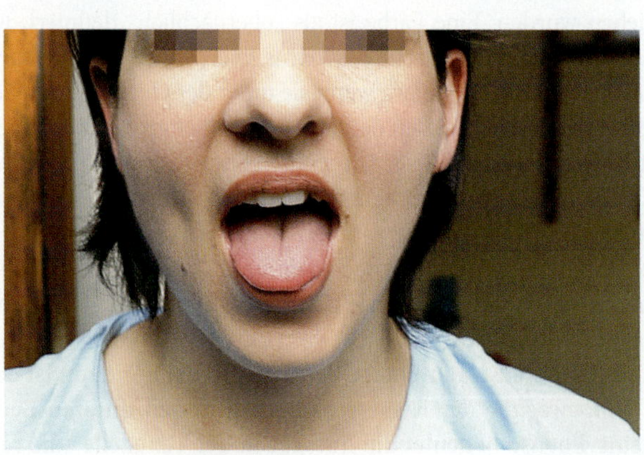

Abb. 3.14 Normale Gesichtsfarbe

lange andauert. Außerdem sind die pathogenen Faktoren schwach, das Aufrechte Qi ist noch stark, die Behandlung ist einfach und es besteht eine günstige Prognose.

Hierzu Kapitel 17 des *Su Wen:*

„Wenn im Verlauf einer Erkrankung der Puls klein und die Gesichtsfarbe normal ist, so handelt es sich um eine Krankheit von kurzer Dauer. Wenn der Puls klein, die Gesichtsfarbe aber nicht normal ist, so handelt es sich um eine Krankheit von langer Dauer. Wenn sowohl Puls als auch Gesichtsfarbe nicht normal sind, so handelt es sich um eine Krankheit von langer Dauer. Wenn sowohl Puls als auch Gesichtsfarbe normal sind, so handelt es sich um eine Krankheit von kurzer Dauer."[26]

Dies verdeutlicht den Zusammenhang von Gesichtsfarbe und Krankheitsdauer.

Merkmale einer normalen Gesichtsfarbe

- *Glanz:* ein gesunder, starker Geist
- *Ein feiner, leicht rötlicher Ton:* reichlich vorhandenes Herz-Blut
- *„In sich geschlossene", „verschwommene" Farbe:* keine pathogenen Faktoren
- *Feuchtigkeit:* Körperflüssigkeiten in gutem Zustand

3.3.2 Weiße Gesichtsfarbe

Teil E (Symptome und klinische Zeichen) ➤ Kap. 56

Es gibt verschiedene Nuancen einer weißen Gesichtsfarbe:

- Hellweiß
- Matt-weiß
- Blass-weiß
- Fahl-weiß
- Bläulich-weiß

Hellweiß

Betrachtung

Eine hellweiße Gesichtsfarbe ist von strahlender und klarer, weißer Farbe (➤ Abb. 3.15).

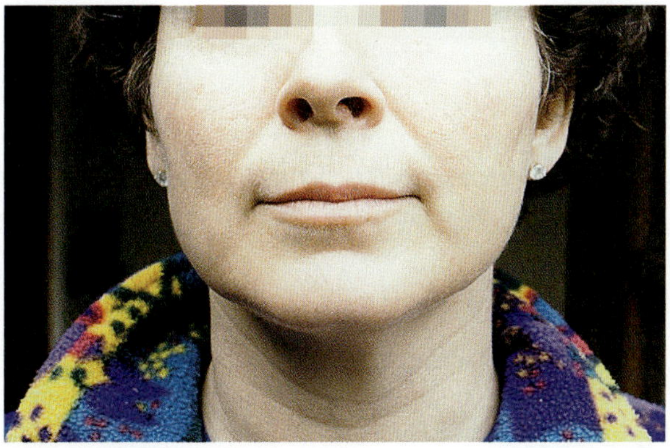

Abb. 3.15 Hellweiße Gesichtsfarbe

Bedeutung für die Praxis

Die hellweiße Gesichtsfarbe deutet normalerweise auf einen Yang-Mangel, der vor allem Milz, Magen, Lunge, Herz und Niere beeinträchtigt.

Matt-weiß

Betrachtung

Eine matt-weiße Gesichtsfarbe hat keinen Glanz und erscheint etwas grau (➤ Abb. 3.16).

Bedeutung für die Praxis

Eine matt-weiße Gesichtsfarbe deutet ebenfalls auf einen Yang-Mangel, der aber schwerwiegender ist als der bei einer hellweißen Gesichtsfarbe.Eine matt-weiße Gesichtsfarbe, die in ihrem Aussehen an trockene Knochen erinnert, deutet auf Lungen-Yang-Mangel.

Blass-weiß

Betrachtung

Eine blass-weiße Gesichtsfarbe erscheint wie die hellweiße ebenfalls als hell, jedoch in einem geringeren Maß (➤ Abb. 3.17).

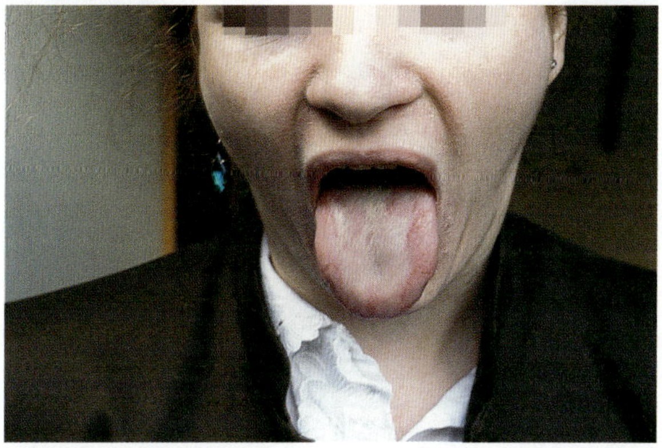

Abb. 3.16 Matt-weiße Gesichtsfarbe

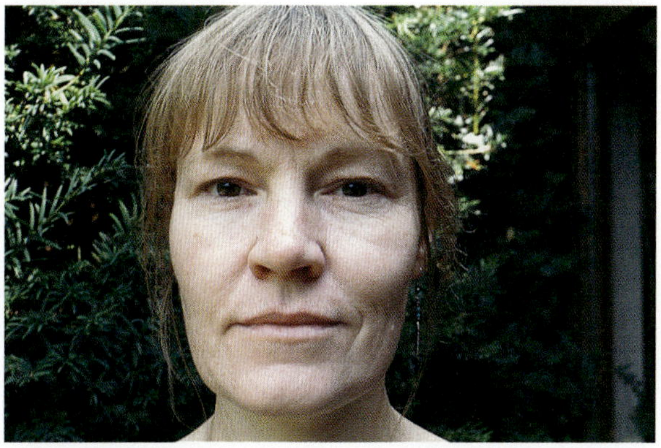

Abb. 3.17 Blass-weiße Gesichtsfarbe

Bedeutung für die Praxis

Eine blass-weiße Gesichtsfarbe deutet auf einen Qi-Mangel.

Fahl-weiß

Betrachtung

Eine fahl-weiße Gesichtsfarbe ist matt, ohne Glanz und weist einen leichten Hauch an gelb auf (➤ Abb. 3.18, ➤ Abb. 3.19).

Bedeutung für die Praxis

Eine fahl-weiße Gesichtsfarbe deutet auf einen Blut-Mangel. Da es von dieser Gesichtsfarbe feine Farbvariationen gibt, kann sie weiter unterteilt werden, wie folgende Beispiele verdeutlichen: Eine fahl-weiße Gesichtsfarbe, die auch einen ganz leicht bläulichen Ton hat, weist auf einen schweren Blut-Mangel. Eine fahl-weiße Gesichtsfarbe, die auch ein wenig gelb erscheint, weist auf einen Qi-Mangel mit Unfähigkeit, das Blut zu halten, was auf Blutungen schließen lässt. Eine fahl-weiße Nasenspitze deutet auf einen Blut-Mangel, der von einem Milz-Mangel herrührt. Eine fahl-weiße und glanzlose Gesichtsfarbe deutet auf Qi- und Blut-Mangel mit Trockenheit. Bei Frauen nach der Geburt deutet eine fahl-weiße und leicht gelbe Gesichtsfarbe auf eine Erschöpfung des Blutes.

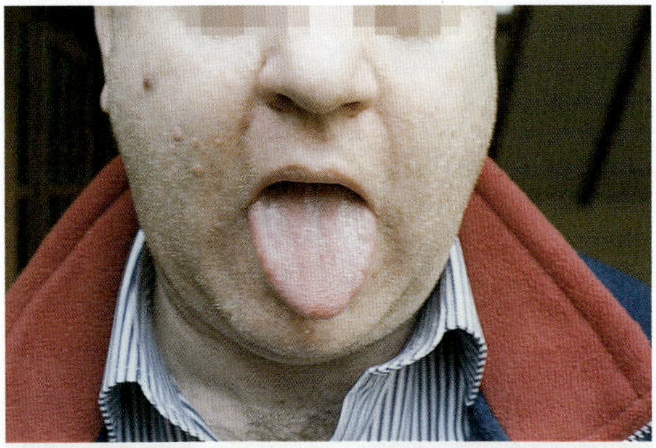

Abb. 3.18 Fahl-weiße Gesichtsfarbe

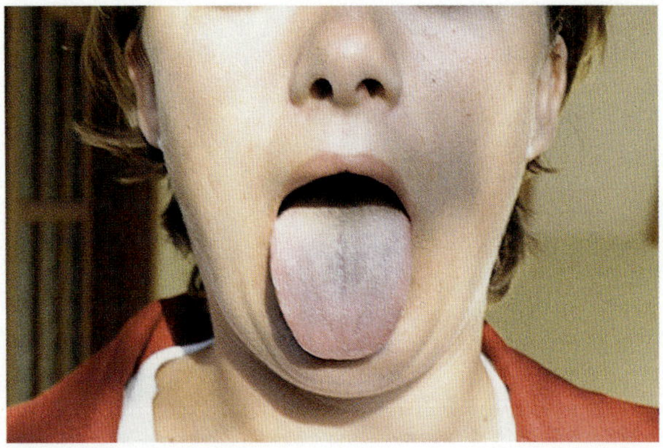

Abb. 3.19 Fahl-weiße Gesichtsfarbe

Bläulich-weiß

Betrachtung

Eine bläulich-weiße Gesichtsfarbe ist hell und weiß, hat aber einen leicht bläulichen Ton.

Bedeutung für die Praxis

Eine bläulich-weiße Gesichtsfarbe weist auf eine Kälte hin, die aus einem Yang-Mangel resultiert. Die oben beschriebene hellweiße Gesichtsfarbe kann zwar auch auf Kälte deuten, doch liegt der Schwerpunkt hier bei Yang-Mangel, im Falle einer bläulich-weißen Gesichtsfarbe jedoch bei Kälte.

Weiße Gesichtsfarbe

- *Hellweiß:* Yang-Mangel (Milz, Magen, Lunge, Herz, Niere)
- *Matt-weiß:* schwerer Yang Mangel
- *Blass-weiß:* Qi-Mangel
- *Fahl-weiß:* Blut-Mangel
- *Bläulich-weiß:* Kälte

3.3.3 Gelbe Gesichtsfarbe

Teil E (Symptome und klinische Zeichen) ➤ Kap. 56, ➤ Kap. 68

Es gibt verschiedene Arten gelber Gesichtsfarbe:

- Mattes Gelb
- Gräulich-gelb
- Bläulich-gelb
- Oberflächliches, rötliches Gelb
- Oberflächliches Gelb
- Trockenes Gelb
- Ascheartiges Gelb
- Sattes Gelb
- Kräftiges helles Gelb (Gelbsucht)

Mattes Gelb

Betrachtung

Die matt-gelbe Gesichtsfarbe erscheint eher wie blasses Gelb, blass und ermüdet, fahl und ohne Glanz (➤ Abb. 3.20).

Bedeutung für die Praxis

Die matt-gelbe Gesichtsfarbe weist immer auf einen Mangel hin, eine chronische Erkrankung und meist auch auf Blut-Mangel. Die matt-gelbe Gesichtsfarbe kann auch auf einen chronischen Milz-Qi-Mangel deuten.

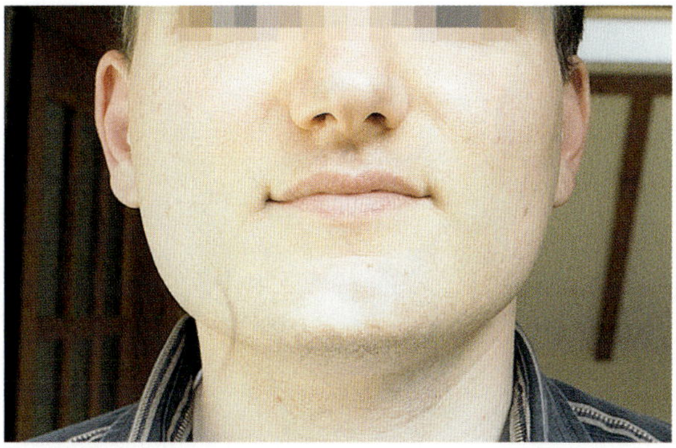

Abb. 3.20 Matt-gelbe Gesichtsfarbe

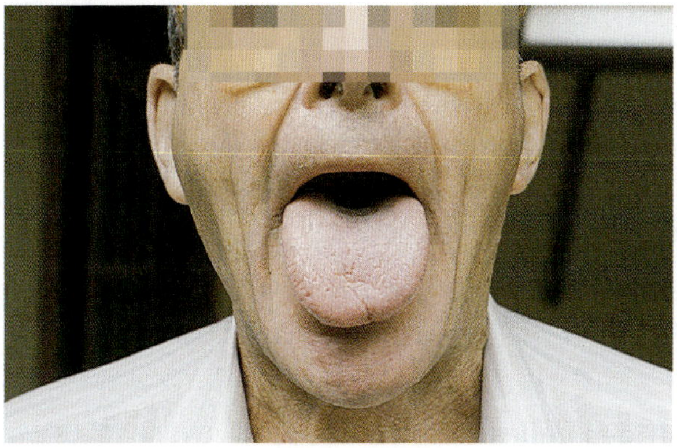

Abb. 3.21 Gräulich-gelbe Gesichtsfarbe

Gräulich-gelb

Betrachtung

Die gräulich-gelbe Gesichtsfarbe erscheint matt, aschfahl und ohne Glanz (➤ Abb. 3.21).

Bedeutung für die Praxis

Die gräulich-gelbe Gesichtsfarbe ist häufig bei Disharmonien der Milz und Leber zu sehen, was sich durch Milz-Qi-Mangel und Stagnation von Leber-Qi und / oder Leber-Blut ausdrückt. Dieses Syndrom wird oft durch tiefe emotionale Probleme verursacht, was Symptome wie starkes Blähungsgefühl im Unterbauch, Depression, Reizbarkeit und schlechte Verdauung beinhaltet.

Bläulich-gelb

Betrachtung

Eine bläulich-gelbe Gesichtsfarbe ist vorrangig dunkelgelb mit einem leichten bläulichen Ton. Normalerweise kann man sie bei älteren Menschen beobachten.

Bedeutung für die Praxis

Eine bläulich-gelbe Gesichtsfarbe deutet auf Blut-Stase mit Nässe-Hitze.

Oberflächliches, rötliches Gelb

Betrachtung

Eine oberflächliche, rötlich-gelbe Gesichtsfarbe erscheint wie ein helles Gelb mit einem leicht roten Ton, und wirkt, als ob sie auf der Oberfläche der Haut schwimmt.

Bedeutung für die Praxis

Eine oberflächliche, rötlich-gelbe Gesichtsfarbe deutet auf ein Eindringen von Wind-Hitze.

Oberflächliches Gelb

Betrachtung

Die oberflächliche gelbe Gesichtsfarbe ist wie ein helles Gelb und wirkt, als ob sie auf der Oberfläche der Haut schwimmt. (➤ Abb. 3.22).

Bedeutung für die Praxis

Eine oberflächliche, gelbe Gesichtsfarbe deutet auf ein Eindringen von äußerer Wind-Nässe.

Trockenes Gelb

Betrachtung

Die trocken-gelbe Gesichtsfarbe ist matt und glanzlos. Die Haut ist trocken, wirkt verwelkt und unelastisch (➤ Abb. 3.23).

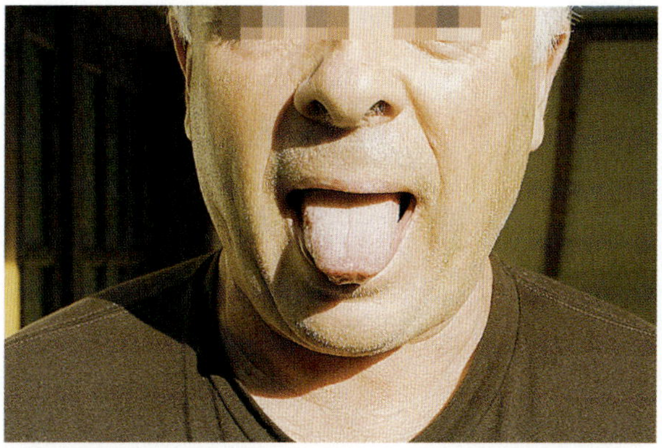

Abb. 3.22 Oberflächliche gelbe Gesichtsfarbe

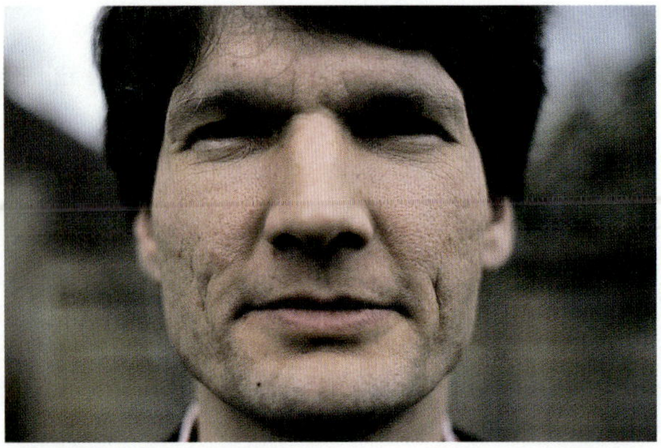

Abb. 3.23 Trocken-gelbe Gesichtsfarbe

Bedeutung für die Praxis

Die trocken-gelbe Gesichtsfarbe deutet stets auf eine Disharmonie von Milz und Magen. Diese ist im Normalfall auf eine Fülle- oder Leere-Hitze zurückzuführen. Eine dünne, trockene, gelbe Farbe deutet auf eine Leere-Hitze im Magen.

Ascheartiges Gelb

Betrachtung

Die ascheartig gelbe Gesichtsfarbe wirkt matt, dunkel und „verraucht“. Sie ist dunkler als die gräulich-gelbe Gesichtsfarbe (➤ Abb. 3.24).

Bedeutung für die Praxis

Die ascheartig gelbe Gesichtsfarbe deutet stets auf Nässe, häufig mit Hitze. Es kann sich um eine äußere oder innere Nässe handeln: Bei äußerer Nässe leidet der Patient oft an Körperschmerzen, während bei innerer Nässe die Gesichtsfarbe trockener ist und Körperschmerzen fehlen. Die ascheartig gelbe Gesichtsfarbe kommt ebenfalls vor, wenn Nässe mit Qi-Stagnation verknüpft ist.

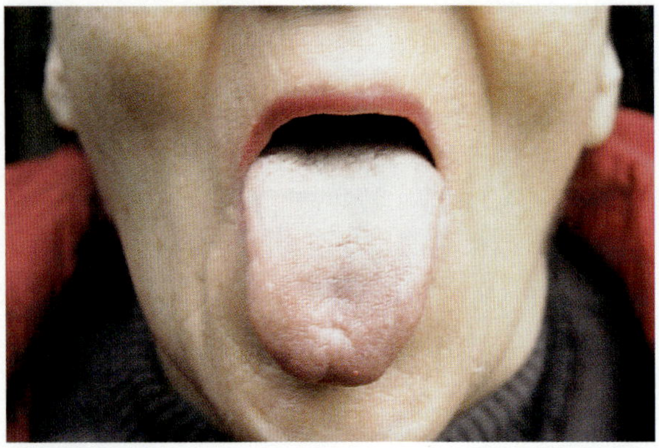

Abb. 3.24 Ascheartig gelbe Gesichtsfarbe

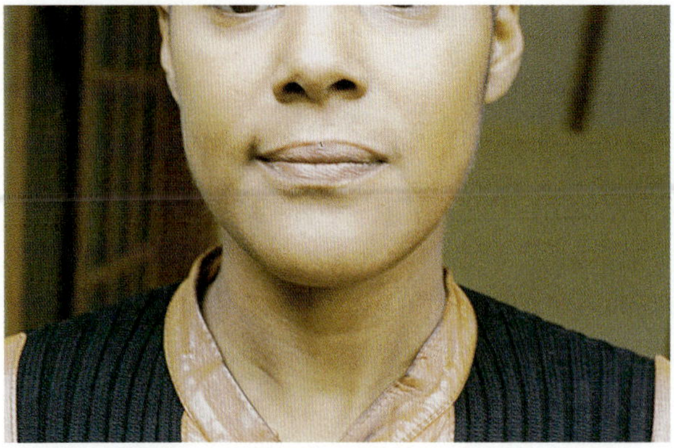

Abb. 3.25 Satt-gelbe Gesichtsfarbe

Sattes Gelb

Betrachtung

Die satt-gelbe Gesichtsfarbe erscheint relativ hell, die Farbe an sich ist wie oben beschrieben dick (➤ Abb. 3.25).

Bedeutung für die Praxis

Eine satt-gelbe Gesichtsfarbe deutet auf Qi- und Blut-Mangel mit Nässe.

Kräftiges helles Gelb (Gelbsucht)

Betrachtung

Patienten mit Gelbsucht weisen gelbe Bindehäute und eine gelbe Gesichtsfarbe auf, die entweder hellgelb, orange-gelb oder dunkelgelb und verraucht ist. Des Weiteren haben sie wenig, gelben Harn, allgemeine Schwäche, Antriebslosigkeit und einen klebrigen Zungenbelag.

Kapitel 18 des *Su Wen* besagt: *„Symptome wie tief-gelber Harn und Lethargie weisen auf Gelbsucht […], gelbe Bindehäute weisen auf Gelbsucht hin.“*[27] Kapitel 74 des *Ling Shu* besagt: *„Wenn das Gesicht etwas gelb ist, die Zähne schmutzig-gelb und die Nägel gelb sind, so deutet dies auf Gelbsucht. (Bei weiteren Symptomen und Zeichen wie Lethargie, tief-gelbem Harn, schlechtem Appetit und einem kleinen, rauen Puls deutet dies auf eine Erkrankung der Milz).“*[28]

Bedeutung für die Praxis

Eine Erkrankung mit Gelbsucht, die sich mit gelben Bindehäuten und einer gelben Gesichtsfarbe manifestiert, steht von der Ätiologie her häufig in Verbindung mit einer inadäquaten Diät und dem Eindringen pathogener Faktoren, wie zum Beispiel Nässe, Hitze und Toxischer Hitze. Von der Lokalisation her betrifft diese Krankheit häufig die Funktionskreise von Leber und Gallenblase sowie von Milz und Magen. Pathologisch liegen entweder Nässe-Hitze, Kälte-Nässe, Toxische Hitze oder Qi- und Blut-Mangel vor. Wenn als Symptome und Zeichen eine hellgelbe, an eine Orange erinnernde Gesichtsfarbe (genannt „Yang Gelb“), eine rote Zunge, gelber Harn und Blähungsgefühl im Unterbauch auftreten, so ist die Ursache eine Ansammlung von Nässe-Hitze in Leber, Gallenblase, Milz und Magen. Wenn als Symptome und Zeichen eine dunkelgelbe und verrauchte Gesichtsfarbe (genannt „Yin Gelb") sowie eine leicht rote Zunge mit einem dicken weißen Belag auftreten, so ist die Ursache eine Ansammlung von Kälte-Nässe-Retention in Leber, Gallenblase, Milz und Magen.

Gelbe Gesichtsfarbe

- *Blasses Gelb:* Milz-Qi-Mangel, Blut-Mangel
- *Gräulich-gelb:* Milz-Qi-Mangel mit Stagnation von Leber-Qi oder Leber-Blut
- *Trockenes Gelb:* Fülle- oder Leere-Hitze in Magen und Milz
- *Ascheartiges Gelb:* Nässe
- *Sattes Gelb:* Qi- und Blut-Mangel mit Nässe
- *Kräftiges helles Gelb:* Gelbsucht

3.3.4 Rote Gesichtsfarbe

Teil E (Symptome und klinische Zeichen) ➤ Kap. 56

Eine rote Gesichtsfarbe deutet auf Hitze, entweder volle oder leere Hitze. Auf Leere-Hitze deutet es, wenn nur die Wangen rot sind. Eine rote Gesichtsfarbe kann ebenfalls Leere-Hitze andeuten, wenn sie, wie oben bereits erwähnt, „dünn" oder „oberflächlich" erscheint.

Auch die Lokalisation der roten Gesichtsfarbe beeinflusst die Bedeutung für die Praxis. Es gibt drei Hauptarten von roter Gesichtsfarbe:

- Rote Wangen
- Rote Wangenknochen
- Oberflächliches Rot

Rote Wangen

Betrachtung

Die rote Gesichtsfarbe ist in diesem Fall zu rot und bedeckt gänzlich die Wangen. Von Fall zu Fall kann eine Wange auch etwas röter erscheinen. Normalerweise spiegelt die rechte Wange den Zustand der Lunge und die linke Wange den Zustand der Leber wider (➤ Abb. 3.26, ➤ Abb. 3.27).

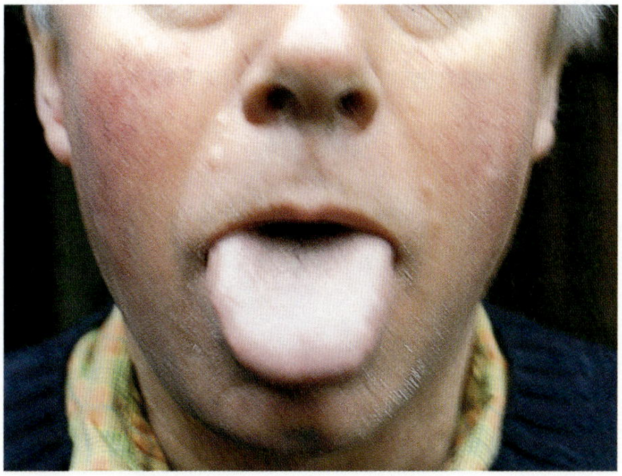

Abb. 3.26 Rote Wangen

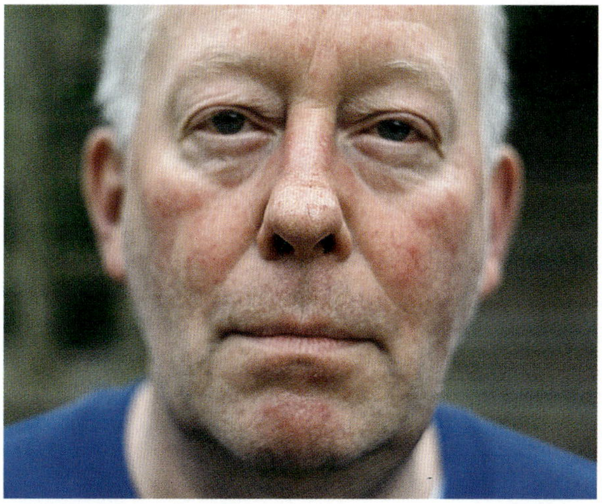

Abb. 3.27 Rote Wangen

Bedeutung für die Praxis

Eine rote Gesichtsfarbe deutet üblicherweise auf Fülle-Hitze, die von verschiedenen Organen stammen kann, vor allem aber von Herz, Lunge, Leber oder Magen. Bei Fülle-Hitze haben beide Wangen gänzlich eine volle rote Farbe. In manchen Fällen kann jedoch eine rote Gesichtsfarbe auch bei Leere-Hitze vorhanden sein, wobei die rote Gesichtsfarbe aber „dünner" erscheint und kommen und gehen kann.

Rote Wangenknochen

Betrachtung

In diesem Fall sind nur die Wangenknochen rot und die Farbe wirkt „dünner" als bei Fülle-Hitze. Die Rötung kann kommen und gehen und erscheint nur nachmittags oder abends (➤ Abb. 3.28, ➤ Abb. 3.29).

Bedeutung für die Praxis

Rote Wangenknochen deuten stets auf Leere-Hitze, die verschiedene Organe, vorrangig Lunge, Herz, Magen und Nieren beeinträchtigen

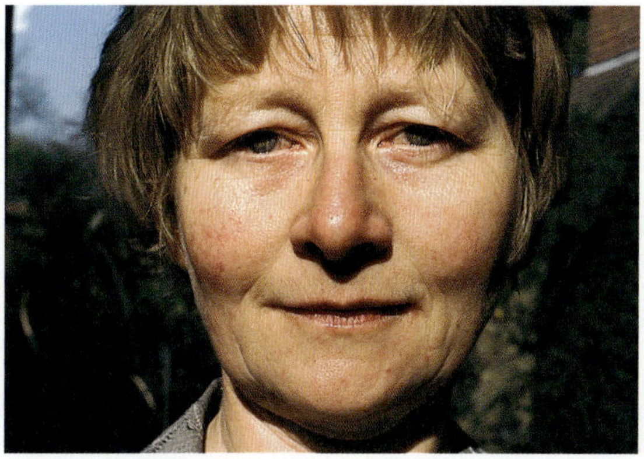

Abb. 3.28 Rote Wangenknochen

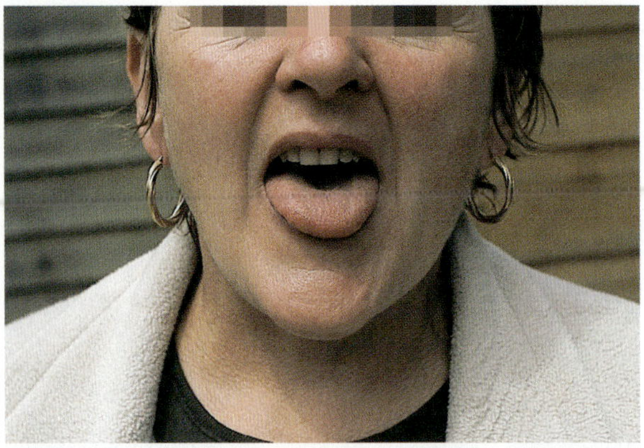

Abb. 3.29 Rote Wangenknochen

kann. Zu ihrer Bedeutung für die Praxis kann erwähnt werden, dass sie je nach Art der Rötung und nach der Tageszeit ihres Auftretens unterschieden werden kann.

Eine eher dünne rote Farbe, die wie Make-up aussieht und nachmittags auftritt, deutet auf Blut-Mangel. Wenn beide Wangenknochen ein tiefes Rot aufweisen, so deutet dies auf Leere-Hitze. Wenn beide Wangenknochen eine frische rote Farbe wie Garn aufweisen, so deutet dies auf Yin-Mangel. Wenn beide Wangenknochen blass-rot sind, so deutet dies auf ein „Dampfen aus den Knochen" aufgrund chronischen Yin-Mangels.

> **!** **Hinweis:** Wir sollten rote Wangenknochen nicht vorschnell als einen Ausdruck von Yin-Mangel auslegen: sie können auch – insbesondere wenn sie nachmittags auftreten – auf Blut-Mangel deuten (häufig bei Frauen).

Oberflächliches Rot

Betrachtung

Bei der oberflächlichen roten Gesichtsfarbe handelt es sich um ein „dünnes", treibendes / schwimmendes und blasses Rot, das wie Rouge aussieht und sich von Ort zu Ort bewegen kann (➤ Abb. 3.30).

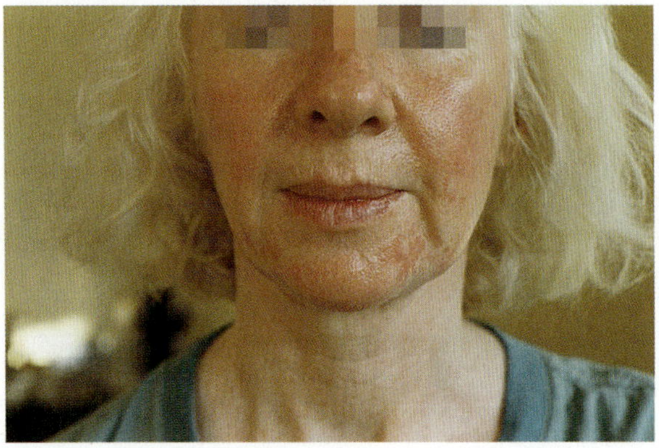

Abb. 3.30 Oberflächliche rote Gesichtsfarbe

Bedeutung für die Praxis

Die oberflächliche rote Gesichtsfarbe deutet in der Regel auf Leere-Hitze. Eine derartige Gesichtsfarbe tritt ebenfalls bei falscher Hitze und wahrer Kälte auf, ein Syndrom, bei dem der Patient an schwerer innerer Kälte und sich trennendem Yin und Yang leidet. Dies lässt das Yang nach oben „treiben" und verschafft den falschen Eindruck von Hitze. Tatsächlich aber deuten außer der Gesichtsrötung alle anderen Zeichen und Symptome auf innere Kälte (kalte Gliedmaßen, der Patient will sich einrollen, seichte Atmung, blasse und kurze Zunge und langsamer Puls). Diese Situation kommt jedoch eher selten vor.

In den folgenden sechs Abbildungen (➤ Abb. 3.31, ➤ Abb. 3.32, ➤ Abb. 3.33, ➤ Abb. 3.34, ➤ Abb. 3.35, ➤ Abb. 3.36) sind dünne und dicke, oberflächliche und tief sitzende, deutliche und unklare rote Gesichtsfarben illustriert.

> **Rote Gesichtsfarbe**
> - *Rote Wangen:* Fülle-Hitze (Herz, Lunge, Leber, Magen)
> - *Rote Wangenknochen:* Leere-Hitze (Lunge, Herz, Magen, Nieren) oder Blut-Mangel
> - *Oberflächliches Rot:* Leere-Hitze oder falsche Hitze – wahre Kälte

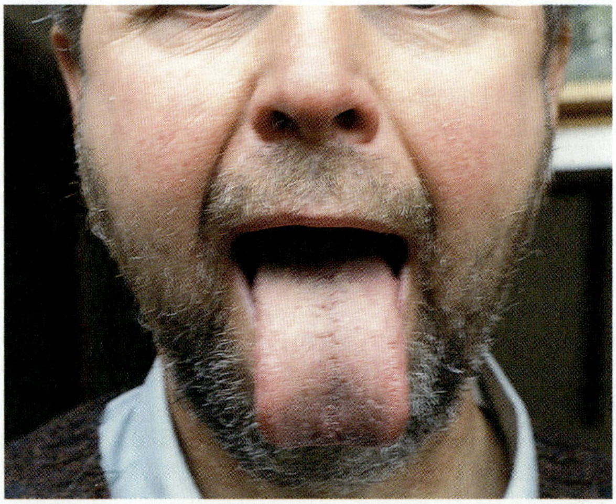

Abb. 3.31 Dünne rote Gesichtsfarbe

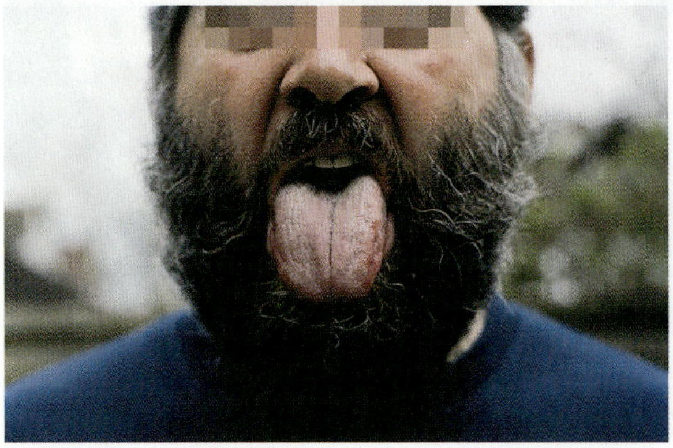

Abb. 3.32 Dicke rote Gesichtsfarbe

KAPITEL

4 Betrachtung der Körperbewegungen

Die Erörterung der „Körperbewegungen" beinhaltet sowohl unwillkürliche Bewegungen als auch – im Kontrast dazu – Steifheit und Lähmungen. Sie untergliedert sich wie folgt:

1. Der Kopf
   - Kopftremor
   - Nackensteifigkeit
2. Das Gesicht
   - Deviation von Auge und Mund
   - Gesichtslähmung (Fazialisparese)
   - Gesichtszuckungen
3. Gliedmaßen und Körper
   - Lähmung
   - Tremor oder Spastik der Gliedmaßen
   - Muskelzucken
   - Opisthotonus
   - Kontraktion der Gliedmaßen
   - Hemiplegie
   - Handtremor
   - Fußtremor
   - Fingerkontrakturen

4.1 Der Kopf

Folgende klinische Zeichen werden besprochen:

- Kopftremor
- Nackensteifigkeit

4.1.1 Kopftremor

Teil E (Symptome und klinische Zeichen) ➤ Kap. 55; Teil A (Betrachtung) ➤ Kap. 5

Betrachtung

Der Kopftremor stellt ein Zittern des Kopfes dar, der sich dabei normalerweise vor und zurück bewegt. Die Spanne reicht von einem leichten Tremor mit geringer Amplitude bis hin zu einem deutlichen Tremor mit hoher Amplitude.

Bedeutung für die Praxis

Ein Kopftremor deutet immer auf inneren Wind hin, welcher seinen Ursprung in der Leber hat. Es gibt Leber-Wind vom Fülle- und vom Leere-Typ: Der Fülle-Typ entwickelt sich aus aufsteigendem Leber-Yang oder Leber-Feuer, während sich der Leere-Typ aus Leber- und Nieren-Yin-Mangel oder Leber-Blut-Mangel entwickelt. Beim Fülle-Typ ist der Kopftremor deutlich ausgeprägt, beim Leere-Typ dagegen nur geringfügig. In manchen Fällen mag als Ursache eine Erschöpfung des Herz-Yin zugrunde liegen; in diesem Falle ist der Tremor normalerweise feinschlägig.

! Der feinschlägige Tremor kann durch das Herz bedingt sein. He 7 ist ein wichtiger Punkt, um Tremor zu behandeln, auch solchen, der von der Leber ausgeht.

4.1.2 Nackensteifigkeit

Betrachtung

„Steife des Nackens" bedeutet, dass der Patient seinen Kopf nur schwer vor- oder zurückbeugen beziehungsweise zur Seite drehen kann.

Bedeutung für die Praxis

Bei akuten Fällen steht die Nackensteifigkeit für das Eindringen von externem Wind, begleitet von den typischen Symptomen einer Invasion von Außen: Abneigung gegen Kälte, Fieber, Kopfschmerzen und ein oberflächlicher Puls. Sowohl Wind-Kälte als auch Wind-Hitze können Nackensteifigkeit verursachen, wahrscheinlicher tritt sie jedoch bei Wind-Kälte auf (tatsächlich ist die Nackensteifigkeit eines der Hauptsymptome einer Invasion von Wind-Kälte, wie auch im *Shang Han Lun* aufgeführt wird, siehe Bibliografie). Eine mögliche andere akute Situation, die mit Nackensteifigkeit einhergeht, tritt auf, wenn Kälte und Nässe in die Nackenmuskeln eindringen. Dieser recht häufig vorkommende Fall der ebenfalls mit heftigen Nackenschmerzen einhergeht, ist als akutes schmerzhaftes Obstruktions-Syndrom bekannt.

Chronische Nackensteifigkeit kann auf eine Schwäche der Blasen-Leitbahn im Halsbereich zurückgeführt werden, die sich entweder auf eine bestehende Nierenschwäche oder auf inneren Wind gründet. Beide Pathologien kommen bei älteren Menschen häufig vor.

Nackensteifigkeit

- *Invasion von äußerem Wind:* Abneigung gegen Kälte, oberflächlicher Puls
- *Invasion von äußerer Kälte und Nässe:* Steifigkeit mit Schmerzen
- *Blasen- und Nieren-Schwäche:* leichte Steifigkeit und Schwindel
- *Innerer Wind:* ausgeprägte Steifigkeit und starker Schwindel

THERAPIE
Die Fernpunkte für Nackensteifigkeit sind Bl 60 Kunlun und Dü 3 Houxi.

4.2 Das Gesicht

Folgende Zeichen des Gesichtes werden abgehandelt:

- Deviation von Auge und Mund
- Gesichtslähmung (Fazialisparese, Bell-Lähmung)
- Gesichtszuckungen

4.2.1 Deviation von Auge und Mund

Teil E (Symptome und klinische Zeichen) ➤ Kap. 55; Teil A (Betrachtung) ➤ Kap. 5

Betrachtung

Das klinische Bild einer Deviation von Auge und Mund bedeutet, dass der Mund zur gesunden Seite hin gezogen wird und der Patient das Auge auf der betroffenen Seite nicht mehr vollständig schließen oder öffnen kann. Darüber hinaus hat er Schwierigkeiten, Grimassen zu schneiden, seine Wangen aufzupusten, zu grinsen und zu pfeifen.

Bedeutung für die Praxis

Deviation von Auge und Mund sind die Folgen eines Wind-Schlaganfalls, der meist eher in mittleren oder späteren Jahren auftritt. Die genannten Symptome weisen immer darauf hin, dass innerer Wind die Gesichtsmuskeln beeinträchtigt.

Wenn die Deviation von Auge und Mund auf einen Schlaganfall folgen, dann heißt es in der Schulmedizin zentrale Fazialisparese, da der Ursprung der Lähmung im zentralen Nervensystem liegt. Bei einer Fazialislähmung nach einem Wind-Schlaganfall sind die Nerven oberhalb des Auges nicht betroffen, das heißt, die Augenbrauenbewegungen und das Stirnrunzeln funktionieren noch normal. Im Gegensatz dazu ist es bei der peripheren Fazialislähmung (Bell-Lähmung) dem Patienten nicht möglich, auf der erkrankten Seite die Augenbraue zu heben oder die Stirn zu runzeln. ➤ Abbildung 4.1 zeigt die Deviation von Auge und Mund.

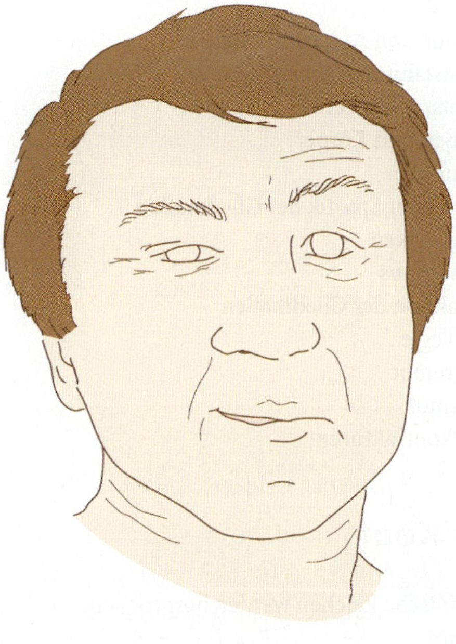

Abb. 4.1 Deviation von Auge und Mund

4.2.2 Gesichtslähmung (Fazialisparese, Bell-Lähmung)

Teil E (Symptome und klinische Zeichen) ➤ Kap. 55

Die periphere Fazialisparese folgt auf eine Schädigung der peripheren Nerven, während eine Deviation von Auge und / oder Mund nach einem Schlaganfall von einer zentralnervösen Schädigung verursacht werden. Aus Sichtweise der chinesischen Medizin ist die Ursache einer peripheren Fazialisparese das Eindringen von äußerem Wind, während ein Schlaganfall mit Deviation von Auge und / oder Mund seine Ursache in innerem Wind hat.

Betrachtung

Die periphere Fazialisparese ist charakterisiert durch eine Deviation des Mundes, einen unvollständigen Lidschluss, die Unfähigkeit, Grimassen zu schneiden, zu grinsen, die Wangen aufzublasen, zu pfeifen, die Augenbraue zu heben und auf der betroffenen Seite die Stirn zu runzeln (➤ Abb. 4.2).

Der Unterschied zwischen Fazialisparese und Deviation von Auge und Mund ist, dass bei Ersterer auch die Stirnrunzeln ungleichmäßig sind, während bei Letzterer keine Symptome oberhalb der Augen vorliegen (➤ Abb. 4.3).

Bedeutung für die Praxis

Die periphere Fazialisparese wird durch ein Eindringen von äußerem Wind in die Gesichtsmuskeln und vornehmlich in die Yangming-Leitbahnen verursacht.

4.2.3 Gesichtszuckungen

Teil E (Symptome und klinische Zeichen) ➤ Kap. 55

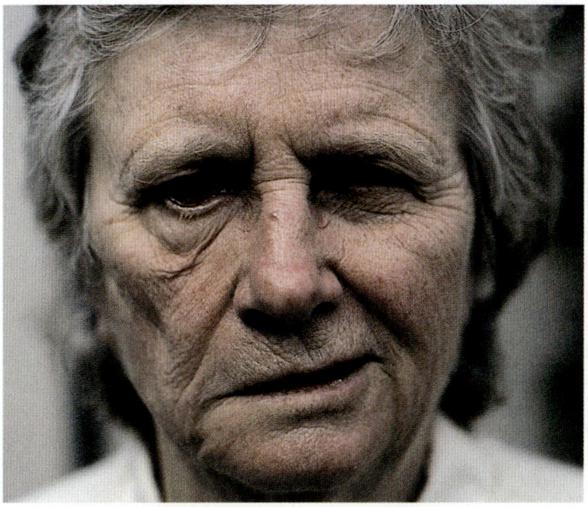

Abb. 4.2 Bell-Lähmung (Fazialisparese)

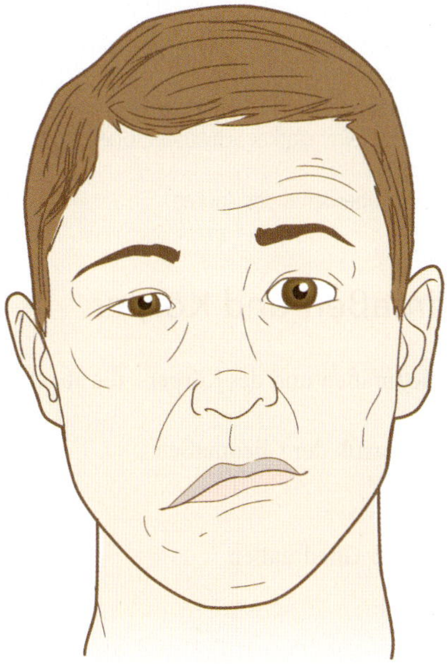

Abb. 4.3 Bell-Lähmung (Fazialisparese)

Betrachtung

Ein unwillkürliches Zucken der Gesichtsmuskeln bezeichnet man auch als Tic.

Bedeutung für die Praxis

In der chinesischen Medizin können Gesichtszuckungen von verschiedenen Erkrankungsmustern ausgelöst werden, darunter Leber-Qi-Stagnation, Leber-Blut-Mangel, Leber-Wind, Leber-Wind mit Schleim und äußerer Wind.

Wenn Leber-Qi-Stagnation die Ursache ist, wird das Zucken von Reizbarkeit, Depression, einer Tendenz zu weinen, Spannungsgefühl im Bauch, Kopfschmerz und einem saitenförmigen Puls begleitet sein.

Leber-Blut-Mangel kann ein Gesichtszucken verursachen, weil die Gesichtsmuskeln nicht mehr richtig genährt werden und innerer Wind aufkommt. Andere Symptome können sein: Schwindel, verschwommene Sicht, matt-blasser Teint und ein rauer Puls.

Leber-Wind kann auch zu einem Gesichtszucken führen, da es in der Natur des inneren Windes liegt, unwillkürliche Bewegungen auszulösen. Dieser Tic vom Leber-Wind-Typ findet sich häufiger bei älteren Menschen und geht mit starkem Schwindel, Kopfschmerzen, Gleichgewichtsverlust und einem saitenförmigen Puls einher.

Bei älteren Menschen verbindet sich Leber-Wind häufig mit Schleim, wobei beide Gesichtszuckungen auslösen können. Zusätzliche Symptome sind starker Schwindel, Übelkeit, Kopfschmerzen, Engegefühl in der Brust, eine Tendenz zu Übergewicht, gedunsene Zunge und ein saitenförmig-schlüpfriger Puls.

Äußerer Wind kann auch ein vorübergehendes Gesichtszucken auslösen.

Gesichtszuckungen

- *Leber-Qi-Stagnation:* Reizbarkeit, Depression, saitenförmiger Puls
- *Leber-Blut-Mangel:* Schwindel, verschwommene Sicht, rauer Puls
- *Leber-Wind:* starker Schwindel, saitenförmiger Puls
- *Leber-Wind mit Schleim:* starker Schwindel, Übelkeit, saitenförmig-schlüpfriger Puls
- *Äußerer Wind:* vorübergehendes Zucken

4

4.3 Gliedmaßen und Körper

Zeichen der Gliedmaßen und des Körpers, die abgehandelt werden:

- Lähmung
- Tremor oder Spastik der Gliedmaßen
- Muskelzucken
- Opisthotonus
- Kontrakturen der Gliedmaßen
- Hemiplegie
- Handtremor
- Fußtremor
- Fingerkontrakturen

4.3.1 Lähmung

Teil E (Symptome und klinische Zeichen) ➤ Kap. 68

Auf Chinesisch heißt Lähmung *Tan Huan.* Man kann die Bezeichnung mit zwei verschiedenen Schriftzeichenpaaren schreiben. Beim zweiten Paar bedeuten die Schriftzeichen „ausgebreitet“ und „entspannt“ (siehe Glossar).

Betrachtung

Im Falle einer Lähmung schränkt eine Muskelschwäche in den Gliedmaßen die Funktion der Beine und / oder Arme ein. Lähmungen sieht man nur in chronischen, sich hinziehenden Zuständen und geht oft, jedoch nicht immer, mit schlaffen Muskeln einher. In diesem Fall gehört es in die TCM-Syndromkategorie der Atrophie (*Wei*-Syndrom). In milderen Fällen besteht die Lähmung in einer Arm- oder Beinschwäche, die zu einer Verlangsamung der Bewegung führt. In schweren Fällen unterdessen ist die Beweglichkeit der Arme und / oder der Beine stark eingeschränkt oder gar unmöglich, und der Patient ist an den Rollstuhl gebunden.

In der Schulmedizin sieht man diese Art von Lähmung oft bei Rückenmarksverletzungen oder neurologischen Erkrankungen wie z. B. der Multiplen Sklerose oder Erkrankungen des Motoneurons.

Bedeutung für die Praxis

Lähmungen können aufgrund zahlreicher Erkrankungsmuster bestehen, die wiederum abhängig vom Schweregrad der Krankheit sind.

Im Allgemeinen kann im Anfangsstadium einer Lähmung bei einer gleichzeitig vorliegenden Leere eine Invasion externer Nässe auftreten.

In den Spätstadien ist eine Lähmung häufig durch einen allgemeinen Mangel von Qi und Blut bedingt, insbesondere von Magen und Milz, die nicht mehr in der Lage sind, Qi zu den Gliedmaßen zu transportieren.

In noch späteren Stadien ist das auftretende Haupterkrankungsmuster eine Leber- und Nieren-Schwäche, was sich mit einem Yin- oder Yang-Mangel manifestieren kann. In diesem Stadium wird die Lage eventuell dadurch verschlimmert, dass sich pathogene Faktoren wie innerer Wind (kann zu einer Spastizität der Gliedmaßen führen), Blut-Stase (kann zu Schmerzen in den Gliedmaßen führen) oder auch Schleim (kann zu einer Taubheit der Extremitäten führen) entwickeln.

Wenn sich akute fieberhafte Erkrankungen in die Blutebene verschieben, kann daraus ein Yin-Mangel entstehen, der dann eine ernste Unterversorgung der Leitbahnen und damit eine Lähmung zur Folge hat. Dies ist beispielsweise bei einer Lähmung infolge einer Poliomyelitis der Fall.

Die Multiple Sklerose ist ein Beispiel für eine Lähmung, die man oft in westlichen Industrieländern antrifft. In ihrem Krankheitsverlauf kann man deutlich die oben genannten Muster erkennen. Die Krankheit verläuft in vier Stadien (s. u. Kasten); das Anfangsstadium ist durch Eindringen externer Nässe charakterisiert, sich zunächst nur in Taubheit und Kribbeln äußert. Das zweite Stadium ist durch eine Schwäche von Milz und Magen charakterisiert. Während dieser Zeit hat der Patient zunehmend Schwierigkeiten beim Gehen. Das dritte Stadium zeichnet sich durch eine Schwäche von Leber und Niere aus. Selbige können die Sehnen und Knochen nicht mehr ernähren und der Patient bekommt aufgrund der Nierenschwäche starke Gehschwierigkeiten sowie Harninkontinenz. Das vierte Stadium ist von der Entstehung pathogener Faktoren geprägt. Dies kann innerer Wind sein, der dem Leber- und Nieren-Mangel entspringt und eine Gliederspastik verursacht. Alternativ kann auch eine Blut-Stase entstehen, die dann zu Gliederschmerzen führt.

Die vier Stadien der Multiplen Sklerose

1. *Nässe:* Taubheit und Kribbeln
2. *Magen- und Milz-Schwäche:* Gehstörungen
3. *Leber- und Nieren-Schwäche:* starke Gehstörungen und Harninkontinenz
4. *Entwicklung pathogener Faktoren:* ggf. innerer Wind (Gliederspastik) oder Blut-Stase (Gliederschmerzen)

THERAPIE

Punkte für die vier Stadien von Multipler Sklerose:

1. Nässe: Ren 9 Shuifen, Ren 12 Zhongwan, Ren 5 Shimen, Mi 9 Yinlingquan, Bl 22 Sanjiaoshu.
2. Magen- und Milz-Schwäche: Ren 12 Zhongwan, Ma 36 Zusanli, Bl 20 Pishu, Bl 21 Weishu.
3. Leber- und Nieren-Schwäche: Le 8 Ququan, Ni 3 Taixi, Ren 4 Guanyuan, Bl 23 Shenshu, Bl 18 Ganshu.
4. Entwicklung pathogener Faktoren (innerer Wind): Le 3 Taichong, Gb 20 Fengchi, Du 16 Fengfu, Gb 31 Fengshi.
5. Blut-Stase: Mi 10 Xuehai, Bl 17 Geshu.

Zusätzlich zu den oben genannten Punkten müssen auch die Leitbahnen behandelt werden, und zwar mit ähnlichen Punkten wie bei der Therapie des schmerzhaften Obstruktions-Syndroms:

- Arm: Di 10 Shousanli, SJ 6 Zhigou, Di 11 Quchi, Di 15 Jianyu
- Bein: Ma 31 Biguan, Gb 31 Fengshi, Ma 34 Liangqiu, Ma 36 Zusanli, Ma 41 Jiexi

Hinweis: Ma 41 ist ein wichtiger Punkt, da er den Patienten darin unterstützt, beim Gehen die Füße besser zu heben. Bei Multipler Sklerose zeigt sich häufig die Schwierigkeit, die Füße zu heben, was das Gehen sehr erschwert.

Lähmungen

- *Invasion äußerer Nässe:* leichte Schwäche der Gliedmaßen, Schweregefühl
- *Qi- und Blut-Mangel (Milz und Magen):* Schwäche der Gliedmaßen, Schwierigkeiten beim Laufen
- *Leber- und Nieren-Schwäche:* starke Schwierigkeiten beim Laufen

4.3.2 Tremor oder Spastik der Gliedmaßen

Teil E (Symptome und klinische Zeichen) ➤ Kap. 64, ➤ Kap. 66; Teil A (Betrachtung) ➤ Kap. 14, ➤ Kap. 18; Teil B (Befragung) ➤ Kap. 39

„Tremor oder Spastik der Gliedmaßen" ist eine Übersetzung der chinesischen Schriftzeichen *zhi zhong. Zhi* bedeutet „Kontraktur oder Beugen der Glieder" und *zhong* bedeutet „Entspannung oder Dehnen der Gliedmaßen". Gleichwohl können diese beiden Begriffe sowohl Spastizität als auch Tremor der Glieder meinen.

Betrachtung

Der Patient kann an einer Kontraktur, an Schlaffheit oder an einem Tremor der Gliedmaßen leiden.

Bedeutung für die Praxis

Viele verschiedene Muster können eine Spastik oder einen Tremor in den Extremitäten auslösen. Das wahrscheinlichste davon ist Leber-Wind in seinen drei verschiedenen Ausprägungen: Fülle-Wind, der aus aufsteigendem Leber-Yang entsteht; Leber-Feuer mit Leere-Wind, der aus Leber-Blut-Mangel oder Leber-Yin-Mangel entsteht, oder Wind, der sich mit Schleim verbindet. Im Falle von Fülle-Wind sind Spastik oder Tremor der Glieder ausgeprägt, und der Patient leidet auch an starkem Schwindel. Im Falle von Leere-Wind sind Spastik oder Tremor mild und der Patient zeigt Symptome von Leber-Blut- oder Leber-Yin-Mangel. Wenn sich der Wind mit Schleim verbindet, wird der Patient an Taubheits- und Schweregefühlen der Glieder leiden. Darüber hinaus ist seine Zunge gedunsen und der Puls ist saitenförmig-schlüpfrig. Eine Krankheit, die normalerweise mit innerem Wind und Schleim einhergeht, ist zum Beispiel die Epilepsie.

Die gleichen Symptome können von einer allgemeinen Qi- und Blut-Schwäche verursacht werden, wodurch die Sehnen und Muskeln nicht mehr ernährt werden können. In diesem Fall sind die Symptome aber eher mild.

Gliederspastik und Tremor können auch in der Blutebene des Vier-Ebenen-Modells auftreten; die von der fiebrigen Erkrankung erzeugte Hitze führt dann entweder zu Leber-Wind oder erschöpft das Yin so sehr, dass Leere-Wind entsteht.

Tremor oder Spastik der Gliedmaßen

- *Leber-Wind (Fülle-Typ):* starke Spastik oder Tremor mit großer Amplitude, starker Schwindel, saitenförmiger Puls
- *Leber-Wind (Leere-Typ):* leichte Spastik oder Tremor mit kleiner Amplitude, Schwindel, dünner, saitenförmiger Puls
- *Leber-Wind mit Schleim:* Taubheit und Schwere der Glieder, gedunsene Zunge, saitenförmiger-schlüpfriger Puls
- *Qi- und Blut-Mangel:* leichte Spastik oder Tremor, Müdigkeit, blasse Zunge, schwächlicher oder rauer Puls

4.3.3 Muskelzucken

Teil E (Symptome und klinische Zeichen) ➤ Kap. 68

Betrachtung

Muskelzucken äußert sich in einem unwillkürlichen Zittern oder Vibrieren der oberflächlichen Muskeln. In der Schulmedizin heißt es Faszikulation.

Bedeutung für die Praxis

Muskelzucken kann aufgrund von Yang-Mangel, überflutendem Wasser oder Qi- und Blut-Mangel entstehen.

Bei Yang-Mangel ist das Muskelzucken auf ein die oberflächlichen Muskeln nicht ernährendes Abwehr-Qi (welches der Natur nach Yang ist) zurückzuführen. In Kapitel 3 des *Su Wen* heißt es: *„Der veredelte Teil des Yang-Qi nährt die Seele, während der weiche Teil die Sehnen nährt."*[1]

Überflutendes Wasser bezeichnet einen Zustand größter Yang-Schwäche, welche zur Ansammlung von Flüssigkeiten führt. Diese kann im Herz, in den Lungen oder in den Muskeln auftreten. Das sich in den Muskeln ansammelnde Wasser kann dann ein Zucken hervorrufen.

Eine generelle Qi- und Blut-Schwäche kann auch Muskelzuckungen verursachen, da das Yang-Qi die oberflächlichen Muskeln nicht ernährt und das Blut die Muskeln und Sehnen auch nicht mehr nährt.

Muskelzuckungen

- *Yang-Mangel:* Kältegefühl, Müdigkeit, tief-langsamer Puls
- *Überfließendes Wasser:* Ödeme, Husten mit ergiebigem wässrigen Schleim, nasse Zunge
- *Qi- und Blut-Mangel:* Müdigkeit, Schwindel, blasse Zunge, schwacher oder rauer Puls: Qi

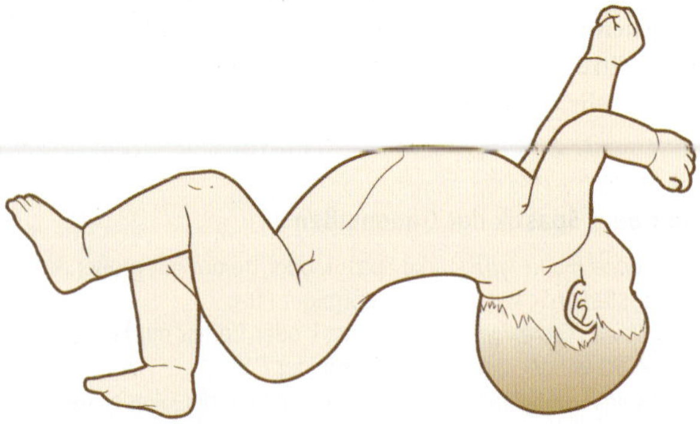

Abb. 4.4 Opisthotonus

4.3.4 Opisthotonus

Teil E (Symptome und klinische Zeichen) ➤ Kap. 68

Betrachtung

Opisthotonus ist ein Krampf in der Streckmuskulatur des Rückens, wobei der Kopf und die Ferse nach hinten gebeugt werden und der Körper, beziehungsweise der Rücken, nach vorne überstreckt sind (➤ Abb. 4.4).

Bedeutung für die Praxis

Opisthotonus entsteht immer aufgrund von Leber-Wind, der sich in der Blutebene einer fieberhaften Erkrankung entwickelt. Er kann auch nach einer Geburt auftreten, wenn die Mutter eine Infektion erleidet; dieser Fall tritt in westlichen Ländern jedoch selten auf.

4.3.5 Kontraktion der Gliedmaßen

Teil E (Symptome und klinische Zeichen) ➤ Kap. 64; Teil A (Betrachtung) ➤ Kap. 18

Betrachtung

Kontraktion der Gliedmaßen bestehen im unwillkürlichen Verkrampfen der Fäuste oder einer Kontraktur der Füße, begleitet von einer Starrheit der betroffenen Glieder. Zudem ist es dem Patienten nicht möglich, diese auszustrecken. Eine Kontraktion kann jedes Gelenk betreffen, zum Beispiel die Finger, das Handgelenk, den Ellenbogen, den Knöchel und die Knie. Die Dupuytren-Kontraktur, die oft den Ringfinger oder den kleinen Finger betrifft, ist ein Beispiel hierfür.

Bedeutung für die Praxis

Eine Kontraktion der Gliedmaßen kann im Rahmen verschiedener Erkrankungen vorkommen, so zum Beispiel bei Arthritis, bei Konvulsionen oder bei einem Wind-Schlaganfall. Die zugrunde liegenden Muster sind meist eine allgemeine Qi- und Blut-Schwäche, innerer Wind, Kälte, Nässe, Schleim oder auch Blut-Stase. Oft sind Leber und Nieren besonders betroffen, da sie die Sehnen und Knochen nähren.

Eine generelle Qi- und Blut-Schwäche kann die Kontraktion eines bestimmten Gelenkes auslösen, da das Blut die Sehnen nicht mehr ernährt. Ein Blut-Mangel kann zum Beispiel die Leitbahnen des Ellenbogens beeinträchtigen und eine Kontraktion des Gelenks hervorrufen.

Innerer Leber-Wind kann eine Kontraktion an jedem Gelenk verursachen, was man oft in der Praxis nach einem Wind-Schlaganfall erkennen kann.

Aufgrund ihrer innewohnenden Natur hat Kälte eine zusammenziehende Tendenz und kann somit Kontraktion jeglicher Gelenke herbeiführen. Dies beobachtet man oft beim schmerzhaften Blockade-Syndrom, welches Ellenbogen oder Knie betrifft und von Schmerzen begleitet ist.

Nässe kann eine Gelenkskontraktion verursachen, indem sie die Sehnen und Muskeln blockiert. Dies tritt auch beim schmerzhaften Blockade-Syndrom auf. Besonders betroffen sind Handgelenke oder Finger, wobei nicht nur eine Kontraktion auftritt, sondern auch eine Schwellung hinzukommt.

Schleim kann eine Gelenkkontraktion hervorrufen, indem er die Sehnen, Muskeln und Knochen blockiert. Dies kann man in den Spätstadien des durch Kälte oder Nässe ausgelösten schmerzhaften Blockade-Syndroms beobachten, was durch Schleim noch weiter erschwert wird. Die entsprechende Manifestation ist dann nicht nur die Kontraktur, sondern auch Verformungen der Knochen.

Blut-Stase führt zu Kontraktionen und Versteifungen der Gelenke, weil das Blut die Sehnen und Knochen nicht mehr ernährt und somit in den Gelenken stagniert. Dies ist ebenfalls in den Spätstadien des durch Kälte oder Nässe ausgelösten schmerzhaften Blockade-Syndroms zu erkennen, was durch Blut-Stase noch erschwert wird und dann zu stärksten Schmerzen und Steifheit führen kann.

Kontraktion der Gliedmaßen

- *Qi- und Blut-Mangel:* leichte Kontraktion, Müdigkeit, blasse Zunge, schwächlicher oder rauer Puls
- *Leber-Wind:* ausgeprägte Kontraktion, starker Schwindel, saitenförmiger Puls
- *Kälte:* ausgeprägte Kontraktionen mit Schmerzen, Kältegefühl, Verbesserung durch Wärme
- *Nässe:* Kontraktionen von Gelenken mit Schwellungen, Schweregefühl
- *Schleim:* Kontraktionen von Gelenken mit Schwellungen und Knochendeformitäten
- *Blut-Stase:* Kontraktionen und Gelenkversteifungen mit stärksten Schmerzen, violette Zunge

4.3.6 Hemiplegie

Teil E (Symptome und klinische Zeichen) ➢ Kap. 68

Betrachtung

Hemiplegie ist eine einseitig auftretende Lähmung von Arm und / oder Bein.

Bedeutung für die Praxis

Hemiplegie ist eine Folgeerkrankung des Wind-Schlaganfalls; die Hauptursachen sind Leber-Wind und Schleim. Im Falle eines langwierigen Wind-Schlaganfalls kann sich auch Blut-Stase entwickeln, die dann zusätzlich zur Lähmung noch ausgeprägte Gliedersteife und Schmerzen verursacht.

THERAPIE

Bei Hemiplegie müssen wir die Leitbahnen mit ähnlichen Punkten behandeln wie bei der Therapie des schmerzhaften Obstruktions-Syndroms:

- Arm: Di 10 Shousanli, SJ 6 Zhigou, Di 11 Quchi, Di 15 Jianyu
- Bein: Ma 31 Biguan, Gb 31 Fengshi, Ma 34 Liangqiu, Ma 36 Zusanli, Ma 41 Jiexi

Hinweis: Ma 41 ist ein wichtiger Punkt, da er den Patienten darin unterstützt, beim Gehen die Füße besser zu heben. Bei Hemiplegie zeigt sich häufig die Schwierigkeit, die Füße zu heben, was das Gehen sehr erschwert.

4.3.7 Handtremor

Teil E (Symptome und klinische Zeichen) ➢ Kap. 65; Teil A (Betrachtung) ➢ Kap. 14

Betrachtung

Handtremor ist ein unwillkürlicher Tremor der Hände oder des ganzen Armes. Der Tremor kann sehr ausgeprägt sein, mit großer Amplitude oder auch nur milde mit entsprechend kleiner Amplitude. Er kann einseitig oder beidseitig auftreten. Der Patient hat Schwierigkeiten, ein Buch, einen Löffel oder eine Tasse zu halten.

Bedeutung für die Praxis

Tremor der Hände deutet immer auf inneren Wind hin. Dieser kann sich wiederum aus aufsteigendem Leber-Yang, Leber-Feuer, Leber-Blut-Mangel oder Leber- und Nieren-Yin-Mangel entwickeln. Wenn er sich aus Leber-Yang oder Leber-Feuer entwickelt, ist es ein Wind vom Fülle-Typ und der Tremor ist stark ausgeprägt. Wenn er sich aus einem Mangel entwickelt, entsteht Wind mit Leere-Natur und der Tremor ist nur leicht. Zusätzlich zu den oben genannten Mustern erschwert bei Älteren oft noch Schleim die Muster des inneren Windes.

Bei Alkoholkranken ist der feine Tremor der Hände auf Schleim-Hitze zurückzuführen. In seltenen Fällen kann auch Nässe, die sich in den Muskeln und Sehnen der Hände angestaut hat, zu einem feinen Tremor führen.

4.3.8 Fußtremor

Teil E (Symptome und klinische Zeichen) ➢ Kap. 66

Betrachtung

Fußtremor ist ein unwillkürlicher Tremor der Füße oder des ganzen Beines. Er kann einseitig oder beidseitig auftreten. Der Patient hat Schwierigkeiten zu gehen und seine unteren Gliedmaßen können atrophiert sein.

Bedeutung für die Praxis

Ein Tremor der Füße ist normalerweise auf inneren Wind des Leere-Typs zurückzuführen, der aus Leber-Blut-Mangel oder Leber- und Nieren-Yin-Mangel entsteht.

4.3.9 Fingerkontrakturen

Teil E (Symptome und klinische Zeichen) ➢ Kap. 65; Teil A (Betrachtung) ➢ Kap. 14

Betrachtung

Fingerkontraktionen können einseitig oder beidseitig auftreten und bestehen in einer unwillkürlichen Kontraktur der Finger; diese sind permanent gebeugt und die Hand kann nicht gestreckt werden. Die Bewegungsfreiheit der Muskeln und Sehnen oberhalb des Handgelenks ist normal.

Bedeutung für die Praxis

Eine Fingerkontraktion ist entweder auf Blut- oder Yin-Mangel oder beides zusammen zurückzuführen oder auf eine Kälteinvasion in den Sehnen und Knochen, wie sie beim schmerzhaften Blockade-Syndrom vorkommt. Im ersteren Fall kann das schwache Blut die Sehnen nicht ernähren, denen es dann im Laufe der Zeit an Feuchtigkeit fehlt. Im letzteren Fall dringt äußere Kälte in die Sehnen und Muskeln der Hände ein und verursacht eine Kontraktion.

LERNERGEBNISSE

Das sollten Sie jetzt wissen:
Die Betrachtung der Körperbewegungen umfasst sowohl unwillkürliche Bewegungen als auch Steifheit oder Lähmung von Kopf, Gesicht, Gliedmaßen und Körper.

ANMERKUNG

1 *Huang Di Nei Jing Su Wen* 黄帝内经素问 („Des Gelben Kaisers Klassiker des Inneren – Reine Fragen"; „The Yellow Emperor's Classic of Internal Medicine – Simple Questions"); People's Health Publishing, Beijing 1979, S. 17; erstmals erschienen: etwa 100 v. Chr.

ABSCHNITT

II Betrachtung der Körperteile

Dieser Abschnitt beschäftigt sich mit der Betrachtung einzelner Körperteile. Abschnitt I hingegen beschäftigte sich mit der Betrachtung der Körperform, der Gesichtsfarbe und seelisch-emotionaler Merkmale. All dies sind die Haupteigenschaften, auf die wir achten, wenn der Patient unser Behandlungszimmer betritt. Sie geben uns folglich eine Übersicht über die Konstitution des Patienten und somit möglicher Disharmoniemuster.

Nachdem wir diese allgemeinen Merkmale betrachtet haben, gehen wir über zur Betrachtung der einzelnen Körperteile, wobei man im Allgemeinen oben beginnt und nach unten fortschreitet. Einige dieser Merkmale kann man während des Gesprächs mit dem Patienten erkennen, andere nur dann, wenn der Patient sich entkleidet und auf der Untersuchungsliege Platz genommen hat. Darüber hinaus werden einige der Körperteile routinemäßig betrachtet (zum Beispiel Ohren, Haare, Mund usw.), andere dagegen nur, wenn der Patient uns darum bittet (Genitalien, weibliche Brust).Die Betrachtung der Körperausscheidungen wurde hier nur der Vollständigkeit halber aufgeführt, da sie unter normalen Bedingungen in der Praxis eher nicht vollzogen wird. Sie kann aber im akuten Fall bei einem Hausbesuch durchgeführt werden.

Es ist sehr wichtig, vor der Betrachtung der Körperteile mit einer Betrachtung der Körperform und der Haltung im Ganzen zu verfahren, wie schon im vorherigen Abschnitt beschrieben. Man sollte einem einzelnen Körperteil (z. B. dem Ohr) nicht auf Kosten der Betrachtung von Körperform und Haltung unverhältnismäßig viel Bedeutung beimessen.

Folgende Themen werden besprochen:

- ➤ Kapitel 5: Kopf, Gesicht und Haare
- ➤ Kapitel 6: Augen
- ➤ Kapitel 7: Nase
- ➤ Kapitel 8: Lippen, Mund, Gaumen, Zähne, Zahnfleisch und Philtrum
- ➤ Kapitel 9: Ohren
- ➤ Kapitel 10: Hals und Nacken
- ➤ Kapitel 11: Rücken
- ➤ Kapitel 12: Weibliche Brüste
- ➤ Kapitel 13: Herzschlag
- ➤ Kapitel 14: Hände
- ➤ Kapitel 15: Nägel
- ➤ Kapitel 16: Brustkorb und Bauch
- ➤ Kapitel 17: Genitalien
- ➤ Kapitel 18: Gliedmaßen
- ➤ Kapitel 19: Beine
- ➤ Kapitel 20: Körperausscheidungen
- ➤ Kapitel 21: Haut
- ➤ Kapitel 22: Kinder

Die Betrachtung der Gesichtsfarbe wurde in ➤ Kapitel 3 besprochen.

KAPITEL

5 Betrachtung von Kopf, Gesicht und Haaren

Folgende Aspekte der Betrachtung von Kopf, Gesicht und Haaren werden in diesem Kapitel behandelt:

1. Kopf
   - Trockene Kopfhaut
   - Rötung und Schmerzen der Kopfhaut
   - Kopftremor
   - Schwellung des ganzen Kopfes
   - Kopfhautfurunkel
   - Kopfhautgeschwüre
   - Geschwüre in der Mastoidregion
   - Erosionen der Kopfhaut
   - Kopfneigung zu einer Seite hin
   - Nach hinten gekippter Kopf
   - Verspäteter Fontanellenschluss
2. Gesicht
   - Akne
   - Papulae und Maculae
   - Gesichtsödem
   - Schwellung und Rötung des Gesichts
   - Schwellung, Rötung und Schmerzen der Wangen
   - Geschwüre unterhalb des Jochbeinbogens
   - Linien im Gesicht
   - Deviation von Auge und Mund
3. Haare
   - Haarausfall
   - Alopezie
   - Trockenes und sprödes Haar
   - Fettiges Haar
   - Vorzeitiges Ergrauen der Haare
   - Schuppen

5.1 Kopf

Bei der Betrachtung des Kopfes sollte man als Erstes die Konstitution des Patienten auf der Grundlage seiner Gesichtszüge im Allgemeinen beurteilen. Ein Mensch mit guter Konstitution wird zumeist ein Gesicht mit ebenmäßigen Zügen, eine breite Stirn und lange Ohren mit dicken Ohrläppchen besitzen. Ein Mensch schwacher Konstitution wird einen zu kleinen Kopf haben, unebene Gesichtszüge und kleine Ohren mit kleinen Ohrläppchen aufweisen.

Die folgenden Charakteristika werden besprochen:

- Trockene Kopfhaut
- Rötung und Schmerzen der Kopfhaut
- Kopftremor

- Schwellung des ganzen Kopfes
- Kopfhautfurunkel
- Kopfhautgeschwüre
- Geschwüre in der Mastoidregion
- Erosionen der Kopfhaut
- Kopfneigung zu einer Seite hin
- Nach hinten gekippter Kopf
- Verspäteter Fontanellenschluss

5.1.1 Trockene Kopfhaut

Teil E (Symptome und klinische Zeichen) ➤ *Kap. 55*

Eine trockene Kopfhaut deutet auf Leber- und/oder Nieren-Yin-Schwäche hin.

5.1.2 Rötung und Schmerzen der Kopfhaut

Eine gerötete und schmerzhafte Kopfhaut zeigt entweder eine akute Invasion von Wind-Hitze oder emporloderndes Leber-Feuer an.

5.1.3 Kopftremor

Teil E (Symptome und klinische Zeichen) ➤ *Kap. 55; Teil A (Betrachtung)* ➤ *Kap. 4*

Ein Kopftremor deutet auf inneren Leber-Wind hin und wird oft bei älteren Menschen im Zusammenhang mit einer Parkinson-Erkrankung beobachtet.

5.1.4 Schwellung des ganzen Kopfes

Teil E (Symptome und klinische Zeichen) ➤ *Kap. 55*

Eine Schwellung des Gesichtes und des ganzen Kopfes mit einer Rötung der Augen heißt „Großer-Kopf-Wärmekrankheit" und kann auf Wind-Hitze mit Toxischer Hitze, die in den Oberen Erwärmer eindringt, zurückgeführt werden. Oft wird sie im Rahmen einer Parotitis (Ohrspeicheldrüsenentzündung) beobachtet.

5.1.5 Kopfhautfurunkel

Teil E (Symptome und klinische Zeichen) ➤ *Kap. 55*

Furunkel auf der Kopfhaut haben ihre Ursache in Leber-Feuer, Nässe-Hitze in der Leber-Leitbahn oder Toxischer Hitze.

5.1.6 Kopfhautgeschwüre

Teil E (Symptome und klinische Zeichen) ➤ *Kap. 55*

Geschwüre auf der Kopfhaut sind auf Leber-Feuer, Nässe-Hitze in der Leber-Leitbahn, oder wenn sie im Bereich von LG-20 Baihui auftreten, auf Hitze im Lenkergefäß zurückzuführen.

5.1.7 Geschwüre in der Mastoidregion

Teil E (Symptome und klinische Zeichen) ➤ *Kap. 55*

Geschwüre in der Mastoidregion (Warzenfortsatz des Schläfenbeins) haben ihre Ursache in Nässe Hitze in der Gallenblasen-Leitbahn oder in Leber-Feuer.

5.1.8 Erosionen der Kopfhaut

Teil E (Symptome und klinische Zeichen) ➤ *Kap. 55*

Erosionen der Kopfhaut (wenn die Haut offen liegt) mit Juckreiz und Nässen sind auf Nässe-Hitze in der Leber-Leitbahn zurückzuführen.

5.1.9 Kopfneigung zu einer Seite hin

Teil E (Symptome und klinische Zeichen) ➤ *Kap. 55*

Wenn der Kopf sich zu einer Seite neigt und es dem Patienten nicht möglich ist, ihn gerade zu halten, so liegt dies entweder an einem Milz-Qi-Mangel und am Absinkenden des Milz-Qi oder an einer Schwäche des „Meeres des Marks" (Gehirn und Rückenmark).

5.1.10 Nach hinten gekippter Kopf

Teil E (Symptome und klinische Zeichen) ➤ *Kap. 55*

Wenn der Kopf nach hinten gekippt und die Augen nach oben gerollt sind, lässt dies auf inneren Leber-Wind schließen, den man bei Kindern oft im Zusammenhang mit akuten fiebrigen Erkrankungen sieht.

5.1.11 Verspäteter Fontanellenschluss

Teil E (Symptome und klinische Zeichen) ➤ *Kap. 55*

Bei Babys sollte man auf die Fontanellen achten: Ein verspäteter Fontanellenschluss deutet auf eine schwache ererbte Nierenkonstitution hin. Die hintere Fontanelle schließt sich ungefähr zwei Monate nach der Geburt, die Sphenoidalfontanelle (am Keilbein) verschließt sich nach etwa drei Monaten, die Mastoidfontanelle schließt sich gegen Ende des ersten Jahres und die vordere Fontanelle schließt sich zwischen Mitte und Ende des zweiten Jahres.

Klinische Zeichen des Kopfes

- *Trockene Kopfhaut:* Leber-/Nieren-Yin-Mangel
- *Rötung und Schmerzen der Kopfhaut:* Wind-Hitze oder Leber-Feuer
- *Kopftremor:* Leber-Wind
- *Schwellung des ganzen Kopfes:* Wind-Hitze mit Toxischer Hitze (Parotitis)
- *Kopfhautfurunkel:* Leber-Feuer, Nässe-Hitze oder Toxische Hitze
- *Kopfhautgeschwüre:* Leber-Feuer, Nässe-Hitze, Hitze im Lenkergefäß
- *Geschwüre in der Mastoidregion:* Nässe-Hitze in der Gallenblasen-Leitbahn oder Leber-Feuer

- *Erosionen der Kopfhaut mit Nässen und Juckreiz:* Nässe-Hitze in der Leber-Leitbahn
- *Kopfneigung nach einer Seite:* Milz-Qi-Mangel oder Schwäche des „Meeres des Marks" (Gehirn und Rückenmark)
- *Nach hinten gekippter Kopf mit nach oben gerollten Augen:* Leber-Wind
- *Verspäteter Fontanellenschluss:* schwache ererbte Nierenkonstitution

5.2 Gesicht

Der wichtigste Aspekt bei der Betrachtung des Gesichts ist die Farbe, welche in ➤ Kapitel 3 schon besprochen wurde. Weitere diagnostische Zeichen des Gesichts sind Ödeme, Schwellungen, Pickel, Geschwüre und Linien.

Die folgenden klinischen Zeichen werden besprochen:

- Akne
- Papulae und Maculae
- Gesichtsödem
- Schwellung und Rötung des Gesichts
- Schwellung, Rötung und Schmerzen der Wangen
- Geschwüre unterhalb des Jochbeinbogens
- Linien im Gesicht
- Deviation von Auge und Mund

5.2.1 Akne

Teil E (Symptome und klinische Zeichen) ➤ Kap. 55, ➤ Kap. 77; Teil A (Betrachtung) ➤ Kap. 21

Gesichtsakne mit roten Papeln entsteht meist aufgrund von Nässe-Hitze, in chronischen Fällen vor dem Hintergrund einer Qi-Schwäche. In schweren Fällen, wenn die Pusteln sehr groß und schmerzhaft sind, ist Toxische Hitze der Verursacher. Wenn die Pusteln dunkelviolett sind, ist Blut-Stase mit im Spiel (➤ Abb. 5.1, ➤ Abb. 5.2, ➤ Abb. 5.3).

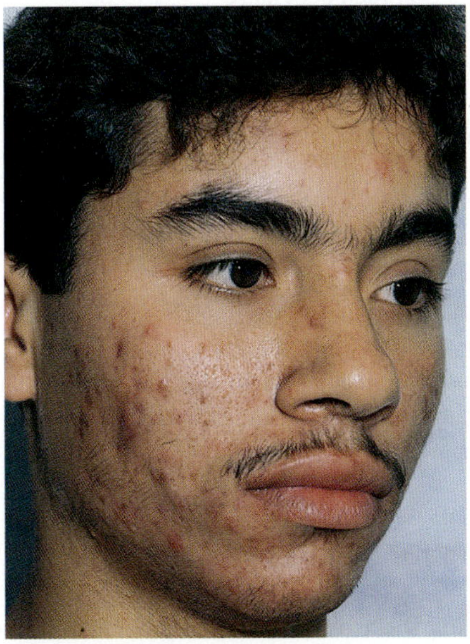

Abb. 5.1 Akne mit roten Papeln (Nässe-Hitze)

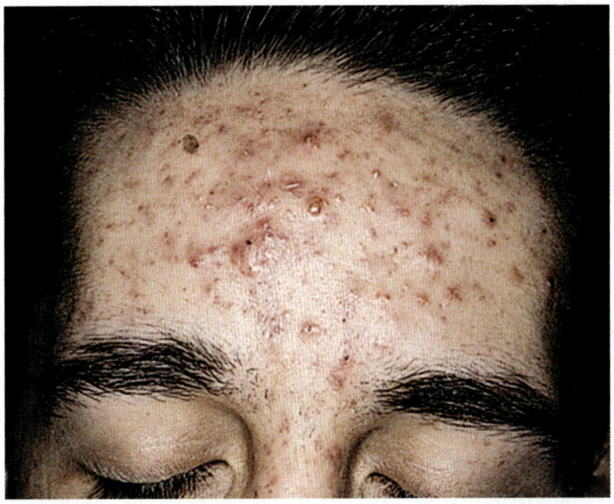

Abb. 5.2 Akne mit Pusteln (Toxische Hitze)

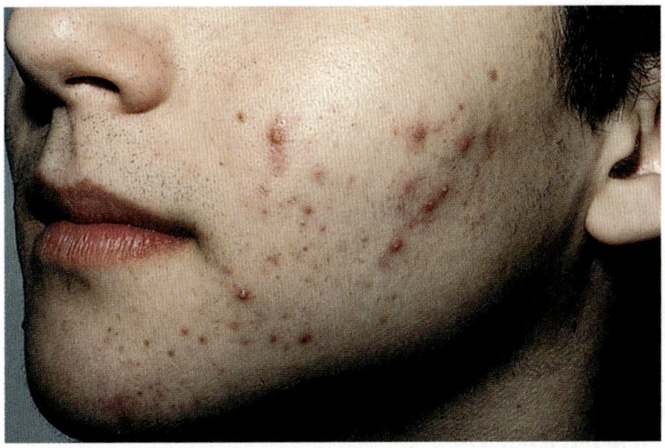

Abb. 5.3 Akne mit dunklen Pusteln (Blut-Stase)

!

In allen chinesischen Quellen wird Akne auf Nässe-Hitze oder Toxische Hitze zurückgeführt, was sicherlich auch der Fall ist. Wenn Akne jedoch bei Jugendlichen auftritt, liegt meiner Erfahrung nach immer eine Pathologie des Konzeptionsgefäßes (Ren Mai) und/oder des Durchdringungsgefäßes (Chong Mai) vor. Dies erklärt die Lokalisation von Akne auf dem Gesicht (das von beiden Gefäßen durchzogen wird). Daher verwende ich zusätzlich zu Punkten, die Nässe-Hitze oder Toxische Hitze behandeln, auch Lu 7 Lieque und Ni 6 Zhaohai für das Konzeptionsgefäß und Mi 4 Gongsun und Pe 6 Neiguan für das Durchdringungsgefäß.

THERAPIE

Bei Akne aufgrund von Nässe-Hitze würde ich die folgenden Punkte verwenden: Di 4 Hegu, Di 11 Quchi, Ren 12 Zhongwan, Ren 9 Shuifen, Mi 9 Yinlingquan, Ren 5 Shimen, Bl 22 Sanjiaoshu (zusätzlich zu den oben erläuterten Öffnungspunkten von Konzeptions- bzw. Durchdringungsgefäß).

5.2.2 Papulae und Maculae

Teil E (Symptome und klinische Zeichen) ➤ Kap. 55

Papulae (Papeln, erhabene Flecken) im Gesicht und auf der Nase weisen auf Lungen-Hitze hin, während Maculae (Flecken) auf Blut-Hitze hindeuten.

5.2.3 Gesichtsödem

Teil E (Symptome und klinische Zeichen) ➢ *Kap. 55*

Akute Ödeme des Gesichts werden durch eine Invasion der Lungen durch Wind-Wasser verursacht. Chronische Gesichtsödeme sind in einem Milz- und Lungen-Yang-Mangel begründet.

5.2.4 Schwellung und Rötung des Gesichts

Teil E (Symptome und klinische Zeichen) ➢ *Kap. 55*

Akute Schwellungen und Rötungen des Gesichts deuten auf eine Invasion von Wind-Hitze mit Toxischer Hitze, wie man sie bei ansteckenden fieberhaften Erkrankungen sieht.

5.2.5 Schwellung, Rötung und Schmerzen der Wangen

Teil E (Symptome und klinische Zeichen) ➢ *Kap. 55*

Schwellung, Rötung und Schmerzen der Wangen und der Region unterhalb des Unterkiefers deuten auf eine Invasion von Wind-Hitze mit Toxischer Hitze, wie man sie bei einer Parotitis oft beobachtet.

5.2.6 Geschwüre unterhalb des Jochbeinbogens

Teil E (Symptome und klinische Zeichen) ➢ *Kap. 55*

Geschwüre unterhalb des Jochbeinbogens sind auf Toxische Hitze im Magen zurückzuführen.

5.2.7 Linien im Gesicht

Teil E (Symptome und klinische Zeichen) ➢ *Kap. 55*

Wenn das Gesicht von Linien durchzogen, und die Haut sehr uneben ist, deutet dies auf Blut-Mangel oder Hitze mit Trockenheit, oft in Verbindung mit emotionalem Stress.

5.2.8 Deviation von Auge und Mund

Teil E (Symptome und klinische Zeichen) ➢ *Kap. 55; Teil A (Betrachtung)* ➢ *Kap. 4*

Deviation von Auge und Mund, bei der die Augenbrauen und Stirn nicht betroffen sind, ist durch inneren Wind bedingt und tritt bei Patienten auf, die einen Wind-Schlaganfall erlitten haben. Deviation von Auge und Mund mit der Unfähigkeit, eine Augenbraue anzuheben oder die Stirn auf einer Seite zu runzeln, ist durch Invasion von äußerem Wind in die Leitbahnen des Gesichts bedingt und tritt bei Bell-Lähmung auf.

Klinische Zeichen des Gesichts

- *Akutes Ödem:* Invasion der Lungen durch Wind-Wasser
- *Chronisches Ödem:* Lungen- und Milz-Yang-Schwäche
- *Schwellung und Rötung:* Wind-Hitze mit Toxischer Hitze
- *Schwellung, Rötung und Schmerzen unterhalb des Unterkiefers:* Wind-Hitze mit Toxischer Hitze (Parotitis)
- *Geschwüre unterhalb des Jochbeinbogens:* Toxische Hitze im Magen
- *Papulae im Gesicht und auf der Nase:* Lungen-Hitze (Qi-Ebene)
- *Maculae im Gesicht und auf der Nase:* Blut-Hitze
- *Von Linien durchzogenes Gesicht mit unebener Haut:* Blut-Mangel oder Hitze mit Trockenheit
- *Deviation von Auge und Mund (Augenbrauen und die Stirn nicht betroffen): Zentrale* Fazialisparese aufgrund eines Wind-Schlaganfalls
- *Deviation von Auge und Mund (Augenbrauen und Stirn betroffen):* periphere Fazialisparese (Bell-Lähmung)

5.3 Haare

Die Entwicklung des Kopfes und der Haare ist in großem Maße vom Zustand der Leber und der Nieren abhängig. Die Nieren beeinflussen die Knochen, welche wiederum die Struktur des Kopfes bestimmen. Sie regieren auch über das Mark, welches über die geordnete Gehirnentwicklung bestimmt. Sowohl Nieren als auch Leber beeinflussen das Haarwachstum, folglich hängen sein normales Wachstum, seine Farbe und seine Konsistenz von Leber und Nieren ab.

Die Syndrome, die die einzelnen, unten aufgeführten klinischen Zeichen der Haare verursachen, werden ausführlicher in ➢ Kapitel 55 erläutert.

Die folgenden klinischen Zeichen werden hier besprochen:
- Haarausfall
- Alopezie
- Trockenes und sprödes Haar
- Fettiges Haar
- Vorzeitiges Ergrauen der Haare
- Schuppen

5.3.1 Haarausfall

Teil E (Symptome und klinische Zeichen) ➢ *Kap. 55*

Betrachtung

Der Terminus Haarausfall bezieht sich hier auf einen allmählichen Haarverlust, auf sein nur langsames Nachwachsen oder auf überaus dünnes Haar.

Bedeutung für die Praxis

Haarwuchs und Dicke der Haare ist in großem Maße vom Zustand der Leber und der Nieren abhängig, besonders vom Leber-Blut und von der Nieren-Essenz: Folglich ist ein allmählicher Haarverlust auf Leber-Blut-Mangel oder Nieren-Essenz-Mangel oder beide zusammen zurückzuführen. Dennoch kann Haarverlust auch Fülle-Ursachen haben, insbesondere Blut-Hitze kann Haarausfall herbeiführen, indem sie die Haarfollikel austrocknet. Diese Blut-Hitze stammt normalerweise vom zum Kopf aufsteigenden Leber-Feuer und verursacht Haarverlust.

Oft tritt Haarverlust auch nach einer ernsten Krankheit auf, die entweder akut oder chronisch ist und sich hinzieht. Natürlich gibt es auch äußere Ursachen eines Haarverlusts, ein Beispiel dafür ist die Chemotherapie.

In einigen Fällen kann ein totaler Haarverlust auch bei jungen Menschen auftreten. Wenn diese keine Anzeichen von Leber- und Nieren-Schwäche haben und von kräftiger Statur sind, so ist die Glatze eine erbliche Veranlagung und ohne klinische Bedeutung.

Haarausfall

- Leber-Blut-Mangel oder Nieren-Essenz-Mangel
- Blut-Hitze (aus Leber-Feuer)
- Schwerwiegende, akute Erkrankung
- Langwierige, chronische Erkrankung
- Chemotherapie

5.3.2 Alopezie

Teil E (Symptome und klinische Zeichen) ➤ Kap. 55

Betrachtung

Der Begriff Alopezie bezieht sich auf plötzlichen Haarverlust, das Haar fällt hier meist in Büscheln aus.

Bedeutung für die Praxis

Die Alopezie kann verschiedene Ursachen haben: Als erste wäre Blut-Hitze (meist aus Leber-Feuer entstehend) zu nennen, wodurch die Haarfollikel ausgetrocknet werden. Ein weiterer Faktor kann innerer Wind, der zum Kopf aufsteigt, sein. Ferner kann auch eine Blut-Stase im Kopf beteiligt sein, die verhindert, dass neues Blut das Haar nähren kann.

Alopezie

- *Blut-Hitze:* Das Haar fällt in Büscheln aus, trockenes Haar, Hitzegefühl, Durst, rote Zunge, schneller Puls
- *Innerer Wind:* Das Haar fällt in Büscheln aus, Schwindelgefühl, saitenförmiger Puls
- *Blut-Stase:* Das Haar fällt in Büscheln aus, dunkle Gesichtsfarbe, violette Zunge

5.3.3 Trockenes und sprödes Haar

Teil E (Symptome und klinische Zeichen) ➤ Kap. 55

Betrachtung

Das Haar ist trocken, brüchig und sehr dünn.

Bedeutung für die Praxis

Die häufigste Ursache von trockenem und sprödem Haar ist Leber-Blut- und / oder Nieren-Yin-Mangel. Schließlich sind Leber und Nieren die Organe, die das Haar hauptsächlich ernähren. Bei einem Mangel wird das Haar folglich trocken, dünn und brüchig.

Eine allgemeine Qi- und Blut-Schwäche, oft im Zusammenhang mit einer Leber-Blut-Schwäche, kann das Haar aus denselben Gründen auch trocken und spröde machen.

Ein Mangel-Zustand in Milz und Magen kann dazu führen, dass das Haar äußerst dünn und brüchig wird, da es von den vom Magen hergestellten Nahrungsessenzen nicht genährt wird. Dieser Zustand wird oft durch übermäßige Sorge, Nachdenklichkeit oder übertriebenes Studieren verursacht, was alles zu einer Schädigung der Milz führt.

Chronischer Blutverlust, wie er auch bei chronischer Menorrhagie auftritt, kann auch zu trockenem und dünnem Haar führen, da nicht mehr genügend Blut da ist, um das Haar zu nähren.

Trockenes und sprödes Haar

- Leber-Blut und / oder Nieren-Yin-Mangel
- Generelle Qi- und Blut-Schwäche
- Milz- und Magen-Leere
- Chronischer Blutverlust

5.3.4 Fettiges Haar

Teil E (Symptome und klinische Zeichen) ➤ Kap. 55

Fettiges Haar ist immer ein Zeichen von Nässe (mit oder ohne Hitze) oder Schleim.

5.3.5 Vorzeitiges Ergrauen der Haare

Teil E (Symptome und klinische Zeichen) ➤ Kap. 55

Betrachtung

Vorzeitiges Ergrauen der Haare meint das zu frühe Grau- oder Weißwerden der Haare im Leben eines Menschen. Natürlich ist das Weißwerden der Haare im Alter eine normale Sache und hat keine pathologische Bedeutung.

Bedeutung für die Praxis

Die häufigste Ursache von vorzeitigem Grauwerden der Haare ist Leber-Blut und Nieren-Essenz-Mangel oder beide zusammen, sodass das Haar nicht mehr ordentlich ernährt wird. Eine weitere Ursache ist Qi- und Blut-Mangel. Wenn das Haar plötzlich weiß wird, so ist dies meist auf Leber- und Nieren-Feuer, verursacht durch einen Schock oder eine starke emotionale Aufregung, wie zum Beispiel Wut, zurückzuführen.

Verfrühtes Grauwerden der Haare bei jungen Menschen von kräftiger Statur und in bester Gesundheit ist eine erbliche Veranlagung und ohne klinische Bedeutung.

Wenn das Haar gelb und trocken wird, zeigt dies meist einen Blut- und Essenz-Mangel an.

Vorzeitiges Ergrauen der Haare

- Leber-Blut- und / oder Nieren-Essenz-Mangel
- Generelle Qi- und Blut-Schwäche
- Leber- und Nieren-Feuer
- Erblich bedingt

5.3.6 Schuppen

Teil E (Symptome und klinische Zeichen) ➤ Kap. 55

Betrachtung

Haarschuppen sind kleine, weiße, trockene Schuppen, die sich vom Kopf ablösen.

Bedeutung für die Praxis

Die häufigste Ursache ist ein Mangel an Leber-Blut, das die Kopfhaut nicht nähren kann. Wenn die Schuppenproduktion sehr stark ist und anfallsartig auftritt, dann liegt dies an Leber-Wind, der sich aus einem Leber-Blut-Mangel entwickelt.

Schuppen können auch aus Hitze-Zuständen entstehen, insbesondere Leber-Feuer, Nässe-Hitze in der Leber, die den Kopf beeinträchtigt, oder Toxische Hitze.

LERNERGEBNISSE

Das sollten Sie jetzt wissen:

- Die Größe und Symmetrie der Gesichtszüge zeigt die Konstitution eines Menschen an.
- Folgendes sollte untersucht werden: Bewegung und Ausrichtung des Kopfes, Beschaffenheit der Haut, Vorhandensein von Furunkeln, Geschwüren oder Schwellungen, Linien und Deviationen.
- Es sollte auf Glanz und Farbe der Haare und das Vorhandensein von Schuppen geachtet werden.

KAPITEL

6 Betrachtung der Augen

Die Leitbahnen, die durch das Auge oder am Auge vorbei führen, sind in ➢ Abbildung 6.1 dargestellt. Sie beschreiben die folgenden Wege:

- Die Hauptleitbahn des Magens führt zum Auge und verbindet sich mit Bl 1 Jingming.
- Die Muskelleitbahn des Magens verbindet sich mit den Muskeln, die um das Auge herum angeordnet sind sowie mit der Muskelleitbahn der Blase.
- Die Sonderleitbahn des Magens zieht zuerst hoch zur Stirn, dann hinunter zum Auge und dringt in es ein.
- Die Haupt-, Muskel- und Sonderleitbahnen des Herzens führen allesamt zum Auge.
- Der Hauptkanal der Blase zieht zum inneren Augenwinkel.
- Der Muskelkanal der Blase schnürt sich um das Auge herum.
- Der Hauptkanal der Leber durchzieht auf seinem Weg zum Scheitel das Auge.
- Die Haupt- und Muskelleitbahn der Gallenblase führen zum äußeren Augenwinkel.
- Das Lenker- und Konzeptionsgefäß führen zum unteren Augenrand (in ➢ Abbildung 6.1 nicht dargestellt).
- Das Yin- und Yang-Fersengefäß leiten zu Bl 1 Jingming (in ➢ Abbildung 6.1 nicht dargestellt).

Aus der Sichtweise der Fünf Elemente sind die Augen der Austrittspunkt der Leber. Kapitel 4 des *Su Wen* sagt hierzu: *„Die östliche Himmelsrichtung entspricht der Farbe grün und der Leber, die sich in die Augen öffnet.“*[1] Die Augen stehen in der Tat unter dem Einfluss vieler anderer Organe. Insbesondere vom diagnostischen Standpunkt aus gesehen spiegeln die Augen den Zustand von allen inneren Organen wider, und somit auch den Zustand von Herz-Geist und Geist.

Genauer betrachtet ist es die enge Beziehung von Augen und Herz, die es erlaubt, dass die Augen den Zustand vom Herz-Geist und vom Geist wiedergeben können. So steht im Kapitel 81 des *Su Wen: „Das Herz befördert die Essenz der fünf Yin-Organe zu den Augen. Wenn die Augen strahlen und Glanz besitzen, so zeigt dies, dass die Person glücklich ist, und dass Qi harmonisch ist. Sollten es den Augen aber an Glanz fehlen, so deutet dies darauf, dass die Person von Sorge betroffen ist, was sich auch im Strahlen der Augen zeigt.“*[2] Im selben Kapitel heißt es weiter: *„Geist und Essenz des Herzens sammeln sich in den Augen.“*[3]

Wie schon erwähnt, beeinflussen mehrere Organe die Augen. Kapitel 4 des *Ling Shu* besagt: *„Qi und Blut, die zwölf Leitbahnen und die fünfzehn Verbindungsleitbahnen erreichen die Öffnungen des Gesichts, sodass das Yang-Qi die Augen klar machen kann.“*[4] In Kapitel 71 desselben Buchs: *„Durch das Betrachten der fünf Farben des Auges kann man den Zustand der fünf Yin-Organe bestimmen, und damit auch die Prognose.“*[5]

Folglich wird uns klar, dass die Essenzen und Flüssigkeiten aller inneren Organe die Augen nähren und befeuchten. Aus diesem Grund geben die Augen nicht nur den Zustand der Leber wieder, zu der sie über das System der Entsprechungen der Fünf Elemente Bezug haben, sondern können auch den Zustand der meisten anderen inneren Organe wiedergeben. In Kapitel 80 des *Ling Shu* steht:

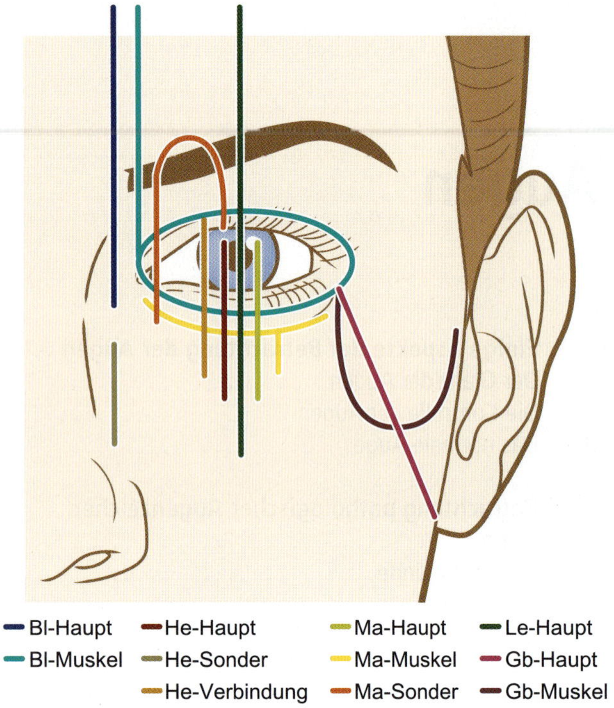

Abb. 6.1 Der Verlauf der Leitbahnen am Auge

„Die Essenz der fünf Yin- und sechs Yang-Organe erreicht die Augen, welche auch als das ‚Nest' der Essenz gelten. Die Essenz der Knochen [und somit auch der Niere] manifestiert sich in der Pupille. Die Essenz der Sehnen [und somit auch der Leber] manifestiert sich in der Iris. Die Essenz des Blutes [und somit auch des Herzens] manifestiert sich in den Blutgefäßen und im Augenwinkel. Die Essenz des Qi [und somit auch der Lunge] manifestiert sich in der Sklera. Die Essenz der Muskeln [und somit auch der Milz] manifestiert sich in den Augenlidern. Somit gestaltet die Essenz von Knochen, Sehnen, Blut und Qi zusammen mit den Blutgefäßen das Augensystem, welches aufwärts zum Gehirn steigt, darin eindringt, und es abwärts im Nacken wieder verlässt.“[6]

Letztere Aussage des *Ling Shu* ist in zweierlei Hinsicht bedeutsam. Als Erstes stellt sie eine Beziehung zwischen den inneren Organen und den fünf Teilen des Auges her, die man die Fünf Räder nennt. Die Fünf Räder beinhalten die Pupille (entspricht der Niere), die Iris (entspricht der Leber), die Sklera (entspricht der Lunge), die Augenwinkel der Sklera (entspricht dem Herz) und die Augenlider (entspricht der Milz). Als Zweites wird hier ein „Augensystem“ beschrieben, das sich aus allen Leitbahnen zusammensetzt, die das Auge erreichen, ins Gehirn eindringen und am Nacken wieder verlassen.

In Kapitel 80 des *Ling Shu* steht außerdem:

„Die Augen manifestieren die Essenz der fünf Yin- und sechs Yang-Organe, das Nähr- und Abwehr-Qi, und stellen den Ort der Herstellung des Qi des Herz-Geistes dar […], die Augen sind die Boten des Herzens, das den Geist beherbergt. Wenn Herz-Geist und Essenz nicht aufeinander abgestimmt sind und nicht übertragen werden, so erleidet man visuelle Halluzinationen. Dann sind Herz-Geist, Wanderseele und Körperseele so verstreut, dass man verwirrendes Zeug wahrnimmt.“[7]

Zusammenfassend gilt demnach, dass bei der Diagnose die Augen den Zustand aller Organe sowie von Herz-Geist und Geist widerspiegeln.

!

Die Augen geben den Zustand aller Organe sowie von Herz-Geist und Geist wieder.

In der nun folgenden Abhandlung über die Betrachtung der Augen werden wir uns zunächst mit den Leitbahnen, die die Augen beeinflussen, sowie den verschiedenen physiologischen Beziehungen zwischen inneren Organen und Augen beschäftigen. Danach werden wir die besonderen Aspekte der Augen behandeln, die in der Praxis beachtet werden sollten.

Die verschiedenen pathologischen Farben der Sklera werden besprochen, und schließlich auch noch andere klinische Zeichen, die im Auge zu erkennen sind.

Daraus ergibt sich folgende Gliederung:

1. Die Beziehungen zwischen inneren Organen und den Augen
   - Augen und Leber
   - Augen und Nieren
   - Augen und Herz
   - Augen und Magen sowie Milz
   - Augen und Gallenblase
   - Augen und Blase
   - Augen und Dünndarm
   - Die Fünf Räder
   - Die Acht Wälle
   - Das Augensystem
2. Einige Aspekte der Betrachtung der Augen
   - Der Glanz der Augen
   - Die Kontrolle der Augen
   - Das normale Auge
3. Betrachtung pathologischer Augenzeichen
   - Farbe
     - Gelb
     - Rot
     - Bläulich-grünlich
     - Dunkel
   - Andere Befunde
     - Weiße Flecken
     - Hervorstehender Augapfel
     - Eingesunkener Augapfel
     - Schielen
     - Starrende fixierte Augen
     - Krankhafte Farben der Augenlider
     - Geschwollene Augenlider
     - Tränende Augen
     - Augenausfluss
     - Krankhafte Farben in den Augenwinkeln
     - Krankhafte Farben der Augenhöhlen

Bitte beachten Sie, dass weitere Befunde des Auges in ➤ Kapitel 61 abgehandelt werden.

6.1 Die Beziehungen zwischen inneren Organen und den Augen

6.1.1 Augen und Leber

Aufgrund der Entsprechung im Fünf-Elemente-Zyklus ist die Beziehung zwischen Leber und Auge natürlich offensichtlich. Leber-Blut nährt die Augen und ermöglicht somit ein normales Sehvermögen. Beispielsweise steht in Kapitel 17 des *Ling Shu: „Leber-Qi erreicht die Augen, bei einer harmonisierten Leber können die Augen die fünf Farben unterscheiden.“*[8] Des Weiteren ist dort zu lesen: *„Die Leber speichert das Blut, was uns das Sehen ermöglicht.“*[9]

In Kapitel 5 des *Su Wen* steht: *„Die Leber kontrolliert die Augen.“*[10] In Kapitel 4 desselben Buchs: *„Osten entspricht der grünen Farbe und der Leber, die sich in die Augen öffnet.“*[11]

Leber-Yin nährt ebenfalls die Augen und befeuchtet sie zudem auch. Denn häufig treten trockene Augen als ein Symptom von Leber-Yin-Mangel auf, während verschwommenes Sehen Manifestation eines Leber-Blut-Mangels ist.

THERAPIE
Punkte auf der Leber-Leitbahn, die die Augen beeinflussen, sind Le 3 Taichong und Le 2 Xingjian.

6.1.2 Augen und Nieren

Wie das Leber-Blut kann auch die Niere die Augen nähren. Außerdem befeuchtet sie die Augen und kontrolliert die Flüssigkeiten, die für das etwas viskösere Augensekret zuständig sind. Die Nieren haben auch einen Einfluss auf den Augeninnendruck, weshalb ein Glaukom häufig auf einen Nieren-Mangel zurückzuführen ist.

THERAPIE
Punkte auf der Nieren-Leitbahn, die die Augen beeinflussen, sind Ni 6 Zhaohai und Ni 3 Taixi.

6.1.3 Augen und Herz

Die Herz-Hauptleitbahn erreicht das Auge von innen her, die Herz-Verbindungsleitbahn erstreckt sich auch zum Auge, und die Herz-Sonderleitbahn verbindet sich am inneren Augenwinkel mit der Leitbahn des Dünndarms.

In Kapitel 10 des *Ling Shu* lesen wir: *„Die Herz-Leitbahn verbindet sich mit dem Augensystem.“*[12] Es geht weiter in Kapitel 11: *„Die Herz-Sonderleitbahn verbindet sich mit dem Augensystem.“*[13] Und im selben Kapitel steht: *„Die Herz-Leitbahn erreicht das Gesicht und verbindet sich mit dem inneren Augenwinkel.“*[14]

Daher nährt Herz-Blut das Auge in einer ähnlichen Weise wie Leber-Blut, oder mit anderen Worten: Das Blut benötigt die transportierende Kraft des Herz-Qi, um zum Auge zu gelangen. Auch im *Su Wen* ist die Verbindung von Herz und Auge an verschiedenen Stellen erwähnt, so wie in Kapitel 81: *„Geist und Essenz des Herzens sammeln sich im Auge.“*[15] Des Weiteren steht hier: *„Die Essenz der fünf Yin-Organe konzentriert sich im Herz und seine Öffnung ist das Auge.“*[16] In Kapitel 80 des *Ling Shu* steht: *„Das Auge ist der Botschafter des Herzens.“*[17]

In diesen Aussagen liegen zwei Bedeutungen: Erstens, das Herz nährt wie die Leber das Auge, weshalb viele Erkrankungen des Auges in Beziehung zu einer Herz-Pathologie stehen. Zweitens, die Essenz des Herzens, sowohl von Herz-Geist als auch Geist, äußert sich in den Augen, was in der Diagnose außerordentlich wichtig ist, da ein aufmerksames Betrachten der Augen ihren Zustand verrät.

THERAPIE
Der Punkt auf der Herz-Leitbahn, der die Augen beeinflusst, ist He 5 Tongli.

6.1.4 Augen und Magen sowie Milz

Da die Magen-Leitbahn gerade unterhalb der Augenhöhle beginnt, steht sie in enger Verbindung zum Auge. Sie transportiert Nahrungsessenzen zum Auge. Die Milz beeinflusst Augenlider und Muskeln, die das Öffnen und Schließen kontrollieren.

Kapitel 62 des *Ling Shu* schreibt: *„Magen-Qi fließt aufwärts über Lunge und Rachen zum Kopf, verbindet sich mit dem Augensystem, von wo aus es in das Gehirn eindringt.“*[18] Kapitel 31 vom *Su Wen* besagt: *„Das Helle Yang kontrolliert die Muskeln und seine Leitbahn fließt zu Nase und Augen.“*[19]

Kapitel 21 des *Ling Shu* hierzu: *„Die Leitbahn vom Hellen Yang des Fußes führt zur Nase, zum Mund und dringt in das Augensystem ein.“*[20] Sowohl Sonderleitbahn als auch Muskelleitbahn führen ins Auge. Das *Ling Shu* äußert sich in Kapitel 13 folgendermaßen: *„Die Muskelleitbahn des Magens […] verbindet sich mit der Leitbahn des Großen Yang, die das obere Augenlid kontrolliert, während die Leitbahn des Hellen Yang das untere Augenlid kontrolliert.“*[21] Dieser Aussage zum Trotz gilt die allgemeine Annahme, dass die Milz beide Augenlider kontrolliert.

THERAPIE
Der Punkt auf der Magen-Leitbahn, der die Augen beeinflusst, ist Ma 36 Zusanli.

6.1.5 Augen und Gallenblase

Da die Leitbahn der Gallenblase am äußeren Augenwinkel beginnt, hat sie eine enge Verbindung zum Auge. In Kapitel 10 des *Ling Shu* wird beschrieben: *„Die Leitbahn der Gallenblase beginnt am äußeren Augenwinkel.“*[22] Kapitel 11 desselben Werkes: *„Die Sonderleitbahn der Gallenblase […] verstreut sich auf dem Gesicht, dringt in das Augensystem ein und schließt sich am äußeren Augenwinkel der Hauptleitbahn an.“*[23] Kapitel 13 besagt: *„Die Muskelleitbahn der Gallenblase […] schlängelt sich um den äußeren Augenwinkel.“*[24]

Folglich erreichen sowohl Sonder- als auch Muskelleitbahn der Gallenblase das Auge.

THERAPIE
Punkte auf der Gallenblasen-Leitbahn, die die Augen beeinflussen, sind Gb 1 Tongziliao, Gb 44 Zuqiaoyin und Gb 37 Guangming.

6.1.6 Augen und Blase

Die Blasen-Leitbahn beginnt am inneren Augenwinkel und hat eine enge Beziehung zum Auge. So ist in Kapitel 10 des *Ling Shu* zu lesen: *„Die Blasen-Leitbahn beginnt am inneren Augenwinkel."*[25] Die Muskelleitbahn der Blase hüllt sich um die Augenhöhle herum. In Kapitel 21 desselben Buchs können wir lesen: *„Die Leitbahn vom Großen Yang des Fußes durchdringt den Hinterkopf und tritt ins Gehirn ein, verbindet sich mit dem Auge, und wird das Augensystem genannt."*[26]

THERAPIE
Punkte auf der Blasen-Leitbahn, die die Augen beeinflussen, sind Bl 1 Jingming und Bl 67 Zhiyin.

6.1.7 Augen und Dünndarm

In Kapitel 10 des *Ling Shu* steht: *„Ein Ast der Dünndarm-Leitbahn zweigt am Schlüsselbein ab, führt zu Hals und Wange und erreicht den äußeren Augenwinkel […], ein weiterer Ast erreicht die Nase und kommt am inneren Augenwinkel an."*[27] Die Muskelleitbahn des Dünndarms erreicht ebenfalls den äußeren Augenwinkel.

THERAPIE
Der Punkt auf der Dünndarm-Leitbahn, der die Augen beeinflusst, ist Dü 6 Yanglao.

➤ Abbildung 6.2 veranschaulicht die Beziehung zwischen den inneren Organen und Augen.

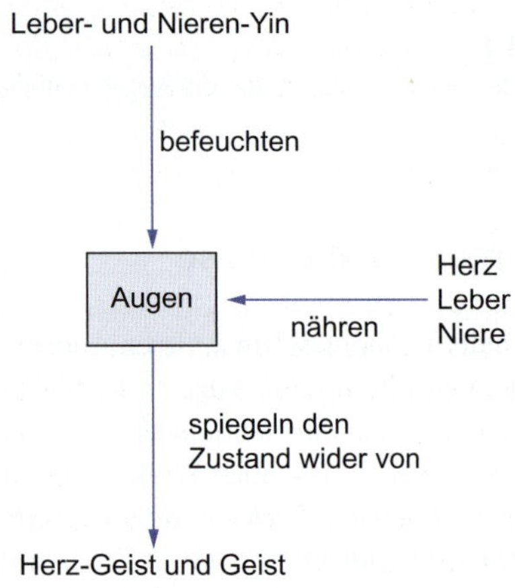

Abb. 6.2 Die Beziehung zwischen inneren Organen und den Augen

Die Augen und inneren Organe

- *Leber:* Leber-Blut nährt die Augen, Leber-Yin nährt und befeuchtet die Augen.
- *Niere:* Nieren-Yin nährt und befeuchtet die Augen.
- *Herz:* Herz-Blut nährt die Augen, Herz-Qi befördert Qi und Blut zu den Augen.
- *Magen und Milz:* Der Magen befördert Nahrungsessenz zu den Augen; die Haupt-, Muskel- und Sonderleitbahn des Magens erreichen die Augen; die Milz kontrolliert die Augenlider.
- *Gallenblase:* Die Haupt-, Muskel- und Sonderleitbahn der Gallenblase erreichen die äußeren Augenwinkel; Gb 1 verbindet sich mit dem Augensystem.
- *Blase:* Die Haupt- und Muskelleitbahn der Blase erreichen die Augen; Bl 1 verbindet sich mit dem Augensystem.
- *Dünndarm:* Die Haupt- und Muskelleitbahn des Dünndarms erreichen die Augen.

! Die Leber ist nicht das einzige Organ mit Einfluss auf die Augen.

6.1.8 Die Fünf Räder

Bei dem Ausdruck „Fünf Räder" handelt es sich um eine altertümlichen Bezeichnung der fünf Areale des Auges, nämlich Pupille, Iris, die Winkel der Sklera, der Rest der Sklera und die Augenlider. Diese Fünf Räder werden jeweils Wasser-Rad, Wind-Rad, Qi-Rad, Blut-Rad und Muskel-Rad genannt (➤ Abb. 6.3).

Die Fünf Räder sind folgendermaßen definiert:

- Das Wasser-Rad ist die Pupille; es ist die Essenz der Knochen und gehört zur Niere.
- Das Wind-Rad ist die Iris; es ist die Essenz der Sehnen und gehört zur Leber.
- Das Blut-Rad entspricht den Winkeln der Sklera; es ist die Essenz von Blut und gehört zum Herz.
- Das Qi-Rad ist der Rest der Sklera; es ist die Essenz von Qi und gehört zur Lunge.
- Das Muskel-Rad entspricht den Augenlidern; es ist die Essenz der Muskeln und gehört zu Magen und Milz.

Die Fünf Räder sind von Bedeutung, weil sie eine physiologische Beziehung zwischen diesen fünf Arealen des Auges und den inneren Organen aufstellen. Zum Beispiel: Die Pupille gehört zur Niere. Demnach kann eine übermäßige Erweiterung der Pupille auf Nieren-Yang-

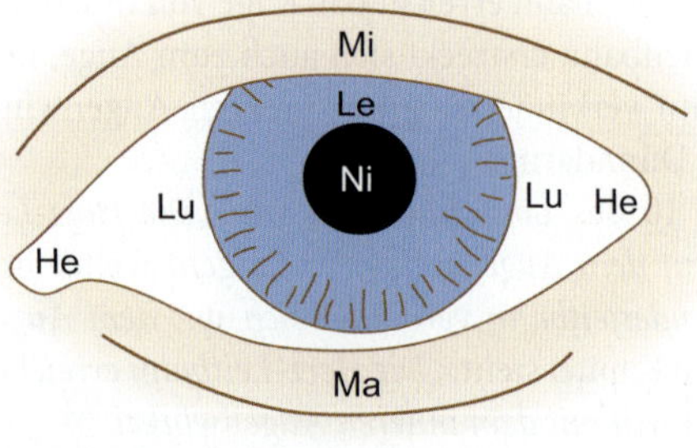

Abb. 6.3 Die Fünf Räder des Auges

Mangel deuten. Die Iris gehört zur Leber. Demnach kann eine Entzündung der Iris auf Leber-Hitze deuten. Die Sklera gehört zur Lunge. Demnach kann eine farbliche Veränderung innerhalb der Sklera auf eine Lungen-Pathologie wie etwa Lungen-Hitze deuten. Die Winkel der Sklera gehören zum Herz. Demnach kann eine Rötung auf eine Herz-Hitze deuten. Die Augenlider gehören zu Magen und Milz. Wenn die Lider herabhängen, weist dies auf ein Absinken des Milz-Qi, wenn sie aber geschwollen sind, so deutet dies auf eine Milz-Hitze. Im System der Entsprechungen gibt es jedoch immer wieder Fälle von Pathologien, sich nicht klassisch einteilen lassen. Beispielsweise mag eine rote Sklera auf eine Hitze hindeuten, die ihre Herkunft nicht nur in der Lunge, sondern möglicherweise auch in einem anderen Organ haben kann.

6.1.9 Die Acht Wälle

Es gibt noch einen weiteren Weg, die Beziehungen des Auges zu den inneren Organen einzuordnen, nämlich das System der Acht Wälle. Die Einordnung nach den Acht Wällen ist im Groben dieselbe wie bei den Fünf Rädern, mit der Ausnahme, dass sie mehr ins Detail geht. Dies gilt vor allem für die Sklera, sie wird in drei Areale eingeteilt, die der Lunge, dem Minister-Feuer, und dem Dreifachen Erwärmer entsprechen (➤ Abb. 6.4).

Die Acht Wälle werden folgendermaßen definiert:

- Der Himmels-Wall entspricht der Sklera und gehört zu Lunge und Dickdarm
- Der Erd-Wall entspricht den Augenlidern und gehört zu Magen und Milz
- Der Feuer-Wall entspricht den Augenwinkeln und gehört zu Herz und Dünndarm
- Der Wasser-Wall entspricht der Pupille und gehört zur Niere
- Der Wind-Wall entspricht der Iris und gehört zu Leber und Gallenblase
- Der Donner-Wall entspricht dem oberen Anteil der äußeren Sklera und gehört zum Minister-Feuer
- Der Berg-Wall entspricht der äußeren Sklera und gehört zum Perikard
- Der Teich-Wall entspricht dem unteren Anteil der inneren Sklera und gehört zum Dreifachen Erwärmer

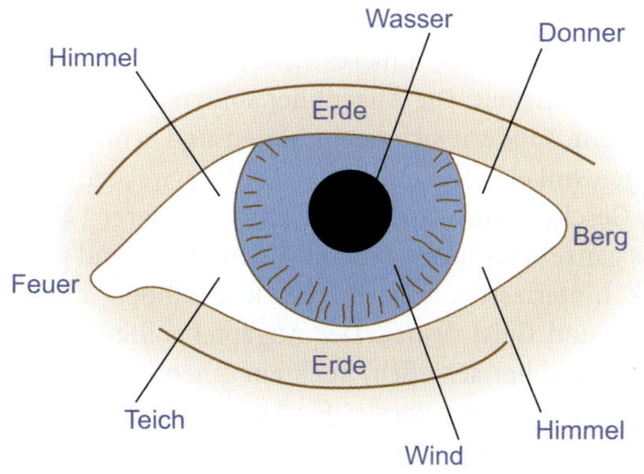

Abb. 6.4 Die Acht Wälle des Auges

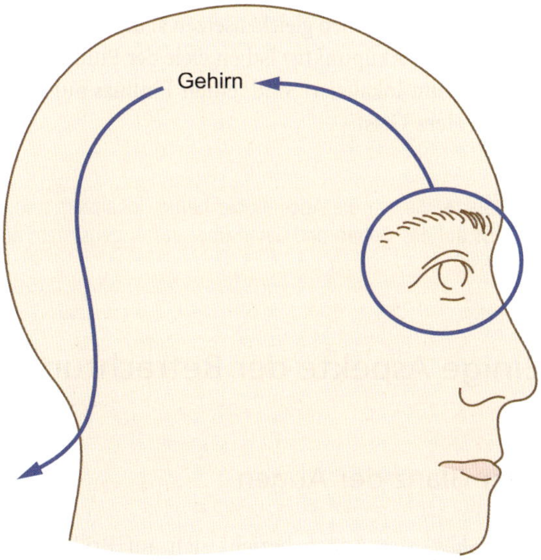

Abb. 6.5 Das Augensystem

6.1.10 Das Augensystem

Kapitel 80 des *Ling Shu* erwähnt das Augensystem (➤ Abb. 6.5):

„Die Essenz der fünf Yin- und sechs Yang-Organe erreicht die Augen, welche auch als das „Nest" der Essenz gelten. Die Essenz der Knochen [und somit auch der Niere] manifestiert sich in der Pupille. Die Essenz der Sehnen [und somit auch der Leber] manifestiert sich in der Iris. Die Essenz des Blutes [und somit auch des Herzens] manifestiert sich in den Blutgefäßen und im Augenwinkel. Die Essenz des Qi [und somit auch der Lunge] manifestiert sich in der Sklera. Die Essenz der Muskeln [und somit auch der Milz] manifestiert sich in den Augenlidern. Somit gestaltet die Essenz von Knochen, Sehnen, Blut und Qi zusammen mit den Blutgefäßen das Augensystem, welches aufwärts zum Gehirn steigt, darin eindringt, und es abwärts im Nacken wieder verlässt. Wenn pathogene Faktoren aufgrund einer Mangelsituation des Körpers am Hinterkopf eintreten, so dringen sie auf diesem Kanal zum Augensystem bis zum Gehirn vor. Dies ist die Ursache für ein „sich drehendes" Gefühl des Gehirns, was im Augensystem eine gewisse Gespanntheit und Verfestigung hervorruft. Eine derartige Gespanntheit des Augensystems führt zu verschwommener Sicht, und die Folge ist Schwindel."[28]

Demzufolge bildet das Augensystem einen komplexen Aufbau an Leitbahnen, Verbindungsleitbahnen und Blutgefäßen, die bei den Augen zusammentreffen und dort Qi und Essenz aller Organe sammeln, ehe sie ins Gehirn fließen und dann am Hinterkopf austreten. Im Wesentlichen betont das Augensystem die physiologische Beziehung zwischen inneren Organen, einschließlich ihrer Leitbahnen und Blutgefäße, und Augen sowie Gehirn. In modernen chinesischen Fachbüchern wird das Augensystem häufig mit „optischer Nerv" übersetzt, was meiner Meinung nach eine reduktionistische Ansicht darstellt. Obwohl das Augensystem mit dem optischen Nerv in Beziehung steht, so handelt es sich doch nicht um dieselbe Struktur (in ähnlicher Weise verhält es sich auch mit den Leitbahnen, die zu den Nervenbahnen, die an den Leitbahnen entlang führen, zwar einen Bezug haben, jedoch nicht mit ihnen gleichzusetzen sind).

Aus der Sicht der Akupunktur haben viele der Punkte, die um die Augenhöhle herum lokalisiert sind, einen Einfluss auf das Gehirn sowie auf den Herz-Geist.

!

Viele der Punkte, die um die Augenhöhle herum lokalisiert sind, haben einen Einfluss auf das Gehirn und damit über das Augensystem auch auf den Herz-Geist.

6.2 Einige Aspekte der Betrachtung der Augen

6.2.1 Der Glanz der Augen

Der Glanz (*Shen*) der Augen bezieht sich auf Brillanz, Vitalität, Glitzern und Funkeln der Augen. All diese Merkmale spiegeln den normalen Zustand von Herz-Geist und Geist wider, und daher insbesondere den des Auges. Wie aber schon oben erwähnt, äußert sich die Essenz der anderen inneren Organe auch in den Augen.

Ein guter normaler Glanz der Augen, egal, woran eine Person auch leiden mag, deutet auf eine gesunde Verfassung von Herz-Geist und Geist. Des Weiteren deuten normal leuchtende Augen auf ein ausgeglichenes Gefühlsleben, das in den rationellen Verstand gut integriert ist. Der Glanz der Augen gilt als ein sehr wichtiges klinisches Zeichen, und sein Vorhandensein deutet stets auf eine günstige Prognose. Der normale Glanz der Augen ist etwas „feucht", das heißt, das Auge erscheint gut befeuchtet und nicht trocken. Trotzdem sollte das Auge nicht zu feucht sein.[29] Sobald sich ein neuer Patient hingesetzt hat, studiere ich als erstes genau den Glanz seiner Augen.

Wenn Herz-Geist und Geist durch länger andauernde emotionale Probleme gestört werden, so können die Augen ihren Glanz verlieren, ihr Funkeln lässt nach und sie erscheinen etwas getrübt (➤ Abb. 6.6). Das Ausmaß der Augentrübung zeigt den Schweregrad und die Dauer der emotionalen Probleme genau an. Je trüber die Augen, desto schwerwiegender und länger bestehend ist die Störung. In manchen Fällen können die Augen auch trübe werden und ihren Glanz verlieren, was dann jedoch auf körperliche Gründe wie eine schwere Krankheit oder eine lange Chemotherapie zurückzuführen ist. Abgesehen davon ist das Fehlen von Glanz ein Zeichen, das meiner Meinung nach nie versagt: Selbst wenn eine Person mit aller Mühe versucht, ihre emotionalen Probleme zu verbergen, sagt der Glanz der Augen stets die Wahrheit.

Die „Große Abhandlung über die Augenheilkunde" (*Yan Ke Da Quan*, 1644) bringt den Glanz der Augen in einen besonderen Zusammenhang mit dem Feuer des Tors der Vitalität (*Ming Men*): *„Der Glanz des Herz-Geistes zeigt sich im Leuchten der Augen. Der Glanz des Herz-Geistes hat seinen Ursprung im Tor des Lebens (Ming Men) welches über die Gallenblase zum Herzen aufsteigt: Daher ist er eine Manifestation des Feuers."*[30] Man beachte, dass der normale Glanz der Augen etwas „feucht" ist, das heißt, dass das Auge gut befeuchtet und nicht trocken aussieht. Die Augen sollten aber auch nicht zu nass sein.

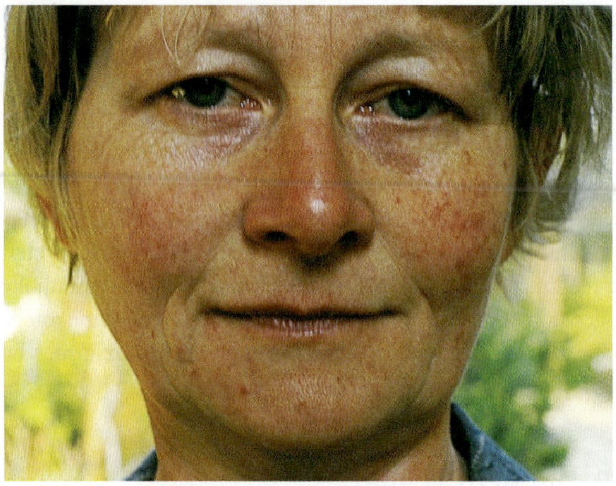

Abb. 6.6 Glanzlose Augen

6.2.2 Die Kontrolle der Augen

Mit der Kontrolle der Augen sind hier die Bewegungen oder auch das Fehlen von Bewegungen der Augäpfel gemeint. Jemand mit kontrollierten Augen kann seinen Blick fixieren, kann andere Leute direkt anschauen, ihren Blick erwidern und ihm standhalten. Die Augen bewegen sich nicht zu viel und sie sind auch nicht zu starr, sondern erscheinen stabil und ruhig. Unkontrollierte Augen äußern sich in einem fixierten Starren oder in einem sich ständigen verändernden, flüchtigen Blick mit übermäßiger Bewegung der Augäpfel. Wenn bei einer Person unkontrollierte Augen vorliegen, schaut sie häufig nach unten oder zu Seite, um dem Blick von jemandem auszuweichen.

Die Kontrolle der Augen wird getrennt von ihrem Glanz gesehen, daher sollte man auch nicht überrascht sein, wenn man Leute betrachtet, deren Augen zwar Glanz haben, jedoch keine Kontrolle. Das Fehlen von Kontrolle der Augen deutet auf eine Obstruktion der Öffnungen des Herz-Geistes sowie auf eine gestörte Persönlichkeit.

6.2.3 Das normale Auge

Das normale Auge ist gekennzeichnet durch ein klares Sehvermögen, eine klare und weiße Sklera, die deutlich von der Iris abgegrenzt ist, durch einen normalen Glanz, eine normale Kontrolle, ein helles, klares, äußeres Erscheinungsbild sowie eines, normale Feuchtigkeit. Die Augenlider sollten weder geschwollen noch rot sein, sondern sich leicht öffnen und schließen. Der innere Augenwinkel sollte ein blasses Rot vorweisen, feucht und frei von Geschwüren, wunden Stellen oder Sekret (Augensand) sein. Das ganze Auge sollte generell einen klaren und glanzvollen Eindruck hinterlassen, was auf einen gesunden Zustand von Herz-Geist und Geist deutet. Der Augapfel sollte weder unwillkürlich hin und her schießen, noch auf einen Punkt starr fixiert sein. Die Sklera sollte keinerlei Flecken, Schleier oder sichtbare Blutgefäße aufweisen.

Die unten folgenden Muster der jeweiligen Augenbefunde werden in Kapitel 61 noch genauer behandelt.

6.3 Betrachtung pathologischer Augenzeichen

6.3.1 Farbe

Die pathologischen Farben der Augen werden in der Sklera betrachtet. Kapitel 72 des *Ling Shu* beschreibt einen Zusammenhang zwischen den fünf pathologischen Farben der Sklera und den fünf Yin-Organen: *„Rote Augen deuten auf eine Erkrankung des Herzens, weiße auf eine Erkrankung der Lunge, grüne auf eine Erkrankung der Leber, gelbe auf eine Erkrankung der Milz und schwarze auf eine Erkrankung der Niere."*[31]

Im Allgemeinen deutet eine rote oder gelbe Farbe auf Hitze, eine grünliche oder blasse Farbe auf Kälte. Eine helle Farbe deutet auf eine Erkrankung im Bereich des Yang, eine trübe Farbe auf eine Erkrankung im Bereich des Yin.

Gelb

Teil E (Symptome und klinische Zeichen) ➤ Kap. 61

Die häufigste Ursache einer gelben Sklera ist Nässe-Hitze. Wenn Hitze im Vordergrund steht, nimmt die Sklera ein zartes und glänzendes Gelb, ähnlich dem Gelb einer Mandarine, an. Wenn dagegen Nässe im Vordergrund steht, so zeigt die Sklera ein mattes Gelb.

Bei Kälte-Nässe kann sich die Sklera ebenfalls gelb verfärben, doch wird sich hier eher ein dunkles und mattes Gelb manifestieren.

Bei Toxischer Hitze kann sich die Sklera tiefgelb und blutunterlaufen äußern. Auch bei Blut-Mangel kann sich die Sklera gelb verfärben, jedoch eher blass und leicht gelb.

Blut-Stase kann schließlich die Sklera in einem sehr dunklen Gelb, das fast braun ist, erscheinen lassen.

Gelbe Sklera

- *Nässe-Hitze:* hellgelbe oder dunkelgelbe Sklera, Gefühl von Schwere, Augensekret, klebrig-gelber Zungenbelag
- *Kälte-Nässe:* dunkle und matt-gelbe Sklera, Gefühl von Schwere, kalte Gliedmaßen, Bauchschmerzen
- *Toxische Hitze:* tiefgelbe und blutunterlaufene Sklera, Augensekret, rote Zunge mit roten Punkten
- *Blut-Mangel:* blass-gelbe Sklera, Schwindel, verschwommene Sicht, rauer Puls
- *Blut-Stase:* dunkelgelbe Sklera, Augenschmerzen, violette Zunge

Rot

Teil E (Symptome und klinische Zeichen) ➤ Kap. 61

Man kann eine rote Farbe in der Sklera und an den Augenwinkeln beobachten. Eine gerötete Sklera weist auf Hitze, die aus jedem der inneren Organe stammen kann. Gewöhnlicherweise handelt es sich meist um Krankheitsmuster wie Herz-Feuer, Leber-Feuer und Lungen-Hitze.

Die häufigste Ursache einer roten Sklera, in diesem Fall auch schmerzhaft und blutunterlaufen, ist wohl Leber-Feuer. Bei Herz-Feuer ist auch eine rote Sklera zu beobachten, wobei die Rötung besonders in den Augenwinkeln anzutreffen ist. Lungen-Hitze kann Ursache einer roten Sklera sein, besonders bei akuten Fällen von Lungen-Hitze oder Schleim-Hitze in der Lunge nach Eindringen von Wind. Ein Muster von Hitze in der Blase kann auch bisweilen eine rote Sklera auslösen.

Abgesehen von den erwähnten Fülle-Hitze-Mustern kann auch Mangel-Hitze für eine rote Sklera sorgen, doch dann erscheint sie eher blass-rot oder mit feinen roten Blutgefäßen.

Rote Sklera

- *Leber-Feuer:* blutunterlaufene Sklera, Augenschmerz, bitterer Mundgeschmack, saitenförmiger schneller Puls
- *Herz-Feuer:* rote Augenwinkel, Augenschmerz, Herzklopfen, rote Zungenspitze
- *Lungen-Hitze:* Husten, Hitzegefühle
- *Schleim-Hitze in der Lunge:* Husten mit Auswurf von gelbem Sputum, Druckgefühl in der Brust, gedunsene Zunge
- *Nässe-Hitze in der Blase:* brennende und erschwerte Miktion
- *Mangel-Hitze:* blass-rote Sklera, feine, rote Blutgefäße, Nachtschweiß, Hitzegefühl am Abend, rote Zunge ohne Belag

Bläulich-grünlich

Teil E (Symptome und klinische Zeichen) ➤ Kap. 61

Leber-Wind verursacht eine grünliche Sklera, innere Kälte hingegen eine bläuliche. In einigen Fällen kann ein schwerer, chronischer Nieren-Yin-Mangel eine matte und grünliche Sklera hervorrufen.

Bläulich-grünliche Sklera

- *Leber-Wind:* grünliche Sklera, Schwindelgefühl, Zittern, saitenförmiger Puls
- *Innere Kälte:* bläuliche Sklera, kalte Gliedmaßen, Bauchschmerzen, gespannter Puls
- *Nieren-Yin-Mangel:* grünliche Sklera, Schwindel, Tinnitus, oberflächlicher und leerer Puls

Dunkel

Teil E (Symptome und klinische Zeichen) ➤ Kap. 61

Die häufigste Ursache einer dunklen Sklera ist eine ausgeprägte Fülle-Hitze oder Feuer. Dies kann sich, wie oben schon erwähnt, in mehreren Organen abspielen, vor allem aber in Leber, Herz und Lunge.

Schleim ist ebenso ein häufiger Grund für dunkle Skleren, die in diesem Fall bräunlich erscheinen, wie unter Umständen auch der Bereich unterhalb der Augenhöhlen. Ein chronischer, schwerer Leber- und Nieren-Yin-Mangel kann auch eine dunkle Sklera hervorrufen.

Zudem kann eine matte und dunkle Sklera auch aufgrund eines schweren Blut-Mangels und Blut-Trockenheit bestehen.

Tab. 6.1 Pathologische Augenfarben

Farbe	Pathologie
Gelb	Feuchtigkeit, Nässe-Hitze
Rot	Fülle-Hitze (Leber, Herz, Lunge), Mangel-Hitze
Bläulich-grünlich	Leber-Wind, innere Kälte
Dunkel	Fülle-Hitze, Schleim, Nieren-Yin-Mangel, schwerer Blut-Mangel und Blut-Trockenheit

Dunkle Sklera

- *Leber-Feuer:* Augenschmerz, bitterer Mundgeschmack, Kopfschmerzen, rote Zunge mit röteren Rändern
- *Herz-Feuer:* Augenschmerz, Herzklopfen, Ängstlichkeit, rote Zunge mit einer röteren Spitze
- *Lungen-Hitze:* Husten, Hitzegefühl
- *Schleim:* bräunlich-dunkle Sklera, matt-weiße Flecken, dunkle Augenhöhlen, gedunsene Zunge, schlüpfriger Puls
- *Leber- und Nieren-Yin-Mangel:* Schwindel, Tinnitus, Nachtschweiß, oberflächlich-leerer Puls
- *Blut-Mangel und Blut-Trockenheit:* Matte, dunkle Sklera

In ➤ Tabelle 6.1 werden die pathologischen Augenfarben zusammengefasst.

6.3.2 Andere Befunde

Weiße Flecken

Teil E (Symptome und klinische Zeichen) ➤ Kap. 61

Weiße Flecken können auf der Sklera oder der Pupille auftreten. Die häufigste Ursache von weißen Flecken ist Schleim. In diesem Fall sind die Flecken oft auf der Sklera und teilweise auf der Pupille verteilt. Ein bei älteren Menschen auftretender, chronischer und schwerer Leber- und Nieren-Yin-Mangel kann auch matt-weiße Flecken auf der Sklera hervorrufen. Hellweiße Flecken auf der Sklera lassen sich normalerweise auf einen chronischen Yang-Mangel mit innerer Kälte zurückführen.

Weiße Flecken

- *Schleim:* verschwommene Sicht, Sputum im Rachen, Druckgefühl auf der Brust, gedunsene Zunge
- *Leber- und Nieren-Yin-Mangel:* Schwindel, Tinnitus, Nachtschweiß, oberflächlich-leerer Puls
- *Yang-Mangel:* hellweiße Flecken, Kältegefühl, ungeformter Stuhl, tiefer und schwächlicher Puls

Hervorstehender Augapfel

Teil E (Symptome und klinische Zeichen) ➤ Kap. 61

Am häufigsten liegt ein hervorstehender Augapfel in einem Krankheitsmuster der Leber-Leitbahn begründet. Dies kann sich in vielen verschiedenen Syndromen äußern, wie zum Beispiel Leber-Feuer, Leber-Qi-Stagnation mit Schleim, Leber-Wind, Leber-Wind mit Schleim-Hitze, Leber-Qi-Stagnation und Leber-Qi-Stagnation mit Blut-Stagnation. Auch durch Feuer kann der Augapfel hervorstehen. Die häufigsten Muster sind Herz-Feuer und Toxische Hitze.

Manche Mangel-Zustände können den Augapfel ebenfalls leicht hervorstehen lassen, vor allem ein Nieren-Mangel oder ein Qi- und Blut-Mangel. Schließlich kann ein hervorstehender Augapfel durch eine chronische Erkrankung ausgelöst werden, die mit Husten und Asthma, also rebellierendem Lungen-Qi, einhergeht.

Eine detaillierte Auflistung und Beschreibung dieser Syndrome findet sich in ➤ Kapitel 61.

Hervorstehender Augapfel

- *Leber-Feuer:* rotes, heißes und schmerzhaftes Auge, bitterer Mundgeschmack, rote Zunge mit röteren Rändern
- *Herz-Feuer:* rotes und schmerzhaftes Auge, Ängstlichkeit, Schlaflosigkeit, Herzklopfen, rote Zunge mit einer röteren Spitze
- *Leber-Qi-Stagnation mit Schleim:* ein ziehendes Gefühl im Auge, reizbar, Druckgefühl in der Brust, gedunsene Zunge und saitenförmiger Puls
- *Leber-Wind:* Schwindelgefühl, Zittern, saitenförmiger Puls
- *Leber-Wind mit Schleim-Hitze:* Schwindelgefühl, Zittern, Druckgefühl in der Brust, Schleim im Rachen, gedunsene Zunge und saitenförmiger und schlüpfriger Puls
- *Leber-Qi-Stagnation:* ein ziehendes Gefühl im Auge, reizbar, tränende Augen, saitenförmiger Puls
- *Qi-Stagnation und Blut-Stase:* ein ziehendes und schmerzhaftes Gefühl im Auge, reizbar, violette Zunge
- *Toxische Hitze:* rote Sklera, Sekret im Auge, rotes und schmerzhaftes Auge, Fieber, rote Zunge mit roten Punkten
- *Nieren-Yin- und Yang-Mangel:* leicht hervorstehender Augapfel, Schwindel, Tinnitus, Rückenschmerzen
- *Qi- und Blut-Mangel:* leicht hervorstehender Augapfel, Müdigkeit, Herzklopfen, kaum Appetit, ungeformter Stuhl
- *Rebellierendes Lungen-Qi:* chronischer Husten oder Asthma
- *Eindringen von Wind-Hitze:* Fieber, Abneigung gegen Kälte, schmerzhaftes und juckendes Auge, oberflächlicher und schneller Puls

Eingesunkener Augapfel

Teil E (Symptome und klinische Zeichen) ➤ Kap. 61

Ein eingesunkener Augapfel lässt sich stets auf einen Mangel zurückführen, entweder einen chronischen Qi-Mangel oder einen plötzlichen Milz-Qi-Mangel durch eine Lebensmittelvergiftung. Eine weitere Ursache eines eingesunkenen Augapfels ist ein Kollaps von Yin und Yang.

Schielen

Teil E (Symptome und klinische Zeichen) ➤ Kap. 61

Die häufigste Ursache von Schielen bei Kindern ist ein Nieren-Essenz-Mangel. Bei Erwachsenen sind die zwei häufigsten Syndrome Leber-Wind und aufsteigendes Leber-Yang. Zu den anderen Syndromen von Schielen gehören chronischer, schwerer Qi- und

Blut-Mangel der Leber, innere Kälte, Blut-Stase, Toxische Hitze und Schleim. Eine detaillierte Auflistung und Beschreibung dieser Syndrome findet sich in ➤ Kapitel 61.

Schielen

- *Nieren-Essenz-Mangel:* Schielen seit früher Kindheit
- *Leber-Wind:* Schwindelgefühl, Zittern, saitenförmiger Puls
- *Aufsteigendes Leber-Yang:* Schwindel, Tinnitus, Kopfschmerz, saitenförmiger Puls
- *Schwerer Qi- und Blut-Mangel der Leber:* Erschöpfung, verschwommene Sicht, Schwindel, rauer Puls
- *Innere Kälte:* Kältegefühl, kalte Gliedmaßen, gespannter und langsamer Puls
- *Blut-Stase:* Kopfschmerz, geistige Unruhe, violette Zunge
- *Toxische Hitze:* Fieber, Augensekret, rote Zunge mit roten Punkten
- *Schleim:* Schwindel, Übelkeit, Benommenheit, verschwommene Sicht, gedunsene Zunge

Starrende fixierte Augen

Teil E (Symptome und klinische Zeichen) ➤ Kap. 61

Der Ausdruck „starrende fixierte Augen" beschreibt einen Zustand von weit geöffneten Augen und starren, sich nicht bewegenden Pupillen.

Herz-Feuer und Schleim-Hitze im Herz gehören zu den zwei häufigsten Syndromen, die starrende und fixierte Augen verursachen. In beiden Fällen deutet dieser Befund sowohl auf eine Störung von Herz-Geist als auch Geist; ferner sind die Öffnungen des Herz-Geistes verstopft.

Krankhafte Farben der Augenlider

Teil E (Symptome und klinische Zeichen) ➤ Kap. 61

Beide Augenlider spiegeln den Zustand der Milz wider, das untere Lid auch den des Magens. Eine Rötung und Schwellung des oberen Lids deutet auf eine Milz-Hitze, wenn aber das untere Lid rot und geschwollen ist, so liegt eine Magen-Hitze vor, und wenn beide Lider so betroffen sind, deutet es auf Nässe-Hitze in der Milz. Ein akutes Auftreten von roten Lidern kann auf Eindringen von Wind-Hitze zurückzuführen sein. Eine Rötung auf der Innenseite des unteren Lids deutet auf Fülle-Hitze. Eine dünne rote Linie auf der Innenseite des unteren Lids weist auf Mangel-Hitze. Eine Rötung der Lider wie Zinnober mit kleinen Wasserbläschen deutet auf Nässe-Hitze in Magen und Milz. Rote, juckende und heiße Lider mit wässrigen Augen ist ein Fall von entweder Wind, Hitze, Nässe oder Herz-Feuer.

Dunkle Lider deuten auf einen Nieren-Mangel. Gräuliche, matte und rußige Lider deuten auf Kälte-Schleim. Dunkle, rote und geschwollene Lider deuten auf Schleim-Hitze. Dunkle Lider mit einer matt-gelben Gesichtsfarbe können auf Wind-Schleim deuten. Grüne Lider weisen auf Magen-Kälte.

Eine blasse Farbe innerhalb der Lider zeigt entweder Blut- oder Yang-Mangel an. Eine blasse Farbe auf der Innenseite der Lider, die gelb umrandet ist, deutet hingegen auf Nahrungsretention.

Krankhafte Farben der Augenlider

- *Rotes und geschwollenes oberes Lid:* Milz-Hitze
- *Rotes und geschwollenes unteres Lid:* Magen-Hitze
- *Rötung beider Lider:* Nässe-Hitze in der Milz
- *Akut einsetzende Rötung:* Wind-Hitze
- *Rötung auf der Innenseite des unteren Lids:* Fülle-Hitze
- *Dünne rote Linie auf der Innenseite des unteren Lids:* Mangel-Hitze
- *Rötung der Lider wie Zinnober mit kleinen Wasserbläschen:* Nässe-Hitze in Magen und Milz
- *Rote, juckende und heiße Lider mit wässrigen Augen:* Wind, Hitze, Nässe oder Herz-Feuer
- *Dunkle Lider:* Nieren-Mangel
- *Gräuliche, matte, rußige Lider:* Kälte-Schleim
- *Dunkle, rote, geschwollene Lider:* Schleim-Hitze
- *Dunkle Lider mit einer matt-gelben Gesichtsfarbe:* Wind-Schleim
- *Grüne Lider:* Magen-Kälte
- *Blasse Farbe auf der Innenseite der Lider:* Blut- oder Yang-Mangel
- *Blasse Farbe mit gelber Umrandung auf der Innenseite der Lider:* Nahrungsretention

Geschwollene Augenlider

Teil E (Symptome und klinische Zeichen) ➤ Kap. 61; Teil B (Befragung) ➤ Kap. 42

Sowohl Hitze als auch Kälte können geschwollene Augenlider hervorrufen. Im Fall von Hitze kann ein Eindringen von äußerer Wind-Hitze oder eine Nässe-Hitze in der Milz (da die Milz die Lider kontrolliert) die Ursache sein. Eine allmählich sich entwickelnde Schwellung ist normalerweise entweder auf überflutendes Wasser mit Ödemen oder Kälte-Schleim zurückzuführen. Eine Beschreibung der Syndrome, die eine Schwellung des Augenlids auslösen können, ist in ➤ Kapitel 61 zu finden.

Geschwollene Augenlider

- *Rote und geschwollene Lider:* Nässe-Hitze in der Milz
- *Blasse und geschwollene Lider:* Kälte-Nässe in der Milz
- *Akute Schwellung der Lider:* Wind-Hitze
- *Allmähliches Anschwellen der Lider:* überflutendes Wasser oder Kälte-Schleim

Tränende Augen

Teil E (Symptome und klinische Zeichen) ➤ Kap. 61

Traditionell werden zwei Typen von tränenden Augen beschrieben. Der eine wird *liu lei* genannt, was fließende und tränende Augen bezeichnet und hier beschrieben wird. Der andere Typ ist *yan chi*, was den Ausfluss von einem dickflüssigen Sekret bezeichnet und unter „Augenausfluss" (siehe unten) behandelt wird.

Am häufigsten haben tränende Augen ihre Ursache in Syndromen der Leber-Leitbahn: Verschiedene Leber-Muster können sie hervorrufen, wie zum Beispiel Leber-Blut-Mangel, Leber-Hitze, Leber-Feuer und Leber-Yin-Mangel. Die Herz-Leitbahn gelangt ebenfalls zum Auge, daher kann auch Herz-Feuer tränende Augen verursachen. Die Flüssigkeiten im Auge unterstehen der Kontrolle der Niere, daher kann ein Mangel in diesem Organ, sei es an Yin oder Yang, auch tränende Augen verursachen. Schließlich kann ein Eindringen von äußerem Wind akut tränende Augen auslösen. Eine detaillierte Beschreibung dieser Syndrome findet sich in ➤ Kapitel 61.

Tränende Augen

- *Leber-Blut-Mangel:* leicht tränende Augen bei Kontakt mit Wind
- *Leber-Feuer:* stark tränende Augen
- *Leber-Yin-Mangel:* leicht tränende Augen am Abend
- *Herz-Feuer:* tränende Augen bei Bestürzung oder Verärgerung
- *Nieren-Mangel:* tränende Augen, Verschlimmerung durch Müdigkeit
- *Äußerer Wind:* akut einsetzende tränende Augen

Augenausfluss

Teil E (Symptome und klinische Zeichen) ➤ Kap. 61

Augenausfluss ist durch einen recht dickflüssigen, klebrigen Ausfluss gekennzeichnet, der sich aber vom Symptom der tränenden Augen unterscheidet, bei dem übermäßig Tränen produziert werden. Die häufigste Ursache von Augenausfluss ist Hitze (Feuer) besonders in der Leber oder im Herz, oder auch Mangel-Hitze, besonders von Leber, Herz oder Lunge. Ein Eindringen von äußerer Wind-Hitze kann auch einen Augenausfluss hervorrufen. Eine detaillierte Beschreibung dieser Syndrome findet sich in ➤ Kapitel 61.

Augenausfluss

- *Leber-Feuer:* klebriger gelber Ausfluss
- *Herz-Feuer:* klebriger gelber Ausfluss, besonders bei Bestürzung oder Verärgerung
- *Leber-Yin-Mangel mit Mangel-Hitze:* klebriger Ausfluss am Abend
- *Herz-Yin-Mangel mit Mangel-Hitze:* klebriger Ausfluss am Abend
- *Lungen-Yin-Mangel mit Mangel-Hitze:* klebriger Ausfluss, begleitet von Husten
- *Wind-Hitze:* akut klebriger Ausfluss

Krankhafte Farben in den Augenwinkeln

Teil E (Symptome und klinische Zeichen) ➤ Kap. 61

Die inneren Augenwinkel werden in der chinesischen Medizin „große Winkel" genannt, die äußeren Augenwinkel heißen „kleine Winkel". Verschiedene Leitbahnen gelangen zu den Augenwinkeln (➤ Tab. 6.2).

Tab. 6.2 Beziehung zwischen den Leitbahnen und Augenwinkeln

	Innerer Winkel	Äußerer Winkel
Herz	Hauptleitbahn	Hauptleitbahn
Dünndarm	Hauptleitbahn	Muskelleitbahn
Gallenblase	–	Haupt- und Muskelleitbahn
Blase	Hauptleitbahn	–
Dreifacher Erwärmer	–	Haupt- und Muskelleitbahn
Yin- und Yang-Fersengefäß	Yin- und Yang-Fersengefäß	–

Rote Augenwinkel deuten stets auf Hitze, dies kann eine äußere oder innere Hitze, eine Fülle oder auch ein Mangel sein. Ein Eindringen von äußerer Wind-Hitze kann rote Augenwinkel hervorrufen. Fülle-Hitze in verschiedenen Organen kann rote Augenwinkel hervorrufen: Lungen-Hitze verursacht eine Rötung eher im inneren Augenwinkel, Herz-Hitze (Feuer) eher im äußeren und bei Leber-Feuer können beide Augenwinkel betroffen sein.

Mangel-Hitze, die von einem Yin-Mangel herrührt, kann eine Rötung und Trockenheit entweder am inneren oder äußeren Winkel auslösen. Ursächlich ist ein Yin-Mangel verschiedener Organe, insbesondere von Lunge, Herz, Leber und Niere.

Nässe-Hitze kann ebenfalls eine Rötung an einem der beiden Winkel auslösen, wobei ein klebriger gelber Ausfluss als typische Begleiterscheinung auftritt.

Eine Rötung, die am inneren Augenwinkel beginnt und sich zur Augenmitte hin ausdehnt, deutet auf eine Pathologie des Yin- und des Yang-Fersengefäßes (Yin und Yang Qiao Mai). Eine Beschreibung von Syndromen, die zu roten Augenwinkeln führen, findet sich in ➤ Kapitel 61.

Blasse Augenwinkel sind ein Zeichen von Blut-Mangel (von Leber oder Herz) oder Yang-Mangel (von Milz oder Niere). Eine Beschreibung von Syndromen, die zu blassen Augenwinkeln führen, findet sich in ➤ Kapitel 61.

Krankhafte Farben in den Augenwinkeln

- *Herz-Feuer:* Rötung des äußeren Augenwinkels
- *Lungen-Hitze:* Rötung des inneren Augenwinkels
- *Leber-Feuer:* Rötung des einen oder anderen Winkels
- *Lungen-Yin-Mangel mit Mangel-Hitze:* Rötung des inneren Augenwinkels am Abend
- *Herz-Yin-Mangel mit Mangel-Hitze:* Rötung des äußeren Augenwinkels am Abend
- *Leber-Yin-Mangel mit Mangel-Hitze:* Rötung des einen oder anderen Winkels am Abend
- *Nieren-Yin-Mangel mit Mangel-Hitze:* Rötung des einen oder anderen Winkels am Abend
- *Nässe-Hitze:* Rötung des einen oder anderen Winkels mit klebrigem gelben Ausfluss
- *Rötung, die am inneren Augenwinkel beginnt und sich zur Augenmitte hin ausdehnt:* Yin- und Yang-Fersengefäß-Pathologie
- *Blasse Augenwinkel:* Blut-Mangel (von Leber oder Herz) oder Yang-Mangel (von Milz oder Nieren)

Krankhafte Farben der Augenhöhlen

Dunkle Augenhöhlen deuten in aller Regel auf Schleim, während dunkle und violette Augenhöhlen auf eine schwerwiegende Blut-Stase weisen. Wenn der untere Teil der Augenhöhle eine bläuliche Farbe annimmt, liegt normalerweise ein Nieren-Mangel vor. Eine Schwellung, die sich vom unteren Teil der Augenhöhle zur Wange hin ausdehnt, deutet auf eine Pathologie des Dickdarms. Eine blassgrünliche Farbe unterhalb der Augen deutet generell auf Leber-Qi-Stagnation. Eine dunkelblaue Farbe unter den Augen deutet auf Kälte in der Leber-Leitbahn.

Krankhafte Farben der Augenhöhlen

- *Dunkel:* Schleim oder Blut-Stase
- *Dunkel und violett:* Blut-Stase
- *Bläulich:* Nieren-Mangel
- *Eine Schwellung, die sich vom unteren Teil der Augenhöhle zur Wange hin ausdehnt:* Dickdarm-Pathologie
- *Blass-grünlich:* Leber-Qi-Stagnation
- *Dunkelblau:* Kälte in der Leber-Leitbahn

Kapitel aus dem Ling Shu (Diagnose der Blutgefäße im Auge)

(➤ Abbildung 6.7)

„Wenn sich rote Blutgefäße vom oberen zum unteren Teil der Sklera ausdehnen, weist dies auf Taiyang-Erkrankungen hin; wenn sie sich vom unteren zum oberen Teil ausdehnen, zeugt dies von Yangming-Erkrankungen; wenn sie sich von lateral nach medial ausdehnen, zeigt dies Shaoyang-Erkrankungen an."[32]

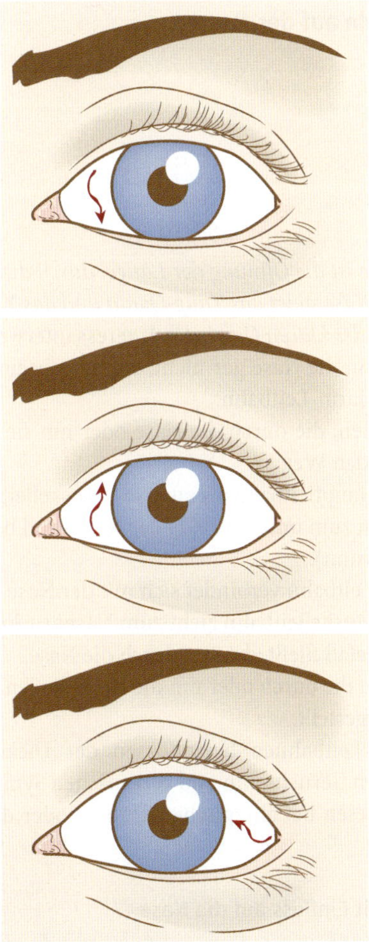

Abb. 6.7 Diagnose der Blutgefäße im Auge

LERNERGEBNISSE

Das sollten Sie jetzt wissen:

- Die Augen spiegeln den Zustand aller inneren Organe, des Herz-Geistes und des Geistes wider.
- Die Haupt-, Muskel-, Sonder- und Verbindungsleitbahnen mancher Organe durchziehen die Augen.
- Leber, Nieren, Herz, Magen, Milz, Gallenblase, Blase und Dünndarm beeinflussen die Augen.
- Die verschiedenen Bereiche der Augen können auf unterschiedliche Weise nach den Fünf Rädern und den Acht Wällen eingeteilt werden.
- Glanz und Kontrolle der Augenbewegung sind wichtige Faktoren.
- Pathologische Zeichen manifestieren sich in abnormer Farbe der Sklera, Augenlider, Augenhöhlen und Augenwinkel, hervorstehenden und eingesunkenen Augäpfeln, Schielen und tränenden Augen.

ANMERKUNGEN

1 *Huang Di Nei Jing Su Wen* 黄帝内经素问 („Des Gelben Kaisers Klassiker des Inneren"; „The Yellow Emperor's Classic of Internal Medicine – Simple Questions"); People's Health Publishing, Beijing 1979, S. 25; erstmals erschienen: etwa 100 v. Chr.
2 Ebenda, S. 572.
3 Ebenda, S. 573.
4 *Ling Shu Jing* 灵樞经 („Zentrum des Wirkvermögens"; „Spiritual Axis"); People's Health Publishing House, Beijing 1981; erstmals erschienen: etwa 100 v. Chr.
5 Ebenda, S. 128.
6 Ebenda, S. 151.
7 Ebenda, S. 151-152.
8 Ebenda, S. 50.
9 Ebenda, S. 50.
10 *Su Wen*, S. 36.
11 Ebenda, S. 25.
12 *Ling Shu*, S. 32.
13 Ebenda, S. 40.
14 Ebenda, S. 40.
15 *Su Wen*, S. 572.
16 Ebenda, S. 572.
17 *Ling Shu*, S. 151.
18 Ebenda, S. 112.
19 *Su Wen*, S. 184.
20 *Ling Shu*, S. 56.
21 Ebenda, S. 44.
22 Ebenda, S. 35.
23 Ebenda, S. 40.
24 Ebenda, S. 43.
25 Ebenda, S. 33.
26 Ebenda, S. 56.
27 Ebenda, S. 33.
28 Ebenda, S. 151.
29 Zu feuchte Augen (natürlich nicht beim Weinen oder bei Erkrankungen wie allergischer Rhinitis) können auf einen starken sexuellen Trieb deuten.
30 „Große Abhandlung über die Augenheilkunde" (*Yan Ke Da Quan* 眼科大全, 1644), zitiert in: Ma Zhong Xue: *Zhong Guo Yi Xue Zhen Fa Da Quan* 中国医学诊法大全 („Große Abhandlung über Diagnoseverfahren der Chinesischen Medizin"; „Great Treatise of Chinese Diagnostic Methods"); Shandong Science Publishing House 1989.
31 *Ling Shu*, S. 133-134.
32 Ebenda, S. 133.

KAPITEL

7 Betrachtung der Nase

Die Nase wurde im alten China als die „helle Halle" (*ming tang*) des Gesichts bezeichnet. Hier ist der Ort, an dem das klare Yang zusammenfließt. Dafür gibt es zwei Gründe: Erstens weil hier Luft eingeatmet wird, welche der Natur nach Yang ist, und zweitens weil das Lenkergefäß (der „Lenker" aller Yang-Energien) durch die Nase fließt. Wenn das klare Yang während einer Krankheit nicht zur Nase aufsteigt, so sammelt sich dort trübes Yin an und verursacht Erkrankungen wie z. B. chronische Sinusitis oder Rhinitis.

Ein weiterer Grund, warum die Nase im alten China helle Halle genannt wurde, steht in Zusammenhang mit der chinesischen Gesichtslesekunst. Ihr zufolge repräsentiert die Nase die Lebenszeit zwischen dem 41. und dem 49. Lebensjahr eines Menschen. Dies wurde als die Zeit angesehen, in der ein Mensch seine Karriere auf einer festen Basis aufbauen konnte. Die Nase wurde mit einer Halle verglichen, dem wichtigsten Raum eines Hauses im alten China.

Die Nase wird in erster Linie von der Lungen-Leitbahn beeinflusst, denn die Lunge „öffnet" sich in die Nase und wacht über den Geruchssinn. Im Kapitel 37 des *Ling Shu* heißt es: *„Die Nase ist das Sinnesorgan der Lungen"*[1], und in Kapitel 17 heißt es: *„Das Lungen-Qi durchdringt die Nase, wenn selbige in Einklang ist, so vermag sie zu riechen"*[2].

Im Kapitel 4 des *Su Wen* steht: *„Die Himmelsrichtung Westen entspricht der weißen Farbe und steht in Beziehung zur Lunge, die sich in die Nase öffnet"*[3]. Doktor Chen Wu Ze aus der Song Dynastie sagte: *„Die Nase ist die Öffnung der Lunge, durch die wir atmen und riechen. In der Nase steigt das Yang-Qi auf und das Yin-Qi ab, sodass sie zur Passage des klaren Qi wird"*[4]. Interessanterweise erreicht die Lungen-Leitbahn die Nase gar nicht, sondern beeinflusst die Nase durch die Dickdarm-Leitbahn.

Die Leitbahnen, die durch die Nase oder um sie herum fließen, nehmen folgenden Weg:

- Sowohl die Hauptleitbahn als auch die Muskelleitbahn des Dickdarms ziehen zum unteren Ende der Nase (und beeinflussen den Geruchssinn).
- Die Magen-Leitbahn verbindet sich mit der Nase.
- Die Blasen-Muskelleitbahn zieht zum Nasenrücken.
- Das Lenkergefäß fließt abwärts durch die Nase.

Die Leitbahnen, die durch oder um die Nase fließen sind in ➤ Abbildung 7.1 dargestellt.

Durch ihre Leitbahnen beeinflussen der Dickdarm und das Lenkergefäß den Geruchssinn und verursachen Symptome wie zum Beispiel das Niesen bei allergischer Rhinitis oder das Nasensekret bei Sinusitis.

Leitbahnen mit Einfluss auf die Nase

- Lungen-Hauptleitbahn (obwohl sie nicht zur Nase zieht)
- Lenkergefäß
- Dickdarm-Hauptleitbahn und -Muskelleitbahn
- Magen-Hauptleitbahn
- Blasen-Muskelleitbahn

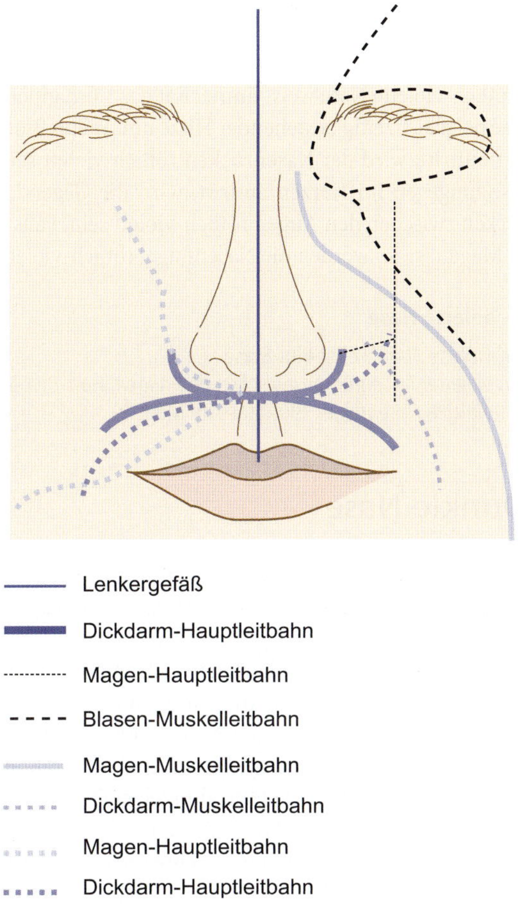

Abb. 7.1 Leitbahnen, die durch die Nase fließen.

Abgesehen von der Beziehung zwischen der Nase und den Leitbahnen sind Form und Farbe der Nase von besonderer diagnostischer Bedeutung in der Gesichtsdiagnose. Tatsächlich können pathologische Verfärbungen der Nase direkt die Pathologie von anderen Organen, zum Beispiel der Leber und Milz reflektieren. Im Kapitel 37 des *Ling Shu* heißt es: *„Die helle Halle [Nase] kann fünf [pathologische] Farben haben, die das Qi der fünf Yin-Organe wiedergeben.“*[5] Verschiedene Teile der Nase stehen zu verschiedenen Organen in Beziehung. Dies ist in ➤ Abbildung 7.2 dargestellt.

Im Kapitel 19 des *Ling Shu* steht: *„Der Knochen der hellen Halle [Nasenrücken] sollte hoch sein, eben und gerade. Der Zustand der fünf Yin-Organe kann aus dem Zentrum der Nase bestimmt werden, während der Zustand der sechs Yang-Organe aus den Seiten bestimmt werden kann.“*[6]

Die Muster, die die verschiedenen klinischen Zeichen der Nase verursachen können, werden in größerem Umfang in ➤ Kapitel 58 besprochen.

Die folgenden klinischen Zeichen der Nase werden hier erläutert:

1. Blasse Nase
2. Gelbe Nase
3. Rote Nase

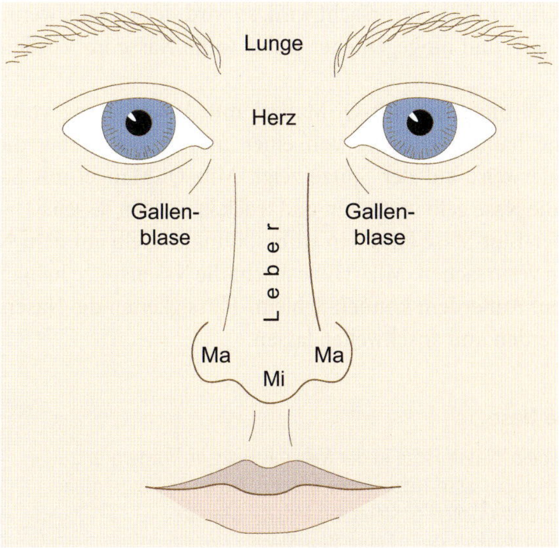

Abb. 7.2 Organe, die sich in der Nase widerspiegeln.

4. Bläulich-grünliche Nase
5. Rötlich-violette Nase
6. Dunkle Nase
7. Geschwollene Nase
8. Nasenflügelatmung
9. Polypen
10. Trockene Nasenlöcher
11. Nasenbluten
12. Geschwüre auf der Nase
13. Papeln auf der Nase

7.1 Blasse Nase

Teil E (Symptome und klinische Zeichen) ➤ Kap. 58

Eine blasse Nase kann ein Hinweis auf Magen- und Milz-Qi-Mangel mit Leere-Kälte sein, in diesem Fall ist die Blässe hauptsächlich auf der Spitze.

Blut-Mangel betrifft normalerweise die Leber und kann den Nasenrücken blass erscheinen lassen. Ein anderer Fülle-Zustand, und zwar Schleim-Flüssigkeiten, kann die Spitze der Nase blass und geschwollen erscheinen lassen. Eine weiße und sehr trockene Nase zeigt Lungen-Qi-Mangel an.

Blasse Nase

- *Blasse Spitze:* Magen- und Milz-Qi-Mangel mit Leere-Kälte
- *Blasser Rücken:* Leber-Blut-Mangel
- *Blasse und geschwollene Spitze:* Schleim-Flüssigkeiten
- *Blass und trocken:* Lungen-Qi-Mangel

7.2 Gelbe Nase

Teil E (Symptome und klinische Zeichen) ➤ Kap. 58

Die gelbe Farbe kann von einem frischen, hellen Gelb bis zu einem trüben Gelb reichen. Wenn die gelbe Farbe von Nässe-Hitze (meist in der Milz) verursacht wird, so wird sie hell sein, wenn Hitze dominiert, und hingegen eher trübe, wenn Nässe im Vordergrund steht.

Ein chronischer Milz-Qi-Mangel mit Ansammlung von Nässe ist eine häufige Ursache von einer trüb-gelben Farbe, die sich normalerweise auf der Spitze zeigt. Milz-Qi-Mangel mit Schleim kann die Nase gelb verfärben und trocken werden lassen.

Leber-Blut-Stase kann ein trübes, dunkles Gelb auf dem Nasenrücken verursachen. Milz-Hitze macht die Nasenspitze hellgelb und trocken. Außerdem können Schleim-Flüssigkeiten die Nasenspitze gelb werden und anschwellen lassen.

Gelbe Nase

- *Hellgelb:* Nässe-Hitze in der Milz mit Hitze im Vordergrund
- *Trüb-gelb:* Nässe-Hitze in der Milz mit Nässe im Vordergrund
- *Gelb und trocken:* Schleim mit Milz-Qi-Mangel
- *Trübes dunkles Gelb:* Leber-Blut-Stase
- *Helles Gelb und trockene Spitze:* Milz-Hitze
- *Gelb mit geschwollener Spitze:* Schleim-Flüssigkeiten

THERAPIE

Bei Nässe in der Nase: Di 4 Hegu, Bitong, Du 23 Shangxing, Ren 12 Zhongwan, Ma 43 Xiangu.

7.3 Rote Nase

Teil E (Symptome und klinische Zeichen) ➤ *Kap. 58*

Lungen-Hitze kann die Nase rot werden lassen, besonders im oberen Bereich des Rückens. Eine Rötung im mittleren Bereich des Nasenrückens wird oft von Leber-Feuer verursacht. Eine Fülle- oder Leere-Hitze der Milz kann zu einer Rötung der Nasenspitze führen. Außerdem kann der Nasenrücken bei Invasion von Wind-Hitze rot werden.

Rote Nase

- *Rot im oberen Bereich:* Lungen-Hitze
- *Rot im mittleren Bereich:* Leber-Feuer
- *Rote Spitze:* Milz-Hitze oder Leere-Hitze
- *Roter Rücken, plötzlicher Beginn:* Wind-Hitze

THERAPIE

- Lungen-Hitze in der Nase: Lu 7 Lieque, Di 4 Hegu.
- Leber-Feuer in der Nase: Le 2 Xingjian, Lu 7 Lieque.

7.4 Bläulich-grünliche Nase

Teil E (Symptome und klinische Zeichen) ➤ *Kap. 58*

Leber-Blut-Stase kann dem Nasenrücken eine grünliche Färbung verleihen, wohingegen Schleim-Flüssigkeiten die Nasenspitze bläulich werden lassen kann. Innere Kälte kann den Nasenrücken bläulich verfärben.

7.5 Rötlich-violette Nase

Teil E (Symptome und klinische Zeichen) ➤ *Kap. 58*

Eine rötlich-violette Nase weist immer auf das Vorhandensein von Blut-Stase bei gleichzeitig bestehender Hitze hin. Wenn Blut-Stase in der Leber auftritt, wird der Nasenrücken rötlich-violett sein. Wenn Blut-Stase hingegen im Herzen auftritt, wird die Gegend auf dem Nasenrücken zwischen den Augen rötlich-violett sein. Falls die Blut-Stase im Magen ist, so werden die Nasenflügel rötlich-violett sein.

Rötlich-violette Nase

- *Rötlich-violette Nase:* Leber-Blut-Stase
- *Rötlich-violetter Nasenrücken zwischen den Augen:* Herz-Blut-Stase
- *Rötlich-violette Nasenflügel:* Blut-Stase im Magen

7.6 Dunkle Nase

Teil E (Symptome und klinische Zeichen) ➤ *Kap. 58*

Eine dunkle Nase kann sehr dunkel sein, die Färbung von bläulich-violett oder auch bis hin zu einem trüben Schwarz reichen. Eine trübe schwärzliche Farbe kann auf extreme Hitze hinweisen und eine dunkle, bläulich-violette Nase kann einen extremen Mangel anzeigen, besonders in den Nieren. Eine dunkel-trockene Nase weist auf Nieren-Yin-Mangel hin, oftmals entstanden durch übermäßige sexuelle Aktivität. Eine dunkelgelbliche Nase deutet auf Blut-Stase hin. Wenn eine Frau nach einer Geburt eine dunkle Nase bekommt, so kann dies auf einen schwerwiegenden Mangel in Lungen und Magen schließen lassen.

Dunkle Nase

- *Trübe und schwarz:* extreme Hitze (normalerweise in der Leber)
- *Dunkel, bläulich-violett:* extremer Mangel
- *Dunkel und trocken:* Nieren-Yin-Mangel
- *Dunkelgelblich:* Blut-Stase
- *Dunkle Nase bei einer Frau nach der Geburt:* schwerwiegender Mangel in Lungen und Magen

7.7 Geschwollene Nase

Teil E (Symptome und klinische Zeichen) ➤ *Kap. 58*

Die Nase kann aufgrund von Nässe-Hitze, Schleim oder Hitze anschwellen. Letztere kann in den Lungen, im Herzen oder in der Leber entstehen. Wenn Hitze die Ursache für die Nasenschwellung ist, wird sie zusätzlich rot sein, während sie bei Schleim auch fettig sein wird. Bei einer Leere-Hitze in Herz oder Nieren kann die Nase auch anschwellen.

7.8 Nasenflügelatmung

Teil E (Symptome und klinische Zeichen) ➤ *Kap. 58*

Die häufigste Ursache der Nasenflügelatmung ist ein akutes Auftreten von Lungen-Hitze. Es kann aber auch bei einer Leere-Hitze der Lunge sowie bei äußerem Eindringen von Wind-Hitze vorkommen.

7.9 Polypen

Teil E (Symptome und klinische Zeichen) ➤ Kap. 58; Teil B (Befragung) ➤ Kap. 35

Polypen in der Nase werden entweder von Nässe-Hitze in Magen und Milz oder von Schleim, der die Lunge schädigt, hervorgerufen. Durch Nässe-Hitze hervorgerufene Polypen sieht man oft bei chronischer Sinusitis.

THERAPIE

- Nässe in Magen und Milz: Ren 12 Zhongwan, Ren 9 Shuifen, Di 4 Hegu, Ma 43 Xiangu, Di 11 Quchi.
- Schleim in der Lunge: Ren 12 Zhongwan, Ma 40 Fenglong, Ren 9 Shuifen, Bl 13 Feishu.

7.10 Trockene Nasenlöcher

Teil E (Symptome und klinische Zeichen) ➤ Kap. 58

Trockene Nasenlöcher werden entweder durch Hitze oder durch Leere-Hitze verursacht, wobei zumeist Lungen- und Magen-Leitbahn befallen sein werden. Bei akuten fiebrigen Erkrankungen werden die trockenen Nasenlöcher von Toxischer Hitze ausgelöst, im Anfangsstadium einer Atemwegsinfektion ist es eindringende Wind-Hitze.

7.11 Nasenbluten

Teil E (Symptome und klinische Zeichen) ➤ Kap. 58

Wie auch bei anderen Blutungen gibt es bei Nasenbluten zwei Hauptursachen: Hitze, die das Blut aufwühlt, und Mangel an Qi, welches das Blut nicht halten kann. Bei Nasenbluten sind am häufigsten betroffen: Leber, Magen und Lunge (mit Hitze-Mustern), oder Milz (Mangel an Milz-Qi, das das Blut nicht halten kann). Akutes Nasenbluten kann auch von eindringender Wind-Hitze ausgelöst werden.

7.12 Geschwüre auf der Nase

Teil E (Symptome und klinische Zeichen) ➤ Kap. 58

Geschwüre auf der Nase sind meist auf Lungen-Hitze oder auf Nässe-Hitze in Magen und Milz zurückzuführen.

7.13 Papeln auf der Nase

Teil E (Symptome und klinische Zeichen) ➤ Kap. 58

Rote Papeln auf der Nase weisen auf Magen-Hitze, Lungen-Hitze, oder, wenn sie dunkler sind, auf Blut-Hitze in den Lungen hin.

LERNERGEBNISSE

Das sollten Sie jetzt wissen:

- Welche Leitbahnen die Nase beeinflussen.
- Dass die abnormen Farben spezifischer Bereiche der Nase auf verschiedene Pathologien der Yin-Organe, des Magens, der Körperflüssigkeiten, von Qi und Blut hindeuten.
- Welche Ursachen Nasenbluten, Nasenflügelatmung, trockene Nasenlöcher, Knoten in oder außerhalb der Nase haben.

ANMERKUNGEN

1 *Ling Shu Jing* 灵樞经 („Zentrum des Wirkvermögens"; „Spiritual Axis"); People's Health Publishing House, Beijing 1981; S.78; erstmals erschienen: etwa 100 v. Chr.

2 Ebenda, S. 50.

3 *Huang Di Nei Jing Su Wen* 黄帝内经素问 („Des Gelben Kaisers Klassiker des Inneren – Reine Fragen"; „The Yellow Emperor's Classic of Internal Medicine – Simple Questions"); People's Health Publishing, Beijing 1979; S. 27; erstmals erschienen: etwa 100 v. Chr.

4 Zitiert in Ma Zhong Xue: *Zhong Guo Yi Xue Zhen Fa Da Quan* 中国醫学诊法大全 („Große Abhandlung über Diagnoseverfahren der Chinesischen Medizin"; „Great Treatise of Chinese Diagnostic Methods"); Shandong Science Publishing House 1989, S. 56.

5 *Ling Shu*, S. 78.

6 Ebenda, S. 96.

KAPITEL

8 Betrachtung von Lippen, Mund, Gaumen, Zähnen, Zahnfleisch und Philtrum

Aus der Sicht der Fünf Elemente sind der Mund und die Lippen die Öffnung der Milz. Sie sind aber auch mit vielen anderen Leitbahnen verbunden. Die Milz-Leitbahn ist eng sowohl mit Mund als auch Lippen verbunden, wie es auch in Kapitel 5 des *Su Wen* heißt: *„Die Milz kontrolliert den Mund.“*[1]

In Kapitel 4 des gleichen Buchs heißt es: *„Zum Zentrum gehört die gelbe Farbe, es verbindet sich mit der Milz, welche sich in den Mund öffnet.“*[2] In Kapitel 17 des *Ling Shu* steht: *„Das Milz-Qi durchdringt den Mund; wenn die Milz in Harmonie ist, so kann der Mund die fünf Geschmacksrichtungen unterscheiden.“*[3] In Kapitel 37 des gleichen Werkes heißt es: *„Der Mund und die Lippen sind die Öffnung der Milz“*[4] und in Kapitel 47 steht: *„Wenn die Lippen füllig sind, ist die Milz stark, wenn die Lippen aber verwelkt sind, so ist die Milz schwach. Wenn die Lippen hart sind, so herrscht eine Fülle in der Milz, wenn die Lippen groß aber weich sind, so herrscht ein Mangel in der Milz. Wenn sowohl Ober- als auch Unterlippe in ebenmäßigem, gutem Zustand sind, so ist die Milz gesund, wenn aber beide sich schräg nach oben neigen, so herrscht starker Mangel in der Milz.“*[5]

Die Magen-Leitbahn ist selbstverständlich auch eng mit dem Mund verbunden, da sowohl ihre Haupt- als auch ihre Muskelleitbahn um den Mund herumfließen. In Kapitel 40 des *Ling Shu* steht: *„Das klare Qi des Magens steigt zum Mund auf.“*[6] Auch die Dickdarm-Leitbahn fließt zum unteren Teil der Nase und die (Dickdarm-)Muskelleitbahn verbindet sich mit der Seite der Nase.

Somit sind Mund und Lippen in erster Linie von der Milz-, von der Magen- und von der Dickdarm-Leitbahn beeinflusst. Allerdings umkreist auch die Leber-Leitbahn die Lippen, zusammen mit dem Durchdringungsgefäß und dem Konzeptionsgefäß. In Kapitel 10 des *Ling Shu* heißt es: *„Die Leber-Leitbahn fließt um die Innenseite der Lippen."*[7] Das Lenkergefäß durchdringt die Oberlippe und das obere Zahnfleisch. Innerlich fließen andere Leitbahnen zum Mund und zur Zunge, besonders natürlich die Herz-Verbindungsleitbahn und die Nieren-Haupt- und Sonderleitbahn.

Da das Herz den Geist beherbergt, kontrolliert es auch alle Sinneswahrnehmungen und somit auch Mund und Geschmack.

Der Speichel ist hauptsächlich unter der Kontrolle von Magen, Milz und Nieren. Solange der Mund ausreichend befeuchtet ist, lässt dies auf einen guten Zustand der Körperflüssigkeiten schließen.

Die Leitbahnen, die zum Mund oder um ihn herum fließen, sind in ➤ Abbildung 8.1 dargestellt.

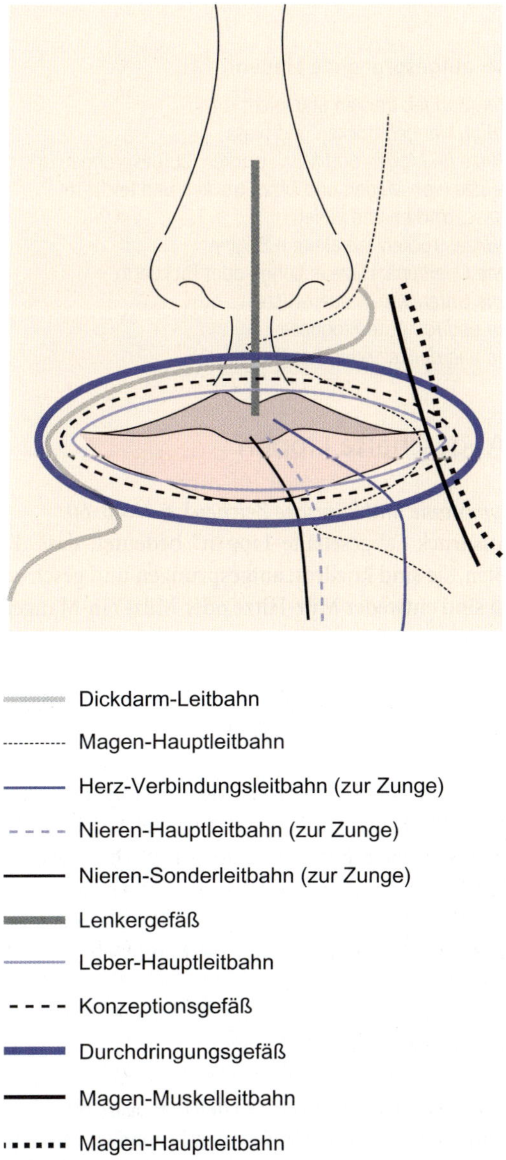

Abb. 8.1 Leitbahnen, die um den Mund fließen.

Leitbahnen mit Einfluss auf Mund und Lippen

- Milz
- Magen-Haupt- und Magen-Muskelleitbahn
- Dickdarm
- Leber
- Durchdringungsgefäß
- Konzeptionsgefäß
- Herz-Verbindungsleitbahn
- Nieren-Haupt- und Nieren-Sonderleitbahn
- Lenkergefäß

Folgende Themen werden in diesem Kapitel besprochen:

1. Lippen
2. Mund
3. Gaumen
4. Zähne
5. Zahnfleisch
6. Philtrum

8.1 Lippen

Die folgenden Symptome der Lippen werden besprochen:

- Blasse Lippen
- Rote Lippen
- Violette Lippen
- Bläulich-grünliche Lippen
- Gelbliche Lippen
- Trockene oder aufgesprungene Lippen
- Abgeschälte Lippen
- Geschwollene Lippen
- Zitternde Lippen
- Umgestülpte Lippen
- Hängende Lippen
- Abnorme Lippenfarbe in der Schwangerschaft

Die Farbe der Lippen zeigt hauptsächlich den Zustand von Milz, Herz und Leber an. Sie weist auch auf Syndrome wie Blut-Mangel, Yang-Mangel, Hitze und Blut-Stase hin. Genau wie bei der Gesichtsfarbe sollten die normalen Lippen blass-rot und leicht feucht sein, weder geschwollen noch welk, weder zusammengezogen noch zitternd sein. Die normale blass-rote Farbe der Lippen spiegelt den normalen Zustand von Qi und Blut wider, ihre Feuchtigkeit spiegelt den normalen Zustand der Körperflüssigkeiten wider, und ihre normalen Bewegungen spiegeln einen normalen Zustand sowohl vom Geist des Herzens als auch vom Geist wider.

Die Muster, die die einzelnen Lippensymptome hervorrufen, werden in ➤ Kapitel 60 im Detail behandelt.

8.1.1 Blasse Lippen

Teil E (Symptome und klinische Zeichen) ➤ *Kap. 60*

Wenn die Lippen blasser als das normale blass-rot sind, so zeigt dies entweder Blut- oder Yang-Mangel der Milz oder Leber an. In Fällen von Blut-Mangel, besonders bei Leber-Blut-Mangel werden sie leicht trocken sein. Bei Yang-Mangel sind sie normalerweise feucht. Papierfarbene, blass-gräuliche Lippen weisen auf schweren Blut-Mangel hin. Für eine detailliertere Beschreibung der involvierten Muster ➤ Kapitel 60.

8.1.2 Rote Lippen

Teil E (Symptome und klinische Zeichen) ➤ *Kap. 60*

Rote Lippen werden immer von Hitze verursacht, entweder akut oder chronisch, wobei entweder eine Fülle oder Leere herrschen kann. Eine Fülle-Hitze der meisten Organe, aber besonders der Lungen, des Herzens, des Magens, der Leber, der Nieren und der Milz können die Lippen rot werden und anschwellen lassen. Eine Leere-Hitze der gleichen Organe kann die Lippen rot und trocken machen.

Eine akute Invasion von Wind-Hitze kann, besonders bei Kindern die Lippen knallrot werden lassen. In der Qi-Ebene von akuten fiebrigen Erkrankungen werden die Lippen auch knallrot, und wenn Feuer mit im Spiel ist, können sie auch trocken werden und aufspringen. Für eine detailliertere Beschreibung der involvierten Muster ➤ Kapitel 60.

8.1.3 Violette Lippen

Teil E (Symptome und klinische Zeichen) ➤ *Kap. 60*

Violette Lippen können auf Blut-Stase zurückzuführen sein, in diesem Fall neigen sie zu einem rötlichen Violett. Sowohl eine Fülle-Kälte als auch eine Leere-Kälte kann bläulich-violette Lippen verursachen, wenn sie hingegen sehr dunkel sind, so lässt es auf extreme Kälte schließen. Eine lang bestehende Ansammlung von Schleim in den Lungen führt oft zu Blut-Stase und kann auch die Lippen bläulich-violette verfärben. Außerdem können die Lippen bei einer akuten fiebrigen Erkrankung in der Nähr-Qi- oder Blut-Ebene rötlich-violett werden. Für eine detailliertere Beschreibung der involvierten Muster ➤ Kapitel 60.

8.1.4 Bläulich-grünliche Lippen

Teil E (Symptome und klinische Zeichen) ➤ *Kap. 60*

„Bläulich-grünlich" ist eine Übersetzung des chinesischen Wortes *qing*. Die Farbe *qing* kann entweder bläulich oder grünlich sein, abhängig vom bestehenden Muster. Bei Kälte, sowohl im Rahmen einer Fülle als auch bei einer Leere, werden die Lippen bläulich. Bei Blut-Stase werden sie grünlich, was Herz, Lunge, Magen oder Leber betreffen kann. Für eine detailliertere Beschreibung der involvierten Muster ➤ Kapitel 60.

8.1.5 Gelbliche Lippen

Teil E (Symptome und klinische Zeichen) ➤ *Kap. 60*

Gelbe Lippen werden normalerweise von Nässe in Magen und Milz verursacht, die mit Hitze oder Kälte assoziiert sein kann. Ein anderer möglicher Grund von gelben Lippen kann eine Fülle-Hitze mit Blut-Stase sein. Für eine detailliertere Beschreibung der involvierten Muster ➤ Kapitel 60.

8.1.6 Trockene oder aufgesprungene Lippen

Teil E (Symptome und klinische Zeichen) ➤ *Kap. 60*

Die geläufigsten Ursachen von trockenen Lippen sind Magen- oder Milz-Yin-Mangel oder Leber-Blut-Mangel. Auch eine Fülle oder Leere-Hitze kann die Lippen austrocknen und aufspringen lassen. Schwere, lang anhaltende Blut-Stase kann eine ähnliche Wirkung haben, da stagnierendes Blut die adäquate Herstellung und Verteilung der Körperflüssigkeiten behindert. In akuten Fällen kann auch eine Invasion von Wind-Hitze zu trockenen Lippen führen.

Wenn die Oberlippe trocken ist, zeigt es Lungen-Hitze oder Hitze im Dickdarm an. Wenn die Unterlippe trocken ist, weist das auf Hitze im Magen hin. Wenn die Lippen trocken aber gerötet sind, so ist der Zustand nicht so ernst und die Prognose ist gut. Wenn sie trocken aber gleichzeitig dunkel sind, ist der Zustand ernster und die Prognose nicht so gut. Für eine detailliertere Beschreibung der involvierten Muster ➤ Kapitel 60.

Trockene, aufgesprungene Lippen

- *Milz-Yin-Mangel:* trocken und leicht rot
- *Leber-Blut-Mangel:* trocken und blass
- *Fülle-Hitze (in Magen und Milz):* trocken, aufgesprungen und rot
- *Leere-Hitze (von Magen und Milz):* trocken und leicht rot
- *Blut-Stase:* trocken und violett
- *Wind-Hitze:* trocken mit akutem Beginn
- *Trockene Oberlippe:* Hitze in Lunge oder Dickdarm
- *Trockene Unterlippe:* Magen-Hitze
- *Trocken und rot:* gute Prognose
- *Trocken und dunkel:* schlechte Prognose

8.1.7 Abgeschälte Lippen

Teil E (Symptome und klinische Zeichen) ➤ *Kap. 60*

Der Ausdruck „abgeschälte Lippen" bedeutet, dass die Lippen sich schälen, sie sind knallrot, aufgesprungen und geschwollen. Die Ursachen sind entweder Milz-Hitze oder Milz-Yin-Mangel mit Leere-Hitze.

8.1.8 Geschwollene Lippen

Teil E (Symptome und klinische Zeichen) ➤ *Kap. 60*

Eine Schwellung der Lippen weist immer auf Hitze hin, meist entweder Nässe-Hitze oder Toxische Hitze, die Magen und Milz beeinträchtigt. Eine akute Schwellung der Lippen kann auch auf eine allergische Reaktion zurückzuführen sein. Für eine detailliertere Beschreibung der involvierten Muster ➤ Kapitel 60.

8.1.9 Zitternde Lippen

Teil E (Symptome und klinische Zeichen) ➤ *Kap. 60*

Die häufigste Ursache von zitternden Lippen ist Milz-Qi-Mangel. Das Symptom kann auch von Blut-Mangel mit Leere-Wind oder Magen-Feuer ausgelöst werden.

8.1.10 Umgestülpte Lippen

Teil E (Symptome und klinische Zeichen) ➤ *Kap. 60*

Umgestülpte Lippen werden entweder von schwerem Yang-Mangel oder schwerem Yin-Mangel verursacht. Zusammengezogene Lippen, die die Zähne nicht mehr bedecken, mit einem kurzen Philtrum, die im Verlauf einer schweren Krankheit auftreten, weisen auf einen Zusammenbruch des Milz-Yin hin.

8.1.11 Hängende Lippen

Teil E (Symptome und klinische Zeichen) ➤ *Kap. 60*

Hängende Lippen werden entweder von absinkendem Milz-Qi oder von Milz- und Nieren-Yang-Mangel verursacht.

8.1.12 Abnorme Lippenfarbe während der Schwangerschaft

Teil E (Symptome und klinische Zeichen) ➤ *Kap. 60*

Blühende, rote und volle Lippen lassen auf einen guten Zustand des Durchdringungsgefäßes und eine einfache Geburt schließen. Blasse Lippen während der Schwangerschaft deuten auf Blut-Mangel und möglicherweise auf eine schwierige Geburt. Trockene, weißliche Mundwinkel deuten auf schweren Blut-Mangel und ebenfalls möglicherweise auf eine schwierige Geburt. Bläuliche Lippen während der Schwangerschaft sind ein Hinweis auf Blut-Stase aufgrund von Kälte und werden immer als ein gefährliches Anzeichen betrachtet. Zudem sind ein bläuliches Gesicht mit dunklen Lippen oder ein dunkles Gesicht mit bläulichen Lippen als ein Alarmsignal zu werten.

8.2 Mund

Die Muster, welche die einzelnen, unten genannten Mundsymptome hervorrufen, werden in ➤ Kapitel 60 ausführlicher besprochen.

Die folgenden Symptome des Mundes werden in diesem Abschnitt abgehandelt:

- Fieberbläschen
- Eingerissene Mundwinkel
- Mundschleimhautgeschwüre
- Offenstehender Mund
- Deviation des Mundes
- Speichelfluss aus den Mundwinkeln

8.2.1 Fieberbläschen

Teil E (Symptome und klinische Zeichen) ➤ *Kap. 60; Teil B (Befragung)* ➤ *Kap. 35*

Ein plötzlicher Ausbruch von Herpesblasen im Mundwinkel oder am Rand der Oberlippe kann vom Eindringen äußeren Windes verursacht werden. Chronisch rezidivierende Fieberbläschen im Mundwinkel oder am Rand der Oberlippe werden möglicherweise von einer Magen-Pathologie ausgelöst, zum Beispiel Nässe-Hitze, Hitze oder Yin-Mangel mit Leere-Hitze. Auch Hitze oder Nässe-Hitze im Dickdarm kann Herpesbläschen verursachen, in diesem Fall treten sie auf der Oberlippe auf.

THERAPIE

Fieberbläschen: Di 4 Hegu, Ma 44 Neiting, Ma 4 Dicang.

8.2.2 Eingerissene Mundwinkel

Teil E (Symptome und klinische Zeichen) ➤ *Kap. 60*

Eingerissene und trockene Mundwinkel sind entweder auf Magen-Hitze oder auf Magen-Yin-Mangel mit oder auch ohne Leere-Hitze zurückzuführen.

8.2.3 Mundschleimhautgeschwüre

Teil E (Symptome und klinische Zeichen) ➤ *Kap. 60; Teil B (Befragung)* ➤ *Kap. 35*

Die häufigsten Ursachen von Mundschleimhautgeschwüren sind Magen-Hitze, wenn die Geschwüre einen roten Rand haben und auf dem Zahnfleisch oder der Innenseite der Wangen auftreten, und Herz-Hitze, wenn die Geschwüre auf der Zungenspitze auftreten. Mundschleimhautgeschwüre können auch einem Mangel entstammen, und zwar entweder einem Yin-Mangel (meist von Leere-Hitze begleitet) oder einem Magen- oder Milz-Qi-Mangel.

Darüber hinaus können Mundschleimhautgeschwüre auch durch Yin-Feuer verursacht sein, das durch eine gewisse Hitze oben und einen Mangel an Ursprungs-Qi (Yuan-Qi) unten charakterisiert ist.

Ein plötzliches Auftreten von Geschwüren auf der Innenseite der Wangen kann mit einem Eindringen von äußerem Wind einhergehen.

THERAPIE

- Magen-Hitze: Ma 44 Neiting, Di 4 Hegu, Di 11 Quchi.
- Herz-Feuer: He 8 Shaofu, Di 4 Hegu, Di 11 Quchi.
- Magen-Mangel-Hitze: Di 4 Hegu, Di 11 Quchi, Ma 44 Neiting, Ren 12 Zhongwan, Mi 6 Sanyinjiao.
- Yin-Feuer: Di 4 Hegu, Di 11 Quchi, Ma 44 Neiting, Ren 6 Qihai, Ren 4 Guanyuan.

8.2.4 Offenstehender Mund

Teil E (Symptome und klinische Zeichen) ➤ *Kap. 60*

Das Symptom „offenstehender Mund" bedeutet, dass die Person ihren Mund die ganze Zeit offen hat. Die häufigste Ursache vom weit offenstehenden Mund ist ein Lungen-Qi-Mangel mit einer Ansammlung von Schleim in den Lungen. Asthma-Patienten halten oft aufgrund ihrer Atembeschwerden ihren Mund offen, was auf eben erwähnten Lungen-Qi-Mangel mit einer Ansammlung von Schleim in den Lungen deutet.

Der Mund könnte auch aufgrund von Herz-Hitze leicht offenstehen, womit es dann auch emotionale Probleme widerspiegelt.

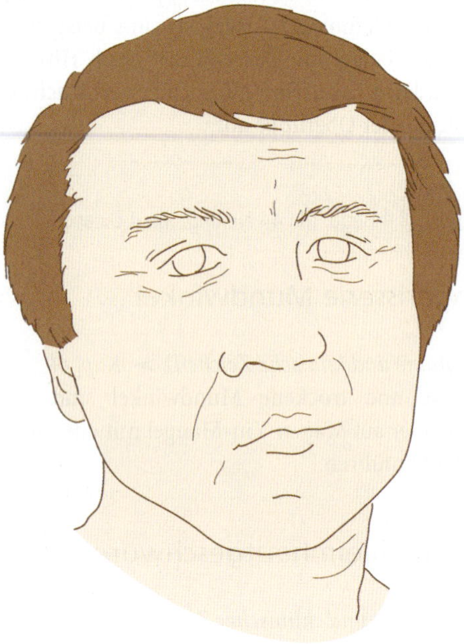

Abb. 8.2 Deviation des Mundes

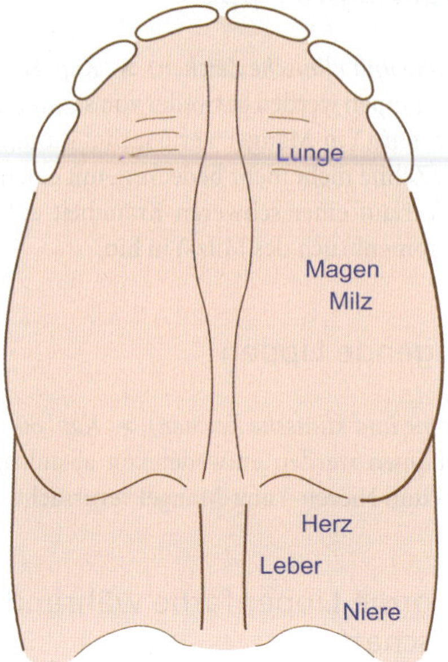

Abb. 8.3 Areale des Gaumens und ihre Entsprechungen zu den Yin-Organen

8.2.5 Deviation des Mundes

Teil E (Symptome und klinische Zeichen) ➤ *Kap. 60*

Es gibt zwei grundlegende Ursachen von einer Deviation des Mundes: Die eine ist innerer Leber-Wind, die andere ist eine Invasion von äußerem Wind in die Leitbahnen des Gesichts. Aus schulmedizinischer Sicht korrespondiert ersteres meist mit einer zentralen Lähmung (verursacht durch eine Läsion im zentralen Nervensystem), während letzteres mit der peripheren Fazialisparese korrespondiert und von einer Läsion des peripheren Nervensystems verursacht wird (➤ Abb. 8.2).

In einigen Fällen wird die Deviation des Mundes auch von Leber-Qi-Stagnation ausgelöst. Das Bild ist hier nicht permanent, sondern kommt und geht je nach emotionalem Zustand. Eine allgemeine Qi- und Blut-Schwäche kann eine leichte Deviation des Mundes verursachen. Außerdem kann Toxische Hitze, die die Shaoyang- und die Yangming-Leitbahnen des Gesichts beeinträchtigt, einer Deviation des Mundes führen.

8.2.6 Speichelfluss aus den Mundwinkeln

Teil E (Symptome und klinische Zeichen) ➤ *Kap. 60*

Speichelfluss aus den Mundwinkeln kann ausgelöst werden von Milz- oder Lungen-Qi-Mangel oder beiden, meist mit einer Leere-Kälte kombiniert. Bei älteren Menschen stellt innerer Wind vereint mit Schleim eine häufige Ursache für das Sabbern aus den Mundwinkeln dar, was sich häufig nach einer Attacke von Wind-Schlaganfall beobachten lässt. Das Eindringen von äußerem Wind in die Leitbahnen des Gesichts kann auch Speichelfluss aus den Mundwinkeln mit sich bringen (hat die gleiche Pathologie wie periphere Fazialisparese).

Hitze in Magen und Milz kann auch ein Sabbern aus den Mundwinkeln verursachen.

8.3 Gaumen

Teil E (Symptome und klinische Zeichen) ➤ *Kap. 60*

Der gesunde Gaumen sollte blass-rot, hell und feucht sein. Er kann in fünf Areale unterteilt werden, die mit den fünf Yin-Organen korrespondieren (➤ Abb. 8.3).

Die folgenden klinischen Zeichen des Gaumens werden besprochen:

- Blasser Gaumen
- Trüb-blasser Gaumen
- Gelber Gaumen
- Roter Gaumen
- Violetter Gaumen

Die Muster, die die klinischen Zeichen des Gaumens hervorrufen, werden in ➤ Kapitel 60 ausführlicher besprochen.

Blasser Gaumen

Teil E (Symptome und klinische Zeichen) ➤ *Kap. 60*

Dieser Gaumen ist zu blass und sieht wie die Haut auf der Milch aus. Er deutet auf eine Magen- und Milz-Schwäche.

Trüb-blasser Gaumen

Teil E (Symptome und klinische Zeichen) ➤ *Kap. 60*

Ein trüb-blasser Gaumen weist auf Blut-Mangel oder Qi- und Blut-Mangel hin.

Gelber Gaumen

Teil E (Symptome und klinische Zeichen) ➤ Kap. 60

Ein gelber Gaumen lässt auf eine Magen- und Milz-Pathologie schließen. Es besteht eher eine Leere, wenn der Gaumen trüb-gelb ist, und im Gegensatz dazu eher eine Fülle, wenn er hellgelb ist, was zum Beispiel bei Nässe-Hitze der Fall ist.

Roter Gaumen

Teil E (Symptome und klinische Zeichen) ➤ Kap. 60

Ein roter Gaumen zeigt Fülle-Hitze an, die jedem Organ entspringen kann, besonders jedoch dem Magen, den Lungen und der Leber.

Violetter Gaumen

Teil E (Symptome und klinische Zeichen) ➤ Kap. 60

Ein violetter Gaumen ist ein Hinweis auf Blut-Stase.

8.4 Zähne

Die Zähne und das Zahnfleisch stehen in enger Beziehung zu Magen, Dickdarm und Nieren. In Kapitel 63 des *Ling Shu* heißt es: *„Die Zähne liegen am Ende der Magen-Leitbahn."*[8] In Kapitel 10 des gleichen Werkes steht: *„Die Magen-Leitbahn […] dringt in die Gegend des Oberkiefers ein."*[9], und weiter im selben Kapitel: *„Die Dickdarm-Leitbahn […] dringt in die Gegend des Unterkiefers ein."*[10] Das Lenkergefäß beeinflusst auch das Zahnfleisch in der Mittellinie des Körpers. Das Organ der Niere und insbesondere die Leitbahn nehmen Einfluss auf die Zähne, da selbige als Ausläufer der Knochen gesehen werden.

In Kapitel 1 des *Su Wen,* das die siebenjährigen beziehungsweise achtjährigen Zyklen von Frauen und Männern beschreibt, wird eine klare Beziehung zwischen Knochenentwicklung, Knochenverfall und dem Aufblühen und Rückgang des Nieren-Qi hergestellt: *„Wenn ein Mädchen sieben Jahre alt ist, so blüht ihr Nieren-Qi auf und ihre bleibenden Zähne kommen hervor […], im Alter von 21 ist ihr Nieren-Qi auf seinem Höhepunkt und die bleibenden Zähne sind ausgewachsen […], wenn ein Junge acht Jahre alt ist, so blüht sein Nieren-Qi auf und seine bleibenden Zähne kommen hervor […], im Alter von 24 ist sein Nieren-Qi auf seinem Höhepunkt und die bleibenden Zähne sind ausgewachsen […], wenn er 64 ist, fallen die Zähne aus."*[11] Das Zahnfleisch wird auch von den Nieren beeinflusst.

Leitbahnen mit Einfluss auf Zähne und Zahnfleisch

- Magen (Zahnfleisch)
- Dickdarm (Zahnfleisch)
- Nieren (Zähne und Zahnfleisch)
- Lenkergefäß (Zähne und Zahnfleisch)

Die folgenden klinischen Zeichen der Zähne werden besprochen:

- Löcher in den Zähnen
- Zahnlockerungen
- Zahnbelag (Plaque)
- Trockene und weiße Zähne
- Trockene und matte Zähne
- Gelbe und trockene Zähne
- Graue Zähne
- Obere Zahnreihe feucht und untere Zahnreihe trocken

Die Muster, die die einzelnen Zahn- und Zahnfleischsymptome hervorrufen, werden in ➤ Kapitel 60 detailliert behandelt.

8.4.1 Löcher in den Zähnen

Teil E (Symptome und klinische Zeichen) ➤ Kap. 60

Aus Sicht der chinesischen Medizin können Löcher in den Zähnen entweder von Nässe-Hitze in der Magen-Leitbahn, Magen- und Milz-Qi-Mangel und von Nieren-Schwäche verursacht werden.

8.4.2 Zahnlockerungen

Teil E (Symptome und klinische Zeichen) ➤ Kap. 60

Wieder aus der Sichtweise der chinesischen Medizin betrachtet, werden Zähne entweder aufgrund von Hitze oder von Leere-Hitze des Magens oder des Dickdarms oder beiden, oder aber auch von Nieren-Schwäche (sowohl Yin als auch Yang) locker. Sowohl Magen-Hitze, als auch eine Leere-Hitze der Milz oder der Nieren können allesamt zu losen Zähnen führen.

8.4.3 Zahnbelag (Plaque)

Teil E (Symptome und klinische Zeichen) ➤ Kap. 60

Die häufigsten Ursachen von Plaque sind Magen-Hitze oder Hitze in Nieren und Magen. Ein weiterer Grund ist Nieren-Yin-Mangel.

8.4.4 Trockene und weiße Zähne

Teil E (Symptome und klinische Zeichen) ➤ Kap. 60

Weiß bedeutet in diesem Fall, dass die Zähne zu weiß und trocken sind. Die häufigste Ursache für weiße, trockene Zähne ist entweder äußere Hitze, die den Körperflüssigkeiten schadet, oder Magen-Hitze.

8.4.5 Trockene und matte Zähne

Teil E (Symptome und klinische Zeichen) ➤ Kap. 60

Trockene und matte Zähne bedeutet, dass die Zähne weiß aber gleichzeitig auch glanzlos und trocken sind, sodass sie wie alte Knochen aussehen, die zu lange in der Sonne lagen. Die häufigste Ursache für trockene und matte Zähne ist ein Nieren-Yin-Mangel mit oder ohne Leere-Hitze. Im letzteren Fall werden die Zähne besonders trocken sein. Eine andere mögliche Ursache ist Blut-Mangel.

8.4.6 Gelbe und trockene Zähne

Teil E (Symptome und klinische Zeichen) ➢ Kap. 60

Die häufigste Ursache von gelben und trockenen Zähnen ist Nässe-Hitze in Magen und Milz, wobei Hitze im Vordergrund steht. Eine andere mögliche Ursache von gelben und trockenen Zähnen ist lang anhaltender Nieren-Yin-Mangel. In einigen Fällen kann der Auslöser aber auch eine sich über lange Zeit ansammelnde Kälte sein. Dies passiert, wenn die Kälte-Ansammlung im Bauchraum die freie Zirkulation des Yang-Qi in den Taiyang- und Yangming-Leitbahnen beeinträchtigt, woraus eine Ansammlung von Yang-Qi im oberen Teil dieser Leitbahnen und des Lenkergefäßes über den Zähnen entsteht.

8.4.7 Graue Zähne

Teil E (Symptome und klinische Zeichen) ➢ Kap. 60

Die Hauptursache von grauen Zähnen ist Nieren-Yin-Mangel mit Leere-Hitze. Asche-farbene graue Zähne weisen auf Magen- und Nieren-Yin-Mangel mit trüber Nässe hin.

8.4.8 Obere Zahnreihe feucht und untere Zahnreihe trocken

Teil E (Symptome und klinische Zeichen) ➢ Kap. 60

Wenn die obere Zahnreihe feucht ist und die untere Zahnreihe trocken, kann man auf Nieren-Yin-Mangel mit Leere-Hitze im Herzen schließen.

8.5 Zahnfleisch

Die folgenden Zahnfleischsymptome werden besprochen:
- Entzündetes Zahnfleisch
- Zahnfleischbluten
- Zurückweichendes Zahnfleisch
- Eitriges Zahnfleisch
- Blasses Zahnfleisch
- Rotes Zahnfleisch
- Violettes Zahnfleisch

Die Muster, die die einzelnen Zahnfleischsymptome hervorrufen, werden in Kapitel 60 im Detail behandelt.

8.5.1 Entzündetes Zahnfleisch

Teil E (Symptome und klinische Zeichen) ➢ Kap. 60

Die häufigste Ursache von entzündetem Zahnfleisch ist Hitze oder Leere-Hitze im Magen oder Dickdarm oder beiden. Yin-Feuer kann auch Zahnfleischentzündungen verursachen.

8.5.2 Zahnfleischbluten

Teil E (Symptome und klinische Zeichen) ➢ Kap. 60; Teil B (Befragung) ➢ Kap. 35

Geschwächtes Milz-Qi, das das Blut nicht mehr halten kann, ist die Hauptursache von Zahnfleischbluten. Magen-Feuer ist auch eine häufige Ursache, in diesem Fall ist das Zahnfleisch rot und geschwollen, was uns gestattet, die Syndrome Magen-Feuer und Magen-Hitze zu unterscheiden. Leere-Hitze in Magen und Nieren kann auch Zahnfleischbluten hervorrufen. Außerdem kann auch Yin-Feuer zu Zahnfleischbluten führen.

THERAPIE
- Milz-Qi-Schwäche: Mi 3 Taibai, Ma 36 Zusanli, Di 4 Hegu, Bl 20 Pishu, Ren 12 Zhongwan.
- Magen-Feuer: Di 4 Hegu, Ma 44 Neiting, Di 11 Quchi.
- Magen-Leere-Hitze: Di 4 Hegu, Ma 44 Neiting, Ren 12 Zhongwan.
- Nieren-Leere-Hitze: Di 4 Hegu, Ni 3 Taixi, Mi 6 Sanyinjiao.
- Yin-Feuer: Di 4 Hegu, Ma 44 Neiting, Di 11 Quchi, Ren 6 Qihai, Ren 4 Guanyuan.

8.5.3 Zurückweichendes Zahnfleisch

Teil E (Symptome und klinische Zeichen) ➢ Kap. 60

Die häufigste Ursache von zurückweichendem Zahnfleisch ist Qi- und Blut-Mangel. Es kann auch ausgelöst werden von Magen-Feuer oder Nieren-Yin-Mangel mit Leere-Hitze.

8.5.4 Eitriges Zahnfleisch

Teil E (Symptome und klinische Zeichen) ➢ Kap. 60

Die Hauptursache von eitrigem Zahnfleisch ist Magen-Feuer, in chronischen Fällen kann jedoch auch ein ernster Qi- und Blut-Mangel der Grund sein.

8.5.5 Blasses Zahnfleisch

Teil E (Symptome und klinische Zeichen) ➢ Kap. 60

Blasses Zahnfleisch kann eine Milz-Qi-Schwäche, einen Blut-Mangel oder einen Milz-Yang-Mangel mit Leere-Kälte anzeigen.

8.5.6 Rotes Zahnfleisch

Teil E (Symptome und klinische Zeichen) ➢ Kap. 60

Rotes Zahnfleisch weist auf Hitze oder Leere-Hitze in Magen und Milz hin. Wenn es noch dazu schmerzhaft geschwollen ist, weist dies auf Magen-Feuer hin. Leicht gerötetes Zahnfleisch ohne Schwellung und lose Zähne, die besonders nachmittags schmerzen, lässt auf einen Nieren-Yin-Mangel mit Leere-Hitze schließen.

8.5.7 Violettes Zahnfleisch

Teil E (Symptome und klinische Zeichen) ➤ *Kap. 60*

Die häufigste Ursache von violettem Zahnfleisch ist Blut-Stase im Magen.

8.6 Philtrum

Das Philtrum ist die Gegend zwischen der Nase und der Oberlippe, definiert durch eine vertikale Rinne zwischen zwei Wülsten (➤ Abb. 8.4).

Die Gegend des Philtrums wird von der Dickdarm-Leitbahn und vom Lenkergefäß beeinflusst. In der Gesichtsdiagnose stellt es den Zustand von Blase und Uterus dar. Das Philtrum soll sich mit den zwei vertikalen Wülsten klar abzeichnen und soll wohlgeformt sein, also weder zu lang, noch zu kurz. In der Gesichtslesekunst stehen Form und Aussehen in Beziehung zur Fruchtbarkeit der Frau: Ein flaches Philtrum mit sich nur wenig abzeichnenden Längswülsten oder ein sehr kurzes Philtrum können ein Hinweis auf Unfruchtbarkeit oder Empfängnisschwierigkeiten sein (➤ Abb. 8.5).

Bei der Betrachtung des Philtrums sollte man auf seine Form und Farbe achten. Im Hinblick auf die Form kann das Philtrum zu flach, zu unausgebildet oder aber zu ausgebildet mit steif-aussehenden Wülsten sein. Pathologische Farben des Philtrums sind zum Beispiel blass, rot, bläulich-grünlich oder dunkel.

Die folgenden klinischen Zeichen des Philtrums werden besprochen:
- Flaches Philtrum
- Steif-aussehendes Philtrum
- Blasses Philtrum
- Rotes Philtrum
- Bläulich-grünliches Philtrum
- Dunkles Philtrum

Die Muster, die die einzelnen klinischen Zeichen des Philtrums hervorrufen, werden in ➤ Kapitel 60 ausführlicher behandelt.

8.6.1 Flaches Philtrum

Teil E (Symptome und klinische Zeichen) ➤ *Kap. 60*

Das flache Philtrum ist schlecht ausgebildet und die Längswülste sind nicht sehr ausgeprägt. Die wichtigste Bedeutung eines flachen Philtrums ist Nieren-Schwäche. Es kann auch hinweisen auf Nässe-Hitze in Magen und Milz (➤ Abb. 8.6).

8.6.2 Steif aussehendes Philtrum

Teil E (Symptome und klinische Zeichen) ➤ *Kap. 60*

Ein steif aussehendes Philtrum ist stark ausgebildet, seine Längswülste sind übermäßig ausgeprägt und die Oberlippe rollt sich leicht nach oben (➤ Abb. 8.7).

Ein steif aussehendes Philtrum deutet meist auf eine Blut-Stase hin.

8.6.3 Blasses Philtrum

Teil E (Symptome und klinische Zeichen) ➤ *Kap. 60*

Ein blasses Philtrum zeigt entweder Qi-Mangel oder Kälte an, die entweder einen Fülle- oder einen Leere-Charakter haben kann.

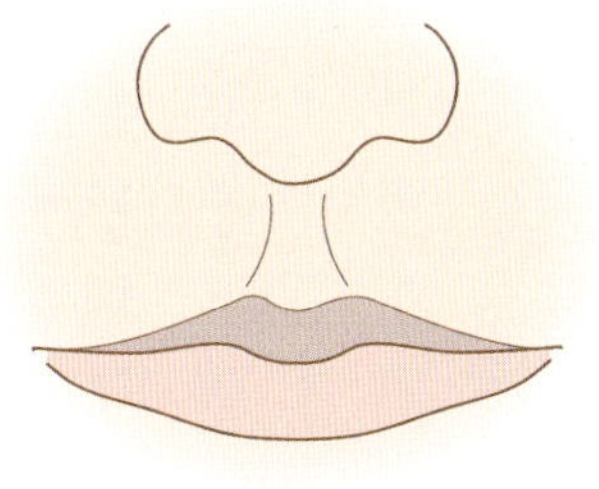

Abb. 8.4 Das Philtrum

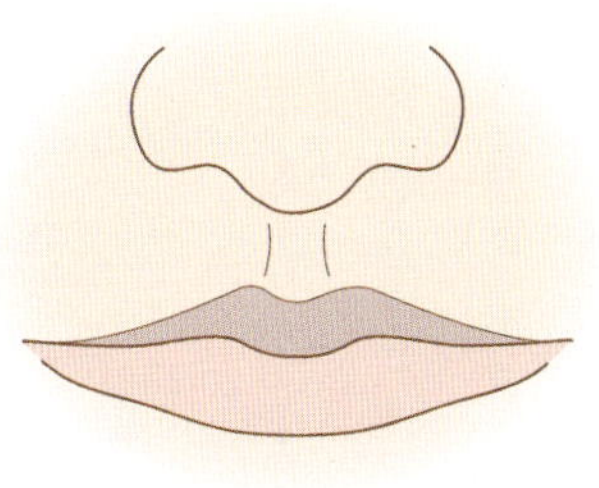

Abb. 8.5 Philtrum, das eine mögliche Unfruchtbarkeit anzeigt.

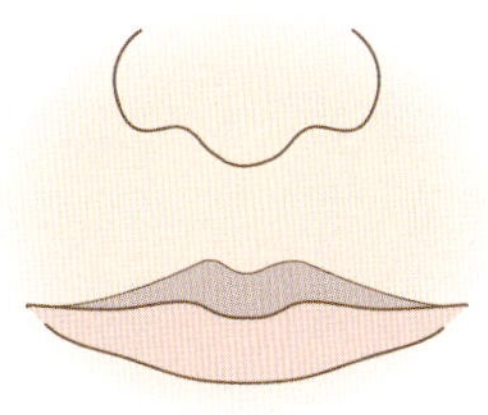

Abb. 8.6 Flaches Philtrum

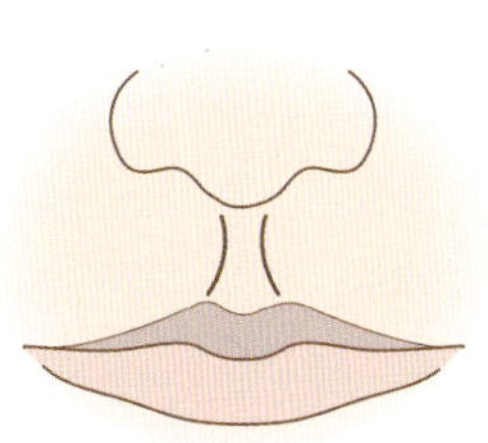

Abb. 8.7 Steif aussehendes Philtrum

8

8.6.4 Rotes Philtrum

Teil E (Symptome und klinische Zeichen) ➤ *Kap. 60*

Ein rotes Philtrum lässt entweder auf Blut-Hitze, oft im Uterus, oder bei akuten Fällen auf eine externe Invasion von Wind-Hitze schließen.

8.6.5 Bläulich-grünliches Philtrum (qing)

Teil E (Symptome und klinische Zeichen) ➤ *Kap. 60*

Ein bläuliches Philtrum deutet auf innere Kälte hin, während ein grünliches Philtrum eher auf ein Leber-Syndrom, oft Leber-Qi-Stagnation hindeutet.

8.6.6 Dunkles Philtrum

Teil E (Symptome und klinische Zeichen) ➤ *Kap. 60*

Ein dunkles Philtrum ist ein Zeichen für chronische Blut-Hitze oder Nässe-Hitze im Unteren Erwärmer.

LERNERGEBNISSE

Das sollten Sie jetzt wissen:

- Welche Leitbahnen Mund und Lippen beeinflussen.
- Lippen-Pathologien, die auf Farbe, Größe, Bewegung und Ausrichtung der Lippen basieren.
- Mund-Pathologien, die am Aussehen des Mundes erkennbar sind.
- Welche Leitbahnen Zähne und Zahnfleisch beeinflussen.
- Die Bedeutung der Gaumen- und Zahnfarbe, von Zahnfleischbeschwerden und dem Aussehen des Philtrums.

ANMERKUNGEN

1 *Huang Di Nei Jing Su Wen* 黄帝内经素问 („Des Gelben Kaisers Klassiker des Inneren – Reine Fragen"; „The Yellow Emperor's Classic of Internal Medicine – Simple Questions"); People's Health Publishing, Beijing 1979; S. 39; erstmals erschienen: etwa 100 v. Chr.
2 Ebenda, S. 27.
3 *Ling Shu Jing* 灵樞经 („Zentrum des Wirkvermögens"; „Spiritual Axis"); People's Health Publishing House, Beijing 1981; S.50; erstmals erschienen: etwa 100 v. Chr.
4 Ebenda, S. 78.
5 Ebenda, S. 91.
6 Ebenda, S. 81.
7 Ebenda, S. 35-36.
8 Ebenda, S. 114.
9 Ebenda, S. 31.
10 Ebenda, S. 31.
11 *Su Wen*, S. 5-6.

KAPITEL

9 Betrachtung der Ohren

Die Ohren stehen in Bezug zur Niere. Kapitel 17 von *Ling Shu* besagt: *„Nieren-Qi öffnet sich in die Ohren. Wenn die Niere in Einklang ist, können die Ohren die fünf Töne vernehmen."*[1] In Kapitel 5 des *Su Wen* steht: *„Die Niere kontrolliert die Ohren."*[2] Kapitel 37 des *Ling Shu* besagt: *„Die Ohren sind das Sinnesorgan der Niere."*[3]

Trotz der sehr engen Beziehung zwischen Ohr und Niere üben auch andere Organe einen Einfluss auf die Ohren aus. Ein Beispiel: Das Herz beeinflusst die Physiologie und Pathologie des Ohres. In Kapitel 4 des *Su Wen* steht: *„Der Süden entspricht der Farbe rot und dem Herz, das sich ins Ohr öffnet."*[4]

Alle Yang-Leitbahnen erreichen das Ohr oder treten ins Ohr ein. Die Shaoyang-Leitbahnen, also Gallenblase und Dreifacher Erwärmer, haben ebenfalls einen großen Einfluss auf das Ohr. Während die Leitbahn der Gallenblase das Ohr umkreist, tritt die des Dreifachen Erwärmers ins Ohr ein. Besonders akute Erkrankungsmuster des Ohrs, wie Wind-Hitze oder Nässe-Hitze, sind mit diesen beiden Leitbahnen eng verknüpft. In der Umgebung des Ohrs kreuzt sich die Dünndarm-Leitbahn mit der Gallenblasen-Leitbahn und tritt schließlich bei dem Punkt Dü 19 Tinggong ins Ohr ein. Auch die Blasen-Leitbahn kreuzt in der Umgebung des Ohrs die Gallenblasen-Leitbahn. Der innere Verlauf der Magen-Leitbahn erreicht ebenfalls das Ohr. Die Muskelleitbahn des Dickdarms führt zum vorderen Ohr.

Die zum Ohr führenden Verläufe der Leitbahnen sind in ➢ Abbildung 9.1 dargestellt.

Leitbahnen mit Einfluss auf die Ohren

- Gallenblase
- Dreifacher Erwärmer
- Dünndarm
- Blase
- Magen
- Muskelleitbahn des Dickdarms

! Das Ohr steht nicht nur unter dem Einfluss der Nieren-Leitbahn.

Prinzipiell sollte ein normales Ohr in einem rechten Verhältnis zur Größe des Kopfes stehen. Außerdem sollte es etwas feucht sein. Der fleischige Anteil sollte voll aber auch geschmeidig erscheinen, und die Helix sollte blass-rot und feucht sein.

Eine detaillierte Beschreibung der Syndrome, der Symptome und der klinischen Zeichen des Ohres findet sich in ➢ Kapitel 57.

In diesem Kapitel werden die folgenden klinischen Zeichen des Ohrs abgehandelt:

1. Große Ohren
2. Kleine Ohren
3. Geschwollene Ohren

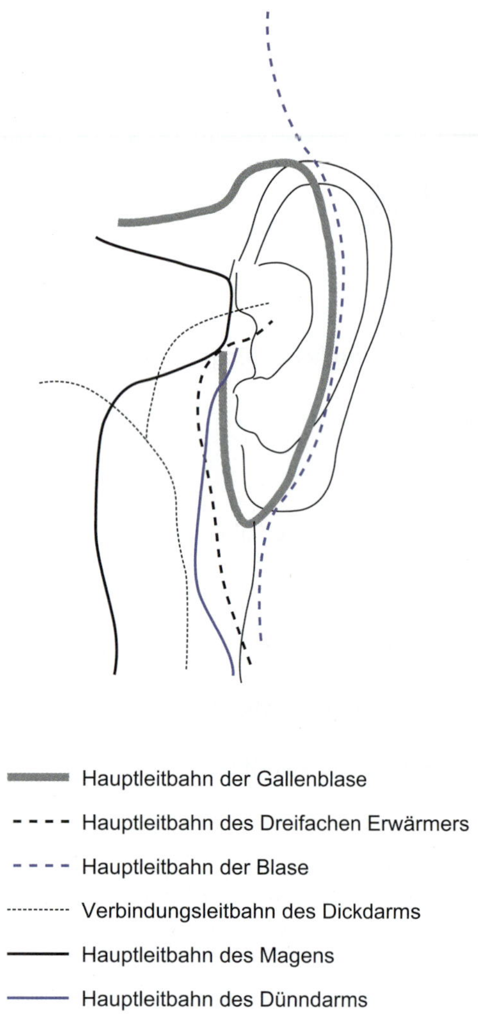

Abb. 9.1 Zum Ohr führende Leitbahnen

4. Zusammengezogene Ohren
5. Trockene und zusammengezogene Helix
6. Geschwüre auf dem Ohr
7. Warzen auf dem Ohr
8. Gelbe Helix
9. Blasse Helix
10. Bläulich-grünliche Helix
11. Dunkle Helix
12. Rote Helix
13. Rote Rückseite des Ohres
14. Erweiterte Blutgefäße auf dem Ohr
15. Übermäßige Ohrenschmalzbildung
16. Schwellung und Rötung der Concha
17. Sekretion aus den Ohren

Obwohl das Ohr wie jeder andere Gesichtsteil gewisse pathologische Zeichen aufweist, so kann uns die Betrachtung der Ohren in der Praxis auch Hinweise über die Konstitution des Patienten geben. So deutet zum Beispiel das Vorhandensein von großen Ohren mit langen Läppchen auf eine gute Konstitution.

9.1 Große Ohren

Teil E (Symptome und klinische Zeichen) ➤ Kap. 57

Die Ohren sollten in einem rechten Verhältnis zur Größe des Kopfes stehen. Was dem einen als ein „zu großes" Ohr erscheint, kann dem anderen als ein „normal großes" Ohr erscheinen. Generell deutet ein großes Ohr auf eine günstige vererbte Konstitution, und ferner auf eine Neigung, konstitutionell reichlich Qi und Blut zu haben, sowie Fülle-Muster zu entwickeln. Dies gilt aber nur, wenn das Ohr proportional zur Größe des Kopfes steht, wohlgestaltet ist und nicht absteht, und wenn das Läppchen lang und gut geformt aussieht.

9.2 Kleine Ohren

Teil E (Symptome und klinische Zeichen) ➤ Kap. 57

Kleine Ohren weisen in der Regel auf eine ungünstige vererbte Konstitution (besonders Im Fall von einem kleinen Läppchen), und ferner auf eine Neigung, konstitutionell einen Mangel an Qi zu haben, sowie Leere-Muster zu entwickeln.

9.3 Geschwollene Ohren

Teil E (Symptome und klinische Zeichen) ➤ Kap. 57

Geschwollene Ohren lassen sich meist auf Hitze oder Nässe-Hitze zurückführen, was aus mehreren Organen herrühren kann, meistens jedoch ist die Gallenblase der Ursprung. (➤ Abb. 9.2). Eine weitere Möglichkeit für das Auftreten von geschwollenen Ohren ist das Eindringen von Wind-Wasser in die Lunge.

9.4 Zusammengezogene Ohren

Teil E (Symptome und klinische Zeichen) ➤ Kap. 57

Zusammengezogene Ohren erscheinen etwas „zerknittert" und „gequetscht". Generell bilden sie sich im Zuge eines Mangels an Körperflüssigkeiten, verursacht entweder durch Hitze, die die Körper-

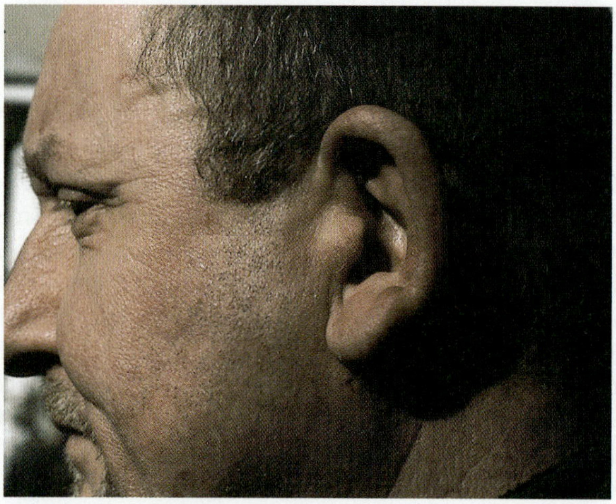

Abb. 9.2 Geschwollenes Ohr (auch rote Helix)

flüssigkeiten schädigt, oder durch Yin-Mangel. Eine etwas seltenere Ursache von zusammengezogenen Ohren ist eine schwerwiegende Blut-Stase im Unterbauch mit abdominelle Massen. In diesem Fall sind Qi und Blut so stagniert, dass sie Muskeln und Fleisch nicht mehr nähren können, folglich verliert die Person an Gewicht, und die Ohren ziehen sich zusammen. Eine derartige Situation könnte beispielsweise im Zusammenhang mit Unterbauchkarzinomen eintreten.

9.5 Trockene und zusammengezogene Helix

Teil E (Symptome und klinische Zeichen) ➤ Kap. 57

Blut-Stase ist die häufigste Ursache einer zusammengezogenen und trockenen Helix, die auch noch eine raue und schuppige Oberfläche aufweist, manchmal auch im Verband mit Nässe-Hitze. Eine trockene und dunkle Helix kann auch durch Nieren-Yin-Mangel entstehen. Eine schroffe und schartige Helix deutet auf eine chronische Blut-Stase.

9.6 Geschwüre auf dem Ohr

Teil E (Symptome und klinische Zeichen) ➤ Kap. 57

Wunde Stellen auf dem Ohr sind immer auf Hitze zurückzuführen. Obwohl sie aus verschiedenen Organen stammen kann, sind hauptsächlich meist Leber und Gallenblase ursächlich beteiligt. Einen weiteren Grund kann eindringende Wind-Hitze in die Shaoyang-Leitbahnen darstellen.

9.7 Warzen auf dem Ohr

Teil E (Symptome und klinische Zeichen) ➤ Kap. 57

In den meisten Fällen ist Hitze in Leber und Gallenblase der Auslöser für Warzen auf dem Ohr, es kann aber auch eine Hitze in der Magen-Leitbahn (da der tiefe Verlauf der Magen-Leitbahn zum Ohr führt) als Ursache vorliegen.

9.8 Gelbe Helix

Teil E (Symptome und klinische Zeichen) ➤ Kap. 57

Die häufigste Ursache einer gelben Helix ist Nässe-Hitze. Bei einem Überwiegen von Hitze sollte es eher ein helles Gelb sein, überwiegt jedoch Nässe, so erscheint die Helix eher matt-gelb. Des Weiteren kann Blut-Stase durch Hitze eine gelbe Helix verursachen; in diesem Fall ist die Farbe der Helix eher matt- und dunkelgelb.

9.9 Blasse Helix

Teil E (Symptome und klinische Zeichen) ➤ Kap. 57

Eine blasse Helix ist entweder auf Yang-Mangel (im Fall einer hell-blassen Helix) oder Blut-Mangel zurückzuführen (im Fall einer matt-blassen Helix). Weniger häufig sieht man eine blasse Helix aufgrund des Eindringens von Wind-Wasser in die Lunge. Qi-Mangel mit Schleim ist gekennzeichnet durch eine „dicke" und tiefe weiße Farbe.

9.10 Bläulich-grünliche (qing) Helix

Teil E (Symptome und klinische Zeichen) ➤ Kap. 57

Blut-Stase ist der Hauptgrund für eine bläulich-grünliche Helix. Bei Hitze-bedingter Blut-Stase erscheint die Helix eher grünlich, bei Kälte-bedingter Blut-Stase aber eher bläulich. Bei Kindern mit akuten Krampfanfällen durch inneren Wind ist eine bläulich-grünliche Helix besonders auffallend.

9.11 Dunkle Helix

Teil E (Symptome und klinische Zeichen) ➤ Kap. 57

Eine dunkle Helix resultiert entweder von Blut-Stase oder chronischer Hitze. Eine grünlich-dunkle Helix hingegen deutet auf Nieren-Yin-Mangel.

9.12 Rote Helix

Teil E (Symptome und klinische Zeichen) ➤ Kap. 57

Im Allgemeinen deutet eine rote Helix auf Hitze besonders von Lunge und / oder Herz hin. Auch eine Hitze in den Shaoyang-Leitbahnen oder Nässe-Hitze in Leber und Gallenblase können ursächlich vorliegen. Eine oberflächliche rote Farbe der Helix besteht aufgrund eines Nieren-Yin-Mangels mit Leere-Hitze (➤ Abb. 9.3).

9.13 Rote Rückseite des Ohrs

Teil E (Symptome und klinische Zeichen) ➤ Kap. 57

Die häufigste Ursache für eine Rötung auf der Rückseite des Ohres ist ein Eindringen von Wind-Hitze. Dies ist auch im Anfangsstadium von Masern zu beobachten.

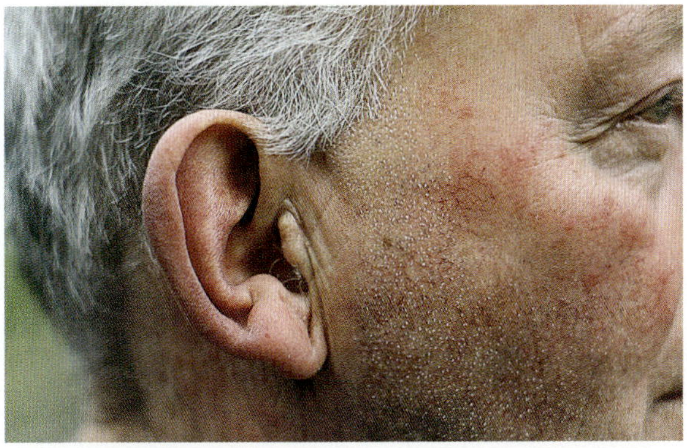

Abb. 9.3 Rote Helix (auch geschwollenes Ohr)

9.14 Erweiterte Blutgefäße auf dem Ohr

Teil E (Symptome und klinische Zeichen) ➤ *Kap. 57*

Die zwei Hauptursachen von sichtbaren erweiterten Blutgefäße auf dem Ohr sind Lungen-Qi-Mangel mit Schleimretention und Blut-Stase.

9.15 Übermäßige Ohrenschmalzbildung

Teil E (Symptome und klinische Zeichen) ➤ *Kap. 57*

Eine übermäßige Ohrenschmalzbildung geschieht normalerweise aufgrund von Schleim, der mehrere Organe beeinflussen kann. Eine weitere typische Ursache ist Nässe-Hitze in Leber und Gallenblase. Zu den Mangel-Syndromen, die eine übermäßige Ohrenschmalzbildung hervorrufen können, gehören Milz- und Nieren-Yang-Mangel sowie Nieren-Yin-Mangel mit Leere-Hitze.

9.16 Schwellung und Rötung der Concha

Teil E (Symptome und klinische Zeichen) ➤ *Kap. 57*

Eines der häufigsten Syndrome für eine Schwellung und Rötung der Concha ist Nässe-Hitze in Leber und Gallenblase. Außerdem kann ein Nieren-Yin-Mangel mit Leere-Hitze vorliegen. In akuten Fällen kann eine Toxische Hitze der Auslöser sein.

9.17 Sekretion aus den Ohren

Teil E (Symptome und klinische Zeichen) ➤ *Kap. 57*

Eine Sekretion aus den Ohren kann in akuten Fällen durch eine Wind-Hitze in den Shaoyang-Leitbahnen oder Nässe-Hitze in Leber und Gallenblase verursacht werden. Letzteres Muster kann auch bei chronischen Sekretionen vorliegen. Eine periodisch auftretende, dünn-flüssige Sekretion kann sowohl aufgrund von Nieren-Yin-Mangel mit Leere-Hitze als auch aufgrund von Milz-Qi-Mangel mit Nässe auftreten.

THERAPIE

- Wind-Hitze in den Shaoyang-Leitbahnen: SJ 5 Waiguan, Di 4 Hegu, Di 11 Quchi.
- Nässe-Hitze in der Gallenblase: SJ 5 Waiguan, Di 4 Hegu, Di 11 Quchi, Gb 43 Xiaxi.
- Nieren-Yin-Mangel mit Leere-Hitze: Ni 3 Taixi, Mi 6 Sanyinjiao, Di 4 Hegu, SJ 5 Waiguan.
- Milz-Qi-Schwäche mit Nässe: Di 4 Hegu, SJ 5 Waiguan, Ren 12 Zhongwan, Ma 36 Zusanli, Bl 20 Pishu, Ren 9 Shuifen, Mi 9 Yinlingquan.

LERNERGEBNISSE

Das sollten Sie jetzt wissen:

- Welche Leitbahnen die Ohren beeinflussen.
- Welche klinische Bedeutung die Ohrgröße, Ohrtrockenheit, Geschwüre und Warzen auf den Ohren haben.
- Welche Schlüsse man aus einer abnormen Ohrenfarbe ziehen kann.
- Welche klinische Bedeutung erweiterte Blutgefäße, übermäßige Ohrenschmalzproduktion und Sekretion aus den Ohren haben.

ANMERKUNGEN

1 *Ling Shu Jing* 灵樞经 („Zentrum des Wirkvermögens"; „Spiritual Axis"); People's Health Publishing House, Beijing 1981, S. 50; erstmals erschienen: etwa 100 v. Chr.

2 *Huang Di Nei Jing Su Wen* 黄帝内经素问 („Des Gelben Kaisers Klassiker des Inneren"; „The Yellow Emperor's Classic of Internal Medicine – Simple Questions"); People's Health Publishing, Beijing 1979, S. 41; erstmals erschienen: etwa 100 v. Chr.

3 *Ling Shu*, S. 78.

4 *Su Wen*, S. 26.

KAPITEL

10 Betrachtung von Hals und Nacken

Mit Ausnahme der Blase fließen praktisch alle Leitbahnen durch den Hals. Die wichtigsten Leitbahnen mit Bezug auf die verschiedenen Symptome und Zeichen von Hals und Nacken sind: Konzeptionsgefäß für den vorderen Hals, Magen und Dickdarm für die vorderen Seiten,Dreifacher Erwärmer und Gallenblase für den seitlichen Halsbereich, sowie das Lenkergefäß und die Blase für die Rückseite des Halses.

Die durch den Hals führenden Verläufe der Leitbahnen sind in ➤ Abbildung 10.1 dargestellt.

Die folgenden Hals- und Nackenzeichen werden besprochen:

1. Hals
   - Rötung des Halses
   - Kropf
   - Pulsieren der Halsschlagader
   - Betrachtung des Rachens
   - Geschwollene Mandeln
   - Gerötete und geschwollene Mandeln
   - Gerötete und geschwollene Mandeln mit Exsudat
   - Gräuliche Mandeln
2. Nacken
   - Langer Nacken
   - Kurzer Nacken
   - Steifer Nacken
   - Lockerer Nacken
   - Schiefer Nacken
   - Breiter Nacken
   - Dünner Nacken
   - Geschwollene Lymphknoten

Die zu Hals und Nacken gehörenden Symptome und Zeichen werden in ➤ Kapitel 59 und in ➤ Kapitel 62 abgehandelt.

10.1 Hals

10.1.1 Rötung des Halses

Teil E (Symptome und klinische Zeichen) ➤ Kap. 59

Mit Hals ist hier nicht die Innenseite des Rachens (Pharynx) gemeint, sondern eine Rötung auf der Haut des vorderen Halsbereichs.

Eine Rötung im Bereich des Halses (in der Regel vorderer und seitlicher Bereich) deutet auf Fülle- oder Leere-Hitze. Diese Rötung tritt häufig während der Konsultation auf, wenn der Patient unsere Fragen beantwortet, und ist normalerweise auf eine Fülle- oder Leere-Hitze in Herz oder Lunge zurückzuführen.

10.1.2 Kropf

Teil E (Symptome und klinische Zeichen) ➤ Kap. 59; Teil B (Befragung) ➤ Kap. 36

Die häufigste Ursache für einen Kropf ist Leber-Qi-Stagnation mit Schleim, die gewöhnlich im Hintergrund von einem Milz-Qi-Mangel begleitet ist. Aber auch Schleim und Blut-Stase können einen Kropf verursachen, sowie emporloderndes Leber-Feuer mit Schleim, oder auch Herz- und Leber-Yin-Mangel mit Schleim (➤ Abb. 10.2).

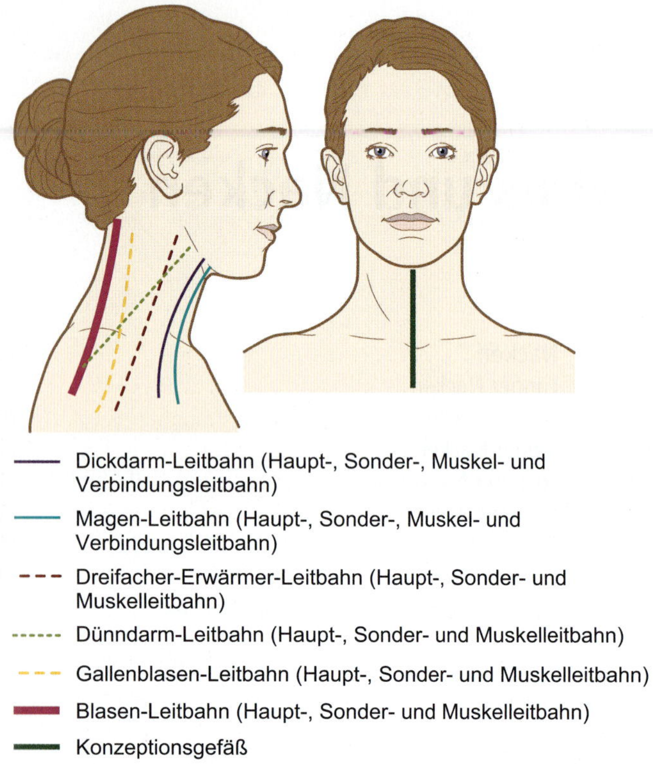

Abb. 10.1 Leitbahnen mit Verlauf am Hals

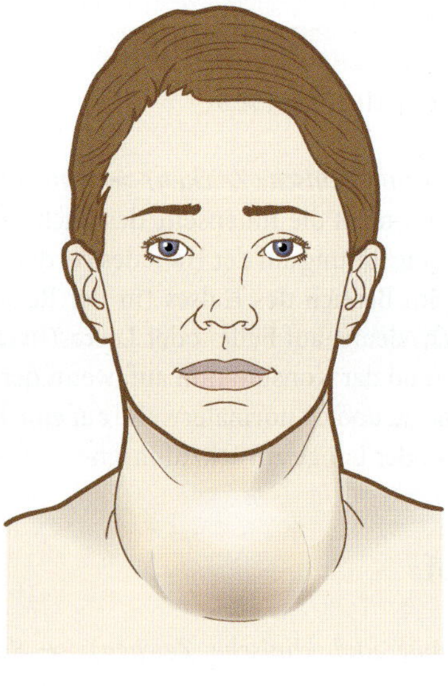

Abb. 10.2 Kropf

10.1.3 Pulsieren der Halsschlagader

Teil E (Symptome und klinische Zeichen) ➤ *Kap. 62*

Im Normalfall kann eine pulsierende Halsschlagader, gleich medial zum Halsdrehermuskel, durchaus sichtbar sein. Mit dem Begriff „Pulsieren der Halsschlagader" wird ein übermäßiges, deutlich sichtbares Pulsieren bezeichnet. Es kann auf Wasser, das das Herz flutet, oder auf chronischen Schleim in der Lunge deuten.

10.1.4 Betrachtung des Rachens

Teil E (Symptome und klinische Zeichen) ➤ *Kap. 59*

Zur Betrachtung des Rachens bitten Sie den Patienten, den Mund zu öffnen, und drücken Sie die Zunge mit einem Einmalspatel mit sanftem Druck nach unten. Gehen Sie mit dem Spatel gerade so weit nach hinten, dass Sie beim Herunterdrücken der Zunge eine gute Sicht auf den Rachen erhalten, jedoch nicht den Schluckreflex auslösen. Gleichzeitig bitten Sie den Patienten, „Ah" zu sagen, oder zu gähnen. Nun können Sie den Gaumen, die Mandeln und den Rachen (Pharynx) inspizieren (➤ Abb. 10.3).

Bei akuten oder chronischen Halsschmerzen sollte der Rachen stets betrachtet werden. Bei einer geröteten Rachenschleimhaut handelt es sich um Hitze oder Leere-Hitze. In vielen Fällen jedoch klagen Patienten über Halsschmerzen, weisen aber keine Rötung des Rachens auf. Hier liegt als Ursache eine Qi-Stagnation (von Leber oder Lunge) oder Yin-Mangel (von Lunge und / oder Niere) vor.

Bei einem tiefroten Rachen liegt eine äußere oder innere Fülle-Hitze vor. Bei akuter Wind-Hitze, die die Lungen Leitbahn beeinträchtigt, kann der Rachen auch rot sein, was vor allem bei Kindern vorkommt. Bei inneren Mustern wird eine Rötung des Rachens durch eine Fülle-Hitze in Lunge oder Magen und Darm verursacht, wobei letzteres Muster häufiger bei Kindern vorkommt. Ein blass-roter Rachen deutet auf eine Leere-Hitze, die die Leitbahnen von Lunge und / oder Niere beeinträchtigt.

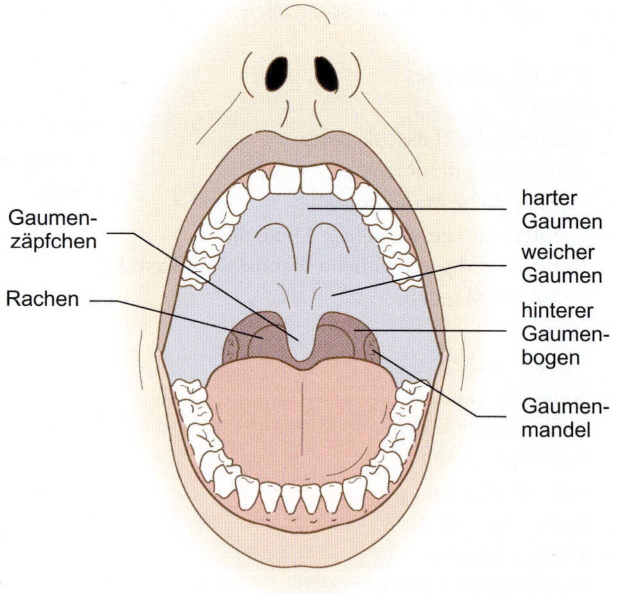

Abb. 10.3 Mund und Rachen

Eine Erosion, Rötung und Schwellung des Rachens deuten auf Toxische Hitze, die sich häufiger bei Kindern manifestiert, die an einer Entzündung des oberen Atemtraktes erkrankt sind.

Erosion und Schwellung des Rachens mit gelb-roter Färbung, begleitet von üblem Atem und dickem, gelbem Zungenbelag, deutet auf eine Fülle-Hitze in Magen und Gedärmen, was wiederum bei Kindern häufig auftritt.

Eine chronische Erosion des Rachens, die ab und an auftritt, ist normalerweise auf eine Leere-Hitze von Magen, Lunge oder Niere zurückzuführen.

Eine chronische Erosion und Trockenheit des Rachens, die ab und an auftritt, und sich durch gräuliche Geschwüre kennzeichnet, weder geschwollen noch trocken noch schmerzhaft ist, deutet auf einen chronischen und schweren Yin-Mangel.

Eine chronische Erosion des Rachens mit Geschwüren, die einen erhöhten, harten Rand aufweisen, deutet auf Blut-Stase mit Schleim-Hitze.

Klinische Zeichen des Rachens

- *Tiefrot:* Hitze (innere oder äußere)
- *Blass-rot:* Leere-Hitze
- *Erosion, Rötung und Schwellung:* Toxische Hitze
- *Erosion, Schwellung, gelblich-rote Färbung:* Hitze in Magen und Darm
- *Chronische Erosion, die kommt und geht:* Leere-Hitze
- *Chronische Trockenheit und Erosion mit gräulichen Geschwüren:* schwerer Yin-Mangel
- *Chronische Erosion mit Geschwüren, die einen erhabenen, harten Rand aufweisen:* Blut-Stase mit Schleim-Hitze

10.1.5 Geschwollene Mandeln

Teil E (Symptome und klinische Zeichen) ➤ *Kap. 59*

Geschwollene Mandeln von normaler Farbe weisen auf eine Retention von Nässe oder Schleim bei einem hintergründig bestehenden Qi-Mangel hin. Dies wird häufig bei Kindern beobachtet, die nach mehrmaligen, akuten oberen Atemwegserkrankungen einen verbliebenen pathogenen Faktor behalten haben. Ein Befallensein beider Mandeln deutet in der Regel auf einen schlimmeren Krankheitsverlauf.

Bei Kindern ist eine chronische Schwellung der Gaumenmandeln oft begleitet von einer chronischen Schwellung der Rachenmandeln, was auf eine Retention von Nässe oder Schleim hindeutet.

THERAPIE

- Retention von Nässe mit Qi-Mangel: Ren 9 Shuifen, Di 4 Hegu, Mi 9 Yinlingquan, Ren 12 Zhongwan, Ma 36 Zusanli, Bl 20 Pishu.
- Retention von Schleim mit Qi-Mangel: Ma 40 Fenglong, Ren 9 Shuifen, Di 4 Hegu, Mi 9 Yinlingquan, Ren 12 Zhongwan, Ma 36 Zusanli, Bl 20 Pishu.

Fallgeschichte 10.1

Eine 24-jährige Frau klagte über chronische Tonsillitis. Seit ihrem fünften Lebensjahr erkrankte sie zwei- oder dreimal akut daran. Sechs Wochen vor der Konsultation waren ihr die Mandeln entfernt worden. Seitdem ging es ihr noch viel schlechter. Sie litt an Halsschmerzen, Müdigkeit, geschwollenen Drüsen, Kopfschmerzen, Durst, einem Schweregefühl und dem Empfinden, dass die Nebenhöhlen verstopft seien. Ihr Puls war im Ganzen schlüpfrig, aber auf der rechten Seite schwächlich. Ihre Zunge war vorne rot, etwas dünn und wies einen klebrig-gelben Zungenbelag auf.

Diagnose: Dies ist ein typisches Beispiel für einen verbliebenen pathogenen Faktor, insbesondere Toxische Hitze im Hals. Dies ist ein ungewöhnlicher Fall, da der verbliebene pathogene Faktor von einem chirurgischen Eingriff herrührt, wohingegen er sich normalerweise nach einer fiebrigen Erkrankung entwickelt. Die Toxische Hitze manifestiert sich in geschwollenen Drüsen, Halsschmerzen, einem Schweregefühl, Kopfschmerzen, dem schlüpfrigen Puls und der roten Zunge mit dickem, klebrigem, gelbem Zungenbelag. Offensichtlich ist Toxische Hitze nur die akute, jüngste Ursache ihrer Beschwerden und es liegt eine Schwäche von Magen und Milz zugrunde, die vermutlich von der seit der Kindheit bestehenden chronischen Tonsillitis ausgeht. Die Schwäche von Magen und Milz manifestiert sich in Müdigkeit und dem schwächlichen Puls.

Therapieprinzip: Dies ist ein sehr gutes Beispiel für einen Zustand, der durch eine Mischung aus Leere und Fülle geprägt ist: Die verbliebene Toxische Hitze ist ein akuter Fülle-Zustand und bildet die Manifestation (*Biao*), während die Schwäche von Magen und Milz ein chronischer Leere-Zustand ist, der die Wurzel (*Ben*) bildet. In solchen Fällen sollte man eine klare Vorstellung hinsichtlich der Prioritäten in der Therapie haben, das heißt, ob man zuerst den akuten Fülle-Zustand oder den chronischen Leere-Zustand behandeln sollte. Puls, Zunge und die Schwere der Symptome sind wichtige Richtlinien, um uns bei der Wahl des richtigen Therapieprinzips zu helfen. In diesem Fall ist es klar, dass die verbliebene Toxische Hitze zuerst beseitigt werden sollte, weil die Symptome akut sind, der Puls schlüpfrig ist und die Zunge einen dicken, klebrigen, gelben Belag aufweist.

Therapie: Es wird eine Variante der Rezeptur Li Yan Cha *Tee, der den Hals unterstützt* verwendet, die speziell geeignet ist, um Toxische Hitze aus dem Hals zu beseitigen.

10.1.6 Gerötete und geschwollene Mandeln

Teil E (Symptome und klinische Zeichen) ➤ *Kap. 59*

Gerötete und geschwollene Mandeln deuten auf Hitze oder Toxische Hitze, die sich häufig in der Magen- und / oder Dickdarm-Leitbahn befindet. Die Mandeln sollten bei Fällen von akutem Eindringen von Wind-Hitze stets inspiziert werden, vor allem bei Kindern, bei denen die Mandeln im Verlauf von akuten oberen Atemwegserkrankungen oft auch rot und geschwollen erscheinen. Bei akuter Wind-Hitze deutet eine Schwellung und Rötung der Mandeln auf ein wesentlich schlimmeres Maß an Wind-Hitze, und weist damit auf ein Vorhandensein von Toxischer Hitze, sowie auf eine Beteiligung von Magen- und / oder Dickdarm-Leitbahn, oder auch von beiden. Außerdem verrät es uns, dass das betroffene Kind wahrscheinlich eine Vorerkrankung von Hitze, oft Magen-Hitze, aufweisen kann.

Wenn eine chronische Rötung und Schwellung der Mandeln ab und an auftritt, so deutet dies auf eine chronische Hitze im Magen und / oder im Dickdarm, in beiden (was häufiger bei Kindern vorkommt, die oft an einem verbliebenen pathogenen Faktor leiden), oder auf eine Leere-Hitze in der Lungen-Leitbahn. In beiden Fällen treten Schwellung und Rötung eher periodisch auf und weisen ein weniger ausgeprägtes klinisches Bild als bei akuten Fällen auf. Eine chronische Rötung und Schwellung der Mandeln nannte man früher „milchige Motten" (*ru e*), weil sie den Flügeln einer Motte ähneln und von einer milchige Flüssigkeit bedeckt zu sein scheinen.

Wenn beide Mandeln betroffenen sind, so deutet es auf einen höheren Schweregrad der Erkrankung.

THERAPIE

- Akute Rötung und Schwellung der Mandeln aufgrund von Wind-Hitze: Lu 11 Shaoshan, SJ 5 Waiguan, Di 4 Hegu, Du 14 Dazhui.
- Chronische Rötung und Schwellung der Mandeln aufgrund von Magen-Hitze: Ma 44 Neiting, Di 4 Hegu, Di 11 Quchi, Ma 11 Qishe.

10.1.7 Gerötete und geschwollene Mandeln mit Exsudat

Teil E (Symptome und klinische Zeichen) ➤ *Kap. 59*

Gerötete und geschwollene Mandeln mit Exsudat, die normalerweise im Verlauf einer akuten oberen Atemwegserkrankung durchaus öfters bei Kindern auftreten, deuten klar auf ein Eindringen von Wind-Hitze (im Gegensatz zu Wind-Kälte). Durch das Hinzukommen von Toxischer Hitze im Magen und / oder im Dickdarm kann das Symptombild noch erschwert werden.

Eine Schwellung der Mandeln durch Toxische Hitze nannte man früher „Stein-Motten" (*shi e*), da beide Mandeln das Aussehen von Mottenflügeln haben aber so wie hart wie Stein sind. Wenn beide Mandeln betroffen sind, so liegt generell eine schwerere Erkrankung vor.

10.1.8 Gräuliche Mandeln

Teil E (Symptome und klinische Zeichen) ➤ *Kap. 59*

Gräuliche Mandeln erscheinen häufig im akuten Stadium von Pfeiffer-Drüsenfieber (Mononukleose).

10.2 Nacken

10.2.1 Langer Nacken

Teil E (Symptome und klinische Zeichen) ➤ *Kap. 62*

Ein langer Nacken oder Hals ist generell ein Zeichen von einer guten vererbten Konstitution (➤ Abb. 10.4).

10.2.2 Kurzer Nacken

Teil E, Symptome und klinische Zeichen, Kapitel 62

Ein kurzer Nacken oder Hals kann auf eine schwache ererbte Konstitution von Milz und Niere deuten (➤ Abb. 10.5).

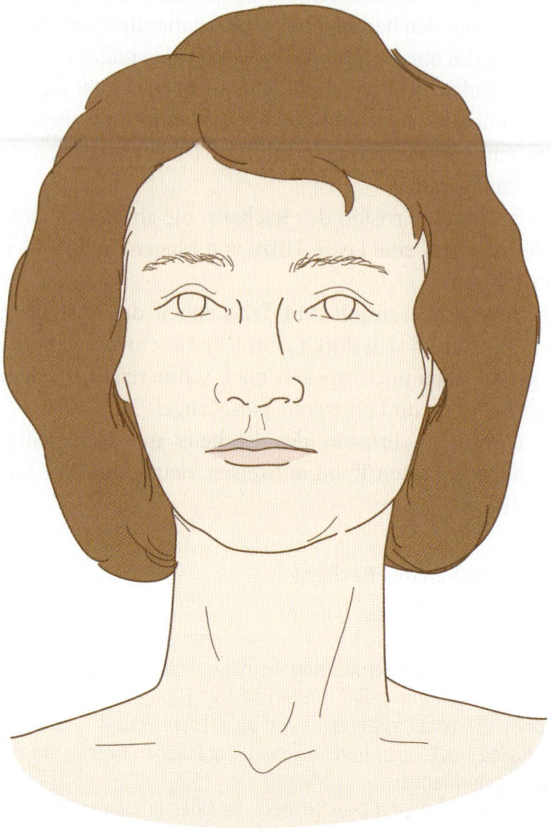

Abb. 10.4 Langer Nacken

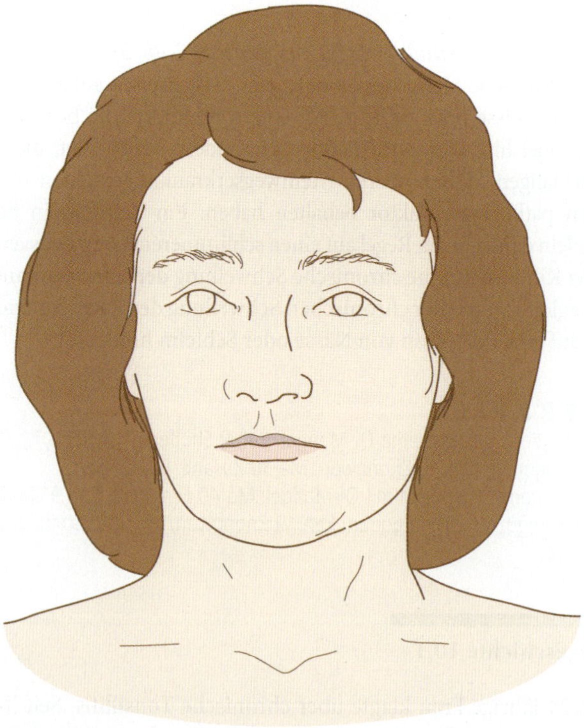

Abb. 10.5 Kurzer Nacken

10.2.3 Steifer Nacken

Teil E (Symptome und klinische Zeichen) ➤ Kap. 62

Dieser Begriff bezieht sich nicht auf das subjektive Gefühl seitens des Patienten, sondern auf einen bei Betrachtung und Palpation hart und steif erscheinenden Hals. Ein steifer Nacken kann durch eine Kälte in den Leitbahnen, wie beim schmerzhaften Obstruktions-Syndrom, ausgelöst werden. Außerdem kann ein Syndrom der Leber, wie Leber-Qi-Stagnation, aufsteigendes Leber-Yang oder Nieren-Yang-Mangel vorliegen.

10.2.4 Lockerer Nacken

Teil E (Symptome und klinische Zeichen) ➤ Kap. 62

Ein Hals, dessen Muskeln schlaff erscheinen und sich bei der Palpation weich anfühlen, deutet auf schweren Mangel an Qi und Blut oder Nieren-Yang-Mangel hin.

10.2.5 Schiefer Nacken

Teil E (Symptome und klinische Zeichen) ➤ Kap. 62

Ein schiefer (d. h. sich zur Seite neigender) Hals besteht aufgrund einer schwachen ererbten Nierenkonstitution oder aufgrund einer schweren Leber-Qi-Stagnation (➤ Abb. 10.6).

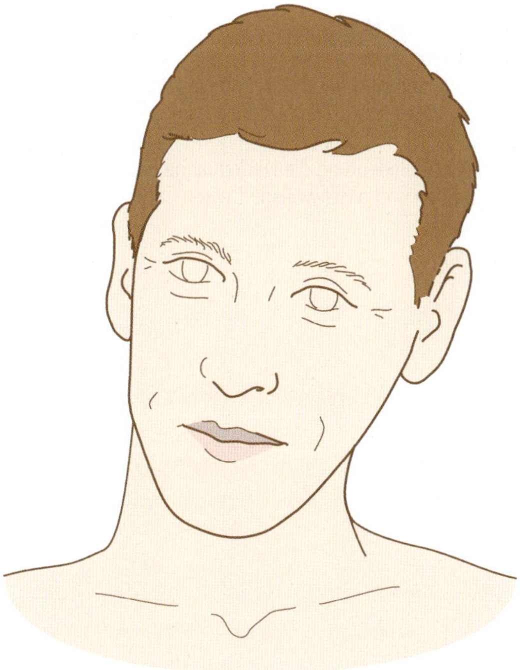

Abb. 10.6 Schiefer Nacken

10.2.6 Breiter Nacken

Teil E (Symptome und klinische Zeichen) ➤ Kap. 62

Ein breiter Hals kann auf Qi-Stagnation mit Schleim, Schleim mit Blut-Stase oder Leber-Feuer hindeuten (➤ Abb. 10.7).

10.2.7 Dünner Nacken

Teil E (Symptome und klinische Zeichen) ➤ Kap. 62

Ein dünner Hals kann auf einen schweren Mangel an Qi und Blut oder auf chronischen Yin-Mangel hindeuten (➤ Abb. 10.8).

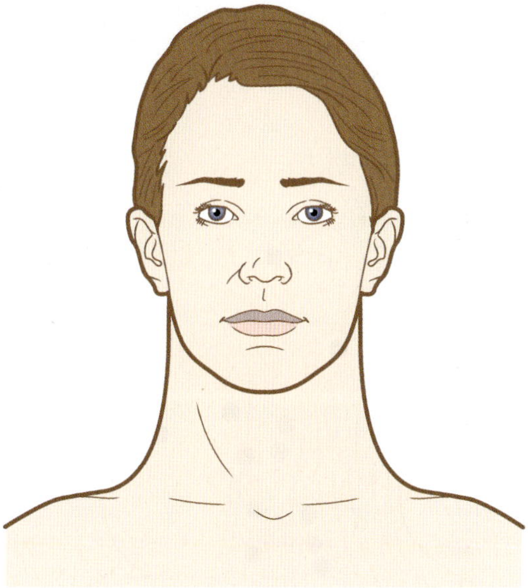

Abb. 10.7 Breiter Nacken

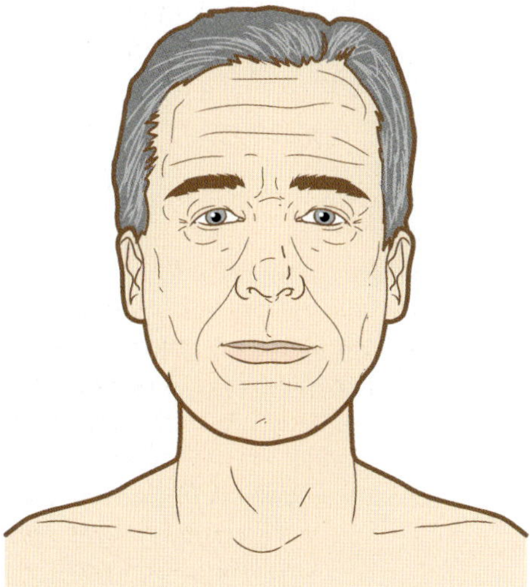

Abb. 10.8 Dünner Nacken

Dieses Zeichen sieht man häufig bei älteren (männlichen) Patienten mit dem chinesischen Symptom *ye ge* („Zwerchfell-Dysphagie"): Der Patient leidet an Gewichtsverlust, Erschöpfung, Schluckbeschwerden, und dem Gefühl, als ob ihm etwas Nahrung zwischen Hals und Zwerchfell steckengeblieben ist.

10.2.8 Geschwollene Lymphknoten im Nacken

Teil E (Symptome und klinische Zeichen) ➤ *Kap. 59*

➤ Abbildung 10.9 zeigt die Lokalisation der Lymphknoten im Nacken.

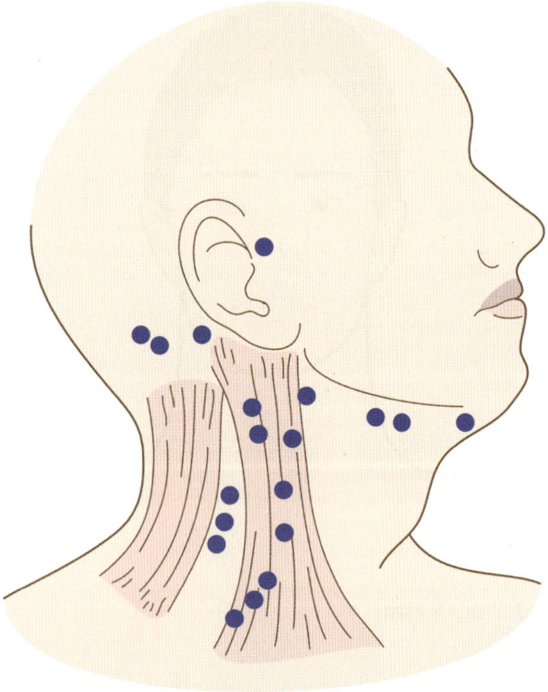

Abb. 10.9 Lymphknoten im Nacken-Hals-Bereich

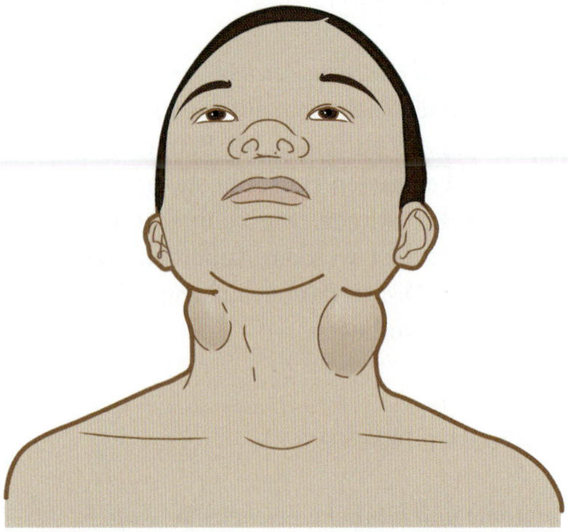

Abb. 10.10 Geschwollene Lymphknoten im Nacken-Hals-Bereich

Eine akute Schwellung der Lymphknoten im Nacken besteht normalerweise aufgrund eines Eindringens von Wind-Hitze mit Toxischer Hitze. Das heißt, geschwollene Lymphknoten im Verlauf einer Wind-Hitze deuten auf das gleichzeitige Vorhandensein von Toxischer Hitze. Dies ist beispielsweise im akuten Stadium von Pfeiffer-Drüsenfieber (Mononukleose) ein häufig anzutreffendes Zeichen. In chronischen Fällen kann eine Schwellung der Lymphknoten ebenfalls auf eine Toxische Hitze hindeuten, jedoch wird sie in diesem Fall von Qi- oder Yin-Mangel, oder beiden, begleitet.

In chronischen Fällen kann eine Schwellung der Lymphknoten auf eine Toxische Hitze mit Blut-Stase deuten, oder auf Schleim an sich (➤ Abb. 10.10).

LERNERGEBNISSE

Das sollten Sie jetzt wissen:

- Welche Leitbahnen Hals und Nacken beeinflussen.
- Welche Pathologien die Außen- und die Innenseite des Halses befallen können.
- Welche klinische Bedeutung die Nackenlänge und -breite, Beschaffenheit, Deviationen und geschwollene Drüsen haben.

KAPITEL

11 Betrachtung des Rückens

Der obere Rücken steht unter dem Einfluss von Lenkergefäß sowie von Blasen- und Lungen-Leitbahn. Der untere Rücken steht unter dem Einfluss von Lenkergefäß sowie von Blasen- und Nieren-Leitbahn. Im Detail verlaufen die Leitbahnen, die den Rücken durchqueren, wie folgt (➤ Abb. 11.1):

- Die Hauptleitbahn der Blase überquert den Rücken zweimal.
- Die Sonderleitbahn der Blase steigt an der Wirbelsäule entlang auf.
- Die Muskelleitbahn der Blase fließt durch die paravertebralen Muskeln.
- Die Hauptleitbahn der Niere dringt ins Kreuzbein ein und führt durch die Lendenwirbelsäule.
- Die Sonderleitbahn der Niere steigt längsseits der Wirbelsäule entlang auf und verbindet sich auf der Höhe von Bl 23 Shenshu mit dem Gürtelgefäß.
- Die Verbindungsleitbahn der Niere verästelt sich in die Lendenwirbel.
- Die Muskelleitbahn der Niere steigt längsseits der Wirbelsäule entlang auf.
- Das Lenkergefäß erstreckt sich über die Wirbelsäule, ein Zweig dringt ins Kreuzbein und in die Lendenwirbel ein.
- Die Verbindungsleitbahn des Lenkergefäßes verbindet sich mit der Blasenleitbahn und verteilt sich über die Wirbelsäule.
- Die Muskelleitbahn der Milz heftet sich an die Wirbelsäule.

Leitbahnen mit Einfluss auf den Rücken

- Lenkergefäß
- Blase
- Lunge (nur auf den oberen Rücken)
- Nieren

Folgende klinische Zeichen des Rückens werden in diesem Kapitel besprochen:

1. Nach vorne gebeugte Wirbelsäule
2. Atrophie der Muskulatur längs der Wirbelsäule
3. Flecken am Rücken
4. Skoliose
5. Lordose
6. Kyphose
7. Abflachung der Lendenwirbelsäule
8. Abknicken der Wirbelsäule
9. Steife der unteren Rückenpartie
10. Bläschen am unteren Rücken

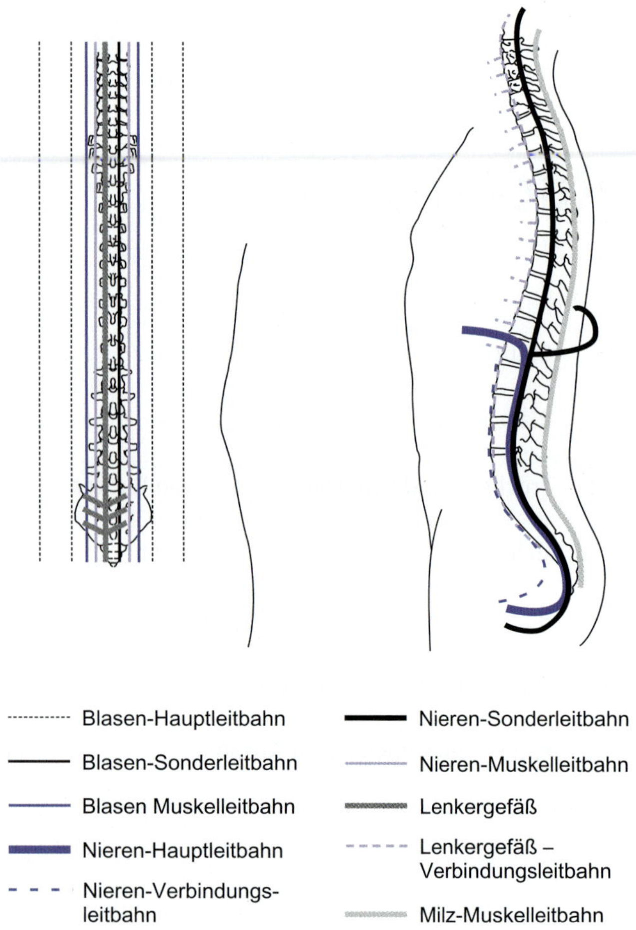

Abb. 11.1 Leitbahnen mit Verlauf am Rücken

11. Trockene und rote Haut am unteren Rücken
12. Gelbe Verfärbung am unteren Rücken
13. Hautzeichen am unteren Rücken
14. Furunkel auf Bl 23 Shenshu
15. Papeln oder Pusteln am Gesäß

11.1 Nach vorne gebeugte Wirbelsäule

Teil E (Symptome und klinische Zeichen) ➤ *Kap. 67*

Wenn die Wirbelsäule nach vorne gebeugt ist, deutet dies auf einen erblich bedingten Nieren-Essenz-Mangel, einen Mangel an Mark und eine Schwäche des Lenkergefäßes.

11.2 Atrophie der Muskulatur längs der Wirbelsäule

Teil E (Symptome und klinische Zeichen) ➤ *Kap. 67*

Eine Atrophie der Muskeln längs der Wirbelsäule weist auf einen Milz-Mangel, da die Milz alle Muskeln nährt und des Weiteren einen direkten Einfluss auf die Wirbelsäule hat.

THERAPIE

Dü 3 Houxi mit Bl 62 Shenmai, Bl 23 Shenshu, Bl 20 Pishu, Du 16 Fengfu.

11.3 Flecken am Rücken

Teil E (Symptome und klinische Zeichen) ➤ *Kap. 67*

Flecken am Rücken, die aus roten Papeln bestehen, deuten in akuten Fällen auf ein Eindringen von Wind-Hitze mit Toxischer Hitze hin, während in chronischen Fällen eine Nässe-Hitze oder Qi-Stagnation, die sich in Hitze wandelt, vorliegen kann. Die diagnostische Relevanz dieser Flecken hängt auch von ihrer Lokalisation ab. Wenn man sie im oberen Teil des Rückens, also im Bereich von BWK 1 bis BWK 6, auffindet, so deuten sie auf eine Pathologie der Lunge hin. Findet man sie im Bereich von BWK 6 bis BWK 11 auf, also im mittleren Rückenabschnitt, so deuten sie auf Pathologien von Herz und Leber hin. Unterhalb von BWK 11 spiegeln sie eine Pathologie der Nieren wider.

Kleine, stecknadelkopfgroße Pusteln von der Größe eines Hirsekorns deuten auf Nässe-Hitze oder Schleim-Hitze, doch auch hier hängt ihre Relevanz von ihrer Lokalisation ab. Bei einer Lokalisation im oberen Rücken weisen sie auf ein oft von außen ausgelöstes Krankheitsgeschehen innerhalb der Yangming-Leitbahnen hin. Befinden sich die kleinen Pusteln auf dem mittleren Rücken, so weisen sie auf Hitze oder Toxische Hitze hin, was häufig von emotionalen Problemen herrührt. Bei Lokalisation im unteren Rücken hingegen deuten sie normalerweise auf Leere-Hitze durch einen Nieren-Mangel, der sich durch übermäßige sexuelle Aktivität begründet.

Flecken am Rücken

- *Zwischen BWK 1 und BWK 6:* Pathologie der Lunge
- *Zwischen BWK 6 und BWK 11:* Pathologien von Herz und / oder Leber
- *Unterhalb von BWK 11:* Pathologie der Nieren

11.4 Skoliose

Teil E (Symptome und klinische Zeichen) ➤ *Kap. 67*

Mit Skoliose ist eine krankhafte Wirbelsäulenkrümmung zur Seite hin gemeint (➤ Abb. 11.2). Eine angeborene Skoliose deutet stets auf einen Nieren-Essenz-Mangel. Eine erworbene Skoliose weist entweder auf Nieren-Mangel mit Blut-Stase oder auf Retention von Wind-Nässe in den Rückenleitbahnen.

THERAPIE

Dü 3 Houxi mit Bl 62 Shenmai, Du 4 Mingmen, Mi 3 Taibai.

11.5 Lordose

Teil E (Symptome und klinische Zeichen) ➤ *Kap. 67*

Als Lordose bezeichnet man eine verstärkte Krümmung des normal konvexen Verlaufs der Lendenwirbelsäule, also ein Hohlkreuz (➤ Abb. 11.3). Eine angeborene Lordose deutet auf einen Nieren-Essenz-Mangel, während eine erworbene Lordose auf einen

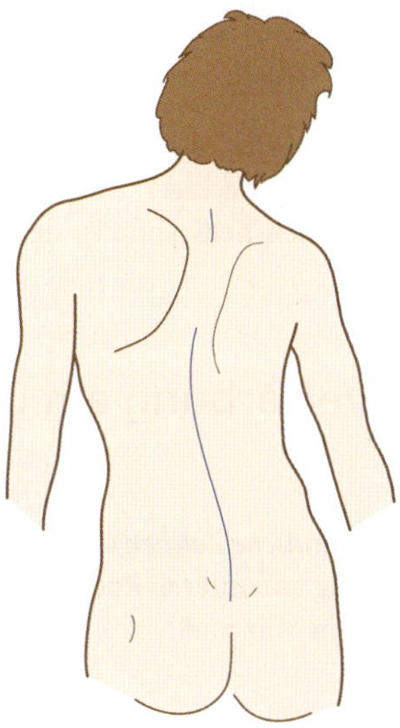

Abb. 11.2 Skoliose

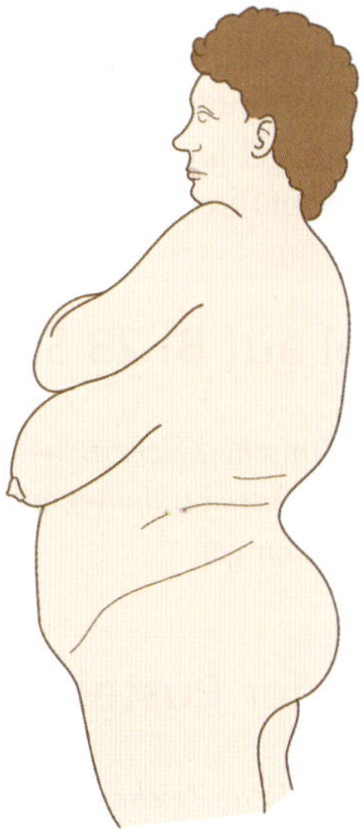

Abb. 11.3 Lordose

Mangel von Milz und Magen, auf Retention von Wind-Nässe in den Rückenleitbahnen, oder auf einen Yin-Mangel von Leber oder Niere hinweist.

11.6 Kyphose

Teil E (Symptome und klinische Zeichen) ➤ *Kap. 67*

Eine Kyphose stellt eine rundliche konvexe Krümmung des Rückens auf Höhe der Brustwirbel nach außen dar (Rundrücken) (➤ Abb. 11.4). Sie kommt recht häufig bei älteren Menschen vor, insbesondere bei Frauen. Eine Kyphose deutet auf ein Abnehmen der Nieren-Essenz hin. Bei jungen Menschen weist es auf einen angeborenen Mangel an Nieren-Essenz hin.

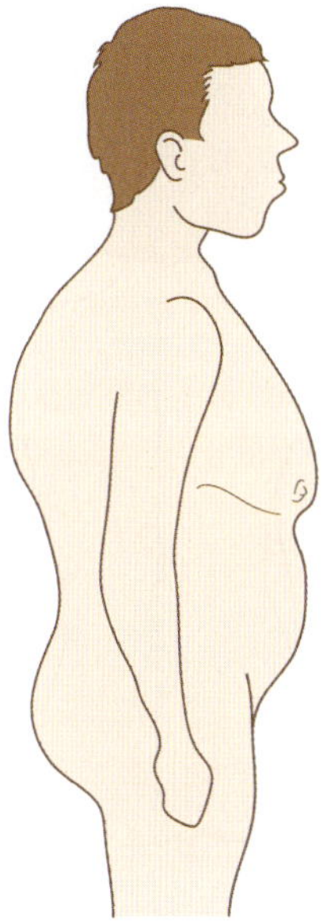

Abb. 11.4 Kyphose

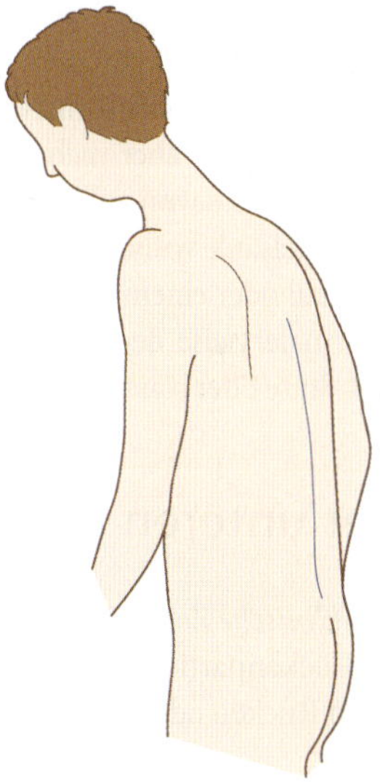

Abb. 11.5 Abflachung der Wirbelsäule

11.7 Abflachung der Lendenwirbelsäule

Teil E (Symptome und klinische Zeichen) ➤ *Kap. 67*

Eine Abflachung der Lendenwirbelsäule (Flachrücken) ist durch eine geringere Krümmung gekennzeichnet (➤ Abb. 11.5), was häufig auf einen ausgeprägten Muskelspasmus der Lendenmuskulatur sowie auf eine herabgesetzte Mobilität der Wirbelsäule zurückzuführen ist, es kann aber auch auf einen Bandscheibenvorfall hindeuten. Ursächlich beteiligt sind Syndrome wie Leber-Qi-Stagnation, Leber-Blut-Stase oder Kälte im unteren Rücken.

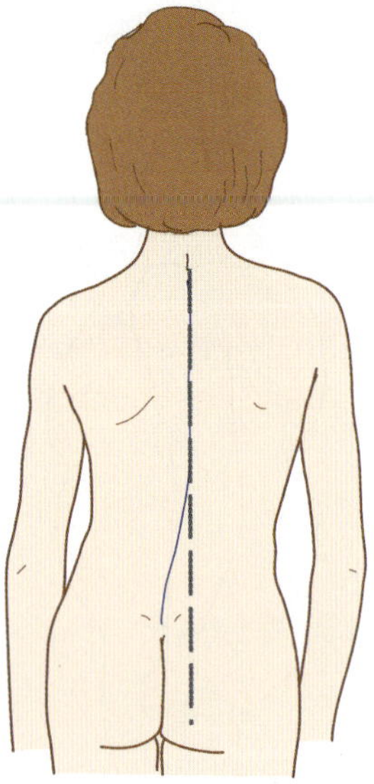

Abb. 11.6 Abknicken der Wirbelsäule

11.8 Abknicken der Wirbelsäule

Teil E (Symptome und klinische Zeichen) ➤ *Kap. 67*

Hier ist ein seitliches Abknicken der Wirbelsäule gemeint (➤ Abb. 11.6). Wenn man vom ersten Brustwirbel BWK eine senkrechte Linie nach unten zieht, die aber nicht mittig zur Gesäßspalte führt, sondern links oder rechts davon auf einer Gesäßbacke endet, so ist ein Abknicken der Wirbelsäule vorhanden. Dies kann wiederum an einem Bandscheibenvorfall oder einem Spasmus der paravertebralen Muskulatur liegen. Normalerweise deutet ein derartiges Abknicken auf Qi-Stagnation, Blut-Stase oder Nässe-Kälte im unteren Rücken.

11.9 Steife der unteren Rückenpartie

Teil E (Symptome und klinische Zeichen) ➤ *Kap. 67*

Eine steife untere Rückenpartie deutet auf eine Retention von Nässe-Kälte im unteren Rücken oder auf Blut-Stase.

11.10 Bläschen am unteren Rücken

Teil E (Symptome und klinische Zeichen) ➤ *Kap. 67*

Mit klarem Sekret gefüllte Bläschen, die am unteren Rücken lokalisiert sind und wie eine Perlenkette erscheinen, deuten auf eine Retention von Nässe-Hitze.

11.11 Trockene und rote Haut am unteren Rücken

Teil E (Symptome und klinische Zeichen) ➤ *Kap. 67*

Ein trockener und roter fleckiger Hautausschlag am unteren Rücken, der juckt und sich heiß anfühlt, deutet auf Leber- und Herz-Feuer.

11.12 Gelbe Verfärbung am unteren Rücken

Teil E (Symptome und klinische Zeichen) ➤ *Kap. 67*

Eine gelbe Verfärbung am unteren Rücken mit kleinen Bläschen deutet auf Nässe-Hitze in Milz und Niere.

11.13 Hautzeichen am unteren Rücken

Teil E (Symptome und klinische Zeichen) ➤ *Kap. 67*

Verfärbungen der Haut am unteren Rücken, die wie längliche Flecken und oft auch gürtelförmig erscheinen, weder jucken noch schmerzen, deuten auf ein Krankheitsmuster des Gürtelgefäßes sowie auf einen Nieren-Mangel hin. Sie sind häufig auf übermäßige sexuelle Aktivität zurückzuführen.

11.14 Furunkel auf Bl 23 Shenshu

Teil E (Symptome und klinische Zeichen) ➤ *Kap. 67*

Ein Furunkel auf Bl 23 Shenshu deutet auf Schleim bei gleichzeitig bestehendem Nieren-Mangel.

11.15 Papeln oder Pusteln am Gesäß

Teil E (Symptome und klinische Zeichen) ➤ *Kap. 67*

Papeln oder Pusteln am Gesäß deuten auf Nässe-Hitze in der Blasen-Leitbahn.

LERNERGEBNISSE

Das sollten Sie jetzt wissen:
- Welche Leitbahnen den Rücken beeinflussen.
- Welche Ursachen Atrophie, eine steife untere Rückenpartie und Wirbelsäulenverkrümmungen haben.
- Welche Schlüsse man aus den verschiedenen Hautzeichen am Rücken ziehen kann.

KAPITEL

12 Betrachtung der weiblichen Brüste

Die weibliche Brust wird in der Praxis meist nicht routinemäßig in die Betrachtung mit einbezogen. Sie wird allerdings durchgeführt, wenn eine Patientin über spezifische Beschwerden in der Brust klagt, wie zum Beispiel empfindliche oder schmerzhafte Brüste oder auch Knoten in der Brust.

Die Leitbahnen, die durch die Brust ziehen, sind in ➤ Abbildung 12.1 dargestellt.

Wie aus ➤ Abbildung 12.1 ersichtlich wird, sind die Leber-Leitbahn, die Magen-Leitbahn und das Durchdringungsgefäß die Leitbahnen, die die Brust hauptsächlich beeinflussen. Auch die Muskelleitbahnen des Herzens, des Perikards und der Gallenblase fließen durch die Brust.Die innere Anatomie der Brust und ihre verschiedenen Strukturen werden von folgenden Leitbahnen oder Geweben beeinflusst:

- Drüsenlappen: Magen-Leitbahn
- Milchgänge: Magen-Leitbahn und Durchdringungsgefäß
- Brustwarze: Leber-Leitbahn
- Warzenvorhof: Durchdringungsgefäß
- Fettkörper der Brust: Fettgewebe (*Gao*)
- Bindegewebssepten: Membranen (*Huang*)
- Blutgefäße in der Brust: Durchdringungsgefäß

Folgende klinische Zeichen der Brust werden in diesem Kapitel besprochen:

1. Spannungsgefühl in den Brüsten
2. Geschwollene Brüste
3. Kleine Brüste
4. Knoten in der Brust
5. Rötung und Schwellung der Brüste
6. Milchiges Sekret aus der Brustwarze
7. Klebriges gelbes Sekret aus der Brustwarze
8. Blutiges Sekret aus der Brustwarze
9. Eingezogene Brustwarzen
10. Aufgesprungene Brustwarzen
11. Orangenhaut auf der Brust

Die Symptome und klinischen Zeichen der Brust werden in ➤ Kapitel 88 behandelt.

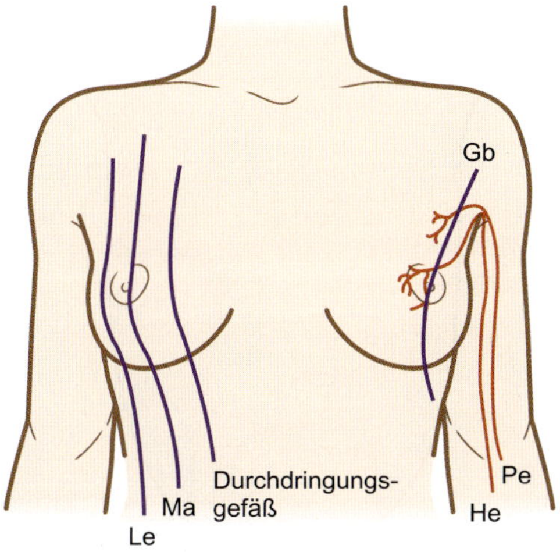

Abb. 12.1 Leitbahnen, die durch die Brust fließen.

12.1 Spannungsgefühl in den Brüsten

Teil E (Symptome und klinische Zeichen) ➤ Kap. 88; Teil B (Befragung) ➤ Kap. 46

Ein Spannungsgefühl in den Brüsten ist sowohl eine subjektive Empfindung als auch ein objektives Zeichen. Die Patientin empfindet ihre Brüste als unangenehm gespannt, was auch sichtbar ist. Das Symptom kommt im Rahmen des prämenstruellen Syndroms häufig vor. Die häufigste Ursache ist Leber-Qi-Stagnation. Man darf nicht vergessen, dass eine Qi-Stagnation auch in den Lungen auftreten, und Spannungsgefühle in den Brüsten auslösen kann. Leichte Spannungsgefühle in den Brüsten können auch zusammen mit Milz- und Nieren-Schwäche auftreten.

THERAPIE

Le 3 Taichong, SJ 6 Zhigou, Gb 41 Zulinqi.

!

Ein Spannungsgefühl in den Brüsten kann nicht nur durch Leber-Qi-Stagnation, sondern auch durch Lungen- und/oder Herz-Qi-Stagnation verursacht werden.

12.2 Geschwollene Brüste

Teil E (Symptome und klinische Zeichen) ➤ Kap. 88

Eine ernstere Form von Spannungsgefühlen in den Brüsten ist das Anschwellen der Brüste. Diese sind deutlich größer als sonst und oft auch schmerzhaft. Geschwollene Brüste lassen sich meist auf Leber-Qi-Stagnation mit gleichzeitigem Schleim zurückführen. In einigen Fällen kann die Ursache auch Schleim bei gleichzeitig bestehendem Milz- und Nieren-Yang-Mangel sein.

THERAPIE

Le 3 Taichong, SJ 6 Zhigou, Gb 41 Zulinqi, Ma 40 Fenglong, Ren 9 Shuifen.

12.3 Kleine Brüste

Teil E (Symptome und klinische Zeichen) ➤ Kap. 88

Mit kleinen Brüsten sind hier nicht Brüste gemeint, die von der Veranlagung her klein sind, sondern solche, die kleiner geworden sind. Wenn Brüste schrumpfen, so ist dies ein Zeichen für Qi- und Blut-Mangel oder Yin-Mangel. Schlaff herunterhängende Brüste können ein Hinweis auf Magen-Schwäche oder Blut-Trockenheit sein.

12.4 Knoten in der Brust

Teil E (Symptome und klinische Zeichen) ➤ Kap. 88; Teil B (Befragung) ➤ Kap. 46; Teil C (Palpation) ➤ Kap. 51

In der Schulmedizin gibt es vier grobe Kategorien von Brustknoten: Zysten, Fibroadenome, Knotenbildung (fibröse Mastopathie) zusammen mit Schmerzhaftigkeit der Brüste (Mastodynie) und als letztes Brustkrebs.

Zysten werden auch zystische Mastopathie genannt und sind die häufigste gutartige Veränderung der Brust. Sie sind normalerweise beidseitig, fühlen sich weich an und sind bei Palpation verschieblich. Aus Sicht der chinesischen Medizin sind sie meist auf Schleim zurückzuführen. Am häufigsten treten sie zwischen dem 30. und 50. Lebensjahr auf.

Fibroadenome sind die zweithäufigste gutartige Veränderung der Brust und betreffen meist jüngere Frauen. Normalerweise besteht ein einzelnes, einseitiges Geschwulst und fühlt sich im Tastbefund härter an als eine Zyste. Aus Sicht der chinesischen Medizin ist ihre Ursache entweder Blut-Stase oder eine Kombination von Blut-Stase und Schleim. Fibroadenome treten am häufigsten zwischen dem 20. und 30. Lebensjahr auf.

Knotenbildung (fibröse Mastopathie) und Schmerzhaftigkeit der Brüste (Mastodynie) treten kurz vor der Menstruation auf und flauen danach normalerweise ab. Aus Sicht der chinesischen Medizin ist die fibröse Mastopathie auf eine Kombination aus Leber-Qi-Stagnation und Schleim zurückzuführen. Meist sind Frauen zwischen dem 30. und 50. Lebensjahr betroffen.

Brustkrebs zeigt sich meist als einzelner, schmerzloser, einseitiger, unbeweglicher, harter Knoten, der sich schlecht von der Umgebung abgrenzen lässt. Er tritt am häufigsten nach dem 50. Lebensjahr auf. So gut wie immer ist er auf eine Kombination aus Schleim und Blut-Stase bei einer gleichzeitig bestehenden Disharmonie zwischen dem Durchdringungsgefäß und dem Konzeptionsgefäß zurückzuführen. Zusätzlich zu Schleim und Blut-Stase kann bei Brustkrebs auch Toxische Hitze auftreten. Schleim zeigt sich in einer geschwollenen Zunge mit einem klebrigen Belag, während Blut-Stase sich in einer purpurnen Farbe in den der Brust zugeordneten Bereichen der Zunge (➤ Abb. 12.2) manifestiert. Toxische Hitze lässt sich anhand einer roten Zunge mit einem dicken, dunkelgelben Belag und roten Punkten erkennen.

Drei Faktoren bei Knoten in der Brust

- Qi-Stagnation
- Blut-Stase
- Schleim

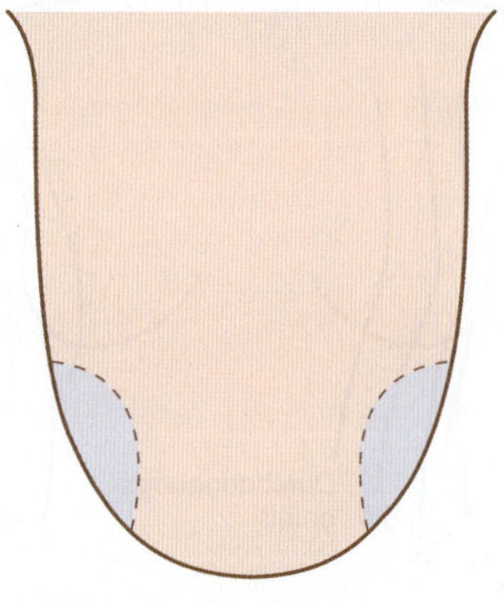

Abb. 12.2 Bereiche der Zunge, die der Brust zugeordnet sind.

Die drei häufigsten Muster, die zur Entstehung von sowohl benignen als auch malignen Brustknoten führen können, sind also Qi-Stagnation, Blut-Stase und Schleim. Ersteres, also Qi-Stagnation, tritt meist als Begleiterscheinung des zweiten und dritten Musters auf. In der chinesischen Medizin ist die Art von Qi-Stagnation, die zu Brustknoten führt, meist in emotionalem Stress begründet. Leber-Qi-Stagnation kann von Gefühlen wie Wut, Missgunst oder unterdrückter Frustration kommen, während Lungen-Qi-Stagnation von Traurigkeit, übermäßiger Sorge oder tiefem Kummer herrührt. Beide Arten von Qi-Stagnation beeinträchtigen die Brust und können zur Entstehung von Knoten in der Brust führen.

!

Qi-Stagnation, die die Brust beeinträchtigt, kann nicht nur der Leber, sondern auch der Lunge zugeordnet werden.

Fallgeschichte 12.1

Eine 39-jährige Patientin litt seit fünf Jahren an einem Knoten in der linken Brust. Er befand sich im oberen linken Quadranten und änderte seine Form im Laufe ihres Menstruationszyklus: Vor der Periode schwoll er leicht an und nach der Periode wieder ab, manchmal war er auch schmerzhaft. Sowohl Biopsie als auch Mammografie und Kernspintomografie konnten keine Malignität feststellen. Der Knoten war weder ein Fibroadenom noch eine Zyste, sondern wurde bisher nur als „Brustknoten mit Empfindlichkeit der Brüste" diagnostiziert. Bei der Palpation war der Knoten fest, aber nicht allzu hart, länglich in der Form und gut verschieblich. Keine axilläre Lymphknotenbeteiligung war feststellbar.

Ihre Menstruation war regelmäßig, lief schmerzlos ab und der Blutfluss war weder überaus stark noch schwach. Sie litt jedoch etwas an prämenstruellen Spannungsgefühlen von Brust und Bauch. Darüber hinaus hatte sie keine anderen Symptome, nur eine Tendenz zu weichen Stühlen.

Die Betrachtung ergab eine trübe und fahle Gesichtsfarbe und ihre Augen hatten einen starren Blick. Zudem hatte sie im linken Auge eine waagrechte rote Vene, die am äußeren Augenwinkel ihren Ursprung nahm und bis zum Pupillenrand reichte (➢ Abb. 12.3 und ➢ Abb. 12.4). Zusätzlich war unter der Iris das Weiße der Sklera sichtbar (welches man normalerweise nicht sieht).

Ihre Zunge war rot an Seiten und Spitze, hatte einen gelben Belag und Zahnabdrücke in dem der linken Brust zugeordneten Areal (➢ Abb. 12.5).

Der Puls war im Ganzen schlüpfrig, die linke Seite war schlüpfrig und saitenförmig, besonders an der Leberposition, während er an der linken distalen Taststelle eher überfließend war. Zusätzlich war der Puls auch etwas schnell (84).

Diagnose: Die häufigsten pathogenen Faktoren bei Brustknoten sind Leber-Qi-Stagnation, Leber-Blut-Stase und Schleim in veränderlichen Kombinationen. In diesem Fall gibt es Anzeichen aller drei Syndrome. Die prämenstruellen Spannungsgefühle, die mit dem Zyklus schwankende Größe des Knotens und der saitenförmige Puls sind Zeichen der Leber-Qi-Stagnation. Die Leber-Blut-Stase lässt sich durch den festen und leicht schmerzhaften Knoten und durch den drahtigen Puls belegen. Auch Schleim ist vorhanden, der sich im schlüpfrigen Puls zeigt. Im Vordergrund stehen Leber-Qi-Stagnation und Leber-Blut-Stase. Die chronische Leber-Qi-Stagnation lässt Leber-Hitze und Herz-Hitze aufsteigen, welche man an der roten Farbe der Seiten und der Zungenspitze sieht. Dies wird zusätzlich bestätigt durch den schnellen Puls und den überflutenden Herz-Puls.

Die Zahnabdrücke im der linken Brust zugehörigen Areal auf der Zunge weisen darauf hin, dass die Pathologie der Brust bei einem gleichzeitig bestehenden Muster von Milz-Qi-Mangel geschieht, das durch die Tendenz zu weichen Stühlen bestätigt wird. Der leicht starrende Blick lässt darauf schließen, dass sowohl der Herz-Geist als auch der Geist selbst von seelischen Problemen beeinträchtigt werden, was sich auf Befragung hin bestätigte. Wenn man das Weiße des Augapfels unter der Iris sieht, so ist dies üblicherweise als schlechtes prognostisches Zeichen zu werten. Die rote Vene im linken Auge befand sich in der Herz- und Lungengegend und im unteren Teil der Sklera, der mit dem Brustkorb in Beziehung steht.[1]

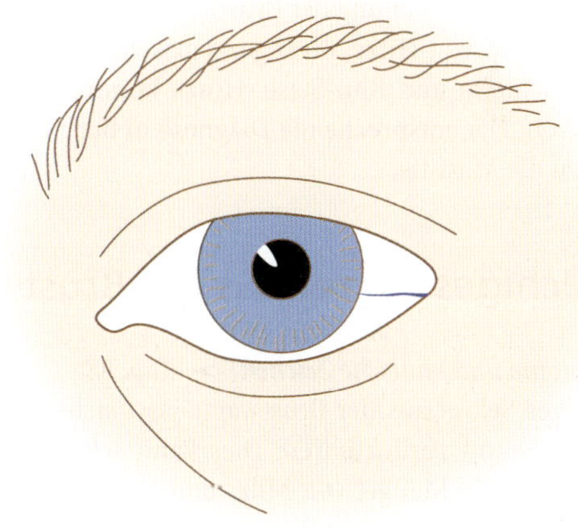

Abb. 12.3 Horizontale Vene im Auge

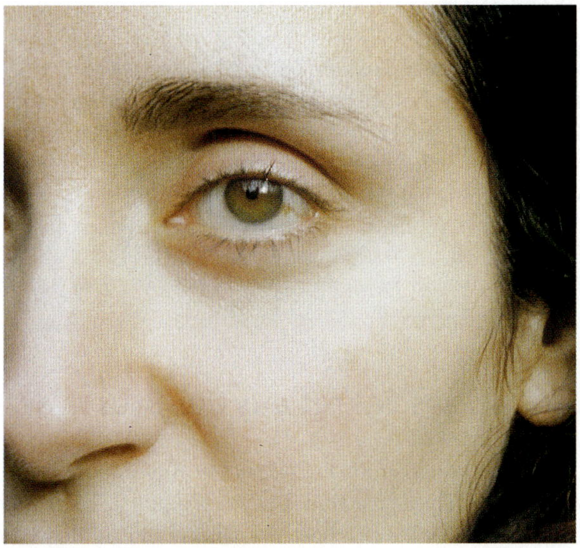

Abb. 12.4 Horizontale Vene im linken Auge

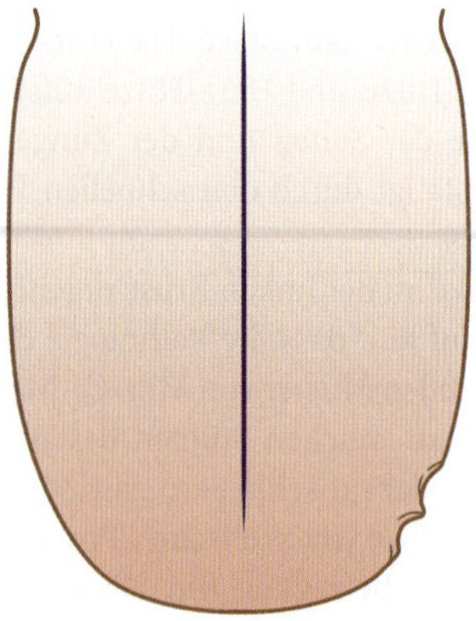

Abb. 12.5 Zahnabdrücke im Bereich der Zunge, die der Brust zugeordnet sind.

12.5 Rötung und Schwellung der Brüste

Teil E (Symptome und klinische Zeichen) ➤ *Kap. 88*

Eine Rötung und Schwellung der Brüste ist meist ein Zeichen für das Vorhandensein von Hitze, oft sogar Toxischer Hitze, in Kombination mit Schleim und Blut-Stase. Hinzu kommen meist auch Brustschmerzen. Die entsprechende Diagnose in der Schulmedizin ist am ehesten die Mastitis.

12.6 Milchiges Sekret aus der Brustwarze

Teil E (Symptome und klinische Zeichen) ➤ *Kap. 88*

Ein milchiges Sekret aus der Brustwarze lässt sich meist auf einen Mangel-Zustand zurückführen: Dies kann schwerer Qi- und Blut-Mangel oder ein Mangel von Milz- und Nieren-Yang sein. In seltenen Fällen kann auch Leber-Qi-Stagnation die Ursache sein.

12.7 Klebriges gelbes Sekret aus der Brustwarze

Teil E (Symptome und klinische Zeichen) ➤ *Kap. 88*

Ein klebriges gelbes Sekret aus der Brust ist entweder auf Nässe-Hitze in der Leber-Leitbahn oder auf Toxische Hitze zurückzuführen. In der Schulmedizin könnte die Ursache eine duktale Ektasie oder eine epitheliale Hyperplasie sein.

THERAPIE

Gb 41 Zulinqi, Ma 18 Rugen, Ren 12 Zhongwan, Ren 9 Shuifen, Mi 9 Yinlingquan, Le 3 Taichong.

12.8 Blutiges Sekret aus der Brustwarze

Teil E (Symptome und klinische Zeichen) ➤ *Kap. 88*

Wie bei allen Blutungen sind die zwei Hauptursachen entweder Blut-Hitze oder ein Unvermögen des Qi, das Blut in den Bahnen zu halten. Wenn aus der Brustwarze ein blutiges Sekret austritt, ist oft Toxische Hitze die Ursache, besonders im Akutfall. In chronischen Fällen kann auch Leber-Qi-Stagnation, die sich in Hitze verwandelt, ein periodisch auftretendes blutiges Sekret auslösen. Auch Mangel-Zustände der Leber und Nieren oder des Durchdringungsgefäßes können ein periodisch auftretendes blutiges Sekret aus der Brust bedingen, natürlich mit blassem Blut.

12.9 Eingezogene Brustwarzen

Teil E (Symptome und klinische Zeichen) ➤ *Kap. 88*

Eine Einziehung der Brustwarze wird von vielschichtigen Pathologien verursacht. Sie kann von Leber-Qi-Stagnation und Leber-Blut-Stase in Kombination mit Schleim oder von Toxischer Hitze zusammen mit Blut-Stase ausgelöst werden. Aus Sicht der westlichen Medizin kann eine eingezogene Brustwarze ein Hinweis auf ein fortgeschrittenes Stadium von Brustkrebs sein.

12.10 Aufgesprungene Brustwarzen

Teil E (Symptome und klinische Zeichen) ➤ *Kap. 88*

Aufgesprungene Brustwarzen werden entweder von stagnierendem Leber-Qi, welches sich in Feuer verwandelt oder von Leber-Yin-Mangel mit Blut-Hitze hervorgerufen.

12.11 Orangenhaut auf der Brust

Teil E (Symptome und klinische Zeichen) ➤ *Kap. 88*

Bei Orangenhaut ist ein Areal der Brust mit kleinen Grübchen überzogen, sodass ihre Oberflächenstruktur einer Orangenschale ähnelt. Die Ursache kann Leber-Qi-Stagnation und Blut-Stase kombiniert mit Schleim oder Toxische Hitze im Blut zusammen mit Blut-Stase sein. Aus Sicht der Schulmedizin kann eine Orangenhaut auf der Brust ein Hinweis auf ein fortgeschrittenes Stadium von Brustkrebs sein.

LERNERGEBNISSE

Das sollten Sie jetzt wissen:
- Welche Leitbahnen die Brüste beeinflussen.
- Welche Schlussfolgerungen man aus einer pathologischen Brustgröße ziehen kann.
- Die westliche und chinesische medizinische Diagnose, die den vier Hauptkategorien von Brustknoten zugrunde liegt.
- Die Ursachen für Brustknoten, Abnormitäten der Brustwarzen und Orangenhaut auf der Brust.

ANMERKUNG

1 Siehe Maciocia G., „Die Grundlagen der Chinesischen Medizin", Verlag für Ganzheitliche Medizin Dr. Erich Wühr GmbH, Bad Kötzting 1994, S. 157–158.

KAPITEL

13 Betrachtung des Herzschlags

Die Betrachtung des Herzschlags bedeutet eine Beobachtung des Pulsierens der linken Herzkammer. In der Oberflächenanatomie grenzt die linke Herzkammer das Herz nach links hin ab und erzeugt den Herzspitzenstoß, also den systolischen Herzschlag. Dieser kann im fünften Interkostalraum, 7 bis 9 Zentimeter links der Mittellinie des Brustbeins, oder auch auf beziehungsweise gleich medial der mittleren Schlüsselbeinlinie gefühlt werden (➤ Abb. 13.1).

Man kann zwar durch Palpation das Pulsieren der linken Herzkammer ertasten, es unter normalen Umständen aber nicht erkennen. Nur bei manchen Herzerkrankungen wird der Herzschlag möglicherweise sichtbar. Eine tangentiale Beleuchtung kann bei der Feststellung eines abnormen Pulsierens behilflich sein.

Das Pulsieren des Xu Li

Der Herzschlag der linken Kammer, der im fünften Interkostalraum erfühlt werden kann, wurde in der antiken chinesischen Medizin *Xu Li* genannt, was ein weiterer Name für die Große Verbindungsleitbahn des Magens ist. Diese Leitbahn durchläuft das Zwerchfell sowie die Lunge und kommt unter der linken Brust hervor, was den Herzschlag erzeugt. Dies soll auch der Bereich sein, an dem das Sammel-Qi (*Zong Qi*) zusammenläuft.

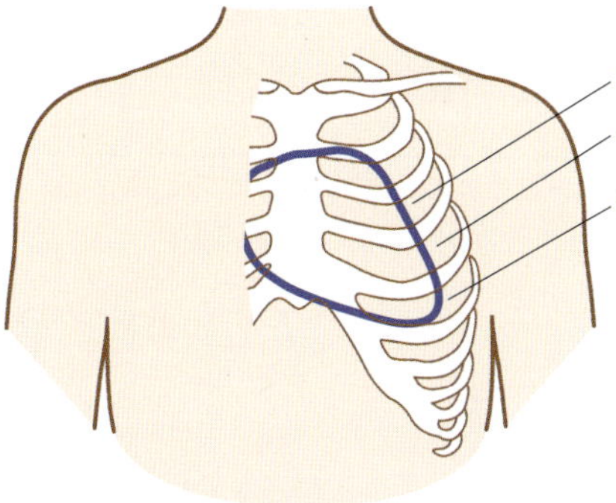

Abb. 13.1 Lokalisation des Herzspitzenstoßes

Vom Sammel-Qi heißt es, dass es die Leitbahnen von Herz und Lunge regiert.

Das *Xu Li* wird in Kapitel 18 des *Su Wen* folgendermaßen beschrieben: *„Die Große Verbindungsleitbahn des Magens heißt Xu Li. Sie durchläuft das Zwerchfell und verbindet sich mit der Lunge, tritt unter der linken Brust hervor, und ihr Schlagen ist das Sammel-Qi."*[1] Interessanterweise stellen wir fest, dass das Pulsieren im 5. Interkostalraum, obwohl es ja offensichtlich von der linken Kammer verursacht wird, in der chinesischen Medizin auch eine Beziehung zum Magen hat. Daher hat die Magen-Leitbahn einen wichtigen Einfluss auf das Herz (sowohl im Sinne der Schulmedizin als auch der chinesischen Medizin) und vor allem auf den Rhythmus des Herzen. Abgesehen vom Magen hat der Herzspitzenstoß auch einen Bezug zur Lunge, da er das „Schlagen" des Sammel-Qi darstellt.

Wie bereits oben erwähnt wurde, deutet ein Sichtbarwerden des Herzschlages im 5. Interkostalraum per definitionem auf einen krankhaften Zustand des Herzens.

Folgende klinische Zeichen werden hier besprochen:

1. Verlagerung des Herzschlags nach unten
2. Verlagerung des Herzschlags nach oben
3. Verlagerung des Herzschlags nach links
4. Verlagerung des Herzschlags nach rechts
5. Herzschlag unterhalb des Schwertfortsatzes

Eine detaillierte Beschreibung der Symptome und klinischen Zeichen der jeweiligen Krankheitsmuster befindet sich in ➤ Kapitel 63.

13.1 Verlagerung des Herzschlags nach unten

Teil E (Symptome und klinische Zeichen) ➤ *Kap. 63*

Bei einer Verlagerung nach unten kann man den Herzschlag im 6. Interkostalraum beobachten. Aus schulmedizinischer Sicht kann dies durch Bluthochdruck, erworbene Herzkrankheiten, Myokarditis oder Herzvergrößerung bei Herzversagen verursacht werden.

Aus Sicht der chinesischen Medizin handelt es sich bei den eben genannten Herzerkrankungen am wahrscheinlichsten um: Qi-Mangel mit Blut-Stase, Leber- und Nieren-Yin-Mangel (vor allem bei älteren Menschen), Schleim-Flüssigkeiten, die das Herz behindern, oder Toxische Hitze, die ins Herz eindringt.

13.2 Verlagerung des Herzschlags nach oben

Teil E (Symptome und klinische Zeichen) ➤ *Kap. 63*

Bei einer Verlagerung nach oben kann man den Herzschlag im vierten oder dritten Interkostalraum beobachten. Aus schulmedizinischer Sicht kann dies durch Bluthochdruck, Bauchwassersucht, Rechtsherzvergrößerung oder durch einen Tumor in der unteren Bauchhöhle verursacht werden.

Aus Sicht der chinesischen Medizin handelt es sich bei den eben genannten Erkrankungen am wahrscheinlichsten um: Yang-Mangel mit überflutendem Wasser oder Leber-Blut-Stase mit überflutendem Wasser.

13.3 Verlagerung des Herzschlags nach links

Teil E (Symptome und klinische Zeichen) ➤ *Kap. 63*

Bei einer Verlagerung nach links kann man den Herzschlag links außen von der mittleren Achsellinie erkennen. Aus schulmedizinischer Sicht kann dies im Verlauf einer Brustfellentzündung der rechten Brustseite oder bei einer Herzinsuffizienz entstehen.

Aus Sicht der chinesischen Medizin handelt es sich bei den eben genannten Herzerkrankungen am wahrscheinlichsten um: Schleim-Flüssigkeiten in der Brust und im Hypochondrium, oder Schleim-Flüssigkeiten in der Lunge.

13.4 Verlagerung des Herzschlags nach rechts

Teil E (Symptome und klinische Zeichen) ➤ *Kap. 63*

Bei einer Verlagerung nach rechts beobachtet man den Herzschlag rechts der mittleren Achsellinie. Aus schulmedizinischer Sicht kann dies an einer Herzinsuffizienz oder einer Brustfellentzündung der linken Brustseite liegen.

Aus Sicht der chinesischen Medizin handelt es sich bei den eben genannten Herzerkrankungen am wahrscheinlichsten um: Qi-Mangel mit Blut-Stase und Schleim-Flüssigkeiten in der Brust und im Hypochondrium.

13.5 Herzschlag unterhalb des Schwertfortsatzes

Teil E (Symptome und klinische Zeichen) ➤ *Kap. 63*

Aus schulmedizinischer Sicht kann ein Herzschlag unterhalb des Schwertfortsatzes (P. xiphoideus) bei folgenden Krankheiten vorkommen: Trikuspidalklappenfehler, Rechtsherzinsuffizienz, Emphysem oder Vergrößerung des rechten Herzens.

Aus Sicht der chinesischen Medizin handelt es sich bei den eben genannten Herzerkrankungen am wahrscheinlichsten um: Herz-Blut-Stase oder Herz-Qi-Mangel.

LERNERGEBNISSE

Das sollten Sie jetzt wissen:

- Wo der Herzschlag der linken Kammer (*Xu Li*) im gesunden Zustand erfühlt werden kann.
- Welche klinischen Schlüsse man aus Verlagerungen des Herzschlags ziehen kann.

ANMERKUNG

[1] *Huang Di Nei Jing Su Wen* 黄帝内经素问 („Des Gelben Kaisers Klassiker des Inneren"; „The Yellow Emperor's Classic of Internal Medicine – Simple Questions"); People's Health Publishing, Beijing 1979, S. 111; erstmals erschienen: etwa 100 v. Chr.

KAPITEL

14 Betrachtung der Hände

Die Betrachtung der Hände stellte schon immer einen wichtigen Aspekt in der Diagnose dar. Sie wird in mehreren Kapiteln des *Su Wen* und *Ling Shu* erwähnt, sowie in der „Abhandlung über den Ursprung von Krankheitssymptomen" (*Zhu Bing Yuan Huo Lun,* 610 n. Chr., von Chao Yuan Fang). Die Zeigefingerdiagnose bei Kindern wurde vom Arzt Wang Chao aus der Tang-Dynastie in seinem Werk „Illustrierte Verschreibung des Wasser-Spiegels" (*Shui Jing Tu Jue*) erörtert.

Folgende klinische Zeichen der Hände werden besprochen:

1. Blasse Hände
2. Rote Handrücken
3. Rote Handflächen
4. Venolen auf dem Daumenballen
5. Atrophie der Daumenballen
6. Atrophie der Handrückenmuskeln
7. Zitternde Hände
8. Fingerkontraktion
9. Trommelschlägerfinger
10. Dünne zugespitzte Finger
11. Geschwollene Finger
12. Rissige Finger
13. Tinea manuum (Handpilz)
14. Verdickte kokonartige Finger
15. Verschrumpelte und faltige Finger
16. Deformierte Fingerknöchel
17. Trockene, eingerissene und sich abschälende Handflächen
18. Schweißige Handflächen
19. Handlinien
    - Beschreibung der Linien
    - Beschreibung von abnormen Merkmalen auf den Handlinien
    - Auf den Handlinien angedeutete Erkrankungen

Eine genauere Beschreibung der Symptome und klinischen Zeichen der Hand findet sich in ➢ Kapitel 65.

14.1 Blasse Hände

Teil E (Symptome und klinische Zeichen) ➤ *Kap. 65*

Blasse Hände werden entweder auf Yang-Mangel oder Blut-Mangel zurückgeführt. Besonders ein Mangel an Herz- oder Lungen-Yang kann die Hände blass erscheinen lassen. Wenn die Hände aufgrund von Blut-Mangel erblasst sind, so fehlt es meist an Herz- oder Leber-Blut.

THERAPIE

Pe 6 Neiguan, He 5 Tongli, Ren 4 Guanyuan, Ma 36 Zusanli, Mi 6 Sanyinjiao, Le 8 Ququan.

14.2 Rote Handrücken

Teil E (Symptome und klinische Zeichen) ➤ *Kap. 65*

Rote Handrücken werden meist von einer Fülle-Hitze in den Organen Herz, Lunge und Magen verursacht.

14.3 Rote Handflächen

Teil E (Symptome und klinische Zeichen) ➤ *Kap. 65*

Rote Handflächen sind generell ein Zeichen von Leere-Hitze, vor allem von Herz, Lunge oder Magen.

14.4 Venolen auf dem Daumenballen

Teil E (Symptome und klinische Zeichen) ➤ *Kap. 65*

Am Daumenballen lässt sich der Zustand des Magens ablesen. Im Kapitel 10 des *Ling Shu* wird die Farbe des Daumenballens mit dem Zustand des Magens in Verbindung gebracht: *„Wenn im Magen eine Kälte ist, so erscheint der Daumenballen bläulich. Wenn im Magen eine Hitze ist, so erscheint der Daumenballen rötlich. Wenn er plötzlich schwarz erscheint, deutet es auf ein chronisches Obstruktions-Syndrom. Wenn er manchmal rot, dann mal schwarz und wiederum mal bläulich erscheint, so deutet es auf einen Wechsel von Hitze und Kälte. Sollte er bläulich und kurz erscheinen, deutet es auf einen Mangel an Qi.“*[1] Kapitel 74 desselben Buchs besagt: *„Wenn der Daumenballen bläuliche Venolen aufweist, so deutet es auf eine Kälte im Magen.“*[2]

Bläuliche oder bläulich-purpurne Venolen auf dem Daumenballen deuten generell auf eine Kälte im Magen. Bläuliche, aber kurze Venolen deuten auf Qi-Mangel oder auf eine Leere-Kälte durch Magen-Yang-Mangel. Rötliche Venolen deuten auf eine Fülle-Hitze oder Leere-Hitze (normalerweise des Magens und / oder der Lunge). Rötlich-purpurne Venolen können auf eine Blut-Stase im Magen hinweisen. Bei gelblich-roten Venolen besteht eine Nässe-Hitze im Magen.

14.5 Atrophie des Daumenballens

Teil E (Symptome und klinische Zeichen) ➤ *Kap. 65*

Die Größe und Konsistenz des Daumenballens stehen beide im Verhältnis zum Zustand des Magens. Wenn der Daumenballen voll erscheint, so lässt dies auf einen gesunden Zustand des Magens schließen.

Eine Atrophie des Daumenballens kann durch einen Yang-Mangel des Magens, der Milz und Niere, oder durch einen Yin-Mangel von Magen, Leber und Niere ausgelöst werden.

14.6 Atrophie der Handrückenmuskeln

Teil E (Symptome und klinische Zeichen) ➤ *Kap. 65*

Ein derartiger Muskelschwund kann durch folgende Syndrome verursacht werden: Leber-Blut-Mangel, Nieren-Yin-Mangel oder Qi-Mangel von Milz und Magen.

14.7 Zitternde Hände

Teil E (Symptome und klinische Zeichen) ➤ *Kap. 65*

Ein Zittern oder Tremor der Hände ist ein Zeichen von innerem Wind des Fülle- oder Leere-Typs. Innerer Wind ist stets im Zusammenhang mit der Leber zu sehen, daher zählen die Syndrome Leber-Wind oder Wind-Schleim in der Leber zu den häufigsten Ursachen von Händezittern, besonders bei älteren Menschen.

Ein feinschlägiges Händezittern wird durch Leere-Wind der Leber ausgelöst, was wiederum durch einen Blut- oder Yin-Mangel bedingt sein kann. Händezittern kann auch durch inneren Wind verursacht sein, der sich plötzlich im Zuge eines schweren Schocks oder Schrecks ergab.

Bei Alkoholkranken wird ein feinschlägiges Händezittern von Schleim-Hitze ausgelöst. In seltenen Fällen kann auch eine Retention von Nässe in den Muskeln und Sehnen der Hand ein feinschlägiges Zittern auslösen.

THERAPIE

Bei zitternden Händen aufgrund von innerem Wind: Di 4 Hegu, SJ 5 Waiguan, He 5 Tongli, Du 16 Fengfu, Gb 20 Fengchi, Le 3 Taichong.

14.8 Fingerkontraktion

Teil E (Symptome und klinische Zeichen) ➤ *Kap. 65*

Eine Kontraktion der Finger bei normaler Bewegungsfreiheit des Handgelenks und aller darüber liegenden Gelenke wird als „Hühnerkrallen-Wind“ bezeichnet. Die Hauptursache dieser Kontraktion ist Leber-Blut-Mangel oder Leber-Yin-Mangel. Ein typisches Beispiel hierfür ist die Dupuytren-Kontraktur des Ringfingers oder des kleinen Fingers (➤ Abb. 14.1).

Zwei weitere Ursachen für Fingerkontrakturen sind: Kälte in den Gelenken oder Qi-Stagnation aufgrund emotionaler Probleme. Im letzteren Fall bedingt der emotionale Zustand ein Kommen und Gehen der Fingerkontraktur.

14.9 Trommelschlägelfinger

Teil E (Symptome und klinische Zeichen) ➤ *Kap. 65*

Bei Trommelschlägelfingern (➤ Abb. 14.2) handelt es sich normalerweise um ein Krankheitsmuster der Lunge, also Kälte-Schleim

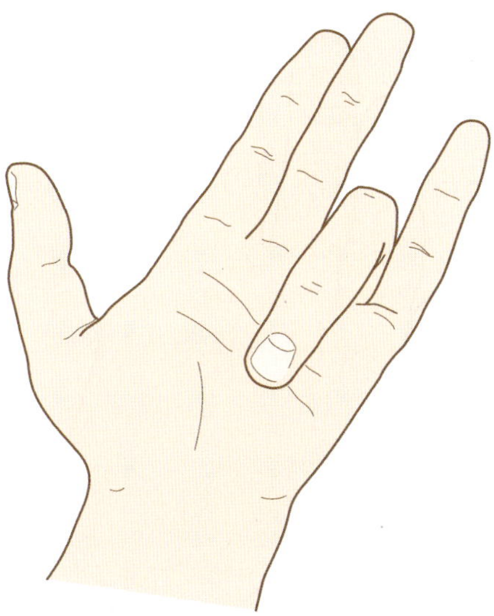

Abb. 14.1 Kontraktion des Ringfingers

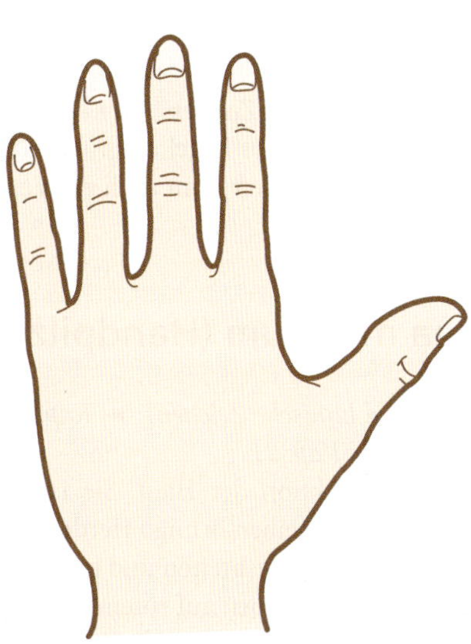

Abb. 14.3 Dünne, zugespitzte Finger

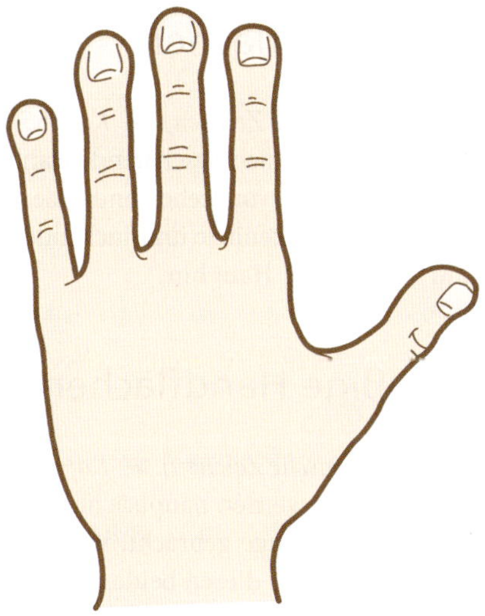

Abb. 14.2 Trommelschlägelfinger

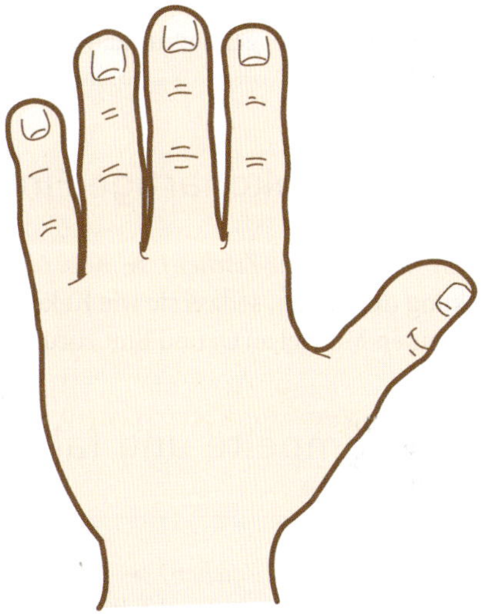

Abb. 14.4 Geschwollene Finger

in der Lunge, Schleim-Hitze in der Lunge, oder ein Lungen- und Nieren-Yin-Mangel. Derartige Finger sieht man in der Regel nur bei Patienten mit chronischen Lungenerkrankungen, wie Lungenemphysem, Lungentuberkulose (Tbc) oder chronisch obstruktive Lungenerkrankungen. In einigen Fällen kann auch eine Herzerkrankung zugrunde liegen.

14.10 Dünne zugespitzte Finger

Teil E (Symptome und klinische Zeichen) ➤ Kap. 65

Dünne zugespitzte Finger geben generell den Zustand des Magens wieder (➤ Abb. 14.3) und können auf eine Kälte-Nässe im Magen, Nässe-Hitze im Magen oder einen schweren Mangel von Magen- und Milz-Qi deuten.

14.11 Geschwollene Finger

Teil E (Symptome und klinische Zeichen) ➤ Kap. 65

Die wohl offensichtlichste und häufigste Ursache für geschwollene Finger ist das durch Nässe ausgelöste schmerzhafte Obstruktions-Syndrom, das sich durch Kälte-Nässe, Wind-Nässe oder Nässe-Hitze äußern kann. Weitere Ursachen: Blut-Stase (von Herz oder Leber) oder Ödeme, die im Falle der Hände auf einen Yang-Mangel von Lunge und Milz zurückzuführen sind. Bei älteren Menschen können geschwollene Finger auch durch einen Leber- und Nieren-Yin-Mangel mit Blut-Hitze verursacht werden (➤ Abb. 14.4).

14.12 Rissige Finger

Teil E (Symptome und klinische Zeichen) ➤ *Kap. 65*

Rissige Finger bestehen in der Regel aufgrund von Blut-Mangel oder Blut-Stase. In einigen Fällen kann auch ein Yang-Mangel mit Leere-Kälte vorliegen.

14.13 Tinea manuum (Handpilz)

Teil E (Symptome und klinische Zeichen) ➤ *Kap. 65,* ➤ *Kap. 77; Teil A (Betrachtung)* ➤ *Kap. 21*

Tinea ist eine Pilzinfektion der Haut. Sie ist gekennzeichnet durch scharf begrenzte, scheibenförmige Herde, die erhöhte Ränder aufweisen, sich peripher ausbreiten und im Zentrum abheilen. Außerdem können sich Schuppen auf rotem Grund und Bläschen bilden, möglicherweise besteht auch Juckreiz. Andauerndes Kratzen kann eine Lichenifikation hervorrufen (eine Verdickung und Verhärtung der Haut). In der chinesischen Medizin wird Handpilz durch ein äußeres Eindringen von Wind-Hitze oder Nässe-Hitze ausgelöst.

Einen Mitbefall der Fingernägel nennt man in der chinesischen Medizin „Gänsekrallen-Wind".

14.14 Verdickte kokonartige Finger

Teil E (Symptome und klinische Zeichen) ➤ *Kap. 65*

Eine Verdickung der Finger, sodass sie wie Kokons aussehen, ist auf einen allgemeinen Mangel an Qi und Blut zurückzuführen.

14.15 Verschrumpelte und faltige Finger

Teil E (Symptome und klinische Zeichen) ➤ *Kap. 65*

Wenn die Finger verschrumpelt und faltig erscheinen, so deutet dies auf einen schweren Verlust von Körperflüssigkeiten, der nach übermäßigem Schwitzen, Erbrechen oder Durchfall erfolgen kann.

14.16 Deformierte Fingerknöchel

Teil E (Symptome und klinische Zeichen) ➤ *Kap. 65*

Deformierte Fingerknöchel kommen in den späteren, bereits chronifizierten Stadien vom schmerzhaften Obstruktions-Syndrom mit Schleim vor. Bei diesem Syndrom besteht eine schwere Störung der Umwandlung und Bewegung von Flüssigkeiten in den Gelenken. Unter dem „Dampf erzeugenden" Einfluss von Hitze kann sich hier Schleim in den Gelenken bilden. Daher wird Schleim als der zentrale pathogene Faktor in der Entstehung von deformierten Fingerknöchel gesehen. Schleim kann sich mit anderen Krankheitsmustern, wie Hitze, Kälte, Blut-Stase, Qi- und / oder Yin-Mangel verbinden (➤ Abb. 14.5).

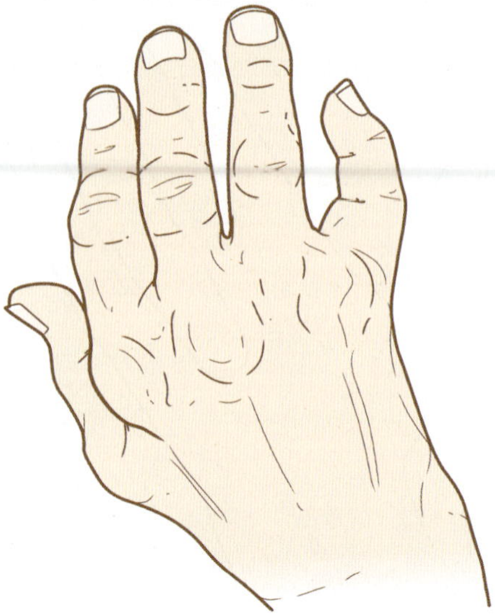

Abb. 14.5 Deformierte Fingerknöchel

14.17 Trockene, eingerissene und sich abschälende Handflächen

Teil E (Symptome und klinische Zeichen) ➤ *Kap. 65*

Trockene, eingerissene und sich abschälende Handflächen treten in der Regel bei Blut-Mangel (von Leber und / oder Herz) auf. Bei einer sehr ausgeprägten Trockenheit und juckenden Händen weisen sie zudem auf Wind in der Haut hin.

14.18 Schweißige Handflächen

Teil E (Symptome und klinische Zeichen) ➤ *Kap. 65*

Schweißige Handflächen werden hauptsächlich in Bezug zu den Leitbahnen von Herz und Lunge gebracht, weshalb ein Yin- oder Qi-Mangel, oder auch Hitze, in diesen beiden Organen als Ursache in Frage kommen kann.

14.19 Handlinien

Teil E (Symptome und klinische Zeichen) ➤ *Kap. 65*

Eine Veränderung in der Struktur der Handlinien kann auf bestimmte Krankheitsmuster hindeuten.

14.19.1 Beschreibung der Linien

Die Linien der Hand, die vorwiegend betrachtet werden können, sind in ➤ Abbildung 14.6 dargestellt. Die Linien heißen Lebenslinie, Kopflinie, Emotionslinie, Gesundheitslinie und die sogenannte Jade-Säule. In ➤ Abbildung 14.7 sind die normalen Längen von Emotions- und Lebenslinie dargestellt.

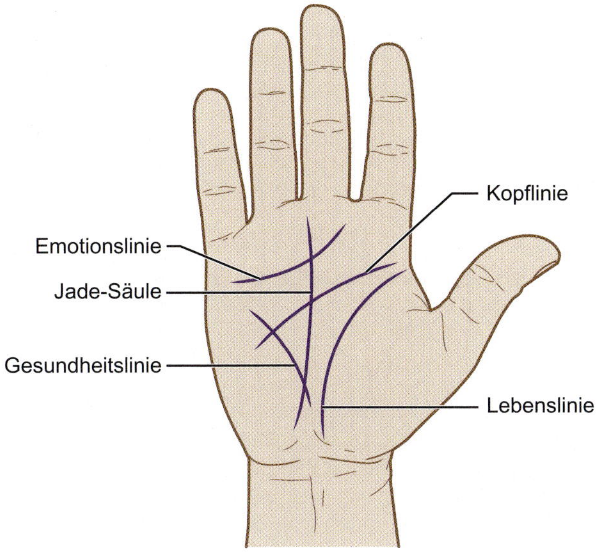

Abb. 14.6 Haupthandlinien

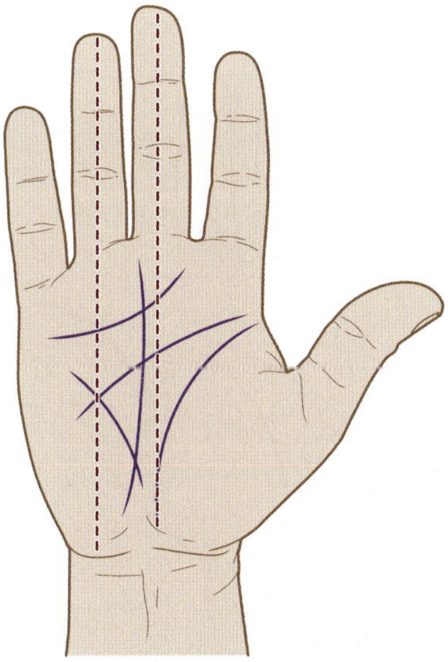

Abb. 14.7 Normale Längen der Emotions- und Lebenslinie

14.19.2 Beschreibung von abnormen Merkmalen auf den Handlinien

Diese Merkmale können folgende Formen aufweisen: Sterne, Kreuze, Dreiecke, Ovale, Quadrate, Rautenzeichen, Kettenglieder oder Seile (➤ Abb. 14.8).

14.19.3 Auf den Handlinien angedeutete Erkrankungen

Die im Folgenden besprochenen Krankheiten werden auf den Handlinien angedeutet.

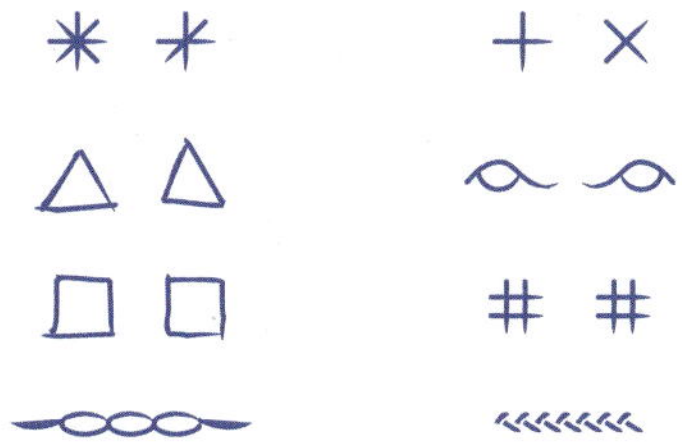

Abb. 14.8 Abnorme Merkmale auf den Handlinien

Erkrankungen des Verdauungssystems

Bei Colitis ulcerosa befindet sich ein sternenförmiges Merkmal am distalen, also zur Handgelenksfalte gelegenen, oder am proximalen, also zu den Fingern gelegenen, Ende der Lebenslinie (➤ Abb. 14.9).

Bei einer Gastritis befindet sich ein sternförmiges Merkmal am proximalen Ende der Lebenslinie (➤ Abb. 14.9).

Herz-Kreislauf-Erkrankungen

Bei Bluthochdruck ist die Emotionslinie über ihre normale Begrenzung hinaus nach radial verlängert, also Richtung Speiche (➤ Abb. 14.10).

Bei koronarer Herzerkrankung sind Emotionslinie und Kopflinie kürzer als normal (➤ Abb. 14.11).

Erkrankungen des Atmungssystems

Bei Asthma fällt ein ovalförmiges Merkmal an einem der beiden Enden der Gesundheitslinie auf (➤ Abb. 14.12).

Bei einer Lungentuberkulose erscheinen ovalförmige Merkmale in der Mitte der Gesundheitslinie (➤ Abb. 14.13).

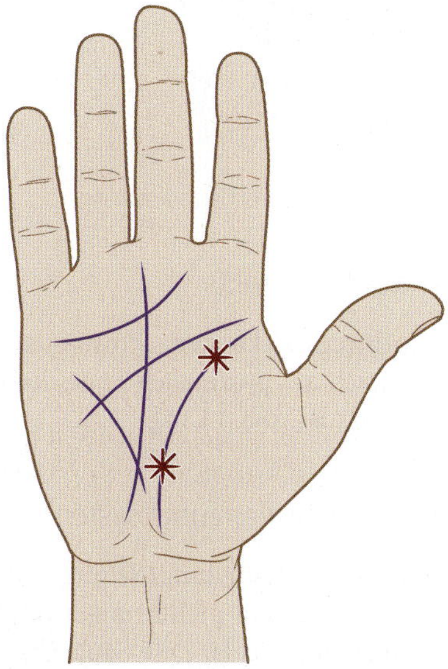

Abb. 14.9 Merkmale auf der Lebenslinie, die auf Erkrankungen des Verdauungssystems hindeuten.

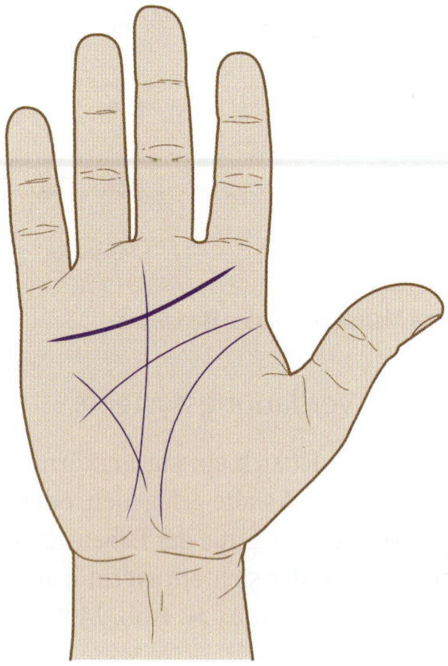

Abb. 14.10 Handlinien bei Bluthochdruck

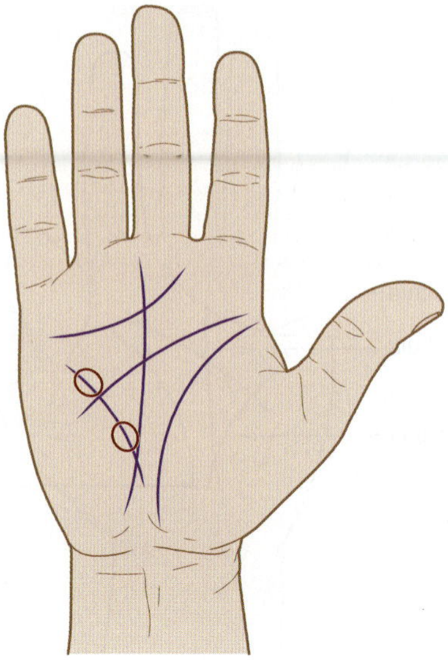

Abb. 14.12 Merkmale auf der Gesundheitslinie bei Asthma

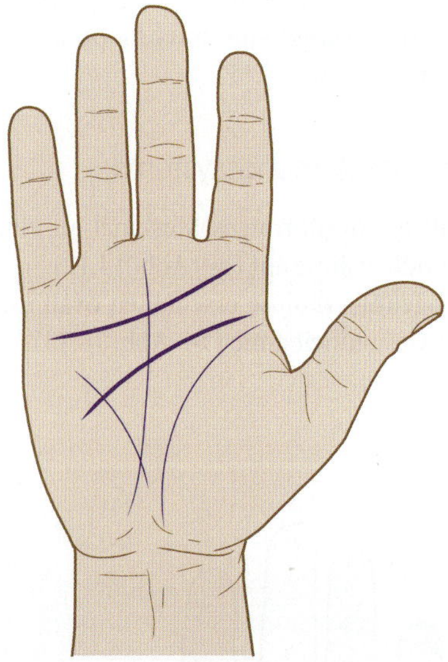

Abb. 14.11 Handlinien bei koronarer Herzerkrankung

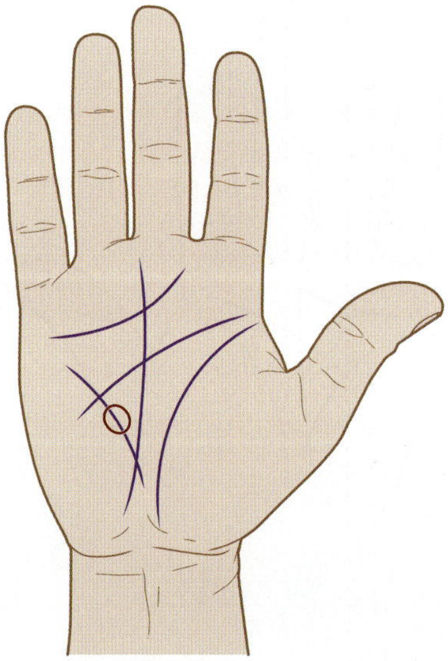

Abb. 14.13 Merkmale auf der Gesundheitslinie bei Lungentuberkulose

Erkrankungen des Harntrakts

Bei Nephritis, Harnwegsinfektionen, Prostatitis oder Prostatahypertrophie findet sich am proximalen Ende der Lebenslinie ein ovalförmiges Merkmal (➤ Abb. 14.14).

Erkrankungen des Fortpflanzungssystems

Bei Endometriose, Eileiterentzündung (Salpingitis), Myomen oder Gebärmutterzysten besteht ein pfeilförmiges oder ovalförmiges Merkmal am proximalen Ende der Jade-Säule (➤ Abb. 14.15).

Bei erektiler Dysfunktion oder Impotenz fallen horizontale kettenförmige Merkmale nahe des proximalen Endes der Lebenslinie auf (➤ Abb. 14.16).

Krebs

Bei Krebs erscheint die Lebenslinie entweder unterbrochen, zu kurz oder sie vereinigt sich mit der Gesundheitslinie (➤ Abb. 14.17a–c).

LERNERGEBNISSE

Das sollten Sie jetzt wissen:

- Wie wichtig die Handdiagnose ist.
- Welche Schlüsse man aus einer abnormen Handfarbe ziehen kann.
- Welche klinische Bedeutung das Aussehen des Daumenballens und des Handrückens sowie zitternde Hände und Tinea haben.
- Welche klinische Bedeutung Fingerform und -risse sowie deformierte Fingerknöchel haben.
- Welche Schlüsse man aus trockenen oder schweißigen Handflächen und abnormen Zeichen der Handlinien ziehen kann.

ANMERKUNGEN

1 *Ling Shu Jing* 灵樞经 („Zentrum des Wirkvermögens"; „Spiritual Axis"); People's Health Publishing House, Beijing 1981; erstmals erschienen: etwa 100 v. Chr, S. 129, Absatz 37.

2 Ebenda, S. 133.

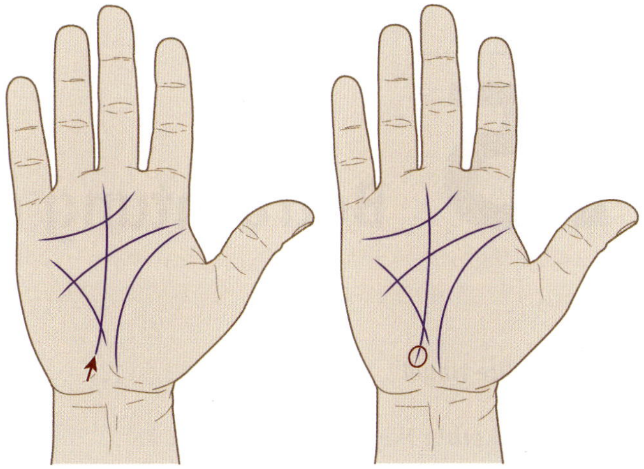

Abb. 14.15 Merkmale auf der Jade-Säule bei gynäkologischen Erkrankungen

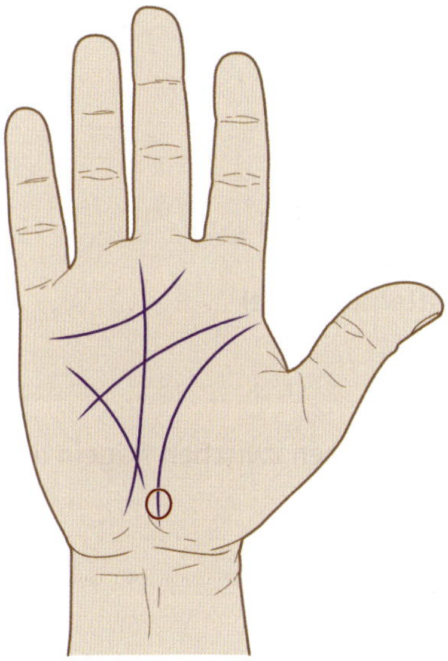

Abb. 14.14 Merkmale auf der Lebenslinie bei Erkrankungen des Harntrakts

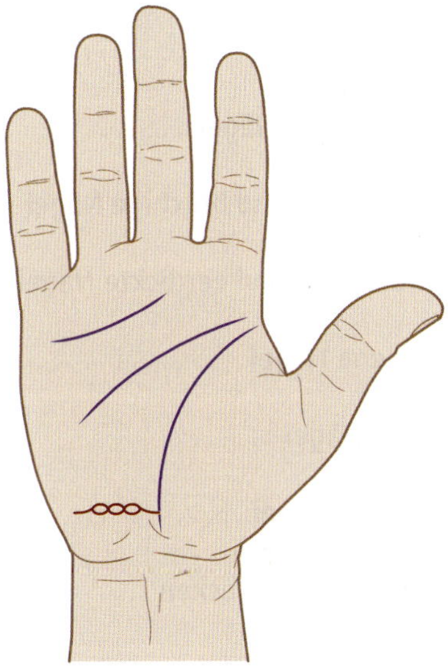

Abb. 14.16 Merkmale auf der Lebenslinie bei sexuellen Dysfunktionen bei Männern

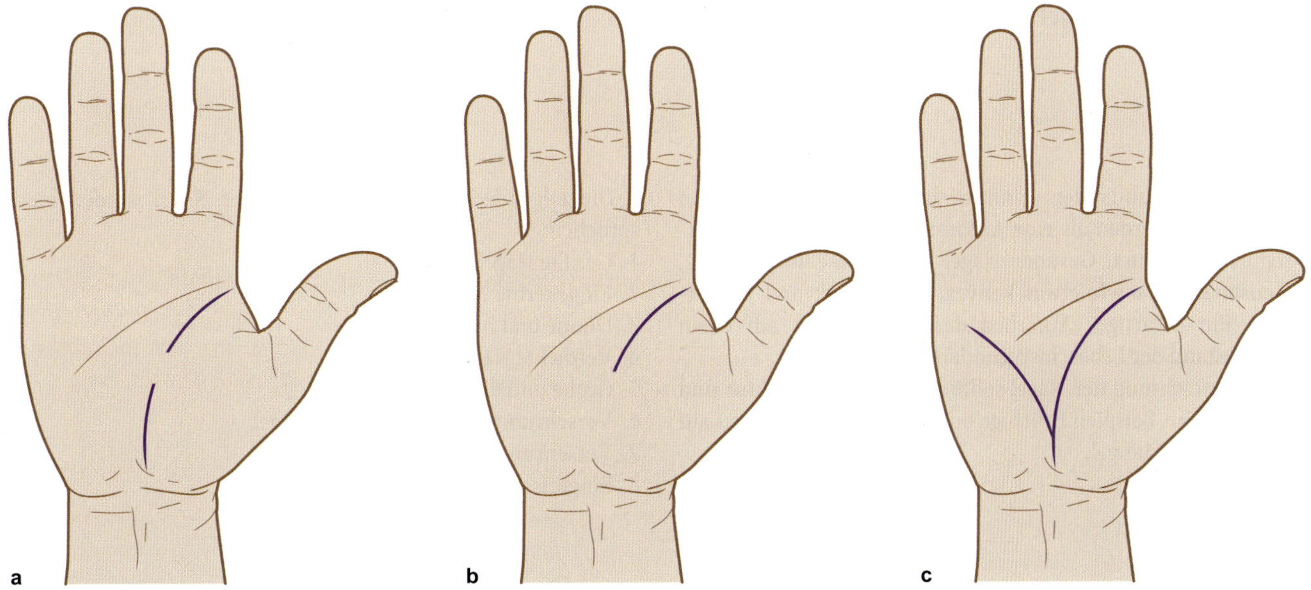

a b c

Abb. 14.17.a–c Handlinien bei Krebs

KAPITEL

15 Betrachtung der Nägel

Die Nägel stehen unter dem Einfluss der Leber (besonders von Leber-Blut) und werden als eine Ansammlung vom „Überschuss“ der Sehnen betrachtet. Gesunde Nägel sollten geschmeidig sein, leicht ausbauchen sowie etwas konvex, relativ dick und hell erscheinen. Ein derartiges Aussehen der Nägel deutet auf einen intakten Zustand der Leber, insbesondere von Leber-Blut.

Bei der Betrachtung der Nägel sollte man auf ihre Struktur und Farbe achten. Ein Beispiel: Brüchige oder gerillte Nägel weisen auf einen Leber-Blut-Mangel.

Die folgenden klinischen Zeichen der Nägel werden hier besprochen:

1. Gerillte Nägel
2. Eingekerbte Nägel
3. Dünne und brüchige Nägel
4. Verdickte Nägel
5. Grobe und dicke Nägel
6. Verschrumpelte und brüchige Nägel
7. Verschrumpelte und verdickte Nägel
8. Eingerissene Nägel

9. Verdrehte Nägel
10. Abfallen der Nägel
11. Nägel mit weißen Flecken
12. Blass-weiße Nägel
13. Matt-weiße Nägel
14. Rote Nägel
15. Gelbe Nägel
16. Bläulich-grünliche Nägel
17. Dunkle Nägel
18. Violette Nägel
19. Gekräuselte Nägel
20. Abblätternde Nägel
21. Lunulae
22. Entsprechungen zwischen Nägeln und Organsystemen

Eine ausführlichere Beschreibung der unten beschriebenen klinischen Zeichen der Nägel findet sich in ➤ Kapitel 65.

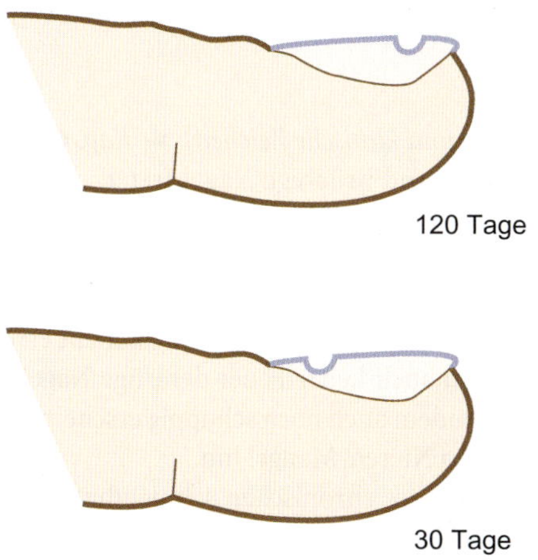

Abb. 15.1 Einkerbungen des Nagels, die einen Krankheitsbeginn im Abstand von 120 und 30 Tagen anzeigen.

15.1 Gerillte Nägel

Teil E (Symptome und klinische Zeichen) ➤ Kap. 65

Längliche Rillen im Nagelbett sind in der Regel auf einen Mangel an Leber-Blut oder Leber-Yin zurückzuführen.

THERAPIE

Le 8 Ququan, Mi 6 Sanyinjiao, Ma 36 Zusanli, Ren 4 Guanyuan.

15.2 Eingekerbte Nägel

Teil E (Symptome und klinische Zeichen) ➤ Kap. 65

Die Fingernägel benötigen zum Wachstum etwa 100 bis 150 Tage, wobei im Verlauf einer schweren Erkrankung horizontale Einkerbungen erscheinen können. Die Lokalisation einer solchen horizontalen Einkerbung erlaubt uns, einen ungefähren Eindruck über den Krankheitsbeginn zu gewinnen. In ➤ Abbildung 15.1 sind zwei Nägel mit jeweils einer Einkerbung im Querschnitt abgebildet, die sich auf zwei zeitlich verschiedene Krankheitsbeginne beziehen, nämlich 120 Tage im einen Fall, 30 Tage im anderen.

Abgesehen davon, dass eine Einkerbung uns über den Krankheitsbeginn Aufschluss gibt, kann es im Allgemeinen auf einen Mangel und Trockenheit von Leber-Blut oder auf einen generellen Mangel an Qi und Blut deuten, sowie auf Hitze, die die Körperflüssigkeiten schädigt. Darüber hinaus sind derartige kleine Einkerbungen auch bei chronischen Hauterkrankungen wie Ekzem und Psoriasis bekannt, jedoch deuten sie in solchen Fällen schlicht nur auf einen Leber-Blut-Mangel.

15.3 Dünne und brüchige Nägel

Teil E (Symptome und klinische Zeichen) ➤ Kap. 65

Dünne und brüchige Nägel deuten in der Regel auf einen Qi- und Blut-Mangel, insbesondere auf einen Leber-Blut-Mangel hin. In besonders schweren Fällen kann auch ein Mangel an Nieren-Essenz vorliegen.

15.4 Verdickte Nägel

Teil E (Symptome und klinische Zeichen) ➤ Kap. 65

Eine Verdickung der Nägel kann aufgrund von Leber-Feuer, Leber-Blut-Stase oder Schleim entstehen.

THERAPIE

Bei Schleim, der die Nägel beeinflusst: Ma 40 Fenglong, Di 11 Quchi, Di 4 Hegu, Ren 9 Shuifen, Ren 5 Shimen, Bl 22 Sanjiaoshu.

15.5 Grobe und dicke Nägel

Teil E (Symptome und klinische Zeichen) ➤ Kap. 65

Grobe und dicke Nägel deuten in der Regel auf einen Qi- und Blut-Mangel mit Blut-Trockenheit, die Wind hervorbringt, was häufig bei Psoriasis der Fall ist. Bei manchen Patienten können grobe und dicke Nägel eine Ansammlung von Nässe andeuten.

15.6 Verschrumpelte und brüchige Nägel

Teil E (Symptome und klinische Zeichen) ➤ *Kap. 65*

Verschrumpelte und brüchige Nägel treten normalerweise bei einem Mangel an Leber-Blut oder Leber-Yin auf. Eine weitere Ursache kann aber auch eine Leber-Blut-Stase sein: In so einem Fall liegt es nicht an mangelnder Ernährung, sondern an einer Stagnation von Leber-Blut, das somit die Nägel nicht erreichen kann.

Manchmal kann auch Leber-Feuer derartige Nägel verursachen. Wenn die Nägel zudem auch noch schuppig erscheinen, so deutet es auf einen schweren Nieren-Mangel hin.

In einigen Fällen des chronischen schmerzhaften Obstruktions-Syndroms, wie bei Patienten mit rheumatoider Arthritis, kann sich Schleim im Gelenk ansammeln und ebenfalls zu verschrumpelten und brüchigen Nägeln führen. Verschrumpelte Nägel bei Psoriasis lassen sich entweder auf Mangel und Trockenheit von Leber-Blut oder Leber-Blut-Stase zurückführen.

Verschrumpelte Nägel können auch in akuten Fällen nach einer fiebrigen Erkrankung auftreten, die zu Blut- und Yin-Mangel mit Blut-Trockenheit und Leere-Hitze führte.

15.7 Verschrumpelte und verdickte Nägel

Teil E (Symptome und klinische Zeichen) ➤ *Kap. 65*

Verschrumpelte und verdickte Nägel sind trocken, brüchig, dicker als normal, unregelmäßig, gräulich und haben keinen Glanz. Dieser Nageltypus kommt im Allgemeinen bei einem schweren Milz- und Magen-Mangel vor, außerdem noch bei Mangel und Trockenheit an Leber-Blut und Leber-Yin, oder bei einer Kombination aus Nässe-Hitze und Toxischer Hitze.

15.8 Eingerissene Nägel

Teil E (Symptome und klinische Zeichen) ➤ *Kap. 65*

Bei eingerissenen Nägeln besteht entweder ein genereller Mangel an Qi und Blut oder ein Mangel und Trockenheit von Leber-Blut. In einigen Fällen können solche Nägel auch aufgrund einer Fülle, insbesondere Leber-Feuer, bestehen. Bei älteren Menschen kann auch ein Yin-Mangel eingerissene Nägel verursachen.

15.9 Verdrehte Nägel

Teil E (Symptome und klinische Zeichen) ➤ *Kap. 65*

Verdrehte Nägel bestehen aufgrund eines Mangels an Leber-Blut.

15.10 Abfallen der Nägel

Teil E (Symptome und klinische Zeichen) ➤ *Kap. 65*

Wenn die Nägel anschwellen, heiß und schmerzhaft werden, und dann im weiteren Verlauf Eiter abfließt, sodass die Nägel schließlich abfallen, weist dies auf eine Toxische Hitze hin, die in der Regel die Leber beeinträchtigt.

15.11 Nägel mit weißen Flecken

Teil E (Symptome und klinische Zeichen) ➤ *Kap. 65*

Derartige Nägel deuten auf einen Qi-Mangel.

15.12 Blass-weiße Nägel

Teil E (Symptome und klinische Zeichen) ➤ *Kap. 65*

Blass-weiße Nägel bestehen generell aufgrund von Leber- oder Milz-Blut-Mangel.

15.13 Matt-weiße Nägel

Teil E (Symptome und klinische Zeichen) ➤ *Kap. 65*

Matt-weiße Nägel bestehen generell aufgrund eines Milz- und Nieren-Yang-Mangels oder aufgrund eines plötzlichen Verlustes von Körperflüssigkeiten, wie er bei übermäßigem Erbrechen, Durchfall und Schwitzen vorkommen kann.

15.14 Rote Nägel

Teil E (Symptome und klinische Zeichen) ➤ *Kap. 65*

Bei roten Nägeln besteht eine Hitze, und zwar in der Regel eine Fülle-Hitze, die mit jedem Organ im Zusammenhang stehen kann.

15.15 Gelbe Nägel

Teil E (Symptome und klinische Zeichen) ➤ *Kap. 65*

Gelbe Nägel kommen bei Nässe-Hitze vor, die Milz und Magen oder Leber und Gallenblase beeinträchtigt. Eine frische gelbe Farbe lässt auf eine günstige Prognose schließen, da in diesem Fall das Nässe-Hitze-Muster nicht so gravierend ist oder sich gerade zurückzieht. Eine matte und dunkle gelbe Farbe hingegen deutet auf ein schweres Nässe-Hitze-Muster oder ein Voranschreiten der Erkrankung.

15.16 Bläulich-grünliche Nägel

Teil E (Symptome und klinische Zeichen) ➤ *Kap. 65*

Bläuliche Nägel deuten auf einen Blut-Mangel mit innerer Kälte. Grünliche Nägel (die in der Regel nur bei Kindererkrankungen auftreten) deuten auf einen schweren Milz-Qi-Mangel mit innerem Wind. Bläulich-grünliche Nägel können ebenfalls aufgrund einer Blut-Stase bestehen.

15.17 Dunkle Nägel

Teil E (Symptome und klinische Zeichen) ➤ *Kap. 65*

Dunkle Nägel deuten generell auf einen Nieren-Yin- oder Nieren-Yang-Mangel, oder auf eine Blut-Stase.

15.18 Violette Nägel

Teil E (Symptome und klinische Zeichen) ➤ *Kap. 65*

Violette Nägel deuten in der Regel auf eine Blut-Stase der Leber. Rötlich-purpurne Nägel, die im Verlauf einer fiebrigen Erkrankung auftreten, weisen auf eine Hitze in der Blut-Ebene.

THERAPIE

Bei Leber-Blut-Stase: Mi 4 Gongsun mit Pe 6 Neiguan, Le 3 Taichong, Mi 10 Xuehai, Bl 17 Geshu.

15.19 Gekräuselte Nägel

Teil E (Symptome und klinische Zeichen) ➤ *Kap. 65*

Die Fingernägel können sich entweder nach oben oder nach unten kräuseln und erscheinen dann wie Haken. Solch eine Kräuselung deutet stets auf eine chronische Erkrankung mit Mangel an Qi und Blut zusammen mit Blut-Stase hin.

15.20 Abblätternde Nägel

Teil E (Symptome und klinische Zeichen) ➤ *Kap. 65*

Schuppige, sich abblätternde Nägel deuten auf einen Nieren- und Milz-Mangel mit einer Retention von Nässe.

15.21 Lunulae

Teil E (Symptome und klinische Zeichen) ➤ *Kap. 65*

Als Lunulae werden die weißen „Halbmonde" bezeichnet, die an der Basis der Nägel sichtbar sind. Allgemein gesagt spiegelt das sichtbare Vorhandensein der Lunulae auf Daumen und Fingern eine gesunde Disposition wieder. Einigen Ärzten zufolge weist der kleine Finger im Normalfall keine Lunulae auf.

Im Großen und Ganzen gibt das rote Nagelbett den Zustand des Yang-Qi wieder, im Gegensatz zur weißen Lunula, die den Zustand von Yin und Essenz wiedergibt. Bei Männern sollte die Lunula am Daumen ungefähr 3 mm breit sein, jeweils proportional zur Größe von Index-, Mittel- und Ringfinger abnehmen und am kleinen Finger ist sie in der Regel gar nicht mehr sichtbar. Bei Frauen sind gewöhnlich die Lunulae kleiner als bei Männern.

Je weniger man die Lunulae erkennen kann, desto schlechter steht es um die Gesundheit der Person. Andererseits deuten übermäßig große Lunulae auf eine Neigung zur Fülle an Yang und zum Mangel an Yin. Sollten sich die Lunulae lichten und gar ganz verschwinden, so weist dies auf innere Kälte oder Yang-Mangel hin.

Die Lunula des Daumens entspricht der Lunge, die des Zeigefingers dem Herz, die des Mittelfingers der Milz, die des Ringfingers der Leber und die des kleinen Fingers (falls erkennbar) schließlich der Niere. Wenn die Lunula eines bestimmten Fingers zu groß erscheint, so deutete dies auf ein Fülle-Muster des entsprechenden Organs, wenn die Lunula aber zu klein ist, so weist dies auf ein Mangel-Muster des entsprechenden Organs (➤ Abb. 15.2).

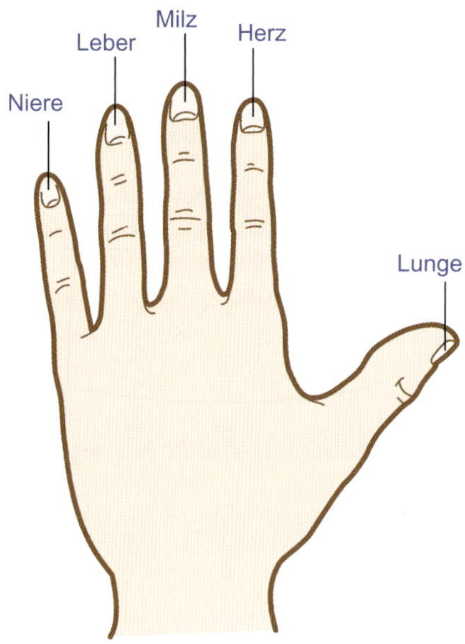

Abb. 15.2 Die Entsprechungen zwischen Lunulae und Organen

15.22 Entsprechungen zwischen Nägeln und Organsystemen

Die Nägel individueller Finger entsprechen dem Zustand verschiedener Organe, doch ist zu beachten, dass eine solche Entsprechung sich nicht immer auf die Leitbahn des jeweiligen Fingers bezieht.

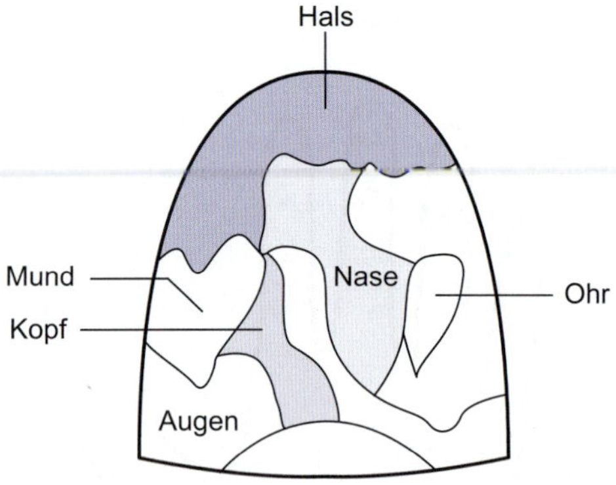

Abb. 15.3 Die Areale des Daumennagels mit den ihnen zugeordneten Körperteilen

15.22.1 Daumen

Im Daumennagel kann man Erkrankungen des Kopfes, einschließlich von Gehirn, Augen, Ohren, Nase sowie Hals und Mund erkennen. In ➤ Abbildung 15.3 sind die Areale dargestellt, die diesen Körperteilen entsprechen.

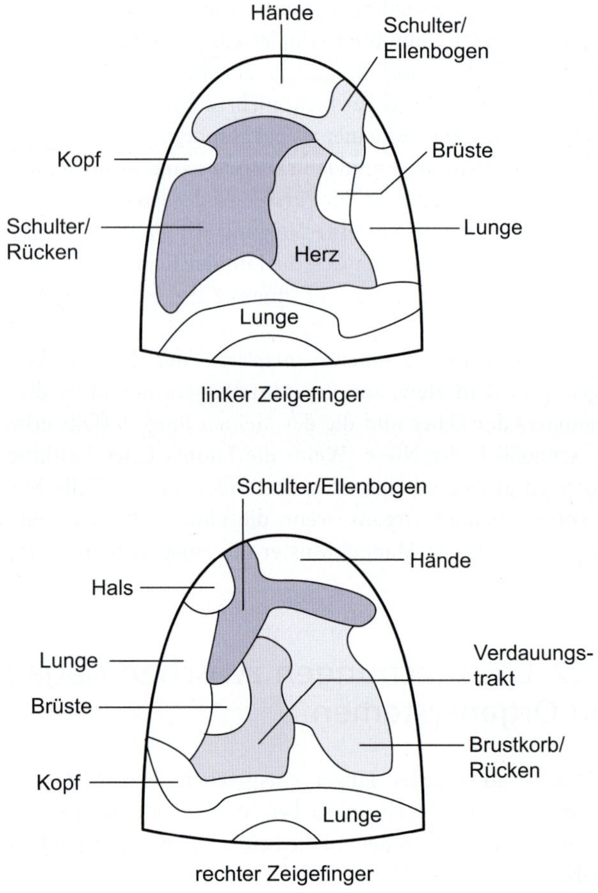

Abb. 15.4 Die Areale des Zeigefingernagels mit den ihnen zugeordneten Körperteilen

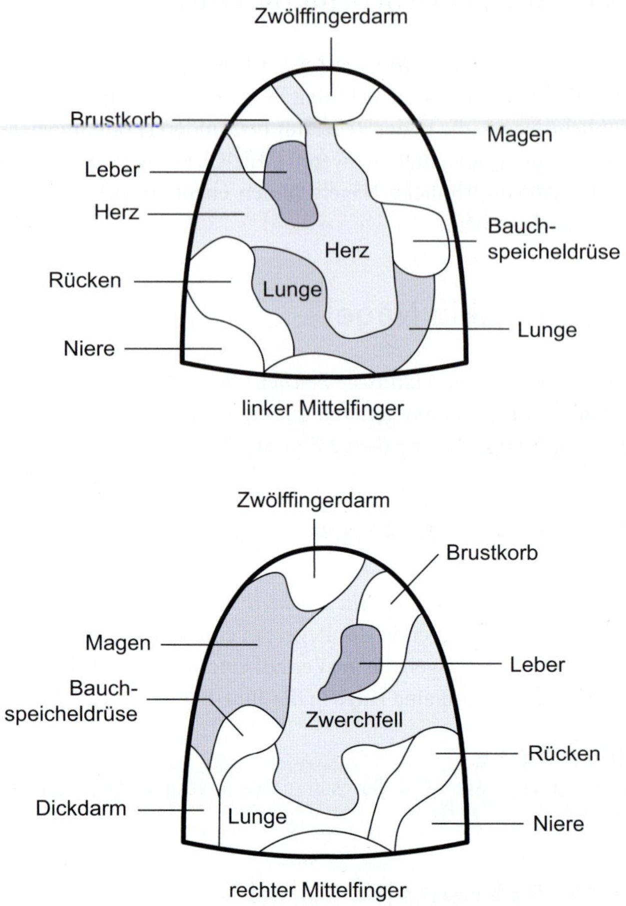

Abb. 15.5 Die Areale des Mittelfingernagels mit den ihnen zugeordneten Körperteilen

15.22.2 Zeigefinger

Im Zeigefingernagel kann man Erkrankungen des Oberen und Mittleren Erwärmers, einschließlich Speiseröhre, Brustkorb, Brüste, Lunge und Herz, oberer Rücken, Schulter und Kehle erkennen, sowie Erkrankungen von Kopf, Schulter, Rücken, Ellenbogen und Händen. Diese Areale sind bei linkem und rechtem Zeigefinger verschieden. Sie sind in ➤ Abbildung 15.4 dargestellt.

15.22.3 Mittelfinger

Im Mittelfingernagel kann man Erkrankungen des Mittleren und Unteren Erwärmers erkennen. Der rechte Mittelfingernagel zeigt Erkrankungen von Magen, Zwölffingerdarm, Zwerchfell, Leber, Bauchspeicheldrüse, Nieren, Dickdarm, Rücken und Lunge. Der linke Mittelfingernagel zeigt Erkrankungen derselben Körperteile und Organe einschließlich des Herzens (➤ Abb. 15.5).

15.22.4 Ringfinger

Im Ringfingernagel kann man ebenfalls Erkrankungen des Mittleren und Unteren Erwärmers erkennen. Der rechte Ringfingernagel zeigt Erkrankungen von Leber, Gallenblase, Bauchspeicheldrüse, Nieren, Dünndarm, Dickdarm, Harnblase und Fortpflanzungssystem. Der linke Ringfingernagel zeigt Erkrankungen von Milz, Bauchspeicheldrüse, Gebärmutter, Harnwegen, Eileitern, äußeren Genitalien und Anus (➤ Abb. 15.6).

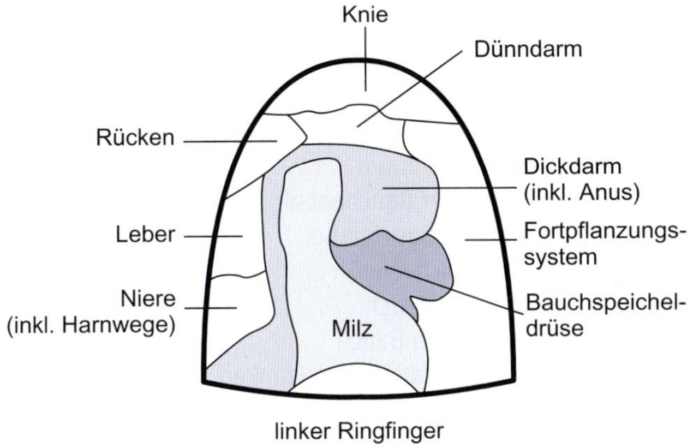

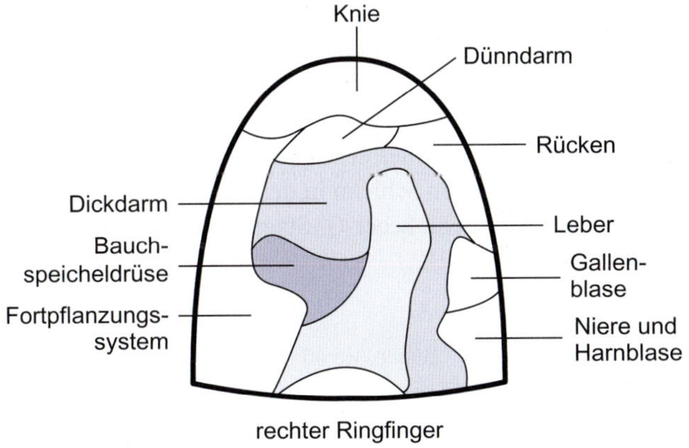

Abb. 15.6 Die Areale des Ringfingernagels mit den ihnen zugeordneten Körperteilen

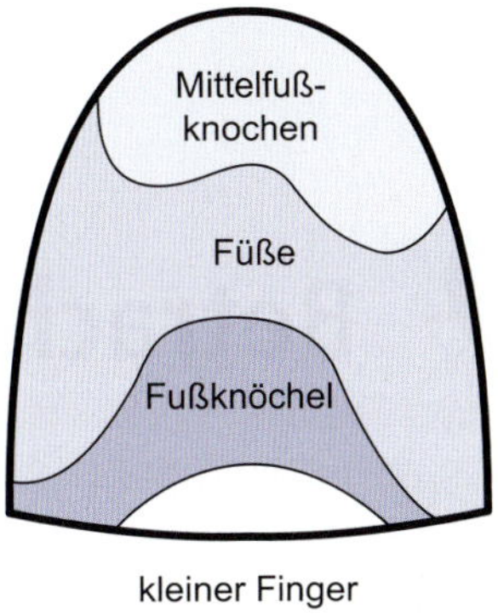

Abb. 15.7 Die Areale des Nagels des kleinen Fingers mit den ihnen zugeordneten Körperteilen

15.22.5 Kleiner Finger

Im Nagel des kleinen Fingers kann man Erkrankungen des Fußknöchels, der Füße und Mittelfußknochen erkennen (➤ Abb. 15.7).

LERNERGEBNISSE

Das sollten Sie jetzt wissen:

- Welche Rolle die Leber bei der Nagelgesundheit spielt.
- Welche Schlussfolgerungen man aus Abnormalitäten der Nageloberfläche ziehen kann.
- Welche Ursachen verdrehte, gekräuselte sowie abfallende Nägel haben.
- Welche Schlussfolgerungen man aus abnormen Nagelfarben und der Gesundheit der Lunulae ziehen kann.
- Welche Körperareale sich in den einzelnen Fingernägeln widerspiegeln.

KAPITEL

16 Betrachtung von Brustkorb und Bauch

16.1 Brustkorb

Die vordere Seite des Brustkorbs steht unter dem Einfluss der Leitbahnen von Herz und Lunge sowie von Konzeptions- und Durchdringungsgefäß. Die seitlichen Anteile gehören zu den Leitbahnen von Gallenblase und Leber (➤ Abb. 16.1).

Eine genauere Beschreibung der Krankheitsmuster, die klinische Zeichen auf dem Brustkorb verursachen ist in ➤ Kapitel 63 nachzulesen.

Folgende klinische Zeichen des Brustkorbs werden hier besprochen:

- Hervorstehender Brustkorb
- Eingesunkener Brustkorb
- Hervorstehendes Brustbein
- Einseitig eingesunkener Brustkorb
- Einseitig hervorstehender Brustkorb
- Gynäkomastie

Leitbahnen mit Einfluss auf den Brustkorb

- Lunge
- Herz
- Konzeptionsgefäß
- Durchdringungsgefäß
- Gallenblase (seitlicher Brustkorb)
- Leber (seitlicher Brustkorb)

16.1.1 Hervorstehender Brustkorb

Teil E (Symptome und klinische Zeichen) ➤ *Kap. 63*

Die häufigste Ursache eines hervorstehenden Brustkorbs ist eine chronische Retention von Schleim in der Lunge. Weitere Ursachen sind: Schwere chronische Leber-Qi-Stagnation oder Blut-Stase im Brustkorb (➤ Abb. 16.2).

THERAPIE

Schleim in der Lunge: Lu 7 Lieque, Ma 40 Fenglong, Pe 6 Neiguan, Ren 12 Zhongwan, Ren 9 Shuifen.

16.1.2 Eingesunkener Brustkorb

Teil E (Symptome und klinische Zeichen) ➤ *Kap. 63*

Die Hauptursache eines eingesunkenen Brustkorbs ist ein Qi- oder Yin-Mangel der Lunge. Ein Nieren-Mangel kann auch zu einem eingesunkenen Brustkorb führen (➤ Abb. 16.3).

16.1.3 Hervorstehendes Brustbein

Teil E (Symptome und klinische Zeichen) ➤ *Kap. 63*

Ein hervorstehendes Brustbein ist entweder vererbt, das heißt es wurde durch einen konstitutionellen Lungen- und Nieren-Mangel verursacht, oder es besteht aufgrund einer Retention von Schleim in der Lunge (➤ Abb. 16.4).

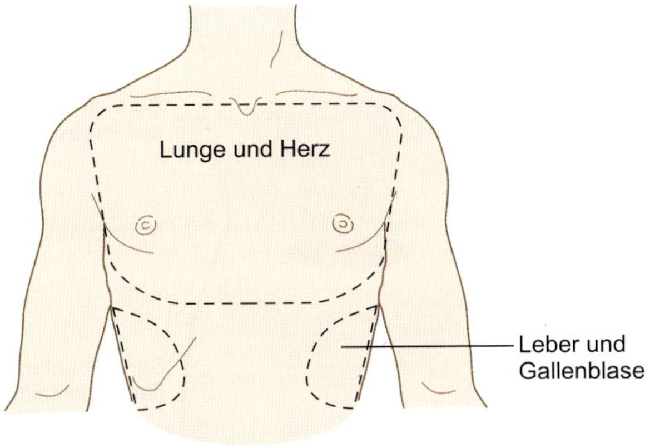

Abb. 16.1 Areale des Brustkorbs

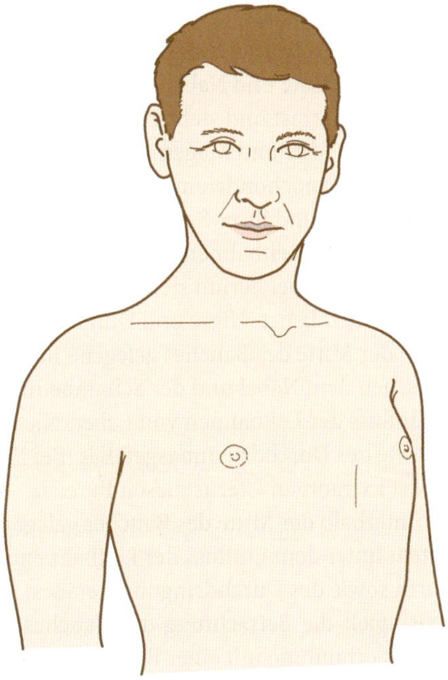

Abb. 16.2 Hervorstehender Brustkorb

16.1.4 Einseitig eingesunkener Brustkorb

Teil E (Symptome und klinische Zeichen) ➤ Kap. 63

Wie auf ➤ Abbildung 16.5 zu sehen, kann der Brustkorb auf einer Seite einsinken, was auf einen Lungen-Mangel zurückzuführen ist, der vor allem eine Seite der Lunge beeinträchtigt. Andererseits kann auch eine Retention von Schleim, die häufig mit Blut-Stase einhergeht, ursächlich vorliegen.

16.1.5 Einseitig hervorstehender Brustkorb

Teil E (Symptome und klinische Zeichen) ➤ Kap. 63

Der Brustkorb kann auf einer Seite hervorstehen, was durch Schleim-Flüssigkeiten in der Lunge, eine schwere Leber-Qi-Stagnation oder durch einen Herz-Qi-Mangel mit Blut-Stase verursacht werden kann (➤ Abb. 16.6).

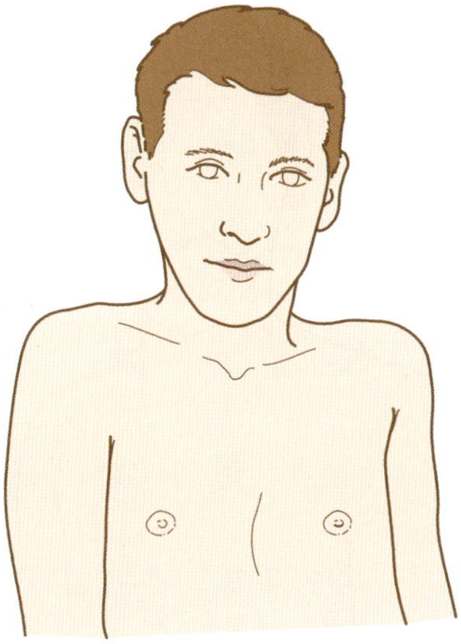

Abb. 16.3 Eingesunkener Brustkorb

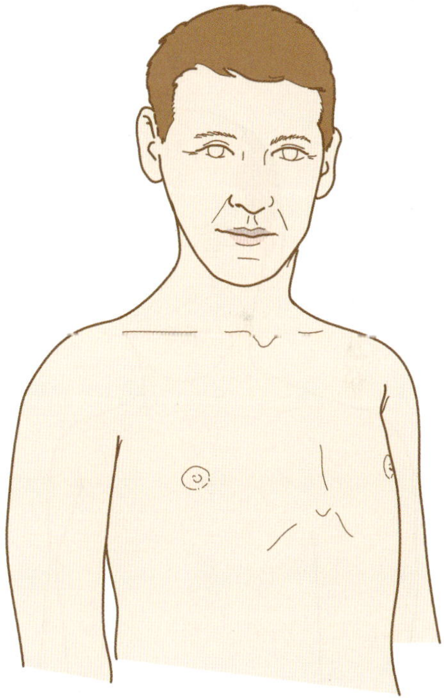

Abb. 16.4 Hervorstehendes Brustbein

16.1.6 Gynäkomastie

Teil E (Symptome und klinische Zeichen) ➤ Kap. 63

Eine Gynäkomastie bezeichnet eine Schwellung des Brustgewebes bei Männern, die aufgrund einer Leber-Blut-Stase oder Nässe-Hitze im Durchdringungsgefäß besteht.

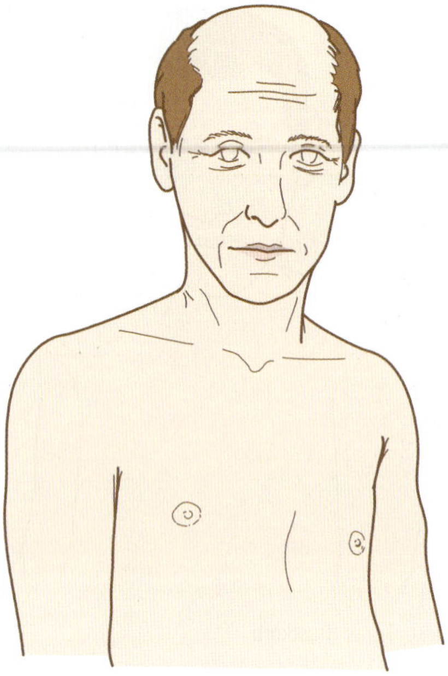

Abb. 16.5 Einseitig eingesunkener Brustkorb

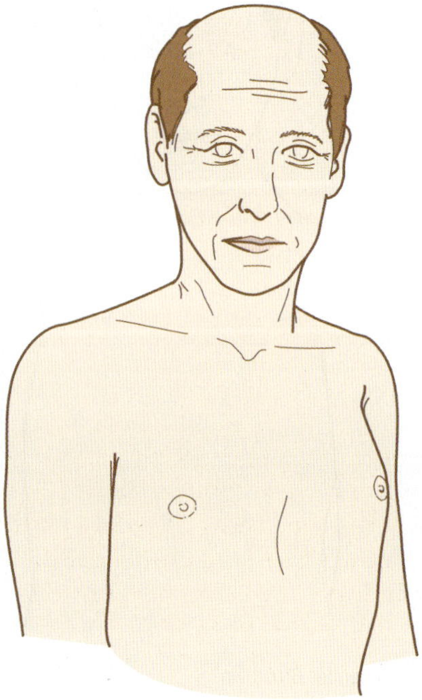

Abb. 16.6 Einseitig hervorstehender Brustkorb

16.2 Bauch

Die einzelnen Regionen des Bauchs in der chinesischen Medizin sind wie folgt (➤ Abb. 16.7):

- Gleich unterhalb des Schwertfortsatzes (P. xiphoideus) liegt der Bereich, der „unterhalb des Herzens" genannt wird. Er dehnt sich ca. 5 cm aus, grenzt seitlich an den Rippen an und steht

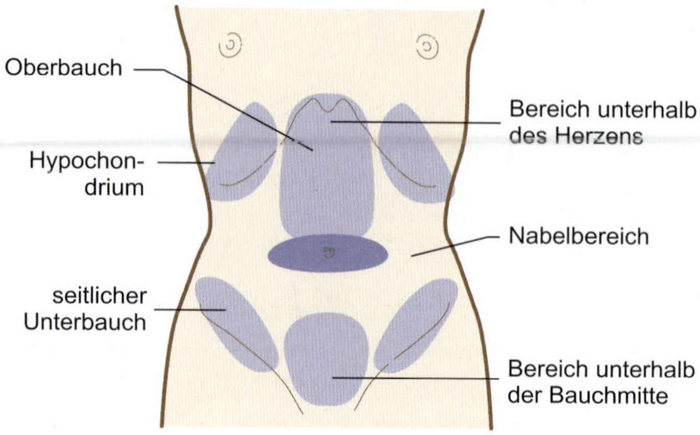

Abb. 16.7 Bauchbereiche

unter dem Einfluss der Leitbahnen von Herz und Magen sowie des Durchdringungsgefäßes.
- Der Oberbauch (Epigastrium) erstreckt sich über den Bereich zwischen Schwertfortsatz und Nabel, wobei jedoch der Bereich der Flanken ausgespart ist und steht in besonderer Beziehung zu den Leitbahnen von Milz und Magen.
- Jede Flankenseite (Hypochondrium) bezieht die beiden Bereiche unterhalb der Rippen und ihrer Begrenzungen ein. Sie stehen unter dem Einfluss der Leitbahnen von Leber und Gallenblase.
- Der Bereich um den Nabel herum steht unter dem Einfluss der Leitbahnen von Milz, Leber, Niere und Dünndarm.
- Der unterhalb der Mitte des Bauches gelegene Bereich (*Xiao Fu*) liegt zwischen dem Nabel und der Schambeinfuge. Sie steht unter dem Einfluss der Leitbahnen von Leber, Niere, Blase und Dickdarm sowie des Durchdringungsgefäßes. Bei Frauen beeinflusst noch das Extraorgan Uterus diesen Bereich.
- Der seitlich unterhalb der Mitte des Bauches gelegene Bereich (*Shao Fu*) steht unter dem Einfluss der Leitbahnen von Leber und Dickdarm sowie des Durchdringungsgefäßes.

In der Praxis spielt die Betrachtung des Bauches eine wichtige Rolle, die stets in Verbindung mit einer Betastung des Bauches ausgeführt werden sollte. Da der Oberbauch den Zustand von Milz und Magen (Ursprung des nachgeburtlichem Qi), und der Unterbauch den Zustand der Nieren (Ursprung des vorgeburtlichem Qi) zeigt, ist die Betrachtung des Bauches sehr bedeutsam.

Folgende klinische Zeichen des Bauches werden hier besprochen:

- Spannungsgefühl im Bauch
- Dünner Bauch
- Großer Bauch
- Absackender Unterbauch
- Geschwülste im Oberbauch
- Resistenzen im Bauchraum
- Ödeme im Bauchraum
- Hervorstehender Bauchnabel
- Eingesunkener Bauchnabel
- Erweiterte Bauchvenen
- Linien auf dem Bauch
- Maculae auf dem Bauch
- Kleine Geschwülste in den Flanken

Eine genauere Abhandlung der Krankheitsmuster, die zu den klinischen Zeichen des Bauches zu zählen sind, findet sich in ➤ Kapitel 71.

16.2.1 Spannungsgefühl im Bauch

Teil E (Symptome und klinische Zeichen) ➤ *Kap. 71; Teil B (Befragung)* ➤ *Kap. 38*

Ein Spannungsgefühl im Bauch ist sowohl Symptom als auch klinisches Zeichen, das heißt, es ist einerseits ein subjektives Gefühl eines geblähten Bauches, andererseits eine objektiv zu fühlende, gespannte Bauchdecke, wie bei einer Trommel. Ein gespannter Bauch sieht aufgedunsen aus und fühlt sich zwar hart aber doch recht elastisch an, wie bei einem aufgeblasenen Luftballon. Bei besonders schweren Fällen kann der ganze Bauch aufgetrieben und gespannt wie ein Ball oder der Bauch eines Frosches erscheinen.

Die bei häufigste Ursache eines gespannten Bauches ist eine Qi-Stagnation, die normalerweise in Beziehung zu Leber, Milz oder dem Darm steht. Hierbei stellt Leber-Qi-Stagnation die üblichste Ursache von Spannungsgefühl im Bauch dar, was sich sowohl im Oberbauch als auch im Unterbauch abspielen kann. Eine Qi-Stagnation im Darm verursacht ebenfalls ein Spannungsgefühl im Bauch, doch kommen hier noch andere Symptome wie ungeformter Stuhl oder Verstopfung hinzu. Ein Milz-Qi-Mangel führt zu einem eher leichten Spannungsgefühl im Bauch.

In schweren Fällen von Spannungsgefühlen im Bauch, wenn der ganze Bauch wie ein Ball oder wie der aufgeblähte Bauch eines Frosches aussieht, kann Nässe-Schleim im Unteren Erwärmer die Ursache sein. Es können aber auch Ödeme im Bauchraum vorliegen.

THERAPIE

Ren 6 Qihai, Ma 25 Tianshu, Ma 37 Shangjuxu, Ma 39 Xiaojuxu, Le 3 Taichong.

16.2.2 Dünner Bauch

Teil E (Symptome und klinische Zeichen) ➤ *Kap. 71*

Ein dünner und ausgezehrter Bauch kann auf einen schweren Mangel an Qi und Blut hinweisen, wie man ihn bei Patienten sieht, die an schweren Krankheiten wie zum Beispiel Krebs leiden. Andererseits kann auch lediglich nur ein Yin-Mangel vorliegen. Wiederum sollte man die Körperstruktur des jeweiligen Elemente-Typs berücksichtigen, da zum Beispiel beim Metall-Typ ein dünner Bauch eher normal ist, während er beim Erde-Typ ungewöhnlich ist.

16.2.3 Großer Bauch

Teil E (Symptome und klinische Zeichen) ➤ *Kap. 71*

Ein großer dicker Bauch weist auf Schleim hin, der auf Grundlage von Milz-Qi-Mangel entsteht. Man sollte aber die Körperstruktur des jeweiligen Elemente-Typs berücksichtigen, da zum Beispiel beim Erde-Typ ein großer Bauch eher normal ist, während er beim Metall-Typ ungewöhnlich ist.

16.2.4 Absackender Unterbauch

Teil E (Symptome und klinische Zeichen) ➤ *Kap. 71*

Üblicherweise tritt ein absackender Unterbauch bei fettleibigen Personen auf. Er erscheint zwar geschwollen, ist aber weich und hängt herab. Sollte keine Fettleibigkeit vorliegen, so tritt ein absackender Unterbauch normalerweise nur bei älteren Menschen mit Nässe-Schleim im Unterbauch, oder mit schwerem Milz- und Nieren-Yang-Mangel, der einem Syndrom von Nässe-Schleim angeschlossen ist, auf.

Des Weiteren deutet ein absackender Unterbauch stets auf eine Leere im Konzeptionsgefäß und Durchdringungsgefäß sowie auf ein Nachgeben der Membranen (*Huang*) und der Ahnenmuskeln (*Zong Jin*) hin, die unter der Kontrolle des Durchdringungsgefäßes stehen.

16.2.5 Geschwülste im Oberbauch

Teil E (Symptome und klinische Zeichen) ➤ *Kap. 71*

Erkennbare Geschwülste im Oberbauch bestehen normalerweise aufgrund von Nässe-Schleim, Blut-Stase oder Schleim mit Blut-Stase im Mittleren Erwärmer. Es ist offensichtlich, dass eine erkennbare Geschwulst (im Gegensatz zu einer fühlbaren) ein fortgeschritteneres Stadium anzeigt und bei schweren Erkrankungen wie Magenkrebs, Leberkrebs, Speiseröhrenkrebs oder Vergrößerung der Leber oder Milz vorkommt.

16.2.6 Resistenzen im Bauchraum

Teil E (Symptome und klinische Zeichen) ➤ *Kap. 71*

Resistenzen im Bauchraum heißen *Ji Ju*. Mit *Ji* sind tatsächlich vorhandene, abdominelle Massen gemeint, die fixiert und unbeweglich sind. Bei begleitenden Schmerzen treten diese nur an einem Punkt auf, sind also örtlich fixiert. Diese Massen bestehen aufgrund von Blut-Stase, die ich als „Blut-Massen" bezeichnen möchte. Mit *Ju* sind abdominelle Resistenzen gemeint, die kommen und gehen, nicht örtlich fixiert und beweglich sind. Bei begleitenden Schmerzen können diese auftreten und wieder abklingen, sowie ihre Lokalisation verändern. Diese Resistenzen bestehen aufgrund von Qi-Stagnation, die ich als „Qi-Resistenzen" bezeichnen möchte.

Daher sind tatsächlich vorhandene Unterbauchgeschwülste der Kategorie „abdominelle Resistenzen" besonders den „*Ji*-Massen", also Blut-Massen, zuzuordnen. Abdominelle Massen und Resistenzen wurden früher auch als *Zheng Jia* bezeichnet. *Zheng* ist gleichbedeutend mit *Ji*, also akute, örtlich fixierte Massen, während *Jia* gleichbedeutend mit *Ju* ist, also immaterielle Resistenzen, die aufgrund einer Qi-Stagnation bestehen. Der Begriff *Zheng Jia* bezog sich einst auf nur bei Frauen auftretende abdominelle Massen und Resistenzen. Obwohl diese bei Frauen häufiger vorkommen können, werden sie dennoch auch bei Männern beobachtet.

Sichtbare Geschwülste im Unterbauch werden normalerweise durch Qi-Stagnation, Blut-Stase, Nässe-Schleim oder Nässe-Hitze im Unterbauch verursacht. Wenn sich im Unterbauch befindende

Geschwülste erkennbar sind, so deuten sie, wie auch im Falle von Geschwülsten im Oberbauch, auf ein fortgeschrittenes Stadium von beispielsweise Uteruskrebs, großen Eierstockzysten oder großen Myomen.

Abdominelle Geschwülste, die aufgrund von Qi-Stagnation bestehen, fühlen sich normalerweise weich an, ferner können sie je nach Gemütslage auftreten und wieder abklingen. Bestehen sie aufgrund von Blut-Stase, fühlen sie sich hart an und gehen üblicherweise mit Schmerzen einher. Wenn Nässe-Hitze im Vordergrund steht, sind sie ebenfalls schmerzhaft und reagieren bei Betastung sehr empfindlich. Bei Nässe-Schleim fühlen sie sich weicher an als bei Geschwülsten, die durch Blut-Stase oder Nässe-Hitze entstanden sind. Ein typisches Beispiel für eine Blut-Stase-Geschwulst im Unterbauch ist ein Myom, während eine Eierstockzyste ein Beispiel für eine Geschwulst durch Nässe-Hitze oder Nässe-Schleim darstellt.

Zwei Typen von Resistenzen im Bauchraum

- *Qi (Ju oder Jia):* relativ weiche Resistenzen, die kommen und gehen
- *Blut (Ji oder Zheng):* harte fixierte Massen

16.2.7 Ödeme im Bauchraum

Teil E (Symptome und klinische Zeichen) ➤ *Kap. 71*

Ödeme im Bauchraum sind stets auf einen Yang-Mangel der Milz oder Niere zurückzuführen. Zusätzlich können in solch einem Fall die Fußknöchel geschwollen sein.

16.2.8 Hervorstehender Bauchnabel

Teil E (Symptome und klinische Zeichen) ➤ *Kap. 71*

Ein hervorstehender Bauchnabel kann durch folgende Syndrome entstehen: Leere-Kälte mit Qi-Stagnation, was häufiger bei Kindern auftritt, Blut-Stase mit Ödemen im Bauchraum, was häufiger bei älteren Menschen vorkommt, oder ein schwerer Milz- und Nieren-Mangel.

16.2.9 Eingesunkener Bauchnabel

Teil E (Symptome und klinische Zeichen) ➤ *Kap. 71*

Ein eingesunkener Bauchnabel kann durch eine Blut-Stase mit sinkendem Qi oder durch Nässe-Hitze im Bauchraum verursacht werden.

16.2.10 Erweiterte Bauchvenen

Teil E (Symptome und klinische Zeichen) ➤ *Kap. 71*

Aus Sicht der chinesischen Medizin entstammen erweiterte Bauchvenen den Blut-Verbindungsleitbahnen, die ein Netzwerk an sekundären Verbindungsleitbahnen darstellen, in denen sich das Blut sammelt. Daher weisen erkennbar erweiterte Bauchvenen per definitionem auf ein Erkrankungsmuster der Blut-Verbindungsleitbahnen sowie des Durchdringungsgefäßes. Das Durchdringungsgefäß ist das Meer des Blutes und kontrolliert alle Blut-Verbindungsleitbahnen, vor allem die im Bauchraum und an den innen gelegenen Seiten der Beine. Wenn die erweiterten Bauchvenen purpur erscheinen, so deutet dies auf Blut-Stase, sind sie hingegen rot, deutet dies auf Blut-Hitze, und bei blauen Venen auf eine Kälte.

16.2.11 Linien auf dem Bauch

Teil E (Symptome und klinische Zeichen) ➤ *Kap. 71*

Diese Linien auf dem Bauch sind breite Streifen, die wie Dehnungsstreifen (Striae) aussehen (Dehnungsstreifen sind eine Art dieser „Linien"). Sie können blau oder purpur sein, wobei blau auf eine durch Kälte und Yang-Mangel verursachte Blut-Stase hinweist, und purpur auf Blut-Stase mit Blut-Hitze und Yin-Mangel. Derartige Linien kann man auch bei Patienten, die auf Langzeittherapie mit oralen Kortikosteroiden gesetzt wurden, beobachten.

16.2.12 Maculae auf dem Bauch

Teil E (Symptome und klinische Zeichen) ➤ *Kap. 71*

Maculae auf dem Bauch (oder auch Hautflecken) deuten stets auf ein Krankheitsmuster im Blut, insbesondere auf Blut-Hitze bei roten, auf Blut-Stase bei purpurnen, und auf Blut-Hitze mit Yin-Mangel bei scharlachroten Maculae.

16.2.13 Kleine Geschwülste in den Flanken

Teil E (Symptome und klinische Zeichen) ➤ *Kap. 71*

Kleine Geschwülste, die im Flankenbereich auftreten und dem Erscheinungsbilds einer Perlenkette ähneln, deuten auf Leber-Blut-Stase.

LERNERGEBNISSE

Das sollten Sie jetzt wissen:

- Welche Leitbahnen Brustkorb und Bauch beeinflussen.
- Welche Schlussfolgerungen man aus den verschiedenen Erscheinungsformen des Brustkorbs ziehen kann.
- Welche Schlüsse man aus der Bauchgröße, Resistenzen, Hautzeichen und klinischen Zeichen des Bauchnabels ziehen kann.

KAPITEL

17 Betrachtung der Genitalien

Die Genitalien stehen in erster Linie mit den Leber- und Nieren-Leitbahnen und mit dem Konzeptionsgefäß, dem Durchdringungsgefäß und dem Lenkergefäß in Verbindung. Insbesondere ist die Leber-Verbindungsleitbahn zu nennen, die eine Schleife um die Genitalien beschreibt. Gerade weil der Einfluss des Konzeptionsgefäßes so offensichtlich ist, wird der Einfluss des Lenkergefäßes auf die Genitalien oft übersehen.

Das *Su Wen* beschreibt in Kapitel 60, dass ein vorderer Ast des Lenkergefäßes zu den Genitalien und zum Schambein zieht (sowohl beim Mann als auch bei der Frau), und von dort auf der gleichen Bahn wie das Konzeptionsgefäß zum Bauch aufsteigt.[1]

Die Wege der Leitbahnen durch die Genitalien sind in ➤ Abbildung 17.1 dargestellt und im Folgenden beschrieben:

- Ein Ast des Lenkergefäßes zieht hinunter zu den Genitalien.
- Die Nieren-Hauptleitbahn, die Nieren-Verbindungsleitbahn und die Nieren-Muskelleitbahn fließen alle durch die Genitalien.
- Sowohl Leber-Hauptleitbahn als auch Verbindungsleitbahn, Sonderleitbahn und Muskelleitbahn der Leber beschreiben eine Schleife um die Genitalien.

Die klinischen Zeichen der Genitalien umfassen folgende Aspekte:

- Schambehaarung
- Skrotum
- Penis
- Vulva und Vagina

Eine detailliertere Beschreibung der klinischen Zeichen der Genitalien und ihrer Syndrome findet sich in Teil E (➤ Kap. 74, ➤ Kap. 75, ➤ Kap. 89).

17.1 Schambehaarung

Teil E (Symptome und klinische Zeichen) ➤ *Kap. 75,* ➤ *Kap. 89*

Es gibt zwei Punkte auf die man bei der Betrachtung der Schamhaare achtet:

- Ausfall des Schamhaars
- Übermäßige Schambehaarung

17.1.1 Ausfall des Schamhaars

Das Ausfallen der Schambehaarung ist gleichzusetzen mit einem Rückgang an Nieren-Essenz. Bei alten Menschen ist dieser Rückgang normal. Bei Jüngeren jedoch kann die Ursache eine schwere Milz- und Nieren-Yang-Schwäche sein.

THERAPIE

Nieren-Essenz-Mangel: Ren 4 Guanyuan, Ni 13 Quxue, Bl 23 Shenshu.

17.1.2 Übermäßige Schambehaarung

Der Begriff „übermäßig" bezieht sich hier nicht auf die Quantität, sondern eher auf das Ausmaß der Schambehaarung, meint also Personen, bei denen das Schamhaar ein großes Areal einnimmt, sich sowohl die Beine hinunter, als auch bis zum Bauchnabel hin ausbreitet. In dieser Definition ist übermäßige Schambehaarung

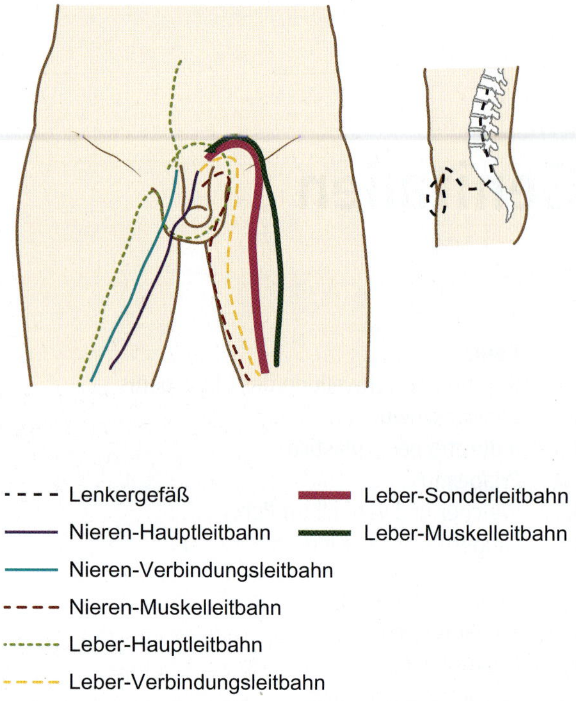

Abb. 17.1 Verlauf der Leitbahnen mit Einfluss auf die Genitalien

entweder auf eine Kombination aus Schleim und Blut-Stase oder auf Nieren-Yin-Mangel mit Leere-Hitze zurückzuführen.

17.2 Skrotum

Teil E (Symptome und klinische Zeichen) ➤ *Kap. 75*

Die folgenden Zeichen des Skrotums werden besprochen:

- Zusammengezogenes Skrotum
- Schlaffes Skrotum
- Auf einer Seite herabhängendes Skrotum
- Geschwollenes Skrotum
- Geschwollenes und nässendes Skrotum
- Blasses Skrotum
- Rotes Skrotum
- Violettes Skrotum
- Dunkles Skrotum

17.2.1 Zusammengezogenes Skrotum

Die häufigste Ursache eines zusammengezogenen Skrotums ist eine Stagnation von Kälte in der Leber-Leitbahn. Auch bei einem Kollaps von Yin oder Yang kann dies vorkommen.

17.2.2 Schlaffes Skrotum

Ein schlaffes Skrotum lässt sich entweder auf eine Schwäche der Leber und Nieren (meist Yang-Mangel) oder auf ein Absinken des Milz-Qi zurückführen.

17.2.3 Auf einer Seite herabhängendes Skrotum

Wenn das Skrotum im Stehen auf einer Seite herabhängt und angeschwollen wirkt, sich jedoch im Liegen wieder einzieht, dann spricht der Schulmediziner von einem Leistenbruch, beziehungsweise Hodensackbruch. Aus Sicht der chinesischen Medizin sind folgende Syndrome involviert: Leere-Kälte im unteren Bauchraum, Nässe-Schleim im unteren Bauchraum, Leber-Blut-Stase oder Nässe-Hitze in der Leber.

17.2.4 Geschwollenes Skrotum

Ein geschwollenes Skrotum kann durch folgende Syndrome verursacht werden: Milz- und Nieren-Yang-Mangel, Nässe-Hitze in der Leber-Leitbahn, absinkendes Milz-Qi, Herz-Yang-Mangel, oder Leber-Blut-Mangel, welcher einen inneren Leere-Wind auslöst.

17.2.5 Geschwollenes und nässendes Skrotum

Wenn das Skrotum rot angeschwollen ist, und ein klebriges Exsudat abgesondert wird, ist die Ursache entweder Nässe-Hitze oder Toxische Hitze in der Leber-Leitbahn.

17.2.6 Blasses Skrotum

Ein blasses Skrotum lässt sich entweder auf Milz- oder Nieren-Yang-Mangel zurückführen.

17.2.7 Rotes Skrotum

Ein rotes Skrotum lässt sich entweder auf Nässe-Hitze oder Toxische Hitze in der Leber-Leitbahn zurückführen.

17.2.8 Violettes Skrotum

Ein violettes Skrotum lässt sich entweder auf Leber-Blut-Stase oder auf Nässe-Hitze mit Blut-Stase in der Leber-Leitbahn zurückführen.

17.2.9 Dunkles Skrotum

Ein dunkles Skrotum lässt sich entweder auf Kälte-Stagnation in der Leber-Leitbahn oder auf Nieren-Yang-Mangel zurückführen.

17.3 Penis

Teil E (Symptome und klinische Zeichen) ➤ *Kap. 75*, ➤ *Kap. 90*

Die folgenden klinischen Zeichen des Penis werden besprochen:

- Rötung und Schwellung der Glans penis
- Penisgeschwüre
- Induratio penis plastica
- Priapismus
- Weicher und verwelkter Penis
- Langer Penis bei Kindern

17.3.1 Rötung und Schwellung der Glans penis

Eine Rötung und Schwellung der Glans penis ist entweder von Toxischer Hitze oder Nässe-Hitze in der Leber-Leitbahn verursacht.

THERAPIE

Feuchte-Hitze in der Leber-Leitbahn: Le 5 Ligou, Le 3 Taichong, Ren 3 Zhongji, Mi 9 Yinlingquan.

17.3.2 Penisgeschwüre

Diese Erkrankung macht sich durch eine Rötung, Maculae, Erosion der Haut und nässende Geschwüre auf Glans penis und / oder Penisschaft bemerkbar. Schmerzen sind eine häufige Begleiterscheinung. Die wichtigsten Ursachen sind Toxische Hitze oder Nässe-Hitze in der Leber-Leitbahn.

17.3.3 Induratio penis plastica

Die Induratio penis plastica (IPP) ist eine unnatürliche Verkrümmung des Penis, die erst im erigierten Zustand sichtbar wird. Aufgrund von Plaque oder Narbengewebe im Penis wird eine vollständige Erektion verhindert, oder so schmerzhaft, dass der Beischlaf nicht möglich ist.

Die häufigsten Ursachen der IPP sind:

- Blut-Stase
- Nässe in der Leber-Leitbahn
- Kälte in der Leber-Leitbahn

THERAPIE

Blut-Stase, die auf den Penis einwirkt: Mi 4 Gongsun mit Pe 6 Neiguan, Ni 14 Siman, Le 3 Taichong, Ma 30 Qichong, Ni 11 Henggu.

17.3.4 Priapismus

Priapismus (schmerzhafte Dauererektion) lässt sich entweder auf eine Schwäche des Nieren-Yin mit Leere-Hitze oder auf Nässe-Hitze in der Leber-Leitbahn zurückführen.

17.3.5 Weicher und verwelkter Penis

Ein weicher und verwelkter Penis beim Erwachsenen kann seine Ursache sowohl in einem Qi-Mangel, als auch in Nieren-Mangel (Yin oder Yang), oder in Schleim und Blut-Stase im Unteren Erwärmer haben.

17.3.6 Langer Penis bei Kindern

Wenn der kindliche Penis unnatürlich lang ist, ja beinahe die Länge des Erwachsenen erreicht, kann der Grund entweder eine erbliche Nieren-Yin-Schwäche, ein Absinken des Milz-Qi, Schleim mit Blut-Stase im unteren Erwärmer oder Nässe-Hitze in der Leber-Leitbahn sein.

17.4 Vulva und Vagina

Teil E (Symptome und klinische Zeichen) ➤ *Kap. 89*

Die folgenden klinischen Zeichen von Vulva und Vagina werden besprochen:

- Vulvaläsionen
- Leukoplakie
- Schwellung der Vulva
- Vaginalprolaps

17.4.1 Vulvaläsionen

Läsionen der Vulva können sowohl von Nässe-Hitze in der Leber-Leitbahn als auch von Toxischer Hitze mit Blut-Stase in der Leber-Leitbahn ausgelöst werden.

17.4.2 Leukoplakie

Leukoplakien können von Nässe-Hitze in der Leber-Leitbahn oder von seit Langem bestehendem Blut-Mangel im Zusammenhang mit Nässe ausgelöst werden.

17.4.3 Schwellung der Vulva

Eine Schwellung der Vulva wird möglicherweise von Toxischer Hitze mit Blut-Stase in der Leber-Leitbahn oder von Nässe-Schleim im Unteren Erwärmer oder auch von Nässe-Hitze mit Toxischer Hitze in der Leber-Leitbahn verursacht.

17.4.4 Vaginalprolaps

Ein Vaginalprolaps lässt sich immer auf das Absinken des Qi von Milz und / oder Nieren zurückführen.

LERNERGEBNISSE

Das sollten Sie jetzt wissen:

- Welche Leitbahnen die Genitalien beeinflussen.
- Welche Schlüsse man aus ausfallender bzw. übermäßiger Schambehaarung ziehen kann.
- Welche Pathologie Abnormalitäten des Penis und Skrotums zugrunde liegt.
- Welche Pathologie Abnormalitäten von Vulva und Vagina zugrunde liegt.

ANMERKUNG

[1] *Huang Di Nei Jing Su Wen* 黄帝内经素问 *(„Des Gelben Kaisers Klassiker des Inneren – Reine Fragen"; „The Yellow Emperor's Classic of Internal Medicine – Simple Questions"); People's Health Publishing, Beijing 1979, S. 320; erstmals erschienen: etwa 100 v. Chr.*

KAPITEL

18 Betrachtung der vier Gliedmaßen

Zur Betrachtung der Gliedmaßen gehört auch eine Inspektion der ihnen zugehörigen Haut, Muskeln, Blutgefäßen und Sehnen. Daher kann eine eingehende Betrachtung dieser Strukturen auch den Zustand von Lunge, Milz, Herz bzw. Leber enthüllen, obwohl ja der Gesamtzustand der Gliedmaßen eigentlich in Bezug zu Magen und Milz steht.

Folgende Aspekte der Betrachtung der vier Gliedmaßen werden besprochen:

1. Atrophie der vier Gliedmaßen
2. Erschlaffung der vier Gliedmaßen
3. Starre der vier Gliedmaßen
4. Lähmung der vier Gliedmaßen
5. Kontraktionen der vier Gliedmaßen
6. Krämpfe der vier Gliedmaßen
7. Tremor oder Spastik der vier Gliedmaßen
8. Gelenkschwellungen an den vier Gliedmaßen
9. Ödeme der vier Gliedmaßen

Die zu den vier Gliedmaßen gehörigen Symptome und klinischen Zeichen finden sich in Teil E des Buchs (➤ Kap. 64, ➤ Kap. 65, ➤ Kap. 66).

18.1 Atrophie der vier Gliedmaßen

Teil E (Symptome und klinische Zeichen) ➤ Kap. 64; Teil B (Befragung) ➤ Kap. 39

Eine Atrophie der vier Gliedmaßen reicht von einem sehr leichten Dünnerwerden der Muskulatur bis zu einem kompletten Muskelschwund, wie man ihn in den fortgeschritteneren Stadien einiger neurologischer Erkrankungen (zum Beispiel Krankheiten des oberen motorischen Neurons) erkennen kann. Die Hauptursache einer Atrophie der vier Gliedmaßen ist ein Milz- und Magen-Mangel, der aus einer Transportschwäche des Magens herrührt, sodass die Muskeln keine adäquate Ernährung erhalten können. Eine weitere Ursache ist ein Qi- und Blut-Mangel, an dem üblicherweise Herz, Milz und Leber mitbeteiligt sind. Bei etwas fortgeschritteneren Erkrankungsstadien kann ein Leber- und Nieren-Yin-Mangel, oder ein Milz- und Nieren-Yang-Mangel eine Atrophie der vier Gliedmaßen verursachen.

Bei Kindern wird eine Atrophie der vier Gliedmaßen entweder durch eine Milz- und Magen-Mangel ausgelöst. Oder sie besteht aufgrund eines angeborenen Nieren-Essenz-Mangels und repräsentiert somit eine der fünf Erschlaffungen bei Kindern (➤ Kap. 90). Wenn ein Kind schlaffe Beinmuskeln sowie geschwollene Knie aufweist, so bezeichnet man dieses Syndrom in der chinesischen Medizin als „Kranich-Knie-Wind". Ursache eines solchen Krankheitsbildes ist ein Yin-Mangel der drei Yin-Leitbahnen der Beine in Kombination mit einem Eindringen von Nässe-Kälte in die Knie.

Atrophie der vier Gliedmaßen

- Milz- und Magen-Mangel
- Qi- und Blut-Mangel
- Leber- und Nieren-Yin-Mangel
- Milz- und Nieren-Yang-Mangel
- Nieren-Essenz-Mangel (bei Kindern)
- Milz-, Leber- und Nieren-Yin-Mangel mit Nässe-Kälte in den Knien (bei Kindern)

18.2 Erschlaffung der vier Gliedmaßen

Teil E (Symptome und klinische Zeichen) ➤ *Kap. 64; Teil B (Befragung)* ➤ *Kap. 39*

Unter dem Begriff „Erschlaffung" versteht man schlaffe, weiche und schwache Muskulatur, die jedoch im Gegensatz zur Muskelatrophie noch keinen Schwund erlitten hat.

Bei akuten Fällen von Erschlaffung der vier Gliedmaßen kann ein Eindringen von Wind-Hitze in die Lunge vorliegen, bis sich dann später in innere Hitze umwandelt und die Körperflüssigkeiten von Milz und Magen schädigt. Bei chronischen Fällen von Fülle-Syndromen kann eine Nässe-Hitze, die Milz und Magen beeinträchtigt, vorliegen. Es kann sich aber auch um ein Leere-Syndrom handeln, bei dem dann ein Milz- und Magen-Mangel im Vordergrund steht. Bei schweren chronischen Fällen lässt sich eine Erschlaffung der vier Gliedmaßen häufig auf einen Nieren-Yin-Mangel zurückführen.

Bei Kindern, die unter fünf Jahre alt sind, kann ein akutes Auftreten einer Erschlaffung der vier Gliedmaßen an einem Eindringen von Wind-Hitze liegen, die rapide ins Innere vordringt, sich dort in Hitze umwandelt und die Körperflüssigkeiten schädigt, was letztlich zu einer Unterernährung der Leitbahnen führt. Diese Art von Gliederschlaffheit wird durch infektiöse Krankheiten, wie zum Beispiel Poliomyelitis (Kinderlähmung), ausgelöst. Bei inneren Erkrankungen ist eine bei Kindern auftretende Erschlaffung der vier Gliedmaßen auf eine Ansammlung von Nässe-Hitze oder auf einen Qi-Mangel mit Blut-Stase zurückzuführen, was auf schlechter ererbter Konstitution oder schlechter nachgeburtlicher Ernährungslage basiert.

THERAPIE

Di 10 Shousanli, Ma 36 Zusanli, Ren 12 Zhongwan, Bl 20 Pishu, Bl 21 Weishu, Ma 31 Biguan.

Erschlaffung der vier Gliedmaßen

- Lungen-Hitze, die die Körperflüssigkeiten schädigt (akut)
- Nässe-Hitze in Milz und Magen (chronisch)
- Milz- und Magen-Mangel (chronisch)
- Nieren-Yin-Mangel
- Qi-Mangel mit Blut-Stase

18.3 Starre der vier Gliedmaßen

Teil E (Symptome und klinische Zeichen) ➤ *Kap. 64*

Bei einer Starre der vier Gliedmaßen ist der Patient außer Stande, die Gelenke von Handgelenk, Ellenbogen, Knie oder Knöchel zu beugen oder zu strecken. Hier gibt es eine Anzahl von Ursachen: Bei Fällen mit akutem Krankheitsbeginn liegt ein Eindringen von Wind vor, bei dem die Starre offensichtlich nur von kurzer Dauer ist, und nach Klärung des pathogenen Faktors Wind wieder nachlässt.

Eine häufige Ursache von Starre bei inneren Erkrankungen ist aufsteigendes Leber-Yang oder Leber-Wind bei älteren Menschen. Eine weitere Ursache sieht man natürlich beim schmerzhaften Obstruktions-Syndrom (*Bi*-Syndrom), insbesondere wenn es durch Nässe verursacht wird, die in chronischen Fällen durch Schleim verkompliziert wird. In letzterem Fall wird die Gliederstarre von Gelenkschwellung und -schmerz begleitet.

Bei älteren Patienten erklärt sich ein Unvermögen, die Gelenke zu beugen, oft durch eine Ansammlung von Schleim in den Leitbahnen mit innerem Wind. Eine Gliederstarre, begleitet von nächtlich sich verschlimmernden Gelenk- und / oder Muskelschmerzen, ist durch Blut-Stase verursacht.

Bei Leere-Syndromen besteht eine Starre der vier Gliedmaßen aufgrund von Leber- und Nieren-Yin-Mangel oder Milz- und Nieren-Yang-Mangel. Diese beiden Syndrome treten bei älteren Menschen wesentlich häufiger auf.

Starre der vier Gliedmaßen

- Eindringen von äußerem Wind (akut)
- Aufsteigendes Leber-Yang
- Leber-Wind (bei älteren Menschen)
- Schmerzhaftes Obstruktions-Syndrom mit Nässe und Schleim
- Schleim mit innerem Wind (bei älteren Menschen)
- Blut-Stase
- Leber- und Nieren-Yin-Mangel
- Milz- und Nieren-Yang-Mangel

18.4 Lähmung der vier Gliedmaßen

Teil E (Symptome und klinische Zeichen) ➤ *Kap. 64*

Eine Lähmung der vier Gliedmaßen reicht von einer sehr leichten Bewegungseinschränkung, wie sie bei Leuten auftritt, die dazu neigen, einen Fuß nachzuziehen, bis zu einer kompletten Lähmung, wie bei einer Querschnittslähmung infolge einer Wirbelsäulenfraktur.

Die Hauptursachen einer Lähmung der vier Gliedmaßen sind folgende: Ein Milz- und Magen-Mangel, ein allgemeiner Qi- und Blut-Mangel sowie ein Leber- und Nieren-Yin-Mangel. Des Weiteren gibt es auch Fülle-Syndrome von Lähmung, wie Ansammlung von Nässe in den Muskeln und Blut-Stase.

Die nach einem Schlaganfall auftretende Halbseitenlähmung ist auf eine Ansammlung von Wind und Schleim in den Leitbahnen einer Körperseite zurückzuführen. Der einem Schlaganfall zugrunde liegende Krankheitsmechanismus gestaltet sich häufig als recht komplex. In seiner Entstehung sind häufig pathogene Faktoren wie Schleim, innerer Wind und Hitze mit beteiligt. Die gesamte Pathologie entwickelt sich bevorzugt dann, wenn der Körper ohnehin schon einen Mangel an Qi und Blut oder Yin aufweist.

Lähmung der vier Gliedmaßen

- Milz- und Magen-Mangel
- Qi- und Blut-Mangel
- Leber- und Nieren-Yin-Mangel
- Nässe in den Muskeln
- Eindringen von äußerem Wind (akut)
- Blut-Stase
- Schleim und innerer Wind in den Leitbahnen

18

18.5 Kontraktionen der vier Gliedmaßen

Teil E (Symptome und klinische Zeichen) ➤ *Kap. 64*

Bei Fällen mit akutem Krankheitsbeginn können Kontraktionen der vier Gliedmaßen durch eindringenden Wind verursacht werden, was stets von kurzer Dauer ist und sich von selbst bessert. Bei Fülle-Syndromen können die Kontraktionen auch aufgrund einer Nässe mit Blockade der Muskeln bestehen, oder durch eine Hitze, die die Körperflüssigkeiten der Leitbahnen der Gliedmaßen schädigt.

Bei Leere-Syndromen liegt in den häufigsten Fällen ein Leber-Blut- oder Leber-Yin-Mangel vor. Ein häufig vorkommendes Beispiel einer Kontraktion bei älteren Menschen ist die Dupuytren-Kontraktur von Ringfinger oder kleinem Finger. In den meisten Fällen rührt sie von einem Leber-Blut- oder Leber-Yin-Mangel her.

18.6 Krämpfe der vier Gliedmaßen

Teil E (Symptome und klinische Zeichen) ➤ *Kap. 64*

Bei Krämpfen der vier Gliedmaßen liegt stets ein innerer Wind vor. In der chinesischen Medizin werden Krämpfe als ein „Schütteln" der Sehnen betrachtet. Dies ist ein weiterer Grund dafür, warum die Leber immer an diesem Krankheitsmuster beteiligt ist.

Bei chronischen, inneren Erkrankungen wird innerer Wind als das Endprodukt einer langen Kette an Krankheitsvorgängen hervorgebracht, wobei die Leber normalerweise mitbeteiligt ist. Bei akuten fiebrigen Erkrankungen wird innerer Wind entweder direkt von extremer Hitze oder durch Yin-Mangel hervorgebracht, was normalerweise in der Blut-Ebene stattfindet. Egal, ob nun eine innere oder äußere Ursache vorliegt, kann man immer zwei Arten von innerem Wind unterscheiden: Der eine vom Fülle-Typ, der durch starke Krämpfe von hoher Amplitude gekennzeichnet ist, sowie der andere vom Leere-Typ, der durch schwache und unregelmäßige Krämpfe von kleiner Amplitude, die wie Zuckungen erscheinen, auffällt.

Bei akuten fiebrigen Erkrankungen, wenn die Hitze die Blut-Ebene erreicht, kann sich innerer Wind rapide, sogar innerhalb weniger Tage, entwickeln. Sobald Hitze Wind hervorbringt, verursacht dies starke Krämpfe der vier Gliedmaßen. Bei einem aus Yin-Mangel entstandenen Leere-Wind-Syndrom, wobei die Hitze zuvor die Körperflüssigkeiten aufbrauchte, sind die Krämpfe weniger betont und treten unter Umständen unregelmäßig auf.

Bei inneren Syndromen sind Krämpfe oder Zuckungen der vier Gliedmaßen auf inneren Leber-Wind zurückzuführen, der von aufsteigendem Leber-Yang oder Leber-Blut-Mangel herrühren kann.

Wenn ein neugeborenes Kind, das an leichten und periodisch auftretenden Krämpfen leidet, zwischen den Anfällen jedoch völlig normal erscheint, so sind die Krämpfe auf ein Eindringen von äußerem Wind in Zusammenhang mit vorgeburtlichem Schock und schlechter ererbter Konstitution zurückzuführen. Die Krämpfe treten eher im Frühling und Herbst auf und bestehen aufgrund eines Milz- und Nieren-Mangels. Nachdem die Sehnen nicht adäquat genährt werden, fallen sie leicht den Angriffen von äußerem Wind zum Opfer.

Krampfanfälle bei Frauen in der Zeit nach der Geburt werden durch einen Leber-Blut-Mangel, der Leber-Wind hervorbringt, ausgelöst.

Epilepsie stellt einen weiteren Typ von Krämpfen der vier Gliedmaßen durch inneren Wind dar. In der chinesischen Medizin nenn man Epilepsie *dian xian*, was laut traditioneller Quellen durch inneren Wind und Schleim, der die klaren Öffnungen des Herz-Geistes blockiert, verursacht wird. Syndrome dieser Art beziehen die Organe Leber, Milz und Niere mit ein.Wenn Epilepsieanfälle während der Schwangerschaft oder nach der Entbindung auftreten, liegen im Allgemeinen ein Leber- und Nieren-Yin-Mangel sowie ein Blut-Mangel vor, die Leber-Wind hervorbringen.

Krämpfe der vier Gliedmaßen

- Wind (Fülle oder Leere) bei akuten fiebrigen Erkrankungen (häufiger bei Kindern)
- Leber-Wind bei chronischen inneren Erkrankungen
- Äußerer Wind in Zusammenhang mit vorgeburtlichem Schock und schlechter ererbter Konstitution: leichte und periodisch auftretende Krämpfe bei Säuglingen
- Leber-Wind durch Leber-Blut-Mangel: Krämpfe nach der Entbindung
- Epilepsie (Leber-Wind und Schleim)

18.7 Tremor oder Spastik der vier Gliedmaßen

Teil E (Symptome und klinische Zeichen) ➤ *Kap. 64; Teil A (Betrachtung)* ➤ *Kap. 4; Teil B (Befragung)* ➤ *Kap. 39*

Ein Tremor ist gekennzeichnet durch Schütteln, Zittern oder Flattern der Arme oder der Beine, oder von beiden. Dies reicht von einem sehr betonten Schütteln von großer Amplitude bis zu einem kaum wahrnehmbaren, feinschlägigen Zittern von kleiner Amplitude. Ein Handtremor kommt stets häufiger vor als ein Beintremor. Die Ursache ist immer Leber-Wind. Es kann sich hier, wie schon bei Krämpfen erwähnt, um ein Fülle- oder Leere-Syndrom handeln, wobei sich ersteres durch ein betontes Schütteln der Gliedmaßen äußert, während beim letzteren ein feinschlägiger Tremor vorliegt.

Vor allem bei älteren Menschen ist die Hauptursache von Tremor eine Kombination von Leber-Wind und Schleim, was die Leitbahnen und Sehnen beeinträchtigt. Wenn Leber-Yang spontan von selbst aufsteigt, kann es auch zu innerem Wind, und damit zu Tremor, führen. Eine weitere häufige Ursache von Krämpfen ist Leber-Wind, der aus einem Leber-Blut-Mangel entsteht, was wesentlich häufiger bei Frauen anzutreffen ist und zu einem feinschlägigen Tremor führt. Bei älteren Menschen stellt Leber- und Nieren-Yin-Mangel ebenfalls ein häufiges Syndrom dar, das Tremor auslösen kann.

Bei Alkoholkranken wird ein feinschlägiger Tremor durch Nässe-Hitze verursacht. In einigen seltenen Fällen kann eine Ansammlung von Nässe in den Muskeln und Sehnen der Hand zu einem feinschlägigen Handtremor führen.

Bei einem generellen Mangel an Qi und Blut, der zu einer Unterernährung der Sehnen und Muskeln führt, kann es zu einem leichten, feinschlägigen Tremor der Gliedmaßen kommen.

Wenn eine durch eine fiebrige Erkrankung hervorgebrachte Hitze zu Leber-Wind führt, oder das Yin so derartig erschöpft, dass Leere-Wind entsteht, ergibt sich eine Pathologie in der Blut-Ebene (der Vier Ebenen), und kann somit Spastiken und Tremor der Gliedmaßen hervorbringen.

Tremor der vier Gliedmaßen

- Schleim und innerer Wind
- Aufsteigendes Leber-Yang, das Leber-Wind hervorbringt
- Leber-Blut-Mangel, der Leber-Wind hervorbringt
- Leber- und Nieren-Yin-Mangel, der Leber-Wind hervorbringt
- Nässe-Hitze (bei Alkoholkranken)

18.8 Gelenkschwellungen an den vier Gliedmaßen

Teil E (Symptome und klinische Zeichen) ➤ Kap. 64

Wenn die Gelenke der vier Gliedmaßen geschwollen sind, liegt stets ein schmerzhaftes Obstruktions-Syndrom (*Bi*-Syndrom) – vor allem das vom Nässe-Typ – vor. Im Krankheitsverlauf chronischer Fälle wandelt sich Nässe in Schleim um, der dann die Gelenke blockiert und zu weiteren Schwellungen und Knochenverformungen führt. Bei erwachsenen, meist weiblichen Patienten entstehen das schmerzhafte Obstruktions-Syndrom und Gelenkschwellungen besonders häufig bei gleichzeitig bestehendem Blut-Mangel. Sollten sich die geschwollenen Gelenke auch noch heiß anfühlen und rot erscheinen, so deutet dies auf eine Ansammlung von Nässe-Hitze.

18.9 Ödeme der vier Gliedmaßen

Teil E (Symptome und klinische Zeichen) ➤ Kap. 64, ➤ Kap. 65, ➤ Kap. 68; Teil B (Befragung) ➤ Kap. 39; Teil A (Betrachtung) ➤ Kap. 19

Es gibt zwei Arten von Ödemen: Das eine heißt „Wasser-Ödem" (*Shui Zhong*), das andere „Qi-Ödem" (*Qi-Zhong*). Das Wasser-Ödem besteht aufgrund eines Yang-Mangels, bei dem bei Palpation stets Eindellungen und Verfärbungen an der Haut zurückbleiben. Beim Qi-Ödem handelt es sich entweder um Qi-Stagnation oder Nässe, und die Haut zeigt bei Druck weder Eindellungen noch Verfärbungen.

Eine weitere Einteilung erfolgt in Yang- und Yin-Ödeme. Bei Ersteren handelt es sich um den Fülle-Typ, ausgelöst durch das Eindringen von Wind, Nässe oder Toxischer Hitze. Bei Letzteren hingegen steht der Leere-Typ und damit ein Mangel an Milz- und/oder Nieren-Yang im Vordergrund. Bei Yin-Ödemen lässt sich die Haut deutlich eindellen, bei Yang-Ödemen hingegen zeigen sich kaum oder gar keine Dellen auf der Haut. Aus Sicht der Schulmedizin deutet ein Fehlen von Eindellungen auf eine Schilddrüsenunterfunktion.

Wenn wir bei der Betrachtung der Gliedmaßen auf Ödeme stoßen, sollten wir die ödematöse Gegend stets abtasten und auf Eindellungen hin untersuchen. Wenn bei der Palpation der Haut mit dem Daumen eine Delle längere Zeit zurückbleibt, so deutet dies auf das sogenannte „Wasser-Ödem". Das bedeutet, das Ödem besteht aufgrund einer Ansammlung von Flüssigkeiten. Sollte sich beim Drücken der Haut mit dem Daumen keine Delle formen, so weist dies auf ein „Qi-Ödem" durch Qi-Stagnation und Nässe.

Echte Ödeme sind in der Regel auf einen Yang-Mangel zurückzuführen, das heißt, das Yang ist nicht in der Lage, die Flüssigkeiten im Körper richtig zu transformieren, transportieren und auszuscheiden, sodass sie sich im Spalt zwischen Haut und Muskeln (*Cou Li*) ansammeln.

Ein Yang-Mangel stellt den Hauptgrund von Ödemen in den Gliedmaßen dar. Ein Lungen-Yang-Mangel betrifft primär die Hände, ein Nieren-Yang-Mangel primär die Füße, und ein Milz-Yang-Mangel kann Hände und Füße betreffen. Ödeme der vier Gliedmaßen können auch von einer Ansammlung von Nässe in den Muskeln her stammen, die dann in Verbindung zu Kälte oder Hitze steht.

Eine Qi-Stagnation in den Muskeln kann auch Ödeme der Gliedmaßen verursachen, allerdings ohne Dellen zu hinterlassen. Bei älteren Menschen können auch Qi-Mangel und Blut-Stase die Ödeme auslösen. Schließlich kann ein akuter Fall von Ödemen, die nur an Händen und Gesicht auftreten, auf ein Eindringen von Wind-Wasser, also einer Art Wind-Kälte, hindeuten.

THERAPIE

Ren 12 Zhongwan, Ren 9 Shuifen, Ren 5 Shimen, Di 10 Shousanli, Lu 7 Lieque, Mi 9 Yinlingquan, Bl 22 Sanjiaoshu.

Ödeme der Gliedmaßen

- *Lungen-Yang-Mangel:* Handödeme
- *Nieren-Yang-Mangel:* Fußödeme
- *Milz-Yang-Mangel:* Ödeme aller vier Gliedmaßen
- *Nässe:* Ödeme aller vier Gliedmaßen
- *Qi-Stagnation:* Ödeme der vier Gliedmaßen (ohne Dellen)
- *Eindringen von Wind-Wasser in die Lunge:* akute Ödeme der Hände

LERNERGEBNISSE

Das sollten Sie jetzt wissen:

- Welche Bedeutung die Betrachtung von Haut, Muskeln, Sehnen und Blutgefäßen der vier Gliedmaßen bei der Beurteilung des Zustands von Lunge, Milz, Leber bzw. Herz hat.
- Welche Pathologien Atrophie, Erschlaffung, Bewegung oder mangelnder Bewegung, Ödemen und Schwellungen der vier Gliedmaßen zugrunde liegen.

KAPITEL

19 Betrachtung der Beine

Die Betrachtung der Beine umfasst sowohl die Betrachtung der Beine an sich als auch des Gangs. Folgende klinische Zeichen der Beine werden besprochen:

1. Beine
   - Ödeme an den Beinen
   - Atrophie der Beine
   - Lähmung der Beine
   - Gekrümmte Beine
2. Gang
   - Trippelgang
   - Instabiler Gang
   - Taumelnder Gang
   - Steppergang
   - Schlurfender Gang

Die mit den Beinen zusammenhängenden Symptome und klinischen Zeichen sind in ➤ Kapitel 66 aufgeführt.

19.1 Beine

19.1.1 Ödeme an den Beinen

Teil E (Symptome und klinische Zeichen) ➤ Kap. 64, ➤ Kap. 66, ➤ Kap. 68; Teil A (Betrachtung) ➤ Kap. 18; Teil B (Befragung) ➤ Kap. 39

Generell entstehen Ödeme durch einen Yang-Mangel der Lunge, Milz, oder Niere, oder durch eine Ansammlung von Nässe. Bei Beinödemen besteht entweder ein Milz-Yang-Mangel, ein Nieren-Yang-Mangel, oder eine Kombination aus beiden Syndromen.

In manchen Fällen kann auch eine Ansammlung von Nässe in den Beinen Ödeme verursachen. Es besteht hier also eine Störung der normalen Umwandlung von Flüssigkeiten. In letzterem Fall erscheinen die Beine nicht nur ödematös, sondern gegebenenfalls auch generell geschwollen. Bei Ödemen, die durch Yang-Mangel oder Nässe ausgelöst wurden, dellt sich die Haut bei Druck ein. In einigen Fällen können Ödeme durch eine Qi- und Blut-Stagnation in den Beinen verursacht werden. Diese Ödeme lassen sich bei Druck nicht eindellen (➤ Abb. 19.1).

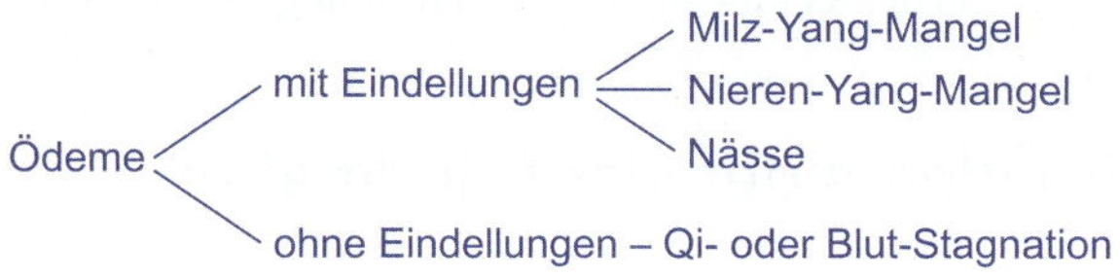

Abb. 19.1 Ursachen für Beinödeme

Fallgeschichte 19.1

Männlicher Patient, 51 Jahre alt, litt seit acht Monaten an Bein- und Bauchödemen, Atemlosigkeit, Nachtschweiß und war nicht in der Lage, sich flach hinzulegen. Bei einer schulmedizinischen Abklärung ergab sich das klinische Bild einer kongestiven Herzinsuffizienz. Er gab ein Hitzegefühl sowie ein pochendes Gefühl im Kopf an, was aus schulmedizinischer Sicht aufgrund eines Bluthochdrucks bestand. Bei weiterer Befragung berichtete er, dass er morgens ein Druckgefühl im rechten Auge verspürte, außerdem klagte er über Tinnitus, Durst und eine Neigung zu Durchfällen.

Der Patient war leicht übergewichtig und besaß eine Körperform vom Feuer-Typ, doch sein Körper erschien eher rundlich, sein Kopf war rund und seine Hände und Füße klein. Der Lehrmeinung nach sollte der Feuer-Typ einen flotten Gang haben und schnell sprechen, dieser Patient aber lief und sprach eher langsam. Er hatte eine matte und blasse Gesichtsfarbe.

Seine Zunge war leicht blass, leicht rot an den Seiten und wies einen tiefen Riss im Herz-Bereich sowie einen klebrig-weißen Belag auf. Der Puls war an den beiden hinteren Pulsstellen schwächlich, vor allem aber an der rechten, schwächlich auf der rechten vorderen Stelle und schlüpfrig auf der linken vorderen Stelle.

Diagnose: Zunächst einmal fällt der Gegensatz zwischen der Körperform eines Feuer-Typs und dem langsamen Gang und Sprachbild des Patienten auf, was bereits, ohne weiter auf den Fall einzugehen, auf ein potenzielles Problem des Elementes Feuer und des Herzens hindeutet. Bestätigt wird dies durch die Präsenz eines tiefen Herzrisses in der Zunge, der normalerweise entweder auf schwere emotionale Schwierigkeiten (nicht bei diesem Patienten) oder ein tatsächliches Herzproblem hinweist. Die Möglichkeit einer Herzerkrankung wird auch durch den schlüpfrigen Puls in der Herz-Position angedeutet, was aufgrund der schwächlichen Qualität der anderen Pulsstellen umso auffallender ist. Wenn bei der Pulsbetastung nur die Position des Herz-Pulses schlüpfrig ausfällt, insbesondere von der lateralen oder medialen Seite des Pulses her betrachtet, so deutet dies häufig auf eine Herzpathologie im schulmedizinischen Sinne hin. Daher wiesen bei diesem Patienten die gegensätzliche Körperform sowie Puls und Zunge deutlich auf die Möglichkeit einer tatsächlichen Herzpathologie, was ja schließlich von der schulmedizinischen Diagnostik bestätigt wurde.

In diesem Fall wirken verschiedene Syndrome zusammen: Zunächst verursacht ein Milz- und Nieren-Yang-Mangel den Tinnitus, die Neigung zu Durchfall sowie den schwächlichen Puls auf beiden hinteren Taststellen. Des Weiteren besteht ein Syndrom von zum Herzen überflutendem Wasser, das sich in den Ödemen, der Atemlosigkeit und der Unfähigkeit sich hinzulegen, äußert. Zusätzlich liegt noch ein Syndrom von aufsteigendem Leber-Yang (welches vom Nieren-Mangel herrührt) vor, das sich durch Hitzegefühl sowie ein pochendes Gefühl im Kopf, Druckgefühl im rechten Auge und die roten Zungenseiten zeigt.

THERAPIE

Beinödeme: Ren 12 Zhongwan, Ren 9 Shuifen, Ren 5 Shimen, Mi 9 Yinlingquan, Mi 6 Sanyinjiao, Ni 7 Fuliu, Bl 22 Sanjiaoshu, Bl 23 Shenshu, BL 20 Pishu.

19.1.2 Atrophie der Beine

Teil E (Symptome und klinische Zeichen) ➤ *Kap. 66*

Die Hauptursache einer Atrophie der Beine ist ein chronischer Mangel von Milz und Magen. Des Weiteren kann auch ein Leber- und Nieren-Yin-Mangel eine Atrophie der Beine auslösen (was eher bei älteren Menschen auftritt).

19.1.3 Lähmung der Beine

Teil E (Symptome und klinische Zeichen) ➤ *Kap. 66*

Eine Lähmung der Beine kann an einem Syndrom von chronischem Milz- und Magen-Qi-Mangel, an einem Leber- und Nieren-Yin-Mangel oder an Wind-Schleim in den Gliedmaßen liegen. Die ersten beiden Syndrome werden häufig bei neurologischen Erkrankungen beobachtet, letzteres hingegen als Teil einer Spätkomplikation eines Wind-Schlaganfalls.

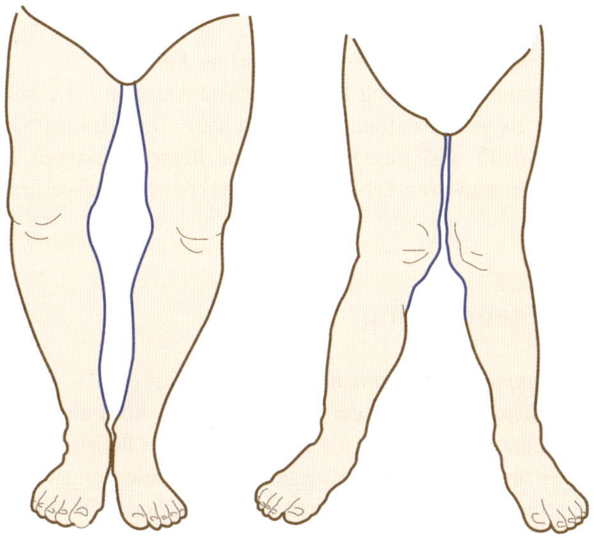

Abb. 19.2 Gekrümmte Beine

19.1.4 Gekrümmte Beine

Teil E (Symptome und klinische Zeichen) ➤ *Kap. 66*

Bei diesem Krankheitsbild können die Beine nach außen oder innen gekrümmt sein, was bei Kindern aufgrund eines angeborenen Mangels von Leber und Niere, oder von Milz und Magen auftritt (➤ Abb. 19.2).

19.2 Gang

19.2.1 Trippelgang

Teil E (Symptome und klinische Zeichen) ➤ *Kap. 66*

Weil der Patient sich beim Gehen so weit nach vorne lehnt, dass er fast umfällt, muss er bei diesem Gangbild viele schnelle, kleine Schritte machen, um sein Gleichgewicht zu halten. Einmal losgegangen, kann der Patient nur schwer wieder anhalten. Die Ursache dieses Gangbildes ist normalerweise ein schwerer und chronischer Leber- und Nieren-Yin-Mangel, oder ein schwerer Qi- und Blut-Mangel. In beiden Fällen kommt oft innerer Wind hinzu.

Der Trippelgang kann typischerweise bei Morbus Parkinson beobachtet werden.

19.2.2 Instabiler Gang

Teil E (Symptome und klinische Zeichen) ➤ *Kap. 66*

Beim instabilen Gang hebt der Patient das Bein hoch an und lässt es plötzlich fallen, er macht weite und unsichere Schritte; zusätzlich verliert er leicht das Gleichgewicht, wenn er im Stand für einen Moment die Augen schließt. Diese Gangart ist auf einen chronischen und schweren Leber- und Nieren-Yin-Mangel, oder einen schweren Qi- und Blut-Mangel zurückzuführen, in beiden Fällen in Kombination mit innerem Wind.

19.2.3 Taumelnder Gang

Teil E (Symptome und klinische Zeichen) ➤ *Kap. 66*

Beim taumelnden Gang fällt ein Schwanken von Seite zu Seite auf, so als ob der Patient betrunken wäre. Diese Gangart kann durch Schleim und Blut-Stase, die die Beine blockieren, oder durch einen schweren Leber- und Nieren-Yin-Mangel verursacht werden.

19.2.4 Steppergang

Teil E (Symptome und klinische Zeichen) ➤ *Kap. 66*

Beim Steppergang hebt der Patient die Beine hoch an und setzt die Füße dann so auf, dass die Zehen zuerst den Boden berühren, als ob er über ein Hindernis steigen würde. Diese Gangart ist auf einen schweren Leber- und Nieren-Yin-Mangel oder Qi- und Blut-Mangel zurückzuführen, in beiden Fällen in Kombination mit innerem Wind.

19.2.5 Schlurfender Gang

Teil E (Symptome und klinische Zeichen) ➤ *Kap. 66*

Beim schlurfenden Gang kann der Patient seine Füße beim Gehen nicht adäquat anheben, sodass er schlurft. Er ist auf einen schweren Leber- und Nieren-Yin-Mangel zurückzuführen, oft in Kombination mit innerem Wind. Dieses Gangbild ist häufig bei Patienten mit Morbus Parkinson zu beobachten.

LERNERGEBNISSE

Das sollten Sie jetzt wissen:

- Beinödeme, Atrophie und Lähmung der Beine und gekrümmte Beine.
- Welche klinische Bedeutung die verschiedenen Gangarten haben.

KAPITEL

20 Betrachtung der Körperausscheidungen

Zur Betrachtung der Körperausscheidungen gehört generell auch eine Betrachtung von Harn, Stuhl, Scheidenausfluss und Menstruationsblut. Da der Arzt sich über den Zustand dieser Ausscheidungen normalerweise durch Befragung statt durch Betrachtung einen Eindruck verschafft, wird der Leser gebeten, auch Teil B zur Befragung (➤ Kap. 31) heranzuziehen.

Folgende klinische Zeichen werden besprochen:

1. Sputum
2. Nasensekret
3. Schweiß
4. Wochenfluss
5. Harn
6. Stuhl
7. Scheidenausfluss
8. Menstruationsblut

20.1 Sputum

Teil E (Symptome und klinische Zeichen) ➤ Kap. 63; Teil B (Befragung) ➤ Kap. 38

Sputum stellt stets die klinische Manifestation von angesammeltem Schleim in der Lunge dar. Farbe und Konsistenz des Sputums vermitteln uns einen Eindruck über die Natur der Erkrankung, nämlich Hitze oder Kälte, Fülle oder Mangel.

Weißes und dünnes Sputum deutet auf Kälte-Schleim, der in der Regel mit einem Yang-Mangel von Milz und / oder Niere in Zusammenhang steht.

Weißes und klebriges Sputum deutet auf Nässe-Schleim in der Lunge, gelbes und klebriges Sputum hingegen auf Schleim-Hitze in der Lunge. Wenn das Sputum zusätzlich auch noch eitrig ist, so deutet dies auf Toxische Hitze in der Lunge. Sehr dunkles, kaffeesatzartiges Sputum deutet auf Schleim-Hitze in der Lunge, bei dem die Hitze vorherrscht und die Blutgefäße schädigt.

Blutiges Sputum deutet entweder auf Schleim-Hitze in der Lunge, oder, wenn es spärlich ist, auf einen Lungen-Yin-Mangel mit Leere-Hitze.

HINWEIS FÜR DIE PRAXIS

Ich messe dem Auswurf von Sputum als Manifestation von Schleim große Bedeutung bei. Wenn ich das Vorhandensein von Schleim vermute, frage ich die Patienten immer, ob sie Sputum abhusten. Selbst wenn dies nur einmal am Morgen der Fall ist, werte ich das als Zeichen von Schleim.

THERAPIE

Die bei Schleim einzusetzenden Punkte variieren je nach Typ und Lokalisation des Schleims. Bei Schleim in der Lunge verwende ich Lu 1 Zhongfu, Lu 5 Chize, Ren 9 Shuifen, Ma 40 Fenglong.

Sputum

- *Weiß und dünn:* Kälte-Schleim
- *Weiß und klebrig:* Nässe-Schleim
- *Gelb und klebrig:* Schleim-Hitze
- *Gelb, klebrig und eitrig:* Toxische Hitze
- *Dunkel wie Kaffeesatz:* Schleim-Hitze in der Blut-Ebene
- *Blutig:* Schleim-Hitze
- *Spärlich und blutig:* Leere-Hitze

20.2 Nasensekret

Teil E (Symptome und klinische Zeichen) ➤ *Kap. 58; Teil B (Befragung)* ➤ *Kap. 35*

Nasensekret deutet entweder auf Schleim oder Nässe. So deutet beispielsweise ein klebrig-gelbes Nasensekret bei einem Patienten mit akuter Bronchitis auf Schleim-Hitze, während das Nasensekret bei einem Patienten mit Sinusitis auf Nässe-Hitze hinweist.

In manchen Fällen liegt jedoch nur eine Störung der Körperflüssigkeiten verteilenden und absteigenden Funktion der Lunge vor, wie man es zum Beispiel beim chronischen Nasensekret einer allergischen Rhinitis (Heuschnupfen) oder beim akuten Nasensekret einer Erkältung beobachten kann.

Im Allgemeinen deutet ein weißes, wässriges und dünnes Nasensekret auf Kälte-Schleim. Ein derartiges Nasensekret sieht man bei allergischer Rhinitis oder bei einer Erkältung recht häufig. Bei ersterem ist ein Lungen-Qi-Mangel die Ursache, sodass die Lunge die Körperflüssigkeiten von sich aus nicht mehr richtig verteilen und absenken kann. Bei einer Erkältung liegt ein Eindringen von Wind vor, der die verteilende und absenkende Funktion der Lunge stört.

Ein weißes und klebriges Nasensekret kann entweder auf ein Eindringen von Wind-Hitze oder auf eine chronische Ansammlung von Nässe in der Nase und den Nasennebenhöhlen hinweisen. Ein klebrig-gelbes Nasensekret deutet auf eine chronische Ansammlung von Nässe-Hitze in der Nase und den Nasennebenhöhlen.

Ein blutiges Nasensekret kann entweder auf Schleim-Hitze in der Lunge oder Nässe-Hitze in der Nase und den Nasennebenhöhlen deuten.

Nasensekret

- *Weiß, wässrig und dünn:* Kälte-Schleim; bei Rhinitis: Lungen-Qi-Mangel; bei Erkältung: äußerer Wind
- *Weiß, klebrig:* Nässe
- *Gelb, klebrig:* Nässe-Hitze
- *Blutig:* Schleim-Hitze oder Nässe-Hitze

20.3 Schweiß

Teil E (Symptome und klinische Zeichen) ➤ Kap. 76; *Teil B (Befragung)* ➤ *Kap. 41*

Schweiß ist entweder auf Hitze oder auf einen Mangel (an Qi, Yang oder Yin) zurückzuführen. Wenn der Schweiß wie Öltröpfchen aussieht und sich besonders an der Stirn äußert, so deutet dies auf einen Yang-Kollaps. Ein gelber Schweiß deutet auf Nässe-Hitze in Magen und Milz. Ein übermäßiges, nicht nachlassendes Schwitzen am ganzen Körper hingegen deutet entweder auf Magen-Hitze bei akuten Fällen, oder auf einen schweren Yang-Mangel, wenn die Erkrankung schon chronisch besteht.

Schweißbildung am Kopf deutet auf Hitze oder Nässe-Hitze im Magen, oder auf eine Leere-Hitze durch Nieren-Yin-Mangel. Wenn Kinder am Kopf schwitzen, so deutet dies in der Regel auf eine Nahrungsretention.

Wenn man an der Nase schwitzt, so deutet dies auf eine Nässe-Hitze in Lunge oder Magen, oder auch in beiden. Schweiß auf den Händen deutet auf einen Qi- oder Yin-Mangel von Lunge oder Herz, oder auf Hitze in Lunge oder Herz. Schweiß auf den Handflächen und Fußsohlen deutet auf einen Nieren-Yin-Mangel hin.

Schweiß

- *Schweiß wie Öltröpfchen auf der Stirn:* Yang-Kollaps
- *Gelb:* Nässe-Hitze in Magen und Milz
- *Übermäßig, nicht nachlassend:* Magen-Hitze oder Yang-Mangel
- *Schweißbildung am Kopf:* Hitze oder Nässe-Hitze im Magen oder Leere-Hitze durch Nieren-Yin-Mangel
- *Schweiß am Kopf bei Kindern:* Nahrungsretention
- *Schweiß auf der Nase:* Nässe-Hitze in Lunge und/oder Magen
- *Schweiß auf den Händen:* Qi- oder Yin-Mangel von Lunge und/oder Herz, oder Hitze in Lunge und/oder Herz
- *Schweiß auf den Handflächen und Fußsohlen:* Nieren-Yin-Mangel

20.4 Wochenfluss

Teil E (Symptome und klinische Zeichen) ➤ *Kap. 87*

Ein reichlicher und blasser Wochenfluss (Lochien) deutet generell auf Qi-Mangel. Reichlicher und roter Wochenfluss wird durch Blut-Hitze oder Leere-Hitze im Blut verursacht. Reichlicher und dunkler Wochenfluss deutet auf Blut-Stase oder Qi-Mangel mit Blut-Stase. Ein geringer und dunkler Wochenfluss deutet normalerweise auf Blut-Stase. Ein geringer und blasser Wochenfluss hingegen kann auch auf einen schweren Mangel an Qi und Blut hinweisen. Ein geringer Ausfluss kann auch aufgrund einer Kälte, die den Uterus blockiert, entstehen.

20.5 Harn

Teil E (Symptome und klinische Zeichen) ➤ *Kap. 73; Teil B (Befragung)* ➤ *Kap. 31*, Teil D (Hören und Riechen) ➤ *Kap. 54*

Die Farbe des Harns vermittelt uns einen guten Eindruck über den Zustand von Hitze oder Kälte beim Patienten. Normaler Harn sieht blass gelblich aus. Blasser Harn deutet auf Kälte in der Blase oder auf einen Nieren-Yang-Mangel. Dunkler Harn deutet auf Hitze in der Blase oder auf einen Nieren-Yin-Mangel. Man sollte nicht vergessen, dass sich die Farbe des Harns verändert (und blasser als normal wird), wenn der Patient viel Wasser trinkt, oder dass sich der Harn hellgelb verfärbt, wenn der Patient Vitamin-B_1-Präparate einnimmt.

Blut im Harn deutet auf Qi-Mangel (von Milz oder Niere), Hitze in der Blase oder Nieren-Yin-Mangel.

Wenn der Harn sehr dunkel ist und fast wie Sojasoße aussieht, so deutet dies auf eine Nierenerkrankung wie beispielsweise Nierenversagen oder Glomerulonephritis.

Trüber Harn deutet auf Nässe in den Harnwegen. Harn, der kleine schleimige Flocken aufweist, deutet auf eine Nässe-Hitze in der Blase.

THERAPIE

Nässe in den Harnwegen ist sehr verbreitet. Sie kann mit Kälte oder Hitze einhergehen oder neutraler Natur, d. h. weder heiß noch kalt, sein. Abgesehen davon, dass Nässe die Farbe des Harns beeinflusst, indem sie ihn normalerweise trüb werden lässt, wirkt sie sich auch auf die Miktion aus und kann Dysurie oder Schmerzen beim Wasserlassen verursachen. Meine Lieblingsrezeptur bei Nässe in den Harnwegen ist Bi Xie Fen Qing Yin *Dioscorea-Trank, der das Klare trennt.* Je nachdem, ob Kälte oder Hitze vorliegt, modifiziere ich die Rezeptur.

Harn

- *Blass:* Kälte in der Blase oder Nieren-Yang-Mangel
- *Dunkel:* Hitze in der Blase oder Nieren-Yin-Mangel
- *Rot (mit Blutbeimengung):* Qi-Mangel, Hitze in der Blase oder Nieren-Yin-Mangel
- *Trüber Harn:* Nässe in den Harnwegen

20.6 Stuhl

Teil E (Symptome und klinische Zeichen) ➤ Kap. 72; Teil B (Befragung) ➤ Kap. 31, Teil D (Hören und Riechen) ➤ Kap. 54

Die folgenden Aspekte der Betrachtung des Stuhls werden hier behandelt:

- Konsistenz
- Form
- Farbe

20.6.1 Konsistenz

Ein normaler Stuhl ist gut geformt, nicht zu locker, nicht zu trocken und treibt nicht auf dem Wasser. Ein sehr trockener Stuhl deutet auf Hitze im Darm, Blut-Mangel (der Leber) oder Yin-Mangel (mit Beeinträchtigung von Dickdarm, Milz, Leber oder Niere).

Bei ungeformten Stühlen liegt in der Regel ein Milz- und / oder Nieren-Mangel vor. Ein Milz-Mangel ist mit Abstand die häufigste Ursache von chronischem Durchfall oder ungeformten Stühlen. Bei älteren Menschen ist ein Nieren-Mangel die häufigere Ursache. Bei schwerem und sehr wässrigem Durchfall liegt normalerweise ein Yang-Mangel (von Milz und / oder Niere) vor. Bei ungeformtem Stuhl jedoch ist meist ein Milz-Qi-Mangel die Ursache.

Es gibt allerdings auch Fülle-Syndrome von Durchfall, und zwar hauptsächlich Nässe (die im Zusammenhang mit Hitze oder Kälte stehen kann) und Kälte in Milz und im Darm.

Wenn der Stuhl schleimig erscheint, so weist dies auf Nässe hin. Beimengungen von Blut deuten auf Milz-Qi-Mangel mit einer geschwächten Haltefunktion des Blutes, Nässe-Hitze oder Blut-Stase im Darm.

Unverdaute Speisereste im Stuhl deuten auf einen Milz-Qi-Mangel.

Klebrige Stühle, bei denen der Patient nach jedem Stuhlgang die Toilette mit der Bürste säubern muss, deuten auf Nässe im Darm.

20.6.2 Form

Stühle, die wie Schafsköttel aussehen, deuten auf Leber-Qi-Stagnation oder Hitze, wenn sie zusätzlich trocken sind. Lange und dünne Stühle, die wie Bleistifte geformt sind, deuten auf einen Milz-Qi-Mangel (Vorsicht: Derartige Stühle können auch durch Darmkrebs hervorgerufen werden) (➤ Abb. 31.1).

20.6.3 Farbe

Ein normaler Stuhl hat eine leicht braune Farbe. Ein blass-gelber Stuhl deutet auf Leere-Hitze (von Milz, Dickdarm oder Niere). Ein dunkelgelber Stuhl deutet auf Fülle-Hitze (im Dickdarm). Bei dunklen Stühlen kann okkultes Blut vorhanden sein, was in der Regel auf Hitze (im Dickdarm) deutet.

Ein blasser und fast weißer Stuhl deutet auf Kälte im Dickdarm. Ein grüner Stuhl deutet auf Leber-Qi, das den Magen attackiert. Bei einem roten Stuhl liegt frisches Blut vor, was entweder aus einer Hitze im Dickdarm oder aus einem Milz-Qi-Mangel resultiert. Ein grünlich-bläulicher Stuhl deutet auf ein Eindringen von äußerer Kälte in den Dickdarm (häufiger bei Säuglingen). Ein schwarzer oder sehr dunkler Stuhl deutet auf Blut-Stase.

THERAPIE

Unabhängig von den vielen verschiedenen Mustern, die den Stuhl und die Defäkation betreffen, gibt es drei wichtige Punkte, die ich bei allen Problemen des Stuhlgangs verwenden würde: Ma 25 Tianshu, Bl 25 Dachangshu und Ma 37 Shangjuxu.

Stuhl

Konsistenz

- *Trockener Stuhl:* Hitze im Darm, Blut- oder Yin-Mangel
- *Schleimiger Durchfall:* Nässe im Darm
- *Ungeformter Stuhl:* Milz-Qi-Mangel oder Nässe
- *Durchfall mit Blutbeimengungen:* Nässe-Hitze oder Milz-Qi-Mangel
- *Unverdaute Speisereste im Stuhl:* Milz-Qi-Mangel
- *Schleimauflagerungen im Stuhl:* Nässe im Darm
- *Blut im Stuhl:* Milz-Qi kann das Blut nicht halten oder Nässe-Hitze
- *Klebriger Stuhl:* Nässe im Darm

Form

- *Schafsköttel-Stuhl:* Leber-Qi-Stagnation
- *Lange und dünne Stühle, wie Bleistifte geformt:* Milz-Qi-Mangel

Farbe

- *Leicht braun:* normal
- *Blass-gelb:* Leere-Hitze
- *Dunkelgelb:* Fülle-Hitze
- *Dunkel:* Hitze
- *Blass:* Kälte
- *Grün:* Leber-Qi, das die Milz attackiert
- *Rot:* Hitze im Dickdarm oder Milz-Qi-Mangel
- *Grünlich-bläulich:* Kälte im Dickdarm
- *Sehr dunkel, schwarz:* Blut-Stase

20.7 Scheidenausfluss

Teil E (Symptome und klinische Zeichen) ➤ Kap. 89; Teil B (Befragung) ➤ Kap. 46, Teil D (Hören und Riechen) ➤ Kap. 54

Die folgenden beiden Aspekte der Betrachtung von Scheidenausfluss werden hier besprochen:

- Farbe
- Konsistenz

20.7.1 Farbe

- Weiß: Kälte. Diese Kälte kann selbst wiederum durch einen Milz- oder Nieren-Yang-Mangel ausgelöst sein oder von einer äußeren Kälte-Nässe stammen.
- Gelb: Hitze, meist Nässe-Hitze im Unteren Erwärmer
- Grünlich: Nässe-Hitze in der Leber-Leitbahn
- Rot und weiß: Nässe Hitze
- Gelb, rot mit weißem Eiter nach der Menopause: Toxische Hitze

20.7.2 Konsistenz

- Wässrig: Kälte-Nässe und / oder Mangel-Syndrom
- Dickflüssig: Nässe-Hitze und / oder Fülle-Syndrom

20.8 Menstruationsblut

Teil E (Symptome und klinische Zeichen) ➤ Kap. 84; Teil B (Befragung) ➤ Kap. 46, Teil D (Hören und Riechen) ➤ Kap. 54

Die folgenden beiden Aspekte der Betrachtung des Menstruationsblutes werden hier besprochen:

- Farbe
- Konsistenz

20.8.1 Farbe

Während der Periode verändert sich die Farbe des Menstruationsbluts leicht. Im Allgemeinen sollte die Farbe leicht dunkel sein, anfangs etwas heller, dann rot, und eher pink am Ende der Periode. Bezüglich der Farbe bestehen die folgenden Syndrome:

- Dunkelrot oder hellrot: Blut-Hitze
- Blass: Blut-Mangel
- Schwärzlich, sehr dunkel: Blut-Stase
- Violett: Fülle-Kälte
- Bräunlich wie Sojasoße und dünn: Leere-Kälte
- Scharlachrot: Leere-Hitze im Blut

20.8.2 Konsistenz

Der normale Blutfluss sollte nicht verklumpen und generell sollte keine Klumpen vorhanden sein. Das Blut sollte weder zu dünn noch zu dick erscheinen. In der folgenden Auflistung werden die Hauptsyndrome bezüglich der Konsistenz von Menstruationsblut erwähnt:

- Verklumpt, mit dunklen, matten Klumpen: Blut-Stase oder Kälte im Uterus
- Verklumpt, mit dunklen, aber frisch aussehenden Klumpen: Hitze
- Große Klumpen: Blut-Stase
- Kleine dunkle Klumpen in hellem Blut: Kälte im Uterus
- Wässrig: Blut- oder Yin-Mangel
- Klebrig: Nässe oder Nässe-Hitze im Uterus

THERAPIE

Ich erachte dunkles Menstruationsblut mit großen, dunklen Klumpen als Zeichen von Blut-Stase im Uterus, selbst wenn keine anderen Symptome oder Zeichen vorliegen.

LERNERGEBNISSE

Das sollten Sie jetzt wissen:

- Welche Pathologien Sputum, Nasensekret und Schweiß zugrunde liegen.
- Welche Schlüsse man aus der Stuhlfarbe, -konsistenz und -form und aus der Farbe des Harns ziehen kann.
- Welche klinische Bedeutung die Form und Konsistenz des Menstruationsbluts, Scheidenausflusses und Wochenflusses haben.

KAPITEL

21 Betrachtung der Haut

21.1 Überblick

Die Inspektion der Haut ist ein wichtiger Aspekt der betrachtenden Diagnose. Sie schließt die Betrachtung der Hautfarbe, der Hautoberfläche, der Hautporen und der Körperbehaarung mit ein. Eine Selbstverständlichkeit ist auch die Betrachtung von anormalen Erscheinungen auf der Haut, wie verschiedene Hautkrankheiten sowie Muttermale, Warzen oder Nävi.

Hautschichten

Die altertümliche chinesische Medizin hatte ihr eigenes Verständnis der Haut, welche für sie aus verschiedenen Schichten und Muskeln aufgebaut war. Dieses Konzept war dem der modernen westlichen Medizin ähnlich. Die verschiedenen Schichten und Muskeln der Haut sind folgendermaßen aufgebaut:

1. *Fu* bezeichnet die oberflächliche Hautschicht (d. h. die Epidermis), die hauptsächlich von den Lungen beeinflusst wird.
2. *Ge* steht für die tiefe Hautschicht (die Dermis), die dem Einfluss von Lunge, Leber und Nieren untersteht.
3. Das Wort *Ji* wird manchmal mit „Fleisch" übersetzt, es steht für die Muskeln unter der Haut, eine Struktur, worauf sich Milz und Leber auswirken.
4. *Fen Rou* steht für zwei Strukturen, das Fett (welches Milz, Nieren und Konzeptionsgefäß untersteht) und die Muskeln nah an den Knochen (die von Milz und Leber beeinflusst werden).
5. *Cou Li,* der Spalt oder Raum zwischen Haut und Muskeln, untersteht dem Einfluss von Lungen und Milz.[1]
6. *Xuan Fu* sind die Hautporen inklusive der Schweißporen und unterliegen dem Einfluss von Lunge und Milz.

Organe und ihre Einflussbereiche auf die Hautschichten

- *Fu:* Lunge
- *Ge:* Lunge, Leber und Nieren
- *Ji:* Milz und Leber
- *Fen (von Fen Rou):* Milz, Nieren und Konzeptionsgefäß
- *Rou (von Fen Rou):* Milz und Leber
- *Cou Li:* Lunge
- *Xuan Fu:* Lunge

Arten von Hautläsionen

➤ Abbildung 21.1 zeigt die verschiedenen Arten von Hautläsionen.

Die Haut und die Lunge

Die Haut als Ganzes steht unter dem Einfluss der Lunge. Im Kapitel 10 des Klassikers *Su Wen* heißt es: *„Die Lunge ist mit der Haut verbunden und ist für den Zustand der Körperbehaarung verantwortlich."*[2] Die Lunge kontrolliert auch das Öffnen und Schließen der Poren. Diese Funktion ist eng mit einer weiteren Funktion der Lunge, der Verteilung des Abwehr-Qi auf der Haut, verknüpft.

Die Poren wurden einst „Schwitzlöcher" (*Han Kong*) genannt. Ihre Aufgabe ist es, trübes Qi und Schweiß abzugeben. Das Abwehr-Qi und folglich auch das durch die Lungen gesteuerte Öffnen und Schließen der Poren verkörpern zusammen einen Schutz vor dem Eindringen von pathogenen Faktoren. Wenn das Abwehr-Qi normal fließt, dann sind die Poren beim Kontakt mit einem Pathogen ordentlich verschlossen, während sie beim Sport oder bei Hitze geöffnet sind.

Eine Schwäche des Lungen- und Abwehr-Qi kann zur „Erschlaffung" der Poren führen, dadurch stehen sie zu weit offen, womit pathogene Faktoren leichter eindringen können. Der Krankheitslehre gemäß verursacht ein Lungen-Qi-Mangel eine Schwäche des Abwehr-Qi im Spalt zwischen Haut und Muskeln. Wenn äußerer Wind eindringt, entstehen akute Hauterkrankungen, wie zum Beispiel Urtikaria.

THERAPIE

Um das Abwehr-Qi, das *Cou Li* und das Öffnen und Schließen der Poren zu regulieren, verwende ich Di 4 Hegu, Lu 7 Lieque, Bl 13 Feishu und Ma 36 Zusanli. Die Arzneimittelrezeptur Gui Zhi Tang *Dekokt mit Ramulus Cinnamomi* hat die gleichen Wirkungen.

Die Haut und Magen sowie Milz

Milz und Magen stellen Qi und Blut her, wobei der trübe Qi-Anteil zum Abwehr-Qi wird und das reine Qi in Nähr-Qi umgewandelt wird. Über die verteilende Funktion der Lunge erreicht das Abwehr-Qi die Haut, wärmt sie auf und reguliert das Öffnen und Schließen der Poren. Hinzu kommen die Flüssigkeiten des Magens, welche auch über das Lungen-Qi die Haut erreichen und sie befeuchten. Der Magen ist einer der Ursprünge der Körperflüssigkeiten, von denen der eine Teil zur Lunge, der andere Teil zu den Nieren fließt. Das Nieren-Yang erwärmt die Körperflüssigkeiten vom Magen. Der trübe Teil wird als Harn ausgeschieden, der klare Teil erreicht über den Dreifachen Erwärmer und die Blasen-Leitbahn im Rücken die Haut.

Die Milz regiert sowohl über die Muskelschicht, die direkt unter der Haut liegt, als auch über das dort befindliche Fettgewebe. Vom pathologischen Standpunkt her gesehen, beeinträchtigt ein Milz-Qi-Mangel diese Gewebe und löst Krankheiten wie zum Beispiel Sklerodermie aus. Aus Milz-Qi-Mangel entstehende Nässe ist der Auslöser von vielen weit verbreiteten Hautkrankheiten wie Ekzemen, Herpes, Akne etc. Wenn das Milz-Qi das Blut nicht mehr halten kann, können infolge dessen Blutungen unter der Haut entstehen, die sich als rote Maculae zeigen.

Die Haut und die Nieren

Die Nieren beeinflussen die Haut auch noch auf andere Art und Weise. Obwohl die Lungen das Abwehr-Qi verteilen und Milz und Magen zur Herstellung von Abwehr-Qi beitragen, stammt dieses vor allem aus dem Unteren Erwärmer und von den Nieren. Das Abwehr-Qi ist seiner Natur nach Yang und wird folglich vom Nieren-Yang und vom Feuer im Tor der Vitalität beeinflusst.

Die Nieren spielen auch eine wichtige Rolle in der Verteilung des Abwehr-Qi in alle Leitbahnen und Gegenden des Körpers. Dabei helfen ihnen der Dreifache Erwärmer und die Blasen-Leitbahn. Die Rückentransportpunkte, an denen das Abwehr-Qi in die inneren Organe einströmt, liegen auf der Blasen-Leitbahn. Dies geschieht, weil das Abwehr-Qi aus den Nieren aufsteigt, durch den Dreifachen Erwärmer und schließlich durch die Blasen-Leitbahn fließt. Nachdem das Abwehr-Qi nachts in den Yin-Organen verweilt, steigt es am Morgen über die Nieren-Leitbahn auf (vergleiche Kapitel 76 des *Ling Shu*)[3] (➤ Abb. 21.2).

Wenn die Nieren geschwächt sind, so kann als Folge das Abwehr-Qi auch geschwächt sein. Diese Schwächung der Haut lässt Hautkrankheiten entstehen. Eine Nieren-Schwäche ist besonders oft die Wurzel von komplizierten und verflochtenen modernen Hauterkrankungen, wie zum Beispiel Lupus erythematodes oder Sklerodermie, da die schwachen Nieren es nicht schaffen, die Haut ausreichend mit Abwehr-Qi zu versorgen.

Abgesehen von einem Nieren-Mangel und der daraus entstehenden Beeinträchtigung der freien Zirkulation des Abwehr-Qi in der Haut stehen diese Krankheiten meist in engem Zusammenhang mit Yin-Feuer. Letzteres stellt ein pathologisches Aufsteigen des Minister-Feuers aufgrund einer Schwäche des Ursprungs-Qi (Yuan Qi) dar. Oben genannte Erkrankungen sind eine oberflächliche Erscheinung auf der Haut, aber die Wurzel ist ein Nieren-Mangel und eine Schwäche des Ursprungs-Qi. Dies erklärt auch die oft widersprüchlichen Symptome eines roten Ausschlags im Gesicht und einer blassen Zunge.

Der Dreifache Erwärmer hat auch Einfluss auf die Haut, insbesondere nimmt er Einfluss auf die Hautfeuchtigkeit, da er eine wichtige Rolle im Flüssigkeitsstoffwechsel spielt. Ein wichtiger Aspekt des Dreifachen Erwärmers ist die Verteilung der Flüssigkeiten im Oberen, die Aufteilung und Umwandlung der Flüssigkeiten im Mittleren und die Ausscheidung der Flüssigkeiten im Unteren Erwärmer. Da im Umwandlungsprozess und in der Ausscheidung von Flüssigkeiten Wärme benötigt wird, ist der Dreifache Erwärmer auf das Feuer aus dem Tor der Vitalität zwischen den Nieren angewiesen. Diese Sichtweise erklärt, warum die Funktion des Dreifachen Erwärmers (das Transportieren und Ausscheiden der Körperflüssigkeiten) und seine Lage zwischen den Nieren, wo sich das Tor der Vitalität befindet, unzertrennlich miteinander verbunden sind. Aus diesem Grund sind der Dreifache Erwärmer und das Ursprungs-Qi eng miteinander verknüpft.

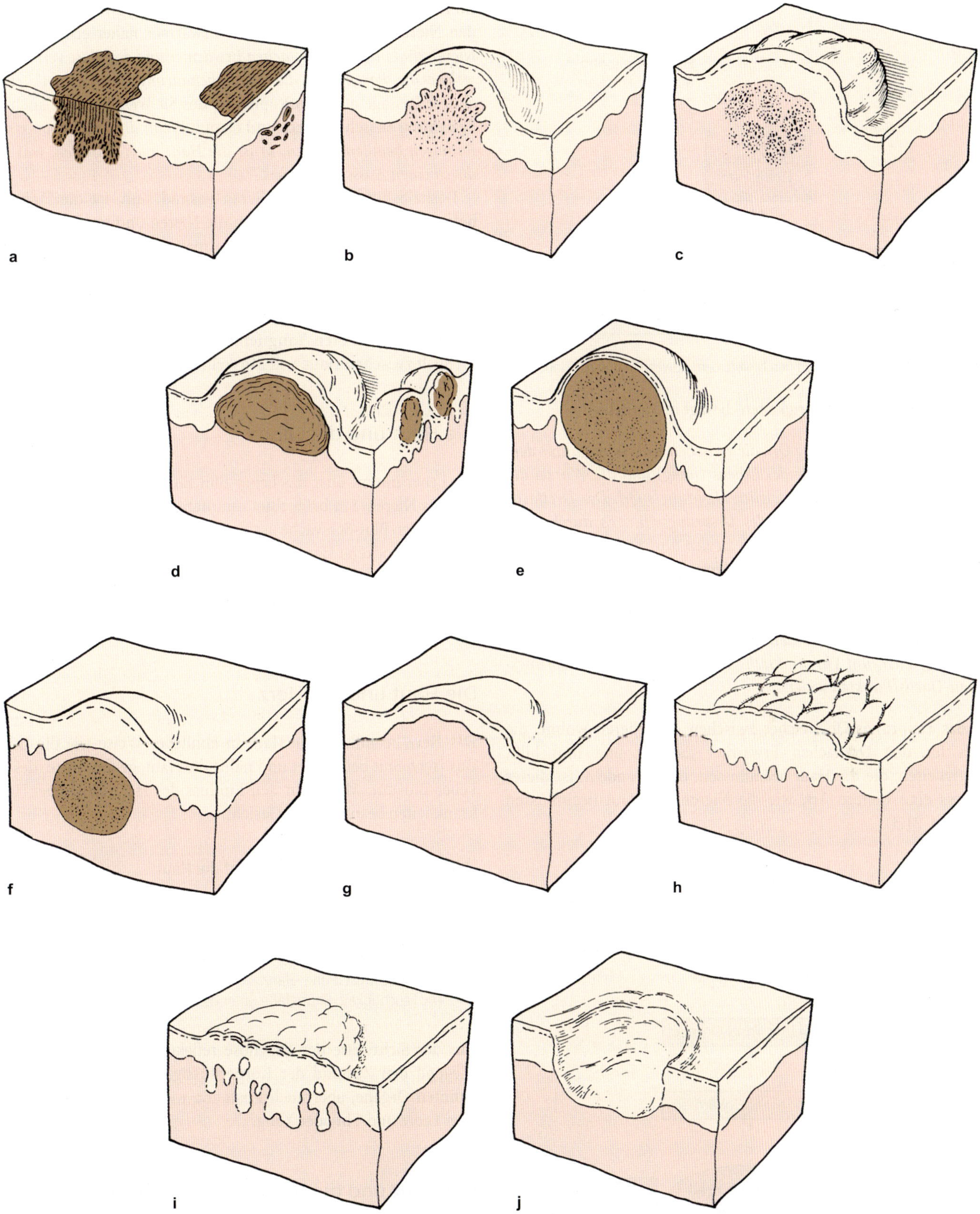

Abb. 21.1 Hautläsionen: a) Fleck / Macula; b) Papula (Papel); c) Dermatofibrom, d) Vesicula (Bläschen); e) Pustula (Pustel), f) Epidermoidzyste; g) Quaddel (Urtika); h) psoriatische Plaque; i) weiße und silbrige Schuppe (Squama); j) Geschwür (Ulkus)

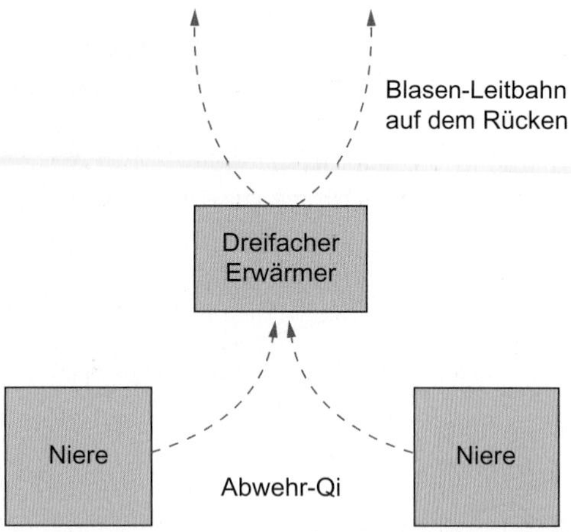

Abb. 21.2 Beziehung zwischen den Nieren, dem Abwehr-Qi und der Haut

Der „Klassiker der Schwierigkeiten" besagt in Kapitel 66:

Die Bewegende Kraft (Dong Qi), die zwischen den Nieren unter dem Nabel wohnt, ist die Quelle des Lebens (ming) und die Wurzel der zwölf Leitbahnen und heißt folglich Ursprung[s-Qi]. Der Dreifache Erwärmer ist der Abgesandte des Ursprungs-Qi.[4]*. Es durchdringt die drei Erwärmer und verteilt sich zu den fünf Yin- und den sechs Yang-Organen. Ursprungs-Qi ist der Ehrenname für den Dreifachen Erwärmer. Dies wiederum ist der Grund, warum die Stellen, an denen [das Qi des Dreifachen Erwärmers] anhält, Ursprungs- [Yuan-Quell-]Punkte genannt werden. Dementsprechend spiegeln sich Erkrankungen der fünf Yin- und sechs Yang-Organe in den Ursprungs- [Yuan-Quell-]Punkten wider.*[5]

Da das Ursprungs-Qi, welches zwischen den Nieren wohnt, die Basis für den Dreifachen Erwärmer darstellt und ihm hilft, Flüssigkeiten, die die Haut beeinflussen, umzuwandeln, ist dieser Prozess eine weitere Art, wie die Nieren die Haut beeinflussen (➤ Abb. 21.3).

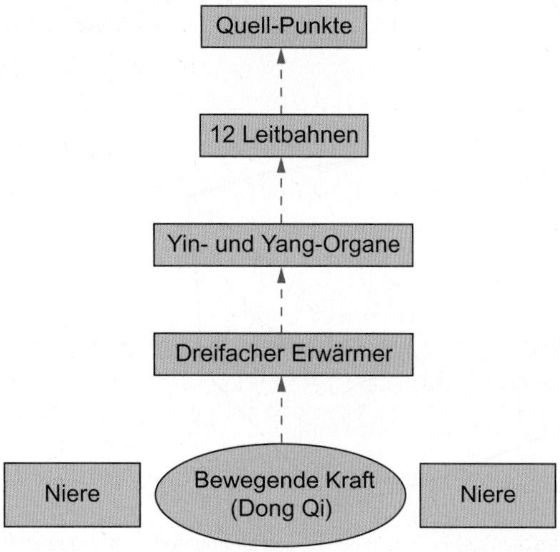

Abb. 21.3 Die Beziehung zwischen den Nieren, dem Dreifachen Erwärmer und der Haut

Im Kapitel 47 des *Ling Shu* wird die Beziehung zwischen der Haut, den Nieren und dem Dreifachen Erwärmer näher erläutert: „*Die Nieren sind mit dem Dreifachen Erwärmer und der Blase verbunden, welche die Poren und die Körperbehaarung beeinflussen*".[6] Eine andere Passage aus dem Kapitel 64 des *Su Wen* erläutert auch die Beziehung zwischen Niere und Haut: „*Wenn die Nieren von einem Pathogen befallen werden, so ist die Haut auch betroffen, was sich durch einen Ausschlag äußert.*"[7]

Deshalb gilt, wenn die Nieren gesund sind, ist die Haut gut befeuchtet und hat Glanz. Wenn die Nieren und insbesondere das Nieren-Yin geschwächt sind, dann mangelt es an Flüssigkeit und die Haut verliert ihre Feuchte und wird trocken und matt. Wenn bei einer Sklerodermie die Haut verdickt und verhärtet, kann die Ursache in chronischen Fällen bei einem Yin-Mangel liegen. Wenn es dagegen an Nieren-Yang fehlt, sammeln sich die Flüssigkeiten im Spalt zwischen Haut und Muskeln an und verursachen Ödeme.

Die Haut und die Leber

Die Leber nimmt über das Leber-Blut Einfluss auf die Haut. Genau wie das Nieren-Yin befeuchtet und nährt das Leber-Blut die Haut. Eine Leber-Blut-Schwäche ist demnach eine weit verbreitete Ursache für trockene Haut, insbesondere bei Frauen (natürlich kann ein Nieren-Mangel ähnliche Auswirkungen haben). Auf der anderen Seite hat das Leber-Feuer einen erhitzenden Effekt auf die Haut und ist bei vielen Hauterkrankungen ein ursächliches Krankheitsmuster.

Die Haut und das Herz

Das Herz beeinflusst die Haut in ähnlicher Weise wie die Leber. Das Herz-Blut befeuchtet und nährt die Haut, genauso wie dies das Leber-Blut tut. Man sieht den Einfluss des Herz-Blutes bei Hautkrankheiten besonders im Gesicht.

Einflüsse der inneren Organe auf die Haut

- *Lungen:* Poren, Körperbehaarung und Schweiß
- *Milz und Magen:* Fettgewebe unter der Haut, Gefäße unter der Haut, Feuchtigkeit der Haut
- *Nieren:* Feuchtigkeit, Abwehr-Qi im Spalt zwischen Haut und Muskeln
- *Leber:* Feuchtigkeit und Glanz
- *Herz:* Feuchtigkeit, Blutgefäße unter der Haut

Aus der Sichtweise der Diagnose reflektiert die Haut somit vorwiegend den Zustand der Körperflüssigkeiten und der oben genannten Organe, aber auch Zustände wie Hitze oder Kälte, Fülle oder Leere und Yin oder Yang.

Die Haut und die Verbindungsleitbahnen

Die auf der Haut sichtbaren Blutgefäße (Venolen) sind immer ein Spiegelbild der Verbindungsleitbahnen. Sie sind auch Ausdruck der an die Oberfläche dringenden, tiefer gelegenen Blut-Verbindungsleitbahnen (welche in der tiefen Ebene der Verbindungsleitbahnen liegen).

Im Kapitel 17 des *Ling Shu* heißt es: *„Die Hauptleitbahnen sind im Inneren, ihre Äste zweigen waagrecht [oder überkreuz ab und] bilden die Verbindungs-Leitbahnen. Von diesen wiederum zweigen die winzigen Kollateralen ab. Wenn in ihnen eine Fülle mit stagnierendem Blut herrscht, so soll man diese sedierend nadeln und bluten lassen; wenn in ihnen eine Schwäche vorherrscht, so sollte mit Kräutern tonisiert werden"*.[8] In Kapitel 10 des gleichen Werkes steht: *„Die Hauptleitbahnen liegen tief zwischen den Muskeln versteckt und man kann sie nicht sehen. Nur die Milz-Leitbahn ist sichtbar, und zwar in dem Moment, wo sie über dem inneren Knöchel auftaucht und sich nirgends verstecken kann. Die Verbindungsleitbahnen liegen oberflächlich und sind sichtbar."*[9] Dasselbe Kapitel sagt auch: *„Sind die Verbindungsleitbahnen grünlich-bläulich, so ist es ein Hinweis auf Kälte und Schmerzen, sind sie dagegen rot, ist es ein Zeichen für Hitze."*[10]

Maculae stehen in Beziehung mit den Blut-Verbindungsleitbahnen, rote Maculae reflektieren Hitze, während violette für Blut-Stase stehen. Bläuliche Maculae zeigen Schmerzen und Blut-Stase an.

Papeln weisen auf Hitze in den Verbindungsleitbahnen hin.

Vesikel sind ein Hinweis auf Nässe im Spalt zwischen Haut und Muskeln und in den Verbindungsleitbahnen. **Pusteln** zeigen Toxische Hitze in den Verbindungsleitbahnen an.

Abgesehen von den Blutgefäßen ist auch die Hautfarbe selbst ein Spiegelbild des Zustandes der Verbindungsleitbahnen. Rote Haut steht hierbei für Hitze, grüne für Schmerzen, violette für Blut-Stase und bläuliche für Blut-Stase und Schmerzen.

Im weiteren Verlauf dieses Kapitels werden die folgenden Aspekte erörtert:

1. Befunde an der Haut
   - Hautfarbe
   - Hauttextur
   - Die Haut an der Innenseite des Unterarms
   - Der Spalt zwischen Haut und Muskeln (*Cou Li*)
   - Körperbehaarung
   - Maculae
   - Papulae (darunter Quaddeln und Plaques)
   - Vesiculae
   - Pusteln
   - Trockene Haut
   - Fettige Haut
   - Schwellung der Haut
   - Hautschuppen
   - Hauterosionen
   - Ausschläge
   - Fissuren
   - Hautgeschwüre
   - Dermografismus
2. Hauterkrankungen
   - Ekzem
   - Akne
   - Psoriasis
   - Urtikaria
   - Nävi
   - Malignes Melanom
   - Tinea
   - Candida
   - Herpes simplex
   - Herpes zoster
   - Warzen
   - Rosazea

21.2 Befunde an der Haut

21.2.1 Hautfarbe

Der Begriff „Hautfarbe" bezieht sich auf die Farbe der Körperhaut selbst, und nicht auf die Gesichtsfarbe (welche in ➤ Kapitel 3 abgehandelt wird). Die Farbe von Hautausschlägen wird separat besprochen. Die folgenden Hautfarben werden besprochen:

- Blass
- Rot
- Gelb
- Bläulich-grünlich
- Dunkel

Bei der Betrachtung der Hautfarbe sollten individuelle Variationen aufgrund von Rasse und Beruf miteinbezogen werden. (All dies wurde bereits in ➤ Kapitel 3 behandelt, das sich mit der Gesichtsfarbe beschäftigt.) Ein Beispiel: Eine Hautfarbe, die man bei einem mediterranen Hauttyp als „blass" bezeichnen würde, wäre für einen Schweden normal. Ganz allgemein treffen die unten beschriebenen Farben für jede Völkergruppe zu: Die Hautfarbe eines schwarzen Nordamerikaners oder eines Inders kann blass sein, genau wie bei einem Kaukasier auch, dennoch wird sie anders aussehen.

Die unten genannten pathologischen Hautfarben müssen sich nicht am gesamten Körper zeigen, sondern können auch an unterschiedlichen Stellen auftreten. Der Manifestationsort der pathologischen Farbe gibt einen Hinweis auf das jeweilige beteiligte Organ oder die Leitbahn. Falls ein großes Areal betroffen ist, lässt es eher auf eine Organbeteiligung schließen, wenn sich hingegen die Farbe entlang einer eindeutigen Linie zeigt, ist die jeweilige Leitbahn betroffen. Wenn zum Beispiel das Epigastrium sehr blass ist, kann es auf eine Yang-Schwäche des Magens hinweisen. Wenn sich eine Rötung entlang der Lungen-Leitbahn zeigt, so kann dies ein Zeichen für Hitze in der jeweiligen Leitbahn sein, anstatt im entsprechenden Organ (wobei man eine Hitze im Organ nicht ausschließen kann).

Blasse Hautfarbe

Blasse Hautfarbe ist ein Zeichen für Qi-, Yang- oder Blut-Mangel. Bei Qi-Mangel ist die Haut nur leicht blass, bei Yang-Mangel ist sie blass und hell, und bei Blut-Mangel ist sie blass und matt.

Rote Hautfarbe

Rote Hautfarbe lässt im Allgemeinen auf Hitze schließen. Wenn die Rötung plötzlich auftaucht und die Farbe hellrot ist, lautet die

Diagnose Fülle-Hitze. Wenn sich die Haut am Körper langsam rötet und das Rot matt und trocken aussieht, so steht Leere-Hitze im Vordergrund. Wenn die Farbe ein dunkles, mattes Rot erreicht, ist es ein Zeichen für Blut-Stase. Ein „oberflächliches" Rot, das wie „Rouge" aussieht, welches nachträglich auf die Haut aufgetragen wurde, ist ein Hinweis auf Leere-Hitze.

Eine Rötung der Haut tritt oft bei eindringender Wind-Hitze auf, in so einem Fall röten sich neben dem Gesicht auch der Hals und die Arme.

Gelbe Hautfarbe

Eine matt-gelbe Körperfarbe weist auf Nässe oder chronischen Qi- und Blut-Mangel hin, während eine hellgelbe Haut auf Nässe-Hitze schließen lässt. Wenn sie plötzlich auftritt, könnte es sich möglicherweise um Gelbsucht handeln. Man kann die folgenden fünf Arten von Gelb unterscheiden (➤ Tab. 21.1):

- Nässe-Gelb
- Matt-Gelb
- Blut-Stase-Gelb
- Gelbsucht-Gelb
- „Dickes" Gelb

Bläulich-grünliche Hautfarbe

Wie zuvor ist auch hier „bläulich-grünlich" eine Übersetzung vom chinesischen Wort *qing*. Eine bläuliche Hautfarbe weist meist auf Kälte hin, man sieht sie oft im Verlauf der Blasen-Leitbahn auf Gesäß und Beinen von Patienten, die an Ischias leiden.

Eine grünliche Hautfarbe weist meist auf Qi- oder Blut-Stase hin, man sieht sie oft im Gesicht oder auf dem Bauch.

Eine grünliche Farbe auf Gesäßbacken und Rücken beim Neugeborenen ist ein Hinweis auf eine schwache Konstitution und eine Nahrungsakkumulation.

Dunkle Hautfarbe

Eine dunkle Hautfarbe ist im Allgemeinen ein Zeichen für schwere Nieren-Schwäche. In der chinesischen Medizin wurde diese besondere Farbe „dunkle Gelbsucht" (*Hei Dan*) genannt, obwohl sie nichts mit Gelbsucht zu tun hat. Der sich in dieser Farbe zeigende Nieren-Mangel wurde früher übermäßiger sexueller Aktivität zugeordnet. Aus diesem Grund hieß die Farbe auch „Müdigkeit der Frau-Gelbsucht" (*Nu Lao Dan*). In der Realität wird diese Nieren-Schwäche von anderen Faktoren verursacht, wie zum Beispiel Überarbeitung, ganz abgesehen von übermäßiger sexueller Aktivität.

Eine dunkle Hautfarbe kann auch durch Blut-Stase bedingt sein, hier ist die Farbe dunkel, ohne Glanz und assoziiert mit violetten Lippen und Nägeln.

Hautfarben

- *Blass:* Qi-, Yang- oder Blut-Mangel
- *Rot:* Hitze, Leere-Hitze oder Wind-Hitze
- *Gelb:* Qi- und Blut-Mangel, Nässe, Nässe-Hitze, Gelbsucht
- *Bläulich:* Kälte
- *Grünlich:* Qi- oder Blut-Stase
- *Dunkel:* Nieren-Schwäche

21.2.2 Hauttextur

Abgesehen von der Hautfarbe gibt es auch andere Aspekte der Haut, die betrachtet werden sollten.

- Glanz
- Feuchtigkeit
- Struktur
- Effloreszenzen der Haut

Glanz

Der Glanz und seine Beziehung zur Haut wurden bereits in ➤ Kapitel 3 zur Gesichtsfarbe beschrieben. Wenn die Körperhaut glänzt, sind sowohl die Körperflüssigkeiten als auch Lunge, Magen und Leber in gutem Zustand.

Feuchtigkeit

In der Hautfeuchtigkeit zeigt sich, wie gut die Körperflüssigkeiten und das Blut die Haut ernähren. Eine normal feuchte Haut zeigt an,

Tab. 21.1 Unterscheidung der fünf verschiedenen Gelbtöne

Farbton	Pathologie	Hauptsymptome	Weitere Symptome	Unterschiede
Nässe-Gelb	Nässe im Spalt zwischen Haut und Muskeln	Matt-gelbe Hautfarbe, erscheint „rauchig"	Muskel- oder Gelenkschmerzen	Augen nicht gelb
Matt-Gelb	Qi- und Blut-Mangel	Gesicht und ganzer Körper sind matt-gelb	Palpitationen, Müdigkeit, weiche Stühle, verschwommene Sicht	Augen nicht gelb
Blut-Stase-Gelb	Blut-Stase	Matte, glanzlose und trockene gelbe Haut	Bauchschmerzen	Augen nicht gelb
Gelbsucht-Gelb	Nässe in Leber und Milz, Galle fließt in die Haut über	Körper und Augen gelb	Dunkler Harn, Spannungsgefühl im Hypochondrium, Übelkeit	Augen gelb
Dickes Gelb	Hakenwürmer im Darm, Qi- und Blut-Mangel	Ganzer Körper ist gelb, mitunter auch blasse Farbtöne	Hunger, Appetit auf ungewöhnliche Dinge	Augen nicht gelb

dass die Körperflüssigkeiten, das Blut und natürlich über allem Leber und Nieren bei guter Gesundheit sind.

Struktur

Ist die Haut fest aber gleichzeitig auch elastisch und weist eine glatte Oberfläche auf, sind Lunge und Milz in gesundem Zustand. Eine raue Haut kann auf Lungen-Qi-Mangel zurückzuführen sein. Wenn sich die Haut verhärtet anfühlt, so kann dies ein Hinweis auf Nässe oder Blut-Stase sein.

Effloreszenzen

Die verschiedenen Effloreszenzen der Haut wie zum Beispiel Vesikel, Papeln, Pusteln, aber auch Leberflecken, Warzen etc. werden nachfolgend beschrieben.

21.2.3 Die Haut an der Innenseite des Unterarms

Abgesehen von der Palpation des Unterarms sollte bei der Betrachtung der Haut auf der Innenseite des Unterarmes auf folgende Aspekte geachtet werden: Ist die Haut schlaff oder angespannt, feucht oder trocken, wirkt sie prall oder geschrumpft?

Wenn die Haut auf der Innenseite des Unterarms schlaff aussieht, weist es auf Hitze hin, wenn sie eng und gespannt wirkt, weist es auf Kälte hin. Ist der Unterarm feucht, ist Wind eingedrungen. Ist er dagegen trocken, herrscht Blut oder Yin-Mangel. Wenn die Haut am Unterarm prall wirkt und hervorzustehen scheint, lässt es auf Fülle schließen. Wenn die Haut geschrumpft und welk aussieht, ist eine Leere vorherrschend.

Die Palpation des Unterarmes wird in ➤ Kapitel 51 besprochen.

21.2.4 Der Spalt zwischen Haut und Muskeln (Cou Li)

Der Ausdruck *Cou Li* ist sehr schwer zu übersetzen. *Cou* bedeutet „Räume“ und *Li* bedeutet „Struktur“, „Maserung“ (wie bei der Maserung von Holz). Zusammen bezieht sich *Cou Li* allgemein auf den Spalt zwischen Haut und Muskeln, d. h. die oberflächliche Schicht oberhalb der Hauptleitbahnen, wo das Abwehr-Qi fließt und Schweiß vorhanden ist. Der „Spalt zwischen Haut und Muskeln“ sollte nicht im anatomischen Sinn wörtlich genommen werden, sondern im energetischen Sinn als oberflächliche Schicht des Körpers, wo das Abwehr-Qi zirkuliert.

Der Spalt zwischen der Haut und den Muskeln ist der Ort, wo das Abwehr-Qi fließt und woher der Schweiß kommt.[11] Der Zustand dieses Zwischenraumes kann über die Betrachtung der Poren, des Schweißes und der Hautoberflächenstruktur beurteilt werden. Man sollte zwischen einem geöffneten und geschlossenen Zustand sowie zwischen einem schlaffen und straffen Zustand unterscheiden.

Ob der Spalt zwischen Haut und Muskeln geöffnet oder geschlossen ist, lässt sich anhand des Schwitzens beurteilen: Die Gegenwart von Schweiß heißt, dass der Spalt zwischen Haut und Muskeln geöffnet ist, entweder aufgrund von Hitze oder Yang-Mangel. Die Abwesenheit von Schwitzen lässt auf einen geschlossenen Zustand schließen.

Wenn der Spalt zwischen Haut und Muskeln übermäßig weit geöffnet ist, wird das Eindringen von äußeren pathogenen Faktoren begünstigt. Wenn er dagegen zu geschlossen ist, ist die Person anfälliger für Fieber und allgemein für Hitze.

Wenn die Haut straff und dick ist, kann man daraus schließen, dass der Spalt zwischen Haut und Muskeln eng ist, bedingt durch eine Fülle im Dreifachen Erwärmer und in der Blase. Wenn die Haut im Gegensatz dazu schlaff und dünn ist, ist die Ursache eine Leere im Dreifachen Erwärmer und in der Blase.

21.2.5 Körperbehaarung

Die Körperbehaarung zeigt den Zustand der Lunge an. Man sollte sie auf ihre Feuchtigkeit, ihren Glanz und ihre Unversehrtheit untersuchen.

Wenn die Körperbehaarung glänzt, weist es auf gutes Lungen-Qi hin. Glänzt sie nicht, ist das Lungen-Qi geschwächt. Wenn das Haar kräftig und lang ist, weist es auf eine adäquate Menge von Qi und Blut hin, falls es aber kurz und schwach ist, herrscht ein Mangel an Qi und Blut. Wenn die Körperbehaarung spröde und brüchig ist, so ist das Lungen-Qi schwach.

Wenn die Körperbehaarung absteht, so ist Wind-Kälte eingedrungen. Wenn es ausfällt, so herrscht Lungen-Hitze oder Lungen-Qi-Mangel vor.

21.2.6 Maculae

Eine Macula (ein Fleck), auch *Ban* in Chinesisch, ist ein begrenztes, flaches Areal einer Farbveränderung auf der Haut, ohne dass eine Erhebung oder Infiltration der Haut selbst feststellbar ist. Wenn man mit dem Finger darüber fährt, steht die Macula nicht hervor. Sie kann unterpigmentiert sein, wie bei Vitiligo (Weißfleckenkrankheit), pigmentiert, wie bei einer Sommersprosse, oder erythematös (gerötet), wie bei einem Kapillarhämangiom (geschwollene oberflächliche Kapillaren, welche man öfter auf den Beinen von älteren Menschen sieht).

Yang-Maculae treten plötzlich bei Krankheiten mit äußerer Ursache auf, wenn die Hitze die Nähr-Qi- oder Blut-Ebene erreicht. Meist treten sie zuerst auf der Brust auf, sind rot und eher verstreut, dann greifen sie allmählich auf die vier Gliedmaßen über, und während das Fieber steigt, werden sie dichter, und hinsichtlich ihrer Farbe dunkler. Eine günstige Prognose wird durch ein Hellerwerden der Farbe, Verringerung der Dichte und durch ein Zurückweichen von den Gliedmaßen angezeigt. Eine schlechte Prognose wird durch ein Dunklerwerden, ansteigende Dichte und ein Ausbreiten auf die Gliedmaßen angezeigt.

Yin-Maculae zeigen sich nur allmählich und werden nicht mit äußeren Ursachen oder fiebrigen Erkrankungen in Verbindung gebracht. Meistens sind sie auf chronische Blut-Hitze oder auf Qi-Mangel zurückzuführen.

Man sollte die Form, die Verteilung und die Farbe der Maculae differenziert betrachten. Die Form einer Macula kann diffus oder kompakt sein: Eine diffuse Macula sieht wie ein Rotweinfleck aus und lässt auf eine günstige Prognose schließen. Eine kompakte Macula, die wie die Spitze einer Stricknadel aussieht, weist auf schwere Toxische Hitze und schwere Blut-Hitze hin und zeigt eine ungünstige Prognose an.

Die Verteilung der Maculae ist ebenfalls wichtig, denn je dichter sie ist, desto stärker ist die Blut-Hitze.

Was die Farbe angeht, so sollte man zwischen den folgenden unterscheiden:

- Rot
- Violett
- Schwarz
- Weiß

Rote Maculae

Rote Maculae sind immer ein Zeichen von Hitze. Im Verlauf einer fiebrigen Erkrankung können in der Nähr-Qi- oder in der Blut-Ebene hämorrhagische Maculae erscheinen, was immer als ein gefährliches Zeichen zu werten ist. Als Beispiel einer akuten fieberhaften Erkrankung, die sich, sobald die Nähr-Qi- oder die Blut-Ebene erreicht ist, mit Blutungsmaculae manifestiert, wäre Meningitis zu nennen.

Maculae kann man von Papeln unterscheiden, indem man sie betastet. Maculae sind völlig flach, wie ein Fleck, Papeln dagegen sind meist erhaben, das heißt sie stehen hervor, sie heben sich von der Umgebung ab. Wenn ein roter Fleck bei Druck z. B. mit einem Glasspatel oder einem Glas nicht verschwindet, dann ist es kein einfaches Erythem (Rötung) mehr, sondern eine Einblutung in die Haut, eine Petechie.

Gerade bei fiebernden Kindern ist es im Krankheitsverlauf lebenswichtig, Maculae (Erytheme, Rötungen) von Petechien (Hautblutungen) zu unterscheiden, da Letztere auf das Fortschreiten einer Erkrankung in die Blut-Ebene hinweisen, was immer als gefährliches Zeichen zu werten ist. Wenn ein Kind an Meningitis erkrankt, so ist das Erscheinen von Petechien stets ein gefährliches Zeichen, das auf jeden Fall ernst genommen werden sollte.Je dunkler die Maculae sind, desto intensiver ist die Blut-Hitze.

! Im Verlauf einer akuten, fieberhaften Erkrankung ist es gerade bei Kindern wichtig, zwischen Maculae und Petechien zu unterscheiden. Maculae verschwinden, wenn die Seitenfläche eines Glases draufgedrückt wird, Petechien verschwinden nicht.

Violette Maculae

Violette Maculae sind ein Zeichen von Blut-Hitze mit Blut-Stase (➤ Abb. 21.4 und ➤ Abb. 21.5).

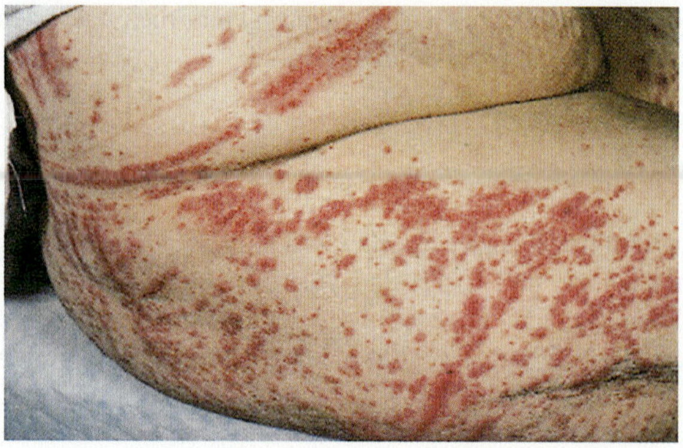

Abb. 21.4 Violette Maculae (Nachdruck mit Erlaubnis von Gawkrodger D 1992: An illustrated colour text of dermatology, Churchill Livingstone, Edinburgh)

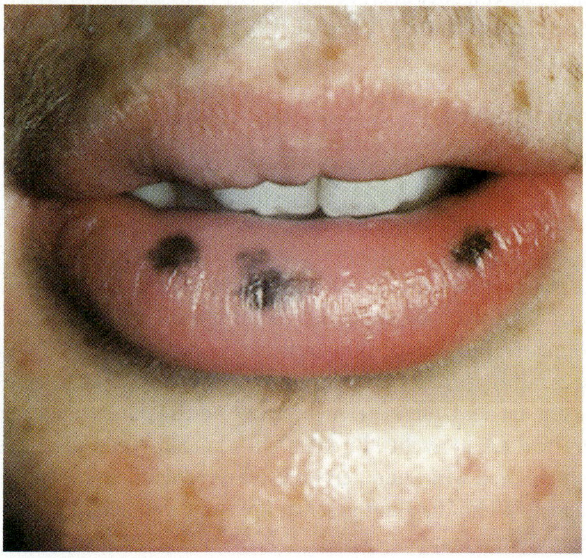

Abb. 21.5 Maculae auf den Lippen (Nachdruck mit Erlaubnis von Wilkinson J D und Shaw S 1998: Dermatology, Churchill Livingstone, Edinburgh)

Schwarze Maculae

Schwarze Maculae sind ein Zeichen von stärkster Blut-Hitze und zeigen einen gefährlichen Krankheitsverlauf an. Wenn sie schwarz, aber trotzdem hell und klar sind, so kann die Erkrankung, obgleich sie ernst ist, behandelt werden. Wenn sie schwarz, dunkel und trübe sind, weist es auf ernste Blut-Hitze und Toxische Hitze hin, die Erkrankung ist gefährlich, und die Prognose schlecht. Wenn sie schwarz, matt und unklar erscheinen und mit roten Rändern versehen sind, so kann der Patient trotz seiner ernsten Erkrankung behandelt werden.

Weiße Maculae

Weiße Maculae können auf Qi- und Blut-Stase, Blut-Mangel oder Nieren-Yin-Mangel zurückzuführen sein.

21.2.7 Papulae

Papeln heißen auf Chinesisch *Qiu Zhen*. Hier handelt es sich um eine kleine, feste und meist auch gut abgegrenzte Erhebung der Haut, im Allgemeinen definiert auf einen Durchmesser von weniger als 5 mm. Papeln können eine flache Oberfläche haben, wie zum Beispiel bei Lichen Planus, oder sie können wie bei Akne kuppelförmig sein.

Rote Papeln sind immer ein Zeichen von Hitze. Diese kann in jedem Organ sein, am häufigsten jedoch befindet sie sich in Lunge und Magen. Auf die Ebenen bezogen, kann sich Hitze in der Form von Papeln in jeder Ebene zeigen, sei es äußere Wind-Hitze, Hitze in der Qi-Ebene oder Hitze in der Blut-Ebene. Papeln sind oft ein Zeichen von Hitze, die zusammen mit Nässe oder Schleim auftritt.

Dunkelrote oder violette Papeln zeigen Hitze mit Blut-Stase an. Chronische papulöse Ausschläge können auf Milz-Qi-Mangel mit Nässe hinweisen. Papeln mit Krusten sind ein Zeichen für Blut- oder Yin-Mangel.

Eine Quaddel, auf Chinesisch *Feng Tuan,* ist eine Art Papel (kann auch eine Plaque sein) und ist durch eine rote oder weiße, vorübergehende, zusammendrückbare Erhebung der Haut mit dermalem Ödem gekennzeichnet. Ein typisches Beispiel für einen Hautausschlag mit Quaddeln ist Urtikaria. Blasse Quaddeln werden von eindringender Wind-Kälte oder von Yang-Mangel verursacht. Rote Quaddeln werden von Hitze oder Leere-Hitze verursacht, während dunkle, violette Quaddeln ein Zeichen von Blut-Stase sind (➤ Abb. 21.6).

Eine Plaque heißt im Chinesischen *Ban* – sie ist auch eine Art Papel, nämlich eine tastbare, plateauartige Erhöhung der Haut, meist von mehr als 2 cm Durchmesser. Ein typisches Beispiel dafür sind bestimmte Läsionen der Psoriasis. Die klinische Bedeutung von Plaques ist die gleiche wie die von Papeln: Rote Plaques sind ein Zeichen von Hitze, während dunkle ein Zeichen von Blut-Stase sind. Die Tatsache, dass der chinesische Name für Plaques der gleiche ist wie der für Maculae (*Ban*), soll uns nicht zu der Schlussfolgerung verleiten, dass Plaques auch ein Zeichen für Blut-Hitze (wie Maculae) sind (➤ Abb. 21.7).

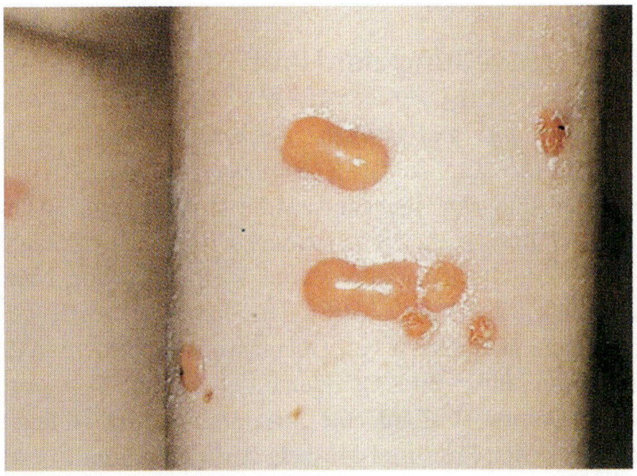

Abb. 21.6 Quaddeln (Nachdruck mit Erlaubnis von Gawkrodger D 1992: An illustrated colour text of dermatology, Churchill Livingstone, Edinburgh)

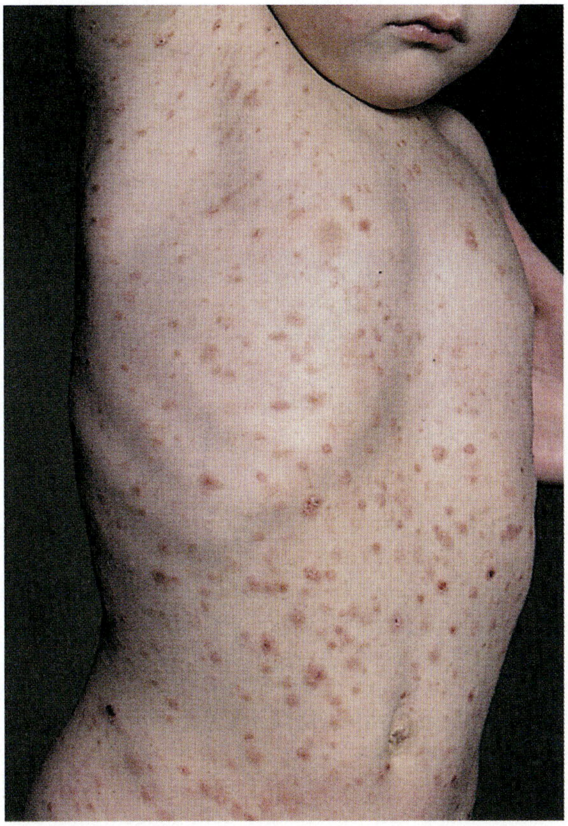

Abb. 21.7 Plaques (Nachdruck mit Erlaubnis von Gawkrodger D 1992: An illustrated colour text of dermatology, Churchill Livingstone, Edinburgh)

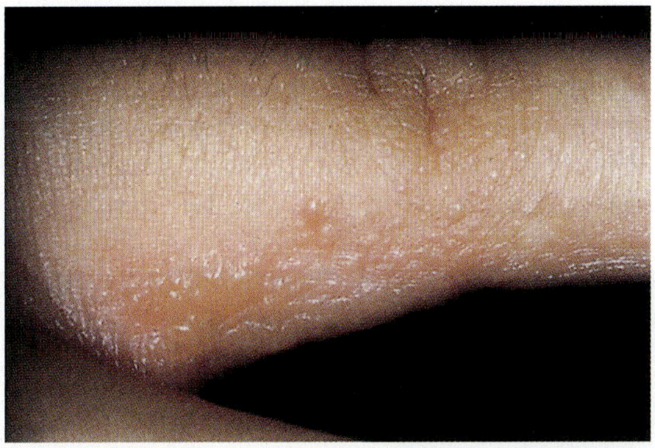

Abb. 21.8 Vesiculae (Bläschen) (Nachdruck mit Erlaubnis von Wilkinson J D und Shaw S 1998: Dermatology, Churchill Livingstone, Edinburgh)

21.2.8 Vesiculae

Vesikel, chinesisch *Shui Pao,* sind kleine Bläschen (normalerweise weniger als 5 mm Durchmesser) mit klarer Flüssigkeit gefüllt und liegen innerhalb oder unter der Epidermis. Wenn ein Vesikel größer als 5 mm wird, nennt man es *Bulla* (➤ Abb. 21.8).

Vesikel gelten als klassisches Zeichen für Nässe, wobei große für Nässe-Hitze, und kleine für Nässe mit zugrunde liegendem Milz-Mangel stehen.

Tab. 21.2 Unterschiede zwischen Maculae, Papeln und Vesikel

Form	Verteilung	Verbleib
Maculae		
Große Flecken, nicht erhaben, können nicht ertastet werden	Brust, Bauch, Rücken, meist im Gesicht, selten auf den Gliedmaßen	Hinterlassen keine Spuren
Papeln		
Kleine Körner oder Bohnen, stehen hervor, können ertastet werden	Wie oben	Hinterlassen Spuren
Vesikel		
Runde, kleine Bläschen, flüssigkeitsgefüllt, meist weiß, geformt wie Reiskörnchen oder manchmal auch wie Perlen, können ertastet werden	Brust, Bauch, Achseln, Hals, selten auf den Gliedern	Hinterlassen Spuren

➤ Tabelle 21.2 stellt eine Differenzierung zwischen Maculae, Papeln und Vesikel auf.

21.2.9 Pusteln

Eine Pustel, *Nong Pao* auf Chinesisch, ist die sichtbare Ansammlung von Eiter innerhalb eines Bläschens. Pusteln können ein Zeichen für eine bakterielle Infektion sein (wie bei einem Furunkel oder einem infizierten Ekzem), sind es aber nicht immer. Die Pusteln, die bei einer Psoriasis auftreten, sind nicht bakteriell infiziert.

Pusteln sind meist ein Zeichen für Toxische Hitze oder Nässe-Hitze, die sich mit Toxischer Hitze mischt. Die Hitze steht oft in Zusammenhang mit der Lunge, dem Magen und der Milz (➤ Abb. 21.9).

21.2.10 Trockene Haut

Teil E (Symptome und klinische Zeichen) ➤ Kap. 77

Die häufigste Ursache von trockener Haut ist Leber-Blut-Mangel, besonders bei Frauen. Leber-Yin- und Nieren-Yin-Mangel sind eine häufige Ursache von trockener Haut bei älteren Menschen. Manchmal kann trockene Haut auch durch Magen-Yin-Mangel entstehen.

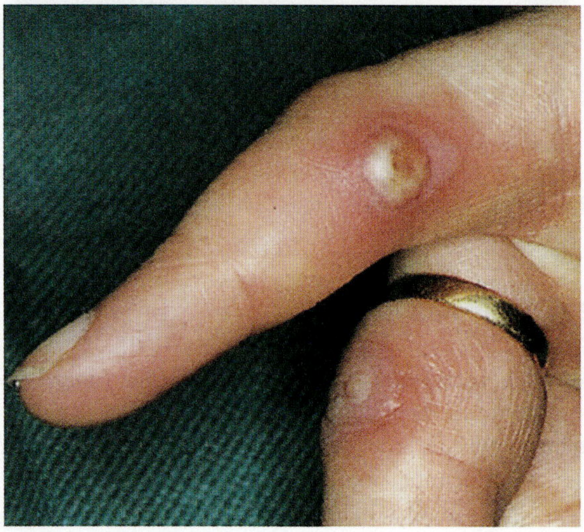

Abb. 21.9 Pusteln (Nachdruck mit Erlaubnis von Gawkrodger D 1992: An illustrated colour text of dermatology, Churchill Livingstone, Edinburgh)

Eine besondere Ursache trockener Haut kann lang anhaltende Blut-Stase sein. Blut und Körperflüssigkeiten interagieren und tauschen sich gegenseitig aus, weswegen Blut-Stase die Zirkulation der Körperflüssigkeiten beeinträchtigt und trockene Haut verursachen kann. Trockene Haut aufgrund von Blut-Stase tritt nur in chronischen Fällen auf, wenn die Blut-Stase schwerwiegend ist. Dies ist häufiger bei älteren Menschen der Fall. Man kann leicht unterscheiden zwischen trockener Haut aufgrund von Blut-Stase und trockener Haut aufgrund von Yin- oder Blut-Mangel. Im Falle von Blut-Stase ist die Haut zusätzlich dunkel und glanzlos, die Nägel erscheinen oft dunkel oder violett und sehen trocken und verwelkt aus. Ferner treten auch noch andere Zeichen von Blut-Stase auf.

Trockene Haut

- Leber-Blut-Mangel
- Leber- und Nieren-Yin-Mangel
- Magen-Yin-Mangel
- Chronische Blut-Stase

21.2.11 Fettige Haut

Teil E (Symptome und klinische Zeichen) ➤ Kap. 77

Fettige Haut ist immer entweder auf Nässe oder Schleim zurückzuführen. Die fettige Haut, die im Zusammenhang mit Schleim auftritt, ist außerdem von einer gewissen „Geschwollenheit" gekennzeichnet.

21.2.12 Schwellung der Haut

Teil E (Symptome und klinische Zeichen) ➤ Kap. 64; Teil A (Betrachtung) ➤ Kap. 18; Teil B (Befragung) ➤ Kap. 39

Eine Schwellung der Haut kann auf die Ansammlung von Flüssigkeiten unter der Haut, wie bei einem Ödem, auf Qi-Stagnation oder auf Nässe zurückzuführen sein. Wenn man von Nässe als Ursache einer Schwellung absieht, dann kann man zwischen zwei verschiedenen Hauptarten von Ödemen unterscheiden: „Wasser-Ödeme" (*Shui Zhong*) und „Qi-Ödeme" (*Qi Zhong*).

Wasser-Ödeme sind auf eine Ansammlung von Flüssigkeiten im Spalt zwischen Haut und Muskeln zurückzuführen. Diese wird meist bedingt durch eine Dysfunktion von Lunge, Milz und Niere, die dadurch gekennzeichnet ist, dass die Lunge die Flüssigkeiten nicht verteilt, die Milz die Flüssigkeiten nicht transformiert, und die Niere die Flüssigkeiten nicht umwandelt und ausscheidet. Wasser-Ödeme hinterlassen bei Palpation eine deutliche Delle. Normalerweise unterscheidet man zwischen zwei Arten von Wasser-Ödemen: Yang-Wasser-Ödeme haben einen plötzlichen Beginn, eine äußere Ursache und betreffen die obere Körperhälfte, somit meist auch die Lungen. Yin-Wasser-Ödeme beginnen langsamer, sind von innerer Ursache und betreffen die mittlere und untere Körperhälfte. Meist sind auch Milz und Niere involviert.

Qi-Ödeme sind auf Qi-Stagnation im Spalt zwischen Haut und Muskeln zurückzuführen. Bei der Palpation bleibt keine Delle. Eine weitere Ursache können Nässe und Schleim sein, die den Spalt zwischen Haut und Muskeln verstopfen und die Milz in ihrer Funktion der Umwandlung und Verteilung der Flüssigkeiten behindern. In diesem Fall verbleibt bei der Palpation eine Delle.

Es gibt noch eine dritte, seltenere Art von Schwellung der Haut. Sie ist auf Blut-Stase begründet und heißt **Blut-Ödem.** Hier ist die Haut geschwollen, dunkel, violett und ohne jeglichen Glanz. Die Schwellung steht oft in Zusammenhang mit Gelenkschmerzen.

Ödeme

- *Wasser-Ödeme:* Lungen-, Milz- und Nieren-Schwäche
- *Qi-Ödeme:* Qi-Stagnation, Nässe oder Schleim
- *Blut-Ödeme:* Blut-Stase

21.2.13 Hautschuppen

Schuppen, *Lin Xiao* auf Chinesisch, sind eine Ansammlung von verdicktem Keratin der Hornschicht der Haut, die sich leicht ablöst. Schuppen sind normalerweise ein Anzeichen für eine entzündliche Veränderung und Verdickung der Epidermis. Sie können fein sein, wie zum Beispiel bei Pityriasis (Krankheit mit kleieartigen Schuppen), weiß und silbrig wie bei Psoriasis (Schuppenflechte) oder groß und ähnlich wie Fischschuppen aussehen, wie bei der Ichthyosis (Fischschuppenkrankheit) (➤ Abb. 21.10).

Trockene Schuppen bei chronischen Hauterkrankungen sind meist auf eine Schwäche und Trockenheit im Blut zurückzuführen, welche Wind aufsteigen lässt. Wir sollten an dieser Stelle festhalten, dass „Wind" im Zusammenhang mit Hauterkrankungen etwas anderes darstellt als äußerer oder innerer Wind. Schuppen, die bei akuten oder subakuten Hauterkrankungen auftreten, sind auf Hitze zurückzuführen und treten folglich auch bei Nässe-Hitze auf. Man sollte nicht einfach annehmen, dass Schuppen bei Nässe nicht auftreten könnten: Als typisches Beispiel hierfür wäre das Ekzem zu nennen. Ölige Schuppen sind auf eine Ansammlung von Nässe-Hitze zurückzuführen.

21.2.14 Hauterosionen

Eine Erosion der Haut ist eine oberflächliche Verletzung der Epidermis, die sich aber nicht in die Dermis ausdehnt und deswegen ohne Narbenbildung verheilt. Erosionen sieht man häufig nach Vesikeln oder Pusteln.

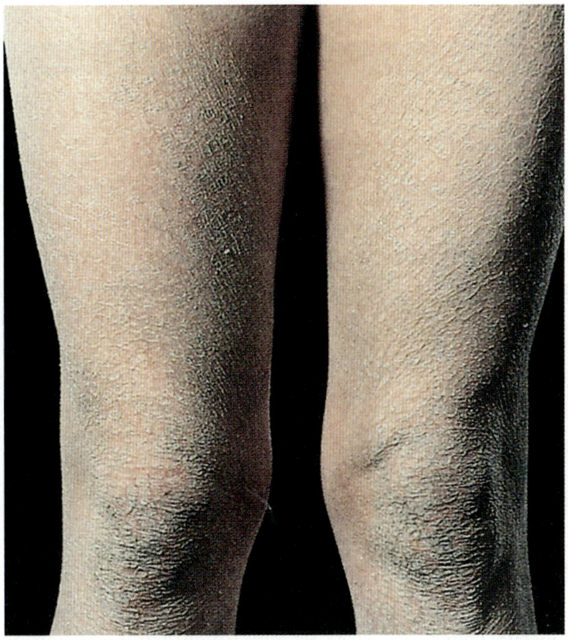

Abb. 21.10 Hautschuppen (Nachdruck mit Erlaubnis von Gawkrodger D 1992: An illustrated colour text of dermatology, Churchill Livingstone, Edinburgh)

Rote Erosionen mit nässendem gelbem Sekret weisen auf Nässe-Hitze hin. Erosionen mit einem dickflüssigen gelben Exsudat weisen auf Nässe-Hitze mit Toxischer Hitze hin. Erosionen mit einem dünnflüssigen, wässrigen Sekret weisen auf Nässe mit Milz-Schwäche im Hintergrund hin.

21.2.15 Ausschläge

Ein Ausschlag, *Zhen* auf Chinesisch, ist eine durch eine Vasodilatation (Gefäßerweiterung) bedingte Rötung der Haut. Der schulmedizinische Ausdruck lautet Erythem. Die wichtigsten Ausschläge, die es zu unterscheiden gilt, sind Masern, Röteln, Windpocken und Urtikaria (Nesselsucht).

Masern, Röteln und Windpocken

Masern (Morbilli), heißen auf Chinesisch „Hanfausschlag" (*Ma Zhen*) und waren einst eine weit verbreitete Kinderkrankheit. In den Industrieländern sind sie jetzt selten geworden, jedoch stellen sie in den Entwicklungsländern immer noch eine Hauptursache für hohe Kindersterblichkeit dar.

Röteln (Rubella) heißen auf Chinesisch „Windausschlag" (*Feng Zhen*) und stellen eine weit verbreitete Kinderkrankheit mit gutartigem Verlauf dar.

Windpocken (Varicella) heißen auf Chinesisch „Wasserpocken" (*Shui Dou*) und sind eine weit verbreitete Kinderkrankheit, die durch Nässe gekennzeichnet ist.

In ➤ Tabelle 21.3 werden die verschiedenen Ausschläge unterschieden.

Tab. 21.3 Unterschiede zwischen Masern, Röteln und Windpocken

	Masern	Röteln	Windpocken
Allgemeine Symptome	Hohes Fieber, Teilnahmslosigkeit	Niedriges Fieber, Kind ist nicht sehr krank, geschwollene Lymphknoten hinter den Ohren	Niedriges Fieber, Kind ist nicht sehr krank
Beginn des Ausschlags	Allmählich, ca. 3 Tage nach Erkrankung	Eher plötzlich, in 24 Stunden komplett	Tritt nach ein bis zwei Tagen auf
Farbe des Ausschlags	Dunkelrot	Blassrot	Weiß, außen herum rot
Form der Papeln	Hervorstehende Papeln, groß oder klein, zuerst weit verstreut, dann dichter werdend, kein Juckreiz	Kleine, runde Papeln, lose und gleichmäßig verstreut, Juckreiz	Rund, die Größe reicht vom Reiskorn bis zur Bohne, flüssigkeitsgefüllt
Verteilung des Ausschlags	Zuerst hinter den Ohren und am Hals, dann Gesicht, Körper und Gliedmaßen, auch an Händen und Füßen, dichter Ausschlag	Zuerst im Gesicht, dann am Stamm, Gliedmaßen, nicht auf Händen und Füßen, verschwindet schnell wieder	Im Gesicht, am Stamm, Gliedmaßen, nur wenige auf Händen und Füßen
Zurückbleibende Hautläsionen	Hautläsionen können zurückbleiben	Keine Hautläsionen bleiben zurück	Hinterlässt konkave Narben

21.2.16 Fissuren

Eine Fissur (oder ein Riss) ist ein linienförmiger Spalt in der Epidermis, der sich oft gerade noch in die Dermis zieht. Aus Sicht der chinesischen Medizin sind Fissuren auf eine Disharmonie zwischen Qi und Blut, auf Blut-Mangel, oder auf Nieren-Yin-Mangel zurückzuführen.

21.2.17 Hautgeschwüre

Schulmedizinische Pathologie und Diagnose

Ein Geschwür (Ulkus) ist ein begrenztes Hautverlustareal, das sich durch die Epidermis bis in die Dermis ausdehnt. Geschwüre sind oft das Resultat einer vaskulären Nährstoffunterversorgung der Haut, verursacht durch periphere arterielle Erkrankungen. Dem Geschwür voran gehen häufig Juckreiz, Schmerzen, Rötungen, Ödeme, Hautsubstanzverlust und Nässen. Wenn sich das Ulkus bildet, geht die Epidermis verloren, und je weiter das Geschwür fortschreitet, desto größer und tiefer wird die Öffnung (➤ Abb. 21.11 und ➤ Abb. 21.12).

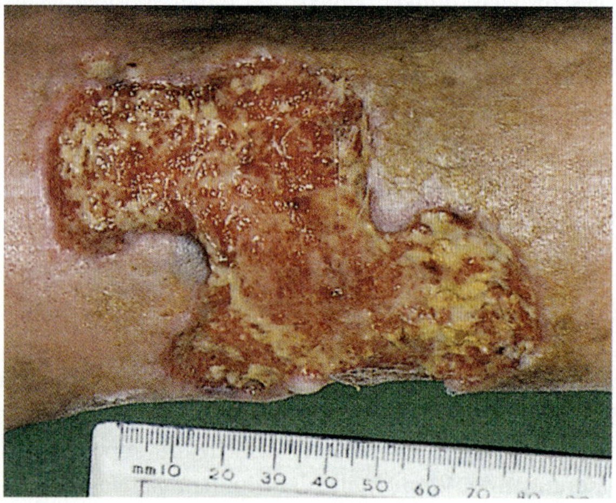

Abb. 21.11 Hautgeschwür (Nachdruck mit Erlaubnis von Gawkrodger D 1992: An illustrated colour text of dermatology, Churchill Livingstone, Edinburgh)

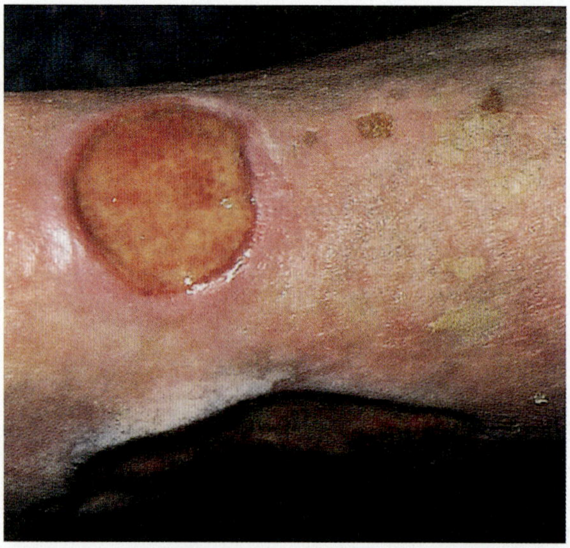

Abb. 21.12 Hautgeschwür (Nachdruck mit Erlaubnis von Gawkrodger D 1992: An illustrated colour text of dermatology, Churchill Livingstone, Edinburgh)

Chinesische Pathologie und Diagnose

In der chinesischen Medizin werden zwei Arten von Geschwüren unterschieden: Yang-Geschwüre haben deutlich hervorstehende Ränder, sind gut abgegrenzt und wie ein Becken geformt. Yin-Geschwüre haben keine hervorstehenden Ränder, sind seichter, sie sind nicht klar abgegrenzt und nässen mehr. Yang-Geschwüre werden meist von einem Fülle-Zustand verursacht und lassen eine bessere Prognose als Yin-Geschwüre zu, welche von einer Kombination aus Mangel und Fülle gekennzeichnet sind.

Die häufigsten Syndrome, die Geschwüre entstehen lassen, sind Ansammlung von Nässe-Hitze, Milz-Qi-Mangel mit Nässe, Qi-Stagnation mit Blut-Stase und Leber- und Nieren-Yin-Mangel.

Nässe-Hitze bedingte Geschwüre sind durch verhärtete und abgerundete Ränder und dickflüssiges, gelbes Sekret gekennzeichnet.

Geschwüre aufgrund von Milz-Qi-Mangel mit Nässe sind durch gräulich-weißes Gewebe im Ulkus und klares Sekret gekennzeichnet.

Geschwüre, die durch Qi- und Blut-Stase verursacht werden, sind durch eine Schwellung der Umgebung des Ulkus mit violetter Verfärbung, Schmerzen und Krampfadern gekennzeichnet.

Leber- und Nieren-Yin-Mangel-Geschwüre sind durch tiefrote Haut um den Ulkus und Fehlen von Schmerzen gekennzeichnet.

Hautgeschwüre

- *Harte und runde Ränder und dickflüssiges, gelbes Sekret:* Nässe-Hitze
- *Gräulich-weißes Gewebe im Ulkus und klares Sekret:* Milz-Qi-Mangel mit Nässe
- *Schwellung der Umgebung des Ulkus mit violetter Verfärbung, Schmerzen und Krampfadern:* Qi- oder Blut-Stase
- *Tiefrote Haut um den Ulkus und Fehlen von Schmerzen:* Leber- und Nieren-Yin-Mangel

21.2.18 Dermografismus

Dermografismus bedeutet wörtlich „Schreiben auf der Haut" und ist gekennzeichnet von roten Quaddeln, die auftreten, wenn man mit einem harten Objekt, zum Beispiel einem Stiftende oder einem Nagel, über die Haut streicht. Aus physiologischer Sicht stellt diese Reaktion eine übersteigerte Freisetzung von Histamin aus den Mastzellen in der Haut dar. Diese Reaktion tritt bei Atopikern auf und lässt sich auf abnorm hohe Konzentrationen von Immunglobulin E (IgE) um die Mastzellen der Haut zurückzuführen (➤ Abb. 21.13).

Aus Sicht der chinesischen Medizin ist Dermografismus ein Zeichen für die Gegenwart von Wind in der Haut, besonders Wind-Hitze. Wenn der Patient an atopischem Ekzem (Neurodermitis) leidet, so deutet dies auf ein Vorherrschen von Wind-Hitze. Wenn der Patient an allergischem Asthma erkrankt ist, so weist dies auf Wind und Hitze in den Lungen hin.

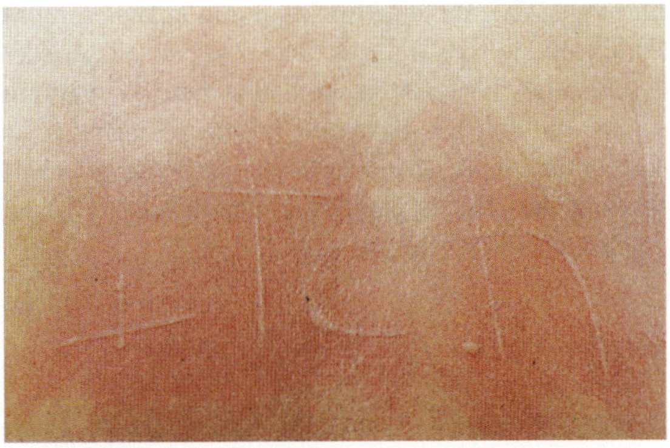

Abb. 21.13 Dermografismus (Nachdruck mit Erlaubnis von Wilkinson J D und Shaw S 1998: Dermatology, Churchill Livingstone, Edinburgh)

21.3 Hauterkrankungen

Folgende Hauterkrankungen werden besprochen:
- Ekzem
- Akne
- Psoriasis
- Urtikaria
- Nävi
- Malignes Melanom
- Tinea
- Candida
- Herpes simplex
- Herpes zoster (Gürtelrose)
- Warzen
- Rosazea

21.3.1 Ekzem

Teil E (Symptome und klinische Zeichen) ➤ Kap. 77, ➤ Kap. 89

Schulmedizinische Pathologie und Diagnose

In der Praxis ist das Ekzem die am häufigsten vertretene Hauterkrankung. In Großbritannien haben Ekzeme und Akne den größten Anteil an allen Hauterkrankungen. In der Allgemeinpraxis leiden gut 30 % der Patienten, die mit einem Hautproblem kommen, an Ekzemen. Eine vollständige Diskussion der Ätiologie und Pathologie von Ekzemen (sowohl vom Standpunkt der Schulmedizin und der chinesischen Medizin aus) würde über den Rahmen dieses Buchs hinausgehen. Deshalb werde ich mich auf die diagnostischen Aspekte konzentrieren, also wie man ein Ekzem erkennt und von anderen Hauterkrankungen unterscheidet. Das ist keine leichte Aufgabe, da es viele verschiedene Ekzeme gibt, die sich klinisch ganz unterschiedlich äußern können (➤ Abb. 21.14, ➤ Abb. 21.15, ➤ Abb. 21.16, ➤ Abb. 21.17, ➤ Abb. 21.18, ➤ Abb. 21.19, ➤ Abb. 21.20, ➤ Abb. 21.21, ➤ Abb. 21.22, ➤ Abb. 21.23). In der Schulmedizin zieht man inzwischen den Ausdruck „Dermatitis" vor.

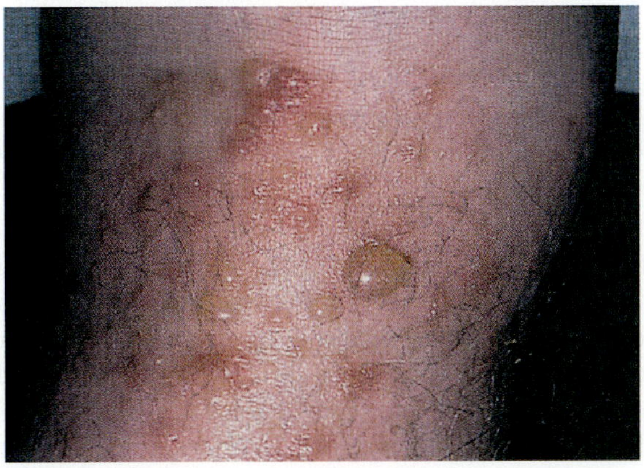

Abb. 21.14 Akutes Ekzem (Nachdruck mit Erlaubnis von Gawkrodger D 1992: An illustrated colour text of dermatology, Churchill Livingstone, Edinburgh)

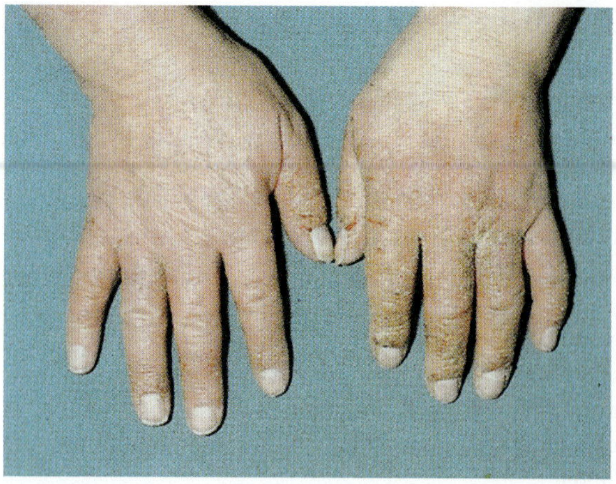

Abb. 21.15 Chronisches Ekzem (Nachdruck mit Erlaubnis von Gawkrodger D 1992: An illustrated colour text of dermatology, Churchill Livingstone, Edinburgh)

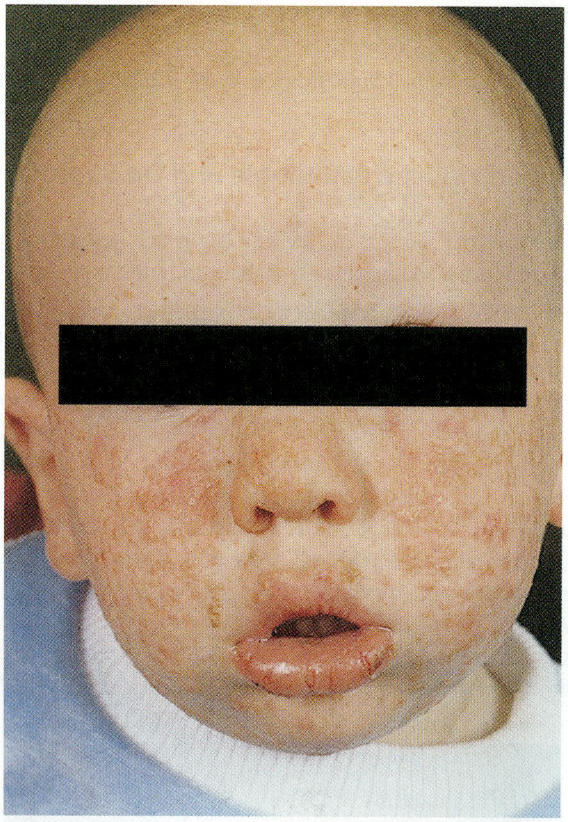

Abb. 21.16 Atopisches Ekzem (Nachdruck mit Erlaubnis von Gawkrodger D 1992: An illustrated colour text of dermatology, Churchill Livingstone, Edinburgh)

Die häufigsten in der Praxis beobachteten Ekzeme sind das atopische Ekzem (Neurodermitis) bei Kindern und Säuglingen (➤ Abb. 21.16). Babys haben meist einen nässenden, bläschenartigen Ausschlag im Gesicht und auf den Händen. Sobald sie 18 Monate alt sind, ändert sich das Erscheinungsbild, und der Ausschlag manifestiert sich typischerweise auf den Ellenbeugen, Kniekehlen, Handgelenken und Knöcheln (➤ Abb. 21.17, ➤ Abb. 21.18). Das Gesicht ist oft gerötet, und an den Augen kann man die so genannte Dennie-Morgan-Falte (doppelte

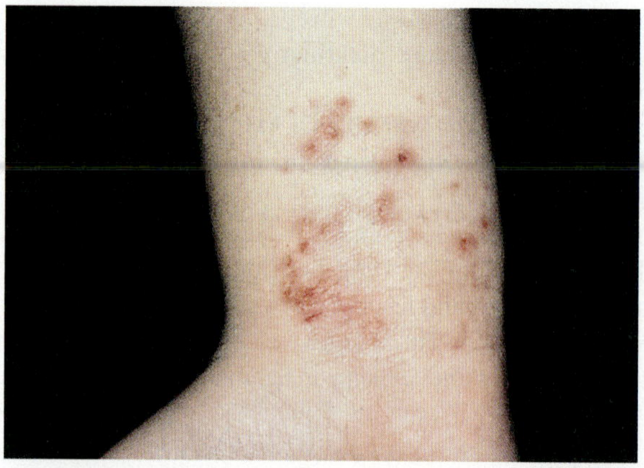

Abb. 21.17 Atopisches Ekzem (Nachdruck mit Erlaubnis von Gawkrodger D 1992: An illustrated colour text of dermatology, Churchill Livingstone, Edinburgh)

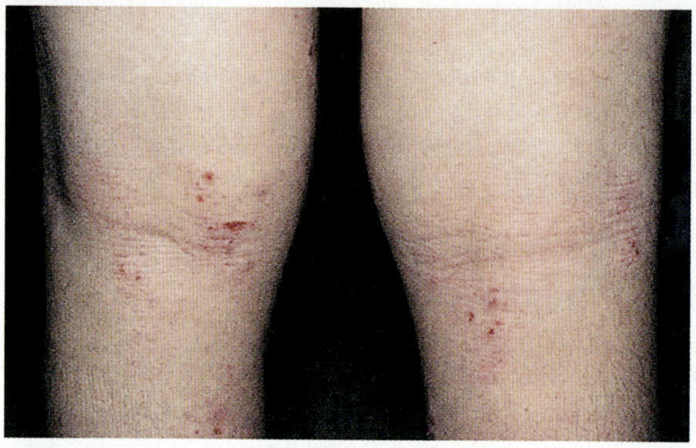

Abb. 21.18 Atopisches Ekzem (Nachdruck mit Erlaubnis von Gawkrodger D 1992: An illustrated colour text of dermatology, Churchill Livingstone, Edinburgh)

Unterlidfalte) sehen. Eine Lichenifikation (Hautvergröberung, durch Kratzen bedingt), Exkoriationen (Hautabschürfungen) und trockene Haut treten häufig auf. Auch die Handlinien sind verstärkt. Im weiteren Verlauf verursachen Kratzen und Reiben den Hauptteil der Befunde.

Bei Erwachsenen ist die häufigste Manifestation eine Dermatitis der Hand (➤ Abb. 21.15), die durch Reizstoffe zusätzlich verschlimmert wird, und es besteht eine Vorerkrankung mit atopischem Ekzem. Eine Verschlechterung ist häufig durch Stress bedingt.

Man sollte beachten, dass viele akute, plötzliche Verschlechterungen eher auf eine Infektion mit *Staphylococcus aureus* zurückzuführen sind als auf das Ekzem selbst. Bakterielle Hautinfekte treten bei Ekzemen recht häufig auf, da die Haut aufgekratzt ist und folglich Bakterien leichter eindringen können. Eine akute Infektion ist gekennzeichnet durch eine plötzliche Verschlimmerung des Ekzems, papulösen oder pustulären Ausschlägen und ausgeprägtem Erythem (➤ Abb. 21.14).

Chinesische Pathologie und Diagnose

Der moderne chinesische Name für Ekzem lautet „Nässe-Ausschlag" (*Shi Zhen*), was deutlich macht, dass Nässe bei einem atopischen Ekzem immer eine Rolle spielt.

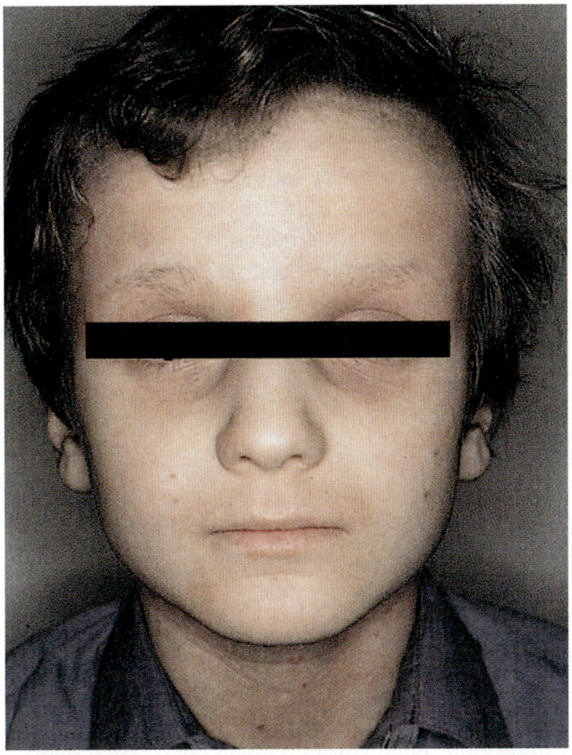

Abb. 21.19 Atopisches Ekzem (Nachdruck mit Erlaubnis von Gawkrodger D 1992: An illustrated colour text of dermatology, Churchill Livingstone, Edinburgh)

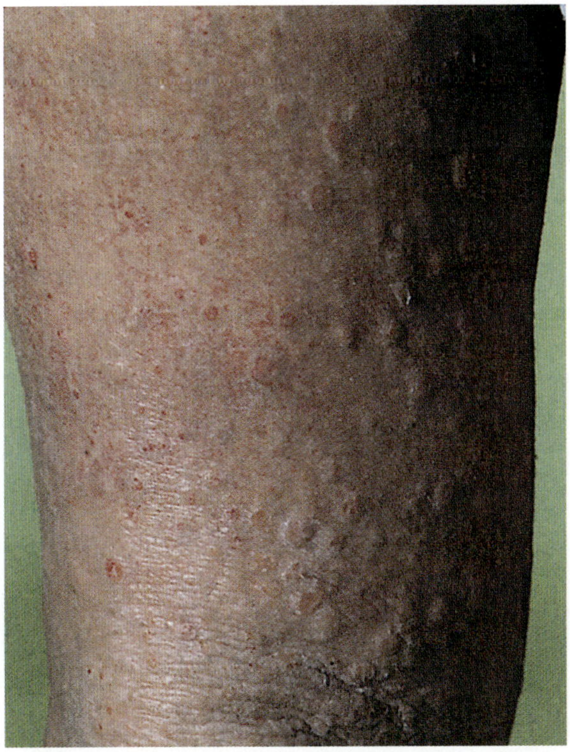

Abb. 21.20 Atopisches Ekzem mit Lichenifikation (Nachdruck mit Erlaubnis von Gawkrodger D 1992: An illustrated colour text of dermatology, Churchill Livingstone, Edinburgh)

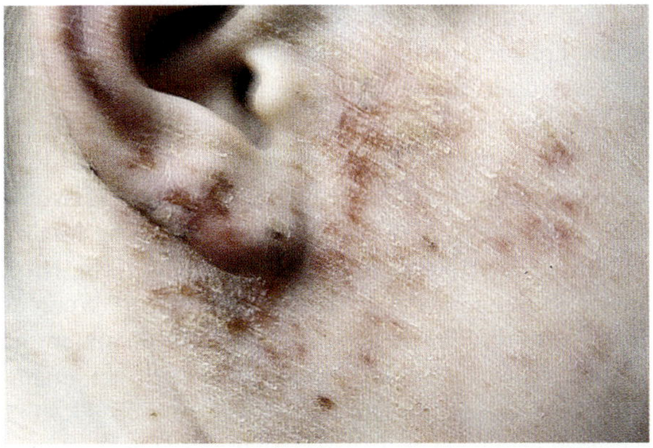

Abb. 21.21 Chronisches atopisches Ekzem

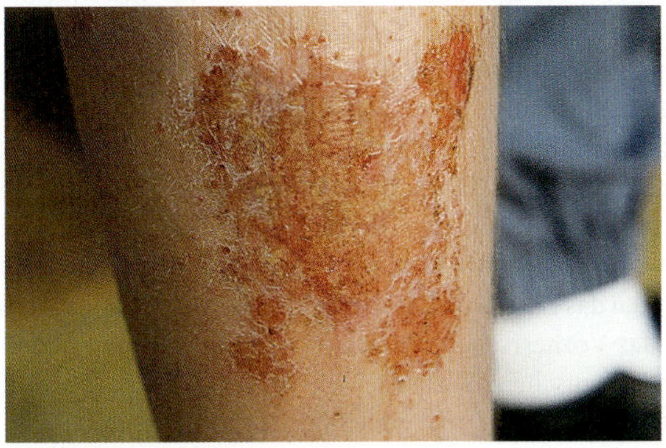

Abb. 21.22 Chronisches infiziertes Ekzem

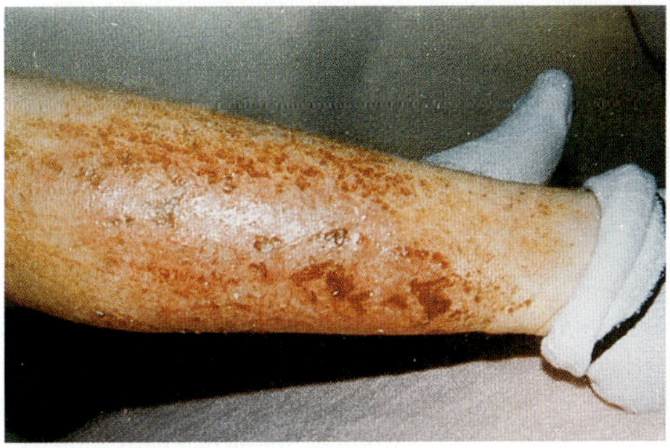

Abb. 21.23 Chronisches infiziertes Ekzem

! Beim atopischen Ekzem ist immer Nässe vorhanden, auch wenn die Haut nicht nässt.

Ein akutes Ekzem ist gekennzeichnet von starkem Juckreiz, Bläschen, Erythem (Rötung) und einer Schwellung der Haut. Ein chronisches Ekzem ist gekennzeichnet von Juckreiz, Erythem, Hautschwellung, Krustenbildung, Abschuppung, Lichenifikation (einer Verdickung der Haut mit Verstärkung der Hautlinien), Exkoriation und Erosion. Ein chronisches Ekzem kann nässen oder auch trocken sein.

Ein nässendes Ekzem weist auf das Vorherrschen von Nässe, ein trockenes Ekzem auf das Vorherrschen von Hitze hin. Trotzdem sollte man nicht vergessen, dass beim atopischen Ekzem immer etwas Nässe vorhanden ist, da immer flüssigkeitsgefüllte Bläschen unter der Epidermis vorhanden sind, die zur Hautschwellung führen. Wenn diese Vesikel an die Oberfläche treten, dann nässt das Ekzem. Des Weiteren ist beim atopischen Ekzem die oberflächliche Hautschicht des Stratum Corneum beschädigt, sodass die Haut die Feuchtigkeit nicht mehr adäquat halten kann. Deswegen ist das Austrocknen der Haut eher die Konsequenz als die Ursache des Ekzems.

Das Hauptmuster beim atopischen Ekzem ist Nässe-Hitze zusammen mit einem weiteren dominanten Faktor: Wenn Nässe dominiert, wird das Ekzem nässen; wenn Hitze dominiert, ist das Ekzem trocken (man beachte jedoch, dass auch bei einem trockenen Ekzem Nässe vorliegen kann). Das chronische Ekzem beim Erwachsenen beinhaltet auch Nässe-Hitze, allerdings können auch Leere-Zustände vorhanden sein, nämlich hauptsächlich Milz-Mangel, Blut-Mangel und Trockenheit, bei der das Blut die Haut nicht mehr nähren kann. Der Juckreiz wird von der Nässe verursacht, in chronischen Fällen jedoch auch von Wind, der aus dem Blut-Mangel entsteht.

Wind spielt auch beim chronischen Ekzem eine Rolle, und zwar in Verbindung mit Nässe-Hitze. Wind offenbart sich mittels der Lokalisation des Ausschlags, der sich dann eher in der oberen Körperhälfte befindet, wobei zusätzlich stärkster Juckreiz herrscht. Wenn sich das Ekzem auf die untere Körperhälfte konzentriert, lässt es auf das Vorherrschen von Nässe schließen. Beim Erwachsenen, der an chronischem Ekzem leidet, ist der Wind auch durch den Mangel und die Blut-Trockenheit bedingt.

Wenn die Haut eine gelbe Flüssigkeit abgibt, herrscht Nässe-Hitze vor, während eine klare Flüssigkeit eher auf Nässe mit Milz-Qi-Mangel schließen lässt. Wenn die Haut nach dem Kratzen nässt, so stellt dies einen weiteren Hinweis auf Nässe dar. Wenn die Haut nach dem Kratzen blutet, so ist dies ein Hinweis auf Blut-Hitze.

Fallgeschichte 21.1

Eine 29-jährige Frau litt schon seit ihren frühen Lebensmonaten an Neurodermitis. Die Befunde waren typisch für Neurodermitis: Trockener roter Ausschlag, Schuppen, Verdickung der Haut und zudem ein starker Juckreiz. Das Ekzem war auf die obere Körperhälfte beschränkt. Während einer Schwangerschaft und nach der Geburt des Kindes war es schlimmer geworden. Alle sieben Jahre schien es sich mit einer gewissen zyklischen Regelmäßigkeit zu verschlechtern. Ihre Zunge war leicht rot mit roten Punkten im vorderen Bereich, wies einen Riss im Bereich des Magens auf, der Zungenbelag war ungenügend vorhanden. In der rechten vorderen Position war ihr Puls sehr schwach, links in der Mittelposition war er überflutend.

Sie war dünn und ruhelos und trommelte während des Gesprächs mit den Fingern auf dem Tisch.

Diagnose: Das sich bei diesem Ekzem augenscheinlich präsentierende Syndrom ist Leere-Hitze im Blut mit Wind-Hitze in der Haut. Die Leere-Hitze im Blut zeigt sich durch den roten, trockenen Ausschlag und durch die rote belaglose Zunge. Die Wind-Hitze manifestiert sich im starken Juckreiz und in der Lokalisation ihres Ekzems, nämlich in der oberen Körperhälfte. Nebenbei zeigt sich im Magenriss in der Zunge und im schwachen Puls rechts vorne auch ein Yin-Mangel von Lunge und Magen. Der Yin-Mangel zeigt sich zusätzlich im dünnen Körperbau und in ihrer ruhelosen Art, während eines Gespräches mit den Fingern auf den Tisch zu trommeln.

Ferner liegen ein Mangel an Abwehr-Qi von Lunge und Nieren zugrunde. Besonders betroffen ist hiervon jedoch die Lunge, was sich sowohl im schwachen Puls der rechten vorderen Taststelle zeigt, als auch in der Verschlechterung des Ekzems während der Schwangerschaft und nach der Geburt. Eine interessante Eigenheit dieses Falles ist die zyklische Verschlechterung des Ekzems alle sieben Jahre, was völlig mit dem im ersten Kapitel des *Su Wen* beschriebenen siebenjährigen Lebenszyklus der Frau übereinstimmt.

21.3.2 Akne

Teil E (Symptome und klinische Zeichen) ➤ Kap. 55, ➤ Kap. 77; Teil A (Betrachtung) ➤ Kap. 5

Schulmedizinische Pathologie und Diagnose

Akne ist eine chronische Entzündung der Haarfollikeltalgdrüsen und bringt Komedone, dann Papeln, Pusteln oder Zysten und schließlich eventuell auch Narben hervor (➤ Abb. 21.24, ➤ Abb. 21.25, ➤ Abb. 21.26, ➤ Abb. 21.27). Es tritt bei beiden Geschlechtern gleichermaßen auf, trifft Mädchen aber früher als Jungen, obgleich klinische Akne bei beiden im Alter von 18 Jahren gipfelt.

In der Praxis zeigen sich entweder offene Komedone (Mitesser, erweiterte Poren gefüllt mit Stöpseln aus melaninhaltigem Keratin) oder geschlossene Komedone (Pickel, Milie, Zysten, kleine, cremefarbene, kuppelförmige Papeln). Sie tauchen erstmals im Alter von ungefähr zwölf Jahren auf und entwickeln sich zu entzündeten Papeln, Pusteln oder Zysten. Die bevorzugten Orte (Gesicht, Schultern, Rücken und oberhalb der Brust) haben besonders viele Talgdrüsen. Der Schweregrad einer Akne hängt von ihrer Ausdehnung und Art der Läsionen ab, wobei Zysten am destruktivsten sind. Nach der Abheilung von Zysten verbleiben oftmals Narben.

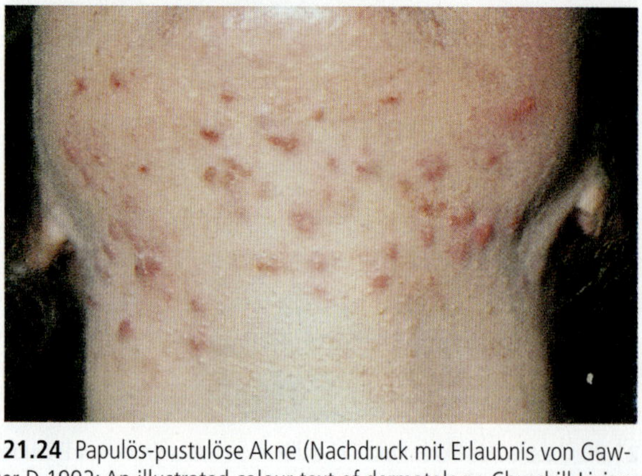

Abb. 21.24 Papulös-pustulöse Akne (Nachdruck mit Erlaubnis von Gawkrodger D 1992: An illustrated colour text of dermatology, Churchill Livingstone, Edinburgh)

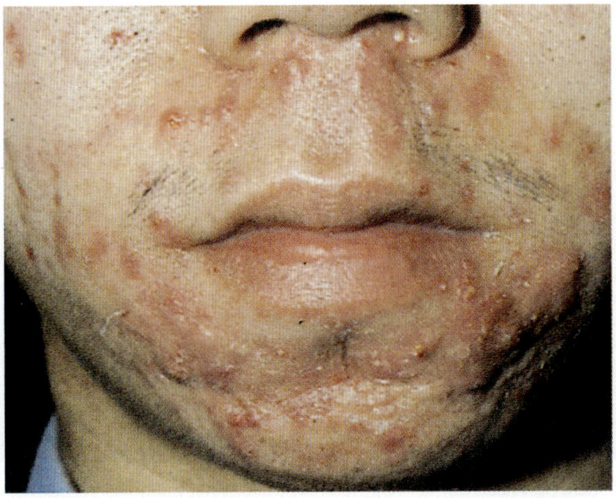

Abb. 21.25 Pustulöse Akne (Nachdruck mit Erlaubnis von Gawkrodger D 1992: An illustrated colour text of dermatology, Churchill Livingstone, Edinburgh)

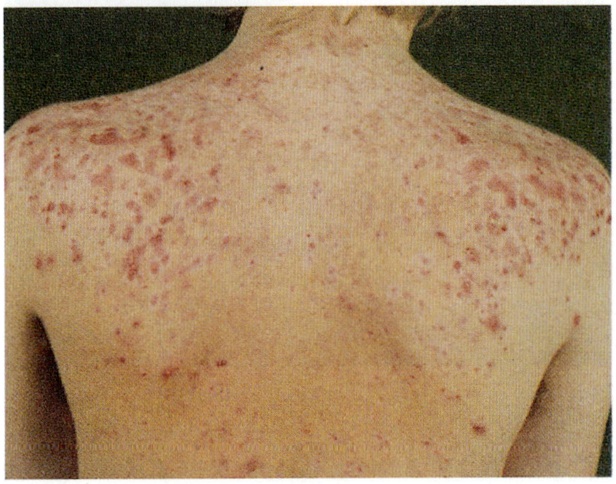

Abb. 21.26 Akne mit Narbenbildung (Nachdruck mit Erlaubnis von Gawkrodger D 1992: An illustrated colour text of dermatology, Churchill Livingstone, Edinburgh)

Chinesische Pathologie und Diagnose

Aus Sicht der chinesischen Medizin sind die Ursachen der Akne die folgenden:

- **Lungen-Hitze** ist charakterisiert durch papulöse Pickel und Mitesser, meist auf der Stirn, um die Nase herum und am oberen Rücken und obere Brust.
- **Magen-Hitze** ist durch papulöse Pickel und Mitesser, meist um den Mund herum und auf Brust und oberen Rücken gekennzeichnet.
- **Blut-Hitze** ist charakterisiert durch rote Papeln, meist um Nase, Mund und Augenbrauen herum. Dieser Aknetyp ist oft vor und auch während der Menstruation schlimmer.
- **Toxische Hitze** ist gekennzeichnet durch schmerzhafte Pusteln. Sie kann sich auch in entzündeten Zysten äußern. Am häufigsten betroffen sind oberer Rücken und Brust.
- **Nässe-Hitze** mit Toxischer Hitze und Blut-Stase ist charakterisiert durch tiefe, schmerzhafte, entzündete Knoten und eitergefüllte Zysten. Dieser Aknetyp hinterlässt oft Dellen und Narben.

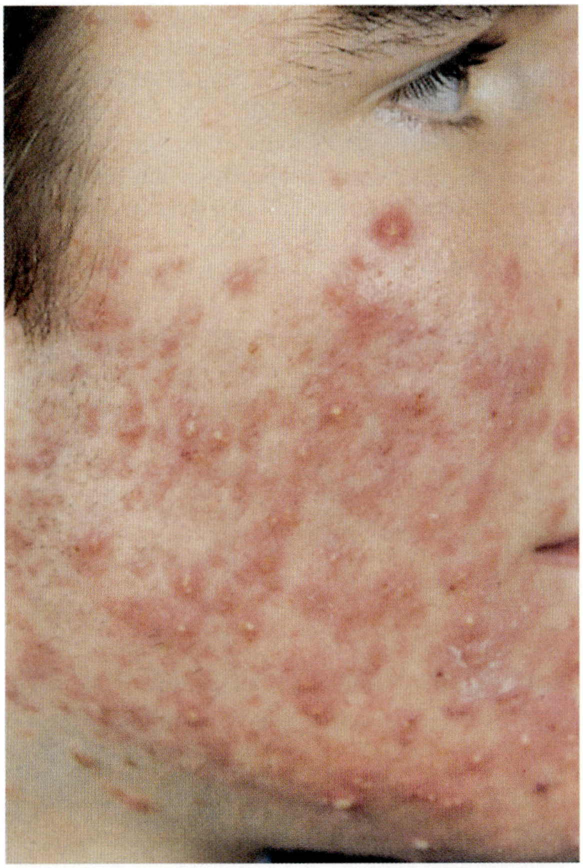

Abb. 21.27 Entzündliche Akne (Nachdruck mit Erlaubnis von Wilkinson J D und Shaw S 1998: Dermatology, Churchill Livingstone, Edinburgh)

- **Lungen- und Milz-Qi-Mangel** liegen oft in Verbindung mit Nässe als Grunderkrankung vor und sind durch lang andauernde Papeln gekennzeichnet, die sehr lange zur Heilung benötigen.

THERAPIE

Auch wenn Akne in den meisten Fällen durch Nässe-Hitze bedingt ist, bin ich der Auffassung, dass auch eine Disharmonie von Konzeptions- und/oder Durchdringungsgefäß vorliegt. Dies erklärt, warum Akne häufig während der Adoleszenz einsetzt. Ich behandle deshalb zwar Nässe-Hitze, Toxische Hitze oder Blut-Stase, reguliere aber auch das Konzeptionsgefäß mit Lu 7 Lieque, Ni 6 Zhaohai und Ren 4 Guanyuan oder das Durchdringungsgefäß mit Mi 4 Gongsun, Pe 6 Neiguan und Ren 4 Guanyuan.

21.3.3 Psoriasis

Teil E (Symptome und klinische Zeichen) ➤ Kap. 77

Schulmedizinische Pathologie und Diagnose

Psoriasis ist eine chronische, nicht ansteckende, aber entzündliche Hautkrankheit, gekennzeichnet durch gut abgegrenzte, erythematöse Plaques, die mit silbrigen Schuppen bedeckt sind. Der Altersgipfel liegt in der zweiten und dritten Lebensdekade. Bei Kindern unter acht Jahren ist ein Auftreten sehr ungewöhnlich.

Bei ca. 35 % der Patienten tritt eine familiäre Häufung der Erkrankung auf. Wenn ein Elternteil an Psoriasis leidet, hat ein Kind eine Erkrankungswahrscheinlichkeit von 25 %. Diese steigt auf 60 %, wenn beide Eltern betroffen sind.

Das Erscheinungsbild der Psoriasis schwankt von den typischen chronischen Plaques an den Ellenbogen bis hin zu einer akuten, generalisierten, pustulösen Form. Es gibt viele verschiedene Arten von Psoriasis (➤ Abb. 21.28, ➤ Abb. 21.29, ➤ Abb. 21.30, ➤ Abb. 21.31, ➤ Abb. 21.32, ➤ Abb. 21.33, ➤ Abb. 21.34):

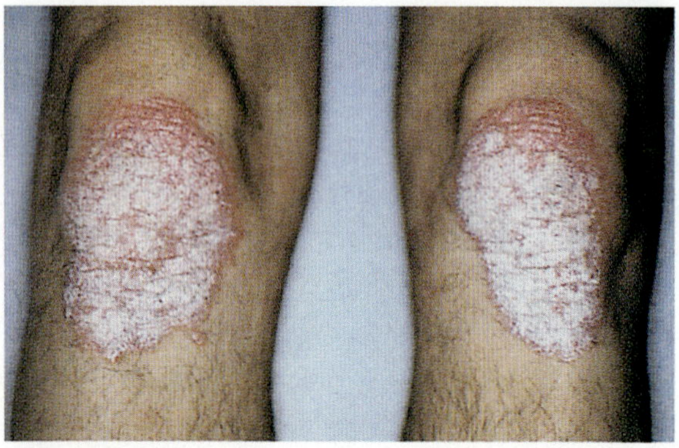

Abb. 21.28 Psoriasis mit schuppigen Plaques (Nachdruck mit Erlaubnis von Gawkrodger D 1992: An illustrated colour text of dermatology, Churchill Livingstone, Edinburgh)

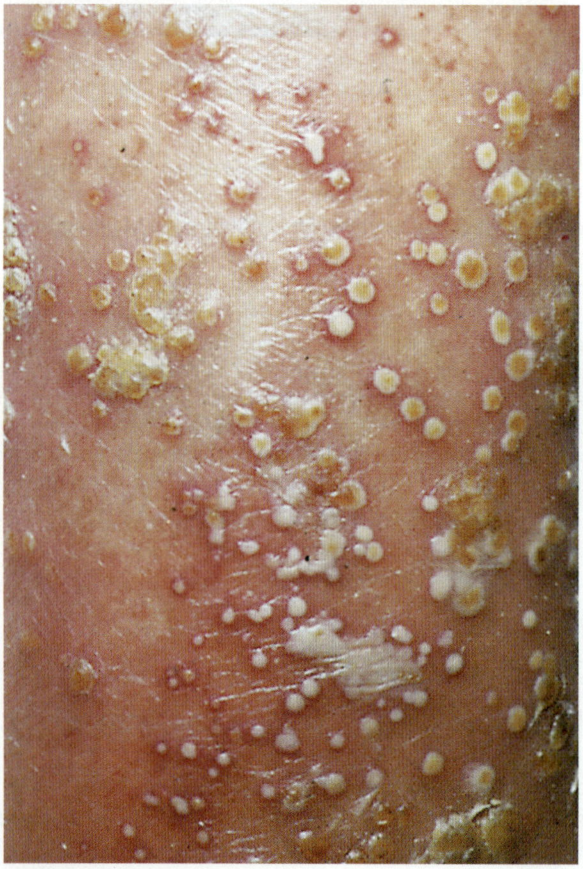

Abb. 21.29 Pustulöse Psoriasis (Nachdruck mit Erlaubnis von Wilkinson J D und Shaw S 1998: Dermatology, Churchill Livingstone, Edinburgh)

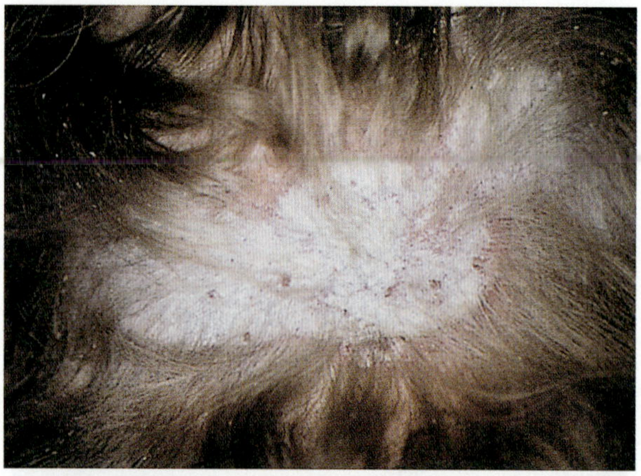

Abb. 21.30 Psoriasis auf der Kopfhaut (Nachdruck mit Erlaubnis von Gawkrodger D 1992: An illustrated colour text of dermatology, Churchill Livingstone, Edinburgh)

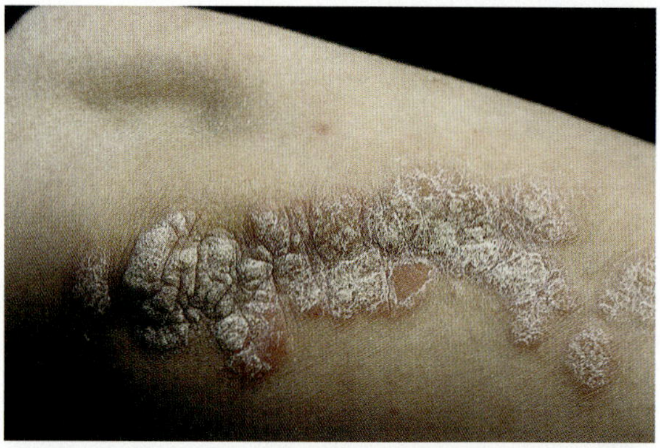

Abb. 21.31 Psoriasis mit blassen Plaques (Blut-Mangel)

- **Plaquepsoriasis** (Psoriasis geographica) zeigt sich in gut abgegrenzten, scheibenförmigen Plaques an Ellenbogen, Knien, der Kopfhaut und der Haargrenze.
- **Psoriasis guttata** ist ein akuter symmetrischer Ausbruch von tröpfchenartigen Läsionen, meist am Rumpf und an den Extremitäten. Sie trifft meist Heranwachsende oder junge Erwachsene und kann auf eine Streptokokkenangina folgen.
- **Psoriasis inversa** (intertriginöse Psoriasis) betrifft die Achselhöhlen, das Areal unter den Brüsten und die Leistengegend. Meist tritt sie bei älteren Menschen auf.
- **Lokale Einzelherde** beobachtet man auf Handflächen und Fußsohlen, auf Fingern und Nägeln und auf der Kopfhaut.
- **Psoriasis pustulosa generalisata** (Typ Zumbusch) ist eine eher seltene Form der Psoriasis. Sie ist gekennzeichnet durch kleine sterile, gelbe Pusteln am ganzen Körper auf erythematösem Grund und breitet sich sehr schnell aus. Sie beginnt meist plötzlich, der Patient fühlt sich unwohl, hat Fieber und ist schwer krank.
- **Nagelpsoriasis** bedeutet, dass Nagelveränderungen auftreten, die häufigste sind Tüpfelnägel mit den so genannten Ölflecken, später kann sich der Nagel aus dem Nagelbett ablösen, beginnend von distal (Onycholyse). Unter dem Nagel findet eine Hyperkeratose (verstärkte Hornhautbildung) statt, dabei kommt es zu einer Anhäufung von Keratin unter dem distalen Nagel, meist sind die Zehennägel betroffen.

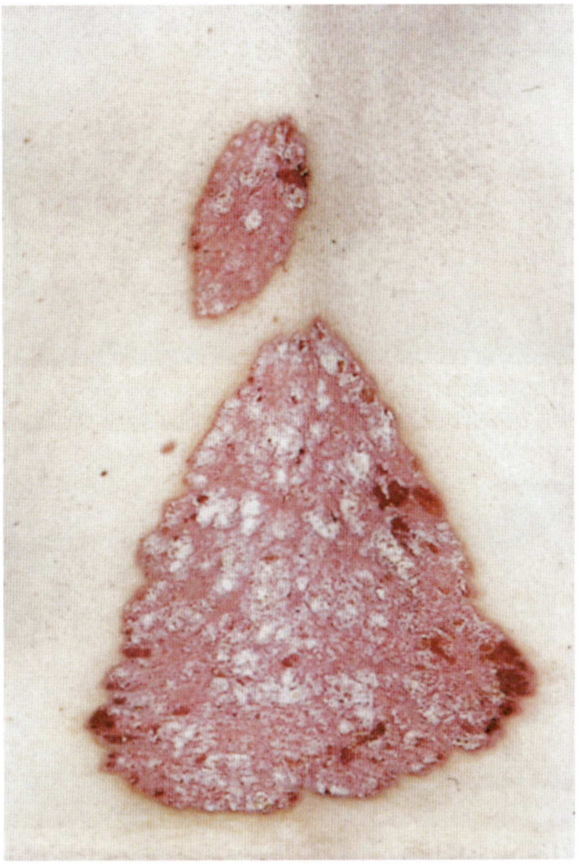

Abb. 21.32 Psoriasis mit hellroten Plaques (Blut-Hitze und Trockenheit) (Nachdruck mit Erlaubnis von Wilkinson J D und Shaw S 1998: Dermatology, Churchill Livingstone, Edinburgh)

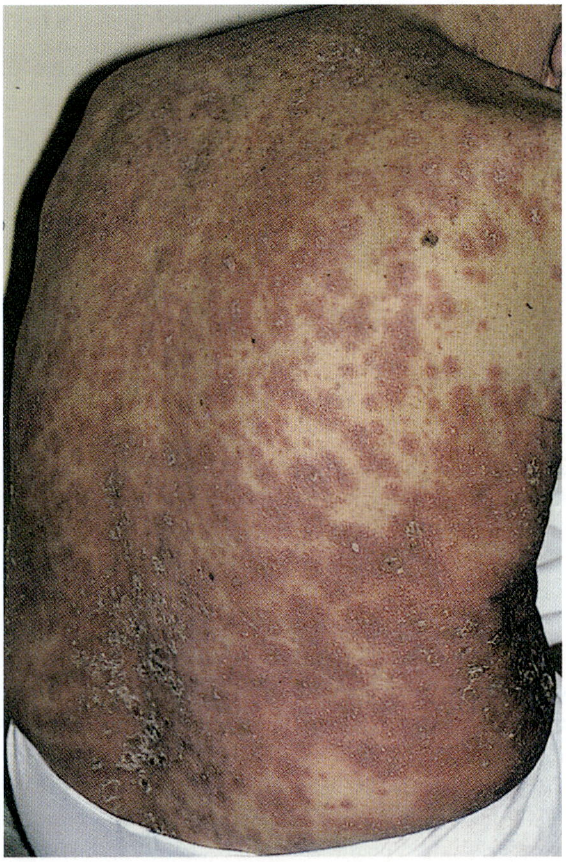

Abb. 21.33 Psoriasis mit violetten Läsionen (Nachdruck mit Erlaubnis von Gawkrodger D 1992: An illustrated colour text of dermatology, Churchill Livingstone, Edinburgh)

- **Psoriasisarthritis** ist eine Autoimmunerkrankung, gekennzeichnet durch das gleichzeitige Auftreten von Schuppenflechte und Arthritis, welche einer rheumatoiden Arthritis ähnlich ist.

Ein weiteres diagnostisches Zeichen einer Schuppenflechte ist das Auspitz-Zeichen: Wenn man die oberflächlichen Schuppen abkratzt, kommt es zu kleinen Punktblutungen.

Da es viele verschiedene Arten von Psoriasis gibt, ist es leicht möglich, andere Hauterkrankungen versehentlich mit ihr zu verwechseln. In ➤ Tabelle 21.4 werden die Differenzialdiagnosen der häufigsten Psoriasistypen dargestellt. Für jede Art von Schuppenflechte werden also diejenigen Krankheiten aufgeführt, die ihr sehr ähnlich sehen. Auch wenn man in der chinesischen Medizin hauptsächlich das sich offenbarende Disharmoniemuster behandelt und nicht die jeweilige Hautkrankheit, ist es gerade bei der Schuppenflechte aufgrund seiner Prognose wichtig, sie von anderen Erkrankungen abzugrenzen: Psoriasis ist meist schwieriger zu behandeln.

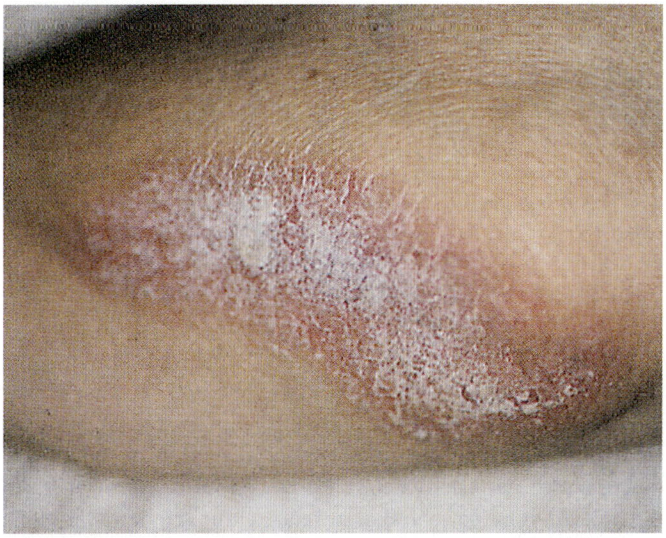

Abb. 21.34 Psoriasis mit blassen und trocken-schuppigen Plaques (Blut-Mangel und -Trpckenheit mit Wind) (Nachdruck mit Erlaubnis von Gawkrodger D 1992: An illustrated colour text of dermatology, Churchill Livingstone, Edinburgh)

Chinesische Pathologie und Diagnose

Die folgenden Syndrome sind an Psoriasis beteiligt:

- **Blut-Hitze** ist durch rote Maculae oder Papeln, die sich schnell ausbreiten, gekennzeichnet. Auf einem roten Grund bilden sich weiße Schuppen, welche sich durch Kratzen leicht ablösen lassen.
- **Blut-Mangel** und Trockenheit ist charakterisiert durch blasse und sehr trockene Plaques, die von einer dünnen Schicht weißer Schuppen bedeckt sind. Der Krankheitsverlauf ist langsamer, neue Läsionen tauchen eher selten und nur vereinzelt auf.

Tab. 21.4 Differenzialdiagnose der verschiedenen Arten von Psoriasis

Art der Psoriasis	Differenzialdiagnose
Plaquepsoriasis	Psoriasiformes Arzneimittelexanthem
Palmoplantare Psoriasis	Hyperkeratotisches Ekzem, Reitersche Krankheit
Psoriasis capitis	Seborrhoische Dermatitis
Psoriasis guttata	Pityriasis rosea
Intertriginöse Psoriasis	Kandidose
Nagelpsoriasis	Pilzinfektion der Nägel

- **Blut-Stase** ist durch dunkelviolette Plaques mit dicken Schuppen gekennzeichnet. Bei chronischen Fällen kommt es zu einer Lichenifikation.
- **Nässe-Hitze** ist charakterisiert durch dunkelrote Maculae oder Papeln, die von schmierigen oder dicken, krustenartigen Schuppen bedeckt sind. Die Haut nässt; auch Pusteln können auftreten. Meistens sind die Handflächen, die Fußsohlen und Hautfaltenareale betroffen.
- **Toxische Hitze** ist durch erythematöse oder pustuläre Läsionen gekennzeichnet. Sie entwickeln sich schnell, breiten sich rapide aus und treten in Anhäufungen auf. Zusätzlich sind auf gerötetem Grund weiße Schuppen vorhanden, die sich leicht ablösen, und es bestehen Juckreiz, Brennen und Schmerzen.
- **Leber- und Nieren-Yin-Mangel** ist charakterisiert durch blassrote Maculae, die von einer dünnen Schicht grau-weißer Schuppen bedeckt sind. Von dieser chronifizierten Variante sind meist ältere Menschen betroffen.

Zusätzlich zu den oben genannten Syndromen existiert bei der Psoriasis auch fast immer Wind. Er verursacht starken Juckreiz sowie Trockenheit. Deswegen sollte man beachten, dass eine Trockenheit nicht immer ein Symptom von Blut-Mangel ist.

21.3.4 Urtikaria

Teil E (Symptome und klinische Zeichen) ➤ Kap. 77

Schulmedizinische Pathologie und Diagnose

Urtikaria ist ein Hautausschlag, der durch vorübergehende, juckende Quaddeln gekennzeichnet ist (➤ Abb. 21.35 und ➤ Abb. 21.36). Bedingt durch eine allergische Reaktion setzen Mastzellen Histamin frei. Dies führt zu einer Vasodilatation, daraufhin kommt es zu einem akuten, dermalen Ödem, und schließlich entstehen Quaddeln.

Urtikaria kann sowohl akut als auch chronisch auftreten. Eine akute Urtikaria wird typischerweise durch eine IgE vermittelte Typ-I-Reaktion ausgelöst. Die beteiligten Allergene sind meist Nahrungsmittel (z. B. Muscheln, Krustentiere oder Erdnüsse) oder Medikamente. Manche Fälle werden auch von Insektenstichen, Desensibilisierungsspritzkuren oder Allergenen in der Atemluft, wie zum Beispiel Pollen, Schimmelpilze oder tierische Hautschuppen ausgelöst. Einige Frauen entwickeln eine Urtikaria während ihrer Menstruation. Eine akute Urtikaria zeigt sich meist plötzlich, es bilden sich rote, stark juckende Quaddeln, die sich rapide über den ganzen Körper ausbreiten. Die Läsionen können sowohl klein als auch bis zu 20 cm groß sein. Chronische Urtikaria ist charakterisiert durch blassrote oder rosafarbene juckende Quaddeln, die typischerweise nach weniger als 24 Stunden wieder spurlos verschwunden sind. Oft kann man kein Allergen identifizieren. Eine Urtikaria kann auch durch Kälte, Hitze oder Sonnenbestrahlung ausgelöst werden.

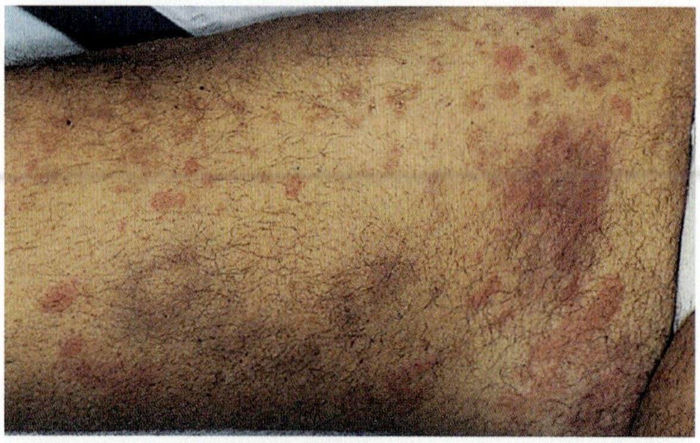

Abb. 21.35 Urtikaria (Nachdruck mit Erlaubnis von Gawkrodger D 1992: An illustrated colour text of dermatology, Churchill Livingstone, Edinburgh)

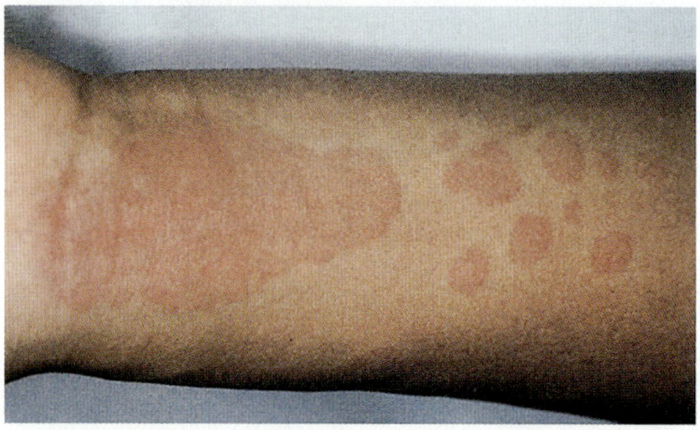

Abb. 21.36 Urtikaria (Nachdruck mit Erlaubnis von Gawkrodger D 1992: An illustrated colour text of dermatology, Churchill Livingstone, Edinburgh)

Chinesische Pathologie und Diagnose

Urtikaria heißt in der chinesischen Medizin *Feng Yin Zhen*, was übersetzt „Wind versteckter Ausschlag" heißt. Sowohl bei der akuten wie auch bei der chronischen Urtikaria besteht immer gleichzeitig Wind in der Haut. Dieser „Wind" in der Haut ist sehr häufig und zeigt sich in erster Linie im starken Juckreiz. Dieser äußert sich entweder am ganzen Körper oder bewegt sich von einer Stelle zur anderen. Wie auch bei Psoriasis ist die Haut in chronischen Fällen sehr trocken. Genau wie Wind in der Natur die Erde austrocknet, trocknet Wind in der Haut in chronischen Fällen die Haut aus. Wind in der Haut ist weder ein äußerer Wind (da er keine Symptome einer Invasion von außen auslöst, wie zum Beispiel Abneigung gegen Kälte oder Fieber), noch ist es ein innerer Wind (da er kein Zittern oder Lähmungen auslöst).

Bei akuter Urtikaria steht Wind, insbesondere Wind-Hitze im Vordergrund. Er verursacht starken, plötzlichen Juckreiz und rote Quaddeln, die sich rapide ausbreiten. Je stärker der Wind, desto stärker ist der Juckreiz. Eine chronische Urtikaria kann sich mit Milz- und Magen-Schwäche verbinden, was den Patienten anfällig für Nahrungsmittelallergien macht. In diesem Fall können die Quaddeln eine klare Flüssigkeit absondern, der Juckreiz ist weniger stark und die Quaddeln kommen und gehen im Rahmen des chronischen Verlaufs. Wind in der Haut tritt in chronischen Fällen oftmals als Resultat eines Blut-Mangels und einer Blut-Trockenheit auf. Die Quaddeln sind dann blassrot und der Juckreiz ist weniger stark ausgeprägt als bei einer akuten Urtikaria. Diese Diagnose ist bei Frauen weiter verbreitet und kann mit der Menstruation oder nach der Geburt eines Kindes auftreten.

Sowohl akute als auch chronische Urtikaria kann von Blut-Hitze begleitet sein. In diesem Fall sind die Quaddeln sehr groß und hellrot. Abgesehen von Juckreiz leidet der Patient an einem intensiven Hitzegefühl und die Haut selbst fühlt sich sehr heiß an. Abschließend kann eine chronische Urtikaria auch von Blut-Stase erschwert werden, die Quaddeln sind dann violett und bleiben lange sichtbar.

Urtikaria

- *Plötzlich starker Juckreiz, rote Quaddeln, die sich rapide ausbreiten:* Wind-Hitze
- *Quaddeln geben eine klare Flüssigkeit ab, Juckreiz weniger stark, kommt und geht:* Wind, Milz- und Magen-Schwäche, Nässe
- *Blassrote Quaddeln, weniger starker Juckreiz:* Blut-Mangel und Blut-Trockenheit
- *Große und hellrote Quaddeln, Juckreiz, Hitzegefühl, Haut fühlt sich heiß an:* Blut-Hitze
- *Violette Quaddeln, die lange verbleiben:* Blut-Stase

21.3.5 Nävi (Muttermale)

Teil E (Symptome und klinische Zeichen) ➤ Kap. 77

Schulmedizinische Pathologie und Diagnose

Ein Nävus ist eine gutartige Vermehrung von einer oder mehreren normalen Hautzellen. Nävi können angeboren sein oder später auftreten. Die häufigsten Nävi bestehen aus einer gutartigen Ansammlung von melanozytischen Nävuszellen, und sind allgemein als Muttermale oder Leberflecken bekannt.

In ➤ Tabelle 21.5 wird zwischen Nävi und anderen Arten von Läsionen unterschieden (➤ Abb. 21.37).

Chinesische Pathologie und Diagnose

Angeborene Muttermale stellen ererbte Eigenschaften ohne jegliche klinische Bedeutung dar. Muttermale, die sich erst später im Leben entwickeln, sind meist ein Zeichen für Leber-Blut-Hitze, Nässe-Hitze oder Blut-Stase (wenn sie dunkel sind).

Chinesische Pathologie von Muttermalen

- Blut-Hitze (Leber)
- Nässe-Hitze
- Blut-Stase

Tab. 21.5 Unterscheidung von Nävi

Läsion	Unterscheidungsmerkmale
Sommersprosse	Bräunlicher Fleck an lichtexponierten Stellen
Lentigo	Meist mehrere, treten eher in einem späteren Lebensabschnitt auf
Seborrhoische Warze (Alterswarze)	Wie auf die Haut aufgesteckt, warzenartige Läsion, wird leicht mit Muttermalen verwechselt
Hämangiom	Vaskulär, kann aber pigmentiert sein
Dermatofibrom	Auf den Beinen, fest und pigmentiert
Pigmentiertes Basalzellkarzinom	Oft im Gesicht, perlenschnurartiger Rand, wächst, kann ulzerieren
Malignes Melanom	Unterschiedlich in Farbe und Rand, wächst, kann entzündet sein oder jucken

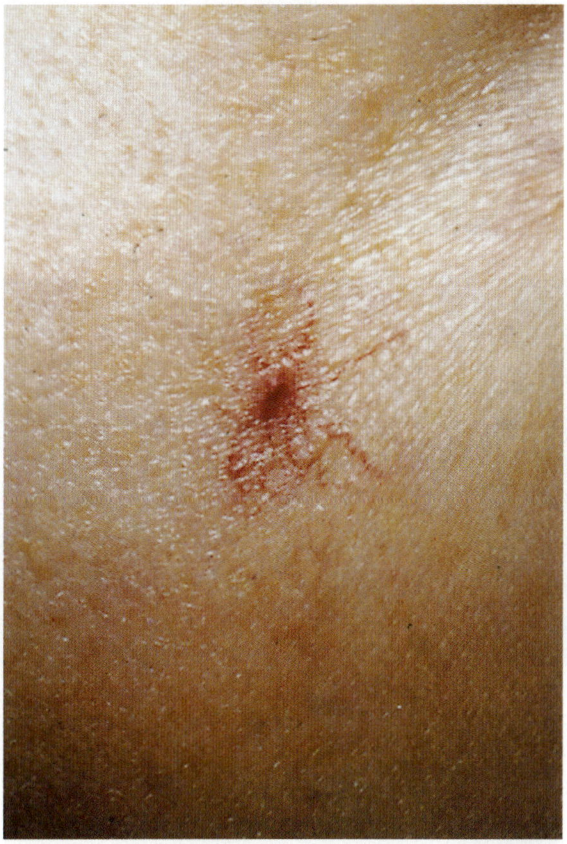

Abb. 21.37 Spider naevus (Naevus araneus, Spinnennävus, Sternchenangiom) (Nachdruck mit Erlaubnis von Wilkinson J D und Shaw S 1998: Dermatology, Churchill Livingstone, Edinburgh)

21.3.6 Malignes Melanom

Teil E (Symptome und klinische Zeichen) ➤ Kap. 77

Schulmedizinische Pathologie und Diagnose

Das maligne Melanom ist ein maligner Tumor der Melanozyten und entsteht meist in der Epidermis (➤ Abb. 21.38, ➤ Abb. 21.39,

➤ Abb. 21.40, ➤ Abb. 21.41, ➤ Abb. 21.42). Es ist der tödlichste unter den häufiger vorkommenden Hauttumoren und tritt in den letzten Jahren immer öfter auf. Besonders weit verbreitet ist er in Australien, wo er 40 % aller häufigeren Hauterkrankungen ausmacht. Im Vergleich dazu sind es in Großbritannien nur 7 %.

Es gibt vier Hauptvarianten des malignen Melanoms:

- **Das oberflächlich spreitende Melanom** ist durch Maculae charakterisiert, tritt insbesondere an den Beinen und eher bei Frauen auf (50 % aller Fälle in Großbritannien).
- **Das noduläre Melanom** ist durch pigmentierte Knoten gekennzeichnet, die sich rapide vergrößern und ulzerieren können (25 % aller Fälle in Großbritannien) (➤ Abb. 21.39).
- **Das Lentigo-maligna-Melanom** ist durch dunkle Maculae, besonders im Gesicht gekennzeichnet, und tritt eher bei älteren Menschen auf (15 % aller Fälle in Großbritannien) (➤ Abb. 21.40).
- **Das akral-lentiginöse Melanom** ist durch Plaques gekennzeichnet, die sich besonders auf den Händen und Füßen befinden (10 % aller Fälle in Großbritannien) (➤ Abb. 21.41).

Chinesische Pathologie und Diagnose

In der chinesischen Medizin wird die Ursache von malignen Melanomen meist als Blut-Hitze und Blut-Stase gesehen. Je dunkler ihre Farbe, desto mehr Blut-Stase ist vorhanden. Die Unterscheidung wird auch aufgrund der Läsion selbst getroffen. Maculae sind immer ein Zeichen von Blut-Hitze mit Blut-Stase, Plaques zeigen Blut-Hitze mit Nässe-Hitze an und Knoten sind ein Zeichen für Blut-Stase.

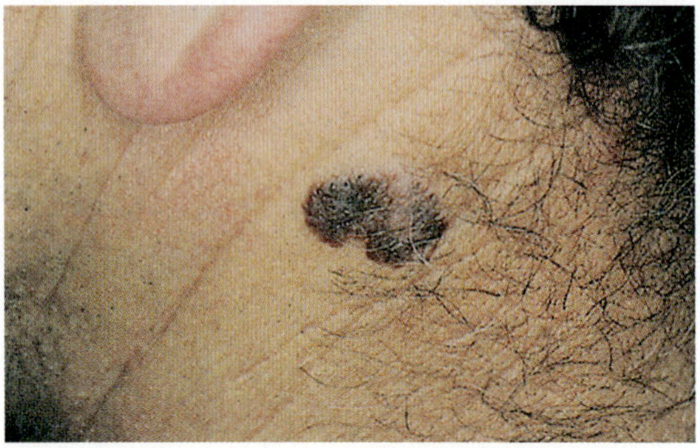

Abb. 21.38 Malignes Melanom (Nachdruck mit Erlaubnis von Gawkrodger D 1992: An illustrated colour text of dermatology, Churchill Livingstone, Edinburgh)

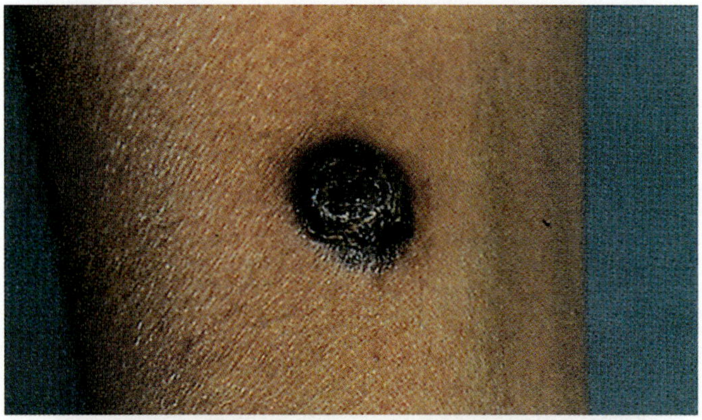

Abb. 21.39 Malignes Melanom (Nachdruck mit Erlaubnis von Gawkrodger D 1992: An illustrated colour text of dermatology, Churchill Livingstone, Edinburgh)

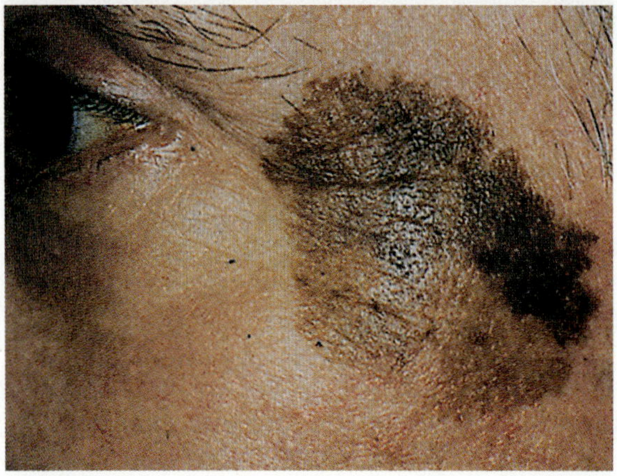

Abb. 21.40 Malignes Melanom (Nachdruck mit Erlaubnis von Gawkrodger D 1992: An illustrated colour text of dermatology, Churchill Livingstone, Edinburgh)

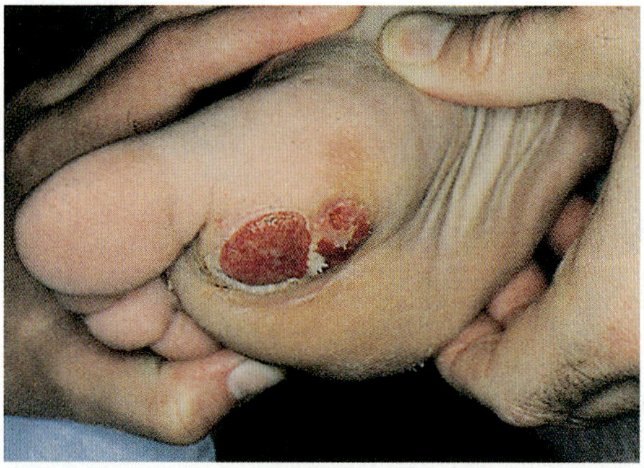

Abb. 21.41 Malignes Melanom (Nachdruck mit Erlaubnis von Gawkrodger D 1992: An illustrated colour text of dermatology, Churchill Livingstone, Edinburgh)

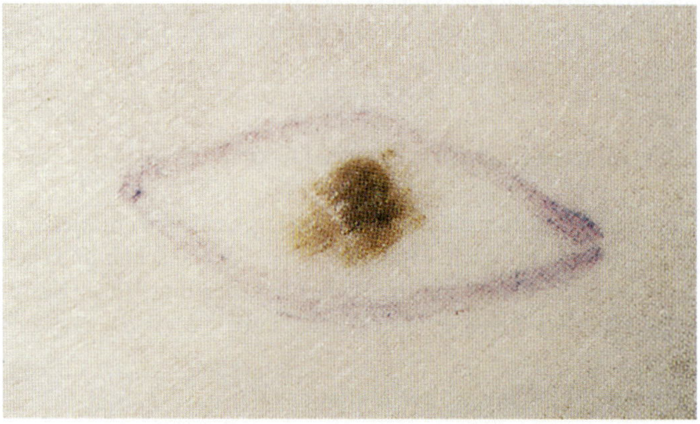

Abb. 21.42 Malignes Melanom (Nachdruck mit Erlaubnis von Gawkrodger D 1992: An illustrated colour text of dermatology, Churchill Livingstone, Edinburgh)

Chinesische Pathologie von Melanomen

- *Maculae:* Blut-Hitze mit Blut-Stase
- *Plaques:* Blut-Hitze mit Nässe-Hitze
- *Knoten:* Blut-Stase

21.3.7 Tinea

Teil E (Symptome und klinische Zeichen) ➤ Kap. 77

Schulmedizinische Pathologie und Diagnose

Die häufigste Pilzinfektion ist Tinea. Sie zeigt sich als ringförmige Läsionen, bestehend aus einem runden Erythem, das sich nach außen hin ausbreitet und im Zentrum lichtet. Zusätzlich juckt es und schuppt sich auch etwas (➤ Abb. 21.43, ➤ Abb. 21.44, ➤ Abb. 21.45, ➤ Abb. 21.46, ➤ Abb. 21.47, ➤ Abb. 21.48).

Es gibt viele verschiedene Arten von Tinea, darunter die folgenden:

- **Tinea corporis** (am Körper) ist gekennzeichnet von einzelnen oder auch mehreren Plaques, Schuppen und Erythem, besonders am Rand. Läsionen vergrößern sich langsam, heilen von innen her ab und hinterlassen Ringmuster auf der Haut – so erklärt sich auch der englische Name „Ringworm".
- **Tinea cruris** (in der Leistengegend) ist gekennzeichnet durch Abschuppungen und Rötungen in der Leiste, es kann sich auch auf die oberen Oberschenkel ausbreiten (➤ Abb. 21.48).
- **Tinea manuum** (an der Hand) ist gekennzeichnet von einer einseitigen, diffusen, pulverartigen Abschuppung der Hand (➤ Abb. 21.45).
- **Tinea capitis** (am Kopf) ist gekennzeichnet durch eine entzündete, pustulös geschwollene Kopfhaut (➤ Abb. 21.46).

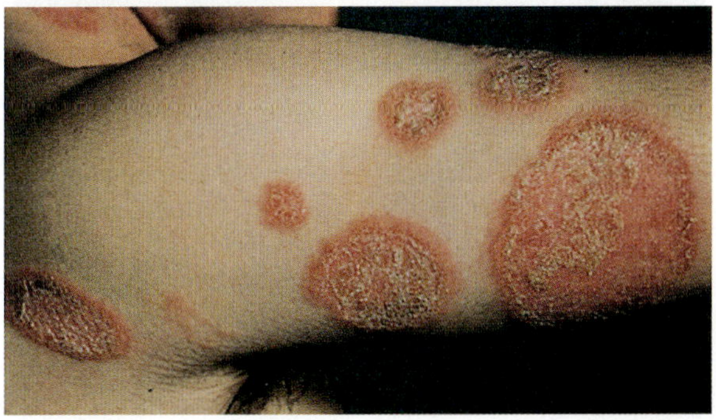

Abb. 21.43 Tinea corporis (Nachdruck mit Erlaubnis von Gawkrodger D 1992: An illustrated colour text of dermatology, Churchill Livingstone, Edinburgh)

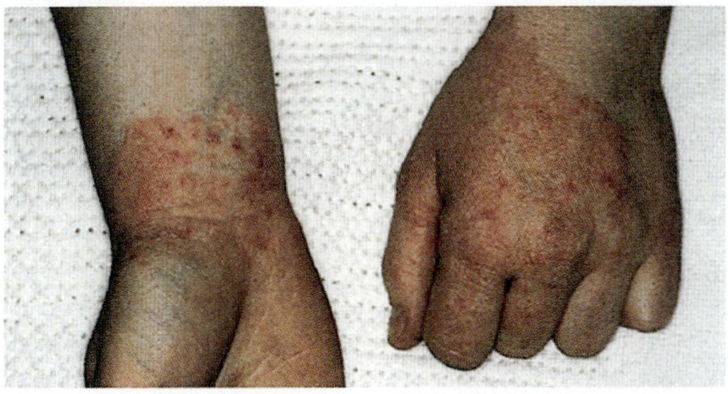

Abb. 21.44 Tinea corporis (Nachdruck mit Erlaubnis von Gawkrodger D 1992: An illustrated colour text of dermatology, Churchill Livingstone, Edinburgh)

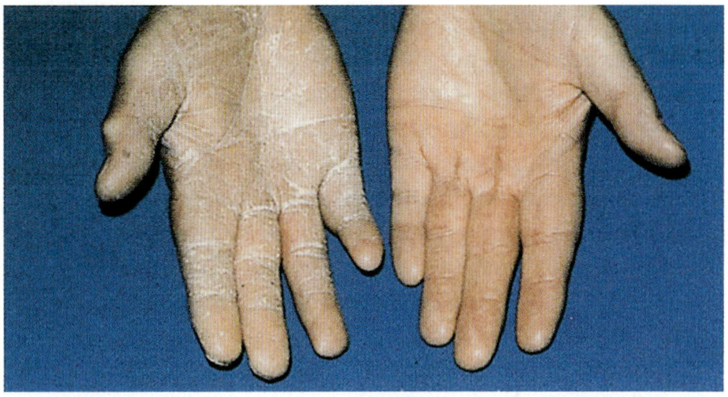

Abb. 21.45 Tinea manuum (Nachdruck mit Erlaubnis von Gawkrodger D 1992: An illustrated colour text of dermatology, Churchill Livingstone, Edinburgh)

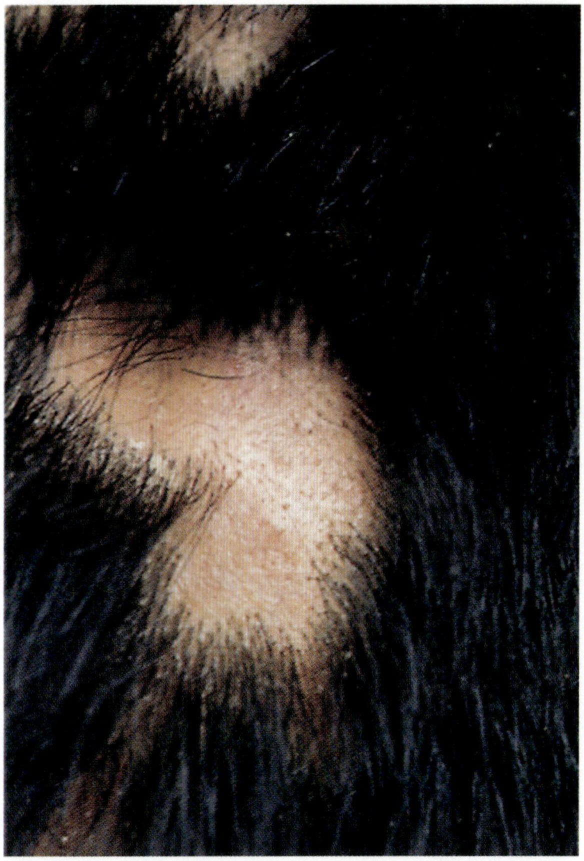

Abb. 21.46 Tinea capitis (Nachdruck mit Erlaubnis von Wilkinson J D und Shaw S 1998: Dermatology, Churchill Livingstone, Edinburgh)

- **Tinea pedis** (Fußpilz) ist gekennzeichnet durch eine juckende Gewebeerweichung zwischen den Zehen mit Bläschen (➤ Abb. 21.47).
- **Tinea unguium** (Nagelpilz) ist gekennzeichnet durch die Ablösung des Nagels aus dem Nagelbett, einer Verdickung und erhöhten Brüchigkeit des Nagels, er wird gelb und es ergibt sich eine Hyperkeratose unter dem Nagel.

Chinesische Pathologie und Diagnose

Aus Sicht der chinesischen Medizin ist eine Tinea am Kopf möglicherweise auf Wind-Hitze, auf Nässe-Hitze oder auf Toxische Hitze zurückzuführen. Tinea an anderen Stellen des Körpers ist meist durch Nässe-Hitze oder Toxische Hitze verursacht. Wenn Wind-Hitze der Auslöser ist, dann ist der Kopf betroffen und die Läsion bewegt sich von einem Ort zum anderen. Wenn Nässe-Hitze der Auslöser ist, dann zeigt sich ein roter, feuchter Ausschlag mit Bläschen an einer fixen Stelle, der sich langsam ausbreitet. Wenn Toxische Hitze die Ursache ist, ist ein stark roter Ausschlag mit roten Papeln charakteristisch, der sich schnell ausbreitet.

Chinesische Pathologie der Tinea

- *Wind-Hitze:* Tinea am Kopf
- *Nässe-Hitze:* roter Ausschlag mit Bläschen
- *Toxische Hitze:* kräftig roter Ausschlag mit Papeln

21.3.8 Candida

Teil E (Symptome und klinische Zeichen) ➤ *Kap. 77*

Schulmedizinische Pathologie und Diagnose

Candida albicans ist ein physiologischer Pilz, den man im Mund und im Verdauungstrakt vorfinden kann (➤ Abb. 21.49 und ➤ Abb. 21.50). Wenn er sich zu stark vermehrt, kann er eine opportunistische Infektion auslösen.

Begünstigend wirken folgende Faktoren:

- Feuchte Körperhöhlen
- Übergewicht
- Diabetes mellitus
- Schwangerschaft
- Schlechte Hygiene
- Feuchtes Umfeld
- Feuchter Arbeitsplatz
- Einnahme von Breitbandantibiotika
- Hoher Zuckerkonsum

Infektionen mit Candida albicans können die folgenden Areale betreffen:

- **Genitale Kandidose:** Hier herrscht starker Juckreiz, Wundsein und Rötungen von Vulva und Vagina bei Frauen (Scheidenpil-

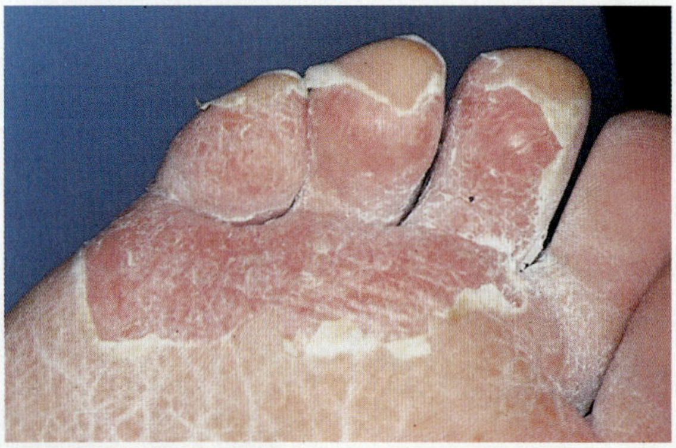

Abb. 21.47 Tinea pedis (Nachdruck mit Erlaubnis von Wilkinson J D und Shaw S 1998: Dermatology, Churchill Livingstone, Edinburgh)

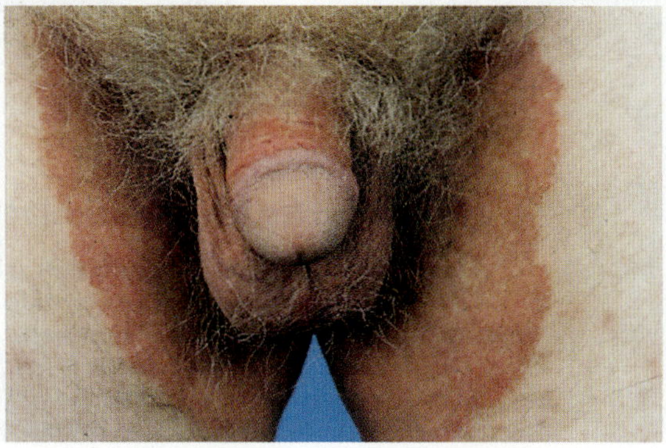

Abb. 21.48 Tinea cruris (Nachdruck mit Erlaubnis von Wilkinson J D und Shaw S 1998: Dermatology, Churchill Livingstone, Edinburgh)

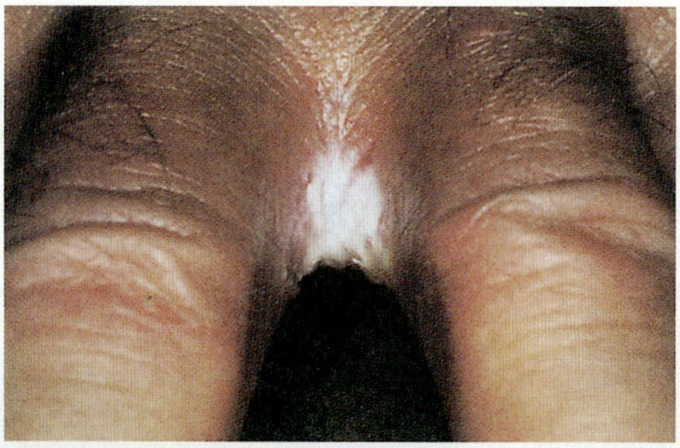

Abb. 21.49 Candida albicans (Nachdruck mit Erlaubnis von Gawkrodger D 1992: An illustrated colour text of dermatology, Churchill Livingstone, Edinburgh)

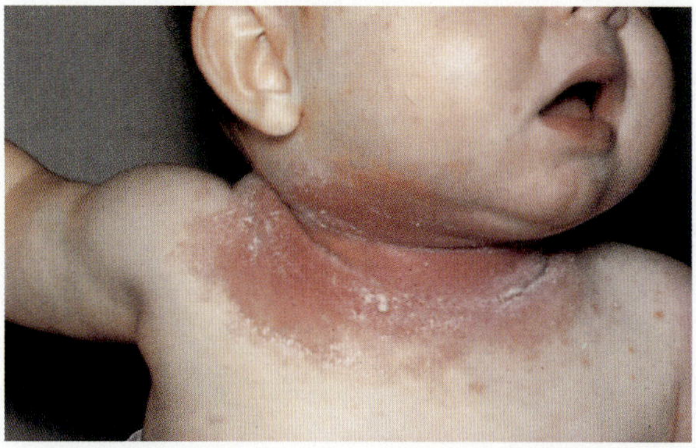

Abb. 21.50 Candida albicans (Nachdruck mit Erlaubnis von Wilkinson J D und Shaw S 1998: Dermatology, Churchill Livingstone, Edinburgh)

ze). Weiße Plaques legen sich auf die entzündeten Schleimhäute, auch weißer vaginaler Ausfluss kann auftreten. Bei Männern können ähnliche Veränderungen auf dem Penis auftreten. Diese Kandidose kann sich durch Geschlechtsverkehr ausbreiten.
- **Intertriginöse Kandidose** ist gekennzeichnet durch feuchte, glatte und aufgeweicht aussehende Beugen und Hautfalten, unter den Brüsten bei Frauen, in der Achselhöhle, in der Leistenbeuge oder zwischen den Fingern und Zehen (➤ Abb. 21.49).
- **Orale Kandidose** ist gekennzeichnet durch weiße Plaques, die der zusätzlich geröteten Mundschleimhaut anhaften. Oft wird sie durch die Anwendung von Breitbandantibiotika verursacht.
- **Systemische Kandidose** ist charakterisiert von roten Knötchen auf der Haut. Sie tritt bei immunsupprimierten Patienten auf, die zum Beispiel an AIDS leiden oder unter Langzeit-Kortikoidtherapie stehen.

Chinesische Pathologie und Diagnose

Aus der Sicht der chinesischen Medizin werden Pilzinfektionen meist von Nässe ausgelöst. Diese kann vermischt sein mit Kälte und Hitze, meist jedoch letzterem.Akute Pilzinfektionen sind meist auf Nässe-Hitze zurückzuführen, während chronische Pilzinfektionen von Nässe gekennzeichnet sind, obwohl gleichzeitig immer ein chronischer Milz-Qi-Mangel besteht. Kandidosen des Verdauungstraktes zeigen sich oft auf der Zunge als kleine abgeschälte Flecken mit einem weißen Ring außen herum und einem klebrigen Zungenbelag dazwischen.

21.3.9 Herpes simplex

Teil E (Symptome und klinische Zeichen) ➤ *Kap. 77*

Herpes ist eine Virusinfektion, von der es zwei verschiedene Arten gibt: **Herpes simplex,** welche auf eine Infektion mit dem humanen Herpes-simplex-Virus (HSV) zurückzuführen ist, und **Herpes zoster** (Gürtelrose), der auf einer Infektion mit dem Varicella-zoster-Virus beruht.

Schulmedizinische Pathologie und Diagnose

Herpes simplex ist eine weit verbreitete, akute, vesikuläre Eruption, die hochansteckend ist (➤ Abb. 21.51 und ➤ Abb. 21.52). Nach dem Primärinfekt verbleiben die sich nicht vermehrenden Viren latent in den Spinalganglien. Von dort aus kann sich das Virus reaktivieren, in die Haut eindringen und wiederkehrende Läsionen hervorrufen. Vom Herpesvirus gibt es zwei Arten: Typ 1 tritt normalerweise im Gesicht, Typ 2 normalerweise im Genitalbereich auf. Typ 1 zeigt sich als Vesikel auf Lippen und um den Mund herum, welche schmerzhaft sind und schnell aufplatzen. Begleitend treten möglicherweise Fieber, allgemeines Krankheitsgefühl und lokale Lymphknotenschwellungen auf. Die Infektion mit HSV-Typ 2 tritt in der Regel nach Geschlechtsverkehr, meist bei jungen Erwachsenen auf, die Symptome können eine Vulvovaginitis, Läsionen am Penis oder um den Anus sein.

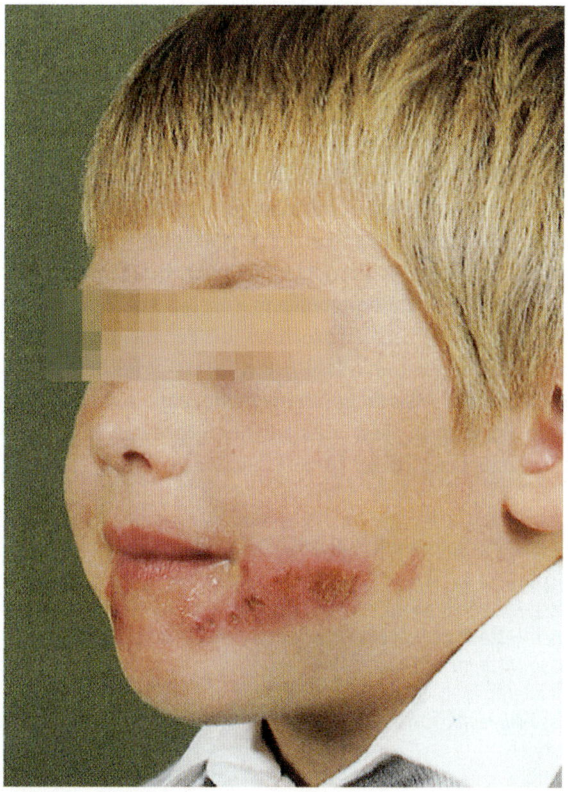

Abb. 21.51 Herpes simplex (Nachdruck mit Erlaubnis von Gawkrodger D 1992: An illustrated colour text of dermatology, Churchill Livingstone, Edinburgh)

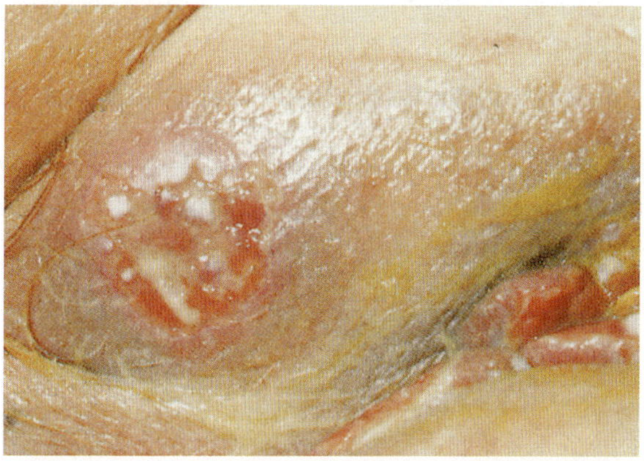

Abb. 21.52 Herpes simplex (Nachdruck mit Erlaubnis von Gawkrodger D 1992: An illustrated colour text of dermatology, Churchill Livingstone, Edinburgh)

Merkmal der Herpes-simplex-Infektion sind häufige Rezidive an der gleichen Stelle, meist an den Lippen, im Gesicht oder im Genitalbereich. Dem Ausbruch voran geht oft ein Kitzeln oder Jucken, es bilden sich innerhalb von 48 Stunden Krusten, und der Ausschlag klingt nach einer Woche wieder ab.

Chinesische Pathologie und Diagnose

Aus Sicht der chinesischen Medizin ist ein Herpes simplex fast immer gekennzeichnet von Nässe-Hitze, da Bläschen per Definition ein Zeichen von Nässe sind. Dennoch werden verschiedene Typen gemäß der Manifestation und Lokalisation der Läsionen unterschieden. Wenn die obere Körperhälfte, wie zum Beispiel Lippen oder Mund, betroffen ist, so liegt die Ursache in einer Kombination von Nässe-Hitze und Wind-Hitze. Läsionen, die regelmäßig immer wieder um den Mund herum und auf den Lippen auftreten, können auf Nässe-Hitze in Magen und Milz zurückzuführen sein. Genitale Läsionen sind durch Nässe-Hitze hauptsächlich in der Leber-Leitbahn bedingt. Wiederkehrende Infektionen bei älteren Menschen treten häufig bei schon bestehendem Zustand von Yin-Mangel und Leere-Hitze auf. Die Leere-Hitze macht die Person anfällig für rezidivierende Infektionen und Nässe-Hitze, die erst im akuten Anfall ausbricht. Wenn der Ausschlag schmerzhafte, papulöse oder pustuläre Läsionen hervorruft, lässt dies auf die Gegenwart von Toxischer Hitze, zusätzlich zur Nässe-Hitze, schließen.

Chinesische Pathologie von Herpes simplex

- *Nässe-Hitze mit Wind-Hitze:* Läsionen in der oberen Körperhälfte
- *Nässe-Hitze in Magen und Milz:* Läsionen um den Mund herum
- *Nässe-Hitze in der Leber-Leitbahn:* genitale Läsionen
- *Nässe-Hitze mit Yin-Mangel und Leere-Hitze:* rezidivierende Infektionen (bei älteren Menschen)
- *Nässe-Hitze mit Toxischer Hitze:* schmerzhafte papulöse oder pustuläre Läsionen

21.3.10 Herpes zoster (Gürtelrose)

Teil E (Symptome und klinische Zeichen) ➤ *Kap. 77*

Schulmedizinische Pathologie und Diagnose

Herpes zoster ist gekennzeichnet durch einen akuten vesikulären Ausschlag innerhalb eines Dermatoms, ausgelöst durch eine Reaktivierung des Varicella-zoster-Virus (➤ Abb. 21.53). In fast allen Fällen liegt in der Vorgeschichte des Patienten eine Windpockenvorerkrankung vor. Drei bis fünf Tage vor dem Ausbruch bestehen im betreffenden Dermatom ein leicht schmerzhaftes Gefühl sowie ein Kitzeln, was bis hin zu Schmerzen reichen kann. Daraufhin folgt eine Rötung zusammen mit in Gruppen angeordneten Bläschen, die sich aufs gesamte Dermatom verteilt. Die Vesikel werden zu Pusteln und bilden schließlich Krusten, welche sich in zwei bis drei Wochen ablösen und Narben hinterlassen. Meist tritt Gürtelrose nur einseitig auf, zwei Drittel aller Patienten sind über 50 Jahre alt.

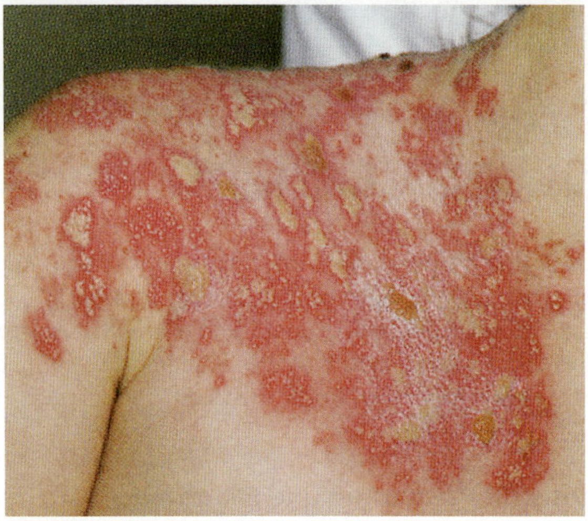

Abb. 21.53 Herpes zoster (Gürtelrose) (Nachdruck mit Erlaubnis von Gawkrodger D 1992: An illustrated colour text of dermatology, Churchill Livingstone, Edinburgh)

Chinesische Pathologie und Diagnose

Aus Sicht der chinesischen Medizin ist bei der ursächlichen Entstehung von Herpes zoster aufgrund des vesikulären und erythematösen Ausschlags immer Nässe-Hitze beteiligt. Dennoch werden verschiedene Typen gemäß der Manifestation und Lokalisation der Läsionen unterschieden. Wenn sich die Läsionen am Brustkorb oder im Areal unter den Rippenbögen befinden, so sind sie auf Nässe-Hitze in den Leitbahnen von Leber und Gallenblase zurückzuführen. Bei Läsionen am Hals und um die Augen herum, wie sie oft bei älteren Menschen auftreten, ist meist zusätzlich zur Nässe-Hitze auch Wind-Hitze mit beteiligt. Starker Juckreiz ist auch ein Zeichen für Wind-Hitze. Wenn Pusteln auftreten, so weist dies auf Toxische Hitze hin. Wenn sie dunkel und sehr schmerzhaft sind, so ist auch Blut-Stase vorhanden, was gerade bei älteren Menschen sehr häufig zu beobachten ist.

THERAPIE

Herpes zoster kann in einem dreisträngigen Ansatz mit Akupunktur behandelt werden:

1. Wind-Hitze und / oder Nässe-Hitze austreiben. Bei Wind-Hitze: SJ 6 Zhigou und Gb 31 Fengshi. Bei Nässe-Hitze: Gb 34 Yanglingquan.
2. Man führe subkutan vier Nadeln in der Umgebung der Hauptläsion ein; die Nadelspitzen zeigen zum Zentrum der Läsion.
3. Man nadele drei Hua-Tuo-Jia-Ji-Punkte auf der Höhe des Dermatoms, das von den Hauptläsionen betroffen ist.

Chinesische Pathologie von Herpes zoster

- *Nässe-Hitze in Leber und Gallenblase:* Läsionen am Rumpf
- *Nässe-Hitze mit Wind-Hitze:* Läsionen am Hals und um die Augen herum, Juckreiz
- *Toxische Hitze:* Papeln oder Pusteln
- *Blut-Stase (zusätzlich zur Toxischen Hitze):* dunkle und schmerzhafte Papeln

21.3.11 Warzen

Teil E (Symptome und klinische Zeichen) ➤ *Kap. 77*

Schulmedizinische Pathologie und Diagnose

Warzen treten häufig auf und stellen gutartige Hauttumoren dar, die durch eine Infektion der Epidermiszellen mit dem Humanen

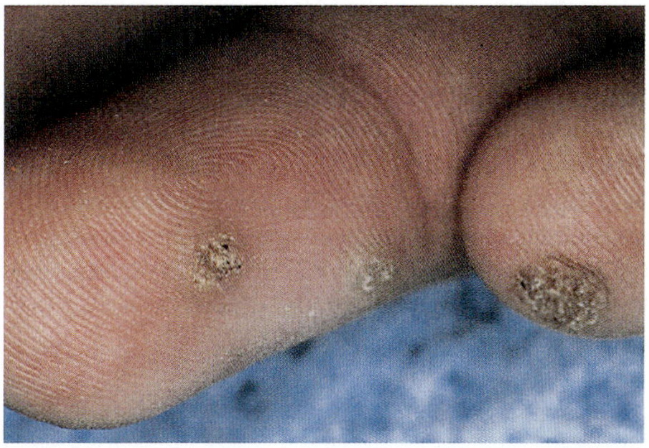

Abb. 21.54 Warze auf der Hand (Nachdruck mit Erlaubnis von Gawkrodger D 1992: An illustrated colour text of dermatology, Churchill Livingstone, Edinburgh)

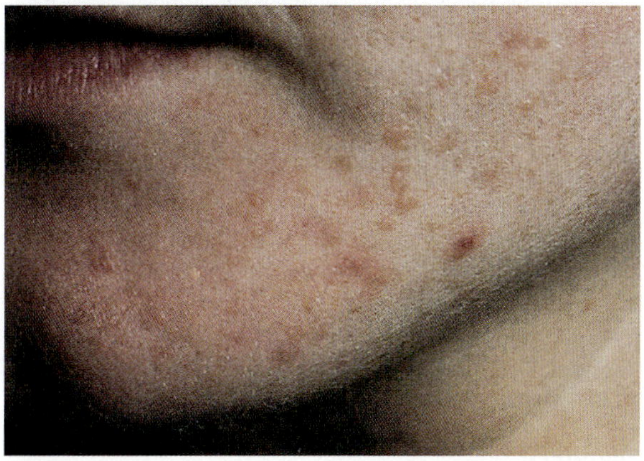

Abb. 21.55 Plane Warzen (Nachdruck mit Erlaubnis von Gawkrodger D 1992: An illustrated colour text of dermatology, Churchill Livingstone, Edinburgh)

Papillomavirus (HPV) bedingt ist (➤ Abb. 21.54, ➤ Abb. 21.55, ➤ Abb. 21.56). Der Virus infiziert über eine direkte Inokulation und wird durch Berührung, sexuellen Kontakt oder in Schwimmbädern übertragen.

Vulgäre Warzen sind wie kuppelförmige Papeln oder Knötchen geformt, meist finden sie sich an Händen oder Füßen (➤ Abb. 21.54).

Plane Warzen sind glatte, flach-erhabene Papeln, oft leicht bräunlich, hauptsächlich im Gesicht und auf den Händen zu finden (➤ Abb. 21.55).

Fußsohlenwarzen sieht man bei Kindern und jungen Erwachsenen auf den Fußsohlen.

Genitalwarzen betreffen den Penis beim Mann und die Vulva und Vagina bei Frauen (➤ Abb. 21.56). Die Warzen zeigen sich als kleine Papeln.

Chinesische Pathologie und Diagnose

Aus Sicht der chinesischen Medizin sind die vulgären, die planen und die Fußsohlenwarzen meist auf eine Kombination von Blut-Mangel und Trockenheit, Blut-Hitze und Blut-Stase zurückzuführen, je nachdem ob sie blass und trocken, rot oder dunkelbraun sind.

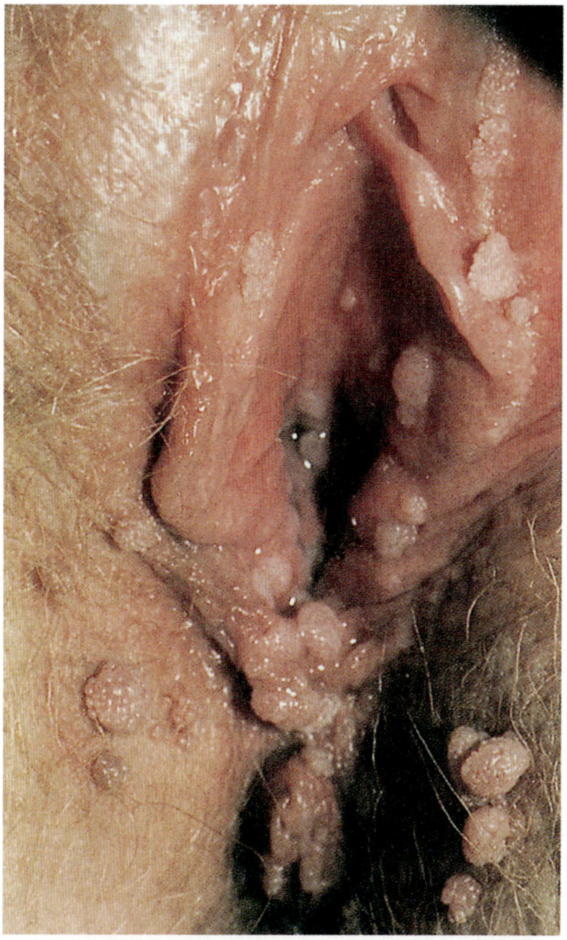

Abb. 21.56 Genitalwarzen (Nachdruck mit Erlaubnis von Gawkrodger D 1992: An illustrated colour text of dermatology, Churchill Livingstone, Edinburgh)

Genitale Warzen lassen auf Nässe-Hitze in der Leber-Leitbahn schließen, die, wenn die Warzen zudem schmerzhaft und pustulös sind, durch eine Toxische Hitze erschwert wird.

Chinesische Pathologie von Warzen

- *Blut-Mangel und Trockenheit:* blasse und trockene Warzen
- *Blut-Hitze:* rote Warzen
- *Blut-Stase:* dunkelbraune Warzen
- *Nässe-Hitze in der Leber-Leitbahn:* Warzen im Genitalbereich
- *Toxische Hitze:* schmerzhafte, pustulös Warzen

21.3.12 Rosazea

Teil E (Symptome und klinische Zeichen) ➤ Kap. 77

Schulmedizinische Pathologie und Diagnose

Rosazea ist eine chronisch-entzündliche Hauterkrankung des Gesichts. Sie ist durch das Auftreten eines Erythems und von Pusteln gekennzeichnet (➤ Abb. 21.57 und ➤ Abb. 21.58). Oft ist das erste Symptom einer Rosazea gerötete Wangen, gefolgt von einem

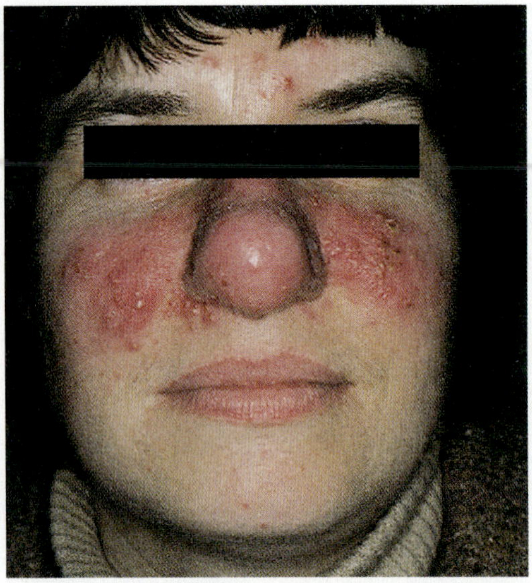

Abb. 21.57 Rosazea (Nachdruck mit Erlaubnis von Gawkrodger D 1992: An illustrated colour text of dermatology, Churchill Livingstone, Edinburgh)

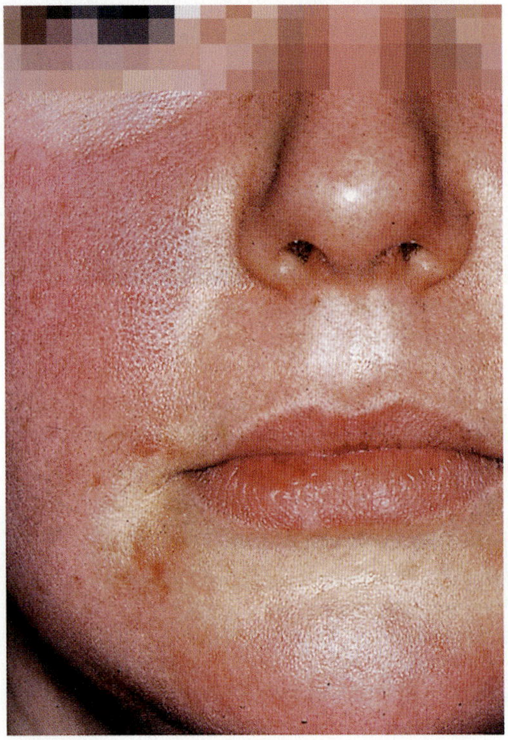

Abb. 21.58 Rosazea (Nachdruck mit Erlaubnis von Wilkinson J D und Shaw S 1998: Dermatology, Churchill Livingstone, Edinburgh)

Erythem, Teleangiektasien (erweiterte Blutgefäße in der Haut), Papeln und Pusteln. Rosazea hat im Vergleich zu Akne keine Komedone und tritt zudem in einer älteren Altersgruppe auf.

Chinesische Pathologie und Diagnose

Aus Sicht der chinesischen Medizin wird die Rosazea von den folgenden Syndromen verursacht:

- **Hitze in Lunge und Magen** ist gekennzeichnet von einem roten papulösen Ausschlag auf den Wangen.
- **Toxische Hitze** ist gekennzeichnet durch einen roten pustulösen Ausschlag auf den Wangen und einer Schwellung der Nase.
- **Blut-Hitze** ist gekennzeichnet durch einen roten, papulösen Ausschlag auf den Wangen, der sich oft vor der Menstruation oder während des Menstruationszyklus verschlimmert.
- **Blut-Stase** ist gekennzeichnet von einem dunkelroten oder rötlich-violetten, papulösen oder pustulösen Ausschlag auf Wangen und Nase.

Chinesische Pathologie von Rosazea

- *Lungen- und Magen-Hitze:* roter, papulöser Ausschlag auf den Wangen
- *Toxische Hitze:* roter, pustulöser Ausschlag auf den Wangen mit Schwellung der Nase
- *Blut-Hitze:* roter, papulöser Ausschlag auf den Wangen, der sich im Zyklusverlauf verschlimmert
- *Blut-Stase:* dunkelroter oder rötlich-violetter, papulöser oder pustulöser Ausschlag auf Wangen und Nase

LERNERGEBNISSE

Das sollten Sie jetzt wissen:

- Wie die Yin-Organe, der Magen und die Verbindungsleitbahnen die Haut und ihre verschiedenen Schichten beeinflussen.
- Welche Bedeutung die Hautfarbe, Hautstruktur, Feuchtigkeit, Läsionen, Ausschläge, Schwellungen, Risse und Geschwüre haben.
- Welche Pathologie und Diagnose Hauterkrankungen aus schulmedizinischer und chinesischer Perspektive aufweisen.

ANMERKUNGEN

1 Der Ausdruck *Cou Li* (腠里) ist schwer zu übersetzen und wird von modernen chinesischen Ärzten unterschiedlich interpretiert. *Cou* bedeutet „Räume", „Zwischenräume" oder „Spalten" und bezieht sich auf alle Zwischen„räume des Körpers, besonders auf kleinste Spalträume, die im Gegensatz zu den großen Körperhöhlen wie Brustkorb oder Bauchraum stehen. Diese über den ganzen Körper verteilten Zwischenräume schließen auch den Spalt zwischen Haut und Muskeln mit ein, der klinisch wahrscheinlich der relevanteste ist. Li bedeutet „Struktur", „Maserung" (wie bei der Maserung von Holz) oder „Muster" und verweist auf die Struktur von Haut und inneren Organen. Es bezieht sich dabei auf die organisierte Anordnung von Haut und Organen, die eine „Struktur" oder ein „Muster" ergibt. Im Klassiker „Wesentliche Grundlagen der Goldenen Kammer" steht: „*Cou* ist der Ort im Dreifachen Erwärmer, an dem sich die Ursprüngliche Echte [Essenz] vereint und Qi und Blut sich konzentrieren. *Li* ist die Struktur der Haut und der inneren Organe" (He Ren: *Jin Gui Yao Lue Xin Jie* 金匱要略新解 [„Eine neue Erklärung von „Wesentliche Grundlagen der Goldenen Kammer"; „A New Explanation of the Synopsis of Prescriptions from the Golden Cabinet"]; Zhejiang Science Publishing House, Zhejiang 1981, S. 2). Ich übersetze *Cou Li* als „Spalt zwischen Haut und Muskeln". Auch wenn diese Übersetzung nicht ganz akkurat ist, weil es noch andere Räume gibt und weil das Zeichen Li ignoriert wird, so ist sie für die klinische Praxis jedoch am relevantesten. Im Zusammenhang mit der Haut bezeichnet *Cou Li* also den „Spalt zwischen Haut und Muskeln".

2 *Huang Di Nei Jing Su Wen* 黄帝内经素问 („Des Gelben Kaisers Klassiker des Inneren – Reine Fragen"; „The Yellow Emperor's Classic of Internal Medicine – Simple Questions"); People's Health Publishing, Beijing 1979; erstmals erschienen: etwa 100 v. Chr.; S. 70.

3 *Ling Shu Jing* 灵樞经 („Zentrum des Wirkvermögens"; „Spiritual Axis"); People's Health Publishing House, Beijing 1981; erstmals erschienen: etwa 100 v. Chr.; S. 129, S. 139.

4 Clavey interpretiert den Begriff *bie shi* (别使), der meist mit „Abgesandter" oder „spezieller Gesandter" übersetzt wird, auf andere Weise. Ihm zufolge sollte der Begriff als „teilt ab" übersetzt werden. In anderen Worten, wenn seine Übersetzung korrekt ist, teilt der Dreifache Erwärmer das noch undifferenzierte Ursprungs-Qi ab und schickt es in die verschiedenen Leitbahnen und Organe, wo es seine unterschiedlichen Funktionen erfüllen kann. Ich persönlich denke, dass diese Übersetzung möglicherweise richtiger ist (siehe Clavey, S; „Die Körperflüssigkeiten in der Chinesischen Medizin"; Verlag für Ganzheitliche Medizin Dr. Erich Wühr GmbH, Bad Kötzting 2004, S. 11 und Fußnote 25, S. 31–32).

5 Nanjing College of Traditional Chinese Medicine: *Nan Jing Jiao Shi* 难经校释 („Überarbeitete Erläuterung von ‚Klassiker der Schwierigkeiten'"; „A Revised Explanation of the Classic of Difficulties"); People's Health Publishing House, Beijing 1979; erstmals erschienen: etwa 100 n. Chr.; S. 144.

6 *Ling Shu*, S. 92.

7 *Su Wen*, S. 353.

8 *Ling Shu*, S. 50.

9 Ebenda, S. 37.

10 Ebenda, S. 37.

11 Der Begriff *Cou Li* steht eigentlich für weit komplexere Strukturen im Körper und schließt alle „Räume" zwischen Organen und zwischen Leitbahnen mit ein. In seiner Funktion ist *Cou Li* eng mit dem Dreifachen Erwärmer verknüpft. Also werde ich es in diesem Zusammenhang mit „Spalt zwischen Haut und Muskeln" übersetzen. Der Leser sollte jedoch nicht vergessen, dass dies nur einer von vielen „Zwischenräumen" im Körper ist. Während *Cou* sich mit „Räume" oder „Spalten" übersetzen lässt, bedeutet *Li* „Muster" oder „Struktur" und bezieht sich auf die Oberflächenstruktur der inneren Organe. Folglich übersetze ich *Cou Li* im entsprechenden Zusammenhang als „Spalt zwischen Haut und Muskeln", auch wenn dies nur eine der Bedeutungen von *Cou Li* ist (siehe auch oben Fußnote 1).

KAPITEL

22 Betrachtung von Kindern

Im Großen und Ganzen folgt die Betrachtung von Kindern denselben Regeln wie bei Erwachsenen. Es gibt jedoch einige Aspekte, die nur bei der Betrachtung von Kindern zur Geltung kommen, insbesondere:

1. Gesichtsfarbe
2. Körperöffnungen
3. Körperbewegungen
4. Wirbelsäulenmuskulatur
5. Venen auf dem Zeigefinger
6. Falten auf dem Zeigefinger
7. Nasenwurzel

22.1 Gesichtsfarbe

Wie bei Erwachsenen treffen die Merkmale einer gesunden Gesichtsfarbe auch bei Kindern zu. Demnach sollte die Gesichtsfarbe rosig sein, sowie angemessene Tiefe, Glanz und Feuchtigkeit besitzen.

22.1.1 Rote Gesichtsfarbe

Besonders Kinder neigen zu Hitze-Mustern, daher kommt es oft zu einer roten Gesichtsfarbe. Sie deutet in allen Fällen auf Hitze, die in Beziehung zu Lunge, Magen, Herz oder Leber stehen kann. Bei einer Lungen-Hitze ist besonders die rechte Wange rot, bei einer Magen-Hitze, die bei Kindern sehr häufig vorkommt, können beide Wangen, vor allem die unteren Wangenpartien, rot werden.

22.1.2 Gelbe Gesichtsfarbe

Eine gelbe Gesichtsfarbe deutet stets auf eine Disharmonie von Magen und Milz, was sich dann entweder als Milz- und Magen-Mangel (hier sollte eine blass-gelbe Gesichtsfarbe vorherrschen) oder Nässe in Magen und Milz (hier sollte eine hellgelbe Gesichtsfarbe vorherrschen) äußern kann. Außerdem kann eine gelbliche Gesichtsfarbe auf eine Nahrungsretention deuten.

22.1.3 Blasse Gesichtsfarbe

Bei Kindern deutet eine blasse Gesichtsfarbe in der Regel auf einen Qi- oder Yang-Mangel, und zwar hauptsächlich von Milz und / oder Lunge.

22.1.4 Bläulich-grünliche Gesichtsfarbe

Eine bläuliche Gesichtsfarbe deutet auf Kälte oder Schock, eine grünliche Gesichtsfarbe hingegen auf Wind oder auf ein Schmerz-Syndrom. Eine sich um den Mund ziehende grünliche Farbe deutet normalerweise auf Leber-Wind (bei Kindern in der Regel im Anschluss an eine fiebrige Erkrankung), Unterbauchschmerzen durch Kälte oder auf Leber-Qi, das die Milz attackiert. Das Vorhandensein einer bläulichen Farbe auf der Stirn ordnet man einem Herz-Muster zu, was in diesem Fall durch Schock verursacht wurde, kommt jedoch bei Säuglingen noch eine bläuliche Verfärbung des Kinns hinzu, so kann dies auf einen vorgeburtlichen Schock deuten.

22.2 Körperöffnungen

Die bei Kindern zu betrachtenden Körperöffnungen sind: Augen, Ohren, Nase, Mund, Harnröhre und Darmausgang.

22.2.1 Augen

Eine Rötung der Sklera deutet auf äußere Wind-Hitze oder innere Hitze. Eine gelbliche Färbung der Sklera deutet auf Nässe. Eine bläulich-grünliche Färbung der Sklera weist auf Leber-Wind hin.

Tränende und gerötete Augen können auf Masern hin deuten. Rote und eingerissene Augenwinkel können auf Nässe-Hitze im Darm und Nahrungsretention deuten.

„Weiße Membran auf der Pupille bei Kindern" wird in der chinesischen Medizin als *Gan Yi* bezeichnet, was einer Unterernährung bei Kindern mit Hornhauttrübung entspricht. Hierbei kann man eine weiße Membran beobachten, die die Pupille bedeckt, was häufig mit einer herabgesetzten Sehkraft bei Nacht beginnt. Wie der Name schon sagt, liegt hier eine Unterernährung bei Kindern vor, die zu diesem Symptom geführt hat. Eine derartige Hornhauttrübung ist durch eine lichtdurchlässige, gräuliche Verschleierung oder auch Vernarbung gekennzeichnet. Zur genaueren Klärung dieses Befundes ➤ Kapitel 61.

Augen

- *Rote Augen:* Wind-Hitze oder innere Hitze
- *Gelbliche Augen:* Nässe
- *Bläulich-grünliche Augen:* Leber-Wind
- *Tränende und gerötete Augen:* Masern
- *Rote und eingerissene Augenwinkel:* Nässe-Hitze im Darm
- *Weiße Membran auf der Pupille:* Unterernährung bei Kindern mit Hornhauttrübung

22.2.2 Ohren

Kleine und zusammengeklappte Ohren weisen auf eine schlechte Qualität der vererbten Nieren-Konstitution hin. Ein geröteter hinterer Teil der Ohren deutet auf Wind-Hitze. Wenn zusätzlich Hitze am ganzen Körper und eine rote Gesichtsfarbe bestehen, so liegen unter Umständen Windpocken vor. Bei einer bläulich-grünlichen Helix leidet das Kind entweder an Unterbauchschmerzen aufgrund von Kälte, oder an einem Leber-Wind-Syndrom im Anschluss an eine fiebrige Erkrankung.

22.2.3 Nase

Eine laufende Nase mit weißem und wässrigem Sekret deutet in akuten Fällen auf ein Eindringen von Wind-Kälte. Bei gelbem Sekret liegt eine Wind-Hitze vor. Ein weißes und wässriges Sekret deutet in chronischen Fällen auf eine allergische Rhinitis hin, ausgelöst durch einen Lungen-Qi-Mangel.

Eine verstopfte Nase mit Beschwerden beim Atmen deutet im Allgemeinen auf Nässe oder Nässe-Hitze in der Nase, was sehr häufig bei Kindern vorkommt und in den meisten Fällen auf einen zurückgebliebenen pathogenen Faktor als Folge von mehrmalig durchgemachten äußeren Krankheitsmustern hinweist (vor allem wenn eine Behandlung mit Antibiotika erfolgte). Ein Flattern der Nasenflügel (Nasenflügelatmung) mit Fieber deutet auf Schleim-Hitze in der Lunge, was eine eher ungünstige Prognose darstellt. Schweiß auf der Nase deutet in chronischen Fällen auf einen Lungen-Qi-Mangel.

22.2.4 Mund

Bei einer Betrachtung des Mundes sollte man auch auf den Zustand von Lippen, Zahnfleisch und Rachen achten.

Die Lippen gehören zum Funktionskreis Milz. Blasse Lippen deuten auf einen Milz-Qi-Mangel, rote Lippen hingegen auf Hitze in Milz und Herz. Bei dunklen und trockenen Lippen liegt eine schwere Schädigung des Yin im Anschluss an eine fiebrige Erkrankung vor.

Geschwollenes und rotes Zahnfleisch deutet auf Magen-Hitze, eine Nahrungsretention oder Würmer hin.

Der Rachen sollte bei Kindern immer auch inspiziert werden. Eine Rötung deutet bei akuten Fällen immer auf Wind-Hitze. Bei Patienten mit chronisch geröteten Rachen hingegen liegt eher eine Hitze in Magen und Darm vor.

Bei Erosion, Schwellung und Rötung des Rachens liegt eine Toxische Hitze vor, was häufiger bei Kindern mit akuter Entzündung der oberen Atemwege vorkommt.

Geschwollene Mandeln von normaler Farbe deuten auf eine Ansammlung von Nässe oder Schleim hin, die auf der Grundlage von Qi-Mangel entstanden sind. Dies kommt sehr häufig bei Kindern vor, die in ihrer Krankheitsgeschichte mehrmals akute Entzündungen der oberen Atemwege durchmachten und als Folge eine Ansammlung von zurückgebliebenen pathogenen Faktoren (z. B. Schleim, Nässe) aufweisen.

Eine chronische Schwellung der Mandeln tritt häufig in Begleitung einer chronischen Schwellung der Polypen auf, die an sich schon eine Ansammlung von zurückgebliebenen, also nicht geklärten Pathogenen wie Nässe oder Schleim darstellt.

Rote und geschwollene Mandeln weisen auf Hitze oder Toxische Hitze, die sich in vielen Fällen in den Leitbahnen von Magen oder Dickdarm aufhält. Wie bei der Inspektion des Rachens sollten auch die Mandeln in keiner Untersuchung bei Kindern fehlen. Rote und geschwollene Mandeln treten häufig bei akuten Entzündungen der oberen Atemwege auf.

Im Verlauf einer akuten Wind-Hitze zeigt eine Schwellung und Rötung der Mandeln an, dass es sich um eine schwerwiegenderes Ausmaß an Wind-Hitze handelt, was eventuell auf das Vorliegen einer Toxischen Hitze hinweist. Ferner können auch die Leitbahnen von Magen und / oder Dickdarm beteiligt sein. Schließlich kann es auch darauf deuten, dass das Kind wahrscheinlich schon vorher ein Syndrom von Hitze, in den meisten Fällen eine Magen-Hitze, aufwies.

Eine chronische Rötung und Schwellung der Mandeln, die sich mal verschlimmert, mal verbessert, deutet entweder auf eine chronische Hitze in der Magen- oder Dickdarm-Leitbahn (oder in beiden; dieses Syndrom kommt häufiger bei Kindern mit zurückgebliebenem pathogenen Faktor vor), oder auf eine Leere-Hitze in der Lungen-Leitbahn. Solch eine chronische Rötung und Schwellung der Mandeln nannte man früher „Milch-Motten“ (*ru e*), da die Mandeln wie die Flügel von Motten aussehen, die ein milchiges Sekret auf sich tragen.

Bei roten und geschwollenen Mandeln mit Exsudat liegt eine Toxische Hitze in der Magen- oder Dickdarm-Leitbahn (oder in beiden) vor, was häufig bei Kindern mit einer akuten Entzündung der oberen Atemwege zu sehen ist. Die Präsenz von Exsudat legt nahe, dass hier definitiv eine Wind-Hitze zugrunde liegt (im Gegensatz zu Wind-Kälte) und dass diese durch eine Toxische Hitze verschlimmert wird.

Früher nannte man eine Mandelschwellung durch Toxische Hitze „Stein-Motten“ (*shi e*), da die beiden Mandeln ebenfalls den Flügeln einer Motte ähneln, jedoch steinhart sind.

Bei allen oben genannten Krankheitsmustern gilt: Wenn beide Mandeln betroffen sind, so deutet dies auf ein stärkeres Erkrankungsausmaß, als wenn nur eine betroffen ist.

Mund, Lippen, Zahnfleisch, Rachen und Mandeln

- *Blasse Lippen:* Milz-Qi-Mangel
- *Rote Lippen:* Milz- und Herz-Hitze
- *Dunkle und trockene Lippen:* schwere Schädigung des Yin
- *Geschwollenes und rotes Zahnfleisch:* Magen-Hitze, Nahrungsretention oder Würmer
- *Geröteter Rachen:* Wind-Hitze oder Hitze in Magen und Gedärmen
- *Erosion, Schwellung und Rötung des Rachens:* Toxische Hitze
- *Geschwollene Mandeln:* Nässe oder Schleim (auf der Grundlage von Qi-Mangel)
- *Rote und geschwollene Mandeln:* Hitze oder Toxische Hitze in Magen und / oder Dickdarm
- *Rote, geschwollene und eitrige Mandeln:* Toxische Hitze
- *Chronische Rötung und Schwellung der Mandeln, mal besser, mal schlimmer:* Hitze in Magen und / oder Dickdarm oder Leere-Hitze in der Lunge

22.2.5 Harnröhre und Darmausgang

Eine gelbliche und feuchte Haut im Genitalbereich deutet auf Nässe-Hitze. Eine hartnäckige Windeldermatitis deutet auf Nässe-Hitze in der Leber-Leitbahn. Ein schmerzhafter und gereizter Darmausgang (Anus) lässt unter Umständen auf Wurmbefall schließen, ein nächtlicher Juckreiz im Anus hingegen kann auf Madenwürmer hindeuten.

22.3 Körperbewegungen

Im Allgemeinen gelten bei der Betrachtung der Körperbewegungen von Kindern die gleichen Regeln wie bei Erwachsenen. Daher werde ich hier nur die bei Kindern auffälligen Aspekte beschreiben.

Der bedeutendste Unterschied besteht darin, dass Kinder im Gegensatz zu Erwachsenen natürlicherweise aktiver sind und sich auch während einer Anamnese mehr bewegen. Ansonsten gelten dieselben Prinzipien: Ein teilnahmsloses und zu ruhiges Kind leidet an einem Mangel-Syndrom, wohingegen ein hyperaktives und sich ständig bewegendes Kind an einem Fülle-Syndrom leidet. Derartige Fülle-Syndrome, die bei Kindern zu übermäßigem Bewegungsdrang führen, sind Hitze in Magen und Darm, Herz-Feuer oder Leber-Feuer.

Bei der Betrachtung der Körperbewegungen eines Kindes sollte man sich darauf einstellen, dass sich das Kind dem Arzt gegenüber möglichenfalls scheu verhält. Dies ist ein natürliches Verhalten. Dennoch sollte man darauf achten, dass ein Kind während der Anamnese zwar scheu und sehr still sein kann, zu Hause aber sofort die Wohnung auf den Kopf stellt!

22.4 Wirbelsäulenmuskulatur

Die Wirbelsäulenmuskulatur wird vor allem bei Säuglingen inspiziert. Wenn diese Muskeln sehr weich und wabbelig sind, so deutet dies auf einen Milz-Mangel.

22.5 Venen auf dem Zeigefinger

Zum Zwecke der Diagnose akuter Erkrankungen inspiziert man bei Kindern unter drei Jahren den Zeigefinger. Die drei Falten am Zeigefinger heißen, vom ersten Fingergrundgelenk ausgehend: Wind-Tor, Qi-Tor und Lebens-Tor (➤ Abb. 22.1). Bei Jungen inspiziert man den linken, bei Mädchen den rechten Zeigefinger. Man reibt zunächst den Finger und beobachtet dann, ob sich auf der Seite des Fingers Venen abzeichnen.

Um sich bei akuten Fällen einen Eindruck über die Schwere der Erkrankung zu verschaffen, betrachtet man bei Kindern unter drei Jahren zunächst den Zeigefinger. Sollten sich Venen abzeichnen und sich gerade über das Wind-Tor erstrecken, so befindet sich der pathogene Faktor lediglich in den Verbindungsleitbahnen. In diesem Fall liegt ein relativ leichter pathogener Einfluss vor, und der Krankheitsverlauf ist gutartig. Wenn sich eine Vene über das Qi-Tor

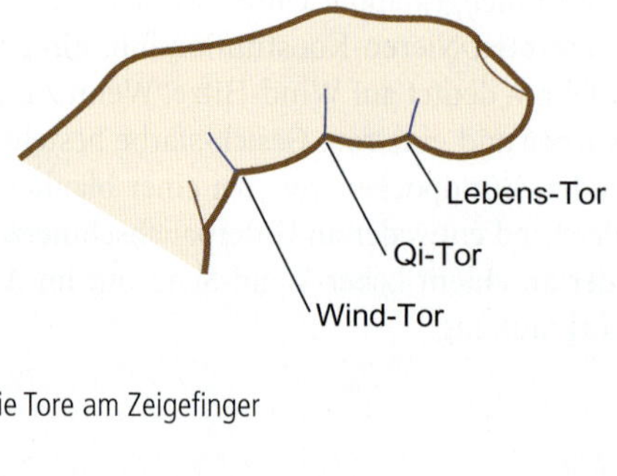

Abb. 22.1 Die Tore am Zeigefinger

erstreckt, so steckt der pathogene Faktor in den Hauptleitbahnen, liegt tiefer, und es besteht eine schwerere Erkrankung. Sobald eine Vene bis zum Lebens-Tor hinausragt, hat sich der pathogene Faktor in den inneren Organen festgesetzt, er sitzt also tief und bedroht das Leben des Kindes.

Venen am Zeigefinger von kleinen Kindern werden nach den folgenden Kriterien unterschieden:

- Tiefe der Farbe
- Farbstärke
- Tatsächliche Farbe
- Bewegung der Venen
- Farbkonzentration
- Länge der Venen
- Venenwandstärke

Tiefe der Farbe

In diesem Fall ist mit „Tiefe der Farbe" nicht der Farbton gemeint, sondern die Sichtbarkeit der Venen auf dem Finger. Wenn sich die Venen deutlich abzeichnen und klar auf der oberen Schicht zu erkennen sind, so ist daraus zu schließen, dass die Erkrankung in der Oberfläche sitzt und von äußerem Ursprung ist. Wenn die Venen tief und versteckt liegen, so deutet es auf ein inneres Syndrom oder auf einen von außen eingedrungenen, nun aber internalisierten pathogenen Faktor.

Farbstärke

Mit „Farbstärke" ist die „Dicke" der Venenfarbe gemeint. Eine dünne Farbe lässt eine gutartige, leichte Erkrankung vermuten, eine dicke hingegen deutet auf eine schwerere Erkrankung. Wenn die Venen beim Massieren des Zeigefingers leicht verschwinden, liegt ein Mangel-Syndrom vor. Sollten sie sich nicht wegmassieren lassen und „verborgen" erscheinen, so liegt ein Fülle-Syndrom vor.

Tatsächliche Farbe

Bei der Betrachtung der Venen sollte deren tatsächliche Farbe beachtet werden. Ein frisches Rot deutet auf ein Eindringen von Wind-Kälte oder Wind-Hitze. Eine rötlich-violette Farbe deutet auf eine innere Hitze. Bläulich-violette Venen deuten auf Wind-Hitze, bläuliche auf Leber-Wind, der sich häufig in Krämpfen äußert. Eine leicht rötliche Farbe weist auf Leere-Kälte hin. Sollten die Venen weiß erscheinen, so liegt ein Unterernährungssyndrom bei Kindern vor. Gelbe Venen deuten auf ein Milz-Muster. Dunkelviolette Venen deuten auf eine Blockade in den Blut-Verbindungsleitbahnen.

Bewegung der Venen

Mit „Bewegung" der Venen bezeichnet man eine Vene, die recht dick ist, stark aber ungleichmäßig pulsiert und verstopft aussieht. Dieses Erscheinungsbild deutet auf ein Fülle-Syndrom mit starken pathogenen Faktoren. Hierzu gehören Qi- und Blut-Stagnation, Stagnation von Nässe und Schleim, oder Nahrungsretention.

Farbkonzentration

Mit der Farbkonzentration ist die Farbdichte der Venenfarbe gemeint, demnach wirkt eine konzentrierte Farbe wie „voll gepackt", eine weniger konzentrierte Farbe hingegen wirkt spärlicher. Je konzentrierter die Farbe, desto schwerwiegender das Syndrom. Ferner gibt der Grad der Konzentration auch Hinweise auf die Natur des Erkrankungsmusters, mit anderen Worten, eine eher konzentrierte Farbe deutet auf ein Fülle-Syndrom, eine spärliche auf ein Leere-Syndrom.

Länge der Venen

Lange Venen deuten auf ein Fortschreiten, kurze Venen auf einen Rückgang der Erkrankung.

Venenwandstärke

Venen mit dicken Wänden deuten auf Hitze und Fülle-Syndrome, dünne hingegen auf Kälte und Leere-Syndrome.

Venen auf dem Zeigefinger

Tiefe
- *Oberflächlich:* äußeres Syndrom
- *Tief:* inneres Syndrom

Stärke
- *Dünn:* milde Erkrankung
- *Dick:* schwere Erkrankung

Farbe
- *Frisches Rot:* äußerer Wind
- *Rötlich-violett:* innere Hitze
- *Bläulich-violett:* Wind-Hitze
- *Bläulich:* Leber-Wind
- *Leicht rötlich:* Leere-Kälte
- *Weiß:* Unterernährungssyndrom bei Kindern
- *Gelb:* Milz-Mangel-Syndrom
- *Dunkelviolett:* Blut-Stase

Bewegung
- *Dicke Vene mit starker Pulsation:* Fülle-Syndrom, starke pathogene Faktoren

Länge
- *Lang:* Fortschreiten der Erkrankung
- *Kurz:* Rückgang der Erkrankung

Venenwandstärke
- *Dicke Venen:* Hitze, Fülle-Syndrome
- *Dünne Venen:* Kälte, Leere-Syndrome

22.6 Falten auf dem Zeigefinger

Die Handflächenseite des Zeigefingers sollte nach Falten untersucht werden. Eine runde Falte mit einem „Schwanz", die in der chinesischen Medizin „lange Perle" heißt (➤ Abb. 22.2), deutet auf eine Nahrungsakkumulation.

Eine runde Falte ohne Schwanz nennt man „fließende Perle", sie deutet auf innere Hitze (➤ Abb. 22.3) hin.

Eine längliche Falte, die sich wie eine Schlange windet und mit ihrem Kopf zur Fingerspitze zeigt, heißt „fortgehende Schlange". Dieses Zeichen weist auf ein Verdauungsproblem mit Erbrechen und Durchfall hin (➤ Abb. 22.4).

Eine längliche Falte, die sich wie eine Schlange windet, und mit ihrem Kopf zur Handfläche hin zeigt, heißt „zurückkehrende Schlange". Dieses Zeichen weist auf eine Nahrungsakkumulation (➤ Abb. 22.5).

Eine Falte, die sich wie ein Bogen zum Mittelfinger hin richtet, heißt „nach innen gewandter Bogen". Dieses Zeichen deutet auf ein Eindringen von äußerem Wind (➤ Abb. 22.6).

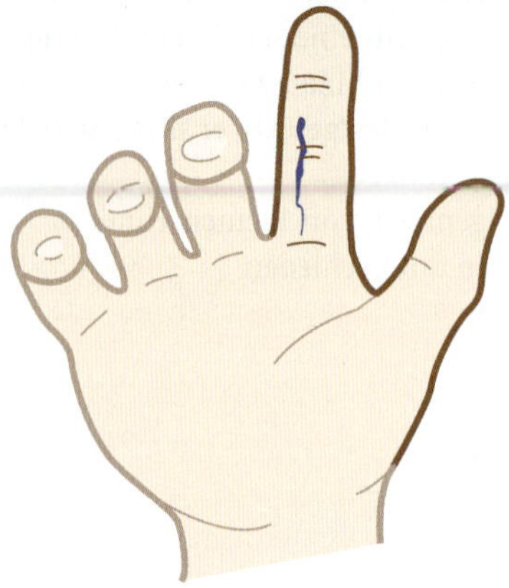

Abb. 22.4 „Fortgehende Schlange"-Falte

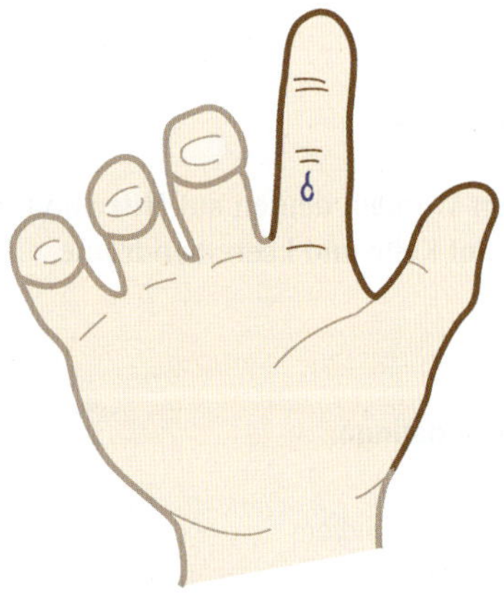

Abb. 22.2 „Lange Perle"-Falte

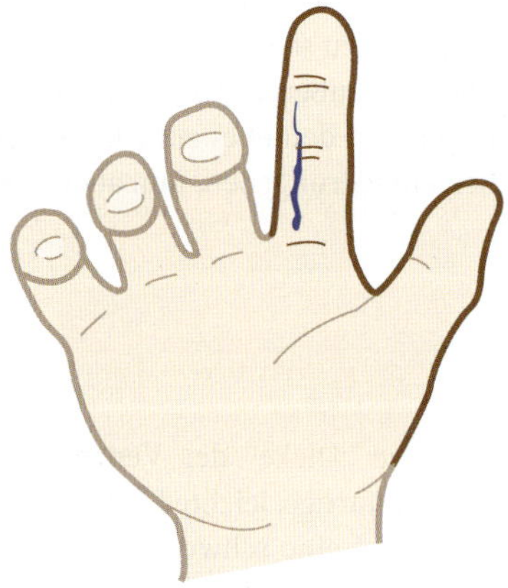

Abb. 22.5 „Zurückkehrende Schlange"-Falte

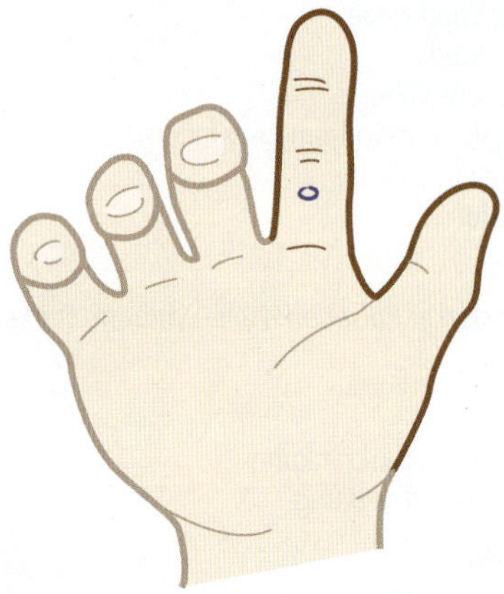

Abb. 22.3 „Fließende Perle"-Falte

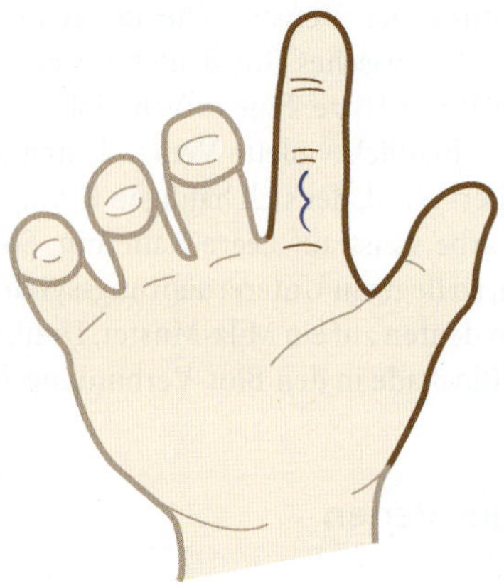

Abb. 22.6 „Nach innen zeigender Bogen"-Falte

Eine Falte, die sich wie ein Bogen vom Mittelfinger weg richtet, heißt „nach außen gewandter Bogen“. Dieses Zeichen deutet auf ein Schleim-Hitze-Syndrom (➤ Abb. 22.7).

Eine diagonale Falte, die von der ulnar unteren zur radial oberen Seite des Zeigefingers verläuft, deutet auf ein Eindringen von äußerer Kälte (➤ Abb. 22.8).

Eine diagonale Falte, die von der radial unteren zur ulnar oberen Seite des Zeigefingers verläuft, deutet auf ein Eindringen von Wind-Kälte (➤ Abb. 22.9).

Eine Falte, die senkrecht verläuft und wie eine Nadel (➤ Abb. 22.10) aussieht, oder, wenn sie länger ist, wie ein Speer (➤ Abb. 22.11), deutet auf Schleim-Hitze. Eine senkrechte, lange Falte, die über die ganze Länge des Zeigefingers verläuft (➤ Abb. 22.12), deutet auf ein Fülle-Syndrom der Leber (häufig Leber-Wind) mit schwerem Milz-Mangel.

Eine kurvenförmige Falte deutet auf Leber-Wind (➤ Abb. 22.13). Eine Falte, die an ihrem Ende wie ein Haken geformt ist, deutet auf einen Yang-Mangel von Magen und Milz mit innerer Kälte (➤ Abb. 22.14). Eine kurvenförmige Falte mit drei Bögen, die

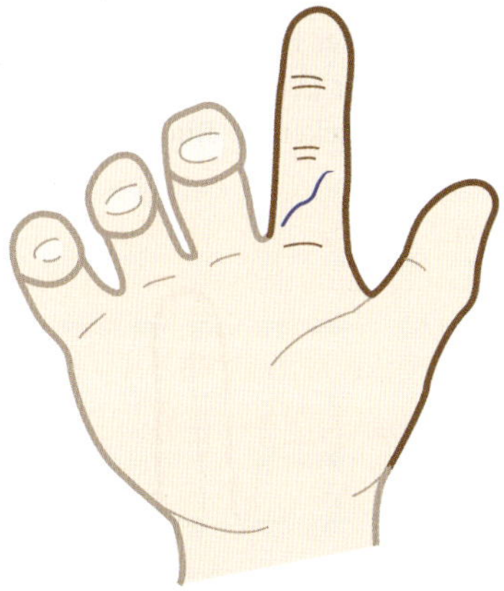

Abb. 22.9 Diagonale Falte von radial nach ulnar verlaufend

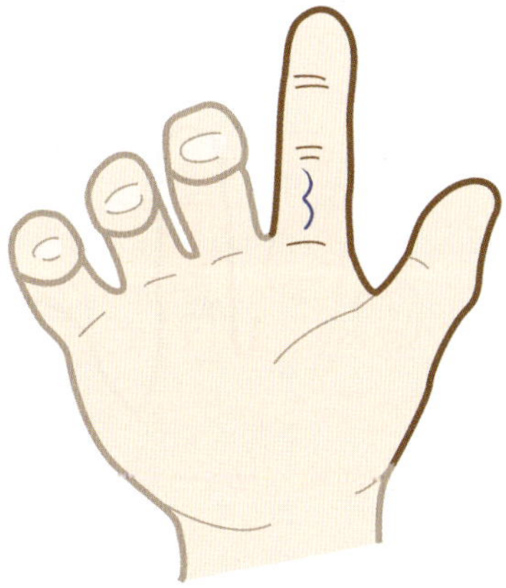

Abb. 22.7 „Nach außen zeigender Bogen“-Falte

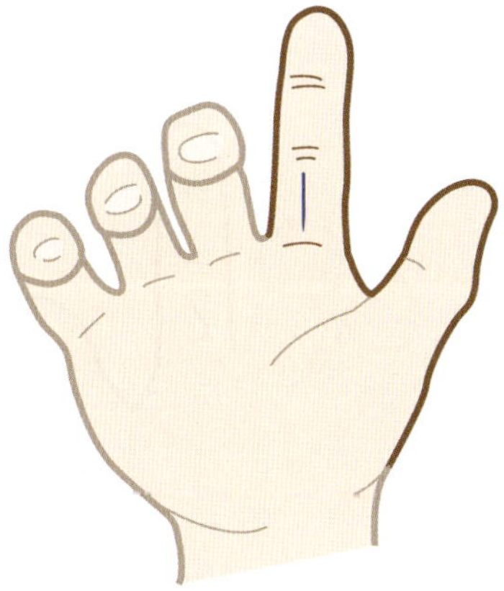

Abb. 22.10 „Nadel“-Falte

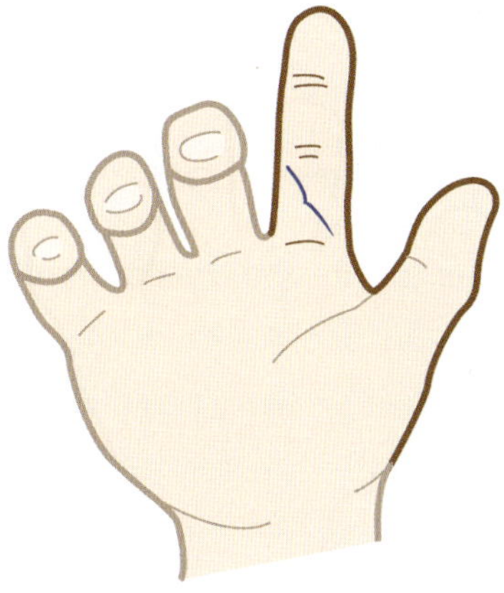

Abb. 22.8 Diagonale Falte von ulnar nach radial verlaufend

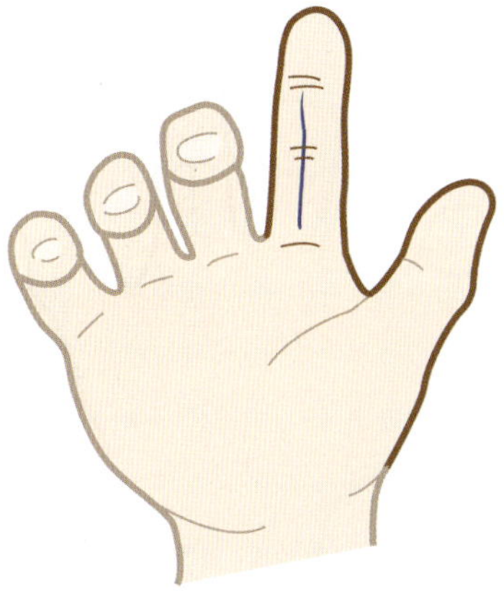

Abb. 22.11 „Speer“-Falte

wie ein Wurm aussieht, deutet auf ein Anhäufungs-Syndrom (➤ Abb. 22.15). Wenn drei Falten sich so arrangieren, dass sich das chinesische Zeichen für „Wasser" ergibt (was wie zweimal der Buchstabe „k" aussieht, Rücken an Rücken liegend), so deuten sie auf chronischen Husten hin (➤ Abb. 22.16). Eine kurvenförmige Falte, die in ihrer Form an den Buchstaben „s" erinnert, deutet auf einen chronischen Zustand von Erbrechen und Durchfall sowie auf ein Unterernährungssyndrom bei Kindern (➤ Abb. 22.17).

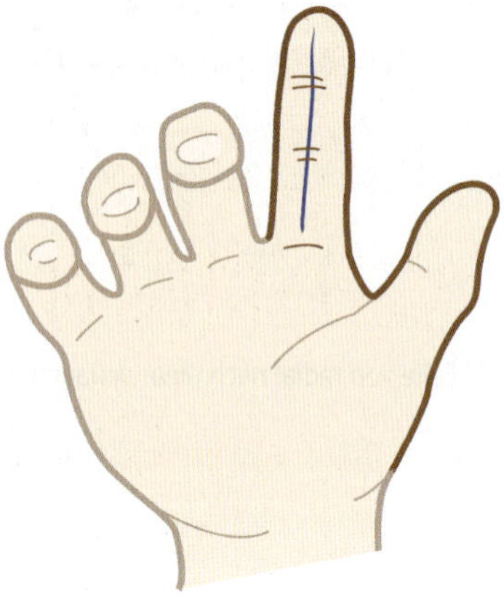

Abb. 22.12 Lange senkrechte Falte

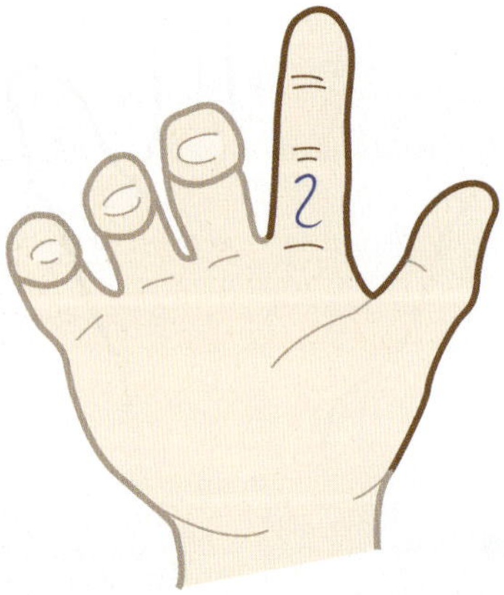

Abb. 22.13 Kurvenförmige Falte

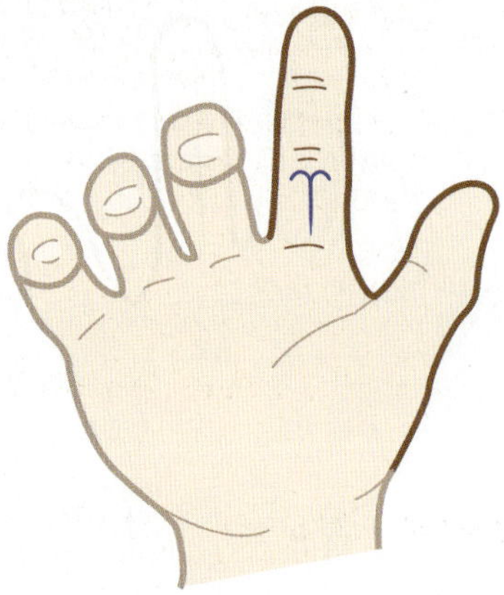

Abb. 22.14 Falte mit Haken am Ende

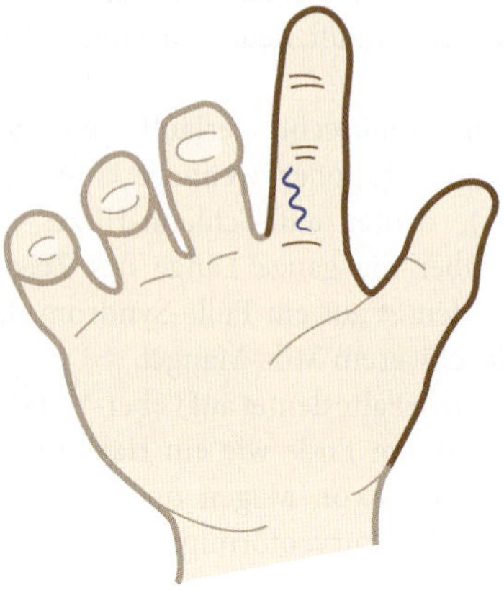

Abb. 22.15 „Wurm"-Falte

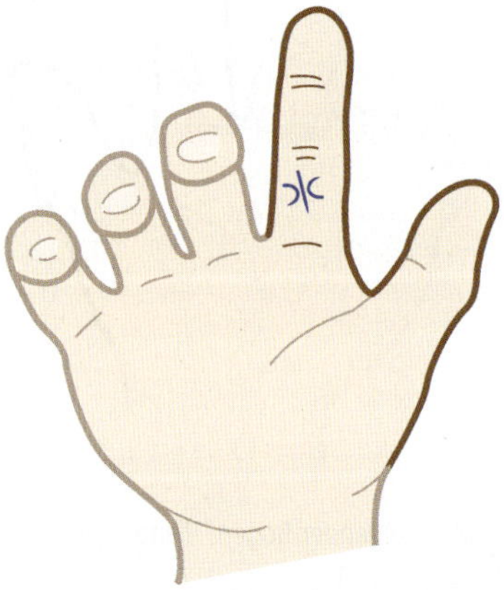

Abb. 22.16 Drei Falten

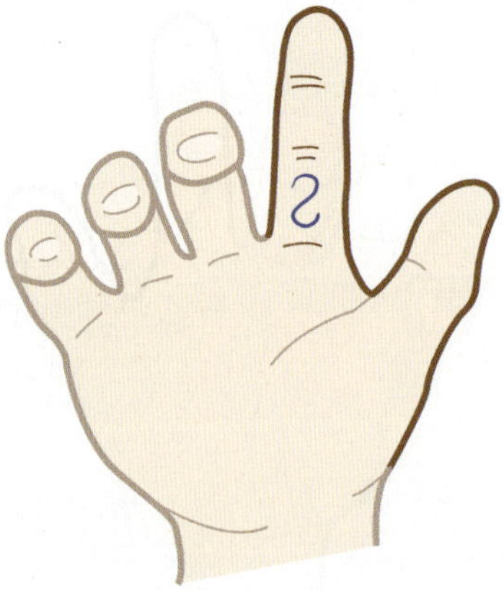

Abb. 22.17 S-förmige Falte

Eine lange, wie eine Fischgräte aussehende Falte deutet auf Leber-Wind und Krämpfe (➤ Abb. 22.18). Eine Falte, die sich an ihrem oberen Ende in zwei Äste aufteilt, deutet ebenfalls auf Leber-Wind mit Krämpfen (➤ Abb. 22.19). Drei verschnörkelte Falten deuten auf Würmer im Darm hin (➤ Abb. 22.20).

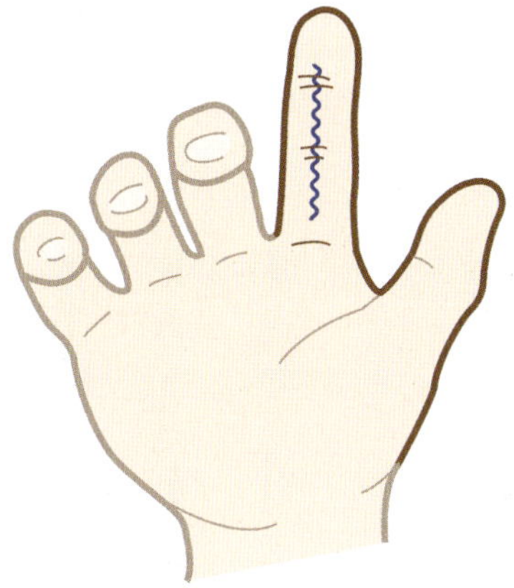

Abb. 22.18 „Fischgräten"-Falte

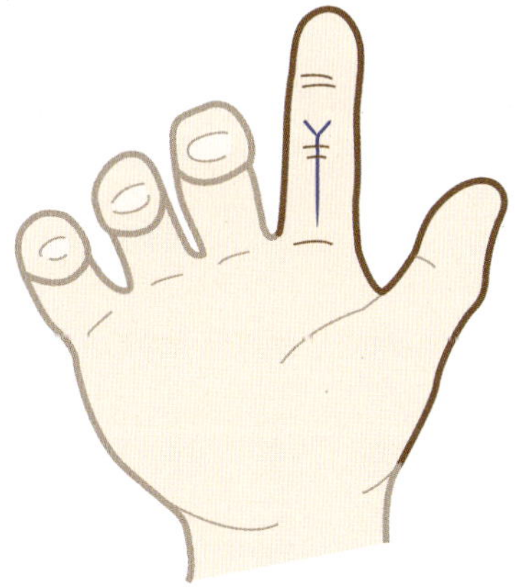

Abb. 22.19 Falte mit Verästelung

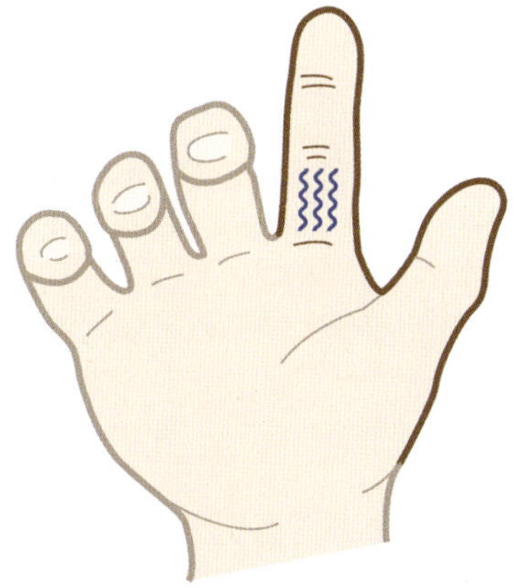

Abb. 22.20 Drei unregelmäßige Falten

22.7 Nasenwurzel

Eine Inspektion der Nasenwurzel, also des Teils der Nase zwischen den Augen, kann bis zu einem Alter von 4 Jahren diagnostisch Anwendung finden. Sie gibt insbesondere über den Zustand von Milz und Magen Auskunft (➤ Abb. 22.21).

Wenn die Nasenwurzel dunkelgrünlich ist, so legt es eine Nahrungsretention nahe, bei Säuglingen jedoch deutet es auf ein Problem bei der Nahrungsaufnahme und generell auf ein Fülle-Syndrom.

Bei einer leicht grünlichen Nasenwurzel liegt aller Wahrscheinlichkeit nach ein Verdauungsproblem vom Leere-Typ vor. Wenn sich bläuliche Blutadern an der Nasenwurzel abzeichnen, so deutet dies auf Unterbauchschmerzen aufgrund einer Ansammlung von Kälte oder Nahrungsretention.

Grünliche Flecken deuten auf chronischen Durchfall aufgrund einer Ansammlung von Kälte hin.

Nasenwurzel

- *Dunkelgrünlich:* Nahrungsretention
- *Leicht grünlich:* Leere-Syndrom
- *Bläuliche Blutadern:* Unterbauchschmerzen
- *Grünliche Flecken:* chronischer Durchfall

LERNERGEBNISSE

Das sollten Sie jetzt wissen:
Welche Aspekte der Betrachtung sich nur auf Kinder beziehen – Gesichtsfarbe, Körperöffnungen, Körperbewegungen, Wirbelsäulenmuskulatur, Venen und Falten auf dem Zeigefinger und die Nasenwurzel.

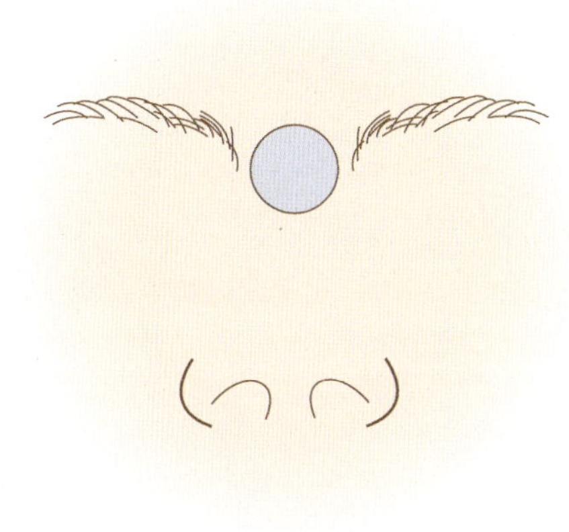

Abb. 22.21 Das Gebiet der Nasenwurzel

ABSCHNITT

III

Zungendiagnose

Einführung

Die Zungendiagnose ist ein sehr wichtiger Teil der Diagnose mittels Betrachtung. Die Stärken der Zungendiagnose liegen in ihrer Klarheit und Objektivität. Gerade im Vergleich mit der Pulsdiagnose wird offenbar, dass die Zungendiagnose sehr objektiv ist: Wenn eine Zunge zu rot oder zu blass ist, so lässt sich dies objektiv feststellen.

Eine andere Stärke der Zungendiagnose ist ihre Eigenschaft, Licht in komplizierte Situationen zu bringen. Zum Beispiel ist die gleichzeitige Yin- und Yang-Schwäche bei Frauen über 40, und gerade bei Frauen in den Wechseljahren, sehr verbreitet. Der gleichzeitige Mangel kann verwirrenderweise sowohl kalte als auch warme Manifestationen haben. Die Zunge wird aber klar anzeigen, ob ein Nieren-Yang-Mangel oder Nieren-Yin-Mangel im Vordergrund steht.

Die Hauptaspekte der Zungendiagnose sind die Beurteilung der Farbe, der Form und des Zungenbelags. Die Zunge spiegelt den Zustand der inneren Organe, des Qi und des Blutes wider. Von den acht Prinzipien her zeigt sie deutlich Hitze-Kälte, Fülle-Leere und Yin-Yang- Zustände.

Die Zungendiagnose wird in folgenden Kapiteln besprochen:

- ➤ Kapitel 23
  - Rahmenbedingungen für die Untersuchung der Zunge
    - Beleuchtung
    - Technik der Zungenbetrachtung
    - Äußere Faktoren mit Einfluss auf die Zungenfarbe
  - Areale der Zunge
  - Die klinische Bedeutung der Zunge
    - Die Farbe des Zungenkörpers
    - Die Form des Zungenkörpers
    - Zungenbelag
    - Geist der Zunge
- ➤ Kapitel 24: Zungenfarben und Unterzungenvenen
- ➤ Kapitel 25: Die Form der Zunge
- ➤ Kapitel 26: Der Zungenbelag
- ➤ Kapitel 27: Zungenbilder und -muster
  - Zungen bei Qi-Mangel
  - Zungen bei Yang-Mangel
  - Zungen bei Blut-Mangel
  - Zungen bei Yin-Mangel
  - Zungen bei Schleim und Nässe
  - Die Zunge bei Hitze
  - Die Zunge bei Kälte
  - Die Zunge bei Qi- und Blut-Stagnation
  - Die Zunge bei innerem Wind
  - Die Zunge beim Eindringen äußeren Windes

Für eine genauere Abhandlung der Zungendiagnose verweise ich auf: Maciocia, G. 1996, „Zungendiagnose in der Chinesischen Medizin“, ML-Verlag, Uelzen.

KAPITEL

23 Zungendiagnose

23.1 Allgemeine Prinzipien

Folgende Aspekte der Zungendiagnose werden in diesem Kapitel besprochen:

1. Rahmenbedingungen für die Untersuchung der Zunge
   - Beleuchtung
   - Technik der Zungenbetrachtung
   - Äußere Faktoren mit Einfluss auf die Zungenfarbe
1. Areale der Zunge
2. Die klinische Bedeutung der Zunge
   - Die Farbe des Zungenkörpers
   - Die Form des Zungenkörpers
   - Zungenbelag
   - Geist der Zunge

Eine detailliertere Erörterung der Zungendiagnose findet sich in meinem Buch „Zungendiagnose in der Chinesischen Medizin“[1].

23.2 Rahmenbedingungen für die Untersuchung der Zunge

23.2.1 Beleuchtung

Eine angemessene Beleuchtung ist unabdingbar für eine korrekte Untersuchung der Zunge. Die einzige gute Beleuchtung ist natürliches Licht an einem sonnigen Tag. Daher sollte das Untersuchungszimmer genügend Tageslichteinfall haben. In einem Keller zum Beispiel kann es niemals ordentliches Tageslicht haben. Sogar bei Tag kann die Zungenfarbe nur akkurat beurteilt werden, wenn die Sonne scheint. Bei bewölktem Himmel lässt sich die Zungenfarbe im Hausinnenbereich nicht exakt beurteilen. Wird der Patient an solch einem Tag untersucht, ist es ratsam, den Patienten bei der Zungenbetrachtung zu bitten, neben einem Fenster oder sogar draußen zu stehen.

Offensichtlich ist es selten möglich, ideale Bedingungen zu schaffen. Wenn es notwendig ist, die Zunge an einem wolkigen Tag oder am Nachmittag oder Abend zu betrachten, gibt meiner Ansicht nach eine Halogenleuchte das beste künstliche Licht ab. Die beste Methode, die Zunge zu betrachten, ist die Verwendung einer Tischlampe mit Halogenleuchtmittel, die wir ganz nah an die Zungenoberfläche halten können.

23.2.2 Technik der Zungenbetrachtung

Wenn man den Patienten bittet, die Zunge zu zeigen, so sollte diese nicht länger als ungefähr 15 Sekunden rausgestreckt bleiben, da sie, je länger sie so verharrt, tendenziell immer dunkler wird. Wenn wir länger als 15 Sekunden brauchen, die Zunge zu betrachten, was normalerweise der Fall ist, sollten wir den Patienten bitten, die Zunge wieder einzuziehen und den Mund zu schließen, dann erst kann sie wieder rausgestreckt werden. Man kann in dieser Weise mehrere Male verfahren, ohne dabei die Zungenfarbe zu beeinträchtigen.

Es ist sehr wichtig, die Zunge systematisch und immer in der gleichen Reihenfolge zu untersuchen. Man sollte folgendermaßen vorgehen:

- Zungenfarbe
- Zungenform
- Belag
- Geist der Zunge

Ich empfehle diese Reihenfolge, weil sie die relative klinische Wichtigkeit jedes Aspektes widerspiegelt. Die Zungenfarbe zum Beispiel spiegelt Hitze- oder Kältezustände und den Mangel von Yin

23

und Yang in verschiedenen Organen, besonders der Yin-Organe. Deswegen sollte die Zungenfarbe immer der erste Aspekt bei der Betrachtung sein. Die Inspektion der Zungenform fügt einfach noch Informationen zur Betrachtung der Zungenfarbe hinzu. Wenn zum Beispiel die Zunge aufgrund von Yang-Mangel blass ist, dann wird eine Schwellung des Zungenkörpers darauf hinweisen, dass der Yang-Mangel sehr ausgeprägt ist. Der Zungenbelag hingegen zeigt eher den Zustand der Yang-Organe an. Zudem ist er auch von kurzzeitigen Faktoren beeinflusst, deshalb ist er bei chronischen Erkrankungen nicht ganz so wichtig wie die Betrachtung der Zungenfarbe.

23.2.3 Äußere Faktoren mit Einfluss auf die Zungenfarbe

Am offensichtlichsten kann die Zungenfarbe durch stark gefärbte Nahrungsmittel, Süßigkeiten, Getränke oder Bonbons verändert werden. Wenn die Zungenfarbe eines Patienten irgendwie unnatürlich stark oder besonders leuchtend erscheint, müssen wir immer danach fragen, was er gegessen hat.

Scharfe Gewürze, wie zum Beispiel Cayennepfeffer oder Curry, haben die Eigenschaft, die Zunge kurz nach dem Verzehr etwas röter werden zu lassen. Rauchen färbt den Belag gelb, und bei regelmäßigen Rauchern entsteht ein permanenter gelber Belag. Trotzdem kann man dies nicht als eine unechte Erscheinung aufgrund eines äußeren Einflusses abtun. Tabakrauch ist in der Tat energetisch heiß und neigt dazu, noch mehr Hitze hervorzurufen.

Westliche Arzneimittel

Einige Arzneimittel beeinträchtigen das Aussehen der Zunge, die häufigsten Vertreter sind Antibiotika. Sie verursachen häufig eine teilweise Abschälung der Zunge, die Zunge verliert also kleine Flecken ihres Belags. Angesichts einer solchen Zunge ist deshalb meine erste Frage, ob der Patient gerade Antibiotika nimmt oder vor Kurzem eingenommen hat (➤ Abb. 23.1).

Meiner Erfahrung nach bleibt dieser Effekt bis zu zwei Wochen nach der Antibiotikatherapie bestehen. Aus der Wirkung, die Antibiotika auf die Zunge haben, können wir schließen, dass sie das Magen-Yin schädigen.

Oral verabreichte Kortikoide lassen die Zunge oft rot und geschwollen erscheinen, und zu inhalierende bronchienerweiternde Wirkstoffe (wie zum Beispiel Salbutamol) können bei jahrelangem Gebrauch die Zungenspitze rot werden lassen.

Antiphlogistika (entzündungshemmende Arzneimittel), wie zum Beispiel Phenylbutazon, verursachen paradoxerweise rote Punkte auf der Zunge.

Die meisten der in der Krebstherapie eingesetzten zytotoxischen Medikamente führen zu einem sehr dicken, dunkelgelben oder braunen Belag, und rufen häufig eine Rötung des Zungenkörpers hervor.

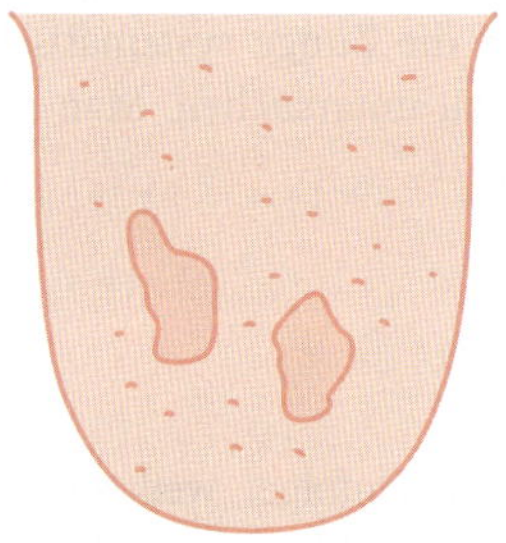

Abb. 23.1 Eine teilweise abgeschälte Zunge, ausgelöst durch Antibiotika.

23.3 Areale der Zunge

Sowohl beim Mann als auch bei der Frau kann der Zungenkörper in drei Areale aufgeteilt werden: Das hintere entspricht dem Unteren Erwärmer, das mittlere dem Mittleren Erwärmer und das vordere dem Oberen Erwärmer (➤ Abb. 23.2).

Es kommt zu folgenden Entsprechungen: Das vordere Drittel der Zunge spiegelt den Zustand des Herzens und der Lunge, das mittlere Drittel spiegelt den des Magens, der Milz, der Leber und der Gallenblase, und das hintere Drittel spiegelt den von Nieren, Blase und Darm wider. ➤ Abbildung 23.3 stellt die den inneren Organen entsprechenden Areale in größerem Detail dar.

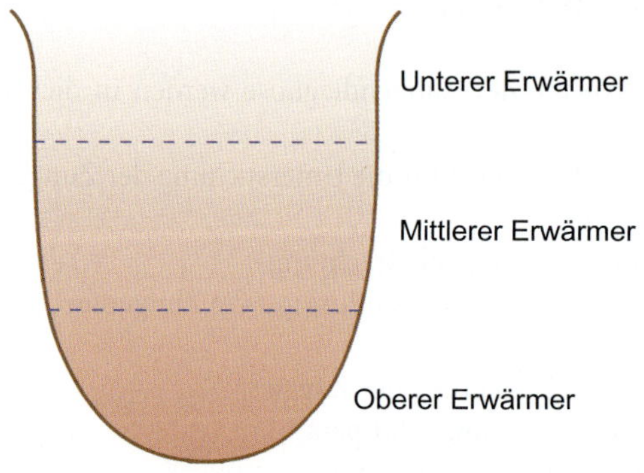

Abb. 23.2 Die Unterteilung der Zunge entsprechend den Drei Erwärmern

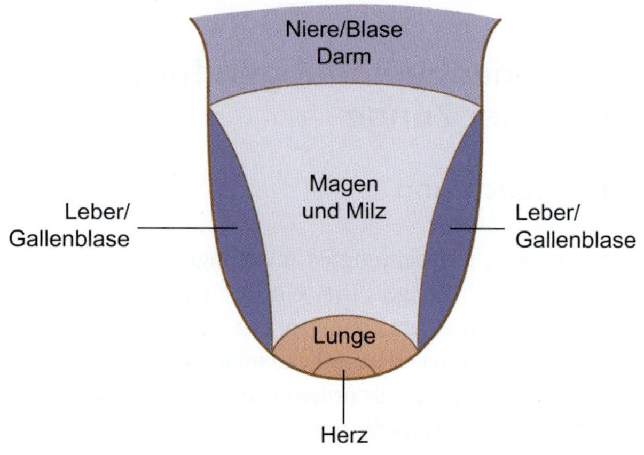

Abb. 23.3 Die Unterteilung der Zunge entsprechend den inneren Organen

Die jeweiligen Orte der Herz- und Lungenareale auf der Zunge sollen im Folgenden noch genauer im Hinblick auf eine Rötung, Schwellung, Risse oder Violettfärbung untersucht werden.

Bei Lungen-Hitze wird die ganze Vorderseite der Zunge einschließlich des Herzareals rot sein, auch wenn die Hitze nur in der Lunge und nicht im Herzen ist (➤ Abb. 23.4). Bei Herz-Hitze ist nur die Spitze der Zunge gerötet (➤ Abb. 23.5).

Eine Schwellung der Zungenspitze ist auf eine Herz-Pathologie zurückzuführen, meistens Herz-Hitze (➤ Abb. 23.6). Eine Schwellung im Zusammenhang mit der Lunge zeigt sich meist im gesamten vorderen Drittel (➤ Abb. 23.7) oder an den Seiten zwischen dem Herzareal und dem Milz / Magenareal (➤ Abb. 23.8). Diesen Bereich bezeichne ich als „Brustareal", da er die Pathologie von Herz, Lunge oder weiblichen Brüsten widerspiegelt.

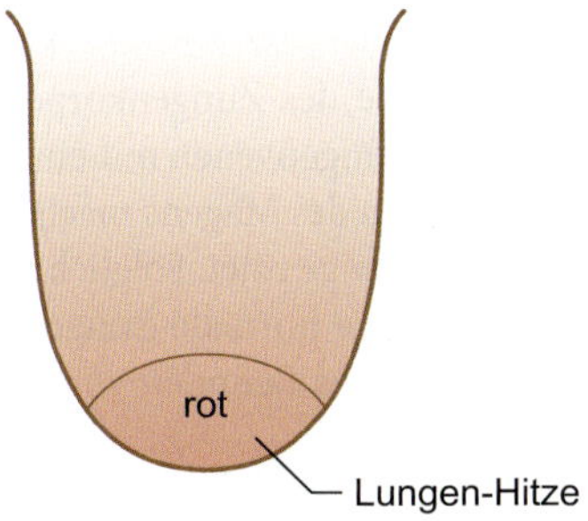

Abb. 23.4 Zunge weist auf Lungen-Hitze hin (Rötung im vorderen Drittel).

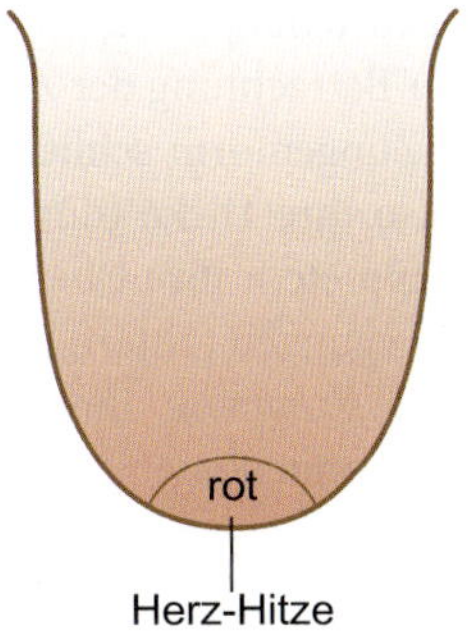

Abb. 23.5 Zunge weist auf Herz-Hitze hin (rote Spitze).

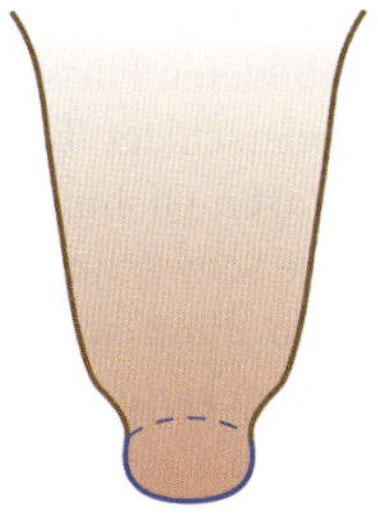

Abb. 23.6 Schwellung im Herzareal

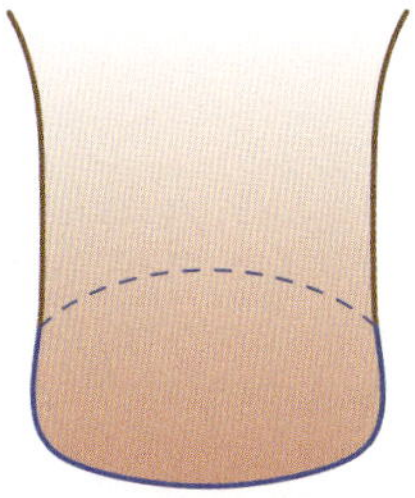

Abb. 23.7 Schwellung im Lungenareal (vorderes Drittel)

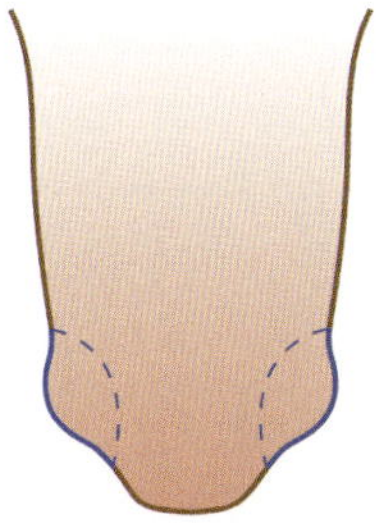

Abb. 23.8 Schwellung im Brustareal (Seiten)

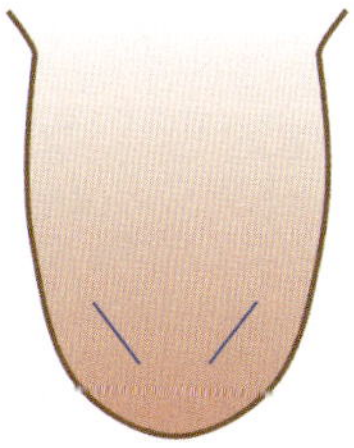

Abb. 23.9 Lungenrisse

Risse: Lungenrisse befinden sich meist im Areal zwischen der Spitze und der Mitte der Zunge (➤ Abb. 23.9).

Eine violette Zungenfarbe an den Seiten im Areal zwischen Spitze und Mitte kann mit Lunge oder Herz im biomedizinischen Sinne in Zusammenhang stehen. Sie weist auf Blut-Stase hin, im Falle einer Lungenerkrankung sieht man diese Verfärbung bei chronischem Asthma oder Emphysemen. Bei Erkrankungen des Herzens tritt eine violette Zungenfarbebei Koronarer Herzkrankheit oder Angina pectoris auf. Der violette Fleck kann einseitig oder beidseitig auftreten (➤ Abb. 23.10). Bei Frauen kann eine violette Verfärbung in diesem Areal auch auf eine Pathologie der Brüste hinweisen.

Obwohl die Seitenränder der Zunge der Leber und der Gallenblase entsprechen, können sie auch unter bestimmten Umständen den Zustand der Milz widerspiegeln. Eine Pathologie der Leber, wie zum Beispiel Hitze, zeigt sich entlang des ganzen seitlichen Rands der Zunge, während eine Milzpathologie sich auch an den Seiten zeigt, allerdings nur in der Mitte. Dies gilt sowohl für Rötungen als auch Schwellungen. ➤ Abbildung 23.11 und ➤ Abbildung 23.12 machen den Unterschied deutlich.

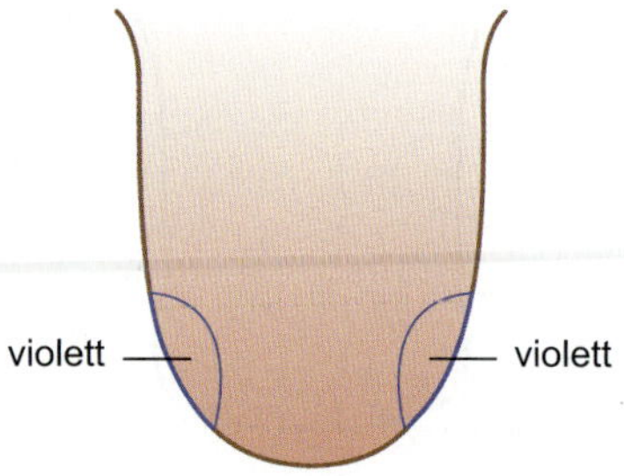

Abb. 23.10 Violette Farbe im Brustareal (Lunge oder Herz, bei Frauen auch die Brüste)

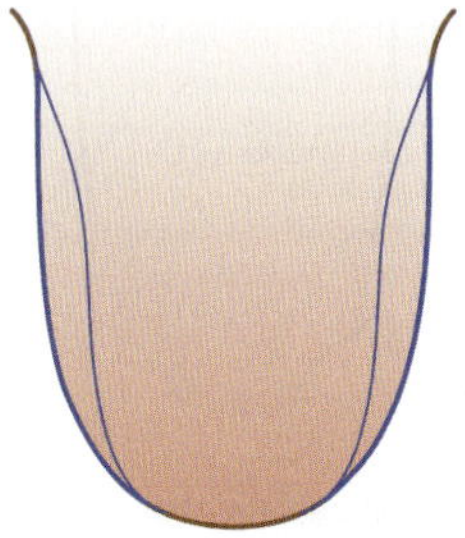

Abb. 23.11 Seitenränder der Zunge bei einer Leberpathologie

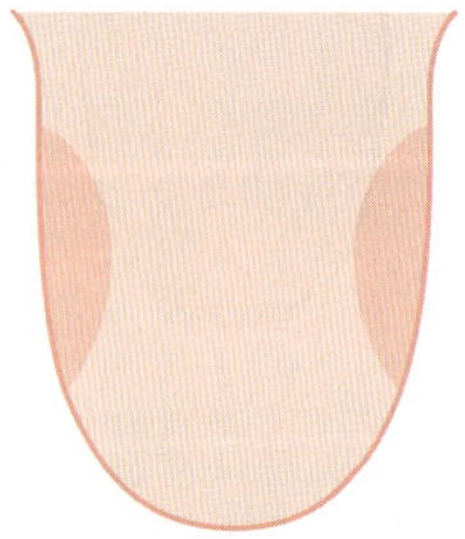

Abb. 23.12 Seitenränder bei einer Milzpathologie

23.4 Die klinische Bedeutung der Zunge

Die Zungendiagnose ist deswegen so wichtig, weil die Zunge fast immer den wahren Zustand des Patienten zeigt. Besonders nützlich ist sie bei komplizierten Erkrankungen mit widersprüchlichen Zeichen von Hitze und Kälte oder Yin- und Yang-Mangel. Ein Beispiel: Bei perimenopausalen Erkrankungen liegen oft gleichzeitig ein Nieren-Yin- und ein Nieren-Yang-Mangel vor, also widersprüchliche Symptome von Hitze und Kälte. Die Zunge zeigt in solchen Fällen deutlich an, ob Yin- oder Yang-Mangel im Vordergrund steht, da sie im ersteren Fall gerötet ist und im letzteren blass.

Die klinische Bedeutung der Zunge steht mit ihren verschiedenen Aspekten in Beziehung: Farbe und Form des Zungenkörpers, Zungenbelag und Zungengeist.

23.4.1 Farbe des Zungenkörpers

Die Zungenfarbe gibt hauptsächlich den Zustand der Yin-Organe und des Blutes wieder und zeigt Zustände von Hitze oder Kälte und Yin- oder Yang-Mangel an.

Die Farbe des Zungenkörpers ist durch den Zungenbelag hindurch sichtbar. Es ist sehr wichtig, die beiden nicht zu verwechseln. Im Allgemeinen erstreckt sich der Zungenbelag nicht bis zum Rand der Zunge, folglich können uns die Seitenränder bei einem dicken Zungenbelag darüber Aufschluss geben, wie die Farbe des Zungenkörpers ist. Die Betrachtung der Farbe des Zungenkörpers schließt rote Punkte mit ein, die meistens, jedoch nicht immer, auf einer roten Zunge auftreten.

Die Betrachtung der Farbe des Zungenkörpers schließt immer eine Betrachtung der Unterzungenvenen mit ein.

Die normalen Flüssigkeiten des Magens machen die Zunge blass, während das Herz-Blut die Zunge rötet. Folglich ist dies der Einfluss dieser beiden Organe, der eine normale Zunge blass-rot aussehen lässt, woraus man auf ein gutes Befinden von Magenflüssigkeiten und Herz-Blut schließen kann.

23.4.2 Form des Zungenkörpers

Die Form der Zunge zeigt in erster Linie Mangel- oder Fülle-Zustände an. Durch ihre Beurteilung erhalten wir Informationen zusätzlich zu denen aus der Betrachtung der Zungenfarbe.

Die Betrachtung der Zungenform schließt folgende Punkte mit ein: Die Form selbst, also ihre Dicke (dünn, gedunsen etc.); ihre Biegsamkeit (steif, schlapp etc.); ihre Oberfläche (Risse etc.); und ihre unwillkürlichen Bewegungen (zittert, bewegt sich etc.).

Normalerweise ist die Zunge in ihrer Form biegsam, nicht gedunsen, nicht dünn und ohne Risse.

23.4.3 Zungenbelag

Der Zungenbelag spiegelt hauptsächlich den Zustand der Yang-Organe wider, besonders den des Magens. Darüber hinaus zeigt er auch Mangel- und Fülle-Zustände und Hitze oder Kälte an.

Der Zungenbelag entsteht, indem ein Teil der vom Magen im Rahmen der Verdauung gebildeten Flüssigkeiten aufsteigt und sich auf der Zunge als Belag niederschlägt. Ein dünner weißer Belag ist ein Hinweis auf ein gutes Magen-Qi, hingegen weist ein wurzelloser oder fehlender Belag auf eine Schwächung des Magen-Qi hin.

Der Zungenbelag sollte so dünn sein, dass man die Farbe des Zungenkörpers hindurch sehen kann.

23.4.4 Geist der Zunge

Der Begriff „Geist“ (chinesisch *Shen*) der Zunge bezieht sich auf die Gesamterscheinung der Zunge: Dieser *Shen* ist dem *Shen* der Gesichtsfarbe und der Augen sehr ähnlich (in Bezug auf Qualitäten wie Helligkeit, Glanz und Vitalität). Dementsprechend kann man zwischen zwei Arten von Zungen unterscheiden: Zungen mit Geist und Zungen ohne Geist.

Eine Zunge mit Geist ist durch bestimmte Qualitäten gekennzeichnet, zum Beispiel Lebendigkeit, Biegsamkeit, Vitalität und Helligkeit des Zungenkörpers. Eine Zunge ohne Geist sieht leblos, ziemlich steif, dunkel und matt aus.

Eine Zunge ohne Geist ist entweder ein Hinweis auf eine schlechte Prognose oder sie zeigt an, dass die Erkrankung schwieriger zu behandeln ist.

LERNERGEBNISSE

Das sollten Sie jetzt wissen:

- Welche Beleuchtung für eine genaue Zungendiagnose am besten geeignet ist.
- Welcher systematische Ansatz für eine Betrachtung der Zunge empfohlen wird: Zungenfarbe, Zungenform, Belag und Zungengeist.
- Welche äußeren Faktoren die Zungenfarbe beeinflussen können.
- Welche verschiedenen Zungenareale es gibt und welche klinische Bedeutung sie haben.
- Welche klinische Bedeutung Zungenfarbe, Form, Belag und Zungengeist aufweisen.

ANMERKUNG

[1] Maciocia G. 1996, „Zungendiagnose in der Chinesischen Medizin“, ML-Verlag, Uelzen.

KAPITEL

24 Zungenfarbe

Folgende Aspekte der klinischen Bedeutung des Zungenkörpers werden hier besprochen:

1. Zungengeist
2. Zungenfarben
3. Unterzungenvenen

24.1 Zungengeist

Der Begriff „Geist" der Zunge bezieht sich auf die Gesamterscheinung der Zunge: Auf Chinesisch heißt es *Shen* und ist dem *Shen* der Gesichtsfarbe und der Augen sehr ähnlich, vor allem in Bezug auf Qualitäten wie Helligkeit, Glanz und Vitalität. Dementsprechend kann man zwischen zwei Arten von Zungen unterscheiden: Einer mit Geist und einer ohne Geist.

Eine Zunge mit Geist ist durch bestimmte Qualitäten gekennzeichnet, zum Beispiel Lebendigkeit, Biegsamkeit, Vitalität und Helligkeit des Zungenkörpers. Eine Zunge ohne Geist sieht leblos, ziemlich steif, dunkel und matt aus. Man kann einen Vergleich mit einem Stück Fleisch beim Metzger anstellen: Die Zunge mit Geist sieht wie ein frisches Stück Fleisch aus, während die Zunge ohne Geist wie ein alt gewordenes Stück Fleisch aussieht, nämlich dunkel, grau und leblos.

Der Geist sollte besonders an der Zungenwurzel beobachtet werden, da die Wurzel den Zustand der Nieren widerspiegelt. Ferner gibt der Geist in dieser Zungengegend Aufschluss über die Nieren-Essenz. Die Nieren-Essenz ist die Grundlage des Lebens, wenn es der Wurzel der Zunge aber an Geist fehlt, so weist es auf einen schweren Mangel-Zustand der Nieren hin und folglich auch auf eine Tendenz, leichter zu erkranken. Im Grunde genommen ist der Zungengeist ein prognostisches Zeichen, da eine Zunge mit Geist darauf hinweist, dass ein Patient schnell wieder gesunden kann. Wohingegen eine Zunge ohne Geist darauf hinweist, dass – woran der Patient auch leiden mag – die Behandlung länger dauern wird.

Es ist wichtig, sich klarzumachen, dass der Zungengeist nichts mit den anderen pathologischen Zeichen der Zunge zu tun hat. Anders formuliert, der Patient kann eine Zunge haben, die in vielerlei Hinsicht pathologisch ist (z. B. rot mit einem dicken Belag), wenn sie aber noch Geist hat, so lässt es darauf schließen, dass die Nieren-Essenz noch stark ist und der Körper pathogene Faktoren abwehren kann.

24.2 Zungenfarben

Die Zungenfarbe gibt in erster Linie den Zustand der Yin-Organe und des Blutes wieder und sie zeigt Zustände von Hitze oder Kälte und Yin- oder Yang-Mangel an. Die normale Zungenfarbe ist ein blasses Rot. Traditionell werden fünf pathologische Zungenfarben unterschieden, nämlich blass, rot, dunkelrot, violett und blau. Allerdings ist die klinische Bedeutung von einer dunkelroten Zunge im Wesentlichen die gleiche wie die einer roten Zunge, und die klinische Bedeutung einer blauen Zunge ist im Wesentlichen die gleiche wie die einer bläulich-violetten Zunge. Folglich kann man die pathologischen Farben auf drei eingrenzen: blass, rot und violett.

24.2.1 Blass

Eine blasse Zunge ist blasser als eine gesunde, blass-rote Zunge. Die Blässe reicht von einer ganz leichten bis hin zu einer Blässe, die so extrem ist, dass die Zunge fast weiß ist (➤ Abb. 24.1).

Eine blasse Zunge ist entweder ein Hinweis auf Yang-Mangel oder auf Blut-Mangel. Bei einem Yang-Mangel ist sie leicht feucht, während sie bei Blut-Mangel eher etwas trocken sein wird. Letzteres ist bei Frauen viel häufiger der Fall. Wenn sie nur leicht blass ist, so kann es auch ein Hinweis auf Qi-Mangel sein.

Die Zunge ist oft an den Seitenrändern blass. Wenn die Blässe entlang der gesamten Seitenränder ist, weist dies auf einen Leber-

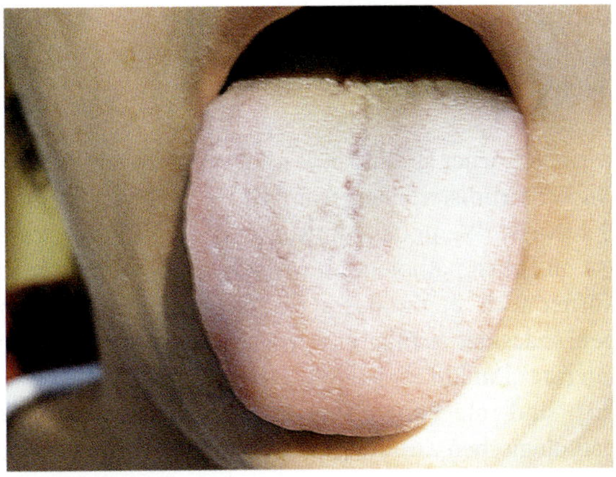

Abb. 24.1 Blasse Zunge

Blut-Mangel hin. Wenn sie nur im mittleren Zungenrandbereich ist, so lässt es auf Milz-Blut-Mangel schließen. In schweren Fällen von Leber-Blut-Mangel können die Seiten auch leicht orange sein.

Normalerweise hat die blasse Zunge einen Belag. Eine blasse Zunge ohne Belag ist ein Hinweis auf einen schweren Blut-Mangel. Dies kommt eher selten vor, und wenn, dann gewöhnlich nur bei Frauen.

24.2.2 Rot

Eine rote Zunge ist röter als eine normale Zunge. Auch wenn traditionell zwei Farbschattierungen beschrieben werden (d. h. rot oder dunkelrot), ist die klinische Bedeutung im Wesentlichen die gleiche (➤ Abb. 24.2).

Eine rote Zunge zeigt immer Hitze an, entweder Fülle-Hitze oder Leere-Hitze. Folglich sollten wir uns beim Betrachten einer roten Zunge als erstes fragen, ob sie einen Belag aufweist. Falls die Zunge rot ist und einen Zungenbelag (egal welche Farbe) mit Wurzel hat, so steht sie für eine Fülle-Hitze. Wenn die Zunge rot und belaglos ist, oder nur einen teilweisen Belag hat, oder auch einen wurzellosen Belag hat (egal welche Farbe), so weist dies auf Leere-Hitze hin.

Ich möchte an dieser Stelle betonen, dass eine rote belaglose Zunge eher für Leere-Hitze als für Yin-Mangel steht, obwohl Leere-Hitze offensichtlich aus Yin-Mangel entsteht. Mit anderen Worten,

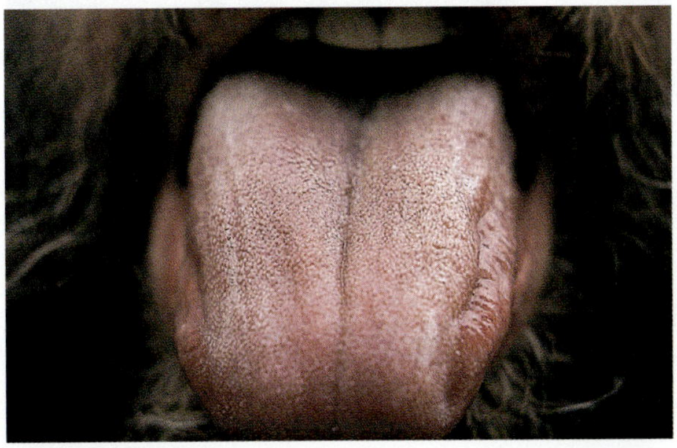

Abb. 24.2 Rote Zunge

der Mangel an Belag steht für Yin-Mangel, während die (belaglose) Rötung ein Hinweis auf Leere-Hitze ist. Die logische Schlussfolgerung daraus ist, dass es viele Zungentypen gibt, die auf Yin-Mangel hinweisen, auch wenn der Zungenkörper nicht rot ist.

!

- *Rote Zunge mit Belag:* Fülle-Hitze
- *Rote Zunge ohne Belag:* Leere-Hitze
- *Normale Zunge ohne Belag:* Yin-Mangel

Die Zunge kann in bestimmten Arealen gerötet sein, besonders auf der Spitze, im vorderen Drittel, im Zentrum oder an den Seiten. Eine rote Zungenspitze zeigt Herz-Hitze an, und zwar Fülle oder Leere. Wenn nur die Spitze rot ist, dann herrscht nur eine milde Herz-Hitze, während eine komplett gerötete Zunge mit extrem roter Spitze auf generalisierte Hitze und schwere Herz-Hitze schließen lässt (➤ Abb. 24.3 und ➤ Abb. 24.4).

Rote Seitenränder stehen für Leber-Hitze (➤ Abb. 24.5 und ➤ Abb. 24.6), während eine Rötung der Seiten ausschließlich im mittleren Zungenabschnitt entweder Magen-Hitze oder Milz-Hitze erkennen lässt (➤ Abb. 24.7).

Eine Rötung im Zungenzentrum steht für Magen-Hitze (➤ Abb. 24.8). Wenn das vordere Drittel, einschließlich der Spitze, rot ist, so weist es auf Lungen-Hitze hin (➤ Abb. 24.9).

Rote Punkte

Bevor wir rote Punkte definieren, sollten wir rote „Körner" definieren. Alte chinesische Zungendiagnosebücher sagen, dass das

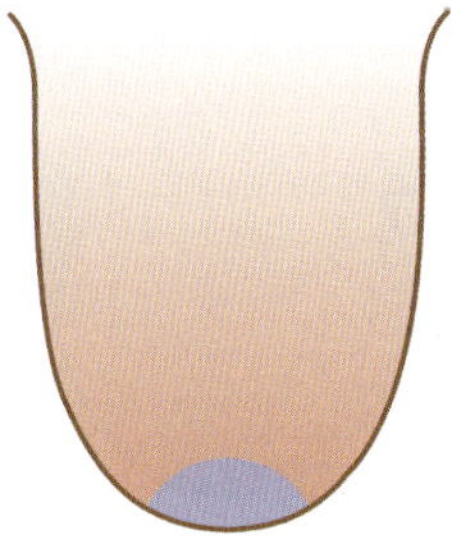

Abb. 24.3 Rote Zungenspitze

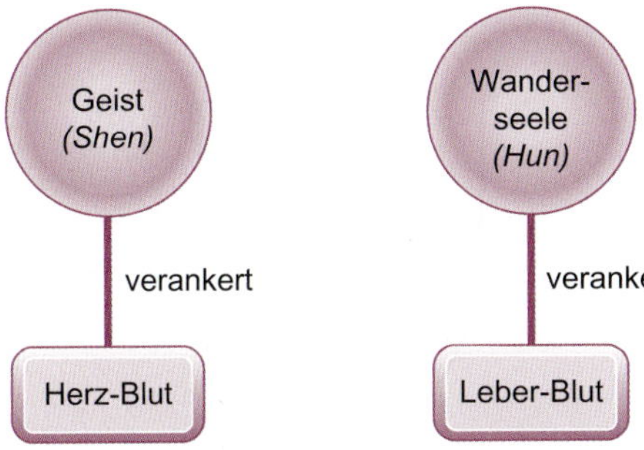

Abb. 24.4 Rote Zungenspitze

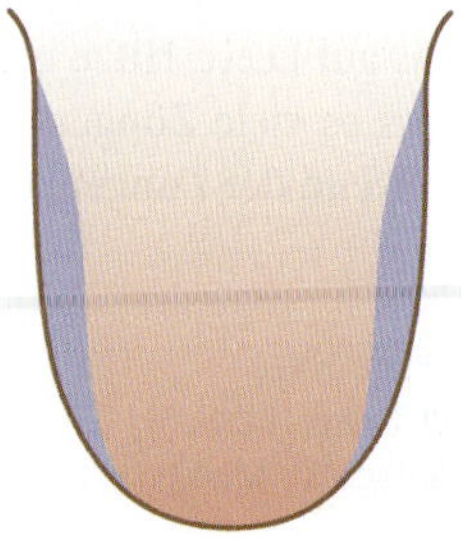

Abb. 24.5 Leber-Hitze

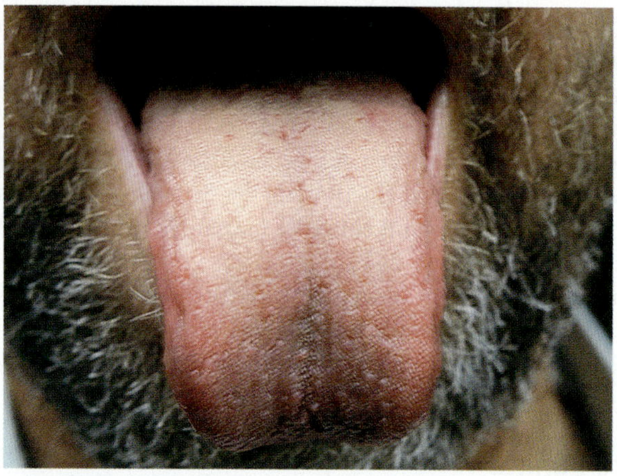

Abb. 24.6 Gerötete Ränder (Leberareale)

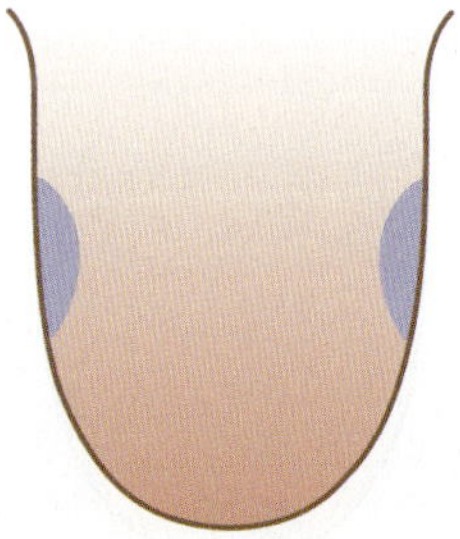

Abb. 24.7 Milz-Hitze

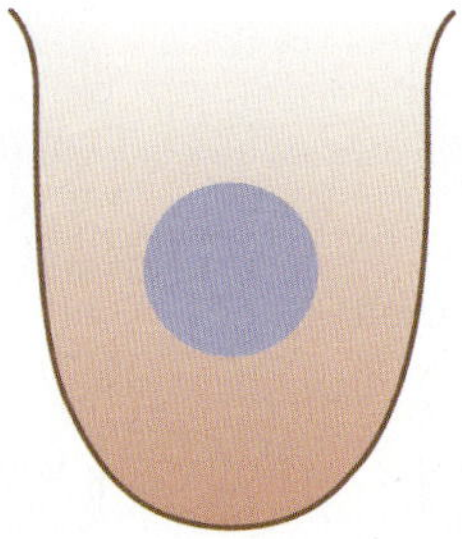

Abb. 24.8 Magen-Hitze

physiologische Ministerfeuer aufsteigt, um mit dem Herzen zu kommunizieren, und somit rote Körnchen auf der Oberfläche der Zunge bildet (immer im Kopf behaltend: Die Zunge ist der Spross des Herzens).

Diese roten Körner sind normal und weisen darauf hin, dass das physiologische Ministerfeuer gesund ist, das heißt, weder Fülle noch Mangel aufweist. Wenn das Ministerfeuer aufgrund verschiedener Einflüsse im Leben pathologisch wird, lodert es auf und macht die roten Körner noch röter und lässt sie auf der Zungenoberfläche hervorstehen, sodass sie sichtbarer werden. Wenn dies passiert, heißen sie fortan rote „Punkte".

Folglich sind rote Punkte immer pathologisch und weisen auf einen pathologischen Zustand des Ministerfeuers hin, welches aufflammt und emporsteigt. Beim Vorhandensein von roten Punkten ist die Hitze immer stärker, als wenn die Zunge einfach nur rot ist. Ihre Farbintensität und Verteilung stehen in deutlichem Zusammenhang mit der Intensität der Hitze: Je stärker die Farbe und je dichter sie verteilt sind, desto stärker ist die Hitze (➤ Abb. 24.10).

Rote „Flecken" sehen genauso wie rote Punkte aus, nur dass sie größer sind und meist nur auf der Wurzel der Zunge auftreten. Wie auch rote Punkte stehen sie für Hitze, allerdings mit dem zusätzlichen Element der Blut-Stase.

Rote Punkte sieht man oft auf der Spitze, an den Seiten, in der Mitte und an der Wurzel der Zunge. Rote Punkte auf der Spitze sind relativ häufig und weisen auf Herz-Hitze hin, meist durch psychischen Stress bedingt. Rote Punkte an den Seitenrändern stehen

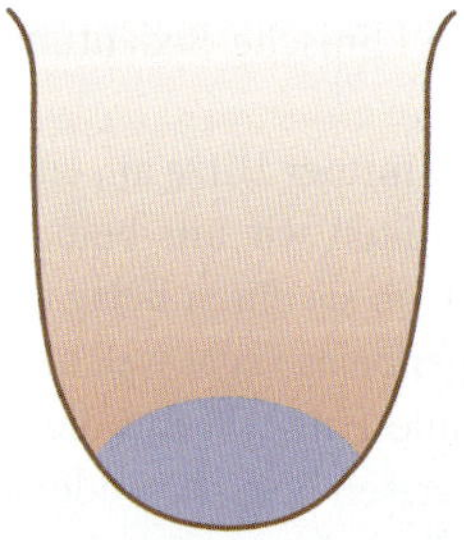

Abb. 24.9 Lungen-Hitze

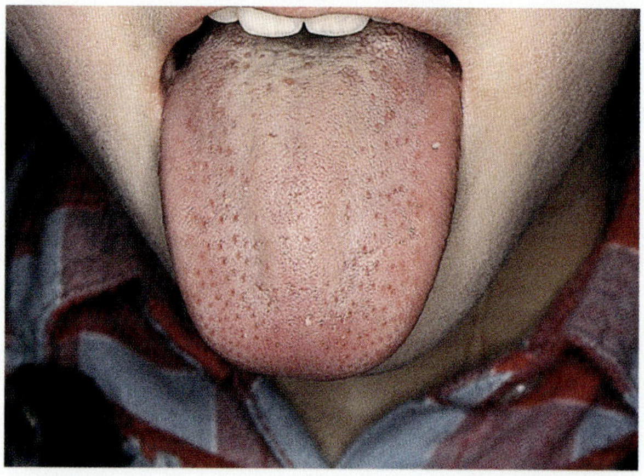

Abb. 24.10 Rote Punkte

für Leber-Hitze (Leber-Feuer), während rote Punkte in der Mitte für Magen-Hitze stehen (➤ Abb. 24.11). Allerdings kann sich Magen-Hitze auch in roten Punkten an den Seitenrändern zeigen, jedoch nur im mittleren Zungenbereich und etwas breiter ausgeprägt.

Im Falle einer Lungen-Hitze tauchen die roten Punkte entweder im Brustareal der Zunge oder im gesamten vorderen Zungendrittel auf, im Gegensatz zur Herz-Hitze, die sich nur auf der eigentlichen Zungenspitze zeigt (➤ Abb. 24.12).

Rote Punkte auf der Zungenwurzel stehen für Hitze, meist Nässe-Hitze in der Blase oder im Darm.

Rote Punkte bei äußeren Erkrankungen

Die Bedeutung von roten Punkten bei äußeren Erkrankungen ist anders als die bei inneren Erkrankungen. Erstens stehen rote Punkte bei akuten äußeren Erkrankungen definitiv für ein Eindringen von Wind-Hitze, im Gegensatz zu Wind-Kälte.

Die Dichte der roten Punkte spiegelt bei äußeren Erkrankungen nicht nur die Intensität des pathogenen Faktors, sondern auch sein Vordringen ins Innere wider. Wenn also im Verlauf einer äußeren Erkrankung die roten Punkte immer dichter werden, so legt dies nicht nur nahe, dass das Pathogen stärker geworden ist, sondern ist auch ein Hinweis darauf, dass es tiefer ins Innere eindringt.

Die Verteilung der roten Punkte gibt auch die Stadien des Eindringens des Pathogens wieder. Im Anfangsstadium eines eindringenden äußeren Windes sind die roten Punkte eher im vorderen Zungendrittel oder an den Seiten konzentriert. Die beiden genannten Areale korrespondieren in diesem Zusammenhang mit dem Äußeren des Körpers, während das Zentrum der Zunge für das Innere steht (➤ Abb. 24.13).

Wenn sich also nach einigen Tagen die roten Punkte aus diesen Arealen ins Zentrum der Zunge ausbreiten, lässt dies darauf schließen, dass ein pathogener Faktor tiefer ins Innere eindringt.

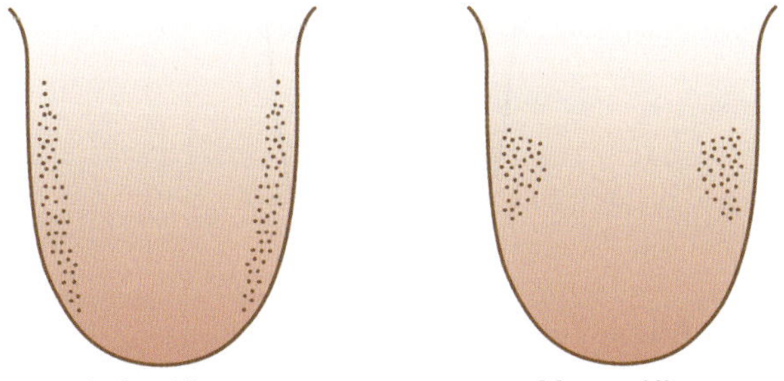

Abb. 24.11 Rote Punkte bei Leber- oder Magen-Hitze

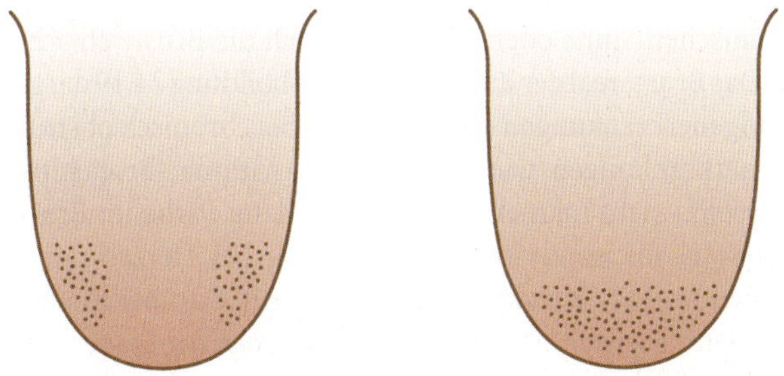

Abb. 24.12 Rote Punkte bei Lungen-Hitze

24.2.3 Violett

Eine violette Zunge ist immer ein Zeichen von Blut-Stase, die aus Kälte oder Hitze entstehen kann (➤ Abb. 24.14 und ➤ Abb. 24.15). Innere Kälte wirkt zusammenziehend und blockiert die Blutzirkulation, woraus eine Blut-Stase entstehen kann. Hitze erzeugt Blut-Stase, indem sie die Körperflüssigkeiten und das Blut eindickt. Bei Blut-Stase, die aus Kälte entsteht, ist die Zunge bläulich-violett, während sie bei Hitze rötlich-violett ist. Die Kälte-Zunge ist deswegen bläulich-violett, weil sie aus einer blassen Zunge entsteht, während die rötlich-violette Zunge bei Hitze aus einer roten Zunge entsteht (➤ Abb. 24.16).

Erst nach einiger Zeit verfärbt sich die Zunge violett, meist sind es Jahre, bis es zu diesem Stadium kommt. Deswegen lässt sie immer auf einen chronischen Zustand schließen und ist aus genau diesem Grund viel häufiger bei älteren Menschen anzutreffen. Die violette

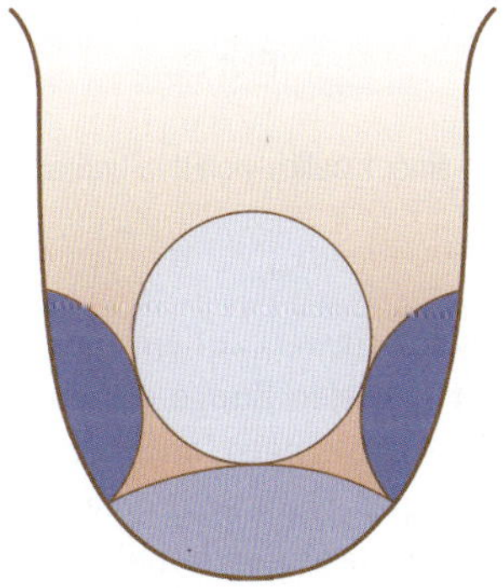

Abb. 24.13 Zungenareale mit Bezug auf innere und äußere Schichten des Körpers bei akuten, von außen eindringenden Erkrankungen

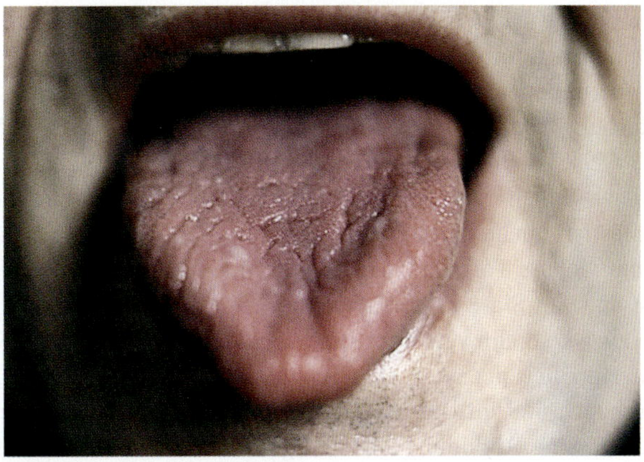

Abb. 24.14 Rötlich-violette Zunge

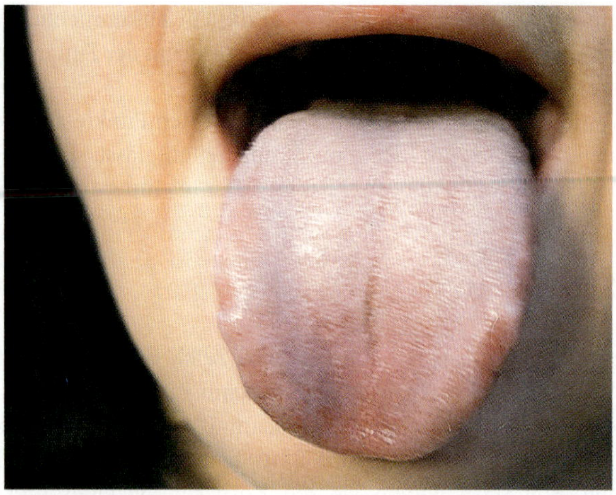

Abb. 24.15 Bläulich-violette Zunge

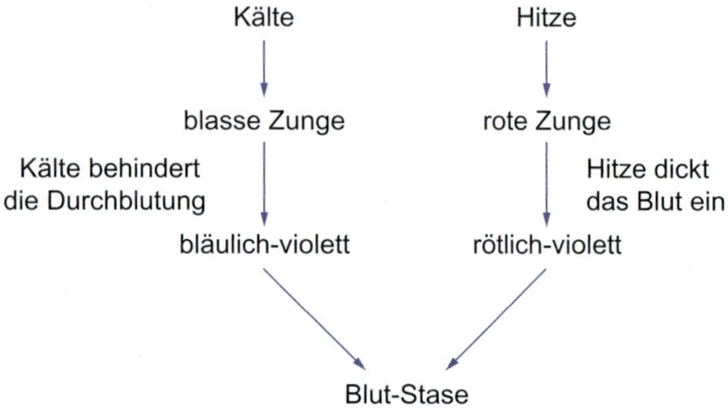

Abb. 24.16 Entstehung einer bläulich-violetten und einer rötlich-violetten Zunge

Farbe der Zunge ist ein Hinweis auf ein möglicherweise ernsteres Geschehen. Bei einer violetten Zunge sollten wir immer das Blut bewegen und Blut-Stase beseitigen, auch wenn es sonst keine Anzeichen von Blut-Stase gibt. Natürlich sollten wir auch innere Kälte ausleiten, falls die Blut-Stase durch Kälte ausgelöst wurde, und entsprechend Hitze klären, falls die Blut-Stase aus Hitze stammt. Schwere Erkrankungen, die aus Sicht der chinesischen Medizin im Zusammenhang mit Blut-Stase stehen, sind Krebs, Koronare Herzkrankheit, Schlaganfall und Bluthochdruck.

Die Zunge kann auch nur in einzelnen Regionen violett sein, am häufigsten an den Seiten der Zunge (Leber- oder Brustareal), im Zentrum oder im vorderen Drittel. Am meisten tritt die violette Verfärbung aber an den Seitenrändern, im Leberareal auf. Seltsamerweise ist die Zunge nie nur auf der Spitze violett. Zudem fällt auf, dass sich eine Herz-Blut-Stase stattdessen meist im Brustareal manifestiert (siehe unten).

Eine violette Farbe an den Seitenrändern im Areal der Leber weist auf Blut-Stase in der Leber hin, die in jedem Areal, das von der Leber-Leitbahn versorgt wird, auftreten kann. Leber-Blut-Stase kann zum Beispiel unter den Rippenbögen, im Epigastrium, im Unterbauch und im Uterus auftreten (➤ Abb. 24.17). Das Leberareal ist in ➤ Abbildung 24.18 dargestellt. Obwohl der Uterus im Unteren Erwärmer ist, der sich im hintersten Zungendrittel zeigt,

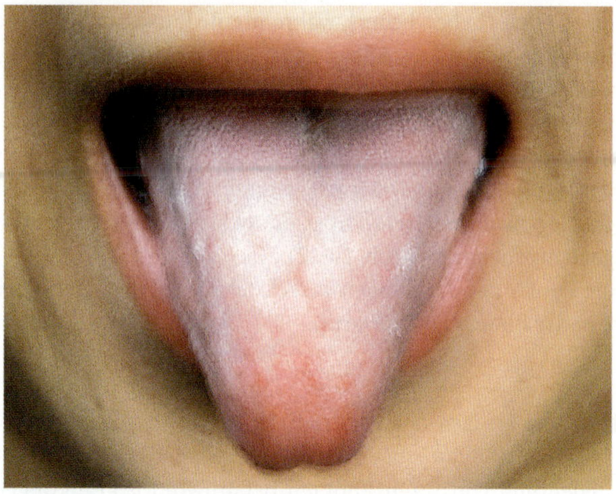

Abb. 24.17 Violette Verfärbung in den Leberarealen

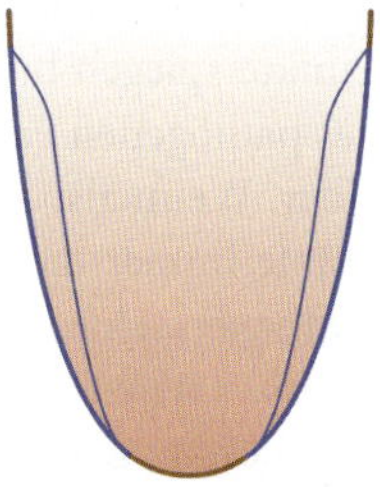

Abb. 24.18 Leberareal

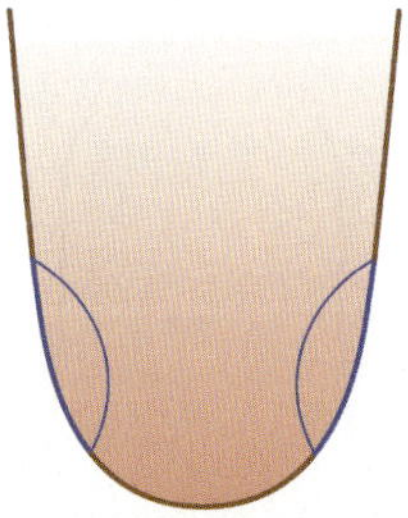

Abb. 24.19 Brustareal und Areal der Brüste (bei der Frau)

manifestiert sich Blut-Stase im Uterus interessanterweise in einer violetten Farbe an den Seitenrändern im Leberareal, und nicht auf der Wurzel der Zunge.

Eine violette Farbe an den Seiten der Zunge im Brustareal weist auf Blut-Stase in der Brust hin, die das Herz oder die Lunge im biomedizinischen Sinne oder bei Frauen auch die Brüste einschließen kann. Das Brustareal der Zunge ist in ➤ Abbildung 24.19 dargestellt. Bei Lungenerkrankungen – zum Beispiel bei chronisch obstruktiven Lungenerkrankungen wie chronischem Asthma, Bronchitis oder Emphysem – sieht man ebenfalls eine violette Farbe im Brustareal. Als Beispiel für eine violette Verfärbung bei Herzerkrankungen wäre die Koronare Herzkrankheit zu nennen. Darüber hinaus kann eine violette Farbe in der Brustareal der Zunge bei Frauen auch ein Hinweis auf Brustknoten sein, sowohl gutartige als auch bösartige. Die Betrachtung des Zungenbrustareals bei Frauen mit Brustkrebs ist eine wichtige Hilfe in der Prognose der Erkrankung. Wenn dieses Areal deutlich violett verfärbt ist (➤ Abb. 24.20), ist die Prognose schlecht, liegt keine violette Verfärbung vor, ist die Prognose gut. Eine violette Farbe in diesem Areal sieht man manchmal auch bei Frauen, bei denen keine Brustpathologie vorliegt. Dies kann dann ein Hinweis auf Brustknoten sein, folglich sollte man das Blut bewegen und Blut-Stase in der Brust beseitigen, auch wenn es keine sonstigen Symptome und Zeichen gibt.

Eine violette Farbe in der Mitte der Zunge weist auf Blut-Stase im Magen hin, während eine violette Farbe im vorderen Drittel ein Zeichen für Blut-Stase in den Lungen ist.

HINWEIS FÜR DIE PRAXIS

Bei Frauen betrachte ich immer sorgfältig das Brustareal. Wenn keine Lungen- oder Herzerkrankung (im biomedizinischen Sinne) vorliegt, spiegelt das Brustareal eine Pathologie der weiblichen Brüste wider. Insbesondere verweist eine violette Verfärbung im Brustareal auf eine Blut-Stase in den Brüsten. Dies kann potenziell zu einem Mammakarzinom führen. Aber die Betonung liegt auf dem Wort „potenziell": Wir sollten niemals nur auf der Grundlage einer violetten Verfärbung im Brustareal davon ausgehen, dass eine Frau Brustkrebs hat. Dennoch würde ich, wenn eine Frau eine violette Verfärbung im Brustareal aufweist, aktiv das Blut in der Brust beleben. Siehe Kasten Therapie unten.

THERAPIE

Um Blut-Stase in den Brüsten (oder der Brust) mit Akupunktur zu behandeln, verwende ich Gb 21 Jianjing, Gb 41 Zulinqi und Ma 18 Rugen. Um Blut-Stase in den Brüsten mit Arzneimitteltherapie zu behandeln, verwende ich die Rezeptur Ru He Nei Xiao Tang *Dekokt, das Brustkerne innerlich auflöst:*

- Chai Hu *Radix Bupleuri* 6 g
- Xiang Fu *Rhizoma Cyperi rotundi* 9 g
- Chen Pi *Pericarpium Citri reticulati* 9 g
- Yu Jin *Tuber Curcumae* 9 g
- Dang Gui *Radix Angelicae sinensis* 6 g
- Chi Shao *Radix Paeoniae rubrae* 15 g
- Shan Ci Gu *Pseudobulbus Clemastrae* 9 g
- Xia Ku Cao *Spica Prunellae vulgaris* 12 g
- Lou Lu *Radix Rhapontici* 9 g
- Si Gua Luo *Fasciculus Luffae vascularis* 5 g
- Gan Cao *Radix Glycyrrhizae uralensis* 3 g

Violette Areale auf der Zunge

- *Leberareal:* Leber-Blut-Stase oder Blut-Stase im Uterus
- *Brustareal:* Blut-Stase im Herzen oder in den Brüsten
- *Zentrum:* Blut-Stase im Magen

24.3 Unterzungenvenen

Die Unterzungenvenen (➤ Abb. 24.21) sollten bei einer Routineuntersuchung der Zunge immer mit einbezogen werden. Unter normalen Umständen sind die beiden Venen unter der Zunge kaum zu sehen und sie haben eine wenig ausgeprägte blassrosa Farbe. Sobald sie deutlich sichtbar werden, sind sie per Definition pathologisch. Betrachtet werden die Größe und Farbe der Unterzungenvenen.

Wenn die Venen geschwollen aber nicht dunkel sind, weisen sie auf Qi-Mangel hin, wenn sie zu dünn im Verhältnis zur Größe der Zunge und zum Körper des Patienten selbst sind, weisen sie auf Yin-Mangel hin.

Das wichtigste Zeichen im Hinblick auf die Unterzungenvenen ist ihre violette Farbe. Wenn sie geschwollen und dunkelviolett sind, weisen sie auf Blut-Stase hin, meist im Oberen Erwärmer (Lunge oder Herz), es kann sich jedoch auch auf die Leber beziehen. Dunkle, geschwollene Unterzungenvenen treten häufiger bei älteren Menschen auf und weisen früh auf Blut-Stase hin, noch bevor sich der Rest der Zunge violett färbt. Deswegen hat die Betrachtung der Unterzungenvenen einen wichtigen präventiven Wert. Dunkle und trockene Unterzungenvenen stehen für schweren Yin-Mangel mit Leere-Hitze. Dunkle, geschwollene und feuchte Unterzungenvenen stehen für eine Milz-, Lungen- und Nieren-Schwäche mit einer Ansammlung von Flüssigkeiten.

Diese Beobachtungen spielen auch eine große Rolle beim chronischen Schmerzhaften Obstruktions-Syndrom. Wenn die Unterzungenvenen rötlich und glänzend sind, weisen sie auf Nässe-Hitze hin. Wenn sie gelblich sind, ist Nässe vorhanden, und wenn sie weiß und schlüpfrig sind, liegt Kälte-Nässe vor. Wenn sie geschwollen, weiß, und klebrig sind, liegt Nässe und Blut-Stase vor.

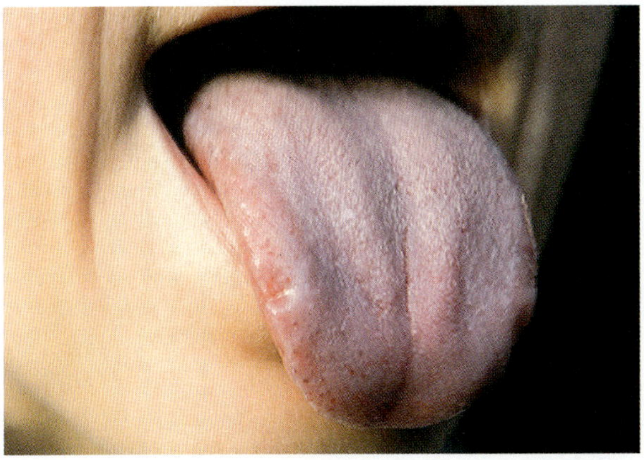

Abb. 24.20 Violette Verfärbung im Brustareal und Areal der Brüste (bei der Frau)

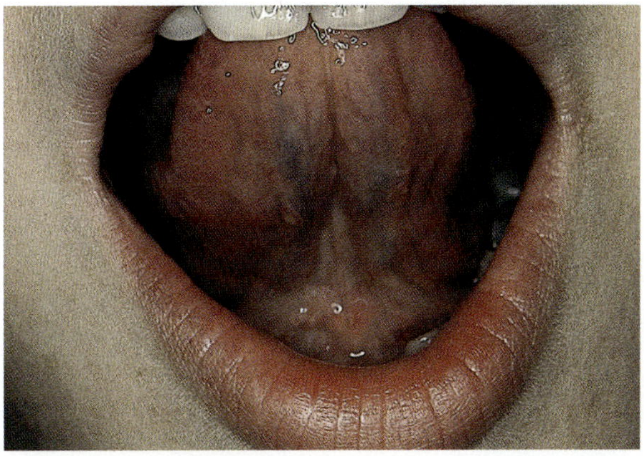

Abb. 24.21 Unterzungenvenen

Im modernen China gibt es Ärzte, die hervortretende Unterzungenvenen als Vorzeichen für bestimmte Erkrankungen sehen.[1] Die wichtigsten Zeichen sind:

- Dunkelviolett: Arteriosklerose der Gehirnarterien
- Geschwollen, dunkel und verknäuelt: Arteriosklerose, Bluthochdruck (wenn die Venen stark hervorquellen und wie Regenwürmer aussehen, ist die Krankheit weit fortgeschritten)
- Kleine Knötchen wie Reis oder Weizenkörner: Arteriosklerose und Herzerkrankungen

Unterzungenvenen

In der chinesischen Medizin

- *Geschwollen (nicht dunkel):* Qi-Mangel
- *Dünn:* Yin-Mangel
- *Geschwollen und dunkel:* Blut-Stase im Oberen Erwärmer
- *Dunkel und trocken:* schwerer Yin-Mangel mit Leere-Hitze
- *Dunkel, geschwollen und nass:* Milz-, Lungen- und Nieren-Schwäche mit einer Ansammlung von Flüssigkeiten
- *Rötlich und glänzend:* Nässe-Hitze
- *Gelblich:* Nässe
- *Weiß und schlüpfrig:* Kälte und Nässe
- *Geschwollen, weiß und klebrig:* Nässe und Blut-Stase

Unterzungenvenen in der westlichen Medizin

- *Dunkelviolett:* Arteriosklerose der Gehirnarterien
- *Geschwollen, dunkel und verknäuelt:* Arteriosklerose, Bluthochdruck (wenn die Venen stark hervorquellen und wie Regenwürmer aussehen, ist die Krankheit weit fortgeschritten)
- *Kleine Knötchen wie Reis oder Weizenkörner:* Arteriosklerose und Herzerkrankungen

LERNERGEBNISSE

Das sollten Sie jetzt wissen:

- Dass der Zungengeist den Zustand der Nieren-Essenz widerspiegelt und daher die Prognose anzeigt.
- Welche klinische Bedeutung die drei pathologischen Farben blass, rot und violett für den ganzen Zungenkörper oder einzelne Areale haben.
- Welche Bedeutung die Betrachtung der Unterzungenvenen hat.

ANMERKUNG

1 Zhang Shu Min, Die diagnostische Bedeutung der Unterzungenvenen bei Arteriosklerose (*She Xia Mai Luo Zai Zhen Duan Dong Mai Ying Hua Zhong De Yi Yi*), im Journal der Chinesischen Medizin (*Zhong Yi Za Zhi*), Nr. 12, 2000, S. 759.

KAPITEL

25 Die Form der Zunge

Die Betrachtung der Zungenform macht in erster Linie Zustände von Fülle und Mangel deutlich. Außerdem erbringt sie weitere Informationen zum bereits aus der Betrachtung der Zungenfarbe gewonnenen Befund. Eine blasse Zunge steht zum Beispiel für Yang-Mangel, wenn die Zunge aber zusätzlich noch gedunsen ist, weist dies auf einen sehr ausgeprägten Yang-Mangel hin, und dass der Yang-Mangel zur Ansammlung von Nässe und Schleim geführt hat. In diesem Beispiel spiegelt die Zungenform den durch Nässe und Schleim entstandenen Fülle-Zustand wider.

Ich möchte noch ein weiteres Beispiel nennen: Wenn eine Zunge belaglos ist, weist dies auf Yin-Mangel hin. Wenn die Zunge zusätzlich noch sehr dünn ist, zeigt dies einen schweren Yin-Mangel an. In diesem Beispiel spiegelt die Zungenform die Schwere einer Mangelerkrankung wider. Um ein weiteres Beispiel zu nennen: Wenn die Zungenspitze rot ist, weist dies auf durch seelische Probleme bedingte Herz-Hitze oder Herz-Feuer. Wenn sie zudem noch gedunsen ist, spricht dies dafür, dass die Herz-Hitze bzw. das Herz-Feuer, noch stärker ausgeprägt sind.

Folgende Zungenformen werden besprochen:

1. Dünn
1. Gedunsen
2. Teilweise gedunsen
3. Steif
4. Schlaff
5. Lang
6. Kurz
7. Rissig
8. Zur Seite zeigend
9. Sich bewegend
10. Zitternd
11. Mit Zahnabdrücken

25.1 Dünn

Der Begriff „dünn" bezieht sich auf die Dicke, nicht auf die Breite der Zunge. Der Zungen-„Körper" bildet sich aus den Flüssigkeiten und dem Blut. Deswegen steht eine dünne Zunge immer für einen Mangel, entweder von Blut, dann ist die Zunge blass, oder von Yin-Flüssigkeiten, dann ist die Zunge rot.

Eine dünne Zunge tritt nicht sehr oft auf, vermutlich weil Nässe und Schleim, welche die Zunge anschwellen lassen, häufige pathogene Faktoren sind. Sie lassen die Zunge anschwellen, auch wenn der Patient gleichzeitig einen schweren Blutmangel hat, was sich dann nicht in der Zungenform manifestiert. Von den 2.378 Patienten aus meiner Praxis wiesen weniger als 2 % eine dünne Zunge auf, fast 37 % hingegen eine gedunsene Zunge.

25.2 Gedunsen

Die Größe der Zunge muss in Relation zur Kopfgröße des Patienten gesetzt werden. Was bei dem einen als „geschwollen" gilt, kann bei einem anderen normal sein (➤ Abb. 25.1). Da die Dicke der Zunge von der Versorgung mit Flüssigkeiten und Blut abhängt, ist eine gedunsene Zunge ein Anzeichen für eine Ansammlung von

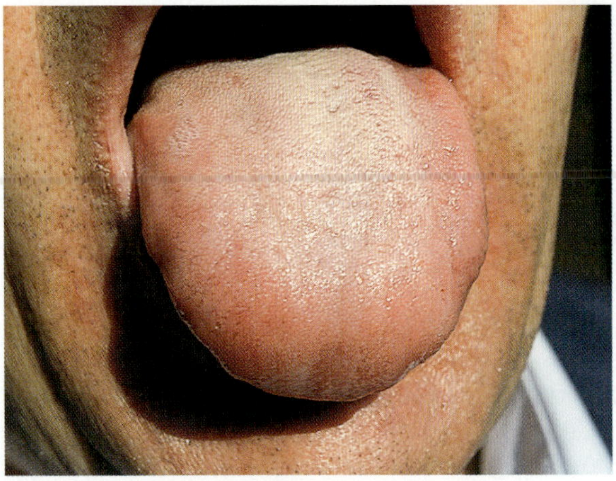

Abb. 25.1 Gedunsener Zungenkörper

Flüssigkeiten, was je nach Fall auf Nässe, Schleim oder Ödeme weisen kann. Folglich ist eine gedunsene Zunge immer ein Zeichen für Fülle, vorzugsweise durch Nässe und Schleim gekennzeichnet. Obwohl Nässe und Schleim meist aus Qi- oder Yang-Mangel entstehen, spiegelt die gedunsene Zunge einen durch die beiden pathogenen Faktoren verursachten Fülle-Zustand wider.

25.3 Teilweise gedunsen

Während eine vollständig gedunsene Zunge immer für Nässe oder Schleim steht, kann eine teilweise Schwellung ein Zeichen für andere pathologische Geschehen wie Qi-Mangel, Qi-Stagnation oder Hitze sein. Die Areale, in denen man am häufigsten eine teilweise Schwellung sieht, sind die Seitenränder im Leber- und Brustareal, die Spitze und das vordere Drittel.

Eine Schwellung an den Seitenrändern im Leberareal (➤ Abb. 25.2) ist häufig anzutreffen und weist meist auf Leber-Hitze hin, in fast allen Fällen ist die betreffende Gegend auch gerötet.

Eine Schwellung an den Seiten im Brustareal steht zumeist entweder für eine Ansammlung von Schleim in der Brust oder für einen Lungen-Qi-Mangel (➤ Abb. 25.3).

Eine gedunsene Zungenspitze, gewöhnlich mit einer Rötung assoziiert, ist sehr häufig anzutreffen und weist auf Herz-Hitze oder Herz-Feuer hin, welche seelischen Problemen entstammen (➤ Abb. 25.4).

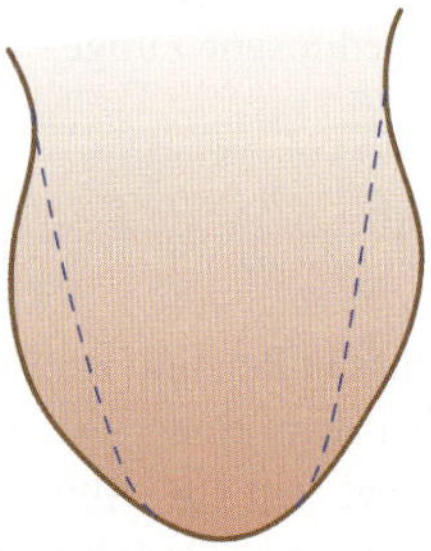

Abb. 25.2 Gedunsenes Leberareal

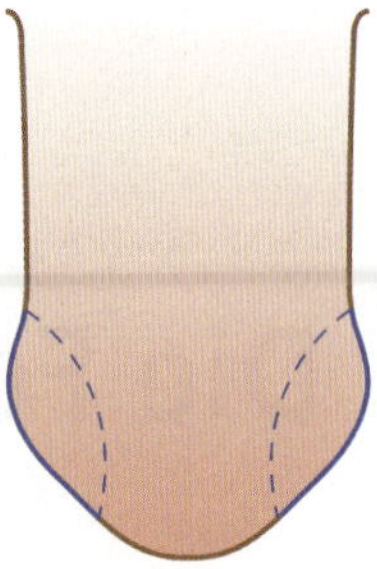

Abb. 25.3 Schwellung im Brustareal

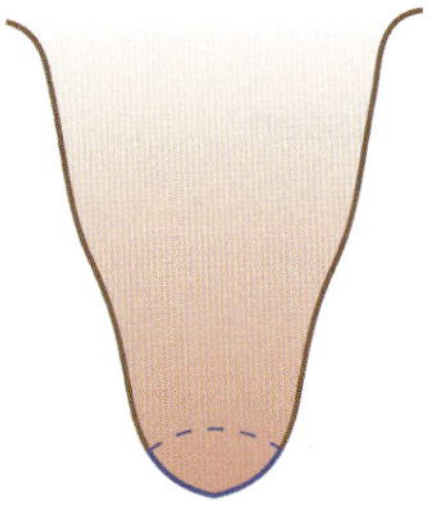

Abb. 25.4 Gedunsene Zungenspitze

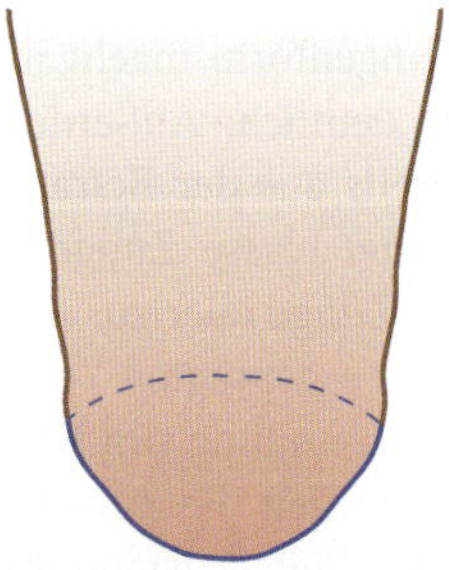

Abb. 25.5 Gedunsenes vorderes Zungendrittel

Ein gedunsenes vorderes Zungendrittel weist auf eine Ansammlung von Schleim in den Lungen hin. (➤ Abb. 25.5 und ➤ Abb. 25.6)

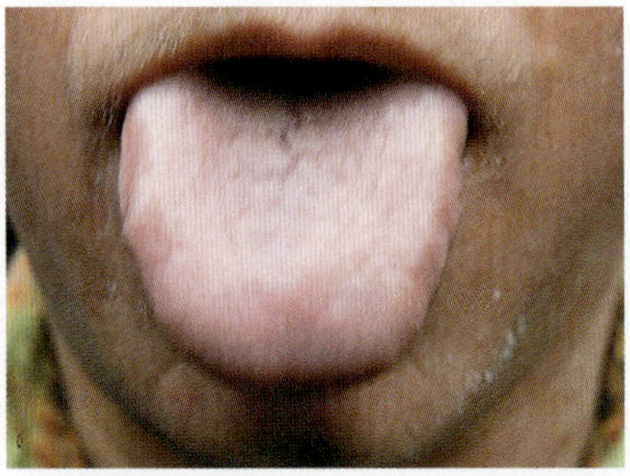

Abb. 25.6 Gedunsenes vorderes Zungendrittel (Lungenareal)

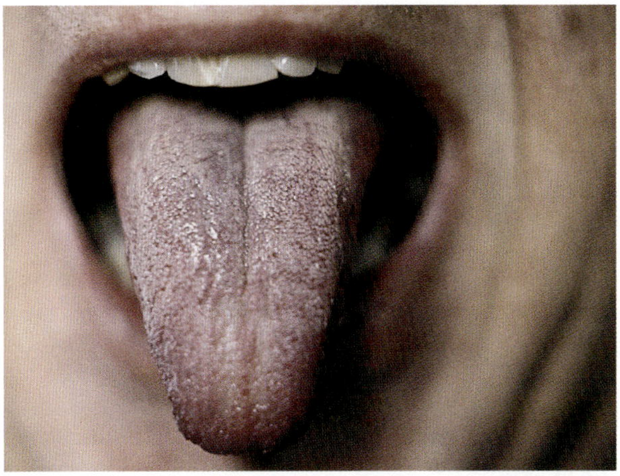

Abb. 25.7 Steifer Zungenkörper (diese Zunge hat außerdem eine stark violette Verfärbung).

25.4 Steif

Einer steifen Zunge fehlt die normale Biegsamkeit und Flexibilität. Sie sieht verhärtet und steif aus. Sie ist ein Hinweis auf inneren Wind, Blut-Stase oder schweren Yin-Mangel (➤ Abb. 25.7).

25.5 Schlaff

Eine schlaffe Zunge sieht schlapp aus, in schweren Fällen macht sie einen knittrigen Eindruck. Sie ist immer Zeichen eines Mangels von Körperflüssigkeiten oder Blut.

25.6 Lang

Eine lange Zunge ist ziemlich schmal, beim Rausstrecken kommt sie weiter heraus als die normale Zunge. Man sieht sie selten, doch sie ist immer ein Zeichen von Hitze.

25.7 Kurz

Eine kurze Zunge erscheint kontrahiert und es ist dem Patienten nicht möglich, sie aus der Mundhöhle herauszustrecken. Die Bedeutung der kurzen Zunge hängt von ihrer Farbe ab, da sie ein Zeichen für zwei gegensätzliche Zustände sein kann: Wenn sie blass ist, dann zeigt sie schwere innere Kälte und Yang-Mangel an, wenn sie hingegen rot und belaglos ist, zeigt sie schweren Yin-Mangel an. Beim Yang-Mangel kann der Patient die Zunge nicht weit genug herausstrecken, weil die innere Kälte die Muskeln zusammenzieht, beim Yin-Mangel ist die Zunge kurz, weil in der Zunge nicht genügend Flüssigkeit vorliegt.

25.8 Rissig

Risse auf der Oberfläche der Zunge stehen im Allgemeinen für Yin-Mangel oder für eine Tendenz dazu. Obwohl dies die häufigste Ursache für Risse ist, gibt es durchaus noch andere, wie Nässe oder Mangel an Ursprungs-Qi. Horizontale Risse stehen für Yin-Mangel, meist im Magen, in den Nieren oder in beiden; man sieht sie meist bei älteren Menschen (➤ Abb. 25.8).

Unregelmäßige Risse sind zumeist ein Zeichen für Magen-Yin-Mangel oder eine dahingehende Tendenz (➤ Abb. 25.9 und ➤ Abb. 25.10).

Ein zentraler kurzer Riss auf der Mittellinie der Zunge ist sehr häufig und steht für Magen-Yin-Mangel oder eine dahingehende Tendenz (➤ Abb. 25.11 und ➤ Abb. 25.12).

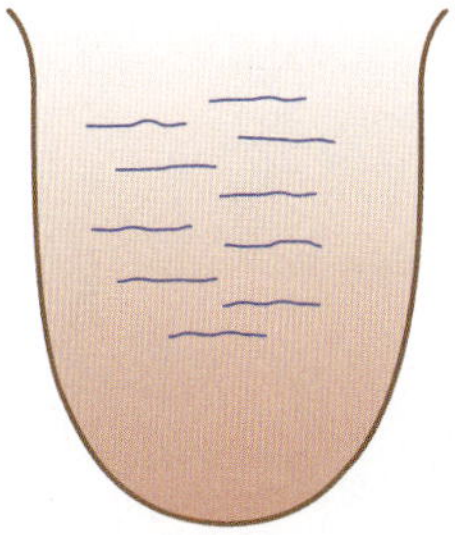

Abb. 25.8 Horizontale Risse

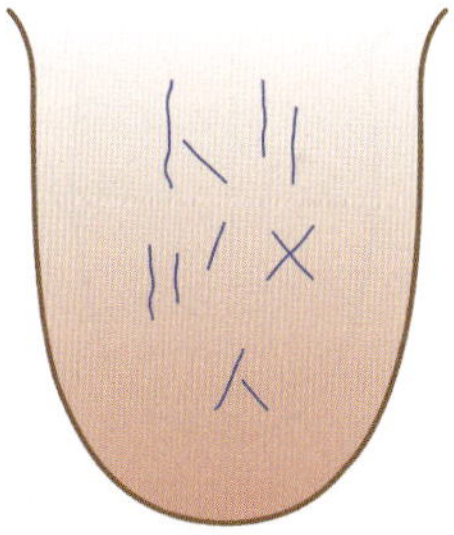

Abb. 25.9 Unregelmäßige Risse

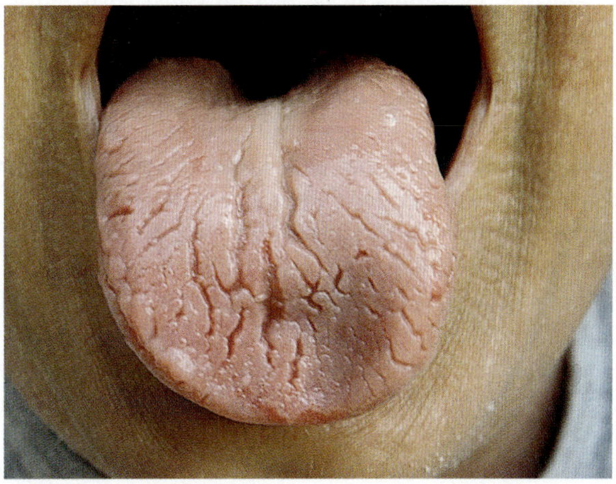

Abb. 25.10 Unregelmäßige Risse

25

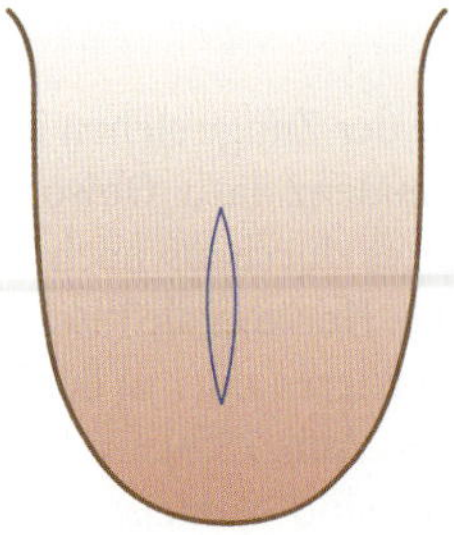

Abb. 25.11 Magenriss

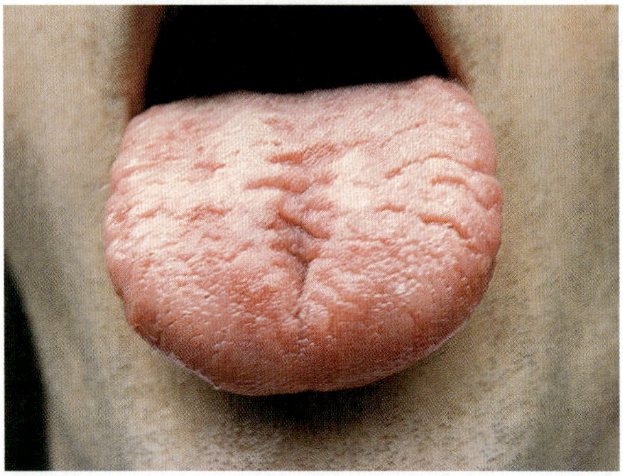

Abb. 25.12 Magenriss

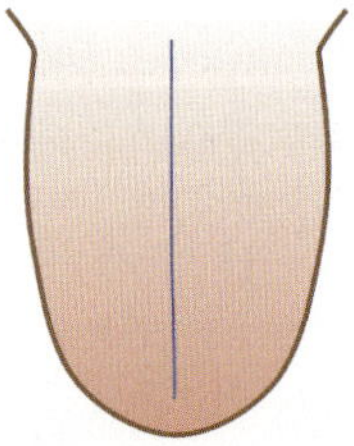

Abb. 25.13 Herzriss

Ein zentraler langer Mittelriss ist ebenfalls oft anzutreffen, seine klinische Bedeutung hängt ab von seiner Tiefe sowie von der Zungenfarbe, besonders der der Spitze (➤ Abb. 25.13, ➤ Abb. 25.14, ➤ Abb. 25.15).

Wenn der Herzriss flach und die Zungenfarbe normal ist, dann weist er einfach nur auf eine konstitutionelle Tendenz zu Herzerkrankungsmustern hin, hat aber keine spezifische Bedeutung. Trotzdem wird bei einer Person mit einem Herzriss jeglicher seelischer Stress tiefere Auswirkungen haben als bei jemandem ohne Herzriss. Gemäß Dr. J.H.F. Shen kann ein flacher Herzriss auf einer ansonsten normalfarbigen Zunge auch ein Hinweis auf Herzerkrankungen bei den Eltern oder sogar den Großeltern sein.

Wenn der Herzriss sehr tief ist, leidet die Person möglicherweise an einer Herzerkrankung aufgrund von seelischem Stress, mehr noch, wenn die Spitze gerötet ist. Die verschiedenen Stadien von zunehmendem seelischen Stress, der sich auf der Zunge zeigt, lassen sich folgendermaßen beschreiben:

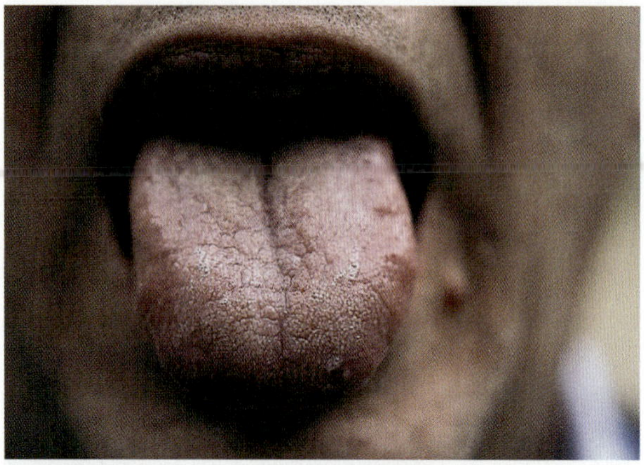

Abb. 25.14 Herzriss

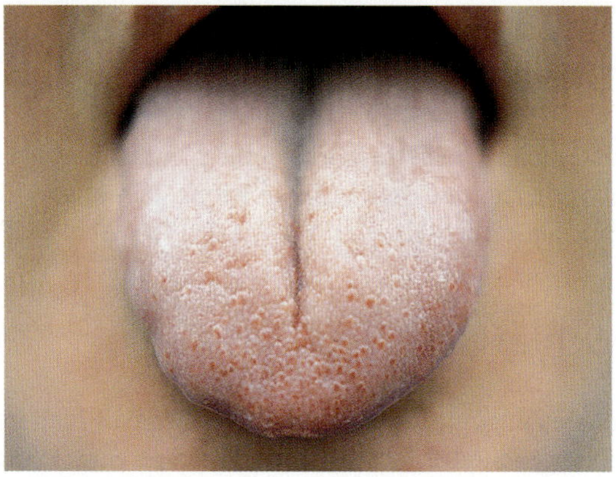

Abb. 25.15 Herzriss

- Flacher Herzriss, normale Zungenfarbe
- Kein Herzriss, rote Spitze
- Roter Herzriss, normale Zungenfarbe
- Flacher Herzriss, rote Spitze
- Tiefer Herzriss, rote Spitze
- Tiefer Herzriss, rote Spitze mit roten Punkten
- Tiefer Herzriss, rote Zungenfarbe mit geröteter Spitze und roten Punkten
- Tiefer Herzriss, rote Zungenfarbe mit geröteter und gedunsener Spitze und roten Punkten

Kurze transversale Risse an den Seiten sind ein klares Zeichen von Milz-Yin-Schwäche. Sie treten nicht sehr häufig auf und Milz-Yin-Mangel gehört auch nicht zu den gewöhnlichen Milz-Syndromen. Anhand transversaler Risse lässt sich ein solches Syndrom am einfachsten diagnostizieren (➤ Abb. 25.16; siehe auch ➤ Abb. 25.12).

Kurze, transversale Risse hinter der Zungenspitze im Lungenareal sind meist ein Hinweis auf eine Lungenpathologie wie zum Beispiel Pneumonien, Keuchhusten oder rezidivierende Infekte der Lungen in der Kindheit. Da solche Risse für zurückliegende Pathologien stehen, haben sie keine größere klinische Bedeutung (➤ Abb. 25.17).

Ein sehr tiefer Mittelriss, mit oder ohne kleine abzweigende Seitenrisse, tritt meist zusammen mit einer geröteten belaglosen Zunge auf. Er weist auf einen schweren Nieren-Yin-Mangel hin mit Leere-Hitze in Nieren und Herz (➤ Abb. 25.18).

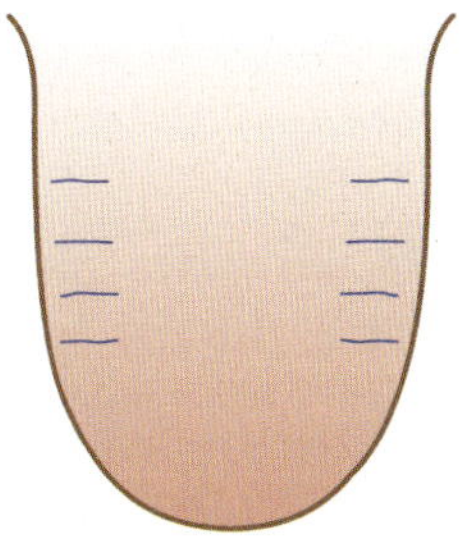

Abb. 25.16 Transversale Milzrisse

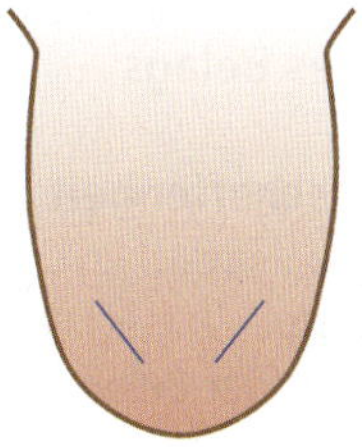

Abb. 25.17 Lungenrisse

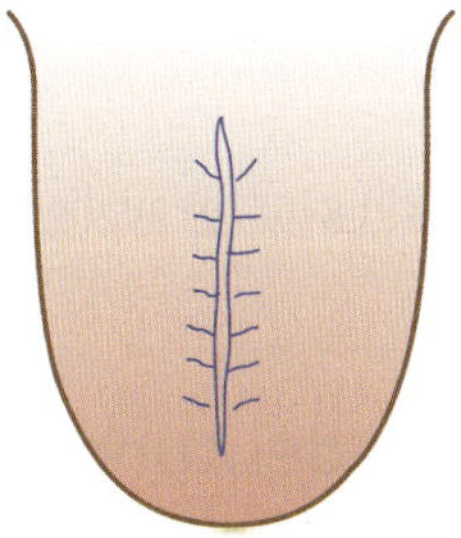

Abb. 25.18 Tiefer Mittelriss mit kleinen Rissen

25.9 Zur Seite zeigend

Diese Zunge zeigt beim Herausstrecken zur Seite (➤ Abb. 25.19).

Die wichtigste Bedeutung der zur Seite zeigenden Zunge ist innerer Wind. Man sieht diesen Zungentyp meist bei älteren Menschen, bei jungen Menschen kann sie mit einem Herz-Mangel im Zusammenhang stehen.

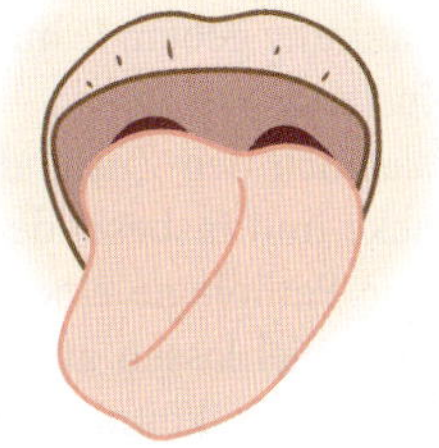

Abb. 25.19 Zur Seite zeigende Zunge

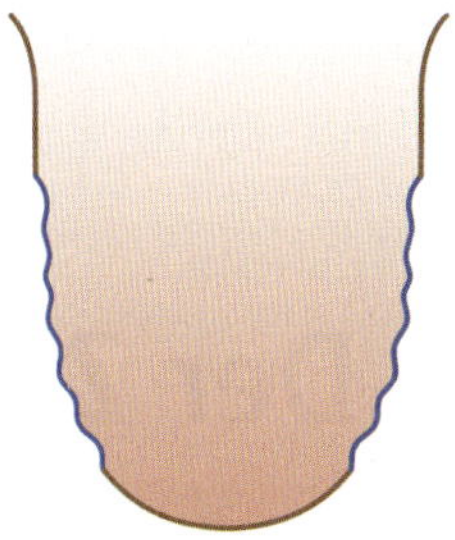

Abb. 25.20 Zunge mit Zahnabdrücken

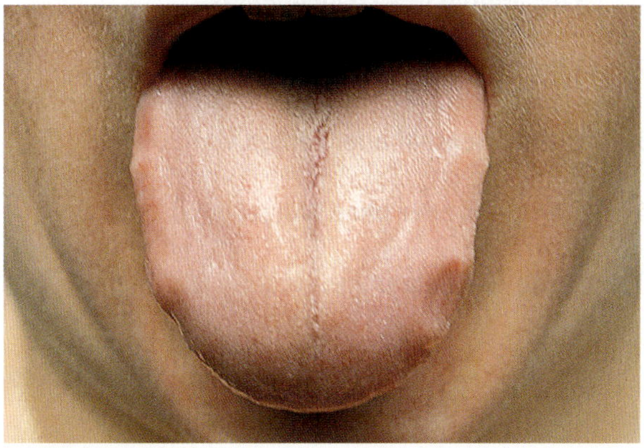

Abb. 25.21 Zahnabdrücke

25.10 Sich bewegend

Eine sich bewegende Zunge bewegt sich langsam, aber mit großer Amplitude von Seite zu Seite, wenn sie herausgestreckt wird. Der Patient kann ihre Bewegungen nicht kontrollieren. Sie zeigt immer inneren Wind an und tritt meist bei älteren Menschen auf.

25.11 Zitternd

Eine zitternde Zunge bewegt sich beim Herausstrecken schnell mit bebenden Bewegungen kleiner Amplitude. Die häufigste klinische Bedeutung einer bei chronischen Erkrankungen zitternden Zunge ist Milz-Qi- oder Milz-Yang-Mangel.

25.12 Mit Zahnabdrücken

Eine Zunge mit Zahnabdrücken weist auf Milz-Qi-Mangel hin. Auch eine normal geformte Zunge kann Zahnabdrücke haben, deswegen dürfen wir nicht annehmen, dass eine solche Zunge automatisch geschwollen sein muss (➤ Abb. 25.20 und ➤ Abb. 25.21).

LERNERGEBNISSE

Das sollten Sie jetzt wissen:

- Wie die Betrachtung der Zungenform das aus der Betrachtung der Zungenfarbe gewonnene Wissen ergänzt.
- Welche klinische Bedeutung die verschiedenen Zungenformen haben: dünn, ganz oder teilweise gedunsen, steif, schlaff, lang, kurz, rissig, zur Seite zeigend, sich bewegend, zitternd und mit Zahnabdrücken.

KAPITEL

26 Der Zungenbelag

Die klinischen Zeichen des Zungenbelags werden wie folgt abgehandelt:
1. Physiologie des Zungenbelags
2. Klinische Bedeutung des Zungenbelags
3. Vorhandensein oder Fehlen von Belag
4. Belag mit oder ohne Wurzel
5. Dicke des Belags
6. Verteilung des Belags
7. Feuchtigkeit des Belags
8. Oberflächenbeschaffenheit des Belags
9. Der Zungenbelag bei äußeren Erkrankungen

26.1 Physiologie des Zungenbelags

Im Magen verrottet und reift die Nahrung, und während des Verdauungsprozesses entweicht eine kleine Menge an „Trübheit" oder „trüben Flüssigkeiten", wie die alten Chinesen es nannten, nach oben und erreicht die Zunge. Dies bildet den Belag. Deswegen ist die Gegenwart eines Belages ein Beweis dafür, dass das Magen-Qi normal funktioniert. Ein normaler Belag sollte weiß und gerade so dünn sein, dass man die Zungenfarbe erkennen kann. Auch wenn der Zungenbelag in erster Linie die physiologische Aktivität des Magens widerspiegelt, spielen Milz und Nieren in seiner Entstehung auch eine Rolle. Aus diesem Grund wird aus einer Zunge ohne Belag ein Magen-Yin- und / oder ein Nieren-Yin-Mangel abgeleitet.

Wir sollten nicht vergessen, dass der Zungenbelag an der Wurzel natürlicherweise dicker ist, an der Spitze am dünnsten, und dass der Zungenbelag sich nicht ganz bis an die Seitenränder der Zunge erstreckt.

26.2 Klinische Bedeutung des Zungenbelags

Der Zungenbelag spiegelt in erster Linie den Zustand der Yang-Organe, insbesondere des Magens, wider. Darüber hinaus zeigt er Mangel- und Fülle-Zustände sowie Hitze- und Kältezustände an.

Die Betrachtung des Zungenbelags muss auf eine genaue Analyse der Krankengeschichte des Patienten gründen, da er sich in akuten Situationen sehr schnell verändern und kurzzeitige Abweichungen anzeigen kann. Ein gelber Belag in der Zungenmitte zum Beispiel weist auf Magen-Hitze hin, was sowohl ein chronischer Zustand von Magen-Hitze als auch eine akute Magenverstimmung bedeuten kann. Folglich müssen wir den Patienten sorgfältig befragen, um die Möglichkeit auszuschließen, dass der gelbe Belag auf einer akuten, jedoch nur vorübergehenden Situation beruht. Abgesehen von der Krankengeschichte kann uns die Helligkeit des Belags Auskunft über die Dauer der Erkrankung geben: Je dunkler der Belag ist, desto chronischer ist der Zustand.

Da der Belag hauptsächlich den Zustand der Yang-Organe widerspiegelt, ist seine Dicke und insbesondere seine Verteilung ein klares Anzeichen für eine Pathologie eines der Yang-Organe. Die Seiten der Zunge zum Beispiel lassen auf den Zustand der Leber und Gallenblase schließen. Wir können zwischen diesen beiden Organen unterscheiden, indem wir uns entweder auf die Farbe des

Zungenkörpers oder auf den Belag beziehen. Wenn sich die Farbe des Zungenkörpers verändert hat, können wir auf eine Leberpathologie schließen, wenn der Belag betroffen ist, weist dies auf eine Gallenblasenpathologie hin. Gleiches gilt für die Zungenwurzel: Wenn die Zungenwurzel rot und belaglos ist, weist dies auf eine Nieren-Yin-Schwäche mit Leere-Hitze hin, wenn aber die Zungenwurzel von einem dicken Belag bedeckt ist, können wir auf eine Pathologie der Yang-Organe des Unteren Erwärmers (Blase oder Darm) schließen.

Der Zungenbelag gibt auch Aufschluss über Mangel- und Fülle-Zustände, da ein dicker Belag immer für einen Fülle-Zustand steht, während ein wurzelloser Belag oder eine belaglose Zunge immer für einen Mangel-Zustand steht. Dies wird weiter unten im Text noch genauer besprochen.

Des Weiteren kann der Zungenbelag verdeutlichen, ob eine Erkrankung eher von Hitze- oder Kältenatur ist; wie jedoch oben bereits angedeutet, kann es genauso gut ein vorübergehender, akuter Zustand sein.

HINWEIS FÜR DIE PRAXIS

Klinische Bedeutung von Zungenbelägen:
- Yang-Organe
- Mangel – Fülle
- Hitze – Kälte

26.3 Vorhandensein oder Fehlen von Belag

Die Gegenwart oder das Fehlen eines Zungenbelags sagt in erster Linie etwas über den Zustand des Magen-Qi aus. Wenn die Zunge einen Belag mit Wurzel hat, weist dies darauf hin, dass das Magen-Qi noch intakt ist, auch wenn die übermäßige Dicke oder Farbe des Belags schon pathologisch ist. Abgesehen vom normalen weißen Zungenbelag, weist eine Zunge mit Belag meistens auf eine Fülle hin, gerade weil das Magen-Qi intakt ist. Eine Zunge ohne Belag ist ein Zeichen für ein stark geschwächtes Magen-Qi, also einen Mangel-Zustand. Folglich ist es besser, einen dicken, pathologischen Belag mit Wurzel zu haben, als gar keinen.

Wie verschwindet der Zungenbelag von der Zungenoberfläche? Bei chronischen Erkrankungen verschwindet der Zungenbelag allmählich über einen längeren Zeitraum, meist über Jahre hinweg. Bei akuten Erkrankungen, insbesondere bei fiebrigen Kinderkrankheiten kann der Zungenbelag sehr schnell innerhalb weniger Tage verschwinden.

Bei einer chronischen Erkrankung mit belagloser Zunge sollte der Belag während der Behandlung langsam und allmählich wiederkehren, dies gilt als positives Zeichen. Wenn der Zungenbelag auf einer vormals belaglosen Zunge zu plötzlich wiederkehrt, gilt dies als schlechtes Zeichen: Wenn zum Beispiel bei einem Patienten, der an Krebs leidet, der Zungenbelag plötzlich in einer bestimmten Gegend der Zunge wiederkehrt, kann dies ein Hinweis auf eine Metastase im zugehörigen Organ sein.

Wenn im Gegensatz dazu bei einer Zunge mit dickem pathologischen Belag im Verlauf der Erkrankung plötzlich ganz oder teilweise verloren geht, gilt dies als schlechtes prognostisches Zeichen, da es auf die plötzliche Erschöpfung des Magen-Qi hinweist. Nichtsdestotrotz ist die Bedeutung für die Praxis anders, wenn sich ein dicker Zungenbelag im Rahmen der Behandlung normalisiert. Wie oben bereits angedeutet wurde, kann sich der Zungenbelag viel schneller verändern als die Zungenfarbe.

26.4 Belag mit oder ohne Wurzel

Wir können den Zungenbelag mit Gras vergleichen: Er sollte aus dem Zungenkörper „herauswachsen“ wie Gras aus der Erde wächst, er sollte eine „Wurzel“ haben wie Grashalme auch Wurzeln in der Erde haben. Ein Belag mit Wurzel spiegelt eine geregelte Funktion des Magen-Qi wider, auch wenn der Belag pathologisch ist (z. B. zu dick und dunkelgelb). Ein wurzelloser Belag ähnelt gemähtem Gras, das auf der blanken Erde verstreut liegt: Er sieht aus, als ob er „oben auf die Zunge gelegt“ wurde und nicht, als ob er aus der Zunge heraus wächst. (➤ Abb. 26.1) In schlimmen Fällen kann der Belag aussehen, als wäre Salz oder Schnee auf die Zunge gestreut worden. Ein wurzelloser Belag im Verlauf einer chronischen Krankheit weist auf den Beginn einer Schwächung des Magen-Qi. Aus diesem Grund ist ein dicker, pathologischer Belag mit Wurzel besser als ein dünner, wurzelloser Belag.

Ich möchte betonen, dass der Belag mit Wurzel nicht unbedingt dünn sein muss, auch wenn dies meistens der Fall ist. Der wurzellose Belag kann auch dick, oft sogar klebrig sein: Dies ist das schlimmste Szenarium, da es darauf schließen lässt, dass einerseits das Magen-Qi geschwächt ist und andererseits ein starkes Pathogen vorhanden ist (gegen welches der Körper aufgrund der Magen-Qi-Schwäche nicht ankämpfen kann). Deshalb ist es offensichtlich besser, einen dünnen als einen dicken wurzellosen Belag zu haben.

Zusammengefasst können vier verschiedene Situationen auftreten (➤ Abb. 26.2):
- Dünner Belag mit Wurzel: gesundes Magen-Qi
- Dicker Belag mit Wurzel: starker pathogener Faktor, Magen-Qi ist noch intakt
- Dünner Belag ohne Wurzel: beginnende Schwächung des Magen-Qi
- Dicker Belag ohne Wurzel: starker pathogener Faktor, Magen-Qi geschwächt

26.5 Dicke des Belags

Der normale Belag ist dünn, man sollte die Zungenfarbe hindurch sehen können, bzw. wenn man die Farbe des Zungenkörpers nicht mehr sehen kann, ist der Belag zu dick. Die Dicke des Belags zeigt die Stärke des pathogenen Faktors klar und deutlich: Je dicker der Belag, desto stärker der pathogene Faktor. Wenn ein dünner Belag dicker wird, weist dies darauf hin, dass die pathogenen Faktoren stärker werden, oder dass sie tiefer ins Innere vordringen. Letztere Situation bezieht sich auf akute externe Erkrankungen, die weiter unten noch genauer erklärt werden. Wenn wir also einen Patienten

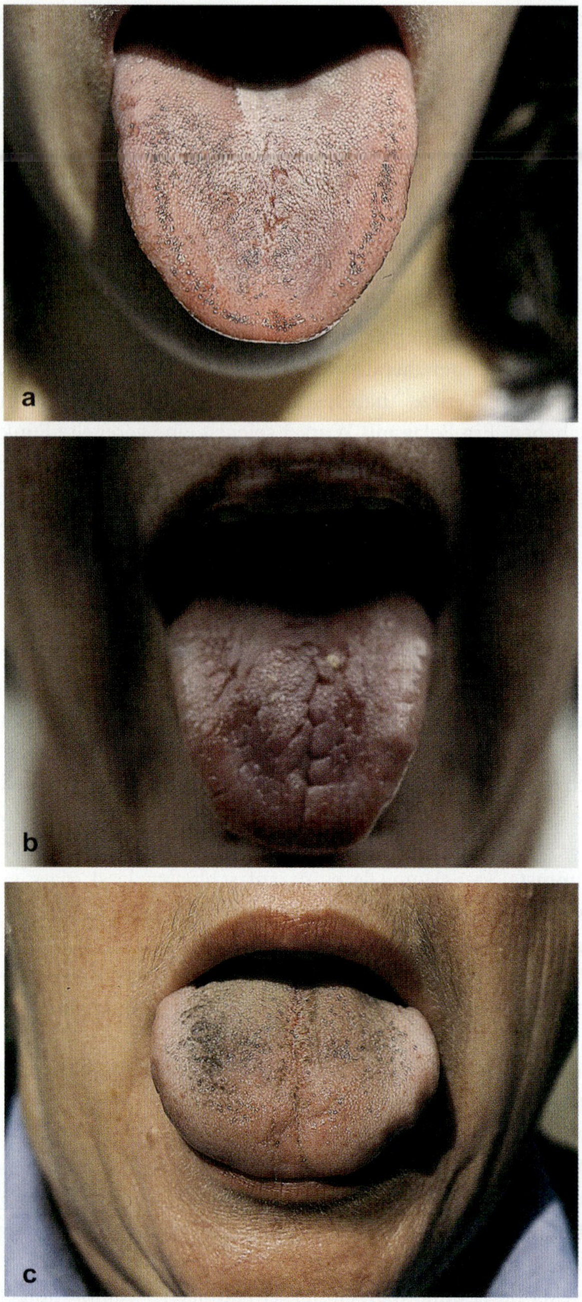

Abb. 26.1 a) Belag ohne Wurzel; b) Belag ohne Wurzel; c) Belag ohne Wurzel (im Gallenblasenareal)

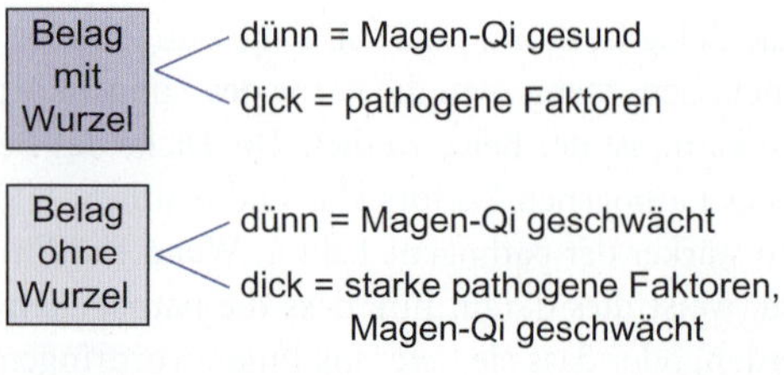

Abb. 26.2 Klinische Bedeutung von Zungenbelägen mit oder ohne Wurzel in Bezug auf die Dicke

mit einem dicken Zungenbelag behandeln, sollten wir erwarten, dass dieser allmählich dünner wird. In manchen Fällen kann sich ein dicker Zungenbelag sogar innerhalb kurzer Zeit normalisieren.

Wie weiter oben bereits erwähnt wurde, kann ein dicker Belag mit oder ohne Wurzel sein, die Bedeutung der Belagdicke für die Praxis ist die gleiche, sie spiegelt die Stärke eines pathogenen Faktors wider.

26.6 Verteilung des Belags

Ganz allgemein gelten die gleichen Zungenareale, die auch Farbveränderungen des Zungenkörpers anzeigen, auch für Veränderungen des Zungenbelags. Es gibt jedoch ein paar kleine Unterschiede: Zum Beispiel erstreckt sich ein Zungenbelag niemals vollständig bis zur Spitze oder zu den Seitenrändern der Zunge.

Die häufigsten Areale, in denen man einen dicken Belag beobachten kann, sind das Zentrum und die Wurzel der Zunge. Ein dicker Belag im Zentrum weist auf die Gegenwart eines pathogenen Faktors im Magen hin, entweder Hitze, Kälte, Nässe oder Schleim, je nach Farbe und Konsistenz des Belags. Ein dicker Belag an der Wurzel der Zunge weist auf die Gegenwart eines pathogenen Faktors in der Blase oder im Darm hin.

Ein pathogener Faktor in der Gallenblase kann sich auf verschiedene Art und Weise zeigen, am häufigsten sieht man einen entweder beidseitigen oder einseitigen Belag, der sich in einem oder zwei Streifen am Rand der Zunge nach vorne zieht (➤ Abb. 26.3 und ➤ Abb. 26.4).

26.7 Feuchtigkeit des Belags

Ein normaler Belag sollte relativ feucht sein, was auf einen guten Vorrat und Fluss der Körpersäfte schließen lässt. Wenn der Belag zu trocken ist, kann man entweder auf Hitze oder auf Yin-Mangel schließen. Wenn er zu feucht ist, weist er auf schweren Yang-Mangel hin.

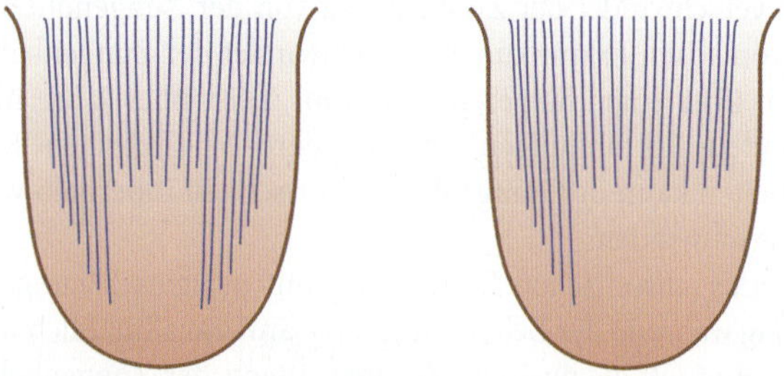

Abb. 26.3 Belag im Gallenblasenareal

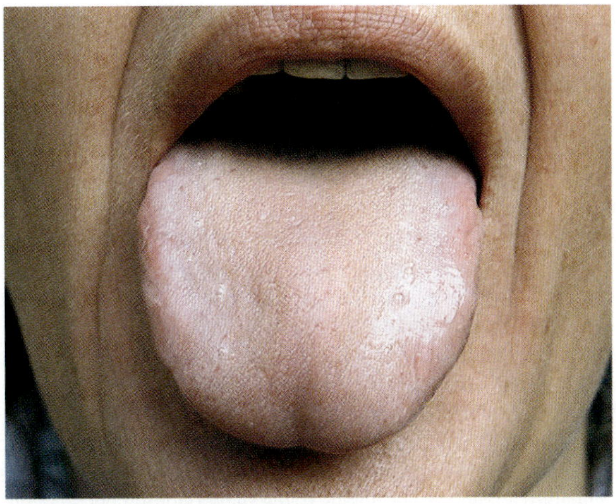

Abb. 26.4 Belag im Gallenblasenareal

26.8 Oberflächenbeschaffenheit des Belags

Die Oberflächenbeschaffenheit des Belags sollte wie Haare eines sehr feinen Pinsels sein, was in der Schulmedizin den filiformen Papillen entspricht. Die einzelnen „Haare" (filiformen Papillae) sollte man deutlich sehen können, zudem sollten sie weder zu nass noch zu trocken sein. Wenn die Oberflächenbeschaffenheit krankhaft ist, wird sie klebrig, schlüpfrig oder wirkt schimmelig.

26.8.1 Klebriger Belag

Ein klebriger Belag, auch ölig oder schmierig genannt, hat ein öliges aber grobes Aussehen, die einzelnen Papillen sind noch zu unterscheiden. Um sich einen klebrigen Belag vorzustellen, kann man sich zum Vergleich eine feinborstige Zahnbürste vorstellen, auf die ein wenig Butter oder Schmalz aufgetragen wurde: Die Bürste sieht sehr fettig aus, man kann aber die einzelnen Borsten durchaus noch erkennen. Daraus folgt, dass ein Belag zwar schmierig-ölig sein kann, aber zusätzlich auch trocken. Dies erscheint zwar als ein Widerspruch, ist aber keiner. Um denselben Vergleich zu benutzen, können wir uns wieder die eingefettete Zahnbürste vorstellen, die aber mehrere Tage so liegen gelassen wurde. Sie sieht jetzt immer noch schmierig, aber auch trocken aus. Deswegen sollten wir die „Klebrigkeit" einer Zunge nicht mit Feuchte gleichsetzen (➤ Abb. 26.5).

Ein klebriger Zungenbelag weist entweder auf Nässe oder insbesondere auf Schleim. Ein klebriger Belag tritt sehr häufig auf: In meiner Praxisdatenbank haben von 2378 Patienten fast 30 % einen klebrigen Belag.

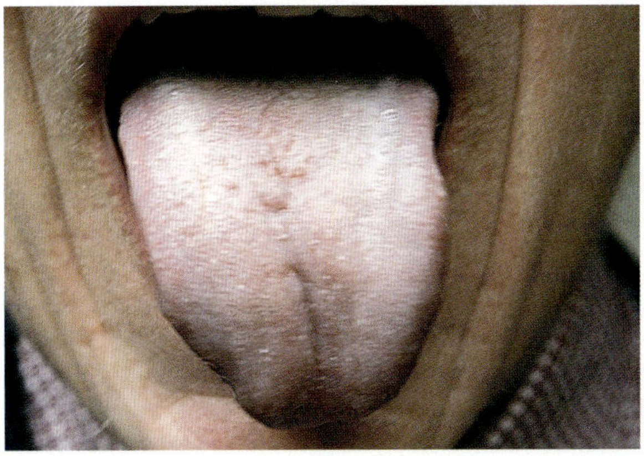

Abb. 26.5 Klebriger Zungenbelag

26.8.2 Schlüpfriger Belag

Ein schlüpfriger Belag sieht auch schmierig und glitschig aus. Er wird dadurch charakterisiert, dass man die einzelnen Papillen nicht mehr so einfach unterscheiden kann, da sie mit einer öligen Flüssigkeit bedeckt zu sein scheinen. Vergleicht man den schlüpfrigen mit dem klebrigen Belag, dann fällt beim schlüpfrigen seine öligere Beschaffenheit auf, und man kann die einzelnen Papillen nicht mehr unterscheiden. Der klebrige Belag sieht gröber aus und man kann die einzelnen Papillen sehen. Der schlüpfrige Belag ist genau wie der klebrige ein Zeichen von Nässe und Schleim, hauptsächlich aber von Nässe.

26.8.3 Schimmelig wirkender Belag

Der schimmelig wirkende Belag sieht dick, ungleichmäßig und krümelig aus. In chinesischen Medizinfachbüchern wird er als „tofu-artig" beschreiben, ein westlicher Vergleich wäre vielleicht die Konsistenz von Hüttenkäse. Der schimmelig wirkende Belag sieht auch schmierig aus und ist als wurzellos definiert.

Der schimmelig wirkende Belag weist auch auf Nässe oder Schleim hin, allerdings bei gleichzeitig bestehendem Magen-Yin-Mangel mit Leere-Hitze. Leere-Hitze spielt eine Rolle bei der Entstehung von Schleim, indem es die Flüssigkeiten verdampfen lässt, was man am schimmelig wirkenden Belag erkennen kann. Man sieht einen schimmelig wirkenden Belag nur bei älteren Menschen.

26.9 Der Zungenbelag bei äußeren Erkrankungen

Bei äußeren Erkrankungen, die aufgrund von eindringendem Wind entstehen, wird der Zungenbelag ganz anders interpretiert als bei inneren Erkrankungen.

Bei äußeren Erkrankungen zeigt die Dicke des Belags nicht nur die Intensität des Pathogens, sondern auch sein Vordringen ins Innere an: Wenn also im Verlauf einer akuten äußeren Erkrankung der Belag dicker wird, weist dies nicht nur auf einen erstarkenden pathogenen Faktor hin, sondern auch auf sein fortschreitendes Eindringen in die Körpertiefe.

Bei äußeren Erkrankungen zeigt der Belag genau wie bei inneren Erkrankungen Hitze- und Kälte-Einflüsse an. Trotzdem gibt es

Unterschiede: Der wichtigste ist, dass ein Belag im Anfangsstadium einer eindringenden Winderkrankung eher weiß ist, auch wenn es sich um eine Wind-Hitze handelt. Wenn sich im Verlauf einer äußeren Erkrankung der Belag von weiß nach gelb verfärbt, bedeutet dies, dass nicht nur ein Wandel von Kälte zu Hitze stattgefunden hat (auch wenn weißer Belag auch bei Wind-Hitze auftreten kann), sondern auch ein weiteres Vordringen des pathogenen Faktors ins Innere.

Auch die Verteilung des Belags spiegelt die Stadien des Vordringens eines äußeren Pathogens wider. Im Anfangsstadium, wenn der äußere Wind gerade erst eingedrungen ist, kann der Belag eher im vorderen Drittel der Zunge oder an den Seiten verteilt sein. In diesem Zusammenhang korrespondieren diese beiden Areale mit dem Äußeren des Körpers, während die Mitte der Zunge dem Körperinneren entspricht. (➤ Abb. 24.8)

Wenn sich der Belag also von diesen zwei Arealen zum Zentrum der Zunge ausbreitet, weist dies darauf hin, dass der pathogene Faktor ins Innere vordringt.

LERNERGEBNISSE

Das sollten Sie jetzt wissen:

- Dass der Zungenbelag in erster Linie die Gesundheit von Magen und Milz widerspiegelt, aber auch auf einen Nieren-Yin-Mangel hindeuten kann.
- Dass der Zungenbelag auch Mangel- oder Fülle-Zustände sowie Hitze- oder Kälte-Zustände widerspiegeln kann.
- Dass die Betrachtung der Zunge durch die Krankengeschichte gestützt werden sollte.
- Welche Aspekte des Zungenbelags von klinischer Bedeutung sind, insbesondere dessen Vorhandensein oder Fehlen; das Vorhandensein oder Fehlen einer Wurzel; die Dicke, Verteilung, Feuchtigkeit und Oberflächenbeschaffenheit des Belags sowie seine Deutung bei äußeren Erkrankungen.

KAPITEL

27 Zungenbilder und -muster

In diesem Kapitel wird das Aussehen der Zunge bei den häufigsten Mustern beschrieben:

1. Qi-Mangel
2. Yang-Mangel
3. Blut-Mangel
4. Yin-Mangel
5. Schleim und Nässe
6. Hitze
7. Kälte
8. Qi- und Blut-Stagnation
9. Innerer Wind
10. Äußerer Wind

27.1 Zungen bei Qi-Mangel

Die Zungenfarbe spiegelt hauptsächlich den Zustand des Blutes und nicht des Qi wider, weswegen ein leichter Qi-Mangel auf der Zunge gar nicht auffallen muss. Bei länger anhaltendem Qi-Mangel jedoch kann die Zunge leicht blass werden.

Schwerer Milz-Qi-Mangel zeigt sich möglicherweise in einer Schwellung der Zungenseiten im mittleren Abschnitt (➤ Abb. 27.1 und ➤ Abb. 27.2) Diese Schwellung unterscheidet sich von einer Schwellung des Leberareals, da sie viel breiter ist und eher im mittleren Bereich der Zunge auftritt (Mittlerer Erwärmer).

Magen-Qi-Mangel äußert sich durch einen wurzellosen Belag oder dadurch, dass die Zunge in der Mitte belaglos ist (während die Zungenfarbe noch normal ist).

27.2 Zungen bei Yang-Mangel

Bei Yang-Mangel ist die Zunge deutlich blass und tendenziell auch leicht feucht. Bei schwerem Yang-Mangel schwillt die Zunge auch an, diese Gedunsenheit ist aber eher durch die Gegenwart von Nässe oder Schleim als durch den Yang-Mangel bedingt.

> **!** Eine gedunsene Zunge ist kein Zeichen für Yang-Mangel, sondern eher für Nässe und Schleim.

Wenn die Zunge blass ist, kann man nicht generell sagen, welches Organ nun beteiligt ist. Die Blässe der Zunge kann zum Beispiel durch Milz-Yang-Mangel, Nieren-Yang-Mangel oder durch beide bedingt sein, allein aus der Zunge können wir dies nicht ableiten. Die einzige Richtlinie, der wir folgen können, besteht darin, je blasser und gedunsener eine Zunge ist, desto wahrscheinlicher ist ein Yang-Mangel die Ursache.

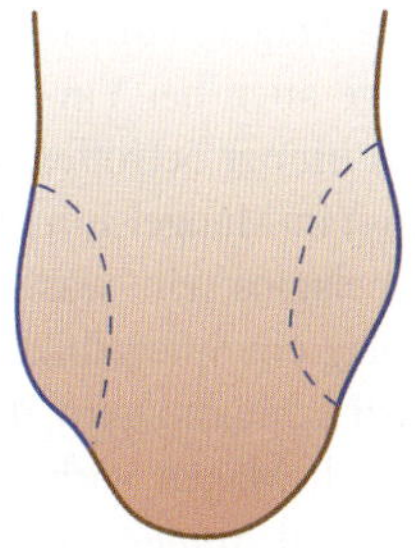

Abb. 27.1 Schwellung der Seiten bei Milz-Qi-Mangel

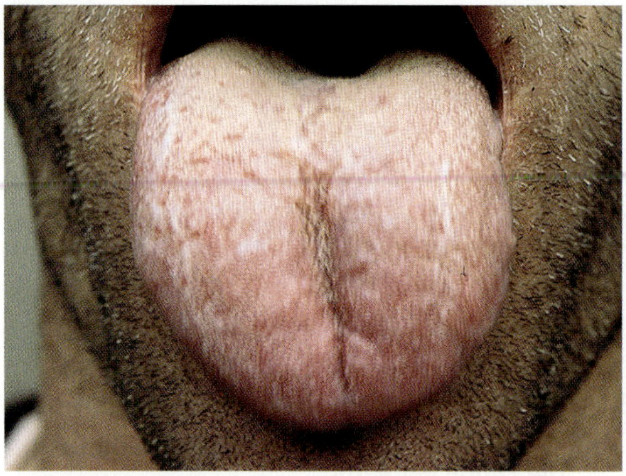

Abb. 27.2 Schwellung der Seiten bei Milz-Qi-Mangel

27.3 Zungen bei Blut-Mangel

Bei Blut-Mangel ist die Zunge auch blass aber tendenziell eher trocken. Bei schwerem Blut-Mangel sollte die Zunge sowohl dünn als auch blass sein, aus den oben genannten Gründen ist dies jedoch selten der Fall.

Leber-Blut-Mangel erkennt man oft an blassen Seitenrändern im Leberareal der Zunge. Auch wenn die Zungenspitze dem Herz entspricht, wird aufgrund eines Herz-Blut-Mangels nie die Spitze allein blass. Man wird eher eine Blässe im Brustareal der Zunge vorfinden (➤ Abb. 23.8).

27.4 Zungen bei Yin-Mangel

Der Zungenbelag bildet sich im Rahmen der Nahrungsverdauung des Magens, und wie bereits oben besprochen wurde, sollte die normale Zunge einen dünnen weißen Belag haben, der für ein gutes Magen-Qi steht. Der normale Belag wird von den „trüben Flüssigkeiten" gebildet, die während des Verdauungsprozesses im Magen entstehen. Diese Flüssigkeiten sind Ausdruck des Normalzustands der Magenflüssigkeiten und folglich auch von Qi und Yin.

Wenn das Magen-Qi geschwächt ist, wird es sich als Erstes auf der Zunge durch einen wurzellosen Belag im Zentrum zeigen. Wird dieses dann weiter geschwächt, breitet sich der wurzellose Belag über die ganze Zunge aus. Geht der Magen-Qi-Mangel in einen Magen-Yin-Mangel über, verliert die Zunge gänzlich ihren Belag. Da der Magen der Ursprung der Flüssigkeiten ist, zeigt eine belaglose Zunge immer einen Magen-Yin-Mangel an. Natürlich sieht man eine belaglose Zunge auch bei Yin-Mangel anderer Organe, aber welches Organ auch immer betroffen ist, die belaglose Zunge weist immer auf Magen-Yin-Mangel hin. Zum Beispiel kann der vordere Zungenbereich belaglos sein, was auf Lungen-Yin-Mangel hinweist, da aber der Belag ein Spiegelbild des Magen-Qi und des Magen-Yin ist, können wir schlussfolgern, dass hier ein Yin-Mangel von sowohl Lunge als auch Magen vorliegt. Auf die Behandlung bezogen bedeutet dies, wann immer wir eine Zunge ohne Belag sehen, sollten wir das Magen-Yin nähren, unabhängig vom betroffenen Organ.

Es ist mir wichtig zu betonen, dass sich ein Yin-Mangel auf der Zunge durch das Fehlen des Belages zeigt und *nicht* durch eine Rötung des Zungenkörpers. Wenn eine Zunge also eine normale Farbe hat, der Belag aber fehlt, können wir sagen, dass sie auf Yin-Mangel hinweist. Wenn sie jedoch rot und belaglos ist, können wir auf Yin-Mangel und Leere-Hitze schließen. Wir können folgern, dass eine Belaglosigkeit auf Yin-Mangel hinweist, während Belaglosigkeit und Rötung Yin-Mangel mit Leere-Hitze anzeigt. Mit anderen Worten, obwohl Leere-Hitze aus Yin-Mangel entsteht, tritt ein Yin-Mangel anfangs meist ohne Leere-Hitze auf, demnach ist die Zunge belaglos aber nicht gerötet.

!

Ein Yin-Mangel zeigt sich durch eine belaglose Zunge, nicht durch eine Zungenrötung, d. h.:
- Belaglose Zunge: Yin-Mangel
- Belaglose und rote Zunge: Yin-Mangel und Leere-Hitze

Wir können Magen-Yin-Mangel als den Anfang eines Yin-Mangels sehen, der im Laufe der Zeit eventuell andere Organe betreffen wird. Gleichwohl bedeutet dies nicht, dass ein Yin-Mangel immer durch einen Magen-Yin-Mangel angezeigt wird. Es ist zum Beispiel gut möglich, dass jemand Lungen-Yin-Mangel hat, ohne dass sich auf der Zunge ein Magen-Yin-Mangel zeigt. Wenn sich aber der Yin-Mangel in einem fehlenden Belag manifestiert, können wir schließen, dass grundsätzlich ein leichter Magen-Yin-Mangel vorhanden ist.

Unter Zuhilfenahme des Belages und der Zungenfarbe können wir mehrere Stadien des Yin-Mangels identifizieren. Was den Magen betrifft, geht dem Magen-Yin-Mangel normalerweise ein Magen-Qi-Mangel voraus. Das erste und geringfügigste Anzeichen eines Magen-Qi-Mangels ist ein wurzelloser Belag in der Zungenmitte. Am anderen Ende der Skala steht wohl das schwerste Zeichen eines Yin-Mangels, eine rote Zunge, in Begleitung einer Leere-Hitze, gänzlich ohne Belag und möglicherweise noch von Rissen durchzogen, was sowohl auf Magen-Yin-Mangel als auch auf Nieren-Yin-Mangel schließen lässt. Wir dürfen schlussfolgern, dass der Zungenbelag oder aber sein Fehlen einen Übergang vom Qi-Mangel zum Yin-Mangel darstellt, meist vom Magen ausgeht und nach und nach auch andere Organe betrifft.

Die wichtigsten Stadien in diesem Prozess können wir wie folgt bestimmen:
- Normale Zunge mit dünnem weißem Belag: gutes Magen-Qi.
- Wurzelloser Belag im Zentrum, normale Farbe: beginnender Magen-Qi-Mangel (➤ Abb. 27.3).
- Wurzelloser Belag auf der ganzen Zunge, normale Farbe: Magen-Qi-Mangel (➤ Abb. 27.4, siehe auch ➤ Abb. 26.1a und ➤ Abb. 26.1b).
- Wurzelloser Belag auf der ganzen Zunge, im Zentrum jedoch belaglos, normale Zungenfarbe: beginnender Magen-Yin-Mangel (➤ Abb. 27.5). Eine Variation dieser Zunge hätte eine rote Mitte (➤ Abb. 27.6), die auf Magen-Yin-Mangel mit Leere-Hitze hindeutet (ohne andere Organe zu betreffen).

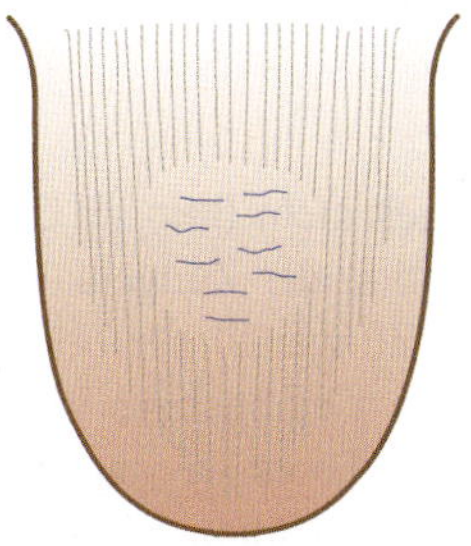

Abb. 27.3 Zunge mit wurzellosem Belag im Zentrum

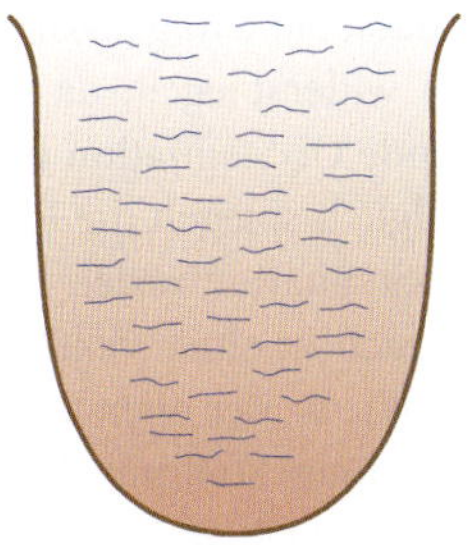

Abb. 27.4 Zunge mit insgesamt wurzellosem Belag

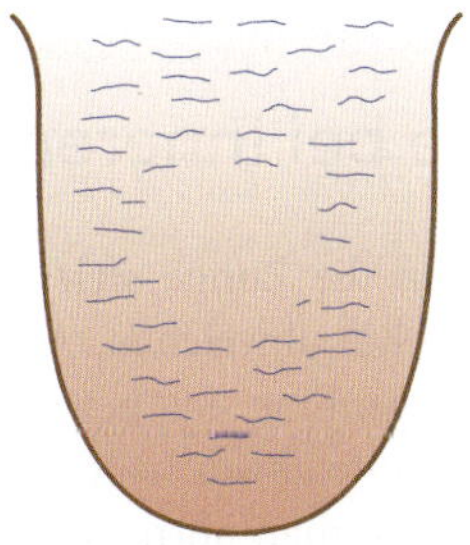

Abb. 27.5 Wurzelloser Belag auf der ganzen Zunge, in der Mitte belaglos

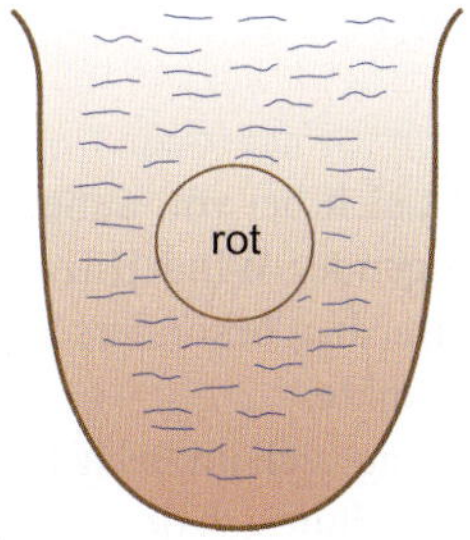

Abb. 27.6 Wurzelloser Belag auf der ganzen Zunge, im Zentrum belaglos mit Rötung

- Überhaupt kein Belag, normale Farbe: fortgeschrittener Magen-Yin-Mangel. Eine Variante dieser Zunge wäre eine mit einem roten Zentrum, was auf Magen-Yin-Mangel mit Leere-Hitze schließen lässt (ohne andere Organe zu betreffen).
- Überhaupt kein Belag, roter Zungenkörper: fortgeschrittener Magen-Yin-Mangel mit Leere-Hitze im Magen und auch in anderen Organen, besonders den Nieren. Eine Variante dieser Zunge hätte zusätzlich zu den oben genannten Zeichen noch einen tiefen Magenriss auf der Mittellinie, zusammen mit noch anderen Rissen, was auf einen noch schlechteren Zustand des Yin von Magen und Nieren hinweist (➤ Abb. 27.7).

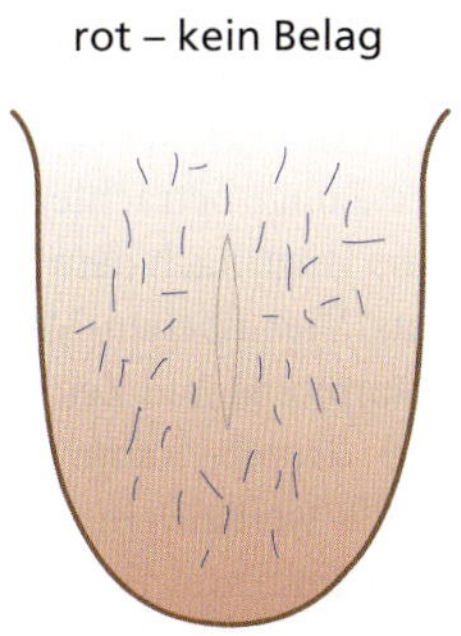

Abb. 27.7 Belaglose rote Zunge, tiefer Magenriss auf der Mittellinie, weitere verstreute Magenrisse

Jede der fünf Zungen in ➤ Abbildung 27.3 bis ➤ Abbildung 27.7 könnte einen zentralen Magenriss oder verstreute Magenrisse haben, was schlicht auf eine bereits existierende Neigung zu einem Magen-Yin-Mangel schließen lässt.

THERAPIE

Um das Magen-Yin zu nähren, verwende ich Ren 12 Zhongwan, Ma 36 Zusanli und Mi 6 Sanyinjiao.

27.5 Die Zunge bei Schleim und Nässe

Sowohl Schleim als auch Nässe können sich in einer gedunsenen Zunge und einem klebrigen Belag manifestieren. Bei Schleim jedoch steht die gedunsene Zunge im Vordergrund, während bei Nässe der Belag im Vordergrund steht. Obwohl Schleim als auch Nässe beide aus Qi-Mangel entstehen, führt Qi-Mangel alleine noch nicht zu einer gedunsenen Zunge. Eine gedunsene Zunge weist also nicht auf Qi-Mangel hin, sondern eher auf die Anwesenheit eines pathologischen Faktors, also Schleim oder Nässe.

Der Zungenbelag ist, je nachdem ob Nässe oder Schleim vorhanden ist, leicht unterschiedlich. Nässe lässt den Belag schlüpfriger und glatter erscheinen, ein Belag, der auf Schleim hinweist, neigt eher zu einem rauen und klebrigen Aussehen.

27.6 Die Zunge bei Hitze

Hitze zeigt sich immer in einer roten Zungenfarbe; wenn ich eine rote Zunge betrachte, frage ich mich immer als Erstes, ob die Zunge einen Belag hat oder nicht: Eine rote Zunge, die einen Belag mit Wurzel hat, welcher Farbe auch immer, weist auf Fülle-Hitze hin, während eine rote Zunge ohne Belag (oder mit wurzellosem Belag) auf Leere-Hitze hinweist.

!
- Rote Zunge mit Belag: Fülle-Hitze
- Rote Zunge ohne Belag: Leere-Hitze

Wenn wir eine rote Hitze-Zunge betrachten, sollten wir feststellen, in welcher Schicht sich die Hitze nach dem Modell der Vier Ebenen befindet. Auch wenn das Vier-Ebenen-Modell ursprünglich entwickelt wurde, um die Symptome und Zeichen bei akuten fiebrigen Erkrankungen richtig zu deuten, kann es auch auf chronische Hitze-Zustände angewandt werden. In der Tat stammt etliches Wissen über rote Zungen und rote Punkte auf Zungen aus dem Vier-Ebenen-Modell.

Im Abwehr-Qi-Stadium kann die Zunge rot oder auch nur leicht rot sein. Die Rötung kann im vorderen Bereich und / oder an den Seiten jeweils in den Arealen auftreten, die dem Äußeren des Körpers im Kontext einer Wind-Invasion entsprechen (➤ Abb. 23.4).

In der Qi-Schicht ist die Zunge rot mit einem gelben, dunkelgelben, braunen oder sogar schwarzen Belag. Trotzdem kann man in der Qi-Schicht noch zwischen zwei Zuständen, nämlich Hitze und Feuer, unterscheiden. Hitze ist oberflächlicher als Feuer und kann mit scharfen und kalten Kräutern geklärt werden. Feuer ist tiefer als Hitze und muss mit bitteren und kalten Kräutern ausgeleitet werden. Im Sechs-Ebenen-Modell entspricht das Yangming-Leitbahn-Syndrom der Hitze (des Magens), während das Yangming-Organ-Syndrom dem Feuer entspricht. Im Vier-Ebenen-Modell entspricht das Magen-Hitze-Syndrom der Hitze, während das Syndrom von Trockener Hitze in Magen und Darm dem Feuer entspricht. Eine Hitze-Zunge ist rot mit gelbem Belag, während eine Feuer-Zunge mehr dunkelrot ist und einen trockenen, dunkelgelben, braunen oder sogar schwarzen Belag aufweist.

In der Nähr-Qi-Schicht und in der Blut-Schicht ist die Zunge schließlich rot, trocken und belaglos, da in diesen Schichten das Feuer das Yin bereits beschädigt hat.

Beurteilung der Zunge nach den Vier Ebenen

- *Abwehr-Qi-Schicht:* leicht rot an den Seiten und / oder vorne
- *Qi-Schicht:* rot mit dunkelgelbem Belag
- *Nähr-Qi-Schicht:* rot und belaglos
- *Blut-Schicht:* dunkelrot, belaglos, trocken

27.7 Die Zunge bei Kälte

Kälte, die in ein Yin-Organ eingedrungen ist, wird sich in erster Linie in einer blassen Zunge äußern. Zum Beispiel zeigt sich ein Milz-Yang-Mangel häufig in einer blassen Zunge. Kälte in einem Yang-Organ manifestiert sich in erster Linie im Zungenbelag. Kälte im Magen zum Beispiel zeigt sich in einem weißen Belag in der Mitte der Zunge.

Wenn wir die Zunge bei Kälte-Syndromen beurteilen, müssen wir Fülle- von Leere-Kälte unterscheiden. Fülle-Kälte zeigt sich hauptsächlich im Belag, der dick und weiß wird, während sich Leere-Kälte in erster Linie in der Zungenfarbe und der Feuchtigkeit der Zunge äußert. Die Zunge wird dann blass und leicht feucht.

27.8 Die Zunge bei Qi- und Blut-Stagnation

Der Zungenkörper spiegelt mehr Blut- als Qi-Zustände wider. Folglich kann bei Qi Stagnation der Zungenkörper völlig unverändert sein, während sich der Zungenkörper bei einer Blut-Stase violett verfärbt. In chinesischen Fachbüchern steht häufig die Aussage, dass der Zungenkörper bei Leber-Qi-Stagnation violett wird. Damit stimme ich aber nicht überein. Meiner Meinung nach steht eine violette Farbe an den Seiten immer für Blut-Stase.

Bei schwerer und lang anhaltender Leber-Qi-Stagnation können die Seitenränder der Zunge rot werden. Trotzdem können wir auch in diesem Fall sagen, dass die Zungenkörperfarbe hauptsächlich den Zustand des Blutes widerspiegelt, da die Rötung der Seitenränder auf lang anhaltende Qi-Stagnation hinweist, durch die eine Hitze entstanden ist. Folglich spiegelt die Rötung der Seitenränder eher die Hitze als die Qi-Stagnation wider.

Blut-Stase zeigt sich auch in einer violetten und dunklen Farbe der Unterzungenvenen. Wie weiter oben bereits erwähnt wurde, ist dies normalerweise ein frühes Stadium der Blut-Stase, besonders wenn sie im Mittleren und im Oberen Erwärmer auftritt.

!
Eine violette Zunge deutet auf eine Blut-Stase, nicht auf eine Qi-Stagnation hin!

27.9 Die Zunge bei innerem Wind

Bei innerem Wind kann die Zunge steif sein, sich hin und her bewegen oder zur Seite hin abweichen. Am häufigsten äußert er sich in einer steifen Zunge. Eine sich bewegende Zunge sieht man nicht sehr oft. Eine zur Seite abweichende Zunge, die auch auf inneren Wind hinweist, sieht man normalerweise nur bei Patienten, die einen Wind-Schlaganfall erlitten haben.

27.10 Die Zunge beim Eindringen äußeren Windes

Die Zungenfarbe ändert sich bei von außen eindringender Wind-Kälte nicht. Bei eindringender Wind-Hitze kann die Zunge vorne oder an den Seiten rot werden, besonders Kinder bekommen dann in diesen Arealen rote Punkte.

Eindringender Wind zeigt sich im Belag nur, wenn der pathogene Faktor sehr stark ist, woraufhin sich der Belag dann verdickt. In den Anfangsstadien eindringenden Windes ist der Belag weiß, auch bei Wind-Hitze. Mit anderen Worten: Bei Wind-Erkrankungen äußeren Ursprungs steht ein weißer Belag für ein Frühstadium, während eine gelbe Farbe auf ein späteres Stadium hinweist.

LERNERGEBNISSE

Das sollten Sie jetzt wissen:
- Wie die Zunge bei Qi-, Yang-, Blut- und Yin-Mangel aussieht.
- Wie die Zunge bei Schleim und Nässe, Hitze, Kälte, Qi-Stagnation und Blut-Stase sowie bei innerem und äußerem Wind aussieht.

B Befragung

In diesem Teil des Buchs beschäftigen wir uns mit der diagnostischen Methode der Befragung. Die Befragung ist eine Kunstfertigkeit von zentraler Bedeutung, da wir einerseits dem Patienten Informationen entlocken müssen, und andererseits die Art und Weise, in der der Patient seine Beschwerden vorbringt, einen sehr wichtigen diagnostischen Anhaltspunkt für uns darstellt. Folglich kann dies bereits den körperlichen, emotionalen sowie mentalen Zustand des Patienten zum Ausdruck bringen. Darüber hinaus haben wir die Möglichkeit, mit dem Patienten im Verlauf der Befragung zu interagieren, weshalb eine mit Geschick, Takt und Mitgefühl geführte Befragung bereits einen tief greifenden Einfluss auf den Therapieerfolg nimmt.

Deshalb ist der Befragungsprozess weit mehr als nur ein Regelwerk von Fragen, sie ist das Herzstück der Begegnung von Therapeut und Patient, die „Feuerprobe“, die dem wahren Heilungsprozess den Weg ebnet.

Die Befragung wird als eine der vier Säulen der diagnostischen Methoden der chinesischen Medizin angesehen und sollte immer durchgeführt werden. Wenn es sich um einen bewusstlosen Patienten oder um einen Säugling oder kleines Kind handelt, sollte man die Fragen an die Familienangehörigen richten.

Der Vorgang der Befragung wird in ➤Kapitel 28 unter den folgenden Überschriften abgehandelt:

1. Das Wesen der Diagnosestellung mittels Befragung
2. Das Wesen von „Symptomen“ in der chinesischen Medizin
3. Die Kunst der Befragung: Wie man die richtigen Fragen stellt
4. Terminologische Hindernisse bei der Befragung
5. Wie sich Patienten ausdrücken
6. Das Vermeiden von „Fallstricken“ bei der Befragung
7. Die korrekte Vorgehensweise bei der Befragung
8. Der zeitliche Maßstab von Symptomen
9. Das Zusammenbringen von Befragung und Betrachtung
10. Das Bestimmen von Krankheitsmustern und Befragung
11. Das Zusammenbringen von Puls- und Zungendiagnose mit der Befragung
12. Die zehn traditionellen Fragen
13. Die sechzehn Fragen

Teil B umfasst die folgenden Kapitel:

- ➤Kapitel 28: Einführung
- ➤Kapitel 29: Schmerz
- ➤Kapitel 30: Nahrung und Geschmack
- ➤Kapitel 31: Stuhl und Harn
- ➤Kapitel 32: Durst und Trinken
- ➤Kapitel 33: Zustand von Energie oder Kraft
- ➤Kapitel 34: Kopf
- ➤Kapitel 35: Gesicht
- ➤Kapitel 36: Rachen und Hals
- ➤Kapitel 37: Der Körper im Allgemeinen
- ➤Kapitel 38: Brustkorb und Bauch
- ➤Kapitel 39: Gliedmaßen
- ➤Kapitel 40: Schlaf
- ➤Kapitel 41: Schwitzen
- ➤Kapitel 42: Ohren und Augen
- ➤Kapitel 43: Kältegefühl, Hitzegefühl und Fieber
- ➤Kapitel 44: Geistige und emotionale Symptome
- ➤Kapitel 45: Sexuelle Symptome
- ➤Kapitel 46: Frauenspezifische Symptome
- ➤Kapitel 47: Symptome bei Kindern
- ➤Kapitel 48: Die Diagnose der Krankheitsursachen

KAPITEL

28 Der Vorgang der Befragung

Die Diagnosestellung mittels Befragung ist eine der vier Säulen der chinesischen Diagnosemethoden. Sie sollte stets durchgeführt werden. Wenn der Patient nicht bei Bewusstsein ist oder es sich um einen Säugling oder ein Kleinkind handelt, sollten die Fragen einem nahen Angehörigen gestellt werden.

Folgende Aspekte des Befragungsvorgangs werden hier besprochen:

1. Das Wesen der Diagnosestellung mittels Befragung
2. Das Wesen von „Symptomen" in der chinesischen Medizin
3. Die Kunst der Befragung: Wie man die richtigen Fragen stellt
4. Terminologische Hindernisse bei der Befragung
5. Wie sich Patienten ausdrücken
6. Das Vermeiden von „Fallstricken" bei der Befragung
7. Die korrekte Vorgehensweise bei der Befragung
8. Der zeitliche Maßstab von Symptomen
9. Das Zusammenbringen von Befragung und Betrachtung
10. Das Bestimmen von Krankheitsmustern und Befragung
11. Das Zusammenbringen von Puls- und Zungendiagnose mit der Befragung
12. Die zehn traditionellen Fragen
13. Die sechzehn Fragen

28.1 Das Wesen der Diagnosestellung mittels Befragung

Bei der Befragung lassen sich zwei Aspekte unterscheiden, nämlich ein genereller und ein spezifischer.

Beim **generellen** Aspekt geht es im Gespräch zwischen Therapeut und Patienten um die Suche nach der Krankheitsursache, den Lebens- und Arbeitsumständen sowie um das emotionale und familiäre Umfeld des Patienten. Durch eine genaue Beleuchtung der Lebensverhältnisse versucht der Therapeut, einen umfassenden Eindruck von den Ursachen der Erkrankung zu gewinnen. Die

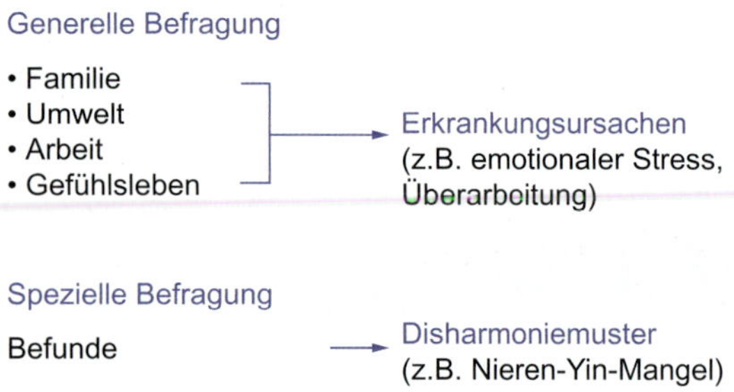

Abb. 28.1 Befragung

jeweils vorherrschenden Krankheitsmuster stehen zunächst noch im Hintergrund. Für Therapeut und Patient ist es äußerst wichtig, die Erkrankungsursachen zu bestimmen, damit sie sich gemeinsam darum bemühen können, diese Ursachen zu beseitigen oder zumindest einzudämmen (➤ Abb. 28.1). Wie man die Ursachen einer Erkrankung herausfindet, wird weiter unten in ➤ Kapitel 48 besprochen.

Beim **spezifischen** Aspekt der Befragung geht es darum, das vorherrschende Disharmoniemuster zu bestimmen. Es wird jeweils die am besten geeignete Methode zur Syndromdifferenzierung ausgewählt, beispielsweise die Syndromdifferenzierung nach den inneren Organen, nach den Leitbahnen, nach den vier Ebenen etc.

Die zwei Aspekte der Befragung

- *Genereller Aspekt:* Fragen zur Lebensweise, Arbeit, Emotionen, Ernährung etc., um die Erkrankungsursache bestimmen zu können
- *Spezifischer Aspekt:* Fragen zu Symptomen und klinischen Zeichen, um die Disharmoniemuster bestimmen zu können

Man sollte diese beiden Aspekte unbedingt klar voneinander unterscheiden, da wir, wenn wir uns nach der Familiensituation, Umwelt, Arbeit und sozialen Beziehungen des Patienten erkundigen, zwar einen Eindruck von der *Ursache,* nicht aber vom *Muster* der Disharmonie erhalten.

HINWEIS FÜR DIE PRAXIS

Bei der Durchführung der Befragung empfehle ich nachdrücklich, sich zuerst (und ausschließlich) auf die Bestimmung des Musters zu konzentrieren und nicht auf die Ursache der Erkrankung. Wir sollten uns ganz darauf konzentrieren, die Pathologie, das Muster, den Fülle- oder Mangelcharakter der Pathologie sowie die Wechselbeziehungen zwischen den Mustern zu bestimmen. Wenn man die Bestimmung des Musters mit dem Herausfinden der Krankheitsursache vermengt, wird man nur davon abgelenkt, sich ganz auf die Diagnose des Musters und der Pathologie zu konzentrieren. *Nach* der Bestimmung der Pathologie befrage ich den Patienten weiter über seinen Lebensstil, um die Krankheitsursache herauszufinden. Diese kann in der Ernährung, den Emotionen, der Arbeit, dem Sexleben usw. begründet liegen. Ich bespreche die Krankheitsursache mit dem Patienten, während er mit Akupunktur behandelt wird (es sei denn, er erhält nur eine Arzneimitteltherapie). Schließlich finden wir nicht immer unbedingt bei der ersten Konsultation die Krankheitsursache heraus. Sie tritt vielleicht erst nach drei bis vier Konsultationen zutage.

Wenn man von seinem Patienten weiß, dass er als Geschäftsmann beruflich unter großem Druck steht, zu seinem Arbeitgeber ein sehr gespanntes Verhältnis hat oder dass er Eheprobleme hat, sagt uns dies zwar nichts über das vorherrschende Disharmoniemuster, aber es erklärt uns etwas über die vermutliche Erkrankungsursache, nämlich dass hier Stress und emotionale Spannungen maßgeblich beteiligt sind. Bei der Arbeit mit dem Patienten ist derartiges Wissen von entscheidender Bedeutung, um die Ursachen seiner Erkrankung zu minimieren oder zu beseitigen.

Während der Befragung stellen wir zu etlichen Symptomen Fragen, die zur Hauptbeschwerde keinen erkennbaren Bezug aufweisen. Wir tun dies jedoch mit Hinblick auf das Disharmoniemuster, das der Hauptbeschwerde zugrunde liegt. Ein Beispiel: Ein Patient klagt über chronische Rückenschmerzen, von denen wir vermuten, dass sie aufgrund eines Nieren-Yang-Mangels mit Nässe bestehen. Im weiteren Verlauf der Befragung erkundigen wir uns über den Zustand von Verdauung und Miktion und stellen fest, dass hier noch andere Nässe-Symptome vorliegen. Dies würde unsere eingangs gestellte Diagnose von Nässe als Ursache der Rückenschmerzen bestätigen.

Oft jedoch lassen sich nicht alle Symptome und klinischen Zeichen einfach zu einem einzigen Disharmoniemuster zusammenfügen. In der Praxis leiden die meisten Patienten an mindestens zwei *zueinander in Bezug stehenden* Disharmoniemustern. Im oben genannten Beispiel bestätigt sich durch die Befragung nach Stuhl und Harn, dass dieser Patient tatsächlich an einem Nieren-Yang-Mangel mit Nässe leidet. Diese beiden Syndrome stehen zueinander in Beziehung, da der Nieren-Yang-Mangel die Flüssigkeiten nicht angemessen wärmen, bewegen, transformieren und ausscheiden kann, und diese sich dann in Form von Nässe ansammeln.

Des Weiteren ist es wichtig, abgesehen von Fragen zum unteren Rücken und zum Harn, auch Fragen über andere Körperteile und Systeme zu stellen, da noch weitere, von der eigentlichen Hauptbeschwerde abgetrennte Disharmoniemuster bestehen können. Um beim vorherigen Beispiel zu bleiben: Bei der Befragung zu Verdauung, zum Harnsystem und anderen Körpersystemen kann sich das Muster einer Qi-Stagnation enthüllen, das aber ohne Bezug zur Hauptbeschwerde steht.

Die Diagnose durch Befragung ist eng mit der Syndromdifferenzierung verknüpft. Ohne gründliche Kenntnisse der einen Methode kommt man auch bei der anderen nicht weiter. Wenn der Therapeut keine gründlichen Kenntnisse der Musteridentifikation hat, gestaltet sich der Vorgang der Befragung als ein kopfloses und zielloses Abfragen von Symptomen. Er weiß nicht genau, was er mit den Antworten anfangen soll und wie er sie benutzen kann, um eine Diagnose zu stellen. Wenn der Therapeut andererseits die vorliegenden Syndrome kennt, die diagnostischen Methoden aber nicht beherrscht, ist es genauso sinnlos, da diese ja die Fähigkeiten und Werkzeuge darstellen, um zur Musteridentifikation zu gelangen. Daher verschafft uns das Wissen über die Musteridentifikation die Voraussetzung, eine Diagnose zu formulieren. Geschick in der Kunst der Diagnostik hingegen gibt uns die Mittel, um eine Diagnose zu stellen.

!

Die Fragen, die wir während der Anamnese stellen, müssen immer von unserem Bestreben geleitet sein, ein Disharmoniemuster zu bestätigen oder auszuschließen.

28.1.1 Su Wen, Kapitel 77

Wann immer man bei einem Patienten eine Diagnose durchführt, muss man ihn über seine Lebensumstände befragen. Wenn der Patient früher vornehm war und nun bescheiden ist, aber nicht von einem äußeren pathogenen Faktor angegriffen wurde, dann wird er an einer Krankheit aufgrund innerer Faktoren und Blutverlust leiden. Wenn der Patient in der Vergangenheit reich war und nun arm ist, wird er an einem Essenzverlust aufgrund von Stagnation und Ansammlung leiden. Selbst ein ausgezeichneter Arzt kann bei der Behandlung dieser Krankheit Fehler machen, wenn er die Pathologie nicht versteht. Dies ist der erste Fehler bei der Therapie von Krankheiten.

Wenn man bei einem Patienten eine Diagnose durchführt, muss man ihn zu seinen Ernährungs- und Lebensgewohnheiten befragen, um festzustellen, ob er glücklich war und jetzt traurig geworden ist oder umgekehrt. Solche unnormalen emotionalen Veränderungen schädigen das Essenz-Qi. Eine Erschöpfung des Essenz-Qi schädigt den Körper. Unerfahrene Ärzte kennen weder die Methoden zum Tonisieren noch zum Purgieren, sie kennen auch die Pathologie des Patienten nicht, was zu einem allmählichen Verlust der Essenz und einem Überhandnehmen der pathogenen Faktoren führt. Dies ist der zweite Fehler bei der Therapie von Krankheiten.

Wenn ein Arzt nicht die Pulsdiagnose beherrscht, verdient seine Diagnose kein Lob. Dies ist der dritte Fehler bei der Therapie von Krankheiten.

Bei der Diagnose muss man drei Dinge beachten. Man muss den Patienten nämlich nach seiner gesellschaftlichen Stellung fragen. Wenn ein vornehmer Mensch seine Position verloren hat, wird er an einer inneren Schädigung leiden. Die Reichen, die ihre Reichtümer verloren haben, leiden an trockener Haut, kontrahierten Sehnen, Schlaffheit und Krämpfen in den Füßen. Dies ist der vierte Fehler bei der Therapie von Krankheiten.

Wenn man eine Krankheit diagnostiziert, muss der Arzt über die Vergangenheit und Gegenwart sowie das Vorhergehende und Nachfolgende Bescheid wissen. Die Pulsuntersuchung sollte nach den physiologischen Kennzeichen von Männern und Frauen erfolgen. Eine Trennung und die nachfolgende Depression [verursachen] Sorge, Angst, Freude und Ärger, was zu einem Mangel der Fünf Zang und einer Aufspaltung von Blut und Qi führt. Wenn ein Arzt nicht die pathologischen Zustände differenzieren kann, sich nicht nach den Krankheitsursachen erkundigt und nur die Schwere der Krankheit erwähnt, ist er mit Sicherheit ein unqualifizierter Arzt. Dies ist der fünfte Fehler bei der Therapie von Krankheiten.[1]

28.1.2 Su Wen, Kapitel 78

Ein Grund, warum Ärzte keine perfekten Ergebnisse erzielen, ist, dass ihr Shen nicht fokussiert ist, ihr Zhi und Yi unlogisch sind und dass sie nicht das Innere wie das Äußere in Betracht ziehen können. Die Unkenntnis hinsichtlich des gegenläufigen und normalen Flusses von Yin und Yang ist der erste Grund, warum die Therapie von Krankheiten erfolglos ist.

Wenn man Krankheiten behandelt, bevor man seine Lehrzeit beendet hat, das Falsche für richtig erachtet, die Errungenschaften anderer nachahmt und wahllos Steinnadeln benutzt, wird man mit Sicherheit Fehler machen. Dies ist der zweite Grund, warum die Therapie von Krankheiten erfolglos ist.

Wenn man im Unklaren ist über die Lebensbedingungen der Armen, Reichen, Vornehmen und Bescheidenen und nichts weiß über die Lebensbedingungen und eine geeignete Ernährung, wird man zu falschen Schlüssen kommen. Dies ist der dritte Grund, warum die Therapie von Krankheiten erfolglos ist.

Wenn man nur den Puls tastet, ohne sich nach dem Beginn der Erkrankung, den Emotionen des Patienten, der Ernährung und den Maßlosigkeiten im Alltag zu erkundigen, wie kann man dann eine richtige Diagnose stellen? Dies ist der vierte Grund, warum die Therapie von Krankheiten erfolglos ist.

Manche Ärzte beherrschen heutzutage nicht die Pulsdiagnose. Bei der Diagnose ziehen sie nicht die menschlichen Angelegenheiten in Betracht.[2]

Es gibt viele interessante Aspekte in diesen beiden Textstellen, die ich an dieser Stelle aufführen möchte:

1. Zuerst ist es wichtig, den Patienten nach seinem Lebensstil und seiner gesellschaftlichen Position zu befragen. Interessanterweise wird in diesen Textstellen erläutert, dass Krankheiten durch eine Veränderung der sozialen Position vom Reichtum hin zu Armut entstehen können.
2. In beiden Textstellen wird der Einfluss des emotionalen Zustands auf die Ätiologie von Krankheiten betont.
3. In beiden Textstellen wird die Bedeutung der Pulsdiagnose betont.
4. Man beachte die Überschneidungen von Medizin und konfuzianischer Ethik: „*Wenn man Krankheiten behandelt, bevor man seine Lehrzeit beendet hat, das Falsche für richtig erachtet, die Errungenschaften anderer nachahmt.*"
5. In beiden Textstellen wird betont, wie wichtig es ist, die drei Aspekte des Gehirns zu fokussieren, nämlich *Shen* (des Herzens), *Yi* (der Milz) und *Zhi* (der Niere).

28.2 Das Wesen von „Symptomen" in der chinesischen Medizin

Die Diagnose mittels Befragung basiert auf dem grundlegenden Prinzip, dass Symptome und klinische Zeichen den Zustand der inneren Organe und Leitbahnen widerspiegeln. Das chinesische Konzept von Symptomen und klinischen Zeichen geht weiter als das in der Schulmedizin: Letztere erfasst die Symptome und klinische Zeichen als subjektive und objektive Manifestationen einer Krankheit, während die chinesische Medizin viele verschiedene Manifestationen als Teil eines ganzen Krankheitsbildes aufnimmt, wobei viele dieser Symptome sich nicht unmittelbar auf das gerade vorliegende

Krankheitsgeschehen beziehen müssen. In der chinesischen Medizin werden nicht nur einfach „Symptome und klinische Zeichen" betrachtet, sondern es fließen auch andere Manifestationen in die Diagnose mit ein, sodass ein Gesamtbild des individuellen Disharmoniemusters entsteht. Daher geht die Befragung weit über die „Symptome und klinischen Zeichen" der vorliegenden Beschwerde hinaus.

Ein Beispiel: Bei einem Patienten mit Schmerzen im Oberbauch als Hauptbeschwerde würde ein schulmedizinischer Arzt nur nach den Symptomen fragen, die sich strikt auf die Hauptbeschwerde beziehen (z. B.: „Ist der Schmerz nach dem Essen besser oder schlimmer?", „Schmerzt es unmittelbar nach dem Essen oder erst zwei Stunden später?", „Besteht ein Aufstoßen von Nahrung?").

Ein Arzt der chinesischen Medizin wird ähnliche, aber noch zusätzliche Fragen stellen, wie zum Beispiel: „Haben Sie Durst?", „Verspüren Sie einen bitteren Mundgeschmack?", „Fühlen Sie sich müde?", usw. Einige der sogenannten Symptome und klinischen Zeichen in der chinesischen Medizin würden von der Schulmedizin nicht als solche aufgefasst werden. Einige Beispiele: Kein Durst (bestätigt ein Kälte-Syndrom), nicht imstande, Entscheidungen zu treffen (deutet auf einen Mangel in der Gallenblase), Unlust zu sprechen (deutet auf einen Mangel in der Lunge), Neigungen zu Wutausbrüchen (bestätigt das Aufsteigen von Leber-Yang oder Leber-Feuer), will sich hinlegen (deutet auf eine Milz-Schwäche), matte Erscheinung der Augen (deutet auf eine Störung des Herz-Geist und emotionale Probleme), tiefer Mittelriss der Zunge (deutet auf eine Neigung zu tiefverwurzelten emotionalen Problemen) und so weiter. Immer wenn ich mich auf „Symptome und klinische Zeichen" berufe (die ich bisweilen auch „klinische Manifestationen" nenne), geschieht dies in dem hier erwähnten Kontext.

Zunge und Puls

An dieser Stelle muss betont werden, dass Zunge und Puls auch in völliger Abwesenheit von Symptomen eine Diagnose festlegen können. Mit anderen Worten: Ein schlüpfriger Puls gilt genauso wie der Auswurf von Sputum als ein Zeichen von Schleim, in derselben Weise wie ein anhaltend schwächlicher Puls in der Nierenposition genauso wie andere Symptome auf einen Nieren-Mangel hindeutet.

Nehmen wir als Beispiel eine junge Frau mit anhaltend schwächlichem Puls in der Nierenposition, die aber sonst keine weiteren Symptome hat: Der schwächliche Nieren-Puls wird ebenso als Symptom von Nieren-Mangel gewertet wie auch Rückenschmerzen, Schwindel und Tinnitus. Wir können daher ohne Zweifel annehmen, dass diese Patientin einen Nieren-Mangel aufweist. Dennoch sollte man beachten, dass eine bestimmte Pulsposition auch nur vorübergehend aufgrund verschiedener Einflüsse im Leben schwächlich werden kann. Daher können wir nur dann von einer wirklich sicheren Diagnose sprechen, wenn der Puls eine bestimmte Qualität über einige Wochen hinweg oder noch länger konsistent gehalten hat.

Es ist also hervorzuheben, dass der Puls nicht nur eine klinische Manifestation ist, die unsere Diagnose *bestätigt:* Der Puls selbst ist eine klinische Manifestation, die auf ein bestimmtes Muster hindeuten kann. Beispielsweise zeigt ein schlüpfriger Puls Schleim an, ein schwacher Nieren-Puls eine Nieren-Schwäche, ein überflutender Herz-Puls ein Herz-Muster usw., wie auch immer die übrigen Symptome und Zeichen sein mögen.

Dasselbe gilt auch für Zungenbefunde, die ebenfalls ohne das Auftreten von Symptomen bestehen können. So deutet beispielsweise eine gedunsene Zunge mit einem klebrigen Belag auf Schleim, selbst wenn andere Symptome von Schleim nicht zu finden sind. Eine derartige Zunge ist demnach genauso wie der Auswurf von Sputum als ein Zeichen von Schleim zu werten.

! Zunge oder Puls können allein schon ausreichen, um das Bestehen eines Disharmoniemusters zu bestätigen.

28.3 Die Kunst der Befragung: Wie man die richtigen Fragen stellt

Die Diagnose mittels Befragung ist von entscheidender Bedeutung, da bei der Suche nach einem passenden Muster nicht alle Informationen vom Patienten geliefert werden. Selbst wenn der Patient alle Symptome berichten würde, müsste erst noch eine sinnvolle Sortierung erfolgen, ehe man ein oder mehrere Muster bestimmen könnte. Manchmal ist auch gerade die Abwesenheit eines bestimmten Symptoms oder Zeichens diagnostisch entscheidend. Das wissen die Patienten natürlich nicht und berichten daher nur das, was ihnen auffällt. So ist es beispielsweise bei der Unterscheidung eines Kälte-Syndroms von einem Hitze-Syndrom notwendig, den Patienten nach Durst zu befragen, da die Abwesenheit von Durst auf ein Kälte-Syndrom deuten würde. Es ist wohl offensichtlich, dass der Patient die Information des Symptoms „Abwesenheit von Durst" nicht spontan äußern würde, sondern danach gefragt werden muss.

Die Kunst der Diagnose mittels Befragung besteht im Grunde darin, bezüglich eines bestimmten Patienten und einer bestimmten Erkrankung relevante Fragen zu stellen. Man kann ein bestimmtes Erkrankungsmuster nur dann diagnostizieren, wenn man auch die „richtigen" Fragen gestellt hat. Wissen wir über ein bestimmtes Erkrankungsmuster nicht Bescheid, und stellen folglich irrelevante Fragen, dann werden wir auch kaum eine korrekte Diagnose stellen können. Ein Beispiel: Wenn wir das Syndrom von „rebellierendem Qi im Durchdringungsgefäß" gar nicht kennen, werden wir kaum die Fragen stellen können, die uns zur Diagnose eines solchen Musters führen könnte (siehe unten).

Bei der Befragung sollte man nicht einfach blind die Liste der traditionellen Fragen abarbeiten. Vielmehr sollte man einer Spur folgen, wobei man eine Reihe von Fragen stellt, die dazu dienen, ein oder mehrere Disharmoniemuster, die uns im Verlauf der Befragung in den Sinn kommen, zu bestätigen oder auszuschließen. Daher sollten wir bei der Befragung des Patienten immer reflektieren, *warum* wir eine bestimmte Frage stellen. Des Weiteren sollten wir während einer Befragung unsere Vermutungen über das potenzielle Disharmoniemuster ständig neu überdenken oder ändern, indem wir gewisse Muster mit richtigen Fragen entweder bestätigen oder ausschließen.

Nehmen wir als Beispiel einen Patienten mit chronischen Kopfschmerzen: Schon zu diesem frühen Zeitpunkt stellen wir erste Vermutungen über das wahrscheinlichste Disharmoniemuster an, allein auf der Grundlage unserer Erfahrung und dem Wissen, dass hauptsächlich aufsteigendes Leber-Yang chronische Kopfschmerzen verursacht. Daher stellen wir nun Fragen zur Schmerzqualität und -lokalisation. Der Patient berichtet, dass die Schmerzen von pochender Natur sind und an den Schläfen auftreten, was schon ausreicht, um mit großer Gewissheit eine Diagnose von aufsteigendem Leber-Yang zu bestätigen.

Dennoch sollten wir hier nicht stehenbleiben und voreilige Schlüsse ziehen, sondern weitere Fragen stellen, um andere Syndrome, die Kopfschmerzen auslösen können, auszuschließen oder zu bekräftigen. Schleim stellt beispielsweise eine weitere, übliche Ursache von chronischen Kopfschmerzen dar, daher fragen wir den Patienten zunächst nach anderen Merkmalen der Kopfschmerzen. Diese können das Vorhandensein von Schleim bestätigen. Außerdem fragen wir nach anderen möglichen Schleimsymptomen in verschiedenen Bereichen des Körpers, z. B.: „Spüren Sie ein Gefühl von Benommenheit im Kopf?“ „Fühlen sich die Kopfschmerzen manchmal dumpf und schwer an?“ Sollte der Patient diese Fragen bejahen, so können wir zum Schluss kommen, dass Schleim eventuell eine weitere Ursache für die Kopfschmerzen darstellt. Dann folgen weitere Fragen zum Schleim, jedoch bezüglich anderer Körperteile. In diesem bestimmten Fall also fragen wir den Patienten, ob er beispielsweise gelegentlich Sputum hervorbringt oder manchmal ein Gefühl von Beengung in der Brust hat (➤ Abb. 28.2).

Ein weiteres Beispiel dafür, wie wichtig es ist, die richtigen Fragen zu stellen, um unsere Hypothese über das Disharmoniemuster zu bestätigen oder auszuschließen, ist das Syndrom von rebellierendem Qi im Durchdringungsgefäß, das eine große Palette an Symptomen im ganzen Torso verursachen kann. Hierzu gehören: Völlegefühl und Schmerzen im Unterbauch, schmerzhafte Periode, Völlegefühl und Schmerzen im Oberbauch, ein Gefühl von aufsteigender Energie im Bauch, ein Engegefühl im Brustkorb, leichte Atemlosigkeit, Herzklopfen, ein Gefühl eines Knotens im Hals, Hitzegefühl im Gesicht, Angstgefühl (selbstredend müssen nicht alle Symptome vorliegen).

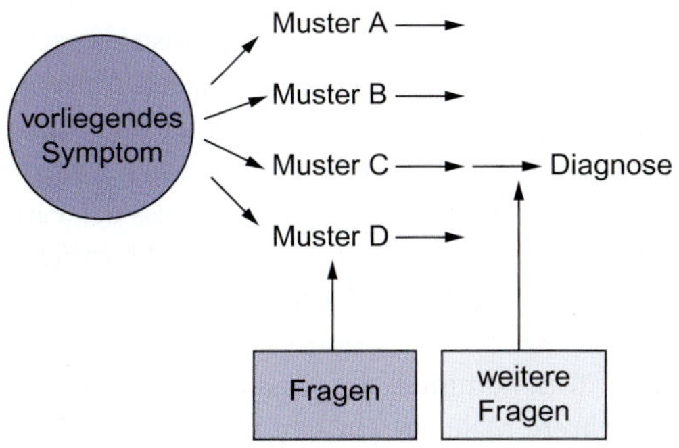

Abb. 28.2 Wie man die richtigen Fragen stellt.

Möglicherweise berichtet die Patientin nur über eine schmerzhafte Periode und das Gefühl eines Knotens im Hals, sodass wir, sollten wir nicht mit dem Erscheinungsbild von rebellierendem Qi im Durchdringungsgefäß vertraut sein, unter Umständen nicht die richtigen Fragen zur Enthüllung weiterer passender Symptome stellen. Folglich würden wir die schmerzvolle Periode auf beispielsweise eine Kälte im Uterus zurückführen und das Gefühl eines Knotens im Hals würden wir auf eine Leber-Qi-Stagnation beziehen. Selbst wenn wir weitere (oben genannte) Symptome erfragen sollten, so würden wir diese fälschlich in Zusammenhang mit einer verwirrenden Anzahl von Syndromen bringen, die wiederum mehrere Organe miteinbeziehen, anstatt dass wir die Symptome in Verbindung zu dem Syndrom von rebellierendem Qi im Durchdringungsgefäß sehen, das wir nur erkennen können, wenn wir mit ihm vertraut sind (➤ Abb. 28.3).

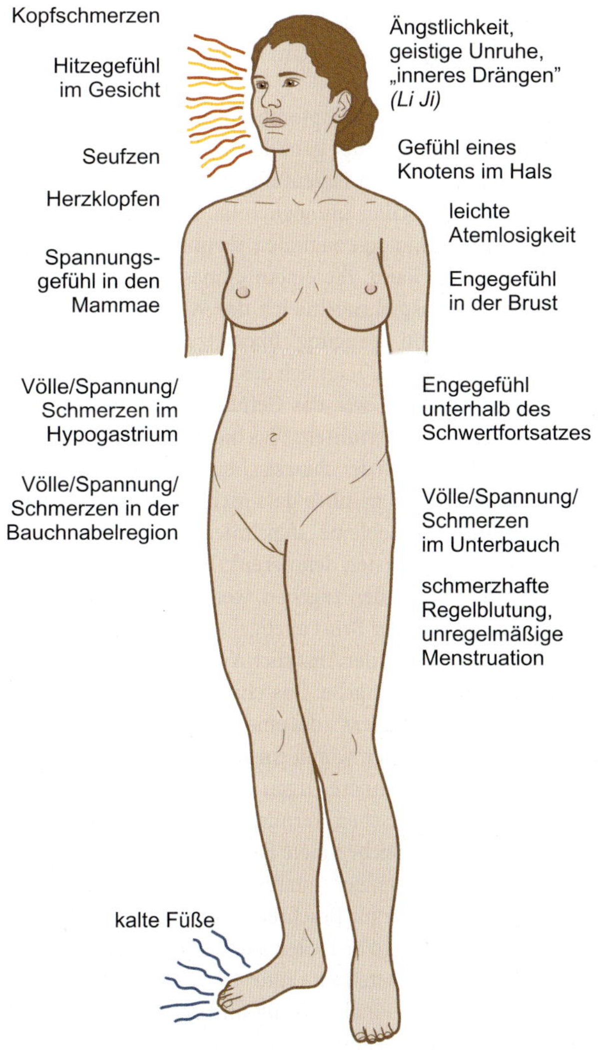

Abb. 28.3 Rebellierendes Qi im Durchdringungsgefäß

28.4 Terminologische Schwierigkeiten bei der Befragung

Westliche Therapeuten haben häufig folgendes Problem: Die Befragung und die verschiedenen Ausdrücke zur Wiedergabe bestimmter Symptome stammen aus dem Erfahrungs- und Kulturerbe Chinas, ein aus dem Westen kommender Patient wird aber bei der Beschreibung seiner Beschwerden nicht unbedingt das entsprechende Vokabular wählen. Dieses Problem lässt sich aber mit wachsender Erfahrung bewältigen. Nach einigen Praxisjahren sollten wir in der Lage sein, chinesische Symptome zu deuten und bei unseren Patienten entsprechende Ausdrücke zu finden. Zum Beispiel mag ein Chinese spontan einen Schmerz als „angespannt" oder „distensionsartig" benennen, ein Patient aus dem westlichen Kulturkreis würde wohl eher berichten, dass er sich „gebläht" oder „berstend" fühlt. Obwohl hier verschiedene Ausdrücke fallen, handelt es sich um dasselbe Symptom. Mit einiger Übung und genauer Beobachtung werden wir allmählich ein „Vokabular" an Symptomen gemäß der Beschreibung westlicher Patienten aufbauen. In meiner eigenen Erfahrung konnte ich beispielsweise das eigentümliche Symptom von „Schmetterlingen im Bauch" als eine Manifestation von rebellierendem Qi im Durchdringungsgefäß deuten.

Die Übersetzung einiger symptombezogener Ausdrücke aus dem Chinesischen ist nicht immer ganz leicht. Die traditionellen Ausdrücke sind häufig reich an Bedeutungen und bisweilen schon fast poetisch, weshalb es schier unmöglich ist, ein exaktes Pendant in der westlichen Terminologie zu finden, da unsere Sprache nicht alle Nuancen vermitteln kann, die einem chinesischen Schriftzeichen innewohnen. Als Beispiel möchte ich das Wort *Men* nehmen, das ich als ein „Gefühl von Beengung" übersetze. Schaut man sich das Schriftzeichen genauer an, zeigt sich das Bild eines Herzens, das von einer Tür erdrückt wird, was das Gefühl von Unterdrückung auf metaphorischem Wege vermittelt. Was hier in der Übersetzung vernachlässigt wird, ist die in der chinesischen Kultur existierende Verwendung dieses Wortes, nämlich dass hier eine Person gemeint ist, die durch emotionale Probleme „deprimiert" ist (in dem Sinne, wie wir „Depression" im Westen definieren). Da chinesische Patienten eine Depression selten offen zugeben, weichen sie eher darauf aus, ein Gefühl von *Men* in der Brust anzugeben.

Als weiteres Beispiel sei der Ausdruck *Xin Fan* erwähnt, den ich mit „mentaler Unruhe" wiedergebe. Das chinesische Schriftzeichen beinhaltet das Radikal für „Herz", das eine emotionale Ursache anzeigt, sowie das Radikal für Feuer, womit ein aufheizender Effekt von emotionalem Stress auf das innere Organ gemeint ist. Die Übersetzung allein kann dem chinesischen Terminus gar nicht gerecht werden, geschweige denn seine reiche innere Bedeutung wiedergeben.

Ein letztes, nicht weniger interessantes Beispiel ist die Verwendung des Wortes *Ku* zur Beschreibung gewisser Symptome. *Ku* bedeutet „bitter" und wird bisweilen zur Hervorhebung sehr starker Schmerzzustände eingesetzt. Im Chinesischen hat dieses Wort aber einen eindeutigen emotionalen Bezug und deutet an, dass die Person ein „bitteres" Leben geführt und „bittere" Lebenserfahrung gesammelt hat.

Trotzdem sollten wir die aufgrund kultureller Unterschiede zwischen China und dem Westen bestehenden terminologischen Schwierigkeiten nicht überbewerten. Recht häufig schildern westliche Patienten ihre Symptome genauso wie sie in chinesischen Fachbüchern zu finden sind. Beispielsweise berichtete mir kürzlich ein Patient von sich aus, dass er häufig durstig sei, aber keine Lust habe zu trinken.

HINWEIS FÜR DIE PRAXIS

Ich fragte einmal Dr. Shen, einen chinesischen Arzt aus Shanghai, der in seiner zweiten Lebenshälfte in den USA praktizierte, ob er große Unterschiede zwischen westlichen und chinesischen Patienten festgestellt habe. Er antwortete: „Eigentlich nicht. Die Menschen essen im Westen und in China, haben Emotionen im Westen und in China, arbeiten im Westen und in China, haben Sex im Westen und in China."

28.5 Wie sich Patienten ausdrücken

Wenn der Patient uns seine Hauptprobleme geschildert hat, können wir die Befragung beginnen, und zwar systematisch nach dem Konzept der „zehn Fragen" (➤ Kap. 28.12), wobei wir uns jedoch stets an die Hinweise aus der Schilderung des Patienten halten sollten. Recht häufig verhält es sich sogar so, dass unsere Patienten über ihr „Hautproblem" ganz gut Bescheid wissen, was sie dann in der Anamnese auch als Erstes erwähnen. Ein Beispiel: Bei der Frage, was denn seine Hauptbeschwerde sei, berichtete mir ein 48-jähriger Mann, dass er sich an einem *Scheideweg* in seinem Leben befinde, dass er *mit seiner Arbeit unzufrieden sei,* und dass er in *seinem Leben nach mehr Bedeutung suche.* Dies ist ein gutes Beispiel dafür, wie uns ein Patient von sich aus Informationen über seine Existenzängste gibt, Ängste und Zweifel, die offenbar an der Wurzel seiner körperlichen Symptome zu finden sind. Natürlich verläuft es nicht immer auf diese Weise. Die Mehrheit der Patienten kann oder will ihre existenziellen und spirituellen Probleme gar nicht erkennen, weshalb sie vielmehr eine lange Liste an körperlichen Beschwerden vorbringen, die die wahre Ursache ihrer existenziellen *Be-Schwerde* [Anm. d. Ü.: Im englischen Original *„dis-ease"*] letztlich nur verbergen sollen.

Zu Beginn der Befragung sollten wir die Patienten dazu auffordern, ihre Beschwerden und Probleme frei und in ihrem eigenen Tempo vorzubringen, während wir uns Notizen machen, wie sie sich ausdrücken. Diese Ausdrücke deuten in der Regel schon auf das zugrunde liegende Problem hin, bisweilen sogar auf die Ätiologie. Wenn ein Patient sich einer Situation „nicht gewachsen" fühlt, lässt dies vermuten, dass der Patient frustriert ist (und kann bei einem Mann auch eine Impotenz anzeigen). Daher ist es sehr wichtig, solche Ausdrücke des Patienten wörtlich aufzuschreiben, vor allem dann, wenn sie im Verlauf der Befragung wiederholt geäußert werden. Beispielsweise kann es sein, dass der Patient zwei- bis dreimal von einem „eingesperrten" Gefühl spricht, was als ein klares Indiz einer emotionalen Frustration als Ursache seines Problems zu werten ist.

In einigen Fällen kommt es vor, dass der Patient im Verlauf der Befragung mehrere Male auf ein bestimmtes Körperteil verweist, was uns einen wichtigen Hinweis auf das mögliche Erkrankungsmuster liefert. Ein Beispiel: Ein Patient mit langjährig bestehenden mentalen und emotionalen Problemen erwähnt bei der Befragung drei- oder viermal den „Hals" mit Aussagen wie: „Wenn ich bedrückt bin, dann habe ich einen Kloß im Hals", „Mein Hals fühlt sich oft trocken an", oder „Ich kann mein Herz in meinem Hals spüren". Dies kann auf ein Syndrom von Qi-Stagnation in Leber oder Lunge hinweisen.

Der Einsatz der chinesischen Medizin im Westen birgt für uns neue Herausforderungen, die sich den Ärzten in China gar nicht stellen. Viele westliche Patienten erhoffen sich von der Behandlung eine Lösung ihrer existenziellen und spirituellen Probleme, was in China nicht der Fall ist. Daher liegt es an uns, Diagnose und Behandlung den Anforderungen westlicher Patienten anzupassen. Zum Beispiel: Eine Patientin erklärte mir, dass sie sich mehr „Eingliederung, Rhythmus und Erdung in ihrem Leben" wünsche. Folglich müssen wir ein neues Verständnis von Mustern und Diagnose entwickeln, das uns erlaubt, die Anliegen unserer Patienten korrekt zu deuten. In diesem Fall habe ich den Mangel an „Erdung" der Patientin als Folge eines schweren Nieren-Mangels ausgelegt, der in ihr das Gefühl von „Wurzellosigkeit" verursachte (es wäre falsch gewesen, ihre Aussage von „fehlender Erdung" zu wörtlich zu nehmen, als ob sie unbedingt auf eine Schwäche im Erde-Element deuten würde).

28.6 Das Vermeiden von „Fallstricken" in der Befragung

Die spezifische Befragung (wie oben beschrieben) fundiert auf Fragen, die sich mit den Symptomen und klinischen Zeichen des Patienten befassen, das heißt, es geht um eine Bestimmung des Disharmoniemusters. Bei der generellen Befragung hingegen (also Fragen zu Lebensstil, Familienumständen, emotionalem Umfeld, Lebensverhältnissen etc.) will man die Krankheitsursache identifizieren. Man muss diese beiden Vorgänge sauber differenzieren, um zu verhindern, dass man das Krankheitsmuster fälschlicherweise aus der Befragung von Lebensstil, Arbeits- und Familienleben herleitet. Dies ist mir in der Praxis oft bei Studenten oder Therapeuten aufgefallen, die mich um eine Begutachtung ihres Patienten baten. Bei der Vorstellung ihrer Patienten fallen häufig Kommentare wie „Andrew hat auf der Arbeit viel Stress und leidet **daher** an Leber-Qi-Stagnation". Dies ist ein gutes Beispiel dafür, wie man als Therapeut die generelle mit der spezifischen Befragung verwechseln kann, oder genauer gesagt: Wie man die Befragung nach der Krankheitsursache mit der nach dem Disharmoniemuster vertauscht. Um das vorherige Beispiel nochmals aufzugreifen: Es wäre völlig falsch davon auszugehen, dass Andrew eine Leber-Qi-Stagnation aufweist, nur weil die Befragung über seinen Lebensstil, Arbeitsumfeld etc. diesen Anschein erweckt. Eine derartige Diagnose kann einzig und allein auf Basis einer spezifischen Befragung, also bezüglich seiner Symptome und klinische Zeichen, erfolgen. Es kann schon sein, dass Patienten in ihrem Leben viel Stress zu verzeichnen haben, doch muss dies nicht zwingend eine Leber-Qi-Stagnation verursachen. Emotionale Anspannungen können auch zu vielen anderen Krankheitsmustern führen.

Ein weiterer, oft begangener Fehler ist folgender: Man diagnostiziert ein Disharmoniemuster aufgrund vager und verschwommener Konzepte durch Betrachtung des Lebensstils des Patienten, also z. B.: „Betty scheint mir von sehr ‚holziger' Persönlichkeit zu sein, daher nahm ich ein Syndrom von Leber-Qi-Stagnation an." Es ist natürlich wichtig, anhand von Körperform, Verhalten, Gang und Stimme das Hauptelement einer Person zu bestimmen (➤ Kap. 1). Dies muss sich jedoch nicht generell mit dem vorherrschenden Krankheitsmuster decken. Mit anderen Worten, eine Person vom Holz-Typ muss nicht unbedingt ein Leber-Disharmoniemuster aufweisen.

An dieser Stelle noch ein paar warnende Worte zum Ablauf der Befragung: Die Befragung wird immer in engem Bezug zur Identifikation des Krankheitsmusters durchgeführt, die Fragen werden also so gestellt, dass ein bestimmtes Disharmoniemuster entweder bestätigt oder ausgeschlossen werden kann.

In dem Moment, wo der Patient das Zimmer betritt, beginnt der diagnostische Prozess, und zwar zunächst mit unseren Fähigkeiten der Betrachtung. Ein Beispiel: Wenn eine Patientin blass aussieht, mit leiser Stimme spricht und sich über Müdigkeit und geringen Appetit beschwert, denken wir umgehend an ein potenziell bestehendes Muster von Milz-Qi-Mangel. Daher sollten die Fragen, die wir nun stellen, darauf abzielen, dieses Krankheitsmuster zu bestätigen oder auszuschließen. Leider besteht in der chinesischen Medizin stets die Gefahr, den Patienten mit unseren Fragen so zu beeinflussen, dass wir nur die Symptome erhalten, die wir aufgrund einer vorgefassten Meinung von dem Syndrom des Patienten hören wollen, wir „zwängen" also seine klinische Manifestation in ein uns passendes Muster. Dies ist eine echte Gefahr im chinesischen Diagnoseprozess, und der einzige Weg die Gefahr zu vermeiden ist, *unvoreingenommen* an die Diagnose heranzugehen. Man sollte dies nie außer Acht lassen. Kehren wir nochmals zum vorherigen Beispiel zurück: Wir müssen die Möglichkeit in Betracht ziehen, dass diese Patientin unter Umständen nicht an Milz-Qi-Mangel leidet, oder dass Milz-Qi-Mangel nicht das einzige oder nicht einmal das Hauptmuster darstellt.

„Fallstricke" bei der Befragung

- Verwenden Sie nicht zur Herleitung des Disharmoniemusters Informationen über den Lebensstil des Patienten (aus diesen kann man die Krankheitsursache ableiten).
- Verlassen Sie sich zur Bestimmung eines Disharmoniemusters nicht ausschließlich auf den Elementen-Typ des Patienten.
- Bleiben Sie bei der Diagnose der Krankheitsmuster stets offen und unvoreingenommen.

28.7 Die korrekte Vorgehensweise bei der Befragung

In der Regel folgt die Befragung auf die Betrachtung von Gesichtsfarbe, Körperform und Körperbewegungen sowie auf das Hören der Stimme und anderer Geräusche. Die Betrachtung geht der Befragung also voraus. Sobald der Patient das Zimmer betritt, stehen wir schon mitten im diagnostischen Prozess, indem wir

Bewegungen (langsame oder schnelle), Gesichtsfarbe, Körperform und ihre Einteilung im Sinne der Fünf Elemente, die Art der Stimme sowie eventuell bestehende Gerüche aufnehmen. Die Diagnose hat bereits begonnen, während wir auf all diese Faktoren achten. Wir können beispielsweise den Elemente-Typ diagnostizieren (> Kap. 1) und feststellen, ob der Patient einen Fülle- oder Mangel-Zustand aufweist. Wenn das Erstere der Fall ist, hat der Patient eine laute Stimme, einen schnellen Gang und einen festen Händedruck. Bei Letzterem hat der Patient eine schwache Stimme, einen langsamen Gang und einen kraftlosen Händedruck.

In den meisten Fällen beginne ich meine Befragung mit der Frage nach dem Hauptanliegen des Patienten. Ich lasse den Patienten zuerst frei und ohne Unterbrechung seine Probleme erzählen. Indes notiere ich alle besonderen Aussagen und Ausdrücke des Patienten. Wie bereits oben erwähnt, bedienen sich westliche Patienten im Gegensatz zu chinesischen Patienten in der Regel anderer Ausdrücke, um ihre Probleme zu schildern. Hierbei lasse ich keine Aussage unberücksichtigt, wie eigentümlich die jeweilige Aussage auch sein mag, da sie in der Regel bei der chinesischen Diagnose stets Verwendung findet.

Ich möchte einige Beispiele besonders eigentümlicher Aussagen aus meiner Praxis in England schildern: „Ein Gefühl von Schmetterlingen im Bauch", „Ein Gefühl, als ob der Magen mit sich selbst streitet" usw. Während der Patient nun sein Hauptproblem beschreibt, denke ich im Stillen bereits über die verschiedenen, hier möglichen Disharmoniemuster nach. Dann folgen Fragen, die das bestimmte Disharmoniemuster, das ich bereits im Verdacht habe, bestätigen oder ausschließen sollen.

Wenn der Patient seine Schilderung beendet hat, und sobald ich mich im Großen und Ganzen auf die vorherrschenden Krankheitsmuster festgelegt habe, stelle ich weitere Fragen, die im Allgemeinen dem Konzept der traditionellen zehn Fragen oder den sechzehn Fragen folgen, die später innerhalb dieses Kapitels noch erläutert werden. Diese Vorgehensweise hat zwei Gründe: Erstens können die nun folgenden Antworten die vermuteten Krankheitsmuster bestätigen, und zweitens können weitere Probleme ans Tageslicht kommen, die der Patient bisher nicht bemerkt hatte.

Gegen Ende der Befragung betrachte ich dann die Zunge und nehme den Puls, wiederum mit dem Ziel, das vermutete Krankheitsmuster zu bestätigen. Man sollte sich aber vor Augen halten, dass Zunge und Puls nicht nur der Bestätigung eines Krankheitsmusters dienen sollen, da sie deutlich die Existenz weiterer Krankheitsmuster aufzeigen können, die anhand der vorliegenden Symptome und klinische Zeichen nicht zu erkennen waren. In solch einem Fall sollten wir den Befund von Zunge und Puls nie unberücksichtigt lassen, aber weitere Fragen zur Abklärung stellen. Selbst wenn sonst keine weiteren Symptome bestehen, können wir uns trotzdem auf den Befund von Zunge und Puls zur Diagnose eines bestimmten Krankheitsmusters verlassen. Ein Beispiel: Bei einem Patienten mit Schwindel stellen wir aufgrund seiner Symptome und klinischen Zeichen fest, dass hauptsächlich ein Syndrom von Schleim im Vordergrund steht. Die nun folgende Betrachtung der Zunge zeigt abgesehen von einer gedunsenen Form (was auf Schleim hindeutet) auch eine klar zu erkennende violette Farbe. Dies ist als ein eindeutiges Zeichen einer Blut-Stase zu werten, selbst wenn der Patient sonst keine Symptome einer Blut-Stase aufweist.

In einigen Fällen können Zunge und Puls sogar auf Erkrankungszustände hinweisen, die zu dem Disharmoniemuster im Widerspruch stehen. Hierzu ein Beispiel: Eine Person, die aufgrund ihrer Symptome eindeutig an Yang-Mangel leidet, kann gleichzeitig auch einen schnellen Puls aufweisen. Oder andersherum: Bei einer Person mit einer eindeutigen Hitze-Symptomatik finden wir eine langsamen Puls vor. Derartig widersprüchliche Befunde sollten wir niemals abtun, sondern stets nach einer Abklärung ihrer Ursache forschen.

28.8 Der zeitliche Maßstab von Symptomen

Im Anschluss an diesen Schritt fahre ich im Rahmen der sechzehn Fragen fort, um abzuklären, ob noch weitere Symptome bestehen, die der Patient eventuell vergessen hat zu erwähnen. Danach folgen immer Fragen zur Vorgeschichte des Patienten, also bezüglich zurückliegender Krankheiten oder Operationen.

Bei der Befragung vergangener oder noch bestehender Beschwerden des Patienten ist es wichtig, den Beginn genau zu ermitteln. Meiner Erfahrung nach unterschätzen Patienten so gut wie immer ihre eigene Erkrankungsdauer. Wenn ein Patient auf die Nachfrage, wie lange eine bestimmte Beschwerde schon bestehe, antwortet, dass er sich nicht genau erinnern könne, dass sie wohl aber schon seit fünf bis sieben Jahre bestünde, können wir davon ausgehen, dass der weiter zurückliegende Zeitpunkt zutreffend ist, d. h., dass die Beschwerde seit sieben Jahren besteht.

Die genaue zeitliche Bestimmung des Beschwerdebeginns ist deswegen so wichtig, weil sich daraus zusätzliche Informationen zur Ursache des Disharmoniemusters ermitteln lassen. Dies ist in der Praxis recht häufig zu beobachten. Beispiele von auslösenden Ereignissen (abgesehen von den üblichen Krankheitsursachen wie emotionale Probleme, Diät etc.), die aber oft unerkannt bleiben, sind:

- eine Operation,
- ein Unfall,
- eine Impfung,
- die Menarche (Beginn der Periode),
- die Menopause (Wechseljahre),
- eine Geburt.

Auslösende Ereignisse im Leben des Patienten

- Eine Operation
- Ein Unfall
- Eine Impfung
- Die Menarche (Beginn der Periode)
- Die Menopause (Wechseljahre)
- Eine Geburt

Einige Beispiele: Bauchschmerzen, die als Folge von Verklebungen (Adhäsionen) nach einer Bauchoperation auftreten; Rücken- und Nackenschmerzen infolge eines Unfalls, an den sich der Patient jedoch nicht erinnern kann; chronisches Erschöpfungssyndrom nach mehreren Impfungen zur Reisevorbereitung; junge Mädchen, die nicht bemerkten, dass ihre Migräne mit Einsetzen der Menarche zusammentraf (dies hat beträchtliche Auswirkungen auf Diagnose und Behandlung); eine Veränderung des Gemütszustands mit dem Einsetzen der Menopause; oder zum Beispiel Asthma oder Migräne einer Mutter nach der Geburt ihres Kindes.

28.9 Das Zusammenbringen von Befragung und Betrachtung

Die Befragung sollte Seite an Seite mit der Betrachtung einhergehen. Während der Patient erzählt, haben wir die Möglichkeit, Gesichtsfarbe, Augen und andere Merkmale zu betrachten. Dies geschieht nicht nur um der Betrachtung selbst willen, sondern auch um während der Befragung auftretende Veränderungen zu erfassen. Ein Beispiel: Frauen entwickeln beim Vortragen ihrer Symptome häufig einen leichten, roten Ausschlag am Hals. Dies deute ich als ein Zeichen von Leber-Hitze; außerdem wird hiermit oft eine emotionale Problematik als Ursprung ihres Problems aufgezeigt.

Wir sollten im Verlauf der Befragung auch auf Veränderungen des Tonfalls und der Lage der Stimme achten. Wenn die Stimme schwächer und traurig wird, stellt dies Traurigkeit und Kummer als Wurzel des gerade artikulierten Problems heraus. Wenn eine Frau auf das Ende ihrer Regelblutungen eingeht und im selben Moment mit schwacher und trauriger Stimme spricht, kann dies bedeuten, dass Traurigkeit oder Kummer Lunge und Herz beeinflussen, und als Wurzel ihres Problems zu sehen sind. Dem gegenüber steht die Art von Stimme, die beim Ansprechen eines bestimmten Problems plötzlich stärker (im Ton) und höher (in der Stimmlage) wird. Dies lässt darauf schließen, dass das Problem durch Wut oder unterdrückte Wut verursacht ist. Patienten versuchen aber auch häufig, eine bestimmte Gefühlsregung zu verbergen. Zum Beispiel, wenn sie während der Befragung plötzlich ohne Grund loslachen. Bei der Emotion, die sie verbergen, handelt es sich häufig um Traurigkeit oder Kummer, und die unangemessene Emotion tritt vor allem in Gesellschaften auf, in denen das Zeigen von Gefühlen abgelehnt wird.

28.10 Das Bestimmen von Krankheitsmustern bei der Befragung

Sobald der Patient sein Hauptproblem geschildert hat, können wir mit unseren Fragen beginnen und die bestehenden Symptome und klinischen Zeichen in Krankheitsmuster einordnen. Während der Befragung achten wir weiterhin auf Gesichtsfarbe, Augen, Gesichtskonturen, Stimme, Gerüche usw., um sie schließlich mit den Befunden der Befragung abzugleichen. Wenn wir einigermaßen sicher sind, das Krankheitsmuster erkannt zu haben, müssen wir unsere Befragung weiterführen, um das Vorhandensein anderer Krankheitsmuster zu bestätigen oder auszuschließen. Ein Beispiel: Bei einem Leber-Blut-Mangel würde ich stets nachprüfen, ob sich hieraus schon ein Herz-Blut-Mangel entwickelt hat (vor allem, wenn ich aufgrund der Betrachtung zu dieser Vermutung gekommen bin). In diesem Fall würde ich weitere Fragen stellen, um dieses Krankheitsmuster zu bestätigen oder auszuschließen. Bei einem Leber-Mangel, der vor allem bei Frauen auftritt (wenn beispielsweise eine Amenorrhö vorliegt), würde ich mich – selbst bei einer klaren Diagnose eines Leber-Mangels – trotzdem vergewissern, ob nicht noch zusätzlich ein Nieren-Mangel vorliegt. Bei Leber-Qi-Stagnation prüfe ich beispielsweise, ob sich nicht schon Hitze gebildet hat. Bei einem Milz-Mangel prüfe ich, ob ein Magen-Mangel vorliegt usw.

Daher sollte man unbedingt beachten, dass man die Befragung nicht nur auf Hauptkrankheitsmuster ausrichtet, sondern auch darauf, bestimmte Syndrome von der endgültigen Diagnose auszuschließen. Wenn zum Beispiel eine Frau an Amenorrhö leidet und das Muster Leber-Blut-Mangel eigentlich klar ist, würde ich trotzdem immer Fragen stellen, um herauszufinden, ob auch ein Nieren-Mangel vorliegt. Ein weiteres Beispiel: Wenn ein Patient an einem Leber-Blut-Mangel leidet, würde ich immer überprüfen, ob dies zur Entstehung eines Herz-Blut-Mangels geführt hat. Deshalb würde ich Fragen stellen, um das Vorhandensein dieses Musters auszuschließen (oder zu bestätigen). In ➤ Tabelle 28.1 werden die Hauptsyndrome aufgelistet, die ich bei gewissen Krankheitsmustern zu bestätigen oder auszuschließen versuche.

Tab. 28.1 Bei vorliegenden Krankheitsmustern zu bestätigende oder auszuschließende Muster

Vorliegendes Muster	Zu bestätigendes oder auszuschließendes Muster
Leber-Qi-Stagnation	Leber-Blut-Mangel
Leber-Qi-Stagnation	Stagnierendes Leber-Qi verwandelt sich in Hitze
Leber-Qi-Stagnation	Leber-Blut-Stase
Leber-Blut-Mangel	Herz-Blut-Mangel (auch umgekehrt)
Leber-Blut-Mangel	Leber-Yin-Mangel
Leber-Blut-Mangel	Nieren-Mangel
Aufsteigendes Leber-Yang	Leber-Yin-Mangel
Aufsteigendes Leber-Yang	Nieren-Mangel
Aufsteigendes Leber-Yang	Leber-Blut-Mangel
Aufsteigendes Leber-Yang	Leber-Feuer
Leber-Feuer	Herz-Feuer
Herz-Blut-Mangel	Leber-Blut-Mangel
Herz-Feuer	Leber-Feuer
Herz-Yin-Mangel	Nieren-Yin-Mangel
Milz-Qi-Mangel	Milz-Yang-Mangel
Milz-Qi-Mangel	Magen-Qi-Mangel
Milz-Qi-Mangel	Nässe (auch umgekehrt)
Milz-Yang-Mangel	Nieren-Yang-Mangel
Lungen-Qi-Mangel	Milz-Qi-Mangel
Lungen-Yin-Mangel	Nieren-Yin-Mangel
Nieren-Yang-Mangel	Milz-Yang-Mangel
Nieren-Yin-Mangel	Leber-, Herz- oder Lungen-Yin-Mangel
Eindringen von Wind	Nach Symptomen suchen, die auf eine Übertragung ins Innere hindeuten

28.11 Das Zusammenbringen von Puls- und Zungendiagnose mit der Befragung

Zum Abschluss betrachte ich die Zunge und taste den Puls. Dies soll nicht nur das in der Befragung erkannte Erkrankungsmuster *bestätigen,* sondern auch abklären, ob Zunge und Puls ein Muster anzeigen, das sich nicht aus den vorliegenden Befunden erschließt. In der täglichen Praxis passiert dies recht häufig und lässt somit den wahren Wert von Zungen- und Pulsdiagnose erkennen. Wenn man Zunge und Puls nur zur Bestätigung einer Diagnose nützen würde, dann würde eine Durchführung dieses Vorgangs keinen Sinn ergeben.

Die Befunde von Zunge und Puls ergänzen die Diagnose häufig um hilfreiche Informationen, weshalb sie nie weggelassen werden sollten. Ein Beispiel: Bei einem Patienten mit verschiedenen Symptomen diagnostizieren wir eine Leber-Qi-Stagnation. Wenn die Zunge nun einen tiefen Herzriss aufweist, dann lässt uns dies darauf schließen, dass der Patient eine konstitutionelle Neigung zu Herz-Mustern hat und generell leichter durch emotionale Probleme beeinträchtigt werden kann. Ein derartiger Fall wird in der folgenden Fallgeschichte 28.1 anschaulich beschrieben.

! Zunge und Puls können auf das Vorhandensein von Mustern hindeuten, die sich nicht aus den klinischen Manifestationen ergeben.

Fallgeschichte 28.1

Eine 24 Jahre alte Patientin kam mit chronischen Schmerzen in den Knie-, Hand- und Fußgelenken in die Sprechstunde. Des Weiteren litt sie an chronischer Müdigkeit, Schwindel und ungeformten Stühlen. Die Menstruation kam regelmäßig, dauerte aber nur drei Tage lang. Ansonsten hatte sie keine weiteren Beschwerden. All dies deutet auf einen Blut-Mangel (Müdigkeit, Schwindel, kurze Regel) und Milz-Mangel (Müdigkeit, ungeformter Stuhl) hin. Die Gelenkschmerzen lassen sich wohl auf ein Eindringen von Kälte und Nässe zurückführen (sie lebte in einer besonders feuchten Gegend von England), was aber durch den bestehenden Blut-Mangel noch verschlimmert wird (Leber-Blut kann die Sehnen nicht nähren).

Der Befund von Zunge und Puls jedoch wies auf gänzlich andere Krankheitsmuster hin: Der Puls war auf beiden vorderen Positionen überflutend. Die Zunge war sehr rot, wies eine noch rötere Zungenspitze sowie rote Punkte und einem Herzriss auf. Zunge und Puls wiesen eindeutig auf Herz-Feuer hin. Außer Durst (ich fragte sie nach ihrem Durst, nachdem ich Puls und Zunge befunden hatte) hatte sie keine Symptome geschildert, die dieses Syndrom untermauern würden. So kam ich zum Schluss, dass sie an schwerwiegenden emotionalen Problemen litt, die überdies wohl auch noch recht weit in ihre Vergangenheit reichten und somit eventuell auf ein Kindheitserlebnis (aufgrund des Herzrisses) hinwiesen. Der behandelnde Akupunkteur, der sie an mich überwiesen hatte, bestätigte mir diese Vermutung. Zusammenfassend ist dieser Fall ein gutes Beispiel für eine Diagnose, die durch den Befund von Zunge und Puls in gänzlich anderem Licht erscheint. Daher sollten die Zungen- und Pulsbefunde niemals außer Acht gelassen werden, auch wenn sie zu den Symptomen und klinischen Zeichen anfangs nicht passen. Die Genauigkeit von Zungen- und Pulsdiagnose wurde durch die positive Reaktion der Patientin auf die Kräuterverschreibung noch weiter bekräftigt. Einzig und allein aufgrund des Befunds von Puls und Zunge, also unter Auslassung der anderen Symptome, verschrieb ich eine Modifikation der klassischen Formel Gan Mai Da Zao Tang *Dekokt mit Radix Glycyrrhizae, Fructus Tritici levis und Fructus Jujubae* (beruhigt den Herz-Geist und nährt das Herz). wobei Yuan Zhi *Radix Polygalae tenuifoliae,* Shi Chang Pu *Rhizoma Acori graminei* und Long Chi *Dens draconis* hinzugefügt wurden. Dies zeigte zufriedenstellende Ergebnisse.

Nachdem wir hauptsächlich ihren emotionalen Zustand behandelt haben, sollten wir selbstverständlich irgendwann dazu übergehen, das Leber-Blut zu nähren und das Milz-Qi zu stärken.

Mit der folgenden Fallgeschichte 28.2 wird ein weiteres Beispiel für die Bedeutung von Puls und Zunge innerhalb unserer gesamten Diagnose vorgestellt, und wie diese beiden Faktoren auf ein völlig anderes Muster deuten können, das bei oberflächlicher Betrachtung sonst verborgen geblieben wäre.

Fallgeschichte 28.2

Eine 33 Jahre alte Frau litt seit sechs Jahren unter Spannungsgefühlen und Schmerzen im Unterbauch. Ihre Stuhlbewegung war regelmäßig und kam jeden Tag. In der Arbeit hatte sie viel Stress durchzustehen. Sie hatte das Auftreten einer sehr selbstbewussten und ausgeglichenen jungen Dame.

Diagnose: Auf den ersten Blick erscheint dies als ein simpler Fall von Leber-Qi-Stagnation durch Arbeitsstress und wahrscheinlich auch durch eine unregelmäßige Ernährung (diese zwei Krankheitsursachen treten of zusammen auf). Puls und Zunge ließen jedoch auf ganz andere Umstände schließen. Die Zungenränder waren rot, die Zunge selbst hatte einen tiefen Herzriss und einen klebrig-gelben Belag, der Puls war schlüpfrig und auf der Herz-Position zudem auch überflutend. Ihren Augen fehlte es an Glanz.

Der tiefe Herzriss weist eindeutig auf tief verwurzelte emotionale Probleme, die schon seit langem bestehen und weit über das Maß von Arbeitsstress hinausgehen. Diese Annahme bestätigten der überflutende Puls und die glanzlosen Augen. Nun offenbarte sich, dass sich Puls und Zunge von dem von ihr projizierten Erscheinungsbild gänzlich unterschieden. Anscheinend litt sie an schwerwiegenden emotionalen Problemen, die noch aus ihrer Kindheit oder Teenagerzeit stammten. Bei der ersten Sitzung wollte ich diese Vermutung nicht weiter vertiefen, doch als die Frage dann doch auf das Thema kam, bestätigte sie mir, dass sie an schweren Depressionen, Gemütsschwankungen, Bedrückung, Reizbarkeit und Ängstlichkeit litt.

Ich behandelte sie mit Akupunktur und folgte dabei dem Behandlungsprinzip, Herz-Hitze zu klären, Schleim zu lösen und den Geist zu beruhigen. Ich wählte die Punkte aus der folgenden Gruppe aus: Du 24 Shenting, Ren 15 Jiuwei, He 7 Shenmen, Ren 12 Zhongwan, Ren 9 Shuifen und Ma 40 Fenglong.

Abgesehen von ihrer großen Bedeutung für die Diagnose unterstützen uns Zunge und Puls auch bei der Formulierung des Behandlungsprinzips. Besonders herauszustellen ist außerdem, dass sie ein wichtiges Instrument zur Unterscheidung von Fülle- oder Leere-Syndromen darstellen. Bei chronischer myalgischer Enzephalomyelitis (postvirales Erschöpfungssyndrom) beispielsweise besteht immer eine Kombination von Nässe (oder Nässe-Hitze) und Milz-Mangel. Daher müssen wir nun entscheiden, ob eine Tonisierung der Milz oder eine Auflösung von Nässe im Vordergrund stehen soll. Zunge und Puls können uns hierbei behilflich sein: Bei einem recht dicken Zungenbelag und schlüpfrigen Puls sollten wir uns mehr auf das Auflösen der Nässe konzentrieren.

Im Falle von Krebserkrankungen äußert sich dies noch eindrucksvoller: Bei der Behandlung von Krebs wende ich die chinesische Medizin normalerweise komplementär zu schulmedizinischen Therapien an. Wenn sich ein Patient in der Chemotherapie befindet, unterstütze ich vorrangig sein Qi und das Immunsystem (mit Qi-, Blut- und Yin-Tonika), den Krebs selbst behandele ich jedoch nicht.

Nach der Chemotherapie oder Operation untersuche ich Zunge und Puls genau um zu erfahren, ob die für den Krebs verantwortlichen Krankheitsmuster noch aktiv sind. Mit anderen Worten: Selbst nach einer Resektion des Tumors (der normalerweise durch Blut-Stase, Schleim oder Toxische Hitze, oder durch eine Kombination dieser Faktoren ausgelöst wurde), schätze ich die Situation je nach Präsenz und „Aktivität" derartiger pathogener Faktoren ein. Zunge und Puls spielen bei dieser Einschätzung eine wichtige Rolle: Wenn die Zunge rot ist, rote Punkte und eine klebrigen Belag aufweist, und wenn der Puls schnell und schlüpfrig oder saitenförmig ist, kann ich annehmen, dass die pathogenen Faktoren trotz der Operation noch sehr aktiv sind. Folglich verschreibe ich eine ausleitende Formel gegen diese Pathogene in Kombination mit antikanzerogenen Kräutern. Wenn die Zunge hingegen nicht rot ist, weder rote Punkte noch einen klebrigen Belag aufweist, und wenn der Puls gleichzeitig schwächlich, tief und dünn ist, konzentriere ich meine Verschreibung auf eine Tonisierung des Qi sowie auf eine Stärkung des Immunsystems.

Zusammengefasst lässt sich festhalten, dass ich bei der Befragung meist in dieser Reihenfolge vorgehe:

1. Nach dem Hauptproblem fragen. Den Patienten frei sprechen lassen.
2. Spezifische Fragen zur Abklärung der Krankheitsmuster stellen, die das vorliegende Problem (oder die Probleme) hervorgerufen haben. Den Beginn der Erkrankung genau feststellen
3. Weitere Fragen stellen, um andere Muster zu bestätigen oder auszuschließen.
4. Weitere Fragen im ungefähren Rahmen der sechzehn Fragen stellen.
5. Sich nach Vorerkrankungen und Operationen erkundigen.
6. Die Zunge betrachten und den Puls tasten.
7. Nach familiären Krankheitsbelastungen wie Asthma, Ekzemen, Herzerkrankungen fragen.
8. Die emotionalen, familiären sowie arbeitsbezogenen Verhältnisse eruieren, um die Ursache der Erkrankung zu ermitteln.

Die folgende Fallgeschichte 28.3 und das Diagramm (➤ Abb. 28.4) veranschaulichen den Befragungsvorgang.

Fallgeschichte 28.3

Eine 37 Jahre alte Frau kommt zur Anamnese. Sie ist recht dünn, blass und ohne „Glanz", bewegt sich langsam und spricht mit leiser Stimme. Als sie sich hinsetzt, fällt uns ihr trockenes und lebloses Haar sowie ihr niedergeschlagenes Aussehen und ihre bedrückte Stimmlage auf. Schon jetzt lässt sich aufgrund des schmalen Körperbaus, der matt-blassen Gesichtsfarbe, des trockenen Haars und der Niedergeschlagenheit eine provisorische Diagnose von Blut-Mangel stellen (diese ist in ➤ Abbildung 28.4 als Dreieck dargestellt). Da bekannt ist, dass Blut-Mangel bei Frauen recht häufig vorkommt, ist die Annahme dieser Diagnose in diesem Fall umso wahrscheinlicher. Wie schon oben erwähnt, müssen wir jedoch unbedingt unvoreingenommen bleiben und uns darauf einstellen, dass die Patientin nicht zwingend an Blut-Mangel leiden muss. Sollten wir dies unterlassen, besteht die Gefahr, dass unsere gesamte Befragung einseitig ausfällt und damit der Befund in das von uns bereits vermutete Muster von Blut-Mangel „forciert" wird.

Zur nun folgenden Frage nach ihrer Hauptbeschwerde gibt sie das prämenstruelle Syndrom an, was als solches eine Diagnose von Blut-Mangel nicht direkt bestätigt. Nachdem ihre Hauptbeschwerde das prämenstruelle Syndrom ist (dargestellt durch ein kräftig umrahmtes Rechteck), denken wir sofort an eine Leber-Qi-Stagnation, die mitunter häufigste Ursache des prämenstruellen Syndroms (in ➤ Abbildung 28.4 als Dreieck dargestellt). Dennoch sollten wir im Kopf behalten, dass auch andere Ursachen für das prämenstruelle Syndrom bestehen können, vom Fülle- (z. B. Schleim-Feuer) und vom Leere-Typ (z. B. Leber-Blut-Mangel oder Nieren-Mangel). Unsere nun folgenden Fragen haben demnach das Ziel, eine Leber-Qi-Stagnation zu bestätigen oder auszuschließen. Hier die Fragen und Antworten:

- Was sind die typischen Symptome des prämenstruellen Syndroms bei Ihnen, Reizbarkeit oder Depression? Sie bejaht beide, jedoch eher Depression und Heulanfälle. Diese Frage wird gestellt, um ein Fülle- (in diesem Fall würde Reizbarkeit vorherrschen) von einem Leere-Syndrom (in diesem Fall würde Depression vorherrschen) zu unterscheiden.
- Besteht ein Spannungsgefühl in den Brüsten? Ja. Diese Frage dient der Abklärung, ob eine Leber-Qi-Stagnation besteht: Ein starkes Spannungsgefühl deutet auf Leber-Qi-Stagnation, in diesem Fall jedoch ist das Gefühl nicht allzu ausgeprägt.
- Besteht ein Spannungsgefühl im Bauch oder Oberbauch? Eher weniger.
- Ist der Zyklus regelmäßig. Ja. Diese Frage klärt ab, ob eine Leber-Qi-Stagnation besteht, da eine schwere Leber-Qi-Stagnation einen unregelmäßigen Zyklus verursachen kann.
- Schmerzen bei der Regel? Nein, jedoch ein Spannungsgefühl. Da wir nun mit Sicherheit eine Leber-Qi-Stagnation annehmen können, besteht nun der nächste Schritt darin, ob das Syndrom schon zu Leber-Blut-Stase geführt hat. Da keine Regelschmerzen vorliegen, können wir eine Blut-Stase ausgrenzen.
- Welche Farbe hat das Regelblut? Hellrot. Diese Frage klärt zusätzlich das Vorliegen von Blut-Stase ab. Die hellrote Farbe schließt eine Blut-Stase jedoch sicher aus.
- Wie lange dauert die Periode? Drei Tage. Dies bekräftigt die Diagnose eines Blut-Mangels.

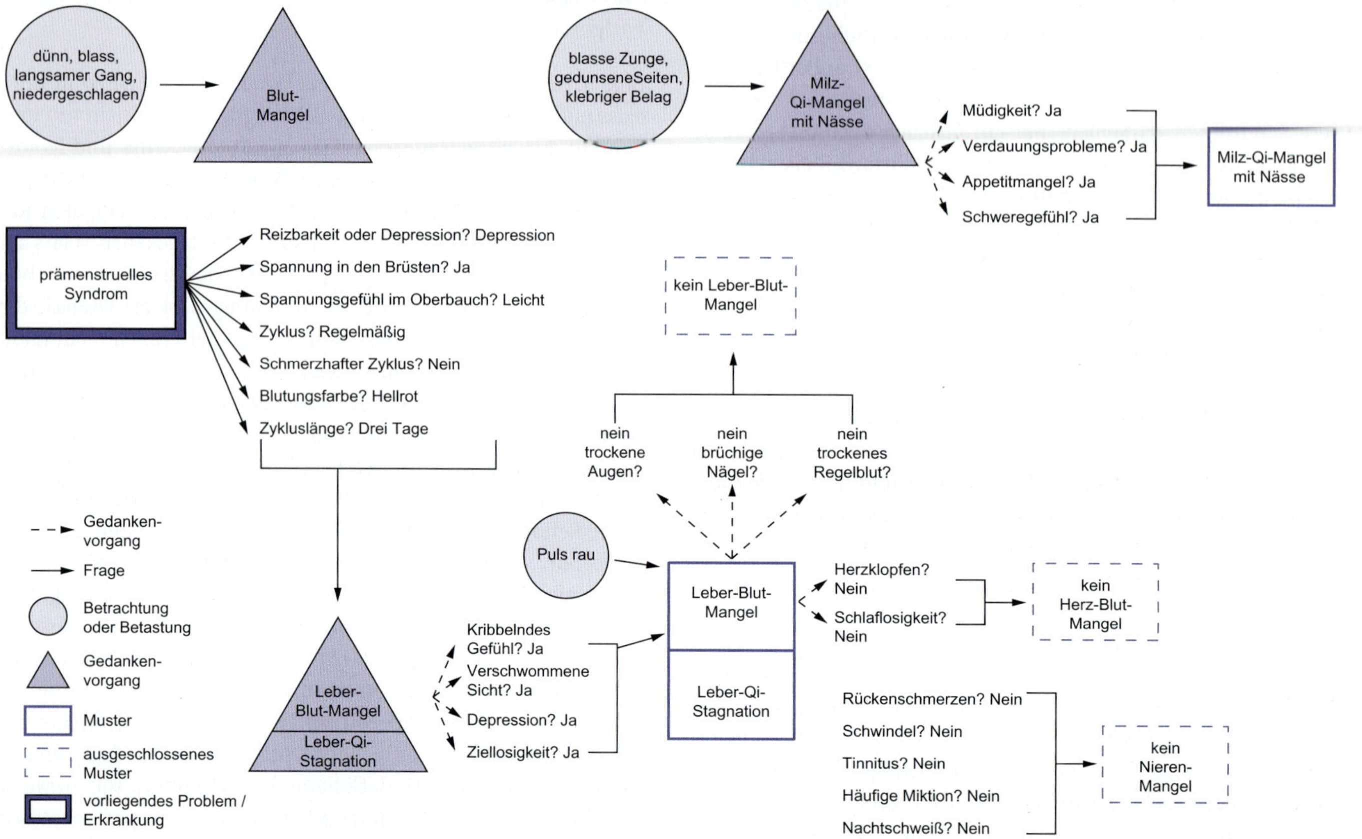

Abb. 28.4 Schematischer Prozess von Fallgeschichte 28.3

An diesem Punkt tasten wir uns in unserer Vorstellung nun zu folgendem Bild vor: Es scheint nun eindeutig, dass Leber-Qi-Stagnation zumindest zum Teil für die Entstehung des prämenstruellen Syndroms verantwortlich ist. Die Leber-Qi-Stagnation ist allerdings nicht allzu ausgeprägt und tritt wohl eher sekundär zum Leber-Blut-Mangel auf (diese Situation ist bei Frauen sehr typisch). Diese Feststellung wird in ➤ Abbildung 28.4 durch ein dünn umrandetes Rechteck illustriert. Nun bleibt noch zu klären, ob noch andere Krankheitsmuster existieren, allen voran eventuell ein Nieren-Mangel, weshalb wir die folgenden Fragen stellen:

- Haben Sie Rückenschmerzen? Nein.
- Ist Ihnen manchmal schwindelig? Ja.
- Haben Sie einen Tinnitus? Nein.
- Müssen Sie zu häufig urinieren? Nein.
- Schwitzen Sie in der Nacht? Nein.

Nachdem die Patientin weder an Rückenschmerzen, Tinnitus, häufiger Miktion noch nächtlichem Schwitzen leidet, können wir einen Nieren-Mangel ausschließen (in ➤ Abbildung 28.4 durch ein gestricheltes Rechteck dargestellt). Obwohl etwas Schwindel besteht, so liegt aufgrund der fehlenden anderen Nieren-Mangel-Symptome nahe, dass er durch Blut-Mangel ausgelöst wurde. Um nun eine eindeutige Diagnose von Blut-Mangel zu stellen, stellen wir noch folgende Fragen:

- Haben Sie manchmal ein kribbelndes Gefühl in den Gliedmaßen? Ja.
- Sehen Sie manchmal etwas verschwommen? Ja, manchmal.
- Fühlen Sie sich manchmal bedrückt und deprimiert? Ja.
- Haben Sie jemals ein Gefühl von Ziellosigkeit oder Unklarheit darüber, welche Richtung Sie im Leben einschlagen wollen? Ja.

Diese vier weiteren Symptome bestätigen nun eindeutig einen Leber-Blut-Mangel. Die Depression und das Gefühl von Ziellosigkeit bestehen aufgrund einer nicht im Leber-Blut verwurzelten Wanderseele. Warum legen wir uns aber auf einen Blut-Mangel der Leber und nicht anderer Organe fest? Die kurze Regelblutung, das trockene Haar und die verschwommene Sicht deuten zwar alle auf einen Leber-Blut-Mangel, wir sollten aber dennoch überprüfen, ob nicht auch andere Organe einen Blut-Mangel aufweisen, vor allem das Herz. Daher noch die folgenden Fragen:

- Haben Sie manchmal Herzklopfen? Nein.
- Leiden Sie unter Schlaflosigkeit? Nein

Diese beiden Antworten genügen nun, um ein Syndrom von Herz-Blut-Mangel (in ➤ Abbildung 28.4 gestricheltes Rechteck) auszuschließen. Nachdem ja ein Leber-Blut-Mangel besteht, sollten wir schließlich noch nachprüfen, ob sich daraus schon ein Leber-Yin-Mangel entwickelt hat. Daher die folgenden Fragen:

- Haben Sie manchmal trockene Augen? Nein.
- Haben Sie trockene oder brüchige Nägel? Nein.
- Ist Ihr Regelblut trocken? Nein.

Jetzt wissen wir, dass kein Leber-Yin-Mangel vorliegt (in ➤ Abbildung 28.4 gestricheltes Rechteck). Folglich haben wir nun als

Hauptproblem einen Leber-Blut-Mangel ermittelt, der sekundär eine Leber-Qi-Stagnation verursacht. Die Tatsache einer zweitrangig bestehenden Leber-Qi-Stagnation ist für die Festlegung unseres Behandlungsprinzips wichtig, da wir uns nun hauptsächlich auf das Nähren von Leber-Blut konzentrieren, während das Bewegen von Leber-Qi sekundär ist.

Ehe wir die Befragung beenden, wollen wir sicherstellen, dass nicht noch eventuell weitere Symptome vorliegen, und fragen daher noch nach Kopfschmerzen, Schmerzen im Brustkorb, Bauchschmerzen, Stuhl und Harn, Schlaf und Schwitzen. Die Patientin hat keine weiteren Symptome.

Nun betrachten wir die Zunge und fühlen den Puls. Ihre Zunge ist blass, leicht gedunsen (vor allem an den Rändern) und weist einen klebrig-weißen Belag auf. Ihr Puls ist auf der linken Seite rau und auf der rechten schwächlich.

Die blasse Zunge bestätigt zwar den Blut-Mangel, sie lässt aber darüber hinaus auf andere, im Befragungsvorgang noch nicht zutage getretene Muster schließen. Die gedunsenen Ränder deuten auf einen Milz-Mangel, der klebrige Belag auf Nässe. Ein Milz-Mangel mit etwas Nässe ist einer der häufigsten klinischen Muster überhaupt, daher ist er auch in diesem Fall keine Überraschung. Nach dieser Feststellung müssen wir der Patientin noch einige Fragen stellen, um den Milz-Mangel mit etwas Nässe zu bestätigen. Wir fragen:

- Fühlen Sie sich schnell müde? Ja. Möglicherweise liegt ein Milz-Mangel vor.
- Wie ist Ihr Appetit? Schlecht.
- Haben Sie Probleme bei der Verdauung? Völlegefühle nach dem Essen? Einen klebrigen Geschmack im Mund? Oberbauchschmerzen? Die Patientin verneint die Oberbauchschmerzen, aber berichtet von leichtem Völlegefühl nach dem Essen. Somit wird das Vorliegen von Nässe bestätigt.
- Fühlen Sie sich manchmal schwer? Ja, ein bisschen. Dies bestätigt ein Nässe-Syndrom.

Wenden wir uns dem Puls zu, so bekräftigt die schwächliche Qualität rechts den Milz-Mangel, die raue Qualität links hingegen den Blut-Mangel.

Abschließend können wir feststellen, dass die Patientin Leber-Blut-Mangel, Milz-Qi-Mangel, eine sekundäre Leber-Qi-Stagnation sowie etwas Nässe hat. Es bestehen also zwei Leere- und zwei Fülle-Syndrome. Der Leere-Charakter des Pulses leitet uns zum korrekten Behandlungsprinzip, also erstrangig Leber-Blut zu nähren und Milz-Qi zu tonisieren, und zweitrangig Leber-Qi zu bewegen und Nässe aufzulösen. Ich folgte dem Behandlungsprinzip, das Milz-Qi zu tonisieren, das Leber-Blut zu nähren, das Qi zu bewegen und Nässe zu beseitigen.

THERAPIE

- Ren 12 Zhongwan, Ma 36 Zusanli, Mi 6 Sanyinjiao, Bl 20 Pishu, Bl 21 Weishu, um das Milz-Qi zu stärken.
- Le 8 Ququan, Ren 4 Guanyuan, um das Leber-Blut zu nähren.
- Mi 9 Yinlingquan, um Nässe zu beseitigen.
- Le 3 Taichong, um das Leber-Qi zu bewegen.

Eine Variante von Xiao Yao San:
Chai Hu *Radix Bupleuri,* Bo He *Herba Menthae haplocalycis,* Bai Zhu *Rhizoma Atractylodis,* Fu Ling *Poria,* Dang Gui *Radix Angelicae,* Bai Shao *Radix Paeoniae lactiflorae,* Xiang Fu *Rhizoma Cyperi rotundi.*

Fallgeschichte 28.4

(➤ Abb. 28.5)

Eine 42 Jahre alte Frau stellte sich mit seit 20 Jahren bestehendem Drehschwindel vor. Beim Eintreten fällt uns schon auf, dass sie dünn ist und recht langsam geht, sie verhält sich ruhig, ihre Stimme ist leise und ihre Augen sind trübe und matt. Über die Betrachtung dieser Anzeichen gewinnen wir einen ersten Eindruck ihres Zustandes, der eindeutig von Leere geprägt ist. Außerdem weisen die trüben und matten Augen auf emotionale Probleme als mögliche Ursache ihres Zustandes hin. Sie setzt sich hin und wir beginnen eine genaue Befragung ihrer Symptome. Sie beschreibt, dass sie seit 20 Jahren an unregelmäßig auftretenden Anfällen von Schwindel leidet. Diese Anfälle traten nach der Geburt ihrer Tochter vor zweieinhalb Jahren noch schlimmer und häufiger auf. Die Verschlechterung ihrer Symptome nach der Geburt ihrer Tochter lässt uns an einen Nieren-Mangel als mögliches Krankheitsmuster denken. Die Schwindelanfälle sind geprägt von starkem Drehschwindel, als ob sich der ganze Raum um sie drehe, und sie muss sich erbrechen. Die Anfälle treten normalerweise morgens auf, werden durch Liegen ausgelöst, durch Hinsetzen hingegen verbessern sie sich. Die Schwere des Drehschwindels deutet klar auf ein Fülle-Syndrom als Ursache hin. Die wenigen Symptome und klinischen Zeichen, die wir bisher aus der anfänglichen Betrachtung und Befragung sammeln konnten, erlauben uns daher den Schluss, dass sowohl ein Fülle- als auch ein Leere-Syndrom vorliegen. Der extreme Schwindel könnte aufgrund aufsteigendem Leber-Yang oder Leber-Wind bestehen. Zwischen den Anfällen leidet sie auch an kleineren, milderen Anfällen, die aber im Gegensatz zu den extremen Anfällen auf ein Mangel-Syndrom, vermutlich der Nieren, zurückzuführen sind. Wir können nun einige einstweilige Schlüsse ziehen und behaupten, dass sie aufgrund eines Nieren-Mangels (der die milderen Anfälle verursacht und wohl für die Verschlimmerung des Schwindels nach der Entbindung verantwortlich ist) an aufsteigendem Leber-Yang (der den schweren Schwindel und eventuell auch das Erbrechen verursacht) leidet.

Nun müssen wir nach weiteren Symptomen fragen. Sie fühlt sich generell kalt und bekommt im Winter Frostbeulen. Um ein Syndrom von Nieren-Mangel zu bestätigen oder auszuschließen, müssen wir uns nun nach Rückenschmerzen, Tinnitus, Nachtschweiß und der Miktion erkundigen. In der Tat leidet sie an chronischen Schmerzen im unteren Rückenbereich, ferner ist ihr Harn blass und die häufige Miktion. Fassen wir zusammen: Das allgemeine Gefühl von Kälte, die Rückenschmerzen, das häufige Miktion, die Anfälle von leichtem Schwindel und die Verschlimmerung nach der Entbindung führen uns zur Diagnose eines Nieren-Yang-Mangels. Des Weiteren können wir herleiten, dass der Nieren-Mangel die Grundlage für das aufsteigende Leber-Yang bildet.

Als Nächstes erkundigen wir uns nach ihrer Periode, eine essenzielle Frage bei weiblichen Patienten. Hier hat sie allerdings keine Probleme, die Periode ist regelmäßig, ist nicht zu stark, nicht zu gering und schmerzt nicht.

Da Schleim bekannterweise häufig zu Schwindel und Drehschwindel führen kann, müssen wir mit weiteren Fragen der

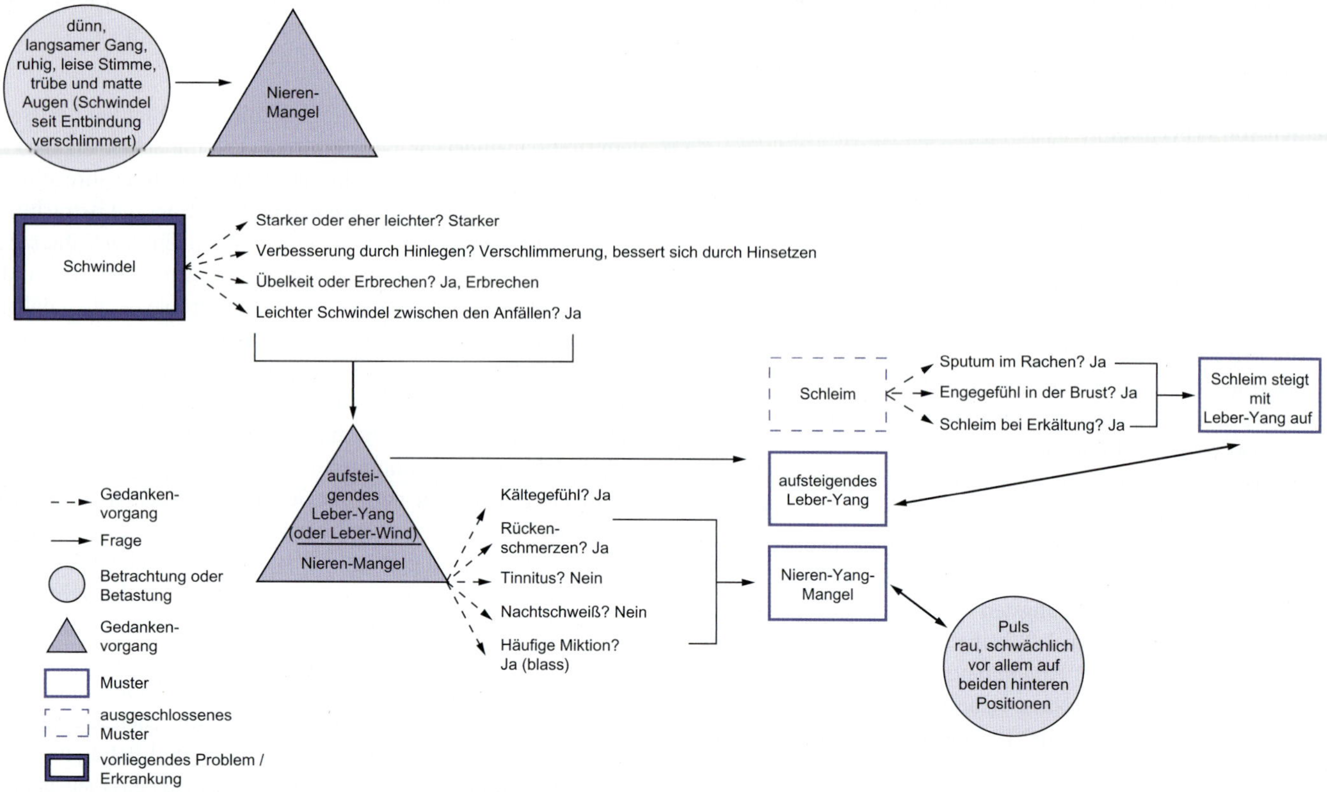

Abb. 28.5 Schematischer Prozess von Fallgeschichte 28.4

Möglichkeit nachgehen, dass Schleim und aufsteigendes Leber-Yang sich vereinen und bei ihr zusammen zum Schwindel führen. Obwohl ihre dünne Körperform nicht auf Schleim hinweist (da Schleim eher zu Fettleibigkeit führt) soll dies nicht heißen, dass dünne Personen nie an Schleim-Syndromen erkranken. Daher fragen wir sie, ob sie einen Rachenkatarrh hat, dem sie zustimmt und erklärt, dass sie sich morgens häufig räuspern muss, und dass eine Erkältung sich schnell auf die Brust legt und dadurch viel Sputum erzeugt. Bisweilen hat sie auch ein beengendes Gefühl im Brustkorb. Im Zusammenhang mit dem Erbrechen weisen diese Symptome auf Schleim als überlappendes Syndrom.

Ihre Zunge weist rote Ränder auf, ist aber ansonsten normal. Folglich zeigt nur die Zunge keine Anzeichen von Schleim, da sie in diesem Falle gedunsen wäre und einen klebrigen Belag aufwiese. Dies bedeutet nicht, dass Schleim nun auszuschließen sei, sondern dass Schleim als Begleitsyndrom zu sehen ist und als solches sekundär zum aufsteigenden Leber-Yang zum Drehschwindel führt. Der allgemeine Eindruck ihres Pulses ist schwächlich, auf der linken Seite ist er rau und schwächlich – besonders schwächlich an den beiden hinteren (proximalen) Positionen. In diesem Pulsbild können wir nur die Leere-Syndrome klar erkennen, also Nieren-Yang-Mangel und Milz-Qi-Mangel, der die Wurzel für die Entstehung von Schleim darstellt. Dieser Fall ist ein schönes Beispiel dafür, wie Puls und Zunge auf verschiedene Aspekte derselben Erkrankung hindeuten können. Im Puls erkennen wir das zugrunde liegende Leere-Syndrom, in der Zunge hingegen das Fülle-Syndrom von aufsteigendem Leber-Yang. In der Praxis sollten wir nicht davon ausgehen, dass Puls- und Zungenbild sich stets entsprechen (in diesem Fall würde man einen saitenförmigen Puls erwarten, der sich dann mit den roten Zungenrändern decken würde), da sie häufig die verschiedenen Aspekte einer vielschichtigen Erkrankung wiedergeben.

Abschließend können wir einerseits zwei Leere-Syndrome identifizieren, nämlich Nieren-Yang-Mangel und Milz-Qi-Mangel (die Wurzel), und anderseits zwei Fülle-Syndrome, nämlich aufsteigendes Leber-Yang und Schleim (die Manifestation). Bezüglich des starken Drehschwindels ist aufsteigendes Leber-Yang vor dem Schleim-Syndrom anzusetzen, liegt also primär vor. In diesem Fall formulieren wir nun folgendes Behandlungsprinzip: Sowohl Wurzel als auch Manifestation behandeln, indem wir Nieren-Yang und Milz-Qi tonisieren und gleichzeitig Leber-Yang unterdrücken und Schleim auflösen. Da die Schwindelanfälle in diesem Fall nicht so häufig auftreten (etwa all sechs Monate), erfolgt die Behandlung von Wurzel und Manifestation gleichzeitig. Sollten die Anfälle häufiger auftreten, müssten wir uns auf die Behandlung der Manifestation konzentrieren, also Leber-Yang unterdrücken und Schleim auflösen.

THERAPIE

- Ren 4 Guanyuan, Ni 3 Taixi, Bl 23 Shenshu, um die Nieren zu tonisieren.
- Bl 20 Pishu, Ren 12 Zhongwan, Ma 36 Zusanli, um das Milz-Qi zu tonisieren.
- Le 3 Taichong, um das Leber-Yang zu unterdrücken.
- Ma 40 Fenglong, um Schleim aufzulösen.

28.12 Die zehn traditionellen Fragen

Traditionell basiert der Vorgang der Befragung auf dem System der zehn Fragen. Diese Vorgehensweise wurde ursprünglich von dem Arzt Zhang Jing Yue (1563–1640) ins Leben gerufen. Die „zehn Fragen“ nachfolgender Ärzte unterschieden sich leicht von denen in Dr. Zhangs Buch. Die ursprünglich von Zhang Jing Yue formulierten zehn Fragen lauten folgendermaßen:

1. Abneigung gegen Kälte und Fieber
2. Schwitzen
3. Kopf und Körper
4. Die zwei Ausscheidungen
5. Essen und Trinken
6. Brustkorb und Bauch
7. Taubheit
8. Durst
9. Vorerkrankungen
10. Erkrankungsursachen

Zhang Jing Yue fügte zu diesen zehn Fragen noch zwei weitere hinzu, nämlich bezüglich Frauenerkrankungen und Kindern, also insgesamt zwölf.

Zwar werden diese in China als „Fragen“ bezeichnet, stellen aber eher Fragenbereiche dar. Über die Jahrhunderte hinweg fanden hier zahlreiche Veränderungen statt, da jeder Arzt bei der Befragung etwas andere Schwerpunkte setzte.

Heutzutage finden sich in chinesischen Fachbüchern hauptsächlich die folgenden zehn Fragenbereiche:

1. Abneigung gegen Kälte und Fieber
2. Schwitzen
3. Kopf und Körper
4. Brustkorb und Bauch
5. Essen und Mundgeschmack
6. Stuhl und Harn
7. Schlaf
8. Gehör und Tinnitus
9. Durst und Trinken
10. Schmerz

Um die speziellen Symptome von Frauen und Kinder zu würdigen, werden diese beiden Fragenbereiche hinzugefügt, somit stehen zwölf Fragenbereiche fest. An dieser Stelle muss betont werden, dass nicht immer alle Fragen in jeder Situation gestellt werden müssen, schließlich gibt es auch noch andere Fragen. Jede Situation muss individuell angegangen werden und verlangt daher nach den entsprechenden Fragen.

28.12.1 Die Grenzen der zehn traditionellen Fragen

Man muss der oben angegebenen Reihenfolge der zehn Fragen nicht unbedingt folgen. Ich selbst halte mich nie daran, da diese Reihenfolge auf die Befragung eines Patienten abgestimmt ist, der an einem akuten Syndrom äußeren Ursprungs erkrankt ist. Daher erhält die Frage nach „Abneigung gegen Kälte und Fieber“, die auch in chinesischen Fachbüchern stets an erster Stelle steht, den vordersten Platz. In meiner Praxis kommt die Frage nach Kälte- und Hitzegefühlen bei inneren Erkrankungen eher am Ende der Befragung, wenn ich bestimmen möchte, ob nun eine innere Hitze oder innerer Kälte vorliegt. Gegebenenfalls kann man dies mit dieser Frage abklären.

Es gibt keinen Grund, unsere Befragung auf den Rahmen der traditionellen zehn Fragen zu beschränken oder all diese Fragen zu stellen. Im Gegenteil, jeder Patient ist anders, und weist demnach andere Erkrankungsursachen und Disharmoniemuster auf, deswegen müssen wir unsere Fragen auf die jeweilige Situation des Patienten abstimmen. Besonders im Rahmen der ersten Befragung müssen wir auf den seelischen Zustand des Patienten sehr einfühlsam und anpassungsfähig eingehen, sodass er sich wohl fühlen und entspannen kann. Daher wäre ein routinemäßiges Abfragen der zehn Fragen ohne Bereitschaft zur Anpassung an die jeweilige Lage des Patienten schlechthin verkehrt. Es mag beispielsweise geschehen, dass ein Patient bei der Beschreibung seines Hauptproblems sofort in Tränen ausbricht, worauf wir dann einfühlsam und mit Mitgefühl reagieren sollten.

Die der Befragung zugrunde liegenden zehn Fragen wurden in der frühen Qing-Dynastie entworfen, in einer Zeit, als die kulturellen Umstände ganz anders waren als heute. Aus diesem Grund sollten wir uns nicht scheuen, Struktur und Inhalt des Befragungsvorgangs an unsere Zeit und Kultur anzupassen.

Daher möchte ich den traditionellen zehn Fragen noch die folgenden Punkte ergänzen:

- Emotionen
- Sexuelle Symptome
- Zustand von Energie und Kraft

Außerdem führe ich noch ein separat gehaltenes Befragungsgebiet bezüglich der Gliedmaßen ein, das traditionell unter der Kategorie „Körper“ aufgeführt wird.

!

Die Tatsache, dass „Abneigung gegen Kälte und Fieber“ unter den zehn Fragen auf dem ersten Platz steht, spiegelt den immensen Einfluss des *Shang Han Lun* von Zhang Zhong Jing in der Geschichte der chinesischen Medizin wider. Dieser Klassiker, der um 220 n. Chr. geschrieben wurde, entwickelte sich zu einer wahren Bibel der chinesischen Medizin, und kein Arzt konnte davon abweichen. Da es in diesem Klassiker um Krankheiten aufgrund äußerer Kälte geht, ist die Frage nach Kälteabneigung und Fieber eine sehr wichtige. In unserer klinischen Situation müssen wir dieser Frage nicht die gleiche Bedeutung beimessen. Wir müssen die Frage nur stellen, wenn wir einen Patienten vor uns haben, der unter einer akuten Wind-Invasion leidet.

28.12.2 Fragen zum Gemütszustand

Wenn wir uns nach dem Gemütszustand, also den emotionalen Lebensumständen des Patienten, erkundigen, spielt dies sowohl im Rahmen der generellen als auch der spezifischen Befragung eine wichtige Rolle, einerseits um die Ursache der Erkrankung zu ergründen und andererseits um das Disharmoniemuster zu bestimmen. Ein besonders auffälliger Gemütszustand ist wie jedes andere Symptom als eine klinische Manifestation anzusehen und als wichtiger Bestandteil des Disharmoniemusters zu werten. Beispielsweise deutet eine Neigung zu Wut besonders klar auf ein Syndrom von aufsteigendem Leber-Yang oder Leber-Feuer hin, Traurigkeit deutet häufig auf einen Lungen-Mangel, zu häufiges und zwanghaftes Denken auf ein Syndrom der Milz hin usw.

Aus kulturellen Gründen kann im Rahmen der zehn Fragen eine spezifische Frage zum Gemütszustand auch ganz wegfallen, da chinesische Patienten ihre emotionalen Probleme normalerweise nicht zur Sprache bringen, sondern sie in körperliche Symptome umformulieren, sie somatisieren sie also. Dies stellt eine Art „Übereinkunft" von Patient und Arzt dar. Im Folgenden möchte ich einige Beispiele der seelischen Bedeutung verschiedener Symptome von chinesischen Patienten auflisten:

1. Ein „Gefühl von Beengung in der Brust" (*Xiong Men*) lässt oft vermuten, dass der Patient deprimiert ist.
2. Ein „starker Durst" bedeutet oft, dass der Patient wütend ist.
3. „Müdigkeit und Schwindel" bei einer Frau lassen häufig auf eine Depression schließen.
4. „Appetitmangel" bedeutet in den meisten Fällen, dass der Patient deprimiert oder sexuell frustriert ist (derselbe emotionale Zustand würde bei einem westlichen Patienten eher dazu führen, mehr zu essen und ständig zu naschen).
5. „Schlaflosigkeit und Herzklopfen" deuten möglicherweise auf enorme Ängstlichkeit und Furcht hin.
6. Ein „bitterer Schmerz" deutet möglicherweise auf schlechte, verbitternde Erfahrungen im Leben des Patienten hin, oder dass er sich verbittert fühlt.
7. „Übelkeit" kann auf Sorge, Frustration oder Depression deuten.

28.12.3 Fragen zum Sexualleben

Da die moderne chinesische Gesellschaft im Hinblick auf sexuelle Themen noch recht prüde ist, stellen chinesische Ärzte zu derartigen Problemen grundsätzlich keine Fragen. Dennoch sollte dieses Thema immer Teil der Befragung sein, da sich hier wertvolle Informationen zur Symptomatologie des Patienten befinden könnten, die uns wiederum bei der Bestimmung des Disharmoniemusters behilflich sind.

28.12.4 Fragen zur Kraft und Energie des Patienten

Fragen zum „Energiestatus" des Patienten sind äußerst wichtig, da diese Information schnell und einfach auf das Vorliegen eines Mangel-Syndroms hinweisen kann (mit Ausnahme der wenigen Fälle, wo sich der Patient aufgrund eines Fülle-Syndroms müde fühlt). Da wohl ein Großteil westlicher Patienten aufgrund eines Gefühls von Kraftlosigkeit eine TCM-Praxis aufsucht, sollten wir diese Frage in jedem Fall stellen.

28.13 Die sechzehn Fragen

Ausgestattet mit diesen drei neuen Fragen (zu Gemütszustand, Sexualleben und Energie) möchte ich nun den Vorschlag machen, das System der traditionellen zehn Fragen zu revidieren, die Reihenfolge leicht zu verändern und in ein System von insgesamt sechzehn Fragen umzuwandeln:

1. Schmerz
2. Essen und Mundgeschmack
3. Stuhl und Harn
4. Durst und Trinken
5. Energie, Kraft
6. Kopf, Gesicht und Körper
7. Brustkorb und Bauch
8. Gliedmaßen
9. Schlaf
10. Schwitzen
11. Ohren und Augen
12. Kältegefühl, Hitzegefühl und Fieber
13. Gemütszustand
14. Sexuelle Symptome
15. Symptome bei Frauen
16. Symptome bei Kindern

Abgesehen davon, dass ich vier Fragen hinzufüge (zu Schmerz, Gemütszustand, sexuellen Symptomen und Energie) habe ich die Reihenfolge der traditionellen zehn Fragen entsprechend meiner eigenen praktischen Erfahrung mit westlichen Patienten verändert und dabei einige Fragen in zwei Fragen aufgeteilt (beispielsweise „Essen und Trinken" in „Essen und Mundgeschmack" und „Durst und Trinken").

Die Frage „Abneigung gegen Kälte und Fieber" habe ich auf den zwölften Platz verschoben, da es eher am Ende der Befragung zu unterscheiden ist, ob bei einem bestimmten Muster Kälte oder Hitze vorliegt. Ihre ursprüngliche Platzierung an erster Stelle unterliegt historischen Gründen, da in der Entstehungsphase der zehn Fragen fiebrige Erkrankungen äußerst häufig auftraten und daher vom Arzt zu allererst abgefragt werden mussten.

Ich habe die Frage bezüglich Schmerz an erster Stelle gestellt, da er wohl die häufigste Beschwerde westlicher Patienten darstellt. Hierauf folgen Fragen zu Essen, Verdauung, Stuhlgang, Harn und Durst, da hier der große Bereich von Verdauungs- und Harnstörungen unserer Patienten umfassend abgedeckt werden soll. Die sechzehn Fragen müssen nicht unbedingt in dieser Reihenfolge abgefragt werden, sondern sollten zum Beispiel bei Frauen so gestaltet werden, dass Fragen zu gynäkologischen Symptomen am Anfang gestellt werden.

Im Folgenden werden die klinisch relevanten Bedeutungen der einzelnen Symptome besprochen, zum Beispiel: „Nachtschweiß deutet auf einen Yin-Mangel", oder „Durst deutet auf Hitze". Man sollte aber zur Kenntnis nehmen, dass dieser Ansatz dem Wesen der chinesischen Diagnose eigentlich widerspricht, da das sich am Ende ergebende Vollbild der Diagnose zählt und weniger die einzelnen Symptome. Kein Symptom oder klinisches Zeichen kann vom Erkrankungsmuster losgelöst betrachtet werden, die Landschaft als

Ganzes, nicht einzelne Merkmale, ist das Entscheidende. Anstatt zu behaupten, dass „Nachtschweiß auf einen Yin-Mangel deutet“, sollten wir uns differenzierter ausdrücken: „wenn die Wangen am Jochbein rot sind, der Hals trocken, die Zunge rot und ohne Belag ist, deutet Nachtschweiß tatsächlich auf einen Yin-Mangel hin; doch wenn ein Schweregefühl besteht, sowie ein klebriger oder bitterer Mundgeschmack und ein Völlegefühl im Oberbauch, deutet Nachtschweiß auf Nässe-Hitze hin.“ Lediglich aus didaktischen Gründen führen wir die Symptome und klinischen Zeichen von ihrer diagnostischen Bedeutung losgelöst auf.

Nach jahrelanger Erfahrung kann ich jedoch berichten, dass man in manchen Fällen selbst aus einem losgelösten Symptom oder Zeichen das Syndrom herleiten kann, da jedes Symptom oder Zeichen innerhalb eines Syndroms den „Abdruck“ des gesamten Erkrankungsmusters in sich trägt. Dies lässt sich hauptsächlich durch die Betrachtung, durch Hören oder Riechen entscheiden. Ein Beispiel: „Mentale Unruhe“ kann auf ein Syndrom von Fülle oder Leere zurückzuführen sein, daher sollten zur eindeutigen Diagnose die Begleitsymptome herangezogen werden. Ein erfahrener Therapeut wird jedoch schon anhand der Betrachtung des Patienten ungefähr entscheiden können, ob hier ein Fülle- oder Leere-Syndrom zugrunde liegend ist. Dies ist nicht ganz so leicht zu erklären, aber man kann feststellen, dass ein Patient mit Fülle-Hitze wesentlich erregter ist, seine Unruhe erscheint „soliderer“ Natur, er ist also einfach generell unruhiger. Beim Patienten mit Leere-Hitze äußert sich die Unruhe auf ruhigere Art, außerdem besteht ein unklares Angstgefühl, ohne dass der Patient den Grund dafür weiß. Allgemein schaut der Patient aus, als ob bei ihm mehr Mangel als Fülle vorliegt.

Als weiteres Beispiel sei Husten erwähnt, wo wir die Diagnose durch Hören anwenden. Ein erfahrener Therapeut hört den Husten und kann nicht nur unterscheiden, ob der Husten aufgrund eines Syndroms von Schleim oder Trockenheit besteht, sondern auch, ob das vorherrschende Syndrom nun Kälte-Schleim, Nässe-Schleim oder Schleim-Hitze ist.

LERNERGEBNISSE

Das sollten Sie jetzt wissen:

- Dass die generelle und spezifische Befragung die Krankheitsursache bzw. das Disharmoniemuster zeigen.
- Dass die Tiefe der Befragung dabei hilft, das Muster einzugrenzen.
- Dass Zungen- und Pulsbefunde allein auf eine Pathologie hindeuten können.
- Wie wichtig es ist, die richtigen Fragen zu stellen und der Ausdrucksweise des Patienten zuzuhören.
- Welche vermeidbaren „Fallstricke“ es bei der Befragung gibt und wie der empfohlene Ablauf aussieht.
- Wie die Befragung mit der Betrachtung sowie Zungen- und Pulsdiagnose zusammengebracht werden kann.
- Wie die traditionellen zehn Fragen angepasst werden können, um dem individuellen westlichen Patienten in der heutigen Praxis gerecht zu werden.

ANMERKUNGEN

1 *Huang Di Nei Jing Su Wen* 黄帝内经素问 („Des Gelben Kaisers Klassiker des Inneren – Reine Fragen“; „The Yellow Emperor's Classic of Internal Medicine – Simple Questions“); People's Health Publishing, Beijing 1979; S. 553; erstmals erschienen: etwa 100 v. Chr.

2 Ebenda, S. 558.

KAPITEL

29 Schmerz

Wie schon in ➤ Kapitel 28 erwähnt, habe ich die Reihenfolge der traditionellen zehn Fragen geändert und die Frage über den Schmerz an erster Stelle gesetzt. Dies heißt jedoch nicht, dass man immer mit dieser Frage beginnen sollte. Die Reihenfolge der Befragung sollte flexibel sein.

In diesem Kapitel werde ich ganz allgemein den Schmerz und seine diagnostisch relevanten Aspekte abhandeln. Schmerz in den verschiedenen Teilen des Körpers wird in den betreffenden Kapiteln abgehandelt. So kann man zum Beispiel Brustschmerz bei der Befragung zum Thema „Brustkorb und Bauch" (➤ Kap. 38) finden.

? Warum man fragt

Wenn wir Fragen zum Schmerz stellen, können uns die Art, der Ort und das zeitliche Auftreten des Schmerzes genau angeben, ob es sich bei dem Krankheitsmuster um ein Fülle- oder Leere-Syndrom handelt, und ferner, ob pathogene Faktoren wie Qi-Stagnation, Blut-Stase, Nässe und andere vorliegen.

Des Weiteren liegt auf der Hand, dass Schmerz für unsere Patienten einen sehr häufigen Beweggrund für eine Behandlung darstellt.

? Wann man fragt

Wenn Schmerz die Hauptbeschwerde ist, steht dieser im Zentrum einer genauen Befragung. Doch selbst wenn uns der Patient aufgrund eines anderen, nicht mit Schmerzen verbundenen Symptoms (z. B. Asthma) aufsucht, sollten wir uns stets erkundigen, ob der Patient irgendwo Schmerzen verspürt. Diese Vorgehensweise verspricht einerseits, dass wir auf ein Problem stoßen, das der Patient bisher nicht spontan zur Rede brachte, und andererseits, dass eine Analyse von Art, Ort und zeitlichem Auftreten des Schmerzes unsere ursprüngliche Diagnose bestätigt. In manchen Fällen kann eine solche Schmerzanalyse unsere ursprüngliche Diagnose sogar noch um eine neue Dimension *erweitern.*

Beispielsweise diagnostizieren wir bei einer Frau mit der Hauptbeschwerde einer Depression ein Muster von Leber-Qi-Stagnation. Ehe wir die Befragung abschließen, sollten wir uns noch nach eventuell bestehenden Schmerzen erkundigen. Die Patientin schildert uns ihre Schmerzen und ein Spannungsgefühl im Bauch, was unsere Diagnose einer Leber-Qi-Stagnation eindeutig bekräftigt. Wenn wir das Beispiel nun weiterführen, und sie auch noch starke Regelschmerzen mit dunklem, verklumptem Blut angibt, ist dies ein eindeutiges Indiz dafür, dass nicht nur Leber-Qi-Stagnation, sondern auch Leber-Blut-Stase vorliegt. Da sich die Leber-Blut-Stase nur durch die Regelschmerzen äußert (nehmen wir an, dass die Zunge nicht violett ist), hätten wir dies ohne ein Abfragen der Schmerzen nicht bemerkt.

? Wie man fragt

Wenn man sich nach dem Schmerz erkundigt, sollten wir systematisch nach den folgenden vier Aspekten fragen:
- Ort
- Art
- Zeitliches Auftreten
- Reaktion auf Druck und Temperatur

Schmerzort

Diese erste Frage gilt der Lokalisierung des Schmerzes. Hierbei sollte man die Beschreibung des Patienten nicht unreflektiert übernehmen, da jeder Patient seine eigene Art zur Beschreibung eines gewissen Schmerzortes besitzt. Häufig spricht ein Patient vom „Magen", tatsächlich aber meint er den Unterbauch. Gerade bei Bauchschmerzen muss man den genauen Schmerzort gemäß den Bauchregionen in Kapitel 38 bestimmen, indem man den Patienten bittet, mit einem Finger auf den Schmerzort zu deuten. Dieses Vorgehen sollte man besonders bei Kindern, deren Vokabular zur Beschreibung noch nicht ausreicht und die den Schmerz daher schlicht als „Bauchweh" bezeichnen, anwenden.

Bei einer Leitbahnthematik sollte man sich ebenfalls genau nach dem Schmerzort erkundigen, um die jeweilig betroffenen Leitbahnen zu ermitteln. Ein Beispiel: Wenn ein Patient über Schulterschmerzen klagt, so müssen wir eindeutig festlegen, ob der Schmerz auf der vorderen (Lungen-Leitbahn), mittleren (Dickdarm-Leitbahn) oder hinteren (Dünndarm-Leitbahn) Seite der Schulter ist. Zur exakten Lokalisierung des Schmerzes ist hierbei aber auch eine Betastung von Nöten.

Art des Schmerzes

Als Nächstes erkundigen wir uns nach der Art und Beschaffenheit des Schmerzes. Bieten Sie dem Patienten keine speziellen Begriffe an, sondern lassen Sie ihn den Schmerz frei und spontan beschreiben. Problematisch kann hier sein, welche Begriffe der Patient verwendet, da sich seine Begriffe wahrscheinlich von den in China üblichen Begriffen unterscheiden. Aber mit etwas Erfahrung werden wir in der Lage sein, die von westlichen Patienten verwendeten Begriffe in ihr chinesisches Gegenstück zu „übersetzen", wie folgende Beispiele verdeutlichen sollen: „Aufgebläht" sein entspricht einem „Spannungsgefühl"; „mir liegt etwas auf der Brust" entspricht einem „Gefühl von Enge / Beengung"; „sich nach unten gezogen fühlen" entspricht einem „niederdrückenden Gefühl" usw. Nachdem der Patient nun die Art des Schmerzes auf seine Weise beschrieben hat, können wir, wenn es noch nötig ist, noch weiter nach der Art des Schmerzes gemäß der traditionellen chinesischen Terminologie fragen. Darin erkennen westliche Patienten ihren Schmerz oft sehr genau umschrieben. Wenn wir beispielsweise bei Fällen von Bauchschmerzen nachfragen „Wird der Schmerz von einem Schweregefühl begleitet?", so werden uns viele Patienten dies als das genau zutreffende Gefühl bestätigen.

Zeitliches Auftreten

Sobald wir uns über den Ort und die Art des Schmerzes im Klaren sind, fragen wir nach dem zeitlichen Auftreten des Schmerzes, wie weiter unten im Text beschrieben wird.

Faktoren mit Einfluss auf den Schmerz

Zuletzt fragen wir nach, wie der Schmerz auf Druck oder Temperatur reagiert. Hierbei ist zu beachten, dass wir die Frage für den westlichen Patienten verständlich formulieren. Anstatt zu fragen „Verbessert oder verschlimmert sich der Schmerz bei Druck?" (wie es in der Befragung chinesischer Patienten üblich ist), sollten wir uns eher folgendermaßen ausdrücken: „Wenn Sie Ihren Bauch reiben oder drücken, verbessern sich die Bauchschmerzen dann, oder möchten sie lieber nicht, dass er berührt wird?"

Ebenso sollten wir uns auch bei der Reaktion auf Temperatur einer für den Patienten verständlichen Ausdrucksweise bedienen. Zum Beispiel, wenn ein Patient an Gelenkschmerzen leidet, so sollten wir nachfragen, ob die Schmerzen bei kaltem und regnerischen Wetter stärker werden, und ferner, ob das Anwenden von Wärme oder Kälte den Schmerz lindert oder verschlimmert.

In der chinesischen Medizin wird der Schmerz gemäß folgender fünf Parameter genau eingeteilt:
- Der Schmerzort
- Die Schmerzart
- Das zeitliche Auftreten des Schmerzes
- Faktoren mit Einfluss auf den Schmerz
- Organ-Schmerz im Vergleich zu Leitbahn-Schmerz

29.1 Der Schmerzort

Ein **lokaler, fixierter Schmerz** besteht normalerweise aufgrund von Schleim, Blut-Stase oder einer Blockade durch Nässe oder Kälte, oder durch beide.

Ein **sich bewegender Schmerz** besteht normalerweise aufgrund von Qi-Stagnation (Ausnahme: Wind in den Gelenken).

29.2 Die Schmerzart

Generell deutet ein milder Schmerz auf ein Leere-Syndrom hin, ein stechender, starker Schmerz hingegen auf ein Fülle-Syndrom. Hier ist zu beachten, dass sich ein milder Schmerz normalerweise auch dumpf anfühlt, ein „dumpfer" Schmerz aber trotzdem recht heftig sein kann. Ein Beispiel: Ein durch Blut-Mangel ausgelöster Kopfschmerz ist von der Intensität her milde und vom Schmerzcharakter her dumpf. Ein durch äußere Kälte ausgelöster Kopfschmerz am Hinterhaupt hingegen äußert sich zwar auch durch einen dumpfen

Schmerzcharakter, ist aber von der Intensität her sehr heftig. Folglich sollten wir bei „dumpfen" Kopfschmerzen stets hinterfragen, ob sie milde (was auf ein Leere-Syndrom deutet) oder heftig (was auf ein Fülle-Syndrom deutet) sind.

Ein Fülle-Schmerz wird dadurch ausgelöst, dass ein pathogener Faktor die Leitbahnen blockiert, zum Beispiel:

- Äußerer pathogener Faktor
- Innere Kälte oder Hitze
- Qi-Stagnation
- Blut-Stase
- Nässe
- Schleim
- Ansammlung von Nahrung

All diese Faktoren können die Zirkulation von Qi und/oder Blut behindern und in der Folge zu Schmerzen führen. In der chinesischen Medizin gibt es ein berühmtes Sprichwort, das besagt: „Eine Blockade verursacht Schmerzen; wo keine Blockaden sind, gibt es auch keinen Schmerz" (*Bu tong ze tong, tong ze bu tong*). Schleim verursacht bis auf ein paar Ausnahmen generell keine Schmerzen.

Durch eine Unterversorgung der Leitbahnen kann ein Schmerz vom Leere-Typ entstehen. Hier ist die Art des Schmerzes eher mild, ist also eher nur leicht schmerzhaft, und lässt bei Ruhe deutlich nach. Aber auch bei Leere-Schmerz liegt eine gewisse Stagnation vor, da das geschwächte Qi sich nicht richtig bewegen kann.

Im Folgenden werden die vielen verschiedenen Schmerzarten und die entsprechenden Begriffe erklärt.

29.2.1 Dumpfer, diffuser Schmerz

Der dumpfe und diffuse Schmerz tritt in der Regel nur am Körperstamm oder in den vier Gliedmaßen auf. Normalerweise wird er durch ein Leere-Syndrom oder Nässe ausgelöst.

29.2.2 Schmerz mit einem Schweregefühl

Ebenfalls dumpf, wird diese Schmerzart aber von einem Schweregefühl begleitet, und kann in den Gliedmaßen, im Kopf oder am ganzen Körper auftreten. Dies ist ein typischer Nässe- oder Schleim-Schmerz.

29.2.3 Spannungsschmerz

Dieser Schmerz hat als Begleiterscheinung ein Gefühl von Spannung (also von einem aufgeblähtem Gefühl). Chinesische Patienten benennen diesen Schmerz von sich aus als *zhang tong* (d.h. ein Schmerz mit Spannungsgefühl). Obwohl kein westlicher Patient sich je so ausdrücken würde, so ist diese Art von Schmerz doch auch sehr häufig anzutreffen. In England beschreiben viele Patienten dies als einen Schmerz mit einem aufgeblähten Gefühl [„bloating sensation", Anm. d. Ü.], was man als Therapeut aber häufig erst erfragen muss.

Man muss sich also um eine sorgsame Befragung bemühen, um die Symptome exakt bestimmen und die genaue Schmerzart ermitteln zu können. Ein Schmerz mit Spannungsgefühl tritt typischerweise bei Qi-Stagnation, vor allem der Leber, auf, aber auch andere Organe können betroffen sein, insbesondere Magen, Milz und Lunge. Daher gilt: Ein Schmerz mit Spannungsgefühl im Unterbauch deutet in der Regel auf Leber- oder Milz-Qi-Stagnation, im Flankenbereich (Hypochondrium) auf Leber-Qi-Stagnation, im Oberbauch auf Magen-Qi-Stagnation, und im Brustkorb auf Lungen-Qi-Stagnation (obwohl letzteres auch von der Leber ausgelöst werden kann).

Von Qi-Stagnation betroffene Körperbereiche

- *Unterbauch:* Leber-Qi-Stagnation
- *Flankenbereich:* Leber-Qi-Stagnation
- *Oberbauch:* Stagnation von Magen-Qi
- *Vom Flankenbereich zum Oberbauch ziehend:* Leber-Qi, das den Magen attackiert
- *Brustkorb:* Stagnation von Lungen-Qi oder Leber-Qi

Ein Schmerz mit Spannungsgefühl im Kopf, wie bei Kopfschmerzen oder Migräne, wird durch aufsteigendes Leber-Yang verursacht. Patienten im deutsch- und englischsprachigen Raum bezeichnen diesen Schmerz eher als „pochend".

Ein Spannungsgefühl ist sowohl Symptom als auch klinisches Zeichen, das heißt, dass der Patient sowohl über ein subjektives, aufgeblähtes Gefühl klagt, als auch, dass man bei Betastung einen prallen und geblähten Bereich, wie eine Trommel, fühlen kann (dies lässt sich wesentlicher leichter am Oberbauch als am Unterbauch fühlen). In der Frauenheilkunde tritt ein Schmerz mit Spannungsgefühl bei Dysmenorrhö oder beim prämenstruellen Syndrom in den Brüsten auf, was in beiden Fällen durch eine Leber-Qi-Stagnation ausgelöst wird. Bei der Behandlung von Schmerzen mit Spannungsgefühl werden warme und scharfe Kräuter, die das Qi bewegen, eingesetzt.

29.2.4 Schmerz mit Völlegefühl

Diese Art Schmerz wird von einem Völlegefühl begleitet, was so gut wie nur im Oberbauch oder Unterbauch vorkommt. Ein Völlegefühl sollte von einem Spannungsgefühl sorgfältig unterschieden werden. Bei einem Spannungsgefühl fühlt sich der Patient aufgebläht und gespannt, und der betroffene Bereich fühlt sich bei der Betastung wie eine Trommel an. Man kann das gespannte Abdomen bei der Betrachtung auch sehen. Bei einem Völlegefühl fühlt sich der Patient so voll, als hätte er eben sehr schwer gegessen, was auch mit leichter Übelkeit einhergehen kann. Bei der Betastung fühlt sich der betroffene Bereich eher *hart* als gespannt an. Eine Völle kann man nicht sehen, sondern nur durch Betastung fühlen.Ein Schmerz mit Völlegefühl ist typisch für eine Ansammlung von Nahrung und steht in Beziehung zu Milz und Magen, es liegt normalerweise eine Fülle vor, die Behandlung erfolgt mit verdauungsfördernden Kräutern.

!

„Spannungsgefühl" und „Völlegefühl" sind nicht gleichbedeutend. Ein Spannungsgefühl äußert sich durch ein aufgeblähtes und gespanntes Gefühl, ein Völlegefühl hingegen äußert sich durch ein Gefühl von Fülle.

29.2.5 Schmerz mit einem Gefühl von Leere

Diese Art von Schmerz deutet auf einen Qi- und Blut-Mangel oder Nieren-Mangel. Er tritt vorwiegend am Kopf auf.

29.2.6 Schmerz mit einem Kältegefühl

Ein Schmerz mit einem Kältegefühl ist normalerweise von stechender oder krampfender Natur, der eindeutig mit einem Kältegefühl oder Schüttelfrost einhergeht und durch Wärmeanwendungen gelindert wird. Diese Art von Schmerz tritt in der Regel im Bauch und in den Gliedmaßen auf. Mögliche Krankheitsmuster sind Fülle- oder Leere-Kälte oder Yang-Mangel.

29.2.7 Brennender Schmerz

Ein brennender Schmerz hat als Begleiterscheinung ein brennendes Gefühl und deutet stets auf Hitze oder Leere-Hitze. Betroffen sind hauptsächlich Oberbauch oder Gliedmaßen.

29.2.8 Kolikschmerz

Dies ist ein stechender Schmerz von kolikartiger und krampfender Natur. Er tritt zwar auch im Oberbauch auf, betrifft aber noch häufiger den Unterbauchbereich. Diese Art von Schmerz deutet in der Regel auf Kälte im Darm, es kann aber auch eine Blut-Stase vorliegen. Bei Frauenkrankheiten kommt dieser Schmerz als Symptom einer Kälte im Uterus, die zu Dysmenorrhö führt, vor. Kolikschmerz gehört zum Fülle-Typ.

29.2.9 Spastischer Schmerz

Dies ist ein stechender Schmerz, der in Begleitung von Krämpfen oder dem Gefühl eines Krampfes auftritt. Häufig sind die Gliedmaßen betroffen. Diese Schmerzart steht in Beziehung zu den Sehnen und damit zur Leber. Als Ursache kommt ein Leber-Blut-Mangel in Verbindung mit Leber-Qi-Stagnation oder aufsteigendem Leber-Yang in Frage. Bei letzterem Muster kann der Schmerz auch am Kopf auftreten. Ein spastischer Schmerz ist entweder vom Fülle-Typ oder stellt eine Kombination aus Leere (Leber-Blut-Mangel) und Fülle (Qi-Stagnation) dar.

29.2.10 Schmerz mit einem bedrängenden Gefühl

Dies deutet auf einen Schmerz oder ein wehes Gefühl im Oberbauch oder Brustkorb, das von einem unbestimmten Gefühl von Ruhelosigkeit und Angst und eventuell noch von Herzklopfen begleitet wird. Es ist in der Regel auf eine Ansammlung von Schleim im Oberbauch, was das Herz stört, zurückzuführen. Ferner ist es auch ein typisches Symptom für rebellierendes Qi im Durchdringungsgefäß, zu dessen Symptomen auch Ängstlichkeit und Herzklopfen gehört. Diese Art von Schmerz besteht in der Regel aufgrund einer Kombination von Leere (Leber, Milz und Niere) und Fülle (rebellierendem Qi). In der Frauenheilkunde kann man diese Art von Schmerz bei Wechseljahresbeschwerden antreffen.

29.2.11 Schmerz mit einem Druckgefühl

Normalerweise versteht man hierunter einen dumpfen Schmerz, der von einem Gefühl von „Stickigkeit" begleitet wird. Betroffen sind in der Regel Oberbauch oder Brustkorb. Ein Druckgefühl lässt sich als ein leichtes Völlegefühl beschreiben, das aber bei der Betastung einen bedeutenden objektiven Unterschied aufweist: Bei einem Patienten mit Völlegefühl kann man bei der Betastung etwas Hartes feststellen, bei einem Druckgefühl fühlt sich der Oberbauch weich an. Ein dumpfer Schmerz mit Druckgefühl wird in der Regel durch eine Kombination von Leere (der Milz) und Fülle (Hitze oder Schleim) verursacht.

29.2.12 Drückender Schmerz

Dies ist ein stechender Schmerz, der mit einem Gefühl einhergeht, als ob etwas nach außen drücken würde. Er tritt im Flankenbereich oder Oberbauch auf und ist auf eine schwerwiegende Qi-Stagnation zurückzuführen.

29.2.13 Ziehender Schmerz

Dies ist ein stechender Schmerz, der mit einem Gefühl einhergeht, als ob die Haut unter Zug stünde. Er tritt nur am Kopf auf und ist auf Leber-Wind zurückzuführen. Ein ziehender Schmerz ist vom Fülle-Typ (Leber-Wind selbst kann aber durch Blut- oder Yin-Mangel verursacht werden).

29.2.14 Schneidender Schmerz

Dieser Schmerz ist von stark stechender Art, wie ein Messerstich. Er betrifft vor allem den Unterbauch und wird durch Blut-Stase verursacht. Der schneidende Schmerz ist ohne Zweifel vom Fülle-Typ.

29.2.15 Pochender Schmerz

Ein pochender Schmerz ist sehr heftig, und beim Patienten besteht das Gefühl, als ob die Stelle pocht oder pulsiert. Normalerweise betrifft er den Kopf und wird durch aufsteigendes Leber-Yang hervorgerufen. Er ist vom Fülle-Typ (aufsteigendes Leber-Yang wiederum kann aber auch durch Blut- oder Yin-Mangel verursacht werden).

29.2.16 Bohrender Schmerz

Ein bohrender Schmerz ist recht heftig und fühlt sich an, als sei er durch die Spitze einer Messerklinge, Schraube oder durch einen Nagel verursacht. Der Schmerz selbst ist lokal fixiert, wird durch Blut-Stase hervorgerufen und ist vom Fülle-Typ. Er kann im Unterbauch, Oberbauch, Flankenbereich, Brustkorb oder Kopf auftreten. In der Frauenheilkunde kann dieser Schmerz bei einer Dysmenorrhö aufgrund von Blut-Stase vorkommen.

29.2.17 Lauernder Schmerz

Ein lauernder Schmerz heißt auf Chinesisch *Yin Tong,* was so viel wie „latenter, verborgener, oder lauernder" Schmerz bedeutet. Diese Art von Schmerz ist weder besonders heftig noch akut, ist relativ leicht zu ertragen, aber hartnäckig und chronisch. Ein derartiger Schmerz deutet auf Qi- und Blut-Mangel oder innerer Leere-Kälte, was zu einer Unterversorgung der Leitbahnen führt. Ein lauernder Schmerz verbessert sich durch die Anwendung von Wärme. Er tritt hauptsächlich im Bauch oder unterem Rückenbereich auf.

In ➤ Tabelle 29.1 werden die Schmerzarten und ihre Pathologie zusammengefasst.

Schmerzarten

- *Dumpfer Schmerz:* Leere-Syndrom (der vier Gliedmaßen oder des Körperstammes) oder Nässe
- *Schweregefühl:* Nässe oder Schleim (Gliedmaßen, Kopf oder ganzer Körper)
- *Spannungsschmerz:* Qi-Stagnation (Flankenbereich, Oberbauch, Unterbauch, Brustkorb, Kopf)
- *Schmerz mit Völlegefühl:* Nahrungsretention (Oberbauch, Unterbauch)
- *Schmerz mit einem Gefühl von Leere:* Qi- und Blut-Mangel oder Nieren-Mangel (Kopf)
- *Schmerz mit einem Kältegefühl:* Kälte oder Yang-Mangel (Bauch oder Gliedmaßen)
- *Brennender Schmerz:* Hitze oder Leere-Hitze (Oberbauch oder Gliedmaßen)
- *Kolikschmerz:* Kälte oder Blut-Stase (Oberbauch, Unterbauch)
- *Spastischer Schmerz:* Qi-Stagnation (Gliedmaßen, Bauch)
- *Schmerz mit einem bedrängenden Gefühl:* Schleim oder rebellierendes Qi (Brustkorb, Oberbauch)
- *Schmerz mit einem Druckgefühl:* Mangel mit Hitze (Brustkorb, Oberbauch)
- *Drückender Schmerz:* schwere Qi-Stagnation (Flankenbereich, Oberbauch)
- *Ziehender Schmerz:* Leber-Wind (Kopf)
- *Schneidender Schmerz:* Blut-Stase (Unterbauch)
- *Pochender Schmerz:* aufsteigendes Leber-Yang (Kopf)
- *Bohrender Schmerz:* Blut-Stase (Kopf, Brustkorb, Flankenbereich, Oberbauch, Unterbauch)
- *Lauernder Schmerz:* Qi- und Blut-Mangel oder innere Leere-Kälte (Bauch, unterer Rücken)
- *Kolikschmerz:* Kälte oder Blut-Stase (Oberbauch, Unterbauch)

29.3 Zeitliches Auftreten des Schmerzes

Am Tage auftretende Schmerzen sind meistens auf eine Störung von Qi oder Blut zurückzuführen.

Nächtliche Schmerzen bestehen aufgrund von Yin-Mangel oder Blut-Stase.

Periodisch auftretende Schmerzen sind entweder auf Qi-Mangel oder Qi-Stagnation zurückzuführen.

Kontinuierlich bestehender Schmerz ist ein Fall von Blut-Stase.

29.4 Faktoren mit Einfluss auf den Schmerz

Die häufigsten Faktoren, die den Schmerz beeinflussen, sind die folgenden:

- Druck
- Temperatur
- Essen und Trinken
- Stuhlgang
- Bewegung und Ruhe

29.4.1 Druck

- **Druck verschlimmert:** Dies deutet auf ein Fülle-Syndrom (also entweder Nässe, Schleim, Qi-Stagnation, Blut-Stase oder Nahrungsretention), was häufig bei Bauchschmerzen, Magenschmerzen, Regelschmerzen und Gelenkschmerzen auftritt.
- **Druck bessert:** Dies deutet auf ein Mangel-Syndrom (z. B. bei Bauchschmerzen, Magenschmerzen, Regelschmerzen und Gelenkschmerzen).

29.4.2 Temperatur

- **Wärme bessert:** Lässt sich der Schmerz durch Wärmeanwendung (zum Beispiel eine Wärmflasche) lindern, so deutet dies auf Kälte oder Yang-Mangel als Ursache (z. B. Rückenschmerzen, Gelenkschmerzen, Magenschmerzen, Bauchschmerzen und Regelschmerzen). Sollte der Schmerz sich bei heißem Klima verbessern, so deutet dies ebenfalls auf Kälte oder Yang-Mangel (z. B. Rückenschmerzen, Gelenkschmerzen). Gleichermaßen verhält es sich mit Schmerzen, die durch Kälte verschlimmert werden.

Tab. 29.1 Schmerzarten und ihre Pathologie

Schmerzart	Merkmale	Muster
Dumpfer, diffuser Schmerz	Dumpfer Schmerz, der in der Regel nur am Körperstamm oder in den vier Gliedmaßen auftritt	Leere-Syndrom oder Nässe
Schmerz mit Schweregefühl	Dumpfer Schmerz, der mit einem Schweregefühl einhergeht; tritt in der Regel in den Gliedmaßen, im Kopf oder ganzen Körper auf	Nässe oder Schleim
Spannungsschmerz	Subjektives Gefühl von Aufblähung, kann man auch bei der Betastung fühlen (Bereich fühlt sich gespannt an, wie ein Luftballon) und bei der Betrachtung sehen	Qi-Stagnation
Schmerz mit Völlegefühl	Der Patient fühlt sich sehr voll, als hätte er eben sehr schwer gegessen, was auch mit leichter Übelkeit einhergehen kann; bei der Betastung fühlt sich der betroffene Bereich eher *hart* als gespannt an; eine Völle kann man nicht sehen	Nässe
Schmerz mit einem Gefühl von Leere	Tritt häufig im Kopf auf	Qi- und Blut-Mangel oder Nieren-Mangel
Schmerz mit einem Kältegefühl	Ein stechender oder krampfender Schmerz, der eindeutig mit einem ausgeprägten Kältegefühl oder Schüttelfrost einhergeht und durch Wärmeanwendung gelindert wird	Fülle- oder Leere-Kälte, in der Regel im Bauch oder den Gliedmaßen
Brennender Schmerz	Schmerz mit einem brennenden Gefühl	Fülle- oder Leere-Hitze, in der Regel im Oberbauch oder in den Gliedmaßen
Kolikschmerz	Stechender Schmerz von kolikartiger und krampfender Natur	Kälte im Darm, Blut-Stase, in der Regel im Oberbauch oder noch häufiger im Unterbauch
Spastischer Schmerz	Stechender Schmerz, der in Begleitung von Krämpfen oder dem Gefühl eines Krampfes auftritt	Leber-Blut-Mangel in Verbindung mit Leber-Qi-Stagnation oder aufsteigendem Leber-Yang, in der Regel in den Gliedmaßen oder im Kopf; hängt mit den Sehnen und daher mit der Leber zusammen, entweder vom Fülle-Typ oder eine Kombination aus Leere (Leber-Blut-Mangel) und Fülle (Qi-Stagnation)
Dumpfer Schmerz	Sehr leichter Schmerz	Leere, in der Regel chronisch, lang andauernder Schmerz
Schmerz mit bedrängendem Gefühl	Schmerz, der von einem unbestimmten Gefühl von Ruhelosigkeit und Angst und eventuell noch von Herzklopfen begleitet wird, meist im Oberbauch oder Brustkorb	Ansammlung von Schleim im Oberbauch, was das Herz stört, rebellierendes Qi im Durchdringungsgefäß
Schmerz mit einem Druckgefühl (*Pi*)	Schmerz mit einem leichten Völlegefühl, Bauch fühlt sich bei der Betastung weich an, in der Regel im Oberbauch oder Brustkorb	Leere (der Milz) und Fülle (Hitze oder Schleim)
Drückender Schmerz	Stechender Schmerz, der mit einem Gefühl einhergeht, als ob etwas nach außen drücken würde; meist im Flankenbereich oder Oberbauch	Schwerwiegende Qi-Stagnation
Ziehender Schmerz	Stechender Schmerz, der mit einem Gefühl einhergeht, als ob die Haut unter Zug stünde, in der Regel im Kopf	Leber-Wind
Schneidender Schmerz	Stark stechender Schmerz, wie ein Messerstich, meist im Unterbauch	Blut-Stase, ohne Zweifel vom Fülle-Typ
Pochender Schmerz	Sehr heftiger Schmerz, fühlt sich an, als ob die Stelle pocht oder pulsiert; betrifft meist den Kopf; sehr häufig durch aufsteigendes Leber-Yang	Aufsteigendes Leber-Yang
Bohrender Schmerz	Fühlt sich an, als sei er durch die Spitze einer Messerklinge, Schraube oder durch einen Nagel verursacht; der Schmerz selbst ist lokal fixiert, meist im Unterbauch, Oberbauch, Flankenbereich, Brustkorb oder Kopf	Blut-Stase, Fülle-Typ
Lauernder Schmerz	Nicht besonders heftig, nicht akut, ist relativ leicht zu ertragen, aber hartnäckig und chronisch; heißt auf Chinesisch *Yin Tong*, was so viel wie „latenter, verborgener, oder lauernder" Schmerz bedeutet; verbessert sich meist durch die Anwendung von Wärme; hauptsächlich im Bauch oder unteren Rückenbereich	Qi- und Blut-Mangel oder Leere-Kälte im Inneren, was zu einer Unterversorgung der Leitbahnen führt

29

- **Kälte bessert:** In der Regel gibt es keine Schmerzen, die durch Kälteanwendungen gelindert werden, außer in Fällen von akuten Gelenkverstauchungen. Gleichermaßen gilt, dass kaum ein Schmerz durch kaltes Klima eine Linderung erfährt.

29.4.3 Essen und Trinken

- **Nahrungsaufnahme verschlimmert:** Dies deutet auf ein Fülle-Syndrom des Magens.
- **Nahrungsaufnahme bessert:** Dies deutet auf ein Leere-Syndrom des Magens.
- **Das Trinken von kalten Getränken verschlimmert:** Dies deutet auf ein Kälte-Syndrom des Magens.
- **Das Trinken von heißen Getränken verschlimmert:** Dies deutet auf ein Hitze-Syndrom des Magens.
- **Das Trinken von warmen Getränken bessert:** Dies deutet auf ein Kälte-Syndrom des Magens.
- **Das Trinken von kalten Getränken bessert:** Dies deutet auf ein Hitze-Syndrom des Magens.

29.4.4 Stuhlgang

- **Stuhlgang bessert:** Dies deutet auf ein Fülle-Syndrom im Darm.
- **Stuhlgang verschlimmert:** Dies deutet auf ein Leere-Syndrom von Gedärmen oder Milz.

29.4.5 Bewegung und Ruhe

- **Bewegung bessert:** Dies deutet auf eine Qi-Stagnation (z. B. Bauchschmerzen) oder Kälte (z. B. Rückenschmerzen).
- **Bewegung verschlimmert:** Dies deutet auf einen Mangel von Qi oder Blut (z. B. Rückenschmerzen).
- **Ruhe bessert:** Dies deutet auf einen Mangel von Qi oder Blut (z. B. Rückenschmerzen, Gelenkschmerzen, Regelschmerzen).
- **Ruhe verschlimmert:** Dies deutet auf eine Qi-Stagnation (z. B. Gelenkschmerzen, Rückenschmerzen und Kopfschmerzen), Blut-Stase (z. B. Gelenkschmerzen, Rückenschmerzen und Kopfschmerzen) oder Kälte (Rückenschmerzen).

29.5 Organ-Schmerz im Vergleich zu Leitbahn-Schmerz

Abgesehen von den genannten Möglichkeiten zur Schmerzdifferenzierung gibt es noch eine weitere wichtige Methode: Schmerz, der aufgrund einer Beteiligung der inneren Organe und ihrer zugehörigen Leitbahnen entsteht, im Vergleich zu Schmerz, der nur durch eine Beteiligung der Leitbahnen entsteht. Hierbei gibt es vier verschiedene Szenarien:

- Leitbahn-Schmerz, der sich nur aus einer Leitbahnen-Pathologie herleitet.
- Organ-Schmerz und Leitbahn-Schmerz, die sich aus einer Organ-Pathologie herleiten.
- Organ-Schmerz, der sich aus einer Organ-Pathologie herleitet.
- Leitbahn-Schmerz, der sich nur aus einer Organ-Pathologie herleitet.

An den meisten Schmerzzuständen, wie zum Beispiel Verstauchungen, Verletzungen oder das schmerzhaftes Obstruktions-Syndrom (aufgrund von Wind, Kälte oder Nässe), sind lediglich die Leitbahnen beteiligt. Als zweite Möglichkeit kann aber auch eine Pathologie eines bestimmten Organs zu einem Schmerz sowohl im Organ als auch in seiner zugehörigen Leitbahn führen, beispielsweise bei Schulterschmerzen am Verlauf der Dickdarm-Leitbahn, die im Zusammenhang mit Nässe-Hitze im Dickdarm stehen, was sich wiederum durch Durchfall äußert (➤ Abb. 29.1).

Die dritte Möglichkeit besteht darin, dass ein Organ-Schmerz von einer Organ-Pathologie herrührt, was natürlich sehr häufig vorkommt. Als Beispiele können hier genannt werden: Bauchschmerzen aufgrund von Nässe im Darm, Schmerzen im Brustkorb aufgrund von Herz-Blut-Stase usw. (➤ Abb. 29.2).

Die vierte Möglichkeit besteht darin, dass eine Organ-Pathologie ausschließlich seine zugehörige Leitbahn betrifft und in dessen Verlauf Schmerzen auslöst, beispielsweise Nässe-Hitze im Dickdarm, die sich nur in Armschmerzen im Verlauf der Dickdarm-Leitbahn manifestiert. Dieser Zustand kommt in der Praxis jedoch eher selten vor (➤ Abb. 29.3).

Wenn wir einen Schmerzpatienten vor uns haben, sind also die folgenden diagnostischen Faktoren am bedeutendsten:

- Besteht der Schmerz aufgrund von Leere oder Fülle?
- Liegt eine Pathologie von inneren Organen und Leitbahnen vor, oder nur eine der Leitbahnen?

Schmerz, der aufgrund einer Fülle entsteht (z. B. Blut-Stase), lässt sich leicht erklären: Stagnierendes Blut blockiert die Zirkulation von Qi und Blut, wodurch es zu Schmerzen kommt.

Was Schmerzen aufgrund von Leere anbelangt, so ist dies durch eine Unterversorgung von Organen und Leitbahnen bedingt. Aber

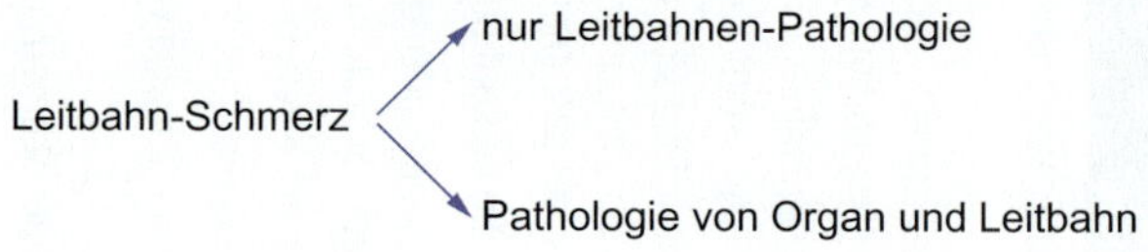

Abb. 29.1 Leitbahn-Schmerz, der durch eine Pathologie von Leitbahn oder Organ entsteht.

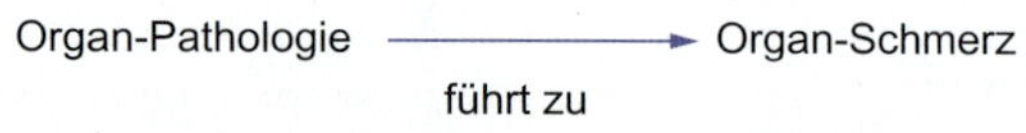

Abb. 29.2 Organ-Pathologie, die zu einem Organ-Schmerz führt.

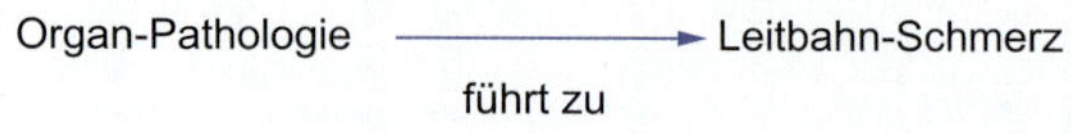

Abb. 29.3 Organ-Pathologie, die zu einem Leitbahn-Schmerz führt.

Tab. 29.2 Merkmale von Schmerzen aufgrund von Leere, Fülle, Kälte und Hitze

	Leere	Fülle	Kälte	Hitze
Druck	wird gebessert	wird verschlimmert	–	–
Nahrung	wird gebessert	wird verschlimmert	wird durch warme Nahrung gebessert, durch kalte Nahrung verschlimmert	wird durch kalte Nahrung gebessert, durch heiße und scharfe Nahrung verschlimmert
Schmerz-Typ	dumpf, anhaltend	stark	krampfend, spastisch	brennend
Temperatur	–	–	wird durch Wärmeanwendung gebessert	wird durch Kälteanwendung gebessert
Stuhlgang	wird verschlimmert	wird gebessert	wird verschlimmert	wird gebessert
Körperhaltung	wird durch Hinlegen gebessert	wird durch Aufrichten gebessert	–	–
Ausbruch	langsam und allmählich	plötzlich	–	–
Erbrechen	wird verschlimmert	wird gebessert	wird verschlimmert	wird gebessert
Ruhe / Bewegung	besser in Ruhe	besser bei Bewegung	besser bei Bewegung	schlimmer bei Bewegung

auch bei Schmerzen aufgrund von Leere besteht eine gewisse Stagnation, weil das geschwächte Qi, Yang, Blut oder Yin auch ein bestimmtes Maß an Blockade verursachen.

Die Hauptursachen für Schmerzen vom Fülle-Typ sind Qi-Stagnation, Blut-Stase, Kälte und Nässe (in dieser Reihenfolge). Hitze verursacht meist nicht von sich aus Schmerzen, sondern eher in Verbindung mit Nässe. Schleim bewirkt in der Regel keine Schmerzen, aber es kann in bestimmten Fällen doch dazu kommen.

In ➤ Tabelle 29.2 werden die Merkmale von Schmerzen aufgrund von Leere, Fülle, Kälte und Hitze aufgeführt.

LERNERGEBNISSE

Das sollten Sie jetzt wissen:

- Warum, wann und wie man nach Schmerzen im Hinblick auf den Schmerzort, die Schmerzart, das zeitliche Auftreten und die Faktoren mit Einfluss auf den Schmerz fragen soll.
- Die Klassifizierung von Organ- und Leitbahn-Schmerz.

KAPITEL

30 Nahrung und Geschmack

Fragen zu Nahrung, Appetit, Hunger und Geschmack sollen hauptsächlich dabei helfen, den Zustand von Milz und Magen zu ermitteln.

Folgende acht Aspekte werden in diesem Kapitel besprochen:

1. Einführung
2. Die wichtigsten Muster bei Symptomen des Verdauungstrakts
3. Nahrung
4. Appetit
5. Geschmack
6. Übelkeit und Erbrechen
7. Aufstoßen
8. Saures Aufstoßen

? Warum man fragt

Wir sollten uns immer nach Symptomen bezüglich der Verdauung erkundigen, da Milz und Magen den Ursprung des nachgeburtlichen Qi darstellen. Wenn diese beiden Organe erkrankt sind, werden schließlich auch andere Organe betroffen sein. Eine Pathologie von Milz und Magen tritt bei unseren Patienten auch sehr häufig auf.

? Wann man fragt

Eher zum Schluss der Befragung hin erkundige mich nach dem Zustand des Verdauungssystems, es sei denn, der Patient gibt ein Symptom des Verdauungstraktes als Hauptbeschwerde an.

? Wie man fragt

Der Patient sollte stets genau nach seinen Verdauungssymptomen befragt werden. Lediglich zu fragen „Haben Sie Verdauungsprobleme?" reicht in keiner Weise aus, wir müssen vielmehr herausfinden, ob der Patient an einem oder mehreren der folgenden Symptomen leidet: Spannungsgefühl, Blähungen, Völlegefühl, Schmerz, Gefühl von Schwere, Schluckauf, Übelkeit, Erbrechen, Aufstoßen, breiiger Stuhl, Durchfall usw.

30.1 Einführung

Milz und Magen bilden den Ursprung des nachgeburtlichen Qi, demnach wirkt sich ihr Zustand auch auf all die anderen inneren Organe aus. Aus diesem Grund ist es stets vonnöten, sich mittels der Befragung nach ihrem Zustand zu erkundigen. Da Verdauungsprobleme bei westlichen Patienten sehr häufig sind, ist eine genaue Befragung von größter Wichtigkeit.

Der Magen kontrolliert das Fermentieren und Reifen der Nahrung, weshalb er mit einem brodelnden Kessel – mit Sitz im Mittleren Erwärmer – verglichen wird. Die Milz herrscht über Umwandlung und Transport (*Yun Hua*) von Qi und unterstützt somit die Umwandlung und den Transport von Nahrungs-Essenzen im Mittleren Erwärmer. Daher sind Milz und Magen gemeinsam für die richtige Verdauung von Nahrung verantwortlich. In der chinesischen Medizin verfügen Milz und Magen aber noch über weit mehr Funktionen, die über das bloße Verdauen von Nahrung hinausgehen. Beim Verdauen produzieren sie Nahrungs-Qi (*Gu Qi*), das wiederum Sammel-Qi (*Zong Qi*) und Wahres Qi (*Zhen Qi*) bildet. Daraus geht hervor, dass Milz und Magen der Ursprung von nachgeburtlichem Qi sind, weshalb eine Befragung zu diesen beiden Organe in jedem Falle von höchster Bedeutung ist.

Milz und Magen vertreten im Mittleren Erwärmer entgegengesetzte Richtungen, und dies ist ein bedeutsamer Punkt: Magen-Qi steigt ab, während Milz-Qi aufsteigt. Um für eine einwandfreie Umwandlung und Beförderung von Qi, Nahrungs-Essenzen und Flüssigkeiten sorgen zu können, ist eine ordentlich ablaufende Koordinierung dieser beiden Fließrichtungen unerlässlich. Deswegen haben diese beiden Organe im Mittleren Erwärmer eine entscheidende Rolle inne. Eine Störung ihrer natürlichen Qi-Fließrichtung hat sofortige Auswirkungen und führt zu Krankheitsmustern des Qi sowie zu Nässe und Schleim.

In jedem Krankheitsmuster von Milz und Magen liegt eine Störung des richtigen Qi-Flusses vor. Zum Beispiel: Wenn Magen-Qi, anstatt abzusteigen, nach oben rebelliert, so verursacht dies Symptome wie Schluckauf, Übelkeit, Erbrechen und Aufstoßen. Selbst wenn ein Magen-Qi-Mangel vorliegen sollte und es dadurch nicht ordentlich absteigen kann, so kann es trotzdem zu einigen der eben genannten Symptome führen, wenn auch im geringeren Maße. Wenn Milz-Qi, anstatt aufzusteigen, absteigt, so kann dies zu breiigen Stühlen oder auch Durchfällen führen. Bei einer Nahrungsretention im Mittleren Erwärmer liegt ein Versagen des Magen-Qi beim Absteigen vor.

30.2 Die wichtigsten Muster bei Symptomen des Verdauungstrakts

Hierbei handelt es sich um folgende Hauptmuster:

- Qi-Mangel
- Qi-Stagnation
- Rebellierendes Qi
- Blut-Stase
- Nässe
- Schleim
- Nahrungsretention

30.2.1 Qi-Mangel

Ein Qi-Mangel der Milz führt zu Appetitmangel, breiigen Stühlen und leichtem Spannungsgefühl im Bauch. Ein Qi-Mangel des Magens führt zu Appetitmangel und leichten Oberbauchbeschwerden. Kommen Schmerzen hinzu, so sind sie eher leicht und dumpf und bessern sich nach Nahrungsaufnahme.

30.2.2 Qi-Stagnation

Eine Qi-Stagnation verursacht ein Spannungsgefühl, das, wenn vorrangig der Magen in Mitleidenschaft gezogen ist, mehr im Oberbauch sitzt, hingegen mehr im Bauch, sollte die Milz hauptsächlich betroffen sein. Eventuell auftretende Schmerzen kommen in diesen Fällen sehr häufig mit sogenannten Spannungsgefühlen vor, ein Ausdruck, der bei unseren westlichen Patienten normalerweise mit Worten wie „Blähbauch“ oder „aufgeblähtem Bauch“ wiedergegeben wird.

30

30.2.3 Rebellierendes Qi

Rebellierendes Qi des Magens führt zu Aufstoßen, Schluckauf, Übelkeit und Erbrechen. Ein absinkendes Qi der Milz (d. h. Milz-Qi, das absteigt anstatt aufzusteigen) ist durch breiigen Stuhl oder Durchfall gekennzeichnet.

30.2.4 Blut-Stase

Blut-Stase verursacht starke, lokal fixierte und stechende Schmerzen. Bei einer Beteiligung des Magens zeigen sie sich im Oberbauch, bei einer Beteiligung der Milz liegen sie im mittleren Bauchbereich.

30.2.5 Nässe

Wenn der Magen betroffen ist, führt Nässe zu einem Völle- und Schweregefühl im Oberbauch. Bei der Milz führt Nässe zu einem Völle- und Schweregefühl im mittleren Bauchbereich.

30.2.6 Schleim

Schleim führt zu einem Engegefühl, das in der Regel mehr den Oberbauch als den mittleren Bauchbereich betrifft, und somit mehr den Magen als die Milz.

30.2.7 Nahrungsretention

Nahrungsretention führt zu einem Völlegefühl, und zwar im Oberbauch, wenn der Magen betroffen ist, und im mittleren Bauchbereich, wenn die Milz betroffen ist. Letzteres Symptom ist häufiger bei Kindern als bei Erwachsenen anzutreffen.

In ➤ Tabelle 30.1 werden die Symptome von Magen und Milz im Rahmen der verschiedenen Krankheitsmuster differenziert.

Im Verdauungssystem treten also hauptsächlich die folgenden fünf Empfindungen auf: Spannungsgefühl, Völlegefühl, Engegefühl,

Tab. 30.1 Differenzierung der Verdauungssymptome von Milz und Magen gemäß der auftretenden Muster

Krankheitsmuster	Magen	Milz
Qi-Mangel	Leichte Oberbauchbeschwerden; dumpfer und leichter Schmerz, der sich durch Nahrungsaufnahme bessert; Appetitmangel	Appetitmangel, leichtes Spannungsgefühl im Bauch
Qi-Stagnation	Spannungsgefühl im Oberbauch	Spannungsgefühl im mittleren Bauchbereich
Rebellierendes Qi	Aufstoßen, Schluckauf, Übelkeit und Erbrechen	Breiige Stühle, Durchfälle
Blut-Stase	Stechende und lokal fixierte Schmerzen im Oberbauch, Bluterbrechen	Stechende, lokal fixierte Schmerzen im mittleren Bauchbereich, blutige Stühle
Nässe	Völle- und Schweregefühl im Oberbauch, klebriger Mundgeschmack, Appetitmangel	Völle- und Schweregefühl im mittleren Bauchbereich
Schleim	Engegefühl im Oberbauch, klebriger Mundgeschmack, Übelkeit und Appetitmangel	–
Nahrungsretention	Völlegefühl und Schmerzen im Oberbauch, saures Aufstoßen, Übelkeit und Appetitmangel	Völlegefühl und Schmerzen im mittleren Bauchbereich

30

Druckgefühl und Schweregefühl. In ➤ Tabelle 30.2 werden Pathologie und Manifestationen dieser fünf Empfindungen dargestellt.

Kräuterformeln für diese fünf Empfindungen sind die folgenden:

- Bei Engegefühl: Ban Xia Hou Po Tang *Dekokt mit Rhizoma Pinelliae und Cortex Magnoliae officinalis.*
- Bei Spannungsgefühl: Chai Hu Shu Gan Tang *Dekokt mit Radix Bupleuri zum Besänftigen der Leber.*
- Bei Völlegefühl: Bao He Wan *Pille, die die Harmonie erhält.*
- Bei Druckgefühl: Ban Xia Xie Xin Tang *Rhizoma Pinelliae Ternatae Dekokt, welches das Epigastrium abfließen lässt.*
- Bei Schweregefühl: Hou Po Xia Ling Tang *Dekokt mit Herba Agastachis rugosae, Cortex Magnoliae, Rhizoma Pinelliae und Poria.*

In der Akupunktur kann der Extrapunkt Pigen bei Druckgefühl und Disharmonie von Leber und Milz eingesetzt werden. Dieser Punkt befindet sich am unteren Rücken, 3,5 *cun* seitlich der Mittellinie, seitlich des Dornfortsatzes von LWK 1 (d.h. auf einer Höhe mit Bl 22 Sanjiaoshu).

30.3 Nahrung

Besonders wenn ein Patient Verdauungsbeschwerden angibt, ist es unerlässlich, nach der Auswirkung der Nahrungsaufnahme auf den Schmerz zu fragen. Wenn der Schmerz nach dem Essen nachlässt, so liegt eine Leere vor, wird er aber durch Essen verschlimmert, so liegt eine Fülle vor.

Nahrungsmittelunverträglichkeiten oder Nahrungsmittelallergien lassen sich je nach Reaktion entweder auf Milz-Mangel oder Magen-Hitze zurückführen. Wenn beim Patienten Verdauungsbeschwerden und Lethargie bestehen, liegt eventuell ein Milz-Qi-Mangel vor, äußert sich die Allergie oder Unverträglichkeit jedoch in Hautreaktionen, so liegt eher eine Magen-Hitze vor.

Ein Spannungsgefühl nach dem Essen deutet auf Qi-Stagnation. Ein Völlegefühl deutet auf Nahrungsretention oder Nässe. Ein Engegefühl im Oberbauch deutet auf Schleim. Ein Druckgefühl (leichtes Völlegefühl, der Oberbauch ist jedoch bei der Palpation weich) deutet auf Hitze oder Schleim auf der Grundlage eines Leere-Syndroms. Ein Schweregefühl im Oberbauch deutet auf eine Ansammlung von Nässe oder Schleim.

Verdauungsbeschwerden, die durch das Einnehmen warmer Getränke gebessert oder durch kalte Getränke verschlimmert werden, deuten auf eine Kälte in Milz und Magen. Wenn der Patient durch heiße Getränke eine Verschlechterung oder durch kalte Getränke eine Linderung seiner Verdauungsbeschwerden erfährt, so weist dies auf eine Magen-Hitze.

Probleme mit der Verdauung von Fett deuten auf eine Nässe in der Gallenblase.

Verdauungssymptome

- *Nahrungsunverträglichkeit:* Milz-Mangel oder Magen-Hitze
- *Spannungsgefühl:* Qi-Stagnation
- *Völlegefühl:* Nahrungsretention oder Nässe
- *Engegefühl:* Schleim
- *Druckgefühl:* Leere mit Hitze oder Schleim
- *Schweregefühl:* Nässe oder Schleim
- *Störung bei der Fettverdauung:* Nässe in der Gallenblase

30.4 Appetit

Teil E (Symptome und klinische Zeichen) ➤ Kap. 69

Ein normaler Appetit ist ein guter Hinweis auf eine gesunde Funktion von Milz und Magen. Aus sozialen und historischen Gründen wird ein Fehlen des gesunden Appetits in China stets als ein schlechtes Zeichen gewertet, sodass es auch immer als ein vorrangiges Symptom innerhalb des Musters von Milz-Qi-Mangel angesehen wird. Bei uns im Westen ist ein fehlender Appetit eher ungewöhnlich, und wird – außer bei Anorexie – nicht gerade als ein sehr wichtiges Symptom aufgefasst. Ein weiterer kultureller Unterschied zwischen westlichen Ländern und China besteht darin, dass Chinesen unter Stress ihren Appetit verlieren, im Westen hingegen neigen die Menschen bei Stress eher dazu, unablässig zu naschen, noch mehr zu verzehren oder mehr Süßigkeiten zu essen.

Appetitmangel signalisiert in der Regel einen Milz-Qi-Mangel, kann aber auch aufgrund von Fülle-Syndromen und insbesondere von Nässe, die den Mittleren Erwärmer blockiert, entstehen. In einem derartigen Fall geht Appetitmangel normalerweise mit einem Völlegefühl und leichter Übelkeit einher.

Tab. 30.2 Differenzierung von Engegefühl, Spannungsgefühl, Völlegefühl, Druckgefühl und Schweregefühl

Pinyin	Chinesisch	Deutsch	Subjektives Gefühl	Objektiver Befund	Pathologie
Men	闷	Unterdrückung, „Beengung"	Engegefühl im Oberbauch, das zum Brustkorb ausstrahlt	Kein Befund zu erheben, ausschließlich subjektiv	Schleim, schwere Qi-Stagnation, emotionale Komponente
Zhang	胀	Spannung, „Blähung", „Bersten"	Spannungsgefühl und Blähung im Oberbauch oder Bauch	Bauch fühlt sich bei Palpation gespannt an, wie eine Trommel	Qi-Stagnation
Man	满	Völle	Völlegefühl (im Oberbauch: mit Übelkeit)	Der Bauch wölbt sich sichtlich hervor und fühlt sich bei Palpation hart an	Nässe, Nahrungsretention, Ansammlung von Schleim-Flüssigkeiten (*Tan Yin*), Yangming-Organ-Muster
Pi	痞	Druck („fokale Spannung" bei einigen Autoren)	Druckgefühl, Gefühl eines Knotens; ein unbehagliches und leicht beengendes Gefühl, das normalerweise im Oberbauch oder Brustkorb auftritt	Der Bauch fühlt sich bei Palpation weich an (was dem Druckgefühl des Patienten etwas widerspricht)	Magen-Qi-Mangel, Magen-Hitze, Kombination aus Leere und Fülle mit sekundärer Qi-Stagnation, Nässe-Hitze, die das Milz-Yin schädigt
Zhong	重	Schwere	Schweregefühl im Oberbauch oder Bauch	Kein Befund zu erheben, ausschließlich subjektiv	Nässe oder Schleim

30.4.1 Übermäßiger Hunger

Teil E (Symptome und klinische Zeichen) ➤ *Kap. 69*

Übermäßiger Hunger deutet in der Regel auf Magen-Hitze. Davon ausgenommen ist übermäßiger Hunger, der zu ständigem Naschen führt: Dies kommt vor allem im Westen vor und ist eher ein Zeichen von emotionalem Stress und Frustration, als dass wirklich eine Magen-Hitze vorläge.

Wenn der Patient einen übermäßigen Hunger ohne jegliches Verlangen zu essen aufweist, so besteht dies aufgrund einer Nässe-Hitze im Magen oder aufgrund von Magen-Yin-Mangel mit Leere-Hitze. Hierbei löst die Magen-Hitze zwar das Hungergefühl aus, die Nässe oder der Magen-Yin-Mangel jedoch veranlassen den Patienten, nur ungern zu essen.

30.4.2 Abneigung gegen Nahrung

Teil E (Symptome und klinische Zeichen) ➤ *Kap. 69*

„Abneigung gegen Nahrung" heißt auf Chinesisch *Yan Shi*, was eine starke Abneigung gegen Essen und dessen Geruch bezeichnet. „Abneigung gegen Nahrung" geht mit einem starken Ekel vor jeglichem Essen einher und lässt sich insofern von Appetitmangel unterscheiden. Dieses Symptom tritt natürlich bei Lebensmittelvergiftungen auf, kommt aber auch bei chronischen Fällen von Nahrungsretention vor. Geht eine Abneigung gegen Nahrung mit einem sehr klebrigen Mundgeschmack einher, so liegt hier eine Nässe im Mittleren Erwärmer vor, die Leber, Gallenblase, Milz und Magen beeinträchtigt. In der Schwangerschaft kann es auch zur Abneigung gegen Nahrung kommen, was durch ein nach oben rebellierendes Qi im Durchdringungsgefäß verursacht wird.

Abneigung gegen Nahrung

- Lebensmittelvergiftung
- Nahrungsretention
- Nässe im Mittleren Erwärmer
- Schwangerschaft

30.4.3 Hunger ohne Verlangen nach Nahrung

Teil E (Symptome und klinische Zeichen) ➤ *Kap. 69*

Obwohl dieses Symptom paradox erscheint, kommt es doch gelegentlich vor, dass sich der Patient hungrig fühlt, oder noch genauer, dass sich im Magen ein nagendes Hungergefühl breitmacht, der Patient aber nichts essen möchte. Hier können zwei Ursachen vorliegen: Nässe-Hitze im Magen (die Hitze verursacht den Hunger, die Nässe hingegen blockiert den Mittleren Erwärmer und veranlasst den Patienten, nichts essen zu wollen) oder das Syndrom von „starkem Magen – schwacher Milz" (hier verursacht ein Magen-Fülle-Syndrom den Hunger, ein Milz-Leere-Syndrom hingegen die Unlust zu essen).

30.5 Geschmack

Teil E (Symptome und klinische Zeichen) ➤ *Kap. 69*

Der Geschmack ist primär vom Zustand von Milz und Magen abhängig, daher kann ein normaler Geschmack ein gesundes Befinden dieser beiden Organe und der Körperflüssigkeiten widerspiegeln. Deswegen deutet ein Verlust des Geschmackssinns häufig auf einen Milz- und Magen-Mangel hin. Wenn jetzt noch eine übermäßige Speichelabsonderung hinzukommt, so deutet dies auf einen Milz- und Magen-Mangel mit einer Ansammlung von Kälte im Magen hin. Ein Verlust des Geschmackssinns kann auch auf eine Ansammlung von Nässe im Mittleren Erwärmer zurückzuführen sein.

In den meisten Fällen aber signalisiert das Vorliegen eines bestimmten Geschmacks eine Fülle im jeweils betroffenen Organ.

Ein bitterer Mundgeschmack deutet entweder auf Leber-Feuer oder Herz-Feuer. Bei Ersterem liegt der bittere Geschmack so gut wie andauernd vor, bei Letzterem tritt er nur am Morgen nach einer schlechten Nachtruhe auf. Ein bitterer Mundgeschmack kann auch auf eine Hitze oder Nässe-Hitze in der Gallenblase hinweisen.

!

- Bitterer Mundgeschmack aufgrund von Leber-Feuer: andauernd
- Bitterer Mundgeschmack aufgrund von Herz-Feuer: morgens nach einer schlechten Nachtruhe

Ein süßlicher Mundgeschmack deutet auf einen Milz-Mangel oder Nässe-Hitze.

Ein saurer Mundgeschmack deutet auf Nahrungsretention im Magen, auf eine Leber- und Magen-Disharmonie oder auf eine Leber- und Magen-Hitze.

Ein salziger Mundgeschmack deutet unter Umständen auf einen Nieren-Yin-Mangel oder auf einen schwerwiegenden Nieren-Yang-Mangel mit zum Mund aufsteigenden Flüssigkeiten.

Ein scharfer Mundgeschmack deutet auf Lungen-Hitze und / oder Magen-Hitze hin.

Ein klebriger Mundgeschmack deutet auf Nässe oder Schleim hin. Diese Muster schlagen sich in der Regel im Verdauungstrakt nieder.

Unsere westlichen Patienten sehen sich häufig außerstande, ihren momentanen Mundgeschmack zu beschreiben, sodass nur äußerst wenige von einem scharfen, salzigen oder sauren Mundgeschmack berichten können. Fragt man gezielt nach einem klebrigen Mundgeschmack, sind sich hier viele Patienten unsicher. Es berichten dann aber doch einige, dass sie einen „metallischen" Mundgeschmack haben, den ich aber als einen „klebrigen" deute.

Mundgeschmack

- *Geschmacksverlust:* Milz- und Magen-Mangel
- *Bitterer Mundgeschmack:* Leber-Feuer oder Herz-Feuer
- *Süßlicher Mundgeschmack:* Milz-Mangel oder Nässe-Hitze
- *Saurer Mundgeschmack:* Nahrungsretention im Magen, Leber- und Magen-Disharmonie oder Leber- und Magen-Hitze
- *Salziger Mundgeschmack:* Nieren-Mangel
- *Scharfer Mundgeschmack:* Lungen-Hitze
- *klebriger Mundgeschmack:* Nässe

30.6 Übelkeit und Erbrechen

Teil E (Symptome und klinische Zeichen) ➤ Kap. 69; Teil D (Hören) ➤ Kap. 53

In der chinesischen Medizin gibt es mehrere Ausdrücke zur Beschreibung von Übelkeit und Erbrechen, die auch verschiedene Merkmale oder Schweregrade wiedergeben. Der chinesische Ausdruck *E Xin* bedeutet „Übelkeit", *Ou* bezeichnet ein geräuschvolles Erbrechen, *Tu* bezeichnet Erbrechen ohne Geräusch. *Gan Ou* bezeichnet ein kurzes leises Würgen, *Yue* hingegen ein langes lautes Würgen (in der Zeit vor der Ming-Dynastie bedeutete dies „Schluckauf"). *Ou* und *Tu* werden normalerweise zusammen verwendet und bezeichnen ein Erbrechen.

Magen-Qi sollte von der Physiologie her absteigen, steigt es aber auf, so kann es zu Übelkeit und Erbrechen führen, weshalb man diese beiden Symptome per definitionem einem aufsteigenden rebellierenden Magen-Qi zuordnet. Dies soll aber nicht heißen, dass nur Fülle-Syndrome zu Übelkeit und Erbrechen führen, genauso kann auch ein Leere-Syndrom des Magens ursächlich sein. Man muss hier je nach dem pathologischen Mechanismus unterscheiden: bei Fülle-Syndromen des Magens rebelliert Magen-Qi *aus eigenem Antrieb* nach oben, bei Leere-Syndromen hingegen hat es nicht die nötige Kraft, um abzusteigen.

!

- Bei durch Fülle verursachter Übelkeit und Erbrechen rebelliert das Magen-Qi nach oben (Ren 13 Shangwan)
- Bei durch Leere verursachter Übelkeit und Erbrechen kann das Magen-Qi nicht absteigen (Ren 10 Xiawan)

Daher kann man Übelkeit und Erbrechen stets mit rebellierendem Magen-Qi in Verbindung bringen. Man muss jedoch beachten, dass verschiedene Fülle- oder Leere-Muster des Magens dazu führen können, zum Beispiel Magen-Kälte, Magen-Hitze, Magen-Yin-Mangel usw. Anhand der verschiedenen pathologischen Mechanismen in der Entstehung von Übelkeit und Erbrechen lassen sich auch die Wirkungsweisen der beiden Punkte Ren 13 Shangwan und Ren 10 Xiawan besser verstehen: Ren 13 vermag rebellierendes Magen-Qi aktiv nach unten zu drücken, Ren 10 unterstützt Magen-Qi in seiner senkenden Funktion.

Ein leichtes Gefühl von Übelkeit und Erbrechen wird in der Regel durch einen Magen-Qi-Mangel ausgelöst, das Magen-Qi kann also nicht richtig absteigen. Ein starkes Gefühl von Übelkeit und Erbrechen wird durch aufsteigendes rebellierendes Magen-Qi ausgelöst, das in Verbindung zu Stagnation, Kälte oder Hitze stehen kann.

Reichliches und lautes Erbrechen von Nahrung, das bald nach dem Essen auftritt, deutet auf ein Fülle-Syndrom des Magens hin. Das eher geräuscharme Erbrechen von Flüssigkeiten, das erst einige Zeit nach dem Essen auftritt, deutet auf ein Leere-Syndrom des Magens hin.

Das Erbrechen von Flüssigkeiten mit saurem Beigeschmack deutet auf stagnierendes Leber-Qi, das den Magen attackiert. Das Erbrechen von Flüssigkeiten mit bitterem Beigeschmack deutet auf Hitze in der Leber und Gallenblase. Dünnflüssiges und wässriges Erbrechen deutet auf Kälte im Magen. Erbricht man kurz nach dem Essen, so liegt eine Hitze vor, vergehen aber zunächst ein paar Stunden, so liegt eine Kälte oder Leere vor.

Übelkeit und Erbrechen

- *Leichte Übelkeit:* Magen-Qi-Mangel
- *Starke Übelkeit mit oder ohne Erbrechen:* rebellierendes Magen-Qi
- *Erbrechen kurz nach dem Essen:* Fülle-Syndrom des Magens
- *Erbrechen von Flüssigkeiten:* Leere-Syndrom des Magens
- *Erbrechen von Flüssigkeiten mit saurem Beigeschmack:* stagnierendes Leber-Qi, das den Magen attackiert
- *Erbrechen von Flüssigkeiten mit bitterem Beigeschmack:* Hitze in der Leber und Gallenblase
- *Dünnflüssiges und wässriges Erbrechen:* Kälte im Magen
- *Erbrechen kurz nach dem Essen:* Hitze
- *Erbrechen ein paar Stunden nach dem Essen:* Kälte

Fallgeschichte 30.1

Eine 44-jährige Frau litt seit acht Jahren an Herzklopfen. Sie beschrieb ein subjektives Gefühl ihres pochenden Herzschlages, wobei keine Tachykardie vorlag. Jedes Mal verschlimmerte sich das Herzklopfen kurz vor ihrer Regel. Sie klagte über Übelkeit und

Schmerzen im Oberbauch, gleich unterhalb des Brustbeins, über klebrigen Mundgeschmack und Kloßgefühl im Hals. Gelegentlich hatte sie einen trockenen Mund sowie Tinnitus.

Ihre Regel war normal, setzte alle vier Wochen ein, die Blutung dauerte sechs Tage und war nicht schmerzhaft. Die einzige Beschwerde hinsichtlich der Regel war eine prämenstruelle Anspannung.

Ihre Gesichtsfarbe war matt, fahl und glanzlos; ihre Augen waren sehr matt und wiesen einen extrem hohen Grad an „Glanzlosigkeit" auf.

Ihre Zunge hatte außer einer roten Spitze eine normale Farbe, wies einen Herzriss sowie einen ungenügenden Belag auf, obwohl man auch nicht sagen konnte, dass er abgeschält war. Ihr Puls war rechts dünn und links oberflächlich-leer.

Diagnose: Das Verschlimmern des Herzklopfens kurz vor ihrer Regel sowie die Übelkeit, die Schmerzen im Oberbauch gleich unterhalb des Brustbeins und das Kloßgefühl im Hals deuten allesamt auf rebellierendes Qi im Durchdringungsgefäß. Denn dieses Gefäß fließt durch den Magen, verbindet sich mit dem Herz, überquert die Brust und verläuft durch den Hals weiter zum Gesicht.

Der dünne Puls auf der rechten Seite zusammen mit der matt-fahlen Gesichtsfarbe weisen eindeutig auf einen Blut-Mangel, während der oberflächlich-leere Puls auf der linken Seite zusammen mit dem ungenügenden Zungenbelag auf einen beginnenden Yin-Mangel (von Leber, Niere und Herz) hindeuten. In diesem Fall liegt das Syndrom von rebellierendem Qi im Durchdringungsgefäß aber sekundär vor, während der Blut- und Yin-Mangel als primär anzusehen sind. Mit anderen Worten, gerade weil ein Mangel an Blut und Yin besteht, wird das Qi im Durchdringungsgefäß nicht gehalten und rebelliert nach oben. In der Praxis verhält es sich so, dass das Durchdringungsgefäß als Meer des Blutes recht schnell durch einen Blut-Mangel beeinträchtigt wird. Als Behandlungsprinzip sollte darum gelten, zuerst Blut und Yin (von Herz und Leber) zu nähren, und dann das rebellierende Qi im Durchdringungsgefäß zu unterdrücken.

Der Herzriss und die sehr matten Augen lassen auf eine Störung des Herz-Geistes mit starker Neigung zu emotionalen Problemen schließen.

30.7 Aufstoßen

Teil E (Symptome und klinische Zeichen) ➤ Kap. 69; Teil D (Hören) ➤ Kap. 53

Aufstoßen deutet immer auf nach oben rebellierendes Magen-Qi hin. Bei Fülle-Syndromen ist das Aufstoßen heftig und laut, bei Leere-Syndromen ist es eher mild und leise.

Die Hauptursache von Aufstoßen ist Leber-Qi, das den Magen attackiert und dadurch das Magen-Qi veranlasst, nach oben zu rebellieren. Als Begleitsymptome zeigen sich gewöhnlich Spannungsgefühle im Oberbauch und Flankenbereich.

Nahrungsretention (kommt häufig bei Kindern vor) kann auch zu Aufstoßen führen. Als Begleitsymptome zeigen sich saures Aufstoßen (Reflux) und Völlegefühl im Oberbauch.

Als Leere-Syndrome, die Aufstoßen verursachen können, kommen Milz- und Magen-Qi-Mangel und Magen-Yin-Mangel in Frage, wobei das Aufstoßen eher milde ist und leise und schwach klingt.

30.8 Saures Aufstoßen

Teil E (Symptome und klinische Zeichen) ➤ Kap. 69

Saures Aufstoßen ist als ein Gefühl von Säure in der Speiseröhre zu verstehen, wobei die Säure bis in den Mund aufsteigt. Es wird wie Aufstoßen durch rebellierendes Magen-Qi ausgelöst. Auch hier ist die Hauptursache Leber-Qi, das den Magen attackiert und dadurch das Magen-Qi veranlasst, nach oben zu rebellieren.

Fallgeschichte 30.2

Eine 42-jährige Patientin klagte über Verdauungsbeschwerden, Aufstoßen, Säure, saures Aufstoßen und Spannungsgefühl im Oberbauch. Sie litt bereits seit mehreren Jahren daran. Ihr Appetit war normal, sie verspürte keine Übelkeit und ihr Stuhlgang war auch normal. Ihre Gesichtsfarbe war matt-blass.

Ihre Zunge war an den Seiten blass, leicht gedunsen und es mangelte ihr in der Mitte in geringem Ausmaß an Belag. Der Puls war schwächlich und rau.

Diagnose: Die Verdauungssymptome deuten klar auf rebellierendes Leber-Qi hin, das den Magen attackierte und das Magen-Qi daran hinderte, abzusteigen. Dadurch kam es zu (saurem) Aufstoßen. Aber Zunge und Puls zeigen vornehmlich Leere-Zustände, insbesondere einen Milz-Qi-Mangel (schwächlicher Puls), einen leichten Magen-Yin-Mangel (mangelnder Belag in der Mitte) und einen Leber-Blut-Mangel (blasse Seiten und rauer Puls). Bei rebellierendem Leber-Qi, das Magen und Milz attackiert, kann man zwischen zwei Szenarien unterscheiden: zum einen, wenn das Hauptproblem in einer Disharmonie der Leber-Leitbahn liegt, die durch emotionale Störungen verursacht wurde, und zum anderen, wenn das Hauptproblem in einer Schwäche von Milz und Magen liegt, die es der Leber „erlauben", in sie einzudringen. In diesem Fall lag eindeutig die zweite Situation vor. Diese Unterscheidung ist wichtig, um das passende Behandlungsprinzip festzulegen, denn in der ersten Situation bestünde das Hauptziel darin, rebellierendes Leber-Qi zu unterdrücken, erst in zweiter Linie werden Milz und Magen tonisiert. In der zweiten Situation wäre das Hauptziel, Milz und Magen zu tonisieren, und in zweiter Linie wird rebellierendes Leber-Qi unterdrückt.

LERNERGEBNISSE

Das sollten Sie jetzt wissen:

- Warum, wann und wie man nach Nahrung und Geschmack fragt.
- Wie die auf Milz und Magen bezogenen Verdauungszeichen und -symptome der Hauptsyndrome aussehen.
- Enge-, Spannungs-, Völle, Druck- und Schweregefühl.
- Welche klinische Bedeutung Appetit, Geschmack, Übelkeit und Erbrechen, Aufstoßen und saures Aufstoßen haben.

KAPITEL

31 Stuhl und Harn

Stuhlgang und Miktion sind primär ein Spiegel der Funktion der Yang-Organe, insbesondere von Dickdarm, Dünndarm und Blase. Abgesehen von diesen Organen nehmen auch noch andere Einfluss auf Ausscheidung von Stuhl und Harn. Milz, Leber und Niere beeinflussen den Stuhlgang, während die Miktion unter dem Einfluss von Niere, Leber, Milz und dem Dreifachen Erwärmer steht. Generell lassen Stuhlgang und Miktion auf den Zustand der Organe des Unteren Erwärmers schließen, insbesondere aber auf den Transport, die Umwandlung und die Ausscheidung von Körperflüssigkeiten im Unteren Erwärmer, der unter der Kontrolle des Dreifachen Erwärmers steht.

? Warum man fragt

Der Therapeut sollte sich stets nach Stuhlgang und Miktion erkundigen. Sie sind wichtige Aspekte der Befragung, vermitteln uns einerseits einen Eindruck vom Verdauungs- und Harntrakt, helfen andererseits aber auch, den Charakter der Erkrankung, also Fülle oder Leere, Hitze oder Kälte, zu ermitteln.

? Wann man fragt

Wenn das Hauptproblem des Patienten andere Systeme betrifft, erkundige ich mich nach Verdauung und Miktion generell erst gegen Ende der Befragung.

? Wie man fragt

Hier sollte man seine Fragen präzise und unmissverständlich stellen. Bei der Frage „Haben Sie regelmäßig Stuhlgang“ kann es passieren, dass der Patient sie bejaht, weil er denkt, dass ein Stuhlgang alle drei Tage *regelmäßig* sei. Eine ähnliche Frage ist folgende: Wenn wir den Patienten fragen, ob er häufig Harn lassen muss (worunter wir ja eine „zu häufige“ Miktion verstehen), besteht die potenzielle Gefahr, dass der Patient die Frage bejaht, obwohl sich die Harnfrequenz im normalen Bereich bewegt. Aus diesen Gründen ist es nötig, präzise zu erfragen, wie viele Stuhlgänge der Patient pro Tag hat und wie viele Male er pro Tag Harn lassen muss (hier sollte man jahreszeitliche Schwankungen beachten, z. B. besteht im Sommer eher eine niedrigere Harnfrequenz).

Wir sollten berücksichtigen, dass sich in den meisten westlichen Ländern viele Menschen zu hohem Wasserkonsum zwingen, in dem irrtümlichen Glauben, sich durch das *Durchspülen der Nieren* etwas Gutes zu tun. Daraus folgt freilich, dass die Harnfrequenz höher und der Harn selbst blasser ist, wodurch das Wasserlassen des Patienten als diagnostisches Kriterium jedoch nur mehr schwer zu verwerten ist.

31.1 Stuhl

Teil E (Symptome und klinische Zeichen) ➤ *Kap. 72; Teil A (Betrachtung)* ➤ *Kap. 20; Teil D (Hören und Riechen)* ➤ *Kap. 53,* ➤ *Kap. 54*

Bei Fragen zum Stuhl sollten wir uns systematisch nach den folgenden Kriterien erkundigen:

- Häufigkeit, Frequenz
- Konsistenz
- Form
- Farbe
- Geruch und Geräusch
- Bauchschmerzen beim Stuhlgang

Der Stuhlgang ist ein wichtiger Faktor bei der Diagnose, da er den Zustand des Verdauungstrakts und vor allem von Dickdarm und Magen widerspiegelt. Diese beiden Organe sind über das Yangming-System miteinander verbunden und somit sind es auch häufig ihre Pathologien. Beispielsweise wird Hitze im Magen leicht zum Dickdarm übertragen, oder, als weiteres Beispiel, kann nicht absteigendes Magen-Qi zu Verstopfung führen usw. Andere Organe spielen bei der Stuhlentleerung jedoch auch eine Rolle, allen voran die Leber, die den freien Fluss des Qi aufrecht erhalten muss und damit den Vorgang der Stuhlentleerung unterstützt, sowie die Niere, die die zwei unteren Yin-Öffnungen (also Harnröhre und Darmausgang) kontrolliert, sowie die Milz, die den Transport von Qi kontrolliert.

Normaler Stuhlgang sollte wenigstens einmal pro Tag erfolgen. Der Stuhl sollte geformt sein, nicht zu hart, nicht trocken, und ohne übermäßig starken Geruch. Der Vorgang der Stuhlentleerung sollte leicht und ohne Mühe erfolgen.

!

Dickdarm, Dünndarm, Magen, Milz, Leber, Niere und Dreifacher Erwärmer haben allesamt Einfluss auf den Stuhlgang.

31.1.1 Häufigkeit

Teil E (Symptome und klinische Zeichen) ➤ *Kap. 72*

Ein normaler Stuhlgang erfolgt ein- bis zweimal pro Tag. Ist die Frequenz der Stuhlentleerung niedriger, hat der Patient Verstopfung. Stuhlentleerung mehr als dreimal pro Tag (der Stuhl kann, muss aber nicht breiig sein) hingegen gilt als zu häufig.

Eine Verstopfung stellt die häufigste Störung der Stuhlfrequenz dar, deren klinische Bedeutung man aber nur im Zusammenhang mit der Stuhlkonsistenz ermessen kann. Unter Verstopfung versteht man außer einer seltenen Stuhlentleerung einen sehr trockenen Stuhl oder auch Schwierigkeiten und Anstrengung bei der Entleerung.

Akute Verstopfung in Begleitung von Durst und einem gelben Zungenbelag deutet auf eine „frische" Hitze im Magen und im Darm.

Chronische Verstopfung bei älteren Menschen oder auch bei Frauen kann auf einen Blut- oder Nieren-Mangel zurückgeführt werden. Der Stuhl ist demnach leicht trocken, und es bestehen weitere Anzeichen von Blut- oder Nieren-Mangel.

Wenn der Stuhl in kleinen Stückchen und nur schwer herauszudrücken ist, deutet dies auf Leber-Qi-Stagnation oder Hitze im Darm (wenn der Stuhl überdies trocken ist). Besteht eine Leber-Qi-Stagnation, so wechseln sich Durchfall und breiige Stühle oft ab, wie es beim Reizdarmsyndrom häufig der Fall ist.

Verstopfung mit trockenen Stühlen deutet auf Hitze im Dickdarm oder Yin-Mangel und Trockenheit von Magen, Darm oder Niere. Wenn Probleme bei der Entleerung bestehen, die Stühle aber nicht trocken sind, so deutet dies auf Leber-Qi-Stagnation.

Verstopfung mit Bauchschmerzen, die nach dem Stuhlgang nachlassen, deutet auf Nahrungsretention oder Nässe im Darm hin. Verstopfung mit Bauchschmerzen und Spannungsgefühlen, die nach dem Stuhlgang nicht nachlassen, deutet auf Leber-Qi-Stagnation hin. Verstopfung mit Bauchschmerzen und einem ausgeprägten Kältegefühl deutet auf Kälte im Darm hin.

Milz-Qi-Mangel verursacht normalerweise breiige Stühle, doch in einigen Fällen von schwerwiegendem Milz-Qi-Mangel kann auch Verstopfung entstehen, da das Milz-Qi seine bewegende und transportierende Funktion nicht mehr ausüben kann. Das sogenannte „Stilllegen" des Qi-Mechanismus kann ebenfalls zu Verstopfung führen; dies kann beispielsweise postoperativ eintreten und ist auf eine Störung des Auf- und Absteigens des Qi im Verdauungssystem zurückzuführen.

Abwechselnd Verstopfung und breiige Stühle deuten auf stagnierendes Leber-Qi hin, das die Milz attackiert.

Verstopfung

- *Akute Verstopfung mit gelbem Zungenbelag:* Hitze im Darm
- *Chronische Verstopfung bei Frauen:* Blut- oder Nieren-Mangel
- *Verstopfung mit trockenen Stühlen:* Hitze im Darm oder Yin-Mangel
- *Schwierig zu entleeren, Stühle nicht trocken:* Leber-Qi-Stagnation
- *Verstopfung mit Erleichterung nach Stuhlgang:* Nahrungsretention
- *Verstopfung mit Bauchschmerzen und Spannungsgefühlen:* Leber-Qi-Stagnation
- *Verstopfung mit kolikartigen Bauchschmerzen:* Kälte im Darm
- *Abwechslung von Verstopfung und breiigen Stühlen:* stagnierendes Leber-Qi, das die Milz attackiert
- *In kleinen Stückchen und nur schwer herauszudrücken:* Leber-Qi-Stagnation oder Hitze im Darm

Handelt es sich nicht um breiige, aber häufige Stuhlgänge, die der Patient nur mit Mühe halten kann, deuten sie auf einen Mitte-Qi-Mangel, also eine Schwäche von Milz und Magen, sowie auf ein Absinken des Milz-Qi.

HINWEIS FÜR DIE PRAXIS

Meiner Ansicht nach ist es auch deshalb wichtig, nach dem Stuhlgang zu fragen, um eine Richtschnur für die Anwendung der Arzneimittelmedizin zu erhalten. Wenn ich Rezepturen mit Da Huang oder bitter-kalte Arzneien verordne, die den Stuhlgang anregen, wende ich sie bei Patienten mit Diarrhö nicht an. Aber sie können eingesetzt werden, wenn der Patient Verstopfung aufweist oder wenn sein Stuhlgang regelmäßig ist.

31.1.2 Konsistenz

Teil E (Symptome und klinische Zeichen) ➤ *Kap. 72; Teil A (Betrachtung)* ➤ *Kap. 20*

Ein normaler Stuhl ist gut geformt, nicht breiig, nicht allzu trocken und treibt nicht auf der Wasseroberfläche.

Ein übermäßig trockener Stuhl deutet auf Hitze im Darm, Blut-Mangel (der Leber) oder Yin-Mangel (kann Dickdarm, Milz, Leber oder Niere betreffen). Breiige Stühle deuten in der Regel auf einen Mangel der Milz und / oder Niere. Die mit Abstand am häufigsten auftretende Ursache von chronischem Durchfall oder breiigen Stühlen ist Milz-Mangel. Der bei älteren Menschen auftretende chronische Durchfall lässt sich hauptsächlich auf einen Nieren-Mangel zurückführen. Heftiger und wässriger Durchfall deutet in der Regel auf einen Yang-Mangel (von Milz oder Niere oder von beiden). Breiige Stühle hingegen deuten in der Regel auf Milz-Qi-Mangel.

Die häufigste Ursache von chronischem Durchfall ist Milz-Qi- oder Milz-Yang-Mangel. Chronische Durchfälle, die wässrig sind und täglich sehr früh morgens auftreten, sind auf einen Nieren-Yang-Mangel zurückzuführen, was als „Hahnenschrei-Durchfall" oder „Durchfall zur Fünften Stunde" (dies bezieht sich auf eine im alten China verwendete Zeitmessung) bezeichnet wird.

Bei der Entstehung von Durchfall spielen aber auch Fülle-Syndrome eine Rolle, vorwiegend Nässe (die mit Kälte oder Hitze auftreten kann) und Kälte in Milz und Darm.

Wenn der Durchfall oder breiige Stuhl mit einem stinkenden Geruch einhergeht, deutet dies auf Hitze im Darm, wohingegen die Abwesenheit jeglichen Geruchs normal ist oder auf Kälte hinweist.

Schmerzen, die bei Durchfall oder breiigen Stühlen auftreten, deuten auf Leber-Qi-Stagnation, Kälte oder Nässe-Hitze.

Schleimbeimengungen im Stuhl deuten auf Nässe, Blutbeimengungen hingegen deuten auf einen Mangel an Milz-Qi, das das Blut nicht halten kann, auf Nässe-Hitze oder Blut-Stase im Darm. Bei akutem Durchfall oder breiigem Stuhl liegt meist ein Eindringen von äußerer Nässe vor, ein Syndrom, das man häufig bei Lebensmittelvergiftung beobachten kann. Wenn der Stuhl dann auch noch einen stinkenden Geruch hat, so besteht eine Nässe-Hitze, fehlt aber jeglicher Geruch, so besteht eine Nässe-Kälte.

Unverdautes im Stuhl, Stuhl mit darauf folgendem Blut oder Durchfall mit lauten Darmgeräuschen lassen auf Milz-Qi-Mangel schließen. Ein brennendes Gefühl am Anus, dem Darmausgang, deutet auf Nässe-Hitze im Darm.

Klebrige Stühle, bei denen der Patient jedes Mal nach dem Stuhlgang die Toilette mit der Bürste säubern muss, deuten auf Nässe im Darm.

Fallgeschichte 31.1

Eine 25-jährige Frau litt seit der Trennung von ihrem Partner vor einem Jahr an Colitis ulcerosa. Hauptsymptome waren blutige und schleimige Durchfälle, jedoch ohne Schmerzen. Zum Zeitpunkt der Anamnese nahm sie Prednison.

Ansonsten keine weiteren Symptome, außer dass ihre Periode seit dem Absetzen der Verhütungspille vor eineinhalb Jahren noch nicht wieder eingesetzt hatte. Sie hatte eine matt-gelbe Gesichtsfarbe, und ihre Haut erschien recht fettig. Die Zunge war etwas blass mit einem klebrigen gelben Belag, der Puls war rechts schwächlich und auf beiden hinteren Positionen deutlich saitenförmig.

Diagnose: Symptome wie schleimiger und blutiger Durchfall und ein klebriger Zungenbelag weisen eindeutig auf Nässe-Hitze im Darm hin, in diesem Fall aufgrund eines Milz-Qi-Mangels, was man anhand des blassen Zungenkörpers und des schwächlichen Pulses rechts gut erkennen kann. Bei Darmerkrankungen wie Colitis ulcerosa und Morbus Crohn fällt häufig ein saitenförmiger Puls auf beiden hinteren Pulstaststellen auf.

Breiige Stühle und Durchfall

- *Trockener Stuhl:* Hitze im Darm, Blut-Mangel, Yin-Mangel
- *Breiiger Stuhl:* Milz-Qi-Mangel oder Milz-Yang-Mangel
- *Chronischer Durchfall:* Milz- und / oder Nieren-Mangel
- *Chronischer wässriger Durchfall am frühen Morgen:* Nieren-Yang-Mangel
- *Durchfall mit stinkendem Geruch:* Hitze im Darm
- *Durchfall mit Schmerzen:* Leber-Qi-Stagnation oder Kälte
- *Durchfall mit Schleimbeimengung:* Nässe im Darm
- *Durchfall mit Blutbeimengung:* Nässe-Hitze oder Milz-Qi-Mangel
- *Akuter Durchfall:* äußere Nässe
- *Häufige, aber nicht breiige Stühle:* sinkendes Milz-Qi
- *Unverdautes im Stuhl:* Milz-Qi-Mangel
- *Schleimbeimengung:* Nässe im Darm
- *Brennendes Gefühl am Anus:* Nässe-Hitze im Darm
- *Schwarze oder dunkle Stühle:* Blut-Stase
- *Blut, tritt vor dem Stuhl aus:* Blut-Hitze
- *Blut, tritt nach dem Stuhl aus:* Milz-Qi-Mangel
- *Durchfall mit Darmgeräuschen:* Milz-Qi-Mangel
- *Klebriger Stuhl:* Nässe im Darm

31.1.3 Form

Teil E (Symptome und klinische Zeichen) ➤ *Kap. 72; Teil A (Betrachtung)* ➤ *Kap. 20*

Schafsköttelartiger Stuhl deutet auf Leber-Qi-Stagnation hin; wenn dieser Stuhl auch noch trocken ist, dann liegt gegebenenfalls eine Hitze vor. Lange und bleistiftdünne Stühle deuten auf einen Milz-Qi-Mangel (man sollte aber stets auch an die Möglichkeit von Darmkrebs denken) (➤ Abb. 31.1).

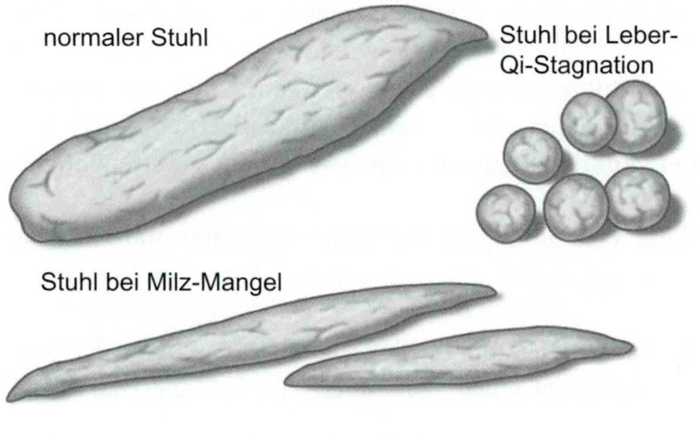

Abb. 31.1 Normaler Stuhl, schafsköttelartiger Stuhl, dünner und langer Stuhl

31.1.4 Farbe

Teil E (Symptome und klinische Zeichen) ➤ *Kap. 72; Teil A (Betrachtung)* ➤ *Kap. 20*

Normale Stühle sind hellbraun. Blass-gelbe Stühle deuten auf Leere-Hitze (von Milz, Dickdarm oder Niere). Dunkelgelbe Stühle deuten auf Fülle-Hitze (im Dickdarm). Dunkle Stühle können auf okkultes Blut hinweisen und deuten generell auf Hitze (im Dickdarm).

Blasse und fast weiße Stühle deuten auf Kälte im Dickdarm. Grüne Stühle weisen auf Leber-Qi, das die Milz attackiert. Bei roten Stühlen ist frisches Blut beigemischt; dies deutet entweder auf Hitze im Dickdarm oder Milz-Qi-Mangel. Grünlich-bläulich Stühle lassen darauf schließen, dass äußere Kälte in den Dickdarm gedrungen ist (gewöhnlich bei Kleinkindern).

Schwarze bzw. sehr dunkle Stühle deuten auf Blut-Stase. Wenn vor dem eigentlichen Stuhl hellrotes Blut austritt, das in alle Richtungen spritzt, so deutet dies auf Nässe-Hitze im Darm. Kommt Blut vor dem Stuhl, das trübe aussieht, und fühlt sich der Anus schwer und schmerzhaft an, so deutet dies auf Blut-Hitze. Wenn Blut aber erst nach dem Stuhl kommt und wässrig erscheint, so deutet dies auf ein schwaches Milz-Qi, das das Blut nicht halten kann.

Farben des Stuhls

- *Hellbraun:* normal
- *Blass-gelb:* Leere-Hitze
- *Dunkelgelb:* Fülle-Hitze
- *Dunkel:* Hitze
- *Blass:* Kälte
- *Grün:* Leber-Qi, das die Milz attackiert
- *Rot:* Hitze im Dickdarm oder Milz-Qi-Mangel
- *Grünlich-bläulich:* Kälte im Dickdarm
- *Sehr dunkel, schwarz:* Blut-Stase
- *Hellrotes Blut vor dem Stuhl:* Nässe-Hitze
- *Trübes Blut vor dem Stuhl:* Blut-Hitze
- *Wässriges Blut nach dem Stuhl:* Milz-Qi-Mangel

31.1.5 Geruch und Geräusch

Teil E (Symptome und klinische Zeichen) ➤ *Kap. 72; Teil D (Hören und Riechen)* ➤ *Kap. 53,* ➤ *Kap. 54*

Generell kann man sagen, dass ein geruchloser Stuhl normal ist oder auf Kälte im Darm deutet. Heftiger und stinkender Geruch weist auf Hitze, vor allem auf Nässe-Hitze hin. Saurer Geruch deutet auf eine Disharmonie von Leber und Milz.

Blähungen können durch Leber-Qi-Stagnation entstehen, besteht aber noch zusätzlich ein stinkender Geruch, so deutet dies auf Nässe-Hitze hin. Ohne auffälligen Geruch kann ein Milz-Qi-Mangel vorliegen.

Darmgeräusche (Borborygmen) mit breiigen Stühlen weisen auf Milz-Qi-Mangel. Darmgeräusche mit Spannungsgefühl im Bauch, aber ohne breiige Stühle deuten auf Leber-Qi-Stagnation.

31.1.6 Bauchschmerzen beim Stuhlgang

Teil E (Symptome und klinische Zeichen) ➤ *Kap. 72*

Ein Spannungsgefühl vor der Stuhlentleerung lässt auf Leber-Qi-Stagnation schließen. Bauchschmerzen, die schon vor der Stuhlentleerung bestehen, aber danach nicht nachlassen, deuten ebenfalls auf Leber-Qi-Stagnation. Bauchschmerzen beim Stuhlgang (die dann in der Regel nachlassen) deuten auf Nässe im Dickdarm oder Nahrungsretention. Bauchschmerzen beim Stuhlgang, die anschließend nicht nachlassen, deuten normalerweise auf Kälte im Dickdarm. Bauchschmerzen nach dem Stuhlgang deuten normalerweise auf Milz-Qi-Mangel.

HINWEIS FÜR DIE PRAXIS

- Punkte bei Verstopfung: Ma 25 Tianshu, Mi 15 Daheng links, Bl 25 Dachangshu.
- Punkte bei Durchfall: Ma 25 Tianshu, Ma 37 Shangjuxu, Bl 25 Dachangshu.
- Punkte bei Bauchschmerzen und Spannungsgefühl: Gb 34 Yanglingquan, Ma 39 Xiajuxu, Ma 25 Tianshu.

Fallgeschichte 31.2

Eine 22-jährige alte Frau litt seit zwei Jahren an Verstopfung mit Spannungsgefühlen und Schmerzen im Bauch. Nach dem Stuhlgang ließen die Bauchschmerzen nach. Ihre Gesichtsfarbe war matt, blass und fahl. Des Weiteren berichtete sie von einem allmählichen Kopfhaarverlust, Schwindel und juckender Haut.

Sie hatte die Pille im Jahr zuvor abgesetzt, nachdem sie sie über einen langen Zeitraum hinweg eingenommen hatte. Daraufhin setzte ihre Periode zunächst nicht ein, sondern kam erst langsam mit einem unregelmäßigen Zyklus wieder.

Ihre Zunge war an den Rändern leicht rot und wies einen recht dicken und klebrigen, gelben Belag auf. Ihr Puls war schlüpfrig und leicht saitenförmig.

Diagnose: Diese Fallgeschichte wird hier hauptsächlich präsentiert, um auf die immense Bedeutung von Puls und Zunge bei der Diagnose aufmerksam zu machen. Ihre Symptome deuten ja zunächst einmal klar auf Leber-Blut-Mangel (allmählicher Kopfhaarverlust, Schwindel, matte und fahle Gesichtsfarbe, juckende Haut, unregelmäßiger Zyklus) und Leber-Qi-Stagnation (Spannungsgefühl und Schmerzen im Bauch). Der Befund von Zunge und Puls stellt jedoch einen ganz anderen Aspekt dieser Fallgeschichte vor, da sowohl die roten Zungenränder sowie der klebrige gelbe Belag als auch der schlüpfrige Puls klar auf Nässe-Hitze weisen (aufgrund der Leber-Qi-Stagnation ist der Puls zudem etwas saitenförmig) (➤ Abb. 31.2).

Das durch Puls und Zunge aufgedeckte Syndrom einer Nässe-Hitze vervollständigt und korrigiert die bisherige Diagnose. Außerdem bekräftigt auch das Nachlassen der Bauchschmerzen nach dem Stuhlgang das klinische Bild einer Nässe-Hitze, die als „solider“ pathogener Faktor vom Darm sozusagen „ausgeschieden“ wird. Im Gegensatz hierzu sei vermerkt, dass Bauchschmerzen aufgrund von Leber-Qi-Stagnation durch Stuhlgang normalerweise nicht nachlassen.

31

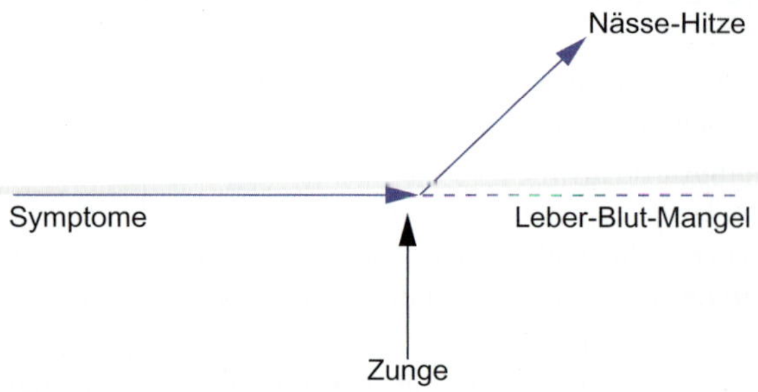

Abb. 31.2 Die entscheidende Bedeutung der Zunge bei der Diagnose in Fallgeschichte 31.2

Somit veranlasste mich allein der Befund von Puls und Zunge, das Syndrom einer Nässe-Hitze mit weiteren Fragen zu bestätigen oder auszuschließen. Sie bestätigte mir daraufhin, dass die Bauchschmerzen von einem ausgeprägten Völle- und Schweregefühl begleitet wurden, typische Symptome für das Vorliegen von Nässe.

31.2 Harn

Teil E (Symptome und klinische Zeichen) ➤ *Kap. 73; Teil A (Betrachtung)* ➤ *Kap. 20; Teil D (Hören und Riechen)* ➤ *Kap. 53,* ➤ *Kap. 54*

Folgende Aspekte der Miktion sollten systematisch abgefragt werden:

- Häufigkeit
- Farbe
- Menge
- Miktionsstörungen
- Trübungen des Harns
- Inkontinenz
- Nykturie
- Schmerzen
- Geruch

Das Harnlassen an sich gibt Auskunft über die Natur der Erkrankung, ob eine Kälte oder eine Hitze vorliegt, und über den Zustand von Niere und Blase.

31.2.1 Häufigkeit

Teil E (Symptome und klinische Zeichen) ➤ *Kap. 73*

Prinzipiell lässt sich sagen, dass Bettnässen (Enuresis) oder Harninkontinenz in ihrer Entstehung normalerweise auf Leere-Syndromen beruhen, hingegen Harnverhalt meist auf ein Fülle-Syndrom beruht. Hierbei gibt es jedoch Ausnahmen, zum Beispiel: Ein bei älteren Menschen auftretender, schwerer Lungen- und Milz-Qi-Mangel kann ebenfalls zu einem Harnverhalt führen.

Häufiges Harnlassen lässt sich meist auf einen Nieren-Yang-Mangel zurückführen. In diesem Fall erscheint der Harn blass und fließt reichlich. Bei häufigem Harnlassen mit geringer Menge deutet dies auf einen Milz- und Nieren-Qi-Mangel.

Nächtliches Bettnässen bei Kindern besteht entweder aufgrund eines konstitutionellen Nieren-Mangels oder aufgrund von Leber-Feuer. Im ersteren Fall ist das Kind ruhig und teilnahmslos, bei Leber-Feuer jedoch ist das Kind lebhaft und neigt zu Wutanfällen.

THERAPIE

Häufige Harnlassen aufgrund eines Nieren-Yang-Mangels: Bl 23 Shenshu, Bl 28 Pangguangshu, Ren 4 Guanyuan mit direkter Moxibustion.

31.2.2 Farbe

Teil E (Symptome und klinische Zeichen) ➤ *Kap. 73; Teil A (Betrachtung)* ➤ *Kap. 20*

Die Farbe des Harns verschafft uns einen guten Eindruck davon, ob beim Patienten eine Hitze oder Kälte vorliegt. Normaler Harn sieht blass-gelb aus. Blasser Harn deutet auf Kälte in der Blase oder Nieren-Yang-Mangel. Dunkler Harn deutet auf Hitze in der Blase oder Nieren-Yin-Mangel.

Man sollte stets beachten, dass sich die Farbe des Harns verändert, zum Beispiel blasser wird, wenn der Patient viel Wasser trinkt, oder hellgelb bei Einnahme von Vitamin B.

Blut im Harn deutet auf Qi-Mangel (von Milz und Niere), Hitze in der Blase oder Nieren-Yin-Mangel.

Sehr dunkler Harn, der wie Sojasoße aussieht, deutet auf eine Nephropathie wie zum Beispiel Nierenversagen oder Glomerulonephritis.

Farbe des Harns

- *Blass:* Kälte in der Blase oder Nieren-Yang-Mangel
- *Dunkel:* Hitze in der Blase oder Nieren-Yin-Mangel
- *Rot (mit Blutbeimengung):* Qi-Mangel, Hitze in der Blase oder Nieren-Yin-Mangel

31.2.3 Menge

Teil E (Symptome und klinische Zeichen) ➤ *Kap. 73; Teil A (Betrachtung)* ➤ *Kap. 20*

Reichliche Miktion weist auf einen Nieren-Yang-Mangel, geringe hingegen auf Nieren-Yin-Mangel oder Hitze in der Blase, es sei denn, der Patient hat auf andere Weise viel Flüssigkeit verloren, z. B. durch übermäßiges Schwitzen, wiederholtes Erbrechen oder heftigen Durchfall. Bei geringer Harnmenge aber hoher Harnfrequenz liegt normalerweise ein Milz- und Nieren-Qi-Mangel vor. Reichlicher, klarer und blasser Harn beim Eindringen von äußerem Wind deutet darauf, dass der pathogene Faktor noch nicht ins Innere gedrungen ist (hätte er das geschafft, wäre der Harn dunkel).

!

Geringe Miktion bei Männern im mittleren oder höheren Alter kann durch eine (gut- oder bösartige) Hyperplasie der Prostata bedingt sein.

31.2.4 Miktionsstörungen

Teil E (Symptome und klinische Zeichen) ➤ *Kap. 73*

Folgende Fülle-Syndrome können bei Harnverhalt vorliegen: Nässe, die die Harnwege blockiert, Blut-Stase in der Blase oder Harnsteine. Leere-Syndrome: Nieren-Yang-Mangel, Nieren-Yin-Mangel oder Lungen-Mangel. Die letzteren Syndrome kommen meist bei älteren Menschen vor.

Miktionsstörungen (d. h. die Miktion ist erschwert oder der Harnstrahl unterbrochenen) bestehen normalerweise aufgrund von Nässe, die die Harnwege blockiert. Eine leichte Beeinträchtigung der Miktion kann auch auf einen Milz- und Nieren-Qi-Mangel deuten. Bei älteren Menschen kann auch ein Nieren-Yang-Mangel zugrunde liegen. In seltenen Fällen kann auch ein Lungen-Qi-Mangel vorliegen.

31.2.5 Trübungen des Harns

Teil E (Symptome und klinische Zeichen) ➤ *Kap. 73; Teil A (Betrachtung)* ➤ *Kap. 20*

Trüber Harn deutet auf Nässe in den Harnwegen. Bei Harn mit kleinen Schleimflocken liegt eine Nässe-Hitze in der Blase vor.

31.2.6 Inkontinenz

Teil E (Symptome und klinische Zeichen) ➤ *Kap. 73*

Harninkontinenz besteht immer aufgrund eines Nieren-Mangels und sinkendem Nieren-Qi. Dies kommt häufig vor bei älteren Menschen sowie auch bei Frauen nach einer Geburt oder einer Gebärmutterentfernung.

Wenn der Harn nach dem Wasserlassen noch nachträufelt, ist das Nieren-Qi nicht fest verankert.

31.2.7 Nykturie

Teil E (Symptome und klinische Zeichen) ➤ *Kap. 73*

Nykturie, also nächtliche Miktion, deutet auf einen Nieren-Yang-Mangel, da das sich in Leere befindende Yang das Yin nachts nicht kontrollieren kann, und es so zu einem Austreten von Flüssigkeiten in Form von Harn kommt.

!

Nykturie wird durch einen Nieren-Yang-Mangel ausgelöst, nicht durch einen Nieren-Yin-Mangel.

31.2.8 Schmerzen

Teil E (Symptome und klinische Zeichen) ➤ *Kap. 73*

Ein Spannungsgefühl im Oberbauch vor dem Wasserlassen deutet auf Leber-Qi-Stagnation. Ein brennender Schmerz während der Miktion deutet auf Nässe-Hitze in der Blase. Ein dumpfer Schmerz nach dem Wasserlassen deutet auf Nieren-Qi-Mangel.

31.2.9 Geruch

Teil E (Symptome und klinische Zeichen) ➤ *Kap. 73; Teil D (Hören und Riechen)* ➤ *Kap. 54*

Das Fehlen eines Geruchs ist entweder normal oder deutet auf Kälte in der Blase. Starker Geruch deutet auf Nässe-Hitze in der Blase. Ein süßlicher Geruch deutet auf Diabetes.

LERNERGEBNISSE

Das sollten Sie jetzt wissen:

- Warum, wann und wie man nach Stuhl und Harn fragt.
- Welchen systematischen Ansatz man bei den Fragen zum Stuhlgang verwendet: Häufigkeit, Konsistenz, Form, Farbe, Geruch und Geräusche sowie Bauchschmerzen beim Stuhlgang.
- Welchen systematischen Ansatz man bei den Fragen zum Wasserlassen verwendet: Häufigkeit, Farbe, Menge, Miktionsstörungen, Trübungen, Inkontinenz, Nykturie, Schmerzen und Geruch.

KAPITEL

32 Durst und Trinken

? Warum man fragt

Das Symptom Durst oder das Fehlen von Durst spiegelt den Zustand der Körperflüssigkeiten wider. Es gibt zwei Arten von Flüssigkeiten, *Jin* und *Ye. Jin*-Flüssigkeiten sind klar, leicht und wässrig, und zirkulieren mit dem Abwehr-Qi im Raum zwischen der Haut und den Muskeln. Der Schweiß stammt von diesen Flüssigkeiten ab. *Ye*-Flüssigkeiten sind von dichter und schwerer Natur, sie befeuchten die Gelenkspalte und Sinnesorgane. Speichel ist ein Beispiel für *Ye*-Flüssigkeiten. Mundtrockenheit und Durst (diese sind nicht als gleichbedeutend zu verstehen) sind daher Symptome eines Mangels dieser Flüssigkeiten, sei es, dass sie durch Hitze oder Leere-Hitze verbrannt werden, oder weil nicht genügend Yin vorhanden ist.

Das mit Durst und Mundtrockenheit am meisten in Verbindung stehende Organ ist der Magen, die Niere hat jedoch auch einen Einfluss auf den Speichel. Es ist jedoch zu beachten, dass Hitze oder Leere-Hitze eines jeden Organs zu Durst oder Mundtrockenheit führen kann.

? Wann man fragt

Bisher habe ich noch nie einen Patienten gehabt, der mich zur Therapie eines Durstproblems aufsuchte (obwohl Patienten in China auch durstbezogene Probleme als ein behandlungswürdiges Ungleichgewicht ansehen). In meiner Praxis frage ich bei fast jedem Patienten nach, ob sie sich besonders durstig fühlen, einen trockenen Mund haben usw. Meist stelle ich Fragen zu Durst und Mundtrockenheit erst, nachdem ich mich bezüglich Essen und Appetit erkundigt habe, oder, wenn ich zu ermitteln versuche, ob eine Krankheit aufgrund von Hitze oder Kälte besteht.

Die Frage nach Durst ist für mich gerade bei den Erkrankungen interessant, bei denen der Patient zwar ganz offensichtliche *Symptome* von Hitze aufweist, ich aber vermute, dass keine wirkliche Hitze vorliegt. Beispielsweise kann sich rebellierendes Qi im Durchdringungsgefäß bei einer Frau in Hitzegefühl im Gesicht und einem roten Gesicht äußern, jedoch haben sie keinen Durst, da keine wirkliche Hitze vorliegt.

? Wie man fragt

Aus kulturellen Gründen sind sich chinesische Patienten der Symptome Durst und Mundtrockenheit sehr bewusst, westliche Patienten hingegen schenken diesen zwei Symptomen eher weniger Beachtung und erzählen nur selten spontan davon. Zudem zwingen sich viele Menschen im westlichen Kulturkreis dazu, viel Wasser zu trinken, im fälschlichen Glauben, dass dies eine gesundheitsfördernde Gewohnheit sei und „die Nieren durchspülen“ würde. Aus diesem Grund haben sie dann selten Durst, selbst wenn sie an einem Hitze-Syndrom leiden.

In England gibt es die zusätzliche Schwierigkeit, dass der hohe Teekonsum viele Menschen davon abhält, sich als Folge eines Hitze-Syndroms durstig zu fühlen. Dasselbe gilt für Länder mit hohem Kaffeekonsum. Auch in den USA neigen viele Menschen dazu, zu viele Getränke zu sich zu nehmen (dazu gehören auch Wasser und Limonade). Somit wird, auch wenn diese Patienten ein Hitze-Syndrom aufweisen, ein wesentlich geringerer Teil von ihnen Durst als Symptom angeben, als dies in China der Fall ist.

Generell kann man sagen, dass eine Vorliebe für heiße oder kalte Getränke jeweils für ein Syndrom von Kälte oder Hitze im Magen steht. Es kann jedoch sein, dass man dies durch Gewohnheiten im jeweiligen Kulturkreis westlicher Länder nicht verwerten kann. Dies gilt vor allem für die USA, wo der Konsum eisgekühlter Getränke sehr weit verbreitet ist.

Folgende Symptome, die den Durst betreffen, werden hier besprochen:

1. Durst
2. Trockener Mund
3. Vorliebe für heiße oder kalte Getränke
4. Fehlen von Durst

32.1 Durst

Teil E (Symptome und klinische Zeichen) ➢ *Kap. 70*

Im Allgemeinen deutet Durst auf Hitze hin, die entweder vom Fülle- oder Leere-Typ ist. Durst ist nicht dasselbe wie Mundtrockenheit, da bei ersterem eher Hitze und bei letzterem eher Yin-Mangel im Spiel ist.

Fülle-Hitze verursacht einen starken Durst und ein Verlangen nach kalten Getränken. Jedes Organ mit Fülle-Hitze kann dieses Symptom auslösen, vor allem aber Magen-Hitze, Lungen-Hitze, Leber-Feuer und Herz-Feuer.

Leere-Hitze verursacht Durst und ein Verlangen, in kleinen Schlückchen zu trinken, vor allem abends und nachts. Dieses Symptom wird vorrangig durch Leere-Hitze von Magen, Lunge, Nieren oder Herz verursacht.

Bei der chinesischen Diagnose nimmt das Symptom „Durst ohne Verlangen zu trinken" einen ganz speziellen Platz ein. Dieses Symptom mag zunächst ungewöhnlich erscheinen; es kommt jedoch vor und bisweilen erzählen westliche Patienten ganz von sich aus davon. Nässe-Hitze verursacht Durst, aber eben ohne ein Verlangen zu trinken, was daran liegt, dass zwar die Hitze den Durst auslöst, die Nässe aber in ihrer Blockade des Mittleren Erwärmers dazu führt, dass der Patient nur widerwillig trinkt.

Wenn ein Patient mit Verlangen nach Getränken diese sofort im Anschluss wieder erbricht, deutet dies auf Schleim-Hitze hin.

In seltenen Fällen kann ein leichter Durst mit dem Verlangen, an Getränken nur zu nippen, auf einen schweren und chronischen Qi-Mangel deuten. In einem derartigen Fall kann das schwache Qi die Flüssigkeiten nicht zum Mund transportieren, wodurch Durst entsteht.

Ein starker Durst mit reichlicher Miktion kann auf Diabetes deuten (siehe Fallgeschichte 32.1).

In ➢ Tabelle 32.1 werden die Typen von Durst zusammengefasst.

Durst

- *Yin-Mangel:* trockener Mund
- *Fülle-Hitze:* starker Durst mit Verlangen nach kalten Getränken
- *Leere-Hitze:* Durst mit Verlangen, in kleinen Schlückchen zu trinken, besonders abends oder nachts
- *Nässe-Hitze:* Durst ohne Verlangen zu trinken
- *Schleim-Hitze:* Durst mit Verlangen zu trinken, dem sogleich ein Erbrechen von Flüssigkeiten folgt
- *Kälte:* Vorliebe für warme Getränke
- *Blut-Stase:* Durst ohne Verlangen zu trinken, Verlangen zu gurgeln, ohne zu schlucken
- *Schwerer, chronischer Qi-Mangel:* leichter Durst mit Verlangen, an Getränken nur zu nippen
- *Diabetes:* starker Durst mit reichlicher Miktion

32.2 Trockener Mund

Teil E (Symptome und klinische Zeichen) ➢ *Kap. 70*

Ein Yin-Mangel ruft eher einen trockenen Mund als ein Durstgefühl hervor, und zwar vor allem nachmittags und abends. In diesen Fällen nimmt der Patient lieber kleine Schlückchen zu sich.

Ein trockener Mund kann auch aufgrund schwerer und chronischer Blut-Stase bestehen, auch wenn dies nicht sehr oft vorkommt. In einem derartigen Fall will der Patient Wasser lieber gurgeln, ohne es danach zu schlucken.

!

Ein trockener Mund wird eher durch einen Yin-Mangel als durch Hitze hervorgerufen. Wenn dies der Fall ist, besteht die Mundtrockenheit vor allem nachmittags und abends.

32.3 Vorliebe für heiße oder kalte Getränke

Teil E (Symptome und klinische Zeichen) ➢ *Kap. 70*

Die Vorliebe eines Patienten für heiße oder kalte Getränke spiegelt die heiße oder kalte Art seiner Erkrankung wider; dies gilt

Tab. 32.1 Typen von Durst

Durst	Pathologie	Muster
Fehlen von Durst	Körperflüssigkeiten nicht geschädigt	Kälte oder normaler Zustand
Starker Durst mit Bedürfnis, reichliche Mengen kalten Wassers zu trinken	Körperflüssigkeiten werden von Hitze aufgebraucht	Fülle-Hitze (Leber, Herz, Lunge, Magen)
Durst mit Verlangen, in kleinen Schlucken zu trinken	Flüssigkeiten werden durch Leere-Hitze aufgebraucht	Leere-Hitze (Magen, Niere, Herz, Lunge)
Durst ohne Verlangen zu trinken	Hitze verursacht Durst, aber Nässe blockiert den Mittleren Erwärmer, sodass der Patient kein Verlangen zu trinken hat	Nässe-Hitze
Durst, Erbrechen nach dem Trinken	Hitze verursacht Durst, aber Schleim blockiert den Mittleren Erwärmer, was Erbrechen hervorruft	Schleim-Hitze
Durst ohne Verlangen zu trinken, aber Verlangen zu gurgeln, ohne zu schlucken	Blut und Flüssigkeiten stehen im Austausch; eine Blut-Stase verursacht eine Blockade der Flüssigkeiten, sodass der Patient kein Verlangen zu trinken hat	Blut-Stase
Starker Durst mit reichlicher Miktion	–	Diabetes (Typ I)

32

besonders im Hinblick auf den Magen. Bei einer Magen-Kälte hat der Patient eine Vorliebe für warme Getränke, bei einer Magen-Hitze hat er demnach eine Vorliebe für kalte Getränke.

Eine Vorliebe für warme oder heiße Getränke gilt nicht als „Durst" und es deutet auf ein Kälte-Syndrom im Magen hin, wozu auch eine Kälte-Nässe gehören kann.

32.4 Fehlen von Durst

Teil E (Symptome und klinische Zeichen) ➤ Kap. 70

Obwohl das Fehlen von Durst kein eigenständiges Symptom ist, wird es in der chinesischen Medizin dennoch als Symptom aufgefasst, da es innerhalb der Diagnose eine besondere Bedeutung hat. Das Fehlen von Durst, wenn der Patient sich also nur selten durstig fühlt und nie das Verlangen zu trinken verspürt, deutet auf ein Kälte-Krankheitsmuster hin. Es ist wohl offensichtlich, dass man in der Befragung dieses Symptom erst ermitteln muss, da der Patient es normalerweise nicht von sich aus berichtet.

Fallgeschichte 32.1

Eine 51-jährige Frau litt an Altersdiabetes (Typ II), der erst vor sieben Wochen diagnostiziert worden war. Die ersten Symptome und klinischen Zeichen waren Durst, häufige Miktion, Juckreiz und Reizung der Scheide sowie extreme Müdigkeit. Der Beginn ihres Diabetes traf mit der Menopause zusammen, während der sie an Hitzewallungen, Nachtschweiß, Nykturie, Schlafstörungen, trockenen Augen und an einem trockenem Hals in der Nacht mit einem Verlangen, Wasser in kleinen Schlückchen zu trinken, litt. Schließlich berichtete sie noch, dass sie in dieser Zeit ein Gefühl hatte „als ob Adrenalin zur Brust rauf und in der Brust umher rasen würde". Sie war übergewichtig, ihre Stimme recht laut und vom Gemüt her eher lebhaft. Ihr Gesicht war ziemlich gerötet.

Diagnose: Die rote Gesichtsfarbe zusammen mit den Symptomen, die sie nach der Menopause entwickelt hatte, lassen eindeutig auf Hitze oder Leere-Hitze schließen. Diese Fallgeschichte stellt jedoch einen verblüffenden Widerspruch zwischen Symptomen und Zunge dar: Die Zunge war tatsächlich blass und gedunsen. Um eine Kälte oder einen Yang-Mangel, wie ihn die Zunge anzeigte, zu bestätigen oder auszuschließen, erkundigte ich mich nach Kältegefühlen. Sie stimmte zu und berichtete, dass sie sehr kalte Füße hätte und nachts Socken tragen müsste, auch wenn sie sich nachts am Rest des Körpers heiß fühlte. Diese Art von Widerspruch kommt bei Frauen in den Wechseljahren sehr häufig vor und deutet schlicht auf einen Nieren-Yin- und Nieren-Yang-Mangel. Da sie auch an chronischen unteren Rückenschmerzen litt, ließ sich der Verdacht auf einen Nieren-Mangel weiter erhärten. Die häufige Miktion in Zusammenhang mit dem Beginn ihres Diabetes bekräftigt einen Nieren-Mangel noch weiter, und es was sicher kein Zufall, dass der Diabetes sich zum Zeitpunkt ihrer Menopause erstmals bemerkbar machte, und die Energie der Nieren nachließ.

Ihr Puls war tief, leicht schlüpfrig und schwächlich auf beiden hinteren Positionen und recht überflutend auf der Herzposition. Der tiefe und schwächliche Puls auf den beiden hinteren Pulstaststellen bestätigt den Nieren-Mangel, während der schlüpfrige Puls auf ein Vorliegen von Schleim hinweist, was an ihrem Übergewicht zu erkennen ist. Der im Vergleich zu den anderen Pulsstellen überflutende Herz-Puls kommt bei Frauen in den Wechseljahren recht häufig vor. Er deutet nicht so sehr auf ein Herz-Syndrom, sondern vielmehr auf ein Aufsteigen des Qi zum Kopf aufgrund der Nieren-Schwäche im unteren Bereich. Eben dieses Aufsteigen von Qi ist Ursache der Hitzewallungen, und in ihrem Fall auch des speziellen Gefühls von „Adrenalin, das zur Brust steigt und sich in der Brust herum bewegt".

Das Behandlungsprinzip in diesem Fall ist eine Tonisierung der Nieren, eine Stärkung des Durchdringungs- und Lenkergefäßes, eine Tonisierung der Milz und ein Auflösen von Schleim.

LERNERGEBNISSE

Das sollten Sie jetzt wissen:
- Warum, wann und wie man nach Durst und Getränken fragt.
- Welche klinische Bedeutung Durst, fehlender Durst und trockener Mund haben.

KAPITEL

33 Zustand von Energie bzw. Kraft

Bei der Frage nach der Energie bzw. Kraft handelt es sich nicht um eine der zehn traditionellen Fragen der chinesischen Diagnose. Da aber Müdigkeit eines der am häufigsten vorgebrachten Symptome westlicher Patienten ist, habe ich die Frage nach dem Energieniveau zu meiner Fragenliste hinzugefügt (➤ Kap. 28.13). Gut 12 % der Patienten in meiner Praxis wünschen sich eine Behandlung ausschließlich wegen ihrer Erschöpfung. Zu diesen könnte man auch noch all diejenigen Patienten hinzuzählen, die zwar wegen anderer Beschwerden kommen, aber auch an chronischer Müdigkeit leiden.

? Warum man fragt

Die Frage nach dem Zustand von Energie und Lebenskraft, nach Müdigkeit und Erschöpfung ist dringend erforderlich, da es sich um eine häufige Beschwerde handelt. Oft stellt es sogar den Hauptgrund dar, warum Patienten eine Behandlung suchen.

? Wann man fragt

Im Allgemeinen erkundige ich mich nach Müdigkeit und Erschöpfung eher am Anfang des Befragungsvorgangs, und zwar sobald ich ein Leere-Muster im Verdacht habe.

? Wie man fragt

Hier kann man in der Regel direkt und unkompliziert vorgehen, indem man einfach fragt: „Fühlen Sie sich ungewöhnlich müde?" oder „Fehlt es Ihnen an Energie?". Bei dieser Fragestellung sollte man sich aber auch gleich im Anschluss unbedingt nach Lebensstil und Aktivitäten des Patienten erkundigen, da manche Leute schlicht unrealistische Vorstellungen von ihrer Kraft haben. Bei Menschen aus Industrieländern, die viel zu viel und zu lange arbeiten, ist ein Gefühl von Müdigkeit absolut normal. Beispielsweise ist es gar nicht so ungewöhnlich, dass jemand täglich um 6 Uhr morgens aufsteht, um 6:30 Uhr aufbricht, mit dem Zug zur Arbeit pendelt, den ganzen Tag unter hektischen Bedingungen verbringt (als „Mittagessen" genehmigt er sich nur ein Sandwich am Schreibtisch), und schließlich um 9 Uhr abends wieder heimkommt. Diese Art von „Tagesablauf" stellt genau das dar, was man in der chinesischen Medizin unter „Überarbeitung" versteht.

Unser Energieniveau ist zudem vom Alter abhängig. Auch in dieser Hinsicht stellen sehr viele Menschen unrealistische Erwartungen an ihre erwünschten Kraftreserven und zeigen sich überdies auch noch überrascht, dass sie das, was sie im Alter von 25 Jahren noch bewältigen konnten, mit 55 nicht mehr schaffen können.

In diesem Kapitel werden zwei Aspekte besprochen:

1. Geschichtlicher Hintergrund
2. Muster, die Müdigkeit hervorrufen

33.1 Geschichtlicher Hintergrund

In der chinesischen Medizin gibt es keine Krankheitskategorie „Müdigkeit". Es gibt jedoch die Kategorie „Erschöpfung" (*Xu Lao* oder *Xu Sun*), was nicht nur ein Symptom von Müdigkeit (*Lao*) beschreibt, sondern auch seine Pathologie, nämlich einen Mangel an Qi (*Xu*). Der Begriff *Xu Lao* fand in dem *Jin Gui Yao Lüe* seine erste Erwähnung, wo in ➤ Kapitel 6 steht: *„Wenn bei männlichen Patienten der Puls groß und aber zugleich leer ist, so deutet es auf eine extreme Erschöpfung aufgrund von Überanstrengung."*[1]

Im Klassiker „Abhandlung über die Ursachen und Symptome von Krankheiten" (*Zhu Bing Yuan Hou Lun*, 610 n. Chr.) von Chao Yuan Fang wird das Konzept von Erschöpfung näher ausgeführt sowie deren Ursachen erkundet. Nach Meinung des Arztes Dr. Chao wird Erschöpfung durch die „Sechs Exzesse" (Überanstrengung ruft eine Erschöpfung von Qi, Blut, Sehnen, Knochen, Muskeln und Essenz hervor) und „Sieben Verletzungen" verursacht. Mit den „Sieben Verletzungen" sind durch verschiedene Exzesse hervorgerufene Schäden an den inneren Organen gemeint[2]:

- Zu viel Essen verletzt die Milz
- Anhaltender Ärger verletzt die Leber
- Schwere Lasten zu heben oder auf durchnässtem Grund zu sitzen, verletzt die Niere

- Der Kälte ausgesetzt zu sein und kalte Getränke zu trinken, verletzt die Lunge
- Wind, Regen, Kälte und Hitze ausgesetzt zu sein, verletzt den Körper
- Sorge, Traurigkeit und Grübeln verletzen das Herz
- Wind, Regen, Kälte und Sommerhitze verletzen den Körper

Im *Su Wen*, ➤ Kapitel 23, werden fünf Ursachen für Erschöpfung aufgezählt[3]:

- Übermäßige Benutzung der Augen verletzt das Herz
- Übermäßiges Liegen verletzt die Lunge
- Übermäßiges Sitzen verletzt die Milz
- Übermäßiges Stehen verletzt die Niere
- Übermäßige Bewegung verletzt die Leber

Über Jahrhunderte hinweg berieten sich verschiedene Ärzte darüber, wie man ihrer Meinung nach Erschöpfung schwerpunktmäßig behandeln sollte. Zum Beispiel Li Dong Yuan, der Autor des berühmten Klassikers „Abhandlung über Milz und Magen" (*Pi Wei Lun*, 1249), hielt eine Schwäche von Milz und Magen für die Hauptursache von Erschöpfung. Zhu Dan Xi, Autor des Werkes „Geheime Aufzeichnungen des Dan Xi" (*Dan Xi Xin Fa*, 1347), betonte in seinen Ausführungen einen Nieren- und Leber-Yin-Mangel als Hauptursache von Erschöpfung. Er war daher Befürworter der Strategie, das Yin zu tonisieren und Hitze zu klären.

Dr. Zhu hob die Lunge und die Milz als die beiden Hauptorgane in der Behandlung von chronischer Müdigkeit hervor. Folglich soll man bei der Milz einen Yang-Mangel und bei der Lunge einen Yin-Mangel behandeln. In beiden Fällen kann es schließlich zu einem Nieren-Yang-Mangel oder Nieren-Yin-Mangel kommen, Yang-Mangel kann einen Yin-Mangel hervorrufen, oder umgekehrt. Dr. Zhu schreibt hierzu: *„Bei der Behandlung von Leere gibt es zwei miteinander verbundene Systeme, nämlich entweder Lunge oder Milz. Jede [Leere] läuft auf einen Yin- oder Yang-Mangel hinaus. Nach einiger Zeit kann ein Yang-Mangel zu einem Yin-Mangel führen […] nach einiger Zeit kann ein Yin-Mangel zu einem Yang-Mangel führen … Bei einem Yang-Mangel ist die Milz, bei einem Yin-Mangel die Lunge zu behandeln."*[4]

Zhang Jie Bin, Autor des „Klassiker der Kategorien" (*Lei Jing*, 1624) und des „Vollständige Werke von Jing Yue" (*Jing Yue Quan Shu*, 1624) empfahl als Behandlung von Erschöpfung, die Nieren zu tonisieren.Zhu Qi Shi (1463–1539) hielt die Lunge, Milz und Niere für die drei Organe, deren Behandlung bei Fällen von Erschöpfung am wichtigsten ist. Aus seinem Werk „Abhandlung über Erschöpfung" (*Xu Lao Lun*): *„Bei der Behandlung von Erschöpfung gibt es drei Wurzeln: Lunge, Milz und Niere. Die Lunge ist für die inneren Organe wie der ‚Himmel', die Milz wie die Mutter des Körpers, die Niere wie die Wurzel des Lebens. Um Erschöpfung zu behandeln, behandele man diese drei Organe."*[5]

Daraus ergibt sich, dass das Konzept von Erschöpfung das Symptom von Müdigkeit mit einbezieht, auch wenn zu beachten ist, dass Erschöpfung als wesentlich gravierender einzustufen ist als ein schlichter Fall von Müdigkeit. Auch wenn bei der Abhandlung von Erschöpfung nur Leere-Syndrome als Ursachen in Erwägung gezogen wurden, so kann Müdigkeit auch durch Fülle verursacht werden. Nässe, Schleim und Qi-Stagnation stellen die am häufigsten vorkommenden Ursachen dar.

33.2 Muster, die Müdigkeit hervorrufen

Ein chronisches Gefühl von Müdigkeit ist meist auf eine Leere zurückzuführen, also ein Mangel an Qi, Yang, Blut oder Yin. In manchen Fällen kann auch eine Fülle für Müdigkeit verantwortlich sein, vor allem Nässe, Schleim oder Qi-Stagnation.

Hier stellt der Puls ein wichtiges Kriterium zur Unterscheidung von Fülle- und Leere-Syndromen dar. Ist der Puls generell voll (oft ist er schlüpfrig oder saitenförmig), so deutet es darauf hin, dass die Müdigkeit durch ein Fülle-Syndrom verursacht wurde (in der Regel Nässe, Schleim oder Qi-Stagnation).

!

Bei Müdigkeit muss nicht immer eine Leere vorliegen. Häufig wird sie auch durch eine Fülle verursacht.

Nässe und Schleim sind von ihrer Natur aus „schwer" und drücken den Körper nieder, sodass sich die Person schwer und müde fühlt. Auch eine Qi-Stagnation kann Müdigkeit auszulösen, nicht, weil zu wenig Qi vorliegt, sondern weil das Qi aufgrund der Stagnation nicht richtig zirkulieren kann. Dies kommt häufiger bei Männern vor und spiegelt einen Zustand mentaler Depression wider. Hierzu folgendes, typisches Beispiel: Ein Mann möchte vorrangig seine Müdigkeit behandelt haben, sein Puls und seine Zunge jedoch offenbaren keinerlei Anzeichen von Leere, sondern vielmehr eine schwere Qi-Stagnation, da der Puls sehr saitenförmig, und die Zunge an den Rändern rot ist. In solch einer Situation entsteht die Müdigkeit aus der Qi-Stagnation; ferner steht seine Müdigkeit in engem Zusammenhang mit seiner Depression (die selbst häufig aus unterdrücktem Ärger entsteht).

Chronische Müdigkeit und ein Verlangen sich hinzulegen, Appetitmangel und weiche Stühle deuten auf einen Milz-Qi-Mangel hin, der wohl die häufigste Ursache von Müdigkeit ist. Wenn Symptome eines Kälte-Syndroms hinzukommen, so liegt ein Milz-Yang-Mangel vor.

Chronische Müdigkeit, eine schwache Stimme und eine Neigung, sich zu erkälten, deuten auf einen Lungen-Qi-Mangel hin. Wenn Symptome eines Kälte-Syndroms hinzukommen, so liegt ein Lungen-Yang-Mangel vor.

Chronische Müdigkeit und Rückenschmerzen, Abgeschlagenheit, Kältegefühle, Depression und häufige Miktion deuten auf einen Nieren-Yang-Mangel hin.

Chronische Müdigkeit und leichte Depression, Schwindel und spärliche Regelblutungen deuten auf einen Leber-Blut-Mangel hin.

Chronische Müdigkeit und Ängstlichkeit, Schlaflosigkeit, trockener Mund in der Nacht und eine belaglose Zunge deuten auf Nieren-Yin-Mangel hin.

Chronische Müdigkeit und ein Schweregefühl im ganzen Körper sowie ein Benommenheitsgefühl im Kopf deuten auf eine Ansammlung von Nässe hin.

Chronische Müdigkeit und ein Beengungsgefühl in der Brust, Schwindel und ein Benommenheitsgefühl im Kopf deuten auf eine Ansammlung von Schleim hin.

Chronische Müdigkeit bei einer ängstlichen und angespannten Person mit einem saitenförmigen Puls deutet auf Leber-Qi-Stagnation hin.

Eine erst seit Kurzem bestehende Müdigkeit und ein sich abwechselndes Gefühl von Kälte und Hitze, Reizbarkeit, ein einseitiger Zungenbelag sowie ein saitenförmiger Puls deuten auf ein Shaoyang-Syndrom (der Sechs Schichten oder der Vier Ebenen).

Müdigkeit

- Milz-Qi-Mangel oder Milz-Yang-Mangel
- Lungen-Qi-Mangel oder Lungen-Yang-Mangel
- Nieren-Yang-Mangel
- Leber-Blut-Mangel
- Nieren-Yin-Mangel
- Nässe
- Schleim
- Leber-Qi-Stagnation

Fallgeschichte 33.1

Seit dem Tod ihres Mannes vor drei Jahren litt eine 56-jährige Frau an extremer Müdigkeit. Sie klagte, dass sich ihre Beine „wie Blei" anfühlten, und es fehlte ihr jeglicher Antrieb zur Hausarbeit. Seit diesem Ereignis litt sie des Weiteren auch an Schlaflosigkeit. „Innerlich fühle ich die Schmerzen, aber die Tränen kommen nicht raus", waren ihre Worte. Nachdem sie schon so lange versucht hatte, ihren Schmerz durchzustehen mit stoischer Selbstbeherrschung und ohne sich Tränen zu erlauben, ist es wahrscheinlich, dass sich ihr Kummer und ihre depressive Haltung mehr und mehr somatisch manifestierten und weitere körperliche Symptome ausgelöst hatten.

Abgesehen von diesen zwei Hauptbeschwerden klagte sie außerdem über Hinterhauptkopfschmerzen, die sie seit der Geburt ihres zweiten Kindes vor 26 Jahren hatte. Bei der Befragung kam des Weiteren heraus, dass sie an Schwindel, Hitzewallungen, Nykturie sowie an Spannungs- und Schweregefühlen im Bauch litt.

Ihre Zunge war leicht rot, steif, trocken und wies einen klebrigen Belag sowie einen Riss im Herzbereich auf. Ihr Puls war auf der rechten Seite schlüpfrig, auf der linken oberflächlich und leer und auf der linken hinteren Position schwächlich und tief.

Diagnose: In diesem Fall sind viele Krankheitsmuster komplex ineinander verschachtelt. Der überwältigende Faktor dieser Fallgeschichte ist ihr offensichtlicher Kummer und ihre Depression, die beide nach dem Tod ihres Mannes eintraten. Obwohl sie als erstes Symptom „Müdigkeit" nannte, wurde im weiteren Verlauf ihrer Rede bald klar, dass die Müdigkeit aus der tiefen Depression aufgrund des Todes ihres Mannes entstanden war. Daraus entwickelten sich auch die Symptome von fehlendem Antrieb und Schlaflosigkeit.

Beleuchten wir die vorliegenden Krankheitsmuster etwas näher: Offensichtlich liegt ein Nieren-Yin-Mangel vor, belegt durch Symptome wie Nykturie, die Kopfschmerzen aufgrund der zweiten Geburt, Schwindel, Hitzewallungen, die rote, steife und trockene Zunge, sowie der oberflächliche und leere Puls links, und der schwächliche und tiefe Puls auf der Nierentaststelle, ebenfalls links. Als Begleitsyndrom haben wir einen Herz-Yin-Mangel, der die Schlaflosigkeit verursacht und sich durch den Herzriss äußert. Zusätzlich liegt noch eine Nässe vor, die sich durch das Spannungs- und Schweregefühl im Bauch sowie den klebrigen Zungenbelag zeigt.

Fallgeschichte 33.2

Ein 18-jähriges Mädchen litt seit neun Monaten an Müdigkeit und Abgeschlagenheit. Diese Symptome entwickelten sich allmählich und wurden begleitet von wiederkehrenden Halsschmerzen, Kopfschmerzen an den Schläfen, Schweregefühl, Schwindel, einem Benommenheitsgefühl im Kopf, verschwommener Sicht, Schleim im Rachen und von abwechselnden Kälte- und Hitzegefühlen.

Ihre Zunge war an den Rändern leicht rot mit roten Punkten auf der rechten Seite. Der Puls war allgemein saitenförmig.

Diagnose: Dieser Fall stellt ein gutes Beispiel des Shaoyang-Syndroms dar, das hier nicht den Sechs Schichten, sondern der Qi-Ebene der Vier Ebenen (Gallenblase-Hitze) zuzuordnen ist. Das Krankheitsmuster einer Gallenblase-Hitze unterscheidet sich vom Shaoyang-Syndrom der Sechs Schichten insofern, als dass es durch mehr Hitze als Kälte sowie durch das Vorliegen von Schleim gekennzeichnet ist. Die Symptome der Patientin bestätigen diese Annahme ohne Zweifel, da die roten Punkte am rechten Zungenrand auf ein Überwiegen von Hitze deuten, während das benommene Gefühl im Kopf und der Schleim im Rachen das Vorliegen von Schleim offenlegen.

Dieser Fall ist ein gutes Beispiel einer Müdigkeit, die nicht durch ein Leere-Syndrom, sondern durch Hitze verursacht wird.

Fallgeschichte 33.3

Ein 54-jähriger Mann gab als seine Hauptbeschwerden chronische Müdigkeit und Abgeschlagenheit an. Im Verlauf der Befragung ergaben sich nur wenig andere Symptome, das einzige andere, erwähnenswerte Symptom war weicher Stuhl. Weitere Symptome, wie etwa von Milz- oder Nieren-Mangel, lagen nicht vor. Der Patient wirkte sehr ruhig und zurückhaltend, sprach mit leiser Stimme und ging recht langsam. Sein Gesicht war recht rot.

Seine Zunge war rötlich-violett, vor allem auf der rechten Seite, und wies eine rote Spitze auf. Sein Puls war im Großen und Ganzen saitenförmig.

Diagnose: Dies ist gutes Beispiel für die Widersprüchlichkeit vom Auftreten eines Patienten zum Befund von Puls und Zunge. Sein langsamer Gang, die leise Stimme und sein ruhiges Verhalten deuten auf eine Leere, Puls und Zunge hingegen weisen aber eindeutig auf ein Fülle-Syndrom. Wenn es an vielen Symptomen fehlt, gestaltet sich der Befund von Puls und Zunge umso bedeutsamer. Seine Zunge deutet auf Leber-Blut-Stase hin (da sie rechts etwas violetter ist), was der Puls bestätigt. In fast allen Fällen entwickelt sich eine Leber-Blut-Stase aus einer chronischen Leber-Qi-Stagnation, woraus wir folgern können, dass der Patient schon seit langer Zeit an Leber-Qi-Stagnation litt. Die häufigste Ursache für Leber-Qi-Stagnation ist ein emotionales Problem, das mit Wut, Unmut oder Frustration zusammenhängt. Daher ist die Müdigkeit in diesem Fall nicht durch eine Leere, sondern durch eine Fülle verursacht. Die weichen Stühle, ein Symptom, das normalerweise auf einen Milz-Qi-Mangel deutet, können hier Zeichen eines stagnierenden Leber-Qi, das die Milz attackiert, sein. Daher können wir eindeutig schlussfolgern, dass der Patient, obwohl er sich vorrangig über seine Müdigkeit beklagte, auch an einer seelischen Depression leidet.

33

Fallgeschichte 33.4

Ein 39-jähriger Mann litt schon seit vielen Jahren an extremer Müdigkeit. Die Müdigkeit wird von einem Schwächegefühl in den Gliedmaßen begleitet und ist morgens schlimmer. Die Frage, ob seine Müdigkeit von einem Schweregefühl begleitet sei, bejahte er, allerdings nur bei akuten Atemwegsinfektionen. Zudem war er häufig erkältet und anfällig für Atemwegsinfektionen, die sich jedes Mal auf seine Nebenhöhlen legten und ein verstopftes Gefühl im Gesicht und ein klebriges Nasensekret hervorriefen.

Vor zehn Jahren hatte er bereits schlimme Verdauungsstörungen und häufige Anfälle von Durchfall. Damals wurde bei ihm die Diagnose einer Zöliakie (woran auch sein Vater litt) gestellt, und durch das Vermeiden von Glutenprodukten ging es ihm beträchtlich besser. Dennoch klagte er weiterhin über Anfälle von abwechselnd weichen Stühlen und Verstopfung. Ferner kam bei der Befragung heraus, dass Mund und Lippen häufig trocken waren.

Vom Körperbau her war er als hochgewachsener und dünner Mann eindeutig ein Holz-Typ, er ging jedoch langsam und etwas ungelenk, was nicht zum Holz-Typ passt. Er wirkte recht entspannt und gemütlich, sprach langsam und mit einer sanften Stimme. Seine Gesichtsfarbe war matt-blass gelblich, während seine Augenlider, vor allem die oberen, eher rot erschienen.

Seine Zunge war an den Rändern rot, vor allem im Bereich der Milz, zudem gedunsen und wies einen gelben Belag auf. Sein Puls war im Großen und Ganzen schlüpfrig.

Diagnose: Hier gibt es klare Anzeichen eines Milz-Qi-Mangels, nämlich: Müdigkeit, Schwächegefühl, Anfälligkeit für Erkältungen, Neigung zu weichen Stühlen und die matt-blass-gelbliche Gesichtsfarbe. Die Zöliakie in seiner Vorgeschichte (die auch seinen Vater betraf) lässt darauf schließen, dass er höchstwahrscheinlich an einem konstitutionellen Milz-Mangel leidet. Durch den Milz-Mangel kam es dann zu Nässe, die sich durch die verstopften Nebenhöhlen, das Schweregefühl im Verlauf von akuten Infektionen und den schlüpfrigen Puls äußert.

Des Weiteren besteht ein drittes, eher ungewöhnliches Krankheitsmuster, nämlich eine Milz-Hitze, die die Neigung zu Verstopfung und die Trockenheit an den Lippen und im Mund verursacht, und sich an der Zunge durch die roten Ränder im Bereich der Milz und den gelben Belag bemerkbar macht.

Der Widerspruch zwischen seinem Holz-Körpertyp und seiner vorherrschenden Disharmonie im Erde-Element stellt eine ungünstige Prognose dar, das heißt, für eine Person vom Holz-Typ wäre es vorteilhafter, eine Disharmonie im Holz-Element zu haben.

Fallgeschichte 33.5

Ein 49-jähriger Mann litt seit 18 Monaten an Müdigkeit und Herzklopfen. Außerdem klagte er über Reizbarkeit und beschrieb, dass sich nachmittags alle Symptome verschlimmerten.

In den Wochen vor der Anamnese hatte er beim Urinieren ein brennendes Gefühl, das er zuvor schon einmal hatte.

Seine Zunge war gedunsen und an den Rändern rot. Der Puls war saitenförmig und langsam.

Diagnose: In diesem Fall macht der überwiegend saitenförmige Puls klar, dass die Müdigkeit durch eine Leber-Qi-Stagnation verursacht wurde und nicht durch eine Leere. Die Leber-Qi-Stagnation ist natürlich dafür verantwortlich, dass der Patient sich häufig reizbar fühlt. Die Stagnation hat ein Hitze-Syndrom hervorgerufen, was an den Zungenrändern und dem brennenden Gefühl bei der Miktion erkennbar ist. Der langsame Puls scheint der Symptomatik einer Hitze auf dem ersten Blick zu widersprechen, er lässt sich aber aufgrund der schon seit langem bestehenden Leber-Qi-Stagnation erklären.

Fallgeschichte 33.6

Ein 13-jähriger Junge litt seit drei Wochen an Kopfschmerzen, Nachtschweiß, Schwäche und Müdigkeit. Diese Symptome fingen plötzlich im Frühling an, davor fühlte er sich kräftig und gesund. Bei näherer Befragung ergab sich, dass die Müdigkeit hauptsächlich durch matte Gliedmaßen gekennzeichnet war; außerdem gab er an, dass er sich im Oberbauch unwohl fühlte, was er nur mit Mühen beschreiben konnte, es dann aber doch als ein „Gefühl von Hunger" schilderte. Er war sich nicht sicher, ob es nun eher Hunger oder Schmerz war, es ging aber mit Übelkeit einher. Außerdem klagte er über Gelenkschmerzen, vor allem in den Beinen, Schwindel, ruhelosen Schlaf und Reizbarkeit.

Seine Zunge war leicht rot an den Rändern und wies einen klebrig-weißen Belag auf. Sein Puls war schlüpfrig, saitenförmig und schnell (92 Schläge pro Minute).

Diagnose: Das entscheidende Merkmal der Erkrankung dieses Jungen ist der plötzliche Beginn. Wenn wir nun die einzelnen Symptome voneinander getrennt untersuchen würden, ergäben sich viele verschiedene Muster: Nässe-Hitze in den Gelenken (Gelenkschmerzen), aufsteigendes Leber-Yang (Kopfschmerzen, Reizbarkeit, Schwindel), Yin-Mangel (Nachtschweiß, Bauchbeschwerden mit Hungergefühl), Milz-Qi-Mangel (Schwäche, Müdigkeit, matte Gliedmaßen) und nicht absteigendes Magen-Qi (Übelkeit). Wenn wir aber den plötzlichen Ausbruch der Erkrankung mit den Symptomen in ihrer Gesamtheit betrachten, so wird deutlich, dass diese Erkrankung durch latente Hitze im Frühling verursacht wurde. Die latente Hitze manifestiert sich in diesem Fall als Nässe-Hitze.

Eine latente Hitze entsteht durch das Eindringen eines äußeren pathogenen Faktors (der Lehre nach im Winter, es kann aber zu jeder Jahreszeit geschehen) ohne zunächst irgendwelche auffallenden Symptome zu verursachen. Der pathogene Faktor wandert ins Innere, wandelt sich in Hitze um und „lauert" im Inneren, um dann später, im Frühling, plötzlich hervorzutreten. Wenn sie auftritt, zeichnet sich die latente Hitze durch Symptome innerer Hitze mit akutem Beginn aus. Im Falle dieses Jungen sind die Hitze-Symptome Schlaflosigkeit, ruheloser Schlaf, Reizbarkeit, Nachtschweiß, Hungergefühl, rote Zungenränder und schneller Puls. Die Symptome von Nässe-Hitze sind matte Gliedmaßen, Gelenkschmerzen, klebriger Zungenbelag und ein schlüpfriger Puls.

Obwohl die Symptome sehr komplex erscheinen, gestaltet sich die Behandlung als eher einfach und besteht darin, Hitze zu klären und Nässe aufzulösen. Eine mögliche Verschreibung wäre Lian Po Yin *Dekokt mit Rhizoma Coptidis und Cortex Magnoliae officinalis.*

Fallgeschichte 33.7

Eine 20-jährige Frau litt seit drei Jahren am chronischen Erschöpfungssyndrom. Ihre Symptome waren: extreme Erschöpfung, geschwollene Lymphknoten, ab und an leichte Halsschmerzen, ein Engegefühl in der Brust, Muskelschmerzen, ein Gefühl von Benommenheit im Kopf, Schwindel, Schweregefühl, ein Gefühl von abwechselnd Hitze und Kälte, Kopfschmerzen an den Schläfen, verschwommene Sicht, Tinnitus, Durst, ein klebriger Mundgeschmack, weiche Stühle und Weinanfälle. Als sie 16 Jahre alt war, war sie schwer am Pfeiffer'schen Drüsenfieber (Mononukleose) erkrankt, wodurch sie längere Zeit im Bett liegen musste. Bei weiterer Befragung erwähnte sie, dass sie in Brust und Oberbauch ein „Pulsieren" verspüre und an Schlaflosigkeit leide.

Ihre Zunge war im Allgemeinen rot, leicht gedunsen und wies einen klebrigen Belag auf. Ihr Puls war schlüpfrig und schnell (92 Schläge pro Minute).

Diagnose: Inmitten all dieser Symptome und klinischen Zeichen treten zwei Syndrome besonders hervor: Als Erstes eine zurückgebliebene Nässe-Hitze, die der ursprünglichen akuten Erkrankung mit Pfeiffer'schem Drüsenfieber folgte, und als Zweites ein Syndrom von Gallenblase-Hitze in der Qi-Ebene, gemäß der Krankheitsmusterbestimmung der Vier Ebenen. Das Syndrom der Gallenblase-Hitze in der Qi-Ebene entspricht dem Shaoyang-Syndrom der Sechs Schichten, mit dem Unterschied, dass es durch mehr Hitze und etwas Nässe gekennzeichnet ist.

Die Symptome und klinischen Zeichen von Nässe-Hitze sind: Extreme Erschöpfung, geschwollene Lymphknoten, ab und an leichte Halsschmerzen, Muskelschmerzen, Gefühl von Benommenheit im Kopf, Schweregefühl, Tinnitus, Durst, ein klebriger Mundgeschmack, weiche Stuhle, „Pulsieren" in Brust und Oberbauch, Schlaflosigkeit, rote und gedunsene Zunge mit klebrigem Belag, schlüpfriger und schneller Puls. Einige dieser Symptome weisen auf Nässe, andere auf Hitze. Die Symptome und klinischen Zeichen einer Gallenblase-Hitze sind: Gefühl von abwechselnd Hitze und Kälte, Kopfschmerzen an den Schläfen, Schwindel, verschwommene Sicht, Tinnitus, Schlaflosigkeit und ein schneller Puls.

Ein weiteres Beispiel für Muster, die Müdigkeit hervorrufen, ist weiter oben das Fallbeispiel 32.1.

LERNERGEBNISSE

Das sollten Sie jetzt wissen:
- Warum, wann und wie man nach dem Zustand der Energie oder Kraft fragt.
- Welchen geschichtlichen Hintergrund Erschöpfung (*Xu Lao* oder *Xu Sun*) hat.
- Welche Muster Müdigkeit verursachen und wie wichtig die Pulsdiagnose ist, um die Musterdifferenzierung zu unterstützen.

ANMERKUNGEN

1 He Ren: *Jin Gui Yao Lue Xin Jie* 金匮要略新解 („Eine neue Erklärung von ‚Wesentliche Grundlagen der Goldenen Kammer'"; „A New Explanation of the Synopsis of Prescriptions from the Golden Cabinet"); Zhejiang Science Publishing House, Zhejiang 1981, S. 88. Das Jin Gui Yao Lue Fang Lun wurde ca. im 2. Jhd. n. Chr. von Zhang Zhong Jing verfasst.

2 Chao Yuan Fang: *Zhu Bing Yuan Hou Lun* 诸病源候论 („Abhandlung der Ursachen und Symptome von Krankheiten"; „Discussion on the Causes and Symptoms of Diseases"), 610 n. Chr. Zitiert aus: Zhang Bo Yu: *Zhong Yi Nei Ke Xue* 中医内科学 („Chinesische Innere Medizin"; „Chinese Internal Medicine"); Shanghai Science Publishing House, Shanghai 1986, S. 281.

3 *Huang Di Nei Jing Su Wen* 黄帝内经素问 („Des Gelben Kaisers Klassiker des Inneren"; „The Yellow Emperor's Classic of Internal Medicine – Simple Questions"); People's Health Publishing House, Beijing 1979; erstmals erschienen: etwa 100 v. Chr., S. 154.

4 Ebenda, S. 21.

5 Zhu Qi Shi: *Xu Lao Lun* 虚劳论 („Abhandlung über Erschöpfung"; „Discussion on Exhaustion"); People's Health Publishing House, Beijing 1988, S. 19.; erstmals erschienen: etwa 1520.

KAPITEL

34 Kopf

Der Kopf wird als das „*Fu* der Hellen Essenz" bezeichnet, da er das Gehirn beherbergt, das eine Manifestation des Meeres des Marks ist, und Mark selbst stellt eine Manifestation von Essenz dar. Da die Essenz in der Niere gespeichert ist, steht der Kopf auch unter dem Einfluss der Niere. Das Kopfhaar wird von den Nieren sowie auch allgemein von Qi und Blut genährt, daher nannte man das Haar auch den „Überschuss des Bluts" und den „Ruhm der Niere". Der Kopf wird auch als der „Treffpunkt von allem Yang" bezeichnet, da alle Yang-Leitbahnen am Kopf zusammenlaufen und dort entweder beginnen oder enden. Des Weiteren beherbergt der Kopf die Sinnesorgane, wohin die Yang-Leitbahnen klares Qi befördern, das die Öffnungen der Sinnesorgane „erhellt", und eine Person befähigt, klar zu sehen, zu hören, zu schmecken und zu riechen.

? Warum man fragt

Es ist wichtig, sich bei jedem Patienten über Probleme am oder im Kopf zu erkundigen, als Erstens deswegen, weil Kopfschmerzen und Schwindel so häufig vorkommen und zweitens, weil Patienten oft ihre eigenen Beschwerden am Kopf vergessen, bis man sie danach fragt. So erwähnen eher wenige Patienten von sich heraus, dass ihre Kopfhaut juckt oder dass sie ein Schweregefühl im Kopf haben. Beschwerden im Kopfbereich können das Vorliegen von Leber-Mustern bestätigen oder ausschließen (natürlich nicht ausschließlich Leber-Muster). Ein Beispiel: Das Symptom von juckender Kopfhaut bei einem Patienten, der eine Leber-Disharmonie aufweist, würde ein derartiges Disharmoniemuster bestätigen, da es aufgrund von Leber-Blut-Mangel, Wind in der Haut (dieses Muster steht auch im Bezug zur Leber), Leber-Feuer oder Nässe-Hitze in der Leber-Leitbahn bestehen kann.

? Wann man fragt

Fragen zum Kopf sind besonders bei Patienten mit Kopfschmerzen wichtig. Trotzdem sollten wir sie aber auch älteren Menschen und denjenigen stellen, die an Bluthochdruck oder Tinnitus leiden. Gerade bei älteren Menschen sind diese Fragen besonders wichtig, da Symptome wie Kopfschmerzen, Schwindel, Spannungsgefühl am Kopf und andere sich häufig im Verbund mit schwerwiegenden Krankheitszuständen wie zum Beispiel Bluthochdruck zeigen. Außerdem können sie einem Wind-Schlaganfall vorausgehen.

? Wie man fragt

Wann immer ich es während der Befragung für angemessen erachte, stelle ich normalerweise Fragen zu jeglichen Kopfsymptomen. Vor allem aber frage ich dann nach, wenn ein Leber-Disharmoniemuster erkennbar wird, um zu überprüfen, ob aufsteigendes Leber-Yang oder Leber-Feuer zu finden ist.

Folgende Kopfsymptome werden in diesem Kapitel besprochen:

1. Kopfschmerzen
2. Schwindel
3. Spannungsgefühl im Kopf
4. Schweregefühl im Kopf
5. Benommenheitsgefühl im Kopf
6. Kopflärm
7. Taubheitsgefühl / Kribbeln der Kopfhaut
8. Juckende Kopfhaut
9. Kältegefühl im Kopf
10. Hitzegefühl im Kopf
11. Ohnmacht

34.1 Kopfschmerzen

Teil E (Symptome und klinische Zeichen) ➤ Kap. 55

Kopfschmerzen sind bei westlichen Patienten eines der häufigsten Symptome. In Fachbüchern der chinesischen Medizin werden Kopfschmerzen inneren und äußeren Ursprungs abgehandelt, wobei man letzteren Typ in der Praxis eher selten antrifft.

Bei der Befragung ist es wichtig, systematisch vorzugehen und sich nach Beginn, Zeit, Lokalisation, Schmerzart sowie nach bessernden und verschlimmernden Faktoren im Bezug auf die Kopfschmerzen zu erkundigen.

34.1.1 Beginn

Kopfschmerzen, die schnell beginnen und nur über einen kurzen Zeitraum bestehen, deuten auf ein äußerliches Eindringen von Wind. Ein langsamer, allmählicher Beginn und ein langes Bestehen der Kopfschmerzen deuten auf innere Ursachen.

34.1.2 Zeit

Kopfschmerzen während des Tages deuten auf Qi- oder Yang-Mangel hin, wenn sie hingegen am Abend auftreten, deuten sie auf Blut- oder Yin-Mangel. Kopfschmerzen, die nachts während des Schlafes beginnen, deuten auf Blut-Stase hin.

34.1.3 Lokalisation

- Hinterhaupt (okzipital): Der Kopfschmerz findet sich in der Taiyang-Leitbahn (ist der Schmerz sehr heftig, so rührt er aus einem äußerlichen Eindringen von Wind-Kälte her, ist er aber eher dumpf, so rührt er aus einem Nieren-Mangel her) (➤ Abb. 34.1).
- Stirn: Der Kopfschmerz findet sich in der Yangming-Leitbahn (der Schmerz rührt aus einer Magen-Hitze oder einem Blut-Mangel) (➤ Abb. 34.2).

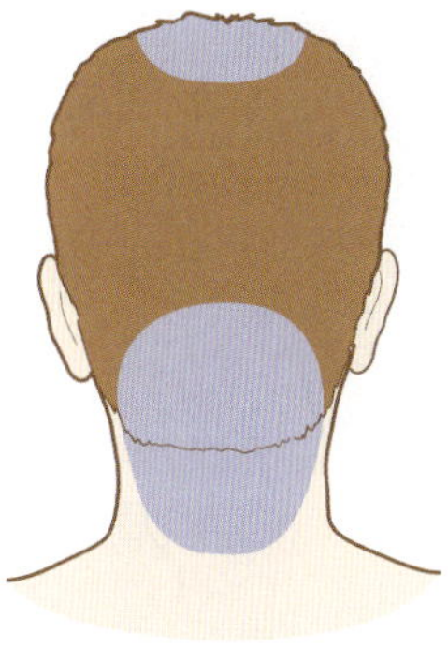

Abb. 34.1 Lokalisation von Kopfschmerzen am Hinterhaupt und Scheitel

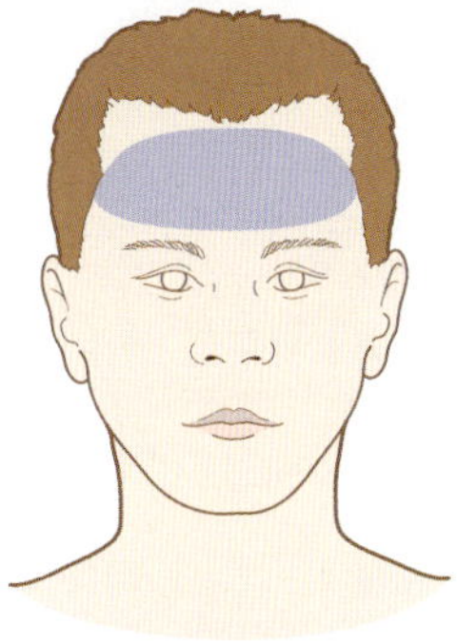

Abb. 34.2 Lokalisation von Stirnkopfschmerzen

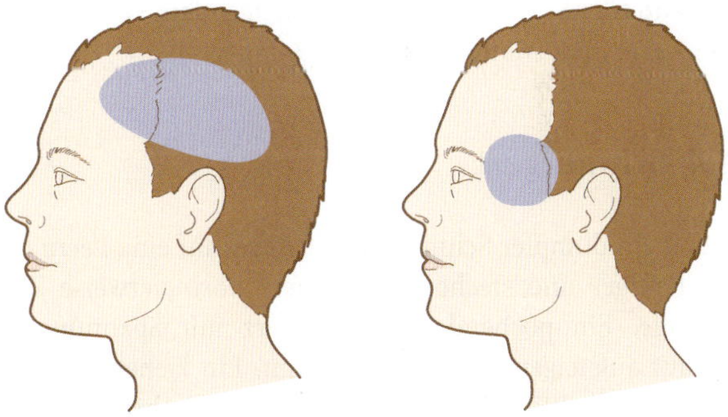

Abb. 34.3 Lokalisation von Kopfschmerzen im Shaoyang

- Schläfen und seitlicher Kopfanteil: Der Kopfschmerz findet sich in der Shaoyang-Leitbahn (der Schmerz rührt aus äußerem Wind im Shaoyang oder aufsteigendem Leber-Yang) (➤ Abb. 34.3).
- Scheitel: Der Kopfschmerz findet sich in der Jueyin-Leitbahn (diese Art von Kopfschmerz rührt aus einem Leber-Blut-Mangel her) (➤ Abb. 34.1).
- Ganzer Kopf: Dieser Kopfschmerz wird durch ein äußeres Eindringen von Wind-Hitze oder Nieren-Mangel verursacht.
- Schläfe, Kopfseite und Auge: Der Kopfschmerz findet sich in der Shaoyang-Leitbahn (der Schmerz rührt in der Regel aus aufsteigendem Leber-Yang) (➤ Abb. 34.4).

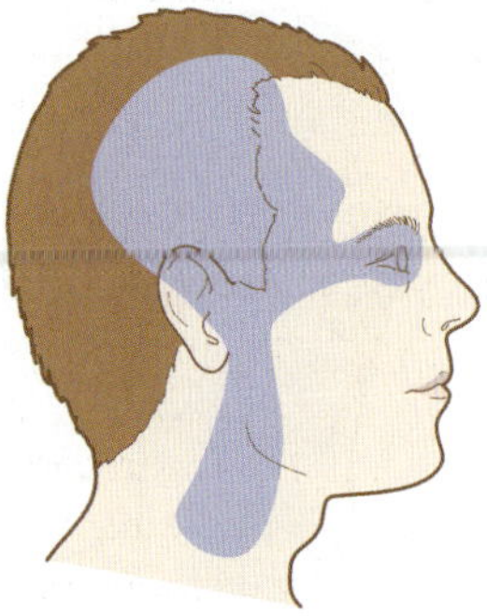

Abb. 34.4 Lokalisation von Kopfschmerzen durch aufsteigendes Leber-Yang

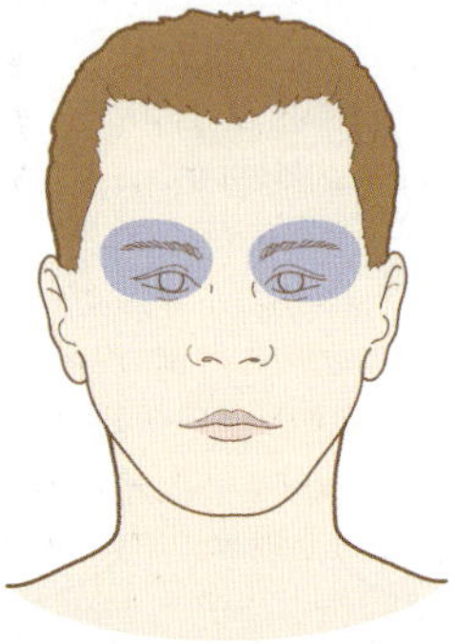

Abb. 34.5 Lokalisation von Kopfschmerzen hinter den Augen

- Hinter den Augen: Der Kopfschmerz findet sich in der Leber-Leitbahn (der Schmerz rührt aus aufsteigendem Leber-Yang oder Leber-Blut-Mangel) (➤ Abb. 34.5).

34.1.4 Schmerzart

Während ein dumpfer Schmerz in der Regel auf eine Leere deutet, ist ein heftiger und stechender Schmerz normalerweise Zeichen einer Fülle. Ein pochender Kopfschmerz mit Spannungsgefühl deutet auf aufsteigendes Leber-Yang hin. Ein ziehender Schmerz deutet auf Leber-Wind. Ein örtlich fixierter und bohrender Schmerz deutet auf Blut-Stase hin. Ein dumpfer Schmerz, bei dem sich der Kopf wie in Baumwolle eingepackt anfühlt, begleitet von einem Schweregefühl, deutet auf Nässe oder Schleim hin. Kopfschmerzen, die „im Inneren" des Kopfes auftreten, sind in der Regel auf eine Nieren-Mangel zurückzuführen (siehe unten).

34.1.5 Bessernde und verschlimmernde Faktoren

Chronische Kopfschmerzen, die sich durch Ausruhen verbessern, werden durch ein Leere-Syndrom hervorgerufen, bessern sie sich hingegen durch Bewegung und sportliche Betätigung, liegt Leber-Feuer, Schleim oder Blut-Stase vor. Kopfschmerzen, die im Liegen schlimmer werden, deuten normalerweise auf eine Fülle (aufsteigendes Leber-Yang, Leber-Feuer, Schleim oder Blut-Stase). Werden sie im Liegen besser, so deutet dies normalerweise auf eine Leere hin.Kopfschmerzen, die sich durch Nahrungsaufnahme bessern, deuten normalerweise auf einen Mangel hin. Werden sie hierdurch hingegen verschlimmert, so weist dies auf eine Fülle hin, vor allem auf Schleim oder Nahrungsretention.

Kopfschmerzen kann man am besten differenzieren, indem man sie nach innerem und äußerem Ursprung unterteilt.

34.1.6 Kopfschmerzen inneren Ursprungs

Bei Kopfschmerzen inneren Ursprungs ist es wichtig, in der Entstehung zwischen Fülle und Leere zu unterscheiden. Die häufigsten Fülle-Syndrome sind: Aufsteigendes Leber-Yang, Leber-Feuer, Schleim oder Blut-Stase, Leber-Wind, Magen-Hitze und Nahrungsretention. Die häufigsten Leere-Syndrome sind: Blut-Mangel, Milz- und Magen-Qi-Mangel sowie Nieren-Mangel.

Bei aufsteigendem Leber-Yang äußert sich der Kopfschmerz durch pochende Schmerzen, die häufig einseitig auftreten und oft von einer Seite zur anderen wechseln. Sie können auch hinter dem Auge liegen, an den Schläfen oder an der Kopfseite entlang dem Verlauf der Gallenblasen-Leitbahn. Häufig bestehen Begleitsymptome wie Übelkeit und Erbrechen, Schwindel, verschwommene Sicht, aufblitzende Lichter und ein saitenförmiger Puls.

Das seltener vorkommende Syndrom von Leber-Feuer verursacht Kopfschmerzen, die denen vom aufsteigendem Leber-Yang zwar ähneln, aber auch Begleitsymptome von Leber-Feuer aufweisen, wie starker Durst, bitterer Mundgeschmack, rotes Gesicht, dunkler Harn und trockene Stühle.

Ein weiterer, häufiger Typ von Kopfschmerz wird durch Schleim, der die klaren Öffnungen des Kopfes blockiert, verursacht. In diesem Fall ist der Kopfschmerz eher dumpf, und der Kopf fühlt sich an, als ob er in Baumwolle gehüllt oder damit ausgefüllt sei, ferner besteht ein ausgeprägtes Schweregefühl, Benommenheit und verschwommene Sicht. Des Weiteren können Übelkeit, ein Beengungsgefühl der Brust, eine gedunsene Zunge und ein schlüpfriger Puls auftreten. Meiner Erfahrung nach ist aber einer der häufigsten Typen von chronischem innerem Kopfschmerz derjenige, der aus einer Kombination von aufsteigendem Leber-Yang und Schleim herrührt, wobei der Schleim durch das aufsteigende Leber-Yang mit nach oben transportiert wird.

Durch Blut-Stase ausgelöste Kopfschmerzen zeichnen sich durch einen heftigen, örtlich fixierten und bohrenden Schmerz aus, der normalerweise nur auf einer Seite auftritt. Ferner weisen die Patienten eine violette Zunge und einen saitenförmigen Puls auf. Bei chronischen und seit längerer Zeit bestehenden Kopfschmerzen kann der Schmerz vom Blut-Stase-Typ mit anderen Typen gemeinsam auftreten: So kann ein chronischer, immer an derselben Stelle auftretender Kopfschmerz von sich aus zu einer lokalen Blut-Stase führen. Zum Beispiel: Wenn ein Patient an einem durch aufsteigendes Leber-Yang verursachten Kopfschmerz leidet, der schon viele Jahre lang besteht und immer auf der rechten Seite auftritt, so kann dies zu einer lokalen Blut-Stase an derselben Kopfseite führen. Folglich wird sich der Kopfschmerz mit Symptomen von aufsteigendem Leber-Yang und Blut-Stase manifestieren.

Bei Leber-Wind sind die Kopfschmerzen ziehend und werden von starkem Schwindel und Zittern begleitet.

Bei Magen-Hitze liegen heftige Kopfschmerzen im Stirnbereich vor, die von Oberbauchschmerzen, Durst, saurem Aufstoßen und einem gelben Zungenbelag begleitet sind.

Kopfschmerzen durch Nahrungsretention sind durch einen diffusen, starken Schmerz an der Stirn gekennzeichnet, der mit Übelkeit, Erbrechen, saurem Aufstoßen, Völlegefühl im Oberbauch und einem dicken, klebrigen Zungenbelag und einem schlüpfrigen Puls einhergeht.

Bei Blut-Mangel (normalerweise von Leber oder Herz oder beiden) sind die Kopfschmerzen dumpf und liegen am obersten Punkt des Kopfes. Begleitsymptome sind Schwindel, verschwommene Sicht, Schlaflosigkeit, Herzklopfen, eine blasse Zunge und ein rauer Puls.

Bei Milz- und Magen-Qi-Mangel liegen die Kopfschmerzen im Stirnbereich und sind dumpf. Begleitsymptome sind Müdigkeit, Abgeschlagenheit, schwache Gliedmaßen, weiche Stühle, Appetitmangel, eine blasse Zunge und ein schwächlicher Puls.

Bei Nieren-Mangel (also Yin- oder Yang-Mangel) besteht ein über den ganzen Kopf verteilter, dumpfer Kopfschmerz, der von einem Leeregefühl im Kopf, Schwindel und Tinnitus begleitet wird.

34.1.7 Kopfschmerzen äußeren Ursprungs

Kopfschmerzen äußeren Ursprungs werden durch ein Eindringen von Wind-Kälte, Wind-Hitze und Wind-Nässe verursacht. Offensichtlich liegt in allen Fällen ein akuter Beginn vor.

Bei einer Wind-Kälte liegen schwere Kopfschmerzen und Steifheit am Hinterhaupt vor, was von einer ausgeprägten Abneigung gegen Kälte, Fieber, Niesen und von einem oberflächlichen, gespannten Puls begleitet wird.

Bei einer Wind-Hitze sind die Kopfschmerzen heftig und fühlen sich an, als ob der Kopf aufgespalten werden würde. Sie werden von einer Abneigung gegen Kälte, Fieber, Halsschmerzen, leichtem Schwitzen und von einem oberflächlichen, schnellen Puls begleitet.

Bei einer Wind-Nässe ist der Kopfschmerz dumpf und fühlt sich an, als ob der Kopf eingepackt wäre, und wird von einem Schweregefühl des Kopfes, einer Abneigung gegen Kälte, Fieber, leichtem Schwitzen, Übelkeit und von einem oberflächlichen, schlüpfrigen Puls begleitet.

Kopfschmerzen

- *Pochende Kopfschmerzen:* aufsteigendes Leber-Yang
- *Dumpfe Kopfschmerzen mit Schweregefühl:* Nässe
- *Dumpfe Kopfschmerzen mit Schweregefühl und Schwindel:* Schleim
- *Stechende, bohrende Kopfschmerzen:* Blut-Stase
- *Ziehende Kopfschmerzen:* Leber-Wind
- *Heftige Stirnkopfschmerzen:* Magen-Hitze
- *Heftige, dumpfe Stirnkopfschmerzen:* Nahrungsretention
- *Dumpfe Kopfschmerzen am Scheitel:* Blut-Mangel
- *Leichte, dumpfe Stirnkopfschmerzen:* Magen-Mangel
- *Kopfschmerzen mit Leeregefühl im Kopf:* Nieren-Mangel
- *Akute Kopfschmerzen mit Steifheit am Hinterkopf:* äußere Wind-Kälte
- *Akute, heftige Kopfschmerzen:* äußere Wind-Hitze
- *Akute, heftige, dumpfe Kopfschmerzen:* äußere Nässe
- *Schneller Beginn, kurze Dauer:* Kopfschmerzen äußeren Ursprungs
- *Allmählicher Beginn, längere Dauer:* Kopfschmerzen inneren Ursprungs
- *Kopfschmerzen tagsüber:* Qi- oder Yang-Mangel
- *Kopfschmerzen abends:* Blut- oder Yin-Mangel
- *Kopfschmerzen beginnen nachts:* Blut-Stase
- *Kopfschmerzen am Hinterhaupt:* Nieren-Leitbahn oder äußere Wind-Kälte
- *Kopfschmerzen an der Stirn:* Magen-Leitbahn
- *Kopfschmerzen an den Schläfen und Kopfseiten:* Gallenblasen-Leitbahn
- *Kopfschmerzen hinter den Augen:* Leber-Leitbahn
- *Kopfschmerzen am Scheitel:* Leber-Leitbahn
- *Kopfschmerzen am ganzen Kopf:* äußerer Wind oder Nieren-Mangel
- *Kopfschmerzen schlimmer im Liegen:* Fülle
- *Kopfschmerzen besser im Liegen:* Leere
- *Kopfschmerzen besser nach dem Essen:* Leere
- *Kopfschmerzen schlimmer nach dem Essen:* Übermaß

➤ Abbildung 34.6 zeigt die Einteilung von Kopfschmerzen.

Fallgeschichte 34.1

Bei einem 14-jährigen Mädchen lagen seit dem zehnten Lebensjahr wiederkehrende Kopfschmerzen vor. Die Kopfschmerzen waren sehr heftig und traten ungefähr alle drei Monate auf. Der Kopfschmerz konzentrierte sich auf den Bereich hinter den Augen und war pochend. Begleitet wurde er von verschwommener Sicht, Erbrechen und einem Symptom, das sie als „unscharfe und verschwommene Sicht" beschrieb. Abgesehen von den schweren Kopfschmerzen litt sie außerdem häufig an dumpfen Kopfschmerzen.

Bei der Befragung gab sie des Weiteren an, dass sie an chronischer Müdigkeit litt und in ihren Gliedmaßen ein Kribbeln verspürte.

Ihre Zunge war blass, leicht gedunsen und wies einen klebrigen Belag auf. Ihr Puls war leicht schlüpfrig.

Diagnose: Die Kopfschmerzen sind eindeutig vom aufsteigenden Leber-Yang-Typ, was durch die pochende Schmerzart, den Schmerzort, nämlich hinter den Augen, und durch das Erbrechen bestätigt wird. Es bestehen aber noch zwei andere Syndrome, deren Symptome nur sehr spärlich sind. Als Erstes liegt etwas Leber-Blut-Mangel vor, was sich durch die chronische Müdigkeit, die blasse Zunge und das Kribbeln bemerkbar macht. Hier ist der Leber-Blut-Mangel wohl die Ursache des aufsteigenden Leber-Yang. Zweitens liegt etwas Schleim vor, der sich durch eine gedunsene Zunge mit klebrigem Belag und den schlüpfrigen Puls bemerkbar macht. Die „unscharfe und verschwommene Sicht" könnte man ebenfalls als Schleim, der die Augen-Öffnungen blockiert, auslegen.

Dieser Fall ist ein gutes Beispiel für die Wichtigkeit von Puls und Zunge, die selbst in der Abwesenheit von Symptomen auf ein bestimmtes Syndrom hindeuten können. Deswegen sollte man den Befund von Puls und Zunge nie verwerfen, auch wenn er mit den vorliegenden Symptomen nicht übereinzustimmen scheint. Bei unserer Patientin mit Leber-Blut-Mangel und aufsteigendem Leber-Yang zum Beispiel „hätte" die Zunge blass und dünn aussehen und der Puls auf der linken Seite saitenförmig und auf der rechten schwächlich sein müssen. Aber warum sollten Puls und Zunge auf ein bestimmtes Syndrom hindeuten, ohne dass der Patient irgend-

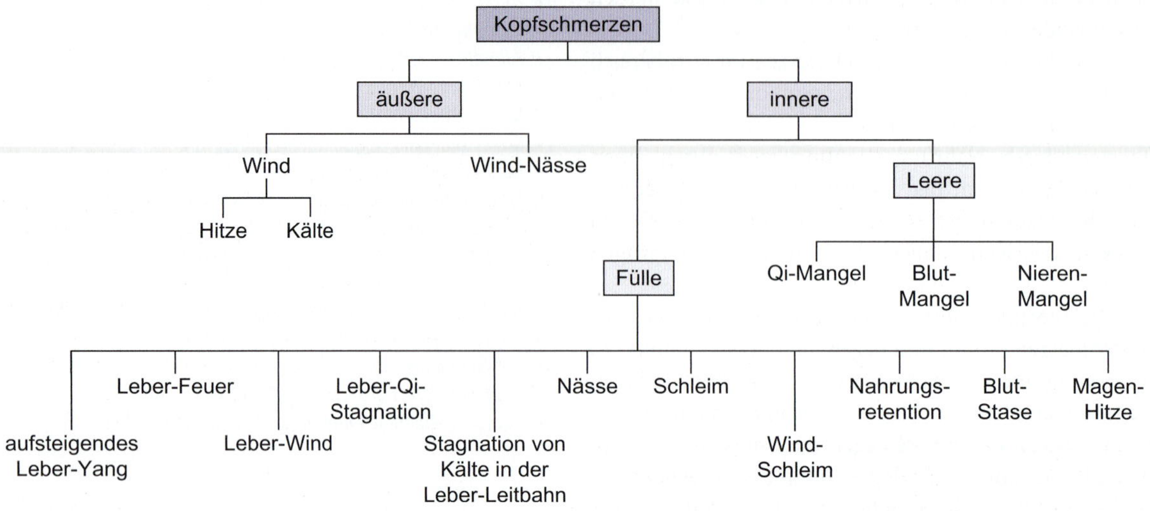

Abb. 34.6 Einteilung von Kopfschmerzen

welche Zeichen davon aufweist? Dies tritt oft bei jungen Menschen ein, bei denen ein pathogener Faktor zwar vorliegt (in diesem Fall Schleim), sich aufgrund ihres eher niedrigen Alters aber klinisch noch nicht manifestiert hat.

Aufgrund dieser Erkenntnisse sollte das Behandlungsprinzip nicht nur auf einer Nährung von Leber-Blut und einem Absenken von Leber-Yang beruhen, sondern auch auf eine Auflösung von Schleim gerichtet sein.

Fallgeschichte 34.2

Eine 28-jährige Frau litt seit ihrem 13. Lebensjahr an Migräne. Sie war dünn, ziemlich groß und bewegte sich behende und flink – sie besaß also eine typische Körperform vom Holz-Element (➤ Kap. 1.1.2). Ihre Gesichtsfarbe war matt und fahl, ihr Haar war trocken, aber ihre Augen hatten ein gutes *Shen*.

Die Kopfschmerzen waren pochend und traten stets auf der linken Kopfseite entlang der Gallenblasen-Leitbahn auf, hinter dem linken Auge. Die Kopfschmerzen traten wöchentlich auf und wurden von Übelkeit, Erbrechen und Photophobie begleitet. Weder Körperhaltung noch Nahrungsaufnahme beeinflussten den Kopfschmerz; während jeder Periode aber hatte sie Kopfschmerzen, und zusätzlich auch zu anderen Zeiten. Die Kopfschmerzen wurden bei nassem und windigem Wetter, sowie bei Stress und Erschöpfung schlechter. Besonders auffällig war die Tatsache, dass die Kopfschmerzen im Verlauf von zwei Schwangerschaften deutlich besser, aber dann im Anschluss an die Geburt bei beiden Malen wieder schlechter wurden. Sie hatte zwei Kinder, das eine drei Jahre und das andere sechs Monate alt. Sowohl ein EEG als auch ein CT waren ohne Befund. Die Medikamente zur Behandlung der Migräne führten zu einer Verschlechterung.

Ihre Periode war normal und regelmäßig, wies eine normale Menge an Regelblut und eine normale Farbe auf, war aber an den ersten zwei Tagen recht schmerzhaft. Im Allgemeinen war sie bei guter Gesundheit und hatte keine Probleme mit Stuhlgang, Miktion oder Schlaf.

Diagnose: Betrachten wir die Körperform, steht fest, dass unsere Patientin ein Holz-Typ ist. Hierzu passt ihr flinker Gang, der ein gutes Zeichen darstellt. Wie schon im Kapitel über die Betrachtung erwähnt wurde, hat jeder Körpertyp der Fünf Elemente einen charakteristischen Gang, und eine Abweichung davon ist ein schlechtes Zeichen. Zum Beispiel sollen Menschen vom Holz-Typ flink und behende gehen, wenn sie aber steif dahergehen, so ist dies kein gutes Zeichen. Ihre matte Gesichtsfarbe und das trockene Haar ließen auf einen Blut-Mangel schließen; das gesunde Glitzern in ihren Augen deutete darauf, dass sie keine tiefgehenden emotionalen Probleme hatte.

Die auffallende Verbesserung im Verlauf der Schwangerschaft sowie die Verschlechterung nach der Geburt weisen stark auf einen Mangel in der Niere und eine Disharmonie von Durchdringungs- und Konzeptionsgefäß hin. Dies wird bestätigt durch die Tatsache, dass die Kopfschmerzen bald nach ihrer Menarche begannen (sie war damals zwölfeinhalb Jahre alt).

Daher müssen wir nun durch unsere weitere Befragung das Vorliegen eines Blut- und Nieren-Mangels beleuchten. Um einen Blut-Mangel zu erkennen, erkundigen wir uns nach Taubheit und Kribbeln in den Gliedmaßen, Schwindel, Gedächtnisschwäche, Schlaflosigkeit und verschwommener Sicht. Von all diesen Symptomen gab sie nur ein Kribbeln in den Gliedmaßen an. Wir können jedoch anhand des Kribbelns in den Gliedmaßen, der matten Gesichtsfarbe und der trockenen Haare auf einen Blut-Mangel schließen. Abgesehen von Schmerzen im unteren Rücken wies sie keine weiteren Symptome eines Nieren-Mangels auf. Im Zusammenhang jedoch mit dem Beginn der Kopfschmerzen zur Zeit ihrer ersten Regelblutungen, sowie mit der Verbesserung während der Schwangerschaft und der Verschlechterung nach der Geburt, kann das Symptom der Kreuzschmerzen das Vorliegen eines Nieren-Mangels und einer Disharmonie von Durchdringungs- und Konzeptionsgefäß bestätigen.

Ihre Zunge war etwas blass, rot an den Rändern, gedunsen und hatte einen klebrigen Belag sowie eine geschälte Stelle auf der linken Seite im Brustbereich. Ihr Puls war allgemein schwächlich und leer in der Tiefe.

Die blasse Zungenfarbe zusammen mit dem schwächlichen und leeren Puls verweisen auf einen Blut- und Nieren-Mangel. Der gedunsene Zungenkörper und der klebrige Belag jedoch deuten auf Schleim, was innerhalb der Befragung und Betrachtung noch nicht aufgefallen ist. Ihre dünne Figur deutet auf eine Neigung zu Blut- und Yin-Mangel, Schleim hingegen äußert sich meist mit einer Neigung zu Übergewicht. Ferner hatte sie keine anderen Symptome von Schleim, also weder Schwindel, verschwommene Sicht, Schweregefühl in der Brust, dumpfe Kopfschmerzen noch Auswurf von Schleim. Dennoch verwerfe ich den Zungenbefund in derartigen Fällen nicht, sondern kam in diesem Fall zum Schluss, dass ich bei ihr trotz fehlender Schleimsymptome aufgrund des Zungenbefundes auf das Vorliegen von Schleim schließen konnte. Dies wird dadurch bekräftigt, dass die Kopfschmerzen bei nassem Wetter schlimmer wurden. Das gleichzeitige Auftreten von aufsteigendem Leber-Yang und Schleim ist eine sehr häufige Ursache für chronische Kopfschmerzen.

Die Art ihrer Kopfschmerzen weist klar auf aufsteigendes Leber-Yang hin. Die Diagnose wird durch die pochende Art des Schmerzes, Übelkeit und Erbrechen, Lichtempfindlichkeit und den Ort der Kopfschmerzen an der Gallenblasen-Leitbahn untermauert. Zusammenfassend können wir feststellen, dass die Ursache des aufsteigenden Leber-Yang ein Blut- und Nieren-Mangel ist. Ersteres Syndrom stellt die Manifestation (*Biao*), letzteres die Wurzel (*Ben*) dar. Wenn man Leere und Fülle betrachtet, stellen Blut-Mangel, Nieren-Mangel und Milz-Qi-Mangel die Leere dar, während aufsteigendes Leber-Yang und Schleim die Fülle vertritt. Den Milz-Qi Mangel können wir aus dem vorliegenden Schleim und dem schwächlichen Puls herleiten.

Die blasse Farbe des Zungenkörpers kann man auf alle Leere-Syndrome beziehen, also auf Blut-Mangel, Nieren-Mangel oder Milz-Qi-Mangel. Die roten Zungenränder bestätigen das Syndrom eines aufsteigenden Leber-Yang, der gedunsene Zungenkörper und der klebrige Belag hingegen deuten auf Schleim hin. Als letztes Indiz ihrer Zunge verbleibt die geschälte Stelle auf der linken Seite, die unter bestimmten Umständen dem Brustbereich zugeordnet wird. Man kann die Bedeutung dieser geschälten Stelle auf zwei Arten deuten: Entweder weist sie auf die ersten Züge eines Yin-Mangels (der vom Blut-Mangel herrühren kann) oder auf ein Problem der linken Brust (z. B. Mastitis), das sich nach einer der Geburten entwickelt hatte. Die Patientin verneinte dies aber. Eine andere Erklärung wäre, dass eine potenziell ernstere Problematik der linken Brust vorliegt, zum Beispiel ein maligner Knoten.

In diesem Fall müssen wir Wurzel und Manifestation gleichzeitig behandeln, indem wir zugunsten der Wurzel Blut nähren, die Milz und Niere tonisieren sowie das Durchdringungs- und Konzeptionsgefäß stärken, und bezüglich der Manifestation Leber-Yang unterdrücken und Schleim auflösen.

Fallgeschichte 34.3

Eine 50-jährige Frau litt seit ihrem 18. Lebensjahr an Kopfschmerzen. Die Kopfschmerzen traten hauptsächlich im Bereich der rechten Schläfe auf, waren pochend und wurden von verschwommener Sicht begleitet. Im Verlauf von zwei Schwangerschaften verbesserten sich die Kopfschmerzen, wurden aber durch eine Hormonersatztherapie schlechter. Außerdem litt sie an Schlaflosigkeit und Verstopfung, ihre Periode war seit kurzem unregelmäßig, und im Regelblut fanden sich dunkle Klumpen. Sie hatte rote Wangen, glanzlose Augen und wirkte nervös. Ihre Zunge war rot und leicht violett, röter an den Seiten und wies nicht genügend Belag auf. Ihr Puls war dünn und etwas schnell.

Diagnose: Die Kopfschmerzen sind eindeutig auf ein aufsteigendes Leber-Yang zurückzuführen, was man anhand der pochenden Schmerzart, des Schmerzortes an den Schläfen, der verschwommenen Sicht, der roten Wangen und der Schlaflosigkeit erkennen kann. In diesem Fall handelt es sich um aufsteigendes Leber-Yang aufgrund von Leber-Yin-Mangel, was sich am mangelnden Zungenbelag, der Verstopfung und der verschwommenen Sicht äußert. Die Verbesserung der Symptome während ihrer Schwangerschaften sowie die Verschlechterung während der Hormontherapie weisen hier auf eine Leber-Disharmonie hin.

Die leicht violette Farbe der Zunge zeigt eine Tendenz zur Blut-Stase an, was aber einzig und allein durch die dunklen Klumpen im Regelblut belegt wurde.

Fallgeschichte 34.4

Ein 36-jähriger Mann litt seit seinem elften Lebensjahr an Migräne. Alle paar Monate traten die Schmerzen anfallartig an der einen oder anderen Kopfseite entlang der Gallenblasen-Leitbahn auf. Die Schmerzen waren stechend und pochend, und wurden häufig von Erbrechen und verschwommener Sicht begleitet. In der Zeit zwischen diesen schlimmen Anfällen hatte er gelegentlich dumpfe Kopfschmerzen am Hinterhaupt. Er litt an hohem Blutdruck, der zwar behandelt wurde, aber durch die Medikamente nur unbefriedigend kontrolliert war. Ferner hatte er einen trockenen Mund; in der Befragung ergaben sich keine Nieren-Symptome.

Der Patient war übergewichtig. Seine Gesichtsfarbe war matt und blass, sein Gesicht wies eine fettige Haut sowie etliche kleine Leberflecken auf. Seine Augen waren sehr matt und erschienen glanzlos. Die Zunge war dunkelrot, wobei die Zungenspitze etwas röter war, der Zungenkörper war gedunsen und wies einen weißen Belag ohne Wurzel auf, der wie Salz aussah. Er nahm Betablocker ein, welche die Qualität des Pulses merklich verändern (der Puls wird zu tief und langsam); trotzdem war sein Puls an den beiden hinteren Positionen sehr schwächlich.

Diagnose: Die Kopfschmerzen sind eindeutig auf ein aufsteigendes Leber-Yang zurückzuführen, belegbar durch die schweren, pochenden Schmerzen, außerdem durch das Erbrechen und die verschwommene Sicht. In diesem Fall gründet sich das aufsteigende Leber-Yang auf einen Leber- und Nieren-Yin-Mangel, was man anhand der Zunge erkennen kann, die einen schweren Yin-Mangel mit Leere-Hitze anzeigt. Das Fehlen weiterer Symptome von Nieren-Mangel ist zwar ungewöhnlich, aber nicht selten, somit stellt der trockene Mund das einzige Symptom eines Yin-Mangels dar. Dasselbe pathologische Geschehen, das die Kopfschmerzen auslöst, verursacht zudem den hohen Blutdruck.

Seine Gesichtsfarbe und Körperform stehen zu den oben genannten Krankheitsmustern in Widerspruch, da er matt und blass (eigentlich sollte die Gesichtsfarbe rot oder oberflächlich rot erscheinen) und übergewichtig (bei Yin-Mangel ist man eher dünn) ist. Hier ist Schleim als Krankheitsmuster mit im Spiel, für den ansonsten keine weiteren Symptome bestehen, sondern nur die folgenden Zeichen: Die gedunsene Zunge, die matt-blasse Gesichtsfarbe, die fettige Haut mit kleinen Leberflecken sowie seine übergewichtige Körperform. Das Fehlen von Glanz in den Augen lässt schwere emotionale Probleme erahnen (dies bestätigte er), was unter Umständen auch zur matten und blassen Gesichtsfarbe führte, die zu dem Erscheinungsbild der Zunge steht im Gegensatz.

Fallgeschichte 34.5

Eine 41 Jahre alte Frau litt seit mehr als 20 Jahren an Kopfschmerzen, die im letzten Jahr schlimmer geworden waren. Die Kopfschmerzen waren am ganzen Kopf zu spüren, waren in der Regel dumpf, betrafen aber gelegentlich auch die linke Stirnseite, dann waren sie vom Schmerzcharakter eher stechend und pochend.

Sie litt außerdem an Müdigkeit, Frostbeulen, kalten Händen und Füßen, und sie fühlte sich allgemein kalt. Gelegentlich litt sie an Sehstörungen, wobei sie aufflackernde Lichter sah. Sie hatte zwei Kinder im Alter von zwei und sechs Jahren. Nach der zweiten Geburt hatte sie viel Blut verloren.

Ihre Zunge war leicht blass an den Seiten und wies einen Herzriss auf. Der Puls war tief, schwächlich und rau.

Diagnose: In diesem Fall liegen Symptome und klinische Zeichen eines Leber-Blut-Mangels vor, was sich in den dumpfen Kopfschmerzen, der Sehstörung, den blassen Zungenrändern und dem rauen Puls äußert. Offensichtlich wurde dieser Blut-Mangel durch die Blutung nach der Geburt ihres zweiten Kindes noch verschlimmert, was die Verschlechterung ihrer Kopfschmerzen erklärt. In diesem Fall hat der Leber-Blut-Mangel zu einem Syndrom von aufsteigendem Leber-Yang geführt, das die stechenden und pochenden Kopfschmerzen auf der linken Stirnseite des Kopfes auslöst. Zusätzlich bestehen auch Zeichen eines Nieren-Yang-Mangels (Kältegefühl, kalte Hände und Füße, Müdigkeit und der schwächlich-tiefe Puls).

Zur Behandlung dieser Patientin sollte man sich auf Wurzel und Manifestation konzentrieren, besonders aber auf die Wurzel, also auf ein Nähren von Leber-Blut und ein Tonisieren von Nieren-Yang.

Einen weiterer Fall mit plötzlich beginnenden Kopfschmerzen ist weiter oben das Fallbeispiel 33.6.

34.2 Schwindel

Teil E (Symptome und klinische Zeichen) ➤ Kap. 55

Schwindel ist ein häufiges Symptom, vor allem bei älteren Menschen, bei denen es oft das Hauptproblem darstellt.

? Warum man fragt

Besonders bei älteren Menschen sollte man sich nach Schwindel erkundigen, da unter Umständen Leber-Wind oder Schleim, oder beide zusammen, vorliegen können. Diese sind als pathogene Faktoren Teil der Entstehung eines Wind-Schlaganfalls, wozu vor allem ältere Menschen neigen. Bei Frauen ist Schwindel ein Leitsymptom, mit dessen Hilfe sich das Vorliegen von Leber-Blut-Mangel oder Nieren-Mangel ermitteln lässt.

? Wann man fragt

Im Verlauf der Befragung erkundige ich mich nach Schwindel, um das Vorliegen von Leber-Blut-Mangel, Nieren-Mangel, aufsteigendem Leber-Yang oder Schleim bei Patienten jüngeren und mittleren Alters, oder von Leber-Wind bei Patienten höheren Alters zu bestätigen oder auszuschließen.

? Wie man fragt

Hier sollten wir dem Patienten erklären, dass Schwindel, auch wenn er nur sehr sporadisch auftritt, dennoch von klinischer Bedeutung ist. Deswegen sollten wir unsere Frage folgendermaßen stellen: „Leiden Sie ab und zu an Schwindel, wenn auch vielleicht nur gelegentlich?“

Schwindel kann durch vier Faktoren ausgelöst werden, die als Wind, Yang, Schleim und Leere zusammengefasst werden. Im Allgemeinen deutet ein plötzlicher Beginn von Schwindel auf Fülle, ein allmählicher auf Leere hin.

Der Schwindel vom Wind-Typ ist heftig; der Patient erlebt diesen Schwindel, als ob sich der Boden unter seinen Füßen bewegt und er das Gleichgewicht verliert. Dieses Syndrom heißt Leber-Wind und tritt normalerweise nur bei älteren Menschen auf.

Aufsteigendes Leber-Yang verursacht auch einen heftigen Schwindel, im Vergleich zum Wind-Typ ist er aber nicht ganz so stark und wird von Kopfschmerzen und verschwommener Sicht begleitet. Dieser Schwindel kommt bei Patienten jeglichen Alters häufig vor.

Der Schwindel vom Schleim-Typ ist weniger heftig als der durch Leber-Wind und aufsteigendes Leber-Yang ausgelöste Schwindel. Hier bestehen Begleitsymptome wie Schwere- und Benommenheitsgefühl des Kopfes und Übelkeit.

Schwindel aufgrund von Qi- und / oder Blut-Mangel ist milde und wird dann schlimmer, wenn die Person müde ist. Er kann auch lediglich durch eine Veränderung der Körperhaltung bedingt sein (Haltungsschwindel). Schwindel vom Leere-Typ kann auf einen Blut-Mangel (von Leber und / oder Herz) oder einen Nieren-Mangel zurückzuführen sein. Beim Blut-Mangel bestehen zusätzlich noch verschwommene Sicht, Gedächtnisschwäche und Schlaflosigkeit. Im Fall eines Nieren-Mangels besteht zusätzlich Tinnitus.

Außerdem kann Schwindel natürlich die Folge einer Kopfverletzung sein.

Schwindel

- *Innerer Leber-Wind:* heftiger Drehschwindel
- *Aufsteigendes Leber-Yang:* Schwindel mit Kopfschmerzen
- *Schleim:* Schwindel und Benommenheit, schlimmer im Liegen
- *Blut-Mangel:* leichter Schwindel, besser im Liegen
- *Nieren-Mangel:* chronischer, leichter Schwindel
- *Kopfverletzung:* Schwindel nach einem Unfall

Fallgeschichte 34.6 (ausführliche Darstellung siehe Fallgeschichte 28.4)

Eine 42 Jahre alte Frau litt seit 20 Jahren an schwerem Drehschwindel. Alle sechs Monate erlitt sie schwere Anfälle von Schwindel und Erbrechen, zwischen denen sie aber auch weniger heftige Anfälle durchmachte. Die Anfälle traten normalerweise morgens auf, wurden im Liegen schlimmer und im Sitzen besser. Sie begannen sich vor zweieinhalb Jahren nach der Geburt ihres zweiten Sohnes zu häufen.

Ihr Gang war eher langsam, ihre Gesichtsfarbe war blass und fahl, ihren Augen fehlte das Leuchten und sie wirkte generell sehr deprimiert. Ansonsten wies sie wenige weitere Symptome auf: Allgemeines Kältegefühl, Frostbeulen im Winter, Rachenkatarrh, Rückenschmerzen.

Ihre Zunge war bis auf die rötlichen Ränder im Grunde normal. Ihr Puls war generell schwächlich, vor allem links; beide Nierentaststellen waren sehr schwächlich und tief.

Diagnose: In diesem Fall ist eine Kombination von aufsteigenden Leber-Yang und Schleim für den Drehschwindel verantwortlich. Die Symptome und klinischen Zeichen von aufsteigendem Leber-Yang, abgesehen vom Schwindel, sind die roten Zungenränder, während die Symptome von Schleim der Rachenkatarrh, das Erbrechen, die Verschlimmerung im Liegen und die Verbesserung im Sitzen sind. Schleim verursacht die häufigeren aber milderen Schwindelattacken, aufsteigendes Leber-Yang die gelegentlichen aber stärkeren Attacken.

Abgesehen von diesen zwei Krankheitsmustern bestehen außerdem ein Nieren-Yang-Mangel und ein Milz-Qi-Mangel. Der Nieren-Yang-Mangel äußert sich im sehr schwächlichen und tiefen Puls an den beiden hinteren Pulstaststellen, sowie durch die Verschlechterung des Schwindels nach der Geburt, die Rückenschmerzen und das Kältegefühl. Der Milz-Qi-Mangel äußert sich durch den generell schwächlichen Puls und die fahle Gesichtsfarbe. Milz-Qi- und Nieren-Yang-Mangel bilden beide die Grundlage für den Aufbau von Schleim, während der Nieren-Mangel die Ursache für das aufsteigende Leber-Yang darstellt. Folglich sind Milz-Qi-Mangel und Nieren-Yang-Mangel die Wurzel (*Ben*), während aufsteigendes Leber-Yang und Schleim die Manifestationen (*Biao*) sind.

34.3 Spannungsgefühl im Kopf

Teil E (Symptome und klinische Zeichen) ➤ *Kap. 55*

Bei einem „Spannungsgefühl im Kopf" fühlt sich der Kopf an, als ob er aufplatzen oder aufbrechen wollte. Die zwei Hauptursachen für dieses Symptom sind emporloderndes Leber-Feuer und Nässe, die den Kopf blockiert.

Das Spannungsgefühl beim Leber-Feuer-Typ ist sehr stark und wird von einem pochenden Kopfschmerz, trockenen Mund, bitteren Mundgeschmack, von einer roten Zunge mit röteren Rändern und einem saitenförmigen Puls begleitet.

Bei Nässe ist das Spannungsgefühl im Kopf weniger heftig als beim Leber-Feuer-Typ; es ist dumpf aber stark, und man hat das Gefühl, dass der Kopf eingepackt sei. Der Kopf fühlt sich schwer an, der Patient leidet an Übelkeit, hat einen klebrigen Zungenbelag und einen schlüpfrigen Puls.

34.4 Schweregefühl im Kopf

Teil E (Symptome und klinische Zeichen) ➤ *Kap. 55*

Dieses Symptom kommt sehr häufig vor und muss eigens erfragt werden, da es vom Patienten in der Regel nicht spontan erwähnt wird. Es gibt fünf verschiedene Ursachen für ein Schweregefühl im Kopf:

- Eindringen von Wind-Nässe
- Nässe-Hitze, die sich nach oben verteilt
- Nässe, die die klaren Yang-Öffnungen blockiert
- Schleim, der den Kopf blockiert
- Mangel an Mitte-Qi

Ein Schweregefühl im Kopf, das auf Eindringen von Wind-Nässe beruht, beginnt plötzlich und wird durch eine äußere Nässe, die den Kopf blockiert, ausgelöst. Weitere Symptome eines äußeren Krankheitsmusters, wie Abneigung gegen Kälte, Fieber und ein oberflächlicher Puls, können ebenfalls vorliegen.

Ein Schweregefühl im Kopf, das durch eine sich nach oben verteilende Nässe-Hitze verursacht wird, ist recht stark und wird von Symptomen wie zum Beispiel dumpfen Kopfschmerzen, rotem Gesicht, Hitzegefühl im Kopf, klebrigem Mundgeschmack, klebrig-gelbem Zungenbelag und einem schlüpfrigem sowie schnellem Puls begleitet.

Ein Schweregefühl im Kopf, das durch Nässe, die die klaren Yang-Öffnungen blockiert, verursacht wird, ist recht stark und wird von Symptomen wie verschwommener Sicht, Benommenheitsgefühl im Kopf, Übelkeit, verringertem Hörvermögen, klebrigem Zungenbelag und schlüpfrigem Puls begleitet.

Ein Schweregefühl im Kopf, das durch Schleim verursacht wird, ist stark und wird von Symptomen wie Schwindel, Benommenheitsgefühl im Kopf, verschwommener Sicht, verringertem Hörvermögen, Engegefühl in der Brust, Übelkeit, gedunsener Zunge mit klebrigem Belag und schlüpfrigem Puls begleitet.

Ein Schweregefühl im Kopf, das durch einen Mangel an Mitte-Qi (entspricht einer Leere von Milz und Magen) verursacht wird, ist milde und beruht nicht auf Nässe oder Schleim, die wie in den vorherigen Fällen den Kopf beschweren, sondern auf eine Leere in Milz und Magen, die das Gehirn nicht nähren. Folglich wird der Kopf nicht „gestützt" und fühlt sich schwer an.

Schweregefühl im Kopf

- *Eindringen von Wind-Nässe:* Schweregefühl im Kopf, plötzlicher Beginn
- *Nässe-Hitze:* starkes Schweregefühl im Kopf mit Kopfschmerzen und Durst
- *Nässe:* starkes Schweregefühl im Kopf mit klebrigem Mundgeschmack
- *Schleim:* starkes Schweregefühl im Kopf mit Schwindel
- *Qi-Mangel:* leichtes Schweregefühl im Kopf

34.5 Benommenheitsgefühl im Kopf

Teil E (Symptome und klinische Zeichen) ➤ *Kap. 55*

Bei einem Benommenheitsgefühl im Kopf fühlt sich der Patient im Kopf schwer und umnebelt, und es bestehen Konzentrationsschwierigkeiten. In der Regel verschlimmern sich die Symptome morgens. Da Schleim im Kopf die Öffnungen blockiert, wird ein Benommenheitsgefühl im Kopf häufig von Symptomen wie verstopfter Nase, verschwommener Sicht oder klebrigem Mundgeschmack begleitet.

Ein Benommenheitsgefühl im Kopf besteht entweder aufgrund von Nässe (mit oder ohne Hitze), die sich nach oben zum Kopf hin verteilt, oder aufgrund von Schleim im Kopf. Wenn Schleim die Ursache ist, besteht oft auch Schwindel.

Benommenheitsgefühl im Kopf

- *Nässe-Hitze:* Benommenheitsgefühl im Kopf mit Kopfschmerzen und Durst
- *Nässe:* Benommenheitsgefühl im Kopf mit klebrigem Mundgeschmack
- *Schleim:* Benommenheitsgefühl im Kopf mit Schwindel

!

Nässe und Schleim im Kopf können beide ein Gefühl von Schwere und Benommenheit hervorrufen, aber nur Schleim kann noch zusätzlich Schwindel auslösen.

34.6 Kopflärm

Teil E (Symptome und klinische Zeichen) ➤ *Kap. 55*

„Kopflärm" ist nicht dasselbe wie Tinnitus. Bei Kopflärm besteht ein Geräusch im Kopf, bei Tinnitus hingegen tritt ein klingelndes, pfeifendes Geräusch in den Ohren auf. Die vier Hauptursachen von Kopflärm sind:

- Leere im Meer des Markes
- Blut-Mangel von Herz und Milz
- Nässe-Hitze, die sich nach oben verteilt
- Leber-Feuer

Kopflärm aufgrund einer Leere im Meer des Markes wird von Symptomen wie Schwindel, Gedächtnisschwäche, schwachem Rücken und schwachen Beinen begleitet. In diesem Fall besteht ein Mangel an Mark, sodass das Gehirn nicht „aufgefüllt" werden kann.

Kopflärm aufgrund von Blut-Mangel von Herz und Milz wird von Symptomen wie Schwindel, Herzklopfen, Schlaflosigkeit, Gedächtnisschwäche, blasser Zunge und rauem Puls begleitet. Qi und Blut können hier nicht zum Kopf aufsteigen, um seine Öffnungen zu klären.

Kopflärm aufgrund von Nässe-Hitze, die sich nach oben verteilt, wird von Symptomen wie Schweregefühl im Kopf, dumpfen Kopfschmerzen, Übelkeit, klebrigem gelbem Zungenbelag und schlüpfrigem und schnellem Puls begleitet. In diesem Fall blockiert die Nässe die Öffnungen des Kopfes.

Kopflärm aufgrund von Leber-Feuer wird von Symptomen wie Reizbarkeit, Spannungsgefühl im Flankenbereich, Seufzen und einem saitenförmigem Puls begleitet, Leber-Feuer steigt also zum Gehirn auf.

Kopflärm

- *Leere im Meer des Markes:* Schwindel, Gedächtnisschwäche, schwacher Rücken und schwache Beine
- *Blut-Mangel von Herz und Milz:* Schwindel, Herzklopfen Schlaflosigkeit, Gedächtnisschwäche, blasse Zunge, rauer Puls
- *Nässe-Hitze, die sich nach oben verteilt:* Schweregefühl im Kopf, dumpfe Kopfschmerzen, Übelkeit, klebriger und gelber Zungenbelag, schlüpfriger und schneller Puls
- *Leber-Feuer:* Reizbarkeit, Spannungsgefühl im Flankenbereich, Seufzen, saitenförmiger Puls

34.7 Taubheitsgefühl / Kribbeln der Kopfhaut

Teil E (Symptome und klinische Zeichen) ➤ *Kap. 55*

Taubheitsgefühle und / oder Kribbeln werden in der chinesischen Medizin *Ma Mu* genannt. *Ma* bedeutet „Kribbeln", *Mu* hingegen „Taubheit". Kribbeln ist häufiger durch Blut-Mangel bedingt, Taubheit hingegen häufiger durch Qi-Mangel und Schleim.

Die zwei Hauptursachen für Taubheit der Kopfhaut sind Blut-Mangel und Schleim.

Bei Taubheitsgefühlen der Kopfhaut aufgrund von Blut-Mangel bestehen außerdem noch Schwindel, verschwommene Sicht, Gedächtnisschwäche, Herzklopfen, Schlaflosigkeit, eine blasse Zunge und ein rauer Puls. Grund hierfür ist ein Mangel von Leber- und Herz-Blut, die nun die Kopfhaut nicht mehr nähren können.

Bei Taubheitsgefühlen der Kopfhaut aufgrund von Schleim bestehen außerdem noch Schwindel, verschwommene Sicht, Übelkeit, Engegefühl in der Brust, eine gedunsene Zunge mit klebrigem Belag und ein schlüpfriger Puls. In diesem Fall stagniert Schleim im Raum zwischen Haut und Muskeln.

Taubheitsgefühl / Kribbeln der Kopfhaut

- *Blut-Mangel:* Schwindel, verschwommene Sicht, Gedächtnisschwäche, Herzklopfen, Schlaflosigkeit, blasse Zunge, rauer Puls
- *Schleim:* Schwindel, verschwommene Sicht, Übelkeit, Engegefühl in der Brust, gedunsene Zunge mit klebrigem Belag, schlüpfriger Puls

34.8 Juckende Kopfhaut

Teil E (Symptome und klinische Zeichen) ➤ *Kap. 55*

Die häufigste Ursache für juckende Kopfhaut ist Leber-Blut-Mangel, was vor allem bei Frauen vorkommt. Alternativ können auch ein Leber- oder Nieren-Yin-Mangel, oder auch beides, vorliegen. Man sollte nicht vernachlässigen, dass Wind eine trocknende Wirkung auf die Haut ausübt, folglich kann Wind auch eine trockene und juckende Kopfhaut hervorrufen. Dies ist häufiger bei älteren Menschen anzutreffen. Des Weiteren können auch Leber-Feuer und Nässe-Hitze in der Leber-Leitbahn zu einem Jucken der Kopfhaut führen.

34.9 Kältegefühl im Kopf

Teil E (Symptome und klinische Zeichen) ➤ Kap. 55

Ein Kältegefühl im Kopf lässt sich normalerweise am Hinterhaupt feststellen. Es ist, abgesehen von einem Kältegefühl, auch von einem Verlangen gekennzeichnet, einen Schal um den Hals zu tragen, sowie durch eine Abneigung gegen Wind. Die zwei Hauptursachen sind Kältestagnation in der Leber-Leitbahn und eine Leere und Kälte im Lenkergefäß.

Bei einer Kältestagnation in der Leber-Leitbahn besteht ein Kältegefühl im Hinterhaupt, Scheitelkopfschmerzen, ein Verlangen, den Kopf in einen Schal zu wickeln, kalte Hände und Füße, eine grünliche Gesichtsfarbe und Erbrechen.

Bei einer Leere und Kälte im Lenkergefäß bestehen ein Kältegefühl im Scheitelbereich, Hinterhaupt und oberen Rücken sowie kalte Gliedmaßen, allgemeines Kältegefühl, ein schmerzhafter und schwacher Rücken sowie eine matte und blasse Gesichtsfarbe.

34.10 Hitzegefühl im Kopf

Teil E (Symptome und klinische Zeichen) ➤ Kap. 55

Bei einem „Hitzegefühl im Kopf" besteht sowohl ein subjektives Gefühl von Hitze als auch eine objektive Erhitzung des Kopfes, die sich durch Berührung feststellen lässt. Die drei Hauptursachen sind: emporloderndes Leber-Feuer, Nieren-Yin-Mangel mit Leere-Hitze sowie wahre Kälte – falsche Hitze.

Leber-Feuer kann ein Hitzegefühl im Kopf und Gesicht auslösen, das von Reizbarkeit, bitterem Mundgeschmack, Durst, roter Zunge mit röteren Rändern und saitenförmigem Puls begleitet wird.

Nieren-Yin-Mangel mit Leere-Hitze kann ein Hitzegefühl im Kopf auslösen, das mit Schwindel, Tinnitus, Hitze in den fünf Zentren und einer roten Zunge mit röterer Spitze ohne Belag einhergeht.

Wenn ein Hitzegefühl im Kopf besteht, und ferner noch gerötete Wangen, Halsschmerzen, weiche Stühle, kalte Gliedmaßen und ein verschwindender Puls vorliegen, so lässt es auf eine Situation von wahrer Kälte und falscher Hitze schließen. Diese Konstellation kommt aber eher selten vor.

34.11 Ohnmacht

Teil E (Symptome und klinische Zeichen) ➤ Kap. 55

Ohnmacht ist ein Symptom, das von leichten, vorübergehenden Ohnmachtsanfällen ohne völligen Bewusstseinsverlust bis zum plötzlichen Kollaps mit völliger Bewusstlosigkeit reicht. Es gibt beispielsweise Patienten, die periodisch in Ohnmacht fallen, aber dabei noch Leute um sich herum hören können.

Am wichtigsten ist es, die Ursache der Ohnmacht hinsichtlich einer Fülle oder Leere zu unterscheiden. Eine Ohnmacht kann darauf beruhen, dass ein pathogener Faktor die Öffnungen des Herz-Geistes blockiert, oder dass durch einen Mangel von Qi, Blut oder Yin der Herz-Geist und die Wanderseele nicht verankert sind.

Schleim gilt schlechthin als der pathogene Faktor, der am häufigsten die Öffnungen des Herz-Geistes verstopft. Er manifestiert sich in einer gedunsenen Zunge mit klebrigem Belag sowie in einem schlüpfrigen Puls. Eine Nahrungsretention kann ebenfalls die Öffnungen des Herz-Geistes blockieren, was aber selten vorkommt und eher bei Kindern und älteren Menschen anzutreffen ist.

Die folgenden Leere-Syndrome können eine Ohnmacht verursachen: Blut- oder Yin-Mangel von Herz und/oder Leber sowie ein Nieren-Yang-Mangel.

Wenn eine Fülle Ursache einer Ohnmacht ist, so äußert sie sich mit einem Bewusstseinsverlust, wenn die Ursache aber eine Leere ist, dann äußert sie sich im vorübergehenden Auftreten von „Ohnmachtsanfällen" ohne völligen Bewusstseinsverlust.

In vielen Fällen kann natürlich eine Kombination aus Fülle- und Leere-Mustern bestehen, zum Beispiel Schleim mit Leber-Blut-Mangel.

Fallgeschichte 34.7

Eine 45-jährige Frau litt an wiederkehrenden Ohnmachtsattacken – die sie als „Anfälle" beschrieb –, bei denen sie jedoch nie das Bewusstsein verlor, da sie während dieser Anfälle stets noch in der Lage war, die Leute um sich herum zu hören. Die Anfälle häuften sich im Zeitraum während oder nach ihrer Regel.

Sie fühlte sich allgemein sehr müde und kraftlos. Ihre Gesichtsfarbe war matt und blass. Ihre Zunge war blass, gedunsen und teilweise geschält, und der Zungenbelag wies einen klebrigen ungleichmäßigen Belag auf. Ihr Puls war schwächlich, aber auch etwas schlüpfrig.

Diagnose: Die gedunsene Zunge mit klebrigem Belag sowie der schlüpfrige Belag deuten eindeutig auf Schleim hin, der die Öffnungen des Herz-Geistes verlegt und damit die Anfälle von Ohnmacht auslöst. Die blasse Zunge, der schwächliche Puls, die matt-blasse Gesichtsfarbe und die Verschlechterung der Anfälle während oder nach der Regel deuten auf einen Leber-Blut-Mangel. Obwohl weitere Symptome fehlen, deutet der teilweise geschälte Zungenbelag auf einen Zustand von Yin-Mangel, in diesem Fall wahrscheinlich von Magen und Leber.

LERNERGEBNISSE

Das sollten Sie jetzt wissen:

- Warum, wann und wie man nach dem Kopf fragt.
- Welchen systematischen Ansatz man bei der Befragung befolgen sollte: Beginn, Zeit, Schmerzort, Schmerzart, bessernde bzw. verschlimmernde Faktoren, Differenzierung äußeren und inneren Ursprungs.
- Warum, wann und wie man nach Schwindel fragt.
- Einen Überblick über Ohnmacht, Spannungsgefühl, Schweregefühl, Benommenheit, Kopflärm, Kälte- oder Hitzegefühl im Kopf, Taubheit/Kribbeln der Kopfhaut oder Jucken der Kopfhaut.

34

KAPITEL

35 Gesicht

? Warum man fragt

Vom energetischen Standpunkt aus betrachtet, konzentrieren sich die Yang-Leitbahnen im Gesicht. Reines, klares Yang muss zum Gesicht aufsteigen, und die Öffnungen erhellen, um klare Sicht, klaren Geruch und Geschmack sowie klares Hören zu ermöglichen. Wenn das klare Yang-Qi nicht zum Gesicht aufsteigen kann, so sammeln sich häufig Nässe oder Schleim in diesem Gebiet und blockieren die Öffnungen der Sinnesorgane sowie die Nebenhöhlen. Nässe und Schleim sind äußerst häufige pathogene Faktoren, und der Umstand, dass sie nur Symptome im Gesicht (z. B. Nebenhöhlenprobleme) hervorrufen, kommt bisweilen recht häufig vor. Aus diesem Grund erkundige ich mich stets nach Symptomen im Gesicht, um eine Diagnose von Nässe oder Schleim zu bestätigen oder auszuschließen.

Ein weiterer Grund, nach Symptomen im Gesicht zu fragen, gilt dem Nachweis oder dem Ausschluss von Hitze oder Leere-Hitze, indem man den Patienten fragt, ob er ein Hitzegefühl im Gesicht verspürt, wo sich Hitze oder Leere-Hitze am ehesten manifestieren.

? Wann man fragt

Wenn sich aufgrund der Befragung ein Muster von Hitze oder Leere-Hitze offenbart, erkundige ich mich immer nach eventuell auftretenden Gefühlen von Hitze im Gesicht. Selbst wenn der Patient ausschließlich Symptome eines Yang-Mangels aufweist, sollte man sich immer nach Hitzegefühlen im Gesicht erkundigen, da es viele Situationen gibt, bei denen widersprüchliche Symptome von Hitze und Kälte auftreten. Ein typisches Beispiel sind Hitzewallungen im Gesicht bei Frauen in den Wechseljahren, was sich aber vom Krankheitsgeschehen her auf der Grundlage eines gleichzeitig auftretenden Nieren-Yang- und Nieren-Yin-Mangels abspielt, wobei ersteres Syndrom überwiegt. Weitere Ursachen von gleichzeitig auftretenden Gefühlen von Kälte und Hitze finden sich in ➤ Kapitel 43.

Außerdem frage ich Gesichtssymptome ab, wenn ich Krankheitsmuster von Nässe oder Schleim im Verdacht habe. In solch einem Fall frage ich stets beim Patienten nach, ob Probleme mit der Nase (z. B. laufende oder verstopfte Nase) und Schmerzen im Gesicht bestehen.

? Wie man fragt

Wenn man sich nach Hitzegefühlen im Gesicht erkundigt, sollte man dem Patienten erklären, dass dies ein Symptom mit diagnostischer Relevanz ist, selbst wenn dieses Symptom nur gelegentlich auftritt. Eine mögliche Fragestellung ist beispielsweise: „Fühlen Sie sich manchmal heiß im Gesicht?“

Die Befragung hinsichtlich der Gesichtssymptome umfasst folgende Aspekte:

1. Gesicht
2. Nase
3. Zähne und Zahnfleisch
4. Mund und Lippen
5. Zunge

35.1 Gesicht

Folgende Gesichtssymptome werden besprochen:

- Hitzegefühl im Gesicht
- Gesichtsschmerz
- Taubheitsgefühl und Kribbeln im Gesicht

35.1.1 Hitzegefühl im Gesicht

Teil E (Symptome und klinische Zeichen) ➤ Kap. 55

Die Frage nach Hitzegefühlen im Gesicht ist wichtig, auch wenn der Patient sich allgemein kalt fühlt. Diese beiden Symptome von Hitze und Kälte können vor allem bei Frauen oft zusammen auftreten.

Ein Hitzegefühl im Gesicht kann aufgrund von Hitze oder Leere-Hitze bestehen, und jedes Organ kann der Ausgangspunkt sein. Bei Fülle-Hitze besteht das Hitzegefühl im Gesicht hauptsächlich tagsüber, bei Leere-Hitze hingegen besteht es hauptsächlich nachmittags und abends (➤ Kap. 55.)

Hitzegefühl im Gesicht bei Frauen

Bei Frauen steht ein Hitzegefühl im Gesicht häufig im Zusammenhang mit widersprüchlichen Symptomen oder Zeichen von Kälte, die in anderen Körperteilen vorliegen. Ein Beispiel: Frauen haben häufig ein Hitzegefühl im Gesicht, obwohl sich ihre Füße kalt anfühlen oder sie öfters Wasser lassen müssen. Frauenkrankheiten weisen gegenüber Männerkrankheiten Unterschiede auf, somit lässt sich ein Hitzegefühl im Gesicht mit widersprüchlichen Kälte-Symptomen auf vier Hauptursachen zurückführen.

Als Erstes könnten gleichzeitig Nieren-Yang-Mangel und Nieren-Yin-Mangel bestehen, mit etwas Leere-Hitze als zusätzliche Begleiterscheinung, was gerade bei Frauen in den Wechseljahren sehr häufig auftritt. In diesem Fall klagt die Patientin über Hitzewallungen, Hitzegefühl im Gesicht und andere Symptome von Leere-Hitze, wie zum Beispiel Nachtschweiß und Hitze in den fünf Zentren, aber eben auch über Symptome von Kälte, wie etwa kalte Füße und häufige Miktion, die sich aus einem Nieren-Yang-Mangel herleiten. Gleichzeitiger Nieren-Yin- und Nieren-Yang-Mangel kann natürlich auch bei Männern auftreten. Ich habe überdies die Erfahrung gemacht, dass diese Situation vor allem bei Frauen über 40 Jahren mehr die Regel als die Ausnahme darstellt.

Die zweite Ursache ist ein Blut-Mangel, der eine Leere-Hitze hervorruft. Durch den Blut-Mangel können auch Symptome von Kälte entstehen, vor allem kalte Hände, während die resultierende Leere-Hitze ein Hitzegefühl im Gesicht auslösen kann. Dieses Krankheitsmuster, also Leere-Hitze aufgrund von Blut-Mangel, ist nur bei Frauen anzutreffen.

Die dritte Ursache ist eine Disharmonie des Durchdringungsgefäßes. Wenn das Qi des Durchdringungsgefäßes nach oben rebelliert, so rast es zum Gesicht und verursacht ein Gefühl von Hitze im Gesicht, und als weiteres Symptom kalte Füße, weil es nicht über den absteigenden Zweig nach unten zu den Beinen gelangen kann. Eine derartige Pathologie des Durchdringungsgefäßes kann auch bei Männern vorkommen, ist jedoch weit üblicher bei Frauen.

Die vierte Ursache für ein Hitzegefühl im Gesicht mit widersprüchlichen Symptomen von Kälte bei Frauen ist Yin-Feuer. Yin-Feuer kann bei Frauen wie auch bei Männern vorkommen.

!

Tritt bei Frauen ein Hitzegefühl im Gesicht mit widersprüchlichen Symptomen von Kälte auf, kommen folgende Ursachen infrage:

- Gleichzeitiger Nieren-Yang- und Nieren-Yin-Mangel
- Blut-Mangel mit Leere-Hitze
- Disharmonie des Durchdringungsgefäßes
- Yin-Feuer

Hitzegefühl im Gesicht bei Männern

Bei Männern kann ein Hitzegefühl mit widersprüchlichen Symptomen von Kälte aufgrund drei der oben genannten Syndrome entstehen, also gleichzeitiger Nieren-Yang- und Nieren-Yin-Mangel, rebellisches Qi im Durchdringungsgefäß und Yin-Feuer. Die ersten zwei Syndrome sind bei Männern im Vergleich zu Frauen wesentlich seltener anzutreffen.

Bei Männern lässt sich ein Hitzegefühl mit widersprüchlichen Symptomen von Kälte, das in anderen Körperteilen auftritt, normalerweise auf nebeneinander bestehende Syndrome zurückführen, wie zum Beispiel auf Leber-Feuer und Nieren-Yang-Mangel.

35.1.2 Gesichtsschmerz

Teil E (Symptome und klinische Zeichen) ➤ Kap. 55

Die fünf Hauptursachen für Gesichtsschmerzen sind: Eindringen von Wind-Hitze, Eindringen von Wind-Kälte, Nässe-Hitze, Leber-Feuer sowie Qi-Mangel und Blut-Stase.

Gesichtsschmerzen aufgrund eindringender Wind-Hitze sind durch einen akuten Beginn, heftige Wangen- oder Kieferschmerzen, Hitzegefühl im Gesicht, ein heißes Gesicht bei Berührung, Kopfschmerzen, Halsschmerzen, Abneigung gegen Kälte und Fieber gekennzeichnet.

Gesichtsschmerzen aufgrund eindringender Wind-Kälte sind durch einen akuten Beginn, spastische Wangen- und Kieferschmerzen, Niesen, Abneigung gegen Kälte, heiße Handrücken, laufende Nase sowie durch einen oberflächlichen und gespannten Puls gekennzeichnet.

Gesichtsschmerzen aufgrund von Nässe-Hitze sind gekennzeichnet durch heftige Wangen- und Stirnschmerzen, rote Wangen, fettige Haut, klebrig-gelbes oder grünliches Nasensekret sowie durch einen klebrigen und gelben Zungenbelag.

Gesichtsschmerzen aufgrund von Leber-Feuer sind gekennzeichnet durch Wangen- und Stirnschmerzen, rote Wangen, Durst, bitteren Mundgeschmack sowie durch eine rote Zunge mit röteren Rändern und einen saitenförmigen, schnellen Puls.

Gesichtsschmerzen aufgrund von Qi-Mangel und Blut-Stase sind gekennzeichnet durch heftige, bohrende und häufig einseitig auftretende Wangenschmerzen, die lange andauern, dunkle Gesichtsfarbe sowie durch eine violette Zunge.

Trigeminusneuralgie stellt einen Typ von Gesichtsschmerz dar und besteht aufgrund von Leber-Feuer mit Leber- und Nieren-Yin-Mangel.

Gesichtsschmerz

- *Eindringen von Wind-Hitze:* akuter Beginn, heftige Wangen- oder Kieferschmerzen, Hitzegefühl im Gesicht, Gesicht fühlt sich bei Berührung heiß an, Kopfschmerzen, Halsschmerzen, Abneigung gegen Kälte, Fieber
- *Eindringen von Wind-Kälte:* akuter Beginn, spastische Wangen- und Kieferschmerzen, Niesen, Abneigung gegen Kälte, heiße Handrücken, laufende Nase
- *Nässe-Hitze:* heftige Wangen- und Stirnschmerzen, rote Wangen, fettige Haut, klebrig-gelbes oder grünliches Nasensekret, klebriger und gelber Zungenbelag
- *Leber-Feuer:* Wangen- und Stirnschmerzen, rote Wangen, Durst, bitterer Mundgeschmack, rote Zunge mit röteren Rändern, saitenförmiger und schneller Puls
- *Qi-Mangel und Blut-Stase:* heftiger, bohrender und häufig einseitig auftretender Wangenschmerz, der lange andauert; dunkle Gesichtsfarbe, violette Zunge

35.1.3 Taubheitsgefühl und Kribbeln im Gesicht

Teil E (Symptome und klinische Zeichen) ➤ *Kap. 55*

Die fünf Hauptursachen von Taubheitsgefühlen oder Kribbeln im Gesicht sind: Eindringen von äußerem Wind, innerer Leber-Wind, Magen-Feuer, innerer Wind mit Schleim und Blut-Mangel.

Taubheitsgefühle oder Kribbeln im Gesicht aufgrund von äußerem Wind ist gekennzeichnet von einem plötzlichen Beginn und einer kurzen Dauer. Begleitsymptome sind eine Deviation von Mund und Auge.

Bei innerem Leber-Wind werden sie von Kopfschmerzen, Schwindelgefühl, Zittern und von einem saitenförmigen Puls begleitet.

Bei Magen-Feuer werden sie von starkem Durst, Oberbauchschmerzen und von einem gelben Zungenbelag begleitet.

Bei innerem Wind mit Schleim liegen außerdem eine Deviation des Mundes, verwaschene Sprache sowie Halbseitenlähmung vor.

Bei Blut-Mangel besteht außerdem eine matt-blasse Gesichtsfarbe, verschwommene Sicht, Schwindel, eine blasse Zunge und ein rauer Puls.

Taubheitsgefühl und Kribbeln im Gesicht

- *Äußerer Wind:* plötzlicher Beginn, kurze Dauer, Deviation von Mund und Auge
- *Leber-Wind:* Kopfschmerzen, Schwindelgefühl, Zittern, saitenförmiger Puls
- *Magen-Feuer:* starker Durst, Oberbauchschmerzen, gelber Zungenbelag
- *Innerer Wind mit Schleim:* Deviation des Mundes, verwaschene Sprache, Halbseitenlähmung
- *Blut-Mangel:* matt-blasse Gesichtsfarbe, verschwommene Sicht, Schwindel, blasse Zunge, rauer Puls

35.2 Nase

Die Nase wird in der chinesischen Medizin als *Ming Tang* bezeichnet, was „Helle Halle" bedeutet. Dies soll ausdrücken, dass die Nase ein Ort ist, an dem Yang-Qi konzentriert wird und durch den das klare Yang zum Kopf aufsteigt. Chen Wu Ze aus der Song-Dynastie sagt hierzu Folgendes: „Die Nase ist die Öffnung der Lunge, mittels der die fünf Gerüche aufgenommen werden. Sie stellt den Ort dar, in dem Yin und Yang ab- und aufsteigen, und durch das das klare Qi fließt."[1]

Die Nase ist die äußere Öffnung der Lunge und steht damit in engem Zusammenhang mit Atmung, Riechen und Klang (der Sprache). Organe mit Einfluss auf die Nase sind: Lunge, Niere, Milz, Magen, Gallenblase und Lenkergefäß. Äußere Wind-Hitze kann den Körper durch Nase und Mund erreichen. Die Nase spiegelt viele pathologische Veränderungen im Körper wider sowie das Gleichgewicht von Yin und Yang, Hitze und Kälte, Leere und Fülle, und Blut-Stase.

Folgende Nasensymptome werden besprochen:

- Verstopfte Nase
- Juckende Nase
- Niesen
- Leicht schmerzhaftes Gefühl in der Nase
- Nasenschmerzen
- Trockene Nasenlöcher
- Verlust des Geruchssinns
- Laufende Nase

35.2.1 Verstopfte Nase

Teil E (Symptome und klinische Zeichen) ➤ *Kap. 58*

Abgesehen von Fällen eines akuten Eindringens von Wind wird eine verstopfte Nase in der Regel durch Nässe verursacht, die in der Nase stagniert, was wiederum auf der Grundlage eines Lungen- und Milz-Qi-Mangels erfolgt. In diesem Fall ist die Nase häufig auch geschwollen und blass, das Problem tritt außerdem periodisch auf. Dies ist bei westlichen Patienten sehr häufig anzutreffen und führt oft zu einer chronischen Sinusitis.

Die Nase kann auch aufgrund von Qi- und Blut-Stagnation verstopfen. In diesem Fall ist die Nase geschwollen, violett und hat eine unebene Oberfläche.

Gallenblasen-Hitze kann ebenfalls eine verstopfte Nase hervorrufen. In diesem Fall ist die Nasenschleimhaut rot und geschwollen und die Nase sondert ein klebrig-gelbes Sekret ab.

Bei einem Neugeborenen verursacht normalerweise das Eindringen von Wind-Kälte eine verstopfte Nase (wodurch das Stillen beeinträchtigt sein kann).

THERAPIE

Der beste Lokalpunkt bei Nasenproblemen ist meiner Erfahrung nach der Extrapunkt Bitong, dem ich gegenüber Di 20 Yingxiang den Vorzug gebe. Die Fernpunkte sind Di 4 Hegu und Lu 7 Lieque.

Verstopfte Nase

- *Lungen- und Milz-Qi-Mangel:* geschwollene und blasse Nase, Problem kommt und geht
- *Qi- und Blut-Stagnation:* geschwollene und violette Nase
- *Gallenblasen-Hitze:* Nasenschleimhaut rot und geschwollen, klebrig-gelbes Nasensekret
- *Eindringen von Wind:* plötzlicher Beginn mit Symptomen von Wind-Kälte oder Wind-Hitze

35.2.2 Juckende Nase

Teil E (Symptome und klinische Zeichen) ➤ *Kap. 58*

Eine juckende Nase kann, abgesehen von akuter eindringender Wind-Hitze, durch Lungen-Hitze, Mangel an Abwehr-Qi sowie durch das bei Kindern auftretende Unterernährungssyndrom verursacht werden.

Bei Lungen-Hitze besteht ein Jucken in der Nase und sie ist trocken und rot. Die häufigste Ursache einer juckenden Nase ist jedoch ein Mangel an Abwehr-Qi der Lunge, was eine juckende Nase, Niesen und reichliches, wässriges Nasensekret, das in Schüben auftritt, auslösen kann. In der chinesischen Medizin nannte man dies *Bi Jiu,* was in der Schulmedizin dem klinischen Bild der allergischen Rhinitis nahe steht. Meiner Erfahrung nach bestehen die Symptome einer allergischen Rhinitis, wie juckende Nase, Niesen und reichliches Nasensekret, aufgrund eines Nieren-Yang-Mangels und einer Leere im Lenkergefäß.

Bei Kleinkindern kann eine juckende Nase auf das nur bei Kindern auftretende Unterernährungssyndrom zurückzuführen sein. In einem derartigen Fall erscheinen als Begleitsymptome zur juckenden Nase Krusten und Geschwüre auf der Nase, wässriges, gelbes Nasensekret, trockene Haut, heiße Hände und Füße, und das Kind will sich andauernd in der Nase bohren. Dieser Zustand wird normalerweise durch unregelmäßiges Stillen sowie durch eine Muttermilch von geringer Qualität ausgelöst. Daraus resultiert dann Nässe-Hitze in der Nase.

Juckende Nase

- *Eindringen von Wind-Hitze:* plötzlicher Beginn und Symptome eines äußeren Krankheitsmusters
- *Lungen-Hitze:* juckende, trockene und rote Nase
- *Leere im Lungen- und Nieren-Abwehr-Qi-System und im Lenkergefäß:* Niesen, reichliches und wässriges Nasensekret, kommt in Schüben
- *Unterernährungssyndrom bei Kindern:* Krustenbildung, Geschwüre, wässriges und gelbes Nasensekret, trockene Haut, heiße Hände und Füße

35.2.3 Niesen

Teil E (Symptome und klinische Zeichen) ➤ *Kap. 58*

Niesen wird in akuten Fällen stets durch eindringenden Wind, entweder Wind-Hitze oder Wind-Kälte, verursacht, wobei letzteres Muster wesentlich häufiger auftritt. Begleitsymptome sind Abneigung gegen Kälte, Frösteln, Fieber, Körperschmerzen und ein oberflächlicher Puls. Je nach Ursache, also Wind-Hitze oder Wind-Kälte, gibt es noch andere Symptome und klinische Zeichen.

Chronisches Niesen ist stets ein Zeichen von allergischer Rhinitis, die meiner Erfahrung nach meist vor dem Hintergrund eines Lungen-Qi- und Nieren-Yang-Mangels auftritt. Meiner Ansicht nach ist in der Regel auch eine Leere im Nieren-Abwehr-Qi-System sowie im Lenkergefäß beteiligt. In diesem Fall bestehen Symptome wie Allergien auf Hausstaubmilben oder Pollen, juckende Nase, Müdigkeit, Schwitzen, leichte Atemlosigkeit, eine blasse Zunge und ein schwächlicher Puls.

Niesen

- *Eindringen von Wind:* plötzlicher Beginn, Abneigung gegen Kälte, Frösteln, Fieber, oberflächlicher Puls
- *Schwäche im Lungen- und Nieren-Abwehr-Qi-System:* Allergien, juckende Nase, Müdigkeit, Schwitzen, leichte Atemlosigkeit, blasse Zunge, schwächlicher Puls

35.2.4 Leicht schmerzhaftes Gefühl in der Nase

Teil E (Symptome und klinische Zeichen) ➤ *Kap. 58*

Ein leicht schmerzhaftes Gefühl in der Nase[2] wird, abgesehen von akuten Wind-Hitze-Syndromen, durch Schleim-Hitze in der Lunge, Lungen-Qi-Mangel oder Lungen- und Milz-Qi-Mangel ausgelöst.

Bei Schleim-Hitze in der Lunge liegen folgende Symptome vor: Klebrig-gelbes Nasensekret, rote Nase und Husten mit Auswurf von gelbem, klebrigem Schleim.

Bei einem Lungen-Qi-Mangel bestehen außerdem ein wässriges Nasensekret, spontane Schweißausbrüche, eine schwache Stimme sowie ein leerer Puls.

Ein chronischer Lungen- und Milz-Qi-Mangel mit Ansammlung von Nässe in der Nase kann ebenfalls zu einem schmerzhaften Gefühl in der Nase führen, wobei noch ein klebriges weißes Nasensekret sowie oft auch ein Verlust des Geruchssinns auftreten können.

Leicht schmerzhaftes Gefühl in der Nase

- *Akutes Eindringen von Wind-Hitze:* leicht schmerzhaftes Gefühl in der Nase mit Abneigung gegen Kälte, Fieber, Körperschmerzen, oberflächlichem Puls
- *Schleim-Hitze in der Lunge:* leicht schmerzhaftes Gefühl in der Nase mit klebrig-gelbem Nasensekret, roter Nase, Husten mit Auswurf von gelbem, klebrigem Schleim
- *Lungen-Qi-Mangel:* dumpfer Schmerz in der Nase, wässriges Nasensekret, spontane Schweißausbrüche, schwache Stimme, leerer Puls
- *Lungen- und Milz-Qi-Mangel mit Nässe:* leicht schmerzhaftes Gefühl in der Nase mit klebrigem Nasensekret, Verlust des Geruchssinns

35

35.2.5 Nasenschmerzen

Teil E (Symptome und klinische Zeichen) ➤ *Kap. 58*

Abgesehen von akuten Syndromen wie Wind-Hitze und Wind-Kälte können auch andere Syndrome wie Lunge-Hitze, Nässe-Hitze, Lungen-Yin-Mangel mit Leere-Hitze oder Nasenkrebs zu Nasenschmerzen führen.

Bei den akuten Erkrankungsbildern kann Lungen-Hitze zu Nasenschmerzen führen, und zwar wenn der pathogene Faktor in die Qi-Ebene eindringt, was von Symptomen wie Fieber, einem roten Gesicht und einer roten Nase, Husten mit Auswurf von gelbem Schleim, Durst sowie einem schnellen und überflutenden Puls begleitet wird. Im Falle einer Nässe-Hitze werden die Nasenschmerzen von Symptomen wie roten Wangen, klebrig-gelbem Nasensekret, Wangenschmerzen, Hitzegefühl und Schweregefühl im Gesicht begleitet. Sollten die Nasenschmerzen durch eine Leere-Hitze der Lunge verursacht sein, so sind sie von dumpfer Art und es bestehen außerdem Symptome wie Trockenheit und Hitzegefühl in der Nase, Krustenbildung, Rötung, Nachtschweiß sowie ein oberflächlich-leerer und schneller Puls. Man darf nicht außer Acht lassen, dass Nasenschmerzen auch durch Nasenkrebs ausgelöst werden können. In solch einem Fall strahlen die Schmerzen zum Kopf aus, es besteht Nasenbluten, und die Nasenschleimhaut ist geschwollen.

Nasenschmerzen

- *Akutes Eindringen von Wind-Kälte:* akute Nasenschmerzen, Abneigung gegen Kälte, Fieber, Niesen, laufende Nase mit weißem Sekret, oberflächlicher und gespannter Puls
- *Akutes Eindringen von Wind-Hitze:* akute Nasenschmerzen, Abneigung gegen Kälte, Fieber, klebrig-gelbes Sekret, Halsschmerzen, Körperschmerzen, oberflächlicher und schneller Puls
- *Lungen-Hitze:* akute Nasenschmerzen nach einem Eindringen von äußerem Wind, Fieber, rotes Gesicht und rote Nase, Husten mit Auswurf von gelbem Schleim, Durst, schneller und überflutender Puls
- *Nässe-Hitze:* Nasenschmerzen, rote Wangen, klebrig-gelbes Nasensekret, Wangenschmerzen, Hitzegefühl im Gesicht, Schweregefühl im Kopf
- *Lungen-Yin-Mangel mit Leere-Hitze:* dumpfe Nasenschmerzen, Krustenbildung, trockene Nase, rote Wangenknochen, trockener Husten, Nachtschweiß, oberflächlich-leerer und schneller Puls
- *Nasenkrebs:* Nasenschmerzen, die zum Kopf ausstrahlen, Nasenbluten, geschwollene Nasenschleimhaut

35.2.6 Trockene Nasenlöcher

Teil E (Symptome und klinische Zeichen) ➤ *Kap. 58; Teil A (Betrachtung)* ➤ *Kap. 7*

Mit trockenen Nasenlöchern ist hier eine Trockenheit der Nasenschleimhaut gemeint.

Ein Lungen-Yin-Mangel mit Leere-Hitze kann zu einer Trockenheit führen, die von den Nasenlöchern bis zum Hals reicht. Weitere Symptome sind trockener Husten, Nachtschweiß und Hitze in den fünf Zentren.

Trockene Nasenlöcher können auch durch eine Magen-Hitze in der Qi-Ebene (innerhalb der Identifikationsmuster der vier Ebenen) verursacht werden zusammen mit Symptomen wie Fieber, Durst und Schwitzen.

Bei Blut-Stase bestehen ebenfalls trockene Nasenlöcher sowie ein trockener und violetter Nasenrücken, der Patient ist durstig, ohne etwas trinken zu wollen, ferner liegen dunkle Augenringe und eine dunkle Gesichtsfarbe vor.

Ein chronischer Lungen- und Milz-Qi-Mangel kann auch eine Trockenheit der Nasenschleimhaut hervorrufen, des Weiteren einen Verlust des Geruchssinns und oft auch trübes Augensekret.

Trockene Nasenlöcher

- *Lungen-Yin-Mangel mit Leere-Hitze:* trockene Nasenlöcher, trockener Hals, trockener Husten, Nachtschweiß, Hitze in den fünf Zentren
- *Magen-Hitze in der Qi-Ebene:* trockene Nasenlöcher, Fieber, Durst, Schwitzen
- *Blut-Stase:* trockene Nasenlöcher, trockener und violetter Nasenrücken, dunkle Augenringe, dunkle Gesichtsfarbe
- *Lungen- und Milz-Qi-Mangel:* trockene Nasenlöcher, Verlust des Geruchssinns, trübes Augensekret

35.2.7 Verlust des Geruchssinns

Teil E (Symptome und klinische Zeichen) ➤ *Kap. 58*

Die häufigste Ursache für den Verlust des Geruchssinns ist ein Lungen- und Milz-Qi-Mangel, wobei das klare Qi nicht nach oben zur Nase steigen kann. In Fällen von akutem und nur vorübergehendem Verlust des Geruchssinns liegt ein Eindringen von Wind vor.

Wenn man nicht in der Lage ist, wohlriechende Gerüche wahrzunehmen, und die Nasenschleimhaut geschwollen und dunkelrot ist, liegt eine Nässe-Hitze in der Nase vor.

Der Verlust des Geruchssinns im Verlauf einer schweren Krankheit bedeutet stets eine ungünstige Prognose.

THERAPIE

Bei Verlust des Geruchssinns: Lu 7 Lieque, Di 4 Hegu, Bitong.

35.2.8 Laufende Nase

Teil E (Symptome und klinische Zeichen) ➤ *Kap. 58; Teil A (Betrachtung)* ➤ *Kap. 20*

Bei einer laufenden Nase mit plötzlichem Beginn liegt ein Eindringen von äußerem Wind vor. Sowohl Wind-Hitze als auch Wind-Kälte können hier ursächlich sein, wesentlich häufiger ist jedoch Wind-Kälte. Der Schweregrad dieses Symptoms entspricht in direkter Weise dem Schweregrad des Kälte-Pathogens (im Gegensatz zu Wind).

Eine chronisch laufende Nase mit dickflüssigem und klebrigem Sekret, das in der Regel gelb ist, deutet generell auf Nässe-Hitze in der Magen-Leitbahn (in der Schulmedizin entspricht dies einer Sinusitis).

Eine chronisch laufende Nase mit reichlichem, wässrig-weißem Sekret deutet auf Lungen-Qi-Mangel mit Leere-Kälte (in der Schulmedizin entspricht dies oft einer allergischen Rhinitis). Ein derart reichliches und wässriges Nasensekret kann auch auf Lungen- und Nieren-Yang-Mangel sowie auf einen Yang-Mangel des Lenkergefäßes beruhen (siehe oben).

35.3 Zähne und Zahnfleisch

Die folgenden Symptome von Zähnen und Zahnfleisch werden hier besprochen:

- Zahnschmerzen
- Zahnfleischentzündung
- Zahnfleischbluten
- Zurückweichendes Zahnfleisch

Die Zähne sind eine Erweiterung der Knochen und unterstehen somit der Kontrolle der Niere, während das Zahnfleisch vom Magen beeinflusst wird. Genauer gesehen steht das Zahnfleisch des Oberkiefers unter dem Einfluss des Dickdarms, das Zahnfleisch des Unterkiefers unter dem des Magens. Der Zustand der Zähne und des Zahnfleisches gibt somit Aufschluss über den Zustand von Niere, Magen und Dickdarm. Zum Beispiel: Löcher im Zahn und Zahnverlust können auf einen Nieren-Mangel, zurückweichendes Zahnfleisch hingegen kann auf einen Magen-Mangel hindeuten.

35.3.1 Zahnschmerzen

Teil E (Symptome und klinische Zeichen) ➤ *Kap. 60*

Generell gilt, dass Zahnschmerzen aufgrund von Fülle eher stark und andauernd, die aufgrund von Leere eher mild sind und nur gelegentlich auftreten. Zahnschmerzen, die abends schlimmer und morgens besser werden, deuten auf einen Yin-Mangel hin. Wenn sie abends besser und morgens schlimmer werden, so deutet es auf einen Yang-Mangel. Die oberen Zähne stehen unter dem Einfluss der Dickdarm-Leitbahn, die unteren Zähne unter dem der Magen-Leitbahn.

Wenn man von äußeren Wind-Syndromen absieht, die zu akuten und vorübergehenden Zahnschmerzen mit Abneigung gegen Kälte führen, können des Weiteren folgende Syndrome vorliegen: Magen-Feuer, Toxische Hitze, Hitze in Milz und Herz, Nässe-Hitze, „Wind-Kälte im Gehirn" oder Magen- und Milz-Mangel.

Magen-Feuer ruft häufig Zahnschmerzen hervor, die dann von Durst, geschwollenen Wangen, trockenem Stuhl, mentaler Unruhe, roter Zunge mit einem gelben Belag in der Mitte und von einem schnellen und überflutenden Puls begleitet werden. Wenn Magen-Feuer sich mit Toxischer Hitze vereint, sind die Zahnschmerzen sehr stark, möglicherweise auch mit Fieber und die Zunge weist einen dicken, trockenen und gelben Belag mit roten Punkten auf. Im schulmedizinischen Zusammenhang entspricht dies unter Umständen einem Zahnabszess. Zahnschmerzen können auch auf Hitze in Herz und Milz beruhen; in diesem Fall kann es zu Zahnfleischbluten, Schlaflosigkeit und mentaler Unruhe kommen.

HINWEIS FÜR DIE PRAXIS

In der chinesischen Medizin sind die Zähne mit der Niere und das Zahnfleisch mit dem Magen verknüpft. Aber es gibt auch Zahnprobleme, die mit dem Zustand des Zahnfleischs (und daher mit dem Magen) verbunden sind. Es wäre daher falsch, derartige Probleme der Niere zuzuschreiben. Beispiele für Zahnprobleme, die durch den Zustand des Zahnfleischs bedingt sind, sind Zahnschmerzen, Kälte- oder Hitzeempfindlichkeit und lockere Zähne.

Eine weitere, häufige Ursache von Zahnschmerzen ist Nässe-Hitze im Magen. Dies geht in der Regel mit geschwollenem Zahnfleisch und klebrigem Mundgeschmack einher. Je nachdem, ob Zahnschmerz oder geschwollenes Zahnfleisch im Vordergrund steht, gibt dies wichtige Anhaltspunkte darüber, ob Hitze oder Nässe überwiegt. Überwiegen die Zahnschmerzen, so steht Hitze im Vordergrund der Erkrankung, überwiegt das geschwollene Zahnfleisch, so steht Nässe im Vordergrund.

Starke Zahnschmerzen, die zum Kopf ausstrahlen, sind auf „Wind-Kälte im Gehirn" und Blut-Stase zurückzuführen. Bei Magen- und Milz-Qi-Mangel liegen chronische und dumpfe Zahnschmerzen vor, die Schmerzen können kommen und gehen, und das Zahnfleisch weicht zurück. Ein übermäßiger Verzehr von sauren Lebensmitteln kann hier auch ursächlich beteiligt sein.

Die diagnostische Bestimmung weiterer Symptome der Zähne, wie zum Beispiel lockere Zähne und Zähneknirschen, sowie weiterer Probleme des Zahnfleischs ist in ➤ Kapitel 60 nachzulesen.

Zahnschmerzen

- *Eindringen von äußerem Wind:* akute Zahnschmerzen mit Kopfschmerzen und Abneigung gegen Kälte
- *Magen-Feuer:* starke Zahnschmerzen, Durst, geschwollene Wangen, rote Zunge
- *Toxische Hitze:* sehr starke Zahnschmerzen, sehr geschwollene Wangen, Fieber, rote Zunge mit roten Punkten
- *Milz- und Herz-Hitze:* Zahnschmerzen, Zahnfleischbluten, Schlaflosigkeit
- *Nässe-Hitze im Magen:* Zahnschmerzen mit geschwollenem Zahnfleisch und klebrigem Mundgeschmack
- *„Wind-Kälte im Gehirn" mit Blut-Stase:* starke Zahnschmerzen, die zum Kopf ausstrahlen
- *Magen- und Milz-Qi-Mangel:* chronische und dumpfe Zahnschmerzen mit zurückweichendem Zahnfleisch

35.3.2 Zahnfleischentzündung

Teil E (Symptome und klinische Zeichen), ➤ *Kap. 60; Teil A (Betrachtung)* ➤ *Kap. 8*

Eine häufige Ursache von Zahnfleischentzündungen ist Magen-Hitze, und zwar entweder Fülle-Hitze oder Leere-Hitze aufgrund von Magen-Yin-Mangel. In akuten Fällen kann ein Eindringen von Wind-Hitze vorliegen. Zwei weitere, bei Kindern auftretende Syndrome äußern sich durch geschwollenes und entzündetes Zahnfleisch.

35.3.3 Zahnfleischbluten

Teil E (Symptome und klinische Zeichen) ➤ *Kap. 60; Teil A (Betrachtung)* ➤ *Kap. 8*

Zahnfleischbluten kann durch einen Mangel an Milz-Qi, das das Blut nicht halten kann, oder durch Hitze ausgelöst werden. Hitze kann man in Fülle-Hitze oder Leere-Hitze des Magens oder in eine Leere-Hitze durch Nieren-Yin-Mangel unterteilen.

35

Zahnfleischbluten

- *Mangel an Milz-Qi, das das Blut nicht halten kann:* Zahnfleischbluten, Müdigkeit, Appetitmangel, weiche Stühle
- *Magen-Hitze:* entzündetes und blutendes Zahnfleisch, Hitzegefühl, Durst
- *Magen-Leere-Hitze:* Zahnfleischbluten, trockener Mund, Patient will nur in kleinen Schlucken trinken
- *Nieren-Yin-Mangel mit Leere-Hitze:* Zahnfleischbluten, Schwindel, Tinnitus, Nachtschweiß, rote Wangenknochen

35.3.4 Zurückweichendes Zahnfleisch

Teil E (Symptome und klinische Zeichen) ➤ *Kap. 60; Teil A (Betrachtung)* ➤ *Kap. 8*

Bei zurückweichendem Zahnfleisch kann es sich ursächlich um einen generellen Mangel an Qi und Blut handeln, um Magen-Hitze oder Nieren-Yin-Mangel mit Leere-Hitze. An dieser Stelle sei vermerkt, dass „lockere Zähne" ein markantes Symptom von Leere-Krankheitsmustern der Niere sind, und da Zähne sich allgemein bei Zahnfleischerkrankungen lockern können, kann man folglich annehmen, dass das Zahnfleisch auch unter dem Einfluss der Niere steht.

Zurückweichendes Zahnfleisch

- *Qi- und Blut-Mangel:* Müdigkeit, Appetitmangel, weiche Stühle, blasse Gesichtsfarbe
- *Magen-Hitze:* zurückweichendes und entzündetes Zahnfleisch, Durst, rotes Gesicht, Hitzegefühl
- *Nieren-Yin-Mangel mit Leere-Hitze:* zurückweichendes Zahnfleisch, Schwindel, Tinnitus, rote Wangenknochen, Nachtschweiß

35.4 Mund und Lippen

Mund und Lippen stehen in Beziehung zur Milz. In Kapitel 37 des *Ling Shu* steht hierzu: „Mund und Lippen sind die Öffnungen der Milz."[3] Weiter heißt es in Kapitel 17 desselben Werks: „Die Milz öffnet sich in den Mund. Ist die Milz in Harmonie, so kann der Mund die fünf Geschmäcker unterscheiden."[4]

Hinsichtlich der Leitbahnen stehen Mund und Lippen vorrangig unter dem Einfluss von Magen und Dickdarm. Die Leber-Leitbahn, wie auch Durchdringungs- und Konzeptionsgefäß, verlaufen um die Lippen herum. Es gibt noch weitere, tiefer verlaufende Leitbahnen, die zum inneren Teil des Mundes und zur Zunge führen, allen voran die Herz-Verbindungsleitbahn, die Haupt- und Sonderleitbahn der Niere sowie die Hauptleitbahn der Milz.

Der Speichel steht hauptsächlich unter dem Einfluss von Magen, Milz und Niere. Somit signalisiert eine angemessene Feuchtigkeit im Mund einen gesunden Zustand der Körperflüssigkeiten.

Folgende klinische Zeichen von Mund und Lippen werden besprochen:

- Mundschleimhautgeschwüre
- Fieberbläschen

35.4.1 Mundschleimhautgeschwüre

Teil E (Symptome und klinische Zeichen) ➤ *Kap. 60; Teil A (Betrachtung)* ➤ *Kap. 8*

Wiederkehrende Mundschleimhautgeschwüre kommen recht häufig vor. Am wichtigsten ist hierbei das korrekte Unterscheiden von Fülle oder Leere. Generell kann man feststellen, dass sehr häufig wiederkehrende oder gar permanent bestehende Mundschleimhautgeschwüre auf ein Fülle-Muster weisen, während es sich bei sporadisch auftretenden Aphthen normalerweise um ein Leere-Muster handelt.

Die häufigste Ursache von Mundschleimhautgeschwüren ist Hitze. Man unterscheidet Fülle-Hitze von Leere-Hitze folgendermaßen: Mundaphthen aufgrund einer Fülle-Hitze sind sehr schmerzhaft und rot umrandet. Mundaphthen aufgrund einer Leere-Hitze verursachen weniger Schmerzen und haben eine blasse Umrandung.

Des Weiteren sollte man sie nach dem Ort ihres Auftretens unterscheiden: Im Bereich des Zahnfleisches liegt Fülle-Hitze oder Leere-Hitze von Magen oder Dickdarm vor (Oberkiefer: Dickdarm; Unterkiefer: Magen). Zungengeschwüre stehen normalerweise in Bezug zur Herz-Leitbahn, vor allem dann, wenn sie an der Zungenspitze auftreten. Geschwüre auf der Wangeninnenseite werden in der Regel in Bezug zur Magen-Leitbahn gebracht. Bei Frauen, besonders bei Schwangeren oder nach der Geburt, kann eine Disharmonie des Konzeptionsgefäßes zu Mundschleimhautgeschwüren führen, welche sich dann vorzugsweise unterhalb der Zunge am Mundboden befinden.

Die häufigste Ursache von Mundaphthen ist Magen-Hitze, hierbei haben die Geschwüre eine rote Umrandung, liegen am Zahnfleisch oder an der Wangeninnenseite und treten zusammen mit Symptomen wie Durst, Oberbauchschmerzen und gelbem Belag in der Mitte der Zunge auf (➤ Abb. 35.1).

Ein weiterer Typ von Mundaphthen wird durch Nieren-Yin-Mangel mit Leere-Hitze ausgelöst. In diesem Fall haben die Geschwüre eine blasse Umrandung und werden bei Überarbeitung und Schlafmangel schlimmer. Weitere Symptome wären in diesem Fall: Trockener Hals in der Nacht, Nachtschweiß und eine rote belaglose Zunge (➤ Abb. 35.2).

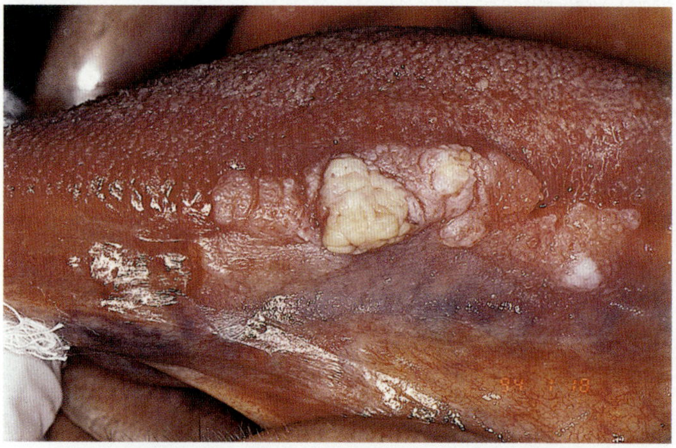

Abb. 35.1 Mundaphthen aufgrund von Nässe-Hitze im Magen

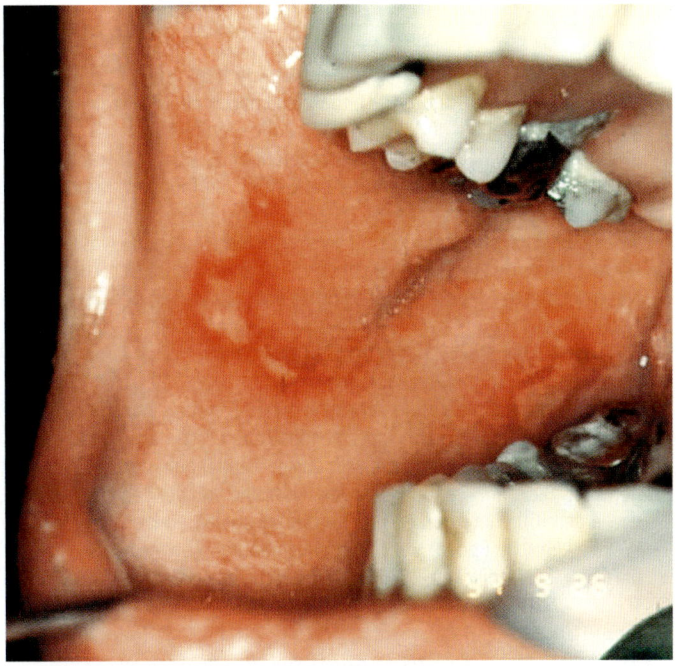

Abb. 35.2 Mundaphthen aufgrund von Leere-Hitze

Mundschleimhautgeschwüre können auch durch einen schweren Mangel an Milz- und Magen-Qi sowie an Ursprungs-Qi entstehen. Eine Erschöpfung des Ursprungs-Qi (infolge einer chronischen Erkrankung oder durch Überarbeitung) schafft die Umstände für ein pathologisches Aufflammen des Minister-Feuers, das dann zum Mund hinaufsteigt und dort Mundschleimhautgeschwüre hervorruft. Dies wird als Yin-Feuer bezeichnet (➤ Abb. 35.3). Derartige Geschwüre treten periodisch auf, sind blass umrandet und werden bei Überarbeitung schlimmer, außerdem bestehen noch andere Symptome von Qi-Mangel.

Ein weiterer Typ von Mundaphthen wird durch Hitze in der Blut-Ebene hervorgerufen. Dabei handelt es sich um Hitze, die tiefer und intensiver als die oben erwähnte Magen-Hitze (oder Nässe-Hitze) ist (➤ Abb. 35.4). Sie geht mit einer dunkelroten, belaglosen Zunge einher. Derartige Geschwüre sind dunkelrot, tief und sehr schmerzhaft.

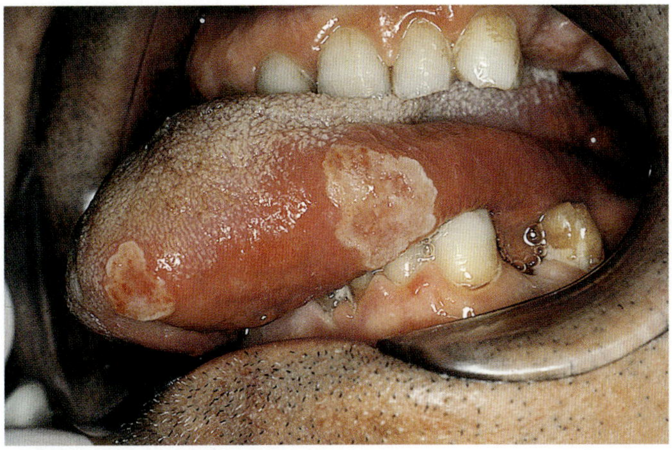

Abb. 35.3 Mundaphthen aufgrund von Yin-Feuer

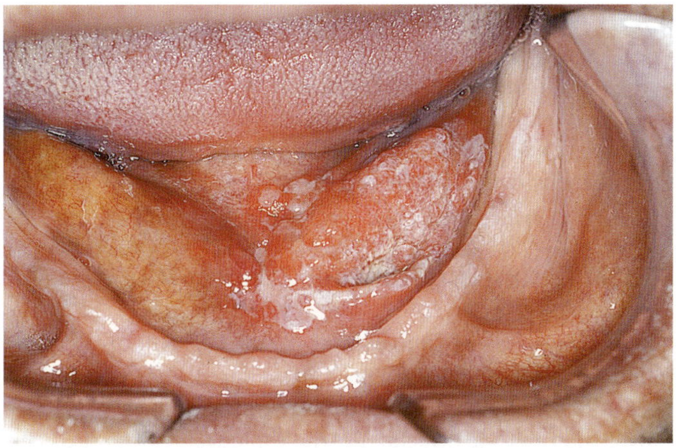

Abb. 35.4 Mundaphthen aufgrund von Hitze in der Blut-Ebene

Die diagnostische Bedeutung weiterer Arten von Mundschleimhautgeschwüren wird in ➤ Kapitel 60 erörtert.

Mundschleimhautgeschwüre

- *Magen-Hitze oder Nässe-Hitze:* sehr schmerzhafte Geschwüre mit roter Umrandung am Zahnfleisch
- *Leere-Hitze im Magen:* Geschwüre mit blasser Umrandung am Zahnfleisch
- *Herz-Feuer oder Leere-Hitze im Herz:* Geschwüre an der Zungenspitze
- *Magen-Hitze:* Geschwüre an der Wangeninnenseite
- *Disharmonie des Konzeptionsgefäßes:* Geschwüre während der Schwangerschaft
- *Nieren-Yin-Mangel oder Mangel an Ursprungs-Qi:* Geschwüre mit blasser Umrandung, die bei Überarbeitung schlimmer werden
- *Hitze in der Blut-Ebene:* tiefe, dunkelrote Geschwüre, sehr schmerzhaft

35.4.2 Fieberbläschen

Teil E (Symptome und klinische Zeichen) ➤ Kap. 60; Teil A (Betrachtung) ➤ Kap. 8

Fieberbläschen stehen grundsätzlich in Bezug zur Magen-Leitbahn und deuten auf Fülle-Hitze, Leere-Hitze oder Qi-Mangel hin. Bei Magen-Hitze erscheinen die Fieberbläschen plötzlich und verursachen einen brennenden Schmerz. Bei Leere-Hitze im Magen treten die Fieberbläschen anfallartig über viele Jahre hinweg auf. Bei einem Qi-Mangel treten die Fieberbläschen anfallartig über einen langen Zeitraum hinweg auf, sie erscheinen eher blass und werden bei Überarbeitung schlimmer.

Weitere klinische Zeichen der Lippe finden sich in ➤ Kapitel 60.

35.5 Zunge

Die folgenden klinischen Zeichen der Zunge werden besprochen:

- Juckende Zunge
- Taubheitsgefühl der Zunge
- Zungenschmerzen

35.5.1 Juckende Zunge

Teil E (Symptome und klinische Zeichen) ➤ Kap. 60

Eine juckende Zunge besteht generell aufgrund von Hitze, sei es eine äußere wie Wind-Hitze, oder eine innere wie Herz-Hitze. Die Herz-Hitze kann durch Fülle oder Leere entstehen.

35.5.2 Taubheitsgefühl der Zunge

Teil E (Symptome und klinische Zeichen) ➤ Kap. 60

Ein Taubheitsgefühl der Zunge kann durch Herz-Blut-Mangel oder Milz-Qi-Mangel verursacht werden. Es können aber auch Fülle-Syndrome wie Schleim, der die Öffnungen blockiert, Leber-Wind oder Blut-Stase vorliegen.

35.5.3 Zungenschmerzen

Teil E (Symptome und klinische Zeichen) ➤ Kap. 60

Bei Zungenschmerzen liegt immer eine Hitze vor, die häufigsten Syndrome sind Herz-Feuer oder eine Leere-Hitze im Herzen. Ferner können auch Leber-Feuer oder Schleim-Feuer Zungenschmerzen hervorrufen.

LERNERGEBNISSE

Das sollten Sie jetzt wissen:
- Warum, wann und wie man nach dem Gesicht fragt.
- Dass sich im Gesicht die Yang-Leitbahnen konzentrieren, wo sich Nässe, Schleim, Hitze und Leere-Hitze häufig manifestieren.
- Welche klinische Bedeutung ein Hitzegefühl im Gesicht (bei Frauen und Männern), Gesichtsschmerzen und ein Gefühl von Taubheit / Kribbeln im Gesicht haben.
- Welche klinische Bedeutung eine verstopfte Nase, juckende Nase, Niesen, laufende Nasen, ein leicht schmerzhaftes Gefühl in der Nase, Nasenschmerzen, trockene Nasenlöcher oder der Verlust des Geruchssinns haben.
- Dass der Zustand von Zähnen und Zahnfleisch den Zustand von Niere, Magen und Dickdarm widerspiegelt.
- Welche klinische Bedeutung Zahnschmerzen, Zahnfleischentzündung, Zahnfleischbluten und zurückweichendes Zahnfleisch haben.
- Dass Mund und Lippen mit der Milz zusammenhängen, von den Magen- und Dickdarm-Leitbahnen beeinflusst und von der Leber-Leitbahn sowie dem Durchdringungs- und Konzeptionsgefäß umkreist werden.
- Welche klinische Bedeutung Mundschleimhautgeschwüre, Fieberbläschen, Zungenjucken, -taubheit oder -schmerzen haben.

ANMERKUNGEN

[1] Zitat aus: Ma Zhong Xue: *Zhong Guo Yi Xue Zhen Fa Da Quan* 中国医学诊法大全 („Große Abhandlung über Diagnoseverfahren der Chinesischen Medizin"; „Great Treatise of Chinese Diagnostic Methods"); Shandong Science Publishing House 1989, S. 56.

[2] Diese Art von Schmerz wird in der englischen Fassung als „nose ache" beschrieben, was im Vergleich zu Nasenschmerz, also „nose pain", weniger schmerzhaft ist (Anm. d. Ü.).

[3] *Ling Shu Jing* 灵枢经 („Zentrum des Wirkvermögens"; „Spiritual Axis"); People's Health Publishing House, Beijing 1981; erstmals erschienen: etwa 100 v. Chr., S. 78.

[4] Ebenda, S. 50.

KAPITEL

36 Rachen und Hals

Rachen und Hals bilden zusammen einen Bereich, den so gut wie alle Leitbahnen durchziehen. Nur mit Ausnahme der Blasen-Leitbahn verlaufen alle Leitbahnen, nämlich elf von zwölf, am vorderen oder seitlichen Hals. Von den acht Außerordentlichen Leitbahnen verlaufen sechs durch die Mitte oder an der Seite des Halses, mit Ausnahme von Lenkergefäß und Gürtelgefäß. Da Hals und Rachen unter dem Einfluss so vieler Leitbahnen und folglich auch innerer Organe stehen, kann der Hals Manifestationen von Yin und Yang, Hitze und Kälte sowie von Leere und Fülle klar widerspiegeln und stellt somit ein wichtiges diagnostisches Areal dar. Besonderen Einfluss haben die Leitbahnen von Lunge, Magen, Dickdarm, Leber, Niere und das Konzeptionsgefäß.

In der chinesischen Medizin wird der „Rachen" nur ganz allgemein abgehandelt, ohne die beiden anatomischen Strukturen Rachen (Pharynx, gehört zum Atmungs- und Verdauungssystem) und Kehlkopf (Larynx, gehört zum Atmungssystem) voneinander zu unterscheiden. Es bestehen jedoch Gründe zur Annahme, dass die alten chinesischen Ärzte bereits über diesen Unterschied Bescheid wussten. Beispielsweise wird bereits im Jahre 100 v. Chr. in Kapitel 69 des *Ling Shu* berichtet: *„Der Rachen stellt den Durchgang für Essen und Trinken dar; der Rachen ist auch der Ort, wo das Qi auf und ab geht."*[1]

Interessanterweise verwendet der chinesische Text in dieser Passage zwei verschiedene Begriffe, nämlich *Yan-hou* für Durchgang von Essen und Trinken und *Hou-long* für den Durchgang von Qi. Beide Begriffe werden in modernen Publikationen mit „Rachen" wiedergegeben.

Da der Rachen zwei Funktionen hinsichtlich des Atmungs- und Verdauungssystems aufweist, lassen sich generell zwei Arten von Rachenproblemen differenzieren: Erstens bezüglich des Atmungssystems, was in der chinesischen Medizin die Leitbahnen von Lunge und Niere betrifft, und zweitens bezüglich des Verdauungssystems, was die Leitbahnen von Magen und Dickdarm betrifft (siehe hierzu den nächsten Abschnitt). Bei Erwachsenen bezieht man chronische Halsschmerzen in der Regel auf die Leitbahnen von Lunge und Niere, bei Kindern eher auf die Leitbahnen von Magen und Dickdarm.

Was Kälte und Hitze anbetrifft, neigt der Hals ausschließlich zu Hitze (entweder vom Fülle- oder Leere-Typ); Kälte-Syndrome des Halses gibt es einfach nicht.

? Warum man fragt

Ich erkundige mich in der Regel dann nach Rachensymptomen, wenn ich ein Muster von Hitze (da sich Hitze im Hals konzentrieren kann) oder von Qi-Stagnation bestätigen möchte.

Halssymptome erfrage ich dann, wenn ich das Vorliegen eines Leber-Musters, wie zum Beispiel Leber-Qi-Stagnation oder aufsteigendes Leber-Yang, bestätigen möchte. Abgesehen von äußerer Kälte sind diese beiden Muster die häufigsten Ursachen für chronische Hals- oder Nackenschmerzen.

? Wann man fragt

Fragen zum Rachen sind immer dann von Nutzen, wenn Hitze (sei es Fülle-Hitze oder Leere-Hitze) oder Qi-Stagnation vorliegt. Wenn im Verlauf der Anamnese noch keine Rachensymptome erwähnt wurden, so erkundige ich mich explizit gegen Ende der Befragung danach. Sollte ich ein Muster von rebellierendem Qi im Durchdringungsgefäß in Verdacht ziehen, so stelle ich stets Fragen zum Rachen.

? Wie man fragt

Normalerweise frage ich den Patienten, ob er im Rachen ein Gefühl von Enge oder einen „Kloß im Hals" hat. Spricht der Patient von einem unangenehmen Gefühl im Hals, so müssen wir ihn bitten, auf das jeweils betroffene Gebiet zu deuten. Die Seiten des Halses stehen unter dem Einfluss der Gallenblasen-Leitbahn und weisen häufig Leber-Muster auf, der Nacken hingegen wird von der Blasen-Leitbahn beeinflusst.

Folgende klinische Zeichen von Rachen und Hals werden besprochen:

1. Rachen
   - Halsschmerzen
   - Trockener Hals
   - Kratzen im Hals
   - Heiserkeit
   - Blockadegefühl im Hals
   - Geschwollene und gerötete Mandeln
2. Hals
   - Kropf
   - Schmerzhafter oder steifer Nacken

36.1 Rachen

36.1.1 Halsschmerzen

Teil E (Symptome und klinische Zeichen) ➤ *Kap. 59*

Sowohl bei akuten wie auch chronischen Halsschmerzen liegt Hitze vor, die entweder aus einer Fülle-Hitze oder Leere-Hitze herrührt. Trotzdem sollten wir dieses Symptom, vor allem bei akuten Fällen, stets durch eine Inspektion des Rachens überprüfen. Ein geröteter Rachen bestätigt das Vorliegen von Hitze, insbesondere von Fülle-Hitze.

Bei der Diagnose von Halsschmerzen gilt es als Erstes, ihren Ursprung festzustellen, sprich, ob der Ursprung ein äußerer oder ein innerer ist, wonach sich dann entsprechend die klinische Bedeutung ergibt.

Halsschmerzen äußeren Ursprungs

Halsschmerzen äußeren Ursprungs beginnen plötzlich und sind von kurzer Dauer. Bei Eindringen von äußerem Wind deuten Halsschmerzen, besonders wenn sie sehr stark sind, eher auf eine Wind-Hitze als auf eine Wind-Kälte. Weitere Symptome wie Abneigung gegen Kälte, Fieber (der Körper des Patienten kann sich bei Berührung auch heiß anfühlen), Kopfschmerzen, Niesen sowie ein oberflächlicher und schneller Puls können begleitend auftreten.

Halsschmerzen inneren Ursprungs

Halsschmerzen inneren Ursprungs werden normalerweise durch Hitze verursacht, wobei entweder eine Fülle-Hitze oder Leere-Hitze vorliegen kann. Bei einer Fülle-Hitze sind die Halsschmerzen in der Regel sehr stark, und der Rachen ist gerötet und geschwollen. Bei einer Leere-Hitze sind die Halsschmerzen nicht so stark, werden aber abends schlimmer, und es kann Trockenheit bestehen. Chronische Halsschmerzen können aber auch aufgrund von langfristigem Yin-Mangel entstehen, ohne dabei Symptome von Leere-Hitze aufzuweisen.

Die häufigste Ursache für chronische Halsschmerzen bei Erwachsenen ist ein Nieren- und/oder Lungen-Yin-Mangel, oder auch beide, mit Leere-Hitze. Diese Halsschmerzen sind eher milde, werden abends schlimmer und können zusammen mit einem trockenen Hals und anderen Manifestationen von Yin-Mangel auftreten. Chronische Halsschmerzen können auch durch Qi- und Yin-Mangel entstehen, ohne dass Leere-Hitze dabei eine Rolle spielt. In diesem Fall bestehen leichte Halsschmerzen, die ab und an sowie durch Überarbeitung auftreten, und es zeigen sich noch andere Symptome und klinische Zeichen von Qi- und Yin-Mangel.

Manche Patienten klagen über „Halsschmerzen", die je nach Gemütszustand kommen und gehen können. Wenn nun der Rachen nicht gerötet ist, und keine weiteren Zeichen von Hitze bestehen, so liegt wahrscheinlich eine Qi-Stagnation (von Leber oder Lunge) aufgrund emotionaler Probleme vor.

Bei Kindern kann eine Wind-Hitze im Gegensatz zu Wind-Kälte viel eher zu einer inneren Hitze führen. Wenn sie in den Anfangsstadien nicht richtig geklärt wird, ist es sehr wahrscheinlich, dass pathogene Faktoren zurückbleiben können. Wenn ein Kind an rezidivierenden, chronischen Halsschmerzen leidet, so sind die beiden häufigsten Ursachen eine zurückgebliebene Hitze in der Lungen-Leitbahn, die infolge eines Eindringens von Wind-Hitze auftritt, oder eine Ansammlung von Hitze in den Leitbahnen von Magen und Dickdarm aufgrund einer Nahrungsretention. Im Fall einer zurückgebliebenen Hitze in der Lungen-Leitbahn liegen in der Vorgeschichte des Kindes Fälle von wiederholten Wind-Hitze-Erkrankungen vor, die in der Regel mit Antibiotika behandelt wurden. Weitere Symptome und klinische Zeichen sind Husten, Durst, Hitzegefühl, rote Wangen und Schlafstörungen. Im Fall, dass die Halsschmerzen durch eine Ansammlung von Hitze in den Leitbahnen von Magen und Dickdarm verursacht werden, besteht keine Vorgeschichte wiederholter Wind-Hitze-Erkrankungen; eher besteht eine Vorgeschichte von aufeinanderfolgenden Verdauungsstörungen wie Erbrechen und Aufstoßen von Nahrung. Weitere Symptome sind Bauchschmerzen, Verstopfung, Oberbauchschmerzen und Schlafstörungen.

THERAPIE

- Punkte bei Halsschmerzen äußeren Ursprungs (Wind-Hitze): Di 4 Hegu, Lu 11 Shaoshang.
- Punkte bei Halsschmerzen inneren Ursprungs: Ni 6 Zhaohai, Lu 7 Lieque.

Halsschmerzen

- *Eindringen von äußerer Wind-Hitze:* plötzlich auftretende Halsschmerzen
- *Fülle-Hitze in Magen und Dickdarm:* starke Halsschmerzen mit Schwellung

- *Nieren- und / oder Lungen-Yin-Mangel mit Leere-Hitze:* chronische leichte Halsschmerzen
- *Schwerer Qi- und Yin-Mangel:* chronische, leichte Halsschmerzen, verstärkt durch Überarbeitung
- *Zurückgebliebene Hitze in der Lungen-Leitbahn oder Hitze in den Leitbahnen von Magen und Dickdarm:* rezidivierende, chronische Halsschmerzen bei Kindern
- *Qi-Stagnation (Leber und Lunge):* chronische „Halsschmerzen", die kommen und gehen

36.1.2 Trockener Hals

Teil E (Symptome und klinische Zeichen) ➤ Kap. 59

Abgesehen von Wind-Hitze ist die häufigste Ursache eines chronisch trockenen Halses ein Mangel an Lungen-Yin und / oder Nieren-Yin. Das Symptom trockener Hals ist gerade in solchen Situationen so wichtig, weil man hiermit die Diagnose eines Yin-Mangels bestätigen kann. Ein chronisch trockener Hals aufgrund von Fülle-Hitze kann in Verbindung zur Magen-Leitbahn stehen, aber dies ist bei Weitem nicht so gewöhnlich wie ein trockener Hals durch Yin-Mangel. Ein chronisch trockener Hals kann auch in Beziehung zu den Leitbahnen von Leber und Gallenblase stehen; in diesem Fall kommen als Ursachen folgende Syndrome in Frage: Hitze in Leber und Gallenblase, Shaoyang-Syndrom (von den Sechs Schichten) oder das Muster von Gallenblasen-Hitze in der Qi-Ebene (der Vier Ebenen).

THERAPIE

Chronische Halstrockenheit: Lu 7 Lieque mit Ni 6 Zhaohai (Konzeptionsgefäß).

Trockener Hals

- Äußeres Eindringen von Wind-Hitze
- Lungen-Yin-Mangel
- Nieren-Yin-Mangel
- Magen-Hitze
- Hitze in Leber und Gallenblase
- Shaoyang-Syndrom (Sechs Schichten)
- Gallenblasen-Hitze (Vier Ebenen)

36.1.3 Kratzen im Hals

Teil E (Symptome und klinische Zeichen) ➤ Kap. 59

Ein plötzlich einsetzendes Kratzen im Hals steht immer im Zusammenhang mit eindringendem Wind, wobei es sich um eine Wind-Kälte, Wind-Hitze oder Wind-Trockenheit handeln kann. Ein chronisches Kratzen im Hals wird normalerweise durch Lungen-Yin-Mangel oder Lungen-Trockenheit verursacht. In diesem Fall verschlimmert es sich abends, zudem besteht möglicherweise das Verlangen, Wasser in kleinen Schlückchen zu trinken.

36.1.4 Heiserkeit

Teil E (Symptome und klinische Zeichen) ➤ Kap. 59; Teil D (Hören und Riechen) ➤ Kap. 53

Akute Fälle von Heiserkeit werden durch eindringende Wind-Hitze oder durch daraus möglicherweise entstehende Lungen-Hitze verursacht. Bei Wind-Erkrankungen genügt allein schon das Vorliegen von Heiserkeit zur Annahme einer Wind-Hitze, die viel wahrscheinlicher als eine Wind-Kälte auftritt, da der Hals ein Ort ist, an dem sich Hitze leicht sammeln kann. In derartigen Fällen bestehen außer der Heiserkeit noch Symptome wie Halsschmerzen, Abneigung gegen Kälte und Fieber; die Zunge ist vorne oder an den Seiten rot, und der Puls ist oberflächlich und schnell.

Infolge einer Wind-Hitze kann sich Lungen-Hitze bilden und auf diesem Wege ebenfalls zu Heiserkeit führen, mit Begleitsymptomen wie Halsschmerzen, Blockadegefühl im Rachen, Husten mit wenig gelbem Auswurf, Brustschmerzen, eine rote Zunge mit einem trockenen gelben Belag sowie ein überflutender und schneller Puls.

Chronische Heiserkeit wird meistens durch einen Lungen- und Nieren-Yin-Mangel verursacht. Außerdem können Symptome wie ein trockener Rachen in der Nacht, Kratzen im Hals, schwache Stimme, Schwindel, Tinnitus, Nachtschweiß, eine Zunge ohne Belag sowie ein oberflächlicher und leerer Puls bestehen. Dieses Krankheitsmuster kommt eher bei älteren Menschen vor.

Ein selteneres Krankheitsmuster, das auch eher bei älteren Menschen für Heiserkeit verantwortlich sein kann, ist Schleim und Blut-Stase im Rachen mit folgenden Symptomen: Halsschmerzen, Blockadegefühl im Rachen, Verdickung der Stimmbänder, Knötchen auf den Stimmbändern, geschwollener Rachen, eine violette Zunge sowie ein saitenförmiger Puls.

Heiserkeit

- *Eindringen von Wind-Hitze:* Halsschmerzen, plötzlicher Beginn, Abneigung gegen Kälte, Fieber, rote Zunge, oberflächlicher und schneller Puls
- *Lungen-Hitze:* Halsschmerzen, Blockadegefühl im Rachen, Husten mit wenig gelbem Auswurf, Brustschmerzen, rote Zunge mit trockenem, gelbem Belag, überflutender und schneller Puls
- *Lungen- und Nieren-Yin-Mangel:* trockener Rachen nachts, Kratzen im Hals, schwache Stimme, Schwindel, Tinnitus, Nachtschweiß, Zunge ohne Belag, oberflächlicher und leerer Puls
- *Schleim und Blut-Stase im Rachen:* Halsschmerzen, Blockadegefühl im Rachen, Verdickung der Stimmbänder, Knötchen auf den Stimmbändern, geschwollener Rachen, violette Zunge, saitenförmiger Puls

36.1.5 Blockadegefühl im Hals

Teil E (Symptome und klinische Zeichen) ➤ Kap. 59

Ein Blockadegefühl im Hals, umgangssprachlich auch „Kloß im Hals" genannt, fühlt sich wie ein im Rachen steckendes Stück Fleisch an, das sich weder schlucken noch ausspucken lässt. Bei der Inspektion fällt auf, dass weder eine Rötung, noch Schmerzen oder Schwellung des Halses vorliegen. Dieses Phänomen ist allgemein als Pflaumenkern-Syndrom bekannt, auch wenn ursprünglich in den

„Rezepturen aus dem Golden Cabinet" (*Jin Gui Yao Lue*) von einem Stück Fleisch und nicht von einem Pflaumenkern gesprochen wird.

Fast immer wird dieses Syndrom von einer Qi-Stagnation aufgrund emotionaler Probleme ausgelöst. Die zeitgenössische chinesische Fachliteratur führt es immer auf eine Leber-Qi-Stagnation und emotionale Probleme wie Wut, unterdrückte Wut oder Frustration zurück. Es kann aber sehr wohl auch eine Stagnation von Lungen-Qi und damit ein ungenügendes Absenken des Lungen-Qi vorliegen, was durch Gefühle wie Sorgen, Traurigkeit oder Kummer ausgelöst werden kann. Welche Emotion oder Leitbahn auch beteiligt sein mag, folgendes gilt immer: Wenn eine Qi-Stagnation die Ursache ist, kann das Gefühl einer Blockade im Hals je nach Gemütszustand kommen und gehen.

Zusätzlich kann ein Blockadegefühl im Hals auch durch rebellierendes Qi im Durchdringungsgefäß ausgelöst werden. In einem solchen Fall können Symptome entlang des Gefäßverlaufes entstehen, wie z. B. Völlegefühl und/oder auch Schmerzen im Bauch, unregelmäßige Periode, Engegefühl in der Brust, Ängstlichkeit und Herzklopfen.

Allerdings sind die bereits genannten Krankheitsmuster, nämlich Qi-Stagnation und rebellierendes Qi im Durchdringungsgefäß, nicht die einzigen Ursachen eines Blockadegefühls im Hals. Es kann auch durch einen Lungen- und/oder Nieren-Yin-Mangel entstehen. Hier ist das Gefühl eines Fremdkörpers im Hals nicht so stark ausgeprägt wie bei den vorherigen Syndromen, zudem wird es abends schlimmer und verstärkt sich bei Überarbeitung.

Blockadegefühl im Hals

- *Leber- oder Lungen-Qi-Stagnation:* sehr stark, kann je nach Gemütszustand kommen und gehen
- *Rebellierendes Qi im Durchdringungsgefäß:* schlimmer während der Schwangerschaft oder vor der Menstruation
- *Lungen- und / oder Nieren-Yin-Mangel:* generell eher mild, jedoch schlimmer am Abend und bei Überarbeitung

36.1.6 Geschwollene und gerötete Mandeln

Teil E (Symptome und klinische Zeichen) ➤ Kap. 59; Teil A (Betrachtung) ➤ Kap. 10

Die Mandeln unterstehen dem Einfluss der Leitbahnen von Lunge, Magen und Dickdarm und sind Hitze oder Toxischer Hitze gegenüber sehr anfällig.

Akute Beschwerden

In akuten Fällen können bei einer Wind-Hitze gerötete und geschwollene Mandeln auftreten. Eben dieses Zeichen verrät uns, dass in allen Fällen eine Wind-Hitze, und nicht eine Wind-Kälte, vorliegt. Durch eindringenden Wind gerötete und geschwollene Mandeln deuten aber auch auf die Gegenwart Toxischer Hitze äußeren Ursprungs. Diese Unterscheidung ist bezüglich der Kräuterauswahl wichtig, da die Toxische Hitze korrekt mitbehandelt werden muss.

Chronische Beschwerden

Bei chronischen Erkrankungen deutet eine Rötung und Schwellung der Mandeln auf Hitze (Fülle- oder Leere-Hitze) oder Toxische Hitze, die entweder die Magen- oder Dickdarm-Leitbahn betreffen. Bei Kindern steht eine Mandelentzündung so gut wie immer in Verbindung zu zurückgebliebener Hitze oder Toxischer Hitze, besonders nach wiederholtem Eindringen von Wind-Hitze, wenn mit Antibiotika behandelt wurde. Bei Erwachsenen ist eine chronische Mandelentzündung häufig auf eine Leere-Hitze in der Lungen- und/oder Magen-Leitbahn zurückzuführen.

Fallgeschichte 36.1

Ein 12-jähriger Junge litt seit seinem 18. Lebensmonat unter rezidivierender Tonsillitis. Damals hatte er eine schwere akute Tonsillitis, wogegen er Antibiotika verschrieben bekommen hatte. Der akute Infekt schien verschwunden zu sein, aber er hatte seitdem rezidivierende Mandelentzündungen, die immer mit Antibiotika behandelt wurden. Zum Zeitpunkt der Konsultation waren seine Hauptsymptome – außer der rezidivierenden Tonsillitis – eine ständig verstopfte Nase, wiederkehrende Halsschmerzen, Ohrenschmerzen, Husten und Katarrh. Sie verschlimmerten sich im Winter und besserten sich im Sommer. Seine Mandeln und Polypen waren neun Monate vor der Konsultation entfernt worden. Dies hatte allerdings nur zu einer sehr leichten Besserung geführt.

Bei der Frage nach seinem Verdauungssystem sagte er, dass er gelegentlich an Oberbauchschmerzen, Durst, einem klebrigen Mundgeschmack und Übelkeit litt. Sein Kopf fühlte sich schwer und benommen an, besonders am Morgen. Sein Puls war allgemein schwächlich, seine Zunge leicht gerötet, etwas geschwollen und mit einem dünnen, klebrigen, gelben Zungenbelag.

Diagnose: Dieser Fall ist ein klassisches Beispiel für einen zurückgebliebenen pathogenen Faktor bei einem Kind. Nach einem akuten Infekt, besonders wenn er mit Antibiotika behandelt wurde, sind Kinder sehr anfällig für die Entwicklung eines pathogenen Faktors, der eine Prädisposition für weitere Infekte schafft. Wenn diese weiter mit Antibiotika behandelt werden, setzt sich der zurückgebliebene pathogene Faktor weiter fest, was einen Teufelskreis ergibt, der jahrelang anhalten kann. In diesem Fall folgte dem ersten Auftreten von Tonsillitis, die mit Antibiotika behandelt wurde, als er 18 Monate alt war, offensichtlich die Retention eines pathogenen Faktors, in diesem Fall Nässe-Hitze im Kopf. Abgesehen von der verstopften Nase, den Ohrenschmerzen, der chronischen Tonsillitis und den Halsschmerzen wurde das Vorhandensein von Nässe-Hitze durch die Oberbauchschmerzen, Durst, klebrigen Mundgeschmack, Übelkeit und einen klebrig-gelben Zungenbelag bestätigt.

In diesem Fall hatte die Nässe aufgrund der langen Dauer des Problems die Milz geschwächt. Daher lag ein kombinierter Fülle-Leere-Zustand mit Nässe-Hitze im Kopf und Mangel im Mittleren Erwärmer und des Milz-Qi vor. Dies wurde durch den schwächlichen Puls bestätigt.

In diesem Fall ist die Wurzel des Problems der zurückgebliebene pathogene Faktor – d. h. Nässe-Hitze im Kopf und Mittleren Erwärmer –, der zu einem Milz-Qi-Mangel geführt hat. Das primäre Behandlungsprinzip besteht daher zunächst darin, die Nässe-Hitze aus Kopf und Mittlerem Erwärmer zu beseitigen; diese Therapie kann mehrere Monate in Anspruch nehmen. Erst nach dem Klären von Nässe-Hitze sollten wir unsere Aufmerksamkeit dem Tonisieren des Milz-Qi zuwenden.

36.2 Hals

Die folgenden Zeichen des Halses werden besprochen:
- Kropf
- Schmerzhafter oder steifer Nacken

36.2.1 Kropf

Teil E (Symptome und klinische Zeichen) ➤ Kap. 59; Teil A (Betrachtung) ➤ Kap. 10

Wenn der Patient schon einmal einen Kropf hatte oder ihn operativ entfernen ließ, ist dies sowohl für die Betrachtung als auch für die Befragung ein bedeutendes und relevantes Zeichen.

Ein Kropf ist per se ein Zeichen von Schleim. Dieser Schleim tritt häufig zusammen mit einer Qi-Stagnation im Hals auf, wobei die Qi-Stagnation nicht immer in Bezug zur Leber stehen muss, auch Lunge und Magen können beteiligt sein. Zusätzlich leidet der Patient dann an einer reizbaren Stimmungslage und Depression, wobei die Größe des Kropfes von der Gemütslage abhängt. In chronischen Fällen liegt immer ein Mangel an Qi oder Yin, oder an beiden, zugrunde, was zu einer Vergrößerung oder Verkleinerung führen kann.

Ein Kropf steht in enger Beziehung zu den Leitbahnen von Lunge und Leber, weshalb Leber-Feuer mit Schleim häufig als Ursache in Frage kommt. Schließlich kann Schleim auch mit Blut-Stase zusammentreffen und so einen Kropf hervorrufen. Bei Leber-Feuer und Blut-Stase ist der Kropf bei Palpation hart, bei den übrigen Syndromen fühlt er sich weich an.

Kropf

- *Schleim:* großer, weicher Kropf
- *Qi-Stagnation mit Schleim:* Reizbarkeit, Depression, Größe des Kropfes hängt von Gemütslage ab
- *Yin-Mangel mit Schleim:* kleiner Kropf, Müdigkeit
- *Leber-Feuer mit Schleim:* harter Kropf, Reizbarkeit
- *Leber-Blut-Stase mit Schleim:* harter Kropf, violette Zunge

36.2.2 Schmerzhafter oder steifer Nacken

Teil E (Symptome und klinische Zeichen) ➤ Kap. 62

Die häufigste Ursache eines schmerzhaften oder steifen Nackens ist eine Ansammlung von Wind und Nässe in der Nackenmuskulatur, eine Art schmerzhaftes Obstruktions-Syndrom. Es tritt in feuchten und kalten Klimagebieten häufig auf und kann sich je nach Wetterlage verändern.

Eine weitere häufige Ursache ist Leber-Qi-Stagnation, die normalerweise aufgrund von Stress, Frustration und Verbitterung aufkommt, welche der Patient mit sich trägt und nicht herauslässt. Hierbei kann der schmerzhafte und steife Nacken je nach Gemütslage auftreten oder verschwinden; das Wetter nimmt in diesem Fall keinen Einfluss auf die Symptome. Aufsteigendes Leber-Yang und Leber-Wind können ebenfalls, vor allem bei älteren Menschen, zu einem schmerzhaften und steifen Nacken führen; diese Patienten leiden oft (nicht zwingend) an Bluthochdruck.

Etwas seltener ist ein Nieren-Mangel, der einen steifen oder leicht schmerzhaften Nacken auslöst. Das Nieren-Yang ist nicht in der Lage, die Blasen-Leitbahn im Nackenbereich zu nähren. Dieses Syndrom verursacht einen chronischen steifen Nacken und es tritt meist nur bei älteren Menschen auf.

Auch eindringende Wind-Kälte kann akut einen schmerzhaften und steifen Nacken auslösen, wobei die üblichen charakteristischen Symptome eines äußeren Syndroms zu erkennen sind, wie plötzlicher Beginn, Abneigung gegen Kälte und Niesen.

THERAPIE

- Nackenschmerzen, die von den Taiyang-Leitbahnen ausgehen: Dü 3 Houxi mit Bl 62 Shenmai (Lenkergefäß), Bl 10 Tianzhu.
- Nackenschmerzen, die von den Shaoyang-Leitbahnen ausgehen: SJ 5 Waiguan, Gb 20 Fengchi.

Schmerzhafter oder steifer Nacken

- *Wind und Nässe in der Nackenmuskulatur:* schmerzhaft und steif, Wetter beeinflusst
- *Leber-Qi-Stagnation:* je nach Gemütslage, Wetter beeinflusst nicht
- *Aufsteigendes Leber-Yang:* sehr steif, Schwindel, Neigung zu Wutausbrüchen, saitenförmiger Puls
- *Leber-Wind:* steif, Zittern
- *Nieren-Mangel:* chronisch, häufiger bei älteren Menschen
- *Eindringen von Wind-Kälte:* plötzlicher Beginn, akut, Abneigung gegen Kälte, Niesen

LERNERGEBNISSE

Das sollten Sie jetzt wissen:
- Warum, wann und wie man nach dem Hals fragt.
- Dass fast alle Leitbahnen am Hals verlaufen und dies daher ein wichtiges diagnostisches Areal darstellt.
- Welche klinische Bedeutung Halsschmerzen äußeren oder inneren Ursprungs, ein trockener Hals, Kratzen im Hals, Heiserkeit oder ein Blockadegefühl im Hals haben.
- Dass die Mandeln von Lunge, Magen und Dickdarm beeinflusst werden und für Hitze oder Toxische Hitze anfällig sind.
- Welche klinische Bedeutung ein Kropf und ein schmerzender oder steifer Nacken haben.

ANMERKUNGEN

[1] *Ling Shu Jing* 灵樞经 („Zentrum des Wirkvermögens"; „Spiritual Axis"); People's Health Publishing House, Beijing 1981; erstmals erschienen: etwa 100 v. Chr., S. 125.

36

KAPITEL

37 Der Körper im Allgemeinen

Fragen zum Körper befassen sich hauptsächlich mit dem Auftreten von Schmerzen oder Taubheitsgefühlen. Brustkorb und Bauch werden in ➤ Kapitel 38, Gliedmaßen in ➤ Kapitel 39 abgehandelt.

? Warum man fragt

Abgesehen von Fragen zu Schmerzen im unteren Rücken, die ich immer stelle, wenn ich einen Nieren-Mangel im Verdacht habe, handelt es sich bei diesem Thema um Fragen, die der Ermittlung allgemeiner Symptome am ganzen Körper dienen. Diese Fragen zielen nicht auf einen bestimmten Körperbereich ab, sondern befassen sich mit Symptomen wie Schmerzen, Taubheitsgefühlen oder Juckreiz am ganzen Körper, Gewichtsverlust oder Fettleibigkeit.

? Wann man fragt

Abgesehen von Fragen zu Rückenschmerzen erkunde ich mich nur nach allgemeinen Symptomen am Körper, wenn mir dies relevant erscheint. Fragen zu Gewichtsverlust oder -zunahme sind wichtig, um uns einen Eindruck von Blut und Yin des Magens und der Milz zu verschaffen.

? Wie man fragt

Fragen zum Körper bezüglich Taubheitsgefühle, Schmerzen oder Juckreiz sprechen für sich selbst und benötigen keiner weiteren Erläuterung.

Die folgenden Körpersymptome werden hier besprochen:

1. Schmerzen am ganzen Körper
2. Gelenkschmerzen
3. Schmerzen im unteren Rücken
4. Taubheitsgefühl und Kribbeln
5. Juckreiz
6. Gewichtsverlust
7. Fettleibigkeit

37.1 Schmerzen am ganzen Körper

Teil E (Symptome und klinische Zeichen) ➤ Kap. 68

Mit „Schmerzen am ganzen Körper" sind Schmerzen in einem Großteil der Gelenke und Muskeln gemeint, ein Symptom, das jedoch nicht allzu häufig vorkommt. Am wichtigsten ist der Beginn der Erkrankung: Schmerzhaftigkeit oder Schmerzen am ganzen Körper mit plötzlichem Beginn sind auf eine Invasion von äußerem Wind zurückzuführen, folglich treten Symptome wie Abneigung gegen Kälte, Frösteln, Fieber und ein oberflächlicher Puls auf.

Die häufigste Ursache von chronischen Schmerzen am ganzen Körper ist ein Mangel an Qi und Blut. Begleitsymptome sind hierbei ausgeprägte Abgeschlagenheit und eine Verbesserung bei Ruhe.

Bei schmerzhaften Muskeln, vor allem der Gliedmaßen, liegt normalerweise eine Ansammlung von Nässe in den Muskeln vor, was gerade beim chronischen Erschöpfungssyndrom häufig auftritt. Neben den Muskelschmerzen besteht ein allgemeines, ausgeprägtes Schweregefühl in den Extremitäten und im Körper. Wenn Schmerzen in allen Muskeln vorliegen, und sich der Körper bei Palpation heiß anfühlt, so ist eine Magen-Hitze die Ursache.

Schmerzen in den Armen und Schultern, die nur beim Gehen auftreten, sind auf eine Leber-Qi-Stagnation zurückzuführen.

Dumpfe Schmerzen, die nach einer Geburt am ganzen Körper auftreten, weisen auf einen Blut-Mangel hin, während eine Blut-Stase eher starke und stechende Schmerzen verursachen kann.

Schmerzen am ganzen Körper

- *Mangel an Qi und Blut:* Abgeschlagenheit, Verbesserung bei Ruhe
- *Ansammlung von Nässe in den Muskeln:* Schweregefühl in den Extremitäten und im Körper
- *Magen-Hitze:* Körper fühlt sich bei Palpation heiß an
- *Leber-Qi-Stagnation:* Schmerzen in den Armen und Schultern beim Gehen
- *Blut-Mangel:* nach der Entbindung
- *Blut-Stase:* stechende Schmerzen nach der Entbindung

37.2 Gelenkschmerzen

Teil E (Symptome und klinische Zeichen) ➢ *Kap. 68*

Gelenkschmerzen sind auf ein Eindringen von Wind, Nässe oder Kälte in die Leitbahnen der Gelenke zurückzuführen. Bei Wind wechseln die Schmerzen von Gelenk zu Gelenk. Bei Nässe sind die Gelenkschmerzen an einer Stelle fixiert, außerdem sind die Gelenke geschwollen und fühlen sich taub an. Bei Kälte sind die Gelenkschmerzen stark, fixiert und betreffen meist nur ein Gelenk.

Sobald die Schmerzen chronisch bestehen, kann sich jeder der genannten pathogenen Faktoren in Hitze umwandeln, es bildet sich Nässe, und als Resultat sammelt sich in den Gelenken eine Nässe-Hitze an, die nun für den chronischen Schmerz verantwortlich ist. Ein heftiger, stechender Gelenkschmerz kann auf einer Blut-Stase beruhen.

Gelenkschmerzen

- *Eindringen von Wind:* wandernde Schmerzen
- *Eindringen von Nässe:* Schmerzen mit Schwellung und Schweregefühl
- *Eindringen von Kälte:* starke Schmerzen in nur einem Gelenk
- *Nässe-Hitze:* Schmerzen, Schwellung, Rötung
- *Blut-Stase:* heftiger, stechender Schmerz, Steifheit

37.3 Schmerzen im unteren Rücken

Teil E (Symptome und klinische Zeichen) ➢ *Kap. 67*

Akute Rückenschmerzen im unteren Rücken (Lumbago) beruhen entweder auf einer Muskelzerrung oder einer Invasion von Kälte. Bei einer Muskelzerrung ist der Schmerz sehr stark und geht mit ausgeprägter Steifheit einher. Der Schmerz bessert sich bei Ruhe, bei Bewegung jedoch verschlimmert er sich. Ursächlich in der Entstehung der Schmerzen ist eine lokale Qi- und Blut-Stagnation. Wenn der Schmerz aufgrund von Kälte besteht, verschlimmert er sich morgens und in Ruhe, während leichte Bewegungen lindernd wirken. Chronische Lumbago wird durch einen Nieren-Mangel hervorgerufen; hierbei wirkt Ruhe lindernd, während Überbeanspruchung und übermäßige sexuelle Betätigung die Schmerzen verschlimmern. In etlichen Fällen chronischer Lumbago liegt eine Kombination aus diesen drei eben erwähnten Faktoren vor: Wenn wir uns einen Patienten mit bereits bestehendem Nieren-Mangel (der einen chronischen dumpfen Schmerz nach sich zieht) ansehen, der die Veranlagung für eindringende Kälte hat oder sich eine Muskelzerrung zuzieht, kann es zu periodisch wiederkehrenden, akuten Schmerzanfällen kommen.

Wenn sich die Schmerzen vom unteren bis zum oberen Rücken erstrecken, liegt in den meisten Fällen eine Kombination aus Nieren-Mangel und Leber-Qi-Stagnation vor.

THERAPIE

- Akute Rückenschmerzen aufgrund einer Muskelzerrung (Qi- und/oder Blut-Stagnation): Bl 60 Kunlun, Ah-Shi-Punkte am unteren Rücken mit Schröpfen, Bl 25 Dachangshu.
- Rückenschmerzen aufgrund von Kälte: Bl 23 Shenshu, Bl 26 Guanyuanshu, Bl 40 Weizhong, Moxa.
- Chronische Rückenschmerzen aufgrund von Nieren-Mangel: Bl 23 Shenshu, Shiqizhuixia, Bl 26 Guanyuanshu, Ni 4 Dazhong.

Schmerzen im unteren Rücken

- *Muskelzerrung:* akute Schmerzen im unteren Rücken, Besserung durch Ruhe
- *Eindringen von Kälte:* akute Schmerzen im unteren Rücken, Verschlimmerung durch Ruhe
- *Nieren-Mangel:* chronische Schmerzen im unteren Rücken, Besserung durch Ruhe
- *Nieren-Mangel und Leber-Qi-Stagnation:* chronische Schmerzen im unteren Rücken, die sich bis zum oberen Rücken erstrecken

37.4 Taubheitsgefühl und Kribbeln

Teil E (Symptome und klinische Zeichen) ➢ *Kap. 64,* ➢ *Kap. 65,* ➢ *Kap. 66,* ➢ *Kap. 68*

Für die Entstehung von Taubheitsgefühlen oder Kribbeln gibt es in der Regel drei Ursachen, nämlich Blut-Mangel, Schleim oder innerer Wind. Ein Blut-Mangel betrifft entweder beide Arme oder Beine, oder nur die Hände oder Füße, was häufiger bei Frauen vorkommt. Bei Schleim können ein Arm oder ein Bein, oder auch beide Arme oder Beine betroffen sein, wobei sich häufig ein Schweregefühl dazugesellt. Bei innerem Wind ist meist nur eine Seite, also ein Arm oder ein Bein, betroffen. Sollte sich ein älterer Mann über ein Taubheitsgefühl in den ersten drei Fingern beschweren, kann dies potenziell auf einen bevorstehenden Wind-Schlaganfall hinweisen.

Taubheitsgefühl und Kribbeln

- *Blut-Mangel:* beide Gliedmaßen sind betroffen, häufiger bei Frauen
- *Schleim:* mit Schweregefühl
- *Innerer Wind:* normalerweise einseitig

37.5 Juckreiz

Teil E (Symptome und klinische Zeichen) ➢ *Kap. 64,* ➢ *Kap. 65,* ➢ Kap. 66, ➢ *Kap. 68*

Die drei Hauptursachen von Juckreiz sind Wind, Nässe oder Hitze. Während diese drei pathogenen Faktoren sehr starken Juckreiz auslösen können, ist der durch Blut-Mangel verursachte Juckreiz eher weniger heftig.

Der durch Wind ausgelöste Juckreiz ist sehr stark und kann an verschieden Körperstellen auftreten, sich von einer Stelle zur anderen bewegen, oder auch den ganzen Körper betreffen. Es kann sich ein Ausschlag bilden, obwohl der Juckreiz auch ganz ohne Hautveränderungen auftreten kann. Des Weiteren kann die Haut trocken sein, da Wind an sich eine trocknende Wirkung hat. Bisweilen ist der Juckreiz so stark, dass der Patient einen unwiderstehlichen Drang zum Kratzen verspürt, woraufhin die Haut aufbrechen und bluten kann, was jedoch recht schnell abheilt.

Der durch Nässe ausgelöste Juckreiz ist auf engerem Raum begrenzt und betrifft in aller Regel nur bestimmte Körperstellen wie die Achselhöhlen, den Genitalbereich oder die Hände und Füße. Vesikel können erscheinen, und nach dem Kratzen bricht die Haut auf und gibt ein weißes oder gelbes Sekret ab, was davon abhängt, ob sich die Nässe mit Hitze oder Kälte verbunden hat. Juckreiz aufgrund von Nässe-Hitze ist durch das Auftreten von gelben Vesikeln oder Pusteln gekennzeichnet. In schweren chronischen Fällen kann aus den Pusteln Eiter und Blut austreten.

Juckreiz aufgrund von Blut-Hitze geht häufig mit einem roten Ausschlag einher und kann lokal oder über den ganzen Körper verteilt auftreten.

Bei Blut-Mangel ist der Juckreiz allgemein zwar weniger heftig, nachts aber verschlimmert er sich; des Weiteren ist die Haut trocken und schuppig.

Bei Toxischer Hitze ist der Juckreiz sehr stark und geht mit Furunkeln und schwärenden Ulzera einher, die eitern und bluten können. Häufige Komplikation eines chronischen Ekzems ist eine Infektion der Haut mit Toxischer Hitze.

Unter bestimmten Umständen kann es in der Heilungsphase von Wunden oder Geschwüren ebenfalls zu einem Juckreiz kommen, der aber nicht als pathologisch gilt.

Juckreiz

- *Wind:* starker Juckreiz am ganzen Körper
- *Nässe:* lokaler Juckreiz, feuchte Haut
- *Blut-Hitze:* Juckreiz mit rotem Ausschlag
- *Blut-Mangel:* milder Juckreiz am ganzen Körper mit trockener Haut
- *Toxische Hitze:* starker Juckreiz mit Bildung von Pusteln
- *Juckreiz in der Heilungsphase von Wunden oder Geschwüren:* normal

37.6 Gewichtsverlust

Die beiden häufigsten Ursachen für einen Gewichtsverlust sind Blut- oder Yin-Mangel. Ferner können auch andere Syndrome wie Milz- und Magen-Leere, Magen-Hitze und Leber-Feuer beteiligt sein. Obwohl der typische Patient mit Milz- und Magen-Leere eher zu einer Gewichtszunahme neigt, weil sich über die Zeit hinweg Nässe und Schleim ansammeln, kann es in schweren Fällen (zum Beispiel bei Magersucht) doch zu Gewichtsverlust kommen, da dem Körper die Nahrungsessenzen fehlen.

37.7 Fettleibigkeit (Adipositas)

Teil E (Symptome und klinische Zeichen) ➤ *Kap. 68*

Wenn nicht gerade Überessen die Ursache der Fettleibigkeit darstellt, ist generell eine Ansammlung von Nässe-Schleim bei zugrunde liegendem Milz-Qi- und / oder Nieren-Yang-Mangel die Ursache.

LERNERGEBNISSE

Das sollten Sie jetzt wissen:

- Warum, wann und wie man nach dem Körper fragt, der im Krankheitsfall meist von Schmerzen oder Taubheit betroffen ist.
- Welche klinische Bedeutung Schmerzen am ganzen Körper, in den Gelenken oder im unteren Rücken, Taubheitsgefühl und Kribbeln, Juckreiz, Gewichtsverlust und Fettleibigkeit haben.

KAPITEL

38 Brustkorb und Bauch

Die verschiedenen Befragungsweisen für Brustkorb und Bauch werden jeweils in einem eigenen Abschnitt abgehandelt (➤ Kap. 38.1, ➤ Kap. 38.2).

38.1 Brustkorb

Mit dem Brustkorb oder Thorax wird der von den Rippen und vom Brustbein eingeschlossene Körperteil beschrieben. Aus Sicht der chinesischen Medizin wird zwischen dem vorderen und seitlichen Brustkorb folgendermaßen unterschieden: Der vordere Anteil des Brustkorbs steht unter dem Einfluss von Herz und Lunge, wo sich auch das Sammel-Qi (*Zong Qi*) konzentriert. Der seitliche Anteil des Brustkorbs hingegen steht unter dem Einfluss von Leber und Gallenblase (➤ Abb. 38.1).

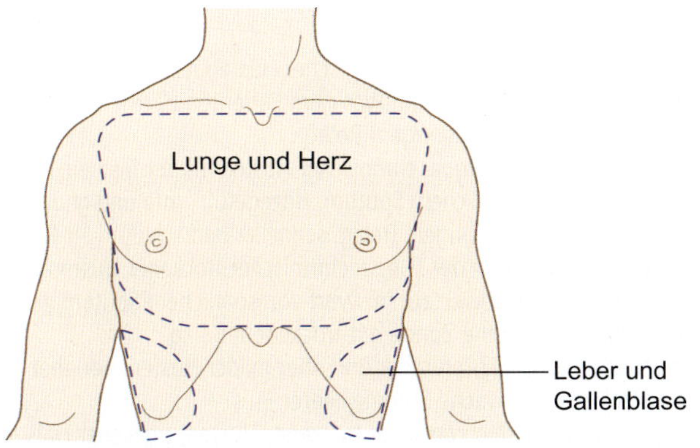

Abb. 38.1 Areale des Brustkorbs

? Warum man fragt

Das Abfragen von Symptomen im Brustkorb ist erforderlich, weil sie einerseits recht häufig vorkommen und weil sich andererseits im Brustkorb viele Symptome manifestieren, wie zum Beispiel Engegefühl oder Herzklopfen, die oft auf emotionalen Stress zurückzuführen sind.

Meist liegt es an uns als Therapeuten, den Patienten nach Beschwerden im Brustkorb zu fragen, da meiner Erfahrung nach eher selten Symptome wie „ein Engegefühl in der Brust" von sich aus beschrieben werden.

Zusätzlich möchte ich noch darauf hinweisen, dass sowohl Puls als auch Zunge häufig ein pathologisches Geschehen im Brustkorb anzeigen. Dies kann zum Beispiel eine violette Farbe im Brustbereich der Zunge sein (➤ Abb. 23.10), oder ein Puls, der auf den beiden vorderen Taststellen schwächlich und tief ist.

? Wann man fragt

Bei Symptomen des Brustkorbs handelt es sich meist um häufige Pathologien wie Leber-Qi-Stagnation, Schleim im Brustkorb oder Herz-Blut-Mangel. Daher erkundige ich mich bereits in den ersten Zügen der Befragung, wenn der Patient noch seine Symptome beschreibt, spezifisch nach Beschwerden im Brustkorb.

? Wie man fragt

Bei Fragen zum Brustkorb muss man einfühlsam und sensibel vorgehen, da sich Patienten bei derartigen Fragen schnell ängstigen und denken, der Therapeut würde eine Herzerkrankung vermuten. Abgesehen davon sollten wir uns bemühen, unseren Patienten die typisch chinesischen Symptombezeichnungen verständlicher zu machen. Ein „Engegefühl im Brustkorb“ zum Beispiel werden nur wenige Patienten korrekt auslegen können, sondern sie werden eher andere Ausdrücke wie etwa eine „Last auf der Brust“ zur Beschreibung dieses Symptoms wählen.

Bei dem Begriff „Herzklopfen“ verhält es sich ähnlich, was wiederum die Wichtigkeit angemessener und verständlicher Fragestellung verdeutlicht. Die meisten Menschen denken bei Herzklopfen an Tachykardie, dass ihr Herz also schneller als normal schlägt. Daher sollten wir dem Patienten erklären, dass unter dem Begriff „Herzklopfen“ lediglich ein unangenehmes Wahrnehmen des eigenen Herzschlags verstanden wird. Man kann unter Tachykardie leiden, ohne Herzklopfen zu verspüren.

Die folgenden Symptome des Brustkorbs werden hier besprochen:

- Husten
- Brustschmerz
- Rippenschmerzen
- Engegefühl im Brustkorb
- Hitzegefühl im Brustkorb
- Herzklopfen

38.1.1 Husten

Teil E (Symptome und klinische Zeichen) ➤ Kap. 63; Teil A (Betrachtung) ➤ Kap. 20; Teil D (Riechen und Hören) ➤ Kap. 53

Bei einem Patienten mit Husten müssen wir zuallererst feststellen, ob er akut oder chronisch ist. Ein akuter Husten beginnt plötzlich und kann sich einige Tage oder Wochen hinziehen. Ein chronischer Husten beginnt entweder schleichend und unscheinbar, ohne dass im Vorfeld Wind eingedrungen wäre, und verbleibt dann für Monate oder gar Jahre, oder er tritt gemeinsam mit einem Eindringen von Wind auf und besteht dann über Monate oder Jahre.

Akuter Husten

Bei akutem Husten kommen die folgenden drei Ursachen in Frage: Erstens kann es im Anfangsstadium einer Wind-Invasion, wenn der pathogene Faktor noch in der Oberfläche sitzt, zu akutem Husten kommen. Zweitens kann es zu akutem Husten kommen, wenn im Zuge eindringenden Windes der pathogene Faktor nun im Inneren sitzt. Drittens kann es zu akutem Husten kommen, wenn der pathogene Faktor (z. B. Trockenheit oder Schleim) nach einem äußeren Syndrom nicht ganz geklärt wurde und somit im Körper zurückgeblieben ist.

THERAPIE

- Akuter Husten bei Wind-Invasion: Di 4 Hegu, Lu 7 Lieque, Bl 12 Fengmen.
- Akuter Husten bei pathogenem Faktor im Inneren: Lu 7 Lieque, Lu 5 Chize, Lu 1 Zhongfu, Bl 13 Feishu.
- Akuter Husten durch zurückgebliebenen pathogenen Faktor: siehe vorigen Punkt.

Akuter Husten

- *Invasion von Wind:* akuter Husten, Abneigung gegen Kälte, Fieber, Halsschmerzen, laufende Nase, oberflächlicher Puls
- *Hitze oder Schleim-Hitze in der Lunge:* akuter, bellender Husten mit gelbem Sputum, Hitzegefühl, Durst, überflutender und schneller Puls
- *Zurückgebliebene Trockenheit und Schleim in der Lunge:* akuter, trockener Husten, erschwertes Abhusten einer spärlichen Menge an Sputum nach langen, trockenen Hustenanfällen, Kitzeln im Hals

Chronischer Husten

Chronischer Husten ist in der Regel auf eine Ansammlung von Schleim in der Lunge (unter Umständen kommen Nässe, Hitze oder Trockenheit hinzu) oder auf einen Lungen-Qi- und / oder -Yin-Mangel zurückzuführen.

Eine in der Praxis sehr häufig vorkommende Art von chronischem Husten beruht auf Nässe-Schleim in der Lunge. Typisch für dieses Syndrom sind ein reichlicher Auswurf von weißem Sputum, was dem Patienten eher leicht fällt, ein Engegefühl im Brustkorb, eine gedunsene Zunge mit klebrigem Belag sowie ein schlüpfriger Puls. Verbindet sich der Schleim mit Hitze, so klingt der Husten lauter und es zeigt sich ein gelbes Sputum, ein Engegefühl im Brustkorb, ein Hitzegefühl, eine rote und gedunsene Zunge mit gelbem, klebrigem Belag sowie ein schneller und schlüpfriger Puls.

Bei älteren Menschen hingegen findet sich häufig Trockenheit und Schleim in der Lunge als Ursache eines chronischen und trockenen Hustens, der eher leise klingt und ab und zu auch durch ein dem Patienten mühevolles Hervorbringen spärlichen Sputums gekennzeichnet ist.

Der chronische Husten vom Typ eines Lungen-Qi- oder Lungen-Yin-Mangels äußert sich durch einen eher milden Husten, der eher schwach klingt und mit Zeichen eines Qi- oder Yin-Mangels einhergeht.

THERAPIE

- Husten aufgrund von Nässe-Schleim: Lu 5 Chize, Lu 1 Zhongfu, Bl 13 Feishu, Ma 40 Fenglong.
- Husten aufgrund von Schleim-Hitze: Lu 5 Chize, Lu 1 Zhongfu, Di 11 Quchi, Bl 13 Feishu, Ma 40 Fenglong.
- Husten aufgrund von Trockenheit-Schleim: Lu 1 Zhongfu, Lu 7 Lieque, Ma 40 Fenglong, Mi 6 Sanyinjiao, Ni 6 Zhaohai.

Chronischer Husten

- *Nässe-Schleim in der Lunge:* chronischer Husten mit reichlichem Auswurf von weißem Sputum (was dem Patienten eher leicht fällt), gedunsene Zunge mit klebrigem Belag
- *Schleim-Hitze in der Lunge:* chronischer Husten mit reichlichem Auswurf von gelbem oder grünlichem Sputum, Hitzegefühl, rote und gedunsene Zunge mit gelbem, klebrigem Belag, schneller und schlüpfriger Puls
- *Trockenheit-Schleim in der Lunge:* chronischer trockener Husten mit gelegentlichem, erschwertem Auswurf von spärlichem Sputum, trockener Hals, gedunsene Zunge mit trockenem Belag
- *Lungen-Qi-Mangel:* chronischer und eher milder Husten, der eher schwach klingt, schwache Stimme, leerer Puls
- *Lungen-Yin-Mangel:* chronischer trockener Husten, trockener Hals am Abend, Nachtschweiß, belaglose Zunge

Fallgeschichte 38.1

Eine 48-jährige Frau litt seit sechs Monaten an einem hartnäckigen Husten. In ihrem Hals verspürte sie etwas Schleim, der jedoch schwer abzuhusten war, so dass ihr Husten meistens trocken war. Das Sputum, das sie hervorbringen konnte, sah dick, klebrig und weiß aus. Außerdem klagte sie über Atemlosigkeit und Engegefühl im Brustkorb. Ein Lungenfacharzt hatte bei ihr Bronchiektasie diagnostiziert.

Von der Körperform her war sie dünn und leicht gebaut und hatte in den letzten zwei Jahren noch an Gewicht verloren. Sie hatte eine sehr matte und fahle Gesichtsfarbe. Sie fühlte sich allgemein kalt, hatte kalte Hände und Füße, klagte über Verstopfung und einen gelben Scheidenausfluss.

Die Farbe der Zunge war normal, der Zungenkörper wirkte jedoch gedunsen, am hinteren Ende war ein wurzelloser gelber Belag ohne „Geist". Der Puls war generell schwächlich, vor allem auf den beiden hinteren Taststellen, aber auch etwas schlüpfrig.

Diagnose: Husten mit dickem, klebrigem und weißem Sputum, zusammen mit Atemlosigkeit und Engegefühl im Brustkorb deuten allesamt auf Nässe-Schleim in der Lunge, was durch die gedunsene Zunge und den schlüpfrigen Puls weiter bestätigt wird. Das Kältegefühl sowie die kalten Hände und Füße, die Verstopfung und der schwächliche Puls auf den beiden hinteren Taststellen weisen obendrein auf einen Nieren-Yang-Mangel hin, der wohl zur Bildung von Schleim beitrug. Ein weiteres Indiz für den Nieren-Mangel ist das Fehlen von „Geist" auf der Zungenwurzel. Abgesehen von Nässe-Schleim in der Lunge besteht noch eine Nässe-Hitze im Unteren Erwärmer, die den gelben Scheidenausfluss verursacht.

Der seit zwei Jahren fortschreitende Gewichtsverlust sowie der wurzellose Belag deuten auf den Beginn eines Nieren-Yin-Mangels, der sich manchmal aus einem Nieren-Yang-Mangel heraus entwickeln kann.

In der Behandlung sollten wir uns zuerst darauf konzentrieren, Nässe-Schleim aufzulösen und das Absteigen des Lungen-Qi zu stimulieren, ehe wir dann die Nieren tonisieren.

38.1.2 Brustschmerz

Teil E (Symptome und klinische Zeichen) ➤ *Kap. 63; Teil A (Betrachtung)* ➤ *Kap. 16*

Mit Brustschmerz ist ein Schmerz im vorderen Anteil des Brustkorbes gemeint, der sich normalerweise auf eine Pathologie in den Leitbahnen von Herz oder Lunge zurückführen lässt und stets auf eine Fülle deutet (selbst wenn diese womöglich aufgrund einer Leere entstanden ist).

Der jeweilige Schmerzcharakter lässt eine Einteilung der Brustschmerzen zu: Ein fixierter, stechender und nadelstichartiger Schmerz deutet auf Blut-Stase. Wenn neben dem Brustschmerz auch ein Spannungsgefühl im Brustkorb und Hypochondrium besteht, liegt eine Qi-Stagnation vor, was normalerweise auch von Seufzen und Reizbarkeit begleitet wird. Ein intermittierender chronischer Brustschmerz, der kommt und geht, deutet ebenfalls auf Blut-Stase, außerdem auf einen der Fülle zugrunde liegenden Mangel von Qi oder Yang.

Ein stechender Brustschmerz deutet auf Blut-Stase in der Herz-Leitbahn (vor allem dann, wenn die Schmerzen in den linken Arm ausstrahlen), was häufig bei bereits bestehendem Herz-Yang-Mangel der Fall ist. Dieses Krankheitsmuster fällt in die Kategorie des schmerzhaften Obstruktions-Syndroms der Brust.

Wenn außer dem Brustschmerz noch ein Husten mit reichlichem, gelbem Sputum auftritt, liegt eine Schleim-Hitze in der Lunge vor, was gerade bei akuten Lungenerkrankungen wie Bronchitis, Pneumonie oder Pleuritis häufig vorkommen kann.

Bei einem großflächigen Brustschmerz mit Husten, Atemlosigkeit und rotem Gesicht liegt meist eine Lungen-Hitze zugrunde. Wenn sich der Brustschmerz bis zum Rippenbogen ausdehnt, kann dies durch eine Nässe-Hitze in den Leitbahnen von Leber und Gallenblase verursacht sein.

Ein Schmerz im Herzbereich des linken Brustkorbs deutet entweder auf Herz-Blut-Stase oder Schleim, der die Herz-Leitbahn blockiert.

Ein zum oberen Rücken hin ausstrahlender Schmerz deutet in der Regel auf Schleim oder Blut-Stase.

THERAPIE

- Brustschmerz aufgrund von Herz-Blut-Stase: Pe 6 Neiguan, Ma 40 Fenglong.
- Brustschmerz aufgrund von Schleim-Hitze in der Lunge: Lu 5 Chize, Di 11 Quchi, Ma 40 Fenglong.
- Brustschmerz aufgrund von Lungen-Hitze: Lu 5 Chize, Di 11 Quchi.
- Brustschmerz aufgrund von Leber-Qi-Stagnation: Gb 34 Yanglingquan, SJ 6 Zhigou.
- Brustschmerz aufgrund von Nässe-Hitze in der Leber und Gallenblase: Gb 34 Yanglingquan, SJ 6 Zhigou, Ren 9 Shuifen, Mi 9 Yinlingquan.

Brustschmerz

- *Herz-Blut-Stase:* stechender Brustschmerz
- *Schleim-Hitze in der Lunge:* Brustschmerz und Husten mit reichlichem, gelbem Sputum
- *Lungen-Hitze:* Brustschmerz mit Husten und Atemlosigkeit
- *Leber-Qi-Stagnation:* Spannungsgefühl und Schmerzen im Brustkorb und Hypochondrium
- *Blut-Stase mit zugrunde liegender Leere:* intermittierender, chronischer Brustschmerz
- *Nässe-Hitze in Leber und Gallenblase:* Schmerzen im Brustkorb und Hypochondrium, Schweregefühl, klebriger Mundgeschmack

38.1.3 Rippenschmerzen

Teil E (Symptome und klinische Zeichen) ➤ *Kap. 63*

Mit Rippenschmerzen ist ein Schmerz im seitlichen Anteil des Brustkorbs oberhalb des Hypochondriums gemeint.

Die häufigsten Ursachen für Rippenschmerzen:

- Leber-Qi-Stagnation: Rippenschmerzen mit ausgeprägtem Spannungsgefühl
- Blut-Stase: heftiger und stechender Rippenschmerz
- Nässe-Hitze in der Leber und Gallenblase: Rippenschmerzen mit Enge- und Schweregefühl

38.1.4 Engegefühl im Brustkorb

Teil E (Symptome und klinische Zeichen) ➤ *Kap. 63*

Der chinesische Fachausdruck *Xiong Men* lässt sich als Engegefühl im Brustkorb übersetzen. Unsere Patienten werden sich wohl eher selten dieses Ausdrucks bedienen, sondern eher von einem Gefühl von Einengung oder von einem unangenehmen Gefühl in der Brust berichten, oder beschreiben, dass ihnen ein Gewicht auf der Brust läge.

Ein Engegefühl im Brustkorb im Zusammenhang mit Husten und Auswurf von Schleim deutet auf eine Ansammlung von Schleim in der Lunge, die in den meisten Fällen für ein Engegefühl im Brustkorb ursächlich ist. Zeigen sich außer dem Engegefühl im Brustkorb keine Symptome von Husten oder Auswurf von Schleim, sondern leichte Atemnot, Seufzen und ein Kloßgefühl im Hals, so deutet dies auf eine Stagnation von Lungen-Qi mit der Unfähigkeit, das Lungen-Qi abzusenken. Dies hat meist emotionale Ursachen wie Sorge oder Traurigkeit. Obwohl ein Kloßgefühl im Hals gewöhnlich im Zusammenhang mit einer Leber-Qi-Stagnation steht, stellt eine Lungen-Qi-Stagnation aufgrund emotionaler Probleme auch eine sehr häufige Ursache dieses Symptoms dar, wenn es im Verband mit einem Engegefühl im Brustkorb auftritt.

Eine weitere, sehr häufige Ursache ist rebellierendes Qi im Durchdringungsgefäß, ein Syndrom, das besonders häufig bei Frauen zu beobachten ist. Bevor wir aber eine solche Diagnose stellen, sollten wir uns vergewissern, ob außer dem Engegefühl im Brustkorb andere, diagnostisch relevante Symptome wie Spannungsgefühl oder Völlegefühl im Bauch, Schmerzen oder Völlegefühl um den Nabel herum, oder ein beklemmendes Gefühl im Oberbauch bestehen.

In manchen Fällen kann auch eine durch emotionale Probleme ausgelöste Leber-Qi-Stagnation ein Engegefühl im Brustkorb verursachen.

Engegefühl im Brustkorb

- *Schleim in der Lunge:* leichte Atemnot, Seufzen
- *Lungen-Qi-Stagnation:* Seufzen, Kloßgefühl im Hals
- *Rebellierendes Qi im Durchdringungsgefäß:* Völlegefühl im Bauch, beklemmendes Gefühl im Oberbauch
- *Gravierende Leber-Qi-Stagnation:* Depression, Reizbarkeit

38.1.5 Hitzegefühl im Brustkorb

Teil E (Symptome und klinische Zeichen) ➤ *Kap. 63*

Mit Ausnahme von eindringender Wind-Hitze lässt sich ein Hitzegefühl im Brustkorb auf eine Leere- oder Fülle-Hitze in den Leitbahnen von Herz oder Lunge zurückführen. Solch ein Gefühl, wenn es von Durst, Schlaflosigkeit, Herzklopfen und Unruhe begleitet wird, deutet auf Herz-Feuer hin. Fühlt sich der Patient abends heiß und klagt nachts dann über einen trockenen Mund, Schlaflosigkeit, Nachtschweiß und Hitze in den fünf Zentren, liegt eine Leere-Hitze im Herzen vor.

Bei einem Hitzegefühl im Brustkorb mit Husten, das zusammen mit heißen Händen, rotem Gesicht und Auswurf von gelbem Sputum auftritt, liegt eine Lungen-Hitze vor. Treten jedoch begleitend Nachtschweiß und ein Hitzegefühl am Nachmittag, sowie Hitze in den fünf Zentren, ein trockener Hals in der Nacht und ein trockener Husten auf, so deutet dies auf eine Leere-Hitze in der Lunge hin.

Hitzegefühl im Brustkorb

- *Eindringen von äußerer Wind-Hitze:* Abneigung gegen Kälte, Fieber, Halsschmerzen
- *Herz-Feuer:* Schlaflosigkeit, Herzklopfen, rote Zungenspitze
- *Leere-Hitze im Herzen:* Schlaflosigkeit, Nachtschweiß, nachts trockener Mund
- *Lungen-Hitze:* Husten, rotes Gesicht
- *Leere-Hitze in der Lunge:* trockener Husten, Nachtschweiß, trockener Hals in der Nacht

38.1.6 Herzklopfen (Palpitationen)

Teil E (Symptome und klinische Zeichen) ➤ *Kap. 63*

Bei der Anamnese sollten wir dem Patienten die genaue Bedeutung von „Herzklopfen“ erläutern, da die meisten Patienten der irrigen Ansicht sind, es handele sich bei diesem Symptom um Tachykardie, also um eine erhöhte Pulsfrequenz. Tatsächlich hat das Symptom „Herzklopfen“ nichts mit der Frequenz oder Geschwindigkeit des Pulses zu tun, es handelt sich lediglich um eine subjektive und unangenehme Wahrnehmung des eigenen Herzschlages.

Herzklopfen wird immer als ein dem Herzen zugehöriges Symptom gezählt und kann bei allen Herz-Mustern auftreten.

Tritt Herzklopfen mit akutem Beginn auf, so kann als Ursache ein äußerer Reiz wie zum Beispiel ein plötzlicher Schrecken oder eine überwältigende Gemütsverstimmung in Frage kommen, was man auch als „Schreck-Palpitationen“ *Jing Ji* bezeichnet.

Ein sich nach oben zum Hals und nach unten zum Nabel und Bauch ausdehnendes Herzklopfen nennt man *Zheng Chong*, was ich als „Panik-Palpitationen“ übersetze (wörtlich heißt es „Panik und Ängstlichkeit“). Diese Art von Herzklopfen wird von rebellierendem Qi im Durchdringungsgefäß, das das Herz beeinträchtigt, verursacht, und wird im Vergleich zu gewöhnlichem Herzklopfen als wesentlich schlimmer eingestuft.

Ein Fall mit Herzklopfen wird weiter oben in Fallgeschichte 30.1 vorgestellt.

38.2 Bauch

Der Bauch (das Abdomen) wird hier als der Bereich zwischen Zwerchfell und Schambeinfuge definiert (➤ Abb. 38.2).

? Warum man fragt

Bauchbeschwerden treten sehr häufig auf, man sollte sich daher in jedem Fall immer nach ihnen erkundigen, selbst wenn der Patient über ein Problem ganz anderer Lokalisation klagt (z. B. Kopf-

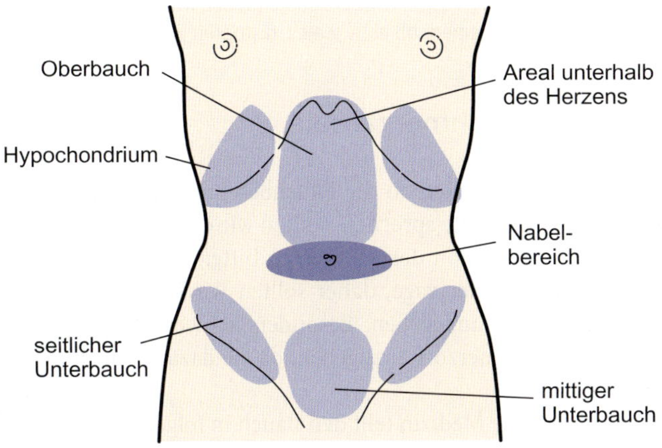

Abb. 38.2 Bauchareale

schmerzen). Der Bauch spiegelt in etlichen Fällen sehr häufige Muster wie zum Beispiel Qi-Stagnation, Blut-Stase und Nässe wider.

? Wann man fragt

Wenn der Patient von sich aus keine Bauchbeschwerden vorbringt, erkundige ich mich gleich im Anschluss an die Fragen zur Verdauung (die die Funktion des Magens widerspiegeln) nach Symptomen im Bauch.

? Wie man fragt

Da Patienten oft nur vage Angaben zur Lokalisation ihrer Bauchsymptome geben, sollten wir eine genaue Abgrenzung des betroffenen Bereichs vornehmen. Ein Patient mag beispielsweise seinen ganzen Bauchraum als „Magen" verstehen – daher sollten wir den Patienten bitten, uns den betroffenen Bereich zu zeigen.

Bei Schmerzen sollte der Patient zur Beschreibung der Beschwerden zuerst seine eigenen Worte wählen. Erst dann können wir mit unserer systematischen Befragung fortfahren und bezüglich Verbesserung oder Verschlimmerung bei Druck, Hitze oder Kälte, Essen und Trinken fragen um festzustellen, ob nun der Schmerz von seiner Art her zu einer Fülle oder Leere, Hitze oder Kälte gehört. Die Frage, wie der Bauchschmerz auf Druck reagiert, könnten wir natürlich so formulieren: „Wird der Schmerz bei Druck besser oder nicht?". Da die meisten Patienten eine solche Fragestellung nicht klar verstehen, sollten wir sie besser umformulieren und fragen: „Wenn es schmerzt, möchten Sie dann den schmerzhaften Bereich mit ihren Händen berühren und drücken, oder wollen Sie eher keine Berührung?" Als Nächstes erkundigen wir uns nach der jeweiligen Reaktion des Schmerzes hinsichtlich der Anwendung von Hitze oder Kälte und der Einnahme von heißen oder kalten Getränken.

Davon abgesehen werden aufgrund terminologischer Differenzen nur wenige Patienten Begriffe wie Distensions- oder Spannungsgefühl (worunter viele eine Geblähtheit verstehen) verwenden, und noch weniger werden einen Begriff wie „Stickigkeit" benutzen. Diese Begriffe werden unten genauer erfasst und beschrieben.

Bauchbeschwerden werden im Folgenden zunächst hinsichtlich der hauptsächlich auftretenden Symptome abgehandelt:
- Spannungsgefühl
- Schmerzen
- Völlegefühl
- Druckgefühl („Stickigkeit")

Danach werden die verschiedenen Bauchsymptome nach Bereichen besprochen:
- Der Bereich unterhalb des Schwertfortsatzes (*Xin Xia*)
- Der Oberbauch
- Das Hypochondrium
- Der Bauchnabelbereich
- Unterhalb der Bauchmitte gelegener Bereich
- Rechter seitlicher Unterbauch
- Linker seitlicher Unterbauch

38.2.1 Verschiedene Gefühlswahrnehmungen im Bauch

Folgende Gefühlswahrnehmungen werden besprochen:
- Spannungsgefühl
- Schmerzen
- Völlegefühl
- Druckgefühl

Spannungsgefühl

Teil E (Symptome und klinische Zeichen) ➤ *Kap. 71; Teil A (Betrachtung)* ➤ *Kap. 16*

Ein Spannungsgefühl (auch: Distentionsgefühl) im Bauch oder ein Blähbauch kommen in der Praxis extrem häufig vor. Die folgenden Krankheitsmuster verursachen in der Regel ein Spannungsgefühl im Bauch (nach Häufigkeit absteigend):
- Qi-Stagnation – sehr starkes Spannungsgefühl
- Milz-Qi-Mangel – leichtes Spannungsgefühl
- Nässe-Schleim

Abgesehen von dem subjektiven Gefühl eines Blähbauches bestehen bei einem Spannungsgefühl im Bauch auch noch objektive Zeichen wie eine angespannte Bauchdecke sowie ein Bauch, der sich bei Palpation wie das Fell einer Trommel anfühlt.

!

Ein Spannungsgefühl stellt sowohl ein subjektives Gefühl von Blähung als auch ein objektives, klinisches Zeichen dar, der Bauch fühlt sich bei Palpation so gespannt wie ein Trommelfell an.

Schmerzen

Teil E (Symptome und klinische Zeichen) ➤ *Kap. 71*

Bauchschmerzen können von allen möglichen Arten von Syndromen verursacht werden, zu denen sowohl Fülle als auch Leere zählen. Bauchschmerzen aufgrund von Fülle sind per definitionem stark und heftig, Bauchschmerzen aufgrund von Leere sind eher milde. Zu den Fülle-Syndromen zählen:

- Qi-Stagnation
- Blut-Stase
- Nässe
- Nahrungsretention
- Kälte

Zu den Leere-Syndromen zählen:

- Milz-Qi-Mangel
- Leere-Kälte
- Nieren-Mangel

Eine umfassende Beschreibung der Syndrome, die Schmerzen in bestimmten Bereichen des Bauchs hervorrufen können, ist in ➤ Kapitel 71 zu finden.

Bauchschmerzen gehören zu den häufigsten Beschwerden in der Praxis. Bei der Diagnose des Schmerzes sollte man sich der grundlegenden Prinzipien bedienen, die uns befähigen, Fülle von Leere und Hitze von Kälte zu unterscheiden. Bauchschmerzen, die bei Druck besser werden, lassen auf Leere schließen, eine Verschlechterung bei oder eine Abneigung gegen Berührung des betroffenen Bereichs jedoch deutet auf eine Fülle hin.

Bauchschmerzen, die bei Anwendung von Wärme (z. B. mit Hilfe einer Wärmflasche) oder bei Einnahme warmer Getränke besser werden, deuten auf eine Kälte. Bei kalten klimatischen Verhältnissen oder durch kalte Getränke werden die Schmerzen entsprechend schlimmer. Bauchschmerzen, die bei heißen klimatischen Verhältnissen oder durch die Einnahme warmer Getränke schlimmer werden, beruhen auf einer Hitze. Entsprechend bessert kaltes Klima (dies tritt selbst bei Hitze-Syndromen sehr selten ein) und kalte Getränke.

Völlegefühl

Teil E (Symptome und klinische Zeichen) ➤ *Kap. 71*

Ein Völlegefühl im Bauch wird normalerweise durch Nässe oder Nahrungsretention verursacht. Der Patient fühlt sich voll, als ob er eine zu große Mahlzeit zu sich genommen hätte, und leidet ferner an leichter Übelkeit. Bei Betastung fühlt sich der Bauch hart an.

! Ein subjektives, also vom Patienten empfundenes Völlegefühl lässt sich auch objektiv als eine Verhärtung des Bauches feststellen.

Druckgefühl

Teil E (Symptome und klinische Zeichen) ➤ *Kap. 71*

„Druckgefühl" oder „Stickigkeit" ist die Übersetzung des chinesischen Fachausdrucks *Pi* (es sei angemerkt, dass dieser Begriff noch mehr Bedeutungen umfasst als bloß „Druckgefühl").

Ein Druckgefühl im Bauch äußert sich durch ein leichtes Völlegefühl zusammen mit einem objektiven, also vom Therapeuten tastbaren weichen Bauch. Dieses Symptom beruht in aller Regel auf Nässe oder Hitze bei gleichzeitig bestehender Leere.

! Ein Druckgefühl äußert sich durch ein subjektives leichtes Völlegefühl, das paradoxerweise mit einem objektiv weich-tastbaren Bauch einhergeht.

38.2.2 Bauchschmerzareale

Bevor wir uns festlegen, ob die Bauchbeschwerden für Fülle oder Leere, Hitze oder Kälte sprechen, sollten wir den Patienten um eine eindeutige Lokalisation der Schmerzen bitten. Häufig äußern sich Patienten hierzu eher vage, daher sollten wir sie auffordern, den Schmerzort exakt anzugeben. Besonders schwer fällt es Kindern, den genauen Schmerzort anzugeben, da sie dazu oft noch nicht in der Lage sind.

Die chinesische Medizin teilt den Bauch in folgende Bereiche ein (➤ Abb. 38.2):

- Bereich unter dem Schwertfortsatz: Dies ist der Bereich unmittelbar unterhalb des Schwertfortsatzes, der sich ca. 50 mm ausdehnt und seitlich von den Rippen begrenzt ist. Dieser Bereich steht unter dem Einfluss der Leitbahnen von Herz und Magen sowie des Durchdringungsgefäßes.
- Oberbauch: Dies ist der Bereich zwischen Schwertfortsatz und Nabel mit Ausnahme des Hypochondriums. Dieser Bereich steht in Verbindung zu den Leitbahnen von Magen und Milz.
- Hypochondrium: Dies sind zwei Bereiche jeweils unterhalb des seitlichen Brustkorbes, sie stehen unter dem Einfluss der Leitbahnen von Gallenblase und Leber.
- Nabelbereich: Dies ist der Bereich um den Nabel herum, er steht unter dem Einfluss der Leitbahnen von Milz, Leber, Niere und Dünndarm.
- Unterhalb der Bauchmitte (*Xiao Fu*): Dies ist der Bereich zwischen Nabel und Schambeinfuge. Er steht unter dem Einfluss der Leitbahnen von Leber, Niere, Blase und Dickdarm sowie des Konzeptionsgefäßes; bei Frauen auch unter dem Einfluss des Uterus.
- Rechter und linker Unterbauch (*Shao Fu*): Dies sind die seitlichen Bereiche des unteren Bauchs. Diese Bereiche stehen unter dem Einfluss der Leitbahnen von Leber und Dickdarm sowie des Durchdringungsgefäßes.

Da im gesamten Bauchraum etliche Leitbahnen verlaufen, gestaltet sich die Diagnose von Bauchbeschwerden, vor allem von Bauchschmerzen, wesentlich komplexer als nur bei Beschwerden im Oberbauch.

Bei Frauen ist die Diagnose oft noch schwieriger, da der Bauch Probleme aller oben genannten Leitbahnen und zusätzlich noch des Uterus sowie des gynäkologischen Systems widerspiegeln kann. In der Praxis ist daher eine genaue Differenzierung von Bauchschmerzen, ob sie intestinal oder gynäkologisch bedingt sind, eher schwierig. Dasselbe Problem besteht auch in der Schulmedizin. In der chinesischen Medizin ist eine Unterscheidung weniger wichtig als in der Schulmedizin, da sich Pathologien des Darms und des gynäkologischen Systems häufig überlappen. Beispielsweise kann eine Blut-Stase im Unterbauch bei Frauen sowohl gleichzeitig eine schmerzhafte Regel als auch darmbedingte Bauchschmerzen hervorrufen.

Eine Differenzierung der verschiedenen Bauchsymptome findet der Leser weiter unten in ➤ Kapitel 71. Im Folgenden werde ich die häufigsten Syndrome und Erkrankungen je nach Lokalisation differenzieren (d. h. Bereich unterhalb des Schwertfortsatzes, Oberbauch, Hypochondrium, Nabelbereich, unterhalb der Mitte des Bauches gelegener Bereich sowie die unterhalb der rechten und linken Seite des Bauches gelegenen Bereiche).

Bereich unterhalb des Schwertfortsatzes

Teil E (Symptome und klinische Zeichen) ➤ Kap. 71

Der Bereich unterhalb des Schwertfortsatzes (Processus xiphoideus) dehnt sich ca. 50 mm weit aus und ist seitlich von den Rippen begrenzt. Dieser Bereich steht unter dem Einfluss der Leitbahnen von Herz und Magen sowie des Durchdringungsgefäßes. Emotionale Probleme sind häufig bei der Entstehung von Symptomen in diesem Bereich mitbeteiligt. Man kann sogar sagen, dass gerade dieser Bereich besonders häufig und leicht von emotionalen Problemen aufgrund von Sorge, Furcht, Traurigkeit und Kummer betroffen ist. Zu denen in diesem Bereich auftretenden Symptome gehören unter anderem ein Gefühl von Beklemmung, Spannung, Enge und Druck, sowie Herzklopfen, was wiederum von der betroffenen Leitbahn und Pathologie abhängt.

Das Durchdringungsgefäß übt einen enormen Einfluss auf diesen Bereich aus und kann ein Gefühl von Beklemmung auslösen. Man darf eine Pathologie des Durchdringungsgefäßes jedoch nur in Gegenwart zusätzlicher Symptome diagnostizieren, wie Völlegefühl oder Schmerzen im Unterbauch, Spannungsgefühl oder Schmerzen im Oberbauch, sowie Enge- oder Beklemmungsgefühl in der Brust. Ein ganz typisches Symptom für eine Pathologie des Durchdringungsgefäßes im Bereich unterhalb des Schwertfortsatzes ist ein Gefühl von „Drängen", Ängstlichkeit und Herzklopfen. Manche unserer Patienten werden diesen Symptomkomplex anders und bisweilen recht ungewöhnlich beschreiben: Einige schildern in diesem Bereich ein Gefühl von „Schmetterlingen", „Wasserfall", „als ob der Magen mit sich selbst streite" oder „als ob Adrenalin in der Brust rauf und runter hetzen würde". All diese Symptome stehen im Verhältnis zu rebellierendem Qi im Durchdringungsgefäß innerhalb seines Verlaufes in Bauch und Brustkorb. Dies beeinträchtigt das Herz und den Bereich unterhalb des Schwertfortsatzes.

Wenn ansonsten keine Symptome mit Hinweis auf ein Krankheitsmuster des Durchdringungsgefäßes vorliegen, so stehen Beschwerden im Bereich unterhalb des Schwertfortsatzes normalerweise in Verbindung zu Magen oder Herz. Bei der Diagnose sollte man immer eine Palpation mit einbeziehen: Fühlt sich der Bereich hart an, so deutet es auf eine Fülle hin, fühlt er sich jedoch weich und nachgiebig an, so könnte eine Leere zugrunde liegen.

Ein Engegefühl im Bereich unterhalb des Schwertfortsatzes deutet in aller Regel auf Schleim oder eine schwere Qi-Stagnation in den Leitbahnen von Herz und Magen hin. Ein Völlegefühl deutet auf eine Nahrungsretention im Magen, die das Herz belastet. Ein Druckgefühl (d. h. der Patient fühlt sich in diesem Bereich voll, bei Betastung ist dieser jedoch weich) deutet auf einen Milz- und Magen-Mangel mit Herz-Hitze. Ein Spannungsgefühl in diesem Bereich deutet auf Qi-Stagnation im Magen.

Bei der Pulserhebung kann dieser Bereich am distalen Ende der rechten mittleren Taststelle erfühlt werden, indem man den Finger auf die Magentaststelle legt und ganz leicht nach distal rollt.

Bereich unterhalb des Schwertfortsatzes

- *Rebellierendes Qi im Durchdringungsgefäß:* Beklemmungs- und Spannungsgefühl mit Ängstlichkeit und Herzklopfen
- *Schleim oder schwere Qi-Stagnation:* Engegefühl
- *Nahrungsretention:* Völlegefühl
- *Milz- und Magen-Mangel mit Herz-Hitze:* Druckgefühl
- *Magen-Qi-Stagnation:* Spannungsgefühl

Oberbauch

Teil E (Symptome und klinische Zeichen) ➤ Kap. 71

Dieser Bereich, auch Epigastrium genannt, liegt zwischen Schwertfortsatz und Nabel mit Ausnahme des Hypochondriums. Er steht in enger Verbindung zu den Leitbahnen von Magen und Milz, spiegelt aber hauptsächlich Syndrome des Magens wider, zum Beispiel Kälte im Magen, Magen-Hitze, Magen-Feuer, Nässe-Hitze im Magen, Leere-Kälte des Magens, Magen-Yin-Mangel usw.

Bei einem Patienten mit Beschwerden im Oberbauch (meist handelt es sich um Schmerzen oder Spannungsgefühle) sollten wir neben der Befragung des eigentlichen Schmerzcharakters auch weitere Befunde hinsichtlich Durst, Geschmack, Übelkeit, Rülpsen und saurem Aufstoßen erheben.

Der obere Teil des Oberbauches (d. h. der Bereich gerade unterhalb des Schwertfortsatzes) wird auch von der Herz-Leitbahn beeinflusst. In der chinesischen Medizin interagieren die Leitbahnen von Herz und Magen in bestimmten Krankheitsmustern häufig, sodass sich die von ihnen ausgehenden Pathologien überschneiden können. Ein Beispiel: Rebellierendes Magen-Qi, das aufsteigt und somit zu Übelkeit und Erbrechen führt, geht häufig mit rebellierendem, also nicht absteigendem Herz-Qi einher. Da diese beiden Syndrome sich zu überlappen scheinen, zeigen sich als Symptome Oberbauchschmerzen, Übelkeit und Erbrechen, Rülpsen, saures Aufstoßen aber auch Herzklopfen und ein unangenehmes Gefühl, das sich vom Oberbauch bis zum Brustbein ausdehnt.

Oberbauchschmerzen müssen jedoch nicht immer mit der Magen-Leitbahn in Verbindung gebracht werden, und in manchen Fällen ist es ratsam, eine schulmedizinische Diagnose hinzuziehen. Wenn der Dickdarm beispielsweise von einer Qi-Stagnation beeinträchtigt wird, kann dies, ausgenommen von starken Blähungen im Colon transversum, Oberbauchschmerzen hervorrufen. In diesem Fall ist es natürlich falsch, einfach auf eine Störung der Magen-Leitbahn zu schließen, bloß weil der Bereich des Oberbauchs betroffen ist. In solch einem Fall würden selbstverständlich auch andere Symptome wie Unterbauchschmerzen, Verstopfung und kleine Mengen an Stuhl vorliegen, die alle auf eine Pathologie des Dickdarms deuten.

Es gibt viele verschiedene Arten von Oberbauchschmerzen:

- Ein spastischer Schmerz, der durch Wärmeanwendungen und warme Getränke besser wird, deutet auf eine Fülle-Kälte im Magen hin.

- Oberbauchschmerzen mit ausgeprägtem Völlegefühl deuten auf Nahrungsretention hin, die vor allem bei Kindern auftritt.
- Oberbauchschmerzen mit einem Spannungsgefühl, das zum rechten oder linken Rippenbogen ausstrahlt, deuten auf rebellierendes Leber-Qi hin, das den Magen attackiert. In der Praxis kommt es sehr häufig vor.
- Brennende Oberbauchschmerzen deuten auf Magen-Hitze hin.
- Brennende Oberbauchschmerzen mit Schweregefühl, Übelkeit und Engegefühl in der Brust deuten auf Schleim-Hitze im Magen hin.
- Brennende Oberbauchschmerzen mit Schweregefühl, klebrigem Mundgeschmack und klebrigem, gelbem Zungenbelag deuten auf Nässe-Hitze im Magen hin.
- Heftige und stechende Oberbauchschmerzen deuten auf Blut-Stase im Magen hin.
- Chronische, dumpfe sowie ab und an auftretende Oberbauchschmerzen, die durch Wärmeanwendungen und warme Getränke besser, jedoch durch Überanstrengung schlimmer werden, deuten auf Leere-Kälte des Magens.
- Chronische, dumpfe sowie ab und an auftretende und leicht brennende Oberbauchschmerzen mit trockenem Mund deuten auf einen Magen-Yin-Mangel.

Rebellierendes Qi im Durchdringungsgefäß kann ebenfalls zu Schmerzen sowie Gefühlen von Spannung, Beklemmung oder Enge im Oberbauch führen. Man kann aber nur dann auf eine echte Pathologie des Durchdringungsgefäßes schließen, wenn gleichzeitig andere Beschwerden wie Schmerzen oder Spannungsgefühle im Unterbauch, oder auch Schmerzen im Nabelbereich bestehen.

Im Rahmen der Anamnese von Oberbauchbeschwerden sollte zur Festigung der Diagnose der Befund von Puls und Zunge selbstverständlich hinzugezogen werden.

Manifestationen des Oberbauchs auf der Zunge

Auf der Zunge ist das Areal des Oberbauchs entweder in der Mitte oder seitlich davon abgebildet (> Abb. 23.3). Für eine korrekte Unterscheidung zwischen Fülle- und Leere-Syndromen ist eine Untersuchung des Zungenbelags in diesem Areal essenziell, da sich hier eine Fülle durch einen dicken, eine Leere hingegen durch einen wurzellosen oder nicht vorhandenen Belag auszeichnet. Des Weiteren zeigt der Belag in diesem Areal eine enge Verknüpfung zu Hitze- oder Kälte-Mustern des Magens auf: So deutet ein weißer Belag auf Kälte, ein gelber (und auch brauner) Belag auf Hitze hin. Die Dicke des Belags erlaubt es einem, die Intensität des pathogenen Faktors einzuschätzen, darum gilt: Je dicker der Belag, desto stärker der pathogene Faktor.

Zusammenfassend sollten bei der Inspektion des Belags im Magenareal folgende Aspekte berücksichtigt werden: Als Erstes sollten wir feststellen, ob die Zunge überhaupt einen Belag aufweist, zweitens, welche Farbe er hat, und drittens, wie dick er ist. Einige Magen-Pathologien zeigen sich auf den seitlichen Anteilen des mittleren Zungenareals, wie zum Beispiel Magen-Hitze, die sich hier dann durch eine Rötung bemerkbar macht. Risse im mittleren Zungenareal weisen eindeutig auf einen Magen-Yin-Mangel hin; hierbei kann es sich um kleine und horizontale Risse handeln, sie können aber auch vertikal verlaufen oder sich als breiten Mittelriss abzeichnen. Kleinere Risse in diesem Areal ergeben sich allmählich aufgrund ungeregelter Essensgewohnheiten, ein breiter Mittelriss hingegen kann veranlagt sein und auf eine Neigung zu Magen-Yin-Mangel hindeuten.

Manifestationen des Oberbauchs im Puls

Hinsichtlich des Pulses weist natürlich die rechte mittlere Pulstaststelle unmittelbar auf Disharmonien des Magens hin. Die hauptsächlich auftretenden Pulsqualitäten sind schlüpfrig, weich, oberflächlich-leer und saitenförmig. Ein schlüpfriger Puls in dieser Position deutet auf Ansammlung von Nässe in Milz und Magen hin, ein weicher Puls auf eine bei gleichzeitig bestehender Milz- und Magen-Schwäche auftretende Nässe, ein oberflächlich-leerer auf einen Magen-Yin-Mangel und ein saitenförmiger Puls auf eine Magen-Qi-Stagnation hin. Im letzteren Fall kann die Ursache im Magen selbst liegen oder als Ergebnis einer Leber-Qi-Stagnation erfolgen, dann wäre der Puls entsprechend auf den beiden mittleren Taststellen saitenförmig. Ein interessanter Aspekt des Magen-Pulses wird durch seinen oberen Verlauf dargestellt, den man erfühlt, indem man den Finger minimal nach distal (also in Richtung der Finger) rollen lässt. Dieser Teil entspricht dem Ösophagus, und wenn der Puls hier gespannt ist, deutet es auf rebellierendes Magen-Qi oder eine Nahrungsstagnation im oberen Teil des Magens, was gerade dann häufig eintritt, wenn man zu schnell oder unter Arbeitsdruck isst.

THERAPIE

Wichtige Punkte bei Schmerzen / Spannungsgefühl im Oberbauch: Ren 12 Zhongwan, Ma 36 Zusanli.

!

- Ren 13 Shangwan unterdrückt rebellierendes Magen-Qi.
- Ren 12 Zhongwan tonisiert das Magen-Qi (beseitigt aber auch Nässe und Schleim).
- Ren 10 Xiawan stimuliert das Absteigen des Magen-Qi bei Leere-Zuständen.

Schmerzen im Oberbauch

- *Blut-Stase im Magen:* stechender Schmerz
- *Kälte im Magen:* spastischer Schmerz, Besserung durch Wärmeanwendungen
- *Nahrungsretention:* Schmerz mit Völlegefühl
- *Rebellierendes Leber-Qi, das den Magen attackiert:* Schmerz mit Spannungsgefühl, der zum rechten oder linken Rippenbogen ausstrahlt
- *Magen-Hitze:* brennende Schmerzen
- *Schleim-Hitze im Magen:* brennender Schmerz mit Schweregefühl und Übelkeit
- *Nässe-Hitze im Magen:* Schmerz mit Schweregefühl, klebriger Mundgeschmack
- *Leere-Kälte des Magens:* chronischer, periodisch auftretender, dumpfer Schmerz, Besserung durch Wärme
- *Magen-Yin-Mangel:* chronischer, periodisch auftretender, brennender Schmerz, trockener Mund
- *Rebellierendes Qi im Durchdringungsgefäß:* Spannungsgefühl, Beklemmung und Schmerzen mit Ausstrahlung in Bauch und / oder Brust mit Ängstlichkeit

Hypochondrium

Teil E (Symptome und klinische Zeichen) ➤ *Kap. 71*

Den meisten Patienten wird der Begriff „Hypochondrium" nicht geläufig sein, daher deute ich bei der Befragung einfach auf den Bereich um und unterhalb des Rippenbogens, natürlich auf beiden Seiten. Das Hypochondrium steht unter dem Einfluss der Leitbahnen von Gallenblase und Leber, wichtig ist, dass auch das linke Hypochondrium Leber-Disharmonien widerspiegeln kann. Wenn ein Patient über Beschwerden im Bauchraum klagt, so müssen wir sie zunächst genau lokalisieren. Wenn Schmerzen zum Beispiel ausschließlich im Hypochondrium auftreten, dann können wir diese ohne weiteren Zweifel in Bezug zu den Leitbahnen von Leber und / oder Gallenblase setzen. Hat der Schmerz seinen Ursprung im Hypochondrium und strahlt dann zur Mitte des Oberbauchs hin aus, so deutet es auf rebellierendes Leber-Qi, das den Magen attackiert. Beginnt der Schmerz aber im Oberbauch und strahlt dann zum linken oder rechten Oberbauch aus, so liegt primär eine Schwäche des Magens mit sekundärer Leber-Qi-Stagnation vor.

Fallgeschichte 38.2

Eine 49-jährige Frau litt seit sieben Jahren an wiederkehrenden Schmerzattacken im rechten Hypochondrium. Der Schmerz war bisweilen von schneidendem Charakter und strahlte zur Schulter hin aus.

Zusätzlich fühlte sie sich benebelt, litt an Konzentrationsschwäche und tat sich schwer, die richtigen Worte zu finden. Gelegentlich fühlte sie sich morgens etwas schwindlig und hatte Probleme mit verschwommener Sicht und Mouches volantes. Ferner klagte sie über Müdigkeit und Gelenkschmerzen vor allem in der linken Hüfte, die dort schon seit längerer Zeit bestanden.

Die Patientin litt an Schlaflosigkeit und wachte oft zwischen drei und vier Uhr morgens auf. Früher hatte sie eine Kolitis, die sich durch Bauchschmerzen sowie durch blutigen und schleimigen Durchfall äußerte. Durch Akupunktur konnten diese Beschwerden gestoppt werden, allerdings hatte sie danach immer noch weichen Stuhl.

Vor ihrer Regel war sie reizbar und hatte Spannungsgefühle in den Brüsten. Die Blutungsmenge nahm im Laufe der Zeit ab. Nach der Regel schmerzte ihre linke Brust. Sie wies mehrere Brustknoten auf.

Die Zunge war leicht blass-violett und besaß rote Punkte sowie leicht rote Ränder, der Zungenkörper war gedunsen und hatte Zahnabdrücke, der Belag war klebrig. Der Puls war tief-schwächlich-rau, die linke vordere Pulstaststelle war stark überflutend.

Diagnose: Die Schmerzen im Hypochondrium werden durch eine Leber-Qi-Stagnation ausgelöst. Weitere Symptome der Leber-Qi-Stagnation sind die prämenstruellen Spannungsgefühle in den Brüsten sowie die Reizbarkeit. Zudem deutet die leicht violette Farbe der Zunge auf eine schwere und seit langem bestehende Stagnation hin.

Das benebelte Gefühl, die Konzentrationsschwäche, die Schwierigkeit, die richtigen Worte zu finden, die Knoten in der Brust sowie das morgendliche Schwindelgefühl deuten allesamt auf die Gegenwart von Schleim hin. Dies lässt sich durch die gedunsene Zunge mit klebrigem Belag bestätigen.

Die zugrunde liegende Leere, die zur Entstehung von Schleim geführt hat, ist vorwiegend ein Milz- und Nieren-Yang-Mangel, der den breiigen Stuhl und die Müdigkeit verursacht. Dies lässt sich anhand des tiefen und schwächlichen Pulses, sowie der gedunsenen und mit Zahnabdrücken versehenen Zunge bestätigen.

Außerdem besteht zusätzlich ein Leber-Blut-Mangel, der sich durch verschwommene Sicht, Mouches volantes, geringer werdende Regelblutungen, sowie durch einen rauen Puls und eine blasse Zunge äußert. Der *nach* der Regel auftretende Brustschmerz links weist auf eine Leber-Qi-Stagnation bei gleichzeitig bestehendem Blut-Mangel hin. Gelenkschmerzen sind in der Regel auf ein schmerzhaftes Obstruktions-Syndrom mit Wind, Nässe oder Kälte zurückzuführen. Bei Frauen jedoch können Gelenkschmerzen ohne ersichtliche Schwellung häufig auch von einem Blut-Mangel, der die Sehnen nicht nährt, verursacht werden, wie es bei unserer Patientin der Fall ist.

Bauchnabelbereich

Teil E (Symptome und klinische Zeichen) ➤ *Kap. 71*

Der Nabelbereich steht unter dem Einfluss der Leitbahnen von Niere und Leber sowie des Konzeptions- und Durchdringungsgefäßes. Schmerzen in diesem Bereich treten wesentlich häufiger bei Kindern auf.

Die häufigsten Krankheitsmuster, die zu Schmerzen im Nabelbereich führen können, sind:

- Kälte im Bauch
- Qi-Stagnation
- Blut-Stase
- Nahrungsretention (vor allem bei Kindern)

Unterhalb der Bauchmitte gelegener Bereich

Teil E (Symptome und klinische Zeichen) ➤ *Kap. 71*

Dieser Bereich steht unter dem Einfluss vieler Leitbahnen, also von Niere, Leber, Blase, Dünndarm, Konzeptionsgefäß, Durchdringungsgefäß und Uterus. Nachdem hier so viele Leitbahnen verlaufen, kann sich die Diagnose von Schmerzen in diesem Bereich als etwas schwieriger herausstellen. Dies gilt vor allem für Frauen, bei denen noch der Einfluss des außerordentlichen Organs Uterus hinzukommt.

Die häufigsten Krankheitsmuster, die zu Problemen in diesem Bereich führen können, sind:

- Qi-Stagnation führt zu einem ausgeprägten Spannungsgefühl mit oder ohne Schmerzen.
- Blut-Stase führt zu einem fixierten, heftigen und stechenden Schmerz.
- Nässe führt zu einem Schweregefühl.

Abgesehen vom Syndrom muss man natürlich auch die jeweils betroffene Leitbahn gemäß ihrer Begleitsymptome bestimmen. Ist die Blasen-Leitbahn mit beteiligt, liegen zusätzlich Symptome des Harntraktes vor. Ist der Uterus beteiligt, treten Menstruationsstörungen auf. Ist der Dünndarm beteiligt, gibt es Symptome wie laute Darmgeräusche, breiigen Stuhl oder Verstopfung. Ist die Leber beteiligt, äußert sich dies durch ein ausgeprägtes Spannungsgefühl, außerdem korrelieren die Bauchbeschwerden mit dem Gemütszustand.

Schmerzen unterhalb der Bauchmitte

- *Nässe-Hitze in der Blase:* Schmerzen mit häufiger und erschwerter Miktion
- *Blut-Stase oder Nässe-Hitze im Uterus:* Schmerzen während der Regelblutung
- *Nässe-Hitze im Dünndarm:* Schmerzen mit lauten Darmgeräuschen, breiiger Stuhl oder Verstopfung
- *Leber-Qi-Stagnation:* Schmerzen mit Spannungsgefühl, Verschlimmerung durch seelischen Stress

Fallgeschichte 38.3

Eine 31-jährige Frau klagte über postoperative Bauchschmerzen infolge einer operativen Dilatation und Ausschabung am Uterus. Vor zehn Monaten war bei ihr mit Verdacht auf eine Eierstockzyste eine explorative Laparoskopie durchgeführt worden, woraufhin sich die Operationsnarbe infizierte und sich zudem im Bauchraum ein Bluterguss entwickelte. Drei Monate danach musste sie ihre Schwangerschaft abbrechen. Hierauf kam es zu Komplikationen und es wurde ihr geraten, eine Dilatation und Ausschabung vornehmen zu lassen. Nach dieser Prozedur bekam sie anhaltende, stechende Schmerzen im Unterbauch sowie Schmerzen während des Beischlafes; es entwickelten sich Zwischenblutungen und ihr Regelblut war voller dunkler Klumpen. Zuvor war ihre Regel zwar auch schmerzhaft, aber sie hatte keine Zwischenblutungen und die Blutungen waren nicht dunkel.

Abgesehen von dieser Beschwerde klagte sie über starke Müdigkeit. Bei weiterer Befragung stellte sich heraus, dass sie nachmittags an Mouches volantes litt, ein Kribbeln in den Beinen sowie Gedächtnisschwäche und Schwindel hatte. Außerdem klagte sie über Schmerzen im unteren Rücken, die sie auf ihren Reitsport zurückführte, und einen gelegentlichen Tinnitus. Ihr war allgemein kalt, auch ihre Hände und Füße waren kalt. Ab und zu verspürte sie auch einen leichten Schmerz im Brustkorb, der mit Herzklopfen und Atemlosigkeit einherging. Um ihn zu lindern benutzte sie einen Inhalator.

Ihr Gesicht war recht blass, das *Shen* ihrer Augen jedoch leuchtend. Ihre Stimme klang zwar klar, wies aber einen leichten Unterton von Traurigkeit auf. Ihre Zunge war blass, wobei die Ränder noch etwas blasser und gedunsen erschienen; außerdem wies sie einen Magenriss und einen wurzellosen Belag am Zungengrund auf. Der Puls war schwächlich und rau, wobei die beiden hinteren Pulstaststellen besonders schwächlich waren. Zudem erschien der Puls in der Herz-Taststelle besonders rau.

Diagnose: In diesem Fall müssen wir zunächst die Diagnose ihres akuten Problems (Bauchschmerzen, Schmerzen beim Beischlaf und die Zwischenblutungen infolge der Dilatation und Ausschabung) von der ihres grundlegenden Zustands differenzieren. Die vorliegenden Bauchschmerzen sind eindeutig auf eine Blut-Stase zurückzuführen, was man anhand der scharfen, stechenden Schmerzen und dem dunklen, verklumpten Regelblut erkennen kann. Die Zunge weist keinerlei Anzeichen von Blut-Stase auf (da sie nicht violett ist), da dieses Syndrom erst seit relativ kurzer Zeit besteht.

Der Zustand der Patientin weist drei verschiedene Krankheitsmuster auf:

1. Blut-Mangel (blasse Zunge, Mouches volantes, Müdigkeit, Kribbeln, Gedächtnisschwäche und Schwindel): Folglich besteht ein Blut-Mangel der Leber, aber auch des Herzens, was sich durch die das Herzklopfen und die Atemlosigkeit sowie durch den rauen Herz-Puls belegen lässt.
2. Milz- und Magen-Schwäche mit leichter Beeinträchtigung des Darms: Die Milz-Schwäche ist durch die gedunsenen Zungenränder und die Müdigkeit gekennzeichnet. Die Magen-Schwäche äußert sich im Magenriss und wurzellosen Belag; die Tatsache, dass sich dieser wurzellose Belag am Zungengrund befindet, deutet auf eine Darmerkrankung hin. Just nachdem ich ihr dies erklärt hatte, erzählte sie mir, dass bei ihr erst vor kurzem Darmparasiten festgestellt worden waren.
3. Nieren-Yang-Mangel: Er manifestiert sich durch Schmerzen im unteren Rücken, Kältegefühl, kalte Hände und Füße sowie gelegentlichen Tinnitus.

Ich erlaubte mir die Meinung, dass der Ursprung ihres Hauptproblems emotionaler Natur wäre; diese Annahme begründete ich primär mit dem rauen Puls (vor allem auf der Herztaststelle) und dem Fehlen einer ordentlichen Pulswelle, was normalerweise auf Traurigkeit zurückzuführen ist. Als ich die Traurigkeit als Krankheitsursache ansprach, bestätigte sie meine Annahme und beschrieb, dass sie früher als Kind wiederholt sexuell missbraucht worden war. Meiner Meinung nach stellte dieses emotional aufrührende Erlebnis den Ursprung des Blut-Mangels (insbesondere des Herzens) wie auch des Nieren-Mangels dar, da der Akt des Missbrauchs sie offensichtlich auch geängstigt und in Furcht versetzt hatte, die dann die Nieren schädigte. Außerdem wurde sie häufig auf den unteren Rücken geschlagen, was meiner Meinung nach eher für die unteren Rückenschmerzen verantwortlich sein könnte als das Reiten.

Behandlung: Bei der Formulierung eines Behandlungskonzepts ist es wichtig, die akute Problematik in den Vordergrund zu stellen. Daher gilt es, zunächst die Blut-Stase im Bauch mit einer Blut bewegenden und Stase eliminierenden Formel anzugehen, wie zum Beispiel Sheng Hua Tang *Dekokt zum Bilden und Auflösen.* Diese Formel wird für Bauchschmerzen aufgrund von Blut-Stase nach der Geburt verwendet. Der Abbruch der Schwangerschaft und die darauf folgende Dilatation und Ausschabung können in gewissem Sinne energetisch gleichbedeutend mit einer Geburt betrachtet werden (natürlich ohne die nach einer Entbindung auftretende, ausgeprägte Erschöpfung von Qi und Blut).

Rechter seitlicher Unterbauch

Teil E (Symptome und klinische Zeichen) ➤ Kap. 71

Dieser Bereich steht hauptsächlich unter dem Einfluss der Leitbahnen des Dickdarms und der Leber sowie auch des Durchdringungsgefäßes. Als Faustregel gilt, dass Beschwerden in diesem Bereich nicht so häufig vom Dickdarm ausgehen, sondern wesentlich häufiger gynäkologischen Ursprungs sind. So sind bei Frauen beispielsweise Schmerzen in diesem Bereich äußerst häufig auf Eierstockzysten zurückzuführen.

Die häufigsten Krankheitsmuster, die zu Schmerzen in diesem Bereich führen können, sind:

- Qi-Stagnation führt zu einem Spannungsgefühl mit oder ohne Schmerzen.
- Blut-Stase führt zu einem fixierten, heftigen und stechenden Schmerz mit einem Knotengefühl.
- Nässe wird von einem Schweregefühl begleitet.
- Kälte führt zu einem heftigen und spastischen Schmerz, der sich durch Wärmeanwendung bessert.

Linker seitlicher Unterbauch

Teil E (Symptome und klinische Zeichen) ➤ *Kap. 71*

Dieser Bereich steht unter dem Einfluss der Leitbahnen des Dickdarms, der Leber und der Milz sowie des Durchdringungsgefäßes. Im Gegensatz zur rechten unteren Seite stehen hier Pathologien des Dickdarms im Vordergrund. Die häufigsten Krankheitsmuster, die zu Schmerzen in diesem Bereich führen können, sind identisch mit denen des rechten Unterbauchs:

- Qi-Stagnation führt zu einem Spannungsgefühl mit oder ohne Schmerzen.
- Blut-Stase führt zu einem fixierten, heftigen und stechenden Schmerz mit einem Knotengefühl.
- Nässe wird von einem Schweregefühl begleitet.
- Kälte führt zu einem heftigen und spastischen Schmerz, der sich durch Wärmeanwendung bessert.

Die wichtigsten Erkrankungsmuster in den jeweiligen Bereichen von Brustkorb und Bauch werden in ➤ Abbildung 38.3 zusammengefasst.

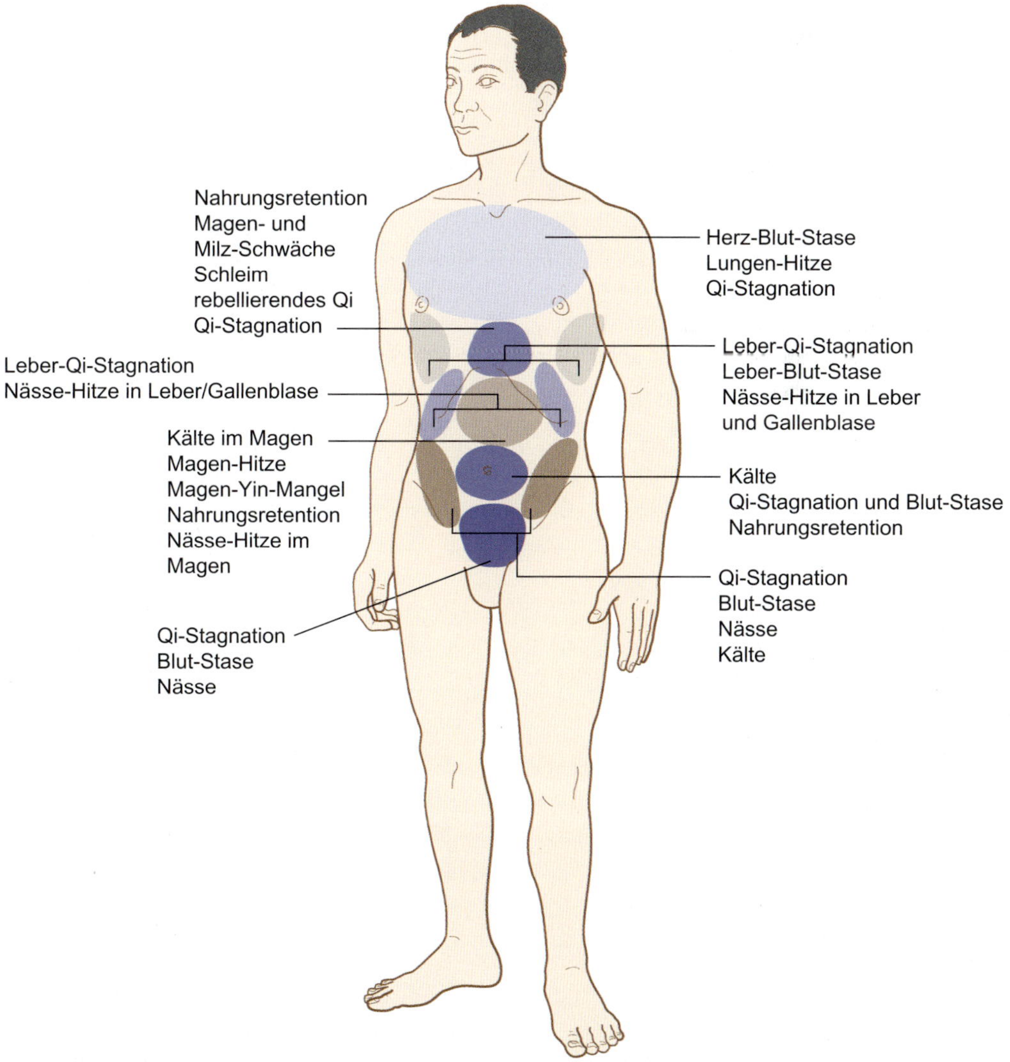

Abb. 38.3 Die wichtigsten Erkrankungsmuster in den jeweiligen Bereichen von Brustkorb und Bauch

LERNERGEBNISSE

Das sollten Sie jetzt wissen:

- Dass die Vorderseite des Brustkorbs von Herz und Lunge beeinflusst wird und dies der Bereich ist, in dem sich das Sammel-Qi (*Zong Qi*) konzentriert; dass die Seiten des Brustkorbs von Leber und Gallenblase beeinflusst werden.
- Warum, wann und wie man nach dem Brustkorb fragt.
- Welche klinische Bedeutung Husten, Brustschmerzen, Rippenschmerzen, Enge- und Hitzegefühl sowie Herzklopfen haben.
- Warum, wann und wie man nach dem Bauch fragt.
- Die vier wichtigsten Gefühlswahrnehmungen aufgrund von Fülle- bzw. Leere- und Hitze- bzw. Kältemustern: Spannungsgefühl, Schmerzen, Völle- und Druckgefühl.
- Die Bauchschmerzareale: Bereich unterhalb des Schwertfortsatzes, Oberbauch, Hypochondrium, Bauchnabelbereich, unterhalb der Bauchmitte gelegener Bereich, rechter und linker seitlicher Unterbauch.

KAPITEL

39 Gliedmaßen

In diesem Kapitel werden wir uns mit Symptomen beschäftigen, die sowohl in den Armen als auch in den Beinen auftreten können, oder sogar in allen vier Gliedmaßen gleichzeitig. Abgesehen davon, dass jede Leitbahn entlang ihres Verlaufes auf die jeweilige Extremität Einfluss nimmt, werden unsere Glieder in erster Linie hauptsächlich von Milz und Magen beeinflusst.

? Warum man fragt

Im Allgemeinen stellen wir nur Fragen zu den Gliedmaßen, wenn sich ein Patient mit speziellen Problemen der Gliedmaßen vorstellt. Darüber hinaus frage ich nach den Gliedmaßen, wenn der Patient Blut-Mangel-Symptome aufweist, hier ist eine Frage zu möglichen Taubheitsgefühlen angebracht, oder wenn der Patient an Nässe-Symptomen zu leiden scheint, was mich immer nach einem Schweregefühl in den Gliedmaßen fragen lässt.

? Wann man fragt

Im Allgemeinen erkundige ich mich nach Beschwerden in den Gliedmaßen erst, wenn der Patient ein spezielles Problem schildert, wie zum Beispiel Ödeme, Taubheit oder eine Schwäche der Gliedmaßen.

Zusätzlich gibt es drei andere Situationen, bei denen ich den Patienten gezielt hierzu befrage: Bei einem Magen-Qi-Mangel frage ich nach einer Schwäche der Glieder, bei Verdacht auf Nieren-Mangel frage ich nach schwachen Knien, und wenn ein Verdacht von Schleim oder Blut-Mangel besteht, frage ich nach Taubheitsgefühlen oder Kribbeln.

? Wie man fragt

Wenn wir Fragen zu den Extremitäten stellen, sollten wir deutlich machen, dass wir alle vier Gliedmaßen meinen, auch um herauszufinden, ob zum Beispiel solche Beschwerden wie Schwäche-, Schwere- oder Taubheitsgefühle in allen Gliedmaßen bestehen.

Folgende Symptome werden besprochen:

1. Schwäche der Gliedmaßen
2. Gehschwäche (Atrophie bzw. Erschlaffung der Extremitäten)
3. Spannungsgefühl in den Gliedmaßen
4. Taubheitsgefühl / Kribbeln in den Gliedmaßen
5. Generalisierte Gelenkschmerzen
6. Tremor der Gliedmaßen
7. Schmerzen und Unfähigkeit den Arm anzuheben
8. Ellenbogenschmerzen
9. Handschmerzen
10. Kalte Hände
11. Heiße Hände
12. Juckende Hände
13. Taubheitsgefühl / Kribbeln der Hände
14. Handödeme
15. Hüftschmerzen
16. Oberschenkelschmerzen
17. Knieschmerzen
18. Schwache Knie
19. Kalte Füße
20. Fußschmerzen
21. Fußödem
22. Fußsohlenschmerzen
23. Brennende Schmerzen in den Fußsohlen
24. Schweregefühl in den Gliedmaßen
25. Wadenkrämpfe
26. Muskelschmerzen in den Gliedmaßen

39.1 Schwäche der Gliedmaßen

Teil E (Symptome und klinische Zeichen) ➤ Kap. 64, ➤ Kap. 66

Die drei häufigsten Ursachen von einer Schwäche der Gliedmaßen sind Magen-Qi-Mangel, ein genereller Qi- und Blut-Mangel und ein Nieren-Yang-Mangel. Der Magen trägt die Nahrungsessenzen in alle vier Glieder, deswegen kommt ein Magen-Qi-Mangel am ehesten als Ursache für ein Schwächegefühl der Glieder in Frage. Die Nieren transportieren die Nahrungsessenzen und das Blut in die Beine, aus diesem Grund ist eine Gliederschwäche bei Älteren oft durch einen Nieren-Mangel bedingt.

THERAPIE

Schwäche der vier Gliedmaßen: Di 10 Shousanli, Ma 36 Zusanli.

39.2 Gehschwäche (Atrophie bzw. Erschlaffung der Extremitäten)

Teil E (Symptome und klinische Zeichen) ➤ Kap. 64; Teil A (Betrachtung) ➤ Kap. 18

Sowohl eine Atrophie als auch eine Erschlaffung der Gliedmaßen können eine Gehschwäche bedingen, ein gutes Beispiel bei westlichen Patienten hierfür ist die Multiple Sklerose.

Im Anfangsstadium lässt sich die Atrophie und die Erschlaffung oft auf einen Magen- und Milz-Qi-Mangel zurückführen, welche die Nahrungsessenzen nicht mehr in die Gliedmaßen transportieren können. Im fortgeschrittenen Stadium ist eine Atrophie bzw. Erschlaffung oft durch einen Leber- und Nieren-Yin-Mangel oder durch einen Yang-Mangel der Milz und der Nieren bedingt.

Bei Kindern ist die Atrophie bzw. Erschlaffung der Gliedmaßen auf einen Nieren-Essenz-Mangel zurückzuführen. Auch ein genereller Qi- und Blut-Mangel kann eine Atrophie oder Erschlaffung hervorrufen.

THERAPIE

Gehschwäche: Ma 31 Biguan, Ma 36 Zusanli.

39.3 Spannungsgefühl in den Gliedmaßen

Teil E (Symptome und klinische Zeichen) ➤ Kap. 64

Die fünf häufigsten Ursachen eines Spannungsgefühls in den Gliedmaßen sind:

- Qi-Stagnation
- Qi-Stagnation mit Nässe
- Blut-Stase aufgrund von Qi-Mangel
- Wind-Schleim
- Nässe in den Muskeln

Qi-Stagnation kann ein Spannungsgefühl oder ein Ziehen in den Gliedmaßen auslösen, besonders in den Händen und Füßen.

Wenn das Spannungsgefühl von einer Schwellung unter der Haut und einem fahlen Teint begleitet wird, so liegt Qi-Stagnation mit Nässe vor. Interessanterweise ist die Schwellung kein echtes Ödem, und man kann durch den Fingerdrucktest keine Delle erzeugen. Spannungsgefühle treten häufig zusammen mit geschwollenen Gliedmaßen auf, besonders bei Frauen, die vom prämenstruellen Syndrom betroffen sind.

Falls sich das Spannungsgefühl durch Überanstrengung verschlimmert, und die Unterschenkel des Betreffenden einen violetten Farbton aufweisen, liegt Blut-Stase aufgrund von Qi-Mangel vor.

Wenn die Spannungsgefühle in den Gliedmaßen von Taubheitsgefühlen, Kribbeln, Gliederschwere und von einem Zittern begleitet sind, so liegt die Ursache in Wind-Schleim.

Schließlich kann auch Nässe in den Muskeln zurückgeblieben sein und dadurch ein Spannungsgefühl in den Gliedmaßen verursachen. Nässe geht meist mit einem Schweregefühl einher und wird oft von Kälte oder Hitze begleitet.

Spannungsgefühle in den Gliedmaßen

- *Qi-Stagnation:* Spannungsgefühle besonders in den Händen und Füßen
- *Qi-Stagnation mit Nässe:* Spannungsgefühl und Schwellungen
- *Blut-Stase aufgrund von Qi-Mangel:* Spannungsgefühl, Schwäche, violette Färbung
- *Wind-Schleim:* Spannungsgefühl, Taubheit, Kribbeln
- *Nässe:* Spannungs- und Schweregefühl

39.4 Taubheitsgefühl/Kribbeln der Gliedmaßen

Teil E (Symptome und klinische Zeichen) ➤ Kap. 64

Der Begriff „Taubheitsgefühl" schließt ein Kribbeln mit ein. Ganz allgemein können Taubheitsgefühle bzw. Kribbeln ausgelöst werden von:

- Blut-Mangel
- Wind
- Schleim
- Nässe oder Nässe-Hitze
- Qi- und Blut-Stase

Ein Blut-Mangel wird meist ein Kribbeln verursachen, während Wind und Schleim eher zu Taubheit führen. Bei Wind ist die Taubheit oft nur auf einer Seite. Dies sind jedoch nur allgemeine Regeln.

Blut-Mangel ist oft ein Auslöser für Taubheitsgefühle und Kribbeln bei jüngeren Menschen, gerade bei Frauen. Bei älteren Menschen sind taube Gliedmaßen oft durch Wind oder Wind-Schleim bedingt, welche die Leitbahnen blockieren. Im Falle von Wind ist die Taubheit oft unilateral. Nässe oder Nässe-Hitze können auch zu tauben Gliedmaßen führen, besonders die Beine sind hier betroffen. Manchmal ist die Taubheit auch durch eine Qi- und Blut-Stase in den Gliedmaßen bedingt. In diesem Fall verschaffen Sport und Bewegung Erleichterung.

Taubheit bzw. Kribbeln der Gliedmaßen

- *Blut-Mangel:* mehr von Kribbeln geprägt, häufiger bei Frauen
- *Wind:* mehr von Taubheit geprägt, tritt oft nur auf einer Seite auf, häufig bei älteren Menschen
- *Schleim:* zusammen mit Schweregefühl
- *Nässe:* zusammen mit Schwellungen
- *Qi- und Blut-Stase:* zusammen mit Schmerzen

Fallgeschichte 39.1

Ein 63-jähriger Mann litt seit zehn Jahren an Multipler Sklerose, allerdings war die Krankheit erst vor drei Jahren diagnostiziert worden. Lange Zeit war ein Kribbeln im rechten Arm und Bein das einzige Symptom, an dem er litt. Seit kurzem zog er das rechte Bein nach und hatte Schwierigkeiten mit dem rechten Arm. Zusätzlich hatte er seit einiger Zeit einen trocken Hals und Husten entwickelt und litt an gelegentlichem Nachtschweiß und Tinnitus. Neuerdings hatte er auch Spasmen.

Sein Puls war an der rechten Taststelle dünn, an der linken saitenförmig. Seine Zunge war leicht rötlich-violett und trocken mit kleinen Rissen. Der Zungenbelag war etwas zu dünn.

Diagnose: Das anfängliche Symptom des Kribbelns im rechten Bein deutet auf Nässe hin, die normalerweise das Anfangsstadium von Multipler Sklerose darstellt. Das kürzlich aufgetretene Nachziehen des rechten Beins und die Schwierigkeit mit dem rechten Arm zeigen, dass die Krankheit in ein weiteres Stadium fortgeschritten ist, nämlich Magen- und Milz-Qi-Mangel. Der Patient entwickelte später einen trockenen Hals und Husten, Nachtschweiß und Tinnitus, die ein Zeichen dafür sind, dass sich die Krankheit zu einem weiteren Stadium von Leber- und Nieren-Yin-Mangel fortentwickelt hat. Dies wird durch den Puls bestätigt, der an der rechten Taststelle dünn war, sowie durch die Zunge, die trocken war. Auch der zu dünne Zungenbelag wies in dieselbe Richtung. Schließlich zeigen die Spasmen im Bein inneren Wind an, der von dem Yin-Mangel ausgeht und in der Regel das letzte Stadium von Multipler Sklerose darstellt. Daher zeigt diese Fallgeschichte alle vier Stadien von Multipler Sklerose, nämlich Nässe, Magen- und Milz-Qi-Mangel, Leber- und Nieren-Yin-Mangel und inneren Wind.

39.5 Generalisierte Gelenkschmerzen

Teil E (Symptome und klinische Zeichen) ➤ Kap. 64

Schmerzen in mehreren Gelenken sind meist auf Wind zurückzuführen (schmerzhaftes Obstruktions-Syndrom durch Wind), kombiniert mit Nässe und/oder Kälte. Wenn der Schmerz wandert und jeden Tag ein neues Gelenk in Mitleidenschaft zieht, deutet es stark auf Wind hin. Extrem starke Schmerzen weisen auf Kälte hin, während geschwollene Gelenke ein Zeichen für Nässe sind. Bei chronischen Zuständen verbindet sich die Nässe oft mit Hitze und führt zu Schwellungen, Rötungen und heißen Gelenken.

Fallgeschichte 39.2

Eine 50-jährige Frau litt seit dem vergangenen Jahr an einer Osteoarthritis. Die Erkrankung begann plötzlich, nachdem sie einen schweren Schock erlitten hatte. Der Schmerz war von stechender Natur. Er hatte zuerst den Ellenbogen in Mitleidenschaft gezogen, dann Schulter und Hals, und hatte sich schließlich auf alle Gelenke ausgebreitet, nachdem die Patientin sich einer Traktionsbehandlung der Halswirbelsäule unterzogen hatte. Die Gelenke waren nicht geschwollen. Die Patientin fühlte sich „als ob sie innerlich erdrückt würde". Erleichterung erfuhr sie durch ein heißes Bad, nasskaltes Wetter und Stress verschlimmerten die Schmerzen.

Die Patientin hatte vier Kinder zur Welt gebracht, wobei sie während ihrer ersten Schwangerschaft mehrmals an Niereninfektionen litt. Während der dritten Schwangerschaft entwickelte sie Asthma und bei der vierten bekam sie eine Eklampsie mit Bluthochdruck. Seither litt sie an Bluthochdruck, für den sie auch Medikamente einnahm.

Die Patientin zeigte eine Tendenz zur Verstopfung und gab an, keine Energie mehr zu haben. Fünf Jahre zuvor hatte sie eine

Hormonersatztherapie begonnen, nachdem sie an Hitzewallungen, Lethargie und Stimmungsschwankungen gelitten hatte. Zusätzlich machte sie seit der ersten Schwangerschaft immer wieder Nierenentzündungen durch.

Die Zunge war rötlich-violett, gedunsen und besaß Risse im Milz-/Magenareal. Der Belag war sehr dünn. Der Puls war vor allem schlüpfrig und schwach auf den hinteren Taststellen.

Diagnose: Die wandernden, ausgedehnten Gelenkschmerzen, die sich bei nasskaltem Wetter verschlimmerten, waren ein Zeichen für das schmerzhafte, durch Wind und Kälte bedingte Obstruktions-Syndrom. Der Wind zeigt sich in den wandernden Beschwerden, während sich die Kälte im starken Schmerz zeigt, der sich bei Kälteeinfluss verschlimmert. Die fehlende Gelenkschwellung weist darauf hin, dass Nässe nicht besonders stark ausgeprägt ist.

Die stechenden Schmerzen werden durch Blut-Stase in den Leitbahnen bedingt, die durch den kurz zuvor erlittenen Schock ausgelöst wurde. Was die Blut-Stase noch verstärkte, war die Traktionsbehandlung der Halswirbelsäule, da sie mit einer Bewegungseinschränkung einherging. Die Blut-Stase wird auch anhand der violetten Zungenfarbe und der stechenden Gelenkschmerzen ersichtlich. Der Bluthochdruck wird durch einen Nieren-Mangel und eine Schleimansammlung verursacht. Selbige entstand aus dem langfristigen Nieren-Mangel und lässt sich an der gedunsenen Zunge und dem schlüpfrigen Puls gut erkennen.

Bei der Nieren-Schwäche ist hauptsächlich das Nieren-Yin betroffen. Der Ursprung dieser Schwäche lässt sich vermutlich in ihrer ersten Schwangerschaft im Alter von 16 Jahren vermuten, bei der sie schon einmal Probleme mit den Nieren gehabt hatte. Der Nieren-Mangel spitzte sich dann bei ihrer dritten Schwangerschaft weiter zu, während derer sie das Asthma bekam, und verschlechterte sich weiter bei ihrer vierten Schwangerschaft, bei der sich die Präeklampsie entwickelte. Weitere Symptome und Zeichen ihres Nieren-Yin-Mangels sind die Hitzewallungen, an denen sie vor ihrer Hormonersatztherapie gelitten hatte, die Obstipationsneigung und der mangelnde Zungenbelag.

Ich interpretiere die Worte der Patientin – „als ob sie innerlich erdrückt würde" – als starken Hinweis auf die seelische Ursache ihres Problems (den erlittenen Schock).

39.6 Tremor der Gliedmaßen

Teil E (Symptome und klinische Zeichen) ➤ Kap. 64; Teil A (Betrachtung) ➤ Kap. 4, ➤ Kap. 18

Ein Zittern der Gliedmaßen weist immer auf Leber-Wind hin, deswegen sollten wir nach der Ursache suchen und herausfinden, ob es sich um einen Fülle- oder Leere-Wind handelt. Ursachen von Leber-Wind können sein: Hitze bei einer akuten fiebrigen Erkrankung, Leber-Feuer, aufsteigendes Leber-Yang, Leber- und/oder Nieren-Yin-Mangel und Leber-Blut-Mangel. Die letzten beiden sind von Leere geprägt, während die anderen durch eine Fülle charakterisiert sind.

Ein Fülle-Wind ist von starkem Zittern und Krämpfen (besonders im Rahmen einer akuten fiebrigen Erkrankung) gekennzeichnet, Leere-Wind geht mit einem feinschlägigen Tremor oder mit Tics einher.

Die Zunge bei Leber-Wind kann sich bewegen, zur Seite zeigen oder ganz und gar steif sein.

THERAPIE

Tremor der Gliedmaßen: Gb 31 Fengshi, SJ 6 Zhigou, Le 3 Taichong.

Leber-Wind

- *Fülle-Typ:* ausgeprägter Tremor, Krämpfe, Drehschwindel, einseitige Taubheitsgefühle in den Gliedmaßen, saitenförmiger Puls
- *Leere-Typ:* feinschlägiger Tremor, Tics, leichter Schwindel, Kribbeln der Glieder, rauer oder feiner und leicht saitenförmiger Puls

Fallgeschichte 39.3

Ein 46-jähriger Patient litt seit drei Jahren an einem feinschlägigen Tremor des rechten Arms. Dank einer Konsultation beim Neurologen konnte ein Morbus Parkinson ausgeschlossen werden. Abgesehen vom Zittern hatte er kaum andere Symptome, nur ein Hitzegefühl im Kopf, kalte Hände und Füße, Mouches volantes, gelegentliches Jucken im linken Auge und manchmal ein Gefühl von Hitze und Trockenheit in beiden Augen. Darüber hinaus war seine Haut auch sehr trocken und seit seinem achten Lebensjahr bestand eine Kurzsichtigkeit.

Sein Körpertypus war eine Mischung aus Metall und Holz. Seine Zunge war leicht dünn, rot an den Rändern und besaß nicht genügend Belag in der Mitte. Sein Puls war leicht saitenförmig links und schwach auf der rechten Seite, besonders auf der Lungentaststelle.

Diagnose: Ohne Zweifel ist das Armzittern ein Zeichen von Leber-Wind und wir sollten nach der Wurzel – also dem Muster – suchen, das den Wind erst entstehen ließ. Bei unserem Patienten sind dies Leber-Blut- und Leber-Yin-Mangel. Das Mouches volantes, das juckende linke Auge, die trockene Haut und die seit der Kindheit bestehende Kurzsichtigkeit sind allesamt Leber-Blut-Mangel-Symptome. Der schwache Puls rechts hingegen, zusammen mit der Augentrockenheit und dem ungenügenden Zungenbelag sind Zeichen von Leber-Yin-Mangel. Zusätzlich bestehen auch einige Symptome für aufsteigendes Leber-Yang (Hitze im Kopf und in den Augen, rote Zungenränder) und Zeichen von Leber-Qi-Stagnation (kalte Hände und Füße). Der saitenförmige Puls kann mit allen Leber-Fülle-Mustern gekoppelt sein. Bei Leber-Disharmonien ist es nicht unüblich, dass mehrere Muster in Kombination auftreten.

Interessanterweise bestehen keine Symptome oder Zeichen, die im Zusammenhang mit dem schwachen Lungen-Puls stehen, was aber bei diesem Organ nicht ungewöhnlich ist. Wenn der Lungen-Puls der schwächste aller getasteten Pulse ist, so stelle ich oft einen Zusammenhang mit seelischen Problemen wie Traurigkeit oder Kummer fest.

Fallgeschichte 39.4

Eine 45-jährige Patientin litt seit einem Jahr an einem feinschlägigen Zittern im linken Arm. Zusätzlich plagten sie dort auch ein Kribbeln und Taubheitsgefühle. Davon abgesehen hatte sie kaum andere Beschwerden, nur dass ihre Regelblutungen sehr schwach waren.

Ihre Zunge war blass und leicht dünn, und ihr Puls war dünn und saitenförmig.

Diagnose: Hier liegt ganz klar Leere-Wind aufgrund von Blut-Mangel vor. Letzterer wird aus der blassen und dünnen Zunge und aus dem feinen Puls ersichtlich, während sich der Wind im drahtigen Puls und natürlich im Armtremor zeigt.

39.7 Schmerzen und Unfähigkeit, den Arm anzuheben

Teil E (Symptome und klinische Zeichen) ➤ *Kap. 65*

Dass ein Patient seinen Arm bzw. seine Schulter nicht anheben kann, was oft von Schulterschmerzen begleitet ist, ist ein häufiges Beschwerdebild, besonders nach dem 40. Lebensjahr.

Die häufigste Ursache der Unfähigkeit den Arm zu heben ist eine Ansammlung von chronischer Kälte im Schultergelenk bedingt durch nasskaltes Wetter, dem der Patient ausgesetzt war. Das Syndrom wird zum schmerzhaften Obstruktions-Syndrom gezählt. Der Schmerz verschlimmert sich bei Ruhe und Kälte, verbessert sich aber bei Bewegung und Wärme und durch wärmende Kleidung.

Eine weitere häufige Ursache ist eine Verrenkung des Schultergelenks, die eine lokale Qi- und Blut-Stagnation nach sich zieht. Eine Verbesserung wird durch Bewegung erzielt, bei Ruhe verschlimmern sich die Beschwerden.

Eine chronische Unfähigkeit den Arm zu heben, tritt oft bei älteren Menschen auf und wird durch lokale Blut-Stase verursacht. Dahinter können eine häufige Kälteexposition oder auch wiederkehrende Verletzungen oder Zerrungen stecken. Die Beschwerden sind sehr ausgeprägt und gehen mit starken Schmerzen und einer Steifigkeit einher, die sich nachts verschlimmert.

In seltenen Fällen geht eine Unfähigkeit, den Arm und somit die Schulter anzuheben, mit dem schmerzhaften Obstruktions-Syndrom der Brust einher, das zusammen mit Atemnot und Herzklopfen auftritt.

Schmerzen und Unfähigkeit, den Arm zu heben

- *Kälte im Schultergelenk:* schmerzhaftes Obstruktions-Syndrom
- *Qi- und Blut-Stagnation*
- *Lokale Blut-Stase*
- *Allgemeine Blut-Stase:* schmerzhaftes Obstruktions-Syndrom der Brust (Brust-*Bi*)

39.8 Ellenbogenschmerzen

Teil E (Symptome und klinische Zeichen) ➤ *Kap. 65*

Ellenbogenschmerzen sind zumeist entweder auf eine Ansammlung von Kälte oder auf lokale Qi- und Blut-Stase aufgrund von Überlastungsschäden (RSI-Syndrom = Repetitive Strain Injury Syndrome) zurückzuführen. Bei der Kälteansammlung treten starke Schmerzen auf, die sich durch Kälteexposition verschlimmern und bei Wärmeanwendung verbessern. Bei einer Qi- und Blut-Stase verschlimmert sich der Schmerz in Ruhe und verbessert sich leicht durch Bewegung.

39.9 Handschmerzen

Teil E (Symptome und klinische Zeichen) ➤ *Kap. 65*

Schmerzen in den Händen können einen Fülle- und einen Leere-Charakter besitzen: Bei Fülle sind die Schmerzen stark, während sie bei Leere eher dumpf sind.

Die drei Hauptursachen sind Kälte-, Nässe- und Windansammlung (oder eine Kombination derselben) in den Händen, was auch in die Kategorie des schmerzhaften Obstruktions-Syndroms fällt. Wenn die Handschmerzen von Kälte verursacht werden, so sind sie sehr stark, verschlimmern sich bei Kälteexposition und verbessern sich durch Wärmeanwendung. Bei Nässe sind die Finger geschwollen. Wenn Wind mit im Spiel ist, treten die Handschmerzen meist zusammen mit Schmerzen in anderen Gelenken auf.

Schmerzen der Hände können auch von Leber-Qi-Stagnation verursacht sein, wobei dann oft Fußschmerzen begleitend auftreten. In chronischen Verläufen gesellt sich zur Qi-Stagnation noch eine Blut-Stase, was zu stärksten Schmerzen in den Fingern führt, die sich des Nachts verschlimmern und mit ausgeprägter Steifheit einhergehen.

Blut-Mangel kann zu dumpfen Handschmerzen führen. Das wenige Blut erreicht hier nicht die Hände und verursacht eine kleine lokale Stagnation, was häufiger bei Frauen auftritt. Yang-Mangel kann auch zu dumpfen Handschmerzen führen, die denen bei Blut-Mangel sehr ähnlich sind, zusätzlich jedoch fühlen sich die Hände außerordentlich kalt an.

Handschmerzen

- *Starke Schmerzen, die sich durch Kälte verschlimmern:* schmerzhaftes Obstruktions-Syndrom durch Kälte
- *Handschmerzen mit einer Schwellung:* schmerzhaftes Obstruktions-Syndrom durch Nässe
- *Handschmerzen zusammen mit Schmerzen in anderen Gelenken:* schmerzhaftes Obstruktions-Syndrom durch Wind
- *Handschmerzen mit Schwellungen und Hitzegefühl:* Nässe-Hitze in den Gelenken
- *Schmerzen in den Händen und Füßen:* Leber-Qi-Stagnation
- *Starke Schmerzen in den Händen und Fingern, die sich nachts verschlimmern und mit Steifheit einhergehen:* Blut-Stase
- *Dumpfe Handschmerzen:* Blut-Mangel
- *Dumpfe Handschmerzen und kalte Hände, die sich durch Wärmeanwendung verbessern:* Yang-Mangel

39.10 Kalte Hände

Teil E (Symptome und klinische Zeichen) ➤ *Kap. 64,* ➤ *Kap. 65*

Kalte Hände haben drei mögliche Ursachen: Yang-Mangel (die häufigste), Blut-Mangel und Qi-Stagnation.

Kalte Hände werden meist durch einen Yang-Mangel der Milz, der Lungen oder des Herzens verursacht. Blut-Mangel, insbesondere Herz-Blut-Mangel, kann auch zu kalten Händen führen, er tritt häufiger bei Frauen auf. Eine Leber-Qi-Stagnation kann ebenfalls kalte Hände hervorrufen, die im Zusammenhang mit kalten Füßen auftreten. Dieses Syndrom heißt auch die „Vier Gegenläufigkeiten", was für die kalten Hände und Füße steht. Die berühmte Formel Si Ni San *Pulver für kalte Extremitäten* wird bei diesem Muster benutzt. Ein wichtiger Unterschied zwischen kalten Gliedmaßen aufgrund von Yang-Mangel und kalten Gliedmaßen aufgrund von Qi-Stagnation ist, dass im ersteren Fall die ganze Extremität erkaltet ist, während bei letzterem Fall nur die Hände und Füße kalt sind.

Bei Yang- oder Blut-Mangel tritt das Kältegefühl auf, weil Yang oder Blut die Extremitäten nicht ausreichend erwärmen. Bei Leber-Qi-Stagnation kommt das Qi nicht in den Gliedmaßen an, weil es im Körper stagniert.

Kalte Hände

- *Kalte Hände, die sich durch Wärmeanwendung verbessern:* Yang-Mangel
- *Kalte Hände zusammen mit Palpitationen und Schwindel:* Herz-Blut-Mangel
- *Kalte Finger und Zehen:* Leber-Qi-Stagnation

39.11 Heiße Hände

Teil E (Symptome und klinische Zeichen) ➤ *Kap. 64,* ➤ *Kap. 65*

Um die Bedeutung von heißen Händen diagnostisch zu entschlüsseln, müssen wir als Erstes zwischen äußeren und inneren Syndromen unterscheiden. Wenn bei äußeren Syndromen Wind eingedrungen ist, fühlt sich der Handrücken heiß an, während dem Patienten allgemein kalt ist. Das gleichzeitig auftretende subjektive Kälteempfinden (bis hin zum Schüttelfrost) und die objektiv wahrnehmbare Hitze auf den Handrücken sind alles Zeichen des Anfangsstadiums einer akuten Winderkrankung.

Bei inneren Syndromen lassen sich heiße Hände entweder auf Fülle- oder Leere-Hitze, meist in den Lungen, im Herzen oder im Magen zurückführen. Bei inneren Syndromen sind eher die Handflächen als der Handrücken besonders heiß. Bei Fülle-Hitze ist die ganze Hand heiß, während sich bei einer Leere-Hitze besonders die Handflächen heiß anfühlen.

Heiße Hände

- *Heißer Handrücken, plötzlicher Beginn, Kälteabneigung:* Eindringender äußerer Wind
- *Chronisch heiße Handrücken:* Fülle-Hitze (Lunge, Herz oder Magen)
- *Chronisch heiße Handflächen:* Leere-Hitze von Lunge oder Herz

39.12 Juckende Hände

Teil E (Symptome und klinische Zeichen) ➤ *Kap. 64,* ➤ *Kap. 65*

Eine häufige Ursache von juckenden Händen ist Nässe, die auch mit Hitze auftreten kann. Wenn Nässe vorliegt, sind die Hände zusätzlich zum Juckreiz oft geschwollen und mit kleinen weißen Vesikeln übersäht. Bei Nässe-Hitze ist der Juckreiz stärker und die Schwellung geht oft mit einer Rötung einher.

Ein weiterer Grund für juckende Hände kann ein Blut-Mangel sein, der Wind in den Händen nach sich zieht.

39.13 Taubheitsgefühl / Kribbeln der Hände

Teil E (Symptome und klinische Zeichen) ➤ *Kap. 65*

Wenn man seine Patienten zu Taubheitsgefühlen befragt, sollte man ihnen erklären, dass Taubheit auch jegliches Gefühl von Kribbeln mit einschließt, in Großbritannien nennt man dies auch „pins and needles" (im Deutschen „Ameisenlaufen" Anm. d. Ü.).

Ursachen von Taubheitsgefühlen oder Kribbeln können sein:

- Blut-Mangel
- Schleim
- Qi- und Blut-Stase
- Wind

Blut-Mangel ist eine häufige Ursache für Taubheitsgefühle bzw. Kribbeln der Hände, besonders aber für das Kribbeln. Schleim kann auch zu Taubheitsgefühlen oder Kribbeln der Hände führen, jedoch eher zu Taubheitsgefühlen. Qi- und Blut-Stase sind an Taubheitsgefühlen bzw. Kribbeln eher selten ursächlich beteiligt. Einseitige Taubheitsgefühle bzw. Kribbeln der ersten drei Finger können bei älteren Menschen einen bevorstehenden Wind-Schlaganfall ankündigen.

39.14 Handödeme

Teil E (Symptome und klinische Zeichen) ➤ *Kap. 64,* ➤ *Kap. 65; Teil A (Betrachtung)* ➤ *Kap. 18*

Ödeme der Hände können sowohl auf Lungen-Yang-Mangel als auch Milz-Yang-Mangel zurückzuführen sein; bei beiden zeichnet sich auf Druck eine Delle im Gewebe ab. Wenn sich beim Fingerdrucktest keine Delle zeigt, dann ist das Ödem durch Qi-Mangel bedingt.

39.15 Hüftschmerzen

Teil E (Symptome und klinische Zeichen) ➤ *Kap. 66*

Die zwei häufigsten Ursachen von Hüftschmerzen sind eindringende Kälte und Nässe im Hüftgelenk, was sich in einseitigen starken Schmerzen und ausgeprägter Gelenksteifigkeit zeigt.

Bei älteren Menschen sind Hüftschmerzen oft durch chronische Qi- und Blut-Stase bedingt, welche die Gallenblasen-Leitbahn beeinträchtigen.

39.16 Oberschenkelschmerzen

Teil E (Symptome und klinische Zeichen) ➢ *Kap. 66*

Oberschenkelschmerzen können ihre Ursache in einer Ansammlung von Nässe in den Muskeln haben, die mit Hitze oder Kälte einhergehen kann. In diesem Fall strahlen die Schmerzen in die Leiste aus.

Chronische Oberschenkelschmerzen können aber auch durch Qi-Mangel und Blut-Stase oder durch Nieren-Yang-Mangel entstehen.

39.17 Knieschmerzen

Teil E (Symptome und klinische Zeichen) ➢ *Kap. 66*

Die häufigste Ursache von Knieschmerzen ist eindringende Kälte. Dies fällt in die Kategorie des schmerzhaften Obstruktions-Syndroms. Kälte löst starke Schmerzen mit Steifigkeit aus, die normalerweise einseitig auftreten. Kälte geht oft mit Nässe einher, was zu einer Schwellung des Knies führt. Wenn die Nässe zu lange gespeichert wird, kann sie sich in Nässe-Hitze umwandeln. Das Knie schmerzt, ist angeschwollen und fühlt sich heiß an.

Eine weitere häufige Ursache von Knieschmerzen ist eine arbeitsbedingte Überlastung, die oft eine lokale Qi- und Blut-Stase nach sich zieht.

Dumpfe Knieschmerzen, die sich in Ruhe verbessern, einen langsamen Beginn haben und mit einer Kniegelenksschwäche einhergehen, sind auf Nieren-Mangel zurückzuführen.

Knieschmerzen

- *Eindringende Kälte:* starke Schmerzen
- *Nässe-Kälte:* Schmerzen mit einer Schwellung
- *Nässe-Hitze:* Schmerz, Schwellung, Gelenk fühlt sich heiß an
- *Qi- und Blut-Stase:* Besserung durch Bewegung
- *Nieren-Mangel:* chronische Schmerzen, Besserung durch Ruhe

39.18 Schwache Knie

Teil E (Symptome und klinische Zeichen) ➢ *Kap. 66*

Die häufigste Ursache von schwachen Knien ist ein Nieren-Mangel. Eine chronische Magen- und Milz-Schwäche kann auch eine Schwäche der Knie bedingen.

39.19 Kalte Füße

Teil E (Symptome und klinische Zeichen) ➢ *Kap. 66*

Die häufigste Ursache von kalten Füßen ist ein Nieren-Yang-Mangel. Kalte Füße sind in der Tat ein relativ wichtiges Indiz für die Diagnose einer Nieren-Yang-Schwäche. Eine weitere mögliche Ursache von kalten Füßen, insbesondere bei Frauen, ist eine Leber-Blut-Schwäche.

Eine Schleim-Blockade im Unteren Erwärmer kann auch zu kalten Füßen führen.

39.20 Fußschmerzen

Teil E (Symptome und klinische Zeichen) ➢ *Kap. 66*

Schmerzen im Fuß bezeichnen einen lokalisierten Schmerz, der meist einseitig auftritt, ohne Schwellung oder Rötung. Dadurch unterscheidet er sich von Gelenkschmerzen, die aufgrund von eindringendem Wind, Kälte oder Nässe zum schmerzhaften Obstruktions-Syndrom führen. Fußschmerzen können am Fußrücken, an den Seiten oder an den Fußsohlen auftreten, und die drei häufigsten Ursachen sind Nieren-Mangel (Yin- oder Yang-Mangel), Blut-Mangel und Nässe oder Schleim. Wenn sich der Schmerz von der Seite des Fußes zur Fußsohle hin erstreckt, liegt meist ein Nieren-Mangel vor. Beim Nieren-Yin-Mangel tritt ein Hitzegefühl in den Fußsohlen auf.

Schmerzen im Fußballen, die beim Gehen schlimmer werden, deuten bei Übergewicht auf Nässe-Schleim hin.

Fußschmerzen

- *Kälte:* starke Schmerzen
- *Nässe:* Schmerzen mit Schwellung
- *Nässe-Hitze:* Schmerzen, Schwellung, Rötung und Hitze
- *Blut-Mangel:* chronische Schmerzen mit Kribbeln
- *Schleim:* Schmerzen, Taubheitsgefühle und Kribbeln
- *Nieren-Yang-Mangel:* Schmerzen und Schwäche
- *Nieren-Yin-Mangel:* Schmerzen, die nachts schlimmer werden, Hitzegefühl in den Fußsohlen

39.21 Fußödeme

Teil E (Symptome und klinische Zeichen) ➢ *Kap. 64*, ➢ *Kap. 66; Teil A (Betrachtung)* ➢ *Kap. 18*, ➢ *Kap. 19*

Fußödeme sind meist auf einen Nieren-Yang-Mangel zurückzuführen; in diesem Fall bleibt beim Fingerdrucktest eine Delle zurück. Wenn aber keine Delle zurückbleibt, so ist das Ödem auf eine Qi-Stagnation zurückzuführen. Ödeme werden in ➢ Kapitel 18 genauer besprochen.

39.22 Fußsohlenschmerzen

Teil E (Symptome und klinische Zeichen) ➢ *Kap. 66*

Auf der Fußsohle können wir drei unterschiedliche Areale abgrenzen (➢ Abb. 39.1): Der Fußballen, der zur Magen-Leitbahn gehört, das Areal unter der großen Zehe, welches zur Leber- und Milz-Leitbahn gehört. Der Rest der Fußsohle ist der Nieren-Leitbahn

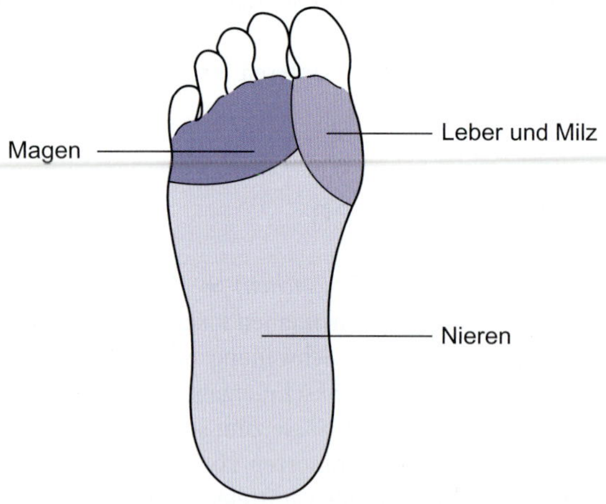

39

Abb. 39.1 Areale der Fußsohle

zugeordnet. Folglich ist ein Fußballenschmerz oft auf einen Magen-Qi-Mangel mit Nässe zurückzuführen, die in die Gliedmaßen eindringt, oder auf eine Magen-Hitze. Schmerzen unterhalb des großen Zehs ist oft durch Leber-Feuer oder Milz-Nässe bedingt.

Ein Schmerz in der eigentlichen Sohle ist meist auf einen Nieren-Mangel (Yin oder Yang) zurückzuführen, auch in Verbindung mit Nässe.

39.23 Brennende Schmerzen in den Fußsohlen

Teil E (Symptome und klinische Zeichen) ➤ *Kap. 66*

Ein brennendes Gefühl in den Fußsohlen kann auf eine Fülle-Hitze der Leber oder des Magens zurückzuführen sein, wobei sich bei der Leber nur das Areal unterhalb der großen Zehe heiß anfühlt, während sich bei Magen-Hitze der Fußballen heiß anfühlt.

Dennoch ist die häufigste Ursache von einem Brennen der eigentlichen Fußsohlen ein Nieren-Yin-Mangel, meist in Verbindung mit Nieren-Hitze. Er verschlimmert sich abends und nachts.

39.24 Schweregefühl in den Gliedmaßen

Teil E (Symptome und klinische Zeichen) ➤ *Kap. 64*, ➤ *Kap. 66*

Patienten sprechen oft von sich aus ein Schweregefühl in den Gliedmaßen an, auch wenn ihre Wortwahl nicht dieselbe ist. Oft sagen sie zum Beispiel, dass sich ihre Beine „schwer wie Blei" anfühlen würden.

Eine Gliederschwere tritt häufiger in den Beinen auf. Als solche ist sie immer ein Zeichen für Nässe im Unteren Erwärmer. Die Nässe kann sowohl mit Hitze als auch mit Kälte einhergehen, sie kann einen Fülle- als auch einen Leere-Charakter besitzen. Ein durch Fülle-Nässe ausgelöstes Schweregefühl ist stärker als eines, dass durch Milz-Qi-Mangel bedingt ist.

Wenn der Milz-Qi-Mangel sich zusätzlich noch mit einem Magen-Qi-Mangel verbindet, ist die Schwere meist in allen vier Gliedmaßen zu spüren. Wenn Schleim mit ins Spiel kommt, tritt die Schwere ebenfalls in allen vier Gliedmaßen auf.

39.25 Wadenkrämpfe

Teil E (Symptome und klinische Zeichen) ➤ *Kap. 66*

Die häufigste Ursache von Wadenkrämpfen ist Leber-Blut-Mangel. Dieses Symptom tritt bei alten Menschen oft nachts auf. Wenn die Krämpfe sehr stark sind und von Taubheitsgefühlen der Beine begleitet sind, können sie auf die Anwesenheit von Leere-Wind aufgrund von Leber-Blut-Mangel hinweisen.

Krämpfe in den Waden können auch durch eine Kombination von Wind und Schleim in den Gliedmaßen entstehen, was eher bei Patienten auftritt, die älter als 70 Jahre sind. Wenn die Krämpfe von Schmerzen begleitet sind, zeigen sie zusätzlich zum Leber-Blut-Mangel auch eine Leber-Blut-Stase auf.

39.26 Gliederschmerzen

Teil E (Symptome und klinische Zeichen) ➤ *Kap. 64*

Gliederschmerzen sind fast immer auf eine im Spalt zwischen Haut und Muskeln zurückgebliebene Nässe zurückzuführen. Hier kann eine Fülle oder eine Leere herrschen (welche mit Milz-Qi-Mangel assoziiert ist), und die Nässe ist unter Umständen mit Hitze gekoppelt. Wenn Hitze mit im Spiel ist, sind die Schmerzen stärker. Zusätzlich tritt auch eine Gliederschwere auf. Manchmal sind die Muskelschmerzen auch durch einen Leber-Blut-Mangel bedingt, sie sind dann nur leicht ausgeprägt und oft von einem Kribbeln begleitet.

Gliederschmerzen sind ein häufiges Symptom des postviralen Erschöpfungssyndroms.

LERNERGEBNISSE

Das sollten Sie jetzt wissen:
- Dass die Gliedmaßen durch Milz und Magen sowie von den Leitbahnen beeinflusst werden, die die Gliedmaßen durchziehen.
- Warum, wann und wie man nach den Gliedmaßen fragt.
- Über Schwäche, Gehschwäche, Spannungs- oder Schweregefühl, Gliederschmerzen, Taubheitsgefühl / Kribbeln, generalisierte Gelenkschmerzen und Tremor der Gliedmaßen.
- Welche Pathologien für die oberen bzw. unteren Gliedmaßen spezifisch sind.

KAPITEL

40 Schlaf

Schlafstörungen kommen bei westlichen Patienten sehr häufig vor. Bei der Anamnese ist es wichtig festzustellen, ob es sich um Einschlaf- oder Durchschlafprobleme handelt, und ob der Patient frühmorgens aufwacht oder zu übermäßigen Träumen neigt.

? Warum man fragt

Fragen zum Schlaf sind von wesentlicher Bedeutung, da sie Hinweise über den Zustand des Herz-Geistes (*Shen*) und der Wanderseele (*Hun*) geben. Natürlich sind Störungen des Herz-Geistes, der Wanderseele oder auch von beiden bei westlichen Patienten sehr häufig anzutreffen, da ihre Lebensweise oft einem erheblichen Maß an Stress unterliegt.

Die Schlafdauer variiert je nach Lebensalter. Im Verlauf des Lebens nimmt die Schlafdauer generell allmählich ab. Säuglinge schlafen am längsten, während ältere Menschen weit weniger lange schlafen. Deswegen sollte man das Lebensalter des Patienten berücksichtigen, wenn es um die Beurteilung eines angemessenen Schlafes geht.

? Wann man fragt

Bereits zu Beginn jeder Konsultation erkundige ich mich nach Schlaf und Träumen. Selbst wenn sich beim Patienten keinerlei Probleme in dieser Richtung zeigen, frage ich dennoch immer nach, auch um einen Eindruck vom Zustand des Herz-Geistes und der Wanderseele zu erhalten.

? Wie man fragt

Bei der Anamnese ist es wichtig, gezielte Fragen zu stellen. Lediglich zu fragen „Schlafen Sie gut?" reicht nicht aus. In der Regel erkundige ich mich beim Patienten, ob er schnell und problemlos einschlafen kann, ob er in der Nacht aufwacht und ob er übermäßig viel träumt – was relativ schwierig einzugrenzen ist, da jeder schließlich Träume hat. Träumen stellt einen essenziellen Teil des Schlafes dar und erfüllt somit eine gewisse Funktion, die aber heutzutage immer noch ungeklärt und heftig umstritten ist.

Es stellt sich daher die Frage, was „übermäßiges Träumen" in der chinesischen Medizin bedeutet. Meiner Ansicht nach lässt sich dieses Symptom folgendermaßen beschreiben: Entweder hat man zu viele Träume, sodass man sich morgens nach dem Aufwachen erschöpft und ausgelaugt fühlt, oder man hat unangenehme Träume, von denen man müde und verstört morgens oder gar nachts aufwacht. Alpträume sind aus Sicht der chinesischen Medizin ebenfalls eine Form von „übermäßigem Träumen".

Träumt der Patient übermäßig viel, so erkundige ich mich gleich nach wiederkehrenden Träumen. Abgesehen von Interpretationsansätzen der modernen Traumpsychologie nach Freud, Jung und anderen Traumforschern, bemühe ich mich stets, wiederkehrende Träume im Sinne der chinesischen Medizin zu deuten. Im *Su Wen* gibt es eine lange Liste an Träumen und ihren Bedeutungen in der chinesischen Medizin (➤ Kap. 81). Als Beispiel sei hier wiederkehrendes Träumen von Wasser erwähnt, was in der Regel auf einen Nieren-Mangel hindeutet (im Vergleich hierzu steht Wasser in der Psychologie von C. G. Jung als Symbol für das Unterbewusstsein).

Folgende mit dem Schlaf zusammenhängende Symptome werden hier besprochen:

1. Schlaflosigkeit
2. Übermäßiges Träumen
3. Schläfrigkeit

40.1 Schlaflosigkeit

Teil E (Symptome und klinische Zeichen) ➤ Kap. 81

Guter Schlaf hängt im Allgemeinen vom Zustand des Blutes und des Yin von Herz und Leber ab, obwohl auch Blut und Yin anderer Organe auf den Schlaf wirken. In der Nacht herrschen die Yin-Energien des Körpers vor, und der Herz-Geist sowie die Wander-

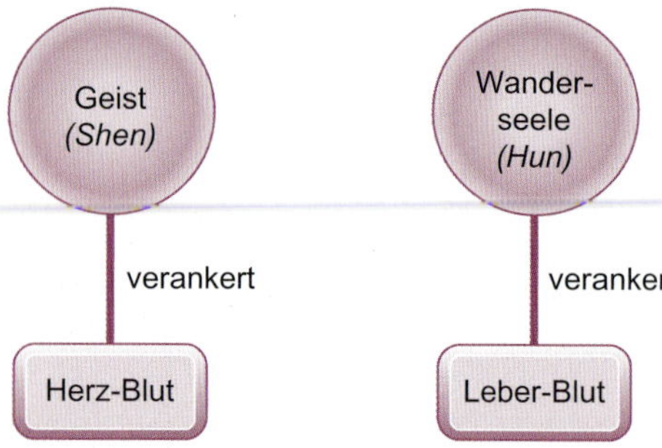

Abb. 40.1 Herz-Blut und Leber-Blut verankern Herz-Geist und Wanderseele.

seele sollten jeweils im Herz-Blut oder Leber-Blut (bzw. Herz-Yin und Leber-Yin) verankert sein (➤ Abb. 40.1).

Schlafstörungen können entstehen, wenn der Herz-Geist und/oder die Wanderseele nicht im Herz-Blut (oder Herz-Yin) bzw. Leber-Blut (oder Leber-Yin) verankert sind. Dies kann entweder geschehen, weil nicht genügend Blut oder Yin vorhanden ist, um den Geist und/oder die Wanderseele zu verankern oder weil diese durch einen pathogenen Faktor (z. B. Hitze) aufgerührt und beunruhigt werden. Liegt nicht genügend Blut oder Yin vor, handelt es sich um eine Schlaflosigkeit vom Leere-Typ, bei Störung durch einen pathogenen Faktor hingegen um einen Fülle-Typ. In beiden Fällen kommt es dazu, dass der Herz-Geist und/oder die Wanderseele nachts „treiben", was zu Schlaflosigkeit führt.

Einschlafschwierigkeiten aufgrund von Leere-Syndromen sind in der Regel auf einen Blut-Mangel von Herz, Milz oder Leber zurückzuführen. Durchschlafschwierigkeiten sowie eine Neigung zu häufigem Aufwachen in der Nacht deuten hingegen auf einen Yin-Mangel hin. Letzteres Symptom kann auch durch eine Fülle verursacht werden, wie zum Beispiel durch Hitze, Feuer, Schleim-Feuer oder Nahrungsretention.

!
Einschlafschwierigkeiten deuten meist auf einen Blut- oder Yin-Mangel, nächtliches Aufwachen hingegen deutet auf einen Yin-Mangel mit Leere-Hitze hin.

Bei Schlaflosigkeit sollten wir als Erstes zwischen Fülle und Hitze und als Zweites zwischen Herz- und Leber-Syndromen unterscheiden. Bei einer Fülle ist der Schlaf ruhelos und von Hitzegefühlen, innerer Erregung und übermäßigem Träumen begleitet. Schlaflosigkeit vom Leere-Typ ist dadurch gekennzeichnet, dass der Patient weder einschlafen noch durchschlafen kann, jedoch ohne die eben beim Fülle-Typ genannten Begleitsymptome. Bei Leber-Syndromen liegt vor allem übermäßiges Träumen und eine im Vergleich zu Herz-Syndromen noch ausgeprägtere Ruhelosigkeit vor.

Schlafstörungen können nicht nur von Herz und Leber verursacht werden, auch Magen, Milz oder Gallenblase können an ihrer Entstehung wesentlich beteiligt sein. Ein Mangel an Milz-Blut beispielsweise wird häufig von einem Herz-Blut-Mangel begleitet und steuert damit der Entstehung von Schlaflosigkeit bei (die weithin bekannte Verschreibung Gui Pi Tang *Dekokt zum Stärken der Milz* behandelt genau diese Art von Schlaflosigkeit). Es ist nicht nur Aufgabe des Leber-Yin, sondern auch des Nieren-Yin, in der Nacht den Herz-Geist und die Wanderseele zu verankern. Daher kann auch ein Nieren-Yin-Mangel, egal ob nun mit oder ohne Leere-Hitze, Schlaflosigkeit herbeiführen.

Ein Gallenblasen- und Herz-Mangel kann dazu führen, dass man frühmorgens aufwacht und dann nicht mehr in der Lage ist, wieder einzuschlafen.

Eine etwas seltenere Ursache für Schlaflosigkeit stellt eine zurückgebliebene Hitze (oder Rest-Hitze) im Zwerchfell dar, ein Zustand, der nach eingedrungener Wind-Hitze auftreten kann. Hierbei handelt es sich selbstverständlich um Schlaflosigkeit mit akutem Beginn.

Eine ausführliche Beschreibung der Syndrome, die zu Schlaflosigkeit führen können, findet sich in ➤ Kapitel 81. ➤ Abbildung 40.2 zeigt die Ätiologie und Pathologie der Schlaflosigkeit, nach Fülle und Leere eingeteilt.

Zusammengefasst gibt es folgende Hauptsyndrome bei Schlaflosigkeit:

- Herz-Blut-Mangel: Schlaflosigkeit mit Einschlafschwierigkeiten, Herzklopfen, blasse Zunge, rauer oder dünner Puls
- Qi- und Blut-Mangel von Herz und Milz: Schlaflosigkeit mit Einschlafschwierigkeiten, Herzklopfen, Müdigkeit, blasse Zunge, rauer Puls
- Herz-Yin-Mangel: Schlaflosigkeit mit Einschlafschwierigkeiten, Herzklopfen, belaglose Zunge, oberflächlich-leerer Puls
- Leber-Blut-Mangel: Schlaflosigkeit mit Einschlafschwierigkeiten, Träume, Schwindel, verschwommene Sicht, blasse Zunge, rauer oder dünner Puls
- Leber-Yin-Mangel: Schlaflosigkeit mit Einschlafschwierigkeiten, Träume, Schwindel, verschwommene Sicht, trockene Augen, belaglose Zunge, oberflächlich-leerer Puls
- Herz- und Nieren-Yin-Mangel: Schlaflosigkeit mit Einschlafschwierigkeiten, Schwindel, Tinnitus, belaglose Zunge, oberflächlich-leerer Puls
- Herz- und Nieren-Yin-Mangel mit Leere-Hitze im Herzen: Schlaflosigkeit, häufiges Aufwachen, Ängstlichkeit, Nachtschweiß, Schwindel, Tinnitus, rote Zunge ohne Belag, oberflächlich-leerer und schneller Puls
- Gallenblasen- und Herz-Mangel: nachts leicht aufzuwecken, schreckt leicht auf und kann daraufhin nur schwer wieder einschlafen, oder neigt dazu, frühmorgens aufzuwachen, Depression, Furchtsamkeit, unwohles Gefühl im Flankenbereich, Herzklopfen
- Leber-Feuer: Schlaflosigkeit, übermäßiges Träumen, ruheloser Schlaf, neigt zu Wutausbrüchen, Kopfschmerzen, rote Zunge mit röteren Rändern und trockenem gelbem Belag, saitenförmig-schneller Puls
- Schleim-Feuer bedrängt Magen und Herz: ruheloser Schlaf, Schlaflosigkeit, traumgestörter Schlaf, Sputum in der Kehle, rote Zunge mit röterer Spitze und gelbem klebrigem Belag, schlüpfrig-überflutend-schneller Puls
- Herz-Feuer: ruheloser Schlaf, traumgestörter Schlaf, Herzklopfen, Erregung, rote Zunge mit röterer Spitze und gelbem Belag, überflutend-schneller Puls

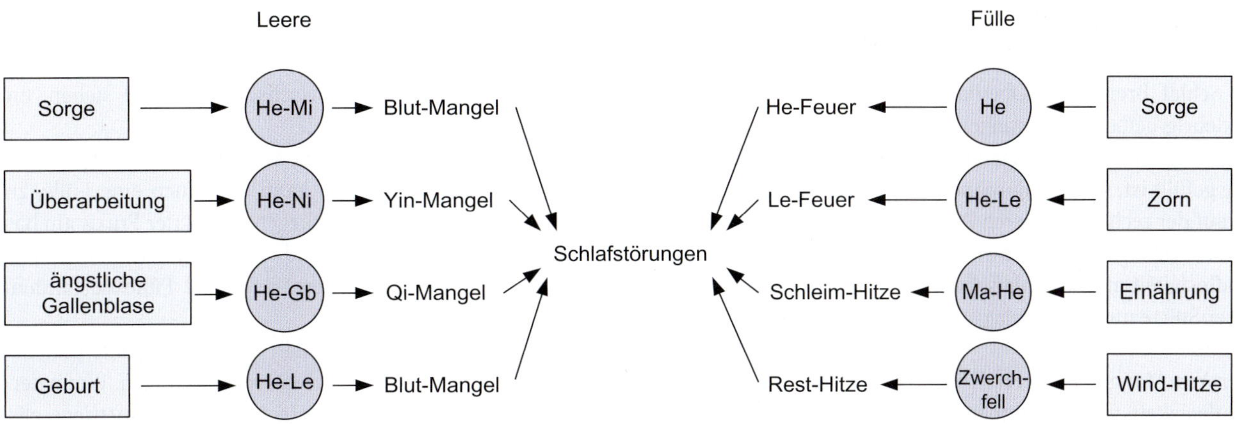

Abb. 40.2 Ätiologie und Pathologie von Schlaflosigkeit

- Rest-Hitze im Zwerchfell: ruheloser Schlaf, Patient will den Oberkörper höher gelagert haben, Einschlafschwierigkeiten, mentale Unruhe, Engegefühl im Zwerchfell, rote Punkte im vorderen Bereich oder um die Zungenmitte herum, leicht schneller Puls

THERAPIE

- Blut- oder Yin-Mangel (von Herz, Milz oder Leber): He 7 Shenmen, Ren 15 Jiuwei, Du 24 Shenting, Mi 6 Sanyinjiao.
- Yin-Mangel mit Leere-Hitze (fast aller Organe, aber besonders von Herz, Leber oder Niere): He 7 Shenmen, Ren 15 Jiuwei, Du 24 Shenting, Mi 6 Sanyinjiao, Ren 4 Guanyuan, Ni 3 Taixi.
- Fülle-Hitze (Herz, Leber oder Magen), Schleim-Feuer (Magen und/oder Herz): He 8 Shaofu, Ma 44 Neiting, Di 11 Quchi, Ma 40 Fenglong.
- Leere-Hitze (Herz, Leber oder Niere): He 6 Yinxi, Ni 3 Taixi, He 7 Shenmen, Ren 4 Guanyuan, Mi 6 Sanyinjiao, Ren 15 Jiuwei.
- Nahrungsretention: Ren 12 Zhongwan, Ren 10 Xiawan, Ma 44 Neiting, Ma 40 Fenglong, Mi 4 Gongsun.
- Gallenblasen- und Herz-Mangel: Gb 40 Qiuxu.

Schlaflosigkeit

- *Schlaflosigkeit mit Einschlafschwierigkeiten:* Blut- oder Yin-Mangel (von Herz, Milz oder Leber)
- *Schlaflosigkeit mit Durchschlafstörungen:* Yin-Mangel mit Leere-Hitze (fast aller Organe, aber besonders von Herz, Leber oder Niere)
- *Ruheloser Schlaf mit übermäßigem Träumen:* Fülle-Hitze (Herz, Leber oder Magen), Schleim-Feuer (Magen und/oder Herz)
- *Nächtliches Aufwachen mit trockenem Mund, Träumen, Nachtschweiß:* Leere-Hitze (Herz, Leber oder Niere)
- *Aufwachen am frühen Morgen:* Gallenblasen- und Herz-Mangel

40.2 Übermäßiges Träumen

Teil E (Symptome und klinische Zeichen) ➤ *Kap. 81*

Übermäßiges Träumen stellt eine weitere, häufig auftretende Schlafstörung dar, bei der in aller Regel ein pathogener Faktor, wie zum Beispiel Feuer, Schleim-Feuer oder auch Leere-Hitze aufgrund von Yin-Mangel, die Wanderseele aufrührt und stört.

„Übermäßiges Träumen" ist schwer zu definieren, da das Träumen an sich ja einen normalen, physiologischen Aspekt des Schlafes darstellt. Die chinesische Medizin beschreibt übermäßiges Träumen als eine Art Schlaf, der durch angenehme oder unangenehme Träume den Patienten ruhelos werden oder sogar aufwachen lässt. Hierzu gehören auch Alpträume, insbesondere wiederkehrende. Andere Ärzte nehmen zum „übermäßigen Träumen" hinzu, dass der Patient beim Aufwachen vom Träumen mit einem unangenehmen Gefühl zurückbleibt. Allgemein gilt laut Sichtweise der chinesischen Medizin, dass man sich an „normale" Träume beim Aufstehen nicht mehr erinnern kann.

„Übermäßiges Träumen" wurde früher *Ye You* genannt, was so viel wie „Wandern in der Nacht" heißt, oder *Meng You,* also „im eigenen Traum wandern", und schließlich *Meng Xin,* also „sich im eigenen Traum bewegen". Alle diese Begriffe beschreiben eindeutig das Herumwandern der Wanderseele, wenn wir des Nachts zu viel träumen.

Übermäßiges Träumen wird normalerweise, mit Ausnahme eines Herz- und Gallenblasen-Mangels, von einer Fülle von Leber oder Herz verursacht, wie zum Beispiel Leber-Feuer, Herz-Feuer, Schleim-Feuer im Herzen. Eine Magen-Fülle kann ebenfalls häufig für übermäßiges Träumen verantwortlich sein, insbesondere Schleim-Feuer im Magen und Nahrungsretention.

Eine Beschreibung der Syndrome, die bei übermäßigem Träumen eine Rolle spielen, und der Bedeutung von Träumen nach „Des Gelben Kaisers Klassiker des Inneren" findet sich in ➤ Kapitel 81.

Zusammengefasst verursachen folgende Hauptsyndrome übermäßiges Träumen:

- Leber-Feuer: übermäßiges Träumen, Alpträume, ruheloser Schlaf, Kopfschmerzen, rote Zunge mit röteren Rändern und trockenem gelbem Belag, saitenförmig-schneller Puls
- Herz-Feuer: übermäßiges Träumen, ruheloser Schlaf, Herzklopfen, Schlaflosigkeit, rote Zunge mit röterer Spitze und gelbem Belag, überflutend-schneller Puls
- Schleim-Feuer bedrängt das Herz: übermäßiges Träumen, ruheloser Schlaf, Schlaflosigkeit, Alpträume, die einen aufwecken, Herzklopfen, Erregung, Sputum in der Kehle, rote Zunge mit

röterer Spitze und gelbem klebrigem Belag, schlüpfrig-überflutend-schneller Puls
- Schleim-Feuer im Magen: übermäßiges erregtes Träumen, ruheloser Schlaf, Brennen im Oberbauch, Schlaflosigkeit, rote Zunge mit klebrig-gelbem oder dunkelgelbem (oder gar schwarzem) Belag, Magenriss, der mit einem rauen, klebrigen und gelben Belag gefüllt ist, schlüpfrig-schneller und leicht überflutender Puls auf der rechten mittleren Pulstaststelle
- Herz-Yin-Mangel mit Leere-Hitze: traumgestörter Schlaf, Schlaflosigkeit mit Einschlafschwierigkeiten, rote Zunge mit röterer Spitze und ohne Belag, oberflächlich-leerer und schneller Puls
- Leber-Yin-Mangel mit Leere-Hitze: traumgestörter Schlaf, Schlaflosigkeit, verschwommene Sicht, trockene Augen, rote Zunge ohne Belag, oberflächlich-leerer und leicht schneller Puls
- Herz- und Nieren-Yin-Mangel mit Leere-Hitze: traumgestörter Schlaf, Herzklopfen, Schwindel, Tinnitus, rote Zunge mit röterer Spitze ohne Belag, Herzriss entlang der Zungenmittellinie, oberflächlich-leerer und schneller Puls, oder tief-schwächlich auf den beiden hinteren Pulstaststellen und relativ dazu überflutend auf den beiden vorderen Taststellen
- Herz- und Gallenblasen-Mangel: Übermäßiges Träumen, wird leicht von Träumen aus dem Schlaf gerissen, Geistesabwesenheit, emotional instabil, Ängstlichkeit und Herzklopfen

Übermäßiges Träumen

- Leber-Feuer
- Herz-Feuer
- Schleim-Feuer bedrängt das Herz
- Schleim-Feuer im Magen
- Herz-Yin-Mangel mit Leere-Hitze
- Leber-Yin-Mangel mit Leere-Hitze
- Herz- und Nieren-Yin-Mangel mit Leere-Hitze
- Herz- und Gallenblasen-Mangel

40.3 Schläfrigkeit

Teil E (Symptome und klinische Zeichen) ➤ Kap. 81

Schläfrigkeit ist ein Zustand, wenn der Patient häufig tagsüber oder am frühen Abend einnickt. Bisweilen wird in der chinesischen Fachliteratur noch hinzugefügt, dass der Patient beim Ausatmen aufwacht und dann wieder einnickt. Der Begriff der Schläfrigkeit umfasst auch ein bei manchen Menschen erhöhtes Schlafpensum, das normalerweise bei Erwachsen zwischen sieben und acht Stunden beträgt.

Schläfrigkeit kann auf einen Mangel zurückgehen, meist von Qi und / oder Yang. Ursächlich kann aber auch eine Fülle, zum Beispiel Nässe oder Schleim, vorliegen. Die in der Praxis am häufigsten vorkommenden Syndrome sind eine Kombination aus Mangel-Zuständen (von Milz und / oder Niere) und Fülle-Zuständen (Nässe oder Schleim).

Wenn ein Patient über Schläfrigkeit klagt, sollte man selbstverständlich zuerst nach dem Arbeitspensum fragen. Wenn der Patient viele Überstunden macht (was in westlichen Industriegesellschaften sehr häufig vorkommt), ist Schläfrigkeit kein pathologisches Symptom.

Eine genauere Beschreibung der Syndrome, die Schläfrigkeit verursachen, findet sich in ➤ Kapitel 81.

Schläfrigkeit

- *Milz-Yang-Mangel:* Schläfrigkeit, Patient will sich hinlegen, weiche Stühle, blasse Zunge, schwächlicher Puls
- *Nieren-Yang-Mangel:* Schläfrigkeit, Antriebslosigkeit, Rückenschmerzen, Schwindel, Tinnitus, blasse und gedunsene Zunge, tiefer und schwächlicher Puls
- *Nässe:* Schläfrigkeit nach dem Essen, Schweregefühl, klebriger Zungenbelag, schlüpfriger Puls
- *Schleim:* Schläfrigkeit nach dem Essen und morgens, Benommenheitsgefühl, Schwindel, gedunsene Zunge mit klebrigem Belag, schlüpfriger Puls

LERNERGEBNISSE

Das sollten Sie jetzt wissen:
- Warum, wann und wie man nach dem Schlaf fragt, um Aufschlüsse über die Gesundheit von Herz-Geist (*Shen*) und Wanderseele (*Hun*) zu erlangen.
- Dass Schlaflosigkeit durch Fülle oder Leere und Herz- oder Leber-Syndrome verursacht wird.
- Dass übermäßiges Träumen eine Pathologie widerspiegelt, die die Wanderseele betrifft.
- Welche klinische Bedeutung Schläfrigkeit hat.

KAPITEL

41 Schwitzen

Übermäßiges Schwitzen ist ein Symptom, das in der chinesischen Medizin schon immer von einem Arzt überprüft werden musste. Um übermäßiges Schwitzen korrekt zu definieren, sollten wir uns erst klar machen, dass Schwitzen unter gewissen Umständen normal und physiologisch ist. Beispielsweise ist es normal, beim Sport zu schwitzen, wie auch nach scharfen Speisen, bei heißem Wetter oder unter akutem emotionalem Stress.

? Warum man fragt

Aus verschiedenen Gründen hat ein während des Tages auftretendes spontanes Schwitzen in der Befragung keine größere Bedeutung. Erstens ist es ein Symptom, dessen sich hauptsächlich chinesische Patienten bewusst sind, und daher von sich heraus darüber berichten, westliche Patienten hingegen erwähnen spontanes Schwitzen eher selten. Hinsichtlich der Bedeutung für die Praxis kann man sagen, dass spontanes Schwitzen während des Tages eine Diagnose eher selten eindeutig sichert.

Bei einem akuten Eindringen von Wind hingegen sollten wir uns immer nach Schwitzen erkundigen. Schwitzt der Patient, so deutet dies auf Wind-Hitze oder Wind-Kälte mit einem Vorherrschen von pathogenem Wind (Wind-Attacke des Taiyang-Syndroms innerhalb der Sechs Schichten) hin, und dass das Aufrechte Qi des Patienten recht schwach ist. Wenn der Patient bei eindringendem Wind jedoch nicht schwitzt, so zeigt dies in der Regel an, dass im Vergleich zum Wind die pathogene Kälte vorherrscht und das Aufrechte Qi intakt ist.

Nachtschweiß hingegen wird von den meisten abendländischen Patienten mit weit mehr Aufmerksamkeit bedacht. Gerade für Frauen in den Wechseljahren stellt Nachtschweiß eine Hauptbeschwerde dar, von der sie mit Sicherheit berichten werden. Allein das Vorliegen von Nachtschweiß reicht aus, um einen Yin-Mangel diagnostizieren zu können (Nachtschweiß kann auch auf anderen Krankheitsmustern beruhen, z. B. Nässe-Hitze, Magen-Hitze usw.).

? Wann man fragt

Ich erkundige mich nach im Verlauf des Tages auftretendem spontanen Schwitzen meist dann, wenn ich einen Lungen-Qi-Mangel festlegen möchte, und nach Nachtschweiß, wenn ich einen Yin-Mangel festlegen möchte. Fehlen bei Nachtschweiß weitere Symptome, die auf einen Yin-Mangel hinweisen, sollten wir den Fall nochmals durchdenken und andere, eventuell seltenere Muster (z. B. Nässe-Hitze) in Erwägung ziehen.

? Wie man fragt

Bei Schwitzen während des Tages gehe ich mit meiner Befragung normalerweise wie folgt vor: „Neigen Sie dazu zu schwitzen, selbst wenn Sie sich nicht körperlich anstrengen?“ Hinsichtlich des Nachtschweißes ist die Fragestellung etwas einfacher, daher reicht es zu fragen: „Schwitzen Sie manchmal in der Nacht?“ Trotzdem sollten wir berücksichtigen, dass Nachtschweiß auch durch eine zu warme Bettdecke oder ein zu stark geheiztes Schlafzimmer ausgelöst werden kann, und dies bei der Befragung entsprechend ausschließen.

Um die verschiedenen Arten des Schwitzens zu unterscheiden, muss zunächst klargestellt werden, ob sie Teil eines äußeren oder inneren Erkrankungsmusters sind. Folgende fünf Aspekte werden in diesem Kapitel besprochen:

1. Die klinische Bedeutung des Schwitzens bei äußeren Erkrankungsmustern
2. Die klinische Bedeutung des Schwitzens bei inneren Erkrankungsmustern
3. Die Pathologie des Schwitzens
4. Die Einteilung des Schwitzens
5. Fehlendes Schwitzen

41.1 Die klinische Bedeutung des Schwitzens bei äußeren Erkrankungsmustern

Bei äußeren Erkrankungsmustern deutet spontanes Schwitzen entweder auf eindringende Wind-Kälte mit einem Vorherrschen von Wind, was auf eine Disharmonie von Nähr- und Abwehr-Qi zurückzuführen ist, oder auf eindringende Wind-Hitze.

Bei eindringender Wind-Kälte mit vorherrschendem Wind ist das geschwächte Nähr-Qi nicht in der Lage, die Flüssigkeiten im Raum zwischen Haut und Muskeln zu halten; folglich bleiben die Poren geöffnet, und der Patient muss leicht schwitzen. Hierbei handelt es sich aber nicht um starkes spontanes Schwitzen, und solange wir uns nicht danach erkundigen, wird es dem Patienten wohl nicht auffallen. Bei äußeren Erkrankungsmustern kann solch ein leichtes Schwitzen auch bei eindringender Wind-Hitze, Wind-Nässe oder Sommer-Hitze auftreten.

Wenn im Verlauf von akuten fiebrigen Erkrankungen ein pathogener Faktor ins Innere vordringt, sehen wir uns häufig mit starkem Schwitzen konfrontiert. Dies ist beispielsweise beim Yangming-Syndrom der Sechs Schichten, oder auch im Rahmen eines Syndroms in der Qi-Ebene der Vier Ebenen zu beobachten.

41.2 Die klinische Bedeutung des Schwitzens bei inneren Erkrankungsmustern

Bei inneren Erkrankungsmustern ist spontanes Schwitzen auf einen Qi- oder Yang-Mangel zurückzuführen, oder aber auch auf eine Fülle-Hitze, wenn es tagsüber auftritt, oder auf Yin-Mangel oder Nässe-Hitze, wenn es nachts auftritt. Bei Qi- oder Yang-Mangel handelt es sich in der Regel um eine Leere in Lunge oder Herz. Bei Fülle-Hitze liegt meist Hitze (oder auch Nässe-Hitze) in Herz, Leber, Lunge oder Magen vor.

Zusammengefasst gibt es folgende Muster, die bei inneren Störungen Schwitzen während des Tages verursachen:

- Qi-Mangel (von Lunge und / oder Herz)
- Yang-Mangel (von Lunge, Herz oder Nieren)
- Kollaps von Yang oder Yin
- Leber-Feuer
- Herz-Feuer
- Lungen-Hitze
- Magen-Hitze
- Nässe-Hitze in Magen und Milz
- Schleim-Hitze in der Lunge
- Schleim-Hitze im Herzen
- Schleim-Hitze im Magen

Die Hauptmuster, die Nachtschweiß verursachen:

- Yin-Mangel (kann von jedem Organ ausgehen)
- Yin-Mangel mit Leere-Hitze
- Nässe-Hitze in Magen und Milz
- Qi- und Blut-Mangel im Herzen

! Nachtschweiß muss *nicht* immer auf einem Yin-Mangel beruhen.

41.3 Die Pathologie des Schwitzens

Bei Schwitzen während des Tages verliert der Körper Flüssigkeiten aus dem Raum zwischen Haut und Muskeln, also von dort, wo das Abwehr-Qi zirkuliert. Bei Schwitzen in der Nacht (*Dao Han* auf Chinesisch, was wörtlich „Schweißesdieb" heißt) verliert der Körper Flüssigkeiten aus der Knochenebene, was häufig als „Knochendampfen" bezeichnet wird. Die Flüssigkeiten, die durch Schwitzen während des Tages verloren gehen, sind Körperflüssigkeiten (*Jin-Ye*), die in der Nacht verloren gehenden stammen aus den nährenden Yin-Essenzen. Daher stellt der Verlust von Flüssigkeiten in der Nacht (Yin-Typ-Flüssigkeiten) einen größeren Schaden dar, da diese als kostbarer betrachtet werden als die Flüssigkeiten, die bei Schwitzen während des Tages verloren gehen. Trotzdem kann der Verlust von beiden Substanzen zu einem Teufelskreis führen, da in beiden Fällen eine Leere vorliegt und diese durch das weitere Schwitzen verschlimmert wird. In der Tat schädigt Schwitzen während des Tages das Qi (man nennt die Hautporen auch „Qi-Löcher"), während Schwitzen in der Nacht das Yin schädigt.

In den alten chinesischen Schriften steht geschrieben, dass Nachtschweiß süß schmeckt (da dieser Schweiß ja eine Yin-Essenz ist), der Schweiß vom Tage hingegen salzig.

Abgesehen von spontanem Schwitzen während des Tages und Nachtschweiß gibt es noch zwei weitere Arten: Schwitzen bedingt durch Kollaps (*Jue Han*) und Schwitzen mit Zittern (*Zhan Han*).

Schwitzen bedingt durch Kollaps tritt bei einem Yang- bzw. Yin-Kollaps ein: Schweiß aufgrund von Yin-Kollaps ist ölig, während Schweiß aufgrund von Yang-Kollaps in wässrigen und verdünnt erscheinenden Tropfen heraus strömt.

Schwitzen mit Zittern tritt hauptsächlich bei akuten fiebrigen Erkältungen auf und äußert sich in einem Anfall von Zittern, woraufhin der Patient zu schwitzen beginnt. Wenn das Fieber nach dem Schwitzen abklingt, der Puls ruhig wird, und der Körper sich kühl anfühlt, so steht fest, dass sich das Aufrechte Qi durchsetzen und den pathogenen Faktor ausstoßen konnte. Ist der Patient nach dem Schwitzen aber ruhelos und besteht ein schneller Puls, so weist dies auf ein Vorherrschen des pathogenen Faktors und damit auch auf ein sehr geschwächtes Aufrechtes Qi hin.

41.4 Einteilung des Schwitzens

Teil E (Symptome und klinische Zeichen) ➤ Kap. 76; Teil A (Betrachtung) ➤ Kap. 20

Schwitzen sollte jeweils nach Körperregion, Tageszeit, Art der Erkrankung und Beschaffenheit des Schweißes unterschieden werden.

Körperregion

- **Nur am Kopf:** Hitze oder Nässe-Hitze im Magen, Hitze im Oberen Erwärmer, leeres Yang, das nach oben treibt, Nahrungsretention

- **Nur an den Händen und Füßen:** Qi- oder Yin-Mangel von Lunge oder Herz und Niere, oder Hitze in Lunge oder Herz und Niere
- **Öliger Schweiß auf der Stirn:** Yin-Kollaps
- **Nur an der Nase:** Nässe-Hitze in Lunge und / oder Magen
- **Nur an Armen und Beinen:** Magen- und Milz-Mangel
- **Nur an den Händen:** Qi- oder Yin-Mangel von Lunge oder Herz, oder Hitze in Lunge oder Herz
- **Am ganzen Körper:** Lungen-Qi-Mangel
- **An den Hand- und Fußinnenseiten und auf der Brust:** Yin-Mangel (bekannt als Schwitzen in den fünf Zentren)

Tageszeit

- **Tagsüber:** Yang-Mangel
- **In der Nacht:** Yin-Mangel (in manchen Fällen kann auch Nässe-Hitze vorliegen)

Art der Erkrankung

- **Starkes Schwitzen mit kaltem Schweiß im Verlauf einer schweren Erkrankung:** Yang-Kollaps
- **Schweiß auf der Stirn, der wie Perlen aussieht und nicht abfließt:** Yang-Kollaps mit Gefahr des bevorstehenden Todes

Beschaffenheit des Schweißes

- **Ölig:** Schwerer Yin-Mangel
- **Gelb:** Nässe-Hitze

41.5 Fehlendes Schwitzen

Teil E (Symptome und klinische Zeichen) ➤ Kap. 76

Auch das Fehlen von Schweiß stellt gemäß der chinesischen Medizin ein Symptom dar. Bei äußeren Wind-Syndromen sollte man stets nach Schwitzen fragen, da ein Fehlen von Schweiß ein Eindringen von Wind-Kälte mit vorherrschender Kälte bedeutet, was dem Taiyang-Syndrom im Sechs-Stadien-Modell entspricht. Das Taiyang-Syndrom wird immer durch eindringende Wind-Kälte ausgelöst, es gibt hier zwei Formen: In der einen überwiegt Kälte (in diesem Fall besteht kein Schwitzen), in der anderen Wind (in diesem Fall besteht Schwitzen).

Bei anderen äußeren Syndromen deutet ein Fehlen von Schwitzen normalerweise auf Kälte oder Kälte-Nässe in den oberflächlichen Körperschichten hin (im Raum zwischen Haut und Muskeln).

Bei inneren Syndromen deutet ein Fehlen von Schwitzen auf einen „engen" und zu geschlossenen Zustand des Raums zwischen Haut und Muskeln (*Cou Li*), was bei der betroffenen Person dazu führt, dass sie bei Eindringen eines pathogenen Faktoren leichter Fieber bekommt, und dass sie eher zu Fülle- als zu Leere-Syndromen neigt.

Eine ausführlichere Beschreibung der verschiedenen Formen des Schwitzens findet sich in ➤ Kapitel 76.

LERNERGEBNISSE

Das sollten Sie jetzt wissen:
- Warum, wann und wie man nach dem Schwitzen fragt.
- Welche klinische Bedeutung die äußeren und inneren Erkrankungsmuster haben.
- Die Pathologie, fehlendes Schwitzen und die Klassifikation: Körperregion, Zeit, Art der Erkrankung und Beschaffenheit des Schweißes.

KAPITEL

42 Ohren und Augen

42.1 Ohren

Die Ohren sind die Öffnungen der Nieren, daher sind Tinnitus und Taubheit häufig auf einen Nieren-Mangel zurückzuführen. Außer den Nieren haben aber auch andere Organe, nämlich Leber, Herz, Lunge und Gallenblase, einen Einfluss auf die Ohren. Hierzu gehört außerdem noch die Milz, auch wenn sie nicht direkt mit den Ohren verbunden ist, da Schleim oder Nässe (aufgrund von Milz-Qi-Mangel) die Ohren beeinträchtigen kann.

? Warum man fragt

Nur unter den folgenden drei Umständen erkundige ich mich nach Ohrenbeschwerden, nämlich bei Nieren-Mangel, aufsteigendem Leber-Yang und Schleim. Letzteres Syndrom gehört ebenfalls zu dieser Aufzählung, da Schleim die klaren Öffnungen verstopfen und somit Tinnitus oder Taubheit verursachen kann.

? Wann man fragt

Im Normalfall erkundige ich mich erst gegen Ende der Anamnese nach Ohrenbeschwerden, hauptsächlich, um Krankheitsmuster von Nieren-Mangel, aufsteigendem Leber-Yang und Schleim zu bestätigen.

? Wie man fragt

Will man Patienten zu Tinnitus befragen, sollte man die Frage natürlich verständlich stellen, also ob sie etwa ein „Klingeln in den Ohren" hören. Hierbei sollte man dem Patienten klarmachen, dass selbst ein nur gelegentlich auftretender Tinnitus trotzdem klinisch bedeutsam ist.

Generell gesehen können die Ohren von einem Mangel (normalerweise der Niere aber auch von Lunge und Herz) beeinträchtigt werden, der dann Tinnitus, Schwerhörigkeit oder Taubheit herbeiführt, oder auch von einer Fülle (normalerweise Hitze oder Schleim).

Die Ohren werden hauptsächlich von den folgenden Leere-Mustern beeinträchtigt:

- Nieren-Mangel (von Yin oder Yang): verursacht Tinnitus und / oder Taubheit
- Lungen-Qi-Mangel: verursacht Tinnitus
- Herz-Blut-Mangel: verursacht Tinnitus

Die Ohren werden hauptsächlich von den folgenden Fülle-Mustern beeinträchtigt:

- Aufsteigendes Leber-Yang: verursacht Tinnitus und Taubheit
- Leber-Feuer: verursacht Tinnitus und Taubheit
- Schleim im Kopf: verursacht Tinnitus
- Nässe-Hitze in der Gallenblase: verursacht Ohrenschmerzen

Folgende Symptome werden besprochen:

- Tinnitus
- Taubheit
- Ohrenschmerzen
- Ohrenjucken

42.1.1 Tinnitus

Teil E (Symptome und klinische Zeichen) ➤ *Kap. 57*

Tinnitus wird dadurch verursacht, dass Qi entweder nicht zu den Ohren aufsteigt (Leere-Typ) oder sich übermäßig in den Ohren sammelt (Fülle-Typ). Um Leere- und Fülle-Typen richtig zu unterscheiden, müssen wir den Beginn, die Tonhöhe, die Dauer und die Druckempfindlichkeit des Tinnitus beachten.

Ein plötzlicher Beginn lässt auf eine Fülle schließen, die inneren Ursprungs (zum Beispiel Leber-Feuer oder Leber-Wind) oder äußeren Ursprungs (zum Beispiel Hitze im Shaoyang) sein kann. Ein allmählicher Beginn deutet auf eine Leere hin, die auf einen Mangel von Niere, Lunge oder Herz zurückzuführen ist.

Ein lautes und hohes läutendes Geräusch, das sich wie eine Pfeife anhört, weist auf aufsteigendes Leber-Yang, Leber-Feuer und Leber-Wind hin, ein tieferes Geräusch wie rauschendes Wasser hingegen auf einen Nieren-Mangel.

Ein nur kurz andauernder Tinnitus lässt sich normalerweise auf eindringende Wind-Hitze in den Shaoyang-Leitbahnen zurückführen. Ein schon seit längerem bestehender, chronischer Tinnitus ist bedingt durch einen Nieren-Mangel oder durch eine Leber-Pathologie (aufsteigendes Leber-Yang, Leber-Feuer, Leber-Wind).

Wird der Tinnitus durch Druck der Hände auf die Ohren verschlimmert, so legt dies eine Fülle-Erkrankung nahe, wenn der Tinnitus beim Drücken auf die Ohren jedoch nachlässt, so weist es auf eine Leere-Erkrankung hin.

Tinnitus

- Tinnitus mit plötzlichem Beginn und abwechselnd Schüttelfrost und Fieber: Shaoyang-Syndrom
- Tinnitus mit plötzlichem Beginn und Kopfschmerzen: Leber-Feuer oder aufsteigendes Leber-Yang
- Tinnitus mit hohem Pfeifton: Leber-Feuer oder aufsteigendes Leber-Yang
- Tinnitus mit tiefem Pfeifton: Nieren-Mangel
- Chronischer, ausgeprägter Tinnitus: Leber-Feuer, aufsteigendes Leber-Yang oder Leber-Wind
- Chronischer, milder, gelegentlicher Tinnitus: Nieren-Mangel
- Chronischer, milder, gelegentlicher Tinnitus mit Herzklopfen und schwacher Stimme: Herz- und Lungen-Qi-Mangel

Fallgeschichte 42.1

Eine 56-jährige Frau litt schon seit drei Jahren an Tinnitus, der sich langsam und nach und nach entwickelte und von einem tiefen Ton geprägt war. Des Weiteren klagte sie über Gedächtnisschwäche, Konzentrationsschwäche, verschwommene Sicht, Schwindel und Hitzewallungen. Auf meine Befragung hin ergab sich außerdem, dass sie einen trockenen Mund hatte, sich ängstlich fühlte und an Herzklopfen litt. Ihr Harn war dunkel, und sie war sehr schreckhaft.

Gelegentlich verspürte sie im Brustkorb einen dumpfen und diffusen Schmerz, der sich wie ein „Stahlband" nach oben zum Hals hin ausdehnte.

Ihre Regel hatte vor zwei Jahren aufgehört. Die Zunge war rot, die Spitze etwas röter, gänzlich belaglos und zudem trocken. Ihr Puls war auf den beiden hinteren Pulstaststellen schwächlich, außerdem etwas saitenförmig, jedoch dünn auf der linken Seite.

Diagnose: Diese Patientin hat eindeutige Anzeichen von Nieren-Yin-Mangel (dunkler Harn, Schwindel, Tinnitus, verschwommene Sicht, Hitzewallungen) und Herz-Yin-Mangel (Gedächtnisschwäche und Konzentrationsschwäche, Herzklopfen, Ängstlichkeit und Schreckhaftigkeit). Vor allem anhand des fehlenden Zungenbelags lässt sich der Yin-Mangel besonders gut belegen, ferner deutet die rote Zunge (zusammen mit dem fehlenden Belag) unmissverständlich auf eine Leere-Hitze hin. Den zum Hals ausstrahlenden Schmerz im Brustkorb legte ich als eine Manifestation von rebellierendem Qi im Durchdringungsgefäß aus, was den Fall – gerade bei Wechseljahresbeschwerden – noch verwickelter gestalten kann. Der saitenförmige Puls links bestätigt diese Diagnose.

42.1.2 Taubheit

Teil E (Symptome und klinische Zeichen) ➤ *Kap. 57*

Die diagnostischen Kriterien für Taubheit und Schwerhörigkeit sind denen für Tinnitus ähnlich. Ein plötzlicher Beginn deutet auf eine Fülle, ein allmählicher auf eine Leere hin. Die hauptsächlich vorkommenden Fülle-Syndrome von Taubheit und Schwerhörigkeit sind Leber-Feuer, aufsteigendes Leber-Yang und Schleim-Feuer in der Leber-Leitbahn.

Bei Leere-Syndromen ist ein Nieren-Mangel der häufigste Fall (er ist die Hauptursache bei älteren Menschen). Aber auch andere Organe beeinflussen die Ohren und können bei Erkrankung Schwerhörigkeit verursachen; zu diesen Syndromen zählen ein Herz-Blut-Mangel, ein Mangel von Sammel-Qi (*Zong-Qi*) oder Yang-Qi. Bei all diesen Krankheitsmustern wird die Schwerhörigkeit dadurch hervorgerufen, dass Qi oder Blut nicht nach oben zu den Ohren fließt.

Taubheit

- *Nieren-Mangel:* Schwindel, Tinnitus, Rückenschmerzen
- *Aufsteigendes Leber-Yang:* Schwindel, Tinnitus, Kopfschmerzen
- *Leber-Feuer:* Tinnitus, Durst, bitterer Mundgeschmack
- *Schleim-Feuer in der Leber-Leitbahn:* Schwindel, Tinnitus, Sputum in der Kehle, Kopfschmerzen
- *Herz- und Nieren-Yin-Mangel:* Schwindel, Herzklopfen, Schlaflosigkeit
- *Lungen- und Herz-Qi-Mangel:* Herzklopfen, Atemlosigkeit, schwache Stimme
- *Herz-Blut-Mangel:* Herzklopfen, Gedächtnisschwäche, Schlaflosigkeit

42.1.3 Ohrenschmerzen

Teil E (Symptome und klinische Zeichen) ➤ *Kap. 57*

Ohrenschmerzen beruhen normalerweise, abgesehen von Qi-Stagnation und Blut-Stase, auf Hitze. Diese Hitze lässt sich entweder auf eine Wind-Hitze in den Shaoyang-Leitbahnen (sehr häufig bei Kindern, begleitet von einer Abneigung gegen Kälte und Fieber), Nässe-Hitze in den Leitbahnen von Leber und Gallenblase oder auf Leber-Feuer zurückführen. Bei einem Eindringen von Wind-Hitze oder Nässe-Hitze in Leber und Gallenblase kann als Begleitsymptom ein gelber Ohrenausfluss auftreten. Ohrenschmerzen, die durch Qi-Stagnation und Blut-Stase verursacht werden, kommen eher selten vor, und wenn, dann normalerweise nur bei älteren Menschen.

Ohrenschmerzen

- *Wind-Hitze in den Shaoyang-Leitbahnen:* Abneigung gegen Kälte, Fieber
- *Nässe-Hitze in der Gallenblase:* Ohrenausfluss
- *Leber-Feuer:* Kopfschmerzen, gerötetes Gesicht und bitterer Mundgeschmack
- *Qi-Stagnation und Blut-Stase:* chronische Ohrenschmerzen (bei älteren Menschen)

42.1.4 Ohrenjucken

Teil E (Symptome und klinische Zeichen) ➤ Kap. 57

Wenn in akuten Fällen die Ohren jucken, liegt eine Wind-Hitze-Invasion in den Shaoyang-Leitbahnen vor. Jucken die Ohren chronisch, ist dies entweder auf einen Blut-Mangel zurückzuführen, der inneren Wind auslöst, oder auf einen Nieren-Yin-Mangel mit Leere-Hitze.

42.2 Augen

In der chinesischen Medizin heißt es, die Leber öffnet sich in die Augen; trotzdem haben nicht alle Augenprobleme Bezug zur Leber. Andere Organe können ebenfalls die Augen beeinträchtigen – zu den wichtigsten zählen Herz, Niere und Gallenblase.

Durch seine Haupt- und Verbindungsleitbahnen, die beide zu den Augäpfeln fließen, beeinflusst das Herz die Augen. Daher lassen sich viele Augenbeschwerden auf eine durch emotionale Probleme geschaffene Herz-Hitze zurückverfolgen.

Die Nieren nähren und befeuchten die Augen in ähnlicher Weise wie die Leber, woraus folgt, dass Augenbeschwerden bei älteren Menschen sehr oft aufgrund eines Nieren-Mangels bestehen.

Die Gallenblasen-Leitbahn verläuft ebenfalls durch das Auge und kann somit Augenbeschwerden herbeiführen, was normalerweise in Verbindung mit Syndromen wie Leber-Feuer und aufsteigendem Leber-Yang geschieht.

? Warum man fragt

Fragen zum Augenapparat sind in der Regel wichtiger als die zu den Ohren, erstens, weil Augenbeschwerden häufiger sind und zweitens, weil manche Augensymptome für eine Diagnose entscheidend sein können. Beispielsweise kann das Vorliegen trockener Augen oft eine Diagnose von Leber-Yin-Mangel bestätigen (auch wenn trockene Augen auch auf einem Nieren-Yin-Mangel beruhen können).

? Wann man fragt

Nach Augenbeschwerden frage ich relativ früh in der Anamnese, wobei ich Fragen mit einbeziehe, die ein bestimmtes Muster ermitteln sollen. Ein Patient zeigt beispielsweise Anzeichen von Leber-Blut-Mangel. In solch einem Fall würde ich mich dann sofort nach verschwommener Sicht und Mouches volantes erkundigen, und direkt als nächstes nach trockenen Augen um festzustellen, ob die Pathologie des Leber-Blut-Mangels schon weiter fortgeschritten ist und zu einem Leber-Yin-Mangel geführt hat.

Fragen hinsichtlich verschwommener Sicht, Mouches volantes, trockenen Augen und roten, schmerzhaften oder juckenden Augen sind sehr wichtig und sollten so gut wie immer abgefragt werden.

? Wie man fragt

Nicht alle Patienten werden mit dem Symptom „verschwommene Sicht" vertraut sein. In der Befragung erkundige ich mich generell, ob die Sicht manchmal „unklar oder irgendwie getrübt" sei, wobei ich dem Patienten klarmache, dass es sich hierbei um ein ganz anderes Symptom als etwa Kurzsichtigkeit handelt. Genauso verhält es sich mit dem Symptom „Mouches volantes", das auch eher die Minderheit der Patienten sofort verstehen wird und daher frage ich einfach, ob sie bisweilen „schwarze oder weiße Punkte im Gesichtsfeld" treiben sehen.

Folgende Augensymptome werden besprochen:

- Augenschmerzen
- Verschwommene Sicht
- Augenjucken
- Spannungsgefühl in den Augen
- Tränende Augen
- Trockene Augen

42.2.1 Augenschmerzen

Teil E (Symptome und klinische Zeichen) ➤ Kap. 61

Fülle- oder Leere-Typ von Augenschmerzen

In ➤ Tabelle 42.1 werden die Merkmale von Augenschmerzen vom Fülle- und Leere-Typ zusammengefasst.

Schmerzausstrahlung

Augenschmerzen müssen auch nach ihrer Schmerzausstrahlung differenziert werden. Strahlt er zum Hinterhaupt aus, so sind die Yangming-Leitbahnen betroffen. Strahlt der Schmerz zu den Seiten des Kopfes und den äußeren Augenwinkeln aus, so sind die Shaoyang-Leitbahnen betroffen. Strahlt er zu Nase und Zähnen aus, sind die Yangming-Leitbahnen betroffen. Strahlt er zur höchsten Stelle des Kopfes aus, so ist die Leber-Leitbahn betroffen.

Augenschmerzen inneren oder äußeren Ursprungs

Augenschmerzen sollten nach innerem und äußerem Ursprung unterschieden werden, darüber hinaus sollte bei Augenschmerzen inneren Ursprungs zwischen Leere und Fülle differenziert werden (➤ Tab. 42.1).

Augenschmerzen äußeren Ursprungs werden meist von eindringender Wind-Hitze verursacht, gekennzeichnet durch einen plötzlichen Beginn, verklebte Augenlider und tränende Augen, und es besteht eine Abneigung gegen Kälte sowie Fieber.

Augenschmerzen inneren Ursprungs sollten nach Leere und Fülle unterschieden werden. Die häufigsten Fülle-Typen von Augenschmerzen inneren Ursprungs sind:

- Aufsteigendes Leber-Yang
- Leber-Feuer
- Herz-Feuer
- Leber-Wind
- Nässe-Hitze
- Schleim-Hitze
- Blut-Stase

Augenschmerzen aufgrund einer Fülle gehen oft mit einer Schwellung und Rötung einher.

Die häufigsten Leere-Typen von Augenschmerzen sind:

- Leber-Blut-Mangel
- Herz-Blut-Mangel
- Nieren-Mangel

Tab. 42.1 Merkmale von Augenschmerzen vom Fülle- und Leere-Typ

Charakter	Fülle/Yang	Leere/Yin
Beginn	Plötzlich	Allmählich
Tag oder Nacht	Tagsüber	Nachts
Tageszeit	Morgens	Nachmittags
Dauer	Chronisch, anhaltend	Chronisch, gelegentlich
Schwellung	Mit Schwellungen	Ohne Schwellungen
Stärke	Sehr stark, unerträglich	Dumpf, milde
Entzündung	Entzündet, rötlich und überwärmt	Weder rötlich noch überwärmt
Druck	Schlimmer bei Druck	Besser bei Druck
Temperatur	Schlimmer bei Hitze, besser bei Kälte	Schlimmer bei Kälte, besser bei Wärme
Reizbarkeit	Schmerzen mit Reizbarkeit (Leber)	Schmerzen ohne Reizbarkeit (Yang-Mangel)
Schmerzart	Nadelstichartig	Leichter, milder Schmerz
Nahrungsabhängigkeit	Schlimmer nach Nahrungsaufnahme	Besser nach Nahrungsaufnahme, schlimmer wenn hungrig
Ausscheidungen (Miktion, Stuhlgang)	Rötung, Ausscheidungen sind mit betroffen	Keine Rötung, Ausscheidungen sind nicht mit betroffen
Augapfelbewegungen	Augapfel bewegt sich	Augapfel bewegt sich nicht

Augenschmerzen

Fülle

- *Wind-Hitze:* plötzlicher Beginn, Abneigung gegen Kälte, Fieber
- *Leber-Feuer:* gerötete Augen, Durst, bitterer Mundgeschmack, saitenförmiger Puls
- *Aufsteigendes Leber-Yang:* Kopfschmerzen, Spannungsgefühl im Auge
- *Herz-Feuer:* gerötete Augen, Herzklopfen, Ängstlichkeit
- *Leber-Wind:* Drehschwindel
- *Nässe-Hitze:* verklebte Augenlider, klebriger gelber Zungenbelag
- *Schleim-Hitze:* verklebte Augenlider, Engegefühl im Brustkorb, Schwindel
- *Blut-Stase:* hervorstehende Augen, dunkle Gesichtsfarbe, violette Zunge

Leere

- *Leber-Blut-Mangel:* Schwindel, verschwommene Sicht
- *Herz-Blut-Mangel:* Schlaflosigkeit, Gedächtnisschwäche, Herzklopfen
- *Nieren-Mangel:* Schwindel, Tinnitus
- *Mangel an Qi und Yin:* Augen fühlen sich leicht heiß an und sind schmerzhaft, leichter Schmerz, Verlangen, die Augen zu schließen, gerötete Augen, Müdigkeit, trockene Augen

42.2.2 Verschwommene Sicht

Teil E (Symptome und klinische Zeichen) ➤ Kap. 61

Verschwommene Sicht heißt in der chinesischen Medizin *Mu Xuan* und bezeichnet nicht nur das Verschwimmen einzelner Objekte im Gesichtfeld sowie Mouches volantes, sondern auch einen leichten Schwindel.

Obwohl verschwommene Sicht recht häufig vorkommt, verneinen viele Patienten dieses Symptom zu haben oder sie verstehen nicht, was wir meinen. Daher sollten wir unsere Worte bei der Befragung umformulieren, etwa so: „Haben Sie Probleme beim Sehen?" oder „Sehen Sie manchmal etwas unklar?".

Als Erstes sollten wir uns wieder ins Gedächtnis rufen, dass die Augen – außer von der Leber – auch von Gallenblase und Nieren kontrolliert werden. Gerade bei älteren Menschen stellt ein Nieren-Mangel häufig die Wurzel von Augenbeschwerden und verschwommener Sicht dar.

Zu den häufigsten Leere-Syndromen, die zu verschwommener Sicht führen, gehören Leber-Blut-Mangel oder Leber-Yin-Mangel. Wenn verschwommene Sicht mit trockenen Augen einhergeht, deutet dies entweder auf einen Leber-Yin-Mangel oder auf einen kombinierten Leber- und Nieren-Yin-Mangel, was vor allem bei älteren Menschen zu beobachten ist.

Verschwommene Sicht kann auch durch Fülle-Syndrome wie Gallenblasen-Hitze, aufsteigendes Leber-Yang (gewöhnlich bei Migräne), Leber-Feuer und Schleim ausgelöst werden. Gerade Schleim wird sehr oft als potenzielle Ursache von verschwommener Sicht verkannt. Da Schleim aber die klaren Öffnungen des Kopfes, einschließlich der Augen, verstopft und blockiert, kann es zu verschwommener Sicht mit Begleitsymptomen wie Benommenheit und Schwindel kommen. Derselbe Mechanismus verursacht auch Tinnitus.

Verschwommene Sicht

- *Leber-Blut-Mangel:* Mouches volantes, Schwindel
- *Leber-Yin-Mangel:* trockene Augen
- *Nieren-Yin-Mangel:* Schwindel, Tinnitus
- *Gallenblasen-Hitze:* Augenschmerzen und gerötete Augen
- *Aufsteigendes Leber-Yang:* Kopfschmerzen
- *Leber-Feuer:* gerötete und schmerzhafte Augen
- *Schleim:* Schwindel, Benommenheitsgefühl

42.2.3 Augenjucken

Teil E (Symptome und klinische Zeichen) ➤ Kap. 61

Ein Jucken der Augen kann mit Ausnahme einer eingedrungenen Wind-Hitze, auch von Leber-Feuer oder von Leber-Blut-Mangel, der zu Leber-Wind führt, verursacht werden. Tritt Augenjucken bei einer allergischen Rhinitis auf, so ist dies eine andere Pathologie und muss getrennt von Leber-Syndromen gesehen werden; vielmehr steht allergische Rhinitis und Augenjucken mit äußerem Wind in Zusammenhang, wobei die durch die eindringenden Allergene ausgelöste Reaktion ein Eindringen von äußerem Wind imitiert.

42.2.4 Spannungsgefühl in den Augen

Teil E (Symptome und klinische Zeichen) ➤ Kap. 61

Ein Spannungsgefühl in den Augen steht häufig mit emotionalen Problemen in Verbindung, welche die Leber beeinträchtigen und somit eine Leber-Qi-Stagnation und Leber-Feuer verursachen können.

42.2.5 Tränende Augen

Teil E (Symptome und klinische Zeichen) ➤ Kap. 61; Teil A (Betrachtung) ➤ Kap. 6

Fülle- oder Leere-Hitze, insbesondere von Lunge oder Magen, können jeweils tränende Augen verursachen.

Weitere Ursachen tränender Augen sind: Wind-Hitze, Leber-Feuer und Leber-Blut-Mangel mit Leber-Hitze. In einigen Fällen können auch ein Leber-Blut-Mangel mit generellem Qi-Mangel oder gar ein Nieren-Yang-Mangel zu tränenden Augen führen – diese beiden Formen nennt man auch „kaltes Tränenströmen".

Tränende Augen

- *Lungen-Hitze:* Husten
- *Leere-Hitze der Lunge:* trockener Husten
- *Magen-Hitze:* Oberbauchschmerzen, Durst
- *Leere-Hitze im Magen:* Oberbauchschmerzen, Durst mit dem Verlangen, in kleinen Schlückchen zu trinken
- *Äußere Wind-Hitze:* Abneigung gegen Kälte, Fieber
- *Leber-Feuer:* gerötete Augen, bitterer Mundgeschmack
- *Leber-Blut-Mangel mit etwas Hitze:* verschwommene Sicht, gerötete Augen
- *Leber-Blut-Mangel:* verschwommene Sicht
- *Nieren-Yang-Mangel:* Rückenschmerzen, große Menge an klarem Harn
- *Genereller Qi-Mangel:* Müdigkeit, weiche Stühle, schwache Stimme

42.2.6 Trockene Augen

Teil E (Symptome und klinische Zeichen) ➤ Kap. 61

Die häufigsten Ursachen trockener Augen sind ein schwerwiegender Leber-Blut-Mangel oder ein Leber-Yin-Mangel. Bei älteren Menschen besteht oft ein Leber- und Nieren-Yin-Mangel, der trockene Augen verursachen kann. In manchen Fällen ist aber auch ein Lungen-Yin-Mangel mit beteiligt. Wenn trockene Augen plötzlich auftreten, so ist dies höchstwahrscheinlich auf ein Eindringen von Wind-Hitze zurückzuführen; unter diesen Umständen würden die Augen zudem gerötet sein.

Trockene Augen

- *Leber-Yin-Mangel:* verschwommene Sicht
- *Leber- und Nieren-Yin-Mangel:* Schwindel, Tinnitus
- *Lungen-Yin-Mangel:* trockener Husten
- *Äußere Wind-Hitze:* plötzlicher Beginn, gerötete Augen, Abneigung gegen Kälte, Fieber

LERNERGEBNISSE

Das sollten Sie jetzt wissen:

- Dass die Ohren die Öffnung der Niere sind, aber auch durch viele andere Organe beeinflusst werden.
- Warum, wann und wie man nach den Ohren fragt.
- Welche klinische Bedeutung Tinnitus, Taubheit, Ohrenschmerzen und Ohrenjucken haben.
- Dass die Augen die Öffnung der Leber sind, aber auch durch viele andere Organe beeinflusst werden.
- Warum, wann und wie man nach den Augen fragt.
- Welche klinische Bedeutung Augenschmerzen, Augenjucken, Spannungsgefühl in den Augen, tränende oder trockene Augen und verschwommene Sicht haben.

KAPITEL

43 Kältegefühl, Hitzegefühl und Fieber

Fragen über Kälte- und Hitzegefühl und Fieber werden generell eher gegen Ende der Befragung gestellt, um die Hitze- oder Kälte-Natur eines Krankheitsmusters zu bestimmen.

? Warum man fragt

Wir sollten unsere Patienten stets nach Kälte- oder Hitzegefühl fragen. Die diagnostische Bedeutung ist je nach innerem oder äußerem Krankheitsmuster verschieden. Bei inneren Krankheitsmustern (welche in den meisten Praxen die Mehrheit ausmachen) gibt uns die Unterscheidung zwischen Kälte- und Hitzegefühl Aufschluss darüber, ob das vorherrschende Syndrom von Kälte oder Hitze geprägt ist.

Bei äußeren Krankheitsmustern (z. B. wenn uns ein Patient mit einer akuten Erkältung oder Grippe aufsucht) sollen Fragen bezüglich Kälte- oder Hitzegefühl primär ermitteln, ob wirklich ein äußeres Krankheitsmuster vorliegt, und ob der pathogene Faktor in der Oberfläche oder im Inneren sitzt.

Auch wenn das Kälte- oder Hitzegefühl des Patienten dem Befund von Puls und / oder Zunge widersprechen, sollten wir es dennoch nicht unberücksichtigt lassen. Beispielsweise kann ein Patient eine rote Zunge aufweisen und sich trotzdem immer kalt fühlen. Obwohl die rote Zunge diagnostisch gesehen sehr aussagekräftig ist, sollten wir das Kältegefühl nicht ignorieren, sondern uns eher um eine Erklärung dieser Diskrepanz bemühen.

? Wann man fragt

Fragen bezüglich Kälte- und Hitzegefühl sollten, wie schon oben erwähnt, grundsätzlich immer gestellt werden.

Bei **inneren** Krankheitsmustern soll das Vorliegen von Hitze oder Kälte bestätigt werden, darum erkundigt man sich meist erst gegen Ende der Befragung danach. Wenn wir nach Kälte- und Hitzegefühlen fragen, so sagt uns dies auch etwas über die konstitutionelle Neigung des Patienten zu Kälte- oder Hitze-Syndromen aus. Es kann zum Beispiel sein, dass ein Patient keine besonderen Symptome eines Yang-Mangels und Kälte aufweist, dann aber auf unsere Frage hin doch angibt, dass er sich immer kalt fühlt und mehr Kleidung als andere Leute anlegen muss. Ein derartiges Symptom sollte nie außer Acht gelassen werden, da es eine grundlegende Neigung zu Yang-Mangel und Kälte-Syndromen aufzeigt.

Bei **äußeren** Krankheitsmustern ist es von größter Wichtigkeit, genau nachzufragen, ob ein Kälte- oder ein Hitzegefühl vorliegt um festzustellen, ob der pathogene Faktor schon ins Innere vorgedrungen ist oder noch in der Oberfläche sitzt. Falls wir den Patienten im Verlauf einer akuten äußeren Erkrankung täglich sehen (was wir ohnehin tun sollten), sollten wir uns jedesmal aufs Neue nach Kälte- und Hitzegefühlen erkundigen, um zu eruieren, ob es sich um ein äußeres oder inneres Krankheitsmuster handelt.

? Wie man fragt

Chinesische Ärzte in China haben den Vorteil, dass der Ausdruck „Kälte- bzw. Hitzegefühl" in ihrer Fachsprache mit dem in der Umgangssprache verwendeten fast genau übereinstimmt, was ihre Arbeit in der Befragung natürlich erleichtert. Bei unseren Patienten im Westen können sich jedoch leicht Missverständnisse ergeben, wir müssen unsere Fragen demnach so stellen, dass sie ohne weiteres vom Patienten verstanden werden können.

Bei inneren Krankheitsmustern können wir, wenn es um Kältegefühle geht, einfach fragen: „Ist Ihnen oft kalt?", „Neigen Sie zum Frieren?" oder „Ist es Ihnen aufgefallen, dass Sie öfter frieren als andere Leute?" Wenn es hingegen um Hitzegefühle geht, fragen wir: „Fühlen Sie sich oft heiß?", „Ist Ihnen manchmal ungewöhnlich heiß?" oder „Wollen Sie oft ein Fenster öffnen, obwohl andere Leute im gleichen Zimmer es eher geschlossen haben wollen?" Bejaht der Patient eine dieser letzten drei Fragen, so können wir nun nach der Tageszeit fragen, wann er sich denn warm oder heiß fühlt, und so herausfinden, ob eine Fülle-Hitze oder Leere-Hitze vorliegt. Daher stellen wir also weitere Fragen wie: „Ist Ihnen wärmer am Nachmittag, oder eher am Abend?"

Folgende Aspekte werden hier besprochen:

1. Kältegefühl
   - Kältegefühl bei inneren Mustern
   - Kältegefühl bei äußeren Mustern
   - Wie man zwischen äußeren und inneren Ursachen von Kältegefühl unterscheidet
2. Gleichzeitiges Kältegefühl und Fieber bei äußeren Mustern
3. Abwechselndes Kälte- und Hitzegefühl
4. Hitzegefühl aufgrund innerer Ursachen
5. Inneres Fieber
6. Hitze in den fünf Zentren
7. Widersprüchliches Kälte- und Hitzegefühl bei inneren Mustern

Terminologie

Ehe wir nun die verschiedenen Ursachen von Kälte- oder Hitzegefühlen und Fiebrigkeit besprechen, möchte ich einige Fachausdrücke erklären, vor allem hinsichtlich des Fiebers.

Die Krankheits*ursache* bei Kälte- bzw. Hitzegefühl oder Fiebrigkeit kann **äußeren** Ursprungs (z. B. äußerer Wind) oder **inneren** Ursprungs sein. Die Krankheitsursache verweist also schlicht auf den Ursprung des pathogenen Faktors.

Das *Muster* (auch: *Syndrom*) verweist auf den Ort des pathogenen Faktors, je nachdem, ob er sich an der Oberfläche oder im Inneren befindet, was man nicht durch Bestimmung des Ursprungs des pathogenen Faktors, sondern nur über die Symptome und klinischen Zeichen ermitteln kann. Mit anderen Worten, eine äußere Krankheitsursache (z. B. äußerer Wind) kann sowohl ein äußeres als auch ein inneres Muster verursachen (➤ Abb. 43.1).

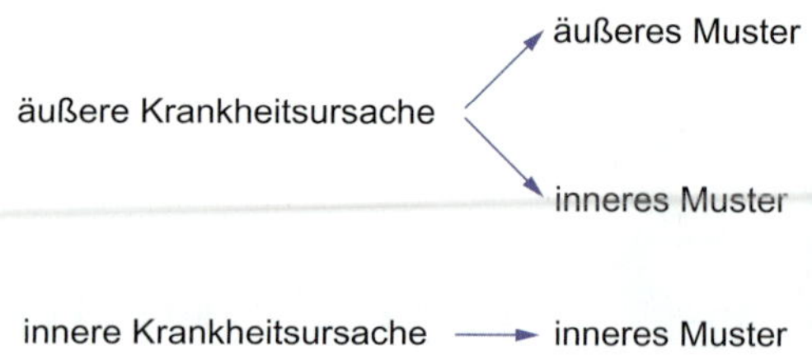

Abb. 43.1 Die Beziehung zwischen äußerer und innerer Krankheitsursache und inneren und äußeren Mustern

Eine *äußere* Krankheitsursache stellt zum Beispiel äußerer Wind dar, der zunächst zu einem *äußeren* Syndrom führt. Wird der pathogene Faktor nicht ausgeleitet, so kann er im weiteren Verlauf ein inneres Syndrom hervorrufen. Eine *innere* Krankheitsursache (z. B. Leber-Feuer) kann definitionsgemäß ausschließlich ein *inneres* Syndrom verursachen.

Wenn es um Fieber geht, so sollten wir ein Fieber *äußeren* Ursprungs nicht mit einem äußeren, an der Oberfläche sich abspielenden Fieber gleichsetzen, denn eine äußere Krankheitsursache kann anfangs zwar ein *äußeres* Syndrom mit Fieber verursachen, dann aber, wenn der pathogene Faktor nicht ausgeleitet wird, weiter fortschreiten und zu einem *inneren* Syndrom mit Fieber führen.

43.1 Kältegefühl

Teil E (Symptome und klinische Zeichen) ➤ Kap. 82

Es gibt vier verschiedene Grade an „Kältegefühlen", die für innere und äußere Erkrankungen gelten. Diese sind, geordnet nach Schweregrad in aufsteigender Reihenfolge:

- „Abneigung gegen Wind" (*Wu Feng,* wörtlich „Wind verabscheuen oder nicht leiden")
- „Angst vor Kälte" (*Wei Han*)
- „Abneigung gegen Kälte" (*Wu Han,* wörtlich „Kälte verabscheuen oder nicht leiden")
- „Schüttelfrost" (*Han Zhan*)

Abneigung gegen Wind bedeutet, dass der Patient Gänsehaut hat, nicht gerne im Wind steht und sich lieber drinnen im Haus aufhalten möchte.

Angst vor Kälte heißt, dass dem Patienten recht kalt ist, er lieber im Haus bleibt, sich in der Nähe einer Wärmequelle aufhält und gerne zudeckt.

Bei einer **Abneigung gegen Kälte** ist dem Patienten sehr kalt, er möchte im Haus bleiben und sich im Bett mit vielen Deckenlagen aufhalten.

Bei **Schüttelfrost** fühlt sich der Patient extrem kalt, er zittert am ganzen Leib und will sich in viele Decken einhüllen.

Bei Kältegefühlen sollte genau unterschieden werden, ob ein inneres oder äußeres Muster vorliegt.

Folgende drei Aspekte des Kältegefühls werden besprochen:

- Kältegefühl bei inneren Mustern
- Kältegefühl bei äußeren Mustern
- Wie man zwischen äußeren und inneren Mustern von Kältegefühl unterscheidet

43.1.1 Kältegefühl bei inneren Mustern

Fragen nach Kältegefühlen helfen uns, die Art der Kälte zu ermitteln, das heißt, ob die Kälte nun aufgrund einer Fülle oder Leere entstanden ist. Beiden Fällen ist gemeinsam, dass sie sich mit einem Kältegefühl manifestieren.

Ist einer Person schnell kalt und hat sie kalte Extremitäten, stellt dies ein eindeutiges Zeichen einer Fülle-Kälte oder Leere-Kälte dar, die von einem Yang-Mangel herrührt. Bei chronisch erkrankten Patienten ist die Leere-Kälte wesentlich häufiger als die Fülle-Kälte.

Fülle-Kälte zeichnet sich durch ein sehr starkes Kältegefühl sowie Schüttelfrost aus, auch der Körper fühlt sich bei Berührung kalt an. Die Kälte kann verschiedene Körperteile betreffen und somit Kältegefühle in bestimmten Bereichen auslösen: Ist die Kälte im Magen, so fühlen sich die Extremitäten und der Oberbauch kalt an, ist sie im Darm, so fühlen sich die Beine und der Unterbauch kalt an, ist sie im Uterus, so fühlt sich der Unterbauch kalt an. Eine Fülle-Kälte beginnt normalerweise plötzlich und dauert höchstens ein paar Monate an, da Kälte unweigerlich das Yang schädigt und so zu Leere-Kälte führt.

Symptome und klinische Zeichen von Fülle-Kälte

- Ein sehr starkes Kältegefühl und Schüttelfrost
- Der Körper fühlt sich bei Berührung kalt und relativ hart an
- Schmerzen
- Ein voller Puls
- Plötzlicher Beginn

Ein Yang-Mangel kann ein Kältegefühl und kalte Extremitäten verursachen, egal in welchem Organ er seinen Ursprung hat. Er tritt aber insbesondere bei einem Yang-Mangel des Herzens, der Lunge, der Milz, der Nieren und des Magens auf. Das Kältegefühl an sich besteht sowohl subjektiv als auch objektiv, dem Patienten ist also schnell und oft kalt, zudem fühlen sich die Extremitäten oder auch andere Teile des Körpers bei Berührung kalt an.

Ein Yang-Mangel von Herz oder Lunge oder von beiden zusammen äußert sich vor allem in kalten Händen (➤ Abb. 43.2), ein Milz-Yang-Mangel in kalten Extremitäten und einem Kältegefühl im Bauch (➤ Abb. 43.3), und ein Nieren-Yang-Mangel vor allem in kalten Extremitäten, Knien, Füßen sowie in einem Kältegefühl im Rücken (➤ Abb. 43.4). Ein Magen-Yang-Mangel manifestiert sich in einem Kältegefühl im Oberbauch sowie in kalten Extremitäten, ähnlich wie beim Milz-Yang-Mangel (➤ Abb. 43.3).

Symptome und klinische Zeichen von Leere-Kälte

- Leichtes andauerndes Kältegefühl oder eine Neigung dazu, sich kalt zu fühlen
- Der Körper fühlt sich bei Berührung etwas kühl an
- Keine Schmerzen
- Schwacher Puls
- Langsamer allmählicher Beginn

Es gibt aber noch andere Ursachen für kalte Extremitäten (im Gegensatz zu einem Kältegefühl am ganzen Körper): Einerseits kann bei einer Qi-Stagnation das Qi nicht mehr die Hände und Füße erreichen, die sich daraufhin kalt anfühlen (➤ Abb. 43.5), ein Syndrom, das auch als das „Vier-Rebellionen-Syndrom" (gemeint sind die Hände und Füße) bekannt ist. Zur Behandlung dieses Krankheitsmusters wird die berühmte Verschreibung Si Ni San *Pulver für kalte Extremitäten* eingesetzt. Ein wichtiges Unterscheidungsmerkmal bei kalten Extremitäten aufgrund von Yang-Mangel und Qi-Stagnation ist der Bereich. So sind bei ersterem Muster die ganzen Extremitäten betroffen, bei letzterem aber nur Hände und Füße, vor allem die Finger.

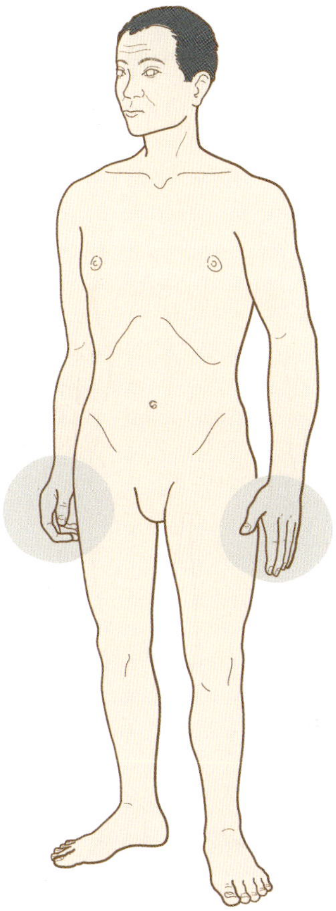

Abb. 43.2 Lungen- und Herz-Yang-Mangel (Leere-Kälte)

Abgesehen hiervon können kalte Gliedmaßen, gerade bei Frauen, durch einen Blut-Mangel entstehen, da das Blut nicht ausreicht, um bis in die Extremitäten zu gelangen. Bei einem Herz-Blut-Mangel besteht das Kältegefühl nur in den Händen und im Brustkorb (➤ Abb. 43.6), während bei einem Leber-Blut-Mangel vor allem die Füße betroffen sind (➤ Abb. 43.7).

Auch wenn es einem Patienten allgemein kalt ist, sollten wir die Möglichkeit nie außer Acht lassen, dass er an einem bestimmten Körperteil ein Hitzegefühl haben könnte, zum Beispiel im Gesicht. Nachdem wir uns also des allgemeinen Temperaturgefühls vergewissert haben, müssen wir uns zusätzlich nach Kälte- oder Hitzegefühlen in bestimmten Körperteilen erkundigen. Als Beispiel hierfür sei eine vor allem bei Frauen auftretende Situation erwähnt, ein allgemeines Kältegefühl mit gelegentlichen Hitzegefühlen im Gesicht.

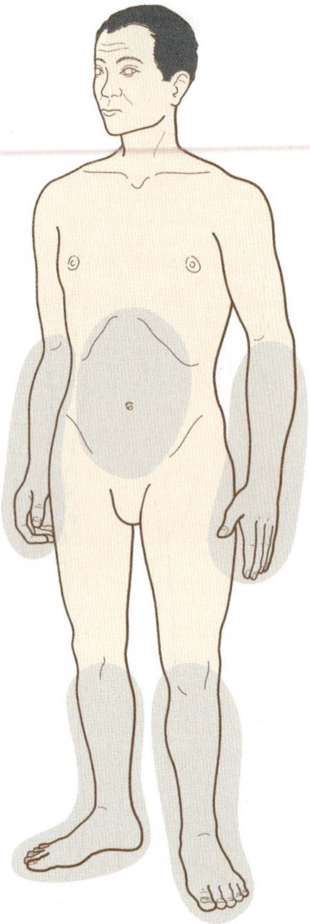

Abb. 43.3 Milz-Yang-Mangel (Leere-Kälte)

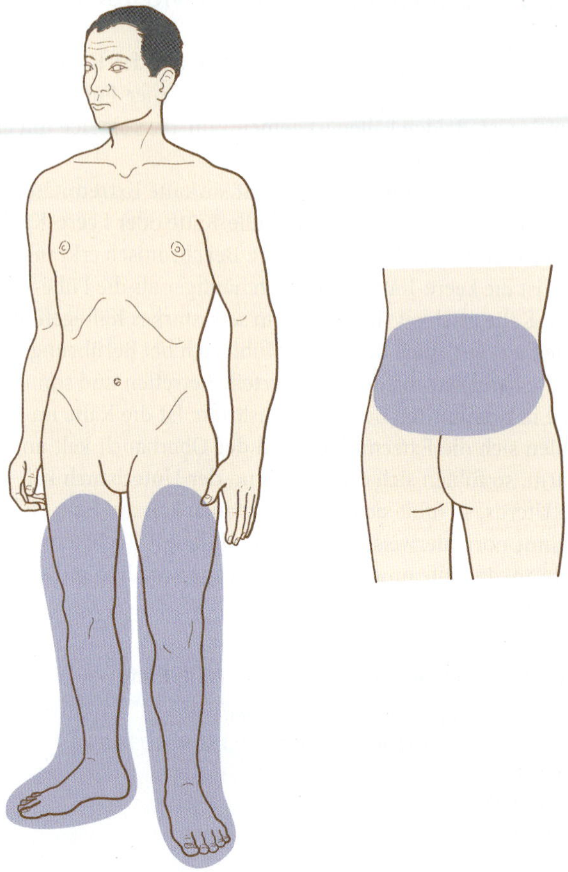

Abb. 43.4 Nieren-Yang-Mangel (Leere-Kälte)

!

Wenn ein Patient berichtet, dass ihm generell kalt ist, vergessen Sie nicht zu fragen, ob in bestimmten Körperteilen trotzdem ein Hitzegefühl besteht.

Zusammengefasst können ein Kältegefühl und kalte Extremitäten durch folgende Muster bedingt sein:

- Yang-Mangel von Herz und / oder Lunge: kalte Hände, schweißige Hände
- Milz-Yang- / Magen-Yang-Mangel: kalte Extremitäten und Kältegefühl im Bauch
- Nieren-Yang-Mangel: kalte Beine, Knie, Füße und Kältegefühl im Rücken
- Qi-Stagnation: kalte Hände und Füße, vor allem kalte Finger
- Herz-Blut-Mangel: kalte Hände und Kältegefühl im Brustkorb
- Leber-Blut-Mangel: kalte Füße

THERAPIE

- Yang-Mangel von Herz und/oder Lunge: Lu 9 Taiyuan, He 5 Tongli, Bl 13 Feishu, Bl 15 Xinshu.
- Milz-Yang-/Magen-Yang-Mangel: Ren 12 Zhongwan, Bl 20 Pishu, Bl 21 Weishu, Ma 36 Zusanli.
- Nieren-Yang-Mangel: Bl 23 Shenshu, Ren 4 Guanyuan, Ni 3 Taixi.
- Qi-Stagnation: Le 3 Taichong.
- Herz-Blut-Mangel: He 7 Shenmen, Ren 14 Juque.
- Leber-Blut-Mangel: Le 8 Ququan, Ma 36 Zusanli, Mi 6 Sanyinjiao, Ren 4 Guanyuan.

43.1.2 Kältegefühl bei äußeren Mustern

Eindringen äußerer Faktoren

Bei äußeren Syndromen kann das Vorliegen von Symptomen wie Kältegefühl oder Schüttelfrost behilflich sein, den Ort des pathogenen Faktors (an der Oberfläche oder im Inneren) zu bestimmen. Ist der pathogene Faktor an der Oberfläche, so ist dem Patienten kalt, er hat Schüttelfrost und möchte nur widerwillig aus dem Haus gehen (diese Symptome werden häufig als „Abneigung gegen Kälte“ zusammengefasst). Zusammen mit dem Kältegefühl kann auch Fieber einhergehen, was aber nicht zwingend der Fall sein muss. Auf jeden Fall ist die Haut überwärmt, das heißt, dem Patienten ist zwar kalt und er zittert, die Haut aber fühlt sich bei Berührung warm oder heiß an.

Um eine Überwärmung der Haut zu überprüfen, berührt man normalerweise den Handrücken sowie die Stirn. In diesem Fall treten Kältegefühl und Fieber (auch wenn sich der Körper bei Berührung heiß anfühlt) *gleichzeitig* und nicht *abwechselnd* auf. Ist dem Patienten morgens kalt, hat er kein Fieber und sein Körper fühlt sich nicht heiß an, bekommt er zum Abend hin aber Fieber, so entspricht dies einem Shaoyang-Syndrom und *nicht* dem Anfangsstadium einer Wind-Invasion. In ➤ Abbildung 43.8 werden die

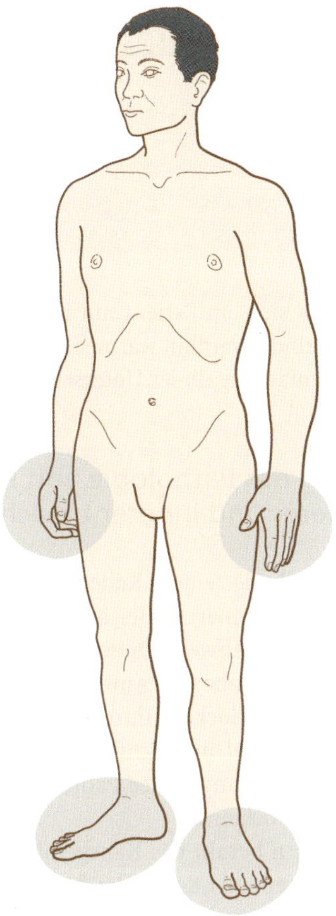

Abb. 43.5 Kalte Hände und Füße aufgrund einer Qi-Stagnation

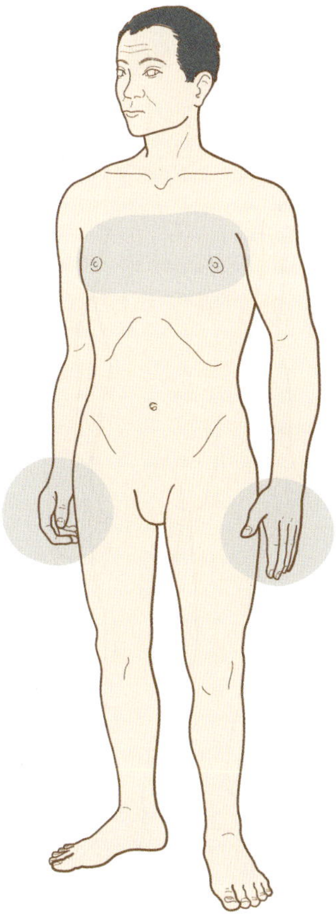

Abb. 43.6 Herz-Blut-Mangel

verschiedenen Symptome und klinischen Zeichen von Kältegefühl bei äußeren und inneren Erkrankungen unterschieden.

Bei äußeren Erkrankungsmustern stellt die Präsenz von Kältegefühl und Schüttelfrost einen entscheidenden Faktor in der Diagnose dar, sie lässt erkennen, dass der pathogene Faktor noch an der Oberfläche ist und es sich folglich um ein „äußeres" Syndrom handelt. Sobald das Kältegefühl aber verschwindet, und es dem Patienten warm und heiß wird, kann man mit Sicherheit annehmen, dass der pathogene Faktor ins Körperinnere vorgedrungen ist und sich in Hitze verwandelt hat. Diesen Vorgang kann man sehr deutlich bei Kleinkindern beobachten: Dringt der pathogene Faktor in die Oberfläche ein, so will sich das Kind mit vielen Decken ins Bett zurückziehen. Sobald der pathogene Faktor aber weiter ins Innere dringt (und sich dabei normalerweise in Hitze umwandelt), wird das Kind die Decken von sich stoßen.

Äußere und innere pathogene Faktoren

- *Äußerer pathogener Faktor:* Kältegefühl, Schüttelfrost, Abneigung, das Haus zu verlassen, eventuell Fieber, Patient fühlt sich bei Berührung heiß an (vor allem auf Stirn und Handrücken)
- *Innerer pathogener Faktor:* das Kältegefühl schwindet, Patient fühlt sich *ausschließlich* heiß

Wind-Kälte im Vergleich zu Wind-Hitze

Bei äußeren Erkrankungsmustern führen sowohl Wind-Kälte als auch Wind-Hitze zu Kältegefühl und Schüttelfrost. Dass es diese Symptome bei Wind-Hitze nicht gibt, beruht auf einer falschen Vorstellung, die leider noch weit verbreitet ist. Das Kältegefühl wird durch Wind verursacht, der das Abwehr-Qi im Raum zwischen Haut und Muskeln blockiert, folglich können Wind-Kälte und Wind-Hitze ursächlich vorliegen, auch wenn Kältegefühl und Schüttelfrost bei Letzterem nicht so ausgeprägt sind. Diese Thematik wird später noch ausführlicher besprochen.

43.1.3 Wie man zwischen äußeren und inneren Ursachen von Kältegefühl unterscheidet

Der Unterschied zwischen einem Kältegefühl aufgrund einer Invasion von Wind und dem aufgrund einer inneren Kälte (entweder durch Leere oder Fülle) ist dank der Begleitsymptome relativ leicht zu eruieren. Im Verlauf einer äußeren Invasion, bei welcher der pathogene Faktor noch an der Oberfläche verweilt, ist dem Patienten kalt, er möchte nicht ins Freie gehen, es besteht Schüttel-

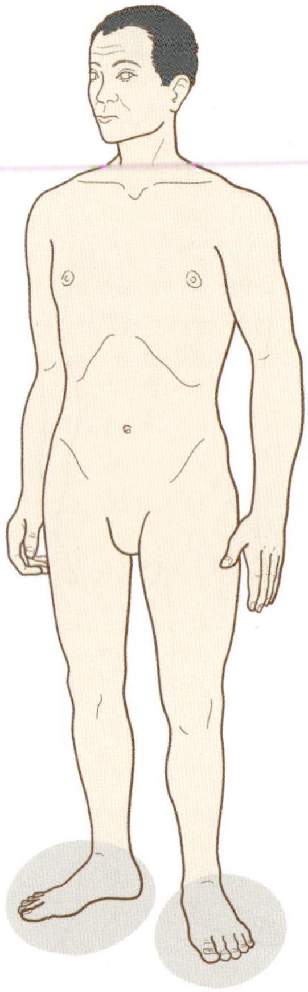

Abb. 43.7 Leber-Blut-Mangel

frost, eventuell Fieber, und die Handrücken fühlen sich heiß an. Außerdem hat er Symptome wie Niesen, Husten, Nasensekret, Halsschmerzen, Kopfschmerzen, Glieder- und Muskelschmerzen sowie einen oberflächlichen Puls.

Bei einer inneren Kälte hingegen treten diese Symptome nicht auf. Ein weiterer Hinweis bei der Unterscheidung zwischen äußerer und innerer Kälte ist, dass das Kältegefühl bei Ersterem nicht durch zusätzliche Kleidung oder Bettdecken zu lindern ist. Folglich kann man beobachten, dass sich ein Patient mit einem Syndrom von äußerem Wind ins Bett zurückziehen und gut zudecken will, was den Schüttelfrost und das Kältegefühl aber nicht mildern wird. Der

Tab. 43.1 Unterscheidung zwischen äußerer und innerer Kälte

Äußere Kälte-Invasion	Innere Kälte
Kältegefühl, Schüttelfrost, Abneigung, das Haus zu verlassen, Fieber, Niesen, Husten, Halsschmerzen, Nasensekret	Kältegefühl, jedoch keine Symptome einer äußeren Invasion
Kältegefühl wird durch zusätzliche Kleidung und Decken *nicht* besser	Kältegefühl wird durch Zudecken besser, dem Patienten wird wärmer

Unterschied ist, dass sich ein Patient mit innerer Kälte einfach in eine Decke einhüllt und daraufhin wärmer fühlt. In ➤ Tabelle 43.1 folgt eine Zusammenfassung dieser Unterschiede.

Unterscheidung der Pathologie von Kältegefühl aufgrund äußerer und innerer Ursachen

Die Krankheitsentstehung eines Kältegefühls ist bei äußeren Mustern anders als bei inneren. Bei äußeren Mustern blockiert Wind die Zirkulation des Abwehr-Qi im Raum zwischen Haut und Muskeln. Da es eine Aufgabe des Abwehr-Qi ist, die Muskeln zu wärmen, verursacht eine Blockade durch Wind (auch Wind-Hitze) beim Patienten Kältegefühl und Schüttelfrost. Folglich muss das Abwehr-Qi in der Entstehung dieser Pathologie nicht geschwächt sein, es wird schlicht blockiert.

Bei inneren Mustern beruht das Kältegefühl normalerweise auf einen Yang-Mangel, auf einer Schwäche des Yang-Qi, die Muskeln und Gliedmaßen zu wärmen (also eine Leere-Kälte), oder auf einer Kälte, die das Yang-Qi in seinem Fluss zu den Muskeln und Gliedmaßen blockiert (Fülle-Kälte).

43.2 Gleichzeitiges Kältegefühl und Fieber bei äußeren Mustern

Zunächst sollten wir den Begriff „Fieber" klären. Mit Fieber ist hier nicht eine Erhöhung der Körpertemperatur gemeint (wie man sie mit dem Thermometer bestimmt), sondern eine objektiv feststellbare Ausstrahlung von Hitze vom Körper des Patienten, vor allem an der Stirn und an den Handrücken. Dies wird weiter unten noch ausführlicher besprochen.

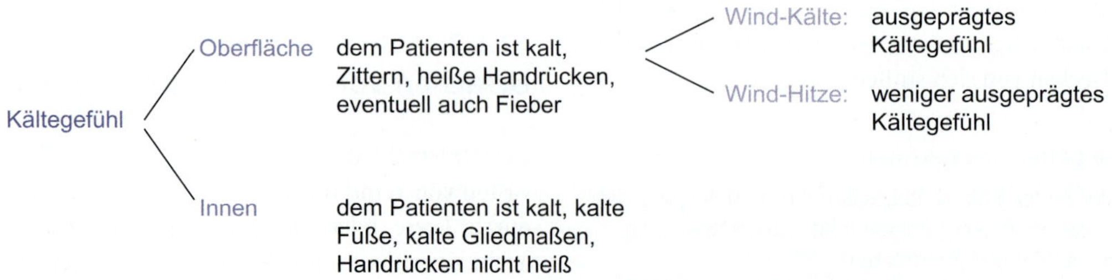

Abb. 43.8 Kältegefühl bei äußeren und inneren Erkrankungsmustern

Wenn beim Patienten gleichzeitig Kältegefühl oder Schüttelfrost mit Fieber auftritt, deutet dies auf einen von außen eingedrungenen pathogenen Faktor, der sich noch an der Oberfläche befindet. Das gleichzeitige Auftreten von Kältegefühl und / oder Schüttelfrost mit Fieber ist in der Regel durch akut eindringenden Wind bedingt und zeigt, dass der pathogene Faktor noch an der Oberfläche ist. Solange dem Patienten kalt ist, ist der pathogene Faktor an der Oberfläche. Die verschiedenen Szenarien, die ein pathogener Faktor an der Oberfläche auslösen kann, werden im Zusammenhang mit dem Taiyang-Syndrom der Sechs Schichten aus dem *Shang Han Lun* beschrieben, sowie mit der Abwehr-Qi-Ebene der Vier Ebenen aus der Schule der Wärme-Erkrankungen (*Wen Bing*, Qing-Dynastie, siehe Teil F). Wichtig ist, wie schon oben erwähnt, ein gleichzeitiges und nicht abwechselndes Auftreten von Kältegefühl und Fieber (oder, dass sich der Körper heiß anfühlt) (➤ Abb. 43.9).

Obwohl gerade diese *gemeinsame* Symptomatik von Kältegefühl und Fieber ein äußeres Syndrom durch eindringenden Wind ausmacht, werde ich die beiden Symptome – Kältegefühl und Fieber – voneinander getrennt und detailliert erörtern.

Die Ätiologie und Pathologie von Wind-Hitze können uns dazu dienen, die Syndrome zu erklären.

Die zu erörternden pathogenen Faktoren sind folgende:

- Wind-Kälte und Wind-Hitze
- Sommer-Hitze
- Nässe-Hitze
- Trockene Hitze

Bevor wir uns diesen pathogenen Faktoren zuwenden, wollen wir davor erst die Pathologie sowie die Symptome und klinischen Zeichen von „Kältegefühl" und „Fieber" besprechen.

Kältegefühl („Abneigung gegen Kalte") bei äußeren Mustern

Ein Kältegefühl wird bei äußeren Mustern dadurch ausgelöst, dass der äußere Wind den Raum zwischen Haut und Muskeln (*Cou Li*), wo das Abwehr-Qi zirkuliert, blockiert. Da das Abwehr-Qi die Muskeln wärmt, bewirkt dessen Blockade durch Wind, dass dem Patienten kalt ist und er Schüttelfrost hat (selbst wenn der Wind mit Hitze einhergeht). Daher ist das Abwehr-Qi nicht unbedingt geschwächt, sondern lediglich im Raum zwischen Haut und Muskeln *blockiert*.

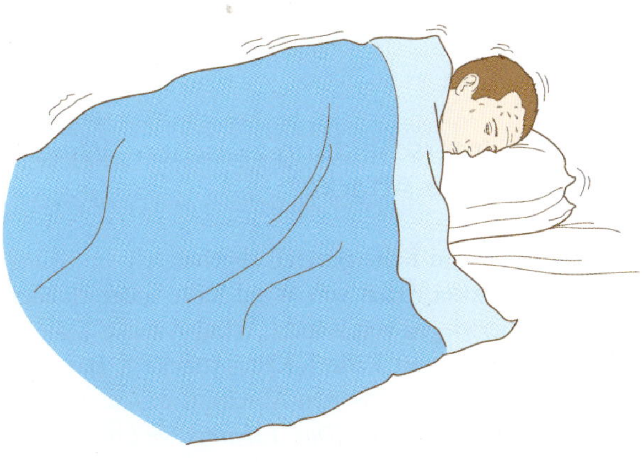

Abb. 43.9 Gleichzeitiges Auftreten von Kältegefühl und Fieber

Daher verursachen bei äußeren Mustern sowohl Wind-Kälte als auch Wind-Hitze ein Kältegefühl und eventuell Schüttelfrost: Es ist ein weit verbreitetes Missverständnis, dass dies bei Wind-Hitze nicht der Fall sei. Nachdem äußerer Wind (Wind-Kälte oder Wind-Hitze) für diese Blockade verantwortlich ist, können Kältegefühl und Schüttelfrost genauso auch bei Wind-Hitze vorkommen, wenn auch nicht so ausgeprägt wie bei Wind-Kälte.

Wie eingangs schon erklärt, gibt es vier verschiedene Grade an „Kältegefühl" bei äußeren Mustern:

- „Abneigung gegen Wind" (*Wu Feng*, wörtlich „Wind verabscheuen oder nicht leiden")
- „Angst vor Kälte" (*Wei Han*)
- „Abneigung gegen Kälte" (*Wu Han*, wörtlich „Kälte verabscheuen oder nicht leiden")
- „Schüttelfrost" (*Han Zhan*)

Die klinische Bedeutung dieser vier Abstufungen von Kältegefühl im Kontext äußerer Erkrankungen wurde oben bereits beschrieben.

Generell lassen sich drei Aspekte des Kältegefühls beschreiben: Dem Patienten ist kalt, er hat Schübe von Schüttelfrost und will das Haus nicht verlassen, er hält sich vielmehr an warmen Orten im Hausinneren auf. Das Kältegefühl lässt sich, außer bei leichteren Fällen, durch warme Kleidung oder Decken nicht beheben.

Wollen wir zusammenfassen: Bei äußeren Mustern wird ein Kältegefühl durch eine Blockade des Abwehr-Qi im Raum zwischen Haut und Muskeln hervorgerufen. Es zeigt an, dass der pathogene Faktor an der Oberfläche ist. Sobald das Kältegefühl nachlässt, ist der pathogene Faktor ins Innere vorgedrungen.

Fieber bei äußeren Mustern

Bei „Fieber" sollten wir uns zunächst klarmachen, dass der chinesische Begriff *Fa Re* nicht unbedingt mit unserer Definition von Fieber übereinstimmen muss. Fieber gilt in der Schulmedizin als ein klinisches Zeichen, das in dieser Form im alten China unbekannt war, da es ja keine Thermometer gab. Das Symptom *Fa Re*, wie es in den alten medizinischen Schriften Chinas überliefert ist, muss nicht heißen, dass der Patient tatsächlich Fieber im Sinne einer erhöhten Temperatur haben muss. Wörtlich übersetzt heißt der Begriff „ausstrahlende brennende Hitze" und weist darauf hin, dass sich der Körper des Patienten bei Berührung heiß, in gravierenden Fällen sogar glühend anfühlt. Hierbei berührt man in der Regel die Stirn und insbesondere die Handrücken (im Gegensatz zu den Handinnenflächen, die eher eine Leere-Hitze widerspiegeln).

Aus diesen Gründen sind die für *Fa Re* (sogenanntes „Fieber") so bezeichnenden Merkmale bei einem äußeren Erkrankungsmuster durch Wind die im Vergleich zu den Handinnenflächen heißen Handrücken sowie ein im Vergleich zur Brust heißer Rücken.[1] Ein derartiges, objektiv feststellbares Ausstrahlen von Hitze, die vom Körper des Patienten ausgeht, kann, muss aber nicht mit tatsächlichem Fieber einhergehen. Bei Fieber inneren Ursprungs kann sogar der Fall eintreten, dass der Patient ein niedriges Fieber aufweist, der Körper sich jedoch bei Berührung kalt anfühlt.

Daher gilt es zu beachten, dass mit „Fieber" – im Kontext äußerer Erkrankungsmuster durch eindringenden Wind – eine vom Patienten ausgehende, objektiv feststellbare Hitze gemeint ist (die mit oder ohne erhöhte Körpertemperatur einhergehen kann). Der Patient hat *kein* Hitzegefühl, er fühlt sich, wie oben beschrieben, hingegen kalt an.

!

„Fieber" bedeutet nicht zwingend eine erhöhte Körpertemperatur. Vielmehr bedeutet es, dass man beim Patienten eine heiße Stirn und heiße Handrücken fühlen kann. Ein tatsächliches Fieber kann, muss aber nicht bestehen.

Gleichzeitiges Fieber und Kältegefühl

Treten die Symptome von Kältegefühl und Schüttelfrost gleichzeitig mit einem bei Berührung heißem Körper auf (oder eventuell mit tatsächlichem Fieber), so liegt eine akute Invasion von äußerem Wind vor und der pathogene Faktor ist noch an der Oberfläche. Es sind eben diese beiden Symptome, Kältegefühl und Schüttelfrost, die uns anzeigen, dass der pathogene Faktor noch oberflächlich lokalisiert ist. In dem Augenblick, wenn das Kältegefühl nachlässt, der Patient sich heiß zu fühlen beginnt und die Bettdecke von sich stößt, ist der pathogene Faktor ins Innere eingedrungen und wandelt sich in Hitze um.

Die Pathologie von Fieber

Fieber oder, im Falle einer äußeren Wind-Invasion, ein bei Berührung heißer Körper beruhen auf einem Kampf zwischen dem Aufrechten Qi des Körpers und dem äußeren pathogenen Faktor. Daher spiegelt die Stärke des Fiebers (oder des heißen Körpers) die Intensität dieses Kampfes wider, was wiederum von der Stärke des äußeren pathogenen Faktors und dem Aufrechten Qi abhängt. Je stärker der pathogene Faktor oder das Aufrechte Qi, desto höher ist das Fieber (bzw. desto heißer fühlt sich der Körper an). Folglich ist das Fieber am höchsten, wenn sowohl pathogener Faktor als auch das Aufrechte Qi stark sind.

Die Intensität des Fiebers (bzw. des heißen Körpers) wird aber nicht nur durch die Stärke des pathogenen Faktors und des Aufrechten Qi bestimmt. Hierbei spielt die Konstitution des Patienten eine zusätzliche Rolle, da eine Person vom Yang-Typ (d. h. Yang überwiegt) eher ein hohes Fieber (bzw. einen bei Berührung heißen Körper) entwickeln wird als eine Person vom Yin-Typ.

!

Bei äußeren Krankheitsmustern steht die Intensität des Fiebers in Bezug zum Kampf zwischen dem äußeren pathogenen Faktor und dem Aufrechten Qi. Ob der pathogene Faktor Wind-Kälte oder Wind-Hitze ist, hat hiermit nichts zu tun.

Abstufungen von Fieber

Demzufolge gibt es drei verschiedene Fieberstufen (bzw. Stufen eines bei Berührung heißen Körpers):

- Starker pathogener Faktor und starkes Aufrechtes Qi: hohes Fieber (bzw. ein bei Berührung heißer Körper)
- Starker pathogener Faktor und schwaches Aufrechtes Qi oder andersherum: mittelgradiges Fieber (bzw. ein bei Berührung heißer Körper)
- Schwacher pathogener Faktor und schwaches Aufrechtes Qi: niedriges Fieber (bzw. ein bei Berührung heißer Körper) oder kein Fieber

43.2.1 Wind-Kälte und Wind-Hitze

Faktoren, welche die Entwicklung von Wind-Kälte und Wind-Hitze entscheiden

Ob eine Person bei einer Invasion von Wind nun Wind-Kälte oder Wind-Hitze entwickelt, hängt in erster Linie von ihrer Konstitution ab. Wäre dem nicht so, dürfte niemand in den nördlich gelegenen Ländern Wind-Hitze bekommen, was ja offensichtlich nicht der Fall ist. Vor allem Kinder, die im Vergleich zu Erwachsenen mehr Yang sind, neigen viel öfter zu Invasionen von Wind-Hitze als Wind-Kälte. Andererseits gibt es auch neue Faktoren eher künstlicher Natur, die eine Person mit eingedrungenem Wind zu Wind-Hitze prädisponieren können, wie beispielsweise sehr trockene Räume mit Zentralheizung, ein heißes Arbeitsumfeld (z. B. bei Köchen und Hüttenarbeitern) usw.

Symptome und klinische Zeichen bei Wind-Hitze und Wind-Kälte

Obwohl Fieber mit höherer Wahrscheinlichkeit bei Wind-Hitze auftritt, trifft man die Unterscheidung zwischen Wind-Hitze und Wind-Kälte nicht aufgrund dessen, wie stark die Abneigung gegen Kälte und das Fieber (bzw. ein bei Berührung heißer Körper) ausgeprägt sind. Andere Faktoren aber, wie etwa die Zunge und verschiedene Symptome, können uns bei der Unterscheidung behilflich sein (➤ Tab. 43.2).

Wind-Kälte: Unterscheidung zwischen „Wind-Attacke" und „Kälte-Attacke"

Bisher haben wir Wind-Kälte generell abgehandelt. Im *Shang Han Lun* werden aber zwei Arten von Wind-Kälte unterschieden: die eine mit dem Überwiegen von Wind („Wind-Attacke"), die andere mit dem Überwiegen von Kälte („Kälte-Attacke"). Das Syndrom der Wind-Attacke wird im zweiten Abschnitt des *Shang Han Lun* folgendermaßen beschrieben: *„Das Taiyang-Syndrom mit Fieber, Schwitzen, Abneigung gegen Wind und einem oberflächlichen und*

Tab. 43.2 Klinische Unterscheidung zwischen Wind-Kälte und Wind-Hitze

		Wind-Kälte	Wind-Hitze
Pathologie	–	Wind-Kälte-Blockade im Raum zwischen Haut und Muskeln	Wind-Kälte-Blockade im Raum zwischen Haut und Muskeln behindert das Absenken des Lungen-Qi
Symptome und klinische Zeichen	Fieber	Niedrig	Hoch
	Schüttelfrost	Stark	Leicht
	Schmerzen	Stark	Leicht
	Durst	Nein	Ja
	Harn	Blass	Etwas dunkel
	Kopfschmerz	Am Hinterhaupt	Tief im Kopf sitzend, heftig
	Schwitzen	Wenn Schwitzen besteht, dann im oberen Bereich des Körpers, am Kopf	Leicht
	Halsschmerzen	Juckender Hals	Sehr stark
	Zunge	Keine Veränderung	An den Rändern und vorne etwas rot
	Puls	Oberflächlich-gespannt	Oberflächlich-schnell
Behandlung	–	Scharfe und warme Kräuter, um Schwitzen hervorzurufen	Scharfe und kühle Kräuter, um die Oberfläche zu öffnen

verzögerten Puls heißt Wind-Attacke."[2] Zunächst mag es sonderbar erscheinen, dass der Puls verzögert (*Huan*) sein soll, ist Wind doch ein pathogener Faktor mit Yang-Charakter, der bewegend und öffnend wirkt. Andererseits kann Wind auch Steifheit hervorrufen (z. B. ein steifes Gefühl im Hinterhaupt bei Wind-Kälte-Invasionen), sowie Starrheit und Lähmungen. Daher ist es durchaus möglich, dass der Puls bei einer Wind-Attacke verzögert ist (diese Art Puls ist noch langsamer als der langsame Puls). Der Kommentar zu Abschnitt 2 bestätigt, dass die Qualität *Huan* in diesem Fall einen „mäßigen und langsamen (*Chi*) Puls" nahelegt.[3]

In Abschnitt 3 wird die Kälte-Attacke erläutert: „*Das Taiyang-Syndrom mit oder ohne Fieber, mit Abneigung gegen Kälte, Schmerzen am ganzen Körper, trockenem Würgen und einem gespannten Puls auf Yin und Yang, heißt Kälte-Attacke.*"[4]

Bei einer Wind-Attacke ist das Nähr-Qi des Patienten im Vergleich zu einer Kälte-Attacke leerer und verursacht somit leichtes Schwitzen. Weitere Symptome sind in ➤ Tabelle 43.3 zusammengestellt.

Abgesehen von Wind-Kälte und Wind-Hitze kann eine gleichzeitige Symptomatik von Schüttelfrost und Fieber auch bei Sommer-Hitze, Nässe-Hitze und Trockener Hitze auftreten.

Tab. 43.3 Unterscheidung zwischen einer Kälte-Attacke und Wind-Attacke bei Wind-Kälte

	Wind-Kälte mit Kälte-Attacke	Wind-Kälte mit Wind-Attacke
Gemeinsamkeiten	Abneigung gegen Kälte, steifes Gefühl am Hinterkopf, oberflächlicher Puls	
Weitere Symptome	Ausgeprägte Abneigung gegen Kälte, Schmerzen am ganzen Körper, kein Schwitzen, oberflächlich-gespannter Puls	Abneigung gegen Wind, Fieber, leichtes Schwitzen, oberflächlich-langsamer Puls
Behandlung	Die Oberfläche durch schweißtreibende Mittel öffnen (Ma Huang Tang *Dekokt mit Herba Ephedrae*)	Die Oberfläche öffnen, indem man den Raum zwischen Haut und Muskeln ausgleicht, sowie das Abwehr-Qi und das Nähr-Qi reguliert (Gui Zhi Tang *Dekokt mit Ramulus Cinnamomi*)

43.2.2 Sommer-Hitze

Sommer-Hitze ist eine Art von Wind-Hitze und manifestiert sich daher auch mit gleichzeitig auftretendem Kältegefühl und Fieber. Die Symptome und klinischen Zeichen sind: Fieber (bzw. ein bei Berührung heißer Körper), Schüttelfrost, kein Schwitzen, Kopfschmerzen, Schweregefühl, ein unangenehmes Gefühl im Oberbauch, Reizbarkeit, Durst, die Zunge ist vorne und an den Rändern rot und weist einen klebrigen weißen Belag auf, der Puls ist sanft und schnell.

Der weiße Zungenbelag erklärt sich dadurch, dass der pathogene Faktor an der Oberfläche sitzt.

43.2.3 Nässe-Hitze

Nässe-Hitze äußeren Ursprungs äußert sich im frühen Anfangsstadium ebenfalls in gleichzeitig auftretendem Kältegefühl und Fieber. Normalerweise besteht auch eine Verschlechterung am Nachmittag, der Körper ist auf Berührung hin heiß, der Patient hat Abneigung gegen Kälte, Schüttelfrost, geschwollene Lymphknoten, Kopfschmerzen, Schweregefühl, ein Engegefühl im Oberbauch, einen klebrigen Mundgeschmack, Durst ohne Verlangen zu trinken, einen klebrigen weißen Zungenbelag und einen sanften und langsamen Puls.

Da Nässe von Natur aus behindernd und blockierend wirkt, entsteht ein langsamer Puls. Der Zungenbelag ist weiß, weil der pathogene Faktor an der Oberfläche sitzt.

43

43.2.4 Trockene Hitze

Trockene Hitze ist eine Art von Wind-Hitze und manifestiert sich daher mit gleichzeitig auftretendem Kältegefühl und Fieber. Die Symptome und klinischen Zeichen sind: Fieber, leichte Abneigung gegen Kälte, Schüttelfrost, leichtes Schwitzen, trockene Haut, Nase, Mund und trockener Rachen, trockener Husten, Halsschmerzen, ein trockener Zungenbelag mit einem dünnen weißen Belag, und ein oberflächlich-schneller Puls.

Da der pathogene Faktor an der Oberfläche sitzt, ist der Zungenbelag ebenfalls weiß.

43.3 Abwechselndes Kälte- und Hitzegefühl

Man darf ein sich abwechselndes Kälte- und Hitzegefühl nicht mit einem gleichzeitig auftretendem Kältegefühl mit Fieber verwechseln, letzteres ist charakteristisch für eine Invasion von Wind. Bei der Unterscheidung helfen die folgenden zwei Punkte: Erstens, bei einem abwechselnden Kälte- und Hitzegefühl ist das Hitzegefühl subjektiv, also nur vom Patienten selbst wahrzunehmen, während die Hitze bei Abneigung gegen Kälte mit gleichzeitigem Fieber objektiv ist und folglich bei Berührung der Stirn und der Hände des Patienten feststellbar ist. Zweitens ist zu bemerken, dass bei Patienten, die an abwechselndem Kälte- und Hitzegefühl leiden, die Wahrnehmungen von Kälte und Hitze alternieren. Bei einer Abneigung gegen Kälte mit Fieber bestehen diese Wahrnehmungen jedoch gleichzeitig.

Abwechselndes Kälte- und Hitzegefühl kann auch bei äußeren Mustern auftreten, hier sind aber nur die Shaoyang-Leitbahnen betroffen (bei Abneigung gegen Kälte mit Fieber sind hingegen die Taiyang-Leitbahnen betroffen). Dieses Phänomen ist gewissermaßen ein Leitsymptom für das Shaoyang-Syndrom innerhalb der Sechs Schichten oder für das Muster einer Gallenblasen-Hitze innerhalb der Vier Ebenen. Bei Letzterem handelt es sich zwar auch um eine Art Shaoyang-Erkrankung, allerdings überwiegt die Hitze gegenüber der Kälte. Beim Patienten äußert sich dieses Muster dementsprechend in einem Hitzegefühl, das viel stärker als das Kältegefühl ist.

!

- Das „Hitzegefühl" bei abwechselndem Kälte- und Hitzegefühl ist subjektiv.
- Das Hitzegefühl bei Abneigung gegen Kälte mit gleichzeitigem Fieber ist objektiv, der Körper des Patienten fühlt sich also bei Berührung heiß an.

Fallgeschichte 43.1

Ein 18-jähriges Mädchen, das akut erkrankt war, litt abwechselnd an Schüttelfrost und Hitzegefühl, geschwollenen Lymphknoten, Halsschmerzen, Kopfschmerzen, Kraftlosigkeit, und Schweregefühl im Kopf. Diese Symptome hatten vor drei Wochen begonnen. Ihre Zunge war rot, hatte vorne rote Punkte und wies einen dünnen gelben Belag auf. Der Puls war generell oberflächlich, vor allem aber an den beiden vorderen Taststellen, sowie etwas schlüpfrig auf der rechten Seite.

Diagnose: Die Patientin leidet eindeutig an einer akuten Invasion von Wind-Nässe-Hitze, die zur Zeit der Anamnese noch an der Oberfläche ist, was sich daraus begründet, dass sie immer noch über Schüttelfrost klagt. Die typischen Symptome von Wind-Hitze treten hier gemeinsam mit einer akuten äußeren Nässe auf, welche die geschwollenen Lymphknoten, das Schweregefühl im Kopf sowie die schlüpfrige Qualität des Pulses auf der rechten Seite hervorruft.

43.4 Hitzegefühl aufgrund innerer Ursachen

Ein subjektives Hitzegefühl kann durch Fülle-Hitze oder Leere-Hitze ausgelöst werden, wobei jedes Organ Ausgangspunkt der Hitze sein kann. Bei einer Fülle-Hitze ist das Hitzegefühl stärker, bei Leere-Hitze hingegen fällt es dem Patienten bevorzugt am Nachmittag und Abend auf. Des Weiteren zeichnet sich Leere-Hitze durch ein Hitzegefühl aus, das insbesondere die Yin-Bereiche des Körpers, also die Brust, die Handflächen und Fußsohlen betrifft. Um Fülle-Hitze korrekt von Leere-Hitze zu unterscheiden, müssen wir aber noch andere Befunde wie Durst, Gesichtsfarbe und allen voran die Zunge mit einbeziehen. Bei Fülle-Hitze ist die Zunge rot und hat einen Belag, bei Leere-Hitze ist sie auch rot, der Belag fehlt aber. Die wichtigsten Unterscheidungsmerkmale von Fülle- und Leere-Hitze sind in ➤ Tabelle 43.4 zusammengefasst.

Bei Fülle-Hitze sind meistens die Leber, das Herz, der Magen und die Lunge beteiligt, bei Leere-Hitze hingegen die Niere, das Herz, der Magen und die Lunge.

Es kann vorkommen, dass sich jemand allgemein heiß fühlt, aber gleichzeitig kalte Füße hat. Wenn der Patient angibt, dass er sich allgemein heiß fühlt, sollten wir weiter nachhaken und

Tab. 43.4 Unterscheidung zwischen Fülle- und Leere-Hitze

Fülle-Hitze	Leere-Hitze
Das Hitzegefühl ist normalerweise stärker	Das Hitzegefühl ist weniger ausgeprägt
Das Hitzegefühl tritt über den ganzen Körper verteilt oder nur im Gesicht auf	Das Hitzegefühl beschränkt sich auf Brustbereich, Handflächen und Fußsohlen
Das Hitzegefühl tritt ohne besonderen Bezug zur Tageszeit auf	Das Hitzegefühl verstärkt sich nachmittags und abends
Starker Durst	Trockener Mund mit dem Verlangen in kleinen Schlückchen zu trinken
Der Patient ist sehr reizbar	Unbestimmte Ruhelosigkeit
Das ganze Gesicht ist rot	Gerötete Wangen (über dem Jochbein)
Rote Zunge mit dickem, trockenen gelben Belag	Rote Zunge ohne Belag
Überflutender und schneller Puls	Oberflächlich-leerer und schneller Puls

fragen, ob irgendwo im Körper auch ein Kältegefühl besteht. Die klinische Bedeutung gleichzeitiger (und widersprüchlicher) Hitze- und Kältegefühle bei inneren Erkrankungen wird weiter unten besprochen.

!

Hat ein Patient ein Hitzegefühl, sollten Sie stets weiter erfragen, ob er eventuell auch in bestimmten Körperteilen ein Kältegefühl hat (und umgekehrt).

43.5 Inneres Fieber

Teil E (Symptome und klinische Zeichen) ➤ Kap. 82

Nun wenden wir uns dem inneren Fieber zu, das sowohl äußeren als auch inneren Ursprungs sein kann, wobei mit „Fieber" hier gemeint ist, dass der Patient zwar Fieber, aber weder Kältegefühl noch Schüttelfrost hat. Ein inneres Fieber äußeren Ursprungs ist auf einen äußeren pathogenen Faktor zurückzuführen (z. B. Wind-Hitze, Wind-Kälte oder Nässe-Hitze), der ins Körperinnere eingedrungen ist. Ein inneres Fieber inneren Ursprungs stammt von einer Disharmonie der Organe wie zum Beispiel innere Hitze, Yin-Mangel, Qi- oder Blut-Mangel und Blut-Stase (➤ Abb. 43.10 und ➤ Abb. 43.11).

Bei einigen der besprochenen Muster kann statt tatsächlichem Fieber lediglich ein Hitzegefühl auftreten; die Pathologie und Pathogenese des inneren Fiebers bzw. Hitzegefühls ist aber dieselbe. Generell gesehen ist akutes Fieber durch tatsächliches Fieber (also mit Erhöhung der Körpertemperatur) charakterisiert, bei chronischem „Fieber" aber besteht ein Hitzegefühl, ohne dass die Körpertemperatur messbar steigt. Demzufolge steht „Fieber" bei äußeren Mustern für einen bei Berührung objektiv feststellbaren heißen Körper, im Gegensatz zu „Fieber" bei chronischen inneren Mustern, wo es für ein rein subjektives Hitzegefühl stehen kann.

Bei innerem Fieber (bzw. Hitzegefühl) gibt es drei verschiedene Abstufungen:

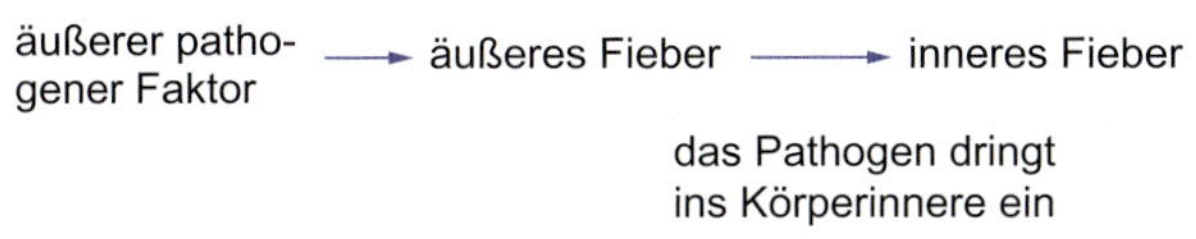

Abb. 43.10 Beziehung zwischen äußerem pathogenem Faktor und innerem Fieber

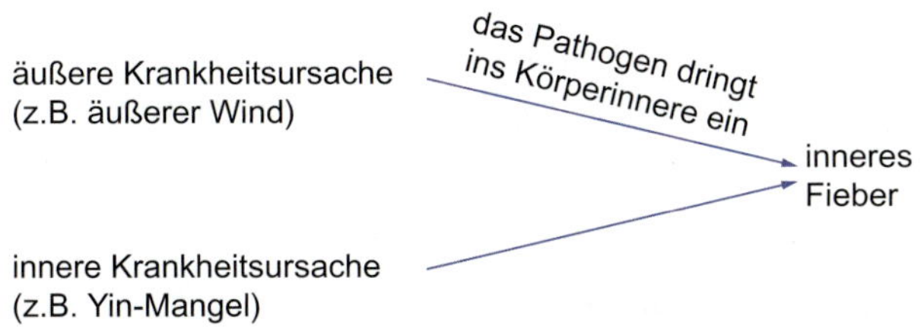

Abb. 43.11 Äußere und innere Ursachen von innerem Fieber

- **Leichtes Fieber** (*Wei Re*): Das Fieber ist eher niedrig, der Körper nur leicht heiß: Der Patient ist sich seines Fiebers eventuell gar nicht bewusst.
- **Fieber** (*Fa Re*): Die Temperatur ist erhöht (oder der Körper fühlt sich bei Berührung heiß an): Der Patient nimmt sein Fieber wahr und hat zudem ein Hitzegefühl.
- **Hohes Fieber** (*Zhuang Re*): Die Temperatur ist sehr hoch, der Körper fühlt sich bei Berührung sehr heiß an: Der Patient fühlt sich extrem heiß und stößt die Bettdecke von sich weg.

Bei Fieber inneren Ursprungs ist es wichtig, zwischen akutem und chronischem Fieber zu unterscheiden.

43.5.1 Akutes Fieber

Wollen wir die verschiedenen Arten von Fieber inneren Ursprungs erörtern, so ist es notwendig, zwischen akutem und chronischem Fieber genau zu unterscheiden. Ein akutes inneres Fieber entwickelt sich normalerweise aus dem akuten Stadium einer Invasion von äußerem Wind (sowohl von Wind-Kälte als auch Wind-Hitze). Demnach ist für unsere Diskussion nur die Art von akutem Fieber relevant, die äußeren Ursprungs ist, sich aber bereits im Körperinnerem befindet. Bei der Erkennung und Einteilung der verschiedenen Arten von akutem Fieber hat sich die Musterbestimmung der Vier Ebenen als das geeignetste Modell erwiesen, zudem hat es mehr Bedeutung für die Praxis als das der Sechs Schichten. Bei der Entstehung von innerem Fieber gibt es natürlich auch noch Ursachen inneren Ursprungs, zum Beispiel Nässe-Hitze in der Leber und Gallenblase (fiebrige Gallenblasenentzündung) oder Nässe-Hitze in der Blase (fiebrige Zystitis) (➤ Abb. 43.12).

Die Vier Ebenen

Im System der Vier Ebenen ist die Abwehr-Qi-Ebene die einzige Schicht, die an der Oberfläche lokalisiert ist, folglich zeigen sich gleichzeitig Fieber und Schüttelfrost mit Kältegefühl. Bei den drei anderen inneren Ebenen (Qi, Nähr-Qi, Blut) ist die Hitze im Inneren und das Fieber ist daher von seiner Art her ein inneres. Die Syndrom-Differenzierung gemäß dem Vier-Ebenen-Modell beschreibt die Symptome und klinischen Zeichen von Wind-Hitze-Invasionen. Fieber kann auch, wenngleich in geringerem Maße, bei Wind-Kälte-Invasionen auftreten, bei denen aber die Syndrom-Differenzierung gemäß der Sechs Schichten verwendet wird.

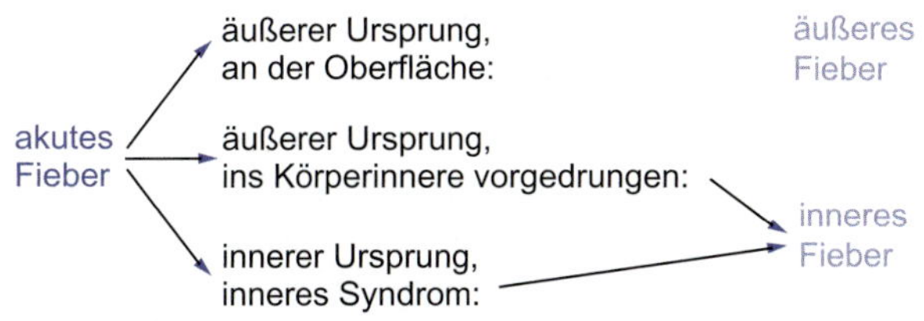

Abb. 43.12 Entstehungsformen von akutem Fieber

Die drei inneren Ebenen stellen drei verschiedene Tiefen dar, die das Hitze-Pathogen jeweils erreichen kann. Hierbei ist die Qi-Ebene die oberflächlichste (bzw. am wenigsten tiefe), die Blut-Ebene hingegen die tiefste. In der Qi-Ebene ist das Aufrechte Qi noch stark und kämpft mit den pathogenen Faktoren, was zu hohem Fieber und einem akuten und ausgeprägten Krankheitsbild führt, mit Symptomen wie Ruhelosigkeit, starkem Schwitzen usw. In der Nähr-Qi- und Blut-Ebene ist das Aufrechte Qi geschwächt worden, die Hitze beschädigt die Flüssigkeiten und es besteht ein Yin-Mangel. Die für diese beiden Ebenen charakteristischen Symptome sind ein nächtliches Fieber und eine Beeinträchtigung des Herz-Geistes, was sich in Delirium, schwerer mentaler Unruhe und in gravierenden Fällen auch in Koma äußert. In der Blut-Ebene kann sich innerer Wind entwickeln, und es entstehen Blutungen. In der Blut-Ebene, sowie in einem geringeren Maße auch in der Nähr-Qi-Ebene, erscheinen Maculae (nicht erhabene Flecken auf der Haut).

Um die Qi-Ebene von den Ebenen des Nähr-Qi und des Blutes besser zu unterscheiden, wird für eine objektive Befundnahme die Zunge zu Rate gezogen. Ist das Pathogen in der Qi-Ebene, so ist die Zunge rot und weist einen dicken Belag auf, betrifft das Pathogen hingegen die Nähr-Qi- und Blut-Ebene, so ist die Zunge belaglos und dunkelrot.

Kurzübersicht über die Vier Ebenen

- *Abwehr-Qi-Ebene:* Fieber, Abneigung gegen Kälte
- *Qi-Ebene:* nächtliches Fieber, Hitzegefühl, Durst
- *Nähr-Qi-Ebene:* nächtliches Fieber, Verwirrung, Maculae
- *Blut-Ebene:* nächtliches Fieber, Verwirrung, Maculae, Blutungen

In der Abwehr-Qi-Ebene fällt symptomatisch vor allem ein gleichzeitig auftretendes Kältegefühl mit Fieber auf, wie oben bereits beschrieben wurde. Im Folgenden werden nun die Symptome und klinischen Zeichen der Qi-, Nähr- und Blut-Ebene im Detail erörtert.

Hitze in der Lunge (Qi-Ebene)

Symptome und klinische Zeichen

Fieber, Husten mit gelbem Sputum, Schwitzen, Durst, ein Engegefühl in der Brust oder Brustschmerzen, eine rote Zunge mit klebrigem gelbem Belag und ein oberflächlich-überflutender Puls.

Hier handelt es sich um eine akute innere Lungen-Hitze, was sich im schulmedizinischen Sinne als eine akute Bronchitis, eine Lungen- oder eine Brustfellentzündung äußern kann. Beim Patienten besteht Fieber, und der Körper fühlt sich bei Berührung heiß an.

Schleim-Hitze in der Lunge (Qi-Ebene)

Symptome und klinische Zeichen

Wenn sich im Verlauf eines Musters der Qi-Ebene die nachfolgenden Symptome entwickeln, handelt es sich um innere Lungen-Hitze mit Schleim: Fieber, Husten mit reichlich klebrig-gelbem Sputum, Schwitzen, Durst, ein Engegefühl in der Brust, Übelkeit, eine rote Zunge mit klebrigem gelbem Belag und ein schneller und schlüpfriger Puls.

Syndrom einer Hitze in der Yangming-Leitbahn

Symptome und klinische Zeichen

Fieber, Schwitzen, starker Durst, großer oder überflutender Puls sowie eine rote Zunge mit gelbem Belag.

Das Auftreten obiger Symptome deutet auf eine akute innere Hitze in der Magen-Leitbahn hin, was im Zusammenhang der Vier Ebenen der Magen-Hitze-Ebene entspricht, und im System der Sechs Schichten dem Yangming-Syndrom. Das Syndrom wird häufig kurz als die „Vier Großen" bezeichnet – nämlich hohes Fieber, starker Durst, spontanes Schwitzen und ein überflutender oder großer Puls.

Syndrom einer Hitze im Yangming-Organ

Symptome und klinische Zeichen

Fieber, Bauchschmerzen und Völlegefühl, trockener Stuhl, Verstopfung, Durst, eine rote Zunge mit einem dicken, trockenen, gelben, braunen oder schwarzen Belag sowie ein tiefer, voller und schneller Puls.

Hier handelt es sich um Trockene Hitze in der Darm-Ebene, was dem Yangming-Organ-Syndrom der Sechs Schichten entspricht.

Nässe-Hitze in Magen und Darm

Symptome und klinische Zeichen

Fieber, Durst ohne Verlangen zu trinken, breiige Stühle, Bauchschmerzen, Schweregefühl, eine rote Zunge mit gelbem klebrigem Belag und ein schlüpfriger und schneller Puls.

Hitze in der Nähr-Qi-Ebene

Symptome und klinische Zeichen

Nächtliches Fieber, Durst, trockener Mund ohne Verlangen zu trinken, mentale Unruhe, Delirium, Sprachverlust (Aphasie), Koma, eine rote belaglose Zunge, ein dünner und schneller Puls.

Hitze in der Blut-Ebene

Symptome und klinische Zeichen

Nächtliches Fieber, Durst, mentale Unruhe, Blutungen, Schüttelkrämpfe, Zittern, eine rote belaglose Zunge, ein dünner und schneller Puls.

Außer den oben genannten inneren Mustern der Vier Ebenen gibt es noch zwei weitere, recht häufige Syndrome, die innere Hitze und somit ein inneres Fieber herbeiführen können, nämlich Nässe-Hitze in der Gallenblase und Leber, wie es bei einer akuten Gallenblasenentzündung der Fall sein kann, sowie Nässe-Hitze in der Blase, wie sie bei einer akuten Blasenentzündung auftritt.

Nässe-Hitze in Gallenblase oder Leber

Symptome und klinische Zeichen

Fieber, bitterer und klebriger Mundgeschmack, Flankenschmerzen, die eventuell zur rechten Schulter und zum rechten Schulterblatt ausstrahlen, Reizbarkeit, ein Engegefühl in der Brust, Übelkeit und Erbrechen, dunkler Harn, eine Zunge mit roten Rändern und einem klebrig-gelben Belag und ein saitenförmig-schlüpfriger, schneller Puls.

Nässe-Hitze in der Blase

Symptome und klinische Zeichen
Fieber, Schwierigkeiten mit und brennendes Gefühl bei der Miktion, spärlicher und dunkler Harn, Blut im Harn, mentale Unruhe, ein klebrig-gelber Belag an der Zungenwurzel und ein schlüpfriger und schneller Puls.

43.5.2 Chronisches Fieber

Sowohl eine Leere als auch eine Fülle können zu einem chronischen inneren Fieber führen. Yin-Mangel ist normalerweise die augenscheinlichste Ursache eines chronischen inneren Fiebers, als Auslöser kommen aber auch Qi- und Blut-Mangel in Frage. Zu den Fülle-Syndromen gehören Leber-Qi-Stagnation mit Hitze sowie Blut-Stase. Zusammenfassend nochmals die fünf Hauptursachen für chronisches inneres Fieber:

- Leere-Hitze aufgrund von Yin-Mangel
- Qi-Mangel
- Blut-Mangel
- Stagnierendes Leber-Qi, das sich in Hitze umwandelt
- Blut-Stase

Leere-Hitze aufgrund von Yin-Mangel

Symptome und klinische Zeichen
Niedriges Fieber oder Hitzegefühl am Nachmittag oder Abend, Hitze in den fünf Zentren, gerötete Wangen, Durst mit dem Verlangen, in kleinen Schlückchen zu trinken, nachts trockener Mund und Hals, mentale Unruhe, Nachtschweiß, Schlaflosigkeit und traumgestörter Schlaf, trockener Stuhl, dunkler und spärlicher Harn, eine schmale rote Linie auf der Innenseite des unteren Augenlids, eine rote belaglose Zunge mit Einrissen, sowie ein dünner und schneller Puls.

Diese allgemeinen Symptome einer Leere-Hitze lassen sich auf einen Yin-Mangel in Lunge, Herz, Magen, Milz, Leber und Niere zurückführen. Zusätzliche, für bestimmte Organe spezifische Symptome sowie weitere Begleitsymptome sind wie folgt:

- Lunge: trockener Hals, trockener Husten, gerötete Wangen
- Herz: Schlaflosigkeit, mentale Unruhe, traumgestörter Schlaf, gerötete Wangen, rote Zungenspitze
- Milz: trockene Lippen, trockener Stuhl
- Leber: trockene Augen, rote Augen, traumgestörter Schlaf, rote Zungenränder
- Niere: Schwindel, Tinnitus
- Magen: trockener Mund, Zahnfleischbluten

Qi-Mangel

Symptome und klinische Zeichen
Niedriges Fieber oder ein Hitzegefühl, das bei Überarbeitung schlimmer wird, Schwindel, Müdigkeit, Depression, Muskelschwäche, spontanes Schwitzen, Kurzatmigkeit, breiiger Stuhl, schwache Stimme, blasse Zunge und schwächlicher oder leerer Puls.

Diese Art Fieber wird durch einen schweren Qi-Mangel, der hauptsächlich die Milz, den Magen und die Lunge betrifft, sowie durch einen Mangel des Ursprungs-Qi ausgelöst. Li Dong Yuan erläuterte diese Sachlage bereits in dem berühmten Klassiker „Abhandlung über Milz und Magen“ (*Pi Wei Lun*), in dem Überarbeitung und eine unregelmäßige Ernährung als Ursachen einer Schwächung sowohl des Milz- und Magen-Qi als auch des Ursprungs-Qi, das sich im unteren Zinnoberfeld (*Dan Tian*) befindet, beschrieben werden. Dort teilt es sich den Platz zusammen mit dem (physiologischen) Minister-Feuer. Wird jenes durch Überarbeitung und emotionale Probleme aufgerührt, so entwickelt es eine pathologische Tendenz; folglich verdrängt es das Ursprungs-Qi vom unteren Zinnoberfeld und steigt auf, wobei es ein niedriges Fieber oder ein Hitzegefühl verursacht (➤ Abb. 43.13).

Li Dong Yuan bezeichnete dieses pathologische Minister-Feuer als „Dieb“ des Ursprungs-Qi. Die Hitze, die aus dem pathologischen Minister-Feuer hervorgeht, wird „Yin-Feuer“ genannt und kann weder einer Fülle- noch einer Leere-Hitze zugeordnet werden, obwohl es dem Letzteren von seiner Natur her etwas näher steht. Hinsichtlich der Behandlung des Yin-Feuers empfiehlt Li Dong Yuan, es nicht mit bitteren und kalten Kräutern zu klären, sondern das Ursprungs-Qi mit süßen und warmen Kräutern zu tonisieren. Da das Minister-Feuer und das Ursprungs-Qi im Körper einen

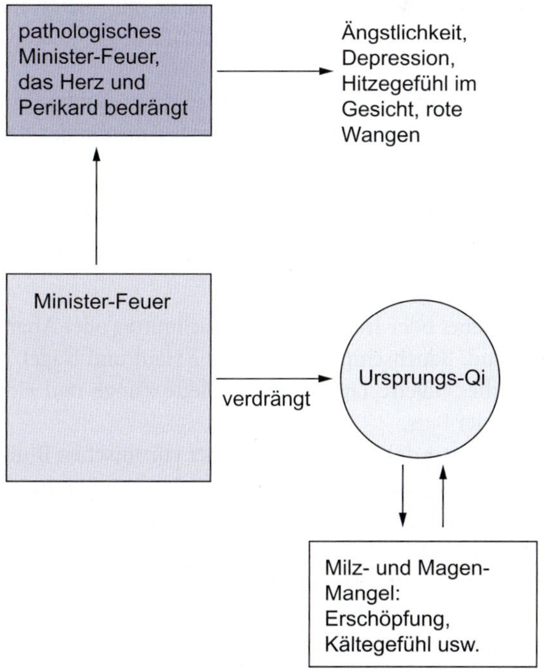

Abb. 43.13 Pathologie von Yin-Feuer

gemeinsamen Ort teilen, erzielt eine Tonisierung des Ursprungs-Qi automatisch eine Verdrängung und Einschränkung des pathologischen Minister-Feuers.

Um das Yin-Feuer abzusenken, wird typischerweise die berühmte Verschreibung Bu Zhong Yi Qi Tang *Dekokt, das die Mitte tonisiert und das Qi vermehrt* eingesetzt. In dieser Rezeptur tonisiert Ren Shen *Radix Ginseng* das Ursprungs-Qi.

Die Kombination aus Yin-Feuer und Qi- und Blut-Mangel mit Hitzegefühl tritt heutzutage sehr häufig auf, was man oft beim chronischen Erschöpfungssyndrom, aber auch bei Autoimmunkrankheiten wie Lupus oder rheumatoider Arthritis beobachten kann.

Blut-Mangel

Symptome und klinische Zeichen

Niedriges Fieber oder Hitzegefühl am Nachmittag, Schwindel, Kribbeln, verschwommene Sicht, Gedächtnisschwäche, Depression, spärliche Regelblutungen, Herzklopfen, matte und blasse Gesichtsfarbe, ein blasse und dünne Zunge und ein dünner oder rauer Puls.

Eine schwere Erschöpfung des Blutes mit daraus resultierender Leere-Hitze ist die Ursache dieser Art von Fieber. Sie ist eher bei Frauen und nach der Geburt anzutreffen.

Stagnierendes Leber-Qi wandelt sich in Hitze um

Symptome und klinische Zeichen

Chronisch niedriges Fieber oder Hitzegefühl, das je nach Gemütslage kommt und geht, Launenhaftigkeit, Reizbarkeit, Enge- und Spannungsgefühl in der Brust und im Flankenbereich, trockener Hals, Seufzen, bitterer Mundgeschmack, unregelmäßige Periode, prämenstruelle Anspannung, eine rote Zunge mit röteren Rändern mit einem dünnen gelben Belag, ein saitenförmiger und schneller Puls.

Derartige Befunde sind auf eine Leber-Hitze durch chronische Leber-Qi-Stagnation zurückzuführen und beruhen in der Regel auf seit langem bestehenden emotionalen Problemen.

Blut-Stase

Symptome und klinische Zeichen

Niedriges Fieber oder Hitzegefühl am Nachmittag oder Abend, trockener Mund, Bauchschmerzen, trockene Haut und Nägel, dunkle Gesichtsfarbe, violette Lippen, eine violette Zunge und ein rauer oder haftender Puls.

Hier haben wir das klinische Bild einer chronischen Blut-Stase, an der hauptsächlich die Leber beteiligt ist. Die Symptome von Trockenheit werden von Blut-Stase, nicht etwa von Yin-Mangel, hervorgerufen. Das Blut und die Körperflüssigkeiten tauschen sich gegenseitig aus. Bei einer länger anhaltenden Blut-Stase bricht dieser Austausch zusammen, und als Folge können die Flüssigkeiten den Körper nicht ausreichend befeuchten. Ein auf Blut-Stase beruhendes Fieber sieht man häufig bei Krebserkrankungen.

43.6 Hitze in den fünf Zentren

Hierbei handelt es sich um ein Hitzegefühl an den Handflächen, den Fußsohlen sowie auf der Brust. Weitere geläufige Bezeichnungen sind „Hitze in den Handherzen" oder „Hitze der fünf Flächen". Begleitend kann Fieber auftreten, in der Regel besteht aber mentale Unruhe, Nachtschweiß und Schlaflosigkeit, eine Konstellation, die in der Praxis recht häufig vorkommt. Trotzdem kann sich die Hitze auch nur in den Fußsohlen und Handflächen, oder in der Brust und den Handflächen manifestieren.

Theoretisch kann jedes Organ (allen voran Lunge, Herz, Leber, Milz, Niere, Magen) durch Yin-Mangel betroffen sein und somit Hitze in den fünf Zentren verursachen. Es gibt aber auch noch andere, seltenere Ursachen, nämlich Blut-Mangel, latente Hitze im Shaoyin und Leber-Feuer.

Bei Blut-Mangel tritt die Hitze in den fünf Zentren bevorzugt nachmittags auf und wird von weiteren Blut-Mangel-Symptomen begleitet. Dieses Muster gibt es fast ausschließlich bei Frauen.

Bei latenter Hitze im Shaoyin liegt eine Hitze in den Nieren vor. Dieses Muster ist häufig bei Patienten mit myalgischer Enzephalomyelitis (postvirales Erschöpfungssyndrom) zu beobachten. Die im Vordergrund stehenden Symptome sind ein niedriges Fieber oder Hitzegefühl am Nachmittag oder Abend, ein Kältegefühl am Morgen, Schwindel, Tinnitus und Nachtschweiß.

Eine durch Leber-Feuer ausgelöste Hitze in den fünf Zentren kommt in der Praxis selten vor und würde dann natürlich mit anderen Symptomen von Leber-Feuer einhergehen.

Hitze in den fünf Zentren

- *Yin-Mangel (irgend-)eines Organs:* das häufigste Muster
- *Blut-Mangel:* häufiger bei Frauen und bevorzugt nachmittags
- *Latente Hitze im Shaoyin:* bevorzugt abends mit niedrigem Fieber
- *Leber-Feuer:* äußerst starkes Hitzegefühl in den fünf Zentren mit plötzlichem Beginn (aber selten)

43.7 Widersprüchliches Kälte- und Hitzegefühl bei inneren Mustern

Diese Symptomatik wird besonders bei Frauen jenseits des 40. Lebensjahres häufig in der Anamnese aufgenommen. Hierfür gibt es vier Gründe:

- Ein gleichzeitig bestehender Nieren-Yin- und Nieren-Yang-Mangel
- Blut-Mangel mit Leere-Hitze
- Eine Disharmonie im Durchdringungsgefäß
- Yin-Feuer

43.7.1 Gleichzeitiger Nieren-Yin- und Nieren-Yang-Mangel

Dieses Muster ist bei Frauen jenseits des 40. Lebensjahrs besonders häufig und sogar eher die Regel als die Ausnahme. Nieren-Yin und

Nieren-Yang stammen von demselben Ursprung ab, sodass, besonders nach dem 40. Lebensjahr, ein Mangel von Nieren-Yin auch zum Mangel von Nieren-Yang und umgekehrt führt, wenn auch in verschiedenen Schweregraden. Wenn bei einer gemeinsamen Leere der Nieren-Yin-Mangel überwiegt, so zeigen sich Symptome wie Schwindel, Tinnitus, Nachtschweiß, gerötete Wangen, Hitze in den fünf Zentren sowie ein Hitzegefühl, gegebenenfalls aber auch kalte Füße. Sticht der Nieren-Yang-Mangel besonders hervor, so klagt die Patientin über Schwindel, Rückenschmerzen, Tinnitus, häufige Miktion, ein ausgeprägtes Kältegefühl sowie kalte Füße, aber unter Umständen auch über ein Hitzegefühl am Nachmittag.

43.7.2 Blut-Mangel mit Leere-Hitze

Ein Blut-Mangel allein kann zu kalten Händen führen, entwickelt sich aber aus dem Blut-Mangel eine Leere-Hitze, was besonders in chronischen Fällen vorkommt, so hat der Patient zusätzlich ein Hitzegefühl im Gesichtsbereich.

43.7.3 Disharmonie im Durchdringungsgefäß

Ist das Durchdringungsgefäß aufgrund eines Nieren-Mangels nicht ordentlich aufgefüllt, kommt es durch einen Qi-Mangel in seinem absteigenden Ast zu kalten Füßen, während sich in seinem aufsteigenden Ast rebellierendes Qi anhäuft und ein Hitzegefühl im Gesicht auslöst.

43.7.4 Yin-Feuer

Schließlich kann auch Yin-Feuer dazu führen, dass sich eine Person allgemein kalt fühlt aber dennoch von Zeit zu Zeit im Gesicht Hitzegefühle verspürt. Nähere Details zur Pathologie von Yin-Feuer wurden bereits oben abgehandelt.

Widersprüchliches Kälte- und Hitzegefühl bei inneren Mustern

- Gleichzeitig bestehender Nieren-Yin- und Nieren-Yang-Mangel
- Blut-Mangel mit Leere-Hitze
- Disharmonie im Durchdringungsgefäß
- Yin-Feuer

LERNERGEBNISSE

Das sollten Sie jetzt wissen:

- Warum, wann und wie man nach Kältegefühl, Hitzegefühl oder Fieber fragt.
- Das Gefühl und die Ursachen von Kälte bei inneren oder äußeren Mustern.
- Das gleichzeitige Kältegefühl und Fieber bei äußeren Mustern im Vergleich zu abwechselnden Kälte- und Hitzegefühlen.
- Das Hitzegefühl aufgrund von inneren Ursachen.
- Die Syndrome der Vier Ebenen bei akutem Fieber: Abwehr-Qi-, Qi-, Nähr-Qi- und Blut-Ebene.
- Welche Muster chronischem Fieber und Hitze in den fünf Zentren zugrunde liegen.
- Das häufig im Rahmen innerer Muster vorkommende widersprüchliche Kälte- und Hitzegefühl bei Frauen über 40.

ANMERKUNGEN

1 Deng Tie Tao: *Shi Yong Zhong Yi Zhen Duan Xue* 实用中医诊断学 („Angewandte Diagnostik in der Chinesischen Medizin"; „Practical Chinese Medicine Diagnosis"); Shanghai Science Publishing House, Shanghai 1988, S. 90.

2 Shang Han Lun Research Group of the Nanjing College of Traditional Chinese Medicine: *Shang Han Lun Jiao Shi* 伤寒论译释 („Eine Erläuterung von ‚Abhandlung über Kälte-verursachte Erkrankungen'"; „An Explanation of the ‚Discussion of Cold-induced Diseases'"); Shanghai Science Publishing House, Shanghai 1980; S. 351.

3 Ebenda, S. 351.

4 Ebenda, S. 354.

KAPITEL

44 Geistige und emotionale Symptome

? Warum man fragt

Sich nach dem Gefühlsleben des Patienten zu erkundigen, ist einer der wichtigsten Bestandteile der Anamnese. Emotionale Krankheitsursachen spielen sowohl bei der Ätiologie als auch bei der Symptomatik der Mehrzahl unserer Patienten eine große Rolle. Folglich sollte das Gefühlsleben immer Gegenstand unserer Befragung sein. Es gibt jedoch Patienten, die eine solche Befragung als ein Eindringen in ihre emotionale Privatsphäre sehen; wir sollten daher besonders feinfühlig vorgehen.

Der emotionale Zustand des Patienten spiegelt natürlich den Zustand von Herz-Geist und Geist wider, darum müssen wir die Befunde der Befragung mit denen der Betrachtung, vor allem vom Glanz (*Shen*) der Augen, vereinen und gemeinsam auswerten. Außerdem ist der Zustand von Herz-Geist und Geist ein wichtiger Faktor für das Erstellen einer Prognose.

? Wann man fragt

Eine Befragung des Gefühlslebens muss im Verband mit der Betrachtung (vor allem der Augen, Gesichtsfarbe und Zunge), mit der Betastung (des Pulses) und mit dem Hören (der Stimme) erfolgen.

Ist der emotionale Zustand nicht Teil der Hauptbeschwerde, so erkundige ich mich generell erst gegen Ende der Konsultation danach, um die Krankheitsursache zu ermitteln. In vielen Fällen stellt der emotionale Zustand aber den Hauptgrund dar, beispielsweise wenn ein Patient sich niedergeschlagen und ängstlich fühlt. Andererseits kann der emotionale Zustand des Patienten körperlichen Beschwerden zugrunde liegen. Ein Patient klagt beispielsweise über Müdigkeit und Verdauungsprobleme, die zugrunde liegende Ursache könnte aber Frustration und Verbitterung sein.

Solange der Patient nicht direkt wegen der Behandlung seiner Depression, Reizbarkeit oder Ängstlichkeit kommt, frage ich generell erst dann nach seinen Emotionen, wenn das sich aus der Befragung ergebene Krankheitsmuster, zusammen mit der Betrachtung der Augen und Zunge, sowie mit der Betastung des Pulses, recht eindeutig auf eine Krankheitsursache emotionalen Ursprungs hinweist. Zum Beispiel: Wenn der Puls auf der Lungentaststelle etwas voll und der Gesichtsausdruck traurig erscheinen, versuche ich als Nächstes herauszufinden, ob der Patient unter Traurigkeit oder Kummer leidet, die aber nicht ausgedrückt wurden (die volle Qualität des Lungen-Pulses würde darauf hindeuten).

Ist der Puls auf der Herztaststelle überflutend, und man kann einen Herzriss auf der Zunge erkennen, frage ich nach, ob der Patient eventuell einen Schock erlitten hat. Bei einem besonders schwächlichen und wellenlosen Lungen-Puls und glanzlosen Augen erkundige ich mich, ob es im Leben des Patienten zu bestimmten Ereignissen kam, die Traurigkeit oder Kummer verursacht haben könnten. Ist der Puls durchwegs saitenförmig, so frage ich den Patienten, ob gewisse Lebensumstände Frustration, Ärger oder Verbitterung auslösen. Bei einem rauen Herz-Puls, matter Gesichtsfarbe, glanzlosen Augen und schwacher sowie weinerlicher Stimme gilt es herauszufinden, ob der Patient traurig ist.

Je nach meinen aus Betrachtung, Betastung und Hören gewonnenen Befunden bitte ich den Patienten im Allgemeinen, das Vorhandensein emotionaler Probleme zu bestätigen. Dies ist auch deshalb wichtig, um den Patienten mehr in die Behandlung mit einzubinden, indem man ihm eine Emotion als mögliche Ursache seiner Symptome vorschlägt. Allein das kann schon den Heilungsprozess beschleunigen.

Bei der Befragung zum emotionalen Zustand des Patienten muss man sehr einfühlsam vorgehen, gerade wenn dies nicht der Teil der Hauptbeschwerde ist. Oft kann uns die Betrachtung einen Hinweis hierzu liefern, und man kann den Patienten gezielt danach fragen. Zum Beispiel: Eine Patientin kommt in die Praxis und klagt über Müdigkeit und prämenstruelles Spannungsgefühl in den Brüsten. Fehlt es ihren Augen nun an Glanz, würde ich emotionalen Stress vermuten und über Umwege danach fragen.

In den Fällen, in denen es um die Behandlung emotionaler Probleme oder durch Emotionen verursachte Symptome geht, sollten wir unserer Betrachtung gegenüber dem, was uns der Patient erzählt, den Vorrang geben. Bei den meisten Patienten können wir ohnehin erst dann die wahre Ursache einer Krankheit erkennen, wenn wir heraushören, was hinter ihrer Aussage steckt.

? Wie man fragt

Wie bereits erwähnt, müssen wir beim Thema Emotionen mit größtem Einfühlungsvermögen vorgehen. Vor allem sollten wir nur mit Einverständnis des Patienten nach seinen Emotionen fragen; eine Ablehnung sollte respektiert werden. Wenn ich als Ursache emotionalen Stress vermute, stelle ich Fragen wie: „Haben Sie früher einmal einen Schock erlitten?", „Fühlen Sie sich bei gewissen Umständen oder Themen schnell aufgebracht?" oder „Fühlen Sie sich manchmal traurig?" usw.

Kommt der Patient speziell wegen der Behandlung seiner emotionalen Probleme, wird sich die Befragung natürlich ganz anders gestalten, da das Thema offen zur Sprache gebracht wird.

Folgende emotionale Zustände werden besprochen:

1. Depression
2. Angst und nervöse Ängstlichkeit
3. Reizbarkeit und Wut / Ärger
4. Sorge und Grübeln
5. Traurigkeit und Kummer
6. Übermäßige Freude
7. Geistige Unruhe

44.1 Depression

Teil E (Symptome und klinische Zeichen) ➤ Kap. 79

Bei Patienten im westlichen Kulturkreis ist Depression ein sehr häufiges Symptom, auch wenn einge Betroffene es nicht offen zugeben wollen oder sich ihrer Depression gar nicht bewusst sind.

44.1.1 Definition der Depression

Der bei uns im Westen so geläufige Begriff „Depression" ist moderner Herkunft und beschreibt einen Gemütsumschwung, der von leichter Verzagtheit bis zu einem Zustand höchster Niedergeschlagenheit und Verzweiflung reicht. Bei einer leichten Depression schwankt die Stimmung, man ist aber nicht auf Dauer niedergeschlagen. Bei einer schweren Depression ist der Gemütsumschwung dauerhaft und dauert mehrere Monate oder sogar Jahre an.

Hinzu kommen charakteristische Veränderungen hinsichtlich des Verhaltens, der Einstellung, der Denkfähigkeit und einiger Körperfunktionen. Ein vorübergehendes Gefühl von Depression, das auf widrige Lebensumstände wie einen Todesfall folgt, ist völlig normal. Um eine normale Reaktion von einer krankhaften Depression zu unterscheiden, muss man eine quantitative Beurteilung erstellen. Erscheint der Auslöser unangemessen oder die Depression zu schwer und langwierig, sieht man den Zustand nicht mehr als normal an. Zudem unterscheidet sich eine depressive Erkrankung im Hinblick auf Schweregrad und Lebenseinschränkung sowohl qualitativ als auch quantitativ von einem gelegentlich auftretenden Gefühl der Niedergeschlagenheit im Alltag.

Depression tritt bei Frauen zweimal so häufig wie bei Männern auf und häuft sich im mittleren Lebensabschnitt. Die Hauptsymptome der Depression sind Bedrücktheit, sowie Verlust von Interesse, Selbstwertgefühl und Motivation, zudem zeigen sich Erschöpfung, Ängstlichkeit, Schlaflosigkeit und Appetitmangel. In schweren Fällen ist der Patient ständig niedergeschlagen, empfindet gar keine Freude mehr, ist total verzweifelt und unter Umständen sogar suizidgefährdet. Ein schweres depressives Syndrom zeigt die folgenden Merkmale:

- Sehr niedergeschlagen, meist den ganzen Tag über und fast täglich
- Merkbar eingeschränktes Interesse oder wenig bis gar keine Freude an so gut wie allen Tätigkeiten, meist den ganzen Tag über und fast täglich
- Beträchtlicher Gewichtsverlust (oder -zunahme), abnehmender (oder zunehmender) Appetit
- Schlaflosigkeit oder Schläfrigkeit
- Psychomotorische Unruhe oder Verlangsamung, täglich
- Erschöpfung, fast täglich
- Verlust des Selbstwertgefühls, Schuldgefühle (eventuell wahnhaft), fast täglich (es geht nicht lediglich um Selbstvorwürfe oder Schuldgefühle darüber, dass man krank ist)
- Denk- und Konzentrationsschwäche, Unentschlossenheit, fast täglich
- Wiederkehrende Todesgedanken, wiederkehrende Suizidgedanken ohne festen Plan, Suizidversuch, fest geplanter Suizid

Zusätzlich zu diesen Anzeichen ist eine schwere depressive Episode dadurch definiert, das folgende Faktoren nicht bestehen: Eine organische Ursache, eine normale Reaktion auf einen Todesfall, Wahnvorstellungen oder Halluzinationen ohne weitere Verstimmungsanzeichen, Schizophrenie, wahnhafte Störungen, Psychosen.[1]

44.1.2 Diagnose der Depression

Wenn wir uns nach der Gemütslage erkundigen, sollten wir auch immer mit genügend Einfühlsamkeit und Taktgefühl nach depressiven Verstimmungen fragen. Manche Patienten wollen ihre Depression gar nicht preisgeben, andere geben sie zwar zu, wollen aber nicht unbedingt darüber reden, und wieder andere erkennen gar nicht, dass sie an einer Depression leiden. Gerade Patienten der letzteren Gruppe klagen primär über körperliche Beschwerden wie starke Ermüdung und fehlende Motivation und Kältegefühle. Die Möglichkeit, dass sie unter Umständen deprimiert sind, verdrängen sie lieber. In China ist diese Einstellung eher die Regel als die Ausnahme, da sich chinesische Patienten selten über ein Gefühl von Niedergeschlagenheit beklagen und eher ihre Gefühle in Form von körperlichen Symptomen ausdrücken (Somatisierung).

Zeichen der Depression Ist sich der Patient seiner Depression nicht bewusst, kann uns die chinesische Diagnose dazu verhelfen, den wahren Zustand von Geist und Emotionen zu erkennen. Folgende spezifische Zeichen weisen eine seelische Depression als Ursache der Beschwerden des Patienten aus:

- Gesichtsfarbe
- Augen
- Zunge
- Stimme
- Puls

Der Gesichtsfarbe einer schwer deprimierten Person fehlt es an Glanz und sie erscheint eher gräulich oder grünlich. Die Augen (*Shen*) glänzen nicht mehr, die Zunge hat eine rote Spitze und eventuell auch einen tiefen Herzriss. Die Stimme ist gesenkt und klingt kraftlos.

Der Puls kann je nach Vorherrschen von Fülle oder Leere verschieden sein. Bei Fülle-Syndromen ist der Puls sehr saitenförmig, oder saitenförmig und schlüpfrig. Bei Leere-Syndromen hingegen (vor allem wenn Traurigkeit und Kummer im Vordergrund stehen) ist der Puls schwächlich oder rau, häufig auch kurz, und hat in fast allen Fällen keine „Welle“ (ein sogenannter trauriger Puls).

Interessanterweise deutet der Puls einer depressiven Person sehr oft auf den wahren Grund, nämlich unterdrückten Ärger. Insofern ist es möglich, dass ein an Depression Leidender etliche Anzeichen einer Leere zu erkennen gibt (gesenkte Stimme, matte Gesichtsfarbe, verlangsamte Bewegungen), sein Puls aber saitenförmig ist. Eine solche Konstellation macht uns deutlich, dass die Depression auf unterdrückten Ärger zurückzuführen ist. Andersherum deutet ein rauer, kurzer oder trauriger Puls darauf hin, dass Traurigkeit oder Kummer bei der Depression im Vordergrund stehen.

44.1.3 Depression in der chinesischen Medizin

In der chinesischen Medizin wurde eine seelische Depression *Yin Yu* genannt, was so viel wie „Düsterheit“ oder „Depression“ bedeutet, oder auch *Yu Zheng*, also „Depressions-Syndrom“. *Yu* hat zwei Bedeutungen, nämlich „Depression“ und „Stagnation“, was gewissermaßen voraussetzt, dass eine seelische Depression immer von einer Stagnation ausgelöst wird.

Entsprechend werden in Kapitel 71 des *Su Wen* die Fünf Stagnationen von Holz, Feuer, Erde, Metall und Wasser erwähnt[2]. In den „Lehren des Dan Xi“ (*Dan Xi Xin Fa*, 1347) werden Sechs Stagnationen von Qi, Blut, Nässe, Schleim, Hitze und Nahrung beschrieben: *„Wenn Qi und Blut im Gleichgewicht stehen, wird keine Krankheit entstehen. Stagnieren sie, tritt die Erkrankung ein. Etliche Krankheiten sind auf eine Stagnation zurückzuführen* [...] *bei einer Stagnation können sich Stoffe zusammenballen, sodass sie nicht mehr ungehindert fließen können, sie versuchen aufzusteigen, doch scheitern, sie versuchen umzuwandeln, doch scheitern [...], folglich kommen die sechs Stagnationen zustande.“*[3]

In „Vollständige Werke von Jing Yue“ (*Jing Yue Quan Shu*, 1624) wird eine Stagnation mittels der Emotionen interpretiert, und es werden Ärger, Grübeln, Sorge, Traurigkeit, Schock und Angst als die Sechs Stagnationen erwähnt. Dort wird bestätigt, dass alle Emotionen zu einer Stagnation des Qi führen können: *„Bei den Sechs Stagnationen stellt eine Stagnation die Krankheitsursache dar. Bei einer emotionalen Stagnation ist die Krankheit [d. h. die Emotion] die Krankheitsursache.“*[4]

44.1.4 Krankheitsmuster bei Depression

Eine seelische Depression wird in chinesischen Lehrbüchern in der Regel einer Leber-Qi-Stagnation zugewiesen, einschließlich ihrer verschiedenen Manifestationen wie Leber-Qi-Stagnation, die sich in Hitze umwandelt, und Leber-Qi-Stagnation mit Schleim. In den späteren Stadien einer seelischen Depression kommen auch Leere-Muster zum Vorschein, woraus man folgern kann, dass Leere-Muster auch eine Depression auslösen können, obwohl Stagnation und Depression in der chinesischen Medizin fast miteinander gleichzusetzen sind.

Bei schweren Depressionen ist stets die Leber mit beteiligt, da sie laut ihrer Funktion die Wanderseele (*Hun*) beherbergt. Die Wanderseele ist unter anderem verantwortlich für Träume, das Schmieden von Plänen und Projekten, sowie für unsere Beziehung zu anderen Menschen. Die Wanderseele wurde häufig als das „Kommen und Gehen des Herz-Geistes (*Shen*)“ bezeichnet, was bedeuten soll, dass die Wanderseele den Herz-Geist in seiner Eigenschaft unterstützt, Träume und Ideen zu haben, Pläne und Projekte zu ersinnen usw. In diesem Sinne verschafft die Wanderseele dem Herz-Geist „Bewegung“ oder „Aktivität“, eine Projektion nach außen und eine Fähigkeit, Beziehungen zu anderen Menschen herzustellen. Andererseits führt und kontrolliert der Herz-Geist die Wanderseele. Ferner, und das ist wohl am bedeutendsten, bindet der Herz-Geist die Tätigkeiten der Wanderseele in das gesamte seelische Leben der Person ein, er integriert die Wanderseele.

Sind die „Bewegungen“ der Wanderseele nicht ausreichend (entweder aufgrund fehlender Aktivität oder einer zu starken Kontrolle des Herz-Geistes), wird die Person folglich deprimiert sein. Sind die Bewegungen aber übermäßig (entweder aufgrund eigener übermäßiger Aktivität oder aufgrund unzureichender Kontrolle durch den Herz-Geist), wird die Person eventuell manisches Verhalten an den Tag legen (man bedenke hierbei, dass manisches Verhalten verschieden stark ausgeprägt sein kann und daher von geringfügigeren Symptomen, die auch bei geistig Gesunden auftreten können, bis zu einer ausgeprägten bipolaren Störung reichen kann).

Wenn eine Person schwer depressiv ist, kann die Wanderseele nicht ausreichend „kommen und gehen“, folglich hat der Betroffene keine Träume mehr, er verliert sein Vertrauen in die Zukunft, weiß nicht, welche Richtung er im Leben einschlagen soll und hat generell

Gefühle von Verlust, Vereinsamung und Abschottung. Folglich können viele Leber-Muster, wie auch Krankheitsmuster anderer Organe und nicht einzig und allein eine Leber-Qi-Stagnation, eine Depression verursachen. Wenn das „Kommen und Gehen“ der Wanderseele zu stark ist, kann es bei der betroffenen Person zu manischem Verhalten kommen. Sie wird zu viele Träume haben und zu viele Projekte und Ideen verfolgen, ohne sie jemals verwirklichen zu können, da die Wanderseele in einem Durcheinander steckt, und die nötigte Kontrolle des Herz-Geistes ausbleibt.

In ➤ Abbildung 44.1 sind die zwei krankhaften Zustände der Wanderseele, wenn sie zu sehr „kommt und geht“, und wenn sie zu wenig „kommt und geht“, dargestellt.

Ganz wichtig für ein gesundes Ablaufen der Bewegungen der Wanderseele ist, dass sie vom Herz-Geist in ihren Schranken gehalten wird. Der Herz-Geist (also das *Shen* des Herzens) muss die Wanderseele im Zaum halten (jedoch nicht zu stark) und ihre Äußerungen in die Gesamtheit der Seele einfügen. Schränkt der Herz-Geist die Wanderseele zu sehr ein, kommt es zur Depression. Kann der Herz-Geist die Wanderseele jedoch nicht richtig kontrollieren und einschränken, kann manisches Verhalten die Folge sein (➤ Abb. 44.2).

Das Fehlen der „Bewegungen“ der Wanderseele und die daraus resultierende Depression können auch von pathogenen Faktoren (z. B. Leber-Qi-Stagnation), welche die Wanderseele stören, ausgelöst werden, oder aufgrund einer Leere in Leber, Milz oder Niere, welche die Wanderseele nicht anregen, entstehen. Übermäßige Bewegungen der Wanderseele, und folglich das manische Verhalten, können auf pathogene Faktoren wie zum Beispiel Feuer oder Schleim-Feuer, welche die Wanderseele zu sehr anregen, beruhen; oder die Wanderseele wird aufgrund eines Leber-Blut- und / oder Leber-Yin-Mangels nicht genügend verankert. Tritt ein Leber-Blut-Mangel hingegen mit einem Leber-Qi-Mangel auf (der wiederum mit einem Mangel an Gallenblasen-Qi im Zusammenhang steht), kann es zu mangelnder Bewegung der Wanderseele kommen. Ansonsten passiert es bei einem Leber-Blut-Mangel, dass die Wanderseele nicht beherbergt wird und somit in übermäßige Bewegung gerät.

„Bewegungen“ der Wanderseele

Unzureichende „Bewegung“ der Wanderseele
- Leber-Qi-Stagnation
- Leber-Blut-Mangel und Leber-Qi-Mangel
- Milz- und Nieren-Mangel

Übermäßige „Bewegung“ der Wanderseele
- Feuer
- Schleim-Feuer
- Leber-Blut-Mangel und / oder Leber-Yin-Mangel

In ➤ Abbildung 44.3 werden Leber-Muster dargestellt, die eine unzureichende und eine übermäßige Bewegung der Wanderseele hervorrufen.

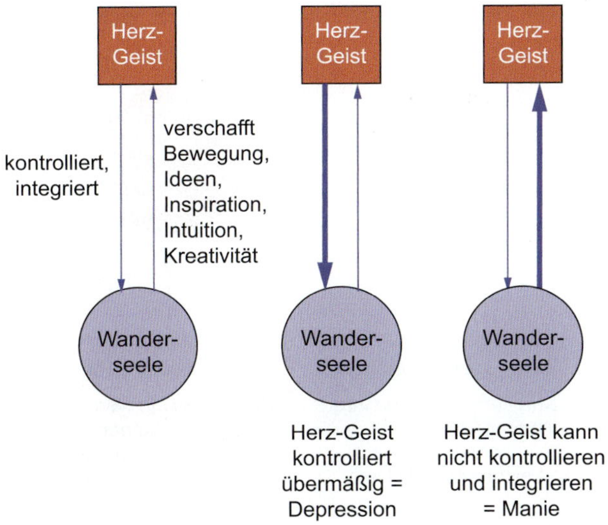

Abb. 44.1 Das „Kommen und Gehen“ der Wanderseele

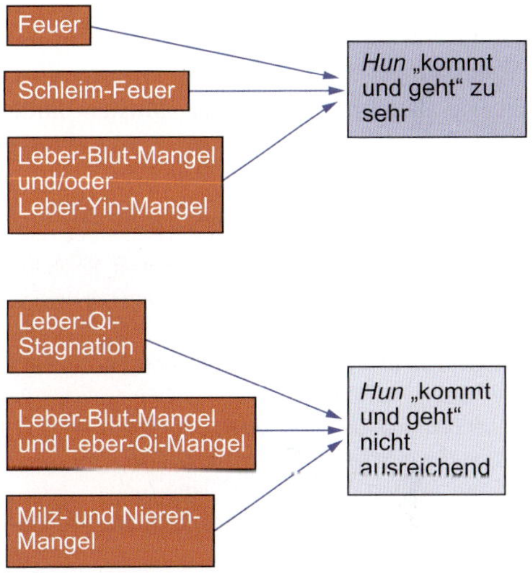

Abb. 44.2 Beziehung zwischen Herz-Geist und Wanderseele

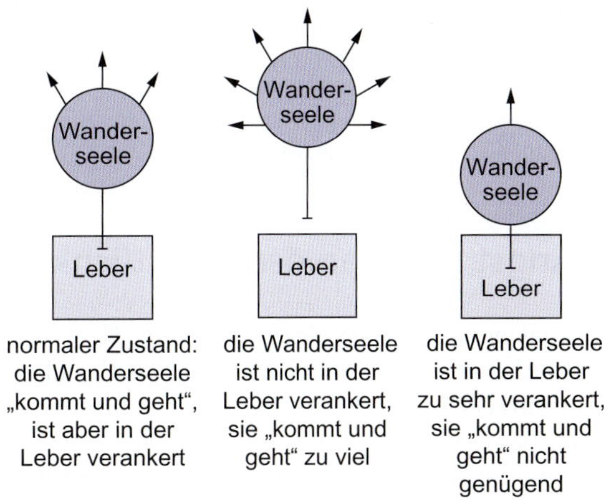

Abb. 44.3 Krankheitsmuster, die zu übermäßiger und unzureichender Bewegung der Wanderseele führen.

Bei der Diagnose der vorherrschenden Krankheitsmuster bei Menschen mit Depression sollten wir stets zwischen Fülle und Leere unterscheiden. Da die Stimmung in beiden Fällen die gleiche ist, liefern Puls und Zunge die Hauptmerkmale zur Differenzierung. Bei Fülle-Mustern ist der Puls in der Regel saitenförmig oder schlüpfrig-saitenförmig, bei Leere-Mustern hingegen ist er rau, kurz oder traurig. Depression geht häufig mit Gefühlen von Ängstlichkeit einher, was bei einer Fülle natürlich stärker ausgeprägt ist.

Die bei Fülle auftretenden Krankheitsmuster sind hauptsächlich:

- Leber-Qi-Stagnation
- Stagnierendes Leber-Qi wandelt sich in Hitze um
- Leber-Qi-Stagnation mit Qi-Schleim
- Schleim-Feuer bedrängt den Herz-Geist
- Blut-Stase
- Gallenblasen-Hitze

Die bei Leere auftretenden Krankheitsmuster sind hauptsächlich:

- Milz- und Herz-Blut-Mangel
- Herz-Yang-Mangel
- Leber-Blut-Mangel
- Nieren- und Herz-Yin-Mangel mit Leere-Hitze
- Nieren-Yang-Mangel

Eine detaillierte Beschreibung dieser Muster findet sich in ➤ Kapitel 79.

Depression

- *Leber-Qi-Stagnation:* Depression, Launenhaftigkeit, Reizbarkeit
- *Stagnierendes Leber-Qi wandelt sich in Hitze um:* Depression, Reizbarkeit, rote Zunge
- *Leber-Qi-Stagnation mit Qi-Schleim:* Depression, Launenhaftigkeit, Gefühl eines Kloßes im Hals
- *Schleim-Feuer bedrängt den Herz-Geist:* Depression, Ängstlichkeit, Unruhe, Auswurf von Schleim, gedunsene Zunge
- *Herz-Blut-Stase:* Depression, Unruhe, violette Zunge
- *Gallenblasen-Hitze:* Depression, Reizbarkeit, bitterer Mundgeschmack, Völlegefühl im Flankenbereich
- *Hitze im Zwerchfell:* Depression, Ängstlichkeit und Druckgefühl im Brustkorb infolge einer Invasion von Wind-Hitze
- *Milz- und Herz-Blut-Mangel:* Depression, Schlaflosigkeit, Herzklopfen, Müdigkeit
- *Herz-Yang-Mangel:* Depression, Herzklopfen, kalte Hände
- *Leber-Blut-Mangel:* Depression, Ziellosigkeit im Leben, Traurigkeit
- *Nieren- und Herz-Yin-Mangel mit Leere-Hitze im Herzen:* Depression, Ängstlichkeit, Nachtschweiß, Herzklopfen, rote belaglose Zunge
- *Nieren-Yang-Mangel:* Depression, fehlende Motivation, fehlende Willenskraft, Kältegefühl, häufige Miktion

44.2 Angst und nervöse Ängstlichkeit

Teil E (Symptome und klinische Zeichen) ➤ Kap. 79

Bei westlichen Patienten kommt ein ständiges Gefühl von nervöser, sorgenvoller Ängstlichkeit[5] (ohne gleichzeitige Depression) häufig vor. Das Gefühl nervöser Ängstlichkeit umfasst emotionale Zustände, die mit den Emotionen Angst und Sorge (zwei der sieben Emotionen in der chinesischen Medizin) verwandt sind. Begleitend oder ursächlich kommen Leere-Muster (normalerweise von Blut oder Yin), Fülle-Muster (in der Regel Hitze) oder eine Kombination aus Leere und Fülle (Yin-Mangel mit Leere-Hitze) in Betracht.

Krankheitsmuster bei nervöser Ängstlichkeit

- **Leere**
  - Blut-Mangel
  - Yin-Mangel
- **Fülle**
  - Hitze
- **Fülle / Leere**
  - Yin-Mangel mit Leere-Hitze

Wenn ein Blut- oder Yin-Mangel besteht, verlieren Herz-Geist und Wanderseele ihre „Beherbergung“ jeweils im Herz-Blut und im Leber-Blut. Der Patient wird ängstlich und schläft schlecht. Andererseits können pathogene Faktoren wie Qi-Stagnation, Blut-Stase, Hitze oder Schleim-Hitze den Herz-Geist und die Wanderseele „beunruhigen“ und Ängstlichkeit sowie Schlaflosigkeit hervorrufen. In einigen Fällen sind Herz-Geist und Wanderseele natürlich aufgrund eines Mangels (z. B. Yin-Mangel) und eines pathogenen Faktors (z. B. Leere-Hitze) ruhelos. In ➤ Abbildung 44.4 werden zwei Ursachen von Ängstlichkeit grafisch dargestellt, nämlich: Eine Leere, die dazu führt, dass der Herz-Geist nicht „verankert“ ist oder ein pathogener Faktor, der den Herz-Geist „beunruhigt“.

Generell kann man sagen, dass die Stärke nervöser Besorgnis oder Angst davon abhängt, ob sie durch Leere oder Fülle ausgelöst wurde: Bei eine Leere ist sie eher milde, bei einer Fülle schon stärker.

Man kann einen ängstlich-nervösen Patienten in der Regel leicht erkennen: Er erscheint ruhelos, seine Stimme zittert leicht, er zappelt herum; liegt eine Fülle vor, redet er die ganze Zeit, liegt dagegen ein Leere vor, ist er sehr still und hat eventuell Angst vor der Akupunkturbehandlung. Bei einigen wenigen Patienten, die sich mutig geben und dadurch ihren wahren Zustand zu verbergen suchen, kann Ängstlichkeit nicht so leicht zu erkennen sein. Gerade diejenigen, die in ständiger Angst leben, versuchen anfangs ruhig und geerdet aufzutreten. Zunge und Puls können in solch einem Fall den wahren Gefühlszustand der Ängstlichkeit oder Furcht aufdecken. Die Zunge weist eine rote Spitze und oft auch einen tiefen

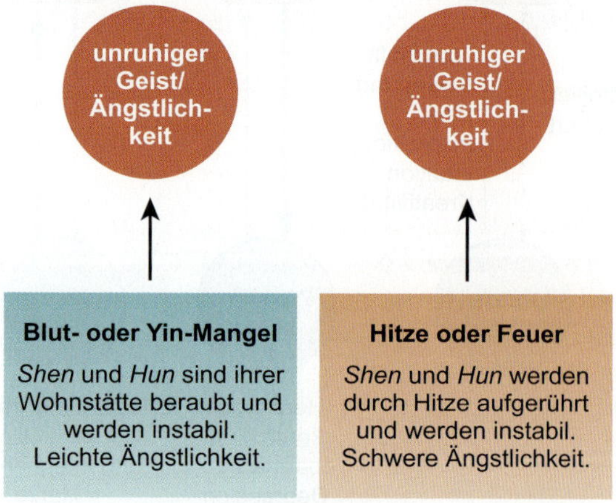

Abb. 44.4 Zwei Ursachen für Ängstlichkeit

Herzriss auf, der Puls kann saitenförmig (bei Fülle) oder oberflächlich-leer und schnell (bei Leere) sein. Die Augen geben den Eindruck, als ob sie „unstet" oder „instabil" seien, und es fehlt ihnen an Kontrolle (➤ Kap. 6).

Eine genaue Abhandlung der Muster, die nervöse Ängstlichkeit, Angst und Furcht verursachen können, findet sich in ➤ Kapitel 79.

Angst und nervöse Ängstlichkeit

Leere
- *Herz-Blut-Mangel:* leichte nervöse Ängstlichkeit, Schlaflosigkeit, Herzklopfen
- *Herz-Yin-Mangel:* nervöse Ängstlichkeit ist abends schlimmer, Herzklopfen, Nachtschweiß
- *Leber-Blut-Mangel:* leichte nervöse Ängstlichkeit, Depression, Schlaflosigkeit
- *Leber-Yin-Mangel:* leichte nervöse Ängstlichkeit, Depression, Schlaflosigkeit, belaglose Zunge
- *Nieren-Yin-Mangel:* nervöse Ängstlichkeit ist abends schlimmer, fehlende Willenskraft, Schwindel, Tinnitus
- *Herz-Qi- und Gallenblasen-Qi-Mangel:* leichte nervöse Ängstlichkeit, Schlaflosigkeit, Furchtsamkeit

Fülle
- *Herz-Feuer:* starke nervöse Ängstlichkeit, Herzklopfen, rote belegte Zunge
- *Herz-Blut-Stase:* starke nervöse Ängstlichkeit, Herzklopfen, violette Zunge
- *Schleim-Feuer bedrängt den Herz-Geist:* starke nervöse Ängstlichkeit, manisches Verhalten, gedunsene Zunge
- *Leber-Qi-Stagnation:* nervöse Ängstlichkeit, Depression, Reizbarkeit, Spannungsgefühl im Flankenbereich
- *Leber-Feuer:* starke nervöse Ängstlichkeit, Kopfschmerzen, Durst, rote Zunge, saitenförmiger Puls
- *Aufsteigendes Leber-Yang:* nervöse Ängstlichkeit, Kopfschmerzen, Schwindel
- *Rebellierendes Qi im Durchdringungsgefäß:* nervöse Ängstlichkeit, Gefühl von Panik, einschnürendes Gefühl im Hals, Herzklopfen, Engegefühl im Brustkorb, Völlegefühl im Bauch, haftender Puls
- *Hitze im Zwerchfell:* nervöse Ängstlichkeit und Druckgefühl im Bereich unterhalb des Herzens infolge einer Invasion von Wind-Hitze

Fülle / Leere
- *Nieren- und Herz-Yin-Mangel mit Leere-Hitze:* nervöse Ängstlichkeit abends schlimmer, Schwindel, Tinnitus, Herzklopfen
- *Herz-Yin-Mangel mit Leere-Hitze:* nervöse Ängstlichkeit abends schlimmer, Herzklopfen, rote belaglose Zunge

Fallgeschichte 44.1

Eine 39 Jahre alte Frau litt seit sechs Jahren an Panikattacken. Inmitten dieser Attacken verspannte sich ihr Hals, sie fühlte sich nicht mehr imstande zu schlucken, sie wurde leicht atemlos, hatte Herzklopfen und fühlte sich heiß. Diese Attacken ereigneten sich täglich und wurden nach dem Mittagessen noch schlimmer. Interessanterweise erwähnte sie in der Beschreibung ihrer Attacken immer wieder das Wort „Hals".

Sie berichtete auch von Nachtschweiß; ihre Regel verlief ohne Probleme, vor der Regel wurde sie allerdings etwas aggressiv.

Der Zungenkörper war gedunsen, der Belag war an der Wurzel leicht geschält, Ränder und Spitze waren leicht gerötet. Der Puls war auf der linken hinteren Taststelle sehr schwächlich, auf der linken vorderen hingegen überflutend.

Diagnose: Die Panikattacken werden von rebellierendem Qi im Durchdringungsgefäß ausgelöst. Die Symptome und klinischen Zeichen dieser Patientin sind recht typisch für eine Erkrankung des Durchdringungsgefäßes, sodass Qi in seinem Verlauf nach oben rebelliert. Das Durchdringungsgefäß fließt entlang der Nieren-Leitbahn durch Bauch und Brustkorb und zieht auf seinem Weg zu Hals und Gesicht durch das Herz hindurch. Es beeinflusst Herz und Brustbereich und ist daher für die Symptome (Herzklopfen und Atemlosigkeit) der Patientin verantwortlich. Beschwerden im Zusammenhang mit rebellierendem Qi im Durchdringungsgefäß wurden früher *Li Ji* genannt, wörtlich „inneres Drängen", und deuten auf einen Zustand von nervöser Ängstlichkeit und Panik hin, wie eben in diesem Fall (➤ Abb. 44.5).

Das Gefühl der Verspannung im Hals sowie die Schluckbeschwerden werden von nach oben rebellierendem Qi im Durchdringungsgefäß verursacht. Das Hitzegefühl wird durch Qi im Durchdringungsgefäß, das nach oben zum Gesicht rast, ausgelöst, was sich in der überflutenden Pulsqualität auf der linken vorderen sowie in der schwächlichen Pulsqualität auf der linken hinteren Taststelle manifestiert. Dieser Puls spiegelt eindeutig die Leere des Durchdringungsgefäßes im Unteren Erwärmer und die darauf folgende Bewegung des rebellierenden Qi zum Gesicht wider. Man erinnere sich, dass die verschiedenen Pulstaststellen nicht nur die entsprechenden Organe reflektieren, sondern auch die einzelnen Körperbereiche mit ihren zugehörigen Leitbahnen. In diesem Fall liegen eine Leere unten (im Unterbauch) und eine Fülle oben

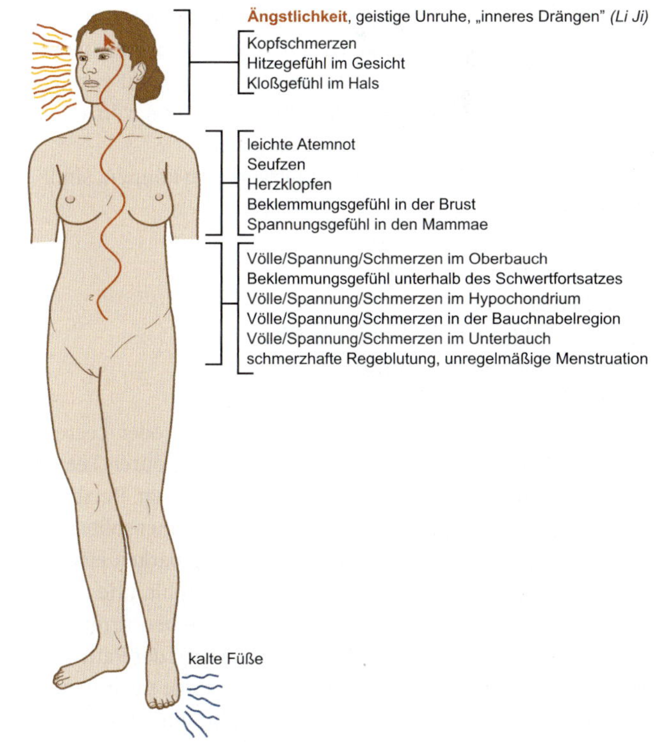

Abb. 44.5 Rebellierendes Qi im Durchdringungsgefäß

(in Hals und Gesicht) vor, was den Puls in der hinteren Position schwächlich und in der vorderen überflutend werden lässt.

Darüber hinaus zeigt der Puls auch eine Disharmonie in den entsprechenden Organen an: Der schwächliche Puls auf der linken hinteren Taststelle weist auf einen Nieren-Mangel, vor allem von Nieren-Yin, hin; auch der Nachtschweiß und der geschälte Belag an der Zungenwurzel lassen diesen Schluss zu. Der überflutende Puls auf der linken vorderen Taststelle weist auf eine Herz-Hitze hin, was man auch aus der Präsenz der roten Zungenspitze ableiten kann.

Die Gedunsenheit der Zunge lässt Schleim vermuten, die Patientin hat jedoch zu diesem Zeitpunkt keinerlei Symptome, die Schleim bestätigen würden. Fallgeschichten wie diese unterstreichen jedoch, dass man mittels der Zungendiagnose auch vorbeugend behandeln kann, was ich trotz fehlender Schleim-Symptome auch tun würde.

Die Tatsache, dass die Patientin während der Befragung ständig und nachhaltig auf ihren „Hals" zu sprechen kam – und dieses Wort auch mehrfach benutzte –, kann auf eine emotionale Ursache ihres Problems hinweisen; sie fühlte sich außerstande, sich auszudrücken, was dann zu einem Einschnürungsgefühl im Halsbereich führte.

44.3 Reizbarkeit und Wut/Ärger

Teil E (Symptome und klinische Zeichen) ➤ *Kap. 79*

Reizbarkeit ist eine häufige Beschwerde, die verschiedene Gefühlsregungen umfasst: Sich leicht reizbar fühlen, leicht aus der Haut fahren, sich frustriert fühlen und Ähnliches mehr. Reizbarkeit gehört gemäß den traditionellen sieben Emotionen zu „Ärger/Wut", sie schließt aber ein weitaus breiteres Spektrum an Gefühlszuständen mit ein und verläuft im Allgemeinen nicht so heftig. Eine Neigung zu Wut und Ärger ist generell auf ein Leber-Muster zurückzuführen, Reizbarkeit hingegen kann von etlichen Mustern und verschiedenen Organen ausgehen.

Krankheitsmuster, die Reizbarkeit hervorrufen können, sind:

- Qi-Stagnation
- Blut-Stase
- Aufsteigendes Leber-Yang
- Blut-Mangel
- Yin-Mangel (mit oder ohne Leere-Hitze)
- Hitze (inklusive Nässe-Hitze)
- Leere-Hitze

Wir können folgern, dass Reizbarkeit durch Fülle oder Leere verursacht werden kann. Die Art von Reizbarkeit, die durch Leere bedingt ist, ist generell eher milde und schwer zu fassen. Reizbarkeit, die auf einer Fülle basiert, ist wesentlich heftiger. Daher sollte man in der Befragung zu allererst den Charakter der Reizbarkeit ermitteln: Bei einer Leere sagt der Patient eventuell „Ich fühle mich schnell genervt", oder „Situationen, die mich früher nicht berührten, gehen mir jetzt an die Substanz" usw. Bei einer Fülle wird der Patient eher sagen „Ich fühle mich immer so reizbar", „ Ich fühle mich so nervös und gereizt und lasse es dann an meiner Familie aus" usw.

Weitere Beispiele dafür, welche Muster Reizbarkeit verursachen können und wie Patienten ihre Reizbarkeit schildern:

- Leber-Qi-Stagnation: „Ich fühle mich vor meiner Regel extrem reizbar und lasse es an meiner Familie aus."
- Lungen-Qi-Stagnation: „Ich habe einen Kloß im Hals, bin nervös und gereizt, und fühle mich, als ob ich gleich in Tränen ausbrechen müsste."
- Leber-Blut-Stase: „Ich koche nur so vor Unmut."
- Herz-Blut-Stase: „Mein Kopf will ständig über andere urteilen, und ich bin sehr nachtragend."
- Aufsteigendes Leber-Yang: „Ich fahre leicht aus der Haut."
- Leber-Feuer: „Ich werde oft ganz rasend vor Wut."
- Herz-Feuer: „Ich fühle mich reizbar, ungeduldig und ärgerlich."
- Lungen-Hitze: „Ich bin frustriert, fühle mich weinerlich und reizbar."
- Magen-Hitze: „Ich bin häufig verärgert und verhalte mich dann ganz zwanghaft."
- Leber-Blut-Mangel: „Ich fühle mich verloren, überwältigt, nervös und gereizt, und kann einfach nicht mehr."
- Nieren-Yin-Mangel: „Ich fühle mich hilflos, unmotiviert, und abends bin ich nervös und gereizt."
- Herz-Blut-Mangel: „Ich fühle mich traurig, nervös und gereizt, und kann einfach nicht mehr."
- Nieren-Yin-Mangel mit Leere-Hitze: „Mir ist heiß, und ich fühle mich genervt."
- Herz-Yin-Mangel mit Leere-Hitze: „Ich bin traurig, mir ist heiß, und ich fühle mich genervt."
- Nässe-Hitze: „Ich fühle mich schwer, eklig und reizbar."

44.4 Sorge und Grübeln

Etliche Patienten klagen über eine Neigung zur Sorge und zu übermäßigem Nachdenken, selbst wenn es nicht Teil der Hauptbeschwerde ist, und auf Nachfrage geben sie diese Gefühle offen zu. Sorge gehört eher zur Lunge, übermäßiges Nachdenken eher zur Milz. Als Sorge beschreibt man, wenn ein Patient dazu neigt, sich den schlimmstmöglichen Ausgang einer bestimmten Situation auszumalen. Zum Beispiel eine Mutter, die sich bei der verspäteten Heimkehr ihres Sohnes vorstellt, dass er in einen Unfall verwickelt sein könnte.

Mit übermäßigem Nachdenken ist ein Zustand gemeint, wenn sich der Patient nicht von ständig wiederkehrenden Gedanken befreien kann, und zwar Gedanken, die an sich eher belanglosen Inhalts sind. Diese Patienten machen in ihrem Kopf aus einer Mücke einen Elefanten, und eine eigentlich unbedeutende Situation wird zu einem Grund größter Aufregung.

Eine Neigung zur Sorge und zu übermäßigem Nachdenken wird meistens durch eine Leere ausgelöst, und andersherum können Sorge und übermäßiges Nachdenken eine Leere hervorrufen. Als häufigste Krankheitsmuster werden Milz-Qi- und/oder Milz-Blut-Mangel betrachtet. Andererseits können auch ein Mangel an Herz-Qi, Lungen-Qi, Herz-Yin oder von Herz- und/oder Leber-Blut ursächlich beteiligt sein und zu übermäßigem „Sich-Sorgen" führen.

Es gibt zudem Fälle, wo übermäßiges Nachdenken durch eine Fülle oder ein Mischsyndrom ausgelöst wird, nämlich Lungen-Qi-Stagnation oder Yin-Mangel mit Leere-Hitze. Eine durch Fülle bedingte Sorge ist in der Regel stärker und aufzehrender als eine durch Leere ausgelöste. Bei Letzterem würde ein Patient seine Sorge eher als „etwas im Hintergrund Lauerndes“ beschreiben.

Sorge und Grübeln

- *Herz- und Milz-Qi-Mangel:* Sorge, leicht zwanghafte Gedanken, leichte Depression, zu viel Nachdenken, blasse Zunge, leerer Puls
- *Lungen-Qi-Mangel:* Sorge, Depression, blasse Zunge, leerer Puls
- *Lungen-Qi-Stagnation:* Sorge, leicht reizbar, Depression, Gefühl eines Kloßes im Hals, Zunge an den Rändern (in den Brustarealen) etwas rot, Puls ein klein wenig gespannt auf der rechten vorderen Taststelle
- *Herz-Blut-Mangel:* Sorge, Depression, blasse und dünne Zunge, rauer oder dünner Puls
- *Leber-Blut-Mangel:* Sorge, die nach der Periode stärker wird, blasse Zunge, rauer oder dünner Puls
- *Herz-Yin-Mangel:* Sorge, Schlaflosigkeit, traumgestörter Schlaf, Gedächtnisschwäche, nervöse Ängstlichkeit, Schreckhaftigkeit und fühlt sich unwohl, geistige Unruhe, Patient fühlt sich „heiß und genervt", oberflächlich-leerer Puls vor allem auf der linken vorderen Taststelle
- *Herz-Yin-Mangel mit Leere-Hitze:* Sorge vor allem abends, nervöse Ängstlichkeit, Schreckhaftigkeit und fühlt sich unwohl, geistige Unruhe, Patient fühlt sich „heiß und genervt", rote Zunge mit noch röteren Rändern, kein Belag, oberflächlich-leerer Puls

44.5 Traurigkeit und Kummer

Traurigkeit gehört zur Lunge und sollte hier von einem Gefühl von Freudlosigkeit unterschieden werden, das eher dem Herzen zugeschrieben wird. Traurigkeit ist ein seelischer Zustand, der die Lunge schwächt und sich normalerweise mit Lungen-Symptomen manifestiert, wie zum Beispiel einer blassen Gesichtsfarbe und einer weinerlichen und schwachen Stimme. Freudlosigkeit hingegen ist kein wirklicher Gefühlszustand, zeichnet sich aber aufgrund der Herz-Leere durch eine gewisse fehlende Vitalität aus. Dies äußert sich daher nicht in einem traurigen Verhalten, sondern in einer Art gefühlsmäßigen „Flaute“ und einem Mangel an „Feuer“.

Möglicherweise erzählt der Patient von seiner Traurigkeit, vielleicht aber ist er sich ihrer gar nicht bewusst. Ein voller oder leerer Lungen-Puls ist das verlässlichste Indiz eines möglichen Einwirkens von Traurigkeit. Meiner Meinung nach deutet ein voller Puls oft auf eine Traurigkeit hin, die vom Patienten zu lange gehalten wurde, ohne dass er sich selbst ihrer Präsenz bewusst war. Ist der Lungen-Puls schwächlich oder leer, so wird der Patient meiner Ansicht nach von selbst von seinem Traurigkeitsgefühl berichten.

Traurigkeit erschöpft das Lungen-Qi und Herz-Qi. Nach einiger Zeit kann der Qi-Mangel in der Brust auch eine Qi-Stagnation in der Brust hervorrufen. Diese Art der Stagnation steht in Verbindung zu Lunge und Herz, die Leber ist hier nicht beteiligt. Symptome sind ein leichtes Engegefühl im Brustkorb – der Patient erfährt seine Traurigkeit dort –, Seufzen und leichtes Herzklopfen.

Zu den möglichen Leere-Mustern bei Traurigkeit gehören ein Mangel an Lungen-Qi oder an Leber- und / oder Herz-Blut. Beruht Traurigkeit auf einer Leere, so wird sie meist von häufigem Weinen begleitet. Eine durch Leber-Blut-Mangel bedingte Traurigkeit kommt häufiger bei Frauen vor; im Anschluss an die Regel oder nach der Geburt verschlimmert sie sich. Traurigkeit, die mit einem Kloßgefühl im Hals einhergeht, kann auf eine Lungen-Qi-Stagnation zurückzuführen sein.

Kummer und Traurigkeit sind sich sehr ähnlich und entstehen beide aufgrund eines Verlustes, einer Trennung oder eines Todesfalls. Kummer erschöpft ebenfalls das Lungen- und Herz-Qi; außerdem kann er, ebenso wie bei der Traurigkeit, nach einiger Zeit zu einer Stagnation von Qi im Brustkorb und somit auch zu ähnlichen Symptomen führen.

Traurigkeit und Kummer

- *Lungen- und Herz-Qi-Mangel:* Traurigkeit, Weinanfälle, Depression, blasse Zunge, leerer Puls
- *Leber-Blut-Mangel:* Traurigkeit, Weinanfälle, geistige Verwirrung, Ziellosigkeit, blasse Zunge, rauer oder dünner Puls
- *Herz-Blut-Mangel:* Traurigkeit, Weinanfälle, Depression, blasse und dünne Zunge, rauer oder dünner Puls
- *Lungen-Qi-Stagnation:* Traurigkeit mit einem Kloßgefühl im Hals, leicht reizbar, Depression, Zunge an den Rändern in den Brustarealen etwas rot, Puls auf der rechten vorderen Taststelle etwas gespannt

Fallgeschichte 44.2

Eine 57 Jahre alte Frau konsultierte mich wegen Schmerzen im Brustkorb. Während sie mir berichtete, konnte ich beobachten, dass ihre Augen recht glanzlos waren und somit nicht genügend *Shen* hatten. Eine derartige Beobachtung weist immer auf eine Krankheitsursache emotionalen Ursprungs hin. Auf die Frage, seit wann sie denn schon an den Schmerzen im Brustkorb leide, gab sie an, dass die Schmerzen nach dem Tode ihres Mannes vor ein paar Jahren begonnen hatten.

Ihre Zunge war gedunsen und hatte eine rote Spitze. Der Puls war leicht schlüpfrig, auf der Lungentaststelle jedoch etwas gespannt.

Diagnose: Dieser Fall ist ein hervorragendes Beispiel für die Wirkung von Kummer. Der Tod ihres Mannes löste zunächst eine Leere in Herz und Lungen aus, die sich nach einiger Zeit in eine Qi-Stagnation beider Organe umwandelte. Die Herz-Qi-Stagnation äußerte sich in einer roten Zungenspitze, die Qi-Stagnation in Herz und Lunge verursachte hingegen die Schmerzen im Brustkorb. Da das Syndrom über einen längeren Zeitraum bestand, führte die Erschöpfung und gleichzeitige Stagnation von Lungen-Qi zu einer Störung der Bewegung und Umwandlung von Qi und Flüssigkeiten. Dadurch bildete sich Schleim im Brustkorb, der die Schmerzen noch verstärkt. Der Schleim zeigt sich in der gedunsenen Zunge und dem schlüpfrigen Puls.

Die Patientin hatte eine interessante Reaktion auf die Behandlung: Ich entschied mich für eine schlichte Punktverschreibung und nadelte Pe 6 Neiguan auf einer Seite, Lu 7 Lieque auf der anderen sowie Ren 12 Zhongwan und Ma 40 Fenglong. Ein paar Tage nach der Behandlung ging sie zum Friedhof, besuchte zum ersten Mal seit seinem Tod das Grab ihres Mannes und musste weinen. Offenbar hatte sie ihren Kummer die ganzen Jahre über unterdrückt, was schließlich die Qi-Stagnation in Herz und Lunge im Brustkorb entstehen ließ. Eine weitere Gefühlsreaktion war, dass sie auf der Arbeit zum ersten Mal Wut empfand, was einen an die kontrollierende Beziehung zwischen Holz und Metall erinnert und zeigt, dass solch eine Beziehung auch zwischen ihren entsprechenden Emotionen (also Wut und Traurigkeit / Kummer) besteht. Offenbar konnte das Freilassen der Qi-Stagnation im Metall-Element die übermäßige Kontrolle des Metalls über das Holz beenden und somit einen Wutausbruch geschehen lassen. Darüber hinaus kann jede Emotion die Kontroll-Sequenz (*Ke*) kontern und in die entgegengesetzte Richtung wenden, sodass eine Verachtungs-Sequenz entsteht: Wut (Holz) verachtet Traurigkeit (Metall), Freude (Feuer) verachtet Furcht (Wasser), Grübeln (Erde) verachtet Wut (Holz) usw.

44.6 Übermäßige Freude

Die wenigsten Patienten werden uns berichten, dass sie an übermäßiger Freude leiden! Ein gesundes Empfinden von Freude stellt natürlich keine Krankheitsursache dar. „Übermäßige Freude" umfasst mehrere emotionale Zustände: Erstens, einen plötzlichen Zustand von höchster Begeisterung aufgrund erfreulicher Nachrichten. Dies lässt das Qi aufsteigen und es vergrößert das Herz (das Zang-Organ). Zweitens kann übermäßige Freude als ein Leben maßloser Aufregung und Stimulation verstanden werden. Ich würde sogar sagen, dass der Begriff „Überstimulation" am besten die „übermäßige Freude" in der chinesischen Medizin beschreibt. Dies lässt ebenfalls das Qi aufsteigen, führt aber zu Herz-Feuer. Drittens kommt übermäßige Freude bei bestimmten psychischen Erkrankungen wie Hypomanie oder manischem Verhalten vor.

Meiner Erfahrung nach meint „Freude" als emotionale Krankheitsursache in der chinesischen Medizin eine übermäßige Stimulation. In diesem Sinn ist es in unserer Gesellschaft, in der Überstimulation durch Gelüste, Alkohol und Drogen gang und gäbe ist, eine häufige emotionale Krankheitsursache.

Ein Fülle-Muster des Herzens hat am meisten Potenzial, übermäßige Freude herbeizuführen. Schleim-Feuer, welches das Herz bedrängt, kann die heftigsten Fälle auslösen – man denke an psychische Erkrankungen wie die bipolare Störung, um ein klassisches Beispiel zu nennen. Schleim-Feuer muss aber nicht *immer* zu derartig exzessiven Symptomen führen. Häufig bedingt Schleim-Feuer eine eher mildere Symptomatik, wie etwa maßloses und unangebrachtes Lachen, Ausbrüche übermäßiger Freude und Hyperaktivität. Auch Herz-Feuer kann Ursache einer dauerhaften Hochstimmung sein.

! Schleim-Feuer, welches das Herz bedrängt, muss sich nicht immer in schweren psychischen Symptomen äußern.

Eine Leere-Hitze des Herzens kann ebenfalls zu übermäßiger Freude führen und einem dabei das Gefühl geben, als ob man innerlich getrieben sei und nicht aufhören könnte.

Übermäßige Freude

- *Herz-Feuer:* übermäßige Freude, ständig in Hochstimmung, übermäßiges Lachen, geistige Unruhe, Agitiertheit, rote Zunge mit röterer Spitze und gelbem Belag, überflutender und schneller Puls
- *Leere-Hitze im Herzen:* übermäßige Freude, ständig in Hochstimmung, als ob man getrieben sei, Ängstlichkeit, Schreckhaftigkeit und fühlt sich unwohl, geistige Unruhe, Patient fühlt sich „heiß und genervt", rote Zunge mit noch röterer Zunge, kein Belag, oberflächlich-leerer und schneller Puls
- *Schleim-Feuer bedrängt das Herz:* übermäßige Freude, geistige Verwirrung, maßloses und unangebrachtes Lachen, geistige Unruhe, rote Zunge mit noch röterer und gedunsener Spitze, Herzriss, der einen klebrig-gelben Belag aufweist, schlüpfrig-schneller oder schlüpfrig-überflutender und schneller Puls

44.7 Geistige Unruhe

„Geistige Unruhe" ist eine Übersetzung des chinesischen Begriffs *Fan Zao,* wörtlich „Gequältheit und Unruhe". Hierzu zählen auch unruhige Beine (Restless Legs). *Fan Zao* umschließt in seiner Bedeutung zwei verschiedene Symptome: *Fan* (Gequältheit) beruht auf einer Fülle-Hitze und gehört zur Lunge, *Zao* (Unruhe) hingegen beruht auf einer Leere-Hitze und gehört zur Niere. *Fan* ist Yang und *Zao* ist Yin.

Patienten benutzen den Ausdruck „geistige Unruhe", wenn überhaupt, eher selten. Es ist wahrscheinlicher, dass sie „Schwierigkeiten beim Konzentrieren haben", „sich nicht längere Zeit auf eine Sache konzentrieren können" oder „sich einfach nicht hinsetzen und nichts tun können".

Ein Yin-Mangel mit Leere-Hitze kann ein unbestimmtes Gefühl von mentaler Unruhe, das abends schlimmer wird, verursachen. Schleim-Hitze im Magen, Herz oder in beiden, oder auch Herz-Feuer können eine wesentlich stärkere geistige Unruhe auslösen, zu der sich dann noch geistige Verwirrung gesellt. Schließlich kann auch Lungen-Hitze zu mentaler Unruhe führen; Begleitsymptome sind Sorge und andere Lungensymptome wie Atemlosigkeit oder Husten.

Geistige Unruhe

- *Yin-Mangel mit Leere-Hitze:* unbestimmbare geistige Unruhe, unruhige Beine (Restless Legs), rote Zunge ohne Belag, oberflächlich-leerer und schneller Puls
- *Schleim-Hitze in Magen und Herz:* geistige Unruhe, geistige Verwirrung, Agitiertheit, Unbedachtsamkeit, Neigung zu verbalen und körperlichen Ausschreitungen, Brüllen, Depression, Manie, in der Zungenmitte rot mit klebrig-gelbem Belag und Magen- / Herzriss mit einem schroffen, klebrig-gelben Belag darin, schlüpfriger und schneller Puls
- *Herz-Feuer:* starke geistige Unruhe, Agitiertheit, rote Zunge mit röterer Spitze und gelbem Belag, überflutender und schneller Puls
- *Lungen-Hitze:* geistige Unruhe, Sorge, rote Zunge mit gelbem Belag, überflutender und schneller Puls

LERNERGEBNISSE

Das sollten Sie jetzt wissen:

- Dass emotionale Krankheitsursachen häufig für die von unseren Patienten verspürten Beschwerden verantwortlich sind. Daher ist es sehr wichtig, dass wir danach fragen und wissen, wann und wie wir an die Befragung herangehen können.
- Die Definition, Diagnose und Deutung von Depression in der klassischen Literatur.
- Welche Muster bei der Depression vorliegen und welche Rolle die Wanderseele (*Hun*) bei schwerer Depression spielt.
- Welche Rolle Herz-Geist und Wanderseele bei Angst und Ängstlichkeit spielen und welche Symptome und klinischen Zeichen bei den verschiedenen Mustern auftreten.
- Welche Muster Reizbarkeit und Wut/Ärger verursachen.
- Welche Muster Sorge und Grübeln verursachen und welche Symptome und klinischen Zeichen in der Folge auftreten.
- Welche Rolle Lunge und Herz bei Traurigkeit und Kummer spielen.
- Übermäßige Freude kommt bei erwachsenen Patienten seltener vor, ist aber häufiger bei Kindern anzutreffen; das Phänomen der geistigen Unruhe.

ANMERKUNGEN

1 Jamison K R: „Touched with Fire – Manic-Depressive Illness and the Artistic Temperament", The Free Press, New York, 1993, S. 261-262.

2 *Huang Di Nei Jing Su Wen* 黄帝内经素问 („Des Gelben Kaisers Klassiker des Inneren – Reine Fragen"; „The Yellow Emperor's Classic of Internal Medicine – Simple Questions"); People's Health Publishing, Beijing 1979; erstmals erschienen: etwa 100 v. Chr., S. 492.

3 Zitiert aus: Zhang Bo Yu: *Zhong Yi Nei Ke Xue* 中医内科学 („Chinesische Innere Medizin"; „Chinese Internal Medicine"); Shanghai Science Publishing House, Shanghai 1986, S. 121.

4 Ebenda, S. 121.

5 Die englischen Begriffe „anxiety" und „anxious" sind in ihrer Bedeutung recht vielschichtig und daher nicht eindeutig mit einem deutschen Begriff wiederzugeben. In diesem Kontext entsprechen sie im Deutschen Begriffen wie „Ängstlichkeit", „nervöse Ängstlichkeit", „Unruhe und Besorgnis" (Anm. d. Ü.).

6 Der englische Begriff „anger" wird in dieser Übersetzung je nach Zusammenhang meist mit „Wut" oder „Ärger" wiedergegeben (Anm. d. Ü.).

KAPITEL

45 Sexuelle Symptome

Bei der Anamnese sollte stets nach dem Sexualleben gefragt werden. Auch aus kulturellen Gründen ist die Sexualität eigentlich nicht Teil der traditionellen zehn Fragen. Die chinesische Medizin steht schon seit der Ming-Zeit – besonders aber seit der Qing-Dynastie – unter dem Einfluss der konfuzianischen Morallehre, die eine Erwähnung oder jegliche Darstellung von Sexualität in der Öffentlichkeit aufs Schärfste verurteilt.

? Warum man fragt

Sexuelle Symptome werden hauptsächlich abgefragt, um den Zustand der Nieren zu bestimmen. Gerade ein Nieren-Mangel liegt etlichen sexuellen Symptomen, wie Impotenz, vorzeitigem Samenerguss oder Frigidität, zugrunde.

Abgesehen von sexuellen Problemen wie Impotenz sollte man bei Männern nachfragen, ob sexuelle Aktivität ihre Symptome verschlimmert, und ob sie sich nach sexueller Aktivität übermäßig müde fühlen. Besonders dann, wenn sich ein Symptom nach sexueller Aktivität verschlimmert, steht ein Qi-Mangel im Vordergrund – genauer gesagt, meist ein Nieren-Qi-Mangel. Ein Nieren-Mangel liegt auch dann vor, wenn sich der Mann nach dem Sexualakt übermäßig müde fühlt, wobei sich die Diagnose durch Begleitsymptome wie Schwindel, Rückenschmerzen und schwache Knie usw. bestätigen und erhärten lässt.

Hinsichtlich der Entstehung sexueller Symptome sollte man aber nicht die Rolle anderer Organe vergessen, allen voran der Leber und des Herzens. So übernimmt das Herz eine wichtige Funktion beim sexuellen Verlangen und beim Erreichen einer normalen Erektion.

? Wann man fragt

In der Regel erkundige ich mich nach sexuellen Symptomen, wenn der Patient eindeutige Anzeichen eines Syndroms von Nieren- oder Herz-Mangel aufweist. Ferner stelle ich zu diesem Bereich Fragen, wenn der Patient unter emotionalem Stress steht, der meiner Vermutung nach im Zusammenhang mit sexuellen Problemen zu setzen ist, die sich bei Männern z. B. in Impotenz oder bei Frauen etwa in dem Unvermögen, einen Orgasmus zu erreichen, äußern können.

? Wie man fragt

Es liegt nahe, dass man bei Fragen zu sexuellen Symptomen viel Taktgefühl walten lassen muss, insbesondere wenn Patient und Therapeut nicht desselben Geschlechts sind. Es gibt jedoch Fälle, in denen ich instinktiv eine ablehnende Haltung solchen Fragen gegenüber verspüre und daher nicht darauf bestehe.

Nicht nur aus diagnostischen Gründen sollten wir uns bei Männern nach sexuellen Symptomen erkundigen, es verschafft uns außerdem die Möglichkeit, sie hinsichtlich der angemessenen, gemäß der chinesischen Medizin empfohlenen Menge an sexueller Aktivität zu beraten.[1] Bezüglich der sexuellen Physiologie von Mann und Frau gibt es beträchtliche Unterschiede, die bei der Beratung zur erstrebenswerten Häufigkeit sexueller Aktivität oft nicht hinreichend berücksichtigt werden. In der chinesischen Medizin besteht die Warnung vor „übermäßiger sexueller Aktivität", die aber eher Männer als Frauen betrifft.

Das *Tian Gui,* das eine direkte Manifestation von Essenz (*Jing*) darstellt, äußert sich bei Männern als Sperma und bei Frauen als Regelblut. Nachdem Männer während des Aktes Sperma verlieren, Frauen aber kein Regelblut, wird klar, dass zu häufig stattfindender Sex gerade für Männer schwächend sein kann. Dies gilt für Frauen nur in geringem Maße.

Die sexuellen Störungen und ihre klinische Bedeutung werden nach Geschlechtern getrennt wie folgt behandelt:

1. Sexuelle Symptome des Mannes
   - Impotenz
   - Libidomangel
   - Vorzeitiger Samenerguss
   - Nächtlicher Samenverlust
   - Müdigkeit und Schwindel nach dem Samenerguss
2. Sexuelle Symptome der Frau
   - Libidomangel
   - Kopfschmerzen kurz nach dem Orgasmus

45.1 Sexuelle Symptome des Mannes

Folgende Symptome werden hier besprochen:

- Impotenz
- Libidomangel
- Vorzeitiger Samenerguss
- Nächtlicher Samenverlust
- Müdigkeit und Schwindel nach dem Samenerguss

Symptome und klinische Zeichen des männlichen Geschlechtstraktes finden sich in ➤ Kapitel 75.

45.1.1 Impotenz

Teil E (Symptome und klinische Zeichen) ➤ Kap. 75

Bei Männern ist Impotenz das häufigste sexuelle Problem. Als Ursache kommt einem sofort ein Nieren-Mangel, insbesondere ein Nieren-Yang-Mangel, in den Sinn. Dieses Syndrom löst gerade bei älteren Männern vermehrt Impotenz aus und wird von Rückenschmerzen, schwachen Knien, Schwindel, Tinnitus und Gedächtnisschwäche begleitet.

Bei jungen Männern aber verhält es sich meiner Erfahrung nach anders: Hier steht die Impotenz oft im Zusammenhang mit einem Herz-Muster und Ängstlichkeit. In seltenen Fällen kann auch Nässe-Hitze in der Leber-Leitbahn Impotenz hervorrufen.

! Bei jungen Männern wird Impotenz in den meisten Fällen eher durch ein Herz-Muster als durch einen Nieren-Mangel verursacht.

THERAPIE

Erektile Dysfunktion aufgrund von Nieren-Mangel: Bl 23 Shenshu, Ren 4 Guanyuan, Ni 13 Qixue, Ni 3 Taixi.

Impotenz

- *Nieren-Yang-Mangel:* Impotenz, Kältegefühl, Rückenschmerzen, reichlicher blasser Harn
- *Herz-Blut-Mangel:* Impotenz, Schwindel, Herzklopfen, rauer Puls
- *Herz-Feuer:* Impotenz, Herzklopfen, Schlaflosigkeit, traumgestörter Schlaf, schneller und überflutender Puls
- *Nässe-Hitze in der Leber-Leitbahn:* Impotenz, Schweregefühl im Hodensack, Harnröhrenausfluss, klebrig-gelber Zungenbelag

45.1.2 Libidomangel

Teil E (Symptome und klinische Zeichen) ➤ Kap. 75

Ein Libidomangel steht bei Männern normalerweise im Zusammenhang mit einem Mangel an Qi oder Yang – vor allem der Nieren. Andere Organe können mit beteiligt sein, sodass ein schwerer Qi-Mangel von Milz, Herz oder Lunge ebenfalls zu einem Libidomangel führen kann. Meiner Erfahrung nach begegnet man bei Leere-Syndromen häufiger einem Herz-Mangel als einem Nieren-Mangel. Unter den Fülle-Syndromen kann Libidomangel auch durch eine Leber-Qi-Stagnation verursacht werden.

45.1.3 Vorzeitiger Samenerguss

Teil E (Symptome und klinische Zeichen) ➤ Kap. 75

Ein vorzeitiger Samenerguss steht in der Regel in Bezug zu einem Nieren-Muster, besonders dann, wenn das Nieren-Qi nicht gefestigt ist. Des Weiteren können auch ein Herz-Qi- oder Herz-Blut-Mangel in Betracht kommen.

45.1.4 Nächtlicher Samenverlust

Teil E (Symptome und klinische Zeichen) ➤ Kap. 75

Nächtlicher Samenverlust ist eine Ejakulation im Schlaf, ein Symptom, das in chinesischen Fachbüchern unter den Symptomen eines Nieren-Mangels immer einen vorderen Platz einnimmt. Im westlichen Kulturkreis wird dieses Symptom jedoch selten wahrgenommen und gar nicht einmal als „Symptom" betrachtet, es sei denn, es tritt sehr häufig auf (d. h. einmal pro Woche oder häufiger).

Aus kulturellen Gründen hat dieses Symptom im Vergleich zu anderen Nieren-Mangel-Symptomen eine besondere Bedeutung: Früher wurde ein Samenverlust während des Schlafes, vor allem mit erotischen Träumen, darauf zurückgeführt, dass der Mann nachts mit weiblichen Geistern Geschlechtsverkehr hatte. Diese Geister wurden als äußerst gefährlich eingestuft, da sie dem Mann seine Lebensessenz raubten.

Nächtlicher Samenverlust ohne erotische Träume wird ausschließlich durch einen Mangel-Zustand ausgelöst, und zwar normalerweise durch einen Nieren-Mangel. Kommen erotische Träume hinzu, so besteht meist eine Fülle- oder Leere-Hitze, die in der Regel auf das Herz bezogen ist. Deswegen kann Leere-Hitze aufgrund eines Nieren-Mangels einen nächtlichen Samenverlust mit Träumen verursachen. Genauso kann auch eine Fülle-Hitze von Leber und / oder Herz eine derartige Symptomatik herbeiführen.

! Nächtlicher Samenverlust ohne Träume ist auf einen Nieren-Yin-Mangel zurückzuführen, nächtlicher Samenverlust mit Träumen hingegen auf eine Hitze (Fülle oder Leere).

45.1.5 Müdigkeit und Schwindel nach dem Samenerguss

Teil E (Symptome und klinische Zeichen) ➤ *Kap. 75*

Wenn nach dem Samenerguss ein ausgeprägtes Gefühl von Müdigkeit mit Schwindel auftritt, so beruht dies in fast allen Fällen auf Nieren-Mangel.

45.2 Sexuelle Symptome der Frau

Folgende Symptome werden besprochen:
- Libidomangel
- Kopfschmerzen kurz nach dem Orgasmus

45.2.1 Libidomangel

Teil E (Symptome und klinische Zeichen) ➤ *Kap. 89*

Libidomangel – oder das Unvermögen, einen Orgasmus zu erreichen – steht bei Frauen normalerweise im Zusammenhang mit einem Nieren- oder Herz-Mangel.

Im Allgemeinen ist der sexuelle Trieb vom Zustand des Nieren-Yang und des Minister-Feuers abhängig. Demnach kann ein Mangel des Minister-Feuers zu einem nachlassenden Verlangen nach Sex führen (andersherum kann Leber- und / oder Herz-Feuer sowie Leere-Hitze durch Nieren-Yin-Mangel einen übermäßigen sexuellen Trieb hervorrufen).

Bei Frauen spielt das Herz in der Entstehung der sexuellen Erregung und des Orgasmus eine zentrale Rolle. Während der Erregung wird das (physiologische) Minister-Feuer der Nieren angeschürt und steigt zum Herz und Perikard auf, verursacht so ein gerötetes Gesicht und einen erhöhten Herzschlag. Daraus folgt, dass eine Schwäche des Minister-Feuers, und somit auch ein Nieren-Yang-Mangel, einem nachlassenden Sexualtrieb zugrunde liegen.

Zu Beginn des Orgasmus wird das Minister-Feuer, das während der Erregung nach oben stieg, plötzlich nach unten geschleust. Diese nach unten gerichtete Bewegung wird vom Herz, dessen Qi von Natur aus absteigt, kontrolliert. Demnach kann ein Unvermögen, einen Orgasmus zu erlangen, auf einem Herz-Mangel beruhen.

Wenn eine Frau keinen Orgasmus erlangen kann, kann dies natürlich auch an der Leistung des Mannes während des Geschlechtsverkehrs liegen. Laut daoistischer Richtlinien zum Geschlechtsverkehr entsprechen Männer dem Feuer-Element, das schnell aufflammen und schnell erlöschen kann. Frauen entsprechen dem Wasser-Element, das „langsam aufkocht und langsam abkühlt". Aus diesem Grund waren die alten daoistischen Anleitungen vornehmlich an Männer gerichtet, damit sie in der Kunst des Vorspiels geschult werden. Bei Orgasmusproblemen der Frau sollten wir daher nicht außer Acht lassen, dass dies nicht unbedingt auf einem Mangel beruhen muss, sondern auch durch fehlendes Geschick seitens des Mannes bedingt sein kann.

45.2.2 Kopfschmerzen kurz nach dem Orgasmus

Teil E (Symptome und klinische Zeichen) ➤ *Kap. 89*

Wenn die Patientin über Kopfschmerzen klagt, die kurz nach dem Orgasmus auftreten, so liegt meist ein Syndrom von rebellierendem Qi im Durchdringungsgefäß vor. Darüber hinaus kann auch Herz-Feuer ursächlich beteiligt sein.

LERNERGEBNISSE

Das sollten Sie jetzt wissen:
- Dass die Frage nach dem Sexualleben eine wichtige zusätzliche Komponente zu den traditionellen zehn Fragen darstellt.
- Warum, wann und wie man sich nach dem Sexualleben eines Patienten erkundigt.
- Die Ursachen und Manifestationen sexueller Symptome des Mannes: Impotenz, Libidomangel, vorzeitiger Samenerguss, nächtlicher Samenverlust und Müdigkeit / Schwindel nach dem Samenerguss.
- Inwiefern das Minister-Feuer eine Schlüsselrolle bei der Libido der Frau spielt.

ANMERKUNGEN

[1] Maciocia, Giovanni: „Grundlagen der Chinesischen Medizin"; Verlag für Ganzheitliche Medizin Dr. Erich Wühr GmbH, Bad Kötzting 1994, S. 146-148.

KAPITEL

46 Frauenspezifische Symptome

? Warum man fragt

Bei Patientinnen ist eine Befragung zu gynäkologischen Symptomen unerlässlich, da diese Fragen oftmals entscheidend für die Diagnosestellung sind – auch bei nicht-gynäkologischen Beschwerden. Wenn eine Patientin zum Beispiel über ungeklärte Unterleibschmerzen klagt, sie aber zusätzlich unter Regelschmerzen leidet und ihr Menstruationsblut dunkel und klumpig ist, können wir daraus schlüssig ableiten, dass die Unterleibschmerzen auf Blut-Stase zurückzuführen sind.

? Wann man fragt

Wenn die Patientin nicht gerade wegen eines Frauenleidens zu mir kommt, frage ich erst gegen Ende der Konsultation nach gynäkologischen Beschwerden. Durch die gynäkologische Anamnese gewinnen wir auch postmenopausal einen Eindruck vom Zustand von Qi und Blut. Eine Frau kann beispielsweise ihr ganzes Leben lang unter starken Regelblutungen gelitten haben, die von einer Blut-Hitze verursacht wurden. Wenn sie dann nach den Wechseljahren zu uns in Behandlung kommt, wir uns aber aufgrund nur schwach ausgeprägter Symptome unsicher sind, ob sie an Blut-Hitze leidet oder nicht, kann eine Befragung zum Ablauf ihrer Menstruation (vor der Menopause) helfen, die Diagnose „Blut-Hitze" zu bestätigen.

? Wie man fragt

Bei der gynäkologischen Anamnese sollten wir immer am Anfang beginnen: Zuerst fragen wir die Patientin, wie ihr Zyklus zwei Jahre nach der Menarche war (da es häufig vorkommt, dass der Zyklus die ersten zwei Jahre nach der Menarche noch unregelmäßig ist).

Dann fragen wir ganz systematisch erst den momentanen Zyklus ab und danach alle anderen gynäkologisch relevanten Ereignisse.

Im Zusammenhang mit dem Menstruationszyklus sollten wir Fragen zu folgenden Themen stellen:

- Alter bei Menarche
- Zyklus
- Ausmaß der Blutung
- Blutfarbe
- Klumpen
- Schmerzen
- Prämenstruelle Symptome

Was andere gynäkologisch relevante Ereignisse angeht, sollten wir spezifisch Folgendes abfragen:

- Geburten
- Schwangerschaftsabbrüche
- Fehlgeburten
- Anti-Baby-Pille
- Spirale
- Hormonersatztherapie
- Entzündungen im kleinen Becken

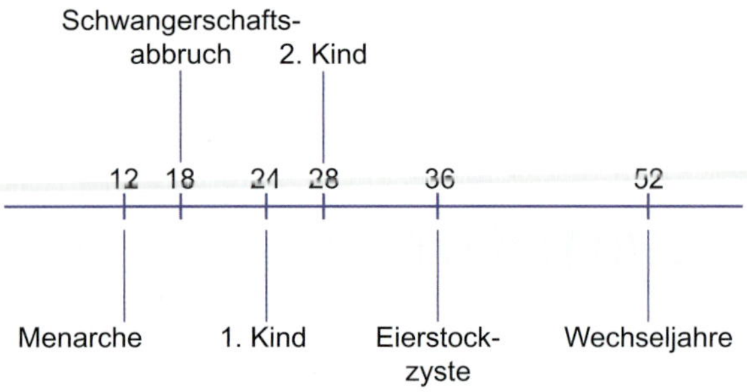

Abb. 46.1 Gynäkologische Ereignisse auf einer Zeitlinie

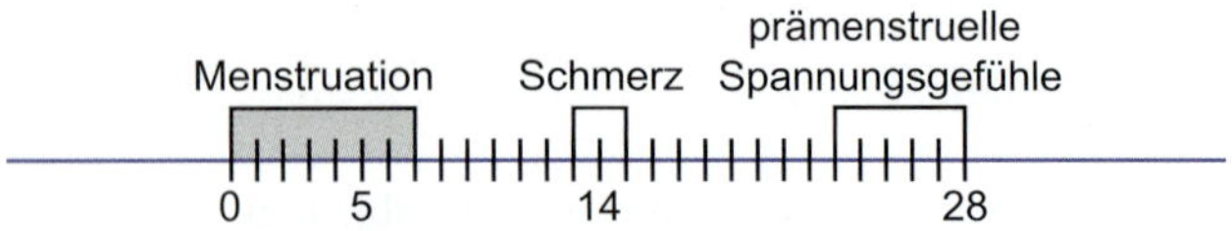

Abb. 46.2 Der Menstruationszyklus auf einer Zeitlinie

- Chirurgische Eingriffe im Becken (z. B. Dilatation und Kürettage, Laserbehandlung, Gebärmutterspiegelung, Scheidenspiegelung, Bauchhöhlenspiegelung etc.)

Die gynäkologische Anamnese kann bei manchen Patientinnen kompliziert sein, beispielsweise wenn eine Patientin die Pille oder die Spirale für einige Jahre benutzt hat, oder sie hatte zwei Kinder mit möglicherweise einer oder mehreren Fehlgeburten oder Schwangerschaftsabbrüche dazwischen. In solchen Fällen kann man sich mit einem Zeitliniendiagramm behelfen, auf dem Alter und Ereignisse klar gekennzeichnet sind. In ➤ Abbildung 46.1 ist die gynäkologische Anamnese einer Frau illustriert, ihre Menarche war mit 12, im Alter von 18 hatte sie einen Schwangerschaftsabbruch, ein Kind kam mit 24 und eines mit 28, im Alter von 36 hatte sie eine Eierstockzyste und ihre Wechseljahre traten mit 52 ein.

Wenn der Zyklus einer Frau unregelmäßig ist, gekennzeichnet durch Ausfluss oder einen Mittelschmerz mit Ausfluss, dann kann es auch nützlich sein, die Ereignisse in richtiger Reihenfolge geordnet auf einer Zeitlinie einzuzeichnen. ➤ Abbildung 46.2 zeigt als Beispiel den siebentägigen Zyklus einer Frau, die auch an Mittelschmerzen und an prämenstruellem Syndrom mit Spannungsgefühlen der Brust leidet.

Manche Frauen glauben zum Beispiel, sie hätten eine verlängerte Menstruationsblutung, dabei leiden sie in Wirklichkeit an einer Zwischenblutung in der Mitte des Zyklus. Die folgende Fallgeschichte beleuchtet solch einen Fall näher.

Fallgeschichte 46.1

Eine 42-jährige Patientin beklagte sich über eine „beinahe ständig andauernde Menstruationsblutung“. Sie erklärte, dass ihre Periode drei Wochen dauerte, worauf dann eine blutungsfreie Woche folgen würde, bevor dann die nächste Periode begann. Bei näherer Befragung der Patientin ergab sich jedoch, dass sie unter einem dunklen Scheidenausfluss litt, den sie als „Blutung“ bezeichnete. Diagnostische Interpretation und Behandlung waren folglich ganz anders als bei einer verlängerten Regelblutung.

Diagnose

Manche gynäkologische Eingriffe wie z. B. eine Scheidenspiegelung können ganz bestimmte Auswirkungen auf die Physiologie der Frau haben, die wir bei unserer Diagnose mit einbeziehen müssen. Andere Eingriffe machen eine Diagnose praktisch unmöglich, z. B. die Anti-Baby-Pille.

Wenn eine Frau orale Kontrazeptiva einnimmt oder eine Spirale trägt, dann sind alle Aussagen zur Regelmäßigkeit des Zyklus, zur Blutungsmenge, zur Blutfarbe und zu eventuell auftretenden Schmerzen unzuverlässig. Die Pille macht den Zyklus regelmäßig, die Blutung wird schwach und ist weniger schmerzhaft und Blutklumpen treten oft gar nicht auf. Eine Spirale macht die Blutung meist stärker und schmerzhafter. Deswegen ist es gerade bei solchen Patientinnen wichtig zu fragen, wie der Zyklus war, bevor sie diese Verhütungsmittel benutzten.

Die folgenden gynäkologischen Themen werden besprochen:

1. Menstruation
   - Menarche
   - Zyklus
   - Ausmaß der Blutung
   - Blutfarbe
   - Konsistenz
   - Schmerzen
   - Prämenstruelle Symptome
   - Weitere perimenstruelle Symptome
2. Scheidenausfluss
   - Farbe
   - Konsistenz
   - Geruch
3. Fruchtbarkeit und Schwangerschaft
4. Geburt
5. Stillen
6. Fehlgeburt, Schwangerschaftsabbruch
7. Symptome der weiblichen Brust
   - Prämenstruelles Spannungsgefühl
   - Brustknoten
8. Menopause

46.1 Menstruation

Wenn wir eine Anamnese der Regelblutung vornehmen, sollten wir systematisch die folgenden Aspekte abfragen:

- Menarche
- Zyklus
- Ausmaß der Blutung
- Farbe
- Konsistenz

- Schmerzen
- Prämenstruelle Symptome
- Weitere perimenstruelle Symptome

Wenn ich mich nach der Regel erkundige, frage ich die Patientin, wie ihr Zyklus zwei Jahre nach der Menarche war (da es normal ist, dass der Zyklus die ersten zwei Jahre nach der Menarche noch etwas unregelmäßig ist). So gewinnen wir einen wichtigen Eindruck vom *konstitutionellen* Zyklus einer Frau, ohne dass dieser von gynäkologischen Eingriffen verändert wurde, wie zum Beispiel Schwangerschaften, Geburten, Fehlgeburten, Abbrüchen, Einnahme oraler Kontrazeptiva etc.

Eine Frau kann beispielsweise während einer Geburt viel Blut verloren haben und deswegen einen Blut-Mangel entwickeln, der ihre Regel spärlich werden lässt. Die schwache Regelblutung zeigt hier nicht ihren konstitutionellen Zyklus, sondern ist die bestimmte Konsequenz einer Erkrankung. Wenn wir eine Frau über den Ablauf ihrer Regel zwei Jahre nach der Menarche befragen, bekommen wir einen Eindruck vom konstitutionellen Zustand ihres gynäkologischen Systems.

46.1.1 Menarche

Die erste Regelblutung setzt meist zwischen dem 10. und 16. Lebensjahr ein, das Durchschnittsalter liegt bei 12,8 Jahren. In Industrieländern tritt die Menarche im Vergleich zu Entwicklungsländern tendenziell früher auf.

Es ist normal, dass die Regelblutungen in den ersten zwei Jahren noch unregelmäßig sind. Aus diesem Grund sollten wir immer danach frage, wie der Menstruationszyklus zwei Jahre nach der Menarche war.

Eine frühe Menarche vor dem 13. Lebensjahr kann ein Hinweis auf Blut-Hitze sein, während eine späte Menarche, die nach dem 16. Lebensjahr eintritt, auf Blut-Mangel und / oder Nieren-Mangel oder Kälte in der Gebärmutter hinweist.

46.1.2 Zyklus

Teil E (Symptome und klinische Zeichen) ➤ Kap. 84

Idealerweise dauert ein Zyklus 28 Tage, natürlich gibt es auch Abweichungen von dieser Zeitspanne. Die Regelmäßigkeit eines Zyklus ist wichtiger, als dass er 28 Tage dauert, d. h. wenn der Zyklus immer 32 Tage dauert, dann kann man das als normal ansehen und nicht als einen Fall von „verspäteter Regelblutung". Darüber hinaus ist eine gelegentliche Abweichung vom regulären Zyklus normal, da die Menstruation von vielen verschiedenen Faktoren beeinflusst wird wie z. B. Reisen, seelischer Stress etc.

Im Hinblick auf den Zyklus fragen wir folgende Hauptthemen ab:

- Immer zu früh (d. h. mehr als sieben Tage zu früh): Qi-Mangel, Blut-Hitze oder Leere-Hitze im Blut aufgrund eines Blut- oder Yin-Mangels
- Immer zu spät (d. h. mehr als sieben Tage zu spät): Blut-Mangel, Blut-Stase oder Kälte-Stagnation
- Unregelmäßig (manchmal zu spät und manchmal zu früh): Leber-Qi-Stagnation, Leber-Blut-Stase, Milz-Schwäche oder Nieren-Schwäche
- Blutung hört auf und fängt dann wieder an: Blut-Stase
- Blut beginnt oder endet mit einem bräunlichen Ausfluss: Blut-Stase
- Zwischenblutung zur Zyklusmitte: Nässe-Hitze (besonders bei Auftreten von Schmerzen), Qi-Mangel, Leber- und Nieren-Yin-Mangel

Man sollte immer daran denken, dass (wie oben bereits erwähnt) nach der Menarche der Menstruationszyklus etwa zwei Jahre lang etwas unregelmäßig sein kann, was normal ist.

Eine Amenorrhö kann durch einen schweren Blut-Mangel begründet sein – wie er oft bei Sportlerinnen auftritt – oder auch auf Blut-Stase oder Kälte im Uterus.

Zyklusunregelmäßigkeiten

- Immer zu früh
  - Qi-Mangel
  - Blut-Hitze
  - Blut-Leere-Hitze
  - Leber- und Nieren-Yin-Mangel
- Immer zu spät
  - Blut-Mangel
  - Leber-Blut-Stase
  - Kälte im Uterus
- Unregelmäßig
  - Leber-Qi-Stagnation
  - Leber-Blut-Stase
  - Milz-Schwäche
  - Nieren-Schwäche
- Zögerlicher Beginn
  - Leber-Blut-Stase
- Beginnt oder endet mit bräunlichem Ausfluss
  - Leber-Blut-Stase
- Zwischenblutung zur Zyklusmitte
  - Nässe-Hitze
  - Qi-Mangel
  - Leber- und Nieren-Yin-Mangel

46.1.3 Ausmaß der Blutung

Teil E (Symptome und klinische Zeichen) ➤ Kap. 84

Die Blutmenge, die eine Frau bei der Menstruation verliert, kann zwischen 30 und 80 ml schwanken. Die Regelblutung wird dann als „stark" bezeichnet, wenn die Blutung entweder überfließend ist oder zu lange andauert. Es ist sehr wichtig herauszufinden, wie lange die Periode dauert, da mehr als fünf Tage in der chinesischen Medizin schon als zu lange gelten, während eine Blutung, die weniger als vier Tage anhält, normalerweise schon als schwach bezeichnet wird. Die meisten Frauen würden eine sehr lange und starke Regel durchaus als pathologisch empfinden, während sie eine kurze, schwache Blutung oft nicht als pathologisch beschreiben. Anders ausgedrückt, viele Frauen empfinden ihre Regel als „normal", wenn sie nur drei Tage oder sogar kürzer dauert, oder wenn die Blutung sehr schwach ist.

Tab. 46.1 Symptome und Muster von starker Regelblutung

Symptome	Zunge	Muster
Starke Blutung, die eventuell zu früh kommt, mit einem blassen, schwallartigen Blutfluss	Blass	Qi-Mangel
Starke Blutung, blasses Menstruationsblut, unregelmäßige Blutungen, Rückenschmerzen, Kältegefühl, breiige Stühle	Blass, nass	Milz- und Nieren-Yang-Mangel
Starke Blutung, Weitertröpfeln über den normalen Zeitraum hinaus, unregelmäßige Blutungen, Unfruchtbarkeit, Schwindel, Tinnitus, Nachtschweiß	Belaglos	Leber- und Nieren-Yin-Mangel
Starke Blutung, hell- oder dunkelrotes Blut, Hitzegefühl, geistige Unruhe, rotes Gesicht, Durst	Rot mit Belag	Blut-Hitze
Starke Blutung, Kopfschmerzen, Schwindel, Tinnitus, Reizbarkeit	Rot mit röteren Rändern, gelber Belag	Leber-Feuer
Starke Blutung, unregelmäßige Blutungen, Weitertröpfeln über den normalen Zeitraum hinaus, Unfruchtbarkeit, Schwindel, Tinnitus, Nachtschweiß, Hitzegefühl am Abend, Hitze in den fünf Zentren	Rot ohne Belag	Leber- und Nieren-Yin-Mangel mit Leere-Hitze im Blut
Starke Menstruationsblutung, schmerzhafte Blutungen mit dunklem Blut und dunklen Klumpen, Blutung beginnt und hört wieder auf	Violette Ränder	Blut-Stase

Ein schwerer Blutverlust lässt sich auf Qi-Mangel, Blut-Hitze, Blut-Leere-Hitze, Leber- und Nieren-Yin-Mangel oder Blut-Stase zurückführen. Wenn die Regel dagegen schwach ist, so weist es auf Blut-Mangel, Kälte im Uterus oder auch Leber-Blut-Stase hin.

In ➤ Tabelle 46.1werden die Symptome und Muster von starker Regelblutung zusammengefasst.

! Meiner Erfahrung nach gibt es unter Therapeuten die große Voreingenommenheit, eine starke Regelblutung immer auf einen Qi-Mangel zurückzuführen. Das ist oft nicht der Fall, denn nach meiner Praxiserfahrung ist bei der Hälfte der Patientinnen eine Blut-Hitze und bei der anderen Hälfte ein Qi-Mangel die Ursache.

Ausmaß der Regelblutung

- Stark
  - Qi-Mangel
  - Blut-Hitze
  - Blut-Leere-Hitze
  - Leber- und Nieren-Yin-Mangel
  - Leber-Blut-Stase
- Schwach
  - Blut-Mangel
  - Kälte im Uterus
  - Leber-Blut-Stase

Fallgeschichte 46.2

Eine 49-jährige Patientin litt seit elf Jahren an einer überflutenden Menstruation. Seit der Geburt ihres zweiten Kindes im Alter von 35 Jahren war ihr Zyklus unregelmäßig, er schwankte zwischen 17 und 45 Tagen. Die Blutung dauerte sieben Tage an, war schmerzhaft, wies Klumpen auf, und nach der Blutung hatte sie einen braunen Ausfluss, der einen Tag anhielt. Ihre Regel war bereits in den Jahren nach ihrer Menarche, die im Alter von zwölf kam, schmerzhaft. Ihre gynäkologische Anamnese war ganz schön verwickelt, da sie vom 18. bis zum 30. Lebensjahr die Pille nahm, dann mit 30 eine Fehlgeburt hatte, ihr erstes Kind kam mit 31, mit 34 erlitt sie eine weitere Fehlgeburt, mit 35 kam dann das zweite Kind und im Alter von 38 Jahren wurden ihre Blutungen sehr stark. Bei komplizierten Anamnesen wie bei der obigen kann es sehr hilfreich sein, zwei Zeitlinien aufzumalen, eine für die wichtigsten gynäkologischen Ereignisse in ihrem Leben (➤ Abb. 46.3), die andere für den Menstruationszyklus (➤ Abb. 46.4).

Abgesehen von ihrem gynäkologischen Problem hatte sie seit der zweiten Schwangerschaft auch Schwierigkeiten mit der Kontrolle der Schließmuskulatur von Blase und Darm.

Ihr Puls war leicht überflutend, schnell und sehr schwächlich in den beiden hinteren Taststellen, ihre Zunge war rot und leicht violett.

Diagnose: Die übermäßig starke Menstruationsblutung wird durch Blut-Hitze verursacht, was durch die rote Zunge und den überfließenden Puls belegt wird. Zusätzlich herrscht auch etwas Blut-Stase, erkennbar an der schmerzhaften Regel, den Blutklumpen, dem unregelmäßigen Zyklus und der leicht violetten Zunge. Drittens liegt dem ganzen Syndrom eine Nieren-Schwäche zugrunde, die sich am schwachen Puls an den beiden hinteren Taststellen zeigt, und anhand der Tatsache, dass die starke Regelblutung erst anfing, nachdem das zweite Kind geboren war und die Patientin davor zwei Fehlgeburten gehabt hatte.

Das Behandlungsprinzip ist folglich: Blut kühlen, die Blutung stoppen, das Blut bewegen und die Nieren tonisieren. Bei gynäkologischen Beschwerden ist es oft notwendig, verschiedene Behandlungsprinzipien während der verschiedenen Zyklusphasen anzuwenden. Der Zyklus hat vier Phasen, die erste ist die Regel, während derer sich das Blut bewegt, die zweite ist die postmenstruelle Phase, während derer ein gewisser Blut-Mangel herrscht, der dritte Abschnitt ist der Eisprung, wo das Durchdringungsgefäß und das Konzeptionsgefäß aktiver werden, und die vierte Phase ist die prämenstruelle Phase, während derer sich das Leber-Qi bewegt. Bei unserer Patientin werden wir deshalb während der prämenstruellen Phase und der Periode das Blut kühlen und bewegen und danach die Nieren für ungefähr zwei Wochen stärken.

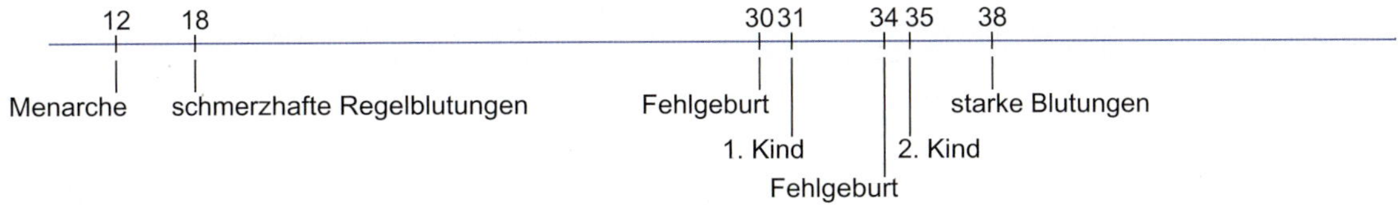

Abb. 46.3 Gynäkologische Ereignisse der Patientin aus Fallgeschichte 46.2 auf einer Zeitlinie

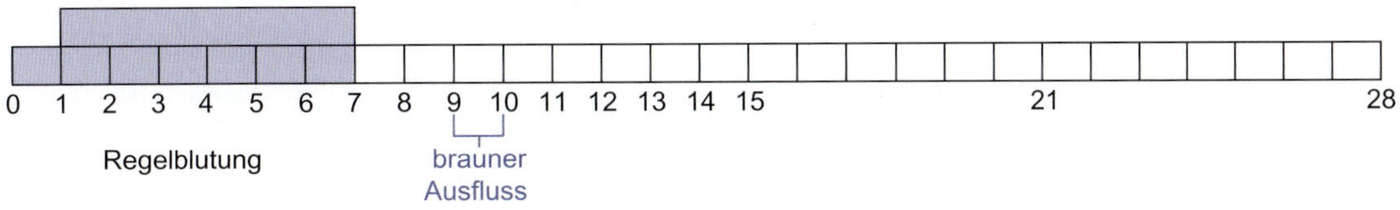

Abb. 46.4 Der Menstruationszyklus der Patientin aus Fallgeschichte 46.2 auf einer Zeitlinie

46.1.4 Farbe

Teil E (Symptome und klinische Zeichen) ➤ Kap. 84; Teil A (Betrachtung) ➤ Kap. 20

Die Farbe des Menstruationsblutes verändert sich leicht während der Periode. Im Allgemeinen hat das Blut eine dunkelrote Farbe, etwas heller zu Anfang der Blutung, tiefrot zur Mitte und blassrosa gegen Ende. Im Hinblick auf die Farbe fragen wir folgende Hauptbereiche ab:

- Dunkelrot oder hellrot:Blut-Hitze
- Blass: Blut-Mangel
- Schwärzlich, sehr dunkel: Blut-Stase
- Ins Violette gehend: Fülle-Kälte
- Bräunlich wie Sojasoße, auch dünnflüssig: Leere-Kälte
- Scharlachrot: Leere-Kälte im Blut

46.1.5 Konsistenz

Teil E (Symptome und klinische Zeichen) ➤ Kap. 84; Teil A (Betrachtung) ➤ Kap. 20

Der normale Blutfluss verklumpt nicht und es gibt keine Blutklumpen, das Blut ist weder dünnflüssig noch verdickt. Im Hinblick auf die Konsistenz fragen wir folgende Hauptbereiche ab:

- Verklumpt, mit dunklen glanzlosen Klumpen: Blut-Stase oder Kälte im Uterus
- Verklumpt, mit dunklen, aber frisch aussehenden Klumpen: Hitze
- Große Klumpen: Blut-Stase
- Kleine dunkle Klumpen, aber das Blut ist nicht dunkel: Kälte im Uterus
- Wässrig: Blut- oder Yin-Mangel
- Klebrig: Nässe oder Nässe-Hitze im Uterus

46.1.6 Schmerzen

Teil E (Symptome und klinische Zeichen) ➤ Kap. 84

Abgesehen von leichten Beschwerden sollte die Menstruation so gut wie schmerzfrei ablaufen. Die Hauptpunkte, die es im Zusammenhang mit Menstruationsschmerzen abzufragen gilt, werden im Folgenden erklärt.

Zeitpunkt der Schmerzen

- Schmerzen vor der Regel: Qi-Stagnation oder Blut-Stase (bei Letzterer lassen die Schmerzen typischerweise mit Beginn der Periode nach)
- Schmerzen während der Regel: Blut-Hitze oder Blut-Stase
- Schmerzen nach der Regel: Blut-Mangel

Art des Schmerzes

- Starker, stechender Schmerz: Blut-Stase
- Starker, krampfartiger Schmerz, der durch Wärmeanwendung, z. B. eine Wärmflasche, gelindert wird: Kälte-Stase
- Leichter Schmerz: Blut-Hitze oder Blut-Mangel
- Ziehendes Gefühl im Unterbauch mit leichten Schmerzen: Absinkendes Qi
- Schweregefühl im Unterbauch mit Schmerzen: Nässe-Hitze
- Ovulationsschmerz: Nässe-Hitze

In ➤ Tabelle 46.2 werden die Symptome und Muster von Menstruationsschmerzen zusammengefasst.

Tab. 46.2 Symptome und Muster von Menstruationsschmerzen

Symptome	Zunge	Muster
Spannungsgefühl und Schmerzen im Bauch vor oder während der Regelblutung	Normal oder leicht gerötete Ränder	Leber-Qi-Stagnation
Starke Menstruationsschmerzen, die nach Abgang von Klumpen nachlassen	Violette Ränder	Leber-Blut-Stase
Starke und krampfende Menstruationsschmerzen, die durch Wärmeanwendung gelindert werden, kleine, zähe Klumpen hellroten Blutes, Kältegefühl während der Menstruation	Blass	Kälte-Stagnation
Menstruationsschmerzen mit Schweregefühl, das zum Kreuzbein ausstrahlt, Mittelschmerz, kleine, rote Klumpen	Rot mit klebrigem gelbem Belag	Nässe-Hitze
Menstruationsschmerzen, starke Blutungen, Reizbarkeit, Durst, bitterer Mundgeschmack	Gerötete Ränder	Stagnierendes Leber-Qi wandelt sich in Feuer um
Dumpfe Menstruationsschmerzen zum Ende der Menstruation hin oder danach, Schmerzen werden durch Druck besser, spärliche Blutungen	Blass	Qi- und Blut-Mangel
Dumpfe Menstruationsschmerzen während oder nach der Menstruation, spärliche Blutungen, keine Klumpen	Blass und an den Rändern leicht gedunsen	Milz-Yang- und Leber-Blut-Mangel
Dumpfe Menstruationsschmerzen während oder nach der Menstruation, spärliche Blutungen, Rückenschmerzen, Schwindel, Tinnitus, Nachtschweiß	Kein Belag	Leber- und Nieren-Yin-Mangel

46

Menstruationsschmerzen

Zeitpunkt der Schmerzen
- *Schmerzen vor der Regel:* Qi-Stagnation oder Blut-Stase (bei Letzterer lassen die Schmerzen mit Beginn der Periode nach)
- *Schmerzen während der Regel:* Blut-Hitze oder Blut-Stase
- *Schmerzen nach der Regel:* Blut-Mangel

Art des Schmerzes
- *Starker, stechender Schmerz:* Blut-Stase
- *Starker, krampfartiger Schmerz, der durch Wärmeanwendung, z. B. eine Wärmflasche, gelindert wird:* Kälte-Stase
- *Leichter Schmerz:* Blut-Hitze oder Blut-Mangel
- *Ziehendes Gefühl im Unterbauch mit leichten Schmerzen:* absinkendes Qi
- *Schweregefühl im Unterbauch mit Schmerzen:* Nässe-Hitze
- *Ovulationsschmerz:* Nässe-Hitze

Fallgeschichte 46.3

Eine 15-jährige Patientin litt seit über einem Jahr an schweren Bauchschmerzen, die 18 Monate nach der Menarche begonnen hatten. Der Schmerz war auf der rechten Seite des Bauches lokalisiert und sie beschrieb ihn als konstant und dumpf. Allerdings wurde er während ihrer Regel und auch zwischendurch manchmal stechend. Durch Anwendung von Wärme ließ der Schmerz nach.

Drei Monate vor der Konsultation wurde ihr eine Eierstockszyste linksseitig entfernt und eine auf der rechten Seite punktiert. Des Weiteren litt sie auch seit ihrem neunten Lebensjahr an wiederkehrenden Mund- und Genitalschleimhautgeschwüren. Diese wurden durch Steroidbehandlung gebessert. Bei der Befragung gab die Patientin an, dass sie zu Verstopfung neigte; genauer gesagt hatte sie nur selten Stuhlgang.

Ihre Zunge war geschwollen und an den Rändern leicht gerötet. Sie hatte einen klebrigen weißen Belag, besonders im Gallenblasenareal und im Zentrum war sie belaglos. Ihr Puls war auf der rechten Seite saitenförmig und auf der linken Seite leicht saitenförmig, zusätzlich war er links in der Tiefe leer.

Diagnose: Die stechende Natur ihrer Bauchschmerzen, die durch Wärme erleichtert wurden, weist auf Gebärmutter-Kälte als Krankheitshauptursache hin. Die Bauchschmerzen begannen kurz nach der Menarche, was auch auf die Anwesenheit von Kälte im Uterus schließen lässt – ein häufiger pathogener Faktor bei jungen Mädchen mit Dysmenorrhö. Der saitenförmige Puls scheint die Stagnation zu bestätigen. Andererseits wird diese anfängliche Hypothese durch die anderen Symptome und Zeichen nicht bestätigt.

Eierstockszysten werden meist durch Nässe verursacht, was auch bei unserer Patientin zutrifft. Die Anwesenheit von Nässe wird durch die gedunsene Zunge und den klebrigen Belag bestätigt.

Die rezidivierenden oralen und genitalen Ulzera werden von Nässe-Hitze im Gürtelgefäß und im Konzeptionsgefäß verursacht. Eine Disharmonie im Gürtelgefäß ist gerade bei Frauen eine häufige Ursache von sich ansammelnder Nässe im Genitalsystem: Ein Ungleichgewicht in dieser Leitbahn wird durch die Verteilung des Zungenbelags im Gallenblasenareal bestätigt (➤ Abb. 46.5). Das Ungleichgewicht im Konzeptionsgefäß zeigt sich eindeutig in der Verteilung der Mund- und Genitalschleimhautgeschwüre und ferner deshalb, weil diese Leitbahn bei Ren 1 Huiyin entspringt,

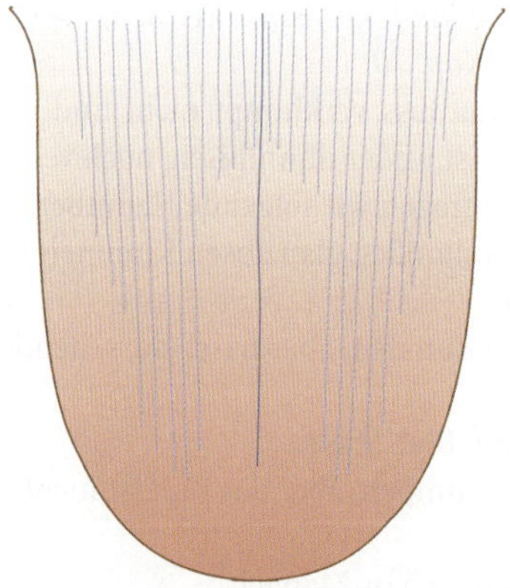

Abb. 46.5 Zunge der Patientin aus Fallgeschichte 46.3

durch die äußeren Geschlechtsorgane zieht, und dann schließlich, im Gesicht angekommen, den Mund umkreist. In diesem Fall verbindet sich die Nässe mit Hitze – deutlich sichtbar an den geröteten Zungenrändern.

Daraus können wir schlussfolgern, dass die Bauchschmerzen durch Nässe-Hitze und nicht durch Kälte verursacht werden, wie wir zuerst dachten. Die schon lange, nämlich seit dem neunten Lebensjahr, bestehende Ansammlung von Nässe im Unteren Erwärmer hatte auch eine Qi- und Blut-Stase ausgelöst, was den Schmerz während der Periode verschlimmerte. Die Schulmedizin kennt rezidivierende, entzündliche, aber nicht ansteckende orale und genitale Ulzera als Morbus Behçet.

Das abgeschälte Zungenzentrum weist auf einen Magen-Yin-Mangel hin; wahrscheinlich verursacht von Hitze, die das Yin geschädigt hat. Der leere Puls in der Tiefe bestätigt den Yin-Mangel, seltsamerweise ist er jedoch auf der linken Seite und nicht auf der rechten Seite leer, wie es bei einem Magen-Yin-Mangel zu erwarten wäre. Ein Leber-Yin-Mangel könnte die Ursache sein. Durch die Disharmonie im Gürtelgefäß, welche die Leitbahnen von Gallenblase und Leber beeinträchtigt, bekräftigt sich diese Diagnose noch weiter.

Fallgeschichte 46.4

Eine 28-jährige Patientin litt seit der Menarche an schmerzhafter Regelblutung. Die Menstruation kam regelmäßig, dauerte neun bis zehn Tage an, und das Blut war dunkel mit gelegentlichen Klumpen. Zeitweise waren die Schmerzen stechender Natur, aber dann war es wieder ein dumpfer und tiefer, kaum spürbarer Schmerz, eher ein Ziehen, begleitet von einem ausgeprägten Schweregefühl: Die Patientin erklärte: „Mein gesamter Unterleib fühlt sich dick, schwer, ja schwerfällig an.“ Damit drückte sie auf ihre Weise aus, was wir in der TCM als „Schweregefühl“ bezeichnen. Die Schmerzen zeigten sich in der Mitte des Unterbauches und wurden durch ein heißes Bad erleichtert. Erst kürzlich hatte sie beim Beischlaf einen stechenden Schmerz verspürt – auch in der Mitte des Unterbauches. Abgesehen von der schmerzhaften Regelblutung litt sie auch zur Zyklusmitte an einem dumpfen ziehenden Gefühl im rechten Unterleib, das schon seit zwei Jahren bestand. Die eher leichten Schmerzen waren von einem dunkelbraunen Ausfluss begleitet. Darüber hinaus klagte sie auch über prämenstruelle Anspannung, zusammen mit Reizbarkeit und Spannungsgefühlen in den Brüsten und im Bauch. Durch eine Ultraschalluntersuchung wurde die Diagnose Endometriose gestellt.

Weitere Symptome der Patientin waren kalte Glieder, gelegentliches Hitzegefühl im Gesicht, Herzklopfen, nervöse Ängstlichkeit und ein Engegefühl des Brustkorbs.

Die Zungenspitze war rot, der Puls war leicht schlüpfrig und in der linken hinteren Taststelle etwas gespannt.

Diagnose: Die stechenden Schmerzen weisen zusammen mit dem dunklen Menstruationsblut und den Klumpen ganz klar auf eine Blut-Stase hin, die wahrscheinlich auf einer Kälte im Uterus beruht. Die Anwesenheit dieser Kälte wird durch die Erleichterung, die ein heißes Bad verschafft, bestätigt, zusätzlich aber auch durch die Anamnese: Wenn die Regel seit der Menarche schmerzhaft ist, dann ist der häufigste auslösende Faktor eine Kälte, die in den Uterus eingedrungen ist, z. B. weil Sport draußen in kurzen Hosen bei nasskaltem Wetter betrieben wurde. Die Kälte im Uterus blockiert die Zirkulation des Blutes und führt zu Blut-Stase.

Zusätzlich zur Blut-Stase ist auch deutlich ein Nässe-Muster im Unteren Erwärmer erkennbar, das sich im gelegentlichen dumpfen Schmerz während der Regel, dem ausgeprägten Schweregefühl und dem Mittelschmerz zeigt. Darüber hinaus zeigt sich in den prämenstruellen Symptomen auch etwas Leber-Qi-Stagnation.

Das gelegentliche Hitzegefühl im Gesicht, die kalten Gliedmaßen, Herzklopfen, nervöse Ängstlichkeit und das Engegefühl der Brust können alle als rebellierendes Qi im Durchdringungsgefäß interpretiert werden. Tatsächlich können wir sagen, dass obige Symptome zusammen mit den Menstruationsbeschwerden alle eine Disharmonie im Durchdringungsgefäß widerspiegeln.

Unser Behandlungsprinzip ist, dass wir das Durchdringungsgefäß regulieren, indem wir die Gebärmutter wärmen, Blut bewegen und Nässe aus dem Unteren Erwärmer ausleiten.

Fallgeschichte 46.5

Eine 43-jährige Patientin litt schon seit 15 Jahren an einer übermäßig starken Regelblutung. Der Zyklus war regelmäßig, die Blutung dauerte sieben Tage, sie war schmerzlos und das Menstruationsblut war dunkel und klumpig. Der Fluss war während der ersten drei Tage ihrer Periode am stärksten. Einen Monat, bevor sie mich aufsuchte, wurden bei ihr Uterusmyome festgestellt.

Ihr Körper war robust gebaut, ihre Augen glänzten, was auf einen guten Zustand des Geistes hinwies, und im Allgemeinen fühlte sie sich kräftig. Sie war ziemlich übergewichtig und ihr Teint war gelblich-blass. Sie hatte keine weiteren Symptome, nur ab und an etwas Schleim im Stuhl. Meine Fragen im Hinblick auf eine möglichen Nieren-Mangel brachten keinerlei Symptome ans Tageslicht. Bei der körperlichen Untersuchung fühlte sich ihr Bauch recht weich an, die Myome konnte man nicht ertasten. Ihre Zunge besaß eine normale Farbe, war aber stark gedunsen. Ihr Puls war schlüpfrig, voll und leicht überflutend.

Diagnose: Ihr Körperbau, ihr Geist und ihre allgemeine Vitalität weisen auf eine gute Konstitution hin, allerdings ist ihr Übergewicht ein Zeichen von Schleim. Die Gegenwart von Schleim wird weiterhin bestätigt durch den gelegentlichen Schleim im Stuhl, die gedunsene Zunge und schlüpfrigen Puls. Auch die Uterusmyome können zum Teil auf Schleim zurückzuführen sein. Das dunkle Menstruationsblut mit Klumpen und die Uterusmyome weisen auf eine Blut-Stase im Uterus hin, die noch nicht so schwerwiegend ist, als dass sie die Zunge violett verfärben würde. Wir können also in diesem Fall schlussfolgern, dass die Myome aufgrund einer Kombination von Schleim und Blut-Stase entstanden sind. Da ihr Bauch sich bei der Palpation so weich anfühlt, leite ich ab, dass Schleim als pathogener Faktor für die Bildung der Myome im Vordergrund steht.

Die zwei Hauptursachen einer starken Regelblutung sind entweder Qi-Mangel oder Blut-Hitze. Für die Blut-Hitze gibt es nur wenige Zeichen, z. B. ist ihre Zunge nicht rot; sie zeigt sich hingegen hauptsächlich im überflutenden Puls. Andererseits bestehen keine Zeichen eines Milz- oder Nieren-Mangels, auch wenn die Milz schwach sein muss, damit Schleim sich bilden kann. Bei unserer Patientin bestehen wahrscheinlich kaum Mangelsymptome, da sie eine gute Konstitution besitzt, was sich auch im vollen Puls zeigt. Dieser weist auf die Anwesenheit eines pathogenen Faktors hin, zeigt aber auch, dass das Aufrechte Qi noch nicht wirklich schwer getroffen ist.

Wir müssen hier alle drei Hauptdiagnosen gleichzeitig behandeln, also den Schleim ausleiten, die Blut-Hitze kühlen und das stagnierte Blut wieder in Fluss bringen, um die Blutung zu verringern.

Es ist immer von größter Wichtigkeit herauszufinden, ob es perimenstruell zu Änderungen in den Stuhlgewohnheiten kommt, da solche Veränderungen auf den Zustand der Yang-Organe einer Frau hinweisen. Breiige Stühle oder Verstopfung sind häufige perimenstruelle Symptome. Verstopfung während der Periode kann auf Leber-Qi-Stagnation zurückzuführen sein, die den Darm angreift, auf Leber-Blut-Mangel oder auf Nieren-Yang-Mangel, während zu weiche Stühle aufgrund von Milz-Qi-Mangel, die Milz beeinträchtigende Leber-Qi-Stagnation oder aufgrund von Nieren-Yang-Mangel entstehen können.

46.1.7 Prämenstruelle Symptome

Teil E (Symptome und klinische Zeichen) ➤ Kap. 85

Die häufigste Ursache von prämenstrueller Anspannung ist eine Leber-Qi-Stagnation, die sich in Reizbarkeit, Depression und Launenhaftigkeit, einem Hang zum Weinen, Ungeduld und einem saitenförmigen Puls zeigt. Begleitend treten oft Spannungsgefühle in Brust und Bauch auf. Trotzdem gibt es noch viele weitere Syndrome, die prämenstruelle Spannungsgefühle verursachen: Leber-Feuer oder Herz-Feuer, oder eine Kombination aus beiden können prämenstruelle Spannungsgefühle bedingen, die mit Wutausbrüchen, Reizbarkeit und Erregung, Schlaflosigkeit und Träumen, die den Schlaf unterbrechen, einhergehen. Schleim-Feuer, das nach oben schlägt, kann auch prämenstruelle Spannungsgefühle mit ganz ähnlichen Symptomen auslösen; hinzu kommen noch geistige Verwirrung und Hyperaktivität. Bei Schleim-Feuer kommt es auch zu prämenstruellen Brustschwellungen und Schmerzen.

Prämenstruelle Spannungsgefühle können auch aus einem Mangel heraus entstehen, hauptsächlich ein Leber-Blut-Mangel, Leber- und Nieren-Yin-Mangel, Milz- und Nieren-Yang-Mangel und Milz-Qi-Mangel mit Nässe. Bei einem Mangel zeigt sich die prämenstruelle Anspannung hauptsächlich in Depressionen, Weinen, Antriebsmangel, Schweregefühlen, Müdigkeit, Abgeschlagenheit und nur einer leichten Reizbarkeit.

!

Prämenstruelle Anspannung ist *nicht* in jedem Fall auf eine Leber-Qi-Stagnation zurückzuführen.

Übelkeit und Erbrechen vor der Regel weisen auf eine Leber-Qi-Stagnation hin, die den Magen angreift. Eine Verstopfung vor der Regel weist auf eine Leber-Qi-Stagnation hin, die Darm und Milz angreift.

Kopfschmerzen vor der Regel weisen auf eine Leber-Qi-Stagnation oder auf aufsteigendes Leber-Yang hin. Spannungsgefühl der Brüste zeigen eine Leber-Qi-Stagnation an, wenn die Brüste aber anschwellen und schmerzen, kann es ein Hinweis auf Schleim sein, der sich bei prämenstruellen Problemen oft mit einer Qi-Stagnation verbindet. Akute Brustschmerzen können durch Toxische Hitze in der Brust bedingt sein, wie z. B. bei einer akuten Mastitis nach der Geburt.

Treten vor der Regel Wassereinlagerungen mit Ödemen auf, so lässt es auf Milz-Yang- und / oder Nieren-Yang-Mangel gleichzeitig schließen.

Prämenstruelle Symptome

- *Reizbarkeit, Depression, Launenhaftigkeit, Hang zu Wutausbrüchen, Ungeduld, saitenförmiger Puls:* Leber-Qi-Stagnation
- *Neigung zu Wutausbrüchen, Reizbarkeit, geistige Unruhe, Herumschreien, nervöse Ängstlichkeit, Schlafprobleme:* Leber- und Herz-Feuer
- *Geistige Unruhe, nervöse Ängstlichkeit, Schlafprobleme, traumgestörter Schlaf:* Herz-Feuer
- *Geistige Unruhe, nervöse Ängstlichkeit, Schlafprobleme, Hyperaktivität, traumgestörter Schlaf, geistige Verwirrung:* Schleim-Feuer, das nach oben schlägt
- *Weinerlichkeit, Weinen, Depression, leichte Reizbarkeit:* Leber-Blut-Mangel mit sekundärer Leber-Qi-Stagnation
- *Weinerlichkeit, Weinen, Depression, Antriebsmangel, Schlafprobleme:* Leber- und Nieren-Yin-Mangel
- *Weinerlichkeit, Weinen, Depression, Antriebsmangel, Müdigkeit, Abgeschlagenheit:* Milz- und Nieren-Yang-Mangel
- *Weinerlichkeit, Müdigkeit, Abgeschlagenheit, Schweregefühl, geschwollene Brüste:* Milz-Qi-Mangel mit Nässe und sekundärer Leber-Qi-Stagnation
- *Übelkeit, Erbrechen:* Leber-Qi greift den Magen an
- *Verstopfung mit schafsköttelartigem Stuhl und abdominellem Spannungsgefühl:* Leber-Qi greift den Darm an
- *Verstopfung mit trockenen Stühlen:* Leber-Blut-Mangel
- *Verstopfung mit seltenen Stuhlbewegungen:* Nieren-Yang-Mangel
- *Zu weiche Stühle:* Milz-Qi-Mangel
- *Zu weiche Stühle mit abdominellen Spannungsgefühlen:* stagnierendes Leber-Qi, das die Milz angreift
- *Durchfall:* Nieren-Yang-Mangel
- *Kopfschmerzen:* aufsteigendes Leber-Yang oder Leber-Qi-Stagnation
- *Spannungsgefühle der Brüste:* Leber-Qi-Stagnation und / oder Schleim
- *Schmerzen der Brüste:* Starke Leber-Qi-Stagnation oder Toxische Hitze
- *Ödeme:* Milz- und Nieren-Yang-Mangel

Fallgeschichte 46.6

Eine 36-jährige Patientin litt seit ungefähr acht Jahren an prämenstruellen Schwellungen und Schmerzen in den Brüsten, stärker ausgeprägt in der linken Brust, die auch einen Knoten am Rand aufwies, der sich vor der Regel vergrößerte und danach verschwand. Abgesehen davon bereitete ihr die Menstruation keine Beschwerden, sie war regelmäßig, weder zu stark noch zu schwach und lief schmerzlos ab.

Bei der Befragung kam auch heraus, dass sie an Müdigkeit, Mouches volantes, Schwächegefühl, Schwindel, Herzklopfen, zu weichem Stuhlgang und einer abendlich auftretenden Ängstlichkeit litt.

Ihre Zunge war leicht blass mit geschwollenen Rändern und hatte einen klebrigen Belag. Ihr Puls war dünn und leicht saitenförmig.

Diagnose: Die Pathologie der Brüste zeigt sich deutlich als Zustand einer Leber-Qi-Stagnation, da die Schwellung eindeutig vor der Regel auftritt. Trotzdem sind der Knoten, die ausgeprägte Schwellung und der Schmerz auch ein Zeichen von Schleim. Die Diagnose lautet folglich Qi-Schleim; und der Knoten kommt und geht aufgrund der Qi-Stagnation. Die Leber-Qi-Stagnation geht außerdem mit einem Leber-Blut-Mangel einher, der recht deutlich ausgeprägt ist (Müdigkeit, Mouches volantes, Schwindel, blasse Zungenränder, dünner Puls). Zusätzlich gibt es Anzeichen eines Herz-Blut-Mangels wie z. B. das Herzklopfen und die Ängstlichkeit am Abend. Schlussendlich existiert ein zugrunde liegender Milz-Qi-Mangel, angezeigt durch das Schwächegefühl und den zu weichen Stuhlgang. Der Milz-Qi-Mangel hat den Schleim entstehen lassen.

46.1.8 Weitere perimenstruelle Symptome

Teil E (Symptome und klinische Zeichen) ➤ Kap. 85

Kopfschmerzen während der Regelblutung sind meist auf aufsteigendes Leber-Yang oder emporloderndes Leber-Feuer zurückzuführen, die auf der Grundlage einer Blut-Hitze agieren. Kopfschmerzen nach der Regel weisen auf einen Leber-Blut-Mangel hin.

Verstopfung während der Regelblutung kann auf Leber-Feuer zurückgehen, während eine Verstopfung nach der Regel auf Blut-Mangel oder Nieren-Mangel zurückzuführen ist.

Schlafstörungen während der Regel weisen auf Blut-Hitze hin, oft zusammen mit Leber-Feuer, Herz-Feuer oder beiden einhergehend. Schlafschwierigkeiten nach der Regel sind ein Zeichen von Leber-Blut-Mangel.

Durchfall nach der Regel weist auf Milz- und Nieren-Yang-Mangel oder beides gleichzeitig hin.

46.2 Scheidenausfluss

Teil E (Symptome und klinische Zeichen) ➤ Kap. 89; Teil A (Betrachtung) ➤ Kap. 20; Teil D (Hören und Riechen) ➤ Kap. 54

Unter dem Begriff „Ausfluss" besprechen wir hier einen pathologischen Ausfluss, nicht die normale, eiklar-ähnliche Sekretion zur Zyklusmitte beim Eisprung. Scheidenausfluss muss gemäß Farbe, Beschaffenheit und Geruch unterschieden werden. Eine Zunahme des Vaginalsekrets zur Zyklusmitte und in der Schwangerschaft ist normal.

46.2.1 Farbe

- Weiß: Kälte durch Milz- oder Nieren-Yang-Mangel oder durch äußerliche Kälte-Nässe
- Gelb: Hitze, meist Nässe-Hitze im Unteren Erwärmer
- Grünlich: Nässe-Hitze in der Leber-Leitbahn
- Rot und weiß: Nässe-Hitze
- Gelb, rot mit weißem Eiter nach der Menopause: Toxische Hitze

46.2.2 Konsistenz

- Wässrig: Kälte-Nässe und / oder Mangel-Situation
- Eingedickt: Nässe-Hitze und / oder Fülle-Situation

46.2.3 Geruch

- Fischig: Kälte
- Lederartig: Hitze

46.3 Fruchtbarkeit und Schwangerschaft

Teil E (Symptome und klinische Zeichen) ➤ Kap. 86, ➤ Kap. 89

Unfruchtbarkeit kann von vielen verschiedenen Mangel- oder Fülle-Zuständen verursacht werden, zum Beispiel:

- Blut-Mangel
- Nieren-Schwäche
- Blut-Stase
- Kälte im Uterus
- Nässe-Schleim

Ein leichtes Gefühl von Übelkeit während der ersten drei Schwangerschaftsmonate ist normal, ständiges Erbrechen im ersten Trimester oder sogar in den folgenden Monaten ist ein pathologisches Zeichen, das meist auf rebellierendes Qi im Durchdringungsgefäß hinweist, welches die Magen-Leitbahn beeinträchtigt. Dahinter kann oftmals ein Magen-Mangel oder eine Magen-Hitze stehen.

Ödeme während der Schwangerschaft weisen auf einen Nieren-Yang-Mangel hin. Hoher Blutdruck während der Schwangerschaft ist Zeichen einer Nieren-Schwäche mit aufsteigendem Leber-Yang, was zu einer Präeklampsie führen kann, die auch charakterisiert wird durch Kopfschmerzen, Schwindel und verschwommener Sicht. Eine Eklampsie mit Krämpfen ist ein Zeichen von Leber-Wind, der aus Leber- und Nieren-Mangel entsteht.

Eine Verschlimmerung oder Verbesserung bestimmter Symptome durch die Schwangerschaft weist in beiden Fällen auf einen Nieren-Mangel hin. Viele denken, dass eine Schwangerschaft ein schwächendes Ereignis im Leben der Frau ist. Meiner Meinung nach ist das nicht der Fall. Eine Schwangerschaft schwächt dann, wenn bereits ein Nieren-Mangel besteht und die Frau nicht auf sich Acht gibt. Wenn der bestehende Nieren-Mangel nicht zu stark ist und die Frau während der Schwangerschaft auf sich achtet, dann kann eine Schwangerschaft tatsächlich stärkend wirken. Die Menstruation selbst hat einen leicht schwächenden Effekt, deswegen kann ihre Abwesenheit das Blut vermehren und die Nieren stärken. Aus diesem Grund weist eine Verschlimmerung bestimmter Symptome während der Schwangerschaft darauf hin, dass die Nieren durch die Schwangerschaft geschwächt wurden, während eine Verbesserung darauf hindeutet, dass die Nieren gestärkt wurden. Erkrankungen, die häufig während der Schwangerschaft entweder schlimmer oder besser werden, sind z. B. Asthma, Migräne und rheumatoide Arthritis.

Fruchtbarkeit und Schwangerschaft

- *Unfruchtbarkeit:* Blut-Mangel, Nieren-Mangel, Blut-Stase, Kälte im Uterus, Nässe-Schleim
- *Starke Morgenübelkeit:* rebellierendes Qi im Durchdringungsgefäß, Magen-Hitze
- *Ödeme während der Schwangerschaft:* Nieren-Yang-Mangel
- *Hoher Blutdruck während der Schwangerschaft:* Nieren-Mangel mit aufsteigendem Leber-Yang
- *Eklampsie:* Leber-Wind

!

Eine Schwangerschaft ist nicht zwingend ein schwächendes Ereignis für den Körper einer Frau. Sie kann einen neutralen Effekt haben oder sogar stärkend wirken.

Fallgeschichte 46.7

Eine 45-jährige Frau hatte seit sieben Jahren versucht, schwanger zu werden. Sie hatte schon ein 18-jähriges Kind. Ihre Regel war spärlich, dauerte nur zwei bis drei Tage, sie litt an prämenstrueller Anspannung sowie an Spannungsgefühl im Bauch nach der Regel. Darüber hinaus war sie verstopft und litt an einem nach unten ziehenden Gefühl im Bauch während der Regel. Weitere Symptome waren Rückenschmerzen, gelegentliche Schwindelgefühle, häufiger Harndrang und nächtlicher Harndrang. Sie litt auch unter Schlaflosigkeit und nervöser Ängstlichkeit. Die Patientin war leicht übergewichtig und ihre Augen ließen jegliches Leuchten vermissen.

Nach einer Konsultation beim Frauenarzt und verschiedenen Tests wurde ihr die schulmedizinische Diagnose Endometriose und Eierstockszysten gestellt.

Ihre Zunge war leicht blass und trotz eines klebrigen gelben Belags in der Mitte und an der Wurzel war sie an den Seitenrändern und an der Spitze abgeschält. Ihr Puls war schlüpfrig und leicht beweglich an den vorderen und mittleren Taststellen, dagegen schwächlich an den beiden hinteren Taststellen und schnell (112 / min).

Diagnose: Die Patientin zeigt ein komplexes Syndrombild. Mit Sicherheit ist Nässe vorhanden, was durch ihr Übergewicht, das nach unten ziehende Gefühl im Abdomen, den klebrigen Zungenbelag und den schlüpfrigen Puls bestätigt wird. Da der Zungenbelag gelb ist, geht Nässe mit Hitze einher. Ein weiteres Syndrom ist ein Nieren-Mangel, der sich in den Rückenschmerzen, dem Schwindel, dem häufigen und nächtlichen Harndrang, den schwachen Regelblutungen und dem schwächlichen Puls in den beiden hinteren Taststellen äußert.

Das fehlende Leuchten der Augen und der bewegliche und schnelle Puls lassen auf ein Herz-Muster schließen, das vermutlich durch einen Schock ausgelöst wurde. Bestätigt wird diese These durch die Schlaflosigkeit und nervöse Ängstlichkeit. Ihre Zunge ist leicht blass, vorne aber auch abgeschält; daraus können wir ableiten, dass ein Mangel sowohl von Qi als auch Herz-Yin besteht. Die prämenstruelle Anspannung weist auf Leber-Qi-Stagnation hin, ist in diesem Fall aber kein allzu wichtiges Problem und tritt sekundär zur Nieren-Schwäche auf, was durch die Tatsache bekräftigt wird, dass das Spannungsgefühl im Bauch nach und nicht vor der Periode auftreten.

Fallgeschichte 46.8

Eine 39-jährige Patientin litt seit Beginn ihrer Pubertät im 15. Lebensjahr an übermäßiger Körperbehaarung. Nach einer kürzlich vorgenommenen Ultraschalluntersuchung wurde die Diagnose des polyzystischen Ovarialsyndroms gestellt. Ihr Zyklus dauerte fünf Wochen, die Blutung selbst zwischen fünf und sechs Tagen und zur Zyklusmitte kam ein weißer geleeartiger Ausfluss.

Weil sie nicht gut schlief und regelmäßig zu früh am Morgen aufwachte, war sie oft müde. Die Patientin neigte zu Verstopfung und litt an Hämorrhoiden. Sie hatte oft kalte Hände und Füße. Ihr Mund war oft trocken und sie litt an einem Rachenkatarrh.

Die Zunge war geschwollen, hatte rote Ränder, rote Punkte auf der Spitze und einen klebrigen gelben Belag. Der Puls war tief-schwächlich und langsam (60 / min), die rechte vordere und hintere Taststelle waren besonders schwächlich.

Diagnose: Übermäßige Körperbehaarung und das polyzystische Ovarialsyndrom gehen oft Hand in Hand. Bei dieser Patientin ist Schleim die Ursache, der sich aufgrund eines Nieren-Yang-Mangels entwickelt hat. In der Schulmedizin wird das übermäßige Wachstum der Körperbehaarung mit einem Ungleichgewicht zwischen Östrogen und Testosteron erklärt, wobei die Testosteronwerte zu hoch sind. In der chinesischen Medizin liegt das Ungleichgewicht im Durchdringungsgefäß: Dieses ist das Meer des Blutes und eine Disharmonie kann das Blut dazu veranlassen, das Haarwachstum übermäßig anzuregen. Ein Ungleichgewicht im Durchdringungsgefäß wird auch dadurch angezeigt, dass das Problem bei Eintritt in die Pubertät auftrat. Die Pubertät ist die Zeit, in der sich das Konzeptionsgefäß und das Durchdringungsgefäß in einem Zustand des Übergangs und des Wandels befinden, deswegen sind sie auch anfälliger.

Die Anwesenheit von Schleim wird durch die geschwollene Zunge, den Ausfluss zur Zyklusmitte und durch die Eierstockszysten selbst bestätigt. Müdigkeit, Verstopfung und kalte Gliedmaßen sind alle auf einen Nieren-Yang-Mangel zurückzuführen, der sich auch im tiefen, schwächlichen und langsamen Puls zeigt, besonders an der linken hinteren Taststelle.

Die geschwollenen geröteten Zungenränder, der klebrig-gelbe Belag und die roten Punkte auf der Zungenspitze weisen alle auf Schleim-Hitze hin, welche die Lunge und das Herz beeinträchtigt. Allerdings zeigt unsere Patientin abgesehen vom trockenen Mund und dem Schleim im Hals kaum Symptome in diese Richtung.

Fallgeschichte 46.9

Die 41-jährige Patientin versuchte seit einem Jahr schwanger zu werden – bisher ohne Erfolg. Während dieser Zeit wurde sie zwar einmal schwanger, es handelte sich allerdings um eine ektopische Schwangerschaft und in Folge musste der rechte Eileiter entfernt werden. Zweieinhalb Jahre zuvor hatte sie bereits ein Kind bekommen. Sie klagte über Müdigkeit, Erschöpfung, Antriebslosigkeit und fehlende Libido. Sie wachte nachts oft auf und litt gelegentlich unter Mouches volantes und nächtlichen Schweißausbrüchen.

Ihre Periode war normal, regelmäßig, dauerte fünf Tage an, der Blutfluss war weder zu heftig noch zu schwach, und sie verspürte dabei keine Schmerzen. Ihre Anamnese ergab eine Vorgeschichte von Entzündungen der Organe des kleinen Beckens (pelvic inflammatory disease), was zu Schmerzen beim Geschlechtsverkehr führte, die sich mit Hilfe von Akupunktur verbessert hatten.

Ihre Zunge war normal, höchstens ganz leicht blass an den Rändern, mit einer leicht geröteten Spitze und roten Punkten. Ihr Puls war saitenförmig, in der mittleren Ebene leicht schlüpfrig und ziemlich voll.

Diagnose: Der geschilderte Fall ist ein gutes Beispiel für die Bedeutung der Pulsdiagnose. Auf den ersten Blick könnten wir denken, dass die Patientin an einer Nieren-Schwäche leidet, die zur Unfruchtbarkeit führt und sie müde, erschöpft, antriebslos und libidolos werden lässt. Um die Diagnose einer Nieren-Schwäche zu sichern, stellte ich weitere Fragen, brachte aber keine weiteren Symptome wie Rückenschmerzen, Schwindel oder Tinnitus zu Tage. Darüber hinaus gelang eine Empfängnis, auch wenn die Schwangerschaft ektopisch war, was normalerweise auf eine Blockade des Unteren Erwärmers durch Nässe, Schleim, Qi- oder Blut-Stase schließen lässt. Deswegen würde ich als Ursache ihrer Unfruchtbarkeit eher einen Fülle-Zustand als einen Nieren-Mangel annehmen. Zusätzlich zeigen weder Zunge noch Puls einen Mangel der Nieren oder eines anderen Organs.

Der drahtige Puls weist ganz deutlich auf eine schwere Qi-Stagnation hin, wahrscheinlich aufgrund emotionaler Probleme, was durch die rote Zungespitze mit den roten Punkten bestätigt wird. Folglich können wir schließen, dass ihre Erschöpfung, Antriebsmangel und Libidomangel eher auf eine seelische Depression als auf einen Nieren-Mangel zurückzuführen sind. Darüber hinaus weist die volle Qualität der mittleren Pulsebene, die dem Blut entspricht, auf eine Blut-Stase im Uterus hin. Ihre Vorgeschichte von Entzündungen der Organe des kleinen Beckens und der Beischlafschmerzen bestätigen diese Diagnose.

Unser Behandlungsprinzip hier ist: Das Qi bewegen, die Leber besänftigen, das Blut bewegen und den Geist beruhigen.

46.4 Geburt

Teil E (Symptome und klinische Zeichen) ➤ *Kap. 87*

Die wichtigsten Fragen, die man zur Entbindung stellen kann, sind folgende:

- Übelkeit und starke Blutungen nach der Entbindung: Erschöpfung des Durchdringungsgefäßes
- Schwitzen und Fieber nach der Entbindung: Erschöpfung von Qi und Blut
- Postpartale Depression: Leber- und Herz-Blut-Mangel
- Postpartale Psychose: Blut-Stase in Gebärmutter und Herz

46.5 Stillen

Teil E (Symptome und klinische Zeichen) ➤ *Kap. 87*

Eine fehlende Milchproduktion (Agalaktie) nach der Geburt kann auf Blut-Mangel, Magen- und Milz-Schwäche oder eine Leber-Qi-Stagnation zurückzuführen sein. Spontaner Milchfluss ist möglicherweise durch Milz-Qi-Mangel, Magen-Hitze oder Leber-Feuer bedingt.

Eine Mastitis (Brustdrüsenentzündung) nach der Geburt lässt sich auf Toxische Hitze in der Magen-Leitbahn zurückführen.

46.6 Fehlgeburt, Schwangerschaftsabbruch

Man sollte stets nach Fehlgeburten und Schwangerschaftsabbrüchen fragen, denn beide schwächen den Körper der Frau. Ein Sprichwort in der chinesischen Gynäkologie sagt: „Eine Fehlgeburt ist schlimmer als eine Geburt.“ Es ist nicht schwer zu verstehen warum: Bei einer Fehlgeburt verliert die Frau viel Blut. Vom seelischen Standpunkt stellt sie einen großen Verlust für die Frau dar und ist mit viel Trauer verbunden, was oft unterschätzt wird.

Ein Schwangerschaftsabbruch hat ebenfalls schwächende Auswirkungen, allerdings nicht so stark, da nicht so ein großer Blutverlust wie bei einer spontanen Fehlgeburt auftritt.

Eine Fehlgeburt vor dem 3. Monat zeigt eine Nieren-Schwäche an, während eine Fehlgeburt nach dem 3. Monat auf absinkendes Milz-Qi, Leber-Blut-Stase oder Blut-Hitze hindeutet.

46.7 Symptome der weiblichen Brust

Die Brust der Frau steht vor allem unter dem Einfluss der Magen-Leitbahn, welche das meiste Gewebe der Brust und der Milchdrüsen kontrolliert. Die Leber-Leitbahn nimmt Einfluss auf die Brustwarze, erreicht aber auch zusammen mit der Gallenblasen-Leitbahn die Außenseite der Brust. Auch das Durchdringungsgefäß beeinflusst die Milchdrüsen und das Bindegewebe der Brust, das in der chinesischen Medizin als „Membranen“ (*Huang*) klassifiziert wird. Die Muskelleitbahnen der Gallenblase, des Herzens und des Perikards ziehen über die Brust hinweg (➤ Abb. 46.6 und ➤ Abb. 12.1, auf denen die Leitbahnen, die durch die Brust fließen, dargestellt sind).

Das Durchdringungsgefäß entspringt dem Uterus und verbindet sich mit den Brüsten. In dieser Verbindung sehen wir die Beziehung, welche zwischen dem Menstruationsblut und der Muttermilch besteht: Muttermilch ist umgewandeltes Menstruationsblut, das nach der Geburt entsteht. Dadurch wird klar, dass das Durchdringungsgefäß, das auch Meer des Blutes genannt wird, nach der Geburt zum Ursprung der Muttermilch wird. Viele Erkrankungen der Brust – auch Brustknoten – beruhen besonders bei Frauen über 40 oft auf einer „Disharmonie“ des Durchdringungsgefäßes – entweder auf einem Blut-Mangel oder einer Blut-Stase in diesem Gefäß.

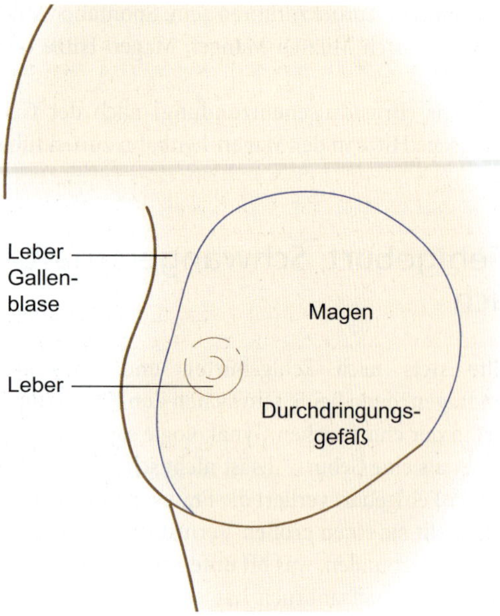

Abb. 46.6 Organe, die die Areale der Brust beeinflussen.

46.7.1 Prämenstruelle Spannungsgefühle in den Brüsten

Teil E (Symptome und klinische Zeichen) ➤ *Kap. 88; Teil A (Betrachtung)* ➤ *Kap. 12*

Eines der häufigsten Symptome der Brust sind prämenstruell auftretende Spannungsgefühle, die als typisches Zeichen einer Leber-Qi-Stagnation gewertet werden. Auch wenn eine Leber-Qi-Stagnation häufig auf die Brüste Einfluss nimmt, hat auch die Lungen-Qi-Stagnation viel Einfluss auf die weibliche Brust. Seelische Probleme wie z. B. Traurigkeit, schwere Trauer und Sorgen beeinträchtigen alle die Lungen und können die Qi-Zirkulation im Brustkorb und folglich auch in den Brüsten verringern. Deswegen sind viele Erkrankungen der Brüste (inkl. Brustknoten) eher auf eine Stagnation von Lungen-Qi als auf eine Leber-Qi-Stagnation zurückzuführen. Daran beteiligte Emotionen sind auch eher Traurigkeit, schwere Trauer und Sorgen, und nicht Wut oder unterdrückte Wut. Einige moderne chinesische Ärzte setzen Erkrankungen der Brust insbesondere in Beziehung zu emotionalem Stress, der aus Trennungen entsteht, Verwitwung, dem Auseinanderbrechen von Beziehungen, Scheidungen, Tod der Kinder oder dem schmerzlichen Verlust des Partners durch einen verfrühten Tod. Leber-Qi-Stagnation geht mit Reizbarkeit und einem saitenförmigen Puls einher, während Lungen-Qi-Stagnation mit Traurigkeit und einem schwächlichen Puls einhergeht.

Wenn die Brüste unangenehm anschwellen und sich vor der Regel größer anfühlen, weist dies auch auf eine Leber-Qi-Stagnation hin, die sich mit Schleim verbunden hat, wobei die Zunge dann auch geschwollen ist. Wenn sich die Brüste vor der Regel gespannt anfühlen und deutlich schmerzen, zusammen mit einer violetten Zunge, ist dies ein Zeichen für Leber-Blut-Stase. Ein leichtes Spannungsgefühl der Brüste nach der Regel, zusammen mit einem rauen Puls ist meist auf einen Leber-Blut-Mangel zurückzuführen.

Prämenstruelle Spannungsgefühle in den Brüsten

- *Leber-Qi-Stagnation:* ausgeprägtes Spannungsgefühl, Reizbarkeit, saitenförmiger Puls
- *Lungen-Qi-Stagnation:* leichtes Spannungsgefühl der Brüste, Traurigkeit, schwächlicher Puls
- *Leber-Qi-Stagnation mit Schleim:* geschwollene und schmerzhafte Brüste, geschwollene Zunge
- *Leber-Blut-Stase:* schmerzhafte Brüste, violette Zunge
- *Leber-Blut-Mangel:* leichtes Spannungsgefühl der Brüste, rauer Puls

46.7.2 Brustknoten

Teil E (Symptome und klinische Zeichen) ➤ *Kap. 88; Teil A (Betrachtung)* ➤ *Kap. 12; Teil C (Palpation)* ➤ *Kap. 51*

Eine häufige Beschwerde der weiblichen Brust sind Brustknoten.

Relativ weiche, bewegliche, schmerzlose, in Gruppen auftretende Knoten mit klaren Abgrenzungen sind meist ein Hinweis auf eine zystische Mastopathie, die sich aus Sicht der chinesischen Medizin auf Schleim zurückführen lässt.

Ein einzelner, beweglicher, relativ harter Knoten, der klar abgegrenzt ist, ist meist ein Fibroadenom, das aus Sicht der chinesischen Medizin seine Ursache in einer Kombination aus Schleim und Blut-Stase hat.

Ein einzelner, schmerzloser, unbeweglicher Knoten, der sich schlecht von der Umgebung abgrenzen lässt, kann möglicherweise Brustkrebs sein, was aus Sicht der chinesischen Medizin oftmals auf einer Kombination aus Schleim, Qi-Stagnation und Blut-Stase beruht.

Das Alter der Patientin kann als grober Hinweis darauf dienen, welche der drei Erkrankungen die wahrscheinlichste ist: Fibroadenome treten meist zwischen dem 20. und 30. Lebensjahr auf, Zysten zwischen 30 und 50 und Brustkrebs ab dem Alter von 50 Jahren. Dies sind natürlich nur allgemeine statistische Durchschnittswerte, in der Praxis gibt es immer Ausnahmen.

Brustknoten

Chinesisch-medizinische Unterscheidung

- *Relativ weiche, bewegliche, schmerzlose, in Gruppen auftretende Knoten mit klaren Abgrenzungen:* Schleim
- *Einzelner, beweglicher, relativ harter Knoten, der klar abgegrenzt ist:* Schleim mit Blut-Stase
- *Einzelner, unbeweglicher, relativ harter Knoten, der sich schlecht von der Umgebung abgrenzen lässt:* Blut-Stase

Schulmedizinische Unterscheidung

- *Relativ weiche, bewegliche, schmerzlose, in Gruppen auftretende Knoten mit klaren Abgrenzungen:* zystische Mastopathie
- *Einzelner, beweglicher, relativ harter Knoten, der klar abgegrenzt ist:* Fibroadenom
- *Einzelner, unbeweglicher, relativ harter Knoten, der sich schlecht von der Umgebung abgrenzen lässt:* Brustkrebs

Ein Fallbeispiel zu Brustknoten der weiblichen Brust, ist in Kapitel 12 zu finden (Fallbeispiel 12.1).

46.8 Menopause

Teil E (Symptome und klinische Zeichen) ➤ *Kap. 89*

Mit dem Begriff Menopause ist der Zeitraum gemeint, in dem die Östrogenwerte stark absinken, die Menstruation aufhört und eine Frau keine Kinder mehr bekommen kann. Aus der Sicht der chinesischen Medizin sind die Wechseljahre eine natürliche physiologische Verminderung der Nieren-Essenz, folglich sind sie auch keine „Krankheit" der Frau. Ein therapeutisches Eingreifen ist nur dann erforderlich, wenn die Ausprägungen der Wechseljahre unangenehm werden und die Frau darunter leidet.

!

Die Wechseljahre sind keine Krankheit.

Frauen in den Wechseljahren kommen am häufigsten wegen folgender Symptome zur Behandlung: Hitzewallungen, Schweißausbrüche und Scheidentrockenheit. Streng genommen sind das auch die einzigen Symptome, die in direktem Zusammenhang mit einem Absinken des Hormonspiegels stehen. Trotzdem scheint es, als ob viele weitere Symptome auf den Rückgang der Nieren-Essenz und ähnlicher Muster beruhen würden. Das können Kopfschmerzen sein, oder auch Depression, nervöse Ängstlichkeit, Reizbarkeit, Weinen, schlechtes Gedächtnis, Ungeschicklichkeit, Schlafstörungen, Müdigkeit oder trockene Haut und Haare.

Dass menopausale Symptome, nur weil sie von Hitzewallungen begleitet sind, immer auf Nieren-Yin-Mangel zurückzuführen seien, ist ein häufiges Missverständnis. Natürlich sind die Hitzewallungen stärker, wenn auch ein Nieren-Yin-Mangel vorliegt. Trotzdem treten sie auch auf, wenn ein Nieren-Yang-Mangel vorliegt, vor allem deshalb, weil während der Wechseljahre eine Nieren-Schwäche fast immer sowohl einen Yin- als auch einen Yang-Mangel mit einbezieht. Dadurch entstehen oft widersprüchliche Hitze- und Kältesymptome. Eine Frau in den Wechseljahren mit Nieren-Yin-Mangel kann an starken Hitzewallungen, nächtlichen Schweißausbrüchen, trockener Scheide und Haut leiden; aber sie kann gleichzeitig auch kalte Füße haben. Umgekehrt kann eine Frau in den Wechseljahren mit Nieren-Yang-Mangel an kalten Füßen, allgemeinen Kältegefühlen und häufiger Miktion leiden; aber eben auch an Hitzewallungen.

Es gibt zwei mit Nieren-Schwäche assoziierte Muster, die in den Wechseljahren besonders häufig vorkommen, nämlich aufsteigendes Leber-Yang, das Kopfschmerzen verursacht und Herz-Yin-Mangel mit Leere-Hitze, der zu Schlaflosigkeit, nervöser Ängstlichkeit, Unruhe und schlechtem Gedächtnis führt.

Schließlich können menopausale Symptome auch von bereits vorher bestehenden Mustern verschlimmert werden, das wichtigste davon ist Schleim. Dadurch können die Hitzewallungen verstärkt werden, aber auch die mentalen und emotionalen Symptome im Zusammenhang mit den Wechseljahren.

!

Wechseljahrssymptome treten genauso häufig vor dem Hintergrund eines Nieren-Yang-Mangels wie auch eines Nieren-Yin-Mangels auf.

LERNERGEBNISSE

Das sollten Sie jetzt wissen:

- Dass die Befragung einer Patientin hinsichtlich ihrer gynäkologischen Symptome entscheidend ist, um Informationen über ihren grundlegenden Gesundheitszustand zu erhalten.
- Wann und wie man nach den gynäkologischen Symptomen fragt.
- Welche Bedeutung die Erhebung der gynäkologischen Vorgeschichte hat.
- Welche Bedeutung Brustknoten und Spannungsgefühl in den Brüsten haben.
- Welchen systematischen Ansatz man bei den Fragen nach der Menstruation anwendet: Ausmaß und Dauer der Blutung, Farbe, Konsistenz, Zykluslänge, Menarche, Menopause, Schmerzen, prämenstruelle Symptome und weitere mit der Menstruation in Zusammenhang stehende Symptome.
- Welche Schlüsselmuster bei Fruchtbarkeit, Fehlgeburten und Schwangerschaftsabbrüche, Geburt, Stillproblemen und Scheidenausfluss zu beachten sind und welche Implikationen sie haben.

KAPITEL

47 Symptome bei Kindern

Die Befragung von Kindern, insbesondere noch sehr jungen Kindern, sollte selbstverständlich mit Unterstützung der Eltern oder anderen Verwandten durchgeführt werden. Bei Kindern über fünf Jahren sollte man zusätzlich zu den Schilderungen der Eltern auch dem Kind selbst gut zuhören. Wenn wir uns mit dem Kind unterhalten und die Symptome abfragen, sollten wir medizinische Begriffe wie „Abdomen" durch leichter verständliche wie „Bauch" ersetzen.

Der Hauptteil der bereits besprochenen Fragen, unter anderem zu Verdauungssystem, Geschmack, Durst, Stuhlgang und Miktion, gilt auch für Kinder, wobei folgende Themen zusätzlich abgefragt werden, nämlich die Schwangerschaft der Mutter, die Geburt, Probleme nach der Geburt, Kinderkrankheiten und Impfungen. Fragen hinsichtlich des Verdauungssystems, Beschwerden des Atemtraktes, Ohrenschmerzen und des Schlafes sind nicht nur sehr wichtig sondern werden im Vergleich zu Erwachsenen bei Kindern etwas anders gedeutet und bewertet.

Die folgenden Aspekte, die für Kinder relevant sind, werden besprochen:

1. Schwangerschaft der Mutter
2. Geburt
3. Probleme nach der Geburt
4. Kinderkrankheiten
5. Verdauungsbeschwerden
6. Atemwegsbeschwerden und Ohrenschmerzen
7. Schlaf
8. Impfungen
9. Verzögerte Entwicklung

47.1 Schwangerschaft der Mutter

Die Konstitution des Säuglings wird durch die Zeit in der Gebärmutter stark beeinflusst, da es etliche Umstände gibt, die in der Schwangerschaft auf den Fetus einwirken können. Emotionale Schockerlebnisse der Mutter können sich negativ auf das Nervensystem und das Herz des Kindes auswirken. Dass Alkoholgenuss, Rauchen und das Einnehmen von „leichten" Drogen auf das Kind einen schadhaften Einfluss ausüben, ist bestimmt für jeden offensichtlich.

Muss ein Säugling nachts unablässig schreien und sich häufig übergeben, kann dies auf ein Syndrom zurückzuführen sein, das die Chinesen als „Gebärmutter-Hitze" bezeichnen, was wiederum daran liegen kann, dass die Mutter während der Schwangerschaft entweder übermäßig viel Scharfes zu sich genommen oder einen Schock erlitten hat (letzterer Fall ist allgemein häufiger anzutreffen). Ein vorgeburtlicher (pränataler) Schock äußert sich gelegentlich auch in einer bläulichen Verfärbung auf Stirn und Kinn des Säuglings.

47.2 Geburt

Die Geburtsumstände üben einen beträchtlichen Einfluss auf die Konstitution des Säuglings aus. Ein verfrühtes Abtrennen der Nabelschnur, eine Geburtseinleitung oder ein Kaiserschnitt können sich negativ auf die Konstitution des Säuglings auswirken und in dieser Hinsicht einen Lungen-Qi-Mangel auslösen. Ein Lungen-Qi-Mangel bei einem Säugling oder Kleinkind kann demnach seinen Ursprung in derartigen Ereignissen haben.

47.3 Probleme nach der Geburt

Hierbei bezieht sich die wichtigste Frage auf das Stillen: Zu langes oder zu kurzes Stillen beeinträchtigt oft die frühkindliche Verdauung und führt dementsprechend zu einer Magen-Leere oder zu einer Nahrungsretention im Magen. Letzteres Syndrom wird vor allem durch zu frühe Verabreichung (vor dem 6. Lebensmonat) von fester Nahrung verursacht.

47.4 Kinderkrankheiten

Bei den Eltern sollten wir uns nach den Kinderkrankheiten ihrer Sprösslinge erkundigen. Weist die Krankheitsgeschichte mehrere Kinderkrankheiten auf, die mit einem Ausschlag einhergehen, zum Beispiel Masern, Windpocken und Röteln, so liegt nahe, dass das Kind eine Neigung zu Hitze hat. Im Falle von Keuchhusten wird die (schulmedizinische) Lunge geschwächt, was dazu führen kann, dass das Kind eine konstitutionelle Lungen-Schwäche entwickelt und im späteren Leben eine Neigung zu Lungen-Syndromen an den Tag legt.

47.5 Verdauungsbeschwerden

Teil E (Symptome und klinische Zeichen) ➤ Kap. 90

Verdauungsbeschwerden sind bei Kindern extrem häufig anzutreffen, da bei der Geburt Milz und Magen von Natur aus schwach sind. Man kann sagen, je jünger das Kind, desto häufiger treten Verdauungsbeschwerden auf. Die zwei häufigsten Ursachen von Bauchschmerzen bei Kindern sind eine Ansammlung von Kälte in Magen und Darm sowie eine Qi-Stagnation im Darm. Bei Säuglingen tritt eine Nahrungsretention (bei Säuglingen nennt man dies Nahrungsakkumulation) häufiger auf, die sich in Erbrechen von Milch und in Koliken äußert.

47.6 Atemwegsbeschwerden und Ohrenschmerzen

Teil E (Symptome und klinische Zeichen) ➤ Kap. 90

Da gerade Kinder eine starke Anfälligkeit für eindringenden Wind haben, sind Fragen zu Symptomen wie Husten, Keuchen, Atemlosigkeit oder Ohrenschmerzen sehr wichtig.

47.6.1 Husten und Keuchen

Teil E (Symptome und klinische Zeichen) ➤ Kap. 90

Leidet das Kind schon länger an wiederkehrenden Hustenanfällen mit Keuchen, so deutet dies in den meisten Fällen auf einen zurückgebliebenen pathogenen Faktor hin (in der Regel: Schleim-Hitze in der Lunge), dem ein Eindringen von Wind vorausging. Der zurückgebliebene pathogene Faktor entsteht dann, wenn der Wind nicht gründlich entfernt werden konnte, wenn Antibiotika zu häufig eingesetzt wurden, oder wenn das Kind eine schwache Konstitution hat. Als Folge wird das betroffene Kind an chronischem Husten und/oder Keuchen leiden und häufiger zu Atemwegsinfektionen neigen.

47.6.2 Ohrenschmerzen

Teil E (Symptome und klinische Zeichen) ➤ Kap. 90

Bei einer Vorgeschichte chronischer Ohrschmerzen liegt ebenfalls ein zurückgebliebener pathogener Faktor nahe, in diesem Fall jedoch eher Nässe-Hitze in der Gallenblasen-Leitbahn. Hierzu kommt es vor allem dann, wenn akute Ohrentzündungen wiederholt mit Antibiotika behandelt werden, was die Sachlage nur noch verschlimmert, indem es für die Entwicklung eines zurückbleibenden pathogenen Faktors die Grundlage schafft.

47.6.3 Chronischer Katarrh

Eine sehr häufig bei Kindern vorkommende Beschwerde ist der chronische Katarrh. Er tritt infolge eines zurückgebliebenen pathogenen Faktors auf, der sich wiederum aufgrund mehrerer durchgemachter Invasionen von Wind in Kombination mit einem Milz-Mangel entwickeln konnte. Dies führt schließlich zur Entstehung von Schleim. Kinder mit chronischem Katarrh haben ständig eine laufende oder verstopfte Nase, Husten oder eine eitrige Mittelohrentzündung.

47.7 Schlaf

Fragen zum Schlaf des Säuglings oder Kindes sind enorm wichtig, da sich uns hier nicht nur der Zustand des Herz-Geistes offenbart, sondern sich in einer Schlaflosigkeit auch die Präsenz bestimmter pathogener Faktoren zeigen kann.

Schlafstörungen und Weinen sind bei Säuglingen oft auf Nahrungsretention und Magen-Hitze zurückzuführen, wobei das Weinen eher zu einem lauten Schreien wird. Weint der Säugling hingegen nachts still vor sich hin, so kann ein pränataler Schock vorliegen.

Schlafstörungen bei älteren Kindern kann dieselben Faktoren wie bei Erwachsenen zur Ursache haben, wobei Leber-Feuer, Magen-Hitze und Nahrungsretention zu den häufigsten zählen.

47.8 Impfungen

Eine umfassende Abhandlung der verschiedenen Impfaspekte würde den Rahmen dieses Buchs sprengen. Zur Erklärung der Wirkung von Impfungen bedient sich die chinesische Medizin des Modells der Vier Ebenen. Attackiert ein pathogener Faktor den Körper, dringt er zunächst in die Abwehr-Qi-Ebene ein und rückt, insofern er nicht ausgestoßen wird, weiter in die Ebenen des Qi, des Nähr-Qi und des Blutes vor. Zur Verdeutlichung kann man sich die Vier Ebenen als vier verschiedene energetische Schichten vorstellen, die das Hitze-Pathogen jeweils durchdringen kann, wobei die Abwehr-Qi-Ebene die oberste und die Blut-Ebene die tiefste darstellt (➤ Abb. 47.1).

Aus Sicht der chinesischen Medizin handelt es sich bei einer Impfung somit um die Injektion eines „pathogenen Faktors" (d. h. des lebenden oder abgeschwächten Impfstoffs) direkt in die Blut-Ebene des Körpers. Als Folge kann sich in der Blut-Ebene eine latente Hitze entwickeln, die dem Kind über kurz oder lang schaden kann (➤ Abb. 47.2).

Auf kurze Sicht kann latente Hitze beim Kind einen Ausschlag, Schlaflosigkeit und eine vorübergehende Wesensänderung herbeiführen. Die langfristigen Nebenwirkungen von Impfungen sind schwer feststellbar und zudem umstritten. Wenn man aber annimmt, dass Impfungen zu einer latenten Hitze in der Blut-Ebene führen, kann es durchaus möglich sein, dass sie auch mit schweren langfristigen Nebenwirkungen einhergehen. Zu diesen Veränderungen, die sich erst im späteren Leben entfalten, zählen mitunter eine Hirnschädigung, möglicherweise auch Autismus, Asthma, chronischer Husten, Allergien und Hautkrankheiten. Impfwirkungen aus Sicht der chinesischen Medizin werden auch in ➤ Kapitel 48 besprochen.

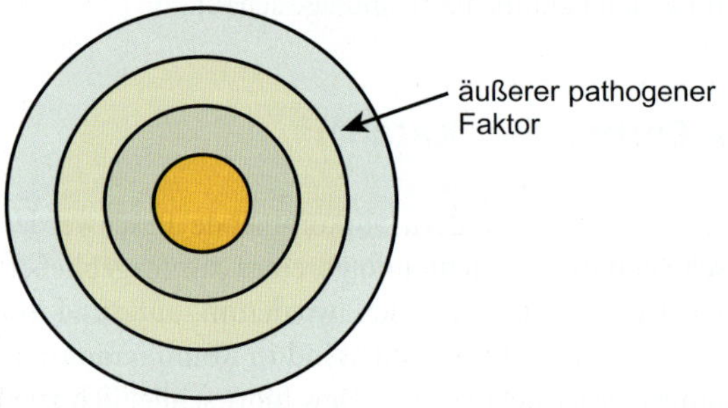

Abb. 47.1 Die Vier Ebenen

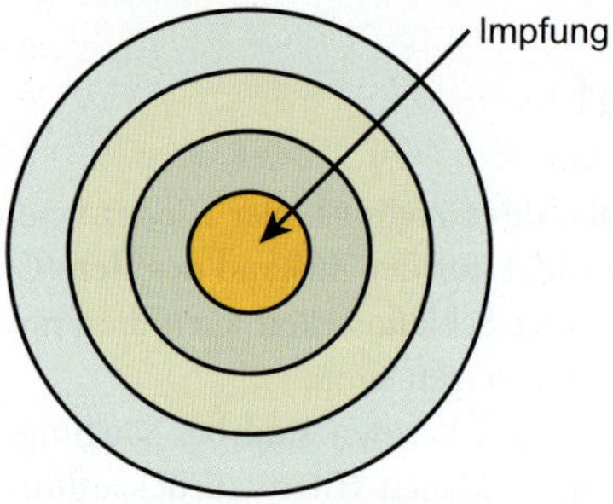

Abb. 47.2 Die Vier Ebenen und Impfungen

! Impfungen verursachen bei Kindern häufig eine latente (Rest-) Hitze, die bis ins Erwachsenenalter anhalten kann.

47.9 Verzögerte Entwicklung

Eine verzögerte Entwicklung bei Kindern wurde im alten China unter dem Namen die „fünf Entwicklungsverzögerungen" zusammengefasst. Dazu gehören eine langsame Entwicklung des Stehens, Laufens, Zahnwuchses, Haarwuchses und der Sprache.

Eine verzögerte Entwicklung wird hauptsächlich durch eine angeborene Schwäche der Leber und Nieren hervorgerufen, wobei die Nieren das Stehen, das Zahn- und Haarwachstum und die Leber das Stehen und Laufen beeinflussen. Bei den postnatalen Ursachen beeinflusst der Magen das Laufen und das Herz die Sprache. In ➤ Abbildung 47.3 wird der Zusammenhang zwischen pränataler und postnataler Schwäche und den fünf Entwicklungsverzögerungen dargestellt.

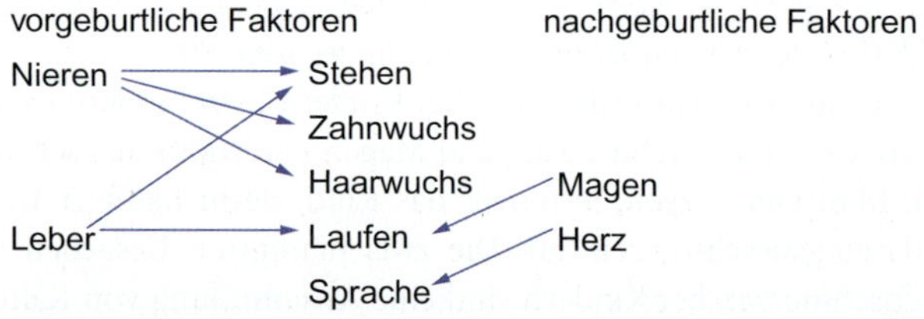

Abb. 47.3 Der Zusammenhang zwischen pränataler und postnataler Schwäche und den fünf Entwicklungsverzögerungen

LERNERGEBNISSE

Das sollten Sie jetzt wissen:

- Welche speziellen Fragen angebracht sind, um den gesundheitlichen Zustand eines Kindes zu verstehen: Schwangerschaft der Mutter, Geburt, Probleme nach der Geburt, Impfungen und Kinderkrankheiten.
- Welche weiteren wichtigen Fragenbereiche es gibt, die bei Kindern eine andere Bedeutung haben als bei Erwachsenen: Verdauungsbeschwerden, besonders aufgrund der Unreife von Milz und Magen bei der Geburt, Atemwegsbeschwerden, Ohrenschmerzen und Schlaf.

KAPITEL

48 Die Diagnose der Krankheitsursachen

An früherer Stelle wurde bereits erwähnt, dass die Identifizierung möglicher Disharmoniemuster des Patienten auch allgemeine Fragen zu Gemütsleben, Arbeit, Ernährung, Vorgeschichte von Schockereignissen oder Traumata, Familienanamnese und Umwelteinflüsse mit einbezieht. In der Regel beginne ich mit einer spezifischen Befragung, um die Disharmoniemuster zu bestimmen, ehe ich mich dann eingehend mit obigen Faktoren im Leben des Patienten befasse. Hierbei sollte man die generelle Befragung, die sich mit der Ermittlung der *Ursachen* einer Erkrankung befasst, nicht mit der spezifischen Befragung, bei der es um die Bestimmung der Disharmonie*muster* geht, verwechseln.

Eine genaue Ermittlung der Krankheitsursachen ist keine leichte Angelegenheit und nicht immer möglich. Dennoch sollten wir uns stets darum bemühen, weil wir nur durch das Erkennen der Ursachen dem Patienten helfen können, sie auszuschalten oder zumindest einzudämmen, falls dies möglich ist. Selbst wenn der Patient an einer bestimmten, weit zurückliegenden Ursache, etwa einem Unfall, nichts zu ändern vermag, kann uns das Erkennen dieser Ursache in der darauf folgenden Beratung des Patienten von großem Nutzen sein. Beispielsweise bringt ein Eintauchen in die emotionellen Tiefen eines Patienten überhaupt nichts, wenn die eigentliche Ursache des Problems ein Unfall ist. Andersherum besteht kein Anlass, an jemandes Ernährungsgewohnheiten herumzubasteln oder ihm gar eine strikte Diät zu verordnen, wenn die Ursache seines Problems eindeutig im Gemütsleben verankert ist.

Im Gegensatz zu einigen anderen komplementären Heilmethoden, die jeweils nur eine Krankheitsursache ins Auge fassen, liegt eine der Stärken der chinesischen Medizin darin, dass sie viele verschiedene Krankheitsursachen in Erwägung zieht, ohne eine bestimmte dabei zu favorisieren.

Die Krankheitsursachen wurden traditionell in drei große Kategorien unterteilt: äußere Ursachen (klimabedingte), innere Ursachen (aufgrund von Emotionen) und sonstige. Heutzutage ist diese Klassifizierung überholt (unter anderem auch deswegen, da manche der bedeutsamsten Ursachen aus der Kategorie „Sonstiges" stammen) und muss deshalb nicht mehr befolgt werden. Die Haupterkrankungsursachen sind, grob eingeteilt nach Bedeutung und Häufigkeit:

- Erbliche Faktoren
- Emotionen
- Überarbeitung
- Ernährung
- Klima
- Trauma
- Medikamente und Impfungen
- Drogen
- Übermäßige sexuelle Betätigung

Beim Ermitteln der Krankheitsursachen halte ich es für hilfreich, das Leben einer Person in fünf voneinander getrennte Lebensabschnitte zu unterteilen (siehe unten). Nachdem jede Krankheits-

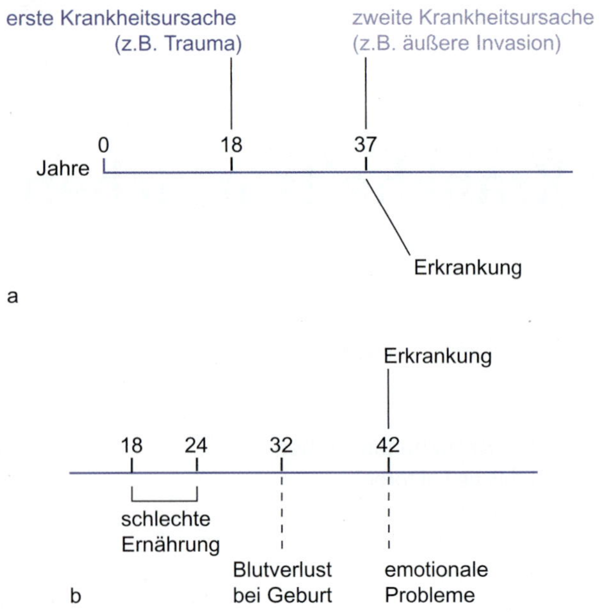

Abb. 48.1 Wechselwirkung zwischen Krankheitsursachen.
a) Trauma mit darauf folgender äußerer Invasion
b) Schlechte Ernährung, Schwierigkeiten bei der Geburt und spätere emotionaler Probleme

ursache vermehrt in einer bestimmten Lebensphase auftritt, kann uns eine zeitliche Eingrenzung der Ursachen in der Aufgabe beistehen, die Erkrankung besser zu verstehen. Selten gibt es nur eine Krankheitsursache, und wir sollten beachten, dass eine Krankheit meist das Ergebnis einer Kombination von wenigstens zwei Ursachen ist. In der Regel tritt die eine Ursache zu einem bestimmten Punkt im Leben des Patienten auf; einige Jahre später kommt dann eine weitere Ursache hinzu, und die Kombination dieser beiden löst schließlich eine Disharmonie aus (➤ Abb. 48.1). Im Folgenden werden einige Beispiele gegeben.

48.1 Wechselwirkungen zwischen Krankheitsursachen

48.1.1 Wechselwirkungen zwischen Trauma und Klima

Eine Knieverletzung beim Sport in jungen Jahren kann ohne weitere Folgen verheilen. Doch wenn der Patient Jahre später einer Kälte- und Nässe-Invasion ausgesetzt ist, wenn er zum Beispiel im Regen zu Fuß unterwegs ist und den Rest des Tages die durchnässten Kleider anbehält, so kann sich in jenem Knie ein schmerzhaftes Obstruktions-Syndrom entwickeln. In den meisten Fällen erklärt gerade ein derartiges vorausgegangenes Trauma, warum nur das eine Gelenk betroffen ist.

48.1.2 Wechselwirkungen zwischen einer angeborenen schwachen Konstitution und Ernährung

Ein Mädchen hat von Geburt an eine geschwächte Funktion von Milz und Magen, was sich, wie so häufig, nach dem siebten Lebensjahr jedoch anscheinend bessert. Nach Erreichen ihres 14. Lebensalters wird sie zur Vegetarierin und ernährt sich hauptsächlich von Käse und Salat. Diese Umstellung wirkt sich aber nun auf die vorbestehende schwache Milz- und Magen-Konstitution derartig belastend aus, sodass es zu einem Milz-Qi-Mangel und möglicherweise sogar auch zu einem Blut-Mangel kommt.

48.1.3 Wechselwirkungen zwischen emotionalen Störungen in der Pubertät und Überarbeitung

Ein Beispiel: In ihrer Pubertät muss ein Mädchen aufgrund familiärer Zerwürfnisse schwere emotionale Traumata durchmachen, was bis zum Erwachsenalter ohne sichtbare Folgen bleibt. Im Altern von 27 Jahren arbeitet sie dann sehr viel und bis in die Nacht. Die emotionalen Probleme aus der Pubertät, die das Konzeptionsgefäß und das Durchdringungsgefäß beeinträchtigen, gehen nun mit der Überarbeitung eine Art Wechselwirkung ein, die zu gynäkologischen Leiden, vielleicht sogar zu einer Endometriose, führen können.

48.1.4 Wechselwirkungen zwischen einer schwachen Herz-Konstitution und emotionalen Störungen

Ein Kind hat von Geburt an eine schwache Herz-Konstitution, die sich in einer nervösen Veranlagung, ruhelosem Schlaf und einem tiefen Herzriss in der Zunge äußert. Später macht der nun junge Mann als Folge von Auseinandersetzungen in der Partnerschaft schwere Stresssituationen durch. Daraufhin beeinflussen sich die angeborene Herz-Schwäche und die emotionalen Probleme gegenseitig auf solche Weise, dass ernst zu nehmende Herz-Syndrome entstehen können, eventuell sogar starke Ängste und Depressionen.

48.2 Die fünf Lebensphasen

Man unterteilt das Leben in fünf Phasen:
- Kindheit (von der Geburt bis zur Pubertät)
- Adoleszenz (von der Pubertät bis etwa zum 20. Lebensjahr)
- Junges Erwachsenenalter (von 20 bis 40)
- Mittleres Lebensalter (von 40 bis 60)
- Alter (ab 60)

Die angegebenen Altersbereiche gelten selbstverständlich nur als Leitfaden, in einzelnen Fällen kann es je nach Körperveranlagung zu Abweichungen kommen. Ein 38-jähriger Mann zum Beispiel, der gesundheitlich in sehr schlechter Verfassung ist, kann zur Gruppe des mittleren Lebensalters gezählt werden, während man einen jugendlichen und gesunden 42-jährigen eher zur Gruppe des jungen Erwachsenenalters zählen würde. Im Folgenden werden die Hauptmerkmale sowie die mögliche Ätiologie und Pathologie der einzelnen fünf Lebensphasen beschrieben.

48.2.1 Kindheit

In der frühen Kindheitsphase gibt es nur drei potenzielle Krankheitsursachen, nämlich eine schwache ererbte Konstitution, unregelmäßiges Stillen und das Klima. Wenn also ein Patient seit früher Kindheit schon über eine bestimmte Beschwerde klagt, kann sie auf eine dieser drei Ursachen zurückzuführen sein. Das Klima lässt sich als Krankheitsursache häufig ausgrenzen, da es eher selten mit langwierigen Konsequenzen einhergeht, ausgenommen, es handelt es sich um einen zurückgebliebenen pathogenen Faktor. Folglich können wir uns bei der Ursachenforschung auf eine ererbte schwache Konstitution oder unregelmäßiges Stillen konzentrieren. Ein gutes Beispiel hierfür ist die Atopie (Asthma und Neurodermitis), die hauptsächlich auf einer ererbten Abwehr-Qi-Schwäche von Lunge und Nieren beruht.

Impfungen stellen eine neue Art Krankheitsursache bei Kleinkindern dar und sind oft der Grund für chronische Infekte, Schlafprobleme oder Hyperaktivität.

Bei älteren Kindern liegen die Hauptkrankheitsursachen vorrangig im Bereich Ernährung, Klima, Emotionen und Traumata. Ein Beispiel: Wenn ein Patient seit seiner Kindheit an hartnäckigen Kopfschmerzen leidet, kommen als Ursachen entweder eine in der Kindheit zugezogene Kopfverletzung oder eine unregelmäßige Ernährung – ebenfalls in der Kindheit – in Frage. Das Gemütsleben eines Kindes unterscheidet sich von dem eines Erwachsenen in vielen Aspekten; letztlich spiegeln die emotionalen Probleme eines Kindes größtenteils die emotionale Lage des Elternhauses wider.

48.2.2 Adoleszenz

Ein heranwachsender Jugendlicher befindet sich sowohl auf körperlicher als auch auf seelischer Ebene in einer äußerst verwundbaren Lebensphase – was besonders für Mädchen gilt. Indem wir unsere Befragung gründlich und umsichtig vornehmen, können wir oft herausfinden, ob das Problem während der Pubertät begann. Ein Beispiel: Leidet ein Mädchen seit dem Einsetzen ihrer Regel an Kopfschmerzen (was normalerweise nur durch sehr vorsichtiges Befragen zu ermitteln ist), so deutet es wahrscheinlich auf einen Leber-Blut-Mangel (der das Leber-Yang aufsteigen lässt) als Hauptsyndrom. Als Ursache liegt hier meist eine unregelmäßige Ernährung oder ein unüberlegter Vegetarismus zugrunde.

Wenn sich während der Pubertät Hautprobleme zeigen, so können diese damit zusammenhängen, dass ein bestehender Blut-Mangel durch die Menarche verschlimmert wird. Leidet eine Frau seit der Menarche an schmerzhaften Regelblutungen, so deutet es mit hoher Sicherheit auf ein Eindringen von Kälte in die Gebärmutter während der frühen Pubertät, wenn die Gebärmutter am verwundbarsten ist.

Während der Pubertät ergeben sich für einen jungen Menschen viele Gelegenheiten, emotionale Verletzungen zu erleiden. Folglich haben viele tiefgehende emotionale Probleme des jüngeren Erwachsenen häufig ihre Wurzel in der Pubertät.

48.2.3 Junges Erwachsenenalter

Viele wichtige Ereignisse, wie zum Beispiel der Auszug aus dem Elternhaus, Ernährungsumstellungen, sexuelle Betätigung und Infekte, charakterisieren diese Lebensphase des jüngeren Erwachsenendaseins. Häufig fällt das Verlassen des Elternhauses mit einer Verschlechterung der Ernährungsgewohnheiten zusammen, da die Mahlzeiten nun eher unregelmäßig eingenommen werden. Viele verzehren jetzt gehäuft „Fast Food" oder stellen auf vegetarische Kost um. Gerade bei Vegetariern ohne ausreichendes Ernährungswissen kann es – besonders bei Mädchen – zu einem Blut-Mangel kommen. Später im Leben auftretende Verdauungsbeschwerden sind häufig auf solche Ernährungsfehler in den frühen Zwanzigern zurückzuführen.

Das junge Erwachsenenalter ist überdies auch die Zeit, in der sich emotionaler Stress aus verschiedenen Lebensbereichen wie Arbeit, Partnerschaft und ungelösten Familienstreitereien ansammelt. Hierbei kann uns der Puls recht genau angeben, ob die Krankheitsursache emotionalen Ursprungs ist: Ist beispielsweise der Lungen-Puls voll, und der Patient schaut traurig aus, so kann es an Trauer oder Kummer liegen, die von der Person nicht ausgelebt werden. Ist aber der Lungen-Puls auffallend schwächlich, hat keine ordentliche Pulswelle, und die Augen sind ohne Glanz, so erkundige ich mich beim Patienten nach Ereignissen in seinem Leben, die zu Trauer oder Kummer geführt haben könnten.

Ein überflutender Herz-Puls im Zusammenhang mit einem Herzriss auf der Zunge kann darauf hinweisen, dass der Patient einen Schock erlitten hat. Wenn der Herz-Puls rau ist, das Gesicht matt erscheint, die Augen glanzlos aussehen und sich die Stimme schwach und weinerlich anhört, so sollte man besonders an seit langem bestehende Traurigkeit denken.

Bei einem Puls, der an allen Taststellen saitenförmig ist, erkundige ich mich gleich beim Patienten, ob es in seinem Leben Situationen mit Potenzial zur Frustration, Verärgerung oder Verbitterung gibt.

Puls, Gesichtsfarbe und Augen können oft die der Erkrankung zugrunde liegende, wahre Emotion aufdecken, was bisweilen der eigenen Wahrnehmung des Patienten widersprechen mag. Zum Beispiel beklagte sich eine Patientin über mannigfaltige Beschwerden, die sie ihrer Wut darüber zuschrieb, als Teenager sexuell missbraucht worden zu sein. Ihr Therapeut hatte ebenso diese Wut als Ursache ihrer Beschwerden identifiziert. Jedoch beschrieben ihre blasse Gesichtsfarbe, traurigen Augen und ihr besonders auf der Lungentaststelle schwächlicher wellenloser Puls einen ganz anderen Sachverhalt: Sie deuteten auf Traurigkeit und Kummer als vorrangige Emotionen hin. Daraufhin fragte ich sie, wie sie ihre Erlebnisse gefühlsmäßig empfand, woraufhin sie mir Traurigkeit und Kummer als ihre überwiegenden Emotionen bestätigte.

Dem gegenüber steht folgender Fall, der völlig anders verlief: Eine junge Frau litt an prämenstrueller Anspannung und Depression. Ihr Anblick wirkte recht traurig und ihre Stimme etwas weinerlich. Der Puls jedoch war nicht schwächlich, sondern eher ein wenig voll, genauer gesagt, er war beweglich, vor allem auf der Herztaststelle. Ich fragte sie, ob sie in ihrer Kindheit einen Schock erlitten hatte, worauf sie plötzlich in Tränen ausbrach und mir von ihrem Onkel erzählte, der sie sexuell missbrauchte.

48.2.4 Mittleres Lebensalter

Zu den wesentlichen Krankheitsursachen im mittleren Lebensalter zählen Emotionen, Überarbeitung und Ernährung.

Die emotionale Verfassung geht im mittleren Lebensalter in zwei gegensätzliche Richtungen: Manche Leute konnten die emotionalen Problem ihrer Jugend lösen, sind nun beständiger geworden und können sich um ihre eigene Person kümmern. Bei anderen Leuten stellt das mittlere Lebensalter eine Phase von Krisen und emotionaler Aufruhr dar, eine Phase also, in der jeder Aspekt des eigenen Lebens in Frage gestellt wird. Die meisten sind jedoch in der Lage, diese Krisenzeit zu überwinden und mehr Gleichgewicht in ihr Gemütsleben zu bringen.

Überarbeitung ist wahrscheinlich eine der bedeutendsten Krankheitsursachen des mittleren Lebensalters, weil sich die meisten Menschen gerade in diesem Lebensabschnitt auf dem Höhepunkt ihres Berufslebens befinden und somit unter den größten Anforderungen stehen. Leider trifft dies zeitlich mit einem natürlichen Abfallen unserer Körperenergie, dem Nachlassen des Nieren-Qi, zusammen. Hinzu kommt, dass etliche Menschen ihrem Körper unsinnig viel Leistung abverlangen und mehr oder weniger erwarten, dass ihnen noch dieselbe Energie zur Verfügung steht wie damals, als sie noch zwanzig oder dreißig Jahre alt waren. Es fehlt einfach jegliche Einsicht um notwendige Ruhepausen. Heutzutage hält man es für „normal", wenn man morgens um 6:30 Uhr aufsteht, den Zug um halb acht in die Arbeit nimmt, dann den ganzen Tag unter schwerem Stress verbringt, mittags – ohne eine Pause zu machen – am Arbeitsplatz ein belegtes Brötchen verschlingt, um schließlich um 9 Uhr abends wieder nach Hause zu kommen. Ein derartiger Ablauf ist allzu bezeichnend für den Begriff „Überarbeitung" und stellt in der westlichen Welt eine bedeutende Ursache für Nieren-Mangel dar.

48.2.5 Alter

Im Vergleich zu anderen Lebensphasen haben die verschiedenen Krankheitsursachen im Alter geringere Auswirkungen. Meist haben sich Krankheitsursachen in der Vergangenheit bereits so festgesetzt, dass neue Ursachen normalerweise keine größere Rolle spielen. Ernährung oder emotionale Probleme haben freilich nach wie vor einen Einfluss auf den Körper, aber jede Krankheitsursache wird in dieser Lebensphase ihre Wurzeln unweigerlich in der Vergangenheit haben. Deswegen ist ein Gewohnheitswechsel bei älteren Menschen, vor allem hinsichtlich der Ernährung, nicht so bedeutsam, in allen anderen Lebensphasen hingegen sehr. Ein Beispiel: Ein älterer Mann von 85 Jahren leidet an Schleim aufgrund lebenslangem und übermäßigem Konsum von fettigem Essen. Stellt er seine Ernährung in dieser späten Lebensphase um, wird es sich auf seinen Organismus nur geringfügig auswirken (natürlich wäre es dennoch ratsam, eine derartige Veränderung anzustreben). Daraus darf man nicht schließen, dass Veränderungen in den Lebensgewohnheiten gar keinen Einfluss auf die Gesundheit haben, weshalb es nie zu spät ist, beispielsweise die Ursache einer seelischen Problematik zu ergründen oder mit Sport zu beginnen.

48.3 Die Krankheitsursachen

Wie oben erläutert, werden folgende Hauptursachen von Krankheiten erörtert:

- Erbliche Faktoren
- Emotionen
- Überarbeitung
- Ernährung
- Klima
- Trauma
- Medikamente und Impfungen
- Drogen
- Übermäßige sexuelle Betätigung

48.3.1 Erbliche Faktoren

Unsere von den Eltern ererbte Konstitution hängt von drei Faktoren ab:

- Der allgemeine Gesundheitszustand der Eltern
- Die Gesundheit der Eltern zur Zeit der Empfängnis
- Die Umstände und der Verlauf der Schwangerschaft der Mutter

Jeder dieser Faktoren kann den Zustand des Körpers beeinflussen und im späteren Leben zu einer Krankheitsursache werden. Sind Qi und Essenz der Eltern schwach, so wird auch die vorgeburtliche Essenz des Kindes schwach sein. Ähnlich verhält es sich bei einer im fortgeschrittenen Alter gebärenden Frau, deren Kind möglicherweise in seiner frühen Kindheit einen Nieren- oder Leber-Mangel entwickeln kann.

Selbst wenn die Eltern im Allgemeinen gesund sind, kann ihre Gesundheit im Zeitraum der Empfängnis etwas angeschlagen sein (vielleicht durch Überarbeitung, übermäßige sexuelle Betätigung, zu viel Alkoholkonsum, Einnahme von bestimmten Medikamenten oder Drogen wie Cannabis oder Kokain), was dann zu einer geschwächten Konstitution des Kindes führen kann. Je nachdem, welche Umstände sich negativ auf die Gesundheit der Eltern auswirkten, wird ein bestimmtes Organ beim Kind eher betroffen sein, und nicht nur die Niere oder die Leber. War ein Elternteil beispielsweise zum Zeitpunkt der Empfängnis überarbeitet, kann diese schlechte Verfassung beim Kind einen ererbten Milz-Mangel bewirken. Ein exzessiver Alkoholkonsum oder das Einnehmen von Drogen und bestimmten Medikamenten kann beim Kind eine ererbte Schwäche von Herz oder Leber verursachen.

Die Verfassung der Mutter während der Schwangerschaft kann den Fetus beeinflussen; zum Beispiel kann ein Unfall der Mutter später beim Kind zu Kopfschmerzen führen. Ein Schock während der Schwangerschaft kann beim Säugling zu Weinen während des Schlafes und beim Kind zu Albträumen führen (letzteres äußert sich auch in einer bläulichen Verfärbung auf Stirn und Kinn).

Die Symptome und klinischen Zeichen einer schlechten Konstitution werden je nach betroffenem Organ weiter unten aufgezählt, zusammen mit den möglichen sich während einer Schwangerschaft ergebenden Ursachen. Dennoch sollten wir nicht außer Acht lassen, dass nicht unbedingt die Schwangerschaftsumstände, sondern auch eine Konstitutionsschwäche eines oder beider Elternteile beim Kind zu Beschwerden führen können.

Konstitutionstyp mit schwacher Milz

Vertreter dieses Konstitutionstyps sind charakterisiert durch eine schlaffe Muskulatur entlang der Wirbelsäule, Verdauungsstörungen, Erbrechen, Durchfall und eine fahle Gesichtsfarbe. Das Kind ist eher ruhig und von dünnem Körperbau oder aber dicklich, wenn bei der Geburt ein Schleim-Syndrom hinzukommt, wobei es nach einem Monat aber wieder dünner wird.

Der Grund für eine schwache Konstitution der Milz ist normalerweise eine schlechte oder inadäquate Ernährung während der Schwangerschaft, oder die Mutter litt in dieser Zeit unter Überarbeitung.

Konstitutionstyp mit schwacher Lunge

Dieser Typ besitzt eine weiße Gesichtsfarbe und zeigt Angst, Schüchternheit, eine Neigung zu Erkältungen, Keuchhusten, Asthma und Dermatitis, eine dünne Brust, einen „speziellen" Lungen-Puls (➤ Abb. 48.2) sowie Risse auf der Zunge im Bereich der Lunge.

Während der Schwangerschaft sind Ursachen für diese Konstitution in der Regel emotionale Aufregungen, vor allem Traurigkeit oder Kummer. Offensichtlich ist die Tatsache, dass sich Rauchen während der Schwangerschaft ungünstig auf die Lungen des Säuglings auswirkt.

Konstitutionstyp mit schwachem Herz

Bei diesem Konstitutionstyp bestehen eine bläuliche Verfärbung auf der Stirn, Angst, nächtliches Weinen, sowie ein Herzriss auf der Zunge. Das Kind ist eventuell angespannt und fühlt sich heiß an, hat gerötete Augen und Wangen (oder auch sehr blasse Wangen) und eine rote Zungenspitze.

Wenn die Mutter während der Schwangerschaft einen Schock erleidet, kann es zu dieser Konstitution kommen.

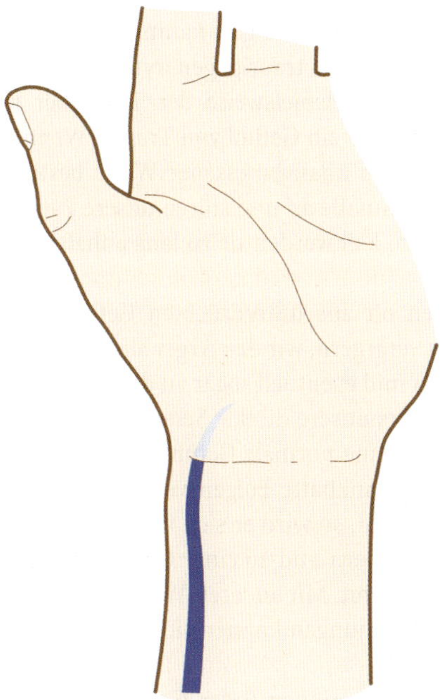

Abb. 48.2 Spezieller Lungen-Puls

Konstitutionstyp mit schwacher Leber

Bei diesem Konstitutionstyp entwickeln sich schon früh Kurzsichtigkeit oder Kopfschmerzen. Das Kind kann sehr angespannt wirken und einen drahtigen Körperbau aufweisen, außerdem leidet es an nächtlichem Samenverlust, ruhelosem Schlaf, Zuckungen und Schreien im Schlaf, ist leicht aufbrausend, es besteht ein saitenförmiger Puls und eine rote belegte Zunge; als Säugling möchte es viel gestillt werden, als Kind ist es sehr hungrig.

Diese Konstitution tritt auf, wenn die Mutter während der Schwangerschaft viel emotionalen Stress und Verärgerungen erleidet.

Konstitutionstyp mit schwacher Niere

Hier besteht nächtlicher Samenverlust, Antriebslosigkeit oder Furchtsamkeit, Abgeschlagenheit, Kopfschmerzen seit frühester Kindheit, häufige Miktion sowie ein generelles Kältegefühl. Der Körper erscheint dünn und die Entwicklungsphase als Säugling ist verzögert. Schließlich können Asthma und Neurodermitis folgen.

Diese Konstitution tritt auf, wenn sich die Mutter während der Schwangerschaft überarbeitet.

48.3.2 Emotionen

Emotionen sind geistige Reize, die unser Gefühlsleben und affektives Verhalten beeinflussen. Unter normalen Umständen entwickeln sie sich nicht zu Krankheitsursachen. Wir sollten „Emotionen" eigentlich „Gefühle" nennen, die ja natürliche Äußerungen menschlichen Lebens darstellen, und ohne diese Gefühle würden wir unsere Menschlichkeit einbüßen. Es gibt kaum jemanden, der in seinem Leben nicht mal wütend, traurig, genervt, besorgt oder verängstigt war. So verursacht beispielsweise der Tod einer nahestehenden Person ganz natürlich ein Gefühl von Trauer. Wenn solche Gefühle aber unser Leben in unangemessener Weise bestimmen, nehmen sie krankhafte Ausmaße an und stören unsere Psyche und unseren Körper. In diesem Fall werden sie zu lang anhaltenden Grundstimmungen.

Sie entstehen oft aus unterdrückten Gefühlen. Wenn gewisse Umstände uns verärgern, wir den Ärger aber erkennen, können wir damit umgehen und eventuell sogar zu dem Schluss kommen, dass ein Teil des Ärgers unsere dunkle Seite verkörpert. In solch einem Fall ist der Ärger eine normale Gefühlsäußerung, die höchstwahrscheinlich ohne krankhafte Folgen verlaufen wird. Erkennen wir den Ärger aber nicht, so wird er sich in den tieferen Schichten unserer Psyche verankern und zu einer Grundstimmung werden, die unser Leben bestimmt. Mit anderen Worten, wir sind Herr unserer Gefühle, aber Stimmungen können sich selbstständig machen und uns beherrschen.

Daher werden Emotionen (oder Gefühle) nur dann zu Krankheitsursachen, wenn übermäßig stark sind, über einen längeren Zeitraum hinweg bestehen, unterdrückt werden oder unerkannt bleiben. Dann werden Gefühle zu Grundstimmungen. Kaum einer wird es vermeiden können, sich nicht gelegentlich zu ärgern, aber ein zeitlich begrenzter Zustand von Verärgerung führt noch nicht zur Krankheit. Wenn aber jemand seit vielen Jahren in ständiger Verärgerung über gewisse Zustände lebt oder, was noch schlimmer wäre, den Ärger nicht erkennt, wird dies mit Sicherheit den Herz-Geist und den Geist stören und eine Krankheit auslösen.

In der chinesischen Medizin sind „Emotionen" (dieser Begriff bezeichnet hier Krankheitsursachen und nicht normale Gefühle) geistige Reize, die den Herz-Geist und den Geist stören und auf diese Weise das Gleichgewicht der inneren Organe sowie die Harmonie von Qi und Blut verändern. Daher stellt emotionaler Stress eine innere Krankheitsursache dar, die innere Organe direkt schädigen kann. Andersherum beeinträchtigt der Zustand der inneren Organe unsere Gemütslage – ein sehr wichtiges Charakteristikum der chinesischen Medizin. Zum Beispiel: Liegt ein Leber-Yin-Mangel vor, zum Beispiel aufgrund der Ernährung, der dann Leber-Yang aufsteigen lässt, kann dies bei einer Person zu ständiger Reizbarkeit führen.

Umgekehrt kann die ständige Verärgerung eines Menschen innere Prozesse in Gang setzen, sodass Leber-Yang aufsteigt.

In Kapitel 8 des *Ling Shu* wird die wechselseitige Beziehung zwischen Emotionen und inneren Organen genau beschrieben: *„Furcht, Ängstlichkeit und Grübeln des Herzens schädigen den Herz-Geist […], die Sorge der Milz schädigt den Intellekt […], Traurigkeit und Schock der Leber schädigen die Wanderseele […], die übermäßige Freude der Lunge schädigt die Körperseele […], die Wut der Niere schädigt die Willenskraft […].“*[1]. Andererseits heißt es später: *„Wenn ein Leber-Blut-Mangel besteht, zeigt sich Angst, besteht aber eine Fülle, zeigt sich Wut […], wenn ein Herz-Qi-Mangel besteht, zeigt sich Traurigkeit, besteht eine Fülle, zeigt sich manisches Verhalten […].“*[2]. Diese beiden Textpassagen legen dar, dass einerseits emotionaler Stress die inneren Organe schädigt, und andererseits eine Disharmonie der inneren Organe die Emotionen ins Ungleichgewicht bringt.

Im Lauf der Zeit variierten die in der chinesischen Medizin berücksichtigten Emotionen. Aus Sicht der Fünf Elemente wurden im *Su Wen* fünf Emotionen genannt, jede in Beziehung zu einem Yin-Organ.

- Wut beeinträchtigt die Leber
- Freude beeinträchtigt das Herz
- Grübeln beeinträchtigt die Milz
- Sorge beeinträchtigt die Lunge
- Angst beeinträchtigt die Niere

Im *Su Wen* werden aber auch noch weitere Emotionen behandelt. An anderen Textstellen kommen Traurigkeit und Schock hinzu und bieten somit insgesamt sieben Emotionen:

- Wut beeinträchtigt die Leber
- Freude beeinträchtigt das Herz
- Sorge beeinträchtigt die Lunge und Milz
- Grübeln beeinträchtigt die Milz
- Traurigkeit beeinträchtigt die Lunge und das Herz
- Angst beeinträchtigt die Niere
- Schock beeinträchtigt die Niere und das Herz

Andere Ärzte wiederum zogen weitere Emotionen wie Kummer, Liebe, Hass und Begierde mit in Betracht.

Interessanterweise gibt es noch eine Emotion, die in der chinesischen Medizin sonst keine Erwähnung findet, und zwar Schuldgefühle. Meiner Meinung nach sind Schuldgefühle bei Patienten im westlichen Kulturkreis sehr weit verbreitet und sind definitiv eine Krankheitsursache.

Konsequenterweise könnte man die Liste der Emotionen folgendermaßen ausweiten:

- Wut (sowie Frustration und Verbitterung) beeinträchtigen die Leber
- Freude beeinträchtigt das Herz
- Sorge beeinträchtigt die Lunge und Milz
- Grübeln beeinträchtigt die Milz
- Traurigkeit (und Kummer) beeinträchtigen die Lunge
- Angst beeinträchtigt die Niere
- Schock beeinträchtigt die Niere und das Herz
- Liebe beeinträchtigt das Herz
- Hass beeinträchtigt das Herz und die Leber
- Verlangen beeinträchtigt das Herz
- Schuld beeinträchtigt die Niere und das Herz

Die Wirkung einer Emotion auf das jeweilig zugeordnete Organ sollte nicht zu restriktiv gesehen werden. Im *Su Wen* gibt es einige Textstellen, in denen emotionale Auswirkungen auf andere Organe beschrieben werden. In Kapitel 28 des *Ling Shu* heißt es beispielsweise: *„Sorgen und Grübeln rühren das Herz auf.“*[3] In Kapitel 39 des *Su Wen* heißt es hingegen: *„Traurigkeit rührt das Herz auf.“*[4]

Emotionen

- *Ärger:* Leber
- *Freude:* Herz
- *Sorge:* Lunge und Milz
- *Grübeln:* Milz
- *Traurigkeit:* Lunge und Herz
- *Angst:* Niere
- *Schock:* Niere und Herz

Ferner üben alle Emotionen indirekt auch einen Einfluss auf das Herz aus, da dort der Herz-Geist beherbergt ist. Er allein ist für Bewusstsein und Wahrnehmung verantwortlich und spürt die Auswirkung von emotionaler Anspannung.

Fei Bo Xiong (1800–1879) macht dies in folgender Aussage deutlich: *„Die sieben Emotionen verletzen selektiv die fünf Yin-Organe, aber sie beeinflussen alle das Herz. Freude verletzt das Herz […]. Wut verletzt die Leber, die Leber kann Wut nicht erkennen, was das Herz aber vermag, da sich Wut sowohl auf die Leber als auch auf das Herz auswirkt. Grübeln verletzt die Milz, die Milz kann es aber nicht erkennen, das Herz hingegen erkennt es schon, da sich Grübeln sowohl auf die Milz als auch auf das Herz auswirkt."*[5]

Yu Chang beschreibt in den „Prinzipien in der Praxis der Medizin" (1658): *„Sorge beunruhigt das Herz, was sich auf die Lunge auswirkt; Grübeln beunruhigt das Herz, was sich auf die Milz auswirkt; Wut beunruhigt das Herz, was sich auf die Leber auswirkt; Angst beunruhigt das Herz, was sich auf die Niere auswirkt. Daher beeinträchtigen alle fünf Emotionen [einschließlich der Freude] das Herz."*[6] In chinesischen Schriften wird der Gedanke, dass alle Emotionen das Herz beeinträchtigen, allein schon dadurch die Tatsache unterstützt, dass die Schriftzeichen aller sieben Emotionen das Herz-Radikal beinhalten.

Die Wirkung der Emotionen auf das Herz erklärt sich auch aus der Betrachtung der Zunge: Eine rote Zungenspitze aufgrund von Herz-Feuer zeigt sich besonders oft bei Patienten mit emotionalen Problemen, auch wenn andere Organe primär betroffen sind.

Bei emotionalem Stress wird im Körper als Erstes die Zirkulation und Lenkung des Qi gestört. Qi ist ohne Substanz, und der Herz-Geist mit seinen geistigen und emotionalen Kräften stellt die Art von Qi dar, welche die geringste Stofflichkeit aufweist. Folglich ist es ganz natürlich, dass emotionaler Stress, der den Herz-Geist beeinträchtigt, zu allererst die Zirkulation des Qi beeinflussen wird.

Von jeder Emotion heißt es, dass sie sich jeweils in ganz bestimmter Weise auf die Qi-Zirkulation auswirkt. In Kapitel 39 des *Su Wen* wird erwähnt: *„Wut lässt das Qi aufsteigen, Freude verlangsamt das Qi, Traurigkeit löst das Qi auf, Angst lässt das Qi absinken […], Schock zerstreut das Qi […], Grübeln verknotet das Qi."*[7] Dr. Chen Yan schildert in der „Abhandlung über die drei Kategorien von Krankheitsursachen" (1174): *„Freude zerstreut, Wut erregt, Sorge macht das Qi rau, Grübeln verknotet, Traurigkeit verdichtet das Qi, Angst senkt ab, Schock bewegt."*[8]

All dies sollte nicht allzu wörtlich genommen werden, da sich emotionaler Druck unter gewissen Umständen anders ausdrücken kann, zum Beispiel: Von Angst behauptet man, dass sie das Qi absenkt und es so Bettnässen sowie Harninkontinenz oder Durchfall verursachen kann, da die Niere die zwei unteren Öffnungen (Harnröhre und Darmausgang) kontrolliert. Dies trifft mit Sicherheit auf Fälle von extremer und plötzlicher Angst zu, in der es dann zu Harn- oder Stuhlinkontinenz kommt, oder bei Kindern, wenn eine unangenehme Situation in der Familie Angst bereitet und Bettnässen auslöst. Der Effekt, den Angst auf das Qi ausübt, hängt aber auch vom Zustand des Herzens ab. Ist das Herz stark, so vermag es das Qi abzusenken, ist das Herz aber schwach, so lässt es zu, dass Qi in Form von Leere-Hitze aufsteigt. Gerade bei älteren Menschen und Frauen kommt dies häufiger vor. In derartigen Fällen können Angst und Ängstlichkeit das Nieren-Yin schwächen und eine Leere-Hitze des Herzens provozieren, mit Symptomen wie Herzklopfen, Schlaflosigkeit, Nachtschweiß, trockenem Mund, rotem Gesicht und schnellem Puls.

Wenden wir uns nun den jeweiligen Auswirkungen der Emotionen im Einzelnen zu.

Ärger

Der Begriff „Ärger" wird, eher noch als jede andere Emotion, großzügig interpretiert und schließt verwandte Gemütszustände wie Groll, unterdrückten Ärger, Kränkung, Frustration, Reizung, Rasen, Entrüstung, Feindseligkeit oder Erbitterung mit ein.

All diese Gefühle können die Leber beeinträchtigen, und wenn sie über einen längeren Zeitraum bestehen, kann es zu einer Stagnation von Leber-Qi oder Blut, zu aufsteigendem Leber-Yang oder emporloderndem Leber-Feuer kommen. Der Effekt, den Ärger auf die Leber ausübt, hängt von der Reaktion der betroffenen Person auf den Auslöser sowie von anderen mitwirkenden Faktoren ab. Staut sich der Ärger an, entsteht eine Leber-Qi-Stagnation, wird der Ärger aber ausgelebt, so verursacht er aufsteigendes Leber-Yang oder emporloderndes Leber-Feuer. Bei Frauen kann eine Leber-Qi-Stagnation schnell zu einer Leber-Blut-Stase führen. Weist der Patient auch einen Nieren-Yin-Mangel auf, der vielleicht auf übermäßiger sexueller Betätigung beruht, kann sich daraus ein aufsteigendes Leber-Yang entwickeln. Im Gegensatz dazu stehen Patienten mit einer Tendenz zur Hitze, die möglicherweise auf übermäßigen Verzehr von heißen Nahrungsmitteln beruht, und daher eher zu emporloderndem Leber-Feuer neigen.

Ärger, einschließlich aller oben genannten Bedeutungen, bringt das Qi zum Aufsteigen, daher zeigen sich viele Symptome im Kopf- und Halsbereich, wie zum Beispiel Kopfschmerzen, Tinnitus, Schwindel, rote Flecken auf der Halsvorderseite, ein rotes Gesicht, Durst, bitterer Mundgeschmack, sowie eine rote Zunge mit roten Rändern.

In Kapitel 39 des *Su Wen* steht: *„Ärger bringt das Qi zum Aufsteigen; er verursacht Bluterbrechen und Durchfall."*[9] Das Bluterbrechen beruht auf der hebenden Wirkung des Ärgers auf Leber-Qi und Leber-Feuer; der Durchfall entsteht, weil Ärger das Leber-Qi dazu bringt, die Milz zu attackieren.

Ärger zeigt sich nicht immer offen in Wutausbrüchen, Reizbarkeit, Schreien, einem rotem Gesicht usw. Einige Menschen tragen den Ärger mehrere Jahre in sich, ohne dass er sichtbar wird. Insbesondere kann eine lange bestehende Depression auf unterdrückten Ärger oder Groll zurückzuführen sein. Ein depressiver Mensch schaut unter Umständen niedergeschlagen und blass aus, bewegt sich langsam und spricht mit gesenkter Stimme – alles scheinbare Anzeichen einer Erschöpfung von Qi und Blut aufgrund von Traurigkeit oder Kummer. Wenn aber Ärger die Ursache ist, so wird es sich deutlich in Puls und Zunge äußern: Der Puls wird voll und saitenförmig sein, die Zunge rot und noch röter an den Seiten, mit einem trockenem gelben Belag. Diese Art von Depression wird aller Wahrscheinlichkeit nach durch jahrelangen Groll, häufig gegenüber einem bestimmten Familienmitglied, ausgelöst.

In einigen Fällen kann der Ärger auch andere Organe beeinträchtigen, allen voran den Magen, vor allem, wenn stagnierendes Leber-Qi den Magen attackiert. Dieses Syndrom entsteht besonders häufig bei Ärger am Esstisch, gerade dann, wenn gemeinsame Familienmahlzeiten regelmäßig zu Auseinandersetzungen genutzt werden. Ferner wird der Magen durch eine bereits bestehende Schwäche sehr leicht zum Opfer von Ärger, ohne dass die Leber in Mitleidenschaft gezogen wird.

Kommt der Ärger eine bis zwei Stunden nach dem Essen, so beeinträchtigt er eher den Darm als den Magen. Kehrt man beispielsweise sofort nach dem Essen an seinen von Stress erfüllten und frustrierenden Arbeitsplatz zurück, attackiert das stagnierende Leber-Qi den Darm und verursacht Bauchschmerzen, Spannungsgefühl und abwechselnd Verstopfung und Durchfall.

Schließlich bleibt noch das Herz zu erwähnen, das unter dem Einfluss von Ärger besonders schnell leidet. Grund dafür ist die Beziehung von Herz und Leber im Fünf-Elemente-Zyklus: Die Leber ist die Mutter des Herzens, daher wird Leber-Feuer oft zum Herz weitergeleitet und verursacht dort Herz-Feuer. Ärger versetzt das Herz in Fülle, indem es den Blutstrom zum Herzen erhöht. Nach einiger Zeit entsteht eine Blut-Hitze, die sodann das Herz und den Herz-Geist stört. Nach Dr. J. H. F. Shen beeinträchtigt Ärger das Herz besonders bei Läufern oder Menschen, die allgemein viel trainieren. Nachdem das Herz durch das übermäßige Training erweitert wird, steht es unter noch stärkerem Einfluss einer Übertragung von Feuer seitens der Leber.

Bei einigen Personen verbirgt sich Ärger unter dem Schleier anderer Emotionen wie zum Beispiel Schuldgefühlen, die der Patient über viele Jahre hinweg in sich trägt, die aber entweder nicht erkannt werden können oder unerkannt bleiben sollen. Wut oder Ärger werden dann zur Tarnung der eigenen Schuldgefühle benutzt. Außerdem gibt es Familien, in denen jedes Familienmitglied immer wütend zu sein scheint, was in Ländern des Mittelmeerraums wie Italien, Spanien oder Griechenland gehäuft zu beobachten ist. In diesen Ländern wird Ärger oder Wut zum Verbergen anderer Emotionen wie Schuldgefühlen und Angst verwendet oder dann geäußert, wenn man sich ungern unter der Kontrolle anderer befindet oder eine Schwäche oder einen Minderwertigkeitskomplex nicht zeigen möchte. Sollte dies der Fall sein, so müssen wir uns dieser Situation bewusst werden und nicht in erster Linie den Ärger, sondern die zugrunde liegende psychologische und emotionale Problematik behandeln.

Ärger (Wut)

- Betrifft die Leber (und das Herz)
- Lässt das Qi aufsteigen
- Ausgedrückter Ärger verursacht aufsteigendes Leber-Yang oder emporloderndes Leber-Feuer
- Unterdrückter Ärger verursacht Leber-Qi-Stagnation
- Ärger während der Mahlzeiten beeinträchtigt den Magen
- Ärger nach dem Essen beeinträchtigt den Darm
- Ärger kann Schuldgefühle überdecken

Freude

Ein normales Empfinden von Freude stellt noch keine Krankheitsursache dar. Vielmehr fördert es eine gesunde geistige Verfassung, die wiederum dafür sorgt, dass die inneren Organe mitsamt ihren seelischen Aspekten einwandfrei funktionieren. In Kapitel 39 des *Su Wen* heißt es: *„Freude verhilft dem Herz-Geist, friedvoll und entspannt zu sein, es stärkt das Nähr- und Abwehr-Qi, entspannt und verlangsamt das Qi."*[10] In Kapitel 2 heißt es aber: *„Das Herz [...] kontrolliert Freude, Freude schädigt das Herz, Angst wirkt Freude entgegen."*[11]

Unter dem Begriff „Freude" als Krankheitsursache versteht man freilich nicht einen Zustand gesunder Zufriedenheit, sondern Gefühle übermäßiger Erregung und starken Verlangens, welche das Herz schädigen können. Man beobachtet dies bei Menschen, die sich ständig geistigen Stimuli aussetzen (wie angenehm diese auch sein mögen) oder kontinuierlich ein aufregendes Leben führen wollen – mit anderen Worten, ein Leben, in dem Freizeit durch Leistungsdruck gekennzeichnet ist.

Wie bereits erwähnt, stellt zügelloses Verlangen einen Aspekt der Emotion „Freude" dar und lässt das Minister-Feuer aufflammen, was den Herz-Geist zu sehr erregt.

Wie oben schon erwähnt wurde, vergrößert Freude das Herz. Die resultierende Überstimulation kann später möglicherweise Symptome und klinische Zeichen in Bezug zum Herzen auslösen. Die Symptome müssen aber nicht unbedingt den klassischen Herz-Mustern entsprechen. Die Hauptsymptome sind Herzklopfen, Übererregbarkeit, Schlaflosigkeit, Ruhelosigkeit, unablässiges Reden und eine rote Zungenspitze. Der Puls ist üblicherweise langsam, leicht überflutend, jedoch leer auf der linken vorderen Taststelle.

Freude kommt auch dann als Krankheitsursache in Spiel, wenn sie plötzlich auftritt, zum Beispiel beim unerwarteten Vernehmen guter Nachrichten. In solch einer Situation ist Freude der Emotion Schock sehr ähnlich. Fei Bo Xing äußert sich hierzu folgendermaßen: *„Freude schädigt das Herz [..., sie veranlasst das] Yang-Qi aufzutreiben und macht die Blutgefäße offen und weit."*[12]. In Fällen plötzlicher Freude und Aufregung erweitert sich das Herz, es verlangsamt sich, und der Puls wird langsam, etwas überflutend, aber auch leer. Man kann sich den Effekt plötzlicher Freude auch vorstellen, indem man sich vor Augen hält, dass die Aufregung über unerwartete gute Nachrichten bei jemandem einen Migräneanfall auslösen kann. Ein weiteres Beispiel ist, dass ein plötzliches Lachen einen Herzanfall auslösen kann, was auch die Beziehung zwischen Herz und Lachen verdeutlicht.

Freude

- Betrifft das Herz
- Verlangsamt das Qi
- Freude ist ein Zustand übermäßiger Aufregung und / oder übermäßigen Verlangens
- Freude vergrößert das Herz

Sorge

Sorge ist in unserer Gesellschaft eine der häufigsten Krankheitsursachen emotionalen Ursprungs. Die äußerst raschen und radikalen sozialen Veränderungen im westlichen Kulturkreis haben in den letzten Jahrzehnten in allen Lebensbereichen eine Atmosphäre der Unsicherheit und Angst geschaffen. Natürlich gibt es Menschen, die aufgrund vorbestehender Ungleichgewichte in den inneren Organen sehr leicht zur Sorge neigen, selbst wenn die auslösenden Ereignisse eher vernachlässigbar sind.

Ein Beispiel: Viele Menschen scheinen sehr angespannt und machen sich viele Sorgen. Wenn man sich dann nach ihrem Arbeits- und Familienleben genauer erkundigt, kommt schließlich nichts wirklich Schlimmes zu Tage, trotzdem sorgen sie sich einfach zu sehr über Kleinigkeiten des Alltags, sie hetzen sich in allem Tun und erscheinen ständig unter Zeitdruck. Als Gründe kommen eine konstitutionelle Schwäche von Milz, Herz oder Lunge, oder eine Kombination aus diesen in Betracht.

Sorge verknotet das Qi, das heißt, es verursacht eine Qi-Stagnation und beeinträchtigt dabei Lunge und Milz: Bei der Lunge äußert sich dies in der Atmung, die, wenn man besorgt ist, flacher wird. Die Milz ist für das Denken und für die Ideen zuständig. Die Emotion der Sorge ist gewissermaßen der pathologische Gegenspieler der geistigen Aktivität der Milz.

Bei manchen Patienten kann Sorge aufgrund einer Stagnation in den Lungen auch die Leber beeinträchtigen. Bei den Fünf Elementen entspricht dies der Verachtungs-Sequenz: Wenn Metall das Holz verachtet, verspannen und versteifen Nacken und Schultern, und beginnen schließlich zu schmerzen.

Symptome und klinische Zeichen von Sorge sind je nach betroffenem Organ, nämlich Lunge oder Milz, verschieden. Sind die Lungen beteiligt, führt dies zu einem unangenehmen Gefühl in der Brust, außerdem zu leichter Atemlosigkeit, Ängstlichkeit, verspannten Schultern, manchmal auch zu einem trockenem Husten und blasser Gesichtsfarbe. Die rechte vordere Pulstaststelle (Lunge) fühlt sich unter Umständen leicht gespannt oder saitenförmig an, woran wir erkennen können, dass Sorge das Qi verknotet.

Beeinträchtigt Sorge die Milz, so kann es zu Appetitmangel, leichten Oberbauchbeschwerden, leichten Schmerzen und Spannungsgefühl im unteren Bauch, Müdigkeit und blasser Gesichtsfarbe kommen. Der rechte mittlere Puls (Milz) kann leicht gespannt, aber auch schwächlich sein. Schlägt die Sorge auch auf den Magen, was vorkommt, wenn man sich beim Essen Sorgen macht, so kann der rechte mittlere Puls schwächlich und oberflächlich wirken.

Sorge

- Betrifft die Lunge, das Herz und die Milz
- Verknotet das Qi
- Kann auch die Leber oder den Magen beeinträchtigen
- Beeinträchtigt die Atmung und die Körperseele (*Po*)

Grübeln

Die Auswirkungen und die Beschaffenheit von Grübeln sind ganz ähnlich wie die der Emotion Sorge. Man brütet vor sich hin, denkt ständig über bestimmte Leute oder Ereignisse nach ohne sich Sorgen zu machen, sehnt sich nach der Vergangenheit. Kurz, man denkt intensiv über das Leben nach anstatt es zu leben. Im Extremfall kann Grübeln zu obsessiven Gedanken führen. Grübeln kann jedoch auch mit sehr reger geistiger Tätigkeit während der Arbeit oder des Studiums verbunden sein.

Grübeln beeinträchtigt die Milz und bewirkt daher, wie auch die Sorge, eine Verknotung des Qi, was ähnliche Symptome zur Folge hat. Der einzige Unterschied besteht darin, dass der Puls auf der rechten Seite nicht nur leicht gespannt ist, sondern auch keine Welle besitzt. Einen normalen Puls empfindet man als eine Welle, die unter den Fingern von der hinteren zur vorderen Position verläuft. Einem wellenlosen Puls fehlt diese flüssige Bewegung und er fühlt sich an, als ob jede einzelne Pulstaststelle von der nächsten getrennt ist (➤ Abb. 50.1). Grübelt der Patient viel, so wird der Puls nur auf der rechten mittleren Taststelle ohne Welle sein. Ein Fehlen der Welle auf der mittleren und vorderen Taststelle deutet hingegen auf Traurigkeit hin.

Grübeln

- Betrifft die Milz und das Herz
- Verknotet das Qi
- Führt in schweren Fällen zu zwanghaften Gedankenmustern
- „Grübeln" beinhaltet auch zu viel geistige Tätigkeit

Traurigkeit und Kummer

Zur Traurigkeit gehört auch die Emotion Bedauern, wenn man zum Beispiel eine zurückliegende Handlung oder Entscheidung bedauert und der Herz-Geist in der Folge fortwährend auf jenen Zeitpunkt gerichtet ist. Traurigkeit und Kummer beeinträchtigen die Lunge und das Herz. Laut *Su Wen* betrifft Traurigkeit die Lunge über das Herz, wie in Kapitel 39 erwähnt wird: *„Traurigkeit verkrampft und erregt das Herz, das sodann auf die Lungenlappen drückt. Der Obere Erwärmer wird blockiert, das Nähr- und Abwehr-Qi zirkuliert nicht mehr frei, Hitze sammelt sich an und löst das Qi auf."*[13]

Traurigkeit ist demnach eine Emotion, die primär das Herz betrifft, und da die Lunge auch im Oberen Erwärmer liegt, gerät sie in Mitleidenschaft. Weil die Lunge über das Qi herrscht, können Traurigkeit und Kummer das Qi erschöpfen. Im Puls äußert sich dies oft als eine schwächliche Qualität auf den beiden vorderen Taststellen (Herz und Lunge). Ferner ist der Puls auf diesen Po-

48

sitionen kurz und hat keine Welle, das heißt, die Pulswelle verläuft nicht ungehindert zum Daumen hin. Weitere durch Traurigkeit und Kummer bedingte Symptome sind eine schwache Stimme, Müdigkeit, eine blasse Gesichtsfarbe, leichte Atemlosigkeit, Weinanfälle und ein Engegefühl in der Brust. Bei Frauen führt Lungen-Qi-Mangel aufgrund von Traurigkeit oder Kummer häufig zu Leber-Blut-Mangel und ausbleibender Regelblutung.

Obwohl Traurigkeit und Kummer das Qi erschöpfen und demzufolge einen Qi-Mangel hervorrufen, können sie nach längerer Zeit auch zu einer Qi-Stagnation führen, was auf der fehlenden Antriebskraft von Herz und Lunge beruht, die aufgrund des Qi-Mangels die nötige Zirkulation im Brustbereich nicht aufrecht erhalten können.

Wie ich bereits erwähnte, kann jede Emotion auch andere Organe beeinflussen und ist nicht auf das ihr zugehörige beschränkt. In ➤ Kapitel 8 des *Ling Shu* beispielsweise wird erwähnt, wie Traurigkeit – und nicht Ärger – die Leber schädigen kann: *„Wenn Traurigkeit auf die Leber einwirkt, so verletzt sie die Wanderseele, was eine geistige Verwirrung verursacht [...], das Yin nimmt Schaden, die Sehnen ziehen sich zusammen, und man verspürt Beschwerden im Rippenbogen.“*[14] Dies verdeutlicht, wie Emotionen auch andere, ihnen nicht „zugehörige“ Organe beeinträchtigen können. In diesem Fall schädigt Traurigkeit die Wanderseele und damit auch das Leber-Yin. Traurigkeit erschöpft das Qi und kann bei manchen Patienten auch das Leber-Yin aufzehren und führt zu geistiger Verwirrung, Depression, Ziellosigkeit und Planungsunfähigkeit im Leben.

Schließlich denken einige Ärzte, dass unausgedrückter und „ungeweinter“ Kummer die Nieren belastet. Ihrer Ansicht nach beeinträchtigt der tränenlose, eingeschlossene Kummer den Wasserhaushalt der Niere, da Flüssigkeit (hier in Form von Tränen) nicht normal austreten kann. Eine derartige Situation würde sich aber erst nach langjährigem Kummer ergeben.

Traurigkeit und Kummer

- Betreffen die Lunge und das Herz
- Erschöpfen das Qi
- Können nach einiger Zeit auch das Qi stagnieren lassen
- Traurigkeit kann bei Frauen auch das Leber-Blut beeinträchtigen
- Unausgedrückter Kummer ohne Tränen beeinträchtigt die Niere

Angst

Die Emotion „Angst“ beinhaltet sowohl einen andauernden Zustand von Furcht und nervöser Ängstlichkeit als auch einen plötzlichen Schrecken. Angst erschöpft das Nieren-Qi und lässt das Qi absinken. In ➤ Kapitel 39 des *Su Wen* steht hierzu: *„Angst erschöpft die Essenz und blockiert den Oberen Erwärmer, was das Qi in den Unteren Erwärmer absinken lässt.“*[15] Beispiele für absinkendes Qi sind nächtliches Bettnässen bei Kindern sowie Harninkontinenz oder Durchfall bei Erwachsenen; beides als Reaktion auf einen plötzlichen erlittenen Schrecken auftretend.

Chronische nervöse Ängstlichkeit und Angst haben je nach Situation und Zustand des Herzens unterschiedliche Effekte auf das Qi. Ist das Herz stark, so wird das Qi absinken, ist das Herz jedoch schwach, wird das Qi in Form von Leere-Hitze aufsteigen. Letztere Situation tritt wesentlich häufiger bei Frauen und älteren Menschen beiderlei Geschlechts auf: Angst und nervöse Ängstlichkeit schwächen das Nieren-Yin und verursachen eine Leere-Hitze im Herzen, wobei es zu Symptomen wie Herzklopfen, Schlaflosigkeit, Nachtschweiß, trockenem Mund, roten Wangen und einem schnellen Puls kommt.

Besteht bei einer Person eine Neigung zu konstitutioneller Schwäche des Herzens, die sich durch einen Mittelriss von der Wurzel bis zur Zungenspitze zeigt, so wird Angst eher das Herz als die Niere beeinträchtigen.

Es gibt auch andere Ursachen von Furcht, die keinen Bezug zur Niere haben: Ein Leber-Blut-Mangel und Gallenblasen-Mangel können eine Person ebenfalls ängstlich machen.

Angst (Furcht)

- Beeinträchtigt die Niere und das Herz
- Veranlasst ein Absinken des Qi (der Theorie zufolge)
- Kann auch ein Aufsteigen des Qi verursachen (meiner Meinung nach)

Schock

Ein seelisches Schockerlebnis zerstreut das Qi und wirkt auf Herz und Nieren. Das Herz-Qi wird ganz plötzlich aufgezehrt, das Herz wird kleiner und es kommt zu Herzklopfen, Atemlosigkeit und Schlaflosigkeit. Der Puls spiegelt das Ereignis durch eine gewisse bewegliche Qualität wider – er wird kurz, schlüpfrig, ist wie eine Bohne geformt und schnell, was einem den Eindruck verleiht, als ob er vibriere.

Ein Schock „verschließt“ oder verkleinert das Herz, auch kann man oft auf der Stirn eine blaue Verfärbung und einen angespannten und dünnen Puls feststellen.

Schock beeinträchtigt auch die Nieren, da der Körper zusätzliche Nieren-Essenz heranzieht, um den plötzlichen Verlust von Qi zu kompensieren. Daher können Symptome wie Nachtschweiß, trockener Mund, Schwindel oder Tinnitus entstehen.

Schock

- Beeinträchtigt Niere, Milz und Herz
- Setzt das Qi außer Gefecht, verursacht eine plötzliche Auszehrung des Qi
- Verkleinert das Herz oder „verschließt“ es

Liebe

Es mag uns merkwürdig vorkommen, dass „Liebe“ bei den emotionalen Krankheitsursachen aufgeführt wird. Aber in allen klassischen chinesischen Werken (darunter auch nicht-medizinische, die von daoistischen und konfuzianistischen Autoren stammen) stand „Liebe“ nach Freude und Ärger ganz oben auf der Liste der Emotionen.

Mit „Liebe“ ist hier nicht die normale Liebe gemeint, also etwa die Liebe einer Mutter zu ihrem Kind oder zwischen Liebespartnern, sondern ein Zustand von zwanghafter oder fehlgeleiteter Liebe, wenn zum Beispiel eine Person jemanden liebt, der sie jedoch andauernd verletzt. In diesem Kontext ist „Liebe“ zwanghaft und stellt eine fehlgerichtete Emotion auf eine Person dar, die sich nur verletzend, sei es körperlich oder seelisch, oder narzisstisch verhält. Zwanghafte Eifersucht fällt ebenfalls in diese Kategorie. Auf diese Weise kann Liebe zu einer Krankheitsursache werden.

„Liebe“ beeinträchtigt das Herz und beschleunigt das Qi, was sich im Puls auf der linken vorderen Taststelle (Herz) in einer überflutenden Qualität äußert, zudem wird der Puls schnell. Mögliche Symptome sind Herzklopfen, eine rote Zungenspitze, ein rotes Gesicht, Schlaflosigkeit und mentale Unruhe.

„Liebe“

- Betrifft das Herz
- Regt das Qi an
- Besteht aus:
  - Zwanghafter Liebe
  - Fehlgeleiteter Liebe (zu einer Person, die uns verletzt)
  - Eifersucht und Besitzgier
  - Narzisstischer Liebe

Hass

Hass ist Ärger oder Wut recht ähnlich. Der Unterschied besteht aber darin, dass Hass im Vergleich zu den unkontrollierbaren und spontanen Wutausbrüchen, die ja typisch für die Emotion Ärger sind, eher auf einer „kaltblütigen“ und berechnenden Böswilligkeit beruht. Über lange Zeit gehegter Hass ist eine Emotion von sehr schädigender und zerstörerischer Natur. Hass beeinträchtigt das Herz und die Leber, und es verknotet und verlangsamt das Qi. Man kann ihn am linken Arm als saitenförmigen und langsamen Puls ertasten. Zu den Symptomen und klinischen Zeichen gehören Schmerzen im Brustkorb und Flankenbereich, Schlaflosigkeit, Kopfschmerzen und Herzklopfen. Zusätzlich treten Schmerzen an verschiedenen Körperstellen auf, da sich langjähriger Hass nach innen wendet und die hassende Person verletzt.

Hass

- Betrifft die Leber und das Herz
- Ist der Emotion Ärger ähnlich
- Verknotet und verlangsamt das Qi

Verlangen

Der Begriff „Begierde“ meint ein übermäßiges Verlangen. Die Einbeziehung von Verlangen als Krankheitsursache zeigt uns den Einfluss des Buddhismus auf die chinesische Medizin, der in der Tang-Dynastie begann. Gemäß buddhistischer Lehre ist Begierde, also das Klammern an äußere Dinge oder an andere Menschen und fortwährendes Wollen die eigentliche Krankheitsursache schlechthin. Maßloses Verlangen, welches einen Aspekt der Emotion „Freude“ in der chinesischen Medizin darstellt, lässt das Minister-Feuer emporlodern und bedrängt den Herz-Geist. Es beschreibt einen Zustand ständigen Verlangens, das nie Befriedigung findet. Hierzu gehört ein Verlangen nach materiellen Dingen oder auch nach Anerkennung.

Verlangen beeinträchtigt das Herz und zerstreut das Qi, und durch die Erregung des Minister-Feuers wird auch das Perikard beeinflusst. Im Falle einer Erkrankung bezieht sich der Begriff Minister-Feuer auf ein pathologisches Leere-Feuer mit Ursprung in der Niere, welches das Perikard und folglich auch den Herz-Geist stört.[16] Ist der Herz-Geist ruhig und zufrieden, so folgt das Perikard seinem Weg und man erfreut sich eines glücklichen und ausgeglichenen Lebens.

Ist der Herz-Geist hingegen schwach und unzufrieden, so folgt das Perikard den Forderungen des Verlangens, und die Person sehnt sich andauernd nach neuen Dingen oder nach Anerkennung und Bestätigung, die, selbst wenn man sie erhält, doch nie völlige Befriedigung verschaffen und nur zu noch mehr Frustration führen. Gerade deswegen legen Daoismus, Konfuzianismus und Buddhismus so viel Wert auf das Zügeln des eigenen Verlangens, um ein Aufflammen des Minister-Feuers, das den Herz-Geist stört, zu verhindern.

Verlangen verursacht je nach der zugrunde liegenden Erkrankung des Patienten Herz-Feuer oder eine Leere-Hitze im Herzen. Besteht eine Neigung zu Yin-Mangel, was gerade bei Menschen passiert, die sich häufig überarbeiten, kommt es zu einer Leere-Hitze im Herzen. Daraus resultieren Symptome wie Herzklopfen, gerötete Wangen, trockener Mund, Schlaflosigkeit und mentale Unruhe.

Verlangen

- Betrifft das Herz und Perikard
- Zerstreut das Qi
- Der Emotion „Freude“ sehr ähnlich

Schuldgefühle

Eine sehr häufige und in der Entstehung von Krankheiten weit verbreitete Emotion im westlichen Kulturkreis ist Schuld bzw. Schuldgefühle. Schuldgefühle entstehen zum Beispiel durch Überschreiten sozialer oder religiöser Tabus, oder weil man etwas Falsches getan hat, das man später bereut. Wenn man sich im Leben allzu bereitwillig für alles Schiefgegangene die Schuld zuweist, entsteht leicht ein ungerechtfertigtes subjektives Gefühl von Schuld.

Schuldgefühle beeinträchtigen das Herz und die Nieren und verursachen eine Stagnation oder ein Absinken von Qi. Sie können auch eine Qi-Stagnation im Brustkorb, Oberbauch oder Unterbauch herbeiführen, was klinisch ein Unbehagen im Brustkorb, Schmerzen im Ober- oder Unterbauch, Spannungsgefühle, sowie einen dünnen Puls auslösen kann. Die Zunge hat eine rote Spitze, und der Puls vibriert, während er schlägt. Die Augen erscheinen unstet und werden oft geschlossen, während der Patient mit uns spricht.

Wirken sie sich auf die Niere aus, so können Schuldgefühle das Qi absinken lassen und Blasenbeschwerden wie zum Beispiel leichte Inkontinenz, Harnträufeln und ein nach unten ziehendes Gefühl im Flankenbereich hervorrufen.

In einigen Fällen können sich Schuldgefühle aus unterdrücktem Ärger ergeben. Wenn eine Person ihren Ärger unterdrückt und ignoriert, so kann dieser sich nach innen wenden und eine Einstellung hervorbringen, bei der man sich selbst bestrafen will und auch schuldig fühlt. Sind Schuldgefühle das Resultat von unterdrücktem Ärger, kann man einen saitenförmigen Puls ertasten.

Schuldgefühle

- Betreffen die Niere und das Herz
- Verursachen ein Absinken oder Stagnieren des Qi

48.3.3 Überarbeitung

Mit Überarbeitung ist hier nicht körperliche Arbeit gemeint, sondern das alltägliche lange Arbeiten ohne Einhaltung angemessener Ruhephasen; hinzu kommen meist auch unregelmäßige Essenszeiten. Solche Gewohnheiten können über viele Jahre hinweg bestehen. Ein Beispiel, das bereits oben genannt wurde: Jemand pendelt um 7 Uhr morgens zur Arbeit und arbeitet ohne Pause bis zu seiner Rückkehr um 9 Uhr abends durch. Solch eine Routine über Jahre hinweg definiert meiner Ansicht nach den Begriff „Überarbeitung“. Weil diese Krankheitsursache bei westlichen Patienten überaus häufig auftritt, liegt es an uns, sie darüber zu informieren und gewissermaßen zu erziehen. Die meisten meiner Patienten mit einer derartigen Arbeitsroutine zeigen sich überrascht, wenn ich ihnen nahelege, dass sie zuviel arbeiten, und gerade dies mit ihrer Erkrankung in Verbindung stehen könnte.

Überarbeitung stellt die wohl häufigste Ursache eines Yin-Mangels bei unseren Patienten dar. Primär wird das Nieren-Yin aufgezehrt, aber je nach den Umständen werden auch Leber- und Magen-Yin in Mitleidenschaft gezogen. Bei Frauen schädigt Überarbeitung bevorzugt Leber- und Nieren-Yin. Geht Überarbeitung jedoch mit einer unregelmäßigen Ernährung einher, was oft der Fall ist, so wird das Magen-Yin geschädigt.

48.3.4 Ernährung

Die Ernährung beeinflusst unsere Gesundheit hauptsächlich auf zwei Weisen, erstens über die Nahrungsauswahl und zweitens mittels unserer Essgewohnheiten.

Auswahl der Nahrungsmittel

Die Nahrungsauswahl kann unsere Gesundheit auf vier Arten aus dem Gleichgewicht bringen: Verzehr zu viel kalter, heißer oder fettiger Speisen und eine zu geringe Nahrungsaufnahme.

Verzehr zu vieler kalter Speisen

„Kalte“ Speisen sind rohe Früchte, rohes Gemüse und kalte Getränke. Viele Patienten sind überrascht, dass der übermäßige Verzehr von solchen Nahrungsmitteln schädlich sein soll. Schließlich steht diese Anweisung im krassen Gegensatz zur vorherrschenden Meinung, dass „gesunde“ Mahlzeiten aus viel Früchten und Salat besteht, was alles die Aufnahme von möglichst vielen Vitaminen und Mineralien fördern soll. Letztere Behauptung ist durchaus korrekt. Eine kleine Aufnahme dieser Nahrungsmittel ist nicht schädlich und stellt tatsächlich eine gesunde Ergänzung dar. Aus Sicht der chinesischen Medizin wird der Körper erst dann geschädigt, wenn sich der Hauptbestandteil der Ernährung aus rohem Obst und Gemüse zusammensetzt.

Ein übermäßiger Verzehr kalter Speisen (und kalter Getränke) stört die Funktion der Milz und führt zu innerer Kälte. Die Folgen sind eine blasse Gesichtsfarbe, breiige Stühle, Müdigkeit, Kältegefühle und Bauchschmerzen.

Verzehr zu vieler heißer Speisen

„Heiße“ Speisen sind rotes Fleisch (vor allem Lamm, Rind und Wild), Gewürze und Alkohol. Übermäßiger Verzehr von heißen Speisen führt zu Hitze in den inneren Organen und manifestiert sich mit einer roten Gesichtsfarbe, Hitzegefühlen, Durst, Schlaflosigkeit, mentaler Unruhe und roter Zunge.

Verzehr zu vieler fettiger Speisen

„Fettige“ Speisen sind sämtliche Milchprodukte, Bananen und Erdnüsse. Hinzu kommen Speisen, die mit tierischen Fetten zubereitet wurden, sowie allgemein gebratene oder frittierte Speisen. Auch Zucker gilt als „fettige“ Speise.

Fettige Speisen führen zur Bildung von Nässe und / oder Schleim. Gerade in Ländern des westlichen Kulturkreises, insbesondere in den USA und in Nordeuropa, ist ein übermäßiger Konsum dieser Speisen zu verzeichnen.

Zu geringe Nahrungsaufnahme

In Wohlstandsgesellschaften ist eine zu stark einschränkende Diät verantwortlich für eine „zu geringe Nahrungsaufnahme“. Solch eine Diät kommt vor allem bei Frauen vor und wird meistens zum Abnehmen eingesetzt, oder sie ist das Resultat unüberlegt umgesetzter vegetarischer Ernährungsvorschriften. Bereits viele junge Mädchen werden zu Vegetarierinnen und neigen dazu, große Mengen an Salat und Käse zu verzehren, da sie von der richtigen Zusammenstellung verschiedener Lebensmittel in der Regel wenig Ahnung haben. Als Folge leidet die Milz und es kommt zur Bildung von Nässe. Solche Mädchen sind meist blass und leiden an Müdigkeit, Verdauungsproblemen, breiigen Stühlen und Regelbeschwerden. Die Zunge ist blass und der Puls ist rau.

Essgewohnheiten

In der chinesischen Medizin wird sehr viel Wert auf die Auswahl und das Angebot von Lebensmitteln gelegt, aber ebenso auf die Art und Weise, wie sie verzehrt werden. Selbst wenn wir sehr ausgeglichen essen und ausschließlich Bio-Nahrungsmittel einkaufen, wird es dennoch zur Erkrankung kommen, wenn die Essgewohnheiten chaotisch sind.

Die chinesische Medizin betont die Bedeutung von Routine und Regelmäßigkeit in unserer täglichen Ernährung. Dazu gehört auch eine kleine Pause nach dem Mittagessen. Die meisten Menschen mit Vollzeitbeschäftigung haben aber leider sehr unregelmäßige Essgewohnheiten; dazu zählen:

- In Eile essen
- Im Stehen essen
- Am Schreibtisch essen
- Geschäftsessen
- Keine Essroutine (z. B. an einem Tag ein üppiges Geschäftsessen zu Mittag, am nächsten Tag überhaupt kein Mittagessen)
- Spät am Abend essen

Derartige Essgewohnheiten schädigen zunächst das Magen-Qi und dann das Magen-Yin. Das deutlichste Anzeichen, abgesehen von Verdauungsbeschwerden, ist ein Magenriss oder verstreute Magenrisse auf der Zunge, jeweils ohne Belag.

48.3.5 Klima

Eindringende äußere pathogene Faktoren stellen gerade in der Entstehung des schmerzhaften Obstruktions-Syndroms (*Bi*) wichtige Ursachen dar. Die am häufigsten vorkommenden pathogenen Faktoren äußeren Ursprungs sind Wind, Nässe und Kälte. Einmal im Körper angelangt, können sie sich in Hitze umwandeln oder mit Hitze kombinieren.

Wind kennzeichnet sich durch Muskelschmerzen, Gelenkschmerzen und einer Bewegungseinschränkung, der Schmerz bewegt sich von Gelenk zu Gelenk. Im akuten Krankheitsfall ist der Puls oberflächlich und etwas schnell. Bei Wind sticht als Merkmal besonders hervor, dass der Schmerz an verschiedenen Tagen von Gelenk zu Gelenk springt und so schnell, wie er kommt, auch wieder verschwinden kann.

Nässe ist durch schmerzende und geschwollene Muskeln und Gelenke gekennzeichnet. Hinzu kommen Schwere- und Taubheitsgefühle in den Gliedmaßen, der Schmerz ist auf eine Stelle begrenzt und wird bei feuchtem Wetter schlimmer. Im akuten Krankheitsfall ist der Puls langsam und etwas schlüpfrig.

Kälte ist von heftigen Schmerzen in einem Gelenk oder Muskel gekennzeichnet, normalerweise mit einseitiger Bewegungseinschränkung. Im akuten Krankheitsfall ist der Puls gespannt.

Hitze entstammt einer der oben genannten drei Typen und entsteht, wenn sich der äußere pathogene Faktor im Inneren in Hitze umwandelt und so ein schmerzhaftes Obstruktions-Syndrom vom Hitze-Typ auslöst. Dies tritt besonders häufig bei gleichzeitig bestehendem Yin-Mangel auf. Hitze ist sowohl durch schmerzende, gerötete und geschwollene Gelenke gekennzeichnet, die sich bei Berührung heiß anfühlen, als auch durch eine Bewegungseinschränkung und starke Schmerzen. Im akuten Krankheitsfall bestehen Durst, Fieber, das nach dem Schwitzen nicht zurückgeht, sowie ein schlüpfriger und schneller Puls.

Zusätzlich zur Hitze zeigt sich auch Nässe-Hitze. In der Tat steht Nässe bei diesem Syndrom im Vordergrund, Hitze kommt an zweiter Stelle.

48.3.6 Trauma

Es geht uns hier um das körperliche Trauma. Unfälle verursachen nur eine lokale Qi-Stagnation, handelt es sich aber um ein schweres Trauma, kann auch eine Blut-Stase entstehen.

Die Anamnese sollte etwaige Traumata ohne weiteres ermitteln können. Wenn das Trauma jedoch schon einige Jahre zurückliegt und der Patient es vergessen hat oder keinen Zusammenhang mit seinem momentanen Problem sieht, kann sich die Diagnose schwieriger gestalten.

Verursacht das Trauma eine lokale Blut-Stase, kann auf der Zunge ein einzelner violetter Punkt erscheinen, der etwas größer als ein Kugelschreiberpunkt ist. Auf der Zunge sind verschiedene Körperbereiche abgebildet, die, wenn sich darin ein violetter Punkt befindet, auf den Ort des Traumas hinweisen. Ein sich derartig zeigendes Trauma kann auch viele Jahre zurückliegen (➤ Abb. 48.3).

Ein Beispiel: Ein kleiner violetter Punkt auf der rechten Seite der Zungenspitze kann auf eine Verletzung der rechten Kopfseite hinweisen.

48

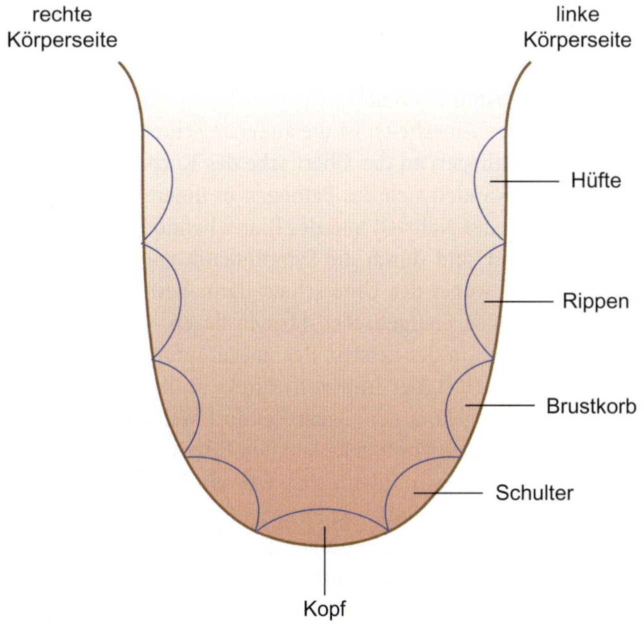

Abb. 48.3 Die auf der Zunge abgebildeten Körperbereiche

48.3.7 Medikamente und Impfungen

Es liegt nahe, dass bei der Entstehung von Krankheiten bei Patienten im westlichen Kulturkreis Medikamente eine besondere Rolle spielen. Eine genauere Beschreibung der Nebenwirkungen von Medikamenten würde den Rahmen dieses Buchs sprengen. Es sei aber angemerkt, dass im Vergleich zu anderen Krankheitsursachen Medikamentennebenwirkungen, sobald das Medikament abgesetzt wurde, von relativ kurzer Dauer sind (mit wenigen Ausnahmen wie Steroide und Chemotherapie). Die Nebenwirkungen von Antidepressiva beispielsweise sind wohl bekannt. Nach Absetzen der Medikation aber verschwinden die Nebenwirkungen und es verbleiben keine Schäden.

Bei Krankheitsursachen wie der ererbten Konstitution, Stress oder Ernährung verhält es sich anders. Als Beispiel sei ein emotionales Problem genannt, das aus der Kindheit stammt und langanhaltende Auswirkungen haben kann, selbst wenn die betroffene Person die Problematik erkannt hat und nach einer Lösung strebt. Ähnlich ist es bei einer jahrelang unregelmäßigen Ernährung: Selbst nach Richtigstellung der Ernährung werden die Auswirkungen noch eine beträchtliche Zeit bestehen bleiben.

Was Impfungen anbelangt, so führen diese meiner Ansicht nach zur Bildung von latenter Hitze, die zustande kommt, wenn ein pathogener Faktor in den Körper eindringt, ohne sichtbare Symptome zu verursachen. Der pathogene Faktor dringt ins Innere, wandelt sich in Hitze um und „lauert" dort. Es verstreicht einige Zeit (normalerweise Wochen oder Monate), und schließlich offenbart sich die Hitze in Form von latenter Hitze mit Symptomen wie plötzlicher Schlappheit, müden Gliedmaßen, Schlaflosigkeit, Durst, Reizbarkeit, einer roten Zunge und einem schnellen Puls. Hierbei ist zu beachten, dass man das Auftauchen der latenten Hitze nicht als einen Versuch der Ausleitung versteht, sondern als Manifestation nach einem längeren versteckten Aufenthalt im Köperinneren.

Zum besseren Verständnis der Wirkung von Impfungen müssen wir uns der Vier-Ebenen-Theorie bedienen. Laut dieser Theorie passiert ein äußerer pathogener Faktor auf seinem Weg ins Körperinnere folgende energetische Ebenen: Die Ebenen des Abwehr-Qi, des Qi, des Nähr-Qi und des Blutes.

Die Ebene des Abwehr-Qi ist die äußerste Schicht, also der Ort, wo sich das Pathogen an der Oberfläche des Körpers befindet. In der Qi-Ebene wandelt sich das Pathogen in innere Hitze um. Die Ebenen des Qi, des Nähr-Qi und des Blutes befinden sich allesamt im Inneren und sind durch die Symptomatik von innerer Hitze charakterisiert, wobei der Unterschied darin besteht, dass sie in drei verschiedenen energetischen Ebenen liegen – Qi in der oberflächlichsten, Blut in der tiefsten. Bei einer Impfung kann der „pathogene Faktor" (d. h. der Impfstoff) direkt in die Blut-Ebene gelangen. Einmal angekommen, „lauert" er dort, wandelt sich in Hitze um und tritt später in Form einer latenten Hitze auf.

Meiner Ansicht nach äußern sich viele moderne Autoimmunerkrankungen, sowie einige Krebsformen (z. B. Leukämie) und AIDS als latente Hitze, und ihre ansteigende Häufigkeit, auch wenn es sich nicht beweisen lässt, könnte zum Teil auf Impfungen zurückzuführen sein.

48.3.8 Drogen

Die schädlichen Nebenwirkungen von Drogen wie zum Beispiel Kokain, Heroin, LSD und Ecstasy sind weithin bekannt. Sogenannte „weiche" Drogen wie Cannabis haben ebenfalls einen tief greifenden Einfluss auf unsere Gesundheit. Regelmäßiges und langjähriges Rauchen von Cannabis wirkt sich definitiv auf das Nervensystem und somit negativ auf die Merkfähigkeit und Konzentration aus.[17] Ich habe die Erfahrung gemacht, dass diese Effekte bei Langzeitkonsumenten von Cannabis selbst nach Absetzen der Droge bestehen bleiben. Langjährige Einnahme von Cannabis verursacht des Weiteren einen Abbau von Gehirnsubstanz und hemmt die Zellteilung von Lymphozyten in Gewebekulturen.[18]

Meiner Erfahrung nach ruhen Langzeitkonsumenten weniger in sich selbst, es fehlt ihnen an Zentriertheit und sie haben eine Schwäche in Milz und Magen. Zudem weisen wie eine schwache Willenskraft (*Zhi*) der Niere auf.

48.3.9 Übermäßige sexuelle Betätigung

Mit sexueller Betätigung ist der Samenerguss beim Mann und der Orgasmus bei der Frau gemeint. Übermäßige sexuelle Betätigung kann die Nieren schwächen, da der Samen eine direkte Freisetzung der Nieren-Essenz darstellt. Solange es aber nicht zum Samenerguss kommt, werden die Nieren nicht ausgezehrt. Das Attribut „übermäßig" ist etwas schwierig zu definieren, da sexuelle Betätigung ja von Alter und Gesundheit der jeweiligen Person abhängt. Man kann die angemessene Häufigkeit von Samenergüssen grob berechnen, indem man das Alter eines gesunden Mannes durch fünf teilt, also zum Beispiel alle acht Tage bei einem 40-jährigen Mann. Im Falle einer Erkrankung oder eines Nieren-Mangels sollte die Dauer der Enthaltsamkeit erhöht werden.

Übermäßige sexuelle Betätigung schwächt die Nieren-Essenz und kann zu Rückenschmerzen, Schwindel, Tinnitus, Gedächtnisschwäche, Konzentrationsstörungen und schwachen Knien führen.

Bisher habe ich in meinen Ausführungen mit Absicht nur vom Mann gesprochen, da sie sich bei den Auswirkungen sexueller Betätigung von Frauen stark unterscheiden. Bei Männern ist der Samen eine Freisetzung von Nieren-Essenz, bei Frauen sind es entsprechend das Regelblut und die Eizellen in den Eierstöcken. Samen und Regelblut / Eizellen konstituieren die Essenz des *Tian Gui*, die in der Pubertät gebildet wird. Einfach betrachtet verlieren Männer beim Orgasmus Samen, Frauen aber kein Regelblut und keine Eizellen. Daher haben sexuelle Betätigung und Orgasmus bei Frauen keinen schwächenden Einfluss auf die Nieren.

Bei Frauen ist eine dem zu häufigen Samenerguss vergleichbare Krankheitsursache zum Beispiel ein schwerer Blutverlust nach der Entbindung oder starke Regelblutungen (Menorrhagie). Manche Stimmen sagen, dass die während der sexuellen Erregung bereitgestellte Feuchtigkeit in der Vagina energetisch mit einem Samenerguss gleichzusetzen sei. Hiermit stimme ich nicht überein. Meiner Meinung nach sind diese Sekrete den Körperflüssigkeiten zugehörig und stellen keine Freisetzung von Nieren-Essenz dar.

Zum Schluss sei noch erwähnt, dass fehlende sexuelle Betätigung auch zu einer Krankheitsursache werden kann – jedoch nur, wenn ein Verlangen nach Geschlechtsverkehr besteht. Ist überhaupt kein sexuelles Interesse vorhanden, dann wird sich eine ausbleibende sexuelle Betätigung auch nicht auf die Gesundheit auswirken. Verlangen nach dem Geschlechtsverkehr lässt das Minister-Feuer nach oben steigen. Beim Orgasmus wird dieses Feuer nach unten abgeleitet. Ein unerfülltes Verlangen nach dem Geschlechtsverkehr hat zur Folge, dass das aufgestiegene Minister-Feuer nicht nach unten abgeleitet wird und dann das Herz beeinträchtigt. Es kommt zu Herz-Feuer oder einer Stagnation des Herz-Qi.

LERNERGEBNISSE

Das sollten Sie jetzt wissen:

- Dass es oftmals zwischen den folgenden Krankheitsursachen mindestens zwei Wechselwirkungen gibt: erbliche Faktoren, Emotionen, Überarbeitung, Ernährung, Klima, Trauma, Medikamente und Drogen sowie übermäßige sexuelle Betätigung.
- Dass es hilfreich ist, das Leben des Patienten in fünf Phasen zu unterteilen: Kindheit, Adoleszenz, junges Erwachsenenalter, mittleres Lebensalter, Alter.
- Wie sich die von den Eltern geerbten Konstitutionstypen mit schwacher Milz, Lunge, Herz, Leber und Niere manifestieren.
- Dass alle Emotionen auf das Herz sowie auf ein spezifisches Organ einwirken; dass folgende Emotionen berücksichtigt werden sollten: Ärger, Freude, Sorge, Grübeln, Traurigkeit, Kummer, Angst, Schock, Liebe, Hass, Verlangen und Schuldgefühle.
- Dass das Fehlen von adäquaten Ruhephasen das Yin mehrerer Organe erschöpfen kann.
- Dass der übermäßige Verzehr kalter oder heißer Nahrungsmittel innere Kälte bzw. innere Hitze verursachen kann, während fettige Speisen zur Bildung von Schleim und / oder Nässe führen können.
- Dass regelmäßiges Essen und die Konzentration auf das Essen während der Mahlzeiten wichtig sind.
- Dass das Eindringen äußerer pathogener Faktoren beim schmerzhaften Obstruktions-Syndrom (*Bi*) besonders wichtig ist.
- Dass die Nebenwirkungen der meisten Medikamente nur von kurzer Dauer sind, sobald man sie abgesetzt hat.
- Dass sich übermäßige sexuelle Betätigung auf den Samenerguss beim Mann und auf den Orgasmus bei der Frau bezieht.

ANMERKUNGEN

1 *Ling Shu Jing* 灵枢经 („Zentrum des Wirkvermögens"; „Spiritual Axis"); People's Health Publishing House, Beijing 1981; erstmals erschienen: etwa 100 v. Chr., S. 24.
2 Ebenda, S. 24.
3 *Huang Di Nei Jing Su Wen* 黄帝内经素问 („Des Gelben Kaisers Klassiker des Inneren – Reine Fragen"; „The Yellow Emperor's Classic of Internal Medicine – Simple Questions"); People's Health Publishing, Beijing 1979; erstmals erschienen: etwa 100 v. Chr., S. 67.
4 *Su Wen*, S. 221.
5 Fei Bo Xiong und andere: *Meng He Si Jia Yi Ji* 孟河四家医集 (Sammlung medizinischer Praxis von vier Familien aus Meng He; „Medical Collection from Four Families from Meng He"); Jiangsu Science Publishing House, Nanjing 1985, S. 40.
6 Yu Chang: „Prinzipien in der Praxis der Medizin" (1658), zitiert in: Wang Ke Qin: *Zhong Yi Shen Zhu Xue Shuo* 中医神主学说 („Theorie der Psyche in der Chinesischen Medizin"; „Theory of the Mind in Chinese Medicine"); Ancient Chinese Medicine Texts Publishing House, Beijing 1988, S. 34.
7 *Su Wen*, S. 221.
8 Chen Yan: *San Yin Ji Yi Bing Zheng Fang Lun* 三因极一病证方论 („Abhandlung über die drei Kategorien von Krankheitsursachen") (1174), zitiert in: Wang Ke Qin: *Zhong Yi Shen Zhu Xue Shuo* 中医神主学说 („Theorie der Psyche in der Chinesischen Medizin"; „Theory of the Mind in Chinese Medicine"); Ancient Chinese Medicine Texts Publishing House, Beijing 1988, S. 55.
9 *Su Wen*, S. 221.
10 Ebenda, S. 221.
11 Ebenda, S. 38.
12 Sammlung medizinischer Praxis von vier Familien aus Meng He, S. 40.
13 *Su Wen*, S. 221.
14 *Ling Shu*, S. 24.
15 *Su Wen*, S. 222.
16 Aus diesem Grund ist mit „Minister-Feuer" ein sowohl physiologisches als auch pathologisches Feuer in Niere und Perikard gemeint. Deswegen ordnen manche Ärzte die rechte hintere Pulstaststelle dem Nieren-Yang, andere Ärzte jedoch dem Perikard zu.
17 Lawrence D R: „Clinical Pharmacology", Churchill Livingstone, Edinburgh 1973, S. 14.29.
18 Ebenda, S. 14.30 und 14.31.

C Palpation

Die Diagnose durch Palpation beinhaltet eine Betastung von Puls, Brustkorb und Bauch, verschiedenen Körperteilen, Leitbahnen und Akupunkturpunkten. Die wichtigsten Aspekte sind die Palpation von Puls und Bauch.

Die Pulsdiagnose hat in der chinesischen Medizin ein sehr hohes Niveau erreicht, wobei ihr eine ungebrochene Tradition von mehr als 2 000 Jahren zugute kommt. Die ersten systematischen Bestandteile der Pulsdiagnose finden sich in „Des Gelben Kaisers Klassiker des Inneren". Möglicherweise wurde die Pulsdiagnose ab der Song-Dynastie bevorzugt entwickelt, da konfuzianische Moralvorstellungen an Einfluss gewonnen hatten. Die Bauchdiagnose hingegen wurde vernachlässigt, da es als ungebührlich angesehen wurde, wenn männliche Ärzte den Körper von Frauen abtasteten.

Die diagnostische Palpation von Leitbahnen und Akupunkturpunkten ist gerade für Akupunkteure besonders wichtig, da sich im Auffinden und Nadeln von empfindlichen Punkten Diagnose und Behandlung vereinigt.

Teil C umfasst die folgenden Kapitel:

- ➤ Kapitel 49: Pulsdiagnose (Einführung)
- ➤ Kapitel 50: Pulsqualitäten
- ➤ Kapitel 51: Die Palpation der einzelnen Körperregionen
- ➤ Kapitel 52: Palpation von Leitbahnen

KAPITEL

49 Pulsdiagnose

Folgende Aspekte der Pulsdiagnose werden hier besprochen:
1. Einführung
2. Die „neun Regionen“ des Pulses aus „Des gelben Kaisers Klassiker des Inneren“
3. Der Puls im „Klassiker der Schwierigkeiten“
4. Die drei Abschnitte des Pulses
5. Die Zuordnung der Pulspositionen zu den Organen
   - Die Positionen der Organe am Puls
     - „Klassiker der Schwierigkeiten“ (*Nan Jing,* 100 n. Chr.)
     - „Der Klassiker vom Puls“ (*Mai Jing,* 280 n. Chr.)
     - „Untersuchungen des Pulses vom Pin Hu-See“ (*Pin Hu Mai Xue,* 1564)
     - „Goldener Spiegel der Medizin“ (*Yi Zong Jin Jian,* 1742)
     - Heutiges China
   - Die Abstimmung verschiedener Pulsanordnungen aufeinander
     - Wie Yin- und Yang-Organe auf dem Puls abgebildet werden
     - Die Pulsdiagnose aus der Sicht des Akupunkteurs und des Arzneimitteltherapeuten
     - Die Leitbahnen von Dünndarm und Dickdarm im Vergleich zu den Organen in der Pulsdiagnose
     - Praktisches Bedeutung der Pulsdiagnose
     - Die Auslegung des Pulses bei akuten und chronischen Erkrankungen
     - Der Puls spiegelt das Herz-Qi wider
6. Die drei Ebenen
7. Das praktische Vorgehen beim Pulstasten
   - Zeit
   - Ausrichtung des Arms
   - Abstimmung mit der Atmung
   - Positionierung der Finger
     - Positionierung der Finger
     - Anordnen der Finger
     - Ausrichten der Finger
     - Auflegen der Finger
     - Bewegen der Finger
8. Faktoren mit Einfluss auf den Puls
   - Jahreszeit
   - Geschlecht
   - Alter
   - Körperbau
   - Menstruation
   - Schwangerschaft
   - *Fan Guan Mai* und *Xie Fei Mai*
     - *Fan Guan Mai*
     - *Xie Fei Mai*
9. Eigenschaften des normalen Pulses
   - Geist
   - Magen-Qi
   - Wurzel
10. Richtlinien zur Deutung des Pulses
   - Mit drei Fingern den Puls als Ganzes fühlen
   - Geist, Magen-Qi und Wurzel erfühlen
   - Die drei Pulstaststellen zuerst gemeinsam und dann einzeln fühlen
   - Die drei Ebenen fühlen
   - Die allgemeine Qualität des Pulses fühlen, wenn vorhanden
   - Qualität, Stärke und Ebene jeder einzelnen Position fühlen, indem man mit den Fingern rollt und schiebt
   - Die Pulsfrequenz bestimmen
11. Die Anwendung der Pulsdiagnose in der Praxis
   - Der Puls ist oft entscheidend bei der Festlegung einer Diagnose
   - Der Puls ist für die Unterscheidung zwischen Leere und Fülle unentbehrlich
   - Der Puls ist für die Festlegung eines Therapieprinzips unerlässlich
   - Der Puls bei emotionalen Störungen
   - Der Puls als Hinweis auf ein Problem der Organe
   - Der Puls als Hinweis auf ein Herzproblem
   - Der Puls spiegelt nicht immer alle Aspekte einer Disharmonie wider
   - Der Puls weist auf Disharmonien hin, die über die vordergründigen Muster hinausgehen
   - Der Puls kann beim Fehlen von Symptomen auf eine zugrunde liegende Leere hinweisen
   - Der Puls bei Krebserkrankungen
12. Die Integration von Puls- und Zungendiagnose
   - Qi und Blut
   - Der Zeitfaktor
   - Der Puls ist schnell, die Zunge aber ist nicht rot
   - Der Puls ist langsam, aber die Zunge ist rot
   - Die Pulsdiagnose ergänzt die Zungendiagnose
13. Die Grenzen der Pulsdiagnose
   - Sie ist subjektiv
   - Sie unterliegt kurzfristigen Einflüssen

Die Pulsqualitäten werden in ➤ Kapitel 50 besprochen.

49.1 Einführung

Die Pulsdiagnose ist die schwierigste Fertigkeit der chinesischen Diagnose. Es ist ein äußerst komplexes Thema, das tiefgehendes Verständnis, großes Geschick und Feingefühl verlangt. Die Pulsdiagnose stellt für den Therapeuten der chinesischen Medizin ein unentbehrliches Werkzeug und wahrlich eine „Kunst“ dar, viel mehr noch als alle anderen diagnostischen Methoden der chinesischen Medizin. Viel Geduld ist nötig, um die Pulsdiagnose zu erlernen, und es wird Jahre dauern, ehe man sie beherrschen kann. Das Verständnis und Meistern der Pulsdiagnose nimmt nie ein Ende und setzt sich das ganze Leben lang fort.

Was kann man beim Tasten des Pulses eigentlich fühlen? Im Grunde genommen können wir über den Pulsschlag des Blutes die Pulsation des Qi wahrnehmen. Bei Qi handelt es sich um eine subtile Form von Energie, die durch uns nicht „erfühlt“ werden kann, es sei denn von Qi-Gong-Experten. Sie kann auch nicht „gemessen“ werden, darum nehmen wir die Radialisarterie zur Hilfe, um über den Pulsschlag des Blutes einen Eindruck über den Zustand des Qi zu gewinnen. Die enge Verbindung zwischen Qi und Blut ermöglicht diese Ableitung: Qi steuert das Blut, und Blut ist die Mutter des Qi.

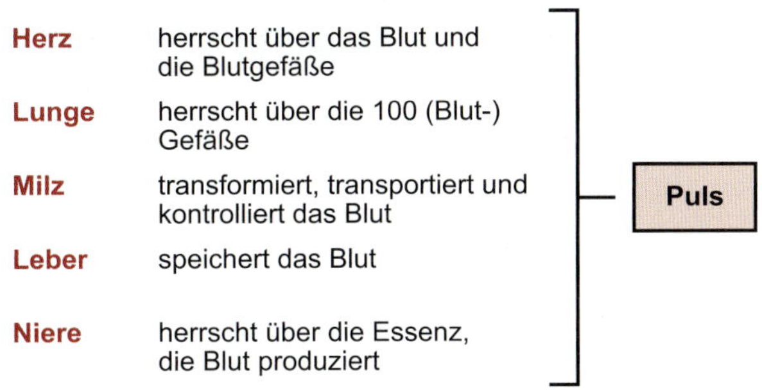

Abb. 49.1 Einfluss der fünf Yin-Organe auf den Puls

Ein weiterer Grund dafür, dass wir anhand der Pulsdiagnose das Qi begutachten können, ist der Verlauf der Lungen-Leitbahn am Puls, wo auch die Radialisarterie zu finden ist. Da die Lunge das Qi beherrscht, kann uns gerade diese Arterie Eindrücke vom Zustand des Qi liefern.

Das Herz ist das wichtigste Organ, das den Puls beeinflusst: Aus Sicht der chinesischen Medizin liegt der Grund darin, dass das Herz über das Blut herrscht, aus Sicht der Schulmedizin, weil der Pulsschlag von der Pumptätigkeit des Herzens ausgeht. Aber abgesehen vom Herzen haben die anderen vier Yin-Organe ebenfalls eine Beziehung zum Blut und daher auch zum Puls (➤ Abb. 49.1).

Aus zwei Gründen ist die Pulsdiagnose so wichtig: Sie unterstützt nicht nur unser Fahnden nach den beteiligten inneren Organen (oder Leitbahnen) und dem vorherrschendem Krankheitsmuster, sondern sie spiegelt die komplexen Verflechtungen von Qi und Blut wider.

Su Wen, Kapitel 17 (der beste Zeitpunkt, um den Puls zu tasten)

„Der beste Zeitpunkt, um den Puls zu tasten, ist bei der Morgendämmerung, wenn das Yin-Qi noch nicht aufgewühlt und das Yang-Qi noch nicht verbraucht ist, der Patient noch nichts gegessen hat, die Hauptleitbahnen nicht kräftig, die Verbindungsleitbahnen ruhig sind und Qi und Blut gut zirkulieren. So können abnorme Pulsveränderungen aufgespürt werden. Abgesehen von der Untersuchung der Pulsveränderungen sollte man sorgfältig den Glanz [Jing Ming] der Augen betrachten und die fünf Farben inspizieren, um zu entscheiden, ob die 5 Yin-Organe voll oder leer sind“.[1]

Durch den Puls kann man Organ- und Musterdisharmonien feststellen

Im Gesamtbild aller Disharmonien kann man den Puls schlicht als eine weitere Manifestation, wie etwa Durst, Schwindel oder ein rotes Gesicht, betrachten. Seine einzigartige Bedeutung besteht jedoch darin, dass er uns ganz allein, selbst wenn Symptome fehlen, die Diagnose eines Musters erlaubt. Zum Beispiel: Schwindel weist nur dann auf einen Nieren-Mangel hin, wenn noch andere Symptome eines Nieren-Mangels vorliegen, wie etwa Tinnitus, Schmerzen im unteren Rücken und Nachtschweiß. Ein tief-schwächlicher Puls auf den beiden hinteren Taststellen (Nieren) hingegen deutet ohne Zweifel auf einen Nieren-Mangel hin.

Zusätzlich kann der Puls allein, also als einzige Manifestation, mit einiger Sicherheit ein bestimmtes Muster aufzeigen. Schwindel kann beispielsweise durch Schleim verursacht werden und sollte daher in Begleitung weiterer Symptome von Schleim, wie Engegefühl im Brustkorb, Benommenheitsgefühl im Kopf, gedunsener Zunge etc. auftreten, um die Diagnose zu sichern. Ein schlüpfriger Puls aber kann uns ganz allein auf Schleim schließen lassen, ausgenommen natürlich bei einer Schwangerschaft.

Der Puls verschafft uns einen umfassenden Eindruck vom Zustand von Qi und Blut

Der Puls gibt ein Bild des ganzen Körpers wider und weicht insofern von anderen Symptomen und klinischen Zeichen ab. Er zeigt den Zustand von Qi und Blut, von den Yin- und Yang-Organen, von Körperteilen sowie von der Konstitution der jeweiligen Person. Es gibt sonst kein anderes Symptom oder klinisches Zeichen, keine andere Manifestation, die Ähnliches vermag, lediglich die Zunge kommt diesem nahe.

49.2 Die „neun Regionen" des Pulses aus „Des gelben Kaisers Klassiker des Inneren"

Das Tasten des Pulses auf der Radialisarterie wurde bereits im „Klassiker der Schwierigkeiten“ (ca. 100 n. Chr.) beschrieben. Davor fühlte man den Puls an neun verschiedenen Arterien, nämlich drei am Kopf, drei and den Händen und drei an den Beinen, wie es in Kapitel 20 des *Su Wen* geschildert wird: *„Am Körper gibt es drei Bereiche, jeder davon ist in drei Teilbereiche unterteilt, zusammen also neun Regionen: Man benutzt sie, um Leben und Tod [d. h. die Prognose] festzustellen, und in ihnen äußern sich die 100 Krankheiten, Leere und Fülle werden reguliert und die pathogenen Faktoren können ausgeleitet werden“.*[2]

Die „neun Regionen“ stellen die Orte der Arterien dar, an denen der Puls gefühlt werden kann, und wo sich der Zustand vom Oberen, Mittleren und Unteren Erwärmer widerspiegelt. Jeder dieser drei Bereiche ist wiederum in drei Regionen unterteilt, die jeweils Himmel, Mensch und Erde und somit auch die Oberen, Mittleren und Unteren Regionen bezeichnen (➤ Tab. 49.1).[3]

Obwohl diese Methode, den Puls von neun verschiedenen Arterien an neun verschiedenen Orten zu fühlen, von der Radialismethode abgelöst wurde, kann das Tasten der verschiedenen Pulse in den neun Regionen für die Diagnose, z. B. um eine Leere oder Fülle in einem bestimmten Bereich zu bestätigen, nach wie vor von Nutzen sein. Beispielsweise kann es bei einem Patienten mit Bluthochdruck aufgrund von aufsteigendem Leber-Yang durchaus hilfreich sein, die Pulse der oberen Regionen zu überprüfen, um dadurch Auskunft über den Schweregrad dieser Pathologie zu erhalten: Je stärker, härter und voller die Pulse der oberen Regionen sind, desto heftiger ist das aufsteigende Leber-Yang.

Tab. 49.1 Die neun Regionen des Pulses aus dem *Su Wen*

Bereich	Lokalisierung	Region	Punkt	Organ oder Körperteil	Alternative
Oberer	Kopf	Obere	Taiyang	Qi des Kopfes	–
		Mittlere	Ma 3 Juliao	Qi des Mundes	–
		Untere	SJ 21 Ermen	Qi von Ohren und Augen	–
Mittlerer	Hand	Obere	Lu 8 Jingqu	Lunge	–
		Mittlere	Di 4 Hegu	Brustkorbmitte	–
		Untere	He 7 Shenmen	Herz	–
Unterer	Bein	Obere	Le 10 Wuli	Leber	Le 3 Taichong
		Mittlere	Ni 3 Taixi	Niere	–
		Untere	Mi 11 Jimen	Milz und Magen	Ma 42 Chongyang

Ein weiteres Anwendungsbeispiel für die Pulse der neun Regionen sei hier erwähnt: Bei Patienten mit Durchblutungsstörungen der Beine kann man die Pulse der unteren Regionen tasten und damit den Schweregrad dieses Problems ermessen: Je schwächer und leerer die Pulse der unteren Regionen, desto unzureichender die Zirkulation von Qi in den unteren Beinen.

Außerdem kann uns diese Methode bei Patienten, deren Arm oder Bein amputiert worden ist, helfen – in solch einem Fall lassen sich die drei Radialispulse des fehlenden Arms durch die neun Regionen aus dem *Su Wen* ersetzen.

Su Wen, Kapitel 20 (die neun Regionen des Pulses) (➤ Tab. 49.1)

„Am Körper gibt es drei Bereiche, jeder davon ist in drei Teilbereiche unterteilt, die untersucht werden, um die Prognose von Krankheiten festzustellen. Die drei Bereiche sind der obere, mittlere und untere Bereich. Jeder Bereich hat drei Teilbereiche, die Himmel, Erde und dem Menschen entsprechen. Die Himmelsregion des oberen Bereichs bezieht sich auf die Arterie auf der Stirn [Taiyang]; die Erdregion des oberen Bereichs bezieht sich auf die Arterie in der Nähe des Mundes [Ma 3 Juliao]; die Menschregion des oberen Bereichs bezieht sich auf die Arterie vor dem Ohr [SJ 21 Ermen]. Die Himmelsregion des mittleren Bereichs bezieht sich auf die Arterie des Hand-Taiyin [Lu 8 Jingqu]; die Erdregion des mittleren Bereichs bezieht sich auf die Arterie des Hand-Yangming [Di 4 Hegu]; die Menschregion des mittleren Bereichs bezieht sich auf die Arterie des Hand-Shaoyin [He 7 Shenmen]. Die Himmelsregion des unteren Bereichs bezieht sich auf Fuß-Jueyin [Le 10 Wuli]; die Erdregion des unteren Bereichs bezieht sich auf Fuß-Shaoyin [Ni 3 Taixi]; die Menschregion des unteren Bereichs bezieht sich auf Fuß-Taiyin [Mi 11 Jimen].“[4]

49.3 Der Puls im „Klassiker der Schwierigkeiten“

Im „Klassiker der Schwierigkeiten“ (100 n. Chr.) wurde zum ersten Mal die Methode des Pulstastens an der Radialisarterie vorgestellt. Dieser Puls bekam verschiedene Namen: *Qi Kou* („Qi-Tor“), *Cun Kou* („Zoll-Tor“ [vordere Pulstaststelle]) und *Mai Kou* („Puls-Tor“). Im „Klassiker der Schwierigkeiten“ steht:

„Die zwölf Hauptleitbahnen besitzen ihre eigenen Arterien, den Puls an sich kann man aber nur beim Zoll-Tor [Position von Lu 9 Taiyuan] fühlen, der Leben und Tod der fünf Yin- und sechs Yang-Organe widerspiegelt … Das Zoll-Tor stellt Anfang und Ende der fünf Yin- und sechs Yang-Organe dar, daher können wir den Puls nur an dieser Stelle fühlen.“[5]

Besonders interessant ist der letzte Teil dieser Aussage, in dem der Puls des Zoll-Tors als „Beginn und Ende der fünf Yin- und sechs Yang-Organe“ aufgefasst wird und damit vermuten lässt, dass die Zirkulation des Blutes als geschlossener Kreislauf verstanden wird.

Aus zwei Gründen wird der Puls an der Position des „Qi-Tors“ an der Radialisarterie, was gleich beim Handgelenk ist und der Lungen-Leitbahn entspricht, gefühlt: Erstens stellt sich die Leitbahn der Lunge zur Einschätzung des Qi am besten zur Verfügung, da die Lunge über das Qi herrscht. Hierzu steht im „Klassiker der Schwierigkeiten“, Kapitel 1:

„Die Zwölf Leitbahnen haben ihren Platz dort, wo ein Puls gefühlt werden kann, und doch wählt man zur Einschätzung der fünf Yin- und sechs Yang-Organe nur das Zoll-Tor – warum ist das so? Das Zoll-Tor markiert den großen Versammlungsort der Arterien, den Ort, wo der Puls des Hand Taiyin [Lunge] schlägt … das Zoll-Tor stellt Anfang und Ende der fünf Yin- und sechs Yang-Organe dar, daher können wir nur das Zoll-Tor [für die Diagnose] einsetzen.“[6]

Zweitens haben nachgeburtliches Qi und Blut in Nahrung und Wasser, die in den Magen kommen, ihren Ursprung. Der Magen gewinnt aus der Nahrung Essenzen, die zur Lunge geschickt werden. Von der Lunge aus gehen sie weiter zur Haut und den fünf Yin- und sechs Yang-Organen sowie zu allen Körperarterien. Aus diesem Grund ist Lu 9 Taiyuan der Hui-Einflussreiche-Punkt aller Blutgefäße.

In Kapitel 11 des *Su Wen* steht:

„Der Gelbe Kaiser fragte: Warum kann man nur anhand des Qi-Tors den Zustand der fünf Yin-Organe feststellen? Qi Bo antwortete: Der Magen ist das Meer von Nahrung und Flüssigkeit und der große

Ursprung der sechs Yang-Organe. Die fünf Geschmäcker der fünf Yin- und sechs Yang-Organe entstammen allesamt dem Magen und werden dann umgewandelt, um am Qi-Tor in Erscheinung zu treten.“[7]

In Kapitel 21 desselben Buchs steht:

„Das Qi der Nahrung gelangt in den Magen, Nahrungs-Qi steigt zum Herzen auf, sein geklärter Teil gelangt in die Blutgefäße; das Qi der Blutgefäße fließt in die zwölf Leitbahnen, und das Qi der Leitbahnen erreicht die Lunge. Die Lunge herrscht über alle Blutgefäße, ihre geklärte Essenz gelangt in die Haut und ins Körperhaar. Körperhaar und Blutgefäße vereinigen sich, Qi wird zu den sechs Yang-Organen geleitet, deren Qi sich manifestiert und das die vier Yin-Organe [abgesehen vom Herz] nährt. Wenn das Qi im Gleichgewicht ist, dann wird das Qi-Tor zum Zoll-Tor [d. h. der Pulstaststelle], anhand dessen man den Zustand des Körpers beurteilen kann.“[8]

Deswegen kann uns dieser Abschnitt der Radialisarterie auf der Lungen-Leitbahn über den Zustand von Qi und Blut des ganzen Körpers berichten.

Warum der Puls auf der Radialisarterie (Lungen-Leitbahn) getastet wird

- Die Lunge herrscht über das Qi
- Die Lunge empfängt das Nahrungs-Qi vom Magen

Dr. J. H. F. Shen hat zudem eine weitere Erklärung für die Bedeutung des Pulses an der Radialisarterie am Handgelenk. Er setzt den Blutfluss in der Radialisarterie am Handgelenk mit einer Welle, und den Mittelhandknochen des Daumens mit einer Klippe gleich. Da die Blutwelle in der Radialisarterie gegen die Klippe brandet und zurückgeworfen wird, können wird den Puls hier erfühlen. Gäbe es dieses Hindernis nicht, so würde die Welle unabgelenkt weiterfließen und wir könnten sie nicht auf dieselbe Art und Weise interpretieren (➤ Abb. 49.2).

49.4 Die drei Abschnitte des Pulses

Die drei Abschnitte des Pulses lauten:

Zoll	*Cun*	Vordere Pulstaststelle
Tor	*Guan*	Mittlere Pulstaststelle
Fuß	*Chi*	Hintere Pulstaststelle

Im zweiten Kapitel des „Klassiker der Schwierigkeiten“ wird geschildert, wie der Autor dazu gelangte, den Puls an den drei Taststellen, nämlich Zoll (oder Vordere, *Cun*), Tor (oder Mittlere, *Guan*) und Fuß (oder Hintere, *Chi*), zu fühlen:

„Die Fuß- und Zollabschnitte des Pulses bilden den Versammlungspunkt der Leitbahnen. Der Abstand von der Tor-Position [Lu 8 Jingqu, auf einer Höhe mit dem Griffelfortsatz der Speiche] zur Fuß-Position am Ellenbogen repräsentiert das Fuß-Innere und spiegelt die Yin-Energien wider. Der Abschnitt von der Tor-Position bis zum Punkt Fischgrenze [auf dem Daumenballen] stellt das Fuß-Äußere dar und spiegelt die Yang-Energien wider. Auf der [erstgenannten] ein Fuß messenden Strecke wird nun die Strecke eines Zolls separiert, damit dieses Zoll die ein Fuß messende Strecke repräsentiert. Die Yin-Energien werden also von einem ein Zoll langen Abschnitt auf der Fuß-Strecke widergespiegelt; des Weiteren werden die Yang-Energien von einem neun Fen messenden Abschnitt auf der Zoll-Position widergespiegelt. Die Gesamtlänge von Fuß- und Zoll-Abschnitt beläuft sich somit auf ein Zoll und neun Fen; dies sind die sogenannten Fuß- und Zoll-Abschnitte.“[9]

Mit anderen Worten: Der Abstand vom Tor-*Guan* (der mittleren Pulstaststelle, Lu 8 Jingqu) bis zur Ellenbogenfalte misst einen chinesischen Fuß und spiegelt die Yin-Energien wider. Die Strecke vom Tor-*Guan* zur Handgelenksfalte misst neun *Fen* (neun Zehntel eines Zolls) und spiegelt die Yang-Energien wider. Von der ein Fuß langen Strecke, die von der Tor-*Guan*-Position bis zur Ellenbogenfalte reicht, wurde ein ein Zoll langer Abschnitt se-

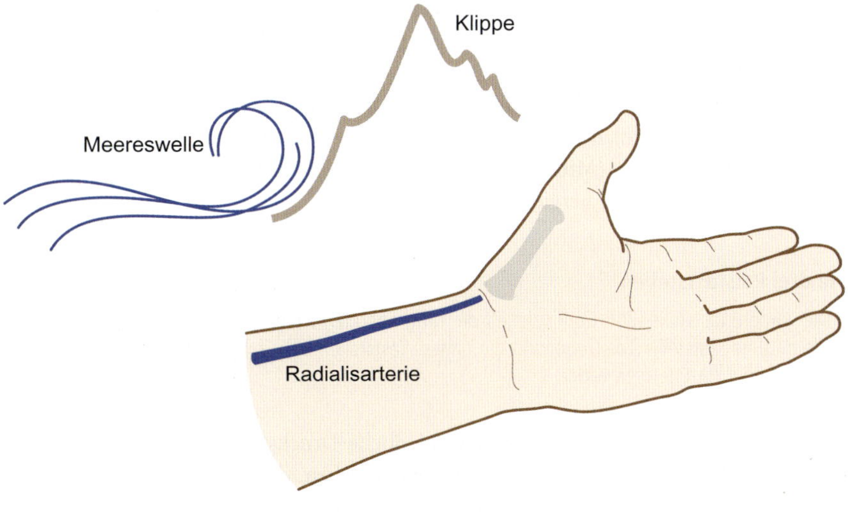

Abb. 49.2 Der Puls der Radialisarterie nach Dr. Shen

49

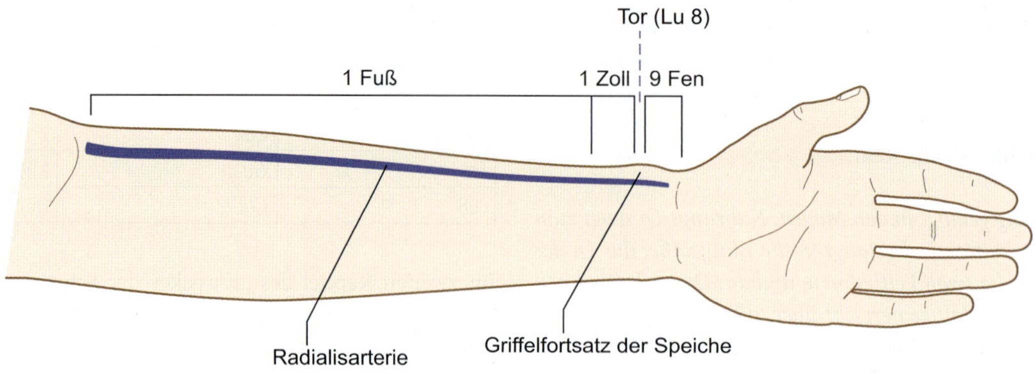

Abb. 49.3 Zoll-, Tor- und Fuß-Pulsabschnitte nach dem „Klassiker der Schwierigkeiten"

pariert / ausgewählt, um die Yin-Energien zu repräsentieren. Dieses eine Zoll steht also für den gesamten Fuß-Abschnitt (➤ Abb. 49.3).

„Der Klassiker vom Puls" äußert sich in ähnlicher Weise:

„Von der Fischgrenze [am Daumenballen] aus zum hervorstehenden Knochen [dem Griffelfortsatz der Speiche] gehe man einen Zoll rückwärts [nach proximal]: Hier in der Mitte ist das Zoll-Tor. Vom Zoll zum Fuß trifft man auf Chi Ze, diese Position heißt Fuß. Die Position hinter dem Zoll und vor der Fuß-Position heißt Tor-Taststelle, sie begrenzt das hervortretende Yang vom einsinkenden Yin [an der Fuß-Taststelle]. Das hervortretende Yang belegt drei Teile [Taststellen] und das einsinkende Yin belegt ebenfalls drei Teile [Taststellen]. Das Yang hat seinen Ursprung an der Fuß-Taststelle und bewegt [oder manifestiert] sich in der Zoll-Taststelle. Das Yin hat seinen Ursprung an der Zoll-Taststelle und bewegt [oder manifestiert] sich in der Fuß-Taststelle. Die Zoll-Taststelle herrscht über den Oberen Erwärmer – einschließlich der Haut und der Haare bis zu den Händen; die Tor-Taststelle herrscht über den Mittleren Erwärmer – einschließlich Bauch und Rücken; die Fuß-Taststelle herrscht über den Unteren Erwärmer – einschließlich vom unteren Bauch bis zu den Füßen."[10]

In Kapitel 3 des „Klassiker der Schwierigkeiten" steht: *„Vor der Tor-Taststelle [also distal davon] bewegt sich das Yang, der Puls ist hier neun Fen lang und oberflächlich … hinter der Tor-Taststelle [also proximal davon] bewegt sich das Yin, der Puls ist hier einen Zoll lang und liegt tief."*[11]

Man kann also drei Abschnitte des Pulses festhalten: Der Zoll-*Cun*-Abschnitt (Vordere), der die Yang-Energien widerspiegelt und der Tor-*Guan*-Abschnitt (Mittlere) sowie der Fuß-*Chi*-Abschnitt (Hintere), welche die Yin-Energien widerspiegeln.

Die drei Pulstaststellen

- Die vordere Taststelle (Zoll-*Cun*) spiegelt die Yang-Energien wider
- Die mittlere Taststelle (Tor-*Guan*) und die hintere Taststelle (Fuß-*Chi*) spiegeln die Yin-Energien wider

Zu jedem Abschnitt gehören drei unterschiedliche Druckstärken mit dem Finger, woraus sich „neun Regionen" ergeben, die zwar dieselbe Bezeichnung tragen, aber eine andere Bedeutung innehaben als die, die im *Su Wen* vorkommen und oben besprochen wurden. Mit dem „Klassiker der Schwierigkeiten" wurde die Pulsdiagnose gewissermaßen revolutioniert: Die gleiche Information, die man zuvor anhand der Pulsnahme an den neun, voneinander getrennten Arterien am Kopf, an der Hand und an den Beinen erhielt, konnte man nun lediglich durch Tasten der Radialisarterie gewinnen.

In Kapitel 18 des „Klassiker der Schwierigkeiten" werden die drei verschiedenen Druckarten beim Pulstasten folgendermaßen erklärt:

„Es gibt drei Abschnitte, nämlich Zoll, Tor und Fuß, sowie drei Druckarten, nämlich oberflächlich, mittel und tief, [zusammen also] neun Regionen. Der obere Abschnitt bezieht sich auf den Himmel und spiegelt Erkrankungen vom Brustkorb bis zum Kopf wider. Der mittlere Abschnitt bezieht sich auf den Mensch und spiegelt Erkrankungen vom Zwerchfell bis zum Bauchnabel wider. Der untere Abschnitt bezieht sich auf die Erde und spiegelt Erkrankungen vom Bauchnabel bis zu den Füßen wider. [Man muss diese Abschnitte] untersuchen, ehe man nadelt."[12]

In dieser Textstelle wird ein eindeutiges Prinzip aufgestellt, das auch von allen nachfolgenden Ärzten angenommen wurde, nämlich dass der Zoll-Abschnitt dem Oberen Erwärmer und Erkrankungen vom Brustkorb an aufwärts entspricht, der Tor-Abschnitt dem Mittleren Erwärmer und Erkrankungen zwischen Zwerchfell und Bauchnabel, und der Fuß-Abschnitt dem Unteren Erwärmer und Erkrankungen vom Bauchnabel abwärts bis zu den Füßen (➤ Abb. 49.4).

49.5 Die Zuordnung der Pulspositionen zu den Organen

In diesem Abschnitt wird die Zuordnung der Pulspositionen zu den Organen besprochen, indem die verschiedenen, über die Jahrhunderte hinweg aufgezeichneten Pulszuordnungen untersucht und dann versucht wird, die Diskrepanzen zwischen den verschiedenen Anordnungen in Übereinstimmung zu bringen.

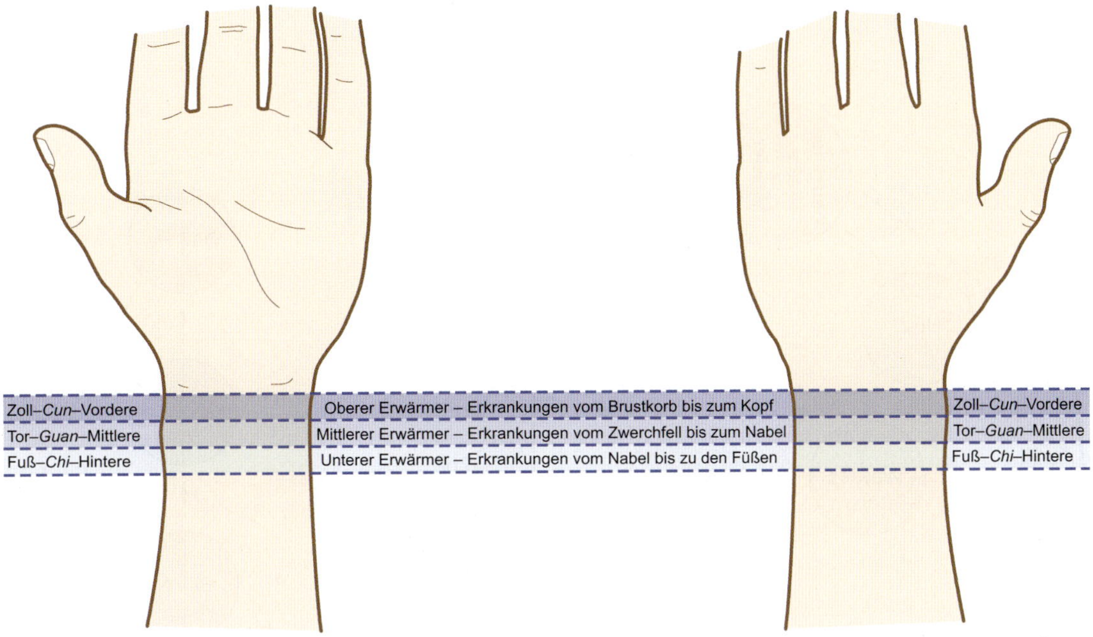

Abb. 49.4 Entsprechungen der drei Pulsabschnitte zum Dreifachen Erwärmer

Tab. 49.2 Zuordnung der Organe zu den Pulspositionen nach verschiedenen Klassikern

	Links			Rechts		
	Vorne	**Mitte**	**Hinten**	**Vorne**	**Mitte**	**Hinten**
Nei Jing	Herz, *Shanzhong*	Leber, Zwerchfell	Niere, Bauch	Lunge, Brustkorbmitte	Magen, Milz	Niere, Bauch
Nan Jing	Herz, Dünndarm	Leber, Gallenblase	Niere, Blase	Lunge, Dickdarm	Milz, Magen	Perikard, Dreifacher Erwärmer
Mai Jing	Herz, Dünndarm	Leber, Gallenblase	Niere, Blase	Lunge, Dickdarm	Milz, Magen	Niere, Blase / Dreifacher Erwärmer / Gebärmutter
Pin Hu Mai Xue	Herz	Leber	Niere	Lunge	Milz, Magen	Ming Men
Jing Yue Quan Shu	Herz, Perikard	Leber, Gallenblase	Niere, Blase / Dickdarm	Lunge, Shanzhong	Milz, Magen	Niere, Dreifacher Erwärmer / Ming Men / Dünndarm
Yi Zong Jin Jian	*Shanzhong*, Herz	Gallenblase, Leber	Blase / Dünndarm, Niere	Brustkorbmitte, Lunge	Magen, Milz	Dickdarm, Niere

49.5.1 Die Positionen der Organe am Puls

Abgesehen von der Zuordnung der drei Pulsabschnitte zum Dreifachen Erwärmer geht die chinesische Medizin noch wesentlich tiefer, indem sie jeder Pulstaststelle das Qi eines bestimmten Organs beimisst. Chinesische Ärzte haben schon seit Jahrhunderten über derartige Zuordnungen gestritten, und folglich gibt es viele unterschiedliche Meinungen. ➤ Tabelle 49.2 fasst die Pulstaststellen mit ihren zugeordneten einzelnen Organen laut den sechs wichtigsten Klassikern zusammen.

- „Des Gelben Kaisers Klassiker des Inneren" (*Huang Di Nei Jing*), ca. 100 v. Chr.
- „Der Klassiker der Schwierigkeiten" (*Nan Jing*), ca. 100 n. Chr.
- „Der Klassiker vom Puls" (*Mai Jing*) von Wang Shu He, ca. 280 n. Chr.
- „Untersuchungen des Pulses vom Pin Hu-See" von (*Pin Hu Mai Xue*) Li Shi Zhen, 1564
- „Vollständige Werke von Jing Yue" (*Jing Yue Quan Shu*) von Zhang Jing Yue, 1624
- „Goldener Spiegel der Medizin" (*Yi Zong Jin Jian*) von Wu Qian, 1742

An dieser Stelle lohnt es sich, einige der klassischen Teststellen zu zitieren, welche die Organe und Pulstaststellen zueinander in Beziehung setzen, um zu verdeutlichen, dass derartige Entsprechungen nie so simpel und mechanisch erdacht waren, wie es

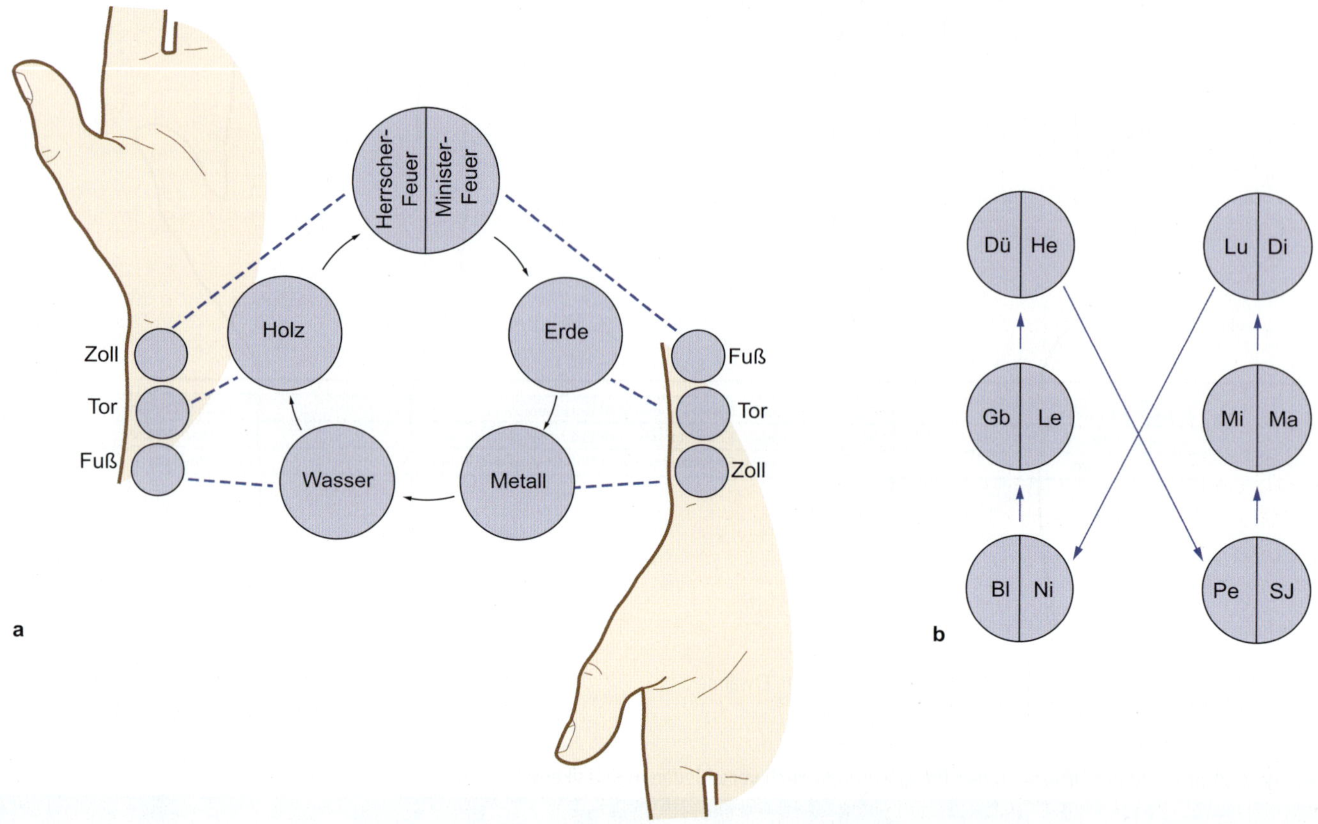

Abb. 49.5ab Der Einfluss der Fünf Elemente auf die Korrespondenz zwischen den Organen und Pulstaststellen nach dem „Klassiker der Schwierigkeiten"

heute gelehrt wird, sprich, dass wir die „Yang-Organe an der Oberfläche und die Yin-Organe in der Tiefe fühlen" sollen.

„Klassiker der Schwierigkeiten" (Nan Jing, 100 n. Chr.)

Kapitel 18 des „Klassiker der Schwierigkeiten" erklärt die Entsprechung der Pulstaststellen zu den Organen (oder Leitbahnen) in Übereinkunft mit den Fünf Elementen in der folgenden, recht komplexen Textstelle:

„Hand-Taiyin [Lunge] und Hand-Yangming [Dickdarm] gehören zum Metall; Fuß-Shaoyin [Niere] und Fuß-Taiyang [Blase] gehören zum Wasser. Metall bringt Wasser hervor, Wasser fließt nach unten und kann nicht aufsteigen. Daher sind diese beiden auf der Position unterhalb des Tores [d. h. auf der Fuß-Position] zu finden. Fuß-Jueyin [Leber] und Fuß-Shaoyang [Gallenblase] gehören zum Holz. Holz bringt das Feuer von Hand-Taiyang [Dünndarm] und Hand-Shaoyin [Herz] hervor. Feuer lodert nach oben empor und kann nicht absteigen. Daher entsprechen Hand-Taiyang [Dünndarm] und Hand-Shaoyin [Herz] der Position oberhalb des Tores [d. h. der Zoll-Taststelle]. Das Feuer des Hand-Herz-Meisters [d. h. Perikard] und des Hand-Shaoyang [Dreifacher Erwärmer] erzeugt die Erde des Fuß-Taiyin [Milz] und des Fuß-Yangming [Magen]. Erde herrscht über die Mitte, deshalb ist sie in der Mitte positioniert. Dies erfolgt in Übereinstimmung mit der gegenseitigen Mutter-Kind-Beziehung von Hervorbringung und Nährung innerhalb der Fünf Elemente."[13]

Daraus können wir schließen, dass die Anordnung der Organe zu den Pulstaststellen nach dem „Klassiker der Schwierigkeiten" streng den Regeln der Hervorbringungs-Sequenz der Fünf Elemente folgt (➤ Abb. 49.5):

Links	Rechts
Dünndarm / Herz	Lunge / Dickdarm
Gallenblase / Leber	Milz / Magen
Blase / Niere	Perikard / Dreifacher Erwärmer

Es ist aufschlussreich, wie streng hier die Organe den Pulstaststellen nach den Fünf Elementen geordnet werden. Aus der Zuordnung der rechten Fuß-Taststelle (Hintere) zum Perikard und Dreifachen Erwärmer können wir schließen, dass im „Klassiker der Schwierigkeiten" den Pulstaststellen eher Leitbahnen als Organe zugeschrieben wurden. Daraus folgt, dass die Pulstaststellen im „Klassiker der Schwierigkeiten" aus Sicht des Akupunkteurs – nicht des Arzneimitteltherapeuten – angeordnet wurden. Dies würde bestätigen, dass die zwei hauptsächlichen Pulsanordnungen, also einmal mit Dünndarm und Dickdarm auf der vorderen (*Cun*) und einmal mit beiden auf der hinteren (*Chi*) Taststelle, die verschiedenen Sichtweisen von Akupunkteur und Arzneimitteltherapeut widerspiegeln. Weiter unten folgt eine genauere Erörterung.

„Der Klassiker vom Puls" (Mai Jing, 280 n. Chr.)

Im „Klassiker vom Puls" werden die Entsprechungen der Pulstaststellen zu den Organen (oder Leitbahnen) in Kapitel 7 abgehandelt:

„Die Herz-Taststelle ist dem linken Cun, [welches] distal zur Tor-Position [ist], zugeordnet. Das Herz ist das Hand-Shaoyin und steht in innerlich-äußerlicher Verbindung zum Hand-Taiyang, d. h. zum Dünndarm. Die Leber-Taststelle ist der linken Tor-Position zugeordnet. Die Leber ist das Fuß-Jueyin und steht in innerlich-äußerlicher Verbindung zum Fuß-Shaoyang, d. h. zur Gallenblase. Die Nieren-Taststelle ist der linken Fuß-Position, proximal zur Tor-Position, zugeordnet. Die Niere ist das Fuß-Shaoyin und steht in innerlich-äußerlicher Verbindung zum Fuß-Taiyang, d. h. zur Blase. Die Lungen-Taststelle ist der linken Cun-Position, distal zur Tor-Position, zugeordnet. Die Lunge ist das Fuß-Taiyin und steht in innerlich-äußerlicher Verbindung zum Hand-Yangming, d. h. zum Dickdarm. Die Milz-Taststelle ist der rechten Guan-Position zugeordnet. Die Milz ist das Fuß-Taiyin und steht in innerlich-äußerlicher Verbindung zum Fuß-Yangming, d. h. zum Magen. Die Nieren-Taststelle ist der rechten Fuß-Position, proximal zur Tor-Position, zugeteilt. Die Niere ist das Fuß-Shaoyin und steht in innerlich-äußerlicher Verbindung zum Fuß-Taiyang, d. h. zur Blase. Niere und Blase treffen sich im Unteren Erwärmer an einem Punkt rechts von Guanyuan [Ren 4]: Zur Linken dieses Punktes ist die Niere, zur Rechten die Gebärmutter, auch Dreifacher Erwärmer genannt."[14]

Der letzte Teil dieser Textstelle ist beachtenswert, da die beiden hinteren Taststellen der Niere und Blase zugeordnet werden, während die rechte hintere auch die Gebärmutter und den Dreifachen Erwärmer widerspiegelt. Die meisten Autoren übersetzen den letzten Abschnitt, als ob die linke hintere Taststelle der Niere entspricht und die rechte hintere der Gebärmutter und dem Dreifachen Erwärmer. Meines Erachtens beziehen sich „zur Rechten" und „zur Linken" am Ende der Textstelle auf den Ort links und rechts von Ren 4 Guanyuan. Demnach setzt sich die Anordnung des Pulses aus dem „Klassiker vom Pulses" folgendermaßen zusammen:

Links	Rechts
Dünndarm / Herz	Lunge / Dickdarm
Gallenblase / Leber	Milz / Magen
Blase / Niere	Niere / Gebärmutter / Dreifacher Erwärmer / Blase

Von besonderem Interesse ist die Verbindung zwischen Gebärmutter und Dreifachem Erwärmer, da sie die Aussage von Kapitel 66 des „Klassiker der Schwierigkeiten" bestätigt, laut derer das Ursprungs-Qi (*Yuan Qi*) aus dem Raum zwischen den beiden Nieren (bei Frauen gehört hierzu auch die Gebärmutter) stammt und sich zu den fünf Yin und sechs Yang – über den Dreifachen Erwärmer als „Vermittler" – verteilt.

„Untersuchungen des Pulses vom Pin Hu-See" (Pin Hu Mai Xue, 1564)

Die „Untersuchungen des Pulses vom Pin Hu-See" ordnen lediglich die Yin-Organe den Pulstaststellen zu:

„Herz und Leber sind auf der Linken, Lunge und Milz auf der Rechten. Niere und Tor der Vitalität [Ming Men] sind auf den Fuß-Positionen jeweils zur Rechten und Linken."[15]

„Goldener Spiegel der Medizin" (Yi Zong Jin Jian, 1742)

In „Goldener Spiegel der Medizin" von Wu Qian werden die Pulstaststellen den Organen wie folgt zugeordnet:

Links	Rechts
„Außen" / „Innen"	„Innen" / „Außen"
Shanzhong / Herz	Lunge / Brustmitte
Gallenblase / Leber	Milz / Magen
Blase, Dünndarm / Niere	Niere / Dickdarm

In ➤ Abbildung 49.6 ist ein Diagramm aus dem Originaltext abgedruckt; in ➤ Abbildung 49.7 folgt eine Übersetzung.[16]

Das Diagramm aus „Goldener Spiegel der Medizin" hebt deutlich hervor, dass „außen" und „innen" jeweils distal und proximal, also vom Körper weg und zum Körper hin, bedeuten. Mit anderen Worten, Yang- und Yin-Organe jeder Taststelle werden jeweils am distalen und proximalen Ende gefühlt. Weiter unten erfolgt eine ausführlichere Erläuterung.

Heutiges China

Die gebräuchlichste Pulsanordnung sieht im heutigen China folgendermaßen aus:

Links	Rechts
„Außen" / „Innen"	„Innen" / „Außen"
Perikard / Herz	Lunge
Gallenblase / Leber	Milz / Magen
Dünndarm / Blase / Nieren-Yin	Nieren-Yang / Dickdarm

Die hier wiedergegebene Anordnung der Pulstaststellen und Organe ist eine Zusammenstellung der Ansichten verschiedener

49

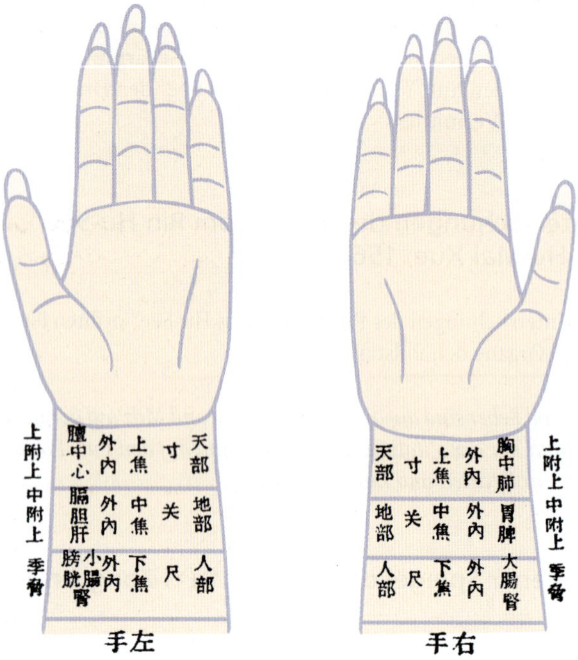

Abb. 49.6 Pulsdiagramm aus „Goldener Spiegel der Medizin"

Lehrer, bei denen ich in China gelernt habe, denn moderne Fachbücher legen dieses Wissen normalerweise nicht in deutlicher Form dar. Der Grund hierfür könnte sein, dass es bezüglich dieses Themas beträchtliche, seit Jahrhunderten geführte Meinungsverschiedenheiten gibt, und dass die heutige Fachliteratur einfach darüber hinwegzusehen neigt.

Das 1987 erschienene Buch „Chinesische Akupunktur und Moxibustion" zum Beispiel führt überhaupt keine Zuordnungen zwischen Pulstaststellen und Organen an.[17] In anderen Quellen werden häufig die Zuordnungen von Dünndarm und Dickdarm übersehen – ein Thema, das noch erheblich mehr Unstimmigkeiten unterliegt. Ein Beispiel: Im 1985 erschienenen Buch „Grundlagen der Chinesischen Medizin" (Übersetzung aus dem Chinesischen) ist zu lesen: *„Der rechte Zoll-Puls steht mit der Lunge in Verbindung, und der rechte Schranken-Puls mit Milz und Magen. Der linke Zoll-Puls steht mit dem Herz in Verbindung, der linke Schranken-Puls mit Leber und Gallenblase. Niere und Blase werden in den beiden Ellen-Pulsen abgebildet."*[18]

49.5.2 Die Abstimmung verschiedener Pulsanordnungen aufeinander

Obwohl die unterschiedlichen Pulszuordnungen auf den ersten Blick widersprüchlich erscheinen, gibt es doch eine Art verbindendes Thema: Generell besteht Übereinstimmung darüber,

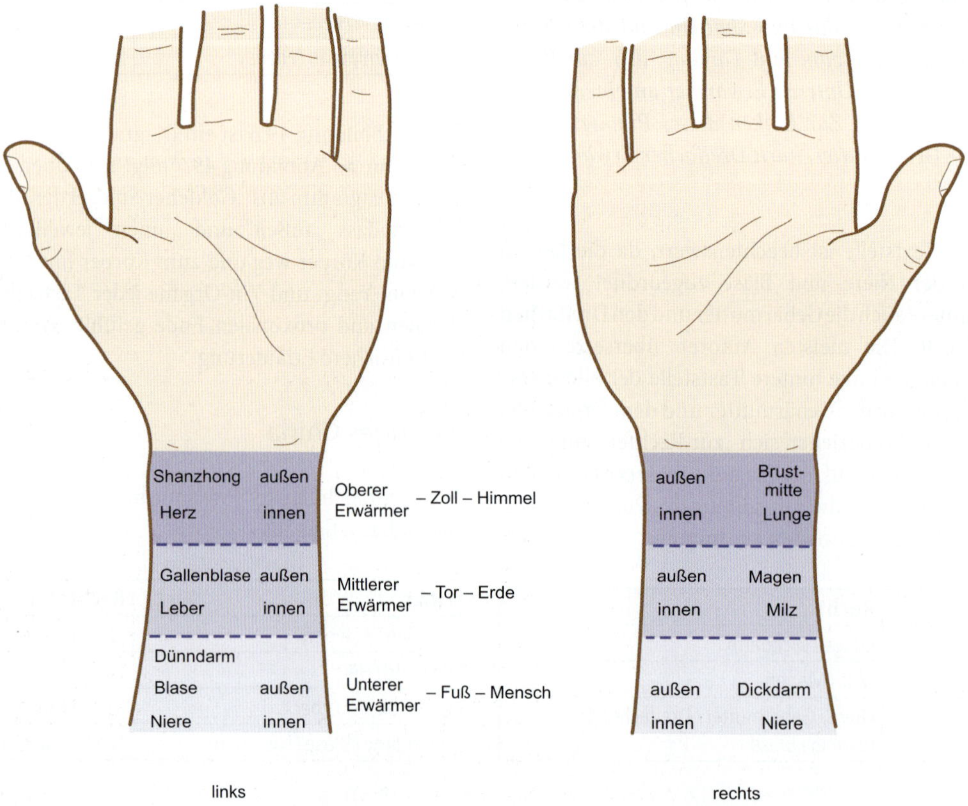

Abb. 49.7 Übersetzung des Pulsdiagramms aus „Goldener Spiegel der Medizin"

dass die vordere Pulstaststelle (*Cun*) den Oberen Erwärmer, die mittlere Pulstaststelle (*Guan*) den Mittleren Erwärmer und die hintere Pulstaststelle (*Chi*) den Unteren Erwärmer widerspiegelt. Wo sich die Geister hauptsächlich scheiden, sind die Zuordnungen der Yang-Organe – vor allem von Dünndarm und Dickdarm. Viele Ärzte unterlassen selbst dies und schreiben die Yang-Organe dem Puls überhaupt nicht zu (so auch nicht im „Des Gelben Kaisers Klassiker des Inneren").

Wie Yin- und Yang-Organe auf dem Puls abgebildet werden

Die allgemein verbreitete Annahme, dass die oberflächliche Ebene den Zustand der Yang-Organe und die tiefe Ebene den der Yin-Organe widerspiegeln, war in der chinesischen Medizin niemals die einzig gültige. Die verschiedenen Ebenen (oder Stellen), an denen die Yang- und Yin-Organe gefühlt werden, werden oft als *wai* (außen) und *nei* (innen) beschrieben; nun können die Begriffe „außen" und „innen" auf drei Arten ausgelegt werden:

- „Außen" bedeutet oberflächlich und „innen" bedeutet tief gelegen
- „Außen" bedeutet nach seitlich außen (lateral) und „innen" bedeutet nach seitlich innen (medial)
- „Außen" bedeutet vom Körper weg (distal) und „innen" zum Körper hin (proximal)

Heutzutage ist die erste Auslegung die bei weitem häufigste; man muss jedoch beachten, dass sie nicht die einzige darstellt und dass sich die drei Interpretationen nicht gegenseitig ausschließen müssen. Dr. Shen selbst bezieht sich beim Pulstasten häufig auf die zweite und dritte Art (mehr dazu später). In ➤ Abbildung 49.8 werden diese drei Auslegungsarten als Grafik dargestellt.

Welcher Auslegung man sich auch verschreiben mag, es kommt letztlich darauf an, dass die Beziehung zwischen Yang- und Yin-Organen, einschließlich ihrer Auswirkung auf den Puls, dynamisch – und nicht mechanisch – gesehen wird. Wir sollten nicht einfach die Oberfläche den Yang-Organen und die Tiefe den Yin-Organe zuschreiben, beispielsweise auf der linken mittleren Taststelle, wo wir an der Oberfläche die Gallenblase und in der Tiefe die Leber vermuten würden. Da zwischen den gepaarten Yang- und Yin-Organen eine sehr enge Beziehung besteht (mit Ausnahme von Dünndarm / Herz und Dickdarm / Lunge – diese werden in Kürze besprochen), ist jede Pulstaststelle zunächst als Ganzes zu untersuchen, wobei wir besondere Aufmerksamkeit auf die Stärke und Tiefe des Pulses richten sollten. Diese Vorgehensweise ist jener vorzuziehen, die „Gallenblase" in der oberflächlichen Ebene und die „Leber" in der tiefen Ebene auf mechanische Weise als zwei getrennte Einheiten fühlen zu wollen.

Jede Pulstaststelle kann unter verschiedenen Umständen unterschiedliche Phänomene anzeigen, beispielsweise die linke mittlere Taststelle (Leber und Gallenblase): Bei Gesundheit befinden sich Leber und Gallenblase im Gleichgewicht, oder anders ausgedrückt, Yin und Yang innerhalb des Funktionskreises Leber / Gallenblase sind ausbalanciert. In diesem Fall ist der Puls

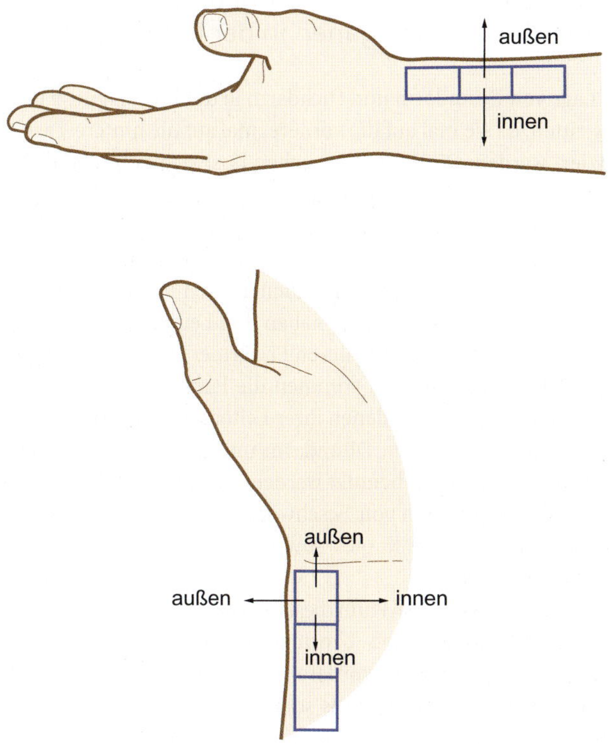

Abb. 49.8 Die Bedeutungen von „außen" und „innen" beim Fühlen des Pulses

relativ weich und geschmeidig, nicht besonders oberflächlich oder tief, und der Einfluss der Gallenblase auf den Puls wird nicht zu fühlen sein. Wenn aber das Leber-Yang in Fülle ist und nach oben steigt um die Gallenblasen-Leitbahn zu beeinträchtigen (was heftige Schläfenkopfschmerzen auslöst), wird das aufsteigende Qi im Puls abgebildet; der Puls wird also saitenförmig (härter als normal) und oberflächlicher (pochend unter dem Finger) sein. Bezüglich dieses Pulses können wir die Aussage treffen, dass Leber-Yang aufsteigt, oder anders ausgedrückt, dass Gallenblasen-Qi in Fülle ist.

Die Pulsdiagnose aus der Sicht des Akupunkteurs und des Arzneimitteltherapeuten

Eine mögliche Erklärung für diese unterschiedlichen Pulsanordnungen ist der therapeutische Ansatz des Akupunkteurs oder des Arzneimitteltherapeuten. Angesichts der Tatsache, dass der Puls das Qi der Organe und Leitbahnen widergibt, ordnen Akupunkteure, die ja mehr mit den Leitbahnen arbeiten, den Dünndarm und Dickdarm natürlich denselben Pulstaststellen zu wie die Leitbahnen von Herz und Lunge, mit denen sie ja jeweils gepaart sind. Arzneimitteltherapeuten hingegen legen mehr Bedeutung auf die inneren Organe und ordnen daher Dünndarm und Dickdarm den hinteren Pulstaststellen zu, also dem Unteren Erwärmer, wo diese Organe aufzufinden sind.

Die Leitbahnen von Dünndarm und Dickdarm im Vergleich zu den Organen in der Pulsdiagnose

Die Lage von Dünndarm und Dickdarm in der Pulsdiagnose ist sehr umstritten, da sie mal auf die vordere, mal auf die hintere Taststelle platziert werden. Diese Unstimmigkeit lässt sich eventuell dadurch erklären, dass die Verbindung dieser zwei Organe mit ihren Leitbahnen nicht so eng wie bei den anderen Organen ist. Schließlich liegen die Organe von Dünndarm und Dickdarm im Unteren Erwärmer, während ihre Leitbahnen in den Armen fließen (die Organe des Oberen Erwärmers haben ihre Leitbahnen im Arm, die Organe des Mittleren und Unteren Erwärmers haben ihre hingegen in den Beinen). Außerdem stimmen die Funktionen dieser beiden Organe nicht so sehr mit denen ihrer Leitbahnen überein. Denn obwohl die Armpunkte von Dünndarm und Dickdarm natürlich für Beschwerden im Darm benutzt werden können, liegt ihr Haupteinsatzbereich im Rahmen von Beschwerden des Halses, der Schulter, des Gesichts und des Kopfes sowie in der Behandlung äußerer Wind-Invasionen.

Im folgendem Beispiel kann dieselbe Pulsqualität an der vorderen Pulstaststelle je nach den Umständen zwei verschiedene Dinge bedeuten: Ist die rechte vordere Taststelle (Lunge) recht oberflächlich, etwas groß und etwas schnell, so kann dies auf ein emotionales Problem hindeuten, das die Lunge beeinträchtigt. Der Puls gibt also den Zustand der Lunge wieder. Unter anderen Umständen kann der gleiche Puls auf etwas ganz anderes hindeuten, zum Beispiel dann, wenn der Patient einen akuten, großen und eiternden Zahnabszess hat. In diesem Fall gibt der Puls den Zustand der Dickdarm-Leitbahn (auf der der Abszess liegt) wieder, nicht ein Problem des Organs Lunge.

Andererseits äußern sich Probleme des Dickdarm-*Organs* (nicht der Dickdarm-Leitbahn) wesentlich häufiger auf den beiden hinteren Pulstaststellen. Bei Patienten mit Colitis ulcerosa zum Beispiel sind fast immer die beiden hinteren Taststellen sehr saitenförmig, was die Hitze und Stagnation im Dickdarm widerspiegelt. Mittels dieser beiden Beispiele (Zahnabszess und Colitis ulcerosa) können wir nun verstehen, wie die widersprüchliche Zuordnung des Dickdarms *sowohl* zur rechten vorderen *als auch* zur rechten hinteren Taststelle zutreffend sein kann.

Praktische Bedeutung der Pulsdiagnose ohne Beachtung der Organtaststellen

Aus der Tatsache, dass die Pulstaststellen von verschiedenen Ärzten unterschiedlich bewertet werden, sollten wir nicht zu große Schlüsse ziehen, zudem sollten wir die Beziehung zwischen Pulstaststellen und Organen nicht zu mechanisch sehen. Es ist durchaus möglich und korrekt, ohne Bezugnahme auf die inneren Organe eine klinisch aussagekräftige Pulsdiagnose zu stellen, da der Puls uns einen Eindruck über die relative Stärke des Qi in den Drei Erwärmern, in den drei Ebenen sowie auf der linken und rechten Seite verschafft.

Im Grunde genommen spiegelt der Puls den Zustand des Qi in den Drei Erwärmern und in den verschiedenen energetischen Schichten, je nach Art der Erkrankung, wider. Wir sollten den Puls dynamisch bewerten und nicht zu sehr in mechanische Denkweisen geraten. Am wichtigsten ist die Frage, wie das Qi fließt, wie es im Puls mit der Beziehung zwischen Yin und Yang steht (d. h. ob nun Leere oder Fülle von Yin oder Yang besteht), in welcher Ebene das Qi fließt (ist der Puls oberflächlich oder tief), ob das Qi des Körpers schwach ist und ob eine Attacke eines äußeren pathogenen Faktors vorliegt.

! Selbst ohne die Organtaststellen in Betracht zu ziehen, kann der Puls uns bedeutende Informationen für die Behandlung liefern.

Die Auslegung des Pulses bei akuten und chronischen Erkrankungen

Die Bedeutung der Zuordnung der Pulstaststellen zu den Organen variiert nach Situation, je nachdem, ob eine akute oder chronische Erkrankung vorliegt. Bei akuten Erkrankungen, besonders wenn sie mit Fieber auftreten, oder auch postoperativ, oder bei Entzündungen etc., ist die Bewertung einzelner Pulstaststellen nicht so wichtig wie die Gesamtqualität und Frequenz. Wenn eine Person zum Beispiel an einer schlimmen Wind-Invasion leidet, wird der Puls an allen Taststellen oberflächlich sein, was natürlich nicht auf Erkrankungen in jedem assoziierten Organ schließen lässt.

Der Puls spiegelt das Herz-Qi wider

Obwohl jede Pulstaststelle einem bestimmten inneren Organ oder einer bestimmten Leitbahn zugeordnet werden kann, sollten Sie nicht außer Acht lassen, dass der Puls als Ganzes den Zustand von Herz-Qi und Herz-Blut widerspiegelt. Das Herz herrscht über das Blut und die Blutgefäße, daher erscheint es natürlich, dass sich eine Disharmonie des Herzens auf den *ganzen* Puls auswirkt. Der Einfluss des Herzens auf den ganzen Puls zeigt sich besonders deutlich, wenn der Puls außergewöhnlich schwächlich, dünn oder rau, oder auch überflutend an *allen* Taststellen ist und auch wenn er sehr langsam oder schnell ist.

Ferner deuten Unregelmäßigkeiten des Pulses (hängend, jagend, rasend, intermittierend) stets auf eine Herz-Disharmonie, egal, ob noch andere innere Organe mit einbezogen sind. In einigen Fällen können diese eben erwähnten Pulsqualitäten nicht nur auf eine Herz-Disharmonie im Sinne der chinesischen Medizin hindeuten, sondern auch auf eine potenzielle Herzerkrankung im schulmedizinischen Sinne. Ein angeborener Herzfehler beispielsweise kann mit jeder dieser Pulsqualitäten (hängend, jagend, rasend, intermittierend) auftreten.

Die Bedeutung der Pulsdiagnose bei Herzproblemen im schulmedizinischen Sinne wird weiter unten abgehandelt.

! Unabhängig von den Taststellen spiegelt der Puls als Ganzes das Herz-Qi wider.

49.6 Die drei Ebenen

Beim Fühlen des Pulses sollte man, um die verschiedenen Energieebenen zu erfühlen, drei verschiedene Druckstärken anwenden: Die oberflächliche Ebene fühlt man mittels eines sehr leichten Drucks; sie entspricht dem Qi, dem Yang und den Yang-Organen. Die tiefe Ebene fühlt man anhand eines starken Drucks; sie entspricht dem Yin und den Yin-Organen. Die mittlere Ebene fühlt man zwischen den beiden Ebenen, indem man mit mäßiger Stärke drückt; sie entspricht dem Blut.

Die praktische Bedeutung der drei Ebenen wird in ➤ Tabelle 49.3 zusammengefasst.

Diese Zuordnungen – die oberflächliche Ebene dem Qi und Yang, die mittlere dem Blut und die tiefe dem Yin – sind für die Praxis von hoher Bedeutung und werden bei vielen Pulsqualitäten implizit unterschieden. Nehmen wir einmal an, ein Puls sei schwächlich [Anm. d. Ü.: auf Englisch „Weak pulse“], dann ist damit gemeint, dass der Puls auf der oberflächlichen Ebene schwach ist und somit auf einen Mangel an Yang deutet. Spricht man von einem oberflächlich-leeren Puls [Anm. d. Ü.: auf Englisch „Floating-Empty pulse“], so ist damit gemeint, dass er auf der tiefen Ebene schwach ist und somit auf einen Yin-Mangel hindeutet. Reden wir von einem hohlen Puls, so bedeutet dies, dass er auf der mittleren Ebene schwach ist und deutet somit auf einen Blut-Mangel hin.

Diese drei Beispiele beziehen sich allesamt auf einen Energiemangel auf den drei Ebenen. Der Puls kann in jeder dieser Ebenen natürlich auch zu stark sein. Ein oberflächlicher Puls zum Beispiel liegt zu nahe an der Oberfläche und deutet daher auf einen „Überschuss an Yang“ hin, der äußeren (Wind als Yang-pathogener Faktor) oder inneren Ursprungs sein kann. Ein haftender Puls ist definitionsgemäß voll, kräftig und hart auf der mittleren und tiefen Ebene und kann daher auf Blut-Stase oder Blut-Hitze hinweisen. Ein tiefer und voller Puls deutet auf einen pathogenen Faktor im Inneren und damit in den Yin-Energien hin. Die praktische Bedeutung der Pulsstärke auf jeder Ebene wird in ➤ Tabelle 49.4 zusammengefasst, hier werden auch die zu jeder Ebene gehörenden Pulsqualitäten dargestellt.

Tab. 49.3 Entsprechungen zwischen den drei Ebenen des Pulses und den Yang- und Yin-Energien (Li Shi Zhen)

Ebene	Energetik	Yin oder Yang	Organ
Oberflächlich	Qi/Yang	Yang-Organe	Lunge und Herz
Mittig	Blut	–	Magen und Milz
Tief	Yin	Yin-Organe	Leber und Niere

Eine weitere Art der Auslegung der drei Ebenen stammt von Li Shi Zhen, der die oberflächlichen, mittleren und tiefen Ebenen jeweils mit den Energien von Lunge und Herz, Milz und Magen sowie Leber und Niere gleichsetzt (➤ Tab. 49.3). Gemäß seiner Theorie spiegelt die ganze oberflächliche Ebene (ohne die Taststellen in Betracht zu ziehen) den Zustand von Lunge und Herz, die ganze mittlere Ebene den von Milz und Magen und die ganze tiefe Ebene den von Leber und Niere wider. Dieses Modell ist für die Praxis sehr von Nutzen, vor allem dann, wenn der Puls an allen Taststellen dieselbe Qualität besitzt. Ein Beispiel: Ist der Puls an allen Taststellen auf der tiefen Ebene leer, können wir mit Sicherheit auf einen Yin-Mangel von Leber und Niere schließen. Daraus folgt aber nicht, dass die anderen Organe keinen Yin-Mangel aufweisen; bestünde ein Lungen-Yin-Mangel, so wäre der Puls nur an der Lungentaststelle auf der tiefen Ebene leer. Die Idee von drei verschiedenen Ebenen, die mit den Energien verschiedener Organe in Kontakt stehen, geht sehr weit in die Vergangenheit zurück und kommt sowohl im „Klassiker der Schwierigkeiten“ als auch im „Der Klassiker vom Puls“ vor.

Im „Klassiker vom Puls“ (*Mai Jing*) steht:

„Anfangs sollte man eine Druckstärke [äquivalent zu] drei Sojabohnen aufwenden, und [diese Ebene entspricht] der Haut und dem Haar und der Energie der Lunge. Bei einer Druckstärke von sechs Sojabohnen entspricht sie den Blutgefäßen und der Energie des Herzens. Bei einer Druckstärke von neun Sojabohnen entspricht sie den Muskeln und der Energie der Milz. Bei einer Druckstärke von zwölf Sojabohnen entspricht sie den Sehnen und der Energie der Leber. Drückt man schließlich bis zum Knochen und lässt etwas nach, und kommt der Puls dann schnell herbei, entspricht diese Ebene der Energie der Niere.“[19]

Wang Shu He (Autor des „Klassiker vom Puls“) hat sich in diesem Passus offensichtlich auf die Beschreibung im „Klassiker der Schwierigkeiten“ verlassen, wo in Kapitel 5 eine fast identische Stelle zu finden ist.[20]

Es sei zu beachten, dass sich manche Pulsqualitäten (saitenförmig, schlüpfrig, groß, überflutend etc.) natürlich auf mehreren Ebenen manifestieren können.

49.7 Das praktische Vorgehen beim Pulstasten

Beim Pulstasten gibt es vier Gesichtspunkte zu beachten:
- Zeit
- Ausrichtung des Arms

Tab. 49.4 Praktische Bedeutung der Pulsstärke in den drei Ebenen

Ebene	Schwach	Stark
Oberflächlich	Yang- oder Qi-Mangel (tief, schwächlich, sanft, versteckt)	Yang-Fülle, Eindringen äußerer pathogener Faktoren (oberflächlich, groß, überflutend, saitenförmig)
Mittig	Blut-Mangel (rau, trommelartig, hohl, zerfließend)	Blut-Hitze oder Blut-Stase (haftend, saitenförmig, schlüpfrig, groß, überflutend)
Tief	Yin-Mangel (oberflächlich-leer, trommelartig, zerfließend)	Innere Kälte oder innere Hitze, Stase in den Yin-Organen (tief, voll, schlüpfrig, saitenförmig, haftend, gespannt)

49

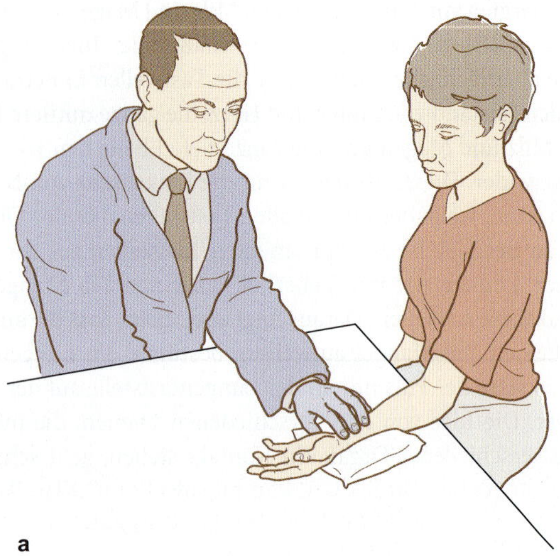

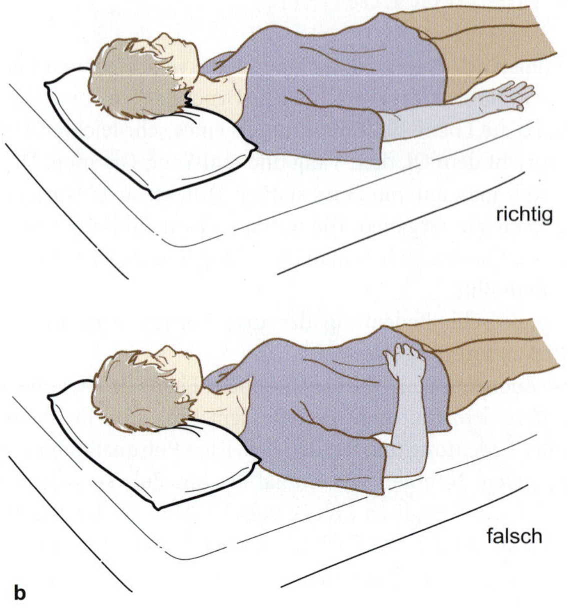

Abb. 49.9 Die Ausrichtung des Arms des Patienten bei der Pulsdiagnose.
a) Im Sitzen
b) Im Liegen

- Abstimmung mit der Atmung
- Positionierung der Finger

49.7.1 Zeit

Der beste Zeitpunkt zum Pulstasten ist theoretisch der frühe Morgen, wenn das Yin noch ruhig und das Yang noch unbewegt ist. Dies entspricht auch der Zeit, wenn der Puls noch nicht von Aktivitäten wie Arbeit, Essen, Gefühlsregungen usw. beeinträchtigt ist. Im *Su Wen* wird erklärt, warum gerade frühmorgens der ideale Zeitpunkt ist: *„In der Regel sollte der Puls am Morgen gefühlt werden, wenn das Yin-Qi noch nicht aufgewühlt ist [nach der Nacht noch nicht abgenommen hat], Yang-Qi noch nicht zerstreut ist [nach der Nacht noch nicht zum Vorschein gekommen ist], der Patient noch nicht gegessen hat, die Hauptleitbahnen noch nicht erfüllt sind, die Verbindungsleitbahnen sowie Blut und Qi im Gleichgewicht stehen."*[21] Natürlich sind diese Richtlinien in der Praxis nicht durchführbar, und dennoch sollten wir uns der verschiedenen Faktoren mit einem kurzzeitigen Einfluss auf den Puls gewahr sein, also wenn der Patient z. B. in der Arbeit viel herumhetzt, er sich auf dem Weg zur Praxis beeilt, er gerade gegessen hat oder gerade hungrig ist, und wenn er gerade ein aufregendes Erlebnis hatte usw.

49.7.2 Ausrichtung des Arms

Der Arm des Patienten sollte waagerecht sein und nicht höher als das Herz liegen. Liegt der Patient auf der Behandlungsliege, so sollte der Arm auf dieser ruhen. Der Arm sollte *nicht* gebeugt sein und *nicht* auf dem Körper des Patienten liegen (➤ Abb. 49.9). Beim sitzenden Patienten sollte der Arm bequem auf dem Tisch ruhen. In China ist diese Lagerung die häufigste Methode zur Pulstastung; zusätzlich benutzt man zur Ablage des Handgelenks des Patienten ein kleines weiches Kissen.

49.7.3 Abstimmung mit der Atmung

Traditionell war eine Abstimmung der Atmung insofern notwendig, um einen langsamen oder schnellen Puls festzustellen, indem der Therapeut ihn mit seinem eigenen Atemzyklus verglich. Schlägt der Puls des Patienten pro Atemzyklus des Therapeuten dreimal oder weniger, so gilt er als langsam. Bei fünf oder mehr Schlägen gilt er als schnell. Diese Methode ist heute nicht mehr üblich, da wir zur Ermittlung der Pulsrate eine Uhr zur Hilfe nehmen können. Die „Abstimmung mit der Atmung" ist dennoch nach wie vor ein nützliches Verfahren, da sie die für den Therapeuten unentbehrliche Entspannung und Konzentration ermöglicht.

49.7.4 Positionierung der Finger

Die Positionierung der Finger bezieht fünf Gesichtspunkte mit ein:
- Positionierung der Finger
- Anordnen der Finger
- Ausrichten der Finger
- Auflegen der Finger
- Bewegung der Finger
  - Heben
  - Senken

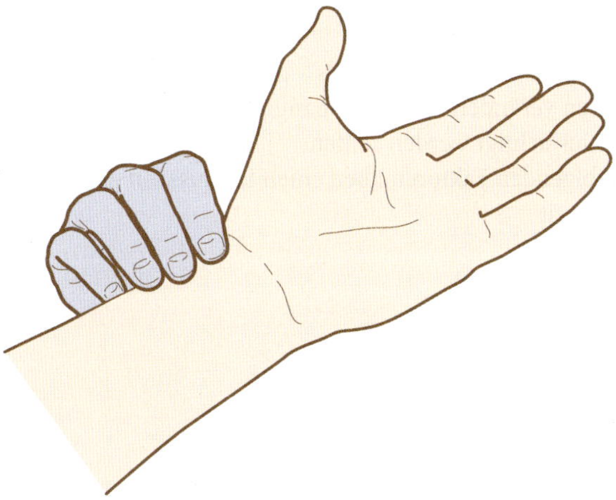

Abb. 49.10 Die Positionierung der Finger beim Pulstasten

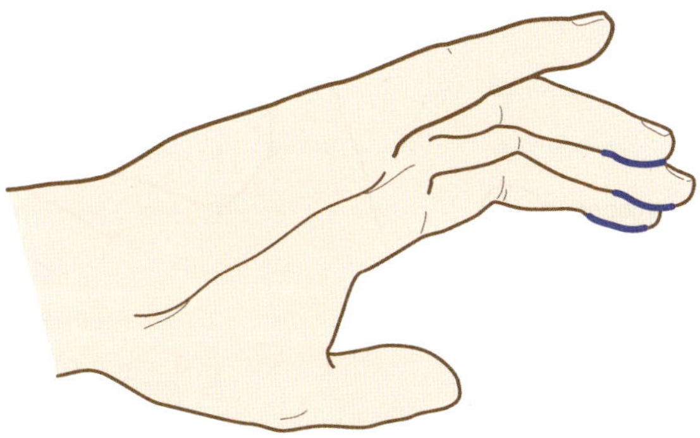

Abb. 49.11 Um den Puls zu tasten, benutzt man die Fingerbeeren.

- Suchen
- Schieben
- Rollen

Positionierung der Finger

Bei der Positionierung der Finger setzt der Therapeut drei Finger (Zeige-, Mittel- und Ringfinger) gleichzeitig auf die Radialisarterie und beurteilt so Stärke, Ebene und Qualität des Pulses. Um die Taststellen einzeln zu erfassen, muss man unter Umständen zwei der tastenden Finger leicht anheben, während man den Puls mit dem dritten Finger erforscht. Normalerweise fühlt man den rechten Puls mit der linken Hand und den linken Puls mit der rechten (➤ Abb. 49.10), sodass der Zeige-, Mittel- und Ringfinger jeweils auf der vorderen, mittleren und hinteren Pulstaststelle zu ruhen kommen.

Anordnen der Finger

Das Anordnen der Finger bedeutet, dass der Therapeut je nach Armgröße des Patienten die Finger leicht spreizen oder zusammenpressen sollte. Wenn man zum Beispiel den Puls eines zehnjährigen Kindes fühlt, drücken wir unsere Finger dichter aneinander, sodass sie in die drei Taststellen „passen“. Je jünger das Kind, desto näher sollten unsere Finger aneinanderliegen; bei einem weniger als 12 Monate alten Säugling fühlen wir den Puls mit nur einem Finger (indem wir den Finger nach proximal und distal rollen und so jeweils die hintere und vordere Taststelle fühlen). Bei einem sehr großen Mann hingegen sollten wir die Finger leicht spreizen, um so die drei Taststellen richtig zu finden.

Ausrichten der Finger

Wenn der Therapeut seine Finger ausrichtet, so ist damit gemeint, dass er unter Berücksichtigung der verschiedenen Fingerlängen seine Fingerspitzen auf den drei Pulstaststellen plaziert. Mit anderen Worten, der mittlere und damit längste Finger wird leicht gekrümmt. Zum korrekten Fühlen des Pulses werden die Fingerbeeren benutzt (➤ Abb. 49.11).

Auflegen der Finger

Beim Auflegen der Finger sollte der Therapeut die subtilen Sensibilitätsunterschiede zwischen den drei Fingerbeeren berücksichtigen. Im Allgemeinen ist der Ringfinger der feinfühligste, was wir beim Vergleich der verschiedenen Stärken der drei Taststellen einbeziehen sollten. Diese Gefühlsunterschiede sind jedoch recht gering und sind daher in der Praxis weniger von Belang.

Bewegen der Finger

Mit „Bewegen der Finger“ ist gemeint, dass der Therapeut seine Finger beim Tasten des Pulses in verschiedene Richtungen bewegen soll. Häufig wird fälschlicherweise angenommen, dass man den Puls über eine lange Zeit hinweg und mit völlig unbewegten Fingern tastet. Man hält sie in Wirklichkeit nur dann still, wenn man die Frequenz feststellen will, herausfinden will, ob der Puls langsam, schnell oder normal ist. Es gibt fünf Bewegungen:

- *Heben:* Man hebt die Finger leicht an und untersucht die Pulsstärke auf der oberflächlichen Ebene, womit sich klären lässt, ob der Puls dort oberflächlich, normal oder leer ist.
- *Senken:* Man drückt die Finger sanft nach unten und untersucht die Pulsstärke auf der mittleren und tiefen Ebene, um zu erkennen, ob der Puls dort jeweils tief, normal oder leer ist. Diese Vorgehensweise ist notwendig, um festzustellen, ob der Puls auf der tiefen Ebene tief, hohl, versteckt oder leer ist.
- *Suchen:* Man hält die Finger still, zählt die Pulsschläge und entscheidet, ob es sich um einen langsamen, schnellen oder normalen Puls handelt.
- *Schieben:* Man bewegt die Finger auf jeder Taststelle sanft von Seite zu Seite (lateral-medial; ➤ Abb. 49.12). Diese Bewegung ist für das Erkennen vieler Pulsqualitäten wichtig, z. B. schlüpfrig, saitenförmig, trommelartig, gespannt, rau, dünn,

49

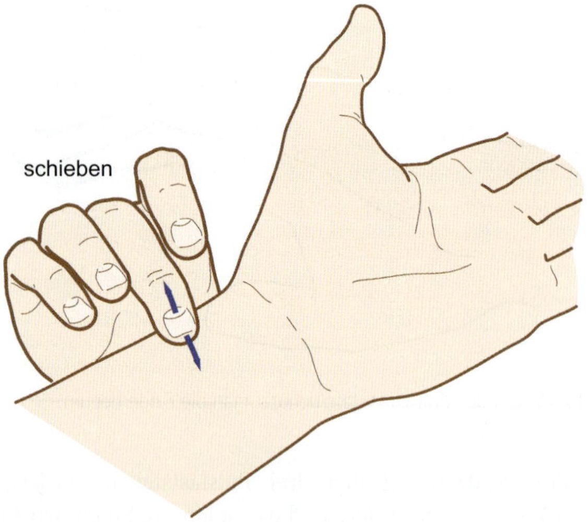

Abb. 49.12 Die Finger von Seite zu Seite schieben.

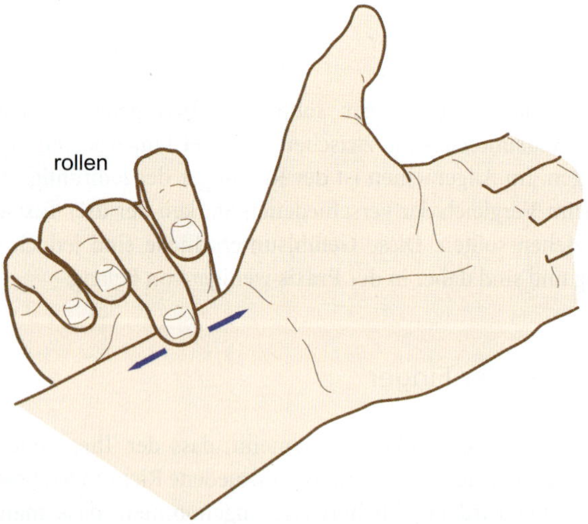

Abb. 49.13 Das Rollen mit dem Finger

verschwindend etc. Man kann diese Pulsqualitäten nur dann bestimmen, wenn man die Finger auf diese Weise bewegt und somit um den Puls herum spürt, denn nur so können wir die Form des Pulses abschätzen.

- *Rollen:* Man bewegt die Finger auf jeder Taststelle vor und zurück (proximal-distal; ➤ Abb. 49.13). Diese Bewegung erlaubt es uns abzuwägen, ob der Puls kurz, lang oder beweglich ist, oder um den Puls eines Säuglings unter 12 Monaten zu beurteilen.

!

Der Puls wird nicht durch Stillhalten getastet, sondern indem man die Finger in vier Richtungen bewegt:
1. Heben (nach oben)
2. Senken (nach unten)
3. Schieben (von Seite zu Seite)
4. Rollen (proximal – distal)

49.8 Faktoren mit Einfluss auf den Puls

Einen normalen „Standardpuls" gibt es nicht. Der Puls eines Menschen verändert sich in Abhängigkeit von vielen Faktoren, die alle berücksichtigt werden sollten.

Die folgenden Faktoren üben einen Einfluss auf den Puls aus:
- Jahreszeit
- Geschlecht
- Alter
- Körperbau
- Menstruation
- Schwangerschaft
- *Fan Guan Mai* und *Xie Fei Mai*

49.8.1 Jahreszeit

Je nach Jahreszeit kann der Puls beträchtlich variieren, indem er im Frühling saitenförmig, im Sommer überflutend, im Herbst weich und im Winter tief wird.

Im Frühling sollte der Puls leicht saitenförmig, gerade und relativ lang sein. In der überlieferten Beschreibung soll sich der Puls wie „die zarte Spitze eines Bambusstabs anfühlen".

Anders als in anderen Jahreszeiten sollte der Puls im Sommer oberflächlicher sein, sich rund und leicht schlüpfrig anfühlen, kräftig kommen und schnell verschwinden. Traditionell wird zur Verdeutlichung des Tastgefühls das Beispiel eines „Hakens" oder einer „Perlenkette" erwähnt. Im späten Sommer sollte der Puls relativ sanft, leicht und entspannt sein. In der Überlieferung wird erwähnt, dass er sich wie „die Schritte eines Huhns" anfühlt.

Im Herbst sollte der Puls relativ sanft, oberflächlich, leicht und entspannt sein. Dieser Puls wird traditionell beschrieben, als ob man „eine Gruppe von gleichzeitig sprießenden Keimlingen" fühlt.

Im Winter soll der Puls tiefer als in den anderen Jahreszeiten liegen. Außerdem sollte er sich recht hart und so rund wie Stein anfühlen.

Pulse nach Jahreszeit
- *Frühling:* leicht saitenförmig
- *Sommer:* oberflächlich
- *Herbst:* weich
- *Winter:* tief

An verschiedenen Stellen in den Klassikern wurden die jahreszeitlichen Pulse jeweils etwas anders beschrieben. Im „Klassiker der Kategorien" von Zhang Jing Yue (1624) wird der Puls im Frühling als rund und schlüpfrig dargestellt, im Sommer als überflutend und groß, im Herbst als oberflächlich und einem Haar gleich, im Winter hingegen als tief wie ein Stein.[22] Des Weiteren ist dort zu lesen: *„Im Frühling ist der Puls oberflächlich wie ein Fisch, der in den Wellen schwimmt; im Sommer ist er auf der Ebene der Haut, überlaufend und voll; im Herbst liegt der Puls unter der Haut wie ein überwinternder Wurm, der sich soeben bewegen will; im Winter ist er auf Ebene der Knochen zu finden – wie ein überwinternder Wurm."*[23]

In Kapitel 19 des *Su Wen* werden die normalen jahreszeitlichen Pulse folgendermaßen beschrieben: *„Im Frühling ist der Puls wie eine Bogensehne [...] im Sommer wie ein Haken ... im Herbst oberflächlich [...] und im Winter wie ein Vorratsraum."*[24]

Im *Su Wen* werden die normalen jahreszeitlichen Pulse durch den Vergleich mit verschiedenartigen Messinstrumenten beschrieben, zum Beispiel anhand des Lineals, des Zimmermannswinkels, des Armes einer Laufgewichtswaage und des Gegengewichts: *„Im Frühling sollte der Puls wie ein Lineal sein, im Sommer wie der Winkel [eines Zimmermanns], im Herbst wie der Arm einer Laufgewichtswaage und im Winter wie ein Gegengewicht."*[25] Die Analogie zwischen jahreszeitlichen Pulsen und Messinstrumenten hebt den Gedanken von Gleichgewicht und Harmonie des Pulses in den wechselnden Jahreszeiten hervor. Im neuzeitlichen Kommentar wird erörtert, dass der Puls im Frühling leicht, zart und schlüpfrig sein sollte, im Sommer überflutend und relativ schnell, im Herbst oberflächlich und sanft wie Haar, und im Winter wie ein Stein und tief.

49.8.2 Geschlecht

Im Allgemeinen ist der Puls eines Mannes stärker als der einer Frau. Es gibt aber noch zwei weitere Unterschiede: Erstens, bei Männern ist der linke Puls kräftiger als der rechte, was sich bei Frauen genau umgekehrt verhält. Es besteht aber nur eine geringe Differenz (manche Autoren geben eine Differenz von ungefähr 8 % an). Im „Klassiker vom Puls" steht hierzu in Kapitel 7 folgender Kommentar: *„Die linke Seite [des Pulses] ist bei Männern groß, bei Frauen ist die rechte Seite groß."*[26] Auch Li Shi Zhen beschreibt die Unterschiede zwischen linker und rechter Seite: *„Bei Männern sollte die linke Seite stärker sein, bei Frauen die rechte."*[27]

Als Zweites sollte bei Männern die vordere Pulstaststelle etwas stärker als die hintere sein, was bei Frauen wiederum umgekehrt ist. Hierzu der „Klassiker der Schwierigkeiten" (Kapitel 19): *„Bei Männern [findet man] den Puls oberhalb der mittleren Pulstaststelle, bei Frauen unterhalb davon. Daraus folgt, dass der Puls eines Mannes auf der hinteren Taststelle normalerweise schwach ist, während der einer Frau auf der hinteren Taststelle kräftig ist. Dies sind die normalen Verhältnisse."*[28]

In seinem Buch „Untersuchungen des Pulses vom Pin Hu-See" erwähnt Li Shi Zhen einen ähnlichen Sachverhalt: *„Hinsichtlich der hinteren Taststelle gibt es bei Frauen und Männern gewisse Unterschiede: Bei Frauen ist das Yang [d. h. die vordere Pulstaststelle] schwach und das Yin [d. h. die hintere Pulstaststelle] kräftig."*[29] Der aus der Qing-Dynastie stammende Arzt Cheng Jia Yuan fügt hinzu: *„Männer haben weniger an Yin und mehr an Yang, Frauen haben weniger an Yang und mehr an Yin. Der Süden entspricht dem Feuer und dem Mann, die beiden vorderen Pulstaststellen entsprechen dem Süden und dem ursprünglichen Yang, daher sind die Pulse dort groß und überflutend, die auf den hinteren Taststellen hingegen schwach und zart. Frauen entsprechen dem Norden, daher sind die Pulse auf den beiden vorderen Taststellen dünn und schwach, die auf den beiden hinteren aber groß."*[30]

Unterschiede bei Mann und Frau hinsichtlich des Pulses

- Bei Männern ist die linke Seite etwa stärker, bei Frauen die rechte
- Bei Männern ist die vordere Pulstaststelle etwas stärker, bei Frauen die hintere (was sich in meiner Praxis bisher nicht bestätigt hat)

Interessanterweise trifft man diese Konstellation kaum in der Praxis an; ja im Gegenteil sind die Pulse bei Frauen häufiger auf den hinteren Taststellen schwach. Das könnte im Vergleich zu vorausgegangenen Generationen vielleicht auf ein Abnehmen der Nieren-Energie hindeuten. Auf der Basis meiner mehr als 2500 Fälle umfassenden Patientenkartei kam ich zu dem Schluss, dass 22 % der Frauen auf beiden hinteren Taststellen einen sehr schwachen Puls hatten. Dies steht im Gegensatz zu nur 4,6 % der männlichen Patienten.

! Entgegen der Ansicht der Klassiker ist der Puls der hinteren Taststellen bei Frauen öfters schwach als bei Männern.

49.8.3 Alter

Je nach Alter weist der Puls – insbesondere hinsichtlich der Frequenz – beträchtliche Unterschiede auf, da er bei Kleinkindern schneller und bei älteren Menschen langsamer ist (➤ Kap. 50). In den meisten chinesischen Fachbüchern steht außerdem, dass der Puls bei älteren Menschen aus ganz natürlichen Gründen schwächer ist. Diese Ansicht kann ich nicht teilen, da es in der Praxis viele Fälle gibt, bei denen der Puls bei Älteren oft voll und saitenförmig ist. Alte Menschen leiden nämlich recht häufig an Leber-Wind oder Schleim.

49.8.4 Körperbau

Der Puls sollte bei robusten und großgewachsenen Menschen stärker, größer und länger sein, bei kleinwüchsigen und zerbrechlichen Menschen hingegen schwächer, kleiner und kürzer. Demnach würde ein Puls, der bei einem robust gebauten Mann zu schwach und kurz ist, bei einer kleinen und dünnen Frau ganz normal sein. Im „Klassiker vom Puls" steht:

„Wenn man anhand des Pulses eine Diagnose erstellt, muss man berücksichtigen, ob die Person groß, klein, hochgewachsen oder kurz und ob sie eher gelassener oder nervöser Natur ist. Stimmt der Puls – ob nun langsam, schnell, groß, klein, lang oder kurz – mit der Konstitution des Patienten überein, so ist er normal. Weicht er jedoch von der Konstitution ab, so ist er nicht normal. Die drei Pulstaststellen sind meistens von gleicher Größe. Bei einem kleinwüchsigen Mann zum Beispiel – oder auch bei einer Frau oder einer besonders dünnen Person – ist der Puls klein und zart."[31]

49.8.5 Menstruation

In der Woche vor Beginn der Regel ist der Puls etwas schlüpfrig, was vor allem für die rechte hintere Taststelle zutrifft. Hat die Regel dann eingesetzt, verliert der Puls seine schlüpfrige Qualität und wird relativ schwächlich und unter Umständen etwas langsamer.

49.8.6 Schwangerschaft

Unter dem Einfluss der Schwangerschaft wird der Puls schlüpfrig; eine Qualität, die während der Schwangerschaft normal ist. Je weiter die Schwangerschaft fortschreitet, desto schlüpfriger der Puls. Indes werden auch die vorderen und hinteren Pulse kräftiger.

49.8.7 Fan Guan Mai und Xie Fei Mai

Fan Guan Mai

Bei einem kleinen Prozentsatz der Bevölkerung (ca. 5 %) ist die Radialisarterie verschoben und liegt mehr auf der dorsalen Seite des Armes (➤ Abb. 49.14). Diese anatomische Abweichung wurde in China *Fan Guan Mai* genannt, was „Puls auf dem gegenüberliegenden Tor" bedeutet. Solche Fälle treten in der Regel nur einseitig auf; sie lassen keine ordentliche Auslegung des Pulses zu, daher sollten wir auf die Pulse der neun Regionen an Kopf, Händen und Füßen ausweichen. Wenn der Puls also überhaupt nicht oder nur äußerst schwach zu spüren ist, sollten wir routinemäßig den dorsalen Anteil des Armes nach einer eventuell verschobenen Arterie untersuchen, damit wir nicht fälschlich von einem sehr schwachen und fast nicht existenten Puls ausgehen.

Xie Fei Mai

Bei nur wenigen Menschen kommt es vor, dass der Puls von der hinteren Pulstaststelle schräg zur vorderen verläuft. Diese Art Puls nannte man *Xie Fei Mai,* also ein „schräg-fliegender Puls". Wie schon der *Fan Guan Mai* beruht auch dieses Phänomen auf einer anatomischen Unregelmäßigkeit der Radialisarterie, Es erschwert das Tasten und eine korrekte Auslegung des Pulses.

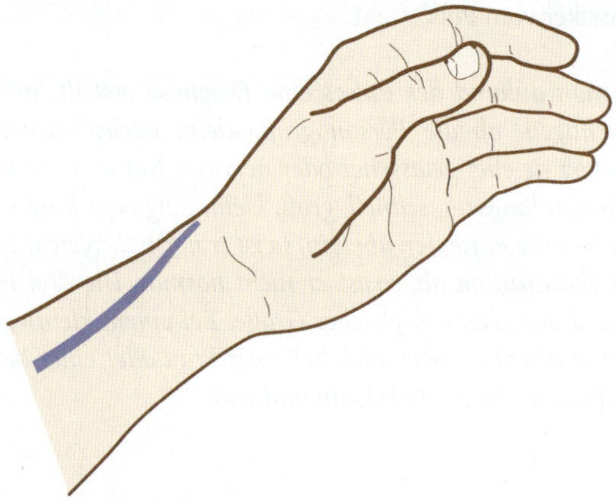

Abb. 49.14 Der *Fan Guan Mai*

Faktoren mit Einfluss auf den Puls

- Jahreszeit
- Geschlecht
- Alter
- Körperbau
- Menstruation
- Schwangerschaft
- *Fan Guan Mai* und *Xie Fei Mai*

49.9 Eigenschaften des normalen Pulses

Der normale Puls besitzt drei Eigenschaften, nämlich „Geist", „Magen-Qi" und „Wurzel".

49.9.1 Geist

Im Chinesischen wird hier der Begriff *Shen* verwendet, der im Kontext der Diagnose sehr häufig dafür benutzt wird, um eine positive Entwicklung und günstige Prognose zu beschreiben. Er wird oft im Zusammenhang mit Zungen-, Gesichts- und Augendiagnose gebraucht. In der Pulsdiagnose besitzt der Puls dann „Geist", wenn er weich und sanft, aber auch kräftig ist; ferner, wenn er hinsichtlich der Frequenz regelmäßig und hinsichtlich der Qualität „geordnet" ist. Ein Puls ohne „Geist" ist zu hart, nicht weich oder sanft, unter Umständen unregelmäßig, und vielleicht wechselt er auch oft die Qualität.

49.9.2 Magen-Qi

Der Puls besitzt Magen-Qi, wenn er relativ langsam (verzögert, also vier Schläge pro Atemzyklus) schlägt und außerdem sanft, ruhig und eher weich ist.

Wir fühlen den Puls ja an der Radialisarterie – entlang der Lungen-Leitbahn – um den Zustand von Qi und Blut aller Organe einzuschätzen. Dazu gehört jedoch, dass ohne die Kraft des Magen-Qi das Qi der Organe nicht zur Lungen-Leitbahn gelangen kann, wie es folgender Auszug aus einem chinesischen Fachbuch verdeutlicht: *„Die Nahrungsessenzen gelangen in den Magen, Nahrungs-Qi fließt zum Herzen und der Überschuss gelangt in die Blutgefäße. Das Qi der Blutgefäße fließt in den zwölf Leitbahnen, die alle unter der Kontrolle der Lunge stehen."*[32] Demnach spiegelt das Lungen-Qi das Qi aller Leitbahnen und Blutgefäße wider, folglich können wir den Puls auf der Radialisarterie entlang des Verlaufes der Lungen-Leitbahn fühlen; um die Leitbahnen und Blutgefäße zu erreichen, verlässt sich das Lungen-Qi dabei aber auf die bewegende motivierende Kraft und Nährung des Magen-Qi.

Der Magen übt auf den Puls einen bedeutenden Einfluss aus, da der Magen die motivierende Kraft für den Herzschlag bereitstellt.

Übrigens stellt das Schlagen der linken Herzkammer, das unterhalb und lateral der linken Brustwarze zu spüren ist, das Schlagen von *Xu Li,* der Großen Verbindungsleitbahn des Magens, dar. Der Magen ist der Ursprung von nachgeburtlichem Qi und Blut, daher verleiht er dem Puls eine gewisse „Substanz". Aus diesem Grund sagt uns ein Puls, der nicht weich, sondern zu hart, nicht sanft und nicht verzögert ist, dass er kein Magen-Qi besitzt.

Man sollte an dieser Stelle nicht die „Magen-Qi"-Qualität eines Pulses mit dem eigentlichen Magen-Puls verwechseln. Erstere bezieht sich nämlich auf alle Pulstaststellen. Außerdem muss ich betonen, dass ein Zustand von „fehlendem Magen-Qi" nicht zwingend nur für einen Mangel gilt, denn auch Pulse geprägt von Leere und Fülle können betroffen sein. Ein saitenförmiger Puls zum Beispiel ist definitionsgemäß ohne Magen-Qi, da er zu hart ist. Einem sanften Puls fehlt ebenfalls das Magen-Qi, da er zu weich ist.

!
Es kommt vor, dass ein Puls kein „Magen-Qi" aufweist, weil er zu weich (von leerer Pulsqualität) oder zu hart (von voller Pulsqualität) ist.

49.9.3 Wurzel

Ein normaler Puls sollte eine „Wurzel" besitzen. Dies hat zwei Bedeutungen: Erstens besagt es, dass der Puls auf der Nieren-Taststelle normal sein sollte. Als Zweites, dass der Puls auf der tiefen Ebene, was bei der oben beschriebenen Aufstellung von Li Shi Zhen der Leber und der Niere entspricht, normal sein sollte. Folglich ist ein „wurzelloser" Puls entweder sehr schwach auf den Taststellen der Niere oder sehr leer auf der tiefen Ebene.

In wenigen Fällen kann eine Kälte-Blockade des Unteren Erwärmers oder der Gebärmutter bewirken, dass der Nieren-Puls sehr schwach oder fast nicht wahrnehmbar wird. Der Grund hierfür ist Kälte, die den Unteren Erwärmer blockiert und so den Blutfluss zur hinteren Pulstaststelle verhindert. Einen derartigen Puls dürfte man nicht als „ohne Wurzel" auslegen, da der Nieren-Puls, sobald die Kälte entfernt wird, wieder normal wird. Ist der Nieren-Puls sehr schwach, sollte man demzufolge immer berücksichtigen, dass potenziell eine Kälte-Blockade im Unteren Erwärmer zugrunde liegen könnte; daher überprüfe man die Symptome und klinischen Zeichen, um dieses Syndrom zu bestätigen oder auszuschließen.

Zusammenfassend erkennen wir, dass der normale Puls „Geist" besitzt, der auf ein intaktes Herz-Qi hindeutet; ferner „Magen-Qi", das auf ein intaktes Magen-Qi hinweist, und schließlich besitzt er eine „Wurzel", die auf ein intaktes Nieren-Qi hindeutet. Diese drei Aspekte entsprechen den Drei Schätzen: Geist, Qi und Essenz (*Shen-Qi-Jing*):

Normale Pulseigenschaften	Organ	Lebenssubstanzen
Geist	Herz	Geist (*Shen*)
Magen-Qi	Magen	Qi
Wurzel	Niere	Essenz (*Jing*)

Der normale Puls weist meines Erachtens außerdem noch eine vierte Qualität auf, nämlich eine „Welle". Der normale Puls sollte eine wahrnehmbare, glatte und geschmeidige, wellenartige Bewegung von der hinteren zur vorderen Taststelle aufweisen. Ein derartiger Puls zeigt ein Magen- und Herz-Qi von gutem Zustand an. Ein Puls „ohne Welle" besitzt keinen glatten und wellenartigen Fluss und ist folglich pathologisch; entweder hat der Puls überhaupt keine Welle oder die Welle ist übermäßig lang. Viele Pulsqualitäten beschreiben deutlich einen Puls ohne Welle (z. B. kurz, rau, zerfließend, schwächlich, sanft), andere hingegen beschreiben einen Puls mit übermäßiger Welle (z. B. saitenförmig, lang, überflutend, groß). Ein Puls ohne Welle spiegelt häufig den Einfluss emotionaler Probleme aufgrund von Traurigkeit und Kummer wider, während ein Puls mit übermäßiger Welle oft emotionale Probleme aufgrund von Wut signalisiert.

Es gibt sowohl im „Klassiker vom Puls" als auch im „Klassiker der Schwierigkeiten" Textstellen, welche die Eigenschaften eines normalen Pulses „mit Welle" zu beschreiben scheinen, auch wenn dieser Begriff nicht wörtlich erwähnt wird. Beispielsweise liest man im „Klassiker vom Puls":

„Die Position hinter dem Zoll und vor dem Fuß heißt Tor; dies markiert die Begrenzung zwischen hervortretendem Yang [an der Zoll-Taststelle] und einsinkendem Yin [an der Fuß-Taststelle]. Hervortretendes Yang besetzt drei Abschnitte [Taststellen] und einsinkendes Yang besetzt drei Abschnitte [Taststellen]. Yang hat seinen Ursprung in der Fuß-Position und bewegt sich [oder manifestiert sich] zur Zoll-Position; Yin hat seinen Ursprung in der Zoll-Position und bewegt sich [oder manifestiert sich] zur Fuß-Position."[33]

Diese Stelle bezieht eindeutig den Gedanken einer Qi-Welle mit ein, die sich in ihren Yin- und Yang-Qualitäten im Puls von der Zollstelle nach hinten bzw. von hinten zur Zollstelle bewegt (➤ Abb. 49.15).

In Kapitel 3 des „Klassiker der Schwierigkeiten" gibt es ein ähnliches Konzept. Hier wird an einer Stelle im Text beschrieben, dass der Puls keine oder eine übermäßige Welle hat:

„Vor der Tor-Position bewegt sich Yang und der Puls sollte sich über eine Länge von neun Fen erstrecken und nahe der Oberfläche sein. Erstreckt er sich über neun Fen hinaus, ist er in Fülle; ist er kürzer als neun Fen, ist er in Leere … Hinter der Tor-Position bewegt sich Yin und der Puls sollte sich über eine Länge von einem Cun erstrecken und auf der tiefen Ebene liegen. Geht er über einen Cun hinaus, so ist er in Fülle; ist diese Distanz kleiner als ein Cun, so ist der Puls in Leere."[34]

Diese Textstelle beschreibt im Wesentlichen die Qualität eines langen und kurzen Pulses und eines Pulses, der entweder eine übermäßige Welle oder gar keine hat.

Eigenschaften des normalen Pulses

- *Geist:* weich und zart, aber kraftvoll, regelmäßig
- *Magen-Qi:* sanft, ruhig, relativ weich, relativ langsam
- *Wurzel:* normal auf den hinteren Taststellen und auf der tiefen Ebene
- *Welle:* Puls mit klarer Welle, die flüssig von der hinteren bis zur vorderen Taststelle verläuft

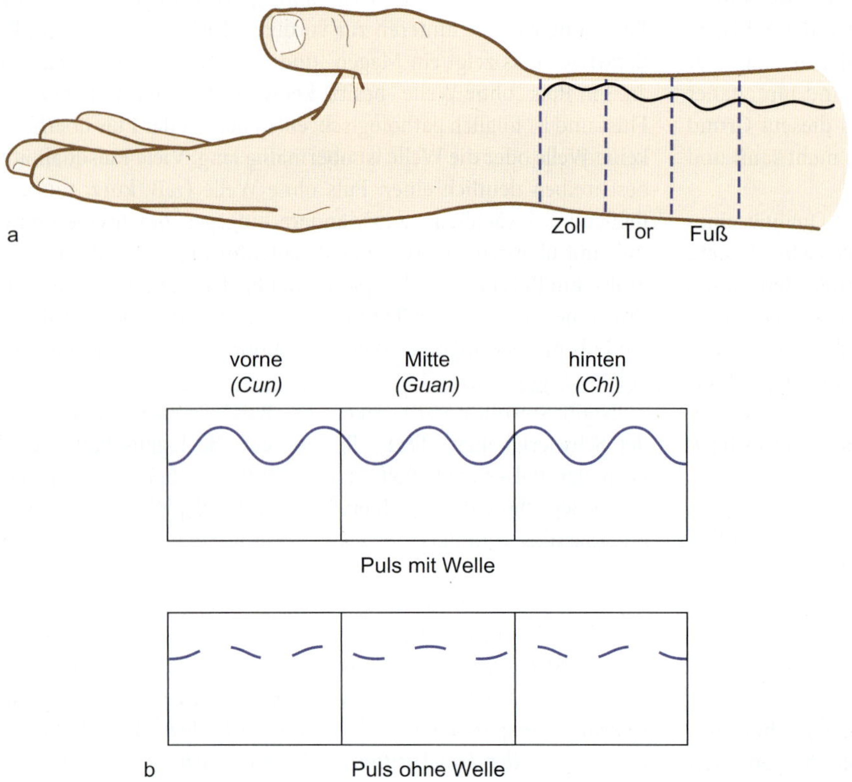

Abb. 49.15ab Wellenartiger Qi-Fluss im Puls

49.10 Richtlinien zur Deutung des Pulses

Beim Tasten des Pulses empfehle ich, folgende Aspekte in der dargestellten Reihenfolge zu untersuchen:

- Fühlen Sie den Puls zunächst mit drei Fingern in seiner Gesamtheit, um einen ersten Eindruck seiner Stärke oder Schwäche zu gewinnen.
- Fühlen Sie, ob der Puls Geist, Magen-Qi und Wurzel besitzt.
- Fühlen Sie die drei Pulstaststellen zunächst mit drei Fingern und dann einzeln, indem Sie zwei Finger leicht anheben und mit dem dritten fühlen.
- Fühlen Sie die drei Ebenen, indem Sie durch beständiges Heben und Senken suchen.
- Fühlen Sie, wie die allgemeine Qualität des Pulses ist, falls eine besteht.
- Fühlen Sie Qualität, Stärke und Ebene jeder einzelnen Pulstaststelle, indem Sie die Finger, wie oben beschrieben, rollen und bewegen.
- Zählen Sie die Pulsschläge.

Ein guter Gedanke ist, seine Routine beim Pulstasten zu üben, um die erwähnten Aspekte des Pulses in einer vernünftigen Reihenfolge zu beurteilen. Zum Beispiel: Wenn wir den Puls tasten, sollten wir uns niemals sofort auf eine bestimmte Qualität eines spezifischen Organs einlassen, sondern als erstes den Puls in seiner Gesamtheit begutachten. Jeder der oben erwähnten Aspekte des Pulsfühlens hat seine eigene Bedeutung für die Praxis.

49.10.1 Mit drei Fingern den Puls als Ganzes fühlen

Das Fühlen des Pulses als Ganzes mit drei Fingern verschafft uns einen ersten Eindruck der allgemeinen Stärke oder Schwäche des Pulses. Somit können wir zunächst die Konstitution des Patienten sowie die Stärke des Qi seines Körpers einschätzen. Auf diese Weise können wir des Weiteren abwägen, ob der Puls mit dem Köperbau übereinstimmt.

49.10.2 Geist, Magen-Qi und Wurzel erfühlen

Das Fühlen von Geist, Magen-Qi und Wurzel des Pulses gibt uns eine Vorstellung über den Zustand des Herz-Geistes, des Magen-Qi und der Niere. Magen-Qi ist hier besonders bedeutsam, da es uns sofort auf einen normalen oder krankhaften Puls hinweisen kann. Jeder zu sanfte oder zu harte Puls verrät uns sofort, dass es an Magen-Qi fehlt.

49.10.3 Die drei Pulstaststellen zuerst gemeinsam und dann einzeln fühlen

Die drei Pulstaststellen zunächst gemeinsam zu fühlen, gibt uns einen Eindruck von der allgemeinen Stärke oder Schwäche des

Pulses. Außerdem erlaubt es uns, die Stärken der Pulse der linken und rechten Seite im Vergleich zu sehen. Nachdem wir die drei Pulstaststellen mit drei Fingern gefühlt haben, tasten wir jede Position einzeln ab, indem wir zwei der Finger sanft anheben und mit dem dritten fühlen. An diesem Punkt sind wir nicht so sehr am Zustand der inneren Organe im Verhältnis zu jeder Taststelle interessiert, sondern an der Verteilung und dem Gleichgewicht des Qi innerhalb der drei Taststellen und somit auch des Dreifachen Erwärmers.

Wir müssen uns vor Augen halten, dass das Gefühl von Stärke oder Schwäche in den drei Pulstaststellen den Zustand sowie die Verteilung von Qi im Dreifachen Erwärmer widerspiegelt, ohne die einzelnen Organe in Betracht zu ziehen. Mit anderen Worten, wir können einen guten Eindruck von der Stärke oder Schwäche des Qi und von seiner „Gegenläufigkeit" (wenn das Qi in die falsche Richtung fließt) erhalten, indem wir den Qi-Fluss an den drei Taststellen aufmerksam begutachten. Die mit den einzelnen Taststellen verbundenen Organe lassen wir zunächst außer Acht. Schließlich sind die drei Pulstaststellen auch Abbild verschiedener Körperteile; eine Tatsache, die wir nicht übersehen sollten. In Kapitel 17 des *Su Wen* wird dies bestätigt:

„Wenn die obere [Position] des Pulses kräftigt ist [bedeutet es], dass Qi nach oben strömt; wenn die untere [Position] des Pulses kräftig ist [bedeutet es], dass Qi [nach unten] ausgedehnt ist."[35]

Nun können wir einen ersten Eindruck über die Stärke von Qi und Blut im Dreifachen Erwärmer gewinnen. Ein Beispiel zur Verdeutlichung: Ist der Puls auf den beiden hinteren Taststellen sehr schwach und auf den beiden vorderen eher überflutend, so kann es auf ein nach oben rebellierendes Qi hindeuten, höchstwahrscheinlich aufgrund eines Mangels an Qi und Blut im Unteren Erwärmer. Als Folge ist das Qi im Unteren Erwärmer nicht „verankert" und rebelliert nach oben zum Oberen Erwärmer.

49.10.4 Die drei Ebenen fühlen

Man tastet die drei Ebenen, indem man durch beständiges Anheben und Senken der Finger nach ihnen „sucht". Es gibt zwei Wege, um die mittlere Ebene aufzufinden: Erst drückt man von der oberflächlichen Ebene aus sanft nach unten und dann drückt man weiter bis zur tiefen Ebene; hierauf hebt man die Finger langsam und hält auf mittlerer Ebene an.

Das Fühlen der drei Ebenen ist von grundlegender Bedeutung für uns, da wir hiermit einen Eindruck vom Zustand des Qi, Yang, Blut und Yin sowie vom Energieniveau des Qi im Körper bekommen. Ist der Puls beispielsweise oberflächlich-leer, so bedeutet dies zweierlei: Erstens, dass Qi in der tiefen Ebene schwach und im Verhältnis dazu auf der Oberfläche im Übermaß ist. Zweitens, dass ein Yin-Mangel mit einer relativen Yang-Fülle besteht. Hierbei handelt es sich nicht um zwei verschiedene, voneinander getrennte Phänomene, sondern um zwei unterschiedliche Arten, dieselbe klinische Sachlage auszulegen und ihre Pathologie zu formulieren.

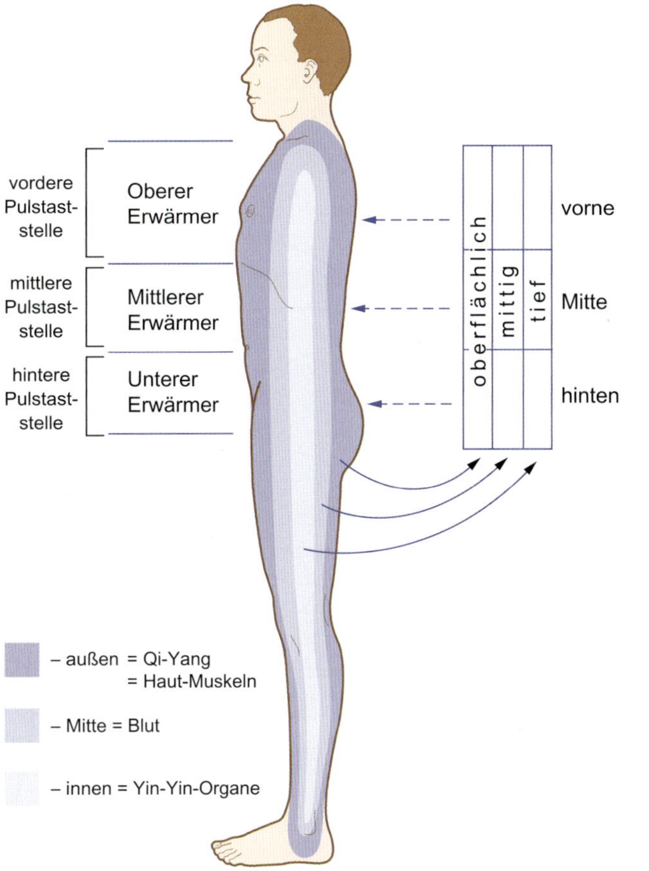

Abb. 49.16 Beziehung zwischen den drei Pulstaststellen, dem Dreifachen Erwärmer, den drei Ebenen und den drei energetischen Schichten

Indem wir nun die drei Pulstaststellen (die den Drei Erwärmern entsprechen) mit den drei Ebenen verflechten, können wir ein dreidimensionales Qi-Bild im Körper zeichnen, in ähnlicher Weise, wie es die Schulmedizin anhand von CT (Computertomografie), MRT (Magnetresonanztomografie / Kernspintomografie) und PET (Positronen-Emissions-Tomografie) erzielt (➤ Abb. 49.16).

Dieses Bild ist für unsere praktische Arbeit bedeutsam und bezieht sich in keiner Weise auf die Entsprechungen der Pulstaststellen zu den Organen. Die verhältnismäßige Qi-Stärke in jedem Erwärmer und auf jeder Ebene vermittelt ohne jeglichen Verweis auf die Organe eine klinisch wichtige Aussage. Es ist so sogar eine gute Übung, sich beim Fühlen des Pulses nicht allzu sehr auf die Zuordnungen von Taststellen zu den Organen zu „fixieren". Anders ausgedrückt verschafft uns eine Einschätzung des Qi auf den drei Ebenen und in den drei Taststellen ein dynamisches Bild von der Verteilung und dem Gleichgewicht des Qi im Körper; dieser Schritt ist notwendig, *ehe* wir jede Taststelle in Beziehung zu ihrem zugehörigen Organ untersuchen.

➤ Abbildung 49.17 verdeutlicht, wie der Puls die Energieverhältnisse in den Drei Erwärmern und in den drei Ebenen jeweils auf der linken und der rechten Seite wiedergibt.

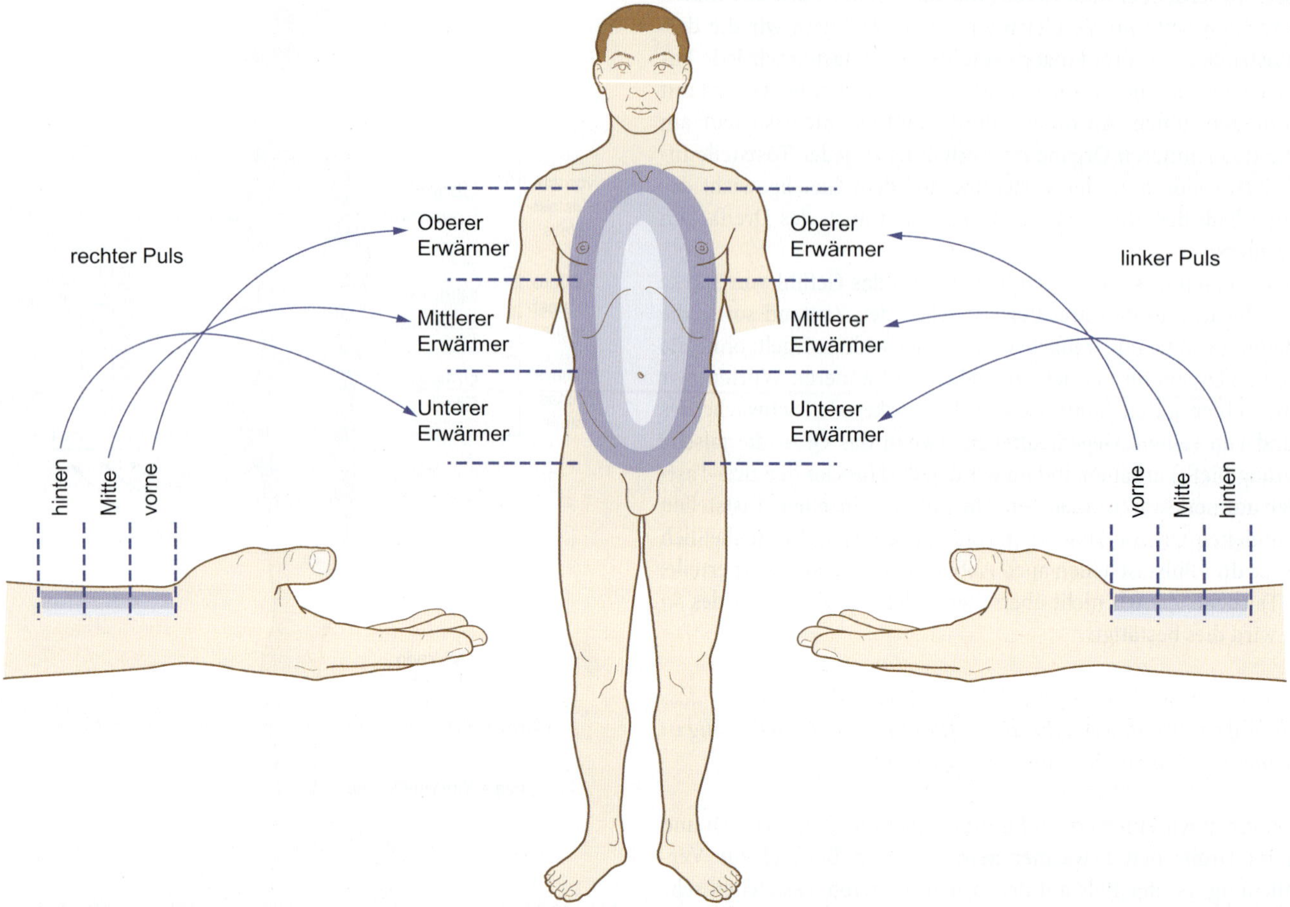

Abb. 49.17 Beziehung zwischen den drei Pulstaststellen, dem Dreifachen Erwärmer, den drei Ebenen, den drei energetischen Schichten, dem linken und rechten Puls sowie der linken und rechten Körperseite

49.10.5 Die allgemeine Qualität des Pulses fühlen, wenn vorhanden

Als nächstes fühlen wir, ob der Puls eine allgemeine Qualität besitzt. Hierbei sollte man im Auge behalten, dass die „Qualität" eines Pulses nur durch „Rollen" und „Schieben" – wie oben beschrieben – ermittelt werden kann. Der Puls muss nicht immer eine allgemeine Qualität aufweisen. Der Puls kann beispielsweise auf der Herz-Taststelle leicht überflutend sein, auf der Milz- / Magen-Taststelle hingegen sehr schwächlich. Andererseits kann der Puls auf allen Taststellen klar und deutlich saitenförmig sein, was natürlich ein besonders starker Hinweis auf ein Disharmoniemuster der Leber (oder auf Schleim) darstellt.

Hat der Puls eine allgemein klare Qualität, so ist das Disharmoniemuster des Patienten eher einfacher Natur. Ein Beispiel: Sind alle Pulstaststellen saitenförmig, liegt ein Disharmoniemuster der Leber (oder Schleim) vor, aber keine sonstigen Ungleichgewichte. Weist der Puls in seinen Taststellen jedoch mehrere unterschiedliche Qualitäten auf, so wird ein komplexes Disharmoniemuster, das sich durch Leere- und Fülle-Syndrome in mehreren Organen auszeichnet, nahegelegt.

49.10.6 Qualität, Stärke und Ebene jeder einzelnen Position fühlen, indem man mit den Fingern rollt und schiebt

Im nächsten Schritt fühlen wir die Pulsqualität sowie die Stärke und Ebene jeder Taststelle, indem wir achtsam jeweils zwei Finger anheben, während der dritte auf einer bestimmten Taststelle verharrt. Wichtig hierbei ist das Untersuchen jeder Taststelle, wobei der Finger durch fortwährendes Suchen und Bewegen die Form und Ebene des Pulses erforscht. Hierzu „rollen" wir den Finger nach distal und proximal, wir „schieben" ihn nach medial und lateral, und schließlich „heben und senken" wir den Finger um zu fühlen, in welcher Ebene der Puls fließt. Das Rollen mit dem Finger kann uns offenbaren, ob der Puls an der betreffenden Taststelle kurz, lang, rau, beweglich oder ohne Welle ist. Das Schieben hilft uns zu erkennen, ob der Puls an der Stelle rau, schlüpfrig, saitenförmig, schwächlich, zerfließend, groß, überflutend, dünn, verschwindend usw. ist. Mittels Heben und Senken erfahren wir, ob der Puls an der Stelle oberflächlich, tief, schwächlich, sanft, oberflächlich-leer, versteckt, trommelartig oder haftend ist.

49.10.7 Die Pulsfrequenz bestimmen

Zum Abschluss zählen wir die Pulsschläge. Früher wurde dies anhand der Atemfrequenz des Therapeuten gemessen, heutzutage nimmt man einfach eine Uhr zu Hilfe. Die Pulsfrequenz ist für die Diagnose der Pulsqualitäten von erheblichem Wert, da auf diese Weise Unregelmäßigkeiten hinsichtlich der Frequenz und des Rhythmus auffallen können (z. B. langsam, schnell, verzögert, rasend, beweglich, hängend, jagend, intermittierend).

49.11 Die Anwendung der Pulsdiagnose in der Praxis

Die Pulsdiagnose ist aus verschiedenen Gründen ein essenzieller Bestandteil der chinesischen Diagnose. Zwei Aspekte lassen sich in diesem Sinne als die wichtigsten Eigenschaften der Pulsdiagnose herausstellen: Zum Ersten spiegelt sie, außer dass sie auf vorherrschende Disharmoniemuster hinweist, die Konstitution einer Person wider. Zum Zweiten kann sie uns, insofern sie meisterhaft angewendet wird, ein sehr genaues und treffendes Bild vom Zustand des Qi in allen Organen und allen Körperteilen verschaffen.

Es folgen einige Beispiele für die Anwendung der Pulsdiagnose in der Praxis.

49.11.1 Der Puls ist oft entscheidend bei der Festlegung einer Diagnose

Der Puls hat beim Festlegen einer Diagnose eine entscheidende Stellung. Ein häufig erwähntes Beispiel, das den Wert des Pulses zur Sicherung einer Diagnose verdeutlicht, ist folgender Fall: Ein Patient (in der Regel ein Mann) stellt sich mit Müdigkeit, Schwerfälligkeit und allgemeiner Antriebslosigkeit vor. Möglicherweise spricht er auch mit leiser Stimme, woraufhin uns zunächst ein Mangel als Ursache des Problems in den Sinn kommen wird. Ist der Puls jedoch auf beiden Seiten saitenförmig, was bei derartigen Patienten recht häufig auftritt, gerät eindeutig eine Leber-Qi-Stagnation als Ursache der Beschwerden in den Vordergrund. In Fällen wie diesem ist der Puls oft der einzige Anhalt, der eine Fülle – insbesondere Leber-Qi-Stagnation – als Ursache preisgibt.

In der folgenden Fallgeschichte wird verdeutlicht, wie wertvoll uns der Puls bei der Festlegung einer Diagnose sein kann.

Fallgeschichte 49.1

Eine 65-jährige Frau klagte über akute Rippenschmerzen auf der linken Seite. Sie war bereits bei ihrem Hausarzt gewesen und hatte einen Orthopäden aufgesucht, der sie röntgen ließ, was aber keine besonderen Befunde ergab. Beide Ärzte betrachteten ihre Beschwerde als ein Problem des Bewegungsapparates.

Als ich mich nach ihrer Beschwerde erkundigte, war ich verblüfft, dass sie keine Symptome aufwies, die auf ein Krankheitsmuster der Leber oder Gallenblase hindeuteten und somit den Rippenschmerz erklären würden. Des Weiteren rätselte ich, ob hier wirklich ein Problem des Knochen- und Muskelapparates bestand, das sich ohne einen vorherigen Sturz oder einen anderen triftigen Grund einfach so entwickelt haben sollte. Ihr Puls ließ aber ganz andere Schlüsse zu: Er war sehr schnell (über 100), überflutend und schlüpfrig. Die rechte vordere Taststelle (Lunge) war besonders überflutend. Das Pulsbild machte deutlich, dass es sich hier nicht einfach nur um ein Problem des Bewegungsapparates handelte, sondern dass ein ernstes Problem der inneren Organe vorlag. Auch wenn man einen Krebs hier nicht einfach diagnostizieren kann, dachte ich an die Möglichkeit, dass der linke Lungenflügel von einer schweren Krankheit befallen war, und so den Rippenschmerz verursachte. Ich vermutete daher eine Rippenfellentzündung oder ein Karzinom.

Ich überzeugte sie, sich bei ihrem Arzt weiteren Untersuchungen zu unterziehen, und bei einer Magnetresonanztomografie und einem Bluttest kam schließlich heraus, dass sie an der linken Lunge und an der Wirbelsäule Karzinome hatte.

49.11.2 Der Puls ist für die Unterscheidung zwischen Leere und Fülle unentbehrlich

Leere von Fülle unterscheiden zu können ist eine der hilfreichsten Aspekte der Pulsdiagnose. In vielen Fällen stellt sich der Patient mit einer Verquickung von Leere und Fülle vor, was in der Praxis wohl eher die Norm als die Ausnahme darstellt.

Das postvirale Erschöpfungssyndrom eignet sich in diesem Zusammenhang als gutes Beispiel: So gut wie alle Patienten mit dieser Krankheit leiden an einer Ansammlung von Nässe in Verbindung mit einem Mangel der Milz, des Magens, der Lunge oder der Niere oder einer Kombination dieser Organe. Nun sieht das Verhältnis bei einem Syndrom mit Kombination aus Leere und Fülle niemals 50:50 aus. Ein Aspekt steht dabei immer im Vordergrund, diesen aber anhand der Symptome und klinischen Zeichen zu bestimmen, ist oft gar nicht so einfach. Nehmen wir als Beispiel wieder einen Patienten mit postviralem Erschöpfungssyndrom, der nicht nur an extremer Erschöpfung und Appetitmangel (Symptome von Leere), sondern auch an Muskelschmerzen und Schweregefühlen (Symptome von Fülle – in diesem Fall von Nässe) leidet. In solch einer Situation ist der Puls absolut entscheidend, da er allein festlegen kann, ob eine Leere oder eine Fülle vorherrscht. Ist der Puls im Allgemeinen sehr schwach, steht ein Mangel im Vordergrund. Zeigt sich im Gesamteindruck eher eine volle Qualität, so herrscht eine Fülle vor. In diesem Fall stellt der Puls den wichtigsten Aspekt der Diagnose dar, der uns ermöglicht, zwischen Fülle und Leere zu differenzieren.

Die Auswirkungen dieser Unterscheidungen sind enorm bedeutsam, da der Puls folglich das Therapieprinzip bestimmt. Ist der Puls gänzlich schwach, sollten wir uns darauf konzentrieren, das Aufrechte Qi zu tonisieren. Weist der Puls aber eine Fülle auf, sollten zuerst pathogene Faktoren ausgeleitet werden (in diesem Fall also Nässe auflösen).

49.11.3 Der Puls ist für die Festlegung eines Therapieprinzips unerlässlich

Gerade bei komplexen Mustern, die eine Kombination aus Leere und Fülle aufweisen, ist der Puls für die Festlegung eines Therapieprinzips absolut unerlässlich, wie schon im obigen Beispiel zum postviralen Erschöpfungssyndrom veranschaulicht wurde.

Ein weiteres Beispiel wäre etwa ein Muster von Leber-Blut-Mangel, das zu aufsteigendem Leber-Yang führt: Dieses Muster tritt sehr häufig bei Frauen auf und ist oft Ursache von Regelbeschwerden wie prämenstrueller Anspannung oder Kopfschmerzen während der Regel. Die Symptome an sich können uns bei der Bestimmung des dominanten Muster nicht immer Klarheit geben. Der Puls jedoch hilft uns, mit Gewissheit zu differenzieren: Ist der Puls rau oder dünn, herrscht der Leber-Blut-Mangel vor, folglich sollten wir Blut nähren. Ist der Puls saitenförmig, steht aufsteigendes Leber-Yang im Vordergrund, und wir sollten demnach Leber-Yang absenken.

49.11.4 Der Puls bei emotionalen Störungen

In vielen Situationen gibt der Puls klare Auskunft über emotionale Probleme. Im Folgenden werden hierzu ein paar Beispiele geschildert.

Wenn eine Person von Traurigkeit, Kummer oder Sorge betroffen ist, kann der Herz-Puls leicht überflutend im Vergleich zu den anderen Taststellen werden – ein wichtiger Punkt, da es sich hierbei nicht um einen echten überflutenden Puls handelt, aber er ist eben *vergleichsweise* überflutend. Der Puls ist häufig im Ganzen betrachtet recht schwächlich oder rau, doch wenn man die Herz-Taststelle aufmerksam fühlt, zeigt sie sich im Vergleich zum Rest des Pulses als ganz leicht überflutend.

Diese besondere Qualität des Herz-Pulses ist recht subtil und wird leicht übersehen. Abgesehen von der Tatsache, dass er im Vergleich zu den anderen Taststellen oberflächlicher ist, fühlt sich der Herz-Puls ein wenig „rund" und ganz leicht schlüpfrig an, ein sicheres Zeichen dafür, dass der Patient schwer an emotionalen Problemen wie Kummer und Traurigkeit, die das Herz beeinträchtigen, leidet. Wenn der Puls an allen anderen Taststellen schwach ist, der Herz-Puls aber, wie eben beschrieben, relativ überflutend auffällt, deutet dies normalerweise darauf hin, dass die betroffene Person an Traurigkeit leidet und die seelische Belastung stets schweigend erträgt.

Ein weiteres Beispiel für die klare Darstellung von emotionalem Stress durch den Puls ist folgendes: Ein Patient erscheint sehr deprimiert, geht langsam und spricht mit gedrückter Stimme – alles Indizien dafür, dass er oder sie an einem Mangel leidet. Häufig verhält es sich aber, gerade bei Männern so, dass die Pulse dieser Personen auf allen Taststellen sehr saitenförmig und voll sind. Dieser Befund ist absolut verlässlich und zeigt uns, dass der Betroffene nicht deprimiert, sondern verärgert ist, oder anders ausgedrückt, er ist aufgrund von unterdrückter Wut deprimiert.

Ein schneller Puls kann ebenfalls auf emotionalen Stress hinweisen. In der Regel steht die jeweilige Person unter enormem Stress und leidet an Angst und Ängstlichkeit, Schuldgefühlen oder an den Folgen eines Schocks. In der folgenden Fallgeschichte wird dieser Punkt nochmals aufgegriffen.

Fallgeschichte 49.2

Eine 28 Jahre alte Frau klagte über Müdigkeit, Übelkeit und Schwindel. Ansonsten hatte sie keine Symptome und war recht gesund. Sie erschien recht glücklich und sprach mit einer heiteren und hellen Stimme, wobei sie häufig lächelte. Aufgrund dieser Befunde galt es als eindeutig, dass sie schlicht an einem Milz-Mangel und möglicherweise auch an einem Blut-Mangel litt, wie er bei vielen Frauen vorkommt. Ihr Puls legte jedoch ein ganz anderes Zeugnis ab: Der Puls war dünn und sehr schnell (über 100). Die Zungenspitze war rot. Ich war der Ansicht, dass sie seit langem bestehende, unterdrückte emotionale Probleme hatte, wobei ich einen Schock als die Hauptursache dieser Probleme annahm. Als ich sie fragte, ob sie vor einigen Jahren vielleicht einen Schock erlitten hätte, brach sie in Tränen aus und erzählte, dass sie zwischen dem sechsten und neunten Lebensjahr sexuell missbraucht worden war.

Selbstverständlich sollten wir die anderen Ursachen eines schnellen Pulses, wie etwa eine Infektion, ein echtes Hitze-Muster oder Blut-Hitze, ausschließen. Fehlen aber eindeutige Symptome und Zeichen von Hitze, so deutet ein schneller Puls in der Regel auf die eben erwähnten emotionalen Probleme.

Ein Puls ohne Welle lässt darauf schließen, dass die Person an Traurigkeit und Kummer leidet, ein Zustand, der auch durch einen sehr schwächlichen Lungen-Puls angedeutet werden kann. Ein voller Lungen-Puls steht dafür, dass die Person entweder an Sorge oder an nicht ausgedrücktem Kummer leidet. Sind die beiden vorderen Taststellen (Lunge und Herz) schwächlich und kurz, so ist dies auf langjährige emotionale Probleme aufgrund von Traurigkeit und Kummer zurückzuführen. Ein beweglicher Puls deutet häufig auf einen Schock hin, eine Qualität, die der Puls auch noch Jahre nach dem auslösenden Ereignis beibehalten kann.

Der Puls bei emotionalen Störungen

- *Herz-Puls leicht überflutend:* Traurigkeit, Kummer oder Sorge
- *Alle Pulse saitenförmig und voll:* unterdrückte Wut oder Frustration
- *Schneller Puls:* Angst, Schuldgefühle oder Schock
- *Puls ohne Welle:* Traurigkeit oder Kummer
- *Schwächlicher Lungen-Puls:* Traurigkeit oder Kummer
- *Voller Lungen-Puls:* Sorge oder nicht ausgedrückter Kummer
- *Beide vorderen Pulstaststellen schwächlich und kurz:* Traurigkeit oder Kummer, die schon seit langem bestehen
- *Beweglicher Puls:* Schock

49.11.5 Der Puls als Hinweis auf ein Problem der Organe

Wenn alle Pulstaststellen mit nur einer Ausnahme sehr schwach und tief sind, so deutet dies in der Regel darauf hin, dass jenes Organ „erkrankt" ist. Oft kann man eher auf eine organische Erkrankung im schulmedizinischen Sinne schließen, als dass ein Disharmoniemuster vorläge, was natürlich nicht absolut gültig ist. Ein

Beispiel: Ist der Puls an allen Pulstaststellen außer an der Herz-Position schwächlich, rau und tief, so kann es lediglich auf tief sitzende seelische Probleme – wie weiter oben bereits beschrieben – hindeuten, aber es kann auch auf ein echtes Herzproblem hinweisen. Letzteres ist umso wahrscheinlicher, wenn der Herz-Puls zudem auch schlüpfrig und dünn ist, und insbesondere dann, wenn er sich an den medialen und lateralen Seiten schlüpfrig anfühlt.

Eine oberflächliche Qualität im Herz-Puls deutet ebenso häufig auf eine Herzproblematik, vor allem dann, wenn ein oberflächlich-hohler Puls auf den lateralen und medialen Seiten der Taststelle besteht (ein hoher Blutdruck kann hier zugrunde liegen). Eine oberflächlich-schwächlich-hohle Qualität deutet auf ein erweitertes (dilatiertes) Herz, eine Veränderung, die häufig bei Leuten auftritt, die täglich lange Joggen gehen. Eine oberflächlich-gespannt-hohle Qualität kann von einer Arterienverhärtung herrühren.

49.11.6 Der Puls als Hinweis auf ein Herzproblem

Nachdem das Herz-Qi – ungeachtet der Taststellen – im Puls als Ganzes abgebildet wird, ist der Zustand des (schulmedizinischen) Herzens ebenfalls im ganzen Puls zu finden und nicht nur an der linken vorderen Position. Wir sollten uns stets vor Augen halten, dass wir beim Fühlen des Pulses die Radialisarterie, also ein Blutgefäß, tasten, und dass das Herz alle Blutgefäße kontrolliert. Demnach spiegelt das generelle Gefühl auf der Radialisarterie definitionsgemäß das Herz im Sinne der chinesischen Medizin und der Schulmedizin wider.

Wenn der ganze Puls beispielsweise saitenförmig, schlüpfrig, überflutend und rasend ist und sich zudem sehr hart anfühlt, kann man die Präsenz eines Aortenaneurysmas in Betracht ziehen.

Ist der Puls rasend (d. h. sehr schnell und aufgewühlt) und allgemein voll, deutet dies häufig auf ein Herzproblem wie Tachykardie (eingeschlossen aller Unterscheidungsformen wie z. B. supraventrikuläre Tachykardie, Atrioventrikulartachykardie oder Breitkomplextachykardie). In ähnlicher Weise kann jegliche Unregelmäßigkeit des Pulses (hängend, jagend, intermittierend) auf ein Problem im Reizleitungssystem des Herzens, wie z. B. Vorhofflimmern (wenn der Puls schnell und unregelmäßig – also jagend – ist), Sinusknoten-Syndrom, Wolff-Parkinson-White-Syndrom oder Lown-Ganong-Levine-Syndrom hinweisen.

Ist der Puls extrem langsam, so kann ein Herzproblem wie Sinusknoten-Syndrom oder Atrioventrikularblock vorliegen (ein sehr langsamer Puls kommt natürlich auch bei Athleten aufgrund von intensivem regelmäßigem Training vor).

Ist der Puls verschwindend oder zerfließend, kann dies auf einen möglichen bevorstehenden Herzanfall deuten. Die medialen und lateralen Aspekte des Herz-Pulses können Probleme der Herzklappen aufzeigen, z. B. Mitralstenose, Mitralinsuffizienz oder Mitralkollaps. In solchen Fällen fühlen sich diese Aspekte des Herz-Pulses (die man auffindet, indem man die Finger ganz leicht nach medial und lateral rollt) schlüpfrig oder gespannt an. (➤ Abb. 50.2.)

! Der Puls als Ganzes kann eine Herzerkrankung widerspiegeln.

In den folgenden Fallgeschichten wird der Einsatz des Pulses beim Diagnostizieren von Herzerkrankungen dargestellt.

Fallgeschichte 49.3

Eine 45-jährige Frau klagte über extreme Müdigkeit, die seit 20 Jahren bestand. Ferner litt sie unter Gedächtnisschwäche, Mouches volantes, Tinnitus, häufigem Harndrang und gelegentlichem Harnträufeln. Zudem bestand eine Verstopfung. Ihre Regel hatte vor sechs Monaten aufgehört.

Als Kind litt sie häufig an Bronchitiden und Lungenentzündungen. Sie hatte über fünf Jahre hinweg Akupunkturbehandlungen bekommen und für ungefähr zwei Jahre chinesische Kräuter eingenommen. Diese Behandlungen konnte ihre Symptome etwas erleichtern, jedoch ohne bleibenden Erfolg.

Ihre Zunge war an den Seiten leicht rot und außerdem gedunsen; der Puls war tief, sehr schwächlich, rau, dünn und langsam (52 / min).

Bei näherer Beleuchtung der Manifestationen werden drei Hauptsyndrome deutlich: Leber-Blut-Mangel (Aufhören der Regel, Mückensehen, Müdigkeit, rauer Puls), Nieren-Yang-Mangel (Tinnitus, häufige Miktion, Harnträufeln, Müdigkeit, Verstopfung, tief-schwächlich-langsamer Puls) und Herz-Blut-Mangel (Gedächtnisschwäche, rauer Puls). Die Tatsache jedoch, dass der Puls auf allen Taststellen schwächlich, rau und dünn und zudem sehr langsam ist, lässt uns eindeutig die Hauptproblematik auf das Herz eingrenzen, nämlich auf eine schweren Mangel an Herz-Qi und -Blut. Dieser Mangel kann seit der Geburt vorliegen oder von den häufigen Bronchitiden und Lungenentzündungen in ihrer Kindheit herrühren. Ich riet der Patientin, ihr Herz von einem Kardiologen untersuchen zu lassen. Bei der dortigen Untersuchung kam schließlich heraus, dass die Herzbeutelmembran vergrößert war und Entzündungszeichen aufwies.

Daher sollten wir in diesem Fall nicht ausschließlich Leber-Blut nähren und Nieren-Yang tonisieren, sondern auch Qi und Blut des Herzens tonisieren.

Fallgeschichte 49.4

Ein älterer Mann von 60 Jahren suchte mich für eine Behandlung seiner Schultersteife (Periarthritis humeroscapularis) auf. Als ich seinen Puls fühlte, fiel mir auf, dass er sehr voll, schlüpfrig, saitenförmig, sehr überflutend und schnell war. Eine derartige Kombination dieser Qualitäten ließ nicht nur eindeutig auf ein Herz-Disharmoniemuster schließen, sondern möglicherweise auch auf eine Pathologie des Herzens oder der Blutgefäße. Er wies jedoch keine Symptome einer Herzerkrankung auf (kein hoher Blutdruck, keine Brustschmerzen, keine Arrhythmie). Obwohl er mich eigentlich wegen der Behandlung seiner Schulter aufgesucht hatte, wollte ich ihn dennoch dazu bewegen, einen Kardiologen zu konsultieren. Dabei kam heraus, dass er ein operationsbedürftiges Aortenaneurysma hatte.

Fallgeschichte 49.5

Eine 25-jährige Frau klagte über Regelschmerzen mit klarer Kälte-Symptomatik im Uterus (krampfartige Schmerzen, Kältegefühl während der Regel, kleine dunkle Klumpen im Regelblut, blasse Zunge, langsamer Puls). Besonders bemerkenswert waren sowohl ihr langsamer Puls (48 / min) als auch die Tatsache, dass er in regelmäßigen Abständen stehenblieb. Eine solche Pulsqualität nennt man hängend. Ganz abgesehen von einem Herz-Disharmoniemuster wies der Puls auf die Möglichkeit einer Herzerkrankung im schulmedizinischen Sinne hin. Ihr wurde zu einem Besuch beim Kardiologen geraten, der dann tatsächlich ein Problem im Reizleitungssystem des Herzens feststellte.

49.11.7 Der Puls spiegelt nicht immer alle Aspekte einer Disharmonie wider

Wie schon bei der Zunge sollten wir auch beim Puls nicht erwarten, dass *alle* Aspekte einer Disharmonie zum Vorschein kommen. Wenn beispielsweise eine Frau an Leber-Qi-Stagnation leidet, die zu prämenstrueller Anspannung mit Ziehen in den Brüsten, Spannungsgefühl im Bauch und Reizbarkeit führt, also ganz eindeutigen Symptomen, so muss der Puls nicht saitenförmig sein, wenn die Leber-Qi-Stagnation auf dem Hintergrund eines Leber-Blut-Mangels entsteht. Hier mag der Puls schwächlich und rau sein, was nur den Leber-Blut-Mangel, nicht aber die Leber-Qi-Stagnation widerspiegelt. Es kann auch das Gegenteil eintreten: Im eben erwähnten Beispiel kann der Puls bei einer sehr starken Leber-Qi-Stagnation doch saitenförmig sein; in diesem Fall zeigt die Pulsqualität nur dieses Muster und nicht den Leber-Blut-Mangel an.

Ältere Menschen haben oft einen Puls vom Fülle-Typ, der dann häufig saitenförmig und / oder schlüpfrig oder auch beides ist. Dieses Phänomen ist darauf zurückzuführen, dass ältere Menschen vielfach an chronischem Schleim, Blut-Stase oder innerem Wind leiden; Syndrome, die alle einen saitenförmigen oder harten Puls hervorbringen. Sehr viele ältere Menschen mit derartigen Krankheitsmustern leiden aber auch an Yin-Mangel (der sich eventuell durch einen fehlenden Zungenbelag offenbart). Die saitenförmige und volle Pulsqualität maskiert den Yin-Mangel, der im Puls nicht erkennbar ist.

49.11.8 Der Puls weist auf Disharmonien hin, die über die vordergründigen Muster hinausgehen

Wenn der Puls auf Disharmoniemuster hinweist, die über die vordergründigen Muster hinausgehen, so stellt sich die Frage, wie man die Pulsdiagnose mit der Symptomdiagnose vereinigt. Bei den meisten Patienten stimmen Puls und Symptome sowie klinische Zeichen überein. Zeigt ein Patient beispielsweise alle Symptome von Schleim, so wird der Puls höchstwahrscheinlich schlüpfrig sein. In anderen Fällen gibt der Puls nur einen Aspekt einer Disharmonie wider, wie oben beschrieben wurde. Es gibt jedoch Patienten, bei denen der Puls von den Symptomen abzuweichen scheint, oder zumindest nicht mit ihnen in unmittelbarem Zusammenhang steht. Im heutigen China besteht meiner Ansicht nach der Trend, mehr Wert auf die Symptome und klinischen Zeichen zu legen. Stimmt der Puls mit dem Symptombild nicht überein, so wird er schlicht ignoriert. Von meinem Standpunkt aus kann ich diese Ansicht nicht nachvollziehen, da ich denke, dass der Puls immer relevant ist und als diagnostisches Zeichen niemals ausgeschlossen werden sollte.

Es gibt viele Situationsbeispiele, in denen sich der Puls so zeigt, als ob er zu den Symptomen und klinischen Zeichen nicht in Beziehung stehe, wobei er ihnen nicht unbedingt widersprechen muss, wie folgende Szenarien kurz verdeutlichen sollen: Der Patient hat Symptome von Schleim, der Puls ist aber nicht schlüpfrig; der Patient hat *keine* Symptome von Schleim, weist aber einen schlüpfrigen Puls auf; der Patient scheint ein überschwänglicher Yang-Typ zu sein, der Puls aber ist sehr schwächlich und tief; der Patient hat keine Symptome einer Leber-Disharmonie, der Puls fühlt sich aber saitenförmig an (oder umgekehrt) usw.

In den Fällen, wo der Puls dem Anschein nach in keinem Verhältnis zu den Symptomen steht, spiegelt der Puls die Existenz einer Disharmonie wider, die einfach *noch* keine Symptome verursacht hat.

Ein weitverbreitetes Beispiel tritt beim Lungen-Puls auf: Eine Frau stellt sich uns mit den Manifestationen einer Leber-Qi-Stagnation vor, die bei ihr zu prämenstrueller Anspannung oder anderen Regelstörungen führt. Der Puls ist leicht saitenförmig. Die auffälligste Taststelle ist aber die der Lunge, die sich sehr schwächlich und tief anfühlt. Was fangen wir nun mit diesen Befunden an? Wenn alle Symptome und der saitenförmige Puls auf ein Disharmoniemuster der Leber deuten, sollen wir dann über den auffälligen Lungen-Puls einfach hinwegsehen? Meiner Ansicht nach sollte man sich nie dazu hinreißen lassen. In diesem Beispiel weist der schwache Lungen-Puls auf einen Lungen-Qi-Mangel, der aber *zu diesem Zeitpunkt* noch keine Symptome zeigt. Ein schwacher Lungen-Puls sollte auch deshalb nie ignoriert werden, weil er auf einen Lungen-Qi-Mangel deutet, genauso wie eine schwache Stimme und ein chronischer Husten darauf hindeuten. Ich würde also in meiner Behandlung definitiv auf den schwächlichen Lungen-Puls eingehen und daher, zusätzlich zur Behandlung der Leber-Disharmonie, die Lungen tonisieren.

Das nächste Beispiel bezieht sich auf einen Fülle-Puls: Es kommt häufig vor, dass eine Person keine Symptome von Schleim aufweist, der Puls aber eindeutig schlüpfrig ist. Abgesehen von den Situationen, in denen ein schlüpfriger Puls möglicherweise auf einen gesunden Organismus oder eine Schwangerschaft hindeutet, darf man schließen, dass der Patient trotz fehlender Symptome ohne Zweifel Schleim hat.

Dies trifft übrigens auch auf die Zungendiagnose zu, die ebenfalls auf Disharmoniemuster weisen kann, die über die vordergründigen Muster hinausgehen. Als ein geeignetes Beispiel könnte man einen Mittelriss im Magenbereich der Zunge anführen, der auch ohne Verdauungsbeschwerden auf einen Magen-Yin-Mangel hinweist.

49.11.9 Der Puls kann beim Fehlen von Symptomen auf eine zugrunde liegende Leere hinweisen

Wenn der Puls an einer bestimmten Taststelle schwächlich ist, so liegt in dem entsprechenden Organ mit Sicherheit eine Leere vor, egal, ob es hierfür Symptome gibt oder nicht. Genau deshalb ermöglicht uns die Pulsdiagnose, noch vor dem Entstehen klinischer Manifestationen vorbeugend eingreifen zu können.

In diesem Kontext wird besonders häufig der Nieren-Puls erwähnt: Es gibt etliche – vor allem weibliche – Patienten, die auf den beiden hinteren Taststellen einen sehr schwächlichen Puls besitzen, ohne aber irgendwelche Symptome eines Nieren-Mangels aufzuweisen. Wie schon zuvor beim Lungen-Puls, kann auch ein schwächlicher und tiefer Nieren-Puls auf den beiden hinteren Taststellen einen Nieren-Mangel anzeigen, genauso wie die Symptome Müdigkeit, Rückenschmerzen, Schwindel und Tinnitus für einen Nieren-Mangel stehen. Dies illustriert einen guten Grund für die enorme Bedeutung der Pulsdiagnose: Sie kann, im Gegensatz zu einem isolierten Symptom, unumstößlich auf ein bestimmtes Krankheitsmuster deuten. Wenn der Patient beispielsweise nur an Schwindel litt, so würde dieses Symptom allein nicht zur Diagnose eines Nieren-Mangels ausreichen, da noch viele andere Disharmoniemuster Schwindel auslösen können, wie zum Beispiel Blut-Mangel, Schleim und aufsteigendes Leber-Yang. Der schwache Puls auf beiden hinteren Taststellen hingegen kann uns eindeutig in Richtung Nieren-Mangel weisen.

49.11.10 Der Puls bei Krebserkrankungen

Es gibt keine spezifische Pulsqualität, die uns eine eindeutige Diagnose von Krebs erlauben würde. Generell kann man sagen, dass in fortgeschrittenen Krebsstadien zwei gegensätzliche Pulsbilder zum Vorschein kommen können: Entweder wird der Puls sehr schwächlich, rau, dünn und tief, oder er wird voll, schlüpfrig, überflutend und schnell.

Obwohl man anhand des Pulses den Krebs nicht diagnostizieren kann, so stellt er doch ein wichtiges Werkzeug zur Bestimmung einer Prognose und des Behandlungsprinzips dar.

Bei einem an Krebs leidenden Patienten ist die Prognose ungünstig, wenn der Puls eines der gerade beschrieben Pulsbilder aufweist. Wenn der Puls zusätzlich besonders schnell und überflutend ist, so deutet dies auf Toxische Hitze, was bei Krebsleiden oder bei Patienten nach schulmedizinischer Behandlung kein günstiges Zeichen darstellt.

Für die Wahl des Behandlungsprinzips ist der Puls ebenfalls sehr wichtig. Man kann generell sagen, dass Krebspatienten sich bestimmten Behandlungsformen wie zum Beispiel einer Operation, Strahlentherapie oder Chemotherapie, oder gar einer Kombination aus diesen unterziehen werden. Sind diese Therapien abgeschlossen, ist es unsere Aufgabe, das Immunsystem zu stimulieren und so einen Rückfall zu verhindern. Vom Standpunkt der chinesischen Medizin aus müssen wir den Zustand des Patienten so einschätzen, als ob der Krebs noch vorhanden wäre. Mit Hilfe von operativen Eingriffen, Strahlentherapie oder Chemotherapie kann der Krebs tatsächlich entfernt werden, die dem Krebs zugrunde liegenden Krankheitsmuster verbleiben jedoch. In diesem Zusammenhang treten Syndrome wie Schleim, Blut-Stase, Toxische Hitze und Nässe am häufigsten auf.

Daher sollten wir den Zustand des Patienten vorsichtig einschätzen und bestimmen, ob eine Leere oder eine Fülle im Vordergrund steht. Eine Leere bedeutet, dass die oben genannten pathogenen Faktoren vergleichsweise schwach sind, und das Hauptproblem daher ein Mangel an Aufrechtem Qi ist. Eine Fülle bedeutet, dass diese pathogenen Faktoren immer noch recht stark sind. Bei ersterem Fall wollen wir primär das Aufrechte Qi tonisieren, während das Ausleiten der pathogenen Faktoren zweitrangig ist. Bei letzterem Fall wollen wir primär die pathogenen Faktoren ausleiten, das Tonisieren des Aufrechten Qi ist dagegen untergeordnet. Bei dieser Differenzierung und Wahl des angemessenen Behandlungsprinzips ist der Puls absolut entscheidend: Ist der Puls hauptsächlich schwächlich, dünn, rau oder leer, müssen wir uns dem Aufrechten Qi zuwenden und tonisierende Maßnahmen ergreifen. Ist der Puls hingegen vom Fülle-Typ und daher schlüpfrig, saitenförmig, gespannt oder haftend, müssen wir zuallererst die pathogenen Faktoren ausleiten, also Schleim umwandeln, Blut bewegen, Nässe auflösen oder Toxische Hitze klären.

!

Bei Krebspatienten ist der Puls nach einer Operation von besonderer Bedeutung, da er uns darüber informiert, ob ein pathogener Faktor noch aktiv ist, und wie das Behandlungsprinzip zu formulieren ist.

Nehmen wir als Beispiel eine Frau mit einem bösartigen Brusttumor, die uns nach einer Lumpektomie und Strahlentherapie aufsucht. Wir sollten ein aufmerksames Anamnesegespräch führen, als ob der Tumor noch bestehen würde. Denn auch wenn er durch die Operation und Strahlentherapie entfernt wurde, besteht das zugrunde liegende Krankheitsmuster weiterhin. Bei Brustkrebs kommen als Syndrome normalerweise Schleim oder Blut-Stase, oder auch beide zusammen, in Frage. Oft besteht natürlich auch eine Qi-Stagnation, was aber für die Entstehung eines Tumors allein nicht ausreicht. Schleim und Blut-Stase hingegen sind durchaus in der Lage, Tumoren zu verursachen.

Wenn wir uns mit solchen Patienten konfrontiert sehen, sollten wir nicht immer gleich annehmen, dass wir zur Vorbeugung eines Rückfalls das Aufrechte Qi tonisieren müssten. Je nachdem, wie sich der Patient von den Symptomen und Zeichen her äußert, müssen wir das Behandlungsprinzip formulieren. Dabei sollten wir im Auge behalten, dass wir uns nicht auf unsere eigene Untersuchung des Tumors verlassen können, da der ja bereits entfernt worden ist.

Ist der Tumor noch vorhanden, können wir ihn palpieren und so entscheiden, ob er durch Schleim oder Blut-Stase verursacht wurde. Bei Schleim wäre er eher weich und schmerzlos, bei Blut-Stase ist er hingegen hart und womöglich schmerzhaft. Die Wahl des Behandlungsprinzips hängt im großen Maße vom Pulsbild ab: Ist der Puls vom Leere-Typ, sollten wir vor allem das Aufrechte Qi tonisieren;

ist er vom Fülle-Typ (schlüpfrig, saitenförmig, gespannt), sollten wir primär die pathogenen Faktoren ausleiten, nämlich Schleim umwandeln und / oder Blut bewegen.

Ist der Puls obendrein auch schnell und überflutend, so kann dies auf Toxische Hitze hindeuten, sodass wir zusätzlich Hitze klären und Toxine ausleiten müssen. In der Arzneimitteltherapie benutzen wir hierzu Kräuter aus der Kategorie zum Klären Toxischer Hitze. Viele Kräuter in dieser Kategorie haben eine antikarzinogene Wirkung.

49.12 Die Integration von Puls- und Zungendiagnose

Das Vereinigen der Befunde von Puls und Zunge ist für unsere Praxis in vielerlei Hinsicht entscheidend.

49.12.1 Qi und Blut

Puls und Zunge ergänzen sich gegenseitig, da der Puls mehr den Zustand des Qi, die Zunge mehr den Zustand des Blutes wiedergibt. Auch wenn dies eine Verallgemeinerung darstellt, denn schließlich kann der Puls, z. B. wenn er rau ist, auch den Zustand des Blutes widerspiegeln, so kann sie doch von Nutzen sein.

Gerade bei Patienten mit emotionalen Problemen kann diese Unterscheidung nützlich sein. Ein saitenförmiger und voller Puls zum Beispiel deutet häufig auf ein durch emotionalen Stress ausgelöstes Leber-Muster. Wenn die Zungenfarbe nun normal ist, so können wir davon ableiten, dass das emotionale Problem noch recht neu ist. Ist die Zunge aber rot, so deutet dies auf ein langjähriges und ernsteres emotionales Problem.

49.12.2 Der Zeitfaktor

Im Vergleich zur Zunge unterliegt der Puls wesentlich deutlicher kurzzeitigen Einflüssen. So können im Leben eines Menschen eine Phase von Überarbeitung, ein emotional aufregendes Erlebnis und körperliche Betätigung zwar den Puls kurzzeitig verändern, nicht aber die Zunge.

Aus diesem Grund kann die Zunge die Zeitdauer eines Problems recht gut anzeigen. Ein überflutender Herz-Puls beispielsweise bedeutet, dass der Patient unter emotionalem Stress steht; ist die Zunge überdies rot und weist eine noch rötere Spitze auf, so wird klar, dass das Problem schon seit einiger Zeit besteht.

Man kann die Bedeutung des Zeitfaktors auch am Beispiel einer Blut-Stase erkennen: Ein rauer oder haftender Puls kann auf Blut-Stase hindeuten, und wenn die Zunge zudem violett ist, so wissen wir, dass das Syndrom schon seit langem besteht.

Ein weiteres gutes Beispiel ist Yin-Mangel: Ein oberflächlich-leerer Puls weist auf einen Yin-Mangel hin. Wenn wir nun die Zunge betrachten, so können wir anhand des Ausmaßes an fehlendem Zungenbelag genau das Stadium des Yin-Mangels bestimmen.

49.12.3 Der Puls ist schnell, aber die Zunge ist nicht rot

Ein schneller Puls deutet auf Hitze, die sich in einer roten Zunge widerspiegeln sollte. In der Praxis aber wird ein schneller Puls recht häufig von einer Zunge begleitet, die nicht rot ist.

Als Erklärung für diese Diskrepanz kann man einen Schock heranziehen, da dieser häufig zu einem schnellen Puls führt, nicht aber zu einer roten Zunge.

Eine andere Begründung für diese Unstimmigkeit trifft auf Leute zu, die sich selbst ständig antreiben und zu viel und zu lange arbeiten. Als Folge erweitert sich das Herz, was oft einen überflutenden, jedoch leeren und schnellen Puls hervorbringt.

49.12.4 Der Puls ist langsam, aber die Zunge ist rot

Am häufigsten kommt diese Unstimmigkeit bei Leuten mit Ausdauertraining vor, vor allem bei Joggern oder Langstreckenläufern. Derartiges Training führt zu einem langsamen Puls. Dieser wird jedoch nicht durch ein echtes Kälte-Muster, sondern durch das beständige Training hervorgerufen; die Zunge ist nicht blass, sondern eventuell rot aufgrund anderer Ursachen.

Für einen derartigen Widerspruch, dass ein Patient einen langsamen Puls und eine rote Zunge aufweist, kommt als Erklärung auch eine Herzerkrankung in Frage. Diese Möglichkeit sollte man stets im Kopf behalten. Ein sehr langsamer Puls kann häufig Abnormitäten im Reizleitungssystem des Herzens aufzeigen, vor allem dann, wenn der Puls zudem auch unregelmäßig ist.

49.12.5 Die Pulsdiagnose ergänzt die Zungendiagnose

In vielen Fällen ergänzt der Puls die Befunde der Zungendiagnose. Ein gelber klebriger Belag mit roten Punkten auf der Wurzel zum Beispiel deutet auf Nässe-Hitze im Unteren Erwärmer – aber dies verrät uns nichts über den Ort, sei es in der Blase, im Darm oder in der Gebärmutter. Der Puls ergänzt diesen Zungenbefund, da Nässe-Hitze in der Blase mit einer schlüpfrig-saitenförmigen Pulsqualität auf der linken hinteren Taststelle einhergehen würde, Nässe-Hitze im Darm mit derselben Qualität auf beiden hinteren Taststellen, und Nässe-Hitze in der Gebärmutter ebenfalls mit derselben Qualität auf der Gebärmutter-Position gleich proximal zur linken hinteren Taststelle.

Ein weiterer Bereich, in dem der Puls die Zungendiagnose ergänzt, sind Herz-Muster. Wenn die Zunge einen tiefen Mittelriss aufweist, so deutet dies auf eine Neigung zu Herz-Mustern aufgrund emotionaler Probleme hin. Es kann aber auch eine angeborene Neigung zu Herzpathologien vorliegen. Ist nun der Herz-Puls auf den lateralen und medialen Anteilen seiner Taststelle voll (aufzufinden, indem man den Finger ganz sachte nach lateral und medial rollt), so kann hier möglicherweise eine echte Herzerkrankung vorliegen.

Der Puls ergänzt ferner dann die Zungendiagnose, wenn sie violett ist, was auf eine Blut-Stase hindeutet. Wenn die ganze Zunge violett erscheint, so wird es uns nicht möglich sein, das betroffene Organ genau zu lokalisieren. Je nachdem auf welcher Taststelle der Puls saitenförmig ist, können wir das von der Blut-Stase betroffene Organ festlegen.

49.13 Die Grenzen der Pulsdiagnose

Die wesentlichen Nachteile der Pulsdiagnose sind sowohl ihre Subjektivität als auch ihre flüchtige Beeinflussbarkeit durch vorübergehende Ereignisse.

49.13.1 Sie ist subjektiv

Im Vergleich zu anderen Bestandteilen der chinesischen Diagnose ist die Pulsdiagnose eher subjektiv, zumindest wenn man sie der Betrachtung und Betastung gegenüberstellt. Bei einem roten Gesicht oder einer roten Zunge kann man wenig herumstreiten, da solche klinischen Zeichen von verschiedenen Leuten objektiv betrachtet werden können. Wenn man einen Puls aber als saitenförmig beschreibt, so stellt dies eine rein subjektive Auslegung seitens des Therapeuten dar. Schließlich ist es ja unmöglich, einen saitenförmigen Puls anderen Beobachtern zu zeigen. Außerdem kann es gut sein, dass derselbe Puls von einem anderen Therapeuten als schlüpfrig beschrieben wird.

49.13.2 Sie unterliegt kurzfristigen Einflüssen

Der Puls wird im Vergleich zur Zunge recht schnell von kurzfristigen Faktoren beeinflusst. Ein Beispiel: Macht eine Person ein emotional aufregendes Erlebnis durch, so wird der Puls eventuell schnell werden, die Zunge aber wird kurzfristig keine Veränderungen aufzeigen. In ähnlicher Weise ändert sich der Puls durch körperliche Betätigung und wird schnell, die Zunge hingegen bleibt davon unbeeindruckt. Arbeitet eine Person eine ganze Woche lang hart und ohne ausreichend zu schlafen, so wird sich dies im Puls widerspiegeln, der sofort recht schwach und tief erscheint. Andererseits würde der Zeitraum einer Woche nicht ausreichen, um die Farbe des Zungenkörpers zu verändern. Dennoch gibt es Situationen, zum Beispiel bei fiebrigen Erkrankungen, wo sich die Zungenfarbe schnell ändern kann.

Aus diesen Gründen ist die Integration der Befunde aus der Puls- und Zungendiagnose absolut entscheidend.

LERNERGEBNISSE

Das sollten Sie jetzt wissen:
- Dass die Pulsdiagnose, deren Beherrschung nie vollständig abgeschlossen sein wird, ein entscheidendes Hilfsmittel ist, um die betroffenen Organe und die vorherrschenden Disharmoniemuster zu identifizieren, und dass sie den Gesamtzustand von Qi und Blut widerspiegelt.
- Warum der Puls an der Radialisarterie getastet wird.
- Dass es gemäß den Klassikern drei Abschnitte des Pulses gibt: die vordere Taststelle (Zoll, *Cun*), die mittlere Taststelle (Tor, *Guan*) und die hintere Taststelle (Fuß, *Chi*).
- Wie die Pulspositionen gemäß den Klassikern den Organen zugeordnet sind und wie man die Widersprüche in Einklang bringt.
- Dass es nach Li Shi Zhen drei Ebenen des Pulses gibt.
- Dass es wichtig ist zu beachten, dass die Methode der Pulstastung auf dem Zeitpunkt, der Ausrichtung des Arms, der Abstimmung mit der Atmung und der Positionierung der Finger beruht.
- Dass die folgenden Faktoren den Puls beeinflussen: Jahreszeit, Geschlecht, Alter, Körperbau, Menstruation, Schwangerschaft und Verschiebung der Radialisarterie (*Fang Guan Mai / Xie Fei Mai*).
- Dass der normale Puls drei Eigenschaften hat: Geist, Magen-Qi und Wurzel.
- Welche systematischen Richtlinien es für die Deutung des Pulses gibt.
- Dass der Puls entscheidend ist, um die Diagnose festzulegen, besonders wenn andere Symptome und klinische Zeichen widersprüchlich oder verwirrend sind.
- Dass der Puls nicht immer alle Aspekte der Disharmonie widerspiegelt, indem er Disharmonien anzeigt, die über die vordergründigen Muster hinausgehen, und auf eine zugrunde liegende Leere verweist, die sich noch nicht in Symptomen manifestiert hat.
- Welche Rolle der Puls bei Krebserkrankungen spielt, um die Prognose und das Behandlungsprinzip festzulegen, basierend auf seiner Entwicklung in einen schwächlichen, rauen, dünnen oder tiefen Puls oder einen vollen, schlüpfrigen, überflutenden und schnellen Puls.
- Wie man Puls- und Zungendiagnose integriert.
- Dass die Pulsdiagnose auch Grenzen aufweist, da sie subjektiv ist und kurzfristigen Einflüssen unterliegt.

ANMERKUNGEN

1 *Huang Di Nei Jing Su Wen* 黄帝内经素问 („Des Gelben Kaisers Klassiker des Inneren – Reine Fragen"; „The Yellow Emperor's Classic of Internal Medicine – Simple Questions"); People's Health Publishing, Beijing 1979; erstmals erschienen: etwa 100 v. Chr.; S. 98.
2 Ebenda, S. 130.
3 Ich übersetze das Wort „*ren*" mit „Mensch" statt mit „Mann", da dies genau seine Bedeutung ist. Es ist ein geschlechtsneutrales Wort, sodass „Mann" „*nan ren*" („männlicher Mensch") und „Frau" „*nu ren*" („weiblicher Mensch") ist.
4 *Su Wen*, S. 130.
5 Nanjing College of Traditional Chinese Medicine: *Nan Jing Jiao Shi* 难经校释 („Überarbeitete Erläuterung des Klassikers der Schwierigkeiten"; „A Revised Explanation of the Classic of Difficulties"); People's Health Publishing House, Beijing 1979; erstmals erschienen: etwa 100; S. 1-2.
6 Ebenda, S. 2.
7 *Su Wen*, S. 38.
8 Ebenda, S. 139.
9 Klassiker der Schwierigkeiten, S. 4-5.
10 Fuzhou City People's Hospital: *Mai Jing Jiao Shi* 脉经校释 („Eine überarbeitete Auslegung des Puls-Klassikers"; „A Revised Explanation of the Pulse Classic"); People's Health Publishing House, Beijing 1988; erstmals erschienen: 280, als „Klassiker vom Puls" von Wang Shu He; S. 7.
11 Überarbeitete Erläuterung des Klassikers der Schwierigkeiten, S. 6.
12 Ebenda. S. 46.
13 Ebenda, S. 45-46.
14 Eine überarbeitete Auslegung des Puls-Klassikers, S. 18-19.
15 Cheng Bao Shu: *Pin Hu Mai Xue Yi Zhu* 频湖脉学译注 („Kommentierte Übersetzung von ‚Untersuchung des Pulses vom Pin Hu-See'"; „An Annotated Translation of the Study of the Pulse from Pin Hu Lake"); Ancient Chinese Medicine Texts Publishing House, Beijing 1988; erstmals erschienen: 1544, unter dem Titel „Untersuchung des Pulses vom Pin Hu-See"; S. 3-4.

[16] Wu Qian: Yi Zong Jin Jian 医宗金鉴 („Goldener Spiegel der Medizin, Band 2"; „Golden Mirror of Medicine, Vol. 2"); People's Health Publishing House, Beijing 1977; erstmals erschienen: 1742; S. 909.
[17] Cheng Xin Nong: *Zhong Guo Zhen Jiu Xue* („Chinesische Akupunktur und Moxibustion"; „Chinese Acupuncture and Moxibustion"); Foreign Languages Press, Beijing 1987.
[18] Beijing / Nanjing / Shanghai College of Chinese Medicine, „Fundamentals of Chinese Medicine", in der Übersetzung von N. Wiseman und A. Ellis, Paradigm Publications, Brookline, Massachusetts, USA, 1985.
[19] Eine überarbeitete Auslegung des Puls-Klassikers, S. 15.
[20] Überarbeitete Erläuterung des Klassikers der Schwierigkeiten, S. 12.
[21] *Su Wen*, S. 98.
[22] Zhang Jing Yue: Lei Jing 类经 („Klassiker der Kategorien"; „Classic of Categories"); People's Health Publishing House, Beijing 1982; erstmals erschienen: 1624; S. 561.
[23] Ebenda, S.131.
[24] *Su Wen,* S.118-119.
[25] Ebenda, S.101.
[26] Eine überarbeitete Auslegung des Puls-Klassikers, S. 16.
[27] „Kommentierte Übersetzung von ‚Untersuchung des Pulses vom Pin Hu-See'", S. 4.
[28] Überarbeitete Erläuterung des Klassikers der Schwierigkeiten, S. 50.
[29] „Kommentierte Übersetzung von ‚Untersuchung des Pulses vom Pin Hu-See'", S. 4.
[30] Chen Jia Yuan: *Fu Ke Mi Shu Ba Zhong* 妇科秘书八种 („Acht geheime Bücher zur Gynäkologie"; „Eight Secret Books on Gynaecology"); Ancient Chinese Medicine Texts Publishing House, Beijing 1988; erstmals erschienen: Qing-Dynastie (1644-1911); Chens Originalwerk hieß *Fu Ke Mi Fang* 妇科秘方 („Geheime gynäkologische Rezepturen"); S. 153.
[31] Klassiker vom Puls, S. 14.
[32] Guang Dong College of Chinese Medicine: *Zhong Yi Zhen Duan Xue* 中医诊断学 („Diagnose in der Chinesischen Medizin"; „Diagnosis in Chinese Medicine"); Shanghai Science Publishing House, Shanghai 1979; S. 178.
[33] Eine überarbeitete Auslegung des Puls-Klassikers, S. 7.
[34] Überarbeitete Erläuterung des Klassikers der Schwierigkeiten, S. 6.
[35] *Su Wen,* S. 98.

KAPITEL

50 Pulsqualitäten

Folgende Aspekte der Pulsqualitäten werden hier besprochen:

- Die 29 Pulsqualitäten (oberflächlich, tief, langsam, schnell, leer, voll, schlüpfrig, rau, schwächlich, dünn, verschwindend, sanft, kurz, hohl, trommelartig, versteckt, zerfließend, saitenförmig, gespannt, überflutend, groß, haftend, lang, beweglich, hängend, jagend, rasend, intermittierend, verzögert)
- Drei nicht traditionelle Pulsqualitäten (unregelmäßig, stagnierend, traurig)
- Einteilung der Pulsqualitäten
  - Die acht grundlegenden Gruppen von Pulsqualitäten
  - Die verschiedenen Aspekte der Einteilung der Pulsqualitäten
  - Einteilung der Pulsqualitäten gemäß den Mustern von Qi, Blut und Körperflüssigkeiten
  - Einteilung der Pulsqualitäten gemäß den Acht Prinzipien
  - Einteilung der Pulsqualitäten gemäß den Mustern der Sechs Schichten
  - Einteilung der Pulsqualitäten gemäß den Mustern der Vier Ebenen
  - Einteilung der Pulsqualitäten gemäß den Mustern des Dreifachen Erwärmers
- Terminologie
- Die Pulspositionen im Detail
- Pulsqualitäten, die auf gefährliche Störungen hinweisen
- Der Einfluss von Medikamenten auf den Puls

Die Anzahl der seit Jahrhunderten in chinesischen Büchern beschriebenen „Pulsqualitäten" variiert leicht, in der Neuzeit hat man sich aber auf 28 oder 29 standardisierte Qualitäten geeinigt. Theoretisch betrachtet gibt es keinen bestimmten Grund, weshalb wir für die bestehenden Qualitäten nicht auch andere Begriffe benutzen könnten. So gibt es beispielsweise keine „harte" Pulsqualität; dennoch ist dies ein Begriff, der einem beim Fühlen eines bestimmten Pulses oft in den Sinn kommt. Man sollte sich trotzdem angewöhnen, die festgelegte Pulsterminologie zu verwenden um eine gemeinsame Kommunikationsbasis zwischen Therapeuten, Lehrern und Schülern zu gewährleisten. Ein Therapeut oder Schüler könnte zum Beispiel einen Puls in seiner eigenen Terminologie als „matschig" bezeichnen, was in der Tat der Beschreibung eines sanften Pulses sehr nahe kommt. Seine eigene Bezeichnung würde aber anderen Therapeuten oder Schülern nur wenig helfen.

Es kann nicht ausreichend betont werden, wie wichtig das Auswendiglernen der Pulsqualitäten mitsamt ihrer Beschreibungen und klinischen Bedeutung ist. Nur indem man sie sich vollständig einprägt, kann man als Schüler mit dem Lehrer kommunizieren. Nur wenn sowohl Schüler als auch Lehrer sich über das Gefühl und die Bedeutung eines saitenförmigen Pulses einig sind, können sie sich untereinander austauschen. Ferner kann man als Schüler die theoretische Beschreibung eines saitenförmigen Pulses mit seinen eigenen Befunden in der Praxis korrelieren.

Die Pulsqualität kann nur dann korrekt gefühlt und bestimmt werden, wenn wir die Finger beständig in Bewegung halten, indem wir mit ihnen also nach distal und proximal „rollen", nach medial und lateral „schieben", nach unten „senken" und dann wieder lockerlassen, wie im vorherigen Kapitel bereits beschrieben wurde. Halten wir die Finger absolut still, werden wir die Pulsqualität kaum fühlen und bestimmen können, da die Finger die Form und Größe des Pulses ja fühlen, prüfen und erforschen müssen. Dies ist nur zu erreichen, wenn wir die Finger auf der jeweiligen Taststellen in alle vier Richtungen bewegen (d. h. nach distal, proximal, medial und lateral).

Ein Beispiel: Rollen wir den Finger sacht nach distal, so können wir daraus einen langen oder kurzen Puls ableiten. Einen schlüpfrigen Puls findet man nur, wenn wir unsere Finger „um ihn herum", also nach medial und lateral, bewegen. Ein oberflächlich-leerer Puls ist nur dann aufzufinden, wenn wir mit den Fingern nach unten drücken und dann wieder lockerlassen und erforschen, wie oberflächlich bzw. tief er liegt.

!

Die Pulsqualitäten können nicht mit absolut still gehaltenen Fingern ertastet werden. Die Finger sollten die gesamte Taststelle erfühlen, also distal, proximal, medial, lateral und in verschiedenen Ebenen tasten.

Die hier abgehandelten Pulsqualitäten sind in ➤ Tabelle 50.1 dargestellt.

Diese Auflistung der 29 Pulse weicht von der traditionellen, in chinesischen Fachbüchern aufgeführten Reihenfolge ab. Die ersten acht sind die traditionellen, grundlegenden Qualitäten, nämlich: Oberflächlich, tief, langsam, schnell, leer, voll, schlüpfrig und rau. Die anderen 21 Qualitäten sind in drei Gruppen gegliedert:

- Von 9 bis 17: Leere-Qualitäten
- Von 18 bis 24: Fülle-Qualitäten
- Von 25 bis 29: Qualitäten, die auf Frequenz oder Rhythmus des Pulses hinweisen

Zusätzlich möchte ich drei neue Qualitäten besprechen, die hauptsächlich aus der Erfahrung von Dr. Shen hervorgehen: unregelmäßig, stagnierend und traurig.

Bei jeder Pulsqualität werden folgende Aspekte abgehandelt:

- Pulsbeschreibung
- Bedeutung für die Praxis
- Kombinationen
- Unterscheidung von ähnlichen Pulsen
- Bedeutung jeder einzelner Position nach Li Shi Zhen

Ich habe die acht grundlegenden Pulsqualitäten (oberflächlich / tief, langsam / schnell, leer / voll, schlüpfrig / rau) paarweise, also jeweils mit seinem Gegenüber, angeordnet. Man bezeichnet diese Pulse als die acht grundlegenden, da sie in engem Bezug zu den Acht Leitkriterien stehen. Demnach entsprechen oberflächlich und tief zu Äußerem und Innerem, langsam und schnell zu Kälte und Hitze, und voll und leer zu Fülle und Leere. Der schlüpfrige und raue Puls werden aufgrund ihrer enormen Häufigkeit zu den acht Qualitäten gezählt, wobei der schlüpfrige Puls auf Schleim oder Nässe hindeutet, der raue hingegen auf Blut-Mangel. Diese beiden Pulse werden auch deshalb als Paar gesehen, da sie sich hinsichtlich ihrer Empfindung unter dem Finger bis zu einem gewissen Grad an verschiedenen Enden einer Skala befinden.

Tab. 50.1 Die 29 Pulsqualitäten

Nummer	Deutsch	Pinyin	Wörtliche Übersetzung	Schriftzeichen
1	Oberflächlich	Fu	(auf Wasser) treiben	浮
2	Tief	Chen	tief (sinkend)	沉
3	Langsam	Chi	langsam, verlangsamt	迟
4	Schnell	Shuo	mehrere (in Abfolge)	数
5	Leer	Xu	leer	虚
6	Voll	Shi	solide	实
7	Schlüpfrig	Hua	schlüpfrig	滑
8	Rau	Se	rau	涩
9	Schwächlich	Ruo	schwach, schwächlich	弱
10	Dünn	Xi	dünn, schmal	细
11	Verschwindend	Wei	minutiös, winzig	微
12	Sanft	Ru (Ruan)	tränken, feucht, (sanft)	濡
13	Kurz	Duan	kurz	短
14	Hohl	Kou	hohl	芤
15	Trommelartig	Ge	Leder	革
16	Versteckt	Fu	verstecken, sich niederwerfen	伏
17	Zerfließend	San	aufbrechen, verteilen, verstreuen	散
18	Saitenförmig	Xian	Bogensehne	弦
19	Gespannt	Jin	eng, straff	紧
20	Überflutend	Hong	groß, weit, Flut	洪
21	Groß	Da	groß	大
22	Haftend	Lao	fest, befestigt, Gefängnis	牢
23	Lang	Chang	lang	长
24	Beweglich	Dong	bewegen	动
25	Hängend	Jie	binden, knoten, knüpfen	结
26	Jagend	Cu	eilig, dringlich, knapp	促
27	Rasend	Ji	schnell, rasch, dringlich	急
28	Intermittierend	Dai	an Stelle treten von	代
29	Verzögert	Huan	langsam, verzögern, hinauszögern	缓

Die acht grundlegenden Pulsqualitäten

- Oberflächlich – Außen
- Tief – Innen
- Schnell – Hitze
- Langsam – Kälte
- Voll – Fülle
- Leer – Leere
- Schlüpfrig – Schleim oder Nässe
- Rau – Blut-Mangel

50.1 Die acht grundlegenden Pulsqualitäten

50.1.1 Oberflächlich

Pulsbeschreibung

Diesen Puls kann man bereits bei sehr leichtem Druck erfühlen, in Extremfällen sogar ohne jeglichen Druck. Wie der Name bereits aussagt, besitzt er eine „treibend-schwebende" Qualität und kann dem Druck des Fingers vergleichsweise gut widerstehen. Stellen wir uns eine große Holzlatte im Wasser vor: Wir können sie zwar mit etwas Widerstand nach unten drücken, sie treibt aber immer wieder nach oben. Anders ausgedrückt, es gibt einen Unterschied zwischen einem Puls, den man klar auf der Oberfläche spürt (der normale Zustand bei gesundem Yang-Qi) und einem oberflächlichen Puls. Der oberflächliche Puls gebietet dem Druck des Fingers mehr Widerstand – im Gegensatz zu einem normalen Puls auf der Oberfläche. Vor allem im Sommer wird einem der Puls als etwas näher an der Oberfläche auffallen, was aber nicht heißt, dass es nun ein oberflächlicher Puls ist. Wenn wir uns an die drei Ebenen des Pulses erinnern, wie sie im vorherigen Kapitel besprochen wurden, so wird klar, dass der oberflächliche Puls sehr deutlich auf der Oberfläche, die den Qi- und Yang-Energien entspricht, zu fühlen ist.

Traditionell wurde ein oberflächlicher Puls als „vom Wind gekräuselte Blätter" beschrieben. In Kapitel 18 des „Klassiker der Schwierigkeiten" steht: *„Wenn der Puls oberflächlich ist, spürt man, wie er sich oberhalb der Muskeln bewegt."*[1]

Bedeutung für die Praxis

Im Allgemeinen deutet der oberflächliche Puls auf die Präsenz eines pathogenen Faktors an der Körperoberfläche hin. Folglich steht er mit Symptomen eines äußeren Syndroms durch eindringenden Wind im Zusammenhang. Tatsächlich reichen eine Abneigung gegen Kälte, Fieber oder ein sich heiß anfühlender Körper sowie ein oberflächlicher Puls aus, um einen äußeren pathogenen Faktor zu diagnostizieren.

Daher ist der oberflächliche Puls einer der Hauptmerkmale für eindringenden Wind. Im *Shang Han Lun* heißt es sogar: *„Ein oberflächlicher Puls, ein steifer und schmerzender Hals und eine Abneigung gegen Kälte sind Merkmale eines Taiyang-Syndroms [eindringender Wind]."*[2]

50

Beim Eindringen eines äußeren pathogenen Faktors wird der Puls aus folgendem Grund oberflächlich: Steht der Körper unter dem Angriff von äußeren Pathogenen, wird das Abwehr-Qi zur Körperoberfläche und in dem Raum zwischen Haut und Muskeln gezogen, wo es dann den Kampf gegen die äußeren pathogenen Faktoren aufnimmt. Demnach spiegelt sich das an der Körperoberfläche ansammelnde Yang-Qi in einem Puls mit mehr Yang-Charakter, sprich einem oberflächlichen Puls, wider. Hat der Patient jedoch ein schwaches Abwehr-Qi und reagiert auf die eindringenden Pathogene ungünstig, kann der oberflächliche Puls auch fehlen.

Man trifft einen oberflächlichen Puls nicht ausschließlich bei äußeren Syndromen an. Er kommt auch bei inneren Mustern vor. Daher werde ich nun die Bedeutung des oberflächlichen Pulses beschreiben und zwischen äußeren und inneren Mustern unterscheiden. Dies erfolgt unter der Überschrift „Kombinationen".

Unter den folgenden Umständen ist der oberflächliche Puls normal und nicht pathologisch:

- Bei einer Person mit Untergewicht
- Bei sehr heißem Wetter

Der oberflächliche Puls: Bedeutung für die Praxis

- Eindringen von äußerem Wind
- Yin-Mangel (innere Erkrankungen)
- Erkrankung der Organe (innere Erkrankungen)
- Magenprolaps (innere Erkrankungen)

Kombinationen

Die Bedeutung eines oberflächlichen Pulses, der mit anderen Pulsqualitäten kombiniert auftritt, muss nach inneren und äußeren Syndromen differenziert werden.

Äußere Syndrome

Bei äußeren Syndromen sollte der Puls definitionsgemäß oberflächlich sein und wird eindeutig von äußeren Symptomen, wie einer Abneigung gegen Kälte und Fieber, begleitet. Der oberflächliche Puls bei äußeren Syndromen kann mit anderen Pulsqualitäten in Kombination auftreten, wie im Folgenden aufgelistet:

Oberflächlich-voll weist auf ein äußeres Fülle-Syndrom hin, das bei Patienten mit starkem Abwehr-Qi aufzufinden ist.

Oberflächlich-schwächlich deutet auf ein äußeres Leere-Syndrom hin, das bei Patienten mit schwachem Abwehr-Qi aufzufinden ist. Das Abwehr-Qi reagiert auf die eindringenden äußeren Pathogene nicht in angemessener Weise.

Oberflächlich-langsam deutet auf eine Wind-Kälte mit vorherrschendem Wind hin.

Oberflächlich-gespannt deutet auf eine Wind-Kälte mit vorherrschender Kälte hin.

Oberflächlich-leer deutet auf eindringende Sommer-Hitze hin. Der Puls ist oberflächlicher als der auf einen Yin-Mangel beruhende oberflächlich-leere Puls.

Oberflächlich-schlüpfrig deutet auf eindringende Wind-Nässe oder Wind, beides durch Schleim noch weiter verkompliziert, hin.

Innere Syndrome

Man trifft den oberflächlichen Puls auch bei inneren Syndromen an, wo er in der Tat vergleichsweise häufig auftritt. Bei inneren Syndromen fehlen natürlich die Symptome eines äußeren Syndroms, wie Abneigung gegen Kälte und Fieber. Wenn wir also einen oberflächlichen Puls fühlen, sollten wir als Erstes festlegen, ob der Patient ein äußeres oder inneres Syndrom aufweist. Dies ist leicht zu ermitteln, da ein äußeres Syndrom recht plötzlich mit Abneigung gegen Kälte, Fieber, Körperschmerzen, Halsschmerzen etc. beginnt. Lassen sich diese Symptome nicht feststellen, so handelt es sich um ein inneres Syndrom. Demzufolge müssen wir die Bedeutung des oberflächlichen Pulses ganz anders auslegen.

Bei inneren Syndromen ist die oberflächliche Qualität des Pulses nicht so ausgeprägt wie bei äußeren. Bei Letzteren ist der Puls deutlich oberflächlich, wie ein im Wasser treibendes Stück Holz, das Widerstand gegen den Fingerdruck aufbringt; bei inneren Mustern hingegen ist die oberflächliche Qualität des Pulses wie gesagt nicht so ausgeprägt und bietet auch nicht so viel Widerstand gegen den Druck des Fingers.

! Die oberflächliche Qualität des Pulses ist bei inneren Erkrankungen nicht so ausgeprägt wie bei äußeren.

Bei inneren Syndromen fühlt sich ein oberflächlicher Puls in der tiefen Ebene leer an. Dies deutet meist auf ein potenziell ernstzunehmendes Problem hin, oft verwoben mit einem schweren Mangel an Blut, Yin oder Essenz. Ein relativ oberflächlicher Puls, der in der Tiefe leer ist, kann bei inneren Syndromen im Zusammenhang mit Erkrankungen wie Anämie, chronischem Asthma, Leberzirrhose oder Krebs entstehen.

Wenn der Puls allgemein schwächlich und tief, aber auf einer bestimmten Taststelle auch zusätzlich oberflächlich ist, kann unter Umständen ein Problem in dem dieser Taststelle zugehörigem Organ bestehen. Häufig ist dieses Problem eher organischer als nur energetischer Natur. Ist der Puls beispielsweise auf allen Taststellen schwächlich und tief, mit Ausnahme der Herz-Position, wo der Puls oberflächlich erscheint, so kann dies auf eine Herzerkrankung hinweisen.

Ist der Puls bei inneren Syndromen oberflächlich und kraftlos, so kann ein Magenprolaps vorliegen. Hierbei wäre der Puls zudem noch dünn oder sanft.

Wenn der Puls in Abwesenheit äußerer Symptome auf allen Taststellen oberflächlich ist und er ferner, obwohl er sich auf der Oberfläche relativ hart anfühlt, bei Druck verschwindet, so stellt dies ein Indiz dafür dar, dass die Person sich überarbeitet und an seine körperlichen Grenzen treibt. Dr. Shen nennt eine solche Konstellation „wildes Qi".

Oberflächlicher Puls und potenziell vorliegende Erkrankungen in der Schulmedizin

- *Oberflächlich-leer:* Anämie, chronisches Asthma, Leberzirrhose, Krebs
- *Oberflächlich auf einer Taststelle, aber tief-schwächlich auf allen anderen:* potenzielle Erkrankung im entsprechenden Organ
- *Oberflächlich-dünn oder oberflächlich-sanft:* Magenprolaps

Bei inneren Syndromen muss die Bedeutung eines oberflächlichen Pulses gemäß seiner Kombinationen folgendermaßen differenziert werden.

Oberflächlich-leer ist ein bei inneren Syndromen vergleichsweise häufiger Puls, der auf Yin-Mangel hindeutet. Der oberflächlich-leere Puls ist bei leichtem Druck klar auf der Oberfläche zu erfühlen, doch bei stärkerem Druck fühlt er sich leer an. Der oberflächlich-leere Puls ist nicht so oberflächlich wie der bei äußeren Syndromen. Bei dem Puls spiegelt die Wahrnehmung einer Leere in der tiefen Ebene eindeutig einen Yin-Mangel wider. Die oberflächliche Qualität auf der Oberfläche hingegen spiegelt das durch den Yin-Mangel bedingte, aufsteigende Yang wider. Der oberflächlich-leere Puls zeigt uns das relativ weit fortgeschrittene Stadium eines Yin-Mangels, das zu umhertreibendem Yang und möglicherweise auch Leere-Hitze führt. Natürlich gibt es überdies auch noch andere Pulsarten, die auf Yin-Mangel deuten können, zum Beispiel einen feinen, trommelartigen oder verschwindenden Puls.

Oberflächlich-rau deutet auf einen schweren Blut-Mangel hin. Wie unterscheidet sich ein rauer Puls (der auch auf Blut-Mangel hinweist) von einem oberflächlich-rauen Puls in der Praxis? Letzterer weist auf einen derart schweren Blut-Mangel hin, sodass es zu einer Leere-Hitze kommt. Daher hat eine Frau mit einem oberflächlich-rauen Puls eventuell ein Hitzegefühl im Gesicht, was auf eine Leere-Hitze aufgrund des Blut-Mangels zurückzuführen ist. Diese Art von Muster kommt nur bei Frauen vor.

Oberflächlich-hohl tritt infolge einer Blutung auf. Ist er darüber hinaus auch schnell, so kann eine innere Blutung bevorstehen.

Oberflächlich-kurz deutet auf einen schweren Qi-Mangel hin.

Oberflächlich-schnell deutet auf einen schweren Fall von Erschöpfung (*Xu Lao*) hin. Dies gilt selbstverständlich nur für einen oberflächlich-schnellen Puls, der bei inneren Erkrankungen vorkommt. Sind Symptome eines äußeren Syndroms vorhanden, legt es eindringende Wind-Hitze nahe, was natürlich eine völlig andere Bedeutung für die Behandlung hat.

Oberflächlich-schlüpfrig-leer weist auf eine langwierige Ansammlung von Schleim-Hitze, meist in der Lunge, hin, die bei chronischer Bronchitis anzutreffen ist.

Oberflächlich-schwächlich deutet auf einen Yin-Mangel hin.

Oberflächlicher Puls: Kombinationen bei inneren Syndromen

- *Oberflächlich-leer:* Yin-Mangel
- *Oberflächlich-rau:* schwerer Blut-Mangel
- *Oberflächlich-hohl:* Blutung
- *Oberflächlich-kurz:* schwerer Qi-Mangel
- *Oberflächlich-schnell:* schwerer Fall von Erschöpfung (*Xu Lao*)
- *Oberflächlich-schlüpfrig-schnell:* chronische Schleim-Hitze in der Lunge
- *Oberflächlich-schwach:* Yin-Mangel

Abgrenzung von anderen, ähnlichen Pulsqualitäten

Sanft Der sanfte Puls ist weich, kraftlos, auf der Oberfläche schwer zu fühlen und mit einem nassen Wattebausch vergleichbar. Den oberflächlichen Puls kann man auf der Oberfläche ganz leicht fühlen, zudem ist er nicht so zart wie der sanfte Puls, auch wenn er bei stärkerem Druck an Kraft verliert. Bei inneren Syndromen jedoch fühlt sich die Kombination aus einem oberflächlich-schwächlichen Puls sehr ähnlich an wie der sanfte Puls.

Bedeutung für die Praxis, je nach Pulstaststelle (Li Shi Zhen)

Vordere Taststelle Deutet auf eindringenden äußeren Wind mit Schwindel und Kopfschmerzen oder auf eindringende Wind-Hitze mit Katarrh im Brustraum hin.

Mittlere Taststelle Ein oberflächlicher Puls an dieser Taststelle deutet auf einen Milz-Mangel mit gleichzeitiger Fülle der Leber hin.

Hintere Taststelle Tritt bei Schwierigkeiten bei der Miktion und beim Stuhlgang auf.

50.1.2 Tief

Pulsbeschreibung

Der tiefe Puls ist nur in der mittleren und tiefen Ebene zu ertasten, vor allem aber in der tiefen. Er fühlt sich an, als ob er unter den Muskel versunken wäre. In alten Büchern wurde er bildhaft auch wie „ein Stein im Wasser“ beschrieben.

Die Tiefe des gefühlten Pulses sollte zum Körperbau des Patienten in Beziehung gesetzt werden. Bei übergewichtigen Patienten ist der Puls offensichtlich tiefer. Darum muss man die Beschreibung des tiefen Pulses in Relation sehen: Was sich bei einer dünnen Person als tief anfühlt, kann bei einer übergewichtigen ganz normal sein.

Bedeutung für die Praxis

Ein tiefer Puls deutet schlicht auf ein inneres Syndrom hin. Will man den Puls hinsichtlich seiner Bedeutung weiter interpretieren, muss man zwischen einem tief-vollen und tief-schwächlichen Puls unterscheiden.

Tief-voll

Der tief-volle Puls deutet auf einen pathogenen Faktor im Inneren hin. Je nach Kombination mit anderen Pulsqualitäten kann eine Kälte, Hitze, Nahrungsretention, Qi-Stagnation, Blut-Stase oder Ansammlung von Wasser vorliegen.

Tief-schwächlich

Der tief-schwächliche Puls weist auf einen Yang-Mangel hin und ist sehr häufig.

Der tiefe Puls: Bedeutung für die Praxis

- Pathogener Faktor im Inneren (tief-voll)
- Yang-Mangel (tief-schwächlich)

Kombinationen

Tief-schwächlich Eine sehr häufig auftretende Pulsqualität, die einen Yang-Mangel anzeigt. Bei mäßigem Druck kann man den Puls in der Tiefe finden, wo er sich schwach anfühlt.

Tief-saitenförmig deutet auf eine Blut-Stase und womöglich auch auf ein Krankheitsmuster des Durchdringungsgefäßes hin.

Tief-saitenförmig-langsam deutet auf eine durch Kälte bedingte Blut-Stase hin, oder auf eine Kälte in der Leber-Leitbahn.

Tief-langsam weist auf innere Kälte hin.

Tief-schnell weist auf eine innere Hitze hin.

Tief-sanft-langsam Hier handelt es sich um eine innere Nässe, die häufig mit Ödemen einhergeht.

Abgrenzung von ähnlichen Pulsqualitäten

Versteckt Der versteckte Puls ist im Grunde genommen wie der tiefe, nur ein extremerer Fall. Der tiefe Puls ist bis unter den Muskel versunken, kann aber bei starkem Druck klar ertastet werden, der versteckte Puls hingegen ist bis zum Knochen gesunken und ist selbst bei starkem Druck schwer zu erfühlen.

Haftend Nachdem auch der haftende Puls nur in der tiefen Ebene getastet werden kann, gilt er als eine Art tiefer Puls. Im Grunde genommen ist er ein saitenförmiger Puls in der tiefen Ebene (den saitenförmigen Puls an sich kann man auf allen Ebenen fühlen).

Bedeutung für die Praxis, je nach Pulstaststelle (Li Shi Zhen)

Vordere Taststelle Deutet auf Schleim oder Schleim-Flüssigkeiten hin, die im Brustkorb stagnieren.

Mittlere Taststelle Deutet auf Schmerzen aufgrund von Kälte im Mittleren Erwärmer hin.

Hintere Taststelle In dieser Position kann der tiefe Puls auf weiße Spermatorrhö, Durchfall oder Lumbago durch Nieren-Mangel sowie Bauchschmerzen hindeuten.

50.1.3 Langsam

Pulsbeschreibung

In alten Zeiten wurde der Puls im Vergleich zum Atemzyklus des Arztes gemessen. Demzufolge wird ein Puls als „langsam" beschrieben, wenn er während eines Ein- und Ausatmens des Arztes dreimal oder weniger schlägt, hingegen als schnell, wenn er im selben Zeitraum fünfmal oder häufiger schlägt. Offensichtlich hängt die Methode von der Gesundheit des Arztes ab, sie würde natürlich nicht funktionieren, wenn der Arzt an chronischer Atemnot leidet. Heutzutage wird sie nicht mehr verwendet, aber dennoch sollte man sich auf seine eigene Atmung konzentrieren, da es den eigenen Geist entspannt und zu besserer Konzentration verhilft.

Heutzutage steht die Definition eines langsamen oder schnellen Pulses im Bezug zur Frequenz, die wiederum mit dem Alter des Patienten korreliert werden muss:

Alter	Pulsfrequenz
0–1	120/140
1–3	110
4–10	84/90
11–15	78/80
16–35	76
36–50	72/70
50+	68

Jede Pulsfrequenz, die sich unterhalb dieser Werte bewegt, wird als langsam bezeichnet. Man sollte aber nicht zu verkrampft an diesen Werten festhalten, da zum Beispiel eine Pulsfrequenz von 74 im Alter von 16 bis 35 Jahren nur ein wenig langsam wäre und somit keine Bedeutung hätte.

Bedeutung für die Praxis

Ein langsamer Puls deutet nahezu immer auf ein Kälte-Muster hin. Eine weitere Bedeutung des langsamen Pulses ist, dass ein Problem in den Yin-Organen vorliegen kann, im Gegensatz zum schnellen

Puls, der ein Problem in den Yang-Organen andeutet. Dies ist jedoch zu pauschal, als dass sich hieraus eine praktische Bedeutung ableiten ließe. In Kapitel 9 des „Klassiker der Schwierigkeiten" steht: *„Ein schneller Puls deutet auf Probleme in den Yang-Organen, ein langsamer auf Probleme in den Yin-Organen hin."*[3]

Die klinische Bedeutung eines langsamen Pulses hängt davon ab, ob er voll oder leer ist. Ein langsamer und voller Puls weist auf Fülle-Kälte hin, ein langsamer und leerer Puls hingegen auf Leere-Kälte aufgrund eines Yang-Mangels. Eine Fülle-Kälte kann immer nur eine relativ kurze Zeit andauern, also Wochen bis wenige Monate, da innere Kälte unweigerlich das Yang verletzen wird, also zu einem Yang-Mangel und damit zu Leere-Kälte führen wird. Nachdem wir in der Regel eher chronische Fälle zu Gesicht bekommen, kommt eine Leere-Kälte in der Praxis daher häufiger vor als eine Fülle-Kälte.

Wenn der Puls sehr langsam – nur etwa zweimal pro Atemzyklus – schlägt, nennt man ihn einen gefährlichen Puls. Schlägt er nur einmal pro Atemzyklus, nennt man ihn einen zerstörten Puls. Beide Pulsarten – vor allem letztere – deuten auf eine extreme Erschöpfung der inneren Organe und werden stets mit schwerwiegenden Erkrankungen in Verbindung gebracht.

Häufige Kälte-Syndrome, die mit einem langsamen Puls auftreten

Hierzu gehören Magen-Qi-Mangel, Milz-Yang-Mangel, Herz-Yang-Mangel, Nieren-Yang-Mangel, ein Mangel an Sammel-Qi (*Zong Qi*), Lungen-Yang-Mangel, Kälte im Magen, Kälte in der Gebärmutter, Massen im Bauchraum, Kälte-Schleim und Nässe-Kälte.

Wenn ein langsamer Puls bei chronischen Erkrankungen auftritt, kann er auch auf einen Mangel an Ursprungs-Qi (*Yuan Qi*) hinweisen.

Syndrome, die häufig mit einem langsamen Puls auftreten

- Magen-Qi-Mangel
- Milz-Yang-Mangel
- Herz-Yang-Mangel
- Nieren-Yang-Mangel
- Leere des Sammel-Qi (*Zong Qi*)
- Lungen-Yang-Mangel
- Kälte im Magen
- Kälte in der Gebärmutter
- Massen im Bauchraum
- Kälte-Schleim
- Nässe-Kälte

Widersprüchliche Manifestationen, charakterisiert durch einen langsamen Puls und Hitze-Symptome

Bisweilen geht der langsame Puls mit Hitze-Symptomen einher. Ein möglicher Grund für diesen Widerspruch ist Nässe-Hitze, da die Nässe den Puls verlangsamen kann.

Ein widersprüchlich erscheinendes Beieinander eines langsamen Pulses mit Hitze-Symptomen kann auch einfach auf der gleichzeitigen Existenz von Kälte- und Hitze-Mustern beruhen. Beispielsweise ist die Kombination von Nieren-Yang-Mangel und Nässe-Hitze in der Blase recht häufig. Des Weiteren kann sich auch ein Nieren-Yang-Mangel mit aufsteigendem Leber-Yang vereinen, was auch häufig vorkommt.

Bei Frauen in den Wechseljahren besteht oft gleichzeitig ein Nieren-Yin- und Nieren-Yang-Mangel. Ist der Nieren-Yang-Mangel sehr ausgeprägt, wird man eher einen langsamen Puls fühlen können, steht aber der Nieren-Yin-Mangel im Vordergrund, treten Leere-Hitze-Symptome wie Hitzewallungen und Nachtschweiß auf.

Im Zusammenhang mit akuten fiebrigen Erkrankungen (Wärme-Erkrankungen) kann es bei „Nässe-Hitze in der Abwehr-Qi-Ebene" zu einem langsamen Puls kommen.

Ein langsamer Puls mit Hitze-Symptomen kann auch einen Fall von wahrer Kälte und falscher Hitze aufzeigen, was aber nur recht selten zu beobachten ist. Außerdem kann die Hitze derartig stark sein, dass sie die Zirkulation des Qi behindert und so zu einem langsamen Puls mit Hitze-Symptomen führt. Aber auch diese Konstellation ist eher selten.

Syndrome, die zu einer widersprüchlich erscheinenden Symptomatik von langsamem Puls und Hitze führen können

- Nässe-Hitze
- Nebeneinander von Kälte- und Hitze-Syndromen
- Gleichzeitig bestehender Mangel von Nieren-Yin und Nieren-Yang (wobei letzterer im Vordergrund steht)
- Nässe-Hitze in der Abwehr-Qi-Ebene bei Wärme-Erkrankungen
- Wahre Kälte und falsche Hitze
- Extreme Hitze, die die Qi-Zirkulation behindert

Der langsame Puls und Joggen

Dr. Shen sieht einen langsamen Puls immer im Zusammenhang mit einer Herz-Disharmonie und Kreislaufproblemen. Paradoxerweise findet man einen langsamen Puls gerade bei Joggern. Seiner Ansicht nach führt ein übermäßiges Joggen von mehr als vier Meilen [ca. 6,4 km – Anm. d. Ü.] pro Tag zu einer Erweiterung der Blutgefäße, was schließlich zu einem Dauerzustand wird. Dadurch verlangsamt sich wiederum die Zirkulation und der Puls wird langsamer.

Ein langsamer Puls ist bei westlichen Patienten, die auch joggen, ein recht häufiges Bild. In der Tat sollten wir bei einem langsamen Puls als Erstes fragen, ob der Patient regelmäßig Joggen geht. In diesem Fall sollte ein langsamer Puls nicht als ein „falsches" Zeichen abgewertet werden, denn er spiegelt den Umstand wider, dass zu viel Joggen das Yang verletzen und zu innerer Kälte führen kann. Obwohl man den langsamen Puls durchaus berücksichtigen soll, darf man nicht außer Acht lassen, dass er die Präsenz einer Hitze „verbergen" könnte.

Umstände, die zu einem langsamen Puls ohne Kälte-Symptomatik führen können

Folgende Lebensumstände können einen langsamen Puls hervorrufen:

- Hohes Alter
- Geburt eines Kindes
- Maßloser Verzehr von fettigen und süßen Speisen

50

Ein langsamer Puls tritt natürlich auch bei solchen Patienten auf, die Betablocker einnehmen. In solch einem Fall handelt es sich um ein „falsches“ Zeichen und kann außer Acht gelassen werden.

Kombinationen

Langsam-oberflächlich deutet auf eindringende Wind-Kälte mit einem Überwiegen von Wind hin.

Langsam-tief deutet auf innere Kälte hin (entweder Fülle- oder Leere-Kälte, je nachdem, ob der Puls voll oder leer erscheint).

Langsam-schlüpfrig lässt auf Kälte-Schleim oder Nässe-Kälte schließen.

Langsam-rau weist auf einen Blut-Mangel und daraus resultierender innerer Kälte hin. (Ein langsam-schlüpfriger Puls zeigt eine Qi-Pathologie an, ein langsam-rauer eine Blut-Pathologie.)

Langsam-schwächlich weist auf eine Leere-Kälte mit Yang-Mangel hin.

Langsam-voll deutet auf innere Kälte hin, häufig bei chronischen und mit Schmerzen verbundenen Syndromen.

Langsam-saitenförmig zeigt eine Ansammlung von Schleim-Flüssigkeiten oder eine Stagnation von Kälte in der Leber-Leitbahn an.

Langsam-tief-schwächlich kann auf einen Herz-Yang-Mangel mit kalten Gliedmaßen, Kältegefühl, Schwitzen und Depression hinweisen.

Langsam-gespannt-überflutend deutet auf eine Erweiterung der Blutgefäße hin, was bei jungen Menschen häufig auf zu viel Joggen, bei älteren unter Umständen auf eine Verhärtung der Blutgefäße zurückzuführen ist.

Abgrenzung von ähnlichen Pulsqualitäten

Verzögert Ein verzögerter Puls schlägt viermal pro Atemzyklus, der langsame Puls hingegen dreimal oder noch weniger.

Hängend Der Puls ist langsam und setzt in unregelmäßigen Abständen kurz aus. Der langsame Puls hingegen ist regelmäßig.

Bedeutung für die Praxis, je nach Pulstaststelle (Li Shi Zhen)

Vordere Taststelle Deutet auf eine Leere sowie Kälte im Oberen Erwärmer hin.

Mittlere Taststelle Kommt bei Schmerzsyndromen durch Kälte im Mittleren Erwärmer vor.

Hintere Taststelle Kommt bei Rücken- und Beinschmerzen mit Schweregefühl aufgrund eines Nieren-Mangels vor.

50.1.4 Schnell

Pulsbeschreibung

Der schnelle Puls schlägt sechs oder mehrere Male pro Atemzyklus. In der modernen Praxis definiert man einen Puls dann als schnell, wenn er bezüglich der weiter vorne erwähnten Werte eine höhere Frequenz hat. Ein Beispiel: Eine Pulsfrequenz von 82 Schlägen pro Minute im Altersbereich von 16 bis 35 Jahren zeigt einen schnellen Puls an.

Bedeutung für die Praxis

Der schnelle Puls deutet immer auf Hitze hin, sei sie durch Fülle oder Kälte bedingt, was sich anhand der vollen oder leeren Qualität des Pulses feststellen lässt. Typische Fülle-Muster mit einem schnellen Puls sind Leber-Feuer mit einem schnellen-saitenförmigen Puls oder Schleim-Feuer mit einem schnellen-schlüpfrigen Puls.

Typische Leere-Muster mit einem schnellen Puls sind Yin-Mangel mit einem schnell-dünnen Puls oder Yin-Mangel und Leere-Hitze mit einem schnellen und oberflächlich-leeren Puls. Hinsichtlich des Yin-Mangels sei betont, dass ein schneller Puls eher auf das Vorliegen von Leere-Hitze als auf den Yin-Mangel an sich hindeutet. Letzterer manifestiert sich mit einem dünnen oder oberflächlich-leeren Puls. Genauso verhält es sich auch bei der Zungendiagnose des Yin-Mangels: Eine rote Zunge zeigt primär eine Leere-Hitze an, während sich der Yin-Mangel an sich in einer belaglosen Zunge äußert.

!

> Ein oberflächlich-leerer Puls deutet auf Yin-Mangel hin. Nur wenn er darüber hinaus auch schnell ist, kommt eine Leere-Hitze in Frage.

Wie bereits beim langsamen Puls erwähnt, ist laut dem „Klassiker der Schwierigkeiten“ der schnelle Puls mit Problemen der Yang-Organe assoziiert, während der langsame mit Problemen der Yin-Organe einhergeht. Natürlich ist diese Ansicht stark verallgemeinernd, da es etliche Ausnahmen gibt, zum Beispiel Leber-Feuer, welches sich mit einem schnellen Puls manifestiert.

Zu den häufigeren Syndromen mit schnellem Puls gehören Magen-Feuer, Hitze im Darm, Lungen-Hitze, Leber-Feuer, Herz-Feuer, Yin-Mangel mit Leere-Hitze, Schleim-Hitze, Nässe-Hitze und Eindringen von Wind-Hitze. In Kapitel 3 des *Jin Gui Yao Lüe* wird das Lilien-Syndrom beschrieben, das ebenfalls mit einem schnellen Puls einhergeht.[4]

Typische Syndrome mit einem schnellen Puls

- Magen-Hitze
- Hitze im Dickdarm
- Lungen-Hitze
- Leber-Feuer
- Herz-Feuer
- Leere-Hitze
- Schleim-Hitze
- Nässe-Hitze
- Eindringen von Wind-Hitze

Bei Fieber inneren oder äußeren Ursprungs sollte der Puls schnell sein. Fehlt ein schneller Puls, ist dies ein schlechtes Zeichen.

! Ist der Puls bei Fieber nicht schnell, stellt dies ein schlechtes Zeichen dar.

Es gibt jedoch Situationen, in denen ein schneller Puls nicht auf Hitze schließen lässt, da die vorliegenden Symptome und klinischen Zeichen nicht auf Hitze hindeuten. Stoßen wir auf einen schnellen Puls, so sollten wir diesen Befund mit Zunge und Augenlidinnerem abgleichen: Bei einer wahren Hitze werden sowohl Zunge als auch das Augenlidinnere rot sein.

Es folgen einige Beispiele von Situationen, in denen ein schneller Puls nicht mit Hitze einhergeht.

- **Ein schneller Puls infolge von emotionaler Aufgewühltheit,** wie zum Beispiel bei einem Schock oder einem Wutanfall. Haben wir einen Patienten vor uns, dessen Symptome und klinischen Zeichen nicht auf Hitze deuten, sein Puls aber schnell ist, sollten wir uns erkundigen, ob er vor einigen Stunden oder Tagen ein seelisch strapaziöses Erlebnis hatte. In Kapitel 17 des *Su Wen* steht: *„Ein schneller Puls kann andeuten, dass eine Person einen plötzlichen Schrecken erlebt hat. Der Puls wird sich binnen drei oder vier Tagen wieder normalisieren.“*[5]
- **Ein schneller Puls kann bei einer Person mit Qi- und Blut-Mangel, die sehr hart arbeitet und bis an die eigenen Grenzen geht, entstehen.** In derartigen Fällen ist das Schnellerwerden des Pulses der Versuch des Qi des Körpers, mit den erhöhten Anforderungen umzugehen. Dr. Shen beschreibt diese Situation als „wildes Qi“, vor allem wenn der Puls auch überflutend ist. Das Buch „Vollständige Werke von Jing Yue“ bestätigt, dass einer der Ursachen eines schnellen Pulses ein Erschöpfungszustand (*Xu Lao*) sein kann. Ist der Puls schnell und groß aber auch leer, so deutet dies auf eine schwere Erschöpfung von Essenz und Blut hin; ein Szenario, das auch ohne Mitwirken von Leere-Hitze stattfinden kann.
- **Ein schneller Puls tritt in fortgeschrittenen Stadien von Krebserkrankungen auf,** selbst wenn ein Hitze-Muster fehlt. Bei Krebspatienten ist der schnelle Puls häufig ein schlechtes Zeichen mit ungünstiger Prognose und verweist möglicherweise auf eine schnelle Ausbreitung.
- **Ein schneller Puls bei extremem Qi-Mangel** ist wieder das Resultat des Körper-Qi, mit den ihm gestellten Anforderungen fertig zu werden.
- **Ein schneller Puls bei Yin-Feuer:**
  - Das Yin-Feuer-Konzept wurde zuerst von Li Dong Yuan in seinem berühmten Werk „Abhandlung von Milz und Magen“ (*Pi Wei Lun*, 1249) vorgestellt. Seiner Ansicht nach schwächen eine unregelmäßige Ernährung, Überarbeitung und emotionaler Stress den Magen, die Milz und das Ursprungs-Qi (*Yuan Qi*). Wenn das Ursprungs-Qi nachlässt, wird das Minister-Feuer pathologisch, steigt aus dem Raum zwischen den beiden Nieren auf und bedrängt Herz und Perikard. Li Dong Yuan bezeichnete dies als Yin-Feuer (nicht zu verwechseln mit Leere-Hitze).
  - Das pathologische Minister-Feuer (also Yin-Feuer) „verdrängt“ das Ursprungs-Qi, da beide denselben Raum zwischen den Nieren besetzen. Daher bezeichnet Li Dong Yuan das Yin-Feuer als einen „Dieb“ des Ursprungs-Qi. Folglich können in dieser Art der Pathologie Symptome von Kälte sowie klinische Zeichen aufgrund des Ursprungs-Qi-Mangels (z. B. kalte Füße, Kältegefühl und eine blasse Zunge) entstehen, und zusätzlich Zeichen von Hitze aufgrund des aufsteigenden Yin-Feuers (z. B. ein Hitzegefühl im Gesicht und ein schneller Puls). Man behandelt aufsteigendes Yin-Feuer nicht mit Hitze klärenden Arzneien, sondern indem man das Ursprungs-Qi mit süßen und warmen Kräutern tonisiert. Als Verschreibung wird typischerweise Bu Zhong Yi Qi Tang *Dekokt, das die Mitte tonisiert und das Qi vermehrt* eingesetzt. Da Yin-Feuer sich aus einer Leere des Ursprungs-Qi ableitet, kann es bei einem Überwiegen des Mangels zu einem langsamen Puls kommen.
- **Ein schneller Puls kann einfach auf nervöse Anspannung ohne Hitze deuten.** Man findet diese Konstellation in der Regel bei konstitutionell nervösen Patienten auf, die zudem höchstwahrscheinlich auch einen Herzriss auf der Zunge besitzen.

Wann ein schneller Puls nicht auf Hitze zurückzuführen ist

- Emotionale Aufgewühltheit
- Schwerer Qi- und Blut-Mangel durch Überarbeitung
- Krebserkrankung
- Extremer Qi-Mangel
- Yin-Feuer
- Nervöse Anspannung

Die folgenden Faktoren können vorübergehend eventuell auch zu einem schnellen Puls führen, der nicht auf ein Hitze-Syndrom zurückzuführen ist:

- Starke körperliche Betätigung
- Schwere Mahlzeiten
- Alkohol
- Rauchen
- Tee
- Kaffee
- Ein erschreckendes oder emotional aufwühlendes Erlebnis
- Bestimmte Kräuter wie etwa Ma Huang *Herba Ephedrae Sinicae* oder Ren Shen *Radix Panacis Ginseng*
- Anämie

Kombinationen

Schnell-voll deutet auf eine Fülle-Hitze durch einen Überschuss an Yang hin.

Schnell-leer deutet auf Leere-Hitze aufgrund eines Yin-Mangels hin.

Schnell-oberflächlich weist auf eindringende Wind-Hitze hin.

Schnell-tief Bei diesem Pulsbild wird eine innere Hitze angezeigt.

Schnell-überflutend Hier wird auf eine Fülle-Hitze, normalerweise in Magen, Lunge oder Herz, hingewiesen.

Schnell-dünn deutet auf Leere-Hitze aufgrund eines Yin-Mangels hin.

Schnell-oberflächlich-leer deutet auf Leere-Hitze aufgrund eines Yin-Mangels hin.

Schnell-saitenförmig weist auf Leber-Feuer hin.

Schnell-schlüpfrig Dieser Puls legt eine Schleim-Hitze nahe.

Schnell-tief-voll deutet auf inneres Feuer in Magen und Darm hin.

Schnell-saitenförmig-groß deutet auf eine Blut-Hitze hin. Laut Dr. Shen trifft man diesen Puls bei einer zu hohen Konzentration von Glukose oder Cholesterin im Blut an.

Abgrenzung von ähnlichen Pulsqualitäten

Jagend Der jagende Puls ist schnell und hält in regelmäßigen Abständen an, der schnelle Puls hingegen ist regelmäßig.

Rasend Der rasende Puls schlägt sieben bis acht Mal pro Atemzyklus, ist regelmäßig und macht einen gehetzten und ängstlichen Eindruck. Er fühlt sich äußerst unruhig und dringlich an.

Beweglich Der bewegliche Puls ist schnell und kurz, hat die Form einer Bohne und fühlt sich eher vibrierend als pulsierend an. Der schnelle Puls ist einfach nur von der Geschwindigkeit her schnell und hat keine der eben erwähnten zusätzlichen Eigenschaften.

Bedeutung für die Praxis, je nach Pulstaststelle (Li Shi Zhen)

Vordere Taststelle Hier deutet der schnelle Puls auf Halsschmerzen, Zungen- oder Mundaphthen, Bluterbrechen, Husten und Lungenabszess hin.

Mittlere Taststelle Weist auf Magen-Feuer hin, wenn die rechte mittlere Taststelle betroffen ist, bei der linken mittleren auf Leber-Feuer.

Hintere Taststelle Hier deutet er auf die Notwendigkeit hin, das Yin zu nähren und Feuer zu klären.

50.1.5 Leer

Pulsbeschreibung

Der leere Puls ist ohne Kraft und verschwindet bereits bei leichtem Druck. Er fühlt sich leer und weich an, ist aber in der oberflächlichen Ebene auch *vergleichsweise* groß und ausgedehnt.

Bedeutung für die Praxis

Der leere Puls deutet auf einen Qi-Mangel im Anfangs- oder auch schon fortgeschrittenem Stadium hin. Bei einem chronischen Qi-Mangel wird der leere Puls in der Regel zu einem schwächlichen Puls (siehe unten). Da die meisten unserer Patienten ein chronisches Leiden haben, das über den bloßen Qi-Mangel hinausgeht, bekommen wir den echten leeren Puls eher selten zu Gesicht. Wenn wir die klinische Bedeutung eines leeren Pulses besprechen wollen, müssen wir mit der Wahl der jeweiligen Begriffe sorgfältig umgehen: Es besteht ein Unterschied zwischen einem klassischen, wie eben beschriebenen „leeren" Puls, der einen reinen Qi-Mangel aufzeigt, und einem Puls vom Leere-Typ, der viele Pulse mit Leere-Charakter umfasst, wie beispielsweise schwächlich, dünn, rau usw. Deswegen sollte man gerade in Ausbildungskliniken das Wort „leer" nur zu Beschreibung einer bestimmten Pulsqualität verwenden.

! Verwechseln Sie nicht die festgelegte Qualität des „leeren" Puls mit einem allgemeinen, unklar bestimmten Puls vom „Leere-Typ".

Der leere Puls kommt am häufigsten auf der Lungen-Taststelle vor. Bei chronischen Erkrankungen kann er auf dieser Position eine Erschöpfung der Lunge andeuten (*Fei Xu Lao*).

Ist der Puls leer, relativ oberflächlich und auf allen drei Taststellen – insbesondere auf der linken Seite – kraftlos, so legt dies einen Blut-Mangel nahe.

Haben wir ein akutes äußeres Syndrom mit einem leeren und etwas schnellen Puls vor uns, so handelt es sich um eindringende Sommer-Hitze.

Der leere Puls: Bedeutung für die Praxis

- Qi-Mangel
- Blut-Mangel (etwas oberflächlich)
- Sommer-Hitze (etwas schnell)

Kombinationen

Leer-oberflächlich ohne Kraft deutet auf Blut-Mangel hin.

Leer-schnell Bei äußeren Syndromen kann dieser Puls auf Eindringen von Sommer-Hitze deuten. Bei inneren Syndromen kann aufsteigendes Yin-Feuer aufgrund eines Ursprungs-Qi-Mangels diesen Puls hervorbringen (siehe oben: schneller Puls).

Abgrenzung von ähnlichen Pulsqualitäten

Schwächlich Der schwächliche Puls ist etwas tiefer als der leere Puls und benötigt daher einen etwas stärkeren Fingerdruck. Zudem fehlt ihm die relativ große und ausgedehnte Qualität des leeren Pulses. Außerdem ist er weicher als der leere Puls.

Rau Der raue Puls ist tiefer als der leere Puls, ihm fehlt die relativ große und ausgedehnte Qualität des leeren Pulses, er ist schwächer und hat keine Welle, die den leeren Puls charakterisiert. Der raue Puls fühlt sich „gezackt" an, der leere hingegen recht abgerundet.

Hohl Der hohle Puls ist nur in der mittleren Ebene leer und kann in der oberflächlichen und tiefen Ebene ertastet werden. Der leere Puls ist in der oberflächlichen Ebene leer und ist weicher als der hohle Puls.

Sanft Der sanfte Puls ist weich und kraftlos, aber auch etwas treibend, also oberflächlich. Der leere Puls ist größer und nicht oberflächlich.

Bedeutung für die Praxis, je nach Pulstaststelle (Li Shi Zhen)

Vordere Taststelle Das Blut ist zu leer um das Herz zu nähren.

Mittlere Taststelle Auf dieser Position deutet der leere Puls auf Spannungsgefühle im Bauch, Nahrungsretention und Qi-Stagnation hin.

Hintere Taststelle Hier weist der leere Puls auf eine Atrophie oder ein schmerzhaftes Obstruktions-Syndrom, die auf einem dampfenden Knochen-Syndrom beruhen, das wiederum im Verband mit einer Leere im Unteren Erwärmer Essenz und Blut schädigt.

50.1.6 Voll

Pulsbeschreibung

Der volle Puls fühlt sich hart, voll und lang an. Man kann ihn ohne Probleme auf allen Ebenen tasten. Er hat eine federnde Qualität und gebietet dem Fingerdruck Widerstand.

Bedeutung für die Praxis

Der volle Puls deutet schlicht und einfach auf ein Fülle-Muster hin. Seine nähere Bedeutung kann nur anhand der vorliegenden Kombination mit anderen Pulsqualitäten abgeleitet werden. Auch hier muss man bei der Abhandlung der Bedeutung des „vollen" Pulses mit seiner Terminologie sorgfältig umgehen. Zwischen dem klassischen „vollen" Puls, der nur auf eine Fülle hindeutet, und einem Puls vom „Fülle-Typ", der mehrere Pulse dieser Art, wie z. B. einen saitenförmigen, schlüpfrigen, gespannten, großen, überflutenden Puls umfasst, besteht ein wichtiger Unterschied. Deswegen sollte man gerade in Ausbildungskliniken das Wort „voll" nur zu Beschreibung einer bestimmten Pulsqualität verwenden.

Um das richtige Behandlungsprinzip zu wählen, müssen wir den vollen Puls unbedingt genau bestimmen. Dies ist vor allem bei chronischen Erkrankungen zu beachten, die in aller Regel durch ein gleichzeitiges Auftreten von Fülle- und Leere-Mustern charakterisiert sind. In solchen Fällen sollten wir ein genaues Bild unserer Behandlungsstrategie haben, da wir entscheiden müssen, ob wir das Qi des Körpers tonisieren oder pathogene Faktoren ausleiten. Sehen wir uns mit zwei gegensätzlichen Behandlungsstrategien konfrontiert, stellt die Bestimmung der Pulsqualität ein wichtiges Werkzeug dar, das uns helfen kann, die richtige Auswahl zu treffen. Bei einem vollen Puls konzentriert man sich besser darauf die pathogenen Faktoren auszuleiten, selbst wenn die Erkrankung chronisch ist.

Ein einschlägiges Beispiel ist das chronische Erschöpfungssyndrom, eine Erkrankung, bei der fast immer eine Leere (normalerweise an Qi) und eine Fülle (normalerweise Nässe) beteiligt ist. In den meisten Fällen basiert meine Entscheidung, Qi zu tonisieren oder Nässe aufzulösen, auf der Qualität des Pulses. Wenn er voll ist oder zum Fülle-Typ gehört, beginne ich zunächst, Nässe aufzulösen. Dasselbe Prinzip gilt für alle chronischen Erkrankungen, die sich mit Leere und Fülle manifestieren.

Häufige Syndrome, die sich in einem vollen Puls äußern, sind Herz-, Magen- oder Leber-Feuer, Nahrungsretention, Schleim, Fülle-Kälte und Qi- und / oder Blut-Stagnation.

Typische Syndrome mit einem vollen Puls

- Herz-, Magen- oder Leber-Feuer
- Nahrungsretention
- Schleim
- Fülle-Kälte
- Stagnation von Qi und / oder Blut

Kombinationen

Voll-schnell weist auf Fülle-Hitze.

Voll-langsam weist auf Fülle-Kälte.

Voll-gespannt weist auf Fülle-Kälte.

Voll-schlüpfrig weist auf Schleim.

50

Voll-lang weist auf Hitze.

Voll-saitenförmig weist auf ein Fülle-Muster der Leber.

Abgrenzung von ähnlichen Pulsqualitäten

Überflutend Der überflutende Puls ist weit, lang und relativ oberflächlich, und je stärker man drückt, desto mehr nimmt er an Kraft ab. Der volle Puls ist nicht so lang, nicht so oberflächlich und wird bei stärker werdendem Druck nicht schwächer.

Bedeutung für die Praxis, je nach Pulstaststelle (Li Shi Zhen)

Vordere Taststelle Bei eindringender Wind-Hitze am Kopf und Gesicht, bei Halsschmerzen, steifer Zunge und Völlegefühl im Brustkorb.

Mittlere Taststelle Bei Hitze in der Milz und bei Spannungs- und Völlegefühlen im Bauch.

Hintere Taststelle Bei Rückenschmerzen, Bauchschmerzen und Verstopfung.

50.1.7 Schlüpfrig

Pulsbeschreibung

Der schlüpfrige Puls fühlt sich rutschig oder „ölig" an. Er ist rund, „rutscht" oder gleitet unter dem Finger und fühlt sich geschmeidig an. Im Altertum beschrieb man ihn als „Perlen, die in einer Schüssel kullern" oder als „Regentropfen, die auf einem Lotusblatt kullern". Studenten der TCM können durch Tasten des Pulses einer Schwangeren (bei fortgeschrittener Schwangerschaft) einen guten Eindruck vom schlüpfrigen Puls bekommen. Höchstwahrscheinlich wird ihr Puls sehr schlüpfrig sein, wenn jedoch nicht, ist es ein ungünstiges Zeichen.

Bedeutung für die Praxis

Der schlüpfrige Puls deutet primär auf Schleim oder Nahrungsretention hin, möglicherweise aber auch auf Blut-Stase. Im Allgemeinen besitzt der schlüpfrige Puls definitionsgemäß eine volle Qualität, was Schleim anzeigt. Er kann aber auch in Kombination mit Pulsen des Leere-Typs auftreten, was das gleichzeitige Vorhandensein von Qi-Mangel und Schleim (der sich in der Regel aus dem Qi-Mangel entwickelt) widerspiegelt.

Obwohl der schlüpfrige Puls traditionell mit Schleim assoziiert ist, kann man ihm auch in Fällen von chronischer Nässe begegnen, zum Beispiel bei Patienten, die an chronischem Erschöpfungssyndrom leiden und klare Zeichen von Nässe aufweisen.

In der Schwangerschaft wird der Puls naturgemäß schlüpfrig, was ein Zeichen einer normal verlaufenden Schwangerschaft ist. Wenn der Puls in der Schwangerschaft hingegen nicht schlüpfrig ist, so stellt es ein ungünstiges Zeichen dar und weist möglicherweise auf bevorstehende Probleme hin. Dann sollte die betroffene Frau, selbst wenn sie keine Symptome aufweist, behandelt werden. Es gibt sogar Pulsqualitäten, die während der Schwangerschaft nicht auftreten sollten, wie zum Beispiel ein rauer, rau-saitenförmiger, dünner, schwächlicher, trommelartiger und hohler Puls. All diese Pulse können auf eine potenzielle Fehlgeburt hinweisen.

Gemäß einiger chinesischer Quellen steht ein schlüpfriger Puls, der verzögert und relativ weich ist, für Gesundheit.

Häufige Erkrankungen, die mit einem schlüpfrigen Puls einhergehen, sind von Schleim in all seinen Manifestationen gekennzeichnet, z. B. Schleim-Hitze, Kälte-Schleim, Nässe-Schleim, Wind-Schleim etc. In Bezug auf die inneren Organe sammelt sich Schleim vorrangig in Lunge, Magen und Herz (substanzloser Schleim, der den Herz-Geist benebelt) an. Schleim in der Lunge ist ein sehr häufiges Syndrom, das im Falle von akuter oder chronischer Bronchitis ein gutes Beispiel für einen schlüpfrigen Puls abgibt. Neben Schleim gibt es auch noch andere Syndrome, wie zum Beispiel Nässe-Hitze oder Nahrungsretention, die einen schlüpfrigen Puls nach sich ziehen.

Laut Dr. Shen muss ein schlüpfriger Puls, der nur auf einer Taststelle auftritt, nicht zwingend auf Nässe oder Schleim hindeuten. Er gibt einem schlüpfrigen Puls, der nur auf einer Taststelle erscheint, folgende Bedeutung:

- Lunge: Schleim
- Magen: zu viel Säure
- Blase: Blasenfunktionsstörung
- Herz: Herzklappenproblem
- Leber: Leberfunktionsstörung
- Gallenblase: Gallensteine
- Niere: Niereninfektion

Der schlüpfrige Puls: Bedeutung für die Praxis

- Schleim
- Nahrungsretention
- Blut-Stase
- (Chronische) Nässe
- Schwangerschaft

Kombinationen

Schlüpfrig-oberflächlich deutet auf Wind-Schleim hin.

Schlüpfrig-tief deutet auf Schleim oder Nahrungsretention hin.

Schlüpfrig-schnell deutet auf Nässe-Hitze oder Schleim-Hitze hin.

Schlüpfrig-langsam deutet auf Nässe-Kälte oder Kälte-Schleim hin – häufig bei Durchfall.

Schlüpfrig-groß weist auf Schleim-Hitze mit vorherrschender Hitze hin.

Schlüpfrig-kurz Hier liegt Nässe oder Schleim bei gleichzeitig bestehendem Qi-Mangel vor.

Schlüpfrig-schwächlich Hier liegt Nässe oder Schleim bei gleichzeitig bestehendem Qi-Mangel vor.

Li Shi Zhen fasst die Kombinationsarten des schlüpfrigen Pulses wie folgt zusammen:

- Schlüpfrig-oberflächlich: Wind-Schleim
- Schlüpfrig-tief: Schleim mit Nahrungsretention
- Schlüpfrig-schnell: Schleim-Feuer
- Schlüpfrig-langsam: Nahrungsretention

Abgrenzung von ähnlichen Pulsqualitäten

Beweglich Der bewegliche Puls ist wie der schlüpfrige auch rund, ansonsten aber kurz, von der Form her wie eine Bohne und lässt den Eindruck zurück, dass er eher vibriert als pulsiert.

Sanft Der sanfte Puls ist nur ein wenig schlüpfrig. Außerdem ist er weich und relativ oberflächlich. Im Vergleich zum sanften Puls ist der schlüpfrige wesentlich voller und nicht weich.

Bedeutung für die Praxis, je nach Pulstaststelle (Li Shi Zhen)

Vordere Taststelle Bei Schleim im Brustkorb oder Zwerchfell, bei Erbrechen, Hochwürgen von sauren Flüssigkeiten, steifer Zunge und Husten.

Mittlere Taststelle Bei Nahrungsretention oder Hitze in Leber und Milz.

Hintere Taststelle Bei Diabetes, Durchfall, Hernien und Dysurie-Syndrom.

50.1.8 Rau

Pulsbeschreibung

Der raue Puls fühlt sich hart, „gezackt" und kurz an. Im Gegensatz zum normalen Puls, der von der hinteren zur vorderen Taststelle sanft und ungehindert wie eine Welle fließt, fehlt dem rauen Puls diese durchgehende Bewegung zwischen den drei Pulstaststellen und er fühlt sich auch nicht wie eine Welle an. Die Tatsache, dass der raue Puls nur auf jeder Position einzeln zu tasten ist, stellt ein wichtiges Unterscheidungsmerkmal zum normalen Puls dar (➤ Abb. 50.1).

Wenn wir nun einen rauen Puls ermitteln wollen, müssen wir den Puls mit drei Fingern tasten um festzustellen, ob zwischen den drei

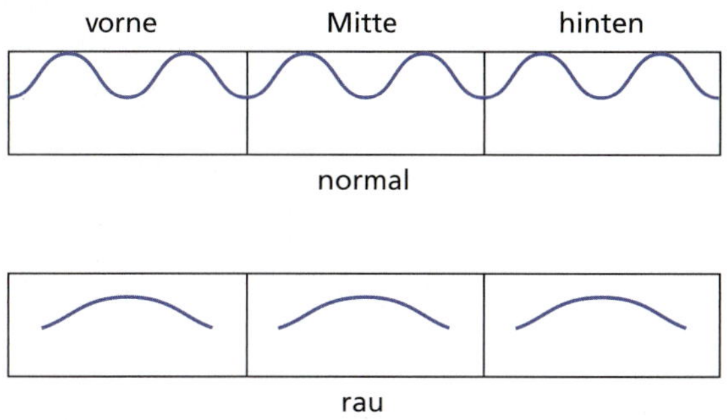

Abb. 50.1 Der raue Puls im Vergleich zur Welle des normalen Pulses

Taststellen eine Welle besteht oder nicht. Nichtsdestotrotz kann sich ein rauer Puls auch auf eine einzelne Taststelle beschränken.

> **!** Den rauen Puls muss man mit drei Fingern gleichzeitig fühlen.

Man kann den rauen Puls auch noch anders beschreiben. Zunächst erscheint es, als ob er anstatt horizontal eher auf- und abwärts fließen würde. Ferner hinterlässt er den Eindruck, als ob er mal kommen und mal gehen würde, als ob er stockte und nicht ordentlich fließen könnte. Eine weitere Beschreibung lautet: „Der Pulsschlag kommt zwar an, aber nicht auf einmal, er geht, aber nicht sofort." Ein Merkmal des rauen Pulses ist, dass sich beim Tasten Qualität und Stärke zu ändern scheinen.

Im Altertum beschrieb man ihn als „ein Messer, das Bambus schabt" oder als „Regentropfen im Sand". In einigen chinesischen Büchern wird der Puls als „drei-fünf-Puls" geschildert, also als ein Puls, dessen Frequenz sich ständig ändert und pro Atemzyklus in einem Moment dreimal, im nächsten fünfmal schlägt. Bei anderen Autoren wird erwähnt, dass der raue Puls drei Qualitäten vereint, nämlich langsam, dünn und kurz.

Beschreibungsarten des rauen Pulses

- Rau, gezackt, kurz
- Ohne Welle
- Fühlt sich an, als ob er eher vertikal als horizontal fließen würde
- Fühlt sich an, als ob er mal kommen und mal gehen würde
- Stockend, nicht recht im Fluss
- Der Pulsschlag kommt nicht auf einmal an; er verschwindet, aber nicht sofort
- Beim Tasten verändert sich unter Umständen seine Qualität und Stärke
- Ein Messer, das Bambus schabt
- Regentropfen im Sand
- Häufig ändert sich die Pulsfrequenz
- Eine Kombination von drei Pulsqualitäten: langsam, dünn und kurz

Bedeutung für die Praxis

Der raue Puls deutet auf einen Mangel an Blut oder Essenz hin, ferner auf einen Verlust von Körperflüssigkeiten infolge starken Schwitzens, Erbrechen oder Durchfall. Bei einer Schwangeren ist ein rauer Puls immer ein ungünstiges Zeichen: Zum Beginn der Schwangerschaft deutet er auf die Möglichkeit einer Fehlgeburt hin, zum Ende hin kann sich die Gefahr einer Eklampsie entwickeln. Bei Männern weist ein rauer Puls auf einen Essenz-Mangel hin, der unter Umständen auf übermäßige sexuelle Betätigung zurückzuführen ist.

Ein rauer Puls kann außer auf Blut-Mangel auch auf eine Blut-Stase deuten, aber nur bei gleichzeitig vorliegendem Qi- und Blut-Mangel.

In der Regel fällt der raue Puls per definitionem unter die Kategorie der Pulse vom Leere-Typ. Andererseits kann der raue Puls, der ja kurz, hart, gezackt und ohne Welle ist, auch relativ voll sein. Das Wort „relativ" stellt bei der Beschreibung der Pulskombinationen einen wichtigen Aspekt dar, da der rau-volle Puls nicht annähernd so voll ist wie der volle Puls. Der raue und relativ volle Puls deutet meist eher auf Blut-Stase hin, der in vielen Fällen emotionale Probleme als Ursache zugrunde liegen.

Im Allgemeinen weist der raue Puls auf Muster eines Blut-Mangels (vor allem bei Frauen), eines Essenz-Mangels (vor allem bei Männern) und einer Blut-Stase hin. Man kann den rauen Puls bei einer Blut-Stase nur tasten, wenn dieser vor einem Leere-Hintergrund auftritt. Häufige Erkrankungen dieser Art mit einem rauen Puls sind: Herzerkrankungen, schmerzhaftes Obstruktions-Syndrom der Brust, viele Regelbeschwerden, Beschwerden nach der Geburt wie etwa Depression sowie Krebs.

50

Der raue Puls: Bedeutung für die Praxis

- Blut-Mangel
- Essenz-Mangel
- Mangel an Körperflüssigkeiten
- Blut-Stase

Kombinationen

Rau-schwächlich deutet auf Erschöpfung sowohl von Qi als auch Blut hin.

Rau-verschwindend deutet auf einen extremen Blut-Mangel hin.

Rau-sanft deutet auf einen Qi- und Blut-Mangel mit etwas Nässe hin, ein sehr häufiges Syndrom.

Rau-oberflächlich deutet auf eindringenden äußeren Wind bei gleichzeitig vorliegendem Qi- und Blut-Mangel hin.

Rau-tief weist auf einen chronischen Blut-Mangel hin.

Rau-voll weist auf Blut-Stase hin.

Rau-hängend Hier liegt meist eine Blut-Stase durch Yang-Mangel und innerer Kälte vor.

Rau-dünn deutet auf einen Mangel an Körperflüssigkeiten hin.

Abgrenzung von ähnlichen Pulsqualitäten

Schwächlich Der schwächliche Puls ist tief, schwächlich und weich, hat aber eine Welle. Der raue Puls ist hart, gezackt, nicht so weich und ohne Welle.

Verschwindend Der verschwindende Puls ist sehr dünn, fast verwischt, der raue Puls hingegen ist nicht derartig dünn.

Dünn Der dünne Puls ist schmal aber klar umschrieben und besitzt eine Welle. Die Form des rauen Pulses ist nicht so genau umschrieben, und er hat keine Welle.

Bedeutung für die Praxis, je nach Pulstaststelle (Li Shi Zhen)

Vordere Taststelle Bei Herz-Qi-Mangel und Schmerzen im Brustkorb.

Mittlere Taststelle Bei Magen- und Milz-Mangel und Spannungsgefühlen im Flankenbereich.

Hintere Taststelle Bei einer Schädigung von Essenz und Blut, bei Dysurie-Syndrom, Verstopfung und blutigem Stuhlgang.

50.2 Leere-Pulse

50.2.1 Schwächlich

Pulsbeschreibung

Da der schwächliche Puls nicht auf der oberflächlichen Ebene getastet werden kann, ist er definitionsgemäß tief. Er fühlt sich weich und kraftlos an. Auch bei der Beschreibung dieser Pulsqualität müssen wir auf korrekte Terminologie achten: Es besteht ein Unterschied zwischen dem hier besprochenen, klassischen „schwächlichen" Puls und schwachen Pulsqualitäten, zu denen eine ganze Reihe von Leere-Pulsen gehören, zum Beispiel der leere Puls, der dünne, raue, sanfte etc. Deswegen sollte man gerade in Ausbildungskliniken das Wort „schwächlich" nur zu Beschreibung einer bestimmten Pulsqualität verwenden.

! Der schwächliche Puls ist nicht nur einfach „schwach", sondern er stellt eine präzise und außerdem sehr häufig vorkommende Pulsqualität dar.

Bedeutung für die Praxis

Der schwächliche Puls deutet auf einen Yang-Mangel hin. Gerade bei chronischen Erkrankungen kommt er noch häufiger als der leere Puls vor. Der schwächliche Puls kann aber auch auf einen Blut-Mangel oder einen Mangel an Ursprungs-Qi deuten.

Ist der Puls in der mittleren Ebene relativ oberflächlich und in der tiefen Ebene sehr schwächlich, so weist dies auf einen Blut-Mangel mit einem Kollabieren der Blutgefäße hin.

Nach Ansicht Dr. Shens kann man den schwächlichen Puls hinsichtlich oberflächlicher, mittlerer oder tiefer Ebene unterscheiden: Eine schwächliche Pulsqualität in der oberflächlichen Ebene deutet auf einen Yang-Mangel hin – vielleicht durch Überarbeitung. Wird der Puls auf dieser Ebene nur kurzfristig schwächlich, so deutet er auf einen Schlafmangel hin. Eine schwächliche Pulsqualität auf der mittleren Ebene weist auf einen Blut-Mangel hin, eine schwächliche Pulsqualität auf der tiefen Ebene hingegen auf einen Yin-Mangel.

Häufige Syndrome mit schwächlichem Puls sind: Yang-Mangel, Blut-Mangel und ein Mangel an Ursprungs-Qi. Diese Muster treten meist bei Verdauungskrankheiten, Regelbeschwerden, übermäßigem Schwitzen, nächtlichem Samenverlust und Blutungen auf.

Der schwächliche Puls: Bedeutung für die Praxis

- Yang-Mangel
- Blut-Mangel
- Mangel an Ursprungs-Qi

Kombinationen

Schwächlich-rau deutet auf Blut-Mangel hin.

Schwächlich-dünn deutet auf schweren Blut-Mangel hin.

Schwächlich-langsam deutet auf Yang-Mangel hin.

Schwächlich-schnell deutet auf Blutungen aufgrund von Qi-Mangel hin.

Schwächlich-sanft weist auf einen Yang-Mangel mit etwas Nässe hin.

Schwächlich-oberflächlich deutet auf Qi-Mangel hin.

Abgrenzung von ähnlichen Pulsqualitäten

Leer Der leere Puls ist weich, relativ groß und kann auf der oberflächlichen Ebene getastet werden, der schwächliche Puls hingegen ist dünner und kann nur auf den mittleren und tiefen Ebenen gefühlt werden.

Rau Der raue Puls ist hart, gezackt und ohne Welle. Der schwächliche Puls ist weicher und besitzt eine Welle.

Dünn Der dünne Puls ist schmal aber deutlich wahrzunehmen, der schwächliche Puls hingegen ist weich und hat keine deutliche Form.

Sanft Der sanfte Puls ist weich und schwach, aber auch relativ oberflächlich. Den schwächlichen Puls kann man auf der oberflächlichen Ebene gar nicht fühlen.

Bedeutung für die Praxis, je nach Pulstaststelle (Li Shi Zhen)

Vordere Taststelle deutet auf einen Yang-Mangel hin.

Mittlere Taststelle deutet auf Milz- und Magen-Mangel hin.

Hintere Taststelle deutet auf ein Abnehmen des Yang-Qi oder auf eine Erschöpfung der Yin-Essenz hin.

50.2.2 Dünn

Pulsbeschreibung

Der dünne Puls ist zwar schmal und fadenförmig, ist aber klar und geradlinig wahrzunehmen. Dennoch ist er auch weich und fühlt sich unter den Fingern wie eine feine Schnur an.

Bedeutung für die Praxis

Der dünne Puls deutet primär auf einen schweren Blut-Mangel hin, sekundär zeigt er aber auch Qi-Mangel an. In Kapitel 17 des *Su Wen* steht: *„Der dünne Puls deutet auf Qi-Mangel hin."*[6] Im Vergleich zum rauen Puls zeigt der dünne Puls einen wesentlich schwereren Blut-Mangel an. Er kann auch auf einen Yin-Mangel hindeuten.

Der dünne Puls gehört offensichtlich per definitionem zum Leere-Typ, kann aber mit Pulsqualitäten vom Fülle-Typ, zum Beispiel mit einem saitenförmigen oder gespannten Puls, kombiniert auftreten. Der dünne und kraftvolle Puls weist auf Nässe hin.

Bei jüngeren Menschen deutet ein dünner und schwächlicher Puls auf eine konstitutionelle Schwäche des Ursprungs-Qi hin.

Der dünne Puls kommt sehr häufig vor; er erscheint meist bei einem Blut- und / oder Yin-Mangel. Erkrankungen, bei denen ein dünner Puls oft vorkommt, sind unter anderem Verdauungskrankheiten, Durchfall und Regelbeschwerden.

Der dünne Puls: Bedeutung für die Praxis

- Blut-Mangel
- Qi-Mangel
- Yin-Mangel
- Nässe (dünn und kraftvoll)

Kombinationen

Dünn-schnell deutet auf Yin-Mangel mit Leere-Hitze hin.

Dünn-saitenförmig deutet auf Leber-Qi-Stagnation oder aufsteigendes Leber-Yang bei gleichzeitig bestehendem Blut-Mangel hin.

Dünn-gespannt deutet auf Leere-Kälte bei gleichzeitig bestehendem Blut-Mangel hin.

Dünn-rau deutet auf schweren Blut- oder Essenz-Mangel hin.

Dünn-tief deutet auf Ansammlung von Nässe hin – häufig beim schmerzhaften Obstruktions-Syndrom.

Dünn-schwächlich deutet auf einen schweren Blut-Mangel hin – häufig bei Fällen mit Nachtschweiß. Bezüglich eines dünnschwächlichen Pulses bei einem Patienten mittleren Alters sagt Dr. Shen, dass sich diese Person im Alter von 15 bis 20 Jahren entweder überarbeitet oder zuviel körperlich betätigt hat.

Abgrenzung von ähnlichen Pulsqualitäten

Rau Der raue Puls ist hart, gezackt und ohne Welle und recht undeutlich. Der dünne Puls ist zwar schmal aber dennoch klar und deutlich wahrzunehmen und besitzt eine Welle.

Verschwindend Der verschwindende Puls ist noch schmaler als der dünne Puls, er stellt also eine extreme Variante des dünnen Pulses dar.

Schwächlich Der schwächliche Puls ist weicher und nicht so gut umschrieben wie der dünne Puls. Außerdem ist er auf der oberflächlichen Ebene nicht zu spüren, der dünne Puls hingegen schon.

Bedeutung für die Praxis, je nach Pulstaststelle (Li Shi Zhen)

Vordere Taststelle Bei chronischem Erbrechen.

Mittlere Taststelle Bei Spannungsgefühlen im Bauch und bei Milz- und Magen-Mangel.

Hintere Taststelle Bei Kälte im Unteren Erwärmer, Durchfall und nächtlichen Samenergüssen.

50.2.3 Verschwindend

Pulsbeschreibung

Der verschwindende Puls ist sehr dünn, fast verschwommen. Im Grunde genommen ist er die extreme Variante eines dünnen Pulses und ist unter dem Finger kaum wahrnehmbar.

Bedeutung für die Praxis

Der verschwindende Puls weist auf einen schweren Mangel an Blut, Essenz oder Yin hin. Es kann auch ein Mangel an Ursprungs-Qi vorliegen. Man trifft ihn nur bei chronischen Erkrankungen an, wo er Zeichen einer ungünstigen Prognose ist. Er ist häufig bei Krebsleiden zu fühlen.

Bei den folgenden Beschwerden ist ein verschwindender Puls oft Teil der Diagnose: Bei inneren Blutungen, Schweißausbrüchen, nächtlichen Samenergüssen, chronischen Durchfällen, Regelbeschwerden, Yang-Kollaps und chronischem Erbrechen.

Der verschwindende Puls: Bedeutung für die Praxis

- Schwerer Blut-Mangel
- Yin-Mangel
- Essenz-Mangel

Kombinationen

Verschwindend-schnell deutet auf Yin-Mangel mit Leere-Hitze hin.

Verschwindend-langsam deutet auf schweren Qi- und Blut-Mangel mit innerer Kälte hin.

Verschwindend-rau deutet auf Erschöpfung des Blutes hin.

Verschwindend-sanft deutet auf Qi- und Blut-Mangel mit etwas Nässe hin.

Verschwindend-tief deutet auf Yin-Mangel hin.

Verschwindend-saitenförmig deutet auf aufsteigendes Leber-Yang bei gleichzeitig bestehendem schweren Blut-Mangel hin.

Abgrenzung von ähnlichen Pulsqualitäten

Dünn Der verschwindende Puls ist nichts anderes als ein extrem dünner Puls und hat einfach eine noch schmalere Qualität.

Schwächlich Der schwächliche Puls ist zwar tief und weich, jedoch nicht so schmal und so schwer wahrnehmbar wie der verschwindende Puls.

Bedeutung für die Praxis, je nach Pulstaststelle (Li Shi Zhen)

Vordere Taststelle Bei Atemlosigkeit und Herzklopfen.

Mittlere Taststelle Bei Spannungs- und Völlegefühl im Bauch, bei Milz- und Magen-Mangel.

Hintere Taststelle Bei Blut-Mangel, Erschöpfung der Essenz, Diabetes und Bauchschmerzen.

50.2.4 Sanft (schwächlich-oberflächlich)

Pulsbeschreibung

Der sanfte (schwächlich-oberflächliche) Puls kann nur auf der oberflächlichen Ebene getastet werden. Er ist relativ oberflächlich, jedoch schwach und weich wie ein feuchter Wattebausch oder feuchtes Weißbrot. Bei stärkerem Druck verschwindet er völlig. Auf Chinesisch heißt er sowohl *ru*, zu deutsch „durchtränkt", als auch *ruan*, was „weich" bedeutet.

In früheren Publikationen nannte ich diesen Puls „schwächlich-oberflächlich", was seine schwache und leicht oberflächliche Beschaffenheit gut hervorhebt.

Bedeutung für die Praxis

Der sanfte Puls deutet auf chronischen Qi-Mangel mit Ansammlung von Nässe hin. Bei chronischen Nässe-Erkrankungen, wie dem postviralen Erschöpfungssyndrom, begegnet man dieser Pulsqualität recht oft. Ferner weist der sanfte Puls auf Magen-Qi-Mangel hin.

Bei den folgenden Beschwerden kommt ein sanfter Puls oft vor: Bei Verdauungsbeschwerden, chronischem Erschöpfungssyndrom, Asthma, nächtlichen Samenergüssen und Durchfall.

Der sanfte Puls: Bedeutung für die Praxis
Chronischer Qi-Mangel mit Nässe

Kombinationen

Sanft-dünn deutet auf schweren Milz-Qi-Mangel mit langfristiger Ansammlung von Nässe hin.

Sanft-rau deutet auf eine Erschöpfung des Blutes hin.

Sanft-oberflächlich deutet auf Mangel an Abwehr-Qi hin.

Sanft-saitenförmig weist auf Nässe mit Leber-Qi-Stagnation hin.

Sanft-schnell Hier liegt eine Nässe-Hitze vor.

Abgrenzung von ähnlichen Pulsqualitäten

Leer Der leere Puls fühlt sich weich sowie relativ groß und oberflächlich an. Im Vergleich dazu ist der sanfte Puls dünner, schwächer, weicher und erscheint weniger oberflächlich.

Schwächlich Der schwächliche Puls ist weich und kann nur auf der tiefen Ebene gespürt werden. Der sanfte Puls ist zwar auch weich, ist aber auch auf der oberflächlichen Ebene wahrzunehmen.

Bedeutung für die Praxis, je nach Pulstaststelle (Li Shi Zhen)

Vordere Taststelle Bei abnehmendem Yang-Qi mit unablässigem Schwitzen.

Mittlere Taststelle deutet auf einen Mangel an Mitte-Qi hin.

Hintere Taststelle deutet auf eine Schädigung der Essenz und des Blutes, sowie auf Leere-Kälte im Unteren Erwärmer hin. Um eine Verbesserung zu erreichen, sollte man das wahre Yin tonisieren und nähren.

50.2.5 Kurz

Pulsbeschreibung

Der kurze Puls schafft es nicht, eine Pulstaststelle gänzlich aufzufüllen. Man kann ihn im Zentrum jeder einzelnen Taststelle zwar fühlen, er verjüngt sich aber zum vorderen und hinteren Ende der jeweiligen Position hin. Der kurze Puls ist meist auf der vorderen, gelegentlich aber auch auf der mittleren Pulstaststelle zu finden.

Bedeutung für die Praxis

Der kurze Puls deutet auf einen schweren Qi-Mangel hin, der vor allem die Organe Lunge und Herz betrifft.

Häufige Syndrome mit einem kurzen Puls: Lungen-Qi-Mangel, Herz-Qi-Mangel, Magen-Qi-Mangel sowie ein Mangel an Blut.

Der kurze Puls: Bedeutung für die Praxis
Schwerer Qi-Mangel (von Lunge, Herz oder Magen)

Kombinationen

Kurz-oberflächlich deutet auf Lungen-Qi-Mangel hin.

Kurz-rau deutet auf Herz-Qi-Mangel hin.

Kurz-schnell deutet auf einen schweren Herz-Blut-Mangel mit Leere-Hitze hin.

Kurz-langsam deutet auf Yang-Mangel mit innerer Kälte hin.

Kurz-tief deutet auf eine Ansammlung im Inneren mit Milz-Mangel hin.

Kurz-jagend deutet auf eine Qi-Stagnation mit substanzlosem Schleim oder Nahrungsretention hin.

Abgrenzung von ähnlichen Pulsqualitäten

Beweglich Der bewegliche Puls ist kurz, wie eine Bohne geformt, schnell und scheint zu vibrieren anstatt zu pulsieren. Der kurze Puls hat mit dem beweglichen als einziges gemein, dass sie beide kurz sind.

Leer Der leere Puls ist weich und relativ oberflächlich. Ebenso wie auch der kurze Puls weist er auf einen Qi-Mangel hin. Der kurze Puls aber ist weder weich noch oberflächlich.

Schwächlich Der schwächliche Puls ist weich und lässt sich nur in der mittleren und tiefen Ebene tasten, der kurze hingegen auf allen Ebenen. Außerdem verjüngt sich der schwächliche Puls nicht zum Anfang oder Ende einer Taststelle.

Versteckt Der versteckte Puls ist sehr tief und schwierig zu erfühlen, aber er besetzt doch die ganze Pulstaststelle. Der kurze Puls kann seine Pulstaststelle nicht ganz ausfüllen.

Bedeutung für die Praxis, je nach Pulstaststelle (Li Shi Zhen)

Bei Li Shi Zhen nicht erwähnt.

50.2.6 Hohl

Pulsbeschreibung

Man kann den hohlen Puls auf der oberflächlichen und tiefen Ebene fühlen, nicht aber auf der mittleren. Wie der Name schon sagt, ist er von seiner Qualität her hohl wie der Stengel einer Zwiebel. Rollt man außerdem die Finger zur Seite, fühlt sich der Puls recht solide und fest an.

Bedeutung für die Praxis

Der hohle Puls deutet auf einen Blutverlust und erscheint infolge einer inneren Blutung. Hier ist zu betonen, dass der hohle Puls eine pathologische Blutung anzeigt und nicht etwa die physiologische Monatsblutung. Ferner kann auch einer größerer Verlust an Körperflüssigkeiten, wie durch Schwitzen, Erbrechen oder Durchfall, einen hohlen Puls herbeiführen. Ist der Puls hohl und schnell, so weist er auf eine *bevorstehende* Blutung. Der hohle Puls kommt eher selten vor.

Der hohle Puls: Bedeutung für die Praxis

- Blutverlust
- Verlust von Körperflüssigkeiten

Kombinationen

Hohl-oberflächlich deutet auf eine Schädigung von Qi und Yin hin.

Hohl-schnell deutet auf einen Yin-Mangel mit Leere-Hitze oder auf eine bevorstehende Blutung hin.

Hohl-leer-sanft deutet auf Verlust von Essenz oder Erschöpfung von Blut hin.

Hohl-hängend deutet auf Yang-Mangel oder Blut-Stase hin.

Hohl-langsam deutet auf Blut-Stase und Schädigung des Aufrechten Qi hin.

Abgrenzung von ähnlichen Pulsqualitäten

Rau Der raue Puls ist in der Regel leer, hart und besitzt keine Welle, der hohle Puls hingegen hat eine gut umschriebene Form sowie eine Welle, er ist aber auf der mittleren Ebene leer.

Leer Der leere Puls ist relativ oberflächlich und weich, bei vergleichsweise leichtem Druck verschwindet er aber. Der hohle Puls ist weder oberflächlich noch weich. Bei stärkerem Druck verschwindet er zwar, dafür hat er mehr Form als der leere Puls.

Bedeutung für die Praxis, je nach Pulstaststelle (Li Shi Zhen)

Bei Li Shi Zhen nicht erwähnt.

50.2.7 Trommelartig

Pulsbeschreibung

Man kann den trommelartigen Puls schon auf oberflächlicher Ebene fühlen. Er ist gespannt wie das Fell einer Trommel. Auf tiefer Ebene ist er hingegen leer, er fühlt sich also wie eine Trommel an – nach außen hin hart, nach innen hin leer.

Bedeutung für die Praxis

Der trommelartige Puls deutet auf einen schweren Mangel an Blut, Essenz oder Yin hin. Er entsteht, wenn Qi nach oben treibt und durch das Blut nicht verankert ist.

Häufige Erkrankungen mit einem trommelartigen Puls manifestieren sich bei einer Erschöpfung von Blut und/oder Yin und umfassen u. a.: Neigung zu Fehlgeburten, Menorrhagie und nächtliche Samenergüsse. Meiner Erfahrung nach kann man den trommelartigen Puls recht häufig bei Patienten mit Multipler Sklerose fühlen.

Der trommelartige Puls: Bedeutung für die Praxis

- Schwerer Blut-Mangel
- Schwerer Essenz-Mangel
- Schwerer Yin-Mangel

Kombinationen

Trommelartig-schnell deutet auf einen schweren Yin-Mangel mit Leere-Hitze hin.

Trommelartig-langsam deutet auf einen schweren Blut-Mangel mit Blut-Stase hin.

Trommelartig-rau weist auf einen schweren Blut-Mangel hin.

Abgrenzung von ähnlichen Pulsqualitäten

Rau Der raue Puls ist hart, gezackt und ohne Welle, des Weiteren kann man ihn auf der oberflächlichen Ebene nicht klar wahrnehmen. Der trommelartige Puls, der wie der raue Puls auf einen Blut-Mangel weist, fühlt sich auf der oberflächlichen Ebene relativ hart an. Auf tiefer Ebene ist er im Vergleich zum rauen Puls noch leerer.

Hohl Den hohlen Puls kann man auf der oberflächlichen und tiefen Ebene gut fühlen, nur in der Mitte ist er leer. Im Gegensatz hierzu ist der trommelartige Puls in der Tiefe nicht zu spüren. Als weiterer Unterschied ist zu nennen, dass sich der trommelartige Puls auf der oberflächlichen Ebene hart und gespannt anfühlt.

Oberflächlich-leer Sowohl der trommelartige als auch der oberflächlich-leere Puls haben gemein, dass sie in der Tiefe leer sind. Der oberflächlich-leere Puls ist auf der oberflächlichen Ebene relativ weich, zumindest um einiges weicher als der trommelartige Puls, der sich auf der Oberfläche hart und angespannt anfühlt.

Saitenförmig Der trommelartige Puls hat auf der Oberfläche eine leicht saitenförmige Qualität. Bei zunehmendem Fingerdruck verschwindet er aber, während der saitenförmige Puls auf allen Ebenen saitenförmig ist und bei Druck nicht verschwindet. Der trommelartige Puls ist zwar wie der saitenförmige auf der oberflächlichen Ebene hart, man nimmt ihn dort aber als wesentlich „flacher“ wahr.

Bedeutung für die Praxis, je nach Pulstaststelle (Li Shi Zhen)

Bei Li Shi Zhen nicht erwähnt.

50.2.8 Versteckt

Pulsbeschreibung

Der versteckte Puls ist eine extreme Variante des tiefen Pulses und liegt noch tiefer, sodass man ihn nur mit sehr starkem Druck nahe am Knochen findet.

Bedeutung für die Praxis

Die Bedeutung des versteckten Pulses ähnelt der des tiefen Pulses: Sie zeigen eine innere Erkrankung an, deren Ausmaß und Beschaffenheit davon abhängt, welche anderen Pulsqualitäten, insbesondere vom Leere- oder Fülle-Typ, zusätzlich vorhanden sind.

Der versteckte Puls deutet aber immer auf eine „Blockade“ im Inneren hin, die meist Fülle-Charakter besitzt. Diese „Blockade“ stellt hier einen pathogenen Faktor dar, der tief im Körperinneren festsitzt. Er ist im Inneren „eingeschlossen“ und nur schwierig auszuleiten. Zum Beispiel kann der versteckte Puls – je nachdem, mit welchen anderen Pulsqualitäten er auftritt – eine Form von „blockierter“ Qi-Stagnation, „blockierter“ Blut-Stase, „blockierter“ innerer Hitze, „blockierter“ Kälte, „blockiertem“ chronischem Schmerz, „blockiertem“ Schleim und „blockierter“ Nahrungsretention aufzeigen. Am wichtigsten ist die Unterscheidung, ob der versteckte Puls vom Fülle- oder Leere-Typ ist.

Liegt ein versteckter Puls vom Leere-Typ vor, deutet er auf einen schweren Yang-Mangel hin.

! Der versteckte Puls deutet oft auf einen tief im Inneren des Körpers „blockierenden“ pathogenen Faktor, zum Beispiel Qi-Stagnation, Blut-Stase, Hitze, Kälte, Schleim oder Nahrungsretention hin.

Häufige Erkrankungen mit einem versteckten Puls sind Verdauungsbeschwerden, Blut-Stase, Massen im Bauchraum, Herzerkrankungen und Erbrechen.

Laut Dr. Shen weist der versteckte Puls bei scheinbar gesunden Menschen auf einen Lebensstil hin, der von maßlosem Drogenkonsum und übermäßiger sexueller Aktivität geprägt war. Je nach Ausprägung des versteckten Pulses bestimmt Dr. Shen auch den Zeitraum: Bei einem extrem versteckten Puls erfolgte die ungesunde Lebensführung im Alter zwischen 10 und 15 Jahren, bei einem versteckten Puls im Alter zwischen 15 und 20 Jahren und bei einem etwas versteckten Puls erfolgte der schlechte Lebenswandel jenseits des 20. Lebensjahres.

! Nach Dr. Shen kann der versteckte Puls bei einer gesund erscheinenden Person auf einen übermäßigen Drogenkonsum sowie auf übermäßige sexuelle Betätigung in der Vergangenheit hindeuten.

Der versteckte Puls: Bedeutung für die Praxis

- Pathogener Faktor blockiert im Inneren (versteckt-voll)
- Schwerer Yang-Mangel (versteckt-schwächlich)

Kombinationen

Versteckt-voll deutet auf einen Stagnation von Qi und Blut, auf Nahrungsretention, innere Kälte oder Hitze hin – je nachdem, ob der Puls langsam oder schnell ist.

Versteckt-leer deutet auf einen schweren Yang-Mangel mit innerer Kälte hin.

Versteckt-schnell deutet auf innere Hitze hin, die – je nachdem, ob der Puls voll oder leer ist – vom Fülle- oder Leere-Typ ist.

Versteckt-langsam deutet auf innere Kälte hin.

Abgrenzung von ähnlichen Pulsqualitäten

Tief Der tiefe und versteckte Puls unterscheiden sich nicht wesentlich, schließlich ist der versteckte Puls eine extreme Variante des tiefen Pulses.

Kurz Der versteckte Puls ist zwar sehr tief und schwierig zu fühlen, er besetzt aber eine ganze Pulstaststelle, der kurze Puls hingegen kann die Pulstaststelle nicht gänzlich ausfüllen.

Bedeutung für die Praxis, je nach Pulstaststelle (Li Shi Zhen)

Vordere Taststelle Bei Nahrungsretention im Brustbereich, Qi-Stagnation, Würgen sowie einem unangenehmem Gefühl im Herzbereich auf der Brust.

Mittlere Taststelle Bei Bauchschmerzen, Schweregefühl am ganzen Körper und generellem Schwächegefühl.

Hintere Taststelle Bei starken Schmerzen aufgrund eines Leistenbruches.

50.2.9 Zerfließend

Pulsbeschreibung

Der zerfließende Puls fühlt sich an, als ob er in mehrere winzige Punkte aufgebrochen sei, und er fließt nicht geschmeidig dahin. Er ist relativ oberflächlich, verschwindet aber bei Druck recht schnell.

Bedeutung für die Praxis

Der zerfließende Puls deutet auf einen schweren und fortgeschrittenen Qi- und Blut-Mangel hin, insbesondere auf einen Mangel an Nieren-Qi und Ursprungs-Qi. Er lässt immer auf eine schwerwiegende Erkrankung schließen.

Im Verlauf einer Schwangerschaft deutet der zerfließende Puls auf eine potenziell bevorstehende Fehlgeburt hin. Kurz vor einer Geburt zeigt er an, dass die Wehen recht lange dauern und schwerfällig ablaufen werden. Nach der Geburt deutet er auf eine Erschöpfung des Blutes hin. Um in diesem Fall einen Kollaps des Blutes zu verhindern, sollte man – selbst wenn keine Symptome vorliegen – eine Behandlung vornehmen.

Zu den häufigeren Erkrankungen mit einem zerfließenden Puls gehören: Herzerkrankungen, Verdauungsbeschwerden, Fehlgeburt und Asthma.

Der zerfließende Puls: Bedeutung für die Praxis

- Schwerer Qi- und Blut-Mangel
- Schwerer Nieren-Qi-Mangel
- Schwerer Mangel an Ursprungs-Qi

Kombinationen

Zerfließend-langsam deutet auf einen schweren Qi- und Yang-Mangel hin.

Zerfließend-schnell deutet auf einen schweren Blut-Mangel mit Leere-Hitze hin.

Zerfließend-oberflächlich deutet auf einen schweren Mangel des Ursprungs-Qi mit aufsteigendem Yang oder Yin-Feuer hin.

Abgrenzung von ähnlichen Pulsqualitäten

Leer Der leere und der zerfließende Puls haben gemeinsam, dass sie beide relativ oberflächlich sind und bei erhöhtem Fingerdruck verschwinden. Der leere Puls hat aber mehr Form und fließt geschmeidiger als der zerfließende Puls. Der Tatsache zum Trotz, dass der leere Puls leer ist, weist er im Vergleich zum zerfließenden Puls dennoch viel mehr „Substanz“ auf. Außerdem fühlt sich der zerfließende Puls an, als ob er in mehrere winzige Stücke zerbrochen sei.

Rau Der raue Puls hat mit dem zerfließenden gemein, dass sie sich beide „uneben“ anfühlen und nicht geschmeidig fließen. Der raue Puls weist aber wesentlich mehr Form auf.

Dünn Der dünne Puls ist zwar dünner als ein normaler Puls, ist aber klar und deutlich wahrzunehmen und fließt relativ ungehindert dahin. Der zerfließende Puls jedoch weist keinen geschmeidigen Fluss auf und hat auch keine klare Form.

Verschwindend Der verschwindende Puls ist extrem schmal und fein, lässt sich aber deutlich ertasten und fließt relativ unbehindert dahin, wohingegen der zerfließende Puls nicht geschmeidig fließt und keine klare Form hat.

Bedeutung für die Praxis, je nach Pulstaststelle (Li Shi Zhen)

Vordere Taststelle Auf der linken Seite deutet der zerfließende Puls auf Ängstlichkeit und Herzklopfen hin. Auf der rechten Seite findet man ihn bei Schwitzen.

Mittlere Taststelle Auf der linken Seite liegen Schleim-Flüssigkeiten in den Gliedmaßen vor, auf der rechten Zuckungen der Beine und Ödeme.

Hintere Taststelle deutet auf ein Abnehmen des Ursprungs-Qi hin.

50.3 Fülle-Pulse

50.3.1 Saitenförmig

Pulsbeschreibung

Der saitenförmige Puls fühlt sich oberflächlich und hart an. Man kann ihn auf allen Ebenen klar wahrnehmen. In der oberflächlichen Ebene „trifft" er mit Kraft den Finger. Daher ist Oberflächlichkeit eine Eigenschaft des saitenförmigen Pulses.

Man vergleicht ihn häufig mit der gespannten Saite eines Musikinstruments. Wenn wir ihn runterdrücken wollen, „federt" er zurück nach oben. Der saitenförmige Puls ist in der Praxis oft anzutreffen und aufgrund seiner charakteristischen Qualität – er ist oberflächlich, hart und federnd – leicht von anderen Pulsen zu unterscheiden, sodass sich der Therapeut nicht allzu sehr auf die Interpretation konzentrieren muss.

Bedeutung für die Praxis

Der saitenförmige Puls ist sehr häufig. Hauptsächlich zeigt er alle Fülle-Syndrome von Leber-Disharmonien an, zum Beispiel Leber-Qi-Stagnation, Leber-Blut-Stase, aufsteigendes Leber-Yang, Leber-Feuer und Leber-Wind.

Der saitenförmige Puls kann auch auf chronischen Schleim hinweisen. Er kommt in der Regel bei älteren Personen vor. Schließlich kann der saitenförmige Puls auch auf chronische Schmerzen deuten, selbst wenn dieser Schmerz nicht auf einer Leber-Disharmonie beruht. Beispielsweise kann bei einem Patienten mit chronischen Ischiasbeschwerden entlang der Blasen-Leitbahn die linke Pulstaststelle saitenförmig werden.

!

Der saitenförmige Puls deutet nicht nur auf Leber-Disharmonien hin. Es kann ihm auch eine langjährige Ansammlung von Schleim zugrunde liegen.

Der saitenförmige Puls gehört zwar laut Definition zu den Fülle-Pulsen, kann aber genauso auch bei Leere-Erkrankungen auftreten und sich mit Pulsen vom Leere-Typ verbinden. Ein Beispiel wäre der in der Praxis recht häufig zu verzeichnende Befund eines Pulses, der zwar generell dünn erscheint, auf der linken Seite aber auch saitenförmig ist und bei Patienten mit Blut-Mangel und aufsteigendem Leber-Yang auftritt. Ein saitenförmiger und relativ schwächlicher Puls oder einer, der auf der Linken saitenförmig und auf der Rechten schwächlich ist, deutet auf einen Milz- und Magen-Mangel mit Kälte-Stagnation oder rebellierendem Leber-Qi hin, das den Magen attackiert. Bei derartigen Mustern kommt es zu saurem Aufstoßen, Übelkeit, Erbrechen, Oberbauchschmerzen, Schluckauf und Rülpsen.

Ganz natürlicherweise ist der Puls im Frühjahr etwas saitenförmig. In Kapitel 19 des *Su Wen* ist zu lesen: *„Frühling ist die Jahreszeit der Leber, sie entspricht dem Osten und dem Holz-Element. In dieser Jahreszeit ist alles am Wachsen. Wenn das Qi des Frühlings ankommt, sollte der Puls relativ weich, schwach, leicht, schlüpfrig und lang sein. All diese Pulsqualitäten erklären, warum der Puls saitenförmig genannt wird. Bei gegensätzlichen Erscheinungen liegt eine Erkrankung vor."*[7]

Häufige Erkrankungen mit einem saitenförmigen Puls sind: Regelbeschwerden, prämenstruelle Anspannung, Depression, Ängstlichkeit, chronischer Schleim, chronische Schmerzen und Geisteserkrankungen.

Der saitenförmige Puls: Bedeutung für die Praxis

- Leber-Disharmoniemuster
- Schleim
- Chronische Schmerzen

Kombinationen

Saitenförmig-schnell deutet auf Leber-Feuer hin.

Saitenförmig-langsam deutet auf Kälte-Stagnation in der Leber-Leitbahn oder rebellierendes Leber-Qi hin, das den Magen attackiert.

Saitenförmig-schlüpfrig deutet auf das gleichzeitige Vorliegen eines Leber-Fülle-Musters und Schleim hin; eine recht häufige Pulskombination.

Saitenförmig-lang deutet auf Leber-Qi-Stagnation oder Leber-Blut-Stase hin.

Saitenförmig-tief deutet auf chronischen Schleim hin.

Saitenförmig-dünn weist auf ein Leber-Fülle-Muster (meist Leber-Yang oder Leber-Wind) bei gleichzeitig bestehendem Blut-Mangel hin.

Saitenförmig-gespannt deutet auf Blut-Stase hin.

Saitenförmig-groß deutet auf Leber-Feuer oder aufsteigendes Leber-Yang hin.

Saitenförmig-überflutend deutet auf Leber-Feuer hin.

Abgrenzung von ähnlichen Pulsqualitäten

Gespannt Der gespannte Puls und der saitenförmige Puls fühlen sich beide bei Druck hart und „federnd" an. Es gibt jedoch zwei wesentliche Unterschiede: Der gespannte Puls ist dicker als der saitenförmige und fühlt sich zudem eher wie ein Seil als wie eine Saite an. Ferner ist der saitenförmige Puls im Gegensatz zum gespannten oberflächlicher und trifft den Finger stärker.

Haftend Der haftende Puls kann nur auf der mittleren und tiefen Ebene getastet werden. Er fühlt sich hart an. Zwar nimmt man den saitenförmigen Puls ebenfalls als hart wahr, er federt jedoch mehr und ist auch auf der Oberfläche klar fühlbar. Mit anderen Worten, der haftende Puls stellt einen saitenförmigen Puls dar, der nur auf mittlerer und tiefer Ebene tastbar ist.

Trommelartig Der trommelartige Puls besitzt auf der Oberfläche eine leicht saitenförmige Qualität, verschwindet aber bei zunehmendem Druck. Der saitenförmige Puls hingegen ist auf allen Ebenen saitenförmig und verschwindet bei Druck nicht. Obwohl der trommelartige Puls auf der oberflächlichen Ebene ähnlich hart wie der saitenförmige ist, fühlt er sich dort im Vergleich etwas „flacher" an.

Bedeutung für die Praxis, je nach Pulstaststelle (Li Shi Zhen)

Vordere Taststelle Bei Kopfschmerzen, Schleim im Brustkorb und im Zwerchfell.

Mittlere Taststelle Auf der linken mittleren Stelle bei abwechselndem Frösteln und Fieber sowie bei Massen im Bauchraum. Auf der rechten mittleren Stelle bei Kälte im Magen und in der Milz, bei Schmerzen im Brustkorb und im Bauchraum.

Hintere Taststelle deutet auf Schmerzen durch einen Leistenbruch und auf Steifheit der Beine hin.

50.3.2 Gespannt

Pulsbeschreibung

Der gespannte Puls ist vom Gefühl her hart wie ein verdrehtes Seil. Er ist recht stark und hinterlässt bei nachlassendem Druck ein federndes Gefühl, jedoch nicht so stark wie der saitenförmige Puls.

Bedeutung für die Praxis

Der gespannte Puls deutet in der Regel auf Kälte hin und kommt in vielen verschiedenen Disharmoniemustern vor.

Bei Syndromen mit äußerem Wind weist der oberflächlich-gespannte Puls auf eindringende Wind-Kälte mit vorherrschender Kälte hin (Taiyang-Syndrom mit vorherrschender Kälte nach den Sechs Schichten).

Bei inneren Erkrankungen lässt ein gespannter Puls normalerweise auf eine Fülle-Kälte schließen, er kann jedoch auch in Kombination mit einem Puls vom Leere-Typ auftreten und somit auf eine Leere-Kälte deuten.

Ähnlich dem saitenförmigen Puls kann der gespannte Puls auf einen chronischen, meist durch Kälte bedingten Schmerz hinweisen. Er kommt zudem häufig bei mit Kälte assoziiertem Asthma vor.

Des Weiteren begegnet man ihm oft bei Verdauungsproblemen mit Kälte und / oder Nahrungsretention in Magen und Milz, wobei Übelkeit, Erbrechen und Durchfall begleitend auftreten.

Der gespannte Puls vereint sich häufig mit einem schlüpfrigen Puls und zeigt somit ein Syndrom von Kälte-Schleim an.

Der gespannte Puls kann auch auf Kälte im Blut hindeuten.

Häufige Erkrankungen mit einem gespannten Puls sind: Chronische Schmerzzustände, Verdauungsbeschwerden, eindringende Kälte, Regelbeschwerden, Durchfall aufgrund von Kälte, Asthma und Arteriosklerose.

Der gespannte Puls: Bedeutung für die Praxis

- Innere Kälte
- Eindringen von äußerer Wind-Kälte
- Chronische Schmerzen
- Kälte im Blut

Kombinationen

Gespannt-oberflächlich deutet auf eindringende Wind-Kälte mit vorherrschender Kälte hin.

Gespannt-tief deutet auf innere Fülle-Kälte hin.

Gespannt-voll deutet auf chronischen Schmerz aufgrund von Kälte hin.

Gespannt-dünn weist auf Leere-Kälte bei gleichzeitig bestehendem Milz- und Magen-Mangel hin.

Gespannt-überflutend deutet auf Geschwüre oder Karbunkel hin.

Gespannt-rau tritt bei chronischem schmerzhaftem Obstruktions-Syndrom aufgrund von Kälte auf.

Gespannt-schlüpfrig deutet auf Kälte-Schleim hin und ist häufig bei Asthma anzutreffen.

Gespannt-haftend deutet auf Blut-Stase durch Kälte hin.

Abgrenzung von ähnlichen Pulsqualitäten

Saitenförmig Beide Pulsarten haben gemeinsam, dass sie sich bei Druck hart und „federnd" anfühlen. Es gibt jedoch zwei

Unterscheidungsmerkmale: Der gespannte Puls ist dicker als der saitenförmige und fühlt sich eher wie ein Seil als eine Saite an. Außerdem ist der saitenförmige Puls im Vergleich zum gespannten wesentlich oberflächlicher und trifft den Finger mit mehr Kraft.

Haftend Der haftende Puls ist voll, saitenförmig und kann nur auf der mittleren und tiefen Ebene gefühlt werden. Der gespannte Puls ist aber auf allen Ebenen tastbar und fühlt sich „verknoteter" an als der haftende Puls.

Bedeutung für die Praxis, je nach Pulstaststelle (Li Shi Zhen)

Vordere Taststelle Hier besteht ein Unterschied zwischen linker und rechter vorderer Taststelle (Li Shi Zhen geht hierauf nicht weiter ein).

Mittlere Taststelle Bei starken Schmerzen in Brust- und Bauchraum.

Hintere Taststelle deutet auf Fülle-Kälte, rennendes Ferkel-Syndrom oder Schmerzen durch einen Leistenbruch hin.

50.3.3 Überflutend

Pulsbeschreibung

Der überflutende Puls fühlt sich unter dem Finger groß sowie sehr oberflächlich und breit an. Diese Pulsart wird, wie ihr Name schon vermuten lässt, oft mit einem Fluss verglichen, der die Ufer überschwemmt, da der Puls in alle Richtungen seine natürlichen Grenzen überschreitet.

Bedeutung für die Praxis

Der überflutende Puls deutet auf Hitze hin und ist so gut wie immer schnell. Zwar ist er definitionsgemäß voll, um aber seine Bedeutung für die Praxis zu erkennen, müssen wir einen kraftvollen überflutenden Puls von einem ohne Kraft unterscheiden.

Auch wenn ein überflutender Puls der Theorie nach auf Hitze hindeutet, gibt es Situationen, in denen er durch andere Ursachen bedingt sein kann, vor allem dann, wenn er nur auf einer Taststelle zu finden ist. Zum Beispiel: Eine überflutende Pulsqualität auf der Herztaststelle kann auf emotionale Probleme hinweisen, die sich aber nicht unbedingt mit Symptomen von Hitze manifestieren müssen. Wenn wir also einen überflutenden Puls fühlen, müssen wir auch die Zunge und die untere Lidinnenseite in Betracht ziehen, denn bei wahrer Hitze werden sowohl die Zunge als auch die untere Lidinnenseite gerötet erscheinen.

Überflutend und kraftvoll

Der überflutende und kraftvolle Puls deutet immer auf Fülle-Hitze hin, die Leber, Herz, Lunge oder Magen betreffen kann. In diesen Situationen wird er zudem schnell sein.

Im Verlauf einer akuten fiebrigen Erkältung tritt der überflutende und kraftvolle Puls bei Magen-Hitze in der Qi-Ebene auf. Der überflutende Puls deutet hierbei darauf, dass die Hitze aus den Hauptleitbahnen in die Verbindungsleitbahnen überfließt. Wenn der Puls nun sehr überflutend und schnell wird, so lässt es darauf schließen, dass die Hitze nahe dran ist, in die Ebene des Nähr-Qi oder des Blutes vorzudringen. Möglicherweise entstehen dann Maculae – also rote Flecken. Daher deutet im Verlauf einer akuten fiebrigen Erkältung eine überflutende Pulsqualität oft auf eine Veränderung der Erkrankung und ein Fortschreiten in die nächste Ebene hin.

Der überflutende Puls ist häufig nur auf einzelnen Pulstaststellen zu fühlen, weil er auf eine Hitze im entsprechenden Organ hinweist. Seine Bedeutung kann aber auch anders sein – häufig liegen in derartigen Fällen schwere emotionale Probleme vor. Ist der Puls beispielsweise nur auf der Herz-Position überflutend, so ist meist klar ersichtlich, dass der Patient an schweren emotionalen Problemen leidet, die das Herz beeinträchtigen. Ist der Puls nur auf der Leber-Position überflutend, können wir darauf schließen, dass die Person an unterdrückter Wut, Verbitterung oder Frustration leidet. Bei einem überflutenden Puls auf der Lungen-Position kann man in Betracht ziehen, dass der Patient unfähig ist, seine seit langem bestehende Trauer auszudrücken.

Ich möchte an dieser Stelle betonten, dass ein Puls, der nur auf einer Taststelle überflutend ist, manchmal nur im Vergleich zu den anderen Pulstaststellen „überflutend" erscheint. Der Puls kann beispielsweise allgemein schwächlich und schwer zu tasten sein, doch der Puls auf der Herz-Position hebt sich durch seine oberflächlichere und größer wirkende Qualität von den anderen ab. Einen derartigen Herz-Puls würden wir folglich als „überflutend" bezeichnen, auch wenn er nicht ein typischer überflutender Puls ist.

!

Fühlt man einen überflutenden Puls auf einer einzelnen Pulstaststelle, so deutet es entweder auf Hitze im entsprechenden Organ (rote Zunge und schneller Puls) oder auf schwere emotionale Probleme hin, die in Verbindung zum entsprechenden Organ stehen (Herz, Lunge, Leber).

Überflutend und kraftlos

Der überflutende und kraftlose Puls fühlt sich zwar groß, oberflächlich und flutend an, verschwindet aber bei stärkerem Druck und erscheint in der Tiefe ganz ohne Kraft. Seine Stärke deutet auf einen Yin-Mangel mit Leere-Hitze und Erschöpfung der Körperflüssigkeiten hin. In dieser Hinsicht hat er zwar dieselbe Bedeutung wie der oberflächlich-leere Puls, er weist aber auf ein schwerwiegenderes Stadium von Leere-Hitze hin.

Der Puls kann außerdem überflutend und kraftlos sowie oberflächlich sein, was auf schweren Yin-Mangel, starke Leere-Hitze und aufsteigendes Qi hindeutet.

Dr. Shens Ansicht nach begegnet man einem überflutend-hohlen Puls oft bei Bluthochdruck und Diabetes. Bei Bluthochdruck besteht diese Pulsqualität mehr an den vorderen und mittleren Pulstaststellen, bei Diabetes mehr an den mittleren und hinteren Taststellen.

Häufige Erkrankungen mit einem überflutenden Puls sind: Geisteserkrankungen, fiebrige Erkrankungen und schwerwiegende emotionale Störungen.

Der überflutende Puls: Bedeutung für die Praxis

- Fülle-Hitze (überflutend und kraftvoll)
- Magen-Hitze in der Qi-Ebene
- Yin-Mangel mit Leere-Hitze (überflutend und kraftlos)

Kombinationen

Überflutend-oberflächlich deutet auf eindringende Wind-Hitze mit starker Hitze hin. Von diesem Zustand aus schreitet die Erkrankung rapide zur Qi-Ebene fort.

Überflutend-oberflächlich und kraftlos deutet auf schweren Yin-Mangel mit Leere-Hitze hin.

Überflutend-tief deutet auf innere Hitze hin.

Überflutend-schlüpfrig deutet auf Schleim-Hitze mit überwiegender Hitze hin.

Überflutend-sanft deutet auf Yin-Mangel mit Erschöpfung der Körperflüssigkeiten und Leere-Hitze hin.

Überflutend-gespannt deutet auf ein schmerzhaftes Obstruktions-Syndrom im Brustkorb oder Blut im Stuhl mit Verstopfung hin.

Überflutend-hohl-schnell und kraftvoll deutet auf eine bevorstehende Blutung hin.

Überflutend-hohl-schwächlich lässt auf eine vorherige Blutung schließen.

Abgrenzung von ähnlichen Pulsqualitäten

Groß Der große Puls ist dem überflutenden insofern sehr ähnlich, weil sie beide oberflächlich und groß sind sowie über die normale Begrenzung hinausfließen. Der große Puls ist im Vergleich zum überflutenden Puls jedoch „runder", weist mehr Form auf und ist nicht unbedingt schnell.

Voll Der volle Puls ist erfüllt und relativ hart, der überflutende Puls hingegen ist größer und überschreitet seine Begrenzung, er ist oberflächlicher und vergleichsweise weicher.

Lang Der lange Puls dehnt sich der Länge nach über die einzelnen Pulstaststellen aus. Er ist nicht oberflächlich. Der überflutende Puls erstreckt sich auf den Pulstaststellen in alle Richtungen und ist darüber hinaus noch oberflächlich.

Bedeutung für die Praxis, je nach Pulstaststelle (Li Shi Zhen)

Vordere Taststelle Auf der linken Seite bei hochschlagendem Herz-Feuer. Auf der rechten Seite bei Schweregefühl im Brustkorb.

Mittlere Taststelle Bei aufsteigendem Leber-Yang oder bei Milz- und Magen-Mangel.

Hintere Taststelle Bei Erschöpfung der Nieren-Essenz oder bei Yin-Mangel mit hochschlagendem Feuer.

50.3.4 Groß

Pulsbeschreibung

Der große Puls ist voluminös, erfüllt, breit und überschreitet seine Begrenzungen. Er ist dem überflutenden Puls sehr ähnlich, weist aber mehr Form auf und ist nicht unbedingt schnell.

Bedeutung für die Praxis

Der große Puls deutet in der Regel auf Hitze hin, seine Bedeutung ist mit der des überflutenden Pulses vergleichbar. Fühlen wir einen großen Puls, so sollten wir diesen Befund mit der Betrachtung von Zunge und der unteren Lidinnenseite abgleichen. Bei einer echten Hitze sind sowohl Zunge als auch das Augenlidinnere gerötet. Wir müssen einen großen kraftvollen Puls von einem großen Puls ohne Kraft abgrenzen.

Groß und kraftvoll

Der große und kraftvolle Puls deutet auf innere Hitze des Herzens, der Leber, der Lunge oder des Magens hin. Bei akuten fiebrigen Erkrankungen weist er auf eine Magen-Hitze in der Qi-Ebene hin.

Häufige Erkrankungen mit einem großen kraftvollen Puls sind akute fiebrige Erkrankungen in der Qi-Ebene, Leber-Feuer, Herz-Feuer, Hitze im Darm und Schleim-Feuer. Diese Syndrome können bei akuten Brustinfektionen, Darminfektionen oder Herzerkrankungen auftreten.

Groß und kraftlos

Der große kraftlose Puls deutet auf Yin-Mangel mit Leere-Hitze oder schweren Blut-Mangel hin. In Kapitel 17 des *Su Wen* steht: *„Der große Puls deutet auf eine Leere von Yin und eine Fülle von Yang mit Leere-Hitze hin."*[8]

Häufige Erkrankungen mit einem großen Puls sind: Schwerer Blut-Mangel, Yin-Mangel mit Leere-Hitze und Blut-Mangel mit aufsteigendem Leber-Yang. Dieser Puls tritt oft auf bei Regelbeschwerden und Diabetes.

Der große Puls: Bedeutung für die Praxis

- Fülle-Hitze (groß und kraftvoll)
- Yin-Mangel mit Leere-Hitze (groß und kraftlos)

Kombinationen

Groß-tief deutet auf innere Hitze hin.

Groß-saitenförmig deutet auf Leber-Feuer hin.

Groß-sanft deutet auf Leere-Hitze mit Nässe hin.

Groß-überflutend deutet auf Magen-Hitze hin.

Groß-voll deutet auf eine starke Qi-Stagnation hin.

Abgrenzung von ähnlichen Pulsqualitäten

Überflutend Der große Puls ist dem überflutenden insofern sehr ähnlich, weil sie beide oberflächlich und groß sind und über die normale Begrenzung hinausfließen. Der große Puls ist im Vergleich zum überflutenden Puls „runder", weist mehr Form auf und ist nicht unbedingt schnell.

Voll Der volle Puls ist einfach nur erfüllt und relativ hart, im Gegensatz zum großen Puls, der seine Begrenzung überschreitet und außerdem oberflächlicher und vergleichsweise weicher ist.

Lang Der lange Puls dehnt sich der Länge nach über die einzelnen Pulstaststellen aus. Er ist nicht oberflächlich. Der große Puls erstreckt sich auf den Pulstaststellen in alle Richtungen und ist außerdem oberflächlich.

Bedeutung für die Praxis, je nach Pulstaststelle (Li Shi Zhen)

Genauso wie beim überflutenden Puls (s.o.).

50.3.5 Haftend

Pulsbeschreibung

Der haftende Puls ist nur in der tiefen Ebene zu tasten. Er fühlt sich hart an und vereint die Qualitäten des vollen, des saitenförmigen und des langen Pulses in sich. Im Grunde genommen handelt es sich um einen Puls, der nur in der mittleren und tiefen Ebene saitenförmig ist (der saitenförmige Puls ist normalerweise in allen Pulsebenen zu spüren).

Bedeutung für die Praxis

Der haftende Puls deutet im Allgemeinen auf innere Kälte hin, die oft chronische Schmerzen hervorruft. Des Weiteren kann eine Ansammlung im Inneren, eine Qi-Stagnation oder eine Blut-Stase vorliegen. Der haftende Puls ist mit Massen im Bauchraum oder mit Bauchschmerzen assoziiert. Darüber hinaus kann er Blut-Stase aufgrund von Kälte anzeigen.

Ist der Puls auf allen drei Taststellen der rechten Seite oder auf den beiden mittleren Taststellen haftend, so liegt eine Pathologie des Durchdringungsgefäßes vor.

Der haftende Puls kommt recht häufig vor, besonders bei Frauen.

Häufige Erkrankungen mit einem haftenden Puls sind: Schmerzhaftes Obstruktions-Syndrom im Brustkorb, Konvulsionen, Massen im Bauchraum, Bauchschmerzen, Regelbeschwerden und Arteriosklerose.

Der haftende Puls: Bedeutung für die Praxis

- Innere Kälte
- Blut-Stase
- Stagnation im Durchdringungsgefäß

Kombinationen

Haftend-gespannt deutet auf innere Kälte hin, möglicherweise mit Ödemen.

Haftend-langsam deutet auf innere Kälte und Blut-Stase hin.

Haftend-rau deutet auf Blut-Stase hin.

Abgrenzung von ähnlichen Pulsqualitäten

Saitenförmig Sowohl der saitenförmige als auch der haftende Puls haben eine harte, volle und lange Qualität. Sie unterscheiden sich aber hinsichtlich der Tastebene: Der saitenförmige Puls ist auf allen Ebenen klar zu tasten, der haftende kann nur auf der mittleren und tiefen Ebene getastet werden.

Gespannt Der gespannte Puls ist auch wie der haftende hart und voll. Der Hauptunterschied besteht darin, dass der gespannte Puls auf allen Ebenen, der haftende aber nur auf der mittleren und tiefen Ebene zu spüren ist.

Voll Der volle Puls ist auf allen Ebenen zu fühlen, der haftende nur auf der mittleren und tiefen Ebene.

Versteckt Der versteckte Puls befindet sich unterhalb des Muskels, nahe am Knochen, und ist nur sehr schwierig zu erfühlen. Der haftende Puls hingegen ist klar auf der mittleren und tiefen Ebene zu tasten.

Bedeutung für die Praxis, je nach Pulstaststelle (Li Shi Zhen)

Bei Li Shi Zhen nicht erwähnt.

50.3.6 Lang

Pulsbeschreibung

Der lange Puls ist länger als der normale Puls. Das heißt, er erstreckt sich der Länge nach über die Pulsgrenze hinaus. Um einen langen von einem normalen und kurzen Puls unterscheiden zu können, müssen wir die Finger auf jeder Taststelle nach vorne und hinten (also nach distal und proximal) rollen.

Bedeutung für die Praxis

Der lange Puls deutet in aller Regel eine Hitze an, zeigt aber auch auf eine Leber-Disharmonie mit rebellierendem Qi vom Fülle-Typ, zum Beispiel aufsteigendes Leber-Yang oder rebellierendes Qi im Durchdringungsgefäß.

Der lange Puls kann außerdem auf Schleim hinweisen. In Kapitel 18 des *Su Wen* steht: *„Wenn der Leber-Puls relativ weich ist und sich wie die Spitze eines langen Bambusstabs anfühlt, so weist er auf einen ausgeglichenen Zustand der Leber hin […]. Wenn der Leber-Puls voll und schlüpfrig ist und sich anfühlt, als ob er sich an einem Bambusstab auf und ab bewegt, so deutet er auf eine Erkrankung der Leber hin."*[9]

Ein Puls, der sowohl lang als auch relativ weich, verzögert, weder oberflächlich noch tief, weder schnell noch langsam und weder voll noch leer ist, ist ein Anzeichen von Gesundheit.

Häufige Erkrankungen mit einem langen Puls sind: Leber-Erkrankungen, Schmerzen im Flankenbereich, Geisteskrankheiten, rebellierendes Qi im Durchdringungsgefäß und Bluthusten.

Laut Dr. Shen weist ein Puls, der auf der einen Seite lang, auf der anderen kurz ist, auf das Vorliegen einer schwerwiegenden Störung hin. Normalerweise ist die Pulsseite, die eine lange Qualität aufweist, auch von einer saitenförmigen, dünnen und schnellen Qualität geprägt. Ein Beispiel: Ist der Puls auf der linken Seite lang-saitenförmig-dünn und schnell, auf der rechten Seiten aber kurz, so deutet dies darauf hin, dass die Person äußerst nervös ist und an einem Disharmoniemuster von Leber und Herz leidet. Ist der Puls auf der rechten Seite lang, auf der Lungen-Position schwächlich und auf der mittleren und hinteren dünn-gespannt, auf der linken Seite aber kurz, so liegt eine Magen-Disharmonie sowie ein genereller Qi-Mangel vor.

Der lange Puls: Bedeutung für die Praxis

- Hitze
- Leber-Disharmoniemuster
- Schleim
- Gesundheit (recht weich, verzögert, weder oberflächlich noch tief, weder schnell noch langsam, weder voll noch leer)

Kombinationen

Lang-schnell deutet auf innere Hitze hin.

Lang-langsam deutet auf Qi-Stagnation hin.

Lang-oberflächlich deutet auf eindringende Wind-Hitze hin.

Lang-tief weist auf innere Hitze hin.

Lang-saitenförmig weist auf eine Leber-Disharmonie vom Fülle-Typ hin.

Lang-schlüpfrig deutet auf Schleim-Hitze hin.

Lang-überflutend deutet auf einen Überschuss von Yang und Hitze hin.

Lang-haftend deutet auf eine innere Ansammlung hin.

Lang-überflutend-hohl deutet laut Dr. Shen auf Bluthochdruck oder Diabetes hin.

Abgrenzung von ähnlichen Pulsqualitäten

Überflutend Der lange Puls erstreckt sich über die normalen Begrenzungen der Pulstaststellen in alle Richtungen hinaus und ist nicht oberflächlich.

Bedeutung für die Praxis, je nach Pulstaststelle (Li Shi Zhen)

Bei Li Shi Zhen nicht erwähnt.

50.3.7 Beweglich

Pulsbeschreibung

Der bewegliche Puls ist kurz, schlüpfrig, schnell und erscheint, als ob er „sich schüttelt" oder „vibriert", anstatt normal zu pulsieren. Von der Form her ähnelt er einer Bohne, ohne ein Kopf- oder Schwanzende aufzuweisen. Der bewegliche Puls ist häufiger an den vorderen und mittleren Taststellen zu spüren.

Bedeutung für die Praxis

Der bewegliche Puls spiegelt im Allgemeinen schwere emotionale Probleme wider, hierzu zählen vor allem Schock, Schrecken oder starke Ängstlichkeit. Der Puls kann nach einem Schockerlebnis noch jahrelang seine bewegliche Qualität beibehalten.

Der bewegliche Puls kann auch auf einen schweren Mangel an Qi und Blut hinweisen, was sich oft in Wadenkrämpfen zeigt. Ein beweglicher, kraftvoller Puls kann auch auf eine Qi-Stagnation hindeuten.

Der bewegliche Puls: Bedeutung für die Praxis

- Schock
- Schwerer Qi- und Blut-Mangel
- Qi-Stagnation

Kombinationen

Beweglich-schnell deutet auf Hitze bei gleichzeitig bestehenden, schweren emotionalen Problemen.

Beweglich-schlüpfrig deutet auf schweren Qi-Mangel mit Schleim hin.

Beweglich-voll deutet auf chronische Schmerzen hin.

Beweglich-leer deutet auf eine schwere Erschöpfung des Blutes hin.

Beweglich-schwächlich deutet auf Schock hin.

Abgrenzung von ähnlichen Pulsqualitäten

Kurz Der bewegliche Puls ist definitionsgemäß kurz, aber zusätzlich auch schnell, wie eine Bohne geformt, sowie etwas schlüpfrig. Außerdem vermittelt er den Eindruck, als ob er anstatt zu pulsieren sich „schütteln" würde.

Schlüpfrig Der bewegliche Puls ist definitionsgemäß etwas schlüpfrig, zusätzlich ist er auch kurz, schnell und wie eine Bohne geformt. Außerdem vermittelt er den Eindruck, als ob er anstatt zu pulsieren sich „schütteln" würde.

Bedeutung für die Praxis, je nach Pulstaststelle (Li Shi Zhen)

Bei Li Shi Zhen nicht erwähnt.

50.4 Pulse mit Unregelmäßigkeiten in Frequenz oder Rhythmus

50.4.1 Hängend

Pulsbeschreibung

Der Name des hängenden Pulses nimmt Bezug auf den Pulsrhythmus: Er bezeichnet einen Puls, der langsam ist und in regelmäßigen Abständen anhält.

Bedeutung für die Praxis

Der hängende Puls deutet auf innere Kälte mit Qi- und Blut-Stagnation. Ferner legt er immer die Präsenz eines Disharmoniemusters des Herzens nahe, obwohl die Frequenz und der Rhythmus des Pulses auf allen Taststellen natürlich immer gleich sind. Man begegnet ihm oft bei Herzpathologien wie zum Beispiel der koronaren Herzerkrankung, Angina pectoris, der rheumatischen Herzerkrankung etc. Ein hängender Puls kann auch infolge einer Operation auftreten. Bei Jugendlichen deutet ein hängender Puls auf einen konstitutionellen Mangel an Ursprungs-Qi oder auf einen schweren Yang-Mangel hin, entweder aufgrund körperlicher Überanstrengung oder übermäßiger sexueller Aktivität während der Pubertät.

Im Folgenden werden wir den hängenden und kraftvollen Puls von einem hängenden ohne Kraft unterscheiden.

Hängend und kraftvoll

Der hängende und gleichzeitig kraftvolle Puls kann verschiedene Syndrome andeuten:

- Schwere Qi-Stagnation bedingt durch Kälte
- Chronischer Schleim, der im Inneren stagniert (bei älteren Menschen)
- Nahrungsretention
- Schwere Qi-Stagnation aufgrund emotionaler Probleme
- Blut-Stase
- Massen im Bauchraum

Hängend und kraftlos

Der hängende und gleichzeitig kraftlose Puls kann auf einen konstitutionellen Mangel an Ursprungs-Qi, einen Nieren-Essenz-Mangel (wahrscheinlich aufgrund übermäßiger sexueller Aktivität) oder auf einen schweren Yang-Mangel hinweisen.

Häufige Erkrankungen, die mit einem hängenden Puls einhergehen: (Koronare) Herzerkrankungen, Angina pectoris und rheumatische Herzerkrankungen.

Der hängende Puls: Bedeutung für die Praxis

- Schwere Qi-Stagnation bedingt durch Kälte
- Chronischer Schleim, der im Inneren stagniert (bei älteren Menschen)
- Nahrungsretention
- Schwere Qi-Stagnation aufgrund emotionaler Probleme
- Blut-Stase
- Mangel an Ursprungs-Qi (kraftlos)
- Mangel an Essenz (kraftlos)
- Herzerkrankung

Kombinationen

Hängend-rau deutet auf Blut-Stase hin, möglicherweise auch auf eine koronare Herzerkrankung.

Hängend-schlüpfrig deutet auf eine chronische Ansammlung von Schleim hin und kann eine rheumatische Herzerkrankung aufzeigen.

Hängend-oberflächlich deutet auf eindringende Kälte in den Leitbahnen hin.

Hängend-tief deutet auf eine Ansammlung im Inneren hin.

Hängend-saitenförmig deutet auf eine Erkrankung der Arterien oder Bluthochdruck hin.

Abgrenzung von ähnlichen Pulsqualitäten

Intermittierend Der intermittierende Puls hält in *regelmäßigen* Abständen an und kann eine schnelle, langsame oder normale Frequenz aufweisen. Der hängende Puls ist immer langsam und hält in unregelmäßigen Abständen an.

Langsam Sowohl langsamer als auch hängender Puls sind hinsichtlich der Frequenz langsam, der hängende Puls hält aber in unregelmäßigen Abständen an.

Bedeutung für die Praxis, je nach Pulstaststelle

Da es sich um eine Störung der Geschwindigkeit beziehungsweise der Frequenz des Pulses handelt, wird er sich an allen Taststellen gleich anfühlen.

50.4.2 Jagend

Pulsbeschreibung

Der Name des jagenden Pulses nimmt Bezug auf den Pulsrhythmus: Er bezeichnet einen Puls, der schnell ist und in regelmäßigen Abständen anhält.

Bedeutung für die Praxis

Der jagende Puls weist auf innere Hitze hin und steht immer in Verbindung zu einer Herz-Disharmonie, auch wenn die Frequenz und der Rhythmus des Pulses auf allen Taststellen immer gleich sind. Der jagende Puls deutet außerdem auf eine Ansammlung von Nahrung oder Schleim hin, wobei der Patient durch eine bereits bestehende innere Hitze oder Qi- und Blut-Stagnation geprägt ist.

Der jagende und kraftlose Puls zeigt einen schweren Mangel an Ursprungs-Qi sowie eine Trennung von Yin und Yang an – ein Zustand der noch schwerwiegender als beim hängenden und kraftlosen Puls ist.

Der jagende Puls deutet ferner auf ein durch Wut ausgelöstes rebellierendes Qi hin.

Häufige Erkrankungen mit einem jagenden Puls sind: Geisteskrankheiten, chronische Bronchitis mit Schleim-Hitze und Herzerkrankungen.

Der jagende Puls: Bedeutung für die Praxis

- Hitze
- Schwere Erschöpfung des Ursprungs-Qi (kraftlos)
- Nahrungsretention mit Hitze
- Schleim mit Hitze
- Schwere Qi- und Blut-Stagnation

Kombinationen

Jagend-überflutend deutet auf Magen-Hitze hin.

Jagend-schlüpfrig deutet auf eine langwierige Ansammlung von Schleim-Hitze hin.

Jagend-saitenförmig deutet auf Leber-Feuer und Herz-Feuer hin.

Jagend-schlüpfrig-saitenförmig deutet auf Herz-Feuer, Leber-Feuer und Schleim-Hitze hin.

Jagend-oberflächlich deutet auf Hitze im Yang Ming hin.

Jagend-dünn und kraftlos deutet auf kollabierendes Herz-Qi hin.

Abgrenzung von ähnlichen Pulsqualitäten

Intermittierend Der intermittierende Puls hält in regelmäßigen Abständen an und kann eine schnelle, langsame oder normale Frequenz aufweisen. Der jagende Puls ist immer schnell und hält in unregelmäßigen Abständen an.

Schnell Der schnelle und der jagende Puls sind beide von schneller Qualität, der schnelle Puls ist jedoch regelmäßig, der jagende hält in unregelmäßigen Abständen an.

Bedeutung für die Praxis, je nach Pulstaststelle

Da es sich um eine Störung der Geschwindigkeit oder Frequenz des Pulses handelt, wird er sich an allen Taststellen gleich anfühlen.

50.4.3 Rasend

Pulsbeschreibung

Der rasende Puls ist definitionsgemäß schnell und schlägt pro Atemzyklus mindestens acht Mal. Er vermittelt den Eindruck, als ob er gehetzt, ängstlich, beunruhigt und drängend sei.

Bedeutung für die Praxis

Der rasende Puls deutet in der Regel auf einen schweren Yin-Mangel mit sehr starker Leere-Hitze hin. Er legt immer einen schweren Krankheitszustand nahe.

Auf Chinesisch heißt diese Pulsqualität *Ji*, was auch in *Li Ji* vorkommt, einem Symptomenkomplex von rebellierendem Qi im Durchdringungsgefäß. Wörtlich übersetzt heißt *Ji* „Drängen"; im Kontext dieser Erkrankung weist *Li Ji* auf ein Gefühl von aufsteigender Energie vom Bauch zum Hals hin, begleitet von einem Gefühl von Ruhelosigkeit und Ängstlichkeit. Bei besonders schweren Fällen dieses Krankheitsmusters kann es zu einem jagenden Puls kommen.

Der rasende Puls: Bedeutung für die Praxis

- Yin-Mangel mit Leere-Hitze
- Schwerer Fall von rebellierendem Qi im Durchdringungsgefäß

Kombinationen

Rasend-oberflächlich deutet auf schwere Leere-Hitze aufgrund von Yin-Mangel hin.

Rasend-tief deutet auf einen Fall von rebellierendem Qi im Durchdringungsgefäß hin.

Rasend-oberflächlich-leer deutet auf schweren Yin-Mangel hin.

Rasend-schlüpfrig deutet auf Leere-Hitze hin, ausgelöst durch Yin-Mangel mit Schleim.

Rasend-überflutend deutet auf schwere Leere-Hitze aufgrund von Yin-Mangel hin.

Abgrenzung von ähnlichen Pulsqualitäten

Jagend Der jagende Puls ist schnell und hält in regelmäßigen Abständen an. Der rasende Puls ist schneller als der schnelle Puls und hinterlässt den Eindruck, er sei erregt und drängend.

Schnell Der rasende Puls stellt eine Form des schnellen Pulses dar. Der rasende Puls ist jedoch noch schneller und vermittelt den Eindruck, er sei äußerst erregt, drängend und gehetzt.

Bedeutung für die Praxis, je nach Pulstaststelle

Da es sich um eine Störung der Geschwindigkeit oder Frequenz des Pulses handelt, wird er sich an allen Taststellen gleich anfühlen.

50.4.4 Intermittierend

Pulsbeschreibung

Der intermittierende Puls hält in regelmäßigen Abständen an. Er kann eine schnelle, langsame oder normale Frequenz aufweisen. Sobald er stehen geblieben ist, entsteht der Eindruck, als ob er, ehe er wieder anfängt zu schlagen, eine recht lange Zeit dafür benötigt. Daher müssen wir zur Bestimmung eines intermittierenden Pulses den Pulsschlag länger als üblich zählen, da er unter Umständen nur alle 50 Schläge anhält.

Bedeutung für die Praxis

Der intermittierende Puls deutet auf eine Herz-Disharmonie sowie auf eine schwere Erschöpfung der anderen Yin-Organe hin. In Kapitel 17 des *Su Wen* steht: *„Der intermittierende Puls deutet auf eine Erschöpfung des Qi hin."*[10] Der intermittierende Puls tritt meist bei schwerem Mangel an Herz-Qi und Milz-Qi auf. Je kürzer die Abstände zwischen den Pausen sind, desto größer die Anzahl der erkrankten Yin-Organe.

Laut Kapitel 5 des *Ling Shu* ist nur ein Yin-Organ betroffen, wenn der Puls alle 50 Schläge eine Pause macht. Hält er alle 40 Schläge an, sind zwei Yin-Organe betroffen, hält er alle 30 Schläge an, sind drei Yin-Organe betroffen, hält er alle 20 Schläge an, sind vier Yin-Organe betroffen, und hält er schließlich alle 10 Schläge an, sind alle Yin-Organe betroffen.[11] Hält der Puls sogar nach weniger als vier Schlägen regelmäßig an, so darf man auf eine schwere Erkrankung schließen.

Der intermittierende Puls kann auch einen Schock anzeigen. Seltsamerweise ist in manchen alten Werken der chinesischen Medizin zu lesen, dass ein intermittierender Puls um den 100. Tag der Schwangerschaft normal sei.

Häufige Erkrankungen mit einem intermittierenden Puls sind: Herzerkrankungen, schmerzhaftes Obstruktions-Syndrom im Brustkorb sowie verschiedene Regelbeschwerden.

Der intermittierende Puls: Bedeutung für die Praxis

- Herz-Disharmoniemuster
- Schock
- Erkrankung der Yin-Organe

Kombinationen

Intermittierend-langsam deutet auf eine Erschöpfung des Ursprungs-Qi hin.

Intermittierend-schnell deutet auf innere Hitze bei einem gleichzeitig bestehenden Disharmoniemuster des Herzens hin.

Intermittierend-überflutend Der Ort der Erkrankung liegt in den Verbindungsleitbahnen.

Intermittierend-dünn-tief deutet auf einen schweren Milz-Qi-Mangel hin, der unter Umständen mit chronischem Durchfall einhergeht.

Intermittierend-dünn-verschwindend deutet auf eine Erschöpfung der Körperflüssigkeiten hin.

Intermittierend-hängend deutet auf eine Herzerkrankung bei gleichzeitig bestehendem Herz-Yang-Mangel hin.

Abgrenzung von ähnlichen Pulsqualitäten

Hängend Der hängende Puls ist langsam und hält in unregelmäßigen Abständen an, während der intermittierende Puls von langsamer, schneller oder normaler Geschwindigkeit sein kann und regelmäßig stehenbleibt.

Jagend Der jagende Puls ist schnell und hält in unregelmäßigen Abständen an. Der intermittierende Puls hingegen ist von langsamer, schneller oder normaler Geschwindigkeit und hält in regelmäßigen Abständen an.

Bedeutung für die Praxis, je nach Pulstaststelle

Da es sich um eine Störung der Geschwindigkeit beziehungsweise der Frequenz des Pulses handelt, wird er sich an allen Taststellen gleich anfühlen.

50.4.5 Verzögert

Pulsbeschreibung

Der verzögerte Puls schlägt pro Atemzyklus vier Mal, er ist demnach weder schnell noch langsam.

Bedeutung für die Praxis

Weist der Patient keine Symptome auf, und erscheint der Puls weder oberflächlich noch tief, weder voll noch leer, so ist der verzögerte Puls ein Zeichen von Gesundheit. Eine verzögerte Pulsqualität lässt sogar direkt darauf schließen, dass Magen-Qi im Puls vorhanden ist – eine der drei Eigenschaften des normalen Pulses (siehe oben).

Ist der Patient jedoch erkrankt, deutet der verzögerte, mit anderen Pulsarten kombinierte Puls in der Regel auf Nässe bei gleichzeitig bestehendem Milz- und Magen-Mangel hin.

Häufige Erkrankungen mit einem verzögerten Puls sind: Schlaganfall mit Schleim, schmerzhaftes Obstruktions-Syndrom mit Wind, Erbrechen und Hiatushernie.

Der verzögerte Puls: Bedeutung für die Praxis

- Nässe mit Milz-Qi-Mangel
- Gesundheit

Kombinationen

Verzögert-sanft deutet auf Nässe mit Milz-Qi-Mangel hin.

Verzögert-schlüpfrig deutet auf Kälte-Nässe hin.

Verzögert-dünn deutet auf Qi- und Blut-Mangel hin.

Verzögert-oberflächlich deutet auf eine Schwäche des Abwehr-Qi hin.

Verzögert-tief deutet auf eine Schwäche des Nähr-Qi hin.

Verzögert-rau deutet auf Blut-Mangel hin.

Verzögert-groß und kraftlos deutet auf Yin-Mangel hin.

Abgrenzung von ähnlichen Pulsqualitäten

Langsam Der langsame Puls schlägt pro Atemzyklus drei Mal oder noch weniger, der verzögerte Puls aber vier Mal.

Bedeutung für die Praxis, je nach Pulstaststelle

Da es sich um eine Störung der Geschwindigkeit beziehungsweise der Frequenz des Pulses handelt, wird er sich an allen Taststellen gleich anfühlen.

50.5 Drei nicht traditionelle Pulsqualitäten

50.5.1 Unregelmäßig

Pulsbeschreibung

Der unregelmäßige Puls hält in unregelmäßigen Abständen an und ist weder schnell noch langsam. Die klassischen Pulsqualitäten hängend und jagend beschreiben ebenfalls einen unregelmäßigen Puls, er ist aber jeweils langsam oder schnell. Um einen unregelmäßigen Puls bestimmen zu können, muss man ihn lange tasten, da sich ein plötzliches Anhalten des Pulses manchmal erst nach vielen Schlägen bemerkbar macht. Des Weiteren ist es ratsam, einen unregelmäßigen Puls nicht gleich bei der ersten Konsultation diagnostizieren zu wollen, denn diese Qualität kann zeitlich begrenzt sein. Sie tritt bei denjenigen Patienten ein, die einen Schock durchgemacht haben oder unter seelischem Stress litten.

Bedeutung für die Praxis

Ein unregelmäßiger Puls deutet immer auf eine Herz-Disharmonie hin, bei der es sich um einen Mangel (z. B. Herz-Qi- oder Herz-Blut-Mangel) oder eine Fülle (z. B. Herz-Blut-Stase) handeln kann. Wie oben schon erwähnt wurde, kann der Puls auch nur temporär unregelmäßig sein. Dies tritt dann auf, wenn der Patient einen Schock oder ein emotional aufregendes Erlebnis durchgemacht hat. Andersherum kann man sagen, dass eine Person mit einem unregelmäßigen Puls leicht erschrickt und zu einem Schock neigt.

Ein Patient mit einem unregelmäßigen Puls sollte keine Überstunden machen, nicht zu schwer heben und außerdem von übermäßiger sexueller Aktivität absehen (Letzteres gilt vor allem für Männer).

!

Jemand mit einem unregelmäßigen Puls sollte keine Überstunden machen, nicht schwer heben und von übermäßiger sexueller Betätigung absehen.

Der unregelmäßige Puls: Bedeutung für die Praxis

- Herz-Qi-Mangel
- Herz-Blut-Mangel
- Herz-Blut-Stase
- Schock

Kombinationen

Unregelmäßig-oberflächlich deutet auf schweren Herz-Qi-Mangel aufgrund von Überarbeitung hin.

Unregelmäßig-tief deutet auf Herz-Blut-Stase hin.

Unregelmäßig-voll deutet ebenfalls auf Herz-Blut-Stase hin.

Unregelmäßig-leer deutet auf schweren Herz-Qi-Mangel hin.

Unregelmäßig-rau deutet auf schweren Herz-Blut-Mangel hin.

Unregelmäßig-schlüpfrig deutet auf Herz-Qi-Mangel mit Schleim hin.

Abgrenzung von ähnlichen Pulsqualitäten

Intermittierend Der intermittierende Puls hält in regelmäßigen, der unregelmäßige Puls in unregelmäßigen Abständen an.

Hängend Der hängende Puls ist eine Art unregelmäßiger Puls, da er in unregelmäßigen Abständen anhält. Von der Frequenz her ist er jedoch langsam, während der unregelmäßige Puls eine normale Frequenz hat.

Jagend Der jagende Puls ist eine Art unregelmäßiger Puls, da er auch in unregelmäßigen Abständen anhält. Von der Frequenz her ist er jedoch schnell, während der unregelmäßige Puls eine normale Frequenz hat.

Bedeutung für die Praxis, je nach Pulstaststelle

Da es sich um eine Störung der Geschwindigkeit beziehungsweise der Frequenz des Pulses handelt, wird er sich an allen Taststellen gleich anfühlen.

50.5.2 Stagnierend

Pulsbeschreibung

Der stagnierende Puls kommt nur widerwillig zum Vorschein, als ob er gehemmt sei, und scheint nicht lange zu verweilen. Er fließt nicht geschmeidig und besitzt keine „Welle".

Bedeutung für die Praxis

Der stagnierende Puls deutet in fast allen Fällen auf tief sitzende emotionale Probleme, sich aufstauende Gefühle, Verbitterung und Depression hin. Zu einem stagnierenden Puls kommt es auch während der Einnahme bestimmter Medikamente, vor allem bei Beruhigungsmitteln.

Der stagnierende Puls: Bedeutung für die Praxis

- Tief sitzende emotionale Probleme
- Gestaute Gefühle
- Verbitterung
- Beruhigungsmittel

Kombinationen

Stagnierend-schwächlich deutet auf schwere emotionale Probleme bei gleichzeitig bestehendem Qi- und Blut-Mangel hin.

Stagnierend-rau deutet auf schwere emotionale Probleme bei gleichzeitig bestehendem Herz-Blut-Mangel hin. Der Patient ist meist sehr deprimiert.

50

Stagnierend-voll deutet auf aufgestaute Emotionen, lange zurückgehaltene Verbitterung und Depression bei gleichzeitig bestehender Leber-Qi-Stagnation hin.

Abgrenzung von ähnlichen Pulsqualitäten

Rau Der raue Puls hat keine „Welle“ und ist definitionsgemäß schwach und leer. Der stagnierende Puls hat zwar auch keine Welle, fühlt sich aber zusätzlich so an, als ob er nur widerwillig käme und gehemmt sei.

Traurig Der traurige Puls hat genau wie der stagnierende Puls keine Welle, darüber hinaus ist er kurz – eine Eigenschaft, die der stagnierende Puls nicht aufweist.

Bedeutung für die Praxis, je nach Pulstaststelle

Vordere Taststelle Bei Herz- und / oder Lungen-Qi-Stagnation aufgrund von Traurigkeit, Kummer oder Depression.

Mittlere Taststelle Bei Leber-Qi-Stagnation aufgrund von aufgestauter Wut oder Verbitterung, oder durch die Einnahme von Beruhigungsmitteln.

Hintere Taststelle Bei Qi-Stagnation im Darm.

50.5.3 Traurig

Pulsbeschreibung

Dem traurigen Puls fehlt sowohl der geschmeidige Fluss als auch die Welle. Außerdem ist er kurz und recht schwach. Man findet ihn entweder gemeinsam auf allen Taststellen oder auf einer einzelnen Position, jedoch nur auf der vorderen und mittleren, niemals auf der hinteren (➤ Abb. 50.1).

Bedeutung für die Praxis

Der traurige Puls weist immer auf emotionale Probleme hin, die vor allem auf Traurigkeit und Kummer beruhen. Er kommt vor allem bei Patienten vor, die einen Angehörigen verloren haben. Man kann die Dauer des emotionalen Problems ungefähr anhand dessen bestimmen, wie viele der Pulstaststellen betroffen sind. Ist der Puls nur auf der vorderen Position traurig, handelt es sich um ein kürzlich erfahrenes Problem, das maximal sechs Monate zurückliegt. Ist er auf der vorderen und mittleren Taststelle traurig, so liegt das Problem bis zu einem Jahr zurück. Wenn der ganze Puls traurig ist, kann es sein, dass der Patient schon seit langer Zeit – vielleicht sogar sein ganzes Leben lang – traurig gewesen ist.

Leidet der Patient unter Traurigkeit und Kummer, weist aber eine starke Konstitution auf, so wird der Puls nur die traurige Qualität, aber keine weitere Qualität anzeigen. Weist der Patient eine schwache Konstitution auf, werden die emotionalen Probleme schließlich ein Organ oder auch mehrere Organe beeinträchtigen, was sich auf den jeweiligen Pulstaststellen manifestieren wird (z. B. ein schwächlicher Lungen-Puls, ein schwächlicher Magen-Puls, ein saitenförmiger Leber-Puls etc.).

Der traurige Puls: Bedeutung für die Praxis

Seelische Probleme ausgelöst durch Traurigkeit oder Kummer

Kombinationen

Traurig-voll deutet auf emotionale Probleme aufgrund von Kummer hin, der die Lunge beeinträchtigt.

Traurig-leer deutet auf emotionale Probleme aufgrund von Traurigkeit hin, die vor allem das Herz beeinträchtigt.

Traurig-schnell deutet auf emotionale Probleme aufgrund von Traurigkeit und Kummer hin.

Traurig-langsam deutet auf emotionale Probleme aufgrund von tiefer Traurigkeit hin, die das Herz beeinträchtigt.

Traurig-rau deutet auf Herz-Blut-Mangel aufgrund von Traurigkeit hin.

Traurig-dünn deutet auf Herz-Blut-Mangel aufgrund von Traurigkeit hin.

Abgrenzung von ähnlichen Pulsqualitäten

Rau Der raue Puls hat genau wie der traurige keine Welle, jedoch ist er definitionsgemäß schwach und leer. Der traurige Puls ist nicht unbedingt schwach und leer, aber auf jeden Fall kurz.

Bedeutung für die Praxis, je nach Pulstaststelle

Vordere Taststelle Bei Herz- und / oder Lungen-Qi-Mangel aufgrund von Traurigkeit, die bis zu zwei Jahre zurückliegen kann.

Mittlere Taststelle Bei Leber- und Herz-Blut-Mangel bedingt durch chronische Traurigkeit. Der Puls kann nicht nur auf der mittleren Position traurig sein, sondern zeigt diese Qualität in diesem Falle sowohl auf der vorderen als auch auf der mittleren Position.

Hintere Taststelle Normalerweise weist die hintere Taststelle keine traurige Pulsqualität auf.

50.6 Einteilung der Pulsqualitäten

Die Pulse können nach verschiedenartigen Kriterien eingeteilt werden, was jeweils ihre Qualitäten verdeutlicht.

50.6.1 Die acht grundlegenden Gruppen von Pulsqualitäten

Oberflächliche Pulse

Oberflächlich – hohl – trommelartig – sanft – überflutend

Tiefe Pulse

Tief – versteckt – haftend

Langsame Pulse

Langsam – hängend

Schnelle Pulse

Schnell – jagend – rasend – überflutend – beweglich

Schlüpfrige Pulse

Schlüpfrig – sanft – beweglich

Raue Pulse

Rau – zerfließend

Leere Pulse

Leer – schwächlich – sanft – dünn – verschwindend – zerfließend – kurz – rau

Volle Pulse

Voll – saitenförmig – gespannt – groß – überflutend – lang

Dieselbe Pulsqualität kann natürlich je nach Ansichtsweise in mehreren Kategorien vertreten sein. So wird der überflutende Puls sowohl unter der oberflächlichen als auch unter der vollen Kategorie zu finden sein.

50.6.2 Die verschiedenen Aspekte der Einteilung der Pulsqualitäten

Wenn wir uns bewusst machen, dass die einzelnen Pulsqualitäten verschiedene Gesichtspunkte des Pulses widerspiegeln, fällt es uns bestimmt leichter, die Natur und Beschaffenheit des Pulses zu erkennen. Zum Beispiel beziehen sich der langsame und der schnelle Puls auf Unregelmäßigkeiten in der Pulsfrequenz, während der hängende, jagende und intermittierende Puls auf Unregelmäßigkeiten im Pulsrhythmus hinweisen.

Verschiedene Tiefe

Oberflächlich – tief – versteckt – haftend – trommelartig

Verschiedene Frequenz

Langsam – schnell – verzögert – rasend – beweglich

Verschiedene Stärke

Leer – voll – schwächlich – zerfließend

Verschiedene Größe

Groß – überflutend – dünn – verschwindend

Verschiedene Länge

Lang – kurz – beweglich

Verschiedene Form

Schlüpfrig – rau – saitenförmig – gespannt – beweglich – hohl – haftend

Verschiedener Rhythmus

Hängend – jagend – intermittierend

Einige Pulsqualitäten entziehen sich dieser Art der Einteilung, da ihre Definition mehr als nur einen Aspekt umfasst. Gute Beispiele sind:

- Der sanfte Puls wird durch eine bestimmte Tiefe (er fließt oberflächlich), Größe (er ist dünn) und Stärke (er ist zart) definiert.
- Der trommelartige Puls wird durch eine bestimmte Stärke (auf tiefer Ebene ist er leer) und Tiefe (er ist recht oberflächlich) definiert.
- Der haftende Puls wird durch eine bestimmte Tiefe (er fließt in der tiefen Ebene), Stärke (er ist voll) und Form (er ist saitenförmig) definiert.
- Der zerfließende Puls wird durch eine bestimmte Stärke (er ist schwach), Tiefe (er fließt recht oberflächlich) und Form (er fühlt sich „aufgebrochen" an) definiert.

50.6.3 Einteilung der Pulsqualitäten gemäß den Mustern von Qi, Blut und Körperflüssigkeiten

Nachdem wir nun nacheinander die Pulsqualitäten und ihre praktische Bedeutung erörtert haben, ist es hilfreich, sie hinsichtlich der häufigsten Syndrome zusammenzufassen.

Qi-Mangel

Leer – kurz – zerfließend

Yang-Mangel

Tief – schwächlich – versteckt

Blut-Mangel

Rau – dünn – zerfließend

Yin-Mangel

Dünn – verschwindend – trommelartig

Qi-Stagnation

Saitenförmig

Blut-Stase

Saitenförmig – rau – schlüpfrig – haftend

Schleim

Schlüpfrig – saitenförmig

Nässe

Sanft – schlüpfrig

50.6.4 Einteilung der Pulsqualitäten gemäß den Acht Prinzipien

Yin – Yang

Yang-Mangel Schwächlich, langsam, tief

Yin-Mangel Dünn, verschwindend, oberflächlich-leer, trommelartig

Yang-Kollaps Versteckt, langsam, zerfließend

Yin-Kollaps Verschwindend, schnell

Außen – Innen

Außen Oberflächlich
- Kälte: Oberflächlich-gespannt
- Hitze: Oberflächlich-schnell
- Leere: Oberflächlich-langsam-schwächlich
- Fülle: Oberflächlich-voll-gespannt

Innen Tief
- Kälte: Tief-langsam
- Hitze: Tief-schnell
- Leere: Tief-schwächlich
- Fülle: Tief-voll

Hitze – Kälte

Hitze Schnell, jagend, rasend, groß, überflutend

Kälte Langsam, hängend, gespannt

Leere – Fülle

Leere Leer, schwächlich, rau, dünn, verschwindend, sanft, kurz, hohl, trommelartig, versteckt, zerfließend
- Qi-Mangel: Leer, sanft
- Yang-Mangel: Schwächlich, versteckt
- Blut-Mangel: Rau, dünn
- Yin-Mangel: Dünn, verschwindend, trommelartig, oberflächlich-leer

Fülle Voll, schlüpfrig, saitenförmig, gespannt, überflutend, groß, haftend, lang
- Qi-Stagnation: Saitenförmig
- Blut-Stase: Saitenförmig, rau, haftend, schlüpfrig

50.6.5 Einteilung der Pulsqualitäten gemäß den Mustern der Sechs Schichten

Siehe Darstellung in ➤ Tabelle 50.2.

Tab. 50.2 Pulsqualitäten gemäß den Mustern der Sechs Schichten

Tai Yang	Leitbahn	Vorherrschen von Kälte	Oberflächlich-gespannt
		Vorherrschen von Wind	Oberflächlich-langsam
	Organ	Ansammlung von Wasser	Oberflächlich-schnell
		Ansammlung von Blut	Tief-dünn-schnell
Yang Ming	Leitbahn	Überflutend-schnell	–
	Organ	Tief-voll-schlüpfrig-schnell	–
Shao Yang	Saitenförmig	–	–
Tai Yin	Tief-schwächlich-langsam	–	–
Shao Yin	Kälte-Umwandlung	Tief-schwächlich-langsam	–
	Hitze-Umwandlung	Dünn-schnell	–
Jue Yin	Saitenförmig	–	–

50.6.6 Einteilung der Pulsqualitäten gemäß den Mustern der Vier Ebenen

Siehe Darstellung in ➤ Tabelle 50.3.

50.6.7 Einteilung der Pulsqualitäten gemäß den Mustern des Dreifachen Erwärmers

Siehe Darstellung in ➤ Tabelle 50.4.

50.7 Terminologie

In ➤ Tabelle 50.5 werden die verschiedenen Terminologien der Pulsqualitäten von mir und sechs anderen Autoren als Querverweis zusammengestellt. Hierbei handelt es sich um folgende Autoren und Werke:

1. Garry Seifert, „Li Shi Zhen Pulse Diagnosis", herausgegeben von Garry Seifert, Haymarket, NSW, Australia.
2. Ted Kaptchuk, „The Web that has no Weaver", Congdon and Weed, NY, 1983.
3. Yang Shou Zhong (Übersetzer), „The Pulse Classic" (*Mai Jing*), Blue Poppy Press, Boulder, Colorado, USA, 1997.
4. Cheng Xin Nong, „Chinese Acupuncture and Moxibustion", Foreign Languages Press, Beijing, 1987.
5. N. Wiseman, A. Ellis (Übersetzer), „Fundamentals of Chinese Medicine", Paradigm Publications, Brookline, Massachussetts, USA, 1985.
6. B. Flaws (Übersetzer), „The Lakeside Master's Study of the Pulse" von Li Shi Zhen, Blue Poppy Press, Boulder, Colorado, USA, 1998.

Für die vorliegende deutschsprachige Ausgabe gibt ➤ Tabelle 50.6 eine Zusammenstellung der gebräuchlichen deutschen Terminologie.

Tab. 50.3 Pulsqualitäten gemäß den Mustern der Vier Ebenen

Abwehr-Qi	Wind-Hitze	Oberflächlich-schnell
	Nässe-Hitze	Sanft-schnell
	Trockene Hitze	Oberflächlich-schnell
	Sommer-Hitze	Sanft-schnell
Qi	Lungen-Hitze	Schlüpfrig-schnell
	Magen-Hitze	Überflutend-schnell
	Trockene Hitze im Darm	Tief-voll-schnell
	Gallenblasen-Hitze	Saitenförmig-schnell
	Nässe-Hitze in Magen und Milz	Sanft-schnell
Nähr-Qi	Hitze in der Nähr-Qi-Ebene	Dünn-schnell
	Hitze im Perikard	Dünn-schnell
Blut	Hitze ist siegreich und rührt das Blut auf	Saitenförmig-schnell
	Hitze ist siegreich und erregt Wind	Saitenförmig-schnell
	Leerer Wind bewirkt Aufruhr im Inneren	Dünn-schnell
	Yin-Kollaps	Verschwindend-schnell
	Yang-Kollaps	Versteckt-langsam-zerfließend

Tab. 50.4 Pulsqualitäten gemäß den Mustern des Dreifachen Erwärmers

Oberer Erwärmer	Wind-Hitze im Abwehr-Qi-Anteil der Lunge	Oberflächlich-schnell
	Hitze in der Lunge (Qi-Ebene)	Schnell-überflutend
	Hitze im Perikard (Nähr-Qi-Ebene)	Dünn-schnell
Mittlerer Erwärmer	Hitze im Yang Ming	Überflutend-schnell
	Nässe-Hitze in der Milz	Sanft-schnell
Unterer Erwärmer	Hitze in der Niere	Oberflächlich-leer und schnell
	Leber-Hitze erregt Wind	Saitenförmig-dünn-schnell
	Leere-Wind der Leber	Tief-dünn-schnell

50.8 Die Pulspositionen im Detail

Im Folgenden werde ich die verschiedenen Pulsqualitäten je nach Pulstaststelle sowie ihre zugehörige Bedeutung erörtern. Die hierzu notwendigen Quellen stammen in erster Linie von Dr. J. H. F. Shen sowie aus meiner eigenen Erfahrung. Wie schon oben erwähnt, platziert Dr. Shen den Dickdarm auf die linke hintere und den Dünndarm auf die rechte hintere Seite. Bei den meisten anderen Autoren liegen sie genau anders herum.

50.8.1 Linke vordere Position (Herz)

Die Struktur der linken vorderen Position ist in ➤ Abbildung 50.2 illustriert.

Die linke vordere Taststelle entspricht dem Herz und dem Perikard, beziehungsweise den Leitbahnen von Herz und Dünndarm in der Anordnung nach den Fünf Elementen.

Oft ist emotionaler Stress für eine Veränderung des Pulses auf dieser Position verantwortlich, und im Folgenden werde ich die häufigsten abnormen Qualitäten eine nach der anderen besprechen, wobei wir hier von der Annahme ausgehen, dass eine bestimmte Pulstaststelle eine Qualität haben kann, die sich vom Rest des Puls unterscheidet. Zum Beispiel: Eine Besprechung über die überflutende Qualität auf der linken vorderen Position trifft nur zu, wenn es solch eine Qualität nur auf dieser Position gibt. Wenn alle Pulstaststellen überflutend wären, müsste man diesen Befund natürlich anders auslegen.

Überflutend

Einer überflutenden Pulsqualität auf der linken vorderen Taststelle begegne ich sehr häufig bei denjenigen Patienten, die unter

50

Tab. 50.5 Terminologische Definitionen des Pulses verschiedener Autoren auf Englisch

Maciocia	Seifert	Kaptchuk	Yang	Cheng	Flaws	Wiseman
Floating	Floating	Floating	Floating	Superficial	Floating	Floating
Deep	Deep	Sinking	Deep	Deep	Sunken	Deep
Slow	Slow	Slow	Slow	Slow	Slow	Slow
Rapid	Rapid	Rapid	Rapid	Rapid	Rapid	Rapid
Empty	Empty	Empty	Vacuous	Deficiency type	Vacuous	Vacuous
Full	Full	Full	Replete	Excess type	Replete	Replete
Slippery	Slippery	Slippery	Slippery	Rolling	Slippery	Slippery
Choppy	Choppy	Choppy	Choppy	Hesitant	Choppy	Rough
Weak	Weak	Frail	Weak	Weak	Weak	
Fine	Thin	Thin	Fine	Thready	Fine	Thin
Minute	Minute	Minute	Faint	–	Faint	–
Soggy	Soft	Soggy	Soft	Soft	Soggy	Soggy
Short	Short	Short		–	Short	Short
Hollow	Hollow	Hollow	Scallion-stalk	–	Scallion-stalk	–
Leather	Leather	Leather	Drumskin	–	Drumskin	–
Hidden	Hidden	Hidden	Hidden	–	Deep-lying	–
Scattered	Scattered	Scattered	Dissipated	–	Scattered	–
Wiry	Stringy	Wiry	Bowstring	String-taut	Bowstring	Wiry
Tight	Tight	Tight	Tight	Tense	Tight	–
Overflowing	Flooding	Flooding	Surging	Surging	Surging	Surging
Big	–	Big	–	–	Large	–
Firm	Firm	Confined	–	–	Confined	–
Long	Long	Long	–	–	Long	Long
Moving	Moving	Moving	Stirring	–	Stirring	–
Knotted	Knotted	Knotted	Bound	Knotted	Bound	Slow-irregularly interrupted
Hasty	Hasty	–	Skipping	Abrupt	Skipping	Rapid-irregularly interrupted
Hurried	–	Hurried	–	–	Racing	–
Intermittent	Intermittent	Intermittent	Interrupted	Regularly intermittent	Regularly interrupted	Regularly interrupted
Slowed-down	Retarded	Moderate	Moderate	–	Moderate	–

Ängstlichkeit und Sorge leiden, welche auf tief sitzende emotionale Probleme zurückzuführen sind. Derartige Probleme beruhen meistens auf Schwierigkeiten in einer Beziehung. Es sei betont, dass die „überflutende" Qualität des Pulses auf dieser Position nur im Vergleich zum Rest des Pulses auftreten kann, wobei sie sozusagen „herausragt" und somit unsere Aufmerksamkeit erregt. Wenn also alle anderen Pulstaststellen recht schwach sind, während der Herz-Puls wesentlich stärker und oberflächlicher imponiert, können wir in diesem Fall einen „überflutenden" Puls diagnostizieren, auch wenn dieselbe Qualität bei einer Person mit stärkeren Pulsen normal wäre.

Es ist aber von grundlegender Bedeutung, dass eine relativ überflutende Qualität auf dieser Position nicht als normal ausgelegt wird, wenn die anderen Taststellen gleichzeitig schwach sind. Wenn diese Position derartig auffällt und nicht mit dem Rest des Pulses übereinzustimmen scheint, deutet es meist auf die Ursache der Probleme hin.

Eine überflutende Qualität auf der Herz-Position weist ferner darauf hin, dass Qi aufgrund von tief sitzendem emotionalem Stress nach oben in Richtung Brust und Gesicht steigt: Folglich wird der Patient sowohl ein Hitzegefühl im Gesicht und einen eingeschnürten Hals verspüren als auch ein Gefühl von Energie, die zum Kopf aufsteigt, haben.

Kurz

Eine kurze Pulsqualität auf der Herz-Position deutet ebenfalls auf emotionale Probleme hin, die in der Regel auf Traurigkeit und Kummer beruhen. Dem kurzen Puls fehlt eine Welle, das heißt, er fließt nicht geschmeidig und ungehindert mit der Bewegung einer Welle zum Handgelenk hin. Dr. Shen bezeichnet diesen Puls als „traurig", da der Puls fast immer Traurigkeit nahelegt. Einen kurzen

Tab. 50.6 Terminologische Definitionen des Pulses nach deutschen Übersetzungen und deutschsprachigen Autoren

Maciocia	Kaptchuk[a]	Flaws[b]	Neeb[c]	Porkert[d]
Oberflächlich	Oberflächlich	Oberflächlich treibend	Oberflächlich	P. superficialis (Oberflächenpuls)
Tief	Tief oder sinkend	Tief	Tief	P. mersus (tief)
Langsam	Langsam	Langsam	Verlangsamt	P. tardus (langsam)
Schnell	Schnell	Schnell	Beschleunigt	P. celer (beschleunigt)
Leer	Leer	Vakuös	Leer	P. inanis (erschöpft)
Voll	Voll	Replet	Voll	P. repletus (prall)
Schlüpfrig	Schlüpfrig	Schlüpfrig	Schlüpfrig	P. lubricus (schlüpfrig)
Rau	Rau	Rau	Rau	P. asper (rau)
Schwächlich	Kraftlos	Schwach	Weich	P. invalidus (schwächlich)
Dünn	Fein	Fein	Fein	P. parvus (klein)
Verschwindend	Verschwindend	Verschwindend	Verschwindend	P. evanescens (verschwindend)
Sanft	Zerfließend	Aufgeweicht	Nachgiebig	P. lenis (sanft)
Kurz	Kurz	Kurz	Kurz	P. brevis (kurz)
Hohl	Hohl	Zwiebelstängel-Puls	Hohl	P. cepacaulicus (zwiebelstengelförmig)
Trommelartig	Trommelpuls	Trommelleder-Puls	Trommelförmig	P. tympanicus (Trommelpuls)
Versteckt	Verborgen	Versteckt	Versteckt	P. subreptus (sich verkriechend)
Zerfließend	Auflösend	Zerstreut	Zerstreut	P. diffundens (zerfließend)
Saitenförmig	Drahtig	Bogensehnen-Puls	Saitenförmig	P. chordalis (saitenförmig)
Gespannt	Straff	Fest	Gespannt	P. intentus (gespannt)
Überflutend	Überflutend	Wogend oder flutend	Überflutend	P. exundans (überflutend)
Groß	Groß	–	Groß	P. magnus (groß)
Haftend	Fixiert	Eingeengt	Haftend	P. fixus (haftend)
Lang	Lang	Lang	Lang	P. longus (lang)
Beweglich	Beweglich	Beweglich	Beweglich	P. mobilis (beweglich)
Hängend	Knotig	Verknotet	Hängend	P. haesitans (hängend)
Jagend	Jagend	Überstürzt oder hastig	Hetzend	P. agitatus (jagend)
Rasend	–	Rasend	Rasend	P. concitatus (rasend)
Intermittierend	Intermittierend	Regelmäßig unterbrochen	Intermittierend	P. intermittens (intermittierend)
Verzögert	Sanft	Gemäßigt oder entspannt	Behäbig	P. languidus (behäbig)

[a] Ted Kaptchuk: 1999 „Das große Buch der chinesischen Medizin", O.W. Barth Verlag, München
[b] Bob Flaws: 2001 „Das Geheimnis der Chinesischen Pulsdiagnose", Verlag für Ganzheitliche Medizin, Bad Kötzting
[c] Gunter Neeb: 2001 „Das Blutstasesyndrom", Verlag für Ganzheitliche Medizin, Bad Kötzting
[d] Manfred Porkert 1982 „Die chinesische Medizin", ECON Verlag, Düsseldorf

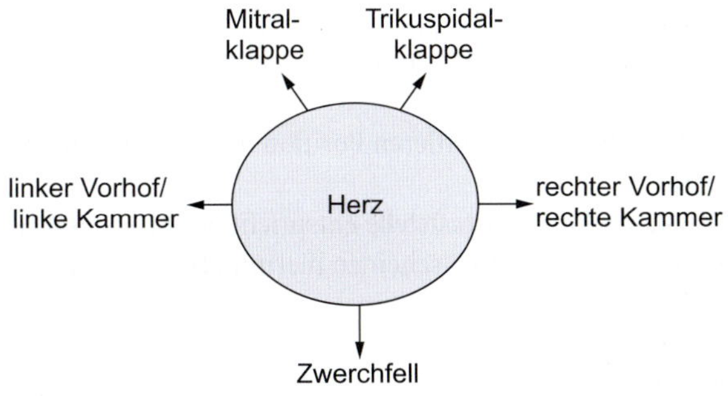

Abb. 50.2 Struktur der linken vorderen Pulstaststelle

Herz-Puls fühle ich häufig bei Patienten, die wegen ihrer Einsamkeit traurig sind und sich nach Liebe und Zuneigung sehnen. Man begegnet diesem Puls auch häufig bei Leuten, die dazu neigen, ihre Gefühle zu verstecken.

Wenn sowohl die Lungen- als auch die Herz-Position kurz sind, kann dies zwei Gründe haben: Entweder liegt es an Traurigkeit oder an einem Trauma im Brustkorb. Zur Unterscheidung muss man die anderen Diagnosearten berücksichtigen, zum Beispiel bei Traurigkeit: Die Augen zeigen nicht genügend Geist (*Shen*), die Zungenspitze ist möglicherweise rot oder es gibt einen Herzriss, und die Gesichtsfarbe ist blass.

Schwächlich

Eine schwächliche Qualität auf der Herz-Position deutet oft eher auf eine funktionale Störung des Herzen und der Zirkulation hin als auf emotionale Probleme, obwohl beides auch zusammen auftreten kann. Deswegen deutet ein schwächlicher Puls auf der linken Seite oft auf einen Mangel an Herz-Qi, Herz-Yang oder Herz-Blut hin. In solch einem Fall leidet der Patient an kalten Händen, Müdigkeit, leichter Atemlosigkeit, leichter Depression und Herzklopfen. Ist die Herz-Position im Gegensatz zu den anderen Pulstaststellen sehr schwach, und ist auf der Zunge ein Herzriss erkennbar, so könnten dies Anzeichen einer konstitutionellen Herz-Schwäche sein.

Oberflächlich

Ein auf eine Position begrenzter, oberflächlicher Puls ist nicht so oberflächlich wie der eigentliche, bei äußerem Wind auftretende, oberflächliche Puls. Wenn der Puls nur auf einer Taststelle oberflächlich ist (jedoch nicht auf der Lungen-Position), so deutet dies nicht auf eindringenden Wind hin, sondern auf eine Erkrankung des entsprechenden Organs. Bei mild verlaufenden Syndromen äußeren Windes kann sich die oberflächliche Qualität des Pulses auf die Lungen-Position beschränken.

Ein oberflächlicher Herz-Puls weist oft auf eine Herzproblematik hin. Beispielsweise deutet eine oberflächlich-hohle Qualität, die auf der lateralen und medialen Seite der Pulstaststelle zu spüren ist, auf hohen Blutdruck hin. Ein oberflächlich-schwächlich-hohler Puls legt nahe, dass das Herz erweitert (dilatiert) ist, ein Befund, der häufig bei Leuten zu verzeichnen ist, die täglich weite Strecken laufen. Ein oberflächlich-gespannt-hohler Puls kann auf eine Arterienverhärtung hinweisen.

Schlüpfrig

Eine schlüpfrige Qualität auf der Herz-Position, insbesondere auf den medialen und lateralen Anteilen, deutet auf eine Herzerkrankung hin. In einem derartigen Fall fühlt sich der Puls oft tief, fein und schlüpfrig an.

Hohl

Wenn der ganze Puls hohl ist, so liegt natürlich ein Blutverlust vor. Wenn aber nur die Herz-Position betroffen ist, bedeutet es hingegen, dass das Herz permanent erweitert (dilatiert) oder vergrößert ist, wofür meist exzessives Joggen als Ursache anzusehen ist. Fühlt sich der Puls auf der distalen und proximalen Seite der Herz-Position hohl und überflutend sowie kraftvoll an, kann eine Arteriosklerose, ein Schlaganfall oder Bluthochdruck vorliegen.

Rau

Ein rauer Puls auf der Herz-Position deutet auf einen Herz-Blut-Mangel hin, der oft auf emotionalen Problemen wie etwa Traurigkeit beruht. Sind sowohl Herz- als auch Leber-Taststelle rau, so deutet es auf einen generellen Blut-Mangel hin, dem auch andere Ursachen wie etwa Überanstrengung oder eine Entbindung zugrunde liegen können.

Saitenförmig

Ein saitenförmiger Puls auf der Herz-Position deutet normalerweise auf eine Stagnation im Brustkorb hin. Bei einem saitenförmigen und starken Puls liegt meist eine Qi-Stagnation im Brustkorb vor. Hierbei leidet der Patient mit aller Wahrscheinlichkeit an Brustschmerzen. Bei einem saitenförmigen Puls auf der Herz-Position, der aber auch dünn und schnell ist, kann das Herz durch einen Schock beeinträchtigt sein. Wenn sowohl die Herz- als auch die Lungen-Position saitenförmig und kraftvoll sind, liegt eine Qi-Stagnation im Brustkorb vor, die wohl auf einen vorangegangenen Unfall oder einen Schlag auf die Brust zurückzuführen ist.

Linke vordere Pulstaststelle (Herz)

- *Überflutend:* tief sitzende, emotionale Probleme, nach oben rebellierendes Qi
- *Kurz:* Traurigkeit oder Kummer
- *Schwächlich:* funktionelle Schwäche des Herzens und der Zirkulation; Mangel an Herz-Qi, Herz-Yang oder Herz-Blut
- *Oberflächlich:* potenzielles Herzproblem, Bluthochdruck (oberflächlich-hohl auf der lateralen und medialen Seite), Herzdilatation (oberflächlich-schwächlich-hohl), Arterienverhärtung (oberflächlich-gespannt-hohl)
- *Schlüpfrig:* Herzerkrankung (schlüpfrig auf der medialen und lateralen Seite)
- *Hohl: Herzdilatation, in der Regel aufgrund übermäßigen Joggens; hohl-überflutend:* Arterienverhärtung, Schlaganfall, Bluthochdruck
- *Rau:* Herz-Blut-Mangel, in der Regel aufgrund von Traurigkeit
- *Saitenförmig:* Qi-Stagnation im Brustkorb, Schock (saitenförmig-dünn-schnell), Verletzung des Brustkorbs (Herz- und Lungentaststellen sind beide saitenförmig)

50.8.2 Linke mittlere Position (Leber)

Die Struktur der linken mittleren Position ist in ➤ Abbildung 50.3 illustriert.

Die linke mittlere Pulstaststelle entspricht der Leber und Gallenblase. Die meisten Autoren scheinen hiermit übereinzustimmen.

Oberflächlich

Eine oberflächliche Qualität auf dieser Taststelle ist recht häufig und deutet in der Regel auf aufsteigendes Leber-Yang oder horizontal rebellierendes Leber-Qi hin. Hierbei geht man natürlich davon aus,

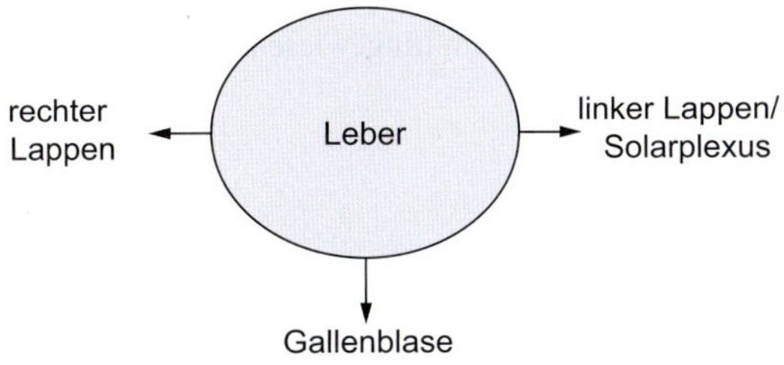

Abb. 50.3 Struktur der linken mittleren Pulstaststelle

dass der Puls nur auf dieser Position oberflächlich ist und dass keine Symptome und klinische Zeichen einer äußeren Wind-Invasion vorliegen.

Fühlt sich der Puls auf dieser Taststelle oberflächlich und saitenförmig an, so weist es auf aufsteigendes Leber-Yang hin. Bei einem oberflächlichen, aber zugleich schwächlichen und leicht hohlen Puls deutet es auf eine Leber-Qi-Stagnation im Oberbauch und in den Flanken hin.

Tief

Bei einer tiefen und schlüpfrigen Qualität auf der Leber-Taststelle liegt Schleim vor, der Leber und Gallenblase beeinträchtigt. Wenn er tief, saitenförmig und schlüpfrig ist, deutet es auf ein Syndrom der Gallenblase hin. Ist er hingegen tief und schwächlich, liegt ein Leber-Blut-Mangel vor.

Schlüpfrig

Eine schlüpfrige Qualität auf der Leber-Taststelle lässt auf eine Unterfunktion der Leber aufgrund von Schleim schließen. Ist der Puls auf der proximalen Seite dieser Taststelle schlüpfrig, so weist es auf Nässe in der Gallenblase hin. Ist er an dieser Stelle hingegen schlüpfrig und saitenförmig, kann er auf Gallensteine hindeuten (zusätzlich können auch kleine Blutflecken auf der Sklera sein).

Überflutend

Eine überflutende Qualität auf der Leber-Position weist auf aufsteigendes Leber-Yang oder emporloderndes Leber-Feuer hin.

Saitenförmig

Eine saitenförmige Qualität auf der Leber-Position ist sehr häufig anzutreffen und weist auf Disharmoniemuster der Leber hin. Ist er saitenförmig und zugleich auch „stagnierend", das heißt, ohne Welle aber stark, so deutet er auf unterdrückte Wut hin.

Wenn beide mittleren Taststellen saitenförmig sind, so deutet es auf rebellierendes Leber-Qi hin, das den Magen attackiert.

Linke mittlere Pulstaststelle (Leber)

- *Oberflächlich:* aufsteigendes Leber-Yang oder quer zur Seite hin rebellierendes Leber-Qi (oberflächlich-schwächlich und etwas hohl)
- *Tief:* Schleim in Leber und Gallenblase, Gallenblasen-Syndrom (tief-saitenförmig-schlüpfrig), Leber-Blut-Mangel (tief-schwächlich)
- *Schlüpfrig:* Leber wird von Schleim beeinträchtigt, Nässe in der Gallenblase (schlüpfrig auf der proximalen Seite), Gallensteine (schlüpfrig-saitenförmig auf der proximalen Seite)
- *Überflutend:* aufsteigendes Leber-Yang oder emporloderndes Leber-Feuer
- *Saitenförmig:* Leber-Disharmonie, unterdrückte Wut (saitenförmig-stagnierend), Leber-Qi attackiert den Magen (beide mittlere Taststellen sind saitenförmig)

50.8.3 Linke hintere Position (Niere)

Die Struktur der linken hinteren Taststelle ist in ➤ Abbildung 50.4 illustriert. Sie spiegelt den Zustand von Niere, Dickdarm, Blase und Uterus wider.

Oberflächlich

Eine oberflächliche und kraftvolle Qualität steht in der Regel mit Problemen des Dickdarms in Verbindung, während eine oberflächliche und kraftlose Qualität normalerweise Probleme in der Niere wiedergibt.

Ist der Puls auf der linken hinteren Position oberflächlich, dünn, saitenförmig und schnell, deutet er auf eine Stagnation im Darm mit Nässe-Hitze hin. Eine oberflächliche und schwächliche Qualität hingegen weist auf eine geschwächte Niere hin. Bei einer Frau deutet ein oberflächlich-saitenförmiger Puls an dieser Stelle auf Blut-Hitze im Uterus. Fühlt man an dieser Taststelle bei einer Schwangeren einen oberflächlich-schnellen Puls, besteht die Gefahr einer Fehlgeburt.

Tief

Ein tiefer Puls auf dieser Taststelle deutet in der Regel auf einen Nieren-Mangel – vor allem auf einen Nieren-Yang-Mangel. Gerade

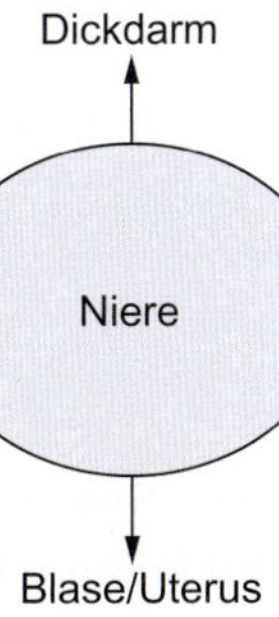

Abb. 50.4 Struktur der linken hinteren Pulstaststelle

auf der Nieren-Position kommt der tiefe Puls äußerst häufig vor – vor allem bei Frauen nach dem 40. Lebensjahr. Wenn man beurteilen möchte, ob der Puls an dieser Position tief ist oder nicht, sollte man zwei Faktoren berücksichtigen: Zunächst ist diese Position normalerweise tiefer als die mittlere und vordere; ferner ist sie im Winter in der Regel ohnehin etwas tiefer aufzufinden.

Ein tiefer, dünner und schwächlicher Puls auf der linken Nieren-Taststelle deutet auf einen schweren Nieren-Mangel hin. Wenn er außerdem langsam ist, so weist er auf einen schweren Nieren-Yang-Mangel.

Ein tiefer, voller und schlüpfriger Puls auf der distalen Seite der Nieren-Position deutet auf Nässe im Darm. Ist er in dieser Position jedoch tief, schwächlich und schlüpfrig, liegt schwaches Dickdarm-Qi und Durchfall vor.

Schlüpfrig

Ein schlüpfriger Puls auf der Nieren-Position deutet in der Regel auf eine Nässe-Ansammlung in Niere und Blase. Laut Dr. Shen kann eine schlüpfrige Qualität bei Männern eine Neigung zu regelmäßigen nächtlichen Samenverlusten anzeigen.

Ist der Puls im distalen Anteil (Dickdarm) schlüpfrig, tief und voll, kann dies auf eine Nässe im Dickdarm und womöglich auch auf Durchfall zurückzuführen sein. Ist er schlüpfrig, tief und schwächlich, deutet er auf ein schwaches Dickdarm-Qi und eventuell auch auf Durchfall hin.

Bei einem schlüpfrigen Puls auf der proximalen Seite (Uterus) wird, zusammen mit einem starken Herz-Puls, eine Schwangerschaft angedeutet; ist der Herz-Puls aber schwach, liegt eine Amenorrhö vor.

Schwächlich

Ein schwächlicher Puls auf der linken Nieren-Taststelle ist bei Männern und Frauen, vor allem nach dem 40. Lebensjahr, sehr häufig anzutreffen. Er deutet auf einen Nieren-Mangel hin. Bei Männern kann er auf übermäßige sexuelle Aktivität beruhen, bei Frauen auf zu viele, zu nahe beieinander liegende Geburten, auf eine Menorrhagie oder auf eine Gebärmutterentfernung. Bei beiden Geschlechtern kann er auch auf Überarbeitung zurückzuführen sein.

Ist der linke Nieren-Puls schwächlich und intermittierend, so deutet er auf einen Nieren-Mangel sowie einen Mangel an Ursprungs-Qi hin. Der Grund hierfür kann eine übermäßige sexuelle Betätigung sein, oder auch jegliche sexuelle Betätigung vor der Pubertät.

Dünn

Eine dünne Qualität auf der Nieren-Position deutet auf einen Mangel an Ursprungs-Qi und Essenz hin. Bei Männern kann diese Qualität auf übermäßige sexuelle Betätigung, einschließlich des Masturbierens, beruhen.

Bei einem dünnen, versteckten und saitenförmigen Puls wird auf eine Entzündung im Dickdarm hingewiesen.

Überflutend

Ist diese Position überflutend, so bezieht es sich meist eher auf den Darm als auf die Niere und weist auf Hitze im Dickdarm. Ist der Puls auf den beiden hinteren Taststellen überflutend, so kann eine Prostatavergrößerung vorliegen.

Hohl

Einer hohlen Qualität auf der Nieren-Position begegnet man meist bei Fällen von Diabetes, und zwar dann, wenn der Patient schon seit vielen Jahren Insulin eingenommen hat.

Linke hintere Pulstaststelle (Niere)

- *Oberflächlich:* Dickdarm-Muster (kraftvoller Puls), Nieren-Muster (kraftloser Puls), Nässe-Hitze im Dickdarm (oberflächlich-dünn-saitenförmig-schnell), Blut-Hitze beeinträchtigt den Uterus (oberflächlich-saitenförmig), drohende Fehlgeburt (oberflächlich-schnell)
- *Tief:* Nieren-Yang-Mangel, schwerer Nieren-Mangel (tief-dünn-schwächlich), schwerer Nieren-Yang-Mangel (tief-dünn-schwächlich-langsam), Nässe im Dickdarm (tief-voll-schlüpfrig auf der distalen Seite), schwaches Dickdarm-Qi (tief-schwächlich-schlüpfrig auf der distalen Seite)
- *Schlüpfrig:* Nässe in Niere und Blase, Nässe im Dickdarm (schlüpfrig-tief-voll auf der distalen Seite), schwaches Dickdarm-Qi (schlüpfrig-tief-schwächlich), Amenorrhö (schlüpfrig auf der proximalen Seite und schwächlicher Herz-Puls), Schwangerschaft (schlüpfrig auf der proximalen Seite und starker Herz-Puls)
- *Schwächlich:* Nieren-Mangel, Mangel an Ursprungs-Qi (schwächlich und intermittierend)
- *Dünn:* Mangel an Ursprungs-Qi und Essenz, Entzündung des Dickdarms (dünn-versteckt-saitenförmig)
- *Überflutend:* Hitze im Dickdarm, Hypertrophie der Prostata (überflutend auf linker und rechter Pulstaststelle)
- *Hohl:* Diabetes

50.8.4 Rechte vordere Position (Lunge)

Die Struktur der rechten vorderen Taststelle ist in ➤ Abbildung 50.5 illustriert.

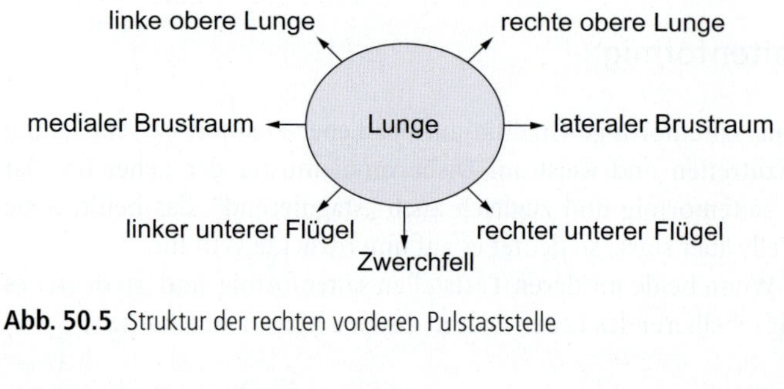

Abb. 50.5 Struktur der rechten vorderen Pulstaststelle

Die rechte vordere Position spiegelt den Zustand der Lunge wider. Es gilt zu bedenken, dass der Lungen-Puls natürlicherweise recht weich ist. Dies muss man berücksichtigen, wenn man eine bestimmte pathologische Qualität – vor allem eine vom Fülle-Typ – auffindet. Anders ausgedrückt ist ein gespannter, saitenförmiger oder schlüpfriger Puls in der Lungen-Position nicht so leicht zu erkennen wie in anderen Positionen. Demnach kann eine Pulsqualität, die auf der Lungen-Position als schlüpfrig oder gespannt ausgelegt wird, auf anderen Taststellen normal sein.

Beim Fühlen des Lungen-Pulses sollten wir auf eine distal und medial gelegene Position achten, die Dr. Shen als den „speziellen" Lungen-Puls bezeichnet (➤ Abb. 50.6). Unter normalen Umständen gibt es hier keinen Puls. Ist der „spezielle" Lungen-Puls aber zu spüren, und ist gleichzeitig der normale Lungen-Puls schwächlich, legt dieser Befund nahe, dass der Patient in seiner Kindheit eine Lungenerkrankung durchgemacht hat oder dass der Patient eine Lungenerkrankung – womöglich eine Lungentuberkulose – hatte, und seine Lungen dadurch geschädigt wurden. Kann man einen „speziellen" Lungen-Puls fühlen, der Lungen-Puls ist aber normal, so deutet dies auf eine Lungenerkrankung in der Kindheit (z. B. Keuchhusten, Lungenentzündung) oder auf eine Lungenerkrankung der Eltern (z. B. Lungentuberkulose) hin. Ist der „spezielle" Lungen-Puls weich und der Lungen-Puls normal, deutet er auf ein vergangenes Problem mit der Lunge hin. Ist der „spezielle" Lungen-Puls aber oberflächlich, so liegt ein akutes Problem mit der (schulmedizinischen) Lunge vor, wie zum Beispiel Asthma oder Tuberkulose. Wenn der „spezielle" Lungen-Puls schlüpfrig ist und der Lungen-Puls normal, weist er auf eine Ansammlung von altem Schleim in der Lunge hin. Wenn der „spezielle" Lungen-Puls schlüpfrig und schwächlich und gleichzeitig der Lungen-Puls auch schwächlich ist, kann eine Lungentuberkulose bestehen.

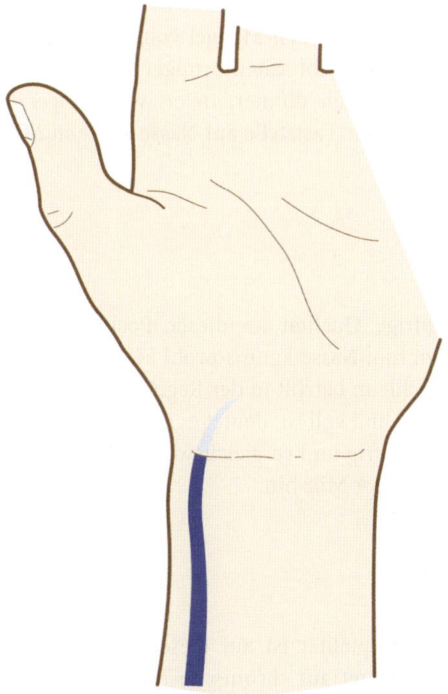

Abb. 50.6 Der „spezielle" Lungen-Puls (distal und medial gelegen)

Oberflächlich

Bei Fällen von eindringendem äußeren Wind kommt es auf der Lungen-Position häufig zu einer oberflächlichen Qualität. Wenn der pathogene Faktor besonders stark ist, wird der Puls auf allen Taststellen oberflächlich sein. Ein oberflächlich-gespannter Puls an dieser Stelle deutet auf eindringende Wind-Kälte mit vorherrschender Kälte hin, ein oberflächlich-langsamer Puls hingegen auf eindringende Wind-Kälte mit vorherrschendem Wind. Eine oberflächlich-schnelle Qualität schließlich weist auf eindringende Wind-Hitze hin.

Wenn der Puls auf dieser Position oberflächlich und schwächlich ist, deutet er auf eine vorausgegangene Wind-Invasion, bei der ein pathogener Faktor im Inneren zurückgeblieben ist. Ist der Puls oberflächlich, hohl und weich, so deutet er auf eine durch emotionale Probleme bedingte Qi-Stagnation in der Lunge.

Schlüpfrig

Wenn der Puls auf dieser Taststelle schlüpfrig ist, deutet er auf eine Ansammlung von Schleim in der Lunge.

Überflutend

Ein überflutender Puls auf der Lungen-Position deutet auf eine Lungen-Hitze. Liegen aber keine Anzeichen von Hitze vor, so weist eine relativ überflutende Qualität an dieser Stelle auf emotionale Probleme aufgrund von Traurigkeit oder Kummer.

Hohl

Der hohle und kraftvolle Puls deutet unter Umständen auf eine Blutung in den Lungen. Ist er außerdem schnell, zeigt er eine bevorstehende Blutung in den Lungen an.

Rechte vordere Pulstaststelle (Lunge)

- *Oberflächlich:* Eindringen von äußerem Wind, Eindringen von Wind-Kälte (oberflächlich-gespannt), Eindringen von Wind-Kälte (oberflächlich-langsam), Eindringen von Wind-Hitze (oberflächlich-schnell), zurückgebliebener pathogener Faktor (oberflächlich-schwächlich), Qi-Stagnation in der Lunge aufgrund emotionaler Probleme (oberflächlich-hohl und sanft)
- *Schlüpfrig:* Schleim in der Lunge
- *Überflutend:* Lungen-Hitze, emotionale Probleme aufgrund von Kummer oder Sorge
- *Hohl:* Blutungen in der Lunge

50.8.5 Rechte mittlere Position (Magen und Milz)

Die Struktur der rechten mittleren Taststelle ist in ➤ Abbildung 50.7 illustriert.

Im vorherigen Kapitel erwähnte ich bereits die Begriffe „außen" und „innen", welche die verschiedenen Lokalisationen der Yang- und Yin-Organe beschreiben. Sie können dreierlei Bedeutungen haben: Oberflächlich und tief, lateral und medial, distal und proximal. Bezüglich der rechten mittleren Position werden die ersten beiden Bedeutungen am häufigsten verwendet, sprich, der Magen wird auf der Oberfläche oder dem lateralen Anteil getastet, die Milz in der tiefen Ebene oder dem medialen Anteil. Gerade aber bei Magen und Milz ist die Verbindung zwischen dem Yang- und Yin-Organ sehr eng, enger noch als bei allen anderen Organpaaren. Folglich müssen wir diese Pulstaststelle, die ja den Zustand der Erde widerspiegelt, als Ganzes ansehen. Wir sollten zwischen Magen und Milz nicht rein mechanisch, sondern auf dynamische Weise unterscheiden. Als allgemeine Faustregel gilt, dass eine Pulsqualität vom Fülle-Typ ein Syndrom des Magens widerspiegelt, während eine vom Leere-Typ ein Syndrom der Milz anzeigt.

50

Oberflächlich

Ein oberflächlicher Puls ist auf dieser Position sehr häufig und spiegelt stets ein Magen-Syndrom wider. Normalerweise deutet er auf eine Magen-Hitze oder Qi-Stagnation im Magen hin: Wenn der Magen-Puls oberflächlich ist, verspürt der Patient ein ausgeprägtes Spannungsgefühl im Oberbauch.

Ist der Puls leicht oberflächlich und in der Tiefe leer, so deutet er auf einen Magen-Yin-Mangel hin; eine Pulsqualität, der man in der Praxis oft begegnet.

Saitenförmig

Eine saitenförmige Qualität auf der rechten mittleren Position deutet auf eine Qi-Stagnation im Magen hin. Hierfür sind meist eine unregelmäßige Ernährung verantwortlich, zum Beispiel: der Patient isst zu viel, isst in Eile oder unter Druck usw. Ist der Puls auf dem distalen Anteil der Position saitenförmig, kann er auf eine Hiatushernie deuten. Sind hingegen beide mittleren Positionen saitenförmig, so weist es auf rebellierendes Leber-Qi, das den Magen attackiert, hin.

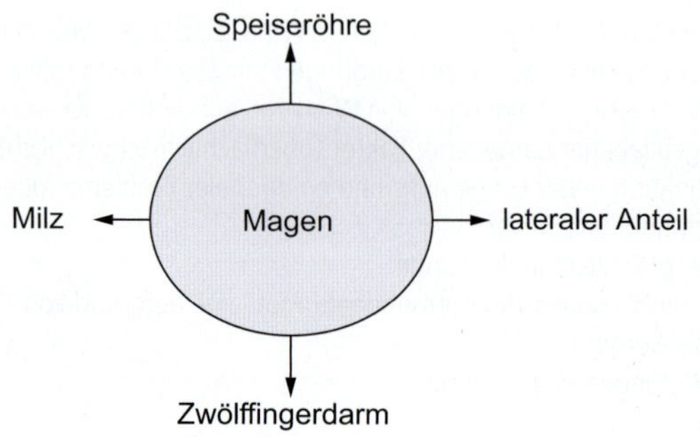

Abb. 50.7 Struktur der rechten mittleren Pulstaststelle

Schwächlich

Auf dieser Position findet man sehr häufig eine schwächliche Qualität, was in der Regel auf einen Milz-Mangel hindeutet. Wenn der Puls auf der Magen-Position sehr schwächlich ist, auf seiner proximalen Seite aber leicht saitenförmig wirkt (indem man den Finger ganz leicht nach proximal bewegt), so kann er auf einen Magenprolaps deuten. Solch ein Magenprolaps kann selbst bei kleinstem Ausmaß beträchtliche Verdauungsbeschwerden hervorrufen, was der Puls genau wiedergibt: Der Patient leidet an schlechter Verdauung, fühlt sich nach einer Mahlzeit schläfrig, hat ein Schweregefühl im Oberbauch und ist generell sehr müde.

Bei einem schwächlichen, relativ oberflächlichen und hohlen Puls liegt ein Magen-Yin-Mangel mit leichter Qi-Stagnation vor. Der Patient leidet an einer Übersäuerung und an einem ausgeprägten Spannungsgefühl im Oberbauch.

Ist der Puls auf dieser Position schwächlich und ein klein wenig saitenförmig, und der Lungen-Puls gleichzeitig auch schwächlich, kann es auf ein Magengeschwür hindeuten.

Sind beide mittleren Pulstaststellen schwächlich, tief und langsam, so besteht eine Leere in Milz und Magen.

Dünn

Auf der rechten mittleren Position ist ein dünner Puls ebenfalls häufig und weist auf einen Mangel von Milz und Magen hin. Ein dünner, tiefer und leicht saitenförmiger Puls kann auf ein Magengeschwür deuten. Ein dünner, tiefer, schlüpfriger und schneller Puls kann an dieser Taststelle auf Nässe-Hitze in Milz und Magen deuten.

Schlüpfrig

Eine schlüpfrige Qualität an dieser Position deutet auf Nässe oder Schleim hin: Nässe kann sowohl Magen als auch Milz beeinträchtigen, Schleim betrifft in der Regel nur den Magen. Wenn der Puls schlüpfrig und voll ist, deutet er auf Schleim im Magen hin, ist er jedoch schlüpfrig und vergleichsweise weich, deutet er auf chronische Nässe in der Milz hin.

Sanft

Eine sanfte Pulsqualität ist auf dieser Position recht häufig anzutreffen, sie deutet auf chronische Nässe in der Milz mit Milz-Qi-Mangel hin. Dieses Pulsbild kommt oft beim postviralen Erschöpfungssyndrom vor.

Hohl

Eine hohle Qualität auf der rechten mittleren Taststelle deutet auf eine Magenblutung hin. Bei einem hohlen und schnellen Puls kann eine Magenblutung bevorstehen.

Rechte mittlere Pulstaststelle (Milz und Magen)

- *Oberflächlich:* Magen-Hitze, Qi-Stagnation im Magen, Magen-Yin-Mangel (oberflächlich, aber leer in der Tiefe)
- *Saitenförmig:* Qi-Stagnation im Magen, rebellierendes Leber-Qi attackiert den Magen (beide mittlere Taststellen sind saitenförmig), zu hastig beim Essen, potenzielle Hiatushernie (saitenförmig auf der distalen Taststelle)
- *Schwächlich:* Milz-Qi-Mangel, Magenprolaps (schwächlich auf der Haupttaststelle und leicht saitenförmig auf der proximalen Seite), Magen-Yin-Mangel (schwächlich-oberflächlich-hohl), Magengeschwür (schwächlich und leicht saitenförmig, mit einem schwächlichen Lungen-Puls), Milz- und Magen-Mangel (schwächlich-tief-langsam auf beiden mittleren Taststellen)
- *Dünn:* Milz- und Magen-Mangel, Magengeschwür (dünn-tief und ganz leicht saitenförmig), Nässe-Hitze in Magen und Milz (dünn-tief-schlüpfrig-schnell)
- *Schlüpfrig:* Nässe oder Schleim im Magen (schlüpfrig-voll) oder Nässe in der Milz (schlüpfrig-schwächlich)
- *Sanft:* chronische Nässe in der Milz mit Milz-Qi-Mangel
- *Hohl:* Blutungen im Magen mit bevorstehender Magenblutung (hohl-schnell)

50.8.6 Rechte hintere Position (Dünndarm und Niere)

Die Struktur der rechten hinteren Taststelle ist in ➤ Abbildung 50.8 illustriert. Diese Taststelle spiegelt den Zustand von Niere, Dünndarm und Unterem Erwärmer wider.

Oberflächlich

Eine oberflächliche Qualität auf der rechten hinteren Pulstaststelle spiegelt in der Regel ein Krankheitsmuster des Dünndarms wider (z. B. Hitze im Dünndarm).

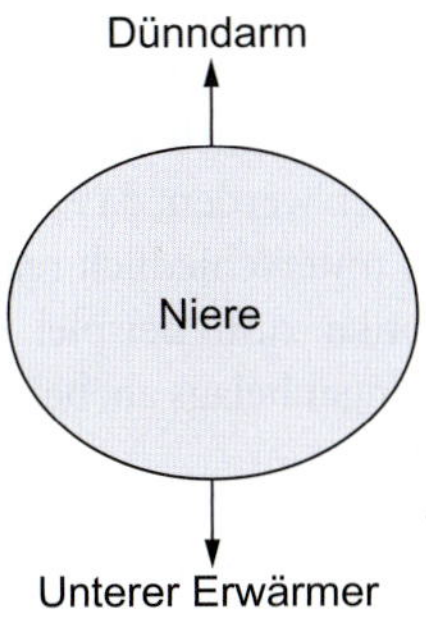

Abb. 50.8 Struktur der rechten hinteren Pulstaststelle

Schwächlich

Eine schwächliche Qualität auf der rechten hinteren Position deutet normalerweise auf einen Nieren-Mangel hin. Ist der Puls tief und schwächlich, so lässt er meist auf einen Nieren-Yang-Mangel schließen.

Schlüpfrig

Ein schlüpfriger Puls auf dieser Position weist in der Regel auf ein Krankheitsmuster des Dünndarms, d. h. auf eine Nässe, hin. Wenn er schlüpfrig und saitenförmig ist, deutet er auf eine Nässe-Hitze im Dünndarm mit einhergehender Qi-Stagnation hin. Diese Pulsqualität, auf beiden hinteren Taststellen gleichzeitig auftretend, ist häufig bei Patienten mit Colitis ulcerosa anzutreffen. Wenn der Puls schlüpfrig, aber auch gleichzeitig tief und etwas schwächlich ist, deutet er auf eine Ansammlung von Nässe im Dünndarm und in der Niere hin.

Saitenförmig

Eine saitenförmige Qualität auf der rechten hinteren Taststelle spiegelt in der Regel ein Krankheitsmuster des Dünndarms und insbesondere eine Qi-Stagnation wider. Wenn man auf dieser Position einen saitenförmigen, langen und schnellen Puls fühlt, so deutet es auf eine Nässe-Hitze und Qi-Stagnation im Dünndarm hin; ein Pulsbild, das oft bei Patienten mit Colitis ulcerosa zu sehen ist. Wenn der Puls saitenförmig, aber auch dünn und schnell ist, so deutet er auf Nässe-Hitze im Dünndarm bei gleichzeitig bestehendem Nieren-Mangel hin.

Rechte hintere Pulstaststelle (Niere und Dünndarm)

- *Oberflächlich:* Hitze im Dünndarm
- *Schwächlich:* Nieren-Mangel, Nieren-Yang-Mangel (schwächlich und tief)
- *Schlüpfrig:* Nässe im Dünndarm, Nässe-Hitze mit Qi-Stagnation im Dünndarm (schlüpfrig-saitenförmig), Colitis ulcerosa (schlüpfrig-saitenförmig auf beiden hineren Taststellen), Nässe in Dünndarm und Nieren (schlüpfrig-tief-schwächlich)
- *Saitenförmig:* Qi-Stagnation im Dünndarm, Nässe-Hitze mit Qi-Stagnation im Dünndarm (saitenförmig-lang-schnell), Nässe-Hitze im Dünndarm mit Nieren-Mangel (saitenförmig-dünn-schnell)

50.9 Pulsqualitäten, die auf gefährliche Störungen hinweisen

Es gibt zehn überlieferte Pulsqualitäten, die auf gefährliche Störungen und somit auf eine ungünstige Prognose hinweisen.

- Puls des kochenden Kessels
- Puls des kreisenden Fisches
- Puls der schwimmenden Garnele
- Puls des undichten Daches
- Puls des pickenden Vogels
- Puls des aufgehenden Knotens

50

- Puls des hüpfenden Steines
- Messerklingen-Puls
- Puls der sich drehenden Bohne
- Sesamsamenartiger und jagender Puls

Puls des kochenden Kessels

Dieser Puls steckt in der Haut, ist oberflächlich und sehr schnell, sodass man ihn nicht zählen kann. Er erinnert an Wasser, das ganz heftig in einem Kessel kocht. Er ist ohne Wurzel.

Diese Pulsart zeigt eine extreme Hitze in den drei Yang sowie ein komplettes Austrocknen des Yin an.

Puls des kreisenden Fisches

Der Puls ist in der Haut und bewegt sich wie ein Fisch, bei dem der Kopf still steht, der Schwanz aber herumwackelt und zittert. Manchmal ist er zu fühlen, manchmal ist er weg. Ferner ist er sehr schnell.

Diese Pulsart deutet auf eine extreme Kälte in den drei Yin sowie auf einen Yang-Kollaps hin.

Puls der schwimmenden Garnele

Obwohl dieser Puls in der Haut steckt, bleibt seine Form irgendwie verborgen. Bald taucht er auf, dann ist er wieder verschwunden. Er springt und schnellt herum wie eine Garnele.

Der Puls weist auf einen Kollaps von Yin und Yang hin.

Puls des undichten Dachs

Er steckt zwischen den Muskeln und Sehnen und fühlt sich wie tropfendes Wasser an, wobei ein Tropfen nach dem anderen in langen ungleichmäßigen Abständen kraftvoll aufklatscht.

Der Puls deutet auf ein Kollabieren des Qi von Milz und Magen.

Puls des pickenden Vogels

Dieser Puls steckt zwischen den Muskeln und Sehnen. Er ist schnell und unregelmäßig, wobei er mal stoppt, mal hervorschnellt. Er ähnelt einem Vogel, der nach Nahrung pickt, erst drei-, dann fünfmal in einer Abfolge, wobei er in unregelmäßigen Abständen anhält und hervorschnellt.

Der Puls deutet auf eine Erschöpfung des Milz-Qi und Nahrungs-Qi (*Gu Qi*) hin.

Puls des aufgehenden Knotens

Der Puls liegt zwischen den Muskeln und Sehnen. Er ist schnell und chaotisch und schlägt in unregelmäßigen Abständen.

Er deutet auf einen Kollaps des Nieren-Qi.

Puls des hüpfenden Steins

Der Puls liegt zwischen den Muskeln und Sehnen. Er fühlt sich an, als ob man in unregelmäßigen Abständen mit dem Finger hart auf einen Stein klopfen würde.

Er zeigt eine Erschöpfung des Nieren-Wassers an.

Messerklingen-Puls

Dieser Puls ist wie die nach oben gedrehte Schneide eines Messers. Er ist dünn, aber hart und gespannt. Auf der oberflächlichen Ebene ist er dünn, hart und gespannt und auf der tiefen Ebene ist er groß, hart und gespannt.

Der Puls deutet auf eine Erschöpfung von Leber- und Nieren-Yin.

Puls der sich drehenden Bohne

Dieser Puls vermittelt den Anschein, als ob er sich drehen würde. Er ist kurz und beweglich und fühlt sich an wie Hiobstränensamen (*Yi Yi Ren, Semen Coicis lachryma jobi*) oder wie rollende Perlen.

Der Puls deutet auf eine Erschöpfung aller inneren Organe hin.

Sesamsamenartiger und jagender Puls

Hierbei handelt es sich um einen schnellen Puls, der in regelmäßigen Abständen anhält (wie der jagende Puls). Er ist klein und wie ein Sesamsamen geformt.

Dieser Puls deutet auf eine Erschöpfung von Qi und Blut hin.

Den meisten der gefährlichen Pulsqualitäten ist der unregelmäßige Pulsschlag gemein, womit sie eine Herzerkrankung im schulmedizinischen Sinne anzeigen. Viele von ihnen sind außerdem schnell, was nicht unbedingt auf eine Hitze, sondern eher auf einen Kollaps von Qi und Blut hindeutet, und so den Puls schnell macht.

50.10 Der Einfluss von Medikamenten auf den Puls

Es folgt eine Beschreibung der Auswirkung verschiedener Medikamente auf den Puls. Dabei habe ich mich auf die Effekte beschränkt, die ich selbst in der Praxis beobachten konnte. Man beachte, dass die hier aufgeführten Medikamente nicht immer dieselben Wirkungen haben werden, da Patienten auf die Einnahme desselben Medikaments unterschiedlich reagieren können. Bei der Einnahme von Antibiotika zum Beispiel löst sich bei manchen Patienten ein Teil des Zungenbelags ab, bei anderen wiederum wird der Zungenbelag eher dicker.

50.10.1 Beruhigungs- und Schlafmittel

Beruhigungsmittel und Schlafmittel haben mit Sicherheit einen Einfluss auf den Puls. Meiner Erfahrung nach verursachen sie die von mir benannte Qualität des „stagnierenden" Pulses (siehe oben).

Die Beruhigungsmittel lösen einen Puls aus, der unwillig kommt – als ob er unterdrückt würde – und kaum verbleibt. Weder fließt er geschmeidig, noch besitzt er eine Welle. Er fühlt sich zudem etwas saitenförmig an, ihm fehlt aber die Stärke oder Welle eines echten saitenförmigen Pulses.

50.10.2 Antidepressiva

Trizyklische Antidepressiva

Diese Medikamente veranlassen den Puls, seine „Wurzel" zu verlieren, das heißt, er wird in der Tiefe etwas leer und ganz leicht oberflächlich.

Selektive Serotonin-Wiederaufnahmehemmer (SSRI)

SSRI-Antidepressiva führen zu einer Qi-Stagnation im Verdauungstrakt und beeinträchtigen Milz und Magen. Die Pulstaststelle von Magen und Milz wird unter deren Einfluss leicht schlüpfrig und / oder saitenförmig.

Monoaminoxidase-Inhibitoren (MAOI, MAO-Hemmer)

Diese Antidepressiva neigen dazu die Leber zu stören und führen oft zu aufsteigendem Leber-Yang. Außerdem machen sie den Puls bisweilen saitenförmig.

50.10.3 Betablocker

Betablocker haben von allen Medikamenten wahrscheinlich den offensichtlichsten Einfluss auf den Puls. Sie verlangsamen den Puls, was wir auf jeden Fall berücksichtigen sollten, da wir sonst fälschlicherweise annehmen könnten, dass der Patient an einem Kälte-Syndrom leidet. Außerdem neigen sie dazu, einen tiefen und leicht schwächlichen Puls zu erzeugen. Meiner Erfahrung nach erschweren diese Medikamente das Pulslesen ganz erheblich, weswegen ich fast geneigt bin, den Puls bei Einnahme von Betablockern gänzlich unberücksichtigt zu lassen.

50.10.4 ACE-Hemmer

ACE-Hemmer beeinträchtigen die Niere und bringen oftmals einen tiefen und schwächlichen Puls auf beiden hinteren Pulstaststellen hervor.

50.10.5 Warfarin

Warfarin kann einen relativ oberflächlichen Puls verursachen, der zudem auf der mittleren Ebene etwas leer ist.

50.10.6 Diuretika

Diuretika verursachen einen etwas leeren Puls auf der tiefen Ebene. Außerdem können sie die Niere beeinträchtigen und den Puls auf beiden hinteren Positionen sehr schwächlich erscheinen lassen.

50.10.7 H_2-Rezeptor-Antagonisten

Diese Medikamente beeinträchtigen leicht Milz und Magen. Hierbei wird die rechte mittlere Pulstaststelle oberflächlich-leer.

50.10.8 Insulin

Die Langzeiteinnahme von Insulin verursacht einen schlüpfrigen, aber zugleich auch hohlen Puls.

LERNERGEBNISSE

Das sollten Sie jetzt wissen:

- Welche Bedeutung eine einheitliche Terminologie der Pulsdiagnose und das Auswendiglernen der Pulsqualitäten mitsamt ihrer Beschreibung und Bedeutung für die Praxis haben.
- Wie wichtig es ist, die Finger distal, proximal, medial und lateral zu bewegen, um die Pulsqualität zu bestimmen.
- Eine generelle Beschreibung, Bedeutung für die Praxis, Kombinationen, Abgrenzung von ähnlichen Pulsen und Deutung gemäß Li Shi Zhen einer jeden Pulsqualität.
- Die erste Gruppe der traditionellen Pulsqualitäten (die acht grundlegenden Pulsqualitäten): oberflächlich, tief, langsam, schnell, leer, voll, schlüpfrig, rau.
- Die Leere-Pulse: schwächlich, dünn, verschwindend, sanft, kurz, hohl, trommelartig, versteckt und zerfließend.
- Die Fülle-Pulse: saitenförmig, gespannt, überflutend, groß, haftend, lang und beweglich.
- Die Pulse mit Bezug zu Frequenz oder Rhythmus: hängend, jagend, rasend, intermittierend, verzögert.
- Drei zusätzliche Pulsqualitäten (aus Dr. Shens Erfahrungsschatz): unregelmäßig, stagnierend und traurig.
- Welche verschiedenen Einteilungen der Pulsqualitäten es gibt.
- Die Pulsterminologie zeitgenössischer Verfasser von Werken der chinesischen Medizin.
- Pulsqualitäten jeder Taststelle, nach Dr. Shen und meiner klinischen Erfahrung: linke vordere (Herz), linke mittlere (Leber), linke hintere (Niere), rechte vordere (Lunge), rechte mittlere (Milz und Magen) und rechte hintere (Dünndarm und Niere) Taststelle.
- Welche Pulsqualitäten auf gefährliche Störungen und den Einfluss von Medikamenten auf den Puls hindeuten.

ANMERKUNGEN

1 Nanjing College of Traditional Chinese Medicine: *Nan Jing Jiao Shi* 难经校释 („Überarbeitete Erläuterung des Klassikers der Schwierigkeiten"; „A Revised Explanation of the Classic of Difficulties"); People's Health Publishing House, Beijing 1979; erstmals erschienen: etwa 100 n. Chr.; S. 47.

2 Shang Han Lun Research Group of the Nanjing College of Traditional Chinese Medicine: *Shang Han Lun Shi* 伤寒论释 („Eine Erläuterung der Abhandlung über fieberhafte, durch Kälte verursachte Erkrankungen"; „An Explanation of the Discussion of Cold-induced Diseases"); Shanghai Science Publishing House, Shanghai 1980; S. 8; die „Abhandlung über fieberhafte, durch Kälte verursachte Erkrankungen" wurde von Zhang Zhong Jing etwa 220 n. Chr. geschrieben.

3 Nanjing College of Traditional Chinese Medicine: *Nan Jing Jiao Shii* 难经校释 („Überarbeitete Erläuterung des Klassikers der Schwierigkeiten"; „A Revised Explanation of the Classic of Difficulties"); People's Health Publishing House, Beijing 1979; erstmals erschienen: etwa 100 n. Chr.; S. 19.

4 Das Lilien-Syndrom wird in Kapitel 3 des *Jin Gui Yao Lüe* „Wesentliche Grundlagen der Goldenen Kammer" folgendermaßen beschrieben: *„Der Patient möchte essen, ist aber abgeneigt zu schlucken und will nicht sprechen. Er zieht sich lieber ins Bett zurück, kann aber aufgrund seiner Unruhe nicht ruhig liegen bleiben. Er möchte vielleicht umherspazieren, fühlt sich aber bald ermüdet. Ab und an isst er gerne bestimmte Speisen, zu anderen Zeiten aber kann er nicht mal den Geruch von Essen ertragen. Entweder ist ihm zu heiß oder zu kalt, ohne aber Fieber oder eine Abneigung gegen Kälte zu haben. Ferner hat er einen bitteren Mundgeschmack und der Harn ist dunkel. Es scheint, als ob kein Mittel wirksam sei, um dieses Syndrom zu heilen. Nach Einnahme der Verschreibung kann es zu Erbrechen und Durchfall kommen. Die Erkrankung verfolgt und quält den Patienten. Obwohl er normal aussieht, leidet er tatsächlich. Der Puls ist schnell."* Dieses scheinbar sonderbare Syndrom kommt in der Praxis durchaus vor, insbesondere bei depressiven Patienten.

5 *Huang Di Nei Jing Su Wen* 黄帝内经素问 („Des Gelben Kaisers Klassiker des Inneren – Reine Fragen"; „The Yellow Emperor's Classic of Internal Medicine – Simple Questions"); People's Health Publishing, Beijing 1979; erstmals erschienen: etwa 100 v. Chr.; S. 98.

6 Ebenda, S. 98.

7 Ebenda, S. 118.

8 Ebenda, S. 107.

9 Ebenda, S. 116.

10 Ebenda, S. 98.

11 *Ling Shu Jing* 灵枢经 („Zentrum des Wirkvermögens"; „Spiritual Axis"); People's Health Publishing House, Beijing 1981; erstmals erschienen: etwa 100 v. Chr.; S. 17.

KAPITEL

51 Die Palpation der einzelnen Körperregionen

Die Palpation dient der Feststellung der Temperatur, der Feuchtigkeit und der Beschaffenheit der Haut. Darüber hinaus palpiert man, um den Aufbau von tieferen Gewebeschichten zu erkunden und um Massen aufzuspüren. Eine Palpation wird auf Haut, Händen, Füßen, Brust, Bauch, Akupunkturpunkten und Leitbahnen durchgeführt.

Es gibt drei verschiedene Techniken der Palpation:

- Berühren
- Entlangstreichen
- Drücken

Berühren: Hierbei berührt man die Haut des Patienten nur ganz leicht. So stellt man die Temperatur und die Feuchtigkeit der Haut fest und findet heraus, ob der Patient schwitzt. Gerade wenn Wind eingedrungen ist, ist es wichtig herauszufinden, ob der Patient schwitzt, um innerhalb des Taiyang-Syndroms zwischen Wind (der Patient schwitzt leicht) und Kälte (der Patient schwitzt nicht) unterscheiden zu können. Auch die Temperatur der Stirn spielt eine Rolle bei von außen eindringenden Erkrankungen, denn an ihr kann man die Stärke des „Fiebers" (oder der Wärmeabstrahlung, wie in Kapitel 43 definiert) ablesen.

Entlangstreichen: Hierbei streicht man über die Haut, erspürt aber auch tiefere Gewebeschichten des Patienten. Meist wendet man diese Technik auf dem Brustkorb, dem Bauch oder den Gliedmaßen an und sucht hier nach berührungsempfindlichen Stellen oder Schwellungen. Darüber hinaus nutzt man die Technik auch zur Unterscheidung zwischen Fülle- und Leere-Zuständen.

Drücken: Hierbei drückt man ziemlich stark, um tiefere Ebenen des Bauchraums zu ertasten. Man sucht nach schmerzhaften Arealen oder Massen und kann außerdem Fülle- oder Leere-Zustände der inneren Organe bestimmen.

Diese drei Techniken werden mit unterschiedlich viel Kraft ausgeführt, was verschiedenen energetischen Schichten entspricht. Die Technik des *Berührens* gibt Aufschluss über den Zustand der Haut, *Entlangstreichen* zeigt den Zustand von Fleisch und Muskeln auf und *Drücken* gibt Aufschluss über den Zustand der Sehnen, Knochen und inneren Organe.

Die Erörterung der Palpation ist wie folgt gegliedert:

1. Palpation von Brustkorb und Abdomen
2. Palpation der Haut
3. Palpation von Händen und Füßen
4. Palpation von Akupunkturpunkten

51.1 Palpation von Brustkorb und Abdomen

Die Betastung von Brustkorb und Abdomen ist ein wichtiger Teil der Diagnose durch Palpation, da sie Aufschluss über den Zustand der inneren Organe gibt. In Kapitel 35 des *Ling Shu* heißt es: *„Die inneren Organe befinden sich im Brustkorb und in der Bauchhöhle, genau so wie man wertvolle Dinge in einem Kästchen verstauen würde, ein jedes an seinem ganz besonderen Platz."*[1] Im *Su Wen*, Kapitel 22, steht geschrieben: *„Wenn das Herz erkrankt, treten Schmerzen im Zentrum der Brust auf. Sie gehen mit einem Völlegefühl* *und Schmerzen unter den Rippenbögen (im Hypochondrium) einher […]. Wenn die Nieren erkranken, schwillt der Bauch an.*"[2]

Folgende Aspekte der Palpation von Brustkorb und Bauch werden hier beschrieben:

- Einführung
  - Temperatur
  - Beschaffenheit
  - Spannungsgefühl im Gegensatz zu Völlegefühl
  - Berührungsempfindlichkeit
  - Knoten
  - Bauchnabelpuls
- Palpation des Brustkorbs
  - Herzspitzenstoß (Apexpuls)
  - Brustkorb
  - Brüste
- Palpation des Abdomens
  - Hypochondrium (Areal unter den Rippenbögen, Flankenbereich)
  - Epigastrium (Oberbauch)
  - Bauchnabelregion
  - Bauchmitte
  - Seitlicher Unterbauch
  - Zentraler Unterbauch

51.1.1 Einführung

Temperatur

Bei der Betastung des Abdomens sollte man zuerst die Temperatur in den verschiedenen Arealen registrieren: Wenn sich der Bauch bei der Palpation kalt anfühlt, kann es ein Hinweis auf Kälte oder Yang-Mangel sein. Wenn er sich heiß anfühlt, ist dies ein Hinweis auf Hitze. Wenn die Pulsdiagnose auf Hitze hinweist, der Bauch aber bei der Betastung nicht heiß ist, so ist möglicherweise äußere Hitze im Spiel. Bei Kindern ist ein heißer Bauch oft ein Zeichen von Nahrungsretention.

Beschaffenheit

Als Nächstes sollten wir die Beschaffenheit des Bauches ertasten, also herausfinden, ob er sich weich oder hart anfühlt. Ein normales Abdomen fühlt sich bei oberflächlicher Palpation relativ weich an, bei tiefer Palpation und mehr Druck allerdings hart. Wenn sich der Oberbauch bei der Betastung recht weich und schlaff anfühlt, weist es auf eine Schwäche von Milz und Magen hin. Wenn sich der Unterbauch weich und schlaff anfühlt, weist es auf eine Schwäche von Milz und Nieren hin. Letzteres ist oft bei Frauen der Fall, die schon mehrere Kinder ausgetragen haben.

Wenn sich der Bauch in der Betastung hart anfühlt, zeigt er einen Fülle-Zustand, meist Qi-Stagnation, Blut-Stase, Nässe oder Nahrungsretention. Jede Pathologie zeigt sich natürlich mit verschiedenen subjektiven Symptomen, unter anderem treten Spannungsgefühle, Schmerzen oder auch Völlegefühle auf.

Eine Betastung des Bauchs ist besonders wichtig bei eindringendem Wind. Gerade bei Kindern wird sich das Abdomen weich anfühlen, wenn das Pathogen noch oberflächlich ist, aber der Bauch wird hart, wenn der pathogene Faktor tiefer ins Innere gedrungen ist.

Beschaffenheit des Bauchs

- *Weicher und schlaffer Oberbauch:* Magen und Milz-Schwäche
- *Weicher und schlaffer Unterbauch:* Milz- und Nieren-Schwäche
- *Hart:* Fülle-Zustand
  - Qi-Stagnation (mit Spannungsgefühl)
  - Nässe (mit Völlegefühl)
  - Blut-Stase (mit Schmerzen)
  - Nahrungsretention (mit Völlegefühl)
- *Weich bei eindringendem Wind (bei Kindern):* pathogener Faktor noch an der Oberfläche
- *Hart bei eindringendem Wind (bei Kindern):* pathogener Faktor bereits ins Innere vorgedrungen

Spannungsgefühl im Gegensatz zu Völlegefühl

Man kann bei der Palpation Spannungsgefühle von Völlegefühlen unterscheiden. Ganz abgesehen davon, dass beides subjektive Gefühle sind, gelten sie außerdem als objektiv wahrnehmbare klinische Zeichen. Der gespannte Bauch fühlt sich hart aber elastisch an, wie z. B. eine Trommel. Ein von Völlegefühl geplagter Bauch zeigt sich bei der Palpation auch als hart, nicht aber als gespannt.

Berührungsempfindlichkeit

Als Nächstes sollten wir den Bauch nach Berührungsempfindlichkeit und Schmerzen absuchen. Wenn bei einer sanften Betastung bereits Berührungsempfindlichkeit und Schmerz auftritt, so ist dies ein Hinweis auf einen Fülle-Zustand. Das kann eine Qi-Stagnation sein, aber auch Blut-Stase, Nässe, Nahrungsretention, Hitze oder Kälte kommen in Frage. Wenn durch die Berührung beim Betasten der Schmerz geringer wird, deutet dies auf einen Mangel-Zustand hin. Beim Oberbauch denken wir an eine Milz- und Magen-Schwäche, beim Unterbauch eher an eine Milz-, Nieren- und Leber-Schwäche. Wenn der Bauch bei einer tiefen Palpation berührungsempfindlich ist, kann man normalerweise auf Blut-Stase schließen. Wenn oberflächlicher Druck den Schmerz verringert, bei tieferem Druck jedoch ein unangenehmes Gefühl ausgelöst wird, können wir auf eine Kombination von Leere und Fülle schließen, z. B. eine Leber-Qi-Stagnation mit Milz-Qi-Mangel.

Berührungsempfindlichkeit bei Palpation

- *Berührungsempfindlichkeit bei sanfter Palpation:* Fülle-Zustand (Qi-Stagnation, Blut-Stase, Nässe, Nahrungsretention, Hitze oder Kälte)
- *Berührungsempfindlichkeit nimmt bei Palpation ab:* Magen- und Milz-Mangel (Oberbauch) oder Leber- und Nieren-Mangel (Unterbauch)
- *Berührungsempfindlichkeit bei tiefem Druck:* Blut-Stase
- *Berührungsempfindlichkeit bei oberflächlichem Druck verringert und durch tieferen Druck verstärkt:* Kombination von Leere und Fülle

Knoten

Massen im Bauchraum heißen *Ji Ju. Ji* ist eine tatsächliche Masse im Bauchraum, fixiert und unbeweglich, und wenn sie mit Schmerz einhergeht, so tritt dieser immer am gleichen Ort auf. Diese Massen sind auf Blut-Stase zurückzuführen, und ich nenne sie „Blut-Massen". *Ju* sind Massen im Bauchraum, die kommen und gehen, keinen festen Ort haben und beweglich sind. Wenn sie mit Schmerzen einhergehen, so kommt und geht auch dieser und wandert herum. Diese Massen sind auf Qi-Stagnation zurückzuführen und ich nenne sie „Qi-Massen".

Tatsächliche Knoten im Bauch gehören folglich zur Kategorie der abdominellen Massen, genauer gesagt, den *Ji* Massen (d.h. Blut-Massen).

Ein weiterer Terminus für Massen im Bauchraum ist *Zheng Jia*, wobei das *Zheng* den *Ji* (d.h. den akuten, örtlich fixierten Massen) entspricht, und *Jia* mit den *Ju* (d.h. den nicht tastbaren Massen aufgrund von Qi-Stagnation) korreliert. Der Begriff *Zheng Jia* bezieht sich normalerweise nur auf abdominelle Massen bei Frauen, wo sie bedeutend häufiger auftreten. Dennoch gibt es sie auch bei Männern.

Bei der Tastuntersuchung des Bauches sollten wir nach Knoten suchen. Knoten, die kommen und gehen und mit Spannungsgefühlen einhergehen, sind ein Zeichen für Qi-Stagnation. Knoten, die nur an einer Stelle zu spüren sind und schmerzen, weisen auf Blut-Stase hin. Weiche, bewegliche Knoten sind ein Hinweis auf Schleim. Knoten im linken Unterbauch können einfach nur Fäzes im Kolon sein.

Tastbare Knoten im Unterbauch können auf Qi-Stagnation, Blut-Stase, Nässe-Schleim oder Nässe-Hitze zurückzuführen sein.

Wenn Knoten im Bauchraum durch Qi-Stagnation bedingt sind, so fühlen sie sich normalerweise weich an und kommen und gehen je nach gefühlsmäßiger Verfassung. Wenn sie jedoch durch Blut-Stase bedingt sind, fühlen sie sich bei der Betastung hart an und gehen meist mit Schmerzen einher. Nässe-Hitze-Knoten können auch schmerzhaft sein und sind bei der Tastuntersuchung sehr berührungsempfindlich. Wenn Nässe-Schleim die Ursache ist, werden sich die Knoten weicher anfühlen als solche aufgrund von Blut-Stase oder Nässe-Hitze. Ein typisches Beispiel für einen durch Blut-Stase bedingten Knoten ist ein Myom, während ein gutes Beispiel für einen Nässe-Schleim- oder Nässe-Hitze-Knoten eine Eierstockzyste ist.

Die zwei Arten von Massen im Bauchraum

- *Qi (Ju oder Jia):* relativ weiche Massen, die kommen und gehen
- *Blut (Ji oder Zheng):* harte, lokal fixierte Massen

Bauchnabelpuls

Schließlich sollten wir bei der Palpation des Bauches immer den Puls um den Bauchnabel herum tasten und zwar indem wir mit drei Fingern und dem Daumen gleichzeitig palpieren. Dabei liegt der Mittelfinger auf dem Nabel, Zeige- und Ringfinger liegen links respektive rechts daneben, der Daumen unterhalb des Nabels (➤ Abb. 51.1).

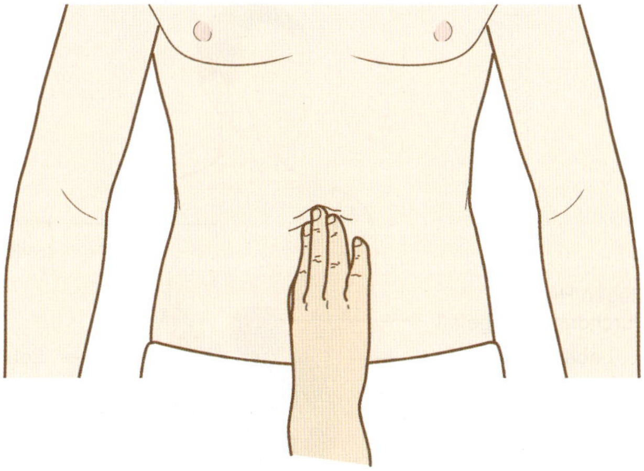

Abb. 51.1 Tasten des Bauchnabelpulses

Aus Sicht der chinesischen Medizin sollte die Pulsation des Ursprungs-Qi stark und regelmäßig sein. Wenn der Bauchnabelpuls mehr als fünfmal pro Atemzyklus schlägt, so liegt Hitze im Durchdringungs- und Konzeptionsgefäß vor. Ein schwacher Bauchnabelpuls, der sich bei Berührung heiß anfühlt, weist auf Yin-Mangel im Durchdringungsgefäß hin. Ein Bauchnabelpuls, der weniger als zweimal pro Atemzyklus schlägt, lässt auf schweren Ursprungs-Qi-Mangel schließen. Wenn der Bauchnabelpuls langsam ist und sich das Areal kalt anfühlt, weist dies auf eine Schwäche des *Mingmen*-Feuers hin (*Mingmen* = Tor der Vitalität).

Die von den verschiedenen Organen beeinflussten Areale des Bauchraums sind in ➤ Abbildung 51.2 dargestellt.

Bauchnabelpuls

- *Starker und regelmäßiger Bauchnabelpuls:* gesundes Ursprungs-Qi
- *Bauchnabelpuls, der mehr als fünfmal pro Atemzyklus schlägt:* Hitze im Durchdringungs- und Konzeptionsgefäß
- *Schwacher Bauchnabelpuls, der sich bei Berührung heiß anfühlt:* Yin-Mangel im Durchdringungsgefäß
- *Bauchnabelpuls, der weniger als zweimal pro Atemzyklus schlägt:* schwerer Ursprungs-Qi-Mangel
- *Langsamer Bauchnabelpuls, zusammen mit einer spürbaren Kälte:* Schwäche des *Mingmen*-Feuers

51.1.2 Palpation des Brustkorbs

Die Palpation des Brustkorbs schließt die folgenden Areale mit ein:

- Herzspitzenstoß (Apexpuls)
- Brustkorb
- Brüste

Herzspitzenstoß (Apexpuls)

Teil A (Betrachtung) ➤ Kap. 13

Der Herzspitzenstoß kann im fünften Interkostalraum palpiert werden. Aus schulmedizinischer Sicht palpiert man hier die linke

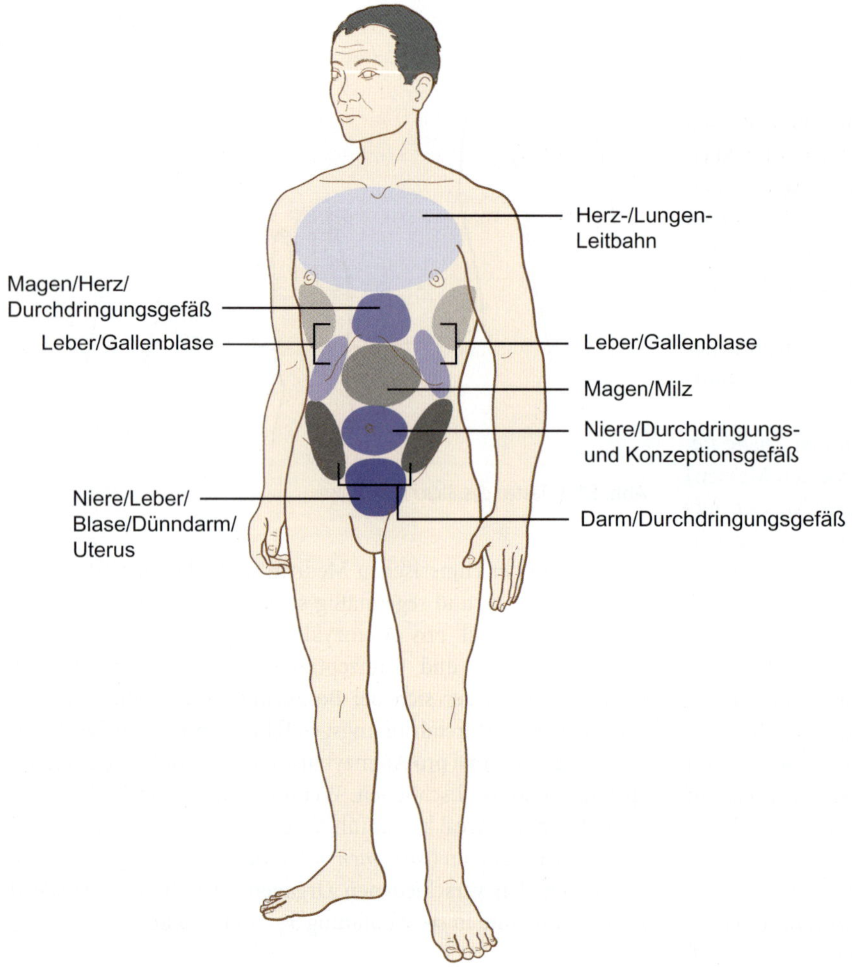

Abb. 51.2 Areale des Bauchraums

Herzkammer, in der alten chinesischen Medizin hingegen wurde dieser spürbare Puls *Xu Li* genannt, was sich auf die große Verbindungsleitbahn des Magens bezieht und den Zustand des Sammel-Qi (*Zong Qi*) widerspiegelt. Eine genauere Beschreibung der historischen Interpretation dieses Pulses findet sich in ➤ Kapitel 13, „Diagnose durch Betrachtung“.

Die Pulsation des Herzspitzenstoßes spiegelt den Zustand des Sammel-Qi wider. Unter normalen Bedingungen sollte man ihn klar und deutlich spüren können, jedoch nicht zu hart. Er sollte verhältnismäßig langsam sein, nur dann ist das Sammel-Qi in einem guten Zustand. Wenn der Herzspitzenstoß schwach und ohne Kraft ist, besteht eine Schwäche des Sammel-Qi und folglich auch von Lunge und Herz. Wenn sich die Pulsation zu stark und zu hart anfühlt, so weist sie auf eine Fülle in Herz oder Lunge oder beiden. Wenn die linke Herzkammer vergrößert ist, kann es auch vorkommen, dass sich der Herzspitzenstoß zwar „groß“, aber auch leer anfühlt. Dies ist ein Hinweis auf Herz-Qi-Mangel.

Wenn der Herzspitzenstoß plötzlich aufhört und dann wieder einsetzt, kann es ein Zeichen dafür sein, dass der Patient einen schweren Schock erlitten hat. Etwas Ähnliches kann man auch bei Alkoholabhängigen beobachten.

Die Pulsation des Herzspitzenstoßes sollte auch mit der des Radialispulses verglichen werden, wobei sie einander ähnlich sein sollten (wenn sich der Herzspitzenstoß zum Beispiel schwächlich anfühlt, sollte der Radialispuls auch schwächlich, leer oder rau sein). Eine Diskrepanz zwischen dem apikalen und dem radialen Puls ist ein schlechtes prognostisches Zeichen und weist oftmals auf eine Herzerkrankung hin.

Der Herzspitzenstoß kann natürlich von kurzfristigen Ereignissen wie zum Beispiel Schock, Schreck oder einem Wutanfall beeinflusst werden. Er wird dann sehr schnell.

Herzspitzenstoß

- *Deutlich spürbar, nicht hart, relativ langsam:* normal
- *Schwächlich und ohne Stärke:* Sammel-Qi-Mangel (Mangel an *Zong Qi*)
- *Stark und hart:* Fülle-Zustand in Lunge und / oder Herz
- *Groß, aber leer:* Herz-Qi-Mangel
- *Hört plötzlich auf und setzt wieder ein:* schwerer Schock oder Alkoholabhängigkeit
- *Diskrepanz zwischen Apikal- und Radialispuls:* ungünstige Prognose
- *Schnell:* Schock, Schreck oder Wutanfall

Brustkorb

Das Zentrum des Brustkorbs korrespondiert mit dem Herzen und der Rest des Brustkorbs entspricht der Lunge. Eine Betastung des Brustkorbs enthüllt den Zustand von Herz, Lungen und Perikard. Im Allgemeinen kann man sagen, dass eine Berührungsempfindlichkeit ein Hinweis auf einen Fülle-Zustand eines dieser Organe ist. Wenn zum Beispiel der Brustkorb schon bei leichter Berührung im Zentrum empfindlich ist, in der Gegend von Ren 17 Shanzhong, kann es ein Hinweis auf Herz-Blut-Stase sein.

Wenn der Brustkorb um das Zentrum herum berührungsempfindlich ist, ist dies meist ein Zeichen von Fülle der Lunge, oft auch von einer Ansammlung von Schleim in der Lunge. Wenn im Gegensatz dazu eine Palpation die Beschwerden lindert, weist es auf einen Mangel-Zustand von Herz oder Lunge hin. Wenn eine oberflächliche Betastung des Brustkorbs den Schmerz lindert, dieser aber bei mehr Druck schlimmer wird, ist dies ein Zeichen für eine Kombination von Mangel und Fülle.

Brustkorb

- *Berührungsempfindlich bei leichtem Druck auf Ren 17 Shanzhong:* Herz-Blut-Stase
- *Berührungsempfindlich ums Zentrum herum:* Fülle-Zustand der Lunge
- *Schmerz, der durch die Betastung gelindert wird:* Mangel-Zustand von Herz oder Lunge
- *Schmerz, der durch eine sanfte Betastung gelindert wird, bei stärkerem Druck jedoch wieder ausgelöst wird:* Kombination von Mangel und Fülle

Brüste

Teil A (Betrachtung) ➢ Kap. 13; Teil B (Befragung) ➢ Kap. 46

Die Palpation der Brüste wird im Falle von Brustknoten durchgeführt. Diese können gutartig oder bösartig sein. Die Palpation in der chinesischen Medizin kann keine schulmedizinische Diagnose ersetzen, weshalb wir uns nie auf sie alleine verlassen sollten, um gutartige von bösartigen Knoten zu unterscheiden. Zweck der Palpation ist, ursächliche pathologische Muster zu erkennen. Hierbei achten wir auf Festigkeit, Abgrenzung und Verschiebbarkeit der Knoten:

- Relativ weich: Schleim
- Relativ hart: Blut-Stase
- Gut abgegrenzt: Schleim
- Schlecht abgegrenzt: Toxische Hitze
- Verschiebbar: Schleim
- Nicht Verschiebbar: Blut-Stase oder Toxische Hitze

Kleine, verschiebbare und gut abgegrenzte Knoten, die ihre Größe im Laufe des Menstruationszyklus verändern, weisen normalerweise auf eine zystische Mastopathie der Brust hin, die meist auf eine Kombination von Schleim und Qi-Stagnation zurückzuführen ist. Ein einzelner, relativ harter, verschiebbarer und gut abgegrenzter Knoten, der auch leicht schmerzhaft sein kann, ist meist ein Fibroadenom. Aus Sicht der chinesischen Medizin ist er auf eine Kombination von Schleim und Blut-Stase zurückzuführen. Ein einzelner, harter, nicht verschiebbarer, schlecht abgegrenzter und schmerzloser Knoten kann ein Karzinom der Brust sein, was in der chinesischen Medizin meist auf eine Kombination von Schleim, Qi-Stagnation und Blut-Stase zurückzuführen ist, die gemeinsam mit einer Disharmonie von Durchdringungsgefäß und Konzeptionsgefäß auftritt.

Die häufigsten Knoten der Brust

- *Zystische Mastopathie (Qi-Stagnation und Schleim):* kleine, multiple, bewegliche, gut abgegrenzte Knoten, die sich in ihrer Größe im Laufe des Zyklus verändern
- *Fibroadenome: (Blut-Stase):* einzelner, relativ harter, verschiebbarer, gut abgegrenzter Knoten, möglicherweise schmerzhaft
- *Brustkrebs (Blut-Stase und Schleim):* einzelner, harter, nicht verschiebbarer, schmerzloser, schlecht abgegrenzter Knoten

51.1.3 Palpation des Abdomens

Teil A (Betrachtung) ➢ Kap. 16; Teil B (Befragung) ➢ Kap. 38

Die folgenden Areale des Bauchraums werden abgetastet (➢ Abb. 51.3):

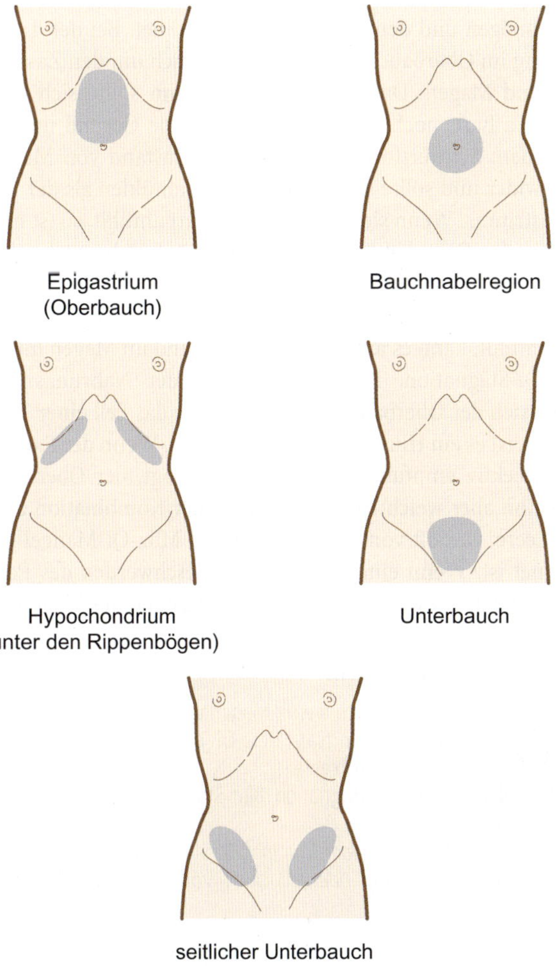

Abb. 51.3 Areale des Bauchraums

- Hypochondrium (unter den Rippenbögen, Flankenbereich)
- Oberbauch (Epigastrium)
- Bauchnabelregion
- Bauchmitte
- Seitlicher Unterbauch
- Zentraler Unterbauch

Hypochondrium (Areal unter den Rippenbögen, Flankenbereich)

Das Hypochondrium liegt seitlich unter dem Brustkorb und schließt das Areal unter den Rippenbögen mit ein. Es spiegelt den Zustand von Leber und Gallenblase wider. Wenn das Hypochondrium bei Palpation deutlich empfindlich ist, lässt es eine Leber-Qi-Stagnation, Leber-Blut-Stase oder Nässe-Hitze in der Leber und Gallenblase erkennen. Wenn die Beschwerden des Patienten durch die Palpation besser werden, kann ein Leber-Blut-Mangel vorliegen.

Oberbauch (Epigastrium)

Als Epigastrium wird das Areal zwischen dem Schwertfortsatz, den Rippenbögen und dem Bauchnabel bezeichnet. Bei der Tastuntersuchung im Oberbauch geht es hauptsächlich um den Zustand von Milz und Magen. Das normale Epigastrium sollte sich elastisch, weder zu hart, noch zu weich anfühlen. Die Gegend unmittelbar unter dem Schwertfortsatz spiegelt den Zustand von Magen und Herz wider und sollte sich etwas weicher anfühlen als der Rest des Epigastriums. Wenn sich diese Gegend hart anfühlt, so ist es oft ein Zeichen für Qi- oder Blut-Stase im Herz, oftmals entstanden aufgrund von seelischen Problemen.

Wenn sich der gesamte Oberbauch bei der Tastuntersuchung hart anfühlt, kann es auf einen Fülle-Zustand im Magen hinweisen, z. B. Qi-Stagnation, Blut-Stase, Nässe oder Nahrungsretention. Wenn sich der Oberbauch so gespannt wie das Fell einer Trommel anfühlt, ist es ein Hinweis auf Qi-Stagnation. Wenn der Patient über ein subjektiv empfundenes Völlegefühl klagt, der Oberbauch bei Palpation aber weich ist, leidet er an einer Kombination aus Fülle und Leere, was oft von Magen-Hitze und Milz-Qi-Mangel gekennzeichnet ist. Wenn eine Palpation die Beschwerden des Patienten lindert, handelt es sich um einen Leere-Zustand des Magens.

Palpation des Oberbauchs

- *Elastisch, weder hart noch weich:* Magen und Milz sind gesund
- *Hart unter dem Schwertfortsatz:* Herz-Qi- oder Herz-Blut-Stase, meist aufgrund psychischer Probleme
- *Hart:* Magen-Fülle (Qi-Stagnation, Blut-Stase, Nässe oder Nahrungsretention)
- *Gespannt wie das Fell einer Trommel:* Qi-Stagnation
- *Weich, der Patient empfindet jedoch ein Völlegefühl:* Magen-Hitze und Milz-Qi-Mangel

Bauchnabelregion

Die Region um den Bauchnabel herum spiegelt den Zustand der Nieren, des Durchdringungsgefäßes und des Konzeptionsgefäßes wider. Dieses Areal sollte sich elastisch und nicht hart anfühlen. Falls es sich bei der Tastuntersuchung dennoch hart und voll anfühlt, kann man entweder auf eine Qi-Stagnation oder Blut-Stase im Durchdringungsgefäß schließen. Wenn sich dieser Bereich bei der Betastung sehr weich anfühlt, weist es auf einen Nieren-Mangel und eine Schwäche von Durchdringungs- und Konzeptionsgefäß hin.

Bauchmitte

Die Bauchmitte umfasst die Areale links und rechts und direkt unterhalb der Bauchnabelregion. Diese Areale spiegeln den Zustand von Magen, Milz und Darm wider. Wenn sie sich bei der Betastung hart anfühlen, deutet dies auf Nässe oder Nahrungsretention im Darm hin. Treten bei der Betastung Schmerzen auf, lässt dies auf eine Blut-Stase schließen. Sind sie wie eine Trommel gespannt, so zeugt dies von einer Qi-Stagnation. Wenn sich die Bauchmitte bei der Betastung weich anfühlt, weist dies auf eine Milz-Schwäche hin.

Seitlicher Unterbauch

Der seitliche Unterbauch *(Shao Fu)* und spiegelt den Zustand des Darms und des Durchdringungsgefäßes wider. Bei einer Härte im Tastbefund kann man entweder auf Nässe im Darm oder Blut-Stase im Durchdringungsgefäß schließen. Wenn bei der Palpation Schmerzen auftreten, so weisen sie auf Blut-Stase im Durchdringungsgefäß hin. Beim Gefühl einer Masse im seitlichen Unterbauch denken wir an Blut-Stase im Darm oder im Durchdringungsgefäß.

Zentraler Unterbauch

Der zentrale Unterbauch heißt auf Chinesisch *Xiao Fu* und spiegelt den Zustand von Dünndarm, Uterus und Blase wider. Wenn sich diese Gegend bei Betastung hart anfühlt, so kann Nässe in Dünndarm oder Blase vorliegen. Wenn bei der Palpation Schmerzen auftreten, könnte die Ursache eine Qi-Stagnation oder Blut-Stase in Dünndarm oder Blase sein.

51.2 Palpation der Haut

Die Palpation der Haut schließt die Betastung der Körperhaut und die Betastung des Unterarms mit ein. Folgende Aspekte der Betastung der Haut werden besprochen:

- Körperhaut
  - Temperatur
  - Feuchtigkeit
  - Beschaffenheit

- Stirn
- Unterarmdiagnose
- Palpation der Schläfen bei Kindern

51.2.1 Körperhaut

Bei der Tastuntersuchung der Körperhaut achten wir auf ihre Temperatur, Feuchtigkeit und Beschaffenheit.

Temperatur

Die Hauttemperatur kann Hitze-Zustände und Yang-Mangel anzeigen. Wenn sich die Haut in der Tastuntersuchung heiß anfühlt, liegt meist eine Hitze vor. Wenn sich die Haut jedoch kalt anfühlt, kann es auf einen Yang-Mangel hinweisen.

Wenn sich die Haut bei der Tastuntersuchung heiß anfühlt, kann man diesen Befund zu den fünf energetischen Schichten in Beziehung setzen: Je nach Stärke des ausgeübten Drucks spürt man Haut, Muskeln, Blutgefäße, Sehnen oder Knochen. Diese fünf energetischen Schichten spiegeln den Zustand von Lunge, Milz, Herz, Leber und Nieren wider. Sie können in drei Gruppen eingeteilt werden, nämlich die Haut, die Muskeln und Blutgefäße, und schließlich die Sehnen und Knochen, jeweils entsprechend den drei verschiedenen Druckstärken bei der Palpation.

!

Es gibt bei der Palpation drei energetische Schichten:
- Haut
- Muskeln und Blutgefäße
- Sehnen und Knochen

Die energetische Schicht der **Haut** spürt man schon bei leichtem Druck. Wenn sie sich heiß anfühlt, das Hitzegefühl nach einigen Minuten aber abnimmt, weist es auf eine äußere Hitze mit eindringendem Wind hin oder aber auf Leere-Hitze mit Yin-Mangel, der die Lunge beeinträchtigt.

Die energetische Schicht der **Muskeln und Blutgefäße** wird bei etwas stärkerem Druck spürbar. Wenn hier Hitze tastbar ist, können wir auf eine innere Hitze schließen, die Herz oder Milz beeinträchtigt.

Die energetische Schicht von **Sehnen und Knochen** muss mit stärkerem Druck ertastet werden. Bei einer in dieser Ebene spürbaren Hitze denken wir an Leere-Hitze aufgrund von Yin-Mangel in Leber und Nieren.

Palpation der energetischen Schichten

- *Heiße Haut:* Wind-Hitze oder Leere-Hitze aufgrund von Yin-Mangel
- *Heiße Muskeln und Blutgefäße:* innere Hitze in Herz oder Milz
- *Heiße Sehnen oder Knochen:* Leere-Hitze aufgrund von einem Yin-Mangel in Leber oder Nieren

Feuchtigkeit

Bei der Betastung der Haut sollten wir auch darauf achten, ob sie genügend Feuchtigkeit besitzt, d.h. nicht zu trocken ist. Die normale Haut ist leicht feucht und elastisch. Wenn die Haut vom Schwitzen zu feucht ist, schließt man entweder auf einen Yang-Mangel oder auf Hitze. Wenn sie feucht und klebrig ist, weist sie auf Nässe oder Schleim hin. Wenn sich die Haut trocken anfühlt, weist es auf Blut-Mangel, Yin-Mangel oder schwere Blut-Stase hin. Wenn sich die Haut bei der Betastung rau anfühlt, herrscht ein schwerer Blut-Mangel vor, der oftmals einer *Bi*-Erkrankung, also einem schmerzhaften Obstruktions-Syndrom zugrunde liegt.

Beschaffenheit

Wenn die Haut rau, extrem trocken und schuppig ist, lässt dies auf einen schweren Blut-Mangel und Blut-Trockenheit schließen, die mit einem Milz-Qi-Mangel gekoppelt ist. Wenn sich die Haut bei der Betastung geschwollen anfühlt und man mit dem Daumen eine kleine Vertiefung eindrücken kann, liegt ein Yang-Mangel-Ödem vor. Wenn der Daumendruck bei einer Schwellung keine Vertiefung hinterlässt, kann man auf Qi-Stagnation oder Blut-Stase schließen.

Stirn

Die Betastung der Stirn war im alten China eine Methode zu bestimmen, ob ein Patient „Fieber" hat oder nicht. Ein objektives Hitze-Gefühl auf der Stirn wird *fa re* genannt, was wörtlich übersetzt „Hitze abgeben" bedeutet und oft mit „Fieber" übersetzt wird. Letztere Übersetzung stimmt nicht ganz, da der Patient ein Fieber haben kann, aber nicht unbedingt muss. Wann immer ich das Wort „Fieber" in diesem Zusammenhang benutze, meine ich das objektiv wahrnehmbare Gefühl von Hitze bei Palpation der Stirn. Ein objektives Hitzegefühl der Stirn, zusammen mit einer subjektiven Abneigung gegen Kälte, lässt auf eingedrungenen äußeren Wind schließen. Spürbare Hitze der Stirn zusammen mit einem subjektiven Hitzegefühl des Patienten weisen auf eine innere Hitze hin.

Die Stirntemperatur sollte immer mit der Temperatur der Handflächen verglichen werden. Wenn der Kopf heißer ist als die Hände, lässt dies meist auf äußere Hitze schließen, sind die Handflächen jedoch heißer als der Kopf, lässt dies meist auf innere Hitze schließen.

Palpation der Haut

- *Hitzegefühl:* Hitze
- *Kältegefühl:* Kälte oder Yang-Mangel
- *Schweißnasse oder feuchte Haut:* Yang-Mangel oder Hitze
- *Feuchte und klebrige Haut:* Nässe oder Schleim
- *Trockene Haut:* Blut- oder Yin-Mangel (oder schwere Blut-Stase)
- *Raue Haut:* Blut-Mangel
- *Raue, trockene und schuppige Haut:* Blut-Mangel und Blut-Trockenheit
- *Geschwollene Haut, Druck hinterlässt Vertiefung:* Ödem
- *Geschwollen, Druck hinterlässt keine Vertiefung:* Qi-Stagnation oder Blut-Stase

51.2.2 Unterarmdiagnose

Die Diagnose mittels Palpation des inneren Unterarms zwischen Ellenbeuge und Handgelenksfalte wurde schon in Kapitel 74 des *Ling Shu* beschrieben: *„Der schnelle oder langsame, große oder kleine, glatte oder raue Zustand der Unterarmhaut lässt zusammen mit der Festigkeit der Muskeln auf den Sitz der Krankheit schließen."*[3]

Dieses Zitat bezieht sich auf die Betastung der Unterarminnenseite. „Schnell oder langsam" bezieht sich darauf, wie die Hand über die Haut des Patienten gleitet, „schnell" bedeutet also, die Haut ist glatt und die Hand gleitet leicht darüber, während „langsam" bedeutet, dass die Haut des Patienten rau ist, und die Hand des Therapeuten nicht so leicht darüber gleitet. „Groß oder klein" bezieht sich auf die Größe der Muskeln am inneren Unterarm, und „glatt oder rau" bezieht sich auf die Beschaffenheit der Haut des Unterarms.

Im gleichen Kapitel des *Ling Shu* heißt es:

„Wenn die Haut am Unterarm glatt und feucht ist, ist es ein Hinweis auf eindringenden Wind. Wenn sie rau ist, weist sie auf ein windbedingtes schmerzhaftes Obstruktions-Syndrom hin. Wenn sie sich wie Fischschuppen anfühlt, denkt man an Schleim-Flüssigkeiten, ist sie heiß und der Puls voll, schließt man auf eine Hitze-Krankheit. Ist die Haut dagegen kalt und der Puls klein, weist dies auf Durchfall und Qi-Mangel hin. Wenn die Haut sehr heiß ist und dann kalt wird, lässt dies auf eine Kombination von Hitze und Kälte schließen. Wenn die Haut sich kalt anfühlt, sich aber allmählich noch heißer anfühlt, so lässt dies auch auf eine Kombination von Hitze und Kälte schließen."[4]

Mit anderen Worten, die Beschaffenheit der inneren Unterarmhaut spiegelt eindringenden Wind wider, wenn sie sich leicht feucht anfühlt, hingegen einen Blut-Mangel, wenn sie sich trocken anfühlt. Wenn sie rau ist, so ist es ein Hinweis auf ein windbedingtes schmerzhaftes Obstruktions-Syndrom, und wenn die Haut sehr rau, grob und schuppig wie bei einem Fisch ist, lässt dies auf eine Milz-Schwäche mit Schleim schließen. Zusätzlich spiegelt die Temperatur der Unterarminnenseite Hitze- oder Kälte-Zustände des Körpers wider, besonders jedoch des Darms, je nachdem ob sie sich heiß oder kalt anfühlt.

Palpation des Unterarms (Kapitel 74 des Ling Shu)

- *Heißer Ellenbogen:* Hitze oberhalb der Taille
- *Heiße Hand:* Hitze unterhalb der Taille
- *Heiße Ellenbeuge:* Hitze im Brustkorb
- *Heiße Ellenbogenaußenseite:* Hitze im oberen Rücken
- *Heiße Arminnenseite:* Hitze im Bauch
- *Heiße Stelle 3–4 cun unterhalb der Außenseite des Ellenbogens:* Würmer im Darm
- *Heiße Handfläche:* Hitze im Bauch
- *Kalte Handfläche:* Kälte im Bauch
- *Bläuliche Blutgefäße auf dem Daumenballen:* Kälte im Magen

Abgesehen von der Betastung sollte man die Haut an der Unterarminnenseite auch genau betrachten und dabei besonders darauf achten, ob sie schlaff oder straff, feucht oder trocken, gewölbt oder geschrumpft aussieht. Wenn sie schlaff und lose aussieht, ist dies ein Zeichen für Hitze, wenn sie jedoch gespannt ist, weist dies auf Kälte hin. Wenn der Unterarm feucht ist, kann man auf eindringenden Wind schließen, wenn er jedoch trocken ist, schließen wir auf Blut- oder Yin-Mangel. Wenn sich die Unterarmhaut vorwölbt, schließen wir auf einen Fülle-Zustand, wenn die Haut geschrumpft und verschrumpelt aussieht, kann man auf einen Leere-Zustand schließen.

In „Detaillierte Diskussion der Essenz der Puldiagnose" (Detailed Discussion of the Essence of Pulse Diagnosis, *Mai Yao Jing Wei Lun*) wird ein Korrespondenzsystem beschrieben, das aus der obigen Topografie des Unterarms aus Kapitel 74 des *Ling Shu* entwickelt wurde. Areale des Unterarms bilden wie bei einer Landkarte bestimmte Gegenden des Körpers ab (➤ Abb. 51.4).[5]

Ling Shu, Kapitel 74 (Unterarmdiagnose)

„Wenn der Ellenbogen heiß ist, zeigt dies, dass die Region oberhalb der Taille heiß ist; wenn nur die Hand heiß ist, bedeutet das, dass die Region unterhalb der Taille heiß ist. Wenn die anteriore Seite des Ellenbogens heiß ist, weist dies darauf hin, dass der Brustkorb heiß ist; wenn die posteriore Seite des Ellenbogens heiß ist, zeugt das davon, dass Schultern und Rücken heiß sind. Wenn die Armmitte heiß ist, bedeutet dass, dass Taille und Abdomen heiß sind. Wenn die Region 3–4 Cun unterhalb der posterioren Ellenbogenseite heiß ist, zeugt das von Darmwürmern. Wenn die Handfläche heiß ist, deutet das auf Hitze im Bauch hin; wenn die Handfläche kalt ist, von Kälte im Bauch. Bei blauen Gefäßen am Daumenballen können wir auf Kälte im Magen schließen."[6]

51.2.3 Palpation der Schläfen bei Kindern

Bei Säuglingen, die sechs Monate und jünger sind, betastet man zum Zwecke der Diagnose die Schläfen, also zwischen dem Ende der Augenbrauen und dem Haaransatz (➤ Abb. 51.5).

Man tastet vorsichtig mit Zeige-, Mittel- und Ringfinger zwischen Augenbrauenkante und Schläfenhaaransatz, wobei der Zeigefinger dem Rand der Augenbrauen am nächsten liegt. Mit der rechten Hand betastet man die linke Schläfe und mit der linken Hand die rechte Schläfe des Kindes. Wenn es sich unter allen drei Fingern heiß anfühlt, so ist Wind von außen eingedrungen. Wenn es sich unter allen drei Fingern kalt anfühlt, handelt es sich entweder um eingedrungene Wind-Kälte oder um eine Nahrungsakkumulation aufgrund einer Stagnation im Verdauungstrakt. Wenn es sich nur unter Zeige- und Mittelfinger heiß anfühlt, herrscht oben Hitze und unten Kälte. Wenn es sich nur unter Mittel- und Ringfinger heiß anfühlt, ist dies ein Hinweis auf Hitze aufgrund eines Schrecks. Wenn es sich nur unter dem Zeigefinger heiß anfühlt, kann man entweder auf eine Nahrungsakkumulation schließen, auf Qi-Stagnation im Brustkorb oder auf Stillschwierigkeiten. Natürlich entspricht ein Hitzegefühl in dieser Gegend auch dem objektiven Hitzegefühl, *fa re* genannt, welches einem Fieber entsprechen kann, aber nicht muss.

Am Schluss sollte man noch die Temperatur der Schläfen des Säuglings mit der der Handflächen vergleichen. Wenn letztere heißer sind als die Schläfen, lässt es auf eine Leere-Hitze schließen, wenn jedoch die Schläfen heißer sind als die Handflächen, herrscht eine Fülle-Hitze vor.

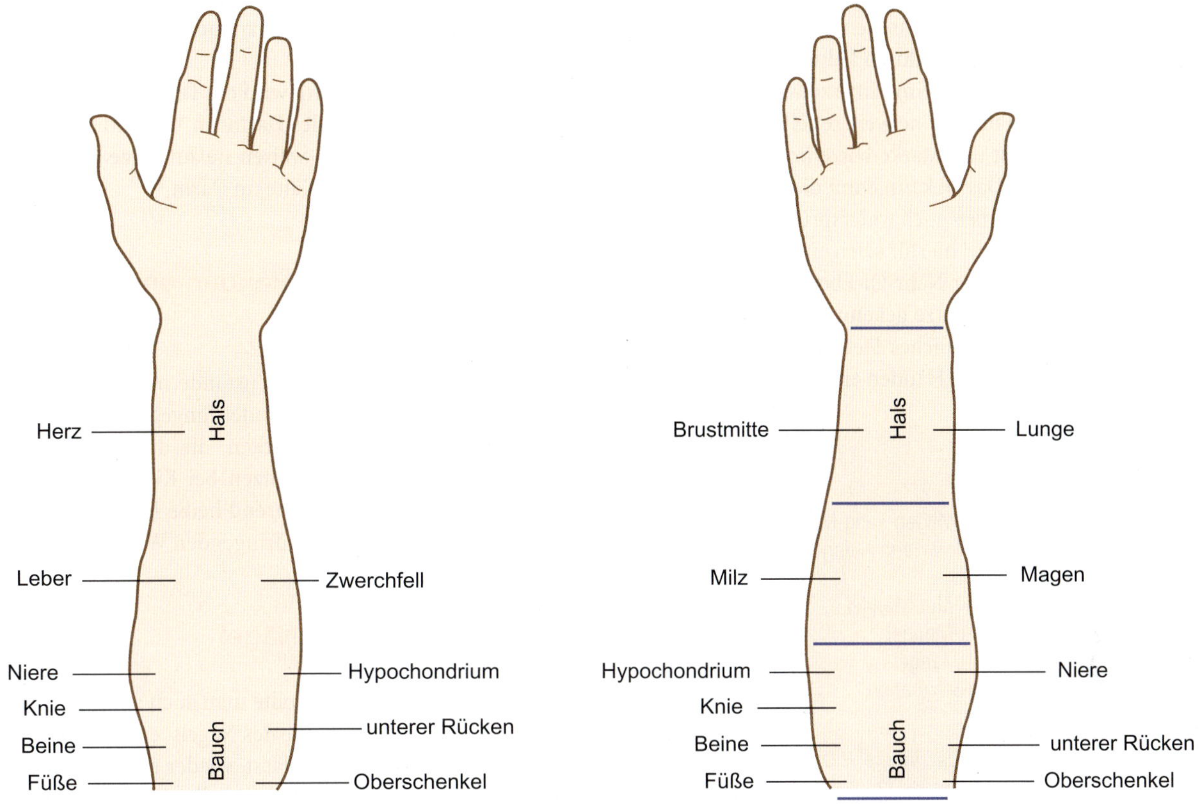

Abb. 51.4 Korrespondierende Areale von Unterarm und Körperteilen

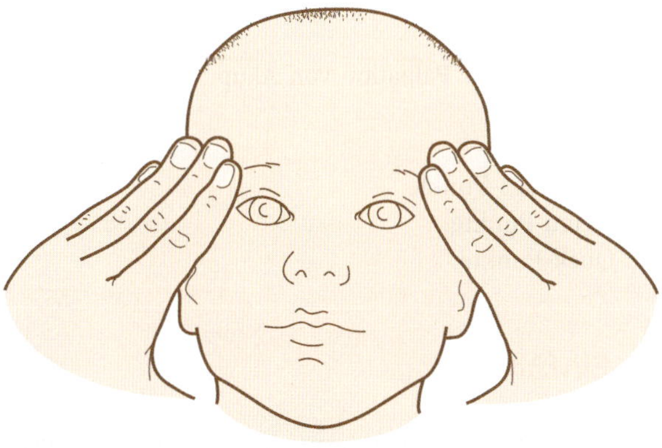

Abb. 51.5 Palpation der Schläfen bei Säuglingen

Palpation der Schläfen bei Säuglingen

- *Heiß unter allen drei Fingern:* von außen eindringende Wind-Hitze
- *Kalt unter allen drei Fingern:* von außen eindringende Kälte oder Nahrungsakkumulation
- *Heiß unter Zeige- und Mittelfinger:* Hitze oben, Kälte unten
- *Heiß unter Mittel- und Ringfinger:* Hitze aufgrund eines Schrecks
- *Heiß nur unter dem Zeigefinger:* Nahrungsakkumulation, Qi-Stagnation im Brustkorb oder Schwierigkeiten beim Stillen
- *Schläfen heißer als Handflächen:* Fülle-Hitze
- *Handflächen heißer als Schläfen:* Leere-Hitze

51.3 Palpation von Händen und Füßen

51.3.1 Temperatur

Bei der Tastuntersuchung der Hände und Füße achten wir besonders auf die Temperatur, damit wir Hitze- und Kälte-Zustände diagnostizieren können. Die häufigste Ursache von kalten Händen und Füßen ist Yang-Mangel. Wenn ein Lungen- und Herz-Yang-Mangel vorliegt, sind nur die Hände kalt. Ein Milz- und Nieren-Yang-Mangel führt zu einer Kälte speziell der Füße, aber oftmals sind auch die beiden Hände kalt. Ein Magen-Yang-Mangel kann sowohl kalte Hände wie auch kalte Füße auslösen. Bei einem Milz- und Nieren-Yang-Mangel sind nicht nur die Hände und Füße kalt, sondern sogar die gesamten Gliedmaßen.

Bei Frauen können kalte Hände und Füße auch von einem Blut-Mangel verursacht sein. Hierbei ist ein Herz-Blut-Mangel für kalte Hände verantwortlich, während ein Leber-Blut-Mangel kalte Füße verursacht.

Eine Leber-Qi-Stagnation kann auch kalte Hände und Füße verursachen, insbesondere jedoch führt sie zu kalten Fingern und Zehen. Das Kältegefühl wird hier nicht von einem Yang-Mangel verursacht, sondern kommt auf, weil das stagnierte Qi die Gliedmaßen nicht erreichen kann.

! Wenn die Ursache von kalten Händen und Füßen eine Leber-Qi-Stagnation ist, sind besonders Finger und Zehen kalt.

51

Des Weiteren gibt es noch einige seltene Ursachen von kalten Händen und Füßen. Eine davon ist Schleim im Inneren, der die Qi-Zirkulation zu den Gliedmaßen blockiert und dadurch kalte Hände verursacht. Dies kann auch passieren, wenn Schleim-Hitze zu widersprüchlichen Hitze- und Kältesymptomen führt. Eine weitere seltene Ursache von kalten Händen und Füßen ist eine starke Hitze im Inneren, welche die Qi-Zirkulation blockiert. Das Qi kann dann die Hände und Füße nicht wärmen, zusätzlich kommen noch widersprüchliche Kälte- und Hitze-Symptome auf. Als Beispiel hierfür seien ein Hitze-Zustand im Perikard genannt und zwar in der Nähr-Qi-Ebene der Vier Ebenen, was von Symptomen intensiver Hitze gekennzeichnet ist (z. B. eine dunkelrote belaglose Zunge, nächtliches Fieber, geistige Ruhelosigkeit etc.), aber trotzdem mit kalten Händen einhergeht.

Kalte Hände und Füße

Häufige Ursachen

- *Kalte Hände und Füße:* Milz- oder Magen-Yang-Mangel
- *Kalte Hände:* Lungen- und / oder Herz-Yang-Mangel
- *Kalte Füße:* Nieren-Yang-Mangel
- *Kalte Hände und Füße bei Frauen:* Blut-Mangel
- *Kalte Hände bei Frauen:* Herz-Blut-Mangel
- *Kalte Füße bei Frauen:* Leber-Blut-Mangel
- *Kalte Finger und Zehen:* Leber-Qi-Stagnation

Ungewöhnliche Ursachen

Kalte Hände und Füße: Schleim oder innere Hitze blockieren die Qi-Zirkulation

51.3.2 Palpation und Vergleich von Handrücken und Handfläche

Wenn wir die Temperatur der Hände erfühlen, sollten wir zwischen dem Handrücken und den Handinnenflächen unterscheiden: Ein heißer Handrücken spricht für Fülle-Hitze, während eine heiße Handfläche meist eher eine Leere-Hitze anzeigt, jedoch nicht in allen Fällen.

! Ein heißer Handrücken ist ein Zeichen für Fülle-Hitze, eine heiße Handinnenfläche ist meist auf eine Leere-Hitze zurückzuführen.

Gerade in Bezug auf von außen eindringenden Wind ist die Palpation des Handrückens wichtig, da sie den Verdacht auf eine äußere Erkrankung bestätigen kann. In der Tat besteht bei eindringendem Wind, egal ob es sich um eine Wind-Hitze oder eine Wind-Kälte handelt, oft ein charakteristischer Widerspruch zwischen dem subjektiven Kältegefühl, dem Frösteln und der Abneigung gegen Kälte des Patienten einerseits und dem objektiv feststellbaren Hitzegefühl der Handrücken andererseits. Der chinesische Begriff *fa re*, der im Zusammenhang mit eindringendem Wind oft als „Fieber" übersetzt wird, bezieht sich genau auf das *objektiv* spürbare Hitzegefühl auf den Handrücken und auf der Stirn. Der Patient kann, muss aber kein Fieber haben.

Deswegen gibt es für den Vergleich von Handrücken- und Handinnenflächentemperatur zwei mögliche Interpretationen: Einerseits hilft sie, Fülle- von Leere-Hitze zu unterscheiden, andererseits hilft sie, bei akuten Erkrankungen die äußere Natur der Krankheit zu bestätigen.

Im Kapitel 74 des *Ling Shu* wird die Temperatur der Handinnenflächen mit dem Zustand des Darms in Verbindung gesetzt: Wenn die Handflächen heiß sind, weisen sie auf Hitze im Darm hin, sind sie kalt hingegen, herrscht Kälte im Darm.[7]

51.3.3 Palpation von Händen und Füßen bei Kindern

Bei Kindern zeigen sich Hitze-Zustände meist an den Fußsohlen, die heiß werden, Kälte-Zustände hingegen manifestieren sich normalerweise auf den Fußrücken, die dann kalt sind. Darüber hinaus können kalte Fingerspitzen bei Kindern ein Zeichen von Schock oder Schreck sein, während heiße Fingermittelglieder eher ein Zeichen für von außen eindringenden Wind sind.

51.3.4 Palpation der Nägel

Bei der Palpation der Nägel sollte man auch auf die Nägel drücken. Dabei verändert sich die Farbe des Nagels, er wird weiß. Normalerweise wird er, sobald man loslässt, wieder rosa. Wenn die normale rosa Farbe nur langsam wiederkehrt, liegt entweder ein Blut-Mangel oder eine Blut-Stase vor.

51.4 Palpation von Akupunkturpunkten

Folgende Aspekte der Palpation von Akupunkturpunkten werden besprochen:

- Einführung
- Mu-Sammlungs-Punkte
- Rücken-Shu-Punkte
- Yuan-Quell-Punkte

51.4.1 Einführung

Bei der Betastung der Akupunkturpunkte suchen wir hauptsächlich nach berührungsempfindlichen Stellen. Wenn ein Punkt sogar bei oberflächlicher Palpation sehr empfindlich ist, so lässt dies auf eine Fülle in eben jener Leitbahn oder auf eine lokale Stagnation schließen. Wenn der Druck auf den Punkt den Schmerz lindert, herrscht eine Leere in der Leitbahn. Wenn der Druck auf den Punkt anfangs den Schmerz lindert, anschließend aber Unwohlsein auslöst, ist dies ein Hinweis auf eine Kombination aus Mangel und Fülle.

Jeder Akupunkturpunkt kann für die Diagnose benutzt werden, sogar *Ah Shi* Punkte. Manche Akupunkturpunkte jedoch besitzen eine ganz bestimmte diagnostische Bedeutung, nämlich die Mu-Sammlungs-Punkte, die Rücken-Shu-Punkte und die Yuan-Quell-Punkte.

51.4.2 Mu-Sammlungs-Punkte

Abgesehen von einer einzigen Ausnahme befinden sich die Mu-Sammlungs-Punkte alle auf Brust und Bauch [Anm. d. Ü: Auf Deutsch heißen sie auch Alarm-Punkte]. Die wörtliche Übersetzung des chinesischen Schriftzeichens *mu* ist „sammeln, anwerben, rekrutieren". Bei den Mu-Sammlungs-Punkten hat *mu* die Bedeutung von sammeln, da sich hier das Qi der jeweiligen Organe vereinigt und sammelt. Gerade Mu-Sammlungs-Punkte werden oft bei der Palpationsdiagnose abgetastet, da sie häufig berührungsempfindlich sind oder sogar von sich aus wehtun, wenn das jeweilige Organ erkrankt ist. Gerade bei akuten Erkrankungen werden sie gerne zur Diagnose herangezogen. Zum Beispiel Lu 1 Zhongfu kann bei akuten Lungenerkrankungen wie einer Bronchitis, aber auch bei chronischem Asthma, empfindlich sein.

Die Mu-Sammlungs-Punkte sind:

- Lunge: Lu 1 Zhongfu
- Dickdarm: Ma 25 Tianshu
- Magen: Ren 12 Zhongwan
- Milz: Le 13 Zhangmen
- Herz: Ren 14 Juque
- Dünndarm: Ren 4 Guanyuan
- Blase: Ren 3 Zhongji
- Niere: Gb 25 Jingmen
- Perikard: Ren 17 Shanzhong
- Dreifacher Erwärmer: Ren 5 Shimen
- Gallenblase: Gb 24 Riyue
- Leber: Le 14 Qimen

Lu 1 Zhongfu ist besonders nützlich, um Fülle- und Leere-Zustände bei inneren Lungen-Erkrankungen festzustellen, wie zum Beispiel akute oder chronische Bronchitis, Asthma und Emphysem. Lu 2 Yunmen ist bei denselben Erkrankungen oftmals ebenfalls berührungsempfindlich.

Ma 25 Tianshu ist ein wichtiger Punkt in der Bauchdiagnose, da er nicht nur Dickdarm-Erkrankungen in seiner Eigenschaft als Mu-Sammlungs-Punkt anzeigt, sondern auch Dünndarm-Krankheiten widerspiegelt. Ma 25 ist oft das Zentrum von Qi-Stagnation oder Blut-Stase im Darm, wobei sich der Bauch bei Palpation gespannt anfühlt. Auch Nässe im Darm sammelt sich häufig in diesem Punkt, der sich dann hart anfühlt.

Ren 12 Zhongwan ist ein sehr wichtiger Punkt, der immer abgetastet werden sollte, da er Fülle- und Leere-Zustände des Magens anzeigt. Ein Spannungsgefühl ist ein Zeichen für Qi-Stagnation, ein Gefühl von Härte dagegen ein Zeichen von Nässe oder Nahrungsretention. Wenn sich der Punkt sehr weich anfühlt und die Hand mit Leichtigkeit einsinkt, herrscht ein Mangel-Zustand im Magen. Bei der Palpation von Ren 12 sollten noch weitere assoziierte Punkte abgetastet werden, da sie alle den Zustand des Magens widerspiegeln, nämlich Ma 20 Chengman, Ni 17 Shangqu und Ma 21 Liangmen.

Le 13 Zhangmen zeigt Fülle und Leere der Milz an. Oft spürt man bei der Palpation ein Spannungsgefühl, welches ein Hinweis für Qi-Stagnation in der Milz ist. Bei der Betastung von Le 13 sollten weitere milzrelevante Punkte abgetastet werden, insbesondere Ni 18 Shiguan, Ren 9 Shuifen und Ma 21 Liangmen.

Ren 14 Juque ist sehr wichtig, da er Fülle und Leere im Herzen gut anzeigt, gerade wenn seelische Probleme ursächlich beteiligt sind. Wie das Punktareal beschaffen ist und sich anfühlt, sollte mit dem Punkt Ren 6 Qihai am Unterbauch verglichen werden. Die Gegend um Ren 14 sollte sich weicher anfühlen als die Gegend um Ren 6. Letztere sollte sich natürlich nicht hart anfühlen, aber dennoch härter als Ren 14. Wenn sich das Areal um Ren 14 gespannt oder hart anfühlt, ist dies meist ein Zeichen dafür, dass Qi-Stagnation nicht nur das Herz, sondern auch Lunge und Magen bedrängt, was meist von seelischen Problemen ausgelöst wird. Wenn sich das Areal um Ren 14 zu weich anfühlt und die palpierende Hand richtig einsinkt, liegt ein Herz-Mangel vor. Bei der Palpation von Ren 14 sollte immer auch Ren 15 Jiuwei einbezogen werden: obwohl er nicht der Mu-Sammlungs-Punkt des Herzens ist, hat er fast dieselbe Funktion und die Betastung dieselbe diagnostische Bedeutung wie Ren 14.

Ren 4 Guanyuan zeigt Fülle und Leere des Dünndarms an, was aber nur eine zweitrangige Bedeutung hat. Um den Zustand des Dünndarms zu erkunden, kann man auch andere Punkte palpieren, wie zum Beispiel Ma 25 Tianshu, Ma 27 Daju, Ma 28 Shuidao und Ma 29 Guilai. Im Gegensatz dazu ist die Betastung von Ren 4 wichtig, um Fülle und Leere des Uterus, des Durchdringungsgefäßes und des Konzeptionsgefäßes zu bestimmen. Wenn sich dieser Punkt bei der Palpation gespannt anfühlt, zeigt er eine Nässe im Uterus, und wenn er sich hart anfühlt, als ob eine Masse vorhanden wäre, weist er auf Blut-Stase im Uterus. Wenn sich der Punkt sehr weich anfühlt und die Hand ohne Schwierigkeiten einsinkt, liegt ein Mangel-Zustand im Uterus, im Durchdringungsgefäß und im Konzeptionsgefäß vor, was häufig bei Frauen auftritt, die schon viele Kinder geboren haben.

51

Ren 3 Zhongji zeigt Fülle und Leere der Blase an. Interessanterweise zeigt sich bei der Betastung dieses Punktes auch der Zustand der Leber-Leitbahn, besonders bei Harnwegsleiden. Wenn sich Ren 3 gespannt anfühlt, lässt dies auf eine Qi-Stagnation schließen, und zwar nicht nur in der Blase, sondern auch in der Leber-Leitbahn, was meist Harnwegsbeschwerden auslöst. Wenn sich der Punkt hart anfühlt, zeigt er eine Ansammlung von Nässe in Blase oder Leber-Leitbahn oder in beiden.

Gb 25 Jingmen zeigt Nieren(organ)erkrankungen an. Wenn er berührungsempfindlich ist, könnte eine Niereninfektion vorliegen.

Ren 17 Shanzhong zeigt entsprechend den obengenannten Grundsätzen Fülle und Leere im Perikard an, je nachdem, ob er sich hart oder weich anfühlt. Um den Zustand von Herz und Perikard zu erfassen, ist die Palpation von Ren 14 Juque und Ren 15 Jiuwei jedoch weitaus wichtiger.

Ren 5 Shimen zeigt den Zustand des Unteren Erwärmers an, insbesondere von Dünndarm, Blase und Niere. Eine Härte ist ein Fülle-Zeichen, fühlt sich der Punkt jedoch weich an, liegt eine Schwäche in diesen Organen und zusätzlich auch eine Schwäche des Ursprungs-Qi (*Yuan Qi*) vor.

Gb 24 Riyue zeigt den Zustand der Gallenblase an. Bei einer Härte denken wir an Nässe in der Gallenblase, während eine Weichheit auf einen Gallenblasen-Qi-Mangel hinweist.

Le 14 Qimen zeigt Leber-Erkrankungen an. Wenn der Punkt hart und berührungsempfindlich ist, liegt eine Fülle in der Leber vor (Qi-Stagnation, Blut-Stase, Nässe). Wenn sich der Punkt weich anfühlt, so ist es ein Hinweis auf Leber-Blut-Mangel.

51.4.3 Rücken-Shu-Punkte

Die Rücken-Shu-Punkte befinden sich alle auf der Blasen-Leitbahn entlang des Rückens und können auch in der Diagnose eingesetzt werden. Es gelten die gleichen Grundsätze wie bei den Mu-Sammlungs-Punkten, d. h. wenn sie berührungsempfindlich sind, liegt im jeweiligen Organ eine Fülle vor, lindert die Palpation hingegen den Schmerz, herrscht im jeweiligen Organ eine Leere. Diagnostisch zeigen die Rücken-Shu-Punkte den Zustand des jeweiligen inneren Organs an und nicht den der zugehörigen Leitbahn. Wenn zum Beispiel Bl 18 Ganshu empfindlich ist, liegt möglicherweise eine Fülle der Leber vor.

Die Rücken-Shu-Punkte sind:

- Lunge: Bl 13 Feishu
- Perikard: Bl 14 Jueyinshu
- Herz: Bl 15 Xinshu
- Leber: Bl 18 Ganshu
- Gallenblase: Bl 19 Danshu
- Milz: Bl 20 Pishu
- Magen: Bl 21 Weishu
- Dreifacher Erwärmer: Bl 22 Sanjiaoshu
- Niere: Bl 23 Shenshu
- Dickdarm: Bl 25 Dachangshu
- Dünndarm: Bl 27 Xiaochangshu
- Blase: Bl 28 Pangguangshu

51.4.4 Yuan-Quell-Punkte

Die diagnostische Bedeutung der Yuan-Quell-Punkte wird in Kapitel 1 des *Ling Shu* beschrieben: „*Wenn die fünf Yin-Organe erkrankt sind, macht sich dies an den 12 Yuan-Quell-Punkten bemerkbar. Wenn wir die Beziehung zwischen den Yuan-Punkten und dem jeweiligen Yin-Organ kennen, können wir feststellen, welches Yin-Organ erkrankt ist.*"[8] Diese Aussage macht deutlich, dass jeder Yuan-Quell-Punkt eine Beziehung zum Ursprungs-Qi hat und dass Hautveränderungen über den Yuan-Quell-Punkten oder eine Berührungsempfindlichkeit auf pathologische Vorgänge im entsprechenden Yin-Organ hinweisen. Es sei vermerkt, dass im Kapitel 1 des *Ling Shu* nur Yuan-Quell-Punkte für die Yin-Organe genannt werden:

- Lunge: Lu 9 Taiyuan
- Herz: Pe 7 Daling
- Milz: Mi 3 Taibai
- Leber: Le 3 Taichong
- Niere: Ni 3 Taixi

Weil sie auf beiden Körperhälften vorhanden sind, ergeben sich insgesamt zehn Punkte. Die anderen beiden Yuan-Quell-Punkte, die in jenem Kapitel aufgeführt werden, sind Ren 15 Jiuwei für das Fettgewebe und Ren 6 Qihai für die Membranen.

LERNERGEBNISSE

Das sollten Sie jetzt wissen:

- Dass Palpation durch Berühren ausgeführt wird, um die Temperatur und Feuchtigkeit der Haut und der oberflächlichen Verbindungsleitbahnen festzustellen; dass Entlangstreichen Aufschlüsse über die Beschaffenheit und Festigkeit von Haut und Fleisch sowie den Zustand der Verbindungsleitbahnen gibt; dass Drücken der Muskeln ihre Festigkeit und das Vorhandensein von Massen anzeigt.
- Dass die Palpation von Brustkorb und Abdomen den Zustand der inneren Organe widerspiegelt.
- Welche verschiedenen Bauchareale es gibt und worauf man bei der Palpation achten sollte.
- Dass die Palpation der Haut den Körper, den Unterarm und bei Säuglingen unter sechs Monaten auch die Schläfen umfasst.
- Welche Bedeutung die Temperatur der Hände und Füße im Hinblick auf häufige und ungewöhnlichere Ursachen von Kälte hat.
- Welche Bedeutung die Temperatur von Handrücken und Handfläche hat.
- Welche Bedeutung die Temperatur von Händen und Füßen bei Kindern und die Palpation der Nägel bei Erwachsenen hat.
- Dass die Akupunkturpunkte vor allem hinsichtlich ihrer Empfindlichkeit getastet werden, um Fülle-, Leere- oder gemischte Zustände festzustellen.
- Welche Hauptpunkte getastet werden und was die Befunde bedeuten: die Mu-Sammlungspunkte, die jedes Yin- und Yang-Organ widerspiegeln, die Rücken-Shu-Punkte auf der Blasen-Leitbahn und die Yuan-Quell-Punkte.

ANMERKUNGEN

1 *Ling Shu Jing* 灵枢经 („Zentrum des Wirkvermögens"; „Spiritual Axis"); People's Health Publishing House, Beijing 1981; erstmals erschienen: etwa 100 v. Chr; S. 75.
2 *Huang Di Nei Jing Su Wen* 黄帝内经素问 („Des Gelben Kaisers Klassiker des Inneren Reine Fragen"; „The Yellow Emperor's Classic of Internal Medicine Simple Questions"); People's Health Publishing, Beijing 1979; erstmals erschienen: etwa 100 v. Chr.
3 *Ling Shu Jing*, S. 133.
4 Ebenda.
5 Deng Tie Tao: *Shi Yong Zhong Yi Zhen Duan Xue* 实用中医诊断学 („Praktische Diagnostik in der Chinesischen Medizin"; „Practical Chinese Medicine Diagnosis"); Shanghai Science Publishing House, Shanghai 1988, S. 167
6 *Ling Shu Jing*, S. 133.
7 Ebenda.
8 Ebenda, S. 3.

KAPITEL

52 Palpation von Leitbahnen

Abgesehen davon, dass wir bestimmte Punkte wegen ihrer diagnostischen Bedeutung abtasten, wie es im vorherigen Kapitel beschrieben wurde, muss die Tastdiagnose auch die Palpation der Leitbahnen beinhalten. Bevor wir uns jedoch der Palpation der Hauptleitbahnen widmen, müssen wir die energetische Bedeutung der Nebenleitbahnen, insbesondere der Verbindungsleitbahnen (*Luo Mai*) und der Muskelleitbahnen (*Jing Jin*), besprechen. Diese beiden Nebenleitbahnen werden hauptsächlich palpiert. Die anderen Nebenleitbahnen, z. B. die Sonderleitbahnen (*Jing Bie*) werden nicht abgetastet, da sie in der Tiefe liegen, tiefer als die Hauptleitbahnen.

Das Kapitel ist wie folgt gegliedert:

1. Verbindungsleitbahnen
2. Muskelleitbahnen
3. Palpation der Leitbahnen beim schmerzhaften Obstruktions-Syndrom (*Bi*)
4. Palpation der einzelnen Leitbahnen

52.1 Verbindungsleitbahnen

Die Verbindungsleitbahnen heißen *Luo Mai: Luo* bedeutet auch „Netzwerk". (Die Hauptleitbahnen heißen *Jing Mai*, wobei sich *Jing* mit „Linie", „Route" oder „Weg" übersetzen lässt.) Im Kapitel 17 des *Ling Shu* wird bestätigt, dass die Verbindungsleitbahnen „horizontal" oder „quer" verlaufen: *„Die Hauptleitbahnen liegen im Inneren, ihre Äste verlaufen horizontal [oder quer] und bilden die Luo-Leitbahnen."*[1]

Die Verbindungsleitbahnen verlaufen viel oberflächlicher als die Hauptleitbahnen, sie ziehen in alle Richtungen, und zwar eher horizontal als vertikal. Insbesondere füllen sie den Spalt zwischen Haut und Muskeln aus (d. h. den *Cou Li* Spalt). Die einzelnen Bestandteile eines jeden Leitbahnsystems entsprechen verschiedenen, der jeweiligen Leitbahn zugehörigen, energetischen Schichten. Wenn wir uns zum Beispiel die Lungen-Leitbahn anschauen, dann ist der oberflächlichste Teil die Haut über dem Verlauf der Leitbahn. Darunter liegt der *Spalt zwischen Haut und Muskeln* oder der *Li* Spalt, also der Raum zwischen der Haut und den Muskeln, an dem die oberflächlichen Verbindungsleitbahnen fließen. Darunter füllen die eigentlichen Verbindungsleitbahnen den Spalt zwischen Muskeln und Sehnen. Darunter wiederum verläuft die Lungen-Haupt-Leitbahn und unter dieser liegt die Tiefe Lungen-Verbindungsleitbahn (➤ Abb. 52.1).

Es ist wichtig, dass wir uns die Verbindungsleitbahnen nicht als Linien, sondern als Räume vorstellen, die von der Leitbahn ausgefüllt sind. Aus diesem Grund wäre es besser, sie „Verbindungsareale" (Luo-Areale) statt „Verbindungsleitbahnen" zu nennen. Die Hauptäste der Verbindungsleitbahnen beginnen an den Luo-Punkten und fließen zu verschiedenen *Bie* („divergent") genannten Arealen. Das gleiche Wort wird für die Sonderleitbahnen [Divergent channels, Anm. d. Ü.] verwendet. Beispielsweise beginnt die Verbindungsleitbahn der Lunge an Lu 7 Liequ und fließt zum Daumenballen. In ➤ Abbildung 52.2 ist der Unterschied zwischen Verbindungsleitbahn und Verbindungsareal dargestellt.

Folglich füllen die Verbindungsleitbahnen den Spalt zwischen den Hauptleitbahnen und der Haut. Trotzdem gibt es innerhalb

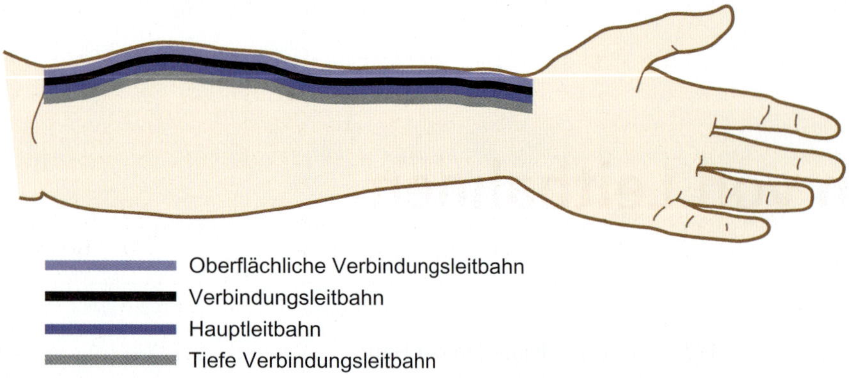

Abb. 52.1 Energetische Schichten einer Leitbahn (Lunge)

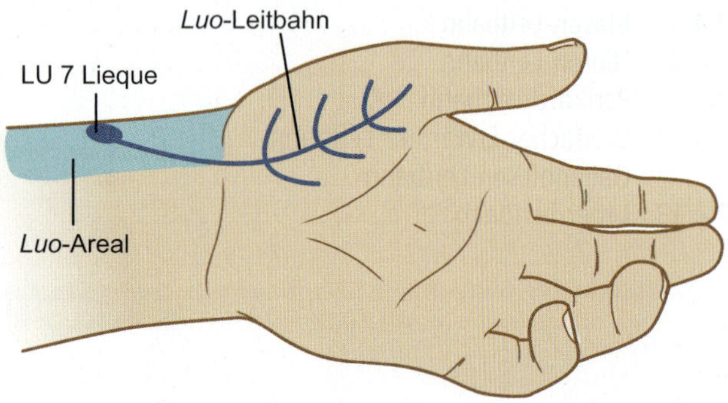

Abb. 52.2 Unterschied zwischen Verbindungsleitbahn und Verbindungsareal

dieses Raumes verschiedene Tiefen. Ganz oberflächlich, gerade unter der Haut, verlaufen die kleineren Verbindungsleitbahnen, die auch Winzige und Oberflächliche Verbindungsleitbahnen genannt werden. Die Winzigen Verbindungsleitbahnen heißen *Sun*, während die Oberflächlichen Verbindungsleitbahnen *Fu* genannt werden.

Im Kapitel 17 des *Ling Shu* heißt es: *„Die Hauptleitbahnen liegen im Inneren, ihre Äste verlaufen horizontal [oder quer] und bilden die Luo-Leitbahnen: Davon zweigen die Winzigen Luo ab."*[2] In Kapitel 10 steht: *„Die oberflächlicheren Äste, die man sehen kann, sind die Luo-Leitbahnen."*[3] Im *Su Wen* Kapitel 58 heißt es: *„Die Winzigen Luo [Sun Luo] kommunizieren mit den 365 Punkten."*[4]

Dennoch besitzen die Verbindungsleitbahnen noch eine tiefe Schicht unter den Hauptleitbahnen: Diese nennen wir Tiefe Verbindungsleitbahnen und sie sind mit den Blutgefäßen und dem Blut im Allgemeinen verbunden.

Die zwölf Hauptleitbahnen liegen zwischen den Yang- und den Yin-Verbindungsleitbahnen. Durch die Yang- und Yin-Verbindungsleitbahnen können sich das Nähr-Qi und das Abwehr-Qi der Hauptleitbahnen in alle Richtungen verteilen, die inneren Organe durchdringen und bewässern. Durch die Verbindungsleitbahnen wird auch die Essenz der inneren Organe zu den Hauptleitbahnen und folglich durch den ganzen Körper transportiert.

Die Verbindungsleitbahnen können die großen Gelenke des Körpers nicht durchdringen, wozu die Hauptleitbahnen fähig sind, deswegen ist ihr Ausdehnungsort auf den Raum zwischen den tiefen Verläufen der Hauptleitbahnen und der Oberfläche des Körpers beschränkt. Die Verbindungsleitbahnen füllen auch Räume und „Hohlräume" des Körpers aus, die alle Teil des Dreifachen Erwärmers sind. Daraus folgt, dass die meiste Stagnation im Körper eigentlich in den Verbindungsleitbahnen auftritt, da sie auf diese Räume „beschränkt" sind und nicht durch die großen Gelenke fließen können. Außerdem bilden sie ein Netz, in dem sich leicht pathogene Faktoren „fangen" oder in dem Qi und / oder stecken bleiben. Im Kapitel 10 des *Ling Shu* steht:

„Die Luo-Leitbahnen können nicht durch die großen Gelenke hindurch, [um hinein] und hinaus zu gelangen müssen sie alternative Wege wählen. Sie treten dann ein und kommen unter der Haut wieder zusammen, deswegen kann man sie von außen sehen. Um die Luo-Leitbahnen zu nadeln, muss man über der Ansammlung, in der das Blut sich konzentriert, nadeln. Auch wenn es keine Blut-Ansammlung gibt, muss man eine Nadel setzen, um es rasch bluten zu lassen, damit man die pathogenen Faktoren schnell ausleiten kann: Wird dies nicht vollzogen, kann sich ein Bi-Syndrom entwickeln."[5]

Palpation

Bei der Palpation der Gliedmaßen geht es im Wesentlichen um die Palpation der Verbindungsleitbahnen, insbesondere der Oberflächlichen Verbindungsleitbahnen und natürlich der eigentlichen Verbindungsleitbahnen. Ganz allgemein kann man sagen, je weiter distal ein Punkt gelegen ist, desto mehr spiegelt er den Zustand der Verbindungsleitbahnen wider, während ein weiter proximal gelegener Punkt mehr den Zustand der Hauptleitbahnen widerspiegelt. Zum Beispiel spiegelt die Abtastung des Unterarms zwischen Lu 10 und Lu 5 und etwas dahinter den Zustand der Lungen-Verbindungsleitbahn wider, während eine Palpation im Gebiet zwischen Lu 2 und Lu 1 eher den Zustand der Lungen-Hauptleitbahn und des Organs selbst widerspiegelt (➤ Abb. 52.3).

Durch *Berühren* der Haut spüren wir die Temperatur und Feuchtigkeit und den Zustand der Oberflächlichen Verbindungsleitbahnen. Ein Hitzegefühl weist auf Hitze in der Oberflächlichen Verbindungsleitbahn hin. Bei einem Kältegefühl denken wir an

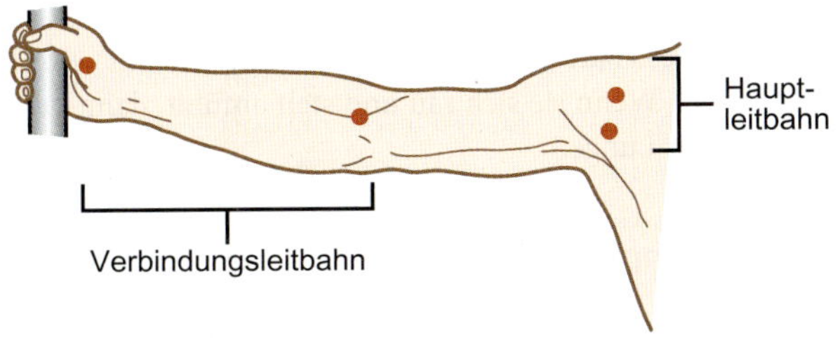

Abb. 52.3 Punkte, die bei der Palpation die Verbindungs- oder Hauptleitbahnen widerspiegeln.

Kälte in der betroffenen Leitbahn. Eine Trockenheit ist ein Hinweis auf mangelnde Körperflüssigkeiten in den Oberflächlichen Verbindungsleitbahnen und steht in Verbindung zu Lunge und Milz, während übermäßiges Schwitzen auf eine Schwäche im Spalt zwischen Haut und Muskeln hinweist, was in Verbindung zu einem Lungen-Qi-Mangel steht.

Wenn wir über die Haut *entlangstreichen,* ertasten wir die Beschaffenheit und Festigkeit von Haut und Fleisch, was den Zustand der Verbindungsleitbahnen wiedergibt. Ein schlaffes Gefühl weist auf eine Schwäche der Verbindungsleitbahn der jeweilig abgetasteten Leitbahn hin, bei einer Verhärtung denken wir an Stagnation in der Verbindungsleitbahn.

Wenn wir in die Muskeln *drücken,* spüren wir die Festigkeit der Muskeln und Sehnen, möglicherweise ertasten wir auch Knoten und Massen. Wenn die Schichten unter dem Fleisch der Extremitäten steif oder hart sind, dann kann man auf eine Fülle in den Verbindungsleitbahnen schließen (Qi- und / oder Blut-Stase). Eine Schlaffheit weist auf einen Leere-Zustand in den Verbindungsleitbahnen hin.

In Kapitel 10 des *Ling Shu* (Diagnose der Verbindungsleitbahnen) heißt es:

„Im Hinblick auf die Diagnose gemäß den Luo-Leitbahnen deutet eine [auf der Haut sichtbare] bläuliche Färbung der Luo-Leitbahnen auf Kälte oder Schmerzen hin, eine Rötung der Luo-Leitbahnen hingegen auf Hitze. Bei Kälte im Magen sind die Luo-Leitbahnen des Daumenballens bläulich; bei Hitze im Magen sind die Luo-Leitbahnen des Daumenballens rot; wenn die Luo-Leitbahnen des Daumenballens schwarz sind, ist dies ein Hinweis auf ein Bi-Syndrom mit langwieriger Retention von pathogenen Faktoren. Wenn die Luo-Leitbahnen des Daumenballens rot, schwarz und blau aussehen, zeigt dies eine Mischung aus Kälte und Hitze an; wenn die Luo-Leitbahnen des Daumenballens blau und kurz sind, können wir auf einen Qi-Mangel schließen.“[6]

52.2 Muskelleitbahnen

Muskelleitbahn (*Jing Jin*)Die Muskelleitbahnen heißen *Jing Jin,* was man mit „leitbahnartigen Muskeln“ oder „Muskeln der Leitbahnen“ übersetzen könnte. Sie werden in Kapitel 13 des *Ling Shu* besprochen.

Eigenschaften

Die Muskelleitbahnen besitzen die folgenden Eigenschaften:
- Sie befinden sich auf der Körperoberfläche.
- Sie sind nicht mit den inneren Organen verbunden.
- Alle haben ihren Ursprung in den Extremitäten.
- Sie folgen grob dem Verlauf der Hauptleitbahn, allerdings mit Ausnahmen wie z. B. der Blasen-Muskelleitbahn.
- Sie folgen den Konturen der größten Muskeln über den Hauptleitbahnen.

Funktionen

- Sie schützen den Körper vor Verletzungen.
- Sie halten den Körper in seiner Aufrechten Position.
- Sie halten den Körper zusammen, indem sie die „100 Knochen“ verbinden.
- Sie herrschen über die Bewegungen der Gelenke.
- Sie erlauben Bewegungen des Körpers.
- Sie tragen zur Integration von Oberfläche und Innerem im Körper bei.
- Sie tragen zur Vernetzung und Verbindung innerhalb der Yang- und Yin-Leitbahnen bei (d. h. der Verbindung zwischen den Taiyang-, den Yangming- und den Shaoyang-Leitbahnen und den Verbindungen zwischen den Taiyin-, den Shaoyin- und den Jueyin-Leitbahnen).

Palpation

Die Muskelleitbahnen werden mit etwas mehr Druck abgetastet und zeigen dabei die Beschaffenheit der Muskeln. Ein hartes, steifes Gefühl bei der Palpation weist entweder auf Qi-Stagnation oder auf Kälte in den Muskelleitbahnen hin, während ein schlaffes Gefühl auf einen Qi- oder Blut-Mangel oder beides in den Muskelleitbahnen hinweist.

Die Pathologie der Muskelleitbahnen steht hauptsächlich nur mit eindringenden, äußerlichen, pathogenen Faktoren oder Verletzungen in Verbindung.

52.3 Palpation der Leitbahnen beim schmerzhaften Obstruktions-Syndrom (Bi)

Das Abtasten von Punkten entlang einer Leitbahn ist sehr wichtig bei der Behandlung vom schmerzhaften Obstruktions-Syndrom. Dabei tastet man nicht nur Akupunkturpunkte ab, sondern auch Ah-Shi-Punkte. Um die Ah-Shi-Punkte zu finden, muss man die gesamte Leitbahn abtasten.

Die Punktauswahl in der Behandlung des schmerzhaften Obstruktions-Syndroms basiert hauptsächlich auf einem oder mehreren Fernpunkten auf der betroffenen Leitbahn, die meist mit reduzierender oder ausgleichender Methode genadelt werden. Dazu nimmt man noch einige lokale Punkte, je nachdem wo man eine Berührungsempfindlichkeit feststellen kann. Das Ertasten von Ah-Shi-Punkten erfüllt zwei Funktionen: Erstens können wir präzise diagnostizieren, welche Leitbahn betroffen ist, und zweitens ermöglicht es uns, genau die berührungsempfindlichen Punkte zu behandeln, die von einer lokalen Stagnation betroffen sind.

Es ist bei der Palpation von größter Wichtigkeit, die betroffene Leitbahn zu identifizieren, damit man die richtigen Lokal- und Fernpunkte auswählen kann. Bei Schulterproblemen zum Beispiel muss man genau feststellen, welcher Meridian betroffen ist, das können sowohl die Leitbahnen von Dünndarm als auch Dreifacher Erwärmer sowie Dickdarm oder Lunge sein.

52.4 Palpation der Leitbahnen

Im Verlauf einer jeden Leitbahn liegen spezielle Areale, die eine besondere diagnostische Bedeutung bei der Betastung haben, was im Folgenden besprochen wird.

Bei jeder Leitbahn werden zwei Aspekte der Palpation besprochen, und zwar die Palpation eines Blutgefäßes oberhalb der Leitbahn und die Palpation der Haut oberhalb der Leitbahn. Bei der Betastung der Haut wenden wir uns drei Bereichen zu, und zwar der Temperatur, der Beschaffenheit und der Berührungsempfindlichkeit.

52.4.1 Lungen-Leitbahn

Abgesehen von den Punkten entlang der Leitbahn ist das Fühlen an der ersten Taststelle der Radialisarterie auf der rechten Seite schon eine Art Palpation der Lungen-Leitbahn.

Palpation der Blutgefäße

Die A. axillaris (Achselarterie) kann entlang der Leitbahn getastet werden, und zwar in der Region von Lu 1 Zhongfu bis Lu 4 Xiabai. Sollte sie an der Oberfläche zu spüren sein, ist es ein Hinweis auf eindringenden äußeren Wind im Abwehr-Qi-Anteil der Lunge. Wenn sie sich tief anfühlt, dann besteht möglicherweise ein inneres Lungen-Problem. Wenn sie schnell schlägt, herrscht Lungen-Hitze, wenn sie langsam schlägt, weist sie auf Nässe-Schleim oder Kälte-Schleim in der Lunge hin. Wenn sich die Pulsation in der Arterie leer anfühlt, ist es ein Hinweis auf Lungen-Qi-Mangel, wenn sie sich voll anfühlt, dann besteht ein Fülle-Zustand in der Lunge, zum Beispiel Schleim.

Palpation der Haut

Temperatur

Abgesehen von der Pulsation der A. axillaris sollte man auch die Haut oberhalb der Lungen-Leitbahn abtasten, auch wieder von Lu 1 Zhongfu bis Lu 4 Xiabai. Wenn sich die Haut heiß anfühlt, dann weist es auf Lungen-Hitze hin, während eine kalte Haut ein Hinweis auf Kälte-Schleim in der Lunge ist.

Beschaffenheit

Wenn sich die Haut schlaff anfühlt, dann besteht ein Lungen-Qi-Mangel. Wenn sie sich rau und steif anfühlt, dann herrscht eine Fülle in der Lunge.

Berührungsempfindlichkeit

Bei einer Berührungsempfindlichkeit besteht eine Qi- und Blut-Stase in der Lungen-Leitbahn. Wenn diese Empfindlichkeit schon bei einem leichten Druck gegeben ist, dann liegt die Stagnation in den oberflächlichen energetischen Schichten der Lungen-Verbindungsleitbahnen. Wenn die Berührungsempfindlichkeit nur durch tiefes Drücken auslösbar ist, dann herrscht eine Stagnation in den tiefen energetischen Schichten dieser Leitbahn, nämlich den Sehnen- und Knochenschichten.

Palpation der Lungen-Leitbahn

Palpation der Blutgefäße: Achselarterie (A. axillaris) von Lu 1 Zhongfu bis Lu 4 Xiabai

- *Oberflächlich:* eindringender äußerer Wind im Abwehr-Qi-Anteil der Lunge
- *Tief:* inneres Problem der Lunge
- *Schnell:* Lungen-Hitze
- *Langsam:* Nässe-Schleim oder Kälte-Schleim in den Lungen
- *Leer:* Lungen-Qi-Mangel
- *Voll:* Fülle in der Lunge

Palpation der Haut

Temperatur
- *Heiß:* Lungen-Hitze
- *Kalt:* Kälte-Schleim in der Lunge

Beschaffenheit
- *Schlaff:* Lungen-Qi-Mangel
- *Rau und steif:* Fülle in der Lunge

Berührungsempfindlichkeit
- *Bei leichtem Druck:* Stagnation in den oberflächlichen Schichten der Lungen-Verbindungsleitbahn.
- *Bei tiefem Druck:* Stagnation in den tiefen energetischen Schichten der Leitbahn, genauer: den Sehnen- und Knochenschichten.

52.4.2 Dickdarm-Leitbahn

Das palpationsdiagnostisch relevante Areal der Dickdarm-Leitbahn erstreckt sich von Di 4 Hegu bis Di 5 Yangxi, wobei besonders letzteres abgetastet wird, da man dort die Radialisarterie fühlen kann.

Palpation der Blutgefäße

Wenn die Pulsation in der Gegend um Di 5 Yangxi oberflächlich und groß ist, dann weist sie auf Erkrankungszustände wie z. B. eine Fazialisparese, einen Zahnabszess oder auf äußere Wind-Hitze hin. Wenn sie tief gelegen ist, dann kann sie auf eine Darmpathologie wie z. B. Bauchschmerzen, Verstopfung oder Durchfall hinweisen. Wenn die Pulsation schnell ist, dann besteht eine Hitze im Dickdarm, wenn sie dagegen langsam ist, herrscht eine Kälte. Wenn sich der Puls leer anfühlt, dann besteht ein Mangel im Dickdarm, und wenn er sich voll anfühlt, besteht eine Fülle mit Stagnation und Bauchschmerzen.

Palpation der Haut

Temperatur

Wenn sich die Haut in der Gegend von Di 4 Hegu und Di 5 Yangxi heiß anfühlt, dann besteht eine Hitze in der Leitbahn, die oft mit einem Zahnabszess oder einer Mandelentzündung verknüpft ist. Wenn sie sich kalt anfühlt, dann besteht eine Kälte.

Beschaffenheit

Wenn sich die Haut in diesem Areal schlaff anfühlt, dann besteht eine Dickdarm-Schwäche, die möglicherweise mit chronischem Durchfall einhergeht. Wenn sich die Haut rau und hart anfühlt, dann ist es ein Hinweis auf eine Fülle im Dickdarm, mit Symptomen wie z. B. Nässe-Hitze-Durchfall.

Berührungsempfindlichkeit

Wenn die Gegend von Di 4 Hegu und Di 5 Yangxi schon bei leichtem Druck berührungsempfindlich ist, dann besteht eine Stagnation in den Oberflächlichen Verbindungsleitbahnen, z. B. mit Symptomen wie einem Kribbeln im Gesicht. Wenn das Areal bei tiefem Druck schmerzt, dann besteht eine Stagnation in den eigentlichen Verbindungsleitbahnen, möglicherweise auch in den Tiefen Verbindungsleitbahnen, die dann mit Symptomen wie einer chronischen Sehnenentzündung von Schulter oder Ellenbogen und chronischer Stagnation einhergeht. Besteht eine plötzliche Berührungsempfindlichkeit, die durch die Betastung erleichtert wird, dann herrscht ein Mangel in der Leitbahn. Wenn der Berührungsschmerz durch die Palpation verschlimmert wird, dann besteht eine Fülle in der Leitbahn.

Palpation der Dickdarm-Leitbahn

Palpation der Blutgefäße: von Di 4 Hegu bis Di 5 Yangxi
- *Oberflächlich und groß:* Fazialisparese, Zahnabszess oder äußere Wind-Hitze
- *Tief:* Darmpathologie
- *Schnell:* Hitze
- *Langsam:* Kälte
- *Leer:* Mangel
- *Voll:* Fülle mit Stagnation und Bauchschmerzen

Palpation der Haut

Temperatur
- *Heiß:* Hitze (Zähne, Mandeln)
- *Kalt:* Kälte

Beschaffenheit
- *Schlaff:* Mangel (Durchfall)
- *Rau und hart:* Fülle (Nässe-Hitze-Durchfall)

Berührungsempfindlichkeit
- *Bei leichtem Druck:* Stagnation in den Oberflächlichen Verbindungsleitbahnen
- *Bei tiefem Druck:* Stagnation in den eigentlichen Verbindungsleitbahnen und den Tiefen Verbindungsleitbahnen
- *Spontane Berührungsempfindlichkeit, die durch Druck verringert wird:* Leere in der Leitbahn
- *Spontane Berührungsempfindlichkeit, die durch Druck verschlimmert wird:* Fülle in der Leitbahn

52.4.3 Magen-Leitbahn

Palpation der Blutgefäße

Die zwei Areale mit diagnostischer Bedeutung sind Ma 42 Chongyang und Ma 9 Renying.

Ma 42 Chongyang

An diesem Punkt kann man die Arterie des Fußrückens tasten. Wenn sich die Pulsation oberflächlich anfühlt, dann bestehen Probleme in der Magen-Leitbahn wie zum Beispiel Kopfschmerzen oder Halsweh. Wenn sie tief liegt, dann bestehen Magen-Organprobleme, z. B. Magenschmerzen. Wenn eine schnelle Pulsation vorliegt, dann herrscht eine Hitze in der Magen-Leitbahn mit Symptomen wie Durst, Zahnproblemen oder Zahnfleischproblemen aufgrund von Hitze. Wenn sie langsam ist, dann besteht eine Kälte in der Magen-Leitbahn. Wenn sich die Pulsation leer anfühlt, dann weist sie auf eine Magen-Schwäche mit Symptomen wie z. B. dumpfen Magenschmerzen hin, wenn sie sich dagegen voll anfühlt, dann besteht eine Fülle im Magen, z. B. mit Magenschmerzen aufgrund von Stagnation.

Ma 9 Renying

An diesem Punkt kann man die Halsschlagader ertasten. Er ist auch ein Himmel-Fenster-Punkt und reguliert den Qi-Fluss vom und zum Kopf. Wenn sich der Puls voll und schnell anfühlt, dann besteht eine Fülle, genauer eine Yang-Fülle im Kopf. Wenn er sich dagegen leer anfühlt, dann herrscht ein Mangel-Zustand im Kopf, der mit Qi-Mangel und / oder Blut-Mangel gekoppelt sein kann.

52.4.4 Palpation der Haut

Das Areal um Ma 42 Chongyang wird palpiert.

Temperatur

Wenn sich die Haut bei der Betastung heiß anfühlt, dann besteht eine Hitze in der Magen-Leitbahn, die Zahnfleischprobleme oder Brustbeschwerden (bei Frauen) verursachen kann. Wenn sich die Haut dagegen kalt anfühlt, dann ist es ein Hinweis auf eine Kälte im Magen mit Symptomen wie zum Beispiel einem dumpfen Magenschmerz.

52

Beschaffenheit

Wenn sich die Haut in der Gegend um Ma 42 Chongyang schlaff anfühlt, dann besteht ein Mangel im Magen mit Symptomen wie zum Beispiel dumpfen Magenschmerzen. Wenn sich die Haut rau und hart anfühlt, dann besteht eine Fülle im Magen, die stechende Magenschmerzen oder eine Pathologie der weiblichen Brust auslösen kann.

Berührungsempfindlichkeit

Wenn die Gegend bereits bei sanftem Druck empfindlich ist, dann besteht eine Stagnation in den Oberflächlichen Verbindungsleitbahnen, die zum Beispiel mit einer Fazialisparese einhergehen kann. Wenn sie bei starkem Druck empfindlich ist, dann besteht eine Stase von Qi oder Blut, oder beiden, sowohl in den eigentlichen Verbindungsleitbahnen als auch in den Hauptleitbahnen, was mit Symptomen wie einem schmerzhaften Obstruktions-Syndrom einhergehen kann.

Wenn die Berührungsempfindlichkeit durch Druck gelindert wird, dann besteht ein Mangel in der Leitbahn. Wenn die Berührung den Schmerz verschlimmert, dann herrscht eine Fülle in der Leitbahn.

Palpation der Magen-Leitbahn

Palpation der Blutgefäße: Ma 42 Chongyang und Ma 9 Renying

Ma 42 Chongyang

- *Oberflächlich:* Probleme der Magen-Leitbahn (Kopfschmerzen, Halsschmerzen)
- *Tief:* Probleme des Magens selbst (Magenschmerzen)
- *Schnell:* Hitze in der Magen-Leitbahn (Zahnfleisch- und Mundprobleme)
- *Langsam:* Kälte in der Magen-Leitbahn
- *Leer:* Magen-Mangel (dumpfe Magenschmerzen)
- *Voll:* Magen-Fülle (dumpfe Schmerzen aufgrund von Stagnation)

Ma 9 Renying

- *Voll und schnell:* Fülle-Zustand mit zu viel Yang im Kopf
- *Leer:* Mangel mit Qi- und / oder Blut-Mangel im Kopf

Palpation der Haut um Ma 42 Chongyang

Temperatur

- *Heiß:* Hitze in der Magen-Leitbahn (Zahnfleischprobleme oder Brustbeschwerden bei Frauen)
- *Kalt:* Kälte im Magen (Oberbauch)

Beschaffenheit

- *Schlaff:* Magen-Mangel (Oberbauch)
- *Rau und hart:* Fülle-Zustand im Magen (ggf. Brustpathologie bei Frauen)

Berührungsempfindlichkeit

- *Bei leichtem Druck:* Stagnation in den Oberflächlichen Verbindungsleitbahnen
- *Bei tiefem Druck:* Qi- und / oder Blut-Stase in den eigentlichen Verbindungsleitbahnen und Hauptleitbahnen mit Symptomen wie chronischem, schmerzhaften Obstruktions-Syndrom entlang der Magen-Leitbahn
- *Spontane Berührungsempfindlichkeit, die durch Druck verringert wird:* Leere in der Leitbahn
- *Spontane Berührungsempfindlichkeit, die durch Druck verschlimmert wird:* Fülle in der Leitbahn

52.4.5 Milz-Leitbahn

Das in der Palpation der Milz-Leitbahn wichtige Areal reicht von Mi 11 Jinmen bis Mi 12 Chongmen, wo man die A. femoralis (Oberschenkelarterie) tasten kann.

Palpation der Blutgefäße

Wenn die Pulsation in der Gegend von Mi 11 Jinmen bis Mi 12 Chongmen oberflächlich und groß ist, dann weist sie auf Hauterkrankungen wie ein Erysipel (Wundrose) hin. Wenn der Puls tief liegt, dann kann es ein Hinweis auf eine Darmpathologie sein, wie zum Beispiel Bauchschmerzen oder Völlegefühl. Wenn der Puls schnell ist, dann besteht eine Hitze in der Milz-Leitbahn, und wenn er langsam ist, dann herrscht eine Kälte des Organs vor, mit Symptomen wie einem Kälte-Durchfall. Wenn sich der Puls leer anfühlt, dann besteht ein Milz-Mangel mit Symptomen wie Abgeschlagenheit, Schwäche und zu weichem Stuhlgang. Wenn er sich voll anfühlt, dann herrscht eine Fülle mit Stagnation und Bauchschmerzen.

Palpation der Haut

Temperatur

Wenn sich die Haut in der Gegend um Mi 11 Jinmen und Mi 12 Chongmen heiß anfühlt, dann kann es ein Hinweis auf eine Hitze in der Leitbahn sein, die zu einem Erysipel führt. Wenn sie sich dagegen kalt anfühlt, dann herrscht eine Kälte vor, z. B. mit kalten Extremitäten.

Beschaffenheit

Wenn sich die Haut hier schlaff anfühlt, dann besteht ein Milz-Mangel mit Symptomen wie z. B. chronischem Durchfall. Wenn sich die Haut dagegen rau und hart anfühlt, dann herrscht eine Fülle in der Milz vor, mit Symptomen wie einem Nässe-Hitze-Durchfall.

Berührungsempfindlichkeit

Wenn die Gegend zwischen Mi 11 Jinmen und Mi 12 Chongmen bei leichter Berührung schon empfindlich ist, dann besteht eine Stagnation in den Oberflächlichen Verbindungsleitbahnen. Wenn sie bei tieferem Druck empfindlich ist, dann besteht eine Stagnation in den eigentlichen Verbindungsleitbahnen und möglicherweise auch in den Tiefen Verbindungsleitbahnen mit Symptomen wie z. B. chronischen Leistenschmerzen. Bei einem Spontanschmerz, der durch die Palpation verringert wird, besteht ein Mangel in der Leitbahn. Wenn die Berührungsempfindlichkeit durch die Palpation allerdings schlimmer wird, dann herrscht eine Fülle in der Leitbahn.

Palpation der Milz-Leitbahn

Palpation der Blutgefäße: Mi 11 Jinmen bis Mi 12 Chongmen
- *Oberflächlich und groß:* Hautausschläge
- *Tief:* Darmpathologie
- *Schnell:* Hitze in der Milz-Leitbahn
- *Langsam:* Kälte (Durchfall)
- *Leer:* Mangel (zu weicher Stuhlgang, Müdigkeit)
- *Voll:* Stagnation im Darm

Palpation der Haut

Temperatur
- *Heiß:* Hitze in der Leitbahn
- *Kalt:* Kälte (Gliedmaßen)

Beschaffenheit
- *Schlaff:* Mangel (Durchfall)
- *Rau und hart:* Fülle (Nässe-Hitze-Durchfall)

Berührungsempfindlichkeit
- *Bei leichtem Druck:* Stagnation in den Oberflächlichen Verbindungsleitbahnen
- *Bei tiefem Druck:* Stagnation in den eigentlichen Verbindungsleitbahnen und in der Tiefen Verbindungsleitbahn
- *Spontane Berührungsempfindlichkeit, die durch Druck verringert wird:* Leere in der Leitbahn
- *Spontane Berührungsempfindlichkeit, die durch Druck verschlimmert wird:* Fülle in der Leitbahn

52.4.6 Herz-Leitbahn

Die palpationsdiagnostisch relevanten Areale für das Herz sind He 7 Shenmen, wo die A. ulnaris (Ellenarterie) getastet werden kann, und He 1 Jiquan, wo man die A. axillaris fühlen kann.

Palpation der Blutgefäße

Wenn die Pulsation bei He 7 Shenmen und He 1 Jiquan oberflächlich und groß ist, dann kann eine Herz-Hitze mit Symptomen wie roten Augen oder einem Erysipel vorliegen. Wenn die Pulsation tief liegt, dann können Erkrankungen mit Palpitationen und Brustschmerzen auftreten. Wenn sie schnell ist, dann herrscht eine Hitze im Herzen vor, die mit Symptomen wie z. B. nervöser Ängstlichkeit und schlechtem Gedächtnis einhergehen kann. Wenn der Puls langsam ist, dann kann ein schmerzhaftes Obstruktions-Syndrom der Brust vorliegen. Wenn sich der Puls leer anfühlt, dann besteht ein Mangel im Herzen mit Symptomen wie z. B. nervöser Ängstlichkeit und einem schlechten Gedächtnis. Wenn sich der Puls voll anfühlt, dann besteht eine Fülle mit Symptomen wie z. B. einer geistigen Ruhelosigkeit.

Palpation der Haut

Temperatur

Wenn sich die Haut in der Gegend von He 7 Shenmen und He 1 Jiquan heiß anfühlt, dann ist es ein Hinweis auf eine Hitze in der Leitbahn, was oft zu roten Augen, heißen Handflächen oder Erysipel führt. Wenn sie sich kalt anfühlt, dann besteht eine Kälte, die oft zu Brustschmerzen führt.

Beschaffenheit

Wenn sich die Haut schlaff anfühlt, dann besteht ein Herz-Mangel mit Symptomen wie einer Kontraktur des kleinen Fingers. Wenn sich die Haut rau und hart anfühlt, dann besteht eine Fülle im Herzen, die zu Zungengeschwüren führen kann.

Berührungsempfindlichkeit

Wenn die Gegend bei He 7 Shenmen und He 1 Jiquan berührungsempfindlich ist, und zwar schon bei leichtem Druck, dann weist es auf eine Stagnation in den Oberflächlichen Verbindungsleitbahnen hin. Wenn sie bei stärkerem Druck empfindlich ist, dann besteht eine Stagnation in den eigentlichen Verbindungsleitbahnen und möglicherweise auch in den Tiefen Verbindungsleitbahnen, was mit Symptomen wie einem chronischen schmerzhaften Obstruktions-Syndrom der Brust einhergehen kann. Bei einem Spontanschmerz, der durch die Palpation verringert wird, besteht ein Mangel in der Leitbahn. Wenn sich die Berührungsempfindlichkeit durch die Palpation allerdings verschlimmert, dann herrscht eine Fülle in der Leitbahn.

Palpation der Herz-Leitbahn

Palpation der Blutgefäße: bei He 7 Shenmen und He 1 Jiquan
- *Oberflächlich und groß:* Herz-Hitze (Augen)
- *Tief:* Palpitationen und Brustschmerzen
- *Schnell:* Hitze in der Herz-Leitbahn (Zungenulzera)
- *Langsam:* schmerzhaftes Obstruktions-Syndrom der Brust
- *Leer:* Mangel (auf geistiger Ebene)
- *Voll:* Fülle (auf geistiger Ebene)

Palpation der Haut

Temperatur
- *Heiß:* Hitze (Augen)
- *Kalt:* Kälte (Brust)

Beschaffenheit
- *Schlaff:* Mangel in der Leitbahn (Hände)
- *Rau und hart:* Fülle in der Leitbahn (Zungengeschwüre)

Berührungsempfindlichkeit
- *Bei leichtem Druck:* Stagnation in der Oberflächlichen Verbindungsleitbahn
- *Bei tiefem Druck:* Stagnation in der eigentlichen Verbindungsleitbahn und in der Tiefen Verbindungsleitbahn
- *Spontane Berührungsempfindlichkeit, die durch Druck verringert wird:* Leere in der Leitbahn
- *Spontane Berührungsempfindlichkeit, die durch Druck verschlimmert wird:* Fülle in der Leitbahn

52.4.7 Dünndarm-Leitbahn

Für die diagnostische Palpation der Dünndarm-Leitbahn ist die Gegend um Dü 16 Tianchuang wichtig, da man hier die Halsschlagader tasten kann.

Palpation der Blutgefäße

Wenn die Pulsation bei Dü 16 Tianchuang oberflächlich und groß ist, dann kann es ein Hinweis auf Erkrankungen wie z. B. Kopfschmerzen aufgrund von eindringender äußerer Kälte sein. Wenn die Pulsation tief liegt, dann kann es ein Hinweis auf eine Erkrankung des Harntrakts wie z. B. Harnverhalt sein. Wenn sie schnell ist, dann herrscht eine Hitze im Dünndarm vor, die mit Symptomen wie z. B. Brennen bei der Miktion einhergehen kann. Wenn der Puls langsam ist, dann kann eine Kälte mit Symptomen wie z. B. häufige Miktion und blassem Harn vorliegen. Wenn sich der Puls leer anfühlt, dann besteht ein Mangel im Dünndarm mit Symptomen im Harntrakt, und wenn sich der Puls voll anfühlt, dann besteht eine Fülle mit Stagnation und Bauchschmerzen oder Harnverhalt.

Palpation der Haut

Temperatur

Wenn sich die Haut in der Gegend von Dü 16 Tianchuang heiß anfühlt, dann besteht eine Hitze in der Leitbahn, die oft zu einer Mandelentzündung oder Ohrenentzündung führt. Wenn sie sich kalt anfühlt, dann besteht eine Kälte des Dünndarms mit lauten Darmgeräuschen und Durchfall.

Beschaffenheit

Wenn sich die Haut schlaff anfühlt, dann besteht eine Leere im Dünndarm, die mit Symptomen wie z. B. häufige Miktion und blassem Harn einhergehen kann. Wenn sich die Haut rau und hart anfühlt, dann besteht eine Fülle im Dünndarm, die oft mit Symptomen wie einem steifen und schmerzenden Nacken einhergeht.

Berührungsempfindlichkeit

Wenn die Gegend bei Dü 16 Tianchuang berührungsempfindlich ist, und zwar schon bei leichtem Druck, dann weist es auf eine Stagnation in den Oberflächlichen Verbindungsleitbahnen hin, die mit Taubheitsgefühlen in den Nackenmuskeln einhergehen kann. Wenn sie bei stärkerem Druck empfindlich ist, dann besteht eine Stagnation in den eigentlichen Verbindungsleitbahnen und möglicherweise auch in den Tiefen Verbindungsleitbahnen, was mit Symptomen wie z. B. einer chronischen Tendinitis der Schulter oder einem steifen Nacken bei lang anhaltender Stagnation einhergehen kann. Bei einem Spontanschmerz, der durch die Palpation verringert wird, besteht ein Mangel in der Leitbahn. Wenn die Berührungsempfindlichkeit durch die Palpation allerdings schlimmer wird, dann herrscht eine Fülle in der Leitbahn.

Palpation der Dünndarm-Leitbahn

Palpation der Blutgefäße: Areal um Dü 16 Tianchuang
- *Oberflächlich und groß:* äußerer Wind
- *Tief:* Pathologie des Harnsystems
- *Schnell:* Hitze mit Harnsymptomatik
- *Langsam:* Kälte mit Harnsymptomatik
- *Leer:* Mangel mit Harnsymptomatik
- *Voll:* Fülle mit Bauchschmerzen und Harnretention

Palpation der Haut

Temperatur
- *Heiß:* Hitze in der Leitbahn (Mandeln und Ohren)
- *Kalt:* Kälte im Organ (Durchfall)

Beschaffenheit
- *Schlaff:* Mangel mit Harnsymptomatik
- *Rau und hart:* Fülle der Leitbahn (Nacken)

Berührungsempfindlichkeit
- *Bei leichtem Druck:* Stagnation in den Oberflächlichen Verbindungsleitbahnen (Nacken)
- *Bei tiefem Druck:* Stagnation in den eigentlichen Verbindungsleitbahnen und in den Tiefen Verbindungsleitbahnen (Schulter und Nacken)
- *Spontane Berührungsempfindlichkeit, die durch Druck verringert wird:* Leere in der Leitbahn
- *Spontane Berührungsempfindlichkeit, die durch Druck verschlimmert wird:* Fülle in der Leitbahn

52.4.8 Blasen-Leitbahn

Für die diagnostische Palpation der Blasen-Leitbahn ist die Gegend um Bl 40 Weizhong wichtig, da man hier die A. poplitea (Kniekehlenarterie) tasten kann.

Palpation der Blutgefäße

Wenn die Pulsation bei Bl 40 Weizhong oberflächlich und groß ist, dann kann es ein Hinweis auf Erkrankungen wie z. B. Kopfschmerzen oder Nackenschmerzen aufgrund von eindringender äußerer Kälte sein. Wenn die Pulsation tief liegt, dann kann es ein Hinweis auf eine Erkrankung des Harntrakts wie z. B. eine verringerte Harnmenge mit Ödemen sein. Wenn sie schnell ist, dann herrscht eine Hitze in der Blase vor, die mit Symptomen wie z. B. Brennen bei der Miktion einhergehen kann. Wenn der Puls langsam ist, dann kann eine Kälte mit Symptomen wie z. B. häufige Miktion und blassem Harn vorliegen. Wenn sich der Puls leer anfühlt, dann besteht ein Mangel in der Blase mit Symptomen wie z. B. Harninkontinenz oder Bettnässen, und wenn sich der Puls voll anfühlt, besteht eine Fülle mit Harnverhalt.

Palpation der Haut

Temperatur

Wenn sich die Haut in der Gegend um Bl 40 Weizhong heiß anfühlt, besteht eine Hitze in der Leitbahn, die zu Hauterscheinungen entlang der Leitbahn führen kann. Wenn sie sich kalt anfühlt, dann besteht eine Kälte mit Symptomen wie z. B. kalten und schwachen Beinen.

Beschaffenheit

Wenn sich die Haut schlaff anfühlt, dann besteht eine Leere in der Blase, die mit Symptomen wie z. B. Rückenschmerzen aufgrund eines Mangels und schwachen Beinen einhergehen kann. Wenn sich die Haut rau und hart anfühlt, dann besteht eine Fülle in der Blase, die mit Symptomen wie einem Harnverhalt einhergeht.

Berührungsempfindlichkeit

Wenn die Gegend bei Bl 40 Weizhong berührungsempfindlich ist, und zwar schon bei leichtem Druck, dann weist es auf eine Stagnation in den Oberflächlichen Verbindungsleitbahnen hin, die mit Kribbeln auf der Kopfhaut einhergehen kann. Wenn sie bei stärkerem Druck empfindlich ist, dann besteht eine Stagnation in den eigentlichen Verbindungsleitbahnen und möglicherweise auch in den Tiefen Verbindungsleitbahnen, was mit Symptomen wie z. B. chronischen Rückenschmerzen aufgrund lang anhaltender Stagnation einhergehen kann. Bei einem Spontanschmerz, der durch die Palpation verringert wird, besteht ein Mangel in der Leitbahn. Wenn die Berührungsempfindlichkeit durch die Palpation allerdings schlimmer wird, dann herrscht eine Fülle in der Leitbahn.

Palpation der Blasen-Leitbahn

Palpation der Blutgefäße: Areal um Bl 40 Weizhong
- *Oberflächlich und groß:* äußerer Wind
- *Tief:* Harnpathologie
- *Schnell:* Hitze (Brennen bei der Miktion)
- *Langsam:* Kälte (häufige Miktion)
- *Leer:* Mangel-Zustand des Organs
- *Voll:* Fülle-Zustand des Organs

Palpation der Haut

Temperatur
- *Heiß:* Hitze-Zustand der Leitbahn
- *Kalt:* Kälte-Zustand der Leitbahn (Beine)

Beschaffenheit
- *Schlaff:* Mangel-Zustand (Beine und Rücken)
- *Rau und hart:* Fülle-Zustand (Harnsystem)

Berührungsempfindlichkeit
- *Bei leichtem Druck:* Stagnation in der Oberflächlichen Verbindungsleitbahn
- *Bei tiefem Druck:* Stagnation in der eigentlichen Verbindungsleitbahn und in der Tiefen Verbindungsleitbahn
- *Spontane Berührungsempfindlichkeit, die durch Druck verringert wird:* Leere in der Leitbahn
- *Spontane Berührungsempfindlichkeit, die durch Druck verschlimmert wird:* Fülle in der Leitbahn

52.4.9 Nieren-Leitbahn

Das diagnostisch relevante Gebiet für die Tastuntersuchung der Nierenleitbahn liegt um Ni 3 Taixi, wo man auch die A. tibialis posterior (hintere Schienbeinarterie) tasten kann.

Palpation der Blutgefäße

Wenn die Pulsation bei Ni 3 Taixi oberflächlich und groß ist, dann weist sie auf Erkrankungen wie Kopfschmerzen und Nackenschmerzen aufgrund von eingedrungenem äußeren Wind hin. Wenn sie tief liegt, dann kann es ein Hinweis auf eine Harnpathologie sein, wie zum Beispiel zu geringe Harnproduktion mit Ödemen oder gynäkologische Probleme. Ein schneller Puls ist ein Zeichen für einen Hitze-Zustand der Nieren, der mit einem brennenden Gefühl bei der Miktion einhergehen kann. Ein langsamer Puls weist auf einen Kälte-Zustand hin mit Symptomen wie häufige Miktion und hellem Harn. Wenn sich der Puls leer anfühlt, zeigt er einen Mangel-Zustand der Nieren an, mit Symptomen wie zum Beispiel Harninkontinenz oder Bettnässen. Wenn der Puls voll ist, dann herrscht ein Fülle-Zustand mit Symptomen wie z. B. Harnverhalt.

Palpation der Haut

Temperatur

Wenn sich die Haut um Ni 3 Taixi heiß anfühlt, dann weist es auf einen Hitze-Zustand in der Leitbahn hin, der auch mit Hautausschlägen im Leitbahnverlauf einhergehen kann. Wenn sich die Haut kalt anfühlt, dann herrscht ein Kälte-Zustand mit Symptomen wie Kältegefühl, Rückenschmerzen und häufige Miktion und blassem Harn.

Beschaffenheit

Wenn sich die Haut schlaff anfühlt, dann herrscht ein Leere-Zustand der Nieren mit Rückenschmerzen aufgrund eines Mangels und schwachen Beinen. Wenn sich die Haut rau und hart anfühlt, dann besteht ein Fülle-Zustand der Nieren mit Symptomen wie z. B. Harnverhalt.

Berührungsempfindlichkeit

Wenn die Gegend bei Ni 3 Taixi berührungsempfindlich ist, und zwar schon bei leichtem Druck, dann weist es auf eine Stagnation in den Oberflächlichen Verbindungsleitbahnen hin, die mit Kribbeln auf der Kopfhaut einhergehen kann. Wenn sie bei stärkerem Druck empfindlich ist, dann besteht eine Stagnation in den eigentlichen Verbindungsleitbahnen und möglicherweise auch in den Tiefen Verbindungsleitbahnen, was mit Symptomen wie z. B. chronischen Rückenschmerzen aufgrund lang anhaltender Stagnation einhergehen kann. Bei einem Spontanschmerz, der durch die Palpation verringert wird, besteht ein Mangel in der Leitbahn. Wenn die Berührungsempfindlichkeit durch die Palpation allerdings schlimmer wird, dann herrscht eine Fülle in der Leitbahn.

Palpation der Nieren-Leitbahn

Palpation der Blutgefäße: Areal um Ni 3 Taixi
- *Oberflächlich und groß:* äußerer Wind
- *Tief:* Harnpathologie oder gynäkologische Pathologie
- *Schnell:* Hitze (Harnsystem)
- *Langsam:* Kälte (Harnsystem)
- *Leer:* Mangel (Harnsystem)
- *Voll:* Fülle (Harnsystem)

Palpation der Haut

Temperatur
- *Heiß:* Hitze-Zustand der Leitbahn
- *Kalt:* Kälte-Zustand der Leitbahn

Beschaffenheit
- *Schlaff:* Mangel (Rücken)
- *Rau und hart:* Fülle (Harnsystem)

Berührungsempfindlichkeit
- *Bei leichtem Druck:* Stagnation in der Oberflächlichen Verbindungsleitbahn
- *Bei tiefem Druck:* Stagnation in der eigentlichen Verbindungsleitbahn und in der Tiefen Verbindungsleitbahn
- *Spontane Berührungsempfindlichkeit, die durch Druck verringert wird:* Leere in der Leitbahn
- *Spontane Berührungsempfindlichkeit, die durch Druck verschlimmert wird:* Fülle in der Leitbahn

52.4.10 Perikard-Leitbahn

Das diagnostisch relevante Areal für die Perikard-Leitbahn ist die Gegend um Pe 8 Laogong, wo man die A. digitalis palmaris communis tasten kann.

Palpation der Blutgefäße

Wenn die Pulsation bei Pe 8 Laogong oberflächlich und groß ist, dann weist sie auf Beschwerden wie Völlegefühl im Brustkorb hin. Wenn sie tief liegt, dann kann es ein Hinweis auf Brustschmerzen aufgrund von Stagnation sein. Ein schneller Puls ist ein Zeichen für einen Hitze-Zustand des Perikards, der mit Symptomen wie z. B. geistiger Ruhelosigkeit und Hitzegefühl auf der Brust einhergehen kann. Wenn der Puls langsam ist, zeigt er einen Kälte-Zustand an mit Symptomen wie zum Beispiel Brustschmerz aufgrund von Yang-Mangel. Wenn sich der Puls leer anfühlt, dann besteht ein Mangel-Zustand im Perikard mit Symptomen wie Herzklopfen, Schlaflosigkeit und einem Leeregefühl in der Brust. Wenn der Puls voll ist, dann herrscht ein Fülle-Zustand mit Symptomen wie zum Beispiel geistiger Ruhelosigkeit und manischem Verhalten.

Palpation der Haut

Temperatur

Wenn sich die Haut auf Pe 8 Laogong heiß anfühlt, dann weist es auf einen Hitze-Zustand in der Leitbahn hin, der auch heiße Handflächen bedingen kann. Wenn sich die Haut kalt anfühlt, dann herrscht ein Kälte-Zustand mit Symptomen wie einem kalten, dumpfen Brustschmerz.

Beschaffenheit

Wenn sich die Haut schlaff anfühlt, dann herrscht ein Leere-Zustand im Perikard mit Leeregefühl in der Brust. Wenn sich die Haut rau und hart anfühlt, dann besteht ein Fülle-Zustand im Perikard mit Brustschmerzen.

Berührungsempfindlichkeit

Wenn die Gegend bei Pe 8 Laogong berührungsempfindlich ist, und zwar schon bei leichtem Druck, dann weist es auf eine Stagnation in den Oberflächlichen Verbindungsleitbahnen hin, die mit Kribbeln auf der Kopfhaut einhergehen kann. Wenn sie bei stärkerem Druck empfindlich ist, dann besteht eine Stagnation in den eigentlichen Verbindungsleitbahnen und möglicherweise auch in den Tiefen Verbindungsleitbahnen, was mit Symptomen wie z. B. Brustschmerzen aufgrund lang anhaltender Stagnation einhergehen kann. Bei einem Spontanschmerz, der durch die Palpation verringert wird, besteht ein Mangel in der Leitbahn. Wenn die Berührungsempfindlichkeit durch die Palpation allerdings schlimmer wird, dann herrscht eine Fülle in der Leitbahn.

Palpation der Perikard-Leitbahn

Palpation der Blutgefäße: Areal um Pe 8 Laogong
- *Oberflächlich und groß:* Fülle-Zustand der Brust
- *Tief:* Brustschmerz aufgrund von Stagnation
- *Schnell:* Hitze im Perikard (auf geistiger Ebene)
- *Langsam:* Brustschmerz aufgrund von Yang-Mangel
- *Leer:* Mangel (auf geistiger Ebene)
- *Voll:* Fülle (auf geistiger Ebene)

Palpation der Haut

Temperatur
- *Heiß:* Hitze in der Leitbahn
- *Kalt:* Kälte (Brustkorb)

Beschaffenheit
- *Schlaff:* Mangel (Brustkorb)
- *Rau und hart:* Fülle (Brustkorb)

Berührungsempfindlichkeit
- *Bei leichtem Druck:* Stagnation in der Oberflächlichen Verbindungsleitbahn
- *Bei tiefem Druck:* Stagnation in der eigentlichen Verbindungsleitbahn und in der Tiefen Verbindungsleitbahn
- *Spontane Berührungsempfindlichkeit, die durch Druck verringert wird:* Leere in der Leitbahn
- *Spontane Berührungsempfindlichkeit, die durch Druck verschlimmert wird:* Fülle in der Leitbahn

52.4.11 Dreifacher-Erwärmer-Leitbahn

Das diagnostisch relevante Areal für die Dreifacher-Erwärmer-Leitbahn liegt um SJ 22 Heliao herum, wo man auch die A. temporalis superficialis (oberflächliche Temporalarterie) tasten kann.

Palpation der Blutgefäße

Wenn die Pulsation bei SJ 22 Heliao oberflächlich und groß ist, dann weist sie auf Beschwerden wie Kopf- und Nackenschmerzen aufgrund von eingedrungenem äußeren Wind hin. Wenn sie tief liegt, dann kann es ein Hinweis auf eine Harnpathologie sein. Ein schneller Puls ist ein Zeichen für einen Hitze-Zustand des Dreifachen Erwärmers, der mit Symptomen wie zum Beispiel Ohrenschmerzen einhergehen kann. Wenn der Puls langsam ist, zeigt er einen Kälte-Zustand an mit Symptomen wie zum Beispiel häufige Miktion und klarem Harn. Wenn sich der Puls leer anfühlt, dann besteht ein Mangel-Zustand im Dreifachen Erwärmer mit Symptomen wie Harninkontinenz und Bettnässen. Wenn der Puls voll ist, dann herrscht ein Fülle-Zustand mit Symptomen wie zum Beispiel Völlegefühl im Brustkorb.

Palpation der Haut

Temperatur

Wenn sich die Haut um SJ 22 Heliao herum heiß anfühlt, dann weist es auf einen Hitze-Zustand in der Leitbahn hin, der zu Ohrinfekten führen kann. Wenn sich die Haut kalt anfühlt, dann herrscht ein Kälte-Zustand mit Symptomen wie zum Beispiel kalten und schwachen Beinen oder einer Harnpathologie.

Beschaffenheit

Wenn sich die Haut schlaff anfühlt, dann herrscht ein Leere-Zustand im Dreifachen Erwärmer mit Schwächegefühl in den Armen. Wenn sich die Haut rau und hart anfühlt, dann besteht ein Fülle-Zustand im Dreifachen Erwärmer mit Hautausschlägen im Leitbahnverlauf.

Berührungsempfindlichkeit

Wenn die Gegend bei SJ 22 Heliao berührungsempfindlich ist, und zwar schon bei leichtem Druck, dann weist es auf eine Stagnation in den Oberflächlichen Verbindungsleitbahnen hin, die mit Kribbeln im Gesicht einhergehen kann. Wenn sie bei stärkerem Druck empfindlich ist, dann besteht eine Stagnation in den eigentlichen Verbindungsleitbahnen und möglicherweise auch in den Tiefen Verbindungsleitbahnen, was mit Symptomen wie z. B. einer chronischen Tendinitis der Schulter aufgrund lang anhaltender Stagnation einhergehen kann. Bei einem Spontanschmerz, der durch die Palpation verringert wird, besteht ein Mangel in der Leitbahn. Wenn die Berührungsempfindlichkeit durch die Palpation allerdings schlimmer wird, dann herrscht eine Fülle in der Leitbahn.

Palpation der Dreifachen-Erwärmer-Leitbahn

Palpation der Blutgefäße: Areal um SJ 22 Heliao
- *Oberflächlich und groß:* äußerer Wind
- *Tief:* Harnpathologie
- *Schnell:* Hitze (Ohren)
- *Langsam:* Kälte (Harnsystem)
- *Leer:* Mangel (Harnsystem)
- *Voll:* Fülle (Brustkorb)

Palpation der Haut

Temperatur
- *Heiß:* Hitze in der Leitbahn
- *Kalt:* Kälte in der Leitbahn

Beschaffenheit
- *Schlaff:* Mangel (Arme)
- *Rau und hart:* Fülle (Leitbahn)

Berührungsempfindlichkeit
- *Bei leichtem Druck:* Stagnation in der Oberflächlichen Verbindungsleitbahn
- *Bei tiefem Druck:* Stagnation in der eigentlichen Verbindungsleitbahn und in der Tiefen Verbindungsleitbahn
- *Spontane Berührungsempfindlichkeit, die durch Druck verringert wird:* Leere in der Leitbahn
- *Spontane Berührungsempfindlichkeit, die durch Druck verschlimmert wird:* Fülle in der Leitbahn

52.4.12 Gallenblasen-Leitbahn

Das diagnostisch relevante Areal für die Gallenblasen-Leitbahn liegt um Gb 2 Tinghui herum, wo man auch die A. temporalis superficialis (oberflächliche Temporalarterie) tasten kann.

Palpation der Blutgefäße

Wenn die Pulsation bei Gb 2 Tinghui oberflächlich und groß ist, dann weist sie auf Beschwerden wie Kopf- und Nackenschmerzen aufgrund von eingedrungenem äußeren Wind hin. Wenn sie tief liegt, dann kann es ein Hinweis auf eine Gallenblasenpathologie sein, die mit Schmerzen unter den Rippenbögen einhergeht. Ein schneller Puls ist ein Zeichen für einen Hitze-Zustand der Gallenblase, der mit Symptomen wie z. B. Ohrenschmerzen oder geröteten Augen einhergehen kann. Wenn der Puls langsam ist, zeigt er einen Kälte-Zustand an mit Symptomen wie zum Beispiel Kopfschmerzen oder tränenden Augen. Wenn sich der Puls leer anfühlt, dann besteht ein Mangel-Zustand in der Gallenblase mit Symptomen wie chronischer Leukorrhö. Wenn der Puls voll ist, dann herrscht ein Fülle-Zustand mit Symptomen wie z. B. Kopfschmerzen.

Palpation der Haut

Temperatur

Wenn sich die Haut um Gb 2 Tinghui herum heiß anfühlt, dann weist es auf einen Hitze-Zustand in der Leitbahn hin, der zu Ohrinfekten führen kann. Wenn sich die Haut kalt anfühlt, dann herrscht ein Kälte-Zustand mit Symptomen wie zum Beispiel kalten und schwachen Beinen.

Beschaffenheit

Wenn sich die Haut schlaff anfühlt, dann herrscht ein Leere-Zustand in der Gallenblase mit Symptomen wie zum Beispiel durch einen Mangel bedingte Rückenschmerzen und schwachen Beinen. Wenn sich die Haut rau und hart anfühlt, dann besteht ein Fülle-Zustand in der Gallenblase mit Schmerzen unter dem Rippenbogen.

Berührungsempfindlichkeit

Wenn die Gegend bei Gb 2 Tinghui berührungsempfindlich ist, und zwar schon bei leichtem Druck, dann weist es auf eine Stagnation in den Oberflächlichen Verbindungsleitbahnen hin, die mit Kribbeln im Gesicht und an den Ohren einhergehen kann. Wenn sie bei stärkerem Druck empfindlich ist, dann besteht eine Stagnation in den eigentlichen Verbindungsleitbahnen und möglicherweise auch in den Tiefen Verbindungsleitbahnen, was mit Symptomen wie z. B. chronischen Hüft- und Knieschmerzen aufgrund lang anhaltender Stagnation einhergehen kann. Bei einem Spontanschmerz, der durch die Palpation verringert wird, besteht ein Mangel in der Leitbahn. Wenn die Berührungsempfindlichkeit durch die Palpation allerdings schlimmer wird, dann herrscht eine Fülle in der Leitbahn.

Palpation der Gallenblasen-Leitbahn

Palpation der Blutgefäße: Areal um Gb 2 Tinghui
- *Oberflächlich und groß:* äußerer Wind
- *Tief:* Schmerzen unter den Rippenbögen
- *Schnell:* Hitze (Ohren, Augen)
- *Langsam:* Kälte (Kopf, Augen)
- *Leer:* Mangel (vaginaler Ausfluss)
- *Voll:* Fülle (Ohren)

Palpation der Haut

Temperatur
- *Heiß:* Hitze (Ohren)
- *Kalt:* Kälte (Beine)

Beschaffenheit
- *Schlaff:* Mangel (Rücken, Beine)
- *Rau und hart:* Fülle (Hypochondrium)

Berührungsempfindlichkeit
- *Bei leichtem Druck:* Stagnation in der Oberflächlichen Verbindungsleitbahn
- *Bei tiefem Druck:* Stagnation in der eigentlichen Verbindungsleitbahn und in der Tiefen Verbindungsleitbahn
- *Spontane Berührungsempfindlichkeit, die durch Druck verringert wird:* Leere in der Leitbahn
- *Spontane Berührungsempfindlichkeit, die durch Druck verschlimmert wird:* Fülle in der Leitbahn

52.4.13 Leber-Leitbahn

Die diagnostisch relevanten Areale für die Leber-Leitbahn liegen bei Le 3 Taichong, wo man auch die A. metatarsalis dorsalis tasten kann, und bei Le 9 Yinbao und Le 10 Wuli, wo man die A. femoralis tasten kann.

Palpation der Blutgefäße

Wenn die Pulsation bei Le 3 Taichong, Le 9 Yinbao und Le 10 Wuli oberflächlich und groß ist, dann weist sie auf Beschwerden wie Kopf- und Augenschmerzen hin. Wenn sie tief liegt, dann kann es ein Hinweis auf eine Leberpathologie sein, die mit Bauchschmerzen einhergeht. Ein schneller Puls ist ein Zeichen für einen Hitze-Zustand der Leber, der mit Symptomen wie zum Beispiel Kopfschmerzen, geröteten Augen und Nasenbluten einhergehen kann. Wenn der Puls langsam ist, zeigt er einen Kälte-Zustand an mit Symptomen wie z. B. Kopfschmerzen oder tränenden Augen. Wenn sich der Puls leer anfühlt, dann besteht ein Mangel-Zustand in der Leber, z. B. Leber-Blut-Mangel mit Symptomen wie unscharfem Sehen und zu schwacher Menstruationsblutung. Wenn der Puls voll ist, dann herrscht ein Fülle-Zustand wie zum Beispiel Leber-Qi-Stagnation mit Symptomen wie Spannungsgefühl im Unterbauch und Beschwerden bei der Miktion.

Palpation der Haut

Temperatur

Wenn sich die Haut um Le 3 Taichong, Le 9 Yinbao und Le 10 Wuli herum heiß anfühlt, dann weist es auf einen Hitze-Zustand in der Leitbahn hin, der mit einer Wundrose oder einer Entzündung der äußeren Geschlechtsorgane einhergehen kann. Wenn sich die Haut kalt anfühlt, dann herrscht ein Kälte-Zustand mit Symptomen wie z. B. Kältegefühl im Unterbauch und Kälte in den äußeren Geschlechtsorganen.

Beschaffenheit

Wenn sich die Haut schlaff anfühlt, dann herrscht ein Leere-Zustand in der Leber mit Symptomen wie zum Beispiel Taubheit und schwachen Beinen. Wenn sich die Haut rau und hart anfühlt, dann besteht ein Fülle-Zustand in der Leber mit Schmerzen unter dem Rippenbogen.

Berührungsempfindlichkeit

Wenn die Gegend bei Le 3 Taichong, Le 9 Yinbao und Le 10 Wuli berührungsempfindlich ist, und zwar schon bei leichtem Druck, dann weist es auf eine Stagnation in den Oberflächlichen Verbindungsleitbahnen hin, die mit Juckreiz an den äußeren Geschlechtsorganen einhergehen kann. Wenn sie bei stärkerem Druck empfindlich ist, dann besteht eine Stagnation in den eigentlichen Verbindungsleitbahnen und möglicherweise auch in den Tiefen Verbindungsleitbahnen, was mit Symptomen wie z. B. Schmerzen im Unterbauch und einer Harnsymptomatik einhergehen kann. Bei einem Spontanschmerz, der durch die Palpation verringert wird, besteht ein Mangel in der Leitbahn. Wenn die Berührungsempfindlichkeit durch die Palpation allerdings schlimmer wird, herrscht eine Fülle in der Leitbahn.

Palpation der Leber-Leitbahn

Palpation der Blutgefäße: Areal um Le 3 Taichong und Le 10 Wuli

- *Oberflächlich und groß:* Schmerzen in Kopf und Augen
- *Tief:* Leber-Qi-Stagnation
- *Schnell:* Leber-Hitze (Kopf, Augen)
- *Langsam:* Kopfschmerzen mit tränenden Augen
- *Leer:* Leber-Blut-Mangel
- *Voll:* Leber-Qi-Stagnation (Harnsystem)

Palpation der Haut

Temperatur

- *Heiß:* Hitze in der Leitbahn (äußere Geschlechtsorgane)
- *Kalt:* Kälte in der Leitbahn (äußere Geschlechtsorgane)

Beschaffenheit

- *Schlaff:* Mangel (Beine)
- *Rau und hart:* Fülle (Hypochondrium)

Berührungsempfindlichkeit

- *Bei leichtem Druck:* Stagnation in der Oberflächlichen Verbindungsleitbahn
- *Bei tiefem Druck:* Stagnation in der eigentlichen Verbindungsleitbahn und in der Tiefen Verbindungsleitbahn
- *Spontane Berührungsempfindlichkeit, die durch Druck verringert wird:* Leere in der Leitbahn
- *Spontane Berührungsempfindlichkeit, die durch Druck verschlimmert wird:* Fülle in der Leitbahn

LERNERGEBNISSE

Das sollten Sie jetzt wissen:

- Dass die Palpation der Leitbahnen die Verbindungsleitbahnen (*Luo*), die Muskelleitbahnen (*Jing*) und die Funktionen dieser Leitbahnen umfasst.
- Welche Rolle die Palpation beim schmerzhaften Obstruktions-Syndrom (*Bi*) spielt.
- Welche Areale im Verlauf der sechs Yin- und Yang-Leitbahnen eine besondere diagnostische Bedeutung bei der Palpation haben: Palpation der Blutgefäße und der Hauttemperatur, -beschaffenheit und -berührungsempfindlichkeit.

ANMERKUNGEN

1 *Ling Shu Jing* 灵枢经 („Zentrum des Wirkvermögens"; „Spiritual Axis"); People's Health Publishing House, Beijing 1981; erstmals erschienen: etwa 100 v. Chr; S. 50.
2 Ebenda, S. 50.
3 Ebenda, S. 37.
4 *Huang Di Nei Jing Su Wen* 黄帝内经素问 („Des Gelben Kaisers Klassiker des Inneren – Reine Fragen"; „The Yellow Emperor's Classic of Internal Medicine – Simple Questions"); People's Health Publishing House, Beijing 1979; erstmals erschienen: etwa 100 v. Chr; S. 301.
5 *Ling Shu Jing*, S. 37.
6 Ebenda, S. 38.

D Hören und Riechen

Einführung

Die Diagnose mittels Hören und Riechens heißt auf Chinesisch *Wen*. Interessanterweise kann das Schriftzeichen für *Wen* sowohl „hören" als auch „riechen" bedeuten. Schon seit dem Altertum waren diese Diagnosearten ein fester Bestandteil der chinesischen Medizin. Bereits in Kapitel 5 des *Su Wen* wird die Diagnose mittels Hören im allgemeinen Kontext der Diagnose erwähnt: *„Ein fähiger Diagnostiker wird die Gesichtsfarbe des Patienten betrachten und seinen Puls fühlen, und so Yin und Yang voneinander unterscheiden. Er wird eine klare oder trübe Gesichtsfarbe erkennen und so die Lokalisierung des Krankheitsmusters festlegen. Er wird das Keuchen und Atmen des Patienten sowie seine Stimme hören, und so die Erkrankung diagnostizieren."*[1]

Im Altertum wurden die Yin-Organe zu den fünf Musiknoten (die chinesische Tonleiter besteht aus fünf Noten) und den fünf Lauten in Beziehung gesetzt:

- Der Leber entspricht die Note *Jue* und der Laut des Schreiens.
- Dem Herz entspricht die Note *Zhi* und der Laut des Lachens.
- Der Milz entspricht die Note *Gong* und der Laut des Singens.
- Der Lunge entspricht die Note *Shang* und der Laut des Weinens.
- Der Niere entspricht die Note *Yu* und der Laut des Stöhnens.

Im „Klassiker der Schwierigkeiten" werden die Laute und Gerüche in verschiedenen Textstellen erwähnt. In Kapitel 34 gibt es für jedes Yin-Organ eine Auflistung von Farben, Lauten, Gerüchen, Geschmäckern und Flüssigkeiten. Die Laute und Gerüche der Yin-Organe sind:[2]

Organ	Laut	Geruch
Leber	Schreien	Ranzig
Herz	Reden	Verbrannt
Milz	Singen	Duftend
Lunge	Weinen	Verdorben
Niere	Stöhnen	Faulig

In Kapitel 49 des „Klassiker der Schwierigkeiten" steht: *„Das Herz kontrolliert den Geruchssinn. Wenn ein Geruch ins Herz gelangt, wird der Geruch verbrannt, wenn er in die Milz gelangt, wird er duftend, wenn er in die Leber gelangt, wird er übel, wenn er in die Niere gelangt, wird er faulig, und wenn er in die Lunge gelangt, wird er verdorben."*[3] Interessanterweise ist der Geruchssinn in dieser Passage dem Herz zugeordnet.

Im selben Kapitel werden die den Yin-Organen entsprechenden Laute abgehandelt: *„Die Lunge kontrolliert die Stimme [oder die Laute]. Wenn diese in die Leber gelangt, wird der Laut ein Schreien, gelangt sie ins Herz, wird daraus Reden, gelangt sie in die Milz, wird daraus Singen, gelangt sie in die Niere, wird daraus Stöhnen, gelangt sie in die Lunge selbst, wird daraus Weinen."*[4] In Kapitel 61 steht: *„Indem wir die fünf Laute vernehmen, können wir die Erkrankung diagnostizieren."*[5]

In Kaptitel 17 des *Su Wen* gibt es eine interessante Beschreibung der Stimme eines Patienten, der an Nässe leidet: *„Wenn die Mitte [d. h. der Mittlere Erwärmer] an Völle leidet, wird das aufsteigende Qi Furcht hervorrufen, und die Stimme [des Patienten] wird klingen, als ob sie aus dem Inneren eines Raumes kommen würde [d. h. zwischen den Wänden], was auf Nässe in der Mitte zurückzuführen ist."*[6]

In derselben Passage wird die Bedeutung einer schwachen Stimme und unzusammenhängender Rede erklärt: *„Wenn die Stimme schwächlich und unterbrochen ist, so ist das Qi erschöpft. Wenn eine Person nicht für ihre eigene Sauberkeit Sorge tragen kann [wörtlich: wenn Kleidung und Bettwäsche schmutzig und ungeordnet sind] und ihre Rede unzusammenhängend ist, so heißt das, dass der Herz-Geist verwirrt ist."*[7]

Teil D umfasst folgende Kapitel:

- ➤ Kapitel 53: Diagnose mittels Hören
- ➤ Kapitel 54: Diagnose mittels Riechen

ANMERKUNGEN

1 *Huang Di Nei Jing Su Wen* 黄帝内经素问 („Des Gelben Kaisers Klassiker des Inneren – Reine Fragen"; „The Yellow Emperor's Classic of Internal Medicine – Simple Questions"); People's Health Publishing, Beijing 1979; erstmals erschienen: etwa 100 v. Chr.; S. 46.
2 Nanjing College of Traditional Chinese Medicine: *Nan Jing Jiao Shi* 难经校释 („Überarbeitete Erläuterung des Klassikers der Schwierigkeiten"; „A Revised Explanation of the Classic of Difficulties"); People's Health Publishing House, Beijing 1979; erstmals erschienen: etwa 100 n. Chr.; S. 85.
3 Ebenda, S.113.
4 Ebenda, S. 114.
5 Ebenda, S. 135.
6 *Su Wen*, S. 99-100.
7 Ebenda, S. 100.

KAPITEL

53 Diagnose mittels Hören

Einführung

Sobald der Patient zu sprechen beginnt, schon wenn er telefonisch einen Termin vereinbart, können wir das „Hören" als diagnostisches Werkzeug einsetzen. Die Stimme an sich verschafft uns bereits einen Eindruck vom Zustand des Qi des Patienten, insbesondere vom Lungen-Qi, das sich direkt in der Stimme manifestiert. Ferner spiegelt die Stimme den Zustand von Herz-Geist und Geist wider, denn eine leise und kraftlose Stimme mit einem traurigen Unterton zeigt sofort an, dass der Herz-Geist und der Geist beeinträchtigt sind. Die folgenden diagnostischen Klänge und Geräusche werden besprochen:

1. Die Stimme
2. Die Sprache
3. Schreien bei Säuglingen
4. Atmen und Seufzen
5. Husten und Niesen
6. Schluckauf
7. Aufstoßen
8. Erbrechen
9. Seufzen

53.1 Die Stimme

Folgende Themen werden hier abgehandelt:

- Die normale Stimme
- Die Stimme und die Fünf Elemente
- Stärke und Qualität der Stimme
  - Nasale Stimme
  - Heisere Stimme
  - Schnarchen
  - Stöhnen
  - Aufschreien
  - Stottern

Der Stimmklang wird durch ein Zusammenwirken vieler verschiedener Körperteile hervorgebracht, die in der chinesischen Medizin unter dem Einfluss bestimmter innerer Organe stehen: die Lunge selbst (Lunge), der Kehlkopf (Lunge), der Kehlkopfdeckel (Niere), die Zunge (Herz), die Zähne (Niere), die Lippen (Milz) und die Nase (Lunge). Die Stimme kann den allgemeinen Zustand des Qi wiedergeben, weil sie durch mehrere Organe hervorgebracht wird, insbesondere durch Lunge, Herz, Milz und Niere.

!

Die Stimme wird durch die folgenden Organe hervorgebracht (in Klammern die entsprechenden Organe gemäß der chinesischen Medizin):
- Lunge (Lunge)
- Kehlkopf (Lunge)
- Kehlkopfdeckel (Niere)
- Zunge (Herz)
- Zähne (Niere)
- Lippen (Milz)
- Nase (Lunge)

Die Stimme stellt für uns ein wichtiges diagnostisches Indiz dar, das zum Einsatz kommt, sobald der Patient uns begrüßt. Sie verschafft uns den allerersten Eindruck vom Allgemeinzustand des Qi des Patienten. Eine starke Stimme spiegelt hierbei ein starkes Qi und eventuell das Vorliegen pathogener Faktoren wider, während eine schwache Stimme einen Qi-Mangel andeutet.

Des Weiteren ist die Stimme ein Spiegel von Herz-Geist und Geist, da der Akt des Redens vom Herzen gesteuert wird. Somit gibt unsere Stimme in sehr deutlicher Weise unser geistiges und emotionales Befinden wider, was dem Therapeuten die Möglichkeit verschafft, Emotionen wie Traurigkeit, Angst oder Wut ohne Weiteres in der Stimme des Patienten zu erkennen.

Die Stimme ist eine direkte Manifestation des Lungen-Qi und gibt uns einen sofortigen Einblick in dessen Verfassung, da die Lunge den Ton und die Stärke der Stimme beeinflusst.

Das Herz wirkt sich in zweierlei Weise auf die Stimme aus: Zunächst übt es einen großen Einfluss auf Ton und Gestalt der Stimme aus, da die Zunge, ein sehr wichtiges Organ in der Sprachbildung, unter dessen Kontrolle steht. Außerdem beherbergt das Herz sowohl den Herz-Geist als auch den Geist, was insofern zu beachten ist, weil Ton und Stärke der Stimme enorm von der geistigen und emotionalen Verfassung des Sprechenden abhängen.

Die Milz kontrolliert die Lippen, ein ebenfalls entscheidendes Organ in der Bildung von Lauten, die offensichtlich ebenfalls an Stärke und Ton der Sprache beteiligt sind. Bei einem Milz-Qi-Mangel kann es den Lippen an Kraft fehlen, und es kommt zu einer undeutlichen Sprache. Andererseits sind der Ton und die Stärke der Stimme trotz der primären Beziehung zur Lunge auch ein Spiegel der Verfassung des Qi im Allgemeinen und damit der Milz, die den Ausgang des nachgeburtlichen Qi darstellt.

Die Niere beeinflusst die Tonlage und Qualität der Stimme, da das Ursprungs-Qi aus dem Bereich zwischen den beiden Nieren die Zungenwurzel erreicht und somit dem Kehlkopf erlaubt Töne freizugeben.

Beim Hören der Stimme sollte man Kraft, Ton, Lage und Qualität im Allgemeinen sowie die Art des Sprechens beurteilen, ob sie nun schnell, langsam, durcheinander, verwaschen etc. ist. Die Art des Sprechens wird unter der Überschrift „Sprache" abgehandelt.

53.1.1 Die normale Stimme

Unter einer normalen Stimme versteht man eine harmonische, ausgeglichene, relativ weiche, runde und klare Stimme von angemessener Stärke, also weder zu laut noch zu leise. Die normale Stimme wird gerne mit dem Ton einer Glocke verglichen, und die Lunge selbst mit der Glocke an sich. Eine intakte Glocke bringt ein klares Läuten hervor, demnach ist die Stimme, wenn das Lungen-Qi in gutem Zustand ist und keine Behinderung durch Schleim besteht, klar und deutlich, ihr Ton wohlklingend und ihre Lage weder zu hoch noch zu tief. Beim Beurteilen der Qualität, Tonlage und des Tons der Stimme gibt es keinen allgemein anerkannten Standard, weswegen man die Stimme immer in Bezug zu Geschlecht, Alter und Körperbau des Patienten sehen sollte. Eine für einen groß gebauten Mann allzu schwache Stimme mag für eine alte Frau von kleinerem Körperbau ganz normal sein.

Man sollte auch die momentane Gemütslage des Patienten berücksichtigen, da sich diese schnell auf die Stimme auswirken kann. So steht zum Beispiel im „Goldenen Spiegel der Medizin" (*Yi Zong Jin Jian*): *„Wenn das Herz von übermäßiger Freude beeinträchtigt wird, zerstreut sich die Stimme. Wenn das Herz von Wut beeinträchtigt wird, ist die Stimme ungehalten und streng. Wenn das Herz von Kummer beeinträchtigt wird, ist die Stimme traurig und heiser [...], wenn das Herz von Liebe beeinflusst wird, ist die Stimme sanftmütig und ausgeglichen. Wenn das Herz von Glück erfüllt ist, wird die Stimme langsam und entspannt."*[1]

53.1.2 Die Stimme und die Fünf Elemente

Aus Sicht der Fünf Elemente gibt es fünf „Tonarten": Schreien für Holz, Lachen für Feuer, Seufzen für Erde, Weinen für Metall und Stöhnen für Wasser. Diese Tonarten können auf verschiedene Weise ausgelegt werden: Unter normalen physiologischen Umständen sind diese Tonarten für ihren jeweiligen Elementen-Typ angebracht, mit anderen Worten, eine Person vom Holz-Typ sollte eine recht laute und leicht „schreiende" Stimme haben. Liegt eine Erkrankung vor, kann die Tonart der Stimme vom Normalzustand abweichen und zur Fülle oder Leere neigen. Gemäß diesem Beispiel kann eine Person vom Holz-Typ entweder eine „zu schreiende" oder zu schwache Stimme haben.

Eine schreiende Stimme ist laut und wird in kurzen scharfen Stößen hervorgebracht, als ob die Person jemanden ausschelten würde. Eine Person mit lachender Stimme wird in seiner Rede oft kurze Ausbrüche von Gelächter anbringen, und die Stimme an sich hat einen lachenden Tonfall. Eine singende Stimme ist von hoher Tonlage, wohlklingend und wechselt fließend wie beim Singen von hohen zu tiefen Tönen. Eine weinerliche Stimme ist ein wenig zögerlich, von relativ tiefer Tonlage und klingt traurig. Bisweilen kann sie den Eindruck vermitteln, als ob die betroffene Person gleich in Tränen ausbrechen würde. Eine stöhnende Stimme klingt kehlig und krächzend und besitzt eine tiefe Tonlage.

Die Stimme und die Fünf Elemente

- *Schreien:* Holz
- *Lachen:* Feuer
- *Seufzen:* Erde
- *Weinen:* Metall
- *Stöhnen:* Wasser

53.1.3 Stärke und Qualität der Stimme

Teil E (Symptome und klinische Zeichen) ➤ *Kap. 83*

Eine kräftige und laute Stimme deutet im Allgemeinen auf eine Fülle, eine schwache, gesenkte und leise Stimme hingegen auf eine Leere hin.

Hinsichtlich der Qualität der Stimme sollten wir die folgenden Stimmarten und Geräusche berücksichtigen:

- Nasale Stimme
- Heisere Stimme
- Schnarchen
- Stöhnen
- Aufschreien
- Stottern

Nasale Stimme

Teil E (Symptome und klinische Zeichen) ➤ *Kap. 83*

Außer der Stärke der Stimme sollten wir ebenso die Klarheit der Stimme beachten und beurteilen. Wie schon gesagt, die Stimme sollte dem klaren Läuten einer Glocke ähneln. Eine gedämpfte Stimme deutet auf eine Blockade der Passagen in der Lunge, ausgelöst durch äußeren Wind, Schleim oder Nässe.

Bei einem Leere-Syndrom weist eine gedämpfte und schwache Stimme auf einen Qi- und Blut-Mangel oder einen Lungen-Qi-Mangel, der in der Regel mit einer Ansammlung von Nässe oder Schleim in den Nasengängen einhergeht.

Heisere Stimme

Eine heisere Stimme, die akut auftritt, deutet immer auf eindringende Wind-Hitze mit Trockenheit im Abwehr-Qi-System der Lunge. Vergleichen wir die Lunge mit einem metallenen Instrument oder mit einer Glocke, so erklärt sich die Heiserkeit in diesem Fall dadurch, dass die Glocke „voll" ist, das heißt die Lunge wird von Wind blockiert. Im Altertum nannte man diese Situation *„Jin* ist voll und klingt nicht"; *Jin* ist hier ein antikes Instrument aus Metall.

Eine plötzlich auftretende heisere Stimme kann auch auf einer Stagnation von Leber-Qi oder Lungen-Qi, die aufgrund emotionaler Probleme den Hals beeinträchtigen, beruhen.

Bei chronischen Erkrankungen ist eine heisere Stimme auf einen Lungen- und Nieren-Yin-Mangel zurückzuführen. In diesem Fall kriegt die Glocke an verschiedenen Stellen Risse und die Stimme wird heiser. Früher sagte man hierzu *„Jin* reißt ein und klingt nicht". Wird die Stimme im Verlauf einer schweren und langwierigen Erkrankung, wie zum Beispiel bei Krebs, plötzlich heiser, so deutet sie auf einen Yin- oder Yang-Kollaps – ein ungünstiges Zeichen für die weitere Prognose.

Eine chronisch heisere Stimme mit geschwollenem Rachen kann auf Schleim und Blut-Stase, die den Rachen blockieren, beruhen.

Tritt während der Schwangerschaft eine heisere Stimme auf, so liegt eine Erkrankung der Verbindungsleitbahn vor, die den Uterus mit der Niere verbindet. Die Nieren-Leitbahn reicht bis zur Zungenwurzel, daher kann eine Erkrankung dieser Verbindungsleitbahn im Verlauf einer Schwangerschaft das Nieren-Qi davon abhalten, zur Zunge aufzusteigen, was sich schließlich auf die Stimme auswirkt. Ein derartiges Erkrankungsmuster ist in Kapitel 47 des *Su Wen* erwähnt.[2] Normalerweise bessert es sich von selbst und benötigt keiner Behandlung, was im *Su Wen* ausdrücklich bestätigt wird, da es sich *„im zehnten Monat von selbst lösen wird"*, mit anderen Worten zum Zeitpunkt der Entbindung.

Eine plötzlich auftretende raue, tiefe, laute und heisere Stimme deutet auf eindringenden Wind, eine nasale Stimme auf eindringende Wind-Kälte oder Wind-Nässe.

Hat der Patient Schwierigkeiten, einen Ton hervorzubringen, und leidet er ferner an Kurzatmigkeit und einem rasselnden, einer Säge ähnelndem Geräusch im Hals, beruht dies auf einer Ansammlung von Schleim in der Lunge.

Schnarchen

Teil E (Symptome und klinische Zeichen) ➤ *Kap. 81,* ➤ *Kap. 83*

Schnarchen ist generell auf Schleim oder Nässe, die die Nasengänge verstopfen, zurückzuführen. Zunächst müssen wir lautes Schnarchen, das ausschließlich eine Fülle von Nässe oder Schleim widerspiegelt, von leisem Schnarchen, das Nässe oder Schleim bei gleichzeitig bestehendem Qi-Mangel widerspiegelt, unterscheiden.

In Kapitel 34 des *Su Wen* wird Schnarchen mit rebellierendem Qi der Magen-Leitbahn in Verbindung gebracht: *„Unfähigkeit zu schlafen mit Schnarchen ist durch rebellierendes Qi der Magen-Leitbahn bedingt. Die drei Fuß-Yang-Leitbahnen fließen alle nach unten; wenn das Qi der Magen-Leitbahn nach oben rebelliert, verursacht dies Schnarchen."*[3]

Stöhnen

Teil E (Symptome und klinische Zeichen) ➤ *Kap. 83*

Meist stöhnt der Patient, wenn er an Schmerzen leidet, dennoch müssen wir lautes und schwaches Stöhnen voneinander unterscheiden. Lautes Stöhnen ist Zeichen einer Fülle, während ein schwaches Stöhnen das Ergebnis einer Kombination aus Leere und Fülle darstellt. Meist liegt als Ursache Nässe oder eine Qi-Stagnation vor.

Aufschreien

Teil E (Symptome und klinische Zeichen) ➤ *Kap. 83*

In der Regel schreit der Patient auf, wenn ihn starke Schmerzen dazu treiben, welche immer von einer Fülle gekennzeichnet sind und meist auf Blut-Stase, Nässe-Hitze oder Toxischer Hitze beruhen.

Stottern

Teil E (Symptome und klinische Zeichen) ➤ *Kap. 83*

Stottert der Patient, können ein Herz-Blut-Mangel oder ein Herz-Feuer zugrunde liegen.

Die Stimme

- *Laute Stimme:* Fülle
- *Schwache Stimme:* Leere
- *Gedämpfte Stimme bei akuter Erkrankung:* Eindringen von Wind
- *Gedämpfte Stimme bei chronischer Erkrankung:* Qi- und Blut-Mangel
- *Nasale Stimme:* Eindringen von Wind-Kälte oder Wind-Nässe
- *Heisere Stimme bei akuter Erkrankung:* Eindringen von Wind-Hitze oder Qi-Stagnation
- *Heisere Stimme bei chronischer Erkrankung:* Yin-Mangel (der Lunge und / oder der Niere)
- *Heisere Stimme bei chronischer Erkrankung mit geschwollenem Rachen:* Schleim und Blut-Stase
- *Plötzlich heisere Stimme bei chronischer Erkrankung:* Yin- oder Yang-Kollaps
- *Heisere Stimme im Verlauf der Schwangerschaft:* Krankheitsmuster der Nieren-Leitbahn
- *Raue, tiefe, laute und heisere Stimme mit plötzlichem Beginn:* Eindringen von Wind
- *Schwierigkeiten, einen Ton hervorzubringen, mit Kurzatmigkeit:* Schleim in der Lunge
- *Schnarchen:* Schleim oder Nässe, die die Nasengänge verstopfen
- *Stöhnen:* Schmerzen aufgrund von Nässe oder Qi-Stagnation
- *Aufschreien:* starke Fülle-Schmerzen aufgrund von Blut-Stase, Nässe-Hitze oder Toxischer Hitze
- *Stottern:* Herz-Blut-Mangel oder Herz-Feuer

53.2 Die Sprache

Teil E (Symptome und klinische Zeichen) ➤ Kap. 83

Redet der Patient nur ungern und mit Abneigung, deutet es auf einen Qi-Mangel von Lunge und / oder Milz. Redet der Patient hingegen zu viel, liegt meist eine Fülle vor, insbesondere eine Hitze im Herzen.

Eine verwaschene Sprache deutet auf Schleim und ist häufig bei Patienten zu sehen, die einen Wind-Schlaganfall erlitten hatten. Redet der Patient unzusammenhängend und ohne aufzuhören, ist dies ein Hinweis auf Schleim-Feuer, das die Öffnungen des Herz-Geistes blockiert, und auf manisches Verhalten. Wenn der Patient mit sich selbst in tiefer Stimmlage murmelt, weist es auf Schleim, der die Öffnungen des Herz-Geistes blockiert.

Redet der Patient nur zögerlich und hat Not, die richtigen Worte zu finden, besteht in der Regel Nässe oder Schleim, die das Gehirn blockieren, ein Symptom, das oft beim chronischen Erschöpfungssyndrom zu beobachten ist. Wenn der Patient viel redet und lacht und zudem nachts ungewöhnlich aktiv ist, deutet dies auf eine manische Phase (*Kuang*) einer bipolaren Störung. Ein wirres Daherreden kommt bei fiebrigen Erkrankungen mit hohem Fieber vor, was auf Hitze, die ins Perikard eingedrungen ist, deutet. Redet der Patient mit sehr schwächlicher Stimme und mit unterbrochenem Redefluss, wobei er große Schwierigkeiten hat, nach der Unterbrechung seine Rede wieder aufzugreifen, lässt es auf eine schwere Erschöpfung des Qi schließen. Ein derartiges Syndrom nennt man *Duo Qi*, wörtlich „Stehlen des Qi".

Wenn der Mensch im Schlaf redet, liegen verschiedene Fülle-Muster wie Herz-Feuer, Gallenblasen-Hitze oder Magen-Hitze vor. Leere-Muster wären in diesem Fall zum Beispiel ein Herz-Blut-Mangel. Bei Ersterem erscheint das Reden im Schlaf laut und unruhig, bei Letzterem eher leise und schwach.

Die Sprache

- *Patient redet nur ungern:* Qi-Mangel (von Lunge und / oder Milz)
- *Patient redet zu viel:* Fülle
- *Verwaschene Sprache:* Schleim
- *Patient redet unzusammenhängend und ohne aufzuhören:* Schleim-Feuer
- *Patient murmelt zu sich selbst:* Schleim, der die Öffnungen des Herz-Geistes blockiert
- *Patient redet nur zögerlich und hat Not, die richtigen Worte zu finden:* Nässe oder Schleim
- *Patient redet und lacht viel:* manisches Verhalten (*Kuang*)
- *Patient redet verwirrt daher, wie im Delirium:* Hitze im Perikard (bei fiebrigen Erkrankungen)
- *Patient redet mit sehr schwächlicher Stimme und mit unterbrochenem Redefluss:* schwere Erschöpfung des Qi
- *Patient redet im Schlaf:* Herz-Feuer, Gallenblasen-Hitze, Magen-Hitze, Herz-Blut-Mangel

53.3 Schreien bei Säuglingen

Teil E (Symptome und klinische Zeichen) ➤ Kap. 90

Zur Diagnose mittels Hören gehört auch, dass man sich das Schreien eines Säuglings gut anhört. Wenn der Säugling in hoher Tonlage schreit und dabei seinen Kopf von Seite zu Seite bewegt, weist dies auf Nahrungsakkumulation hin. Schreit der Säugling hingegen in tiefer Tonlage und intermittierend, so liegt meist ein Milz-Mangel vor. Schreit der Säugling in einem langen, anhaltenden aber zarten Ton, weist es auf eine Leere und womöglich auf geschwollene Mandeln hin.

53.4 Atmen und Seufzen

Teil E (Symptome und klinische Zeichen) ➤ Kap. 63

53.4.1 Atmen

Das Atemgeräusch ist ein Spiegel der Funktion von Lunge und Niere. Allgemein gelten dieselben Grundsätze wie bei der Stimme: Ein schwächliches und tiefes Atemgeräusch deutet auf einen Lungen- und Nieren-Mangel, ein lautes hingegen auf eine Fülle. Ein seichtes Atemgeräusch deutet auf einen Yang-Mangel, ein lautes Atemgeräusch hingegen auf Lungen-Hitze.

Abgesehen von diesen allgemeinen Grundsätzen lassen sich pathologische Atemgeräusche in Atemlosigkeit, Keuchen, Kurzatmigkeit, schwache Atmung und rebellierendes Qi unterteilen.

53.4.2 Pathologische Atemgeräusche

Teil E (Symptome und klinische Zeichen) ➤ *Kap. 63*

Atemlosigkeit (Chuan) ist gekennzeichnet durch Schwierigkeiten beim Atmen und Kurzatmigkeit mit hochgezogenen Schultern, was vor allem bei Patienten mit Asthma oder obstruktiven Atemwegserkrankungen vorkommt. Die Atemlosigkeit kann von Fülle oder Leere geprägt sein. Beim Fülle-Typ ist die Atmung unregelmäßig, laut und schwergängig, während sie beim Leere-Typ leiser, und die Stimme schwach ist. Atemlosigkeit vom Fülle-Typ beruht in der Regel auf eine Ansammlung von Schleim in der Lunge, Atemlosigkeit vom Leere-Typ hingegen auf Schleim in der Lunge mit einem Mangel von Lunge, Milz oder Niere.

Keuchen (Xiao) zeichnet sich durch einen pfeifenden Ton beim Atmen, oft beim Ausatmen, aus, ein häufiges Symptom bei Asthmakranken. Keuchen deutet auf eine Ansammlung von Schleim in der Lunge, was in der der chinesischen Medizin als klassische Ursache hervorgehoben wird. Meiner Erfahrung nach aber liegt bei Jugendlichen mit allergischem Asthma nur wenig oder gar kein Schleim vor, und das Keuchen wird vielmehr durch Wind in der Lunge ausgelöst. Eine umfassende Erläuterung dieses Konzepts findet sich in Kapitel 5 von „Die Praxis der Chinesischen Medizin“.[4]

Kurzatmigkeit (Duan Qi) zeichnet sich durch kurze, unregelmäßige und schnelle Atemzüge aus, jedoch ohne dass man beobachten kann, wie der Patient nach Luft ringt und die Schultern hochzieht, wie es bei Atemlosigkeit der Fall ist. Kurzatmigkeit deutet auf eine Ansammlung von Schleim in der Lunge bei gleichzeitigem Lungen-Qi-Mangel hin.

Schwache Atmung (Qi Shao) zeichnet sich durch schwache, leise und kurze Atemgeräusche aus. Sie beruht auf einem Qi-Mangel von Lunge und / oder Niere.

Rebellierendes-Qi-Atmen (Shang Qi) zeichnet sich aus durch schnelle und kurze Atemzüge, Husten, ein Engegefühl im Hals und ein Gefühl von aufsteigender Energie. Hinzu kommt ein Gefühl von Ängstlichkeit. Beim Hinlegen geht es dem Patienten generell schlechter. Dem können Syndrome wie rebellierendes Qi im Durchdringungsgefäß oder Leber-Feuer, das die Lunge beleidigt, zugrunde liegen.

Die fünf pathologischen Atemgeräusche

- *Atemlosigkeit (Chuan):* Schleim in der Lunge
- *Keuchen (Xiao):* Schleim oder Wind in der Lunge
- *Kurzatmigkeit (Duan Qi):* Schleim in der Lunge mit Lungen-Qi-Mangel
- *Schwache Atmung (Qi-Shao):* Qi-Mangel (von Lunge und / oder Niere)
- *Rebellierendes-Qi-Atmen (Shang Qi):* rebellierendes Qi im Durchdringungsgefäß oder Leber-Feuer, das die Lunge beleidigt

53.4.3 Seufzen

Seufzen deutet im Allgemeinen auf eine Qi-Stagnation in der Leber oder Lunge hin, die sich entweder von emotionalen Problemen wie z. B. unterdrückte Wut oder Frustration im Falle der Leber herleitet, oder von Sorge und Traurigkeit, wenn primär die Lunge beeinträchtigt ist. Seufzt der Patient recht leise, kann auch ein Mangel von Milz und Herz aufgrund von Traurigkeit, Kummer oder Grübeln vorliegen.

53.5 Husten und Niesen

53.5.1 Husten

Teil E (Symptome und klinische Zeichen) ➤ *Kap. 63*

Dieselben allgemeinen Grundsätze gelten für das Husten-Geräusch: Ein lautes Husten deutet demnach auf eine Fülle, ein Husten mit schwachem Geräusch hingegen auf eine Leere. Abgesehen hiervon weist ein lauter Husten, der sich „ergiebig“ und „locker“ anhört, auf Nässe-Schleim in der Lunge hin. Ein bellender und lauter Husten hingegen deutet auf Schleim-Hitze in der Lunge hin. Im Verlauf einer akuten Erkrankung deutet ein andauernder, lauter und trockener Husten mit gelegentlichem Auswurf von Sputum auf eine Rest-Trockenheit und Schleim in der Lunge infolge einer Invasion von Wind-Hitze hin. Bei einer chronischen Erkrankung weist ein andauernder, schwacher und trockener Husten mit gelegentlichem Auswurf von Sputum auf Trockenheit und Schleim in der Lunge hin. Ein andauernder, trockener und schwacher Husten, der recht leise klingt, deutet auf einen Lungen-Yin-Mangel hin.

Wenn Kinder an einem bellenden, lauten und in schlimmen Anfällen auftretenden Husten leiden, der ein charakteristisches keuchendes Geräusch aufweist und mit Erbrechen endet, dann sollten wir an Keuchhusten denken.

Husten

- *Laut:* Fülle
- *Leise, schwach:* Leere
- *Lautes, ergiebiges und lockeres Geräusch:* Nässe-Schleim in der Lunge
- *Bellender und lauter Husten:* Schleim-Hitze in der Lunge
- *Andauernder, trockener und lauter Husten mit gelegentlichem spärlichem Auswurf, bei akuter Erkrankung:* in der Lunge zurückgebliebene Trockenheit und Schleim infolge einer Invasion von Wind-Hitze
- *Andauernder, trockener, schwacher Husten mit gelegentlichem spärlichem Auswurf, bei chronischer Erkrankung:* Trockenheit und Schleim in der Lunge
- *Andauernder, trockener, schwacher und leiser Husten mit gelegentlichem spärlichem Auswurf, bei chronischer Erkrankung:* Lungen-Yin-Mangel
- *Schlimmer, anfallsartiger, bellender und lauter Husten bei Kindern:* Keuchhusten

53.5.2 Niesen

Teil E (Symptome und klinische Zeichen) ➤ *Kap. 58*; *Teil B (Befragung)* ➤ *Kap. 35*

Niesen beruht in der Regel auf einer Störung der Verteilung von Qi durch die Lunge. Das normale Niesen als Reaktion auf Staubpartikel, die in die Nasen gelangen, zeigt, dass das Yang-Qi in gutem Zustand ist. In Kapitel 28 des *Ling Shu* wird das normale und gesunde Niesen dem Herzen zugeordnet: „*Wenn das Yang-Qi im Gleichgewicht steht, erfüllt es das Herz, gelangt über die Nase nach*

53

draußen und verursacht Niesen."[5] In Kapitel 23 des *Su Wen* wird das Niesen der Niere zugeteilt: *„Das Herz kontrolliert das Rülpsen und Aufstoßen, die Lunge das Husten, die Leber den Redefluss, die Milz das Schlucken und die Niere das Niesen.*"[6]

Niesen mit einem lauten Geräusch deutet auf eine Fülle hin, normalerweise aufgrund einer Invasion äußeren Windes. Niesen mit einem schwachen Geräusch deutet auf ein Leere-Syndrom der Lunge hin, wie zum Beispiel bei allergischer Rhinitis. Niesen mit reichlichem Nasensekret deutet auf eine Invasion von Wind-Kälte hin. Liegt aber keine Wind-Invasion vor, kann es sich um eine Allergie handeln.

Meiner Ansicht nach ist es wichtig, beim Thema Niesen zwischen akuter Wind-Invasion und allergischer Rhinitis zu unterscheiden. Bei akuter Wind-Invasion setzt das Niesen plötzlich ein und geht mit etwas Nasensekret einher. Bei diesem Typ von Niesen handelt es sich um eine Fülle.

Niesen aufgrund allergischer Rhinitis hängt nicht mit einer Wind-Invasion zusammen; es kann sich um Fülle oder Leere handeln. Bei Fülle ist das Niesen laut, bei Leere leise.

Niesen im Zuge einer Wind-Invasion ist dadurch bedingt, dass die Verteilungsfunktion der Lunge blockiert ist; Niesen aufgrund allergischer Rhinitis ist auch durch Wind bedingt, aber es handelt sich nicht um den gleichen Typus von Wind wie bei einer Invasion von außen. Zusätzlich liegt bei allergischer Rhinitis ein Mangel des Nieren-Yang und des Lenkergefäßes vor (wie in Kapitel 23 des *Su Wen* beschrieben, siehe Zitat oben).

Das Niesen bei allergischer Rhinitis geht mit reichlichem, weiß-wässrigem Nasensekret einher.

Manche Ärzte sind der Ansicht, dass es ein Zeichen für die Erholung des Körper-Qi ist (➤ Tab. 53.1), wenn nach einer Wind-Invasion der pathogene Faktor ins Innere dringt und der Patient plötzlich wieder zu niesen beginnt.

Niesen

- *Laut:* Fülle
- *Leise und schwach:* Leere
- *Akutes Niesen:* eindringender Wind
- *Chronisches Niesen:* chronische Ansammlung von Wind in der Nase (allergische Rhinitis)
- *Mit reichlich Nasensekret:* Eindringen von Wind-Kälte oder allergische Rhinitis

Tab. 53.1 Differenzierung des Niesens

Typ von Niesen	Pathologie	Therapie
Akute Invasion von äußerem Wind, lautes Geräusch	Äußerer Wind blockiert die Verteilungsfunktion der Lunge; Fülle	Lu 7 Lieque, Di 4 Hegu, Bl 12 Fengmen, Schröpfen
Andauerndes Niesen, lautes Geräusch, weißes, wässriges Nasensekret	Wind sitzt in der Nase fest, Dominanz des *Biao* [Zweig, Anm. d. Ü.], d. h. Wind in der Nase; Fülle	Lu 7 Lieque, Di 4 Hegu, Bl 12 Fengmen, Bl 13 Feishu
Andauerndes Niesen, leises Geräusch, weißes, wässriges Nasensekret	Wind sitzt in der Nase fest, Dominanz des *Ben* [Wurzel, Anm. d. Ü.], d. h. Mangel des Nieren-Yang und Lenkergefäßes; Leere	Lu 7 Lieque, Di 4 Hegu, Bl 13 Feishu, Bl 23 Shenshu, Ren 4 Guanyuan

53.6 Schluckauf

Teil E (Symptome und klinische Zeichen) ➤ *Kap. 69*

Klingt der Schluckauf laut und ist von hoher Tonlage, so deutet er auf eine Fülle und damit meist auf Hitze hin und ist meist auf nach oben rebellierendes Magen-Qi, Magen-Hitze oder den Magen attackierendes Leber-Qi zurückzuführen. Ein unregelmäßiger Schluckauf, der von tief innen her kommt und kräftig klingt, kann auf einer Kälte im Magen beruhen, ein unregelmäßiger und schwacher Schluckauf hingegen, der leise klingt, auf einer Leere im Magen. Ein regelmäßiger, aber schwacher Schluckauf deutet auf Magen-Yin-Mangel hin.

Akupunktur

Ren 13 Shangwan, Pe 6 Neiguan, Ma 19 Burong.

53.7 Aufstoßen

Teil E (Symptome und klinische Zeichen) ➤ *Kap. 69; Teil B (Befragung)* ➤ *Kap. 30*

Ein lautes und lang anhaltendes Aufstoßen (und Rülpsen) weist auf eine Fülle hin, die auf eine Nahrungsretention, Magen-Hitze oder eine den Magen attackierende Leber-Qi-Stagnation zurückzuführen sein kann. Ein leises und kurzes Geräusch beim Aufstoßen deutet auf eine Leere, der ein Magen-Qi-Mangel oder eine Leere und Kälte im Magen zugrunde liegen können.

Akupunktur

Ren 13 Shangwan, Pe 6 Neiguan, Ma 19 Burong, Ma 21 Liangmen.

53.8 Erbrechen

Teil E (Symptome und klinische Zeichen) ➤ *Kap. 69; Teil B (Befragung)* ➤ *Kap. 30*

Geht das Erbrechen mit einem lauten Geräusch einher, liegt eine Fülle in Form einer Nahrungsretention, Magen-Hitze, Leber- und Magen-Hitze oder Fülle-Kälte im Magen vor. Erbrechen, das mit einem schwachen Geräusch einhergeht, lässt auf einen Magen-Qi-Mangel, eine Leere und Kälte im Magen oder einen Magen-Yin-Mangel schließen. Besteht anfallsartiges Erbrechen, das vom Gemütszustand der Person abhängt, liegt in der Regel rebellierendes Leber-Qi vor, das den Magen attackiert.

Akupunktur

Ren 13 Shangwan, Pe 6 Neiguan, Ma 19 Burong, Ma 40 Fenglong.

53.9 Seufzen

Seufzen besteht in tiefem Ausatmen mit kurzem Geräusch. Seufzen hängt sehr stark mit Traurigkeit oder Sorge zusammen. Es wird in der Regel durch eine Qi-Stagnation der Lunge und/oder des Herzens im Brustkorb verursacht. Dabei handelt es sich um einen

Fülle-Zustand. Seufzen kann aber auch mit einem Qi- oder Yang-Mangel zusammenhängen. In diesem Fall ist das Seufzen leise und schwach.

LERNERGEBNISSE

Das sollten Sie jetzt wissen:

- Wie wichtig die Stimme als diagnostisches Hilfsmittel ist; sie spiegelt den Zustand des Lungen-Qi wider, wird aber auch durch viele andere Organe beeinflusst.
- Wie wichtig es ist, auf die Gesamtstärke, den Ton, die Tonlage und Qualität der Stimme zu achten, weiterhin auch auf die Sprechweise.
- Die Qualitäten einer normalen Stimme, die Geräusche, die den Fünf Elementen zugeordnet sind, und die Qualitäten, auf die man achten sollte.
- Welche klinische Bedeutung pathologische Atemgeräusche und Seufzen haben.
- Welche klinische Bedeutung Husten, Niesen, Schluckauf, Aufstoßen und Erbrechen haben.

ANMERKUNGEN

1 Wu Qian: *Yi Zong Jin Jian* 医宗金鉴 („Goldener Spiegel der Medizin, Band 2"; „Golden Mirror of Medicine, Vol. 2"); People's Health Publishing House, Beijing 1977; erstmals erschienen: 1742; S. 877.

2 *Huang Di Nei Jing Su Wen* 黄帝内经素问 („Des Gelben Kaisers Klassiker des Inneren – Reine Fragen"; „The Yellow Emperor's Classic of Internal Medicine – Simple Questions"); People's Health Publishing, Beijing 1979; erstmals erschienen: etwa 100 v. Chr.; S. 259.

3 Ebenda, S. 199.

4 Giovanni Maciocia „Die Praxis der Chinesischen Medizin"; Elsevier/Urban & Fischer, München 2010.

5 *Ling Shu Jing* 灵枢经 („Zentrum des Wirkvermögens"; „Spiritual Axis"); People's Health Publishing House, Beijing 1981; erstmals erschienen: etwa 100 v. Chr.; S. 67.

6 *Su Wen,* S. 150.

KAPITEL

54 Diagnose mittels Riechen

54.1 Klinische Bedeutung

Die Geruchs-Diagnose ist kein wesentlicher Teil des diagnostischen Prozesses. Meist wird sie angewandt, um unsere bereits bestehende Diagnose zu bestätigen. Die unten aufgeführten Gerüche nach den Fünf Elementen sind insofern hilfreich, da wir anhand dieser überprüfen können, ob ein bestimmter Geruch mit dem Elementen-Typ des Patienten übereinstimmt oder davon abweicht. Beispielsweise ist ein ranziger Geruch beim Holz-Typ einfach eine pathologische Verstärkung des konstitutionellen Holz-Geruches und deswegen nicht so schlimm, wie wenn ein anderer Geruch vorherrschen würde. Das heißt: Für einen Patienten vom Holz-Typ ist es schlimmer, einen Verwesungsgeruch zu haben (der zur Niere gehört) als einen ranzigen Geruch.

Bei der Diagnose mittels Riechen gibt es zwei wichtige Aspekte: Als Erstes der Geruch des Patienten an sich, der uns nicht nur über das vorherrschende Krankheitsmuster in Kenntnis setzt, sondern auch über den Konstitutionstyp des Patienten. Als zweiten Aspekt nehmen wir den Geruch bestimmter Körperausscheidungen wahr, was einzig zur Diagnose des vorherrschenden Krankheitsmusters dient.

Normalerweise bitte ich meine Patienten, dass sie vor der ersten Konsultation weder Parfüm noch Rasierwasser auftragen. Dann findet die Geruchs-Diagnose während der Patientenbefragung statt: In manchen Fällen ist der Körpergeruch sehr eindeutig wahrzunehmen, bisweilen so klar, dass er fast überwältigend ist. Nehmen wir zu Beginn der Befragung keinen besonderen Körpergeruch wahr, kann es gut sein, dass er sich dann bei der Akupunktur, wenn der Patient sich auszieht und auf die Behandlungsliege hinlegt, bemerkbar macht.

Hier werden zwei Hauptaspekte der Diagnose mittels Riechen berücksichtigt:
1. Körpergeruch
2. Geruch von Körperausscheidungen
   - Atem
   - Schweiß
   - Sputum
   - Harn und Stuhl
   - Scheidenausfluss und Wochenfluss (Lochien)
   - Darmgase

54.2 Körpergeruch

Aus Sicht der Fünf Elemente sind die fünf Körpergerüche folgendermaßen einzuordnen: Ranzig (oder „faul“ in chinesischen Werken) beim Holz-Typ, verbrannt beim Feuer-Typ, duftend oder süßlich beim Erde-Typ, verdorben beim Metall-Typ und ein Verwesungsgeruch beim Wasser-Typ. Deswegen spiegeln die einzelnen Körpergerüche eine Disharmonie im jeweiligen Element wider, sei es nun eine Leere oder eine Fülle. Bei einigen Patienten wird der Geruch deutlich, sobald sie die Praxis betreten. In den meisten Fällen aber können wir diese Gerüche erst dann aufnehmen, wenn sich der Patient entkleidet, wobei sie vor allem vom Rücken ausgehen.

Manchmal tritt der Geruch der Fünf-Elemente erst auf, wenn die Nadeln ungefähr 20 Minuten lang im Körper waren. Meiner Erfahrung nach sind die häufigsten Gerüche der ranzige Geruch (Leber) und ein gewisser Verwesungsgeruch (Niere): Letzterer kommt recht oft bei älteren Menschen vor, was wohl auf eine Abnahme des Nieren-Qi zurückzuführen ist.

Der Körpergeruch kann auf zwei Weisen für die Diagnose verwendet werden: Liegt kein bestimmtes Krankheitsmuster vor, das die Präsenz des Körpergeruches erklären würde, stellt der Geruch in gleicher Weise wie bei Körper- und Gesichtsform ein Abbild des konstitutionellen Elementen-Typs dar. Folglich haben wir bei einem Menschen vom Holz-Typ einen leicht ranzigen Geruch, bei einem vom Feuer-Typ einen leicht verbrannten etc.

Außerdem spiegelt der Körpergeruch das jeweilige Krankheitsmuster wider, das natürlich nicht mit dem Elementen-Typ des Patienten übereinstimmen muss. Beispielsweise kann von einer Person vom Holz-Typ ein leicht verbrannter Geruch ausgehen und damit auf die Präsenz eines Herz-Musters hindeuten. Widerspricht der Körpergeruch gar dem konstitutionellen Elementen-Typ, so gilt es als schlechtes Zeichen. Mit anderen Worten, für eine Person vom Holz-Typ ist es besser, einen ranzigen als zum Beispiel einen verbrannten Geruch (Herz) zu haben.

Die Gerüche nach den Fünf Elementen

- *Ranzig:* Holz
- *Verbrannt:* Feuer
- *Duftend / süßlich:* Erde
- *Verdorben / faulig:* Metall
- *Verwesungsgeruch:* Wasser

54.3 Geruch von Körperausscheidungen

Bei der Diagnose mittels Riechen muss man auch auf den Geruch verschiedener Körperausscheidungen achten. Offensichtlich ist es für uns als Therapeuten nicht immer möglich, in der Praxis den Geruch von Harn oder Scheidenausfluss zu bestimmen, weswegen ich den Patienten einfach befrage, ob er einen besonders starken Geruch vernommen habe. Die meisten Menschen sind sich sehr wohl bewusst, wenn ihre Körperausscheidungen besonders riechen.

Zu den Körperausscheidungen gehören:

- Atem
- Schweiß
- Sputum
- Harn und Stuhl
- Scheidenausfluss und Wochenfluss (Lochien)
- Darmgase

54.3.1 Atem

Der Geruch, der aus dem Mund austritt, steht in enger Verbindung zur Verfassung des Verdauungstraktes. Generell kann man sagen, dass ein starker und unangenehmer Atem auf Magen-Hitze oder Nahrungsretention hinweist. Ein saurer Atemgeruch deutet auf Nahrungsretention und bei Kindern auch auf Nahrungsakkumulation. Ein schlechter und scharfer Atem deutet auf Nässe-Hitze in Magen und Milz. Riecht der Atem verdorben, kann dies auf einer Nässe-Hitze im Dickdarm, wie bei einer Colitis ulcerosa, beruhen.

Atemgerüche

- *Stark und unangenehm:* Magen-Hitze oder Nahrungsretention
- *Sauer:* Nahrungsretention oder Nahrungsakkumulation (bei Kindern)
- *Schlecht und scharf:* Nässe-Hitze in Magen und Milz
- *Verdorben / faulig:* Nässe-Hitze im Dickdarm

54.3.2 Schweiß

Der Geruch von Schweiß wird oft in Beziehung zu Nässe gesetzt, da die Flüssigkeiten, die den Schweiß zusammensetzen, aus dem Raum zwischen Haut und Muskeln stammen. In diesem Raum sammelt sich meist auch Nässe an. Jeglicher starker Schweißgeruch deutet meist auf Nässe-Hitze hin. Ein fauliger Schweißgeruch deutet meist auf eine (schulmedizinische) Erkrankung von Lunge, Leber oder Niere hin.

54.3.3 Sputum

Riecht das Sputum sehr stark, bisweilen sogar nach Fäulnis, besteht eine Hitze in der Lunge mit Schleim-Hitze oder Toxischer Hitze. Riecht es nach Fisch, kann ebenfalls eine Lungen-Hitze vorliegen. Weist es keinen Geruch auf, deutet sie auf eine Kälte hin.

54.3.4 Harn und Stuhl

Ein übel und faulig riechender Stuhl deutet immer auf Hitze oder Nässe-Hitze im Darm hin. Sind die Stuhlbewegungen unregelmäßig und ist der Stuhl ohne Geruch, liegt meist eine Kälte vor.

Sehr stark riechender Harn deutet auf Nässe-Hitze in der Blase hin; fehlt jeglicher Geruch, liegt eine Kälte vor.

54.3.5 Scheidenausfluss und Wochenfluss (Lochien)

Scheidenausfluss, der sehr stark und lederartig riecht, lässt auf Nässe-Hitze, ein fischiger Geruch hingegen auf Nässe-Kälte schließen.

Stark riechender Wochenfluss nach der Entbindung kann auf Nässe-Hitze oder Toxische Hitze im Uterus hindeuten.

54.3.6 Darmgase

Darmgase, die sehr stark und übel riechen, deuten auf Nässe-Hitze im Dickdarm. Riechen die Gase ranzig und nach verdorbenen Eiern, so deutet dies auf Toxische Hitze im Dickdarm.

Haben die Darmgase keinen Geruch, liegt in der Regel ein Milz-Qi-Mangel vor.

LERNERGEBNISSE

Das sollten Sie jetzt wissen:

- Dass Riechen zwar kein zentrales diagnostisches Hilfsmittel ist, es aber doch Aufschlüsse über den Körpergeruch des Patienten gibt, der auf die Disharmoniemuster und den Fünf-Elemente-Typ verweist.
- Dass das pathologische Muster des Patienten durch den Geruch der Körperausscheidungen (Atem, Schweiß, Sputum, Harn und Stuhl, Scheidenausfluss und Wochenfluss sowie Darmgase) angezeigt wird.

E Symptome und klinische Zeichen

Einführung

Während in Teil A die klinischen Zeichen erläutert wurden, die der Betrachtung unterliegen, und in Teil B Symptome besprochen wurden, die durch Befragen ermittelt werden, werden nun in Teil E Symptome und klinische Zeichen je nach Körperregion besprochen. Es wird nun nicht mehr unterschieden zwischen Erkenntnissen durch Betrachtung oder Befragung. Zuvor wurden diese beiden Aspekte rein aus didaktischen Gründen getrennt besprochen, aber in der Praxis ergeben sich die Befunde aus Betrachtung und Befragung so ziemlich gleichzeitig und werden automatisch unmittelbar integriert.

So ist z. B. die Trennung von blutunterlaufenen Augen (Betrachtung) und Augenschmerzen (Befragung) künstlich und nicht der Realität entsprechend. Wenn wir einen Patienten mit blutunterlaufenen Augen vor uns haben, würden wir ihn sofort fragen, ob er Augenschmerzen hat, ohne erst alle Kennzeichen der Betrachtung durchzugehen.

Ferner entspricht das Kombinieren von Symptomen und klinischen Zeichen der Körperregionen der normalen Vorgehensweise bei der Befragung eines Patienten. Zum Beispiel: Wenn sich die klinischen Manifestationen eines Patienten auf ein Körperareal beschränken, sollten wir dieses Areal genauer unter die Lupe nehmen und nach Symptomen fragen und zugleich nach eventuellen Zeichen Ausschau halten, ohne zwischen Betrachtung und Befragung zu unterscheiden. Leidet der Patient zum Beispiel an verschwommener Sicht, so würden wir uns sofort und ganz unbewusst den Augen zuwenden, um zu prüfen, ob sie trocken oder blutunterlaufen sind.

In jedem Kapitel finden sich Querverweise zu den Kapiteln der übrigen Teile des Buchs um die Bezüge zwischen Teil E (Symptome und klinische Zeichen), Teil A (Betrachtung) und Teil B (Befragung) zu verdeutlichen. Beispielsweise findet man „Schwindel" in Kapitel 55 (Teil E) und auch in Kapitel 34 (Teil B).

Die Symptome und klinischen Zeichen dieses Teils werden im Grunde wie auch in chinesischen Fachbüchern beschrieben, jedoch mit den folgenden Anpassungen:

1. Die aufgezählten Symptome und klinischen Zeichen ergänzte ich noch mit Symptomen (z. B. ständiges Naschen) und Zeichen (z. B. Erröten), die meiner Ansicht nach bei uns im westlichen Kulturkreis häufig vorkommen, in den chinesischen Fachbüchern aber nicht erwähnt werden.
2. Bei etlichen Symptomen und klinischen Zeichen führte ich neue Krankheitsmuster ein, die ich in meinen chinesischen Quellen nicht finden konnte.
3. Einige Symptome und klinische Zeichen, die nur in China üblich sind, habe ich durch solche ersetzt, die man eher bei uns antrifft.
4. Bei jedem Krankheitsmuster fügte ich die Symptome und klinischen Zeichen hinzu, die jeweils spezifisch sind für die abgehandelte Hauptmanifestation.

Teil E gliedert sich in drei Abschnitte. Abschnitt I ist wie folgt nach Körperregionen geordnet:

- Abschnitt I
  - Kopf und Gesicht
  - Gesichtsfarbe
  - Ohren
  - Nase
  - Hals
  - Mund
  - Zunge
  - Zähne
  - Zahnfleisch
  - Lippen
  - Gaumen
  - Augen
  - Nacken
  - Schultern
  - Oberer Rücken
  - Brustkorb
  - Gliedmaßen
  - Arme
  - Beine
  - Unterer Rücken
  - Körper
  - Verdauungstrakt und Geschmack
  - Durst und Trinken
  - Bauch
  - Stuhlgang
  - Miktion
  - After
  - Symptome im Sexual- und Genitalbereich beim Mann
  - Schwitzen
  - Befunde an der Haut
  - Emotionale Symptome
  - Geistige und emotionale Symptome
  - Mentale Probleme
  - Schlafstörungen
  - Kältegefühl, Hitzegefühl, Fieber
  - Stimme
- Abschnitt II: gynäkologische Symptome und klinische Zeichen
- Abschnitt III: pädiatrische Symptome und klinische Zeichen

Für jedes Symptom oder Zeichen zähle ich die jeweils häufigsten Krankheitsmuster auf. Der Leser sei auf folgende Punkte hingewiesen:

- Die Symptome und klinischen Zeichen sind, insoweit dies möglich war, in jedem Kapitel nach Häufigkeit geordnet.
- Die Krankheitsmuster sind nach Häufigkeit sortiert und in drei Gruppen (Fülle, Leere und Fülle / Leere) eingeteilt. Für diese Krankheitsmuster gebe ich die empfohlenen Akupunkturpunkte an. Unter diesen Krankheitsmustern führe ich dann unter der Überschrift „Weitere Krankheitsmuster" weniger häufige Syndrome an, hier ohne Akupunkturtherapie.
- In Teil E finden sich mehr Symptome und klinische Zeichen als in Teil A (Betrachtung) und Teil B (Befragung) erwähnt werden. Die Symptome und klinischen Zeichen dieser ersten beiden Teile werden aber alle in Teil E besprochen.
- Die Krankheitsmuster, die zu den jeweiligen Symptomen und klinischen Zeichen in Teil E gehören, entsprechen nicht unbedingt genau denen in Teil F (Krankheitsmuster). Dafür gibt es verschiedene Gründe:

- Das Krankheitsmuster wurde, wann immer dies möglich war, dem Symptom oder klinischen Zeichen angepasst, unter dem es aufgeführt ist, z. B. enthält das Krankheitsmuster Leber-Blut-Mangel unter verschwommener Sicht mehr Augen- oder Gesichtssymptome.
- Die Krankheitsmuster wurden so verändert, dass die Symptome und klinischen Zeichen aufgezählt werden, die in engerer Beziehung zum Hauptsymptom stehen.
- Es gibt bestimmte Krankheitsmuster, die dem Symptom oder klinischen Zeichen eigen sind und sonst nicht auftreten (z. B. Fetales Hitze-Toxin im Abschnitt über Kinder). Dies ist auch ein Beleg dafür, dass Krankheiten, denen wir in der Praxis begegnen, nicht immer mit den standardisierten Mustern übereinstimmen.
- Die Liste aller möglichen Manifestationen für jedes Krankheitsmuster von Teil E wurde im Vergleich zu den Mustern in Teil F meist gekürzt.

• Anhand kleiner Symbolbilder habe ich, wann immer es mir angemessen erschien, die Art von Patient skizziert, bei der dieses bestimmte Krankheitsmuster besonders häufig auftritt. Wenn das Symbol für eine Frau oder einen Mann zusammen mit dem für eine ältere Person auftritt, bedeutet dies, dass das Krankheitsmuster häufiger bei älteren Frauen oder Männern aufzufinden ist. Man sollte diese Symbole jedoch nicht allzu starr anwenden: Wenn bei einem bestimmten Krankheitsmuster das Symbol für eine Frau erscheint, so bedeutet dies schlicht, dass das Krankheitsmuster bei Frauen häufiger vorkommt, aber *nicht*, dass es bei Männern überhaupt nicht auftreten würde. Folgende Symbole werden verwendet:
  - Ein Mann: das jeweilige Krankheitsmuster tritt häufiger bei Männern auf 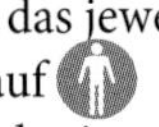
  - Eine Frau: das jeweilige Krankheitsmuster tritt häufiger bei Frauen auf 
  - Ein Kind: das jeweilige Krankheitsmuster tritt häufiger bei Kindern auf 
  - Eine ältere Person: das jeweilige Krankheitsmuster tritt häufiger bei älteren Personen auf, sei es eine Mann oder eine Frau 
  - Eine schwangere Frau: das jeweilige Krankheitsmuster tritt häufiger bei Schwangeren oder Frauen nach der Entbindung auf 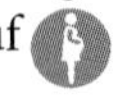

Hinweis: Die aufgeführten Akupunkturpunkte sind keine „Akupunkturverschreibungen", sondern lediglich Empfehlungen, denen man weitere Punkte hinzufügen oder bei denen man Punkte weglassen kann.

Die chinesischen Hauptquellentexte, die für Teil E verwendet wurden, sind:

• Zhang Zhu Sheng: *Zhong Hua Yi Xue Wang Shen Da Quan* („Große Abhandlung über Diagnose mittels Betrachtung in der Chinesischen Medizin"; „Great Treatise of Diagnosis by Observation in Chinese Medicine"); Shanxi Science Publishing House, Taiyuan 1995
• Zhao Jin Duo: *Zhong Yi Zheng Zhuang Jian Bie Zhen Duan Xue* („Muster-Identifizierung und Diagnose in der Chinesischen Medizin"; „Identification of Patterns and Diagnosis in Chinese -Medicine"); People's Health Publishing House, Beijing 1985
• Zhu Wen Feng: *Zhong Yi Zhen Duan Xue* („Diagnose in der Chinesischen Medizin"; „Diagnosis in Chinese Medicine"); People's Health Publishing House, Beijing 1999
• Zhao Jin Duo: *Zhong Yi Zheng Hou Jian Bie Zhen Duan Xue* („Differenzialdiagnose und Muster in der Chinesischen Medizin"; „Differential Diagnosis and Patterns in Chinese Medicine"); People's Health Publishing House, Beijing 1991

Symptome und klinische Zeichen einzelner Körperregionen

Einführung

Teil E (Symptome und klinische Zeichen) untergliedert sich in drei Abschnitte:

- Abschnitt I: Symptome und klinische Zeichen einzelner Körperregionen
- Abschnitt II: gynäkologische Symptome und klinische Zeichen
- Abschnitt III: pädiatrische Symptome und klinische Zeichen

Abschnitt I von Teil E behandelt allgemeine Symptome und klinische Zeichen des ganzen Körpers. Es werden die Symptome und klinischen Zeichen je nach Körperregion besprochen. Es wird nun nicht mehr unterschieden zwischen Erkenntnissen durch Betrachtung oder Befragung. Zuvor wurden diese beiden Aspekte rein aus didaktischen Gründen getrennt besprochen, aber in der Praxis ergeben sich die Befunde aus Betrachtung und Befragung so ziemlich gleichzeitig und werden automatisch unmittelbar integriert.

So ist z. B. die Trennung von blutunterlaufenen Augen (Betrachtung) und Augenschmerzen (Befragung) künstlich und nicht der Realität entsprechend. Trägt man die Symptome und die klinischen Zeichen aus Befragung und Betrachtung für jede Körperregion zusammen, entspricht dies viel eher der Realität in der Praxis.

Ein weiteres Beispiel: Klagt ein Patient über Gelenkschmerzen (Befragung), so würden wir natürlich als Erstes das betroffene Gelenk auf Schwellungen überprüfen (Betrachtung) und es außerdem abtasten (Palpation). Betrachtung, Befragung und Palpation fallen in diesem Beispiel alle zusammen. Hören und Riechen können noch hinzukommen, falls wir z. B. einen starken Geruch, der vom Körper des Patienten ausgeht, wahrnehmen.

Ferner entspricht das Kombinieren von Symptomen und klinischen Zeichen der Körperregionen der normalen Vorgehensweise bei der Befragung eines Patienten. Zum Beispiel: Wenn sich die klinischen Manifestationen eines Patienten auf ein Körperareal beschränken, sollten wir dieses Areal genauer unter die Lupe nehmen und nach Symptomen fragen und zugleich nach eventuellen Zeichen Ausschau halten, ohne zwischen Betrachtung und Befragung zu unterscheiden. Leidet der Patient zum Beispiel an verschwommener Sicht, so würden wir uns sofort und automatisch den Augen zuwenden, um zu prüfen, ob sie trocken oder blutunterlaufen sind.

Um die Bezüge zwischen Teil E (Symptome und klinische Zeichen), Teil A (Betrachtung) und Teil B (Befragung) zu verdeutlichen, habe ich Querverweise eingefügt. Beispielsweise findet man „Schwindel" in Kapitel 55 (Teil E) und auch in Kapitel 34 (Teil B).

Abschnitt I gliedert sich in folgende Kapitel:

- ➤ Kapitel 55: Kopf und Gesicht
- ➤ Kapitel 56: Gesichtsfarbe
- ➤ Kapitel 57: Ohren
- ➤ Kapitel 58: Nase
- ➤ Kapitel 59: Hals
- ➤ Kapitel 60: Mund, Zunge, Zähne, Zahnfleisch, Lippen, Gaumen
- ➤ Kapitel 61: Augen
- ➤ Kapitel 62: Nacken, Schultern und oberer Rücken
- ➤ Kapitel 63: Brustkorb
- ➤ Kapitel 64: Gliedmaßen
- ➤ Kapitel 65: Arme
- ➤ Kapitel 66: Beine
- ➤ Kapitel 67: Unterer Rücken
- ➤ Kapitel 68: Körper
- ➤ Kapitel 69: Verdauungstrakt und Geschmack
- ➤ Kapitel 70: Durst und Trinken
- ➤ Kapitel 71: Bauch
- ➤ Kapitel 72: Stuhlgang
- ➤ Kapitel 73: Miktion
- ➤ Kapitel 74: After
- ➤ Kapitel 75: Symptome im Sexual- und Genitalbereich beim Mann
- ➤ Kapitel 76: Schwitzen
- ➤ Kapitel 77: Befunde an der Haut
- ➤ Kapitel 78: Emotionale Symptome
- ➤ Kapitel 79: Geistige und emotionale Symptome
- ➤ Kapitel 80: Mentale Probleme
- ➤ Kapitel 81: Schlafstörungen
- ➤ Kapitel 82: Kältegefühl, Hitzegefühl, Fieber
- ➤ Kapitel 83: Stimme

KAPITEL

55 Kopf und Gesicht

Die folgenden Symptome von Kopf, Haar und Gesicht werden besprochen:

1. Kopf
   - Schwindel
   - Ohnmacht
   - Schweregefühl im Kopf
   - Kopfschmerzen
   - Spannungsgefühl im Kopf
   - Benommenheitsgefühl im Kopf
   - Kältegefühl im Kopf
   - Hitzegefühl im Kopf
   - Taubheitsgefühl im Kopf
   - Herabhängender Kopf
   - Neigung des Kopfes zu einer Seite
   - Kopfzittern
   - Kopflärm
   - Schwellung des gesamten Kopfes
   - Geschwüre in der Mastoidregion
   - Nach hinten gekippter Kopf
2. Haare und Kopfhaut
   - Vorzeitiges Ergrauen der Haare
   - Haarausfall
   - Alopezie
   - Trockenes und sprödes Haar
   - Fettiges Haar
   - Schuppen
   - Juckende Kopfhaut
   - Trockene Kopfhaut
   - Rötung und Schmerzen der Kopfhaut
   - Furunkel der Kopfhaut
   - Erosionen der Kopfhaut
   - Geschwüre der Kopfhaut

3. Gesicht
   - Akne
   - Hitzegefühl im Gesicht
   - Gesichtsschmerz
   - Taubheitsgefühl im Gesicht
   - Gesichtsödem
   - Tic
   - Deviation von Auge und Mund
   - Fazialisparese
   - Papulae und Maculae
   - Schwellung und Rötung des Gesichts
   - Schwellung, Rötung und Schmerzen der Wangen
   - Geschwüre unterhalb des Jochbeins
   - Linien im Gesicht

55.1 Kopf

Die folgenden klinischen Zeichen des Kopfes werden besprochen:
- Schwindel
- Ohnmacht
- Schweregefühl im Kopf
- Kopfschmerzen
- Spannungsgefühl im Kopf
- Benommenheitsgefühl im Kopf
- Kältegefühl im Kopf
- Hitzegefühl im Kopf
- Taubheitsgefühl im Kopf
- Herabhängender Kopf
- Neigung des Kopfes zu einer Seite
- Kopfzittern
- Kopflärm
- Schwellung des gesamten Kopfes
- Geschwüre in der Mastoidregion
- Nach hinten gekippter Kopf

55.1.1 Schwindel

Teil B (Befragung) ➤ Kap. 34

Schwindel aufgrund von Fülle ist stets schlimmer einzustufen als aufgrund von Leere.

Leere

Leber-Blut-Mangel

Leichter Schwindel, verschwommene Sicht, Mouches volantes, taube oder kribbelnde Gliedmaßen, spärliche Regelblutung, matt-blasse Gesichtsfarbe, blasse Zunge, rauer oder dünner Puls.

Akupunktur
Le 8 Ququan, Ma 36 Zusanli, Mi 6 Sanyinjiao, Ren 4 Guanyuan.

Nieren-Mangel

Verstärkter Schwindel nach Anstrengung, Leeregefühl im Kopf, Tinnitus, Rückenschmerzen, Müdigkeit, schwache Knie.

Je nachdem, ob ein Nieren-Yin- oder Nieren-Yang-Mangel im Vordergrund steht, zeigen sich entsprechend noch weitere Symptome.

Akupunktur
Ni 3 Taixi, Ren 4 Guanyuan, Bl 23 Shenshu, Mi 6 Sanyinjiao.

Fülle

Aufsteigendes Leber-Yang

Schwindel begleitet von Kopfschmerzen, Tinnitus, Reizbarkeit, Neigung zu Wutanfällen, saitenförmiger Puls.

Akupunktur
Le 3 Taichong, SJ 5 Waiguan, Gb 20 Fengchi.

Leber-Wind

Starker Schwindel, Drehschwindel, Zuckungen, Tinnitus, Kopfschmerzen, taube Gliedmaßen, nervöse Tics, Steifheit, Zunge weicht zu einer Seite ab und bewegt sich, saitenförmiger Puls. Dies ist die schlimmste Erscheinungsform des Schwindels.

Akupunktur
Le 3 Taichong, Gb 20 Fengchi, Du 16 Fengfu, Dü 3 Houxi mit Bl 62 Shenmai, Du 19 Houding.

Schleim blockiert den Kopf

Schwindel, Schweregefühl und Benommenheitsgefühl im Kopf, Engegefühl in der Brust, verschwommene Sicht, Schläfrigkeit, Übelkeit, Sputum im Hals, gedunsene Zunge mit klebrigem Belag, schlüpfriger Puls.

Akupunktur
Ma 40 Fenglong, Ren 12 Zhongwan, Ren 5 Shimen, Bl 22 Sanjiaoshu, Du 20 Baihui.

Weitere Krankheitsmuster

Leber-Feuer

Schwindel, Kopfschmerzen, rotes Gesicht, Tinnitus, Reizbarkeit, Neigung zu Wutanfällen, Durst, bitterer Mundgeschmack, Verstopfung, dunkler Harn, rote Zunge mit röteren Rändern und trockenem gelbem Belag, saitenförmig-schneller Puls.

Qi- und Blut-Mangel von Milz und Herz

Leichter Haltungsschwindel, Herzklopfen, Schlaflosigkeit, traumgestörter Schlaf, Gedächtnisschwäche, nervöse Ängstlichkeit, Schreckhaftigkeit, matt-blasse Gesichtsfarbe, blasse Lippen, Müdigkeit, schwache Muskeln, breiiger Stuhl, Appetitmangel, spärliche Regelblutungen, blasse und dünne Zunge, rauer oder dünner Puls.

Milz- und Magen-Qi-Mangel

Leichter Schwindel, Appetitmangel, leichtes Spannungsgefühl im Bauch nach einer Mahlzeit, Müdigkeit, Abgeschlagenheit, blasse Gesichtsfarbe, Schwächegefühl in den Gliedmaßen, breiiger Stuhl, ein unangenehmes Gefühl im Oberbauch, fehlender Geschmackssinn, blasse Zunge, leerer Puls.

HINWEIS FÜR DIE PRAXIS

- Bei Frauen stellt Leber-Blut-Mangel die häufigste Ursache für Schwindel dar, ein Nieren-Mangel ist aber auch nicht ungewöhnlich.
- Bei älteren Menschen sollte man Schleim als Ursache für Schwindel im Sinn behalten.
- Liegen als Ursache eindeutig emotionale Probleme vor, so ist der Schwindel oft auf aufsteigendes Leber-Yang zurückzuführen.

55.1.2 Ohnmacht

Teil B (Befragung) ➤ Kap. 34

Leere

Herz-Blut-Mangel

Kurze vorübergehende Ohnmachtsanfälle – häufig ohne vollständigen Bewusstseinsverlust –, matt-blasse Gesichtsfarbe, Herzklopfen, nervöse Ängstlichkeit, Schlaflosigkeit, kalte Hände, blasse Lippen, blasse Zunge, rauer Puls.

Akupunktur
He 7 Shenmen, Ren 14 Juque, Ma 36 Zusanli, Mi 6 Sanyinjiao, Du 20 Baihui.

Leber-Blut-Mangel

Kurze vorübergehende Ohnmachtsanfälle – häufig ohne vollständigen Bewusstseinsverlust –, die bei Frauen oft mit dem Beginn der Regel zusammentreffen, matt-blasse Gesichtsfarbe, blasse Lippen, kalte Hände, Schwindel, verschwommene Sicht, Schwitzen, schwache Atmung, rauer oder dünner Puls.

Akupunktur
Le 8 Ququan, Ma 36 Zusanli, Mi 6 Sanyinjiao, Ren 4 Guanyuan, Gb 20 Fengchi.

Fülle

Schleim benebelt die Öffnungen

Plötzliche Ohnmacht mit Bewusstlosigkeit oder Ohnmachtsanfälle ohne vollständigen Bewusstseinsverlust, Sputum im Rachen, Engegefühl in der Brust, Übelkeit und Erbrechen, erschwerte Atmung, gedunsene Zunge mit klebrigem Belag, schlüpfriger Puls.

Akupunktur
Ma 40 Fenglong, Ren 12 Zhongwan, Ren 5 Shimen, Bl 22 Sanjiaoshu, Du 20 Baihui.

Weitere Krankheitsmuster

Herz-Yin-Mangel

Kurze vorübergehende Ohnmachtsanfälle – häufig ohne vollständigen Bewusstseinsverlust –, matt-blasse Gesichtsfarbe mit einer oberflächlich-rot wirkenden Farbe auf den Jochbeinen, Herzklopfen, nervöse Ängstlichkeit, Schlaflosigkeit, nachts trockener Hals, belaglose Zunge, oberflächlich-leerer Puls.

Leber-Yin-Mangel

Kurze vorübergehende Ohnmachtsanfälle – häufig ohne vollständigen Bewusstseinsverlust –, die bei Frauen oft mit dem Beginn der Regel zusammentreffen, matt-blasse Gesichtsfarbe mit geröteten Jochbeinknochen, Schwindel, verschwommene Sicht, Schwitzen, schwache Atmung, trockenes Haar, belaglose Zunge, oberflächlich-leerer Puls.

Nieren-Yang-Mangel mit Mangel an Ursprungs-Qi

Kurze vorübergehende Ohnmachtsanfälle – häufig ohne vollständigen Bewusstseinsverlust –, geöffneter Mund, entspannte Hände, schwache Atmung, blasse Gesichtsfarbe, kalte Gliedmaßen, Schwitzen, blasse Zunge, tief-schwächlicher Puls.

Leber-Qi-Stagnation mit nach oben rebellierendem Leber-Qi, das die Öffnungen benebelt

Ohnmacht, geschlossener Mund und zu Fäusten geballte Hände, erschwerte Atmung, kalte Hände und Füße, saitenförmig-tiefer Puls.

Blut-Hitze mit emporloderndem Leber-Feuer, das die Öffnungen benebelt

Plötzliche Ohnmacht, Bewusstlosigkeit, zusammengebissene Zähne, geschlossener Mund, zu Fäusten geballte Hände, rotes Gesicht, blutunterlaufene Augen, rote Zunge mit gelbem Belag, saitenförmig-überflutend-schneller Puls.

Nahrungsretention

Ohnmachtsanfälle nach zu üppiger Nahrungsaufnahme, Atemlosigkeit, Völle- und Spannungsgefühl im Oberbauch, schlechter Atem, saures Aufstoßen, dicker klebriger Zungenbelag, schlüpfriger Puls.

55.1.3 Schweregefühl im Kopf

Teil B (Befragung) ➢ *Kap. 34*

Ein Schweregefühl im Kopf wird immer durch Nässe oder Schleim verursacht, die den Kopf blockieren.

Fülle

Nässe-Schleim

Schwere- und Benommenheitsgefühl in Kopf und Körper, Schwindel, verschwommene Sicht, Schläfrigkeit, Engegefühl in der Brust, Übelkeit, gedunsene Zunge mit klebrigem Belag, schlüpfriger Puls.

Akupunktur
Ma 40 Fenglong, Ren 12 Zhongwan, Ren 5 Shimen, Ren 9 Shuifen, Bl 22 Sanjiaoshu, Ma 8 Touwei, Di 4 Hegu, Du 20 Baihui.

Nässe

Schwere- und Benommenheitsgefühl in Kopf und Körper – eventuell schlimmer am Nachmittag –, klebriger Mundgeschmack, Völlegefühl im Oberbauch, Engegefühl in der Brust, übermäßiger Scheidenausfluss, klebriger Zungenbelag, schlüpfriger oder sanfter Puls. Das Vorliegen weiterer Symptome hängt davon ab, ob Nässe-Hitze oder Kälte-Nässe im Vordergrund steht.

Akupunktur
Ren 12 Zhongwan, Ren 9 Shuifen, Mi 9 Yinlingquan, Di 4 Hegu, Du 20 Baihui.

55.1.4 Kopfschmerzen

Teil B (Befragung) ➢ *Kap. 34*

Fülle

Aufsteigendes Leber-Yang

Kopfschmerzen mit Spannungsgefühlen, die auf einer Seite des Kopfes entlang der Gallenblasen-Leitbahn auftreten können, also an den Schläfen oder hinter den Augen, Schwindel, Tinnitus, Reizbarkeit, Neigung zu Wutanfällen, saitenförmiger Puls. Dies ist der wohl häufigste Kopfschmerztyp. Aufsteigendes Leber-Yang kann auf einen Mangel an Leber-Blut und / oder Leber-Yin beruhen. Auch ein Nieren-Yin-Mangel kann beteiligt sein. Bei allen Formen treten natürlich jeweils unterschiedliche Symptome und klinische Zeichen auf.

Akupunktur
Le 3 Taichong, Gb 20 Fengchi, SJ 5 Waiguan, Gb 43 Xiaxi, plus Lokalpunkte je nach Schmerzstelle.

Nässe blockiert den Kopf

Kopfschmerzen mit Schweregefühl im Kopf, der Kopf fühlt sich an, als ob er in Watte gewickelt sei, klebriger Mundgeschmack, Schweregefühl in Kopf und Körper, Völlegefühl im Oberbauch, Engegefühl in der Brust, übermäßiger Scheidenausfluss, klebriger Zungenbelag, schlüpfriger oder sanfter Puls.

Akupunktur
Ma 8 Touwei, Du 23 Shangxing, Ren 12 Zhongwan, Ren 9 Shuifen, Di 4 Hegu, Lu 7 Lieque, Du 20 Baihui.

Trüber Schleim blockiert den Kopf

Dumpfe Kopfschmerzen mit Schwere- und Benommenheitsgefühl im Kopf, Merk- und Konzentrationsschwierigkeiten, Schwindel, verschwommene Sicht, Sputum im Rachen, Engegefühl in der Brust, Übelkeit, gedunsene Zunge mit einem klebrigem Belag, schlüpfriger Puls.

Akupunktur
Ma 40 Fenglong, Ren 12 Zhongwan, Ren 9 Shuifen, Ren 5 Shimen, Bl 22 Sanjiaoshu, Ma 8 Touwei, Du 20 Baihui.

Aufsteigendes Leber-Yang mit Schleim, der den Kopf blockiert

Häufig auftretender, fast ständig vorhandener dumpfer Kopfschmerz mit einem Schwere- und Benommenheitsgefühl im Kopf, Merk- und Konzentrationsschwierigkeiten, Schwindel, verschwommene Sicht, Sputum im Rachen, Engegefühl in der Brust, Übelkeit, gedunsene Zunge mit klebrigem Belag. Der häufige Kopfschmerz spitzt sich in anfallsartigen starken Spannungskopfschmerzen zu, die auf einer Seite des Kopfes entlang der Gallenblasen-Leitbahn auftreten können, also an den Schläfen oder hinter den Augen, Schwindel, Tinnitus, Reizbarkeit, Neigung zu Wutanfällen. Der Puls ist schlüpfrig oder saitenförmig, je nachdem, ob der Schleim oder Leber-Yang dominiert.

Akupunktur
Le 3 Taichong, Gb 20 Fengchi, SJ 5 Waiguan, Gb 43 Xiaxi, Ma 40 Fenglong, Ren 12 Zhongwan, Ren 9 Shuifen, Ren 5 Shimen, Bl 22 Sanjiaoshu, Ma 8 Touwei, Du 20 Baihui.

Leere

Blut-Mangel

Dumpfe Kopfschmerzen an Stirn oder Scheitel, Schwindel, verschwommene Sicht, Gedächtnisschwäche, blasse und dünne Zunge, rauer oder dünner Puls. Weitere Symptome und klinische Zeichen treten je nachdem auf, ob eher die Leber oder das Herz beeinträchtigt ist.

Akupunktur
Le 8 Ququan, Ma 36 Zusanli, Mi 6 Sanyinjiao, Ren 4 Guanyuan, Du 20 Baihui.

Weitere Krankheitsmuster

Wind-Schleim

Ziehende Kopfschmerzen mit einem Schweregefühl im Kopf, starker Schwindel, verschwommene Sicht, Zuckungen, taube oder kribbelnde Gliedmaßen, Tinnitus, Übelkeit, Sputum im Rachen, Engegefühl in der Brust, eine steife oder zur Seite abweichende und gedunsene Zunge, saitenförmig-schlüpfriger Puls.

Leber-Feuer

Kopfschmerzen mit Spannungsgefühl, die auf einer Seite des Kopfes entlang der Gallenblasen-Leitbahn auftreten können, also an den Schläfen oder hinter den Augen, rote und blutunterlaufene Augen, rotes Gesicht, Schwindel, Tinnitus, Reizbarkeit, Neigung zu Wutanfällen, bitterer Mundgeschmack, Verstopfung, dunkler Harn, rote Zunge mit röteren Rändern und trockenem gelbem Belag, saitenförmig-schneller Puls.

Leber-Wind

Ziehende Kopfschmerzen, Zuckungen, starker Schwindel, Tinnitus, taube Gliedmaßen, nervöse Tics, eine steife, zur Seite abweichende oder sich bewegende Zunge, saitenförmiger Puls.

Leber-Qi-Stagnation

Kopfschmerzen mit Spannungsgefühl an den Schläfen und / oder an der Stirn, Spannungsgefühle in den Flanken oder im Oberbauch, Reizbarkeit, Launenhaftigkeit, ein Kloßgefühl im Hals, prämenstruelle Anspannung, saitenförmiger Puls.

Blut-Stase

Stechende Kopfschmerzen, die auf ein kleines Areal begrenzt sind, violette Lippen, dunkle Gesichtsfarbe, violette Zunge.

Magen-Hitze

Starke Stirnkopfschmerzen, brennender Schmerz im Oberbauch, Durst, saures Aufstoßen, Übelkeit, übermäßiger Hunger, schlechter Atem, Hitzegefühle, rote Zunge mit gelbem Belag, überflutend-schneller Puls.

Qi-Mangel

Dumpfe Stirnkopfschmerzen, die durch Überarbeitung schlimmer und durch Ruhe und Hinlegen besser werden, unangenehmes Gefühl im Oberbauch, kein Appetit, fehlender Geschmackssinn, breiiger Stuhl, Müdigkeit vor allem am Morgen, Schwäche in den Gliedmaßen, blasse Zunge, leerer Puls. Dieses Syndrom ist meist auf einen Magen-Qi-Mangel zurückzuführen.

Nieren-Mangel

Dumpfe Kopfschmerzen mit einem Gefühl von Leere im Kopf, das durch Überanstrengung schlimmer wird, Schwindel, Schmerzen im unteren Rücken, schwache Knie, Tinnitus. Je nachdem, ob ein Nieren-Yin- oder Nieren-Yang-Mangel im Vordergrund steht, zeigen sich entsprechend noch weitere Symptome.

Nahrungsretention

Stirnkopfschmerzen, die nach einer Mahlzeit schlimmer werden, Schmerzen, Völle- und Spannungsgefühl im Oberbauch mit Erleichterung durch Erbrechen; Übelkeit, Erbrechen saurer Flüssigkeiten, schlechter Atem, Rülpsen und saures Aufstoßen, Schlaflosigkeit, breiiger Stuhl oder Verstopfung, Appetitmangel, dicker Zungenbelag, voll-schlüpfriger Puls. Dieser Typ von Kopfschmerzen tritt in der Regel nur bei Kindern auf.

Eindringen von Wind-Kälte

Schmerzen am Hinterkopf, steifer Nacken, Abneigung gegen Kälte, Fieber, Husten, kratziger Hals, leichte Atemlosigkeit, verstopfte oder laufende Nase mit klarem wässrigem Sekret, Niesen, Schmerzen am ganzen Körper, dünner weißer Zungenbelag, oberflächlich-gespannter Puls.

Eindringen von Wind-Hitze

Kopfschmerzen, die den ganzen Kopf umfassen, Abneigung gegen Kälte, Fieber, Husten, Halsschmerzen, verstopfte oder laufende Nase mit gelbem Sekret, Schmerzen am ganzen Körper, leichtes Schwitzen, etwas Durst, geschwollene Mandeln, Zunge etwas rötlich an den seitlichen Anteilen des Brustareals oder im vorderen Bereich, oberflächlich-schneller Puls.

Eindringen von Wind-Nässe

Stirnkopfschmerzen, Schweregefühl im Kopf, Abneigung gegen Kälte, Fieber, Völlegefühl im Oberbauch, Schmerzen am ganzen Körper, Zunge mit dünnem klebrigem Belag, oberflächlich-schlüpfriger Puls. Abgesehen von den Syndromdifferenzierungen nach den inneren Organen sollten wir Kopfschmerzen auch aus Sicht des Akupunkteurs, also je nachdem, welche Leitbahn primär betroffen ist, unterscheiden können.

Taiyang-Leitbahnen

Kopfschmerzen am Hinterhaupt, die zum Nacken und oberen Rücken ausstrahlen.

Akupunktur
Dü 3 Houxi, Bl 62 Shenmai.

Yangming-Leitbahnen

Stirnkopfschmerzen.

Akupunktur
Ma 44 Neiting, Di 4 Hegu.

Shaoyang-Leitbahnen

Kopfschmerzen an den Schläfen, an den Seiten des Kopfes und Halses entlang der Leitbahnen von Gallenblase und Dreifachem Erwärmer.

Akupunktur
SJ 5 Waiguan, Gb 41 Zulinqi.

Taiyin-Leitbahnen

Stirnkopfschmerzen.

Akupunktur
Mi 3 Taibai, Lu 7 Lieque.

Shaoyin-Leitbahnen

Kopfschmerzen, die man im Kopfinneren oder am Hinterhaupt spürt.

Akupunktur
Ni 4 Dazhong, He 5 Tongli.

Jueyin-Leitbahnen

Scheitelkopfschmerzen.

Akupunktur
Le 3 Taichong, Pe 6 Neiguan.

HINWEIS FÜR DIE PRAXIS

- Meiner Erfahrung nach stellt die Kombination aus aufsteigendem Leber-Yang und Schleim die häufigste Ursache chronischer Kopfschmerzen dar.
- Bei Frauen entsteht meist aufsteigendes Leber-Yang aus einem Leber-Blut-Mangel und verursacht so chronische Kopfschmerzen.

55.1.5 Spannungsgefühl im Kopf

Teil B (Befragung) ➤ Kap. 34

Fülle

Aufsteigendes Leber-Yang

Spannungsgefühl im Kopf, Kopfschmerzen, Schwindel, Tinnitus, Reizbarkeit, Neigung zu Wutanfällen, saitenförmiger Puls.

Akupunktur
Le 3 Taichong, Gb 20 Fengchi, SJ 5 Waiguan, Gb 43 Xiaxi.

Weitere Krankheitsmuster

Leber-Feuer

Spannungsgefühl im Kopf, Augenschmerzen, blutunterlaufene Augen, Kopfschmerzen, rotes Gesicht, Schwindel, Tinnitus, Reizbarkeit, Neigung zu Wutanfällen, Durst, bitterer Mundgeschmack, Verstopfung, dunkler Harn, rote Zunge mit röteren Rändern und trockenem gelbem Belag, saitenförmig-schneller Puls.

Eindringen von Wind-Hitze

Spannungsgefühl im Kopf mit akutem Beginn, Abneigung gegen Kälte, Fieber, Husten, Halsschmerzen, verstopfte oder laufende Nase mit gelbem Sekret, Kopfschmerzen, Schmerzen am ganzen Körper, leichtes Schwitzen, etwas Durst, geschwollene Mandeln, Zunge etwas rötlich an den seitlichen Anteilen des Brustareals oder im vorderen Bereich, oberflächlich-schneller Puls.

55.1.6 Benommenheitsgefühl im Kopf

Teil B (Befragung) ➤ Kap. 34

Fülle

Schleim

Starkes Benommenheitsgefühl im Kopf, Schwindel, Schweregefühl im Kopf, verschwommene Sicht, übermäßige Produktion von Ohrenschmalz, verstopfte Nase, dumpfe Stirnkopfschmerzen, Sputum im Rachen, Engegefühl in der Brust, gedunsene Zunge mit klebrigem Belag, schlüpfriger Puls.

Akupunktur
Ma 40 Fenglong, Ren 12 Zhongwan, Ren 9 Shuifen, Ren 5 Shimen, Bl 22 Sanjiaoshu, Lu 7 Lieque, Di 4 Hegu, Du 20 Baihui.

Nässe

Benommenheits- und Schweregefühl im Kopf, chronische Nasennebenhöhlenentzündung, verstopfte Nase, klebriges Nasensekret, dumpfe Stirnkopfschmerzen, als ob der Kopf in Watte eingewickelt sei, Völlegefühl im Oberbauch, klebriger Mundgeschmack, Engegefühl in der Brust, übermäßiger Scheidenausfluss, klebriger Zungenbelag, schlüpfriger oder sanfter Puls.

Akupunktur
Ren 12 Zhongwan, Ren 9 Shuifen, Mi 9 Yinlingquan, Di 4 Hegu, Lu 7 Lieque, Ma 44 Neiting, Du 20 Baihui.

HINWEIS FÜR DIE PRAXIS
In den meisten Fällen ist Schleim für ein Benommenheitsgefühl im Kopf verantwortlich.

55.1.7 Kältegefühl im Kopf

Teil B (Befragung) ➤ Kap. 34

Hierzu gehören ein tatsächliches Kältegefühl im Kopf, sowie eine Neigung, eine Mütze oder einen Hut zu tragen und eine starke Abneigung gegen Wind.

Leere

Leere und Kälte im Lenkergefäß

Kältegefühl in Kopf und Rücken, kalte Gliedmaßen, allgemeines Kältegefühl, schmerzhafter Rücken, kalte Füße, Schwindel, Tinnitus, schwache Knie, blasse Gesichtsfarbe, oberflächlicher Puls, der aber links auf allen Taststellen schwächlich ist.

Akupunktur
Dü 3 Houxi mit Bl 62 Shenmai, Du 20 Baihui mit direkter Moxibustion.

Weitere Krankheitsmuster

Kälte in der Leber-Leitbahn

Kältegefühl im Kopf, Scheitelkopfschmerzen, bläuliche Gesichtsfarbe, kalte Hände und Füße, tief-gespannter Puls.

55.1.8 Hitzegefühl im Kopf

Teil B (Befragung) ➤ Kap. 34

Fülle

Leber-Feuer

Hitzegefühl im Kopf, rotes Gesicht, rote und blutunterlaufene Augen, Augenschmerzen, Kopfschmerzen, Schwindel, Tinnitus, Reizbarkeit, Neigung zu Wutanfällen, Durst, bitterer Mundgeschmack, Verstopfung, dunkler Harn, rote Zunge mit röteren Rändern und gelbem Belag, saitenförmig-schneller Puls.

Akupunktur
Le 2 Xingjian, Di 11 Quchi.

Magen-Hitze

Hitzegefühl im Kopf, besonders nach dem Essen oder (bei Kindern) im Schlaf; Durst, Oberbauchschmerzen, Zunge mit gelbem Belag, schneller Puls.

Akupunktur
Ma 44 Neiting, Di 4 Hegu, Di 11 Quchi.

Leere

Nieren-Yin-Mangel mit Leere-Hitze

Hitzegefühl im Kopf vor allem abends, Schwindel, Tinnitus, Schwerhörigkeit, Nachtschweiß, nachts trockener Mund, Hitze in den fünf Zentren, allgemeines Hitzegefühl abends, gerötete Wangen, Durst mit dem Verlangen, in kleinen Schlückchen zu trinken, Schmerzen im unteren Rücken, dunkler und spärlicher Harn, Schlaflosigkeit, rote belaglose Zunge, oberflächlich-leerer und schneller Puls.

Akupunktur
Ni 3 Taixi, Ren 4 Guanyuan, Ni 10 Yingu, Mi 6 Sanyinjiao, Di 11 Quchi.

Yin-Feuer

Hitzegefühl im Kopf, aber kalte Füße oder allgemeines Kältegefühl, Müdigkeit, Mundgeschwüre, blasse Zunge, schwächlicher Puls.

Akupunktur
Ren 4 Guanyuan, Ren 6 Qihai, Du 20 Baihui, Ma 36 Zusanli, Mi 6 Sanyinjiao.

Leere-Hitze aufgrund von Blut-Mangel

Hitzegefühl im Kopf, besonders am Nachmittag, Müdigkeit, verschwommene Sicht, Schwindel, blasse Zunge, rauer oder dünner Puls. Leere-Hitze aufgrund von Blut-Mangel kommt nur bei Frauen vor.

Akupunktur
Ren 4 Guanyuan, Le 8 Ququan, Ma 36 Zusanli, Mi 6 Sanyinjiao, Di 4 Hegu, He 5 Tongli.

55.1.9 Taubheitsgefühl im Kopf

Teil B (Befragung) ➤ Kap. 34

Leere

Leber-Blut-Mangel

Taubheitsgefühl der Kopfhaut vor allem im Scheitelbereich, dumpfe Kopfschmerzen, Schwindel, verschwommene Sicht, Mouches volantes, taube oder kribbelnde Gliedmaßen, spärliche Regelblutungen, matt-blasse Gesichtsfarbe, blasse Zunge, rauer oder dünner Puls.

Akupunktur
Le 8 Ququan, Ma 36 Zusanli, Mi 6 Sanyinjiao, Ren 4 Guanyuan, Du 20 Baihui.

Fülle

Nässe-Schleim

Taubheitsgefühl der Kopfhaut vor allem im Stirnbereich, Schwere- und Benommenheitsgefühl im Kopf, Engegefühl in der Brust, Schwindel, verschwommene Sicht, Schläfrigkeit, Übelkeit, Sputum im Rachen, gedunsene Zunge mit klebrigem Belag, schlüpfriger Puls.

Akupunktur
Ma 40 Fenglong, Ren 12 Zhongwan, Ren 9 Shuifen, Ren 5 Shimen, Bl 22 Sanjiaoshu, Du 20 Baihui, Ma 8 Touwei.

Weitere Krankheitsmuster

Leber-Wind

Taubheitsgefühl auf einer Seite des Kopfes, Zuckungen, starker Schwindel, Tinnitus, Kopfschmerzen, taube Gliedmaßen, nervöse Zuckungen, steife, zur Seite abweichende oder sich bewegende Zunge, saitenförmiger Puls.

55.1.10 Herabhängender Kopf

Leere

Leere im Meer des Marks

Herabhängender Kopf, Schwindel, Tinnitus, Taubheit, schmerzhafter Rücken, Gedächtnisschwäche, schwache Knie, Gangschwierigkeiten. In der Regel tritt dieses Syndrom zusammen mit einem Nieren-Yin-Mangel auf.

Akupunktur
Ren 4 Guanyuan, Bl 23 Shenshu, Dü 3 Houxi mit Bl 62 Shenmai, Ni 13 Qixue, Ni 14 Siman.

Weitere Krankheitsmuster

Milz- und Magen-Qi-Mangel

Herabhängender Kopf, Appetitmangel, Müdigkeit, leichtes Spannungsgefühl im Bauch, blasse Gesichtsfarbe, breiiger Stuhl, blasse Zunge, leerer Puls.

55.1.11 Neigung des Kopfes zu einer Seite

Teil A (Betrachtung) ➤ Kap. 5

Leere

Leere im Meer des Marks

Kopf neigt sich zu einer Seite, Schwindel, Tinnitus, Taubheit, schmerzhafter Rücken, Gedächtnisschwäche, schwache Knie, Gangschwierigkeiten. In der Regel tritt dieses Syndrom zusammen mit einem Nieren-Yin-Mangel auf, was aber nicht immer der Fall sein muss.

Akupunktur
Ren 4 Guanyuan, Bl 23 Shenshu, Dü 3 Houxi mit Bl 62 Shenmai, Ni 13 Qixue, Ni 14 Siman, Du 16 Fengfu.

Weitere Krankheitsmuster

Absinkendes Milz-Qi

Kopf neigt sich zu einer Seite, Appetitmangel, nach Nahrungsaufnahme leichtes Spannungsgefühl im Bauch, Müdigkeit, Abgeschlagenheit, blasse Gesichtsfarbe, schwache Gliedmaßen, breiiger Stuhl, Depression, Neigung zu Fettleibigkeit, ein nach unten ziehendes Gefühl im Bauch, Magenprolaps, Gebärmuttervorfall, Anal- oder Blasenprolaps, häufiger Harndrang, blasse Zunge, schwächlicher Puls.

55.1.12 Kopfzittern

Teil A (Betrachtung) ➤ Kap. 4, ➤ Kap. 5

Fülle

Leber-Wind

Kopfzittern, Drehschwindel, Zuckungen, starker Schwindel, Tinnitus, Kopfschmerzen, taube Gliedmaßen, nervöse Tics, steife, zur Seite abweichende oder sich bewegende Zunge, saitenförmiger Puls.

Akupunktur
Le 3 Taichong, Gb 20 Fengchi, Du 16 Fengfu, Dü 3 Houxi mit Bl 62 Shenmai, Du 19 Houding.

Leere

Leere-Wind aufgrund von Blut-Mangel

Leichtes Kopfzittern, leichter Handtremor, Gesichtstics, Schwindel, Gedächtnisschwäche, verschwommene Sicht, blasse und dünne Zunge, rauer oder dünner und etwas saitenförmiger Puls.

Akupunktur
Le 3 Taichong, Gb 20 Fengchi, Du 16 Fengfu, Dü 3 Houxi mit Bl 62 Shenmai, Du 19 Houding, Le 8 Ququan, Ma 36 Zusanli, Mi 6 Sanyinjiao, Ren 4 Guanyuan.

Leere-Wind aufgrund von Yin-Mangel

Leichtes Kopfzittern, leichter Handtremor, Schwindel, Tinnitus, Nachtschweiß, belaglose Zunge, oberflächlich-leerer oder dünner und etwas saitenförmiger Puls.

Akupunktur
Le 3 Taichong, Gb 20 Fengchi, Du 16 Fengfu, Dü 3 Houxi mit Bl 62 Shenmai, Du 19 Houding, Le 8 Ququan, Ni 3 Taixi, Ni 10 Yingu, Mi 6 Sanyinjiao, Ren 4 Guanyuan.

55.1.13 Kopflärm

Teil B (Befragung) ➤ *Kap. 34*

Das Symptom Kopflärm ist dem Geräusch von Tinnitus ähnlich, wird aber mitten im Kopf wahrgenommen. Im Chinesischen sagt man hierzu *nao ting*, also „Gehirn-Tinnitus“, die alte Bezeichnung lautet *lei tou feng*, also „Donnerkopfwind“.

Leere

Leere im Meer des Markes

Kopflärm, der wie Tinnitus klingt, Schwindel, Tinnitus, Gedächtnisschwäche, Taubheit, ein Leeregefühl im Kopf, verschwommene Sicht.

Akupunktur
Ren 4 Guanyuan, Bl 23 Shenshu, Dü 3 Houxi mit Bl 62 Shenmai, Ni 13 Qixue, Ni 14 Siman, Du 16 Fengfu.

55

Weitere Krankheitsmuster

Qi- und Blut-Mangel von Milz und Herz

Kopflärm, der wie Tinnitus klingt, Gedächtnisschwäche, Schwindel, Schlaflosigkeit, Herzklopfen, Appetitmangel, breiiger Stuhl, blasse Zunge, schwächlicher oder rauer Puls.

Aufsteigende Schleim-Hitze

Kopflärm, der wie Tinnitus klingt, Schwere- und Benommenheitsgefühl im Kopf, Kopfschmerzen, Schwindel, verschwommene Sicht, Übelkeit, Engegefühl in der Brust, rote und gedunsene Zunge mit klebrig-gelbem Belag, schlüpfriger Puls.

Leber-Qi-Stagnation

Kopflärm, der wie Tinnitus klingt, verspannte Nackenmuskulatur, Spannungsgefühl im Flankenbereich oder im Oberbauch, Reizbarkeit, Launenhaftigkeit, Kloßgefühl im Hals, prämenstruelle Anspannung, saitenförmiger Puls. Stagnierendes Leber-Qi stört das Auf- und Absteigen des Qi, sodass einerseits das klare Qi nicht emporsteigen kann, andererseits das trübe Qi nicht abgesenkt werden kann, und es kommt zu einer Ansammlung von trübem Qi im Kopf.

55.1.14 Schwellungen des gesamten Kopfes

Teil A (Betrachtung) ➤ *Kap. 5*

„Wärme-Erkrankung mit großem Kopf" (Toxische Hitze dringt in den Kopf ein)

Schwellungen des Kopfes und des Gesichts, geschwollene Lymphknoten, geschwollene Speicheldrüse, geschwollene Mandeln, Abneigung gegen Kälte, Fieber, Husten, Halsschmerzen, verstopfte oder laufende Nase mit gelbem Sekret, Kopfschmerzen, Schmerzen am ganzen Körper, leichtes Schwitzen, etwas Durst, Zunge etwas rötlich an den seitlichen Anteilen des Brustareals oder im vorderen Bereich, oberflächlich-schneller Puls.

55.1.15 Geschwüre in der Mastoidregion

Teil A (Betrachtung) ➤ *Kap. 5*

Fülle

Nässe-Hitze in der Gallenblasen-Leitbahn

Geschwüre in der Mastoidregion, Schmerzen und Völle- sowie Spannungsgefühl im Flankenbereich, Übelkeit, Erbrechen, Fettintoleranz, gelbe Gesichtsfarbe und Augen, Schwindel, Tinnitus, Reizbarkeit, Schweregefühl, dicker klebrig-gelber Zungenbelag, der entweder nur eine Zungenhälfte oder die ganze Zunge bedeckt, schlüpfrig-schneller Puls.

Akupunktur
Gb 43 Xiaxi, SJ 5 Waiguan, Ren 12 Zhongwan, Ren 9 Shuifen, Mi 9 Yinlingquan, Di 11 Quchi.

Weitere Krankheitsmuster

Leber-Feuer

Geschwüre in der Mastoidregion, Kopfschmerzen, rotes Gesicht, Schwindel, Tinnitus, Reizbarkeit, Neigung zu Wutanfällen, Durst, bitterer Mundgeschmack, Verstopfung, dunkler Harn, rote Zunge mit röteren Rändern und trockenem gelbem Belag, saitenförmig-schneller Puls.

55.1.16 Nach hinten gekippter Kopf

Teil A (Betrachtung) ➢ Kap. 5

Innerer Wind bei akuten fiebrigen Erkrankungen

Nach hinten gekippter Kopf, wobei die Augen nach oben verdreht sind, Opisthotonus, nächtliches Fieber, Konvulsionen, flacher Ausschlag, rote und belaglose Zuge, dünner und saitenförmiger Puls.

55.2 Haare und Kopfhaut

Die folgenden klinischen Zeichen der Haare werden besprochen:
- Vorzeitiges Ergrauen der Haare
- Haarausfall
- Alopezie
- Trockenes und sprödes Haar
- Fettiges Haar
- Schuppen
- Juckende Kopfhaut
- Trockene Kopfhaut
- Rötung und Schmerzen der Kopfhaut
- Furunkel der Kopfhaut
- Erosionen der Kopfhaut
- Geschwüre der Kopfhaut

55.2.1 Vorzeitiges Ergrauen der Haare

Teil A (Betrachtung) ➢ Kap. 5

Leere

Leber- und Nieren-Yin-Mangel

Vorzeitiges Ergrauen aller Kopfhaare und Bildung einer Glatze, Schwindel, Tinnitus, verschwommene Sicht, Rückenschmerzen, verringerte Libido. Je nachdem, ob ein Nieren-Yin- oder Nieren-Yang-Mangel im Vordergrund steht, zeigen sich entsprechend noch weitere Symptome.

Akupunktur
Ni 3 Taixi, Ren 4 Guanyuan, Bl 23 Shenshu, Le 8 Ququan, Mi 6 Sanyinjiao.

Nieren-Yin-Mangel mit Leere-Hitze

Vorzeitiges Ergrauen der Kopfhaare, Bildung einer Glatze, Schwindel, Tinnitus, Schwerhörigkeit, Nachtschweiß, nachts trockener Mund, Hitze in den fünf Zentren, allgemeines Hitzegefühl am Abend, gerötete Wangen, Durst mit dem Verlangen, in kleinen Schlückchen zu trinken, Schmerzen im unteren Rücken, dunkler und spärlicher Harn, Schlaflosigkeit, rote und belaglose Zunge, oberflächlich-leerer und schneller Puls.

Akupunktur
Ni 3 Taixi, Ren 4 Guanyuan, Ni 10 Yingu, Mi 6 Sanyinjiao, Di 11 Quchi.

Nieren-Essenz-Mangel

Vorzeitiges Ergrauen der Kopfhaare, schlechte Knochenentwicklung bei Kindern, Knochenerweichung bei Erwachsenen, Taubheit, schwache Knie und Beine, Gedächtnisschwäche, lose Zähne, ausfallendes Haar, schwache sexuelle Aktivität, Schmerzen im unteren Rücken, Unfruchtbarkeit, Sterilität, Schwindel, Tinnitus, normale Zungenfarbe und oberflächlich-leerer oder trommelartiger Puls bei Nieren-Essenz-Mangel mit gleichzeitig bestehendem Nieren-Yin-Mangel, oder blasse Zunge und tief-schwächlicher Puls bei gleichzeitig bestehendem Nieren-Yang-Mangel.

Akupunktur
Ni 3 Taixi, Ren 4 Guanyuan, Ni 10 Yingu, Bl 23 Shenshu, Bl 52 Zhishi, Ni 13 Qixue.

Weitere Krankheitsmuster

Leber-Blut-Mangel

Vorzeitiges Ergrauen der Haare – insbesondere im Scheitelbereich –, Schwindel, verschwommene Sicht, Mouches volantes, taube oder kribbelnde Gliedmaßen, spärliche Regelblutungen, matt-blasse Gesichtsfarbe, blasse Zunge, rauer oder dünner Puls.

Qi- und Blut-Mangel

Vorzeitiges Ergrauen der Kopfhaare, Appetitmangel, breiiger Stuhl, schwache Stimme, Müdigkeit, verschwommene Sicht, Schwindel, taube oder kribbelnde Gliedmaßen, Herzklopfen, matt-blasse Gesichtsfarbe, blasse Zunge, schwächlicher oder rauer Puls.

Leber- und Herz-Feuer

Kopfhaar wird infolge eines Schockerlebnisses oder einer sehr strapaziösen Emotion wie etwa Wut plötzlich weiß, Kopfschmerzen, blutunterlaufene Augen, Schwindel, Tinnitus, Reizbarkeit, rotes Gesicht, Durst, bitterer Mundgeschmack, Herzklopfen, Erregung, Schlaflosigkeit, traumgestörter Schlaf, Hitzegefühle, rote Zunge mit röteren Rändern und röterer Zungenspitze und trockenem gelbem Belag, saitenförmig-überflutend-schneller Puls.

Leber-Qi-Stagnation

Vorzeitiges Ergrauen der Haare, was sich an verschiedenen Stellen der Kopfhaut in relativ kurzer Zeit abspielen kann, Spannungsgefühl im Flankenbereich oder Oberbauch, Reizbarkeit, Launenhaftigkeit, Kloßgefühl im Hals, prämenstruelle Anspannung, saitenförmiger Puls. Dieses Krankheitsmuster beruht auf Sorge, Grübeln oder Wut. Es kommt zur Qi-Stagnation, die sich schließlich in Hitze verwandelt, wobei Letztere wiederum das Yin schädigt.

55.2.2 Haarausfall

Teil A (Betrachtung) ➤ *Kap. 5*

Hiermit ist ein allmählicher Haarausfall gemeint, der sich an allen Stellen gleichzeitig und nicht büschelweise ereignet.

Leere

Nieren-Mangel

Allmählicher Haarausfall, der im Verlauf der Schwangerschaft eventuell zum Halten kommt, Schwindel, Tinnitus, Rückenschmerzen, Müdigkeit. Weitere Symptome und klinische Zeichen – sowie auch Puls und Zunge – hängen davon ab, ob ein Nieren-Yin-, Nieren-Yang- oder Nieren-Essenz-Mangel vorliegt.

Akupunktur
Ni 3 Taixi, Ren 4 Guanyuan, Bl 23 Shenshu.

Leber-Blut-Mangel

Allmählicher Haarausfall, dumpfe Kopfschmerzen, Schwindel, verschwommene Sicht, Mouches volantes, taube oder kribbelnde Gliedmaßen, spärliche Regelblutungen, matt-blasse Gesichtsfarbe, blasse Zunge, rauer oder dünner Puls.

Akupunktur
Le 8 Ququan, Ma 36 Zusanli, Mi 6 Sanyinjiao, Ren 4 Guanyuan.

Weitere Krankheitsmuster

Blut-Hitze durch Leber-Feuer

Allmählicher Haarausfall vor allem im Scheitelbereich, rotes Gesicht, blutunterlaufene Augen, Kopfschmerzen, Schwindel, Reizbarkeit, Neigung zu Wutanfällen, Durst, bitterer Mundgeschmack, Verstopfung, dunkler Harn, rote Zunge mit röteren Rändern und trockenem gelbem Belag, saitenförmig-schneller Puls.

55.2.3 Alopezie

Teil A (Betrachtung) ➤ *Kap. 5*

Alopezie bedeutet, dass die Haare büschelweise ausfallen.

Leere

Leere-Wind aufgrund von Blut-Mangel

Die Haare fallen plötzlich büschelweise aus, leichtes Kopf- und/oder Händezittern, Gesichtstic, Schwindel, verschwommene Sicht, einseitiges Taubheitsgefühl und/oder Kribbeln einer Gliedmaße, blasse und dünne Zunge, rauer oder dünner und etwas saitenförmiger Puls.

Akupunktur
Le 3 Taichong, Gb 20 Fengchi, Du 16 Fengfu, Du 19 Houding, Le 8 Ququan, Ma 36 Zusanli, Mi 6 Sanyinjiao, Ren 4 Guanyuan.

Fülle

Leber-Wind vom Fülle-Typ

Die Haare fallen plötzlich büschelweise aus, Zuckungen, starker Schwindel, Tinnitus, Kopfschmerzen, taube Gliedmaßen, nervöse Tics, steife, zur Seite abweichende oder sich bewegende Zunge, saitenförmiger Puls.

Akupunktur
Le 3 Taichong, Gb 20 Fengchi, Du 16 Fengfu, Dü 3 Houxi mit Bl 62 Shenmai, Du 19 Houding.

Weitere Krankheitsmuster

Blut-Hitze durch Leber-Feuer

Die Haare fallen büschelweise aus, trockenes Haar, Kopfschmerzen, rotes Gesicht, Schwindel, Tinnitus, Reizbarkeit, Neigung zu Wutanfällen, Durst, bitterer Mundgeschmack, Verstopfung, dunkler Harn, rote Zunge mit röteren Rändern und trockenem gelbem Belag, saitenförmig-schneller Puls.

Leber-Blut-Stase

Die Haare fallen büschelweise aus, Flanken- und/oder Bauchschmerzen, Regelschmerzen, dunkles und klumpiges Regelblut, Massen im Bauchraum, violette Nägel und Lippen, violette oder dunkle Gesichtsfarbe, violette Zunge, saitenförmiger oder haftender Puls.

HINWEIS FÜR DIE PRAXIS

Als Faustregel gilt: Wenn die Haare allmählich ausfallen, so liegt eine Leere (von Leber-Blut oder Niere) vor, fallen sie hingegen büschelweise aus, ist eine Fülle dafür verantwortlich – und zwar meist innerer Wind.

55.2.4 Trockenes und sprödes Haar

Teil A (Betrachtung) ➤ *Kap. 5*

Leere

Leber-Blut-Mangel

Trockenes Haar ohne Glanz, Schwindel, verschwommene Sicht, Mouches volantes, taube oder kribbelnde Gliedmaßen, spärliche Regelblutungen, matt-blasse Gesichtsfarbe, blasse Zunge, rauer oder dünner Puls.

Akupunktur
Le 8 Ququan, Ma 36 Zusanli, Mi 6 Sanyinjiao, Ren 4 Guanyuan.

Nieren-Yin-Mangel

Trockenes Haar ohne Glanz, Schwindel, Tinnitus, Schwerhörigkeit, Gedächtnisschwäche, Nachtschweiß, Drehschwindel, nachts trockener Mund und Hals, Schmerzen im unteren Rücken, Knochenschmerzen, nächtliche Samenergüsse, Verstopfung, dunkler und spärlicher Harn, Unfruchtbarkeit, vorzeitiger Samenerguss, Müdigkeit, Abgeschlagenheit, Depression, leichte Ängstlichkeit, normale Zungenfarbe, belaglose Zunge, oberflächlich-leerer Puls.

Akupunktur
Ni 3 Taixi, Ren 4 Guanyuan, Bl 23 Shenshu, Mi 6 Sanyinjiao, Ren 12 Zhongwan.

Weitere Krankheitsmuster

Qi- und Blut-Mangel

Dünnes und trockenes Haar, Appetitmangel, breiiger Stuhl, schwache Stimme, Müdigkeit, verschwommene Sicht, Schwindel, taube oder kribbelnde Gliedmaßen, Herzklopfen, matt-blasse Gesichtsfarbe, blasse Zunge, schwächlicher oder rauer Puls.

Milz- und Magen-Qi-Mangel

Dünnes und trockenes Haar, Appetitmangel, nach Nahrungsaufnahme leichtes Spannungsgefühl im Bauch, Müdigkeit, Abgeschlagenheit, blasse Gesichtsfarbe, schwache Gliedmaßen, breiiger Stuhl, unangenehmes Gefühl im Oberbauch, Verlust des Geschmackssinns, blasse Zunge, leerer Puls.

Verlust von Blut

Trockenes und vitalloses Haar ohne Glanz, trockene Haut, blasse Gesichtsfarbe, Menorrhagie, blasse und trockene Zunge, hohler Puls.

HINWEIS FÜR DIE PRAXIS
Bei Frauen betrachte ich zu Beginn der Anamnese stets das Haar, um mir einen Eindruck vom Zustand des Leber-Bluts zu machen.

55.2.5 Fettiges Haar

Teil A (Betrachtung) ➤ Kap. 5

Fülle

Nässe

Fettiges Haar, Schweregefühl in Kopf und Körper, Völlegefühl im Oberbauch, klebriger Mundgeschmack, Engegefühl in der Brust, übermäßiger Scheidenausfluss, klebriger Zungenbelag, schlüpfriger oder sanfter Puls.

Akupunktur
Ren 12 Zhongwan, Ren 9 Shuifen, Mi 9 Yinlingquan, Ren 5 Shimen, Bl 22 Sanjiaoshu.

Nässe-Hitze

Fettiges Haar, Völlegefühl im Oberbauch, klebriger Mundgeschmack, Durst ohne Verlangen zu trinken, Schweregefühl in Kopf und Körper, Hitzegefühl, klebrig-gelber Zungenbelag, schlüpfrig-schneller Puls.

Akupunktur
Ren 12 Zhongwan, Ren 9 Shuifen, Ren 5 Shimen, Bl 22 Sanjiaoshu, Mi 9 Yinlingquan, Di 11 Quchi.

Schleim

Fettiges Haar, Engegefühl in der Brust, Sputum im Rachen, gedunsene Zunge mit klebrigem Belag, schlüpfriger Puls.

Akupunktur
Ma 40 Fenglong, Ren 12 Zhongwan, Ren 9 Shuifen, Ren 5 Shimen, Bl 22 Sanjiaoshu.

55.2.6 Schuppen

Teil A (Betrachtung) ➤ Kap. 5

Leere

Leber-Blut-Mangel und -Trockenheit

Schuppen, trockenes Haar, trockene Haut, trockene Augen, Schwindel, verschwommene Sicht, Mouches volantes, taube oder kribbelnde Gliedmaßen, matt-blasse Gesichtsfarbe, blasse Zunge, rauer oder dünner Puls.

Akupunktur
Le 8 Ququan, Ma 36 Zusanli, Mi 6 Sanyinjiao, Ren 4 Guanyuan, Ni 6 Zhaohai.

Weitere Krankheitsmuster

Leber-Blut-Mangel mit Leber-Wind

Schuppen, trockenes Haar, trockene Haut, leichtes Kopf- und / oder Händezittern oder Gesichtstic, Schwindel, verschwommene Sicht, einseitiges Taubheitsgefühl und / oder Kribbeln einer Gliedmaße, blasse und dünne Zunge, rauer oder dünner und etwas saitenförmiger Puls.

Leber-Feuer

Schuppen, Hitzegefühl im Kopf, Kopfschmerzen, rotes Gesicht, Schwindel, Tinnitus, Reizbarkeit, Neigung zu Wutanfällen, Durst, bitterer Mundgeschmack, Verstopfung, dunkler Harn, rote Zunge mit röteren Rändern und trockenem gelbem Belag, saitenförmig-schneller Puls.

Nässe-Hitze in der Leber

Schuppen, fettiges Haar, gelbe Augen, übermäßige Ohrenschmalzproduktion, Völlegefühl im Flankenbereich, Bauchraum oder Unterbauch, bitterer Mundgeschmack, Übelkeit, Schweregefühl am ganzen Körper, übermäßiger Scheidenausfluss und Juckreiz, Mittelschmerz und / oder Blutungen zur Mitte des Zyklus, erhabener oder bläschenartiger Ausschlag und Juckreiz im Genitalbereich, Beschwerden und Brennen bei der Miktion, dunkler Harn, rote Zunge mit röteren Rändern und klebrig-gelbem Belag, schlüpfrig-saitenförmig-schneller Puls.

Toxische Hitze

Schuppen, Entzündungen auf der Kopfhaut, Furunkel auf der Kopfhaut, Hitzegefühl im Kopf, rote Augen, Durst, rote Zunge mit roten Punkten und einem dicken, trockenen und gelben Belag, schlüpfrig-überflutend-schneller Puls.

Eindringen von Wind-Hitze mit Trockenheit

Plötzliche Schuppenbildung, trockener Husten, Abneigung gegen Kälte, Fieber, trockener Hals, Kratzen im Hals, trockene Nase, Beschwerden im Brustkorbbereich, dünner und trockener weißer Zungenbelag, oberflächlicher Puls.

55

55.2.7 Juckende Kopfhaut

Teil A (Betrachtung) ➤ Kap. 5

Leere

Leber-Blut-Mangel

Juckende Kopfhaut, Schuppen, trockene Kopfhaut, trockenes Haar, Schwindel, verschwommene Sicht, Mouches volantes, taube oder kribbelnde Gliedmaßen, spärliche Regelblutungen, matt-blasse Gesichtsfarbe, blasse Zunge, rauer oder dünner Puls.

Akupunktur
Le 8 Ququan, Ma 36 Zusanli, Mi 6 Sanyinjiao, Ren 4 Guanyuan, Ni 6 Zhaohai.

Leere / Fülle

Leber-Blut-Mangel mit Leber-Wind

Juckende Kopfhaut, Schuppen, trockenes Haar, trockene Kopfhaut, leichtes Kopf- und / oder Händezittern, Gesichtstic, Schwindel, verschwommene Sicht, einseitiges Taubheitsgefühl oder Kribbeln einer Gliedmaße, blasse und dünne Zunge, rauer oder dünner und etwas saitenförmiger Puls.

Akupunktur
Le 8 Ququan, Ma 36 Zusanli, Mi 6 Sanyinjiao, Ren 4 Guanyuan, Ni 6 Zhaohai, Gb 20 Fengchi, Le 3 Taichong, Du 16 Fengfu, Du 10 Houding.

Weitere Krankheitsmuster

Leber-Yin-Mangel

Juckende Kopfhaut, Schuppen, trockenes Haar, trockene Kopfhaut, Schwindel, taube oder kribbelnde Gliedmaßen, verschwommene Sicht, Mouches volantes, trockene Augen, spärliche Regelblutungen, matt-blasse Gesichtsfarbe mit geröteten Wangenknochen, brüchige und spröde Nägel, Nachtschweiß, normale Zungenfarbe, kein Belag, dünner oder oberflächlich-leerer Puls.

Leber-Feuer

Juckende Kopfhaut, Hitzegefühl im Kopf, trockene Kopfhaut, Kopfschmerzen, rotes Gesicht, Schwindel, Tinnitus, Reizbarkeit, Neigung zu Wutanfällen, Durst, bitterer Mundgeschmack, Verstopfung, dunkler Harn, rote Zunge mit röteren Rändern und trockenem gelbem Belag, saitenförmig-schneller Puls.

Nässe-Hitze in der Leber-Leitbahn

Juckende Kopfhaut, Ausschläge auf der Kopfhaut, Schuppenflechte der Kopfhaut, Völlegefühl im Flankenbereich, Bauchraum oder unterhalb des Bauchnabels, bitterer Mundgeschmack, Übelkeit, Schweregefühl am ganzen Körper, gelber Scheidenausfluss, Juckreiz im Scheidenbereich, Mittelschmerz und / oder Blutungen zur Mitte des Zyklus, erhabener oder bläschenartiger Ausschlag und Juckreiz im Genitalbereich, Beschwerden und Brennen bei der Miktion, dunkler Harn, rote Zunge mit röteren Rändern und klebrig-gelbem Belag, schlüpfrig-saitenförmig-schneller Puls.

55.2.8 Trockene Kopfhaut

Teil A (Betrachtung) ➢ *Kap. 5*

Leere

Leber-Yin-Mangel

Trockene Kopfhaut, trockenes Haar, Schuppen, verschwommene Sicht, Mouches volantes, trockene Augen, Schwindel, taube oder kribbelnde Gliedmaßen, spärliche Regelblutungen, brüchige und spröde Nägel, normale Zungenfarbe, kein Belag, dünner oder oberflächlich-leerer Puls.

Akupunktur
Le 8 Ququan, Ma 36 Zusanli, Mi 6 Sanyinjiao, Ren 4 Guanyuan, Ni 6 Zhaohai.

Nieren-Yin-Mangel

Trockene Kopfhaut, trockenes Haar, Schuppen, verschwommene Sicht, Mouches volantes, trockene Augen, Schwindel, Tinnitus, Gedächtnisschwäche, Schwerhörigkeit, Nachtschweiß, nachts trockener Mund und Hals, Schmerzen im unteren Rücken, trockener Stuhl, dunkler und spärlicher Harn, normale Zungenfarbe, kein Belag, oberflächlich-leerer Puls.

Akupunktur
Ni 3 Taixi, Ren 4 Guanyuan, Bl 23 Shenshu, Mi 6 Sanyinjiao, Ren 12 Zhongwan.

55.2.9 Rötung und Schmerzen der Kopfhaut

Teil A (Betrachtung) ➢ *Kap. 5*

Eindringen von Wind-Hitze

Plötzliche Rötung und Schmerzen der Kopfhaut, Abneigung gegen Kälte, Fieber, Husten, Halsschmerzen, verstopfte oder laufende Nase mit gelbem Sekret, Kopfschmerzen, Körperschmerzen, leichtes Schwitzen, etwas Durst, geschwollene Mandeln, Zunge etwas rötlich an den seitlichen Anteilen des Brustareals oder im vorderen Bereich, oberflächlich-schneller Puls.

Leber-Feuer

Rötung und Schmerzen der Kopfhaut, Kopfschmerzen, rotes Gesicht, Schwindel, Tinnitus, Reizbarkeit, Neigung zu Wutanfällen, Durst, bitterer Mundgeschmack, Verstopfung, dunkler Harn, rote Zunge mit röteren Rändern und trockenem gelbem Belag, saitenförmig-schneller Puls.

55.2.10 Furunkel der Kopfhaut

Teil A (Betrachtung) ➢ *Kap. 5*

Fülle

Leber-Feuer

Chronische Furunkel auf der Kopfhaut, Kopfschmerzen, rotes Gesicht, Schwindel, Tinnitus, Reizbarkeit, Neigung zu Wutanfällen, Durst, bitterer Mundgeschmack, Verstopfung, dunkler Harn, rote Zunge mit röteren Rändern und trockenem gelbem Belag, saitenförmig-schneller Puls.

Akupunktur
Le 2 Xingjian, Di 11 Quchi, Du 19 Houding.

Nässe-Hitze in der Leber-Leitbahn

Chronische Furunkel auf der Kopfhaut, Völlegefühl im Flankenbereich, Bauchraum oder unterhalb des Bauchnabels, bitterer Mundgeschmack, Appetitmangel, Übelkeit, Schweregefühl am ganzen Körper, gelber Scheidenausfluss, Juckreiz im Scheidenbereich, Mittelschmerz und Blutungen zur Mitte des Zyklus, Beschwerden und Brennen bei der Miktion, dunkler Harn, rote Zunge mit röteren Rändern und klebrig-gelbem Belag, schlüpfrig-saitenförmig-schneller Puls.

Akupunktur
Le 2 Xingjian, SJ 5 Waiguan, Ren 12 Zhongwan, Ren 9 Shuifen, Mi 9 Yinlingquan, Di 11 Quchi.

Weitere Krankheitsmuster

Toxische Hitze im Kopf

Plötzliches Auftreten von Furunkeln auf der Kopfhaut, Kopfhaut ist gerötet, geschwollen und schmerzhaft, Kopfschmerzen, geschwollene Lymphknoten, rote und geschwollene Mandeln, Abneigung gegen Kälte, Fieber, Durst, im vorderen Bereich gerötete Zunge mit roten Punkten und einem dicken, trockenen und gelben Belag, schlüpfrig-überflutend-schneller Puls.

55.2.11 Erosionen der Kopfhaut

Teil A (Betrachtung) ➢ *Kap. 5*

Nässe-Hitze in der Leber-Leitbahn

Erosion der Kopfhaut mit Juckreiz und Absonderung von Flüssigkeit, Völlegefühl im Flankenbereich, Bauchraum oder unterhalb des Bauchnabels, bitterer Mundgeschmack, Appetitmangel, Übelkeit, Schweregefühl am ganzen Körper, gelber Scheidenausfluss, Beschwerden und Brennen bei der Miktion, dunkler Harn, rote Zunge mit röteren Rändern und klebrig-gelbem Belag, schlüpfrig-saitenförmig-schneller Puls.

55.2.12 Geschwüre der Kopfhaut

Teil A (Betrachtung) ➤ Kap. 5

Leber-Feuer

Chronische Geschwüre auf der Kopfhaut, Kopfschmerzen, rotes Gesicht, Schwindel, Tinnitus, Reizbarkeit, Neigung zu Wutanfällen, Durst, bitterer Mundgeschmack, Verstopfung, dunkler Harn, rote Zunge mit röteren Rändern und trockenem gelbem Belag, saitenförmig-schneller Puls.

Nässe-Hitze in der Leber-Leitbahn

Chronische Geschwüre auf der Kopfhaut, Völlegefühl im Flankenbereich, Bauchraum oder unterhalb des Bauchnabels, bitterer Mundgeschmack, Appetitmangel, Übelkeit, Schweregefühl am ganzen Körper, gelber Scheidenausfluss, Juckreiz im Scheidenbereich, Beschwerden und Brennen bei der Miktion, dunkler Harn, rote Zunge mit röteren Rändern und klebrig-gelbem Belag, schlüpfrig-saitenförmig-schneller Puls.

Hitze im Lenkergefäß

Geschwüre am Scheitel, Hitzegefühl im Kopf, gerötete Kopfhaut, Kopfschmerzen, Schlaflosigkeit, dunkler und spärlicher Harn, rote Zunge mit gelbem Belag, oberflächlich-schneller Puls auf allen drei Taststellen links.

55.3 Gesicht

55

Die folgenden klinischen Zeichen des Gesichts werden besprochen:
- Akne
- Hitzegefühl im Gesicht
- Gesichtsschmerz
- Taubheitsgefühl im Gesicht
- Gesichtsödem
- Tic
- Deviation von Auge und Mund
- Fazialisparese
- Papulae und Maculae
- Schwellung und Rötung des Gesichts
- Schwellung, Rötung und Schmerzen der Wangen
- Geschwüre unterhalb des Jochbeins
- Linien im Gesicht

55.3.1 Akne

Teil E (Symptome und klinische Zeichen) ➤ Kap. 77; Teil A (Betrachtung) ➤ Kap. 5

Fülle

Nässe-Hitze in der Haut

Gesichtsakne mit roten Erhebungen, fettige Haut, aufgedunsenes Gesicht, klebrig-gelber Zungenbelag, schlüpfrig-schneller Puls. Bei jungen Menschen mit Akne stellt dieses Muster die häufigste Ursache dar.

Akupunktur
Di 11 Quchi, Di 4 Hegu, Ren 12 Zhongwan, Ren 9 Shuifen, Mi 9 Yinlingquan, Ren 5 Shimen, Bl 22 Sanjiaoshu.

Toxische Hitze in der Haut

Gesichtsakne mit großen, roten und eiternden Erhebungen, die auch schmerzhaft sind, Hitzegefühl, rotes Gesicht, rote Augen, rote Zunge mit roten Punkten und dickem, klebrig-gelbem Belag, schlüpfrig-überflutend-schneller Puls.

Akupunktur
Di 11 Quchi, Di 4 Hegu, Ren 12 Zhongwan, Ren 9 Shuifen, Mi 9 Yinlingquan, Le 2 Xingjian.

Toxische Hitze mit Blut-Stase in der Haut

Gesichtsakne mit großen, dunkelroten oder violetten eiternden Erhebungen, die auch schmerzhaft sind, Hitzegefühl, dunkles Gesicht, rote Augen, rötlich-violette Zunge mit roten Punkten und dickem, klebrig-gelben Belag, schlüpfrig-überflutend-saitenförmiger Puls.

Akupunktur
Di 11 Quchi, Di 4 Hegu, Ren 12 Zhongwan, Ren 9 Shuifen, Mi 9 Yinlingquan, Le 2 Xingjian, Pe 6 Neiguan, Mi 10 Xuehai, Bl 17 Geshu.

Hitze in Lunge und Magen

Akne mit kleinen roten Erhebungen, die sich auf Gesicht, Brust und oberem Rücken zeigt, trockene Haut, Mitesser, rotes Gesicht, Hitzegefühl, rote Zunge mit trockenem gelbem Belag, überflutend-schneller Puls.

Akupunktur
Ma 44 Neiting, Di 4 Hegu, Lu 10 Yuji, Lu 5 Chize.

Leere/Fülle

Milz-Qi-Mangel mit Nässe

Chronische Gesichtsakne mit blass-roten Erhebungen oder Bläschen, die erst nach langer Zeit eine Spitze ausbilden, fettige Haut, matt-blasse Gesichtsfarbe, blasse Zunge mit klebrigem Belag, sanfter Puls.

Akupunktur
Di 11 Quchi, Di 4 Hegu, Ren 12 Zhongwan, Ren 9 Shuifen, Mi 9 Yinlingquan, Bl 20 Pishu, Ma 36 Zusanli.

Weitere Krankheitsmuster

Nässe-Schleim in der Haut

Gesichtsakne mit großen, blassen Bläschen, fettige Haut, aufgedunsenes Gesicht, fettiges Haar, gedunsene Zunge mit klebrigem Belag, schlüpfriger Puls.

Nässe-Schleim mit Blut-Stase in der Haut

Gesichtsakne mit großen, dunklen, violetten Erhebungen, dunkle Gesichtsfarbe, aufgedunsenes Gesicht, bei Überwiegen der Blut-Stase auch trockene Haut, bei Überwiegen von Nässe-Schleim fettige Haut, violette und gedunsene Zunge, schlüpfrig-saitenförmiger Puls.

Disharmoniemuster von Durchdringungs- und Konzeptionsgefäß

Gesichtsakne, die mit der Pubertät einsetzt, vor allem auf dem Kinn, fettige Haut, Erhebungen werden vor der Regel schlimmer. Ein Disharmoniemuster von Durchdringungs- und Konzeptionsgefäß ist eigentlich kein separates Syndrom, sondern Grundlage für die Akneentwicklung in der Pubertät. Auch wenn die Akne über mehrere Jahre hinweg besteht, verbleibt dieses Disharmoniemuster weiterhin als Grundlage des Erkrankungsprozesses, vor allem bei Frauen.

HINWEIS FÜR DIE PRAXIS
Bei der Behandlung von Akne harmonisiere ich zur Ausbalancierung des Hormonspiegels immer das Durchdringungs- und Konzeptionsgefäß, egal welches Krankheitsmuster primär vorliegt.

55.3.2 Hitzegefühl im Gesicht

Teil B (Befragung) ➤ Kap. 35
Zum Hitzegefühl im Gesicht gehören auch Hitzewallungen während der Wechseljahre.

Fülle

Aufsteigendes Leber-Yang

Hitzegefühl im Gesicht, rotes Gesicht, Kopfschmerzen, Schwindel, Tinnitus, Reizbarkeit, Neigung zu Wutanfällen, saitenförmiger Puls.

Akupunktur
Le 3 Taichong, SJ 5 Waiguan, Gb 20 Fengchi, Gb 43 Xiaxi.

Leber-Feuer

Hitzegefühl in Gesicht und Kopf, das schlimmer ist, wenn man nervös oder emotional aufgeregt wird, rotes Gesicht, rote Augen, Kopfschmerzen, Schwindel, Tinnitus, Reizbarkeit, Neigung zu Wutanfällen, Durst, bitterer Mundgeschmack, Verstopfung, dunkler Harn, rote Zunge mit röteren Rändern und trockenem gelbem Belag, saitenförmig-schneller Puls.

Akupunktur
Le 2 Xingjian, Di 11 Quchi, Di 4 Hegu.

Herz-Feuer

Hitzegefühl im Gesicht, Herzklopfen, Durst, Mundaphthen und Zungengeschwüre, mentale Unruhe, Beunruhigung, Schlaflosigkeit, traumgestörter Schlaf, allgemeines Hitzegefühl, rotes Gesicht, bitterer Mundgeschmack, rote Zunge mit röterer Spitze und gelbem Belag, überflutend-schneller Puls.

Akupunktur
He 8 Shaofu, Di 4 Hegu.

Lungen-Hitze

Hitzegefühl im Gesicht, Rötung der rechten Wange, Husten, leichte Atemlosigkeit, allgemeines Hitzegefühl, Schmerzen im Brustkorb, Nasenflügelatmung, Durst, rotes Gesicht, rote Zunge mit gelbem Belag, überflutend-schneller Puls.

Akupunktur
Lu 10 Yuji, Di 4 Hegu.

Magen-Hitze

Hitzegefühl im Gesicht, das nach dem Essen schlimmer wird, brennende Oberbauchschmerzen, Durst, saures Aufstoßen, Übelkeit, übermäßiger Hunger, schlechter Atem, allgemeines Hitzegefühl, rote Zunge mit gelbem Belag, überflutend-schneller Puls.

Akupunktur
Ma 44 Neiting, Di 4 Hegu, Ma 21 Liangmen.

Leere/Fülle

Herz-Yin-Mangel mit Leere-Hitze

Nachmittägliches und abendliches Hitzegefühl im Gesicht, gerötete Wangenknochen, Herzklopfen, Schlaflosigkeit, traumgestörter Schlaf, Gedächtnisschwäche, nervöse Ängstlichkeit, Schreckhaftigkeit und fühlt sich unwohl, heiß und „genervt", mentale Unruhe, trockener Mund und Hals, Durst mit dem Verlangen, Flüssigkeiten in kleinen Schlückchen zu trinken, allgemeines Hitzegefühl am Abend, gerötete Wangen, Nachtschweiß, Hitze in den fünf Zentren, rote Zunge mit röterer Spitze, kein Belag, oberflächlich-leerer und schneller Puls.

Akupunktur
He 6 Yinxi, He 8 Shaofu, Mi 6 Sanyinjiao, Ren 4 Guanyuan, Ren 14 Juque.

Nieren-Yin-Mangel mit Leere-Hitze

Nachmittägliches und abendliches Hitzegefühl im Gesicht, Schwindel, Tinnitus, Schwerhörigkeit, Nachtschweiß, trockener Mund während der Nacht, Hitze in den fünf Zentren, allgemeines Hitzegefühl am Abend, gerötete Wangen, Durst mit dem Verlangen, in kleinen Schlückchen zu trinken, Schmerzen im unteren Rücken, dunkler und spärlicher Harn, Schlaflosigkeit, rote belaglose Zunge, oberflächlich-leerer und schneller Puls.

Akupunktur
Ni 3 Taixi, Ren 4 Guanyuan, Ni 10 Yingu, Mi 6 Sanyinjiao, Di 11 Quchi.

Lungen-Yin-Mangel mit Leere-Hitze

Nachmittägliches und abendliches Hitzegefühl im Gesicht, gerötete Wangen, trockener Husten, eventuell auch mit spärlichem und klebrigem Sputum, dem unter Umständen Blut beigemengt ist, trockener Mund und Hals während der Nacht, schwache und/oder heisere Stimme, Nachtschweiß, Müdigkeit, allgemeines Hitzegefühl oder abends niedriges Fieber, Hitze in den fünf Zentren, dünner Körperbau oder schmaler Brustkorb, Schlaflosigkeit, nervöse Ängstlichkeit, rote und belaglose Zunge, oberflächlich-leerer und schneller Puls.

55

Akupunktur
Lu 9 Taiyuan, Lu 10 Yuji, Mi 6 Sanyinjiao, Ren 12 Zhongwan.

Magen-Yin-Mangel mit Leere-Hitze

Nachmittägliches und abendliches Hitzegefühl im Gesicht, dumpfe oder brennende Oberbauchschmerzen, allgemeines Hitzegefühl am Nachmittag, trockener Mund und Hals besonders am Nachmittag, Durst mit dem Verlangen, in kleinen Schlückchen zu trinken, trockener Stuhl, leichtes Völlegefühl nach dem Essen, Nachtschweiß, Hitze in den fünf Zentren, Zahnfleischbluten, rote Zunge ohne Belag in der Zungenmitte oder nur eine rote Zungenmitte, oberflächlich-leerer und schneller Puls.

Akupunktur
Ma 44 Neiting, Mi 6 Sanyinjiao, Ren 12 Zhongwan, Ma 36 Zusanli, Di 4 Hegu.

Weitere Krankheitsmuster

Nässe-Hitze in der Milz

Hitzegefühl im Gesicht, klebriger Mundgeschmack, Durst ohne Verlangen zu trinken, Völlegefühl im Oberbauch, Schmerzen im Oberbauch oder Bauchraum, Appetitmangel, Schweregefühl im Körper, Übelkeit und Erbrechen, breiiger und stinkender Stuhl, allgemeines Hitzegefühl, spärlicher und dunkler Harn, Kopfschmerzen mit Schweregefühl im Kopf, matt-gelbe Gesichtsfarbe, bitterer Mundgeschmack, rote Zunge mit klebrig-gelbem Belag, schlüpfrig-schneller Puls.

Milz-Hitze

Hitzegefühl im Gesicht, rote und trockene Lippen, rote Nasenspitze, brennende Schmerzen im Oberbauch und/oder Bauchraum, übermäßiger Hunger, Mundaphthen, Durst, trockener Stuhl, allgemeines Hitzegefühl, spärlicher und dunkler Harn, gelbe Gesichtsfarbe, rote Zunge mit trockenem gelbem Belag, überflutend-schneller Puls.

Milz-Yin-Mangel mit Leere-Hitze

Nachmittägliches und abendliches Hitzegefühl im Gesicht, Appetitmangel, schlechte Verdauung, Würgen, nagender Hunger, Verlust des Geschmackssinns, leichte Oberbauchschmerzen, trockener Mund, trockene Lippen, trockener Stuhl, dünner Körperbau, fahle Gesichtsfarbe, gleichzeitig rote Nasenspitze, Nachtschweiß, gerötete Wangen, rote belaglose Zunge mit horizontal verlaufenden Rissen an den Seiten, oberflächlich-leerer und schneller Puls.

Yin-Feuer

Hitzegefühl im Gesicht bei gleichzeitig kalten Gliedmaßen, leicht gerötetes Gesicht oder blasses Gesicht mit einer oberflächlich wirkenden, roten Farbe auf den Wangen, ab und an Halsschmerzen, trockener Mund, trockene Lippen, Mundaphthen, Erschöpfung, Appetitmangel, schlechte Verdauung, schwache Gliedmaßen, blasse Zunge, schwächlicher oder überflutend-leerer Puls.

Yin-Feuer ist pathologisches Minister-Feuer, das aufsteigt, wenn aufgrund von Überarbeitung das Ursprungs-Qi (*Yuan-Qi*) ausgezehrt wird. Da Minister-Feuer und Ursprungs-Qi denselben Platz im Körper teilen, sagt man, dass das pathologische Minister-Feuer das Ursprungs-Qi „beraubt" und zum Kopf aufsteigt. Es wird behandelt, indem man das Ursprungs-Qi tonisiert, und mit leichten Mitteln Hitze klärt. Die klassische Rezeptur hierfür ist Bu Zhong Yi Qi Tang (*Dekokt, das die Mitte tonisiert und das Qi vermehrt*).

HINWEIS FÜR DIE PRAXIS

Bei Frauen deutet ein Hitzegefühl im Gesicht keinesfalls immer auf Hitze. Bei Frauen ist ein Hitzegefühl im Gesicht, das anderen Symptomen und klinischen Zeichen zu widersprechen scheint, sehr häufig und kann insbesondere auf folgenden Krankheitsmustern beruhen:
- Ein gleichzeitiger Mangel an Nieren-Yin und Nieren-Yang,
- Leere-Hitze aufgrund von Blut-Mangel,
- Yin-Feuer.

55.3.3 Gesichtsschmerz

Teil B (Befragung) ➤ *Kap. 35*

Gesichtsschmerz, wie zum Beispiel bei einer Trigeminusneuralgie, beruht in vielen Fällen auf Wind, der in die Leitbahnen des Gesichts eindringt; ein alleinstehendes Syndrom, das nur die Gesichtsleitbahnen betrifft und nicht mit Symptomen einhergeht, die auf Wind zurückzuführen sind, der in das Abwehr-Qi-System der Lunge eindringt, wie man es von einer normalen Erkältung und Grippe her kennt. Als Krankheitsmuster kann Wind in den Gesichtsleitbahnen mit allen anderen hier erwähnten Syndromen zusammen auftreten, zum Beispiel gerade bei älteren Menschen, wo Wind, der in die Leitbahnen des Gesichts eindringt, häufig mit Yin-Mangel einhergehen kann.

Fülle

Leber-Feuer

Brennender Gesichtsschmerz, der je nach Gemütslage kommen und gehen kann, Schmerz wird bei Hitzeeinwirkung schlimmer, rotes Gesicht, blutunterlaufene Augen, Kopfschmerzen, Schwindel, Tinnitus, Reizbarkeit, Neigung zu Wutanfällen, Durst, bitterer Mundgeschmack, Verstopfung, dunkler Harn, rote Zunge mit röteren Rändern und trockenem gelbem Belag, saitenförmig-schneller Puls.

Akupunktur
Le 2 Xingjian, Di 11 Quchi, Di 4 Hegu.

Nässe-Hitze

Starke Wangen- und Stirnschmerzen, die zusammen mit klebrig-gelbem oder -grünlichem Nasensekret auftreten, Völlegefühl im Oberbauch, klebriger Mundgeschmack, Durst ohne Verlangen zu trinken, Schweregefühl in Kopf und Körper, allgemeines Hitzegefühl, klebrig-gelber Zungenbelag, schlüpfrig-schneller Puls.

Akupunktur
Di 11 Quchi, Di 4 Hegu, Ren 12 Zhongwan, Ren 9 Shuifen, Mi 9 Yinlingquan.

Blut-Stase

Stechende Gesichtsschmerzen, dunkle Gesichtsfarbe, Kopfschmerzen, violette Lippen, dunkle Augenringe, violette Zungenfarbe, saitenförmiger oder rauer Puls. Hier beeinträchtigt Blut-Stase die Gesichtsleitbahnen, was häufig bei gleichzeitig bestehendem Herz- oder Leber-Blut-Mangel auftritt.

Akupunktur
Chong Mai (Mi 4 Gongsun mit Pe 6 Neiguan), Le 3 Taichong, Mi 10 Xuehai, Bl 17 Geshu, Di 4 Hegu.

Weitere Krankheitsmuster

Wind-Kälte dringt in die Leitbahnen ein

Anfallartige und wiederkehrende Gesichtsschmerzen, die spastischer und unerträglicher Natur sind, das Gesicht nimmt während eines Anfalls eine ascheartige Farbe an, die Schmerzen werden durch Kälteeinwirkung verschlimmert und durch Hitzeeinwirkung verbessert, blasse Zunge, gespannter Puls.

Wind-Hitze dringt in die Leitbahnen ein

Anfallartige und wiederkehrende brennende Gesichtsschmerzen, die stechender und unerträglicher Natur sind, Nasen- und Lippenschmerzen, bei Berührung des Gesichts kann man den Schmerz plötzlich hervorrufen, der Schmerz verläuft in den meisten Fällen eher in der Gesichtsmitte als auf der linken und rechten Seite, während eines Anfalls Rötung des Gesichts, Schwitzen, Schmerz wird bei Kälteeinwirkung besser, bei Hitzeeinwirkung schlimmer, allgemeines Hitzegefühl, Durst, gelber Zungenbelag, schneller Puls.

Qi- und Blut-Mangel

Chronische dumpfe Gesichtsschmerzen, die durch Überanstrengung verschlimmert und durch Ruhe verbessert werden, blasses Gesicht, Appetitmangel, breiiger Stuhl, schwache Stimme, Müdigkeit, verschwommene Sicht, Schwindel, taube oder kribbelnde Gliedmaßen, Herzklopfen, matt-blasse Gesichtsfarbe, blasse Zunge, schwächlicher oder rauer Puls.

Yin-Mangel mit Leere-Hitze

Gesichtsschmerzen, gerötete Wangen, trockener Mund ohne Verlangen zu trinken, abends allgemeines Hitzegefühl, Nachtschweiß, rote belaglose Zunge, oberflächlich-leerer und schneller Puls. Weitere Symptome und klinische Zeichen können je nach betroffenem Organ variieren.

Yin-Mangel mit Leere-Hitze und innerem Wind

Gesichtsschmerzen, die durch Einwirkung von Wind schlimmer werden, gerötete Wangen, trockener Mund ohne Verlangen zu trinken, allgemeines Hitzegefühl am Abend, Nachtschweiß, Drehschwindel, Gesichtstics, Zuckungen, steife und rote, belaglose Zunge, oberflächlich-leerer, schneller und leicht saitenförmiger Puls.

Schleim-Hitze

Gesichtsschmerzen, Schwere- und Benommenheitsgefühl im Kopf, allgemeines Hitzegefühl, rotes Gesicht, Schwellungen im Gesicht, dunkle Augenringe, fettige Haut, Engegefühl im Brustkorb, Sputum im Rachen, Auswurf von gelbem Sputum, Schwindel, Übelkeit, rote und gedunsene Zunge mit klebrig-gelbem Belag, schlüpfrig-schneller Puls.

Yin-Mangel mit Schleim-Hitze

Gesichtsschmerzen, gerötete Wangen, trockener Mund ohne Verlangen zu trinken, allgemeines Hitzegefühl abends, Nachtschweiß, allgemeines Hitzegefühl, rotes Gesicht, Schwere- und Benommenheitsgefühl im Kopf, Schwellung des Gesichts, fettige Haut, Schwindel, Übelkeit, Engegefühl im Brustkorb, Sputum im Rachen, rote und gedunsene Zunge mit Belag, oberflächlich-leerer oder dünner und etwas schlüpfriger Puls.

HINWEIS FÜR DIE PRAXIS

Bei älteren Menschen mit Gesichtsschmerzen (häufig Trigeminusneuralgie) stellt ein Yin-Mangel so gut wie immer die Grundlage für eindringenden Wind dar.

55.3.4 Taubheitsgefühl im Gesicht

Teil B (Befragung) ➤ Kap. 35

Leere

Blut-Mangel

Leichtes Taubheitsgefühl im Gesicht, matt-blasse Gesichtsfarbe, dumpfe Kopfschmerzen, verschwommene Sicht, Schwindel, blasse Zunge, rauer oder dünner Puls. Weitere Symptome und klinische Zeichen sind vom betroffenen Organ, zum Beispiel Leber oder Herz, abhängig.

Akupunktur
Le 8 Ququan, Ma 36 Zusanli, Mi 6 Sanyinjiao, Ren 4 Guanyuan, He 7 Shenmen, Di 4 Hegu.

Fülle

Leber-Wind

Einseitiges Taubheitsgefühl im Gesicht, Zuckungen, starker Schwindel, Tinnitus, Kopfschmerzen, taube Gliedmaßen, nervöse Tics, steife, zur Seite abweichende oder sich bewegende Zunge, saitenförmiger Puls.

Akupunktur
Le 3 Taichong, Gb 20 Fengchi, Du 16 Fengfu, Dü 3 Houxi mit Bl 62 Shenmai, Du 19 Houding, Di 4 Hegu.

Wind-Schleim

Taubheitsgefühl im Gesicht, Deviation des Mundes, verwaschene Sprache, heftiger Schwindel, verschwommene Sicht, Zuckungen, taube oder kribbelnde Gliedmaßen, Tinnitus, Übelkeit, Sputum im Rachen, Engegefühl im Brustkorb, steife, zur Seite abweichende oder gedunsene Zunge, saitenförmig-schlüpfriger Puls.

Akupunktur
Le 3 Taichong, Gb 20 Fengchi, Du 16 Fengfu, Dü 3 Houxi mit Bl 62 Shenmai, Du 19 Houding, Di 4 Hegu, Ren 12 Zhongwan, Ren 9 Shuifen, Ma 40 Fenglong, Ren 5 Shimen, Bl 22 Sanjiaoshu.

Weitere Krankheitsmuster

Magen-Feuer

Taubheitsgefühl im Gesicht, Zahnfleischbluten, brennende Oberbauchschmerzen, starker Durst mit dem Verlangen, kalte Flüssigkeiten zu trinken, mentale Unruhe, trockener Mund, Mundaphthen, trockener Stuhl, saures Aufstoßen, schlechter Atem, Übelkeit und Erbrechen bald nach Nahrungsaufnahme, allgemeines Hitzegefühl, rote Zunge mit dickem, trockenem und dunkelgelbem Belag, tief-voll-schneller Puls.

Eindringender Wind

Plötzlich auftretendes, kurz anhaltendes Taubheitsgefühl im Gesicht, Deviation von Auge und Mund, oberflächlicher Puls.

55.3.5 Gesichtsödem

Teil A (Betrachtung) ➤ Kap. 5

Leere

Lungen-Qi-Mangel

Ödeme an Gesicht und Händen, leichte Kurzatmigkeit, leichter Husten, schwache Stimme, Spontanschweiß tagsüber, Abneigung zu sprechen, hellweiße Gesichtsfarbe, Erkältungsanfälligkeit, Müdigkeit, Abneigung gegen Kälte, blasse Zunge, leerer Puls.

Akupunktur
Lu 9 Taiyuan, Ma 36 Zusanli, Ren 12 Zhongwan, Di 4 Hegu, Ren 9 Shuifen, Mi 9 Yinlingquan.

Milz-Yang-Mangel

Gesichtsödem, Ödeme in Bauch und Beinen, Appetitmangel, nach Nahrungsaufnahme leichtes Spannungsgefühl im Bauch, Müdigkeit, Abgeschlagenheit, blasse Gesichtsfarbe, schwache Gliedmaßen, breiiger Stuhl, etwas niedergeschlagen, Neigung zu Fettleibigkeit, Kältegefühl, kalte Gliedmaßen, blasse und nasse Zunge, tiefschwächlicher Puls.

Akupunktur
Bl 20 Pishu, Ma 36 Zusanli, Ren 12 Zhongwan, Di 4 Hegu, Ren 9 Shuifen, Mi 9 Yinlingquan.

Weitere Krankheitsmuster

Wind-Wasser dringt in die Lunge ein

Ödeme an Gesicht und Händen mit plötzlichem Beginn, hellglänzende Gesichtsfarbe, spärlicher und blasser Harn, Abneigung gegen Wind, Fieber, Husten, leichte Kurzatmigkeit, klebrig-weißer Zungenbelag, oberflächlich-schlüpfriger Puls.

55.3.6 Tic

Teil A (Betrachtung) ➤ Kap. 4

Mit „Tic" ist ein unwillkürliches, wiederholtes, nervöses Zucken der Gesichtsmuskeln gemeint, das meist Augen und / oder Mund betrifft.

Fülle

Leber-Wind

Starker Augentic, Zuckungen, heftiger Schwindel, Tinnitus, Kopfschmerzen, taube Gliedmaßen, steife, zur Seite abweichende oder sich bewegende Zunge, saitenförmiger Puls.

Akupunktur
Le 3 Taichong, Gb 20 Fengchi, Du 16 Fengfu, Dü 3 Houxi mit Bl 62 Shenmai, Du 19 Houding, Di 4 Hegu.

Leere / Fülle

Leber-Blut-Mangel führt zu Leber-Wind

Gelegentlich auftretender Gesichtstic, leichtes Kopf- und / oder Händezittern, Schwindel, verschwommene Sicht, einseitig taube und / oder kribbelnde Gliedmaße, blasse und dünne Zunge, rauer oder dünner und leicht saitenförmiger Puls.

Akupunktur
Le 8 Ququan, Ma 36 Zusanli, Mi 6 Sanyinjiao, Ren 4 Guanyuan, Le 3 Taichong, Gb 20 Fengchi, Du 16 Fengfu, Di 4 Hegu.

Weitere Krankheitsmuster

Leber-Wind und Schleim

Gesichtstic, heftiger Schwindel, verschwommene Sicht, Zuckungen, taube oder kribbelnde Gliedmaßen, Tinnitus, Übelkeit, Sputum im Rachen, Engegefühl in der Brust, steife, zur Seite abweichende oder gedunsene Zunge, saitenförmig-schlüpfriger Puls. Dieses Krankheitsmuster kommt vor allem bei älteren Menschen vor.

Leber-Qi-Stagnation

Augentic, Spannungsgefühl im Flankenbereich oder Oberbauch, Reizbarkeit, Launenhaftigkeit, Kloßgefühl im Hals, prämenstruelle Anspannung, saitenförmiger Puls.

Wind-Kälte dringt in die Gesichtsleitbahnen ein

Nervöser Tic, der plötzlich beginnt und nur kurzzeitig anhält, steifer Nacken, Hinterhauptschmerzen, oberflächlich-gespannter Puls.

55.3.7 Deviation von Auge und Mund

Teil A (Betrachtung) ➤ Kap. 4, ➤ Kap. 5

Fülle

Leber-Wind

Deviation von Auge und Mund, Zuckungen, heftiger Schwindel, Tinnitus, Kopfschmerzen, taube Gliedmaßen, nervöse Tics, steife, zur Seite abweichende oder sich bewegende Zunge, saitenförmiger Puls. Dieses Syndrom entspricht einem Wind-Schlaganfall.

Akupunktur
Le 3 Taichong, Gb 20 Fengchi, Du 16 Fengfu, Dü 3 Houxi mit Bl 62 Shenmai, Du 19 Houding, Di 4 Hegu, plus Lokalpunkte bei Fazialisparese.[1]

Äußere Wind-Kälte dringt in die Gesichtsleitbahnen ein

Plötzlich auftretende Deviation von Auge und Mund, unvollständiger Augenlidschluss, Unfähigkeit, die Augenbraue anzuheben. Dieses Syndrom entspricht dem klinischen Bild der Fazialisparese (Bell-Lähmung) und beruht auf einem Eindringen von Wind-Kälte in die Gesichtsleitbahnen. Es dringt keine äußere Wind-Kälte in die Abwehr-Qi-Ebene der Lunge ein, wie es bei einer Erkältung oder Grippe der Fall wäre.

Akupunktur
Di 4 Hegu, Lu 7 Lieque, SJ 5 Waiguan, plus Lokalpunkte bei Fazialisparese.[2]

Weitere Krankheitsmuster

Leber-Wind und Schleim

Deviation von Auge und Mund, hoher Blutdruck, Zuckungen, heftiger Schwindel, Tinnitus, Kopfschmerzen, taube Gliedmaßen, nervöse Tics, Engegefühl in der Brust, Auswurf von Sputum, zur Seite abweichende oder steife, gedunsene Zunge mit klebrigem Belag, saitenförmig-schlüpfriger Puls. Dieses Krankheitsmuster ist häufiger bei älteren Menschen anzutreffen.

Leber-Qi-Stagnation

Deviation von Auge und Mund, die ab und zu je nach Gemütslage auftreten kann, Spannungsgefühl im Flankenbereich oder Oberbauch, Reizbarkeit, Launenhaftigkeit, Kloßgefühl im Hals, prämenstruelle Anspannung, saitenförmiger Puls.

Qi- und Blut-Mangel

Leichte Deviation von Auge und Mund, Appetitmangel, breiiger Stuhl, schwache Stimme, Müdigkeit, verschwommene Sicht, Schwindel, taube oder kribbelnde Gliedmaßen, Herzklopfen, mattblasse Gesichtsfarbe, blasse Zunge, schwächlicher oder rauer Puls.

Toxische Hitze in den Gesichtsleitbahnen

Alleinige Deviation des Mundes, Durst, bitterer Mundgeschmack, geschwollenes und schmerzhaftes Gesicht, Zahnschmerzen, Kopfschmerzen, rote Augen, rote Zunge mit roten Punkten und mit dickem klebrig-gelbem Belag, überflutend-schlüpfrig-schneller Puls.

55.3.8 Fazialisparese

Teil A (Betrachtung) ➤ Kap. 4

Fülle

Äußere Wind-Kälte dringt in die Gesichtsleitbahnen ein

Plötzlich auftretende Fazialisparese, unvollständiger Augenlidschluss, Unfähigkeit, die Augenbraue anzuheben. Dieses Syndrom entspricht dem klinischen Bild der Fazialisparese (Bell-Lähmung) und beruht auf einem Eindringen von Wind-Kälte in die Gesichtsleitbahnen. Es dringt keine äußere Wind-Kälte in die Abwehr-Qi-Ebene der Lunge ein, wie es bei einer Erkältung oder Grippe der Fall wäre.

Akupunktur
Di 4 Hegu, Lu 7 Lieque, SJ 5 Waiguan, plus Lokalpunkte bei Fazialisparese.[3]

55.3.9 Papulae und Maculae

Teil A (Betrachtung) ➤ Kap. 5

Lungen-Hitze

Erhebungen (Papulae) auf der Haut von Gesicht und Nase, Husten, leichte Atemlosigkeit, allgemeines Hitzegefühl, Schmerzen im Brustkorb, Nasenflügelatmung, Durst, rotes Gesicht, rote Zunge mit gelbem Belag, überflutend-schneller Puls.

Blut-Hitze

Flache Hauterscheinungen (Maculae), rotes Gesicht, Hitzegefühl im Gesicht, Durst, Schlaflosigkeit, Beunruhigung, starke Regelblutungen, rote Zunge, überflutend-schneller Puls.

55.3.10 Schwellung und Rötung des Gesichts

Teil A (Betrachtung) ➤ Kap. 5

Eindringen von Toxischer Hitze

Akute Schwellung und Rötung des Gesichts, geschwollene Mandeln, geschwollene Lymphknoten, geschwollene Speicheldrüsen, Abneigung gegen Kälte, Fieber, Kopfschmerzen, rote Zungenvorderseite mit roten Punkten und dickem, klebrig-gelbem Belag, überflutend-schlüpfrig-schneller Puls.

55.3.11 Schwellung, Rötung und Schmerzen der Wangen

Teil A (Betrachtung) ➤ Kap. 5

Toxische Hitze im Gesicht

Schwellung, Rötung und Schmerzen der Wangen, Durst, bitterer Mundgeschmack, Zahnschmerzen, Kopfschmerzen, rote Augen, rote Zunge mit roten Punkten und mit dickem, klebrig-gelbem Belag, schlüpfrig-schneller Puls.

55.3.12 Geschwüre unterhalb des Jochbeinbogens

Teil A (Betrachtung) ➤ Kap. 5

Toxische Hitze im Magen

Geschwüre unterhalb des Jochbeinbogens, Schwellung und Rötung der Wangen, rote und geschwollene Mandeln, brennende Oberbauchschmerzen, Durst, saures Aufstoßen, Übelkeit, übermäßiger Hunger, schlechter Atem, allgemeines Hitzegefühl, rote Zunge mit roten Punkten und mit dickem, klebrig-gelbem Belag, überflutend-schlüpfrig-schneller Puls.

55.3.13 Linien im Gesicht

Teil A (Betrachtung) ➤ *Kap. 5*

Blut-Mangel

Linien im Gesicht, trockene Gesichtshaut, trockene Kopfhaut, trockenes Haar, trockene Augen, Mouches volantes, verschwommene Sicht, taube oder kribbelnde Gliedmaßen, spärliche Regelblutungen, blasse und dünne Zunge, dünner oder rauer Puls.

Hitze und Trockenheit

Linien im Gesicht, trockene Gesichtshaut, trockene Kopfhaut, trockenes Haar, trockener Mund, trockene Augen, Durst, allgemeines Hitzegefühl, rote Zunge mit gelbem Belag, überflutend-schneller Puls. Weitere Symptome und klinische Zeichen können je nach betroffenem Organ variieren.

ANMERKUNGEN

[1] Maciocia G: Die Praxis der chinesischen Medizin, Elsevier / Urban & Fischer, 2010, München, S. 1073.
[2] Ebenda.
[3] Ebenda.

KAPITEL

56 Gesichtsfarbe

Die folgenden Gesichtsfarben werden besprochen:

1. Weiß / blass
2. Gelb
3. Rot
4. Bläulich / grünlich
5. Violett
6. Dunkel
7. Fahl
8. Erröten

56.1 Weiß / blass

Teil A (Betrachtung) ➤ *Kap. 3*

Leere

Yang-Mangel

Hell-blasse Gesichtsfarbe, Müdigkeit, Appetitmangel, breiiger Stuhl, schwache Stimme, leichte Kurzatmigkeit, Spontanschweiß, kalte Gliedmaßen, blasse Zunge, schwächlicher Puls. Der Yang-Mangel eines jeden Organs kann eine hell-blasse Gesichtsfarbe hervorrufen, es sind aber vor allem Magen, Milz, Niere, Lunge und Herz involviert.

Akupunktur
Ma 36 Zusanli, Ren 12 Zhongwan, Bl 20 Pishu, Ni 7 Fuliu, Bl 23 Shenshu (Moxa).

Blut-Mangel

Matt-blasse Gesichtsfarbe, verschwommene Sicht, Gedächtnisschwäche, Schwindel, spärliche Regelblutungen, blasse Zunge, rauer oder dünner Puls. Eine matt-blasse Gesichtsfarbe kann auf einen Blut-Mangel von Herz, Milz oder Leber beruhen.

Akupunktur
He 7 Shenmen, Ren 14 Juque, Ma 36 Zusanli, Mi 6 Sanyinjiao, Le 8 Ququan, Ren 4 Guanyuan.

Fülle

Fülle-Kälte

Grau-blasse Gesichtsfarbe, Bauchschmerzen, Oberbauchschmerzen, kalte Gliedmaßen, die Schmerzen werden durch Hitzeeinwirkung und Trinken warmen Wassers gelindert und durch Kälteeinwirkung und kalte Getränke verschlimmert, dicker weißer Zungenbelag, gespannter Puls. Hier handelt es sich um innere Fülle-Kälte, die Magen, Milz, Leber-Leitbahn und Darm beeinträchtigen kann.

Akupunktur
Ren 12 Zhongwan, Bl 20 Pishu, Bl 23 Shenshu, Ma 36 Zusanli, Ren 6 Qihai (Moxa).

Weitere Krankheitsmuster

Qi-Mangel

Leicht blasses Gesicht, Müdigkeit, Appetitmangel, breiiger Stuhl, schwache Stimme, leichte Kurzatmigkeit, leerer Puls. Das Auftreten weiterer Symptome hängt davon ab, welche Organe primär betroffen sind. Dies sind in den meisten Fällen Lunge, Milz oder Herz.

Yang-Kollaps

Grau-blasse Gesichtsfarbe, ölige Schweißperlen auf der Stirn, Frösteln, kalte Gliedmaßen, schwache Atmung, kein Durst, reichlicher Harn oder Inkontinenz, breiiger Stuhl, Stuhlinkontinenz, geistige Verwirrung oder Bewusstlosigkeit, blass-kurze und nasse Zunge, tief-verschwindender Puls.

Eindringen von Wind-Kälte

Grau-blasse Gesichtsfarbe, Abneigung gegen Kälte, Fieber, Husten, Kratzen im Hals, leichte Atemlosigkeit, verstopfte oder laufende Nase mit klarem, wässrigem Sekret, Niesen, Hinterhauptschmerzen, Körperschmerzen, dünner weißer Zungenbelag, oberflächlich-gespannter Puls.

Hitze-Stagnation im Inneren (Wahre Hitze – Falsche Kälte)

Grau-blasse Gesichtsfarbe, dunkles Gesicht, klare Augen mit Glanz, rote und trockene Lippen, Reizbarkeit, kräftiger Körperbau, laute Atmung, laute Stimme, Durst mit dem Verlangen, kalte Flüssigkeiten zu trinken, spärlicher und dunkler Harn, Verstopfung, brennendes Gefühl im Anus, heißer Brustkorb, kalte Gliedmaßen, Abneigung gegen Hitze, geistige Unruhe, Durst, trockener Stuhl, rote Zunge mit gelbem Belag, tief-voll-schneller Puls.

HINWEIS FÜR DIE PRAXIS

Seien Sie nicht überrascht, wenn bei einer Frau eine blasse Gesichtsfarbe von einer leichten Rötung der Wangen begleitet ist. Dies ist zurückzuführen auf:
- einen gleichzeitigen Nieren-Yin- und Nieren-Yang-Mangel,
- eine Leere-Hitze aufgrund von Blut-Mangel,
- Yin-Feuer.

56.2 Gelb

Teil A (Betrachtung) ➤ Kap. 3

Fülle

Nässe

Gelbe Gesichtsfarbe (unter Umständen auch hell, wenn sich Nässe mit Hitze verbindet), Schweregefühl von Kopf und Körper, Völlegefühl im Oberbauch, klebriger Mundgeschmack, Engegefühl in der Brust, übermäßiger Scheidenausfluss, klebriger Zungenbelag, schlüpfriger oder sanfter Puls.

Akupunktur
Ren 12 Zhongwan, Ren 9 Shuifen, Mi 9 Yinlingquan, Ren 5 Shimen, Bl 22 Sanjiaoshu.

Chronische Nässe-Hitze

Ascheartige, gelbe Gesichtsfarbe, Völlegefühl und Schmerzen im Ober- und Unterbauch, Appetitmangel, allgemeines Schweregefühl, Durst ohne Verlangen zu trinken, breiiger Stuhl mit starkem Geruch, allgemeines Hitzegefühl, klebriger Mundgeschmack, rote Zunge mit klebrig-gelbem Belag, schlüpfrig-schneller Puls.

Akupunktur
Di 11 Quchi, Di 4 Hegu, Ren 12 Zhongwan, Ren 9 Shuifen, Mi 9 Yinlingquan, Ren 5 Shimen, Bl 22 Sanjiaoshu.

Leere

Chronischer Milz-Qi-Mangel

Matt-gelbe, grau-gelbe Gesichtsfarbe, Appetitmangel, nach der Nahrungsaufnahme leichtes Spannungsgefühl im Bauch, Müdigkeit, schwache Gliedmaßen, breiiger Stuhl, blasse Zunge, leerer Puls.

Akupunktur
Ren 12 Zhongwan, Ma 36 Zusanli, Mi 3 Taibai, Bl 20 Pishu.

Weitere Krankheitsmuster

Leber-Blut-Mangel

Matt-gelbe oder grau-gelbe Gesichtsfarbe, Schwindel, verschwommene Sicht, Mouches volantes, taube oder kribbelnde Gliedmaßen, spärliche Regelblutungen, blasse Zunge, rauer oder dünner Puls.

Milz-Qi-Mangel mit Leber-Qi-Stagnation

Grau-gelbe Gesichtsfarbe, Appetitmangel, nach der Nahrungsaufnahme leichtes Spannungsgefühl im Bauch, Müdigkeit, schwache Gliedmaßen, breiiger Stuhl, Spannungsgefühl in Flankenbereich und Oberbauch, Reizbarkeit, Launenhaftigkeit, Kloßgefühl im Hals, prämenstruelle Anspannung, Puls auf der rechten Seite schwächlich und auf der linken saitenförmig.

Nässe-Hitze mit Blut-Stase

Bläulich-gelbe Gesichtsfarbe, Völlegefühl und Schmerzen in Ober- und Unterbauch, Appetitmangel, Schweregefühl, Durst ohne Verlangen zu trinken, Übelkeit, breiiger Stuhl mit starkem Geruch, allgemeines Hitzegefühl, klebriger Mundgeschmack, violette Lippen und Nägel, rötlich-violette Zunge mit klebrig-gelbem Belag, schlüpfrig-schneller Puls.

Magen-Hitze

Trockene gelbe Gesichtsfarbe, brennende Oberbauchschmerzen, Durst, saures Aufstoßen, Übelkeit, übermäßiger Hunger, schlechter Atem, allgemeines Hitzegefühl, rote Zunge mit gelbem Belag, überflutend-schneller Puls.

Magen-Yin-Mangel mit Leere-Hitze

Dünne, trockene und gelbe Gesichtsfarbe, gerötete Wangen, Appetitmangel, schlechte Verdauung, Würgen, Verlust des Geschmackssinns, leichte Oberbauchschmerzen, trockener Mund, trockene Lippen, trockener Stuhl, dünner Körperbau, Hitzegefühl am Abend, rote belaglose Zunge, oberflächlich-leerer und schneller Puls.

Milz-Hitze

Trockene gelbe Gesichtsfarbe, brennende Schmerzen in Oberbauch und / oder Bauchraum, übermäßiger Hunger, rote Nasenspitze, trockene Lippen, Mundaphthen, Durst, trockener Stuhl, allgemeines Hitzegefühl, spärlicher dunkler Harn, rote Zunge mit trockenem, gelbem Belag, überflutend-schneller Puls.

Blut-Stase

Sehr matte und fahl-gelbe Gesichtsfarbe, geistige Unruhe, Bauchschmerzen, violette Zunge, haftender Puls. Weitere Symptome hängen davon ab, welche Organe betroffen sind.

Eindringen von Wind-Hitze

Oberflächliche, rötlich-gelbe Gesichtsfarbe, Abneigung gegen Kälte, Fieber, Husten Halsschmerzen, verstopfte oder laufende Nase mit gelbem Sekret, Kopfschmerzen, Körperschmerzen, leichtes Schwitzen, etwas Durst, geschwollene Mandeln, Zunge etwas rötlich an den seitlichen Anteilen des Brustareals oder im vorderen Bereich, oberflächlich-schneller Puls.

Eindringen von Wind-Nässe

Oberflächliche und gelbe Gesichtsfarbe, Abneigung gegen Kälte, Fieber, Übelkeit, Schweregefühl, Kopfschmerzen, Körperschmerzen, leichtes Schwitzen, oberflächlich-schlüpfriger Puls.

56.3 Rot

Teil A (Betrachtung) ➤ *Kap. 3*

Fülle

Fülle-Hitze

Hellrotes Gesicht, allgemeines Hitzegefühl, Durst, geistige Unruhe, rote Zunge mit gelbem Belag, überflutend-schneller Puls. Ein rotes Gesicht kann durch Hitze in jedem Organ ausgelöst werden, meist aber durch Hitze in Herz, Lunge, Leber und Magen.

Akupunktur
- Herz: He 8 Shaofu
- Leber: Le 2 Xingjian
- Magen: Ma 44 Neiting
- Lunge: Lu 10 Yuji

Aufsteigendes Leber-Yang

Leicht rotes Gesicht, Kopfschmerzen, Schwindel, Tinnitus, Reizbarkeit, Neigung zu Wutanfällen, saitenförmiger Puls.

Akupunktur
Le 3 Taichong, Gb 20 Fengchi, SJ 5 Waiguan, Gb 43 Xiaxi.

Nässe-Hitze

Rotes und gedunsenes Gesicht, fettige Haut, Völlegefühl im Oberbauch, klebriger Mundgeschmack, Durst ohne Verlangen zu trinken, Schweregefühl in Kopf und Körper, allgemeines Hitzegefühl, klebrig-gelber Zungenbelag, schlüpfrig-schneller Puls.

Akupunktur
Di 11 Quchi, Di 4 Hegu, Ren 12 Zhongwan, Ren 9 Shuifen, Mi 9 Yinlingquan, Ren 5 Shimen, Bl 22 Sanjiaoshu.

Leere / Fülle

Yin-Mangel mit Leere-Hitze

Gerötete Wangen, Hitzegefühl am Abend, Nachtschweiß, geistige Unruhe, Hitze in den fünf Zentren, rote belaglose Zunge, schneller und oberflächlich-leerer Puls. Leere-Hitze eines jeden Organs kann zu einer roten Gesichtsfarbe führen, meist sind aber Magen, Herz, Lunge, Niere, Milz und Leber betroffen.

Akupunktur
Mi 6 Sanyinjiao, Ren 12 Zhongwan, Ren 4 Guanyuan, Ni 3 Taixi, um das Yin zu nähren. Außerdem:
- Herz: He 6 Yinxi
- Leber: Le 2 Xingjian
- Lunge: Lu 10 Yuji
- Magen: Ma 44 Neiting
- Milz: Mi 2 Dadu
- Niere: Ni 2 Rangu

Weitere Krankheitsmuster

Blut-Mangel mit Leere-Hitze

Oberflächlich wirkende rote Farbe auf den Wangenknochen, matt-blasse Gesichtsfarbe, verschwommene Sicht, Schwindel, spärliche Regelblutungen, Amenorrhö, Schlaflosigkeit, blasse Zunge, rauer oder dünner Puls. Leere-Hitze aufgrund von Blut-Mangel kommt fast ausschließlich bei Frauen vor. Obwohl es bei diesem Syndrom zu roten Wangenknochen kommt, bleiben andere Hitze-Symptome wie Durst oder Hitzegefühl in der Regel aus.

Yin-Feuer

Leicht rotes Gesicht oder ein blasses Gesicht mit einer oberflächlich wirkenden roten Farbe auf den Wangenknochen, wiederkehrendes Hitzegefühl im Gesicht, kalte Gliedmaßen, ab und an Halsschmerzen, trockener Mund, trockene Lippen, Mundaphthen, Erschöpfung, Appetitmangel, schlechte Verdauung, schwache Gliedmaßen, blasse Zunge, schwächlicher oder überflutend-leerer Puls.

Yin-Feuer ist pathologisches Minister-Feuer, das aufsteigt, wenn durch Überarbeitung das Ursprungs-Qi (*Yuan Qi*) ausgezehrt wird. Da Minister-Feuer und Ursprungs-Qi denselben Platz im Körper teilen, sagt man, das pathologische Minister-Feuer „beraubt" das Ursprungs-Qi und steigt zum Kopf auf. Es wird behandelt, indem man das Ursprungs-Qi tonisiert und mit leichten Mitteln Hitze klärt. Die klassische Rezeptur hierfür ist Bu Zhong Yi Qi Tang (*Dekokt, das die Mitte tonisiert und das Qi vermehrt*).

Eindringen von Wind-Hitze

Rotes Gesicht, Abneigung gegen Kälte, Fieber, Husten, Halsschmerzen, verstopfte oder laufende Nase mit gelbem Sekret, Kopfschmerzen, Körperschmerzen, leichtes Schwitzen, etwas Durst, geschwollene Mandeln, Zunge etwas rötlich an den seitlichen Anteilen des Brustareals oder im vorderen Bereich, oberflächlich-schneller Puls.

Yang ist leer und treibt nach oben

Gerötete Wangen, allgemeines Hitzegefühl, Patient will sich der Kleidung entledigen, Durst mit dem Verlangen, warme Flüssigkeiten zu trinken, leichte Kurzatmigkeit, kalter Schweiß, kalte Gliedmaßen, blasser Harn, blasse Lippen, blasse Zunge, schwächlicher Puls. Dieses Krankheitsmuster ist ziemlich selten anzutreffen und tritt dann auf, wenn das Yang so schwach ist, dass der verbliebene Rest davon nach oben treibt.

56.4 Bläulich/grünlich

Teil A (Betrachtung) ➤ *Kap. 3*

„Bläulich / grünlich" ist die Übersetzung des chinesischen Begriffs *qing*, der sowohl mit „grün" als auch mit „blau" wiedergegeben werden kann. Diese Doppelbedeutung kann bei der Übersetzung leider zu Unklarheiten führen.

Fülle

Fülle-Kälte

Hellbläuliches Gesicht, Bauchschmerzen, Oberbauchschmerzen, Gesichtsschmerzen, die Schmerzen werden durch Hitzeeinwirkung besser und durch Kälteeinwirkung schlimmer, kalte Gliedmaßen, weißer Zungenbelag, gespannter Puls.

Akupunktur
Ren 12 Zhongwan, Bl 20 Pishu, Bl 23 Shenshu, Ma 36 Zusanli, Ren 6 Qihai (Moxa).

Leber-Qi-Stagnation

Ganz leicht grünliche Gesichtsfarbe – vor allem um den Mund herum –, Spannungsgefühl im Flankenbereich oder Oberbauch, Reizbarkeit, Launenhaftigkeit, Kloßgefühl im Hals, prämenstruelle Anspannung, saitenförmiger Puls.

Akupunktur
Le 3 Taichong, Pe 6 Neiguan, Gb 34 Yanglingquan.

Leere

Herz- und Nieren-Yang-Mangel

Matt-bläuliches Gesicht, ascheartiges Gesicht, grünliche Lippen, Herzklopfen, Kurzatmigkeit, Brustbeschwerden, kalte Gliedmaßen, Ödeme, Rückenschmerzen, Schwindel, Tinnitus, reichlich blasser Harn, blasse und nasse Zunge, tief-schwächlicher Puls.

Akupunktur
He 5 Tongli, Bl 15 Xinshu, Ni 7 Fuliu, Ren 4 Guanyuan, Bl 23 Shenshu (Moxa).

Lungen- und Nieren-Yang-Mangel

Matt-grünlich-violettes Gesicht, Atemlosigkeit, die sich bei Anstrengung verschlimmert, schwache Stimme, kalte Gliedmaßen, Schwitzen, blasser Harn und häufiges Harnlassen, Rückenschmerzen, Schwindel, Tinnitus, blasse Zunge, tief-schwächlicher Puls.

Akupunktur
Lu 7 Lieque, Bl 13 Feishu, Ni 7 Fuliu, Ren 4 Guanyuan, Bl 23 Shenshu (Moxa).

Weitere Krankheitsmuster

Chronische Schmerzen

Matt-grünliches Gesicht, Bauchschmerzen, Oberbauchschmerzen, Gesichtsschmerzen, Regelschmerzen. Egal, woher die chronischen Schmerzen rühren, das Gesicht kann sich in allen Fällen matt-grünlich färben.

Leber-Wind

Grünliches Gesicht, Zuckungen, heftiger Schwindel, Tinnitus, Kopfschmerzen, taube Gliedmaßen, nervöse Tics, steife, zur Seite abweichende oder sich bewegende Zunge, saitenförmiger Puls.

56.5 Violett

Teil A (Betrachtung) ➤ *Kap. 3*

Fülle

Blut-Stase aufgrund von Kälte

Bläulich-violettes Gesicht, Schmerzen im Brustkorb, Herzklopfen, Bauchschmerzen, bläulich-violette Zunge, gespannter Puls. Das Auftreten weiterer Symptome hängt davon ab, welche Organe primär betroffen sind. Dies sind in den meisten Fällen Herz, Leber, Lunge oder Darm.

Akupunktur
Pe 6 Neiguan, Bl 17 Geshu, Mi 10 Xuehai (Moxa).

Blut-Stase aufgrund von Hitze

Rötlich-violettes Gesicht, allgemeines Hitzegefühl, Schmerzen im Brustkorb, Bauchschmerzen, rötlich-violette Zunge, saitenförmiger Puls. Dieses Krankheitsmuster beruht in der Regel auf Leber-Blut-Stase mit Blut-Hitze.

Akupunktur
Pe 6 Neiguan, Bl 17 Geshu, Mi 10 Xuehai.

56.6 Dunkel

Teil A (Betrachtung) ➤ *Kap. 3*
Eine dunkle Gesichtsfarbe stellt eine Mischung aus einer gräulich-violetten Farbe dar, die normalerweise ohne „Geist" – also matt – erscheint. In schwerwiegenden Fällen kann das Gesicht sehr dunkel und fast schwarz werden.

Leere

Schwerer Nieren-Yang-Mangel

Dunkle Gesichtsfarbe, Rückenschmerzen, Schwindel, Tinnitus, allgemeines Kältegefühl, schwache Knie, hellweißes Gesicht, Müdigkeit, Niedergeschlagenheit, Erschöpfung, reichlich klarer Harn, blasse und nasse Zunge, tief-schwächlicher Puls.

Akupunktur
Ni 3 Taixi, Ren 4 Guanyuan, Bl 23 Shenshu, Ni 7 Fuliu. Moxa.

Fülle

Schwere Blut-Stase

Dunkle Gesichtsfarbe, violette Fingernägel, trockene Haut, violette Lippen, Schmerzen im Bauch- oder Brustraum, schmerzhafte Regel, violette Zunge, rauer Puls.

Akupunktur
Pe 6 Neiguan, Bl 17 Geshu, Mi 10 Xuehai.

Weitere Krankheitsmuster

Nieren-Essenz-Mangel

Dunkle Gesichtsfarbe, Rückenschmerzen, Schwindel, Tinnitus, schwache Knie, Gedächtnisschwäche, lockere Zähne, vorzeitiges Ergrauen der Haare, Unfruchtbarkeit, Sterilität, trommelartiger Puls.

56.7 Fahl

Teil A (Betrachtung) ➤ *Kap. 3*
Eine fahle Gesichtsfarbe ist eine blass-gelbliche Hautfarbe, die matt und glanzlos erscheint.

Leere

Chronischer Milz-Qi-Mangel

Fahle Gesichtsfarbe, Appetitmangel, leichtes Spannungsgefühl im Bauch nach der Nahrungsaufnahme, Müdigkeit, Abgeschlagenheit, blasse Gesichtsfarbe, schwache Gliedmaßen, breiiger Stuhl, leichte Niedergeschlagenheit, Neigung zu Fettleibigkeit, blasse Zunge, leerer Puls.

Akupunktur
Ren 12 Zhongwan, Ma 36 Zusanli, Mi 3 Taibai, Bl 20 Pishu.

Fülle

Blut-Mangel

Matt-fahle Gesichtsfarbe, Schwindel, verschwommene Sicht, Schlaflosigkeit, spärliche Regelblutungen, taube oder kribbelnde Gliedmaßen, Müdigkeit, blass-dünne Zunge, rauer Puls. Das Auftreten weiterer Symptome hängt davon ab, welche Organe primär betroffen sind. Dies sind in den meisten Fällen Leber, Herz oder Milz.

Akupunktur
- Leber: Le 8 Ququan, Ma 36 Zusanli, Mi 6 Sanyinjiao, Ren 4 Guanyuan.
- Herz: He 7 Shenmen, Ren 14 Juque, Ma 36 Zusanli, Mi 6 Sanyinjiao.

- Milz: Ren 12 Zhongwan, Ma 36 Zusanli, Mi 6 Sanyinjiao, Bl 20 Pishu.

Leere/Fülle

Milz-Qi-Mangel mit Nässe

Fahle Gesichtsfarbe, Appetitmangel, leichtes Spannungsgefühl im Bauch nach der Nahrungsaufnahme, Müdigkeit, Abgeschlagenheit, schwache Gliedmaßen, breiiger Stuhl, leichte Niedergeschlagenheit, Neigung zu Fettleibigkeit, Völlegefühl im Bauch, Schweregefühl, klebriger Mundgeschmack, schlechte Verdauung, Unverdautes im Stuhl, Übelkeit, dumpfe Stirnkopfschmerzen, übermäßiger Scheidenausfluss, blasse Zunge mit klebrigem Belag, sanfter Puls.

Akupunktur
Ren 12 Zhongwan, Ma 36 Zusanli, Mi 3 Taibai, Bl 20 Pishu, Ren 9 Shuifen, Mi 9 Yinlingquan, Ren 5 Shimen, Bl 22 Sanjiaoshu.

Weitere Krankheitsmuster

Blut-Stase

Sehr matt-fahle Gesichtsfarbe, geistige Unruhe, Bauchschmerzen, violette Zunge, haftender Puls. Weitere Symptome hängen davon ab, welche Organe betroffen sind.

56.8 Erröten

Fülle

Herz-Hitze

Der Patient errötet schnell, wenn er nervös oder aufgeregt ist, hinzu kommen Herzklopfen, allgemeines Hitzegefühl, Ängstlichkeit, Schlaflosigkeit, rote Zungenspitze, überflutend-schneller Puls.

Akupunktur
He 8 Shaofu.

Leere/Fülle

Herz-Yin-Mangel mit Leere-Hitze

Der Patient errötet schnell, wenn er nervös oder auf-geregt ist, Herzklopfen, Schlaflosigkeit, traumgestörter Schlaf, Gedächtnisschwäche, nervöse Ängstlichkeit, Schreckhaftigkeit, geistige Unruhe, Patient fühlt sich unwohl, „heiß und genervt“, trockener Mund und Hals, Durst mit dem Verlangen, in kleinen Schlückchen zu trinken, Hitzegefühl am Abend, gerötete Wangen, Nachtschweiß, Hitze in den fünf Zentren, rote Zunge mit röterer Spitze, kein Belag, oberflächlich-leerer und schneller Puls.

Akupunktur
He 7 Shenmen, Ren 14 Juque, He 6 Yinxi, Mi 6 Sanyinjiao, Ren 12 Zhongwan.

Weitere Krankheitsmuster

Aufsteigendes Leber-Yang

Der Patient errötet schnell, wenn ihn etwas beunruhigt oder aufregt, Kopfschmerzen, Schwindel, Tinnitus, Reizbarkeit, Neigung zu Wutanfällen, saitenförmiger Puls.

Leber-Feuer

Der Patient errötet schnell, wenn er Alkohol getrunken hat, Kopfschmerzen, rotes Gesicht, Schwindel, Tinnitus, Reizbarkeit, Neigung zu Wutanfällen, Durst, bitterer Mundgeschmack, Verstopfung, dunkler Harn, rote Zunge mit röteren Rändern und trockenem gelbem Belag, saitenförmig-schneller Puls.

Lungen-Yin-Mangel mit Leere-Hitze

Der Patient errötet schnell, wenn er sich sorgt, trockener Husten, eventuell auch mit spärlichem klebrigem Sputum und unter Umständen mit Beimengungen von Blut, nachts trockener Mund und Hals, schwache und/oder heisere Stimme, Nachtschweiß, Müdigkeit, gerötete Wangen, allgemeines Hitzegefühl oder abends niedriges Fieber, Hitze in den fünf Zentren, dünner Körperbau oder schmaler Brustkorb, Schlaflosigkeit, nervöse Ängstlichkeit, rote und belaglose Zunge, oberflächlich-leerer und schneller Puls.

KAPITEL

57 Ohren

Die folgenden, die Ohren betreffenden Symptome werden in diesem Kapitel besprochen:

1. Tinnitus und / oder Taubheit
2. Ohrenjucken
3. Ohrenschmerzen
4. Blutung aus dem Ohr
5. Sekretion aus den Ohren
6. Übermäßige Ohrenschmalzbildung
7. Geschwollene Ohren
8. Zusammengezogene Ohren
9. Trockene und zusammengezogene Helix
10. Wunde Stellen am Ohr
11. Warzen am Ohr
12. Gelbe Helix
13. Blasse Helix
14. Bläulich-grünliche Helix
15. Dunkle Helix
16. Rote Helix
17. Rötung auf der Rückseite des Ohrs
18. Erweiterte Blutgefäße auf dem Ohr
19. Schwellung und Rötung der Concha

57.1 Tinnitus und / oder Taubheit

Teil B (Befragung) ➢ *Kap. 42*

Leere

Nieren-Mangel

Tinnitus und / oder Taubheit setzen allmählich ein, Tinnitus klingt tief und rauschend, Schwindel, Rückenschmerzen, Müdigkeit. Weitere Symptome und klinische Zeichen einschließlich Puls und Zunge variieren, je nachdem, ob ein Nieren-Yin- oder Nieren-Yang-Mangel vorliegt.

Akupunktur
Ren 4 Guanyuan, Ni 3 Taixi, Bl 23 Shenshu.

Fülle

Aufsteigendes Leber-Yang

Tinnitus und / oder Taubheit, Tinnitus klingt hoch und schrill, Kopfschmerzen, Schwindel, Reizbarkeit, Neigung zu Wutanfällen, rotes Gesicht, saitenförmiger Puls.

Akupunktur
Le 3 Taichong, Gb 20 Fengchi, SJ 5 Waiguan, Gb 43 Xiaxi, SJ 17 Yifeng, Gb 2 Tinghui.

Weitere Krankheitsmuster

Leber-Feuer

Tinnitus und / oder Taubheit setzen plötzlich ein, Tinnitus klingt hoch und schrill, rotes Gesicht, blutunterlaufene Augen, Kopfschmerzen, Schwindel, Tinnitus, Reizbarkeit, Neigung zu Wutanfällen, Durst, bitterer Mundgeschmack, Verstopfung, dunkler Harn, rote Zunge mit röteren Rändern und trockenem gelbem Belag, saitenförmig-schneller Puls.

Schleim-Feuer beeinträchtigt die Leber-Leitbahn

Tinnitus und / oder Taubheit setzen plötzlich ein, Tinnitus klingt hoch und schrill, Durst, bitterer Mundgeschmack, rotes Gesicht, Engegefühl im Brustkorb, Sputum im Rachen, Katarrh, rote Zunge mit röteren Rändern oder gedunsene Zunge mit klebrig-gelbem Belag, saitenförmig-schlüpfrig-schneller Puls.

Herz- und Nieren-Yin-Mangel

Tinnitus und / oder Taubheit setzen allmählich ein, Tinnitus klingt tief, Schwindel, Schlaflosigkeit, nervöse Ängstlichkeit, Herzklopfen, Nachtschweiß, belaglose Zunge, oberflächlich-leerer Puls.

Herz-Blut-Mangel

Tinnitus und / oder Taubheit setzen allmählich ein, Tinnitus klingt tief, Schwindel, Gedächtnisschwäche, Herzklopfen, nervöse Ängstlichkeit, matt-blasse Gesichtsfarbe, blasse Zunge, rauer oder dünner Puls.

Herz- und Lungen-Qi-Mangel (Mangel an Sammel-Qi)

Tinnitus und / oder Taubheit setzen allmählich ein, Tinnitus klingt tief, Müdigkeit, Herzklopfen, Niedergeschlagenheit, Kurzatmigkeit, blasse Zunge, schwächlicher Puls auf den beiden vorderen Taststellen.

Leber-Blut-Mangel

Tinnitus und / oder Taubheit setzen allmählich ein, Tinnitus klingt tief, Schwindel, verschwommene Sicht, Schlaflosigkeit, Gedächtnisschwäche, blasse Zunge, rauer oder dünner Puls.

Eindringen von Wind-Hitze (in die Shaoyang-Leitbahnen)

Tinnitus und / oder Taubheit setzen plötzlich ein, Tinnitus klingt hoch und schrill, Kopfschmerzen, steifer Nacken, Halsschmerzen, brennende Augen, leichtes Schwitzen, Fieber, Abneigung gegen Kälte, Zunge rötlich im vorderen Bereich oder an den Rändern, oberflächlich-schneller Puls.

HINWEIS FÜR DIE PRAXIS
Meiner Erfahrung nach ist ein Tinnitus vom Leere-Typ leichter zu behandeln als der vom Fülle-Typ.

57.2 Ohrenjucken

Teil B (Befragung) > Kap. 42

Fülle

Nässe-Hitze in der Gallenblase

Juckende Ohren, Ohrenschmerzen, Schwindel, Tinnitus, Kopfschmerzen, klebriger Mundgeschmack, Schmerzen im Flankenbereich, Völlegefühl, Spannungsgefühl, Übelkeit und Erbrechen, Fettintoleranz, gelbe Gesichtsfarbe, gelbe Augen, Reizbarkeit, Schweregefühl, ein- oder beidseitiger dicker, gelblicher Belag, schlüpfrig-schneller Puls.

Akupunktur
Gb 43 Xiaxi, SJ 5 Waiguan, Ren 12 Zhongwan, Ren 9 Shuifen, Mi 9 Yinlingquan, SJ 17 Yifeng, Gb 2 Tinghui.

Eindringen von Wind-Hitze

Ohren fangen plötzlich zu jucken an, Abneigung gegen Kälte, Fieber, Halsschmerzen, Kopfschmerzen, Körperschmerzen, leichtes Schwitzen, Zunge rötlich im vorderen Bereich und / oder an den Rändern, oberflächlich-schneller Puls.

Akupunktur
Di 4 Hegu, SJ 5 Waiguan, Bl 12 Fengmen, Lu 7 Lieque, SJ 17 Yifeng.

Weitere Krankheitsmuster

Blut-Mangel mit innerem Wind

Juckende Ohren, die die Ohren umgebende Haut ist trocken, Verkrustungen auf den Ohren, verschleierte Sicht, Schwindel und

Kreislaufstörung, Taubheitsgefühl, blasse und steife Zunge, rauer oder dünner und leicht saitenförmiger Puls.

Nieren-Yin-Mangel mit Leere-Hitze

Juckende Ohren, Schwindel, Tinnitus, Nachtschweiß, trockener Mund mit dem Verlangen, in kleinen Schlückchen zu trinken, Rückenschmerzen, Gedächtnisschwäche, dunkler und spärlicher Harn, Hitze in den fünf Zentren, gerötete Wangen, Hitzegefühl am Abend, rote belaglose Zunge, oberflächlich-leerer und schneller Puls.

57.3 Ohrenschmerzen

Teil B (Befragung) ➤ Kap. 42

Fülle

Eindringen von Wind-Hitze

Plötzlich einsetzende Ohrenschmerzen, Abneigung gegen Kälte, Fieber, Halsschmerzen, Kopfschmerzen, Körperschmerzen, leichtes Schwitzen, Zunge rötlich im vorderen Bereich und / oder an den Rändern, oberflächlich-schneller Puls.

Akupunktur
Di 4 Hegu, SJ 5 Waiguan, BL 12 Fengmen, Lu 7 Lieque, SJ 17 Yifeng.

Nässe-Hitze in der Gallenblase

Ohrenschmerzen, gelbe Sekretion aus dem Ohr, Schwindel, Tinnitus, Schmerzen im Flankenbereich, Völlegefühl, Spannungsgefühl, Übelkeit und Erbrechen, Fettintoleranz, gelbe Gesichtsfarbe, gelbe Augen, Reizbarkeit, Schweregefühl, ein- oder beidseitiger dicker, gelblicher Belag, schlüpfrig-schneller Puls.

Akupunktur
Gb 43 Xiaxi, SJ 5 Waiguan, Ren 12 Zhongwan, Ren 9 Shuifen, Mi 9 Yinlingquan, SJ 17 Yifeng, Gb 2 Tinghui.

Weitere Krankheitsmuster

Leber-Feuer

Plötzlich einsetzende Ohrenschmerzen, die bei Druck schlimmer werden, Kopfschmerzen, Schwindel, rotes Gesicht, blutunterlaufene Augen, Durst, bitterer Mundgeschmack, Tinnitus, Reizbarkeit, Neigung zu Wutanfällen, Verstopfung, dunkler Harn, rote Zunge mit röteren Rändern und trockenem gelbem Belag, saitenförmig-schneller Puls.

Qi-Stagnation und Blut-Stase

Sehr starke Ohrenschmerzen, Kopfschmerzen, Tinnitus, violette Zunge, saitenförmiger Puls.

HINWEIS FÜR DIE PRAXIS

Chronische Ohrenschmerzen bei Kindern beruhen immer auf einem zurückgebliebenen pathogenen Faktor, meist Nässe-Hitze. Dieser bildet sich aufgrund wiederholter Infektionen im oberen Atemtrakt oder wiederkehrender Ohrentzündungen, die in der Regel mit Antibiotika behandelt wurden.

57.4 Blutung aus dem Ohr

Nässe-Hitze in der Gallenblase

Blutung aus dem Ohr, Ohrenschmerzen, gelbe Sekretion aus dem Ohr, Schwindel, Tinnitus, Kopfschmerzen, Schmerzen im Flankenbereich, Völlegefühl, Spannungsgefühl, Übelkeit und Erbrechen, Fettintoleranz, gelbe Gesichtsfarbe, gelbe Augen, Reizbarkeit, Schweregefühl, ein- oder beidseitiger dicker, gelblicher Belag, schlüpfrig-schneller Puls.

Leber-Feuer

Plötzlich einsetzende Blutung aus dem Ohr, rotes Gesicht, blutunterlaufene Augen, Durst, bitterer Mundgeschmack, Kopfschmerzen, Schwindel, Tinnitus, Reizbarkeit, Neigung zu Wutanfällen, Verstopfung, dunkler Harn, rote Zunge mit röteren Rändern und trockenem gelbem Belag, saitenförmig-schneller Puls.

Nieren-Yin-Mangel mit Leere-Hitze

Blutung aus dem Ohr, die kommt und geht, geringe Blutungsmenge, das Ohr ist weder geschwollen noch gerötet, Schwindel, Tinnitus, Nachtschweiß, trockener Mund mit dem Verlangen, in kleinen Schlückchen zu trinken, Rückenschmerzen, Gedächtnisschwäche, dunkler und spärlicher Harn, Hitze in den fünf Zentren, gerötete Wangen, Hitzegefühl am Abend, rote belaglose Zunge, oberflächlich-leerer und schneller Puls.

Milz-Qi-Mangel

Gelegentlich auftretende, leichte Blutung aus dem Ohr, Appetitmangel, Müdigkeit, leichtes Spannungsgefühl im Bauch, blasse Gesichtsfarbe, breiiger Stuhl, blasse Zunge, leerer Puls.

57.5 Sekretion aus den Ohren

Teil A (Betrachtung) ➤ Kap. 9

Fülle

Nässe-Hitze in der Gallenblase

Klebrige, dick-gelbe Sekretion aus den Ohren, Ohrenschmerzen, Schwindel, Tinnitus, Kopfschmerzen, Schmerzen im Flankenbereich, Völlegefühl, Spannungsgefühl, Übelkeit und Erbrechen, Fettintoleranz, gelbe Gesichtsfarbe, gelbe Augen, Reizbarkeit,

Schweregefühl, ein- oder beidseitiger dicker, gelblicher Belag, schlüpfrig-schneller Puls.

Akupunktur
Gb 43 Xiaxi, SJ 5 Waiguan, Ren 12 Zhongwan, Ren 9 Shuifen, Mi 9 Yinlingquan, SJ 17 Yifeng, Gb 2 Tinghui.

Eindringen von Wind-Hitze

Gelbe Sekretion aus dem Ohr, Ohrenschmerzen, Abneigung gegen Kälte, Fieber, Halsschmerzen, Kopfschmerzen, Körperschmerzen, leichtes Schwitzen, Zunge rötlich im vorderen Bereich und / oder an den Rändern, oberflächlich-schneller Puls.

Akupunktur
Di 4 Hegu, SJ 5 Waiguan, Bl 12 Fengmen, Lu 7 Lieque, SJ 17 Yifeng.

Weitere Krankheitsmuster

Nieren-Yin-Mangel mit Leere-Hitze

Dünnflüssige Sekretion aus den Ohren, die kommt und geht, Schwindel, Tinnitus, Nachtschweiß, trockener Mund mit dem Verlangen, in kleinen Schlückchen zu trinken, Rückenschmerzen, Gedächtnisschwäche, dunkler und spärlicher Harn, Hitze in den fünf Zentren, gerötete Wangen, Hitzegefühl am Abend, rote belaglose Zunge, oberflächlich-leerer und schneller Puls.

Toxische Hitze in Leber und Gallenblase

Übel riechende gelbe Sekretion aus den Ohren, starke Ohrenschmerzen, Reizbarkeit, Kopfschmerzen, Hitzegefühl, Fieber, bitterer Mundgeschmack, klebriger Mundgeschmack, rote Zunge mit röteren Rändern und roten Punkten mit klebrig-gelbem Belag, überflutend-schlüpfrig-schneller Puls.

Milz-Qi-Mangel mit Nässe

Geringe Sekretion aus den Ohren ohne Schmerzen, Müdigkeit, breiiger Stuhl, Schweregefühl, Völlegefühl, blasse Zunge mit weißem klebrigem Belag, sanfter Puls.

57.6 Übermäßige Ohrenschmalzbildung

Teil A (Betrachtung) ➤ *Kap. 9*

Schleim

Übermäßige Ohrenschmalzproduktion, Schwindel, Benommenheitsgefühl im Kopf, Engegefühl im Brustkorb, Schweregefühl, Sputum im Rachen, gedunsene Zunge mit klebrigem Belag, schlüpfriger Puls. Je nach beteiligtem Organ treten entsprechend weitere Symptome auf.

Nässe-Hitze in der Gallenblase

Übermäßige Ohrenschmalzproduktion mit Sekretion von hellgelbem Ohrenschmalz, Ohrenschmerzen, Kopfschmerzen, Schmerzen im Flankenbereich, Völlegefühl, Spannungsgefühl, Übelkeit und Erbrechen, Fettintoleranz, gelbe Gesichtsfarbe, gelbe Augen, Schwindel, Tinnitus, Reizbarkeit, Schweregefühl, ein- oder beidseitiger dicker, gelblicher Belag, schlüpfrig-schneller Puls.

Milz- und Nieren-Yang-Mangel

Übermäßige Ohrenschmalzproduktion mit Sekretion von mattgelbem Ohrenschmalz, Schwindel, Tinnitus, Müdigkeit, Appetitmangel, breiiger Stuhl, Rückenschmerzen, Kältegefühl, blasse Zunge, schwächlicher Puls.

Nieren-Yin-Mangel mit Leere-Hitze

Übermäßige Ohrenschmalzproduktion, Schwindel, Tinnitus, Nachtschweiß, trockener Mund mit dem Verlangen, in kleinen Schlückchen zu trinken, Rückenschmerzen, Gedächtnisschwäche, dunkler und spärlicher Harn, Hitze in den fünf Zentren, gerötete Wangen, Hitzegefühl am Abend, rote belaglose Zunge, oberflächlich-leerer und schneller Puls.

Toxische Hitze mit Qi-Stagnation und Blut-Stase

Übermäßige Ohrenschmalzproduktion, Ohrenschmerzen, gelegentliche Sekretion von mattfarbenem Ohrenschmalz, Blutung aus dem Ohr, Sekretion aus dem Ohr, rote Zunge mit roten Punkten und klebrig-gelbem Belag, schlüpfrig-saitenförmig-schneller Puls.

57.7 Geschwollene Ohren

Teil A (Betrachtung) ➤ *Kap. 9*

Nässe-Hitze in der Gallenblase

Geschwollene und rote Ohren, Ohrenschmerzen, Sekretion aus den Ohren, klebriger Mundgeschmack, Schmerzen im Flankenbereich, Völlegefühl, Spannungsgefühl, Übelkeit und Erbrechen, Fettintoleranz, gelbe Gesichtsfarbe, gelbe Augen, Schwindel, Tinnitus, Reizbarkeit, Schweregefühl, ein- oder beidseitiger dicker, gelblicher Belag, schlüpfrig-schneller Puls.

Hitze in der Gallenblase

Geschwollene und rote Ohren, Ohrenschmerzen, Durst, bitterer Mundgeschmack, Reizbarkeit, Kopfschmerzen, einseitig gelber Zungenbelag, saitenförmig-schneller Puls.

Wind-Wasser dringt in die Lunge ein

Die Ohren schwellen akut an, Wassereinlagerungen im Gesicht und in den Händen, Abneigung gegen Kälte, Fieber, Kopfschmerzen, weißer Zungenbelag, oberflächlich-schlüpfriger Puls.

57.8 Zusammengezogene Ohren

Teil A (Betrachtung) ➤ *Kap. 9*

Nieren-Yin-Mangel

Zusammengezogene und trockene Ohren, Schwindel, Tinnitus, Nachtschweiß, trockener Mund mit dem Verlangen, in kleinen Schlückchen zu trinken, Rückenschmerzen, Gedächtnisschwäche, spärlicher und dunkler Harn, belaglose Zunge, oberflächlich-leerer Puls.

Nachwirkungen einer akuten Hitze bei fiebrigen Erkrankungen

Zusammengezogene und trockene Ohren, trockener Mund, Erschöpfung, trockene Haut, trockene Zunge, dünner Puls.

Schwere Blut-Stase im Bauchraum mit abdominalen Massen

Zusammengezogene, trockene, matte und dunkle Ohren, trockener Mund, trockene Haut, Bauchschmerzen, Gewichtsverlust, violette Zunge, saitenförmiger oder rauer Puls.

57.9 Trockene und zusammengezogene Helix

Teil A (Betrachtung) ➤ *Kap. 9*

Blut-Stase

Trockene, zusammengezogene und dunkle Helix, Bauchschmerzen, Schmerzen im Brustkorb, violette Zunge, saitenförmiger oder rauer Puls. Je nach beteiligtem Organ, zum Beispiel Leber, Herz, Magen oder Darm, zeigen sich zusätzlich noch weitere Symptome und klinische Zeichen.

Blut-Stase mit Nässe-Hitze

Trockene und zusammengezogene Helix, Bauchschmerzen, Schleimbeimengungen im Stuhl, breiiger Stuhl, violette Zunge mit klebrig-gelbem Belag, saitenförmig-schlüpfriger Puls.

Nieren-Yin-Mangel

Trockene, dunkle und zusammengezogene Helix, Tinnitus, Schwindel, Nachtschweiß, trockener Mund mit dem Verlangen, Wasser in kleinen Schlückchen zu trinken, Rückenschmerzen, Gedächtnisschwäche, dunkler und spärlicher Harn, belaglose Zunge, oberflächlich-leerer Puls.

57.10 Wunde Stellen am Ohr

Teil A (Betrachtung) ➤ *Kap. 9*

Hitze in Gallenblase und Leber

Wunde Stellen am Ohr, rotes Gesicht, Kopfschmerzen, Reizbarkeit, bitterer Mundgeschmack, Schmerzen im Flankenbereich, rote Zunge mit gelbem Belag, saitenförmig-schneller Puls.

Wind-Hitze dringt in die Shaoyang-Leitbahnen ein

Wunde Stellen am Ohr, Ohrenschmerzen, abwechselnd Fieber und Frösteln, Reizbarkeit, Kopfschmerzen, Zunge rot an den Rändern und eventuell mit einseitig weißem Belag, oberflächlich-schneller saitenförmiger Puls.

57.11 Warzen am Ohr

Teil A (Betrachtung) ➤ *Kap. 9*

Hitze in Gallenblase und Leber

Warzen am Ohr, rotes Gesicht, Kopfschmerzen, Reizbarkeit, Schwindel, bitterer Mundgeschmack, Schmerzen im Flankenbereich, rote Zunge mit gelbem Belag, saitenförmig-schneller Puls.

Magen-Feuer

Warzen am Ohr, brennende Schmerzen im Oberbauch, starker Durst mit dem Verlangen, kalte Flüssigkeiten zu trinken, geistige Unruhe, blutendes Zahnfleisch, trockener Stuhl, saures Aufstoßen, schlechter Atem, Hitzegefühl, rote Zunge mit einem dicken, trockenen und dunkelgelben Belag, tief-voll-schneller Puls.

57.12 Gelbe Helix

Teil A (Betrachtung) ➤ *Kap. 9*

Nässe-Hitze in der Gallenblase

Gelbe Helix, bitterer und klebriger Mundgeschmack, Ohrenschmerzen, Schmerzen im Flankenbereich, Völlegefühl, Spannungsgefühl, Übelkeit und Erbrechen, Fettintoleranz, gelbe Gesichtsfarbe, gelbe Augen, Schwindel, Tinnitus, Reizbarkeit, Schweregefühl, ein- oder beidseitiger dicker, gelblicher Belag, schlüpfrig-schneller Puls.

Blut-Stase aufgrund von Hitze (in Leber und Gallenblase)

Matte, dunkelgelbe Helix, Ohrenschmerzen, Schmerzen im Flankenbereich, Durst, trockener Mund, Kopfschmerzen, Reizbarkeit, rötlich-violette Zunge mit einseitig gelbem Belag, saitenförmig-schneller Puls.

57.13 Blasse Helix

Teil A (Betrachtung) ➤ *Kap. 9*

Yang-Mangel

Blasse Helix, Kältegefühl, Müdigkeit, kalte Gliedmaßen, breiiger Stuhl, blasse und nasse Zunge, tief-schwächlicher Puls. Je nach beteiligtem Organ treten entsprechend weitere Symptome und klinische Zeichen auf.

Blut-Mangel

Blasse und trockene Helix, trockene Haut, verschleierte Sicht, Schwindel, taube Gliedmaßen, spärliche Regelblutungen, blasse Zunge, rauer oder dünner Puls.

57.14 Bläulich-grünliche (qing) Helix

Teil A (Betrachtung) ➤ *Kap. 9*

Blut-Stase aufgrund von Hitze

Grünliche und trockene Helix, Bauchschmerzen, Schmerzen im Brustkorb, rötlich-violette Zunge, saitenförmiger oder rauer Puls. Je nach beteiligtem Organ bestehen noch weitere Symptome und klinische Zeichen.

Blut-Stase aufgrund von Kälte

Bläuliche und nasse Helix, Bauchschmerzen, Schmerzen im Brustkorb, bläulich-violette Zunge, saitenförmiger oder rauer Puls. Je nach beteiligtem Organ bestehen noch weitere Symptome und klinische Zeichen.

Innerer Wind bei Kindern

Grünliche Helix, Zuckungen, Krämpfe, Fieber, Opisthotonus, steife Zunge, saitenförmiger Puls.

57.15 Dunkle Helix

Teil A (Betrachtung) ➤ *Kap. 9*

Blut-Stase

Dunkle und trockene Helix, trockener Mund, dunkle Gesichtsfarbe, trockene Haut, Bauchschmerzen, Schmerzen im Brustkorb, violette Zunge, saitenförmiger oder rauer Puls.

Blut-Stase aufgrund von Kälte

Dunkle und feuchte Helix, Bauchschmerzen, Schmerzen im Brustkorb, bläulich-violette Zunge, saitenförmiger oder rauer Puls.

Chronische Hitze

Dunkle und trockene Helix, rotes Gesicht, Durst, trockene Haut, trockener Mund, trockener Stuhl, rote Zunge mit gelbem Belag, überflutend-schneller Puls. Je nach beteiligtem Organ bestehen noch weitere Symptome und klinische Zeichen.

57.16 Rote Helix

Teil A (Betrachtung) ➤ *Kap. 9*

Lungen-Hitze

Rote Helix, Nasenflügelatmung, Durst, rotes Gesicht, Husten, leichte Kurzatmigkeit, Hitzegefühl, Schmerzhaftigkeit im Brustkorb, rote Zunge mit gelbem Belag, überflutend-schneller Puls.

Herz-Feuer

Rote Helix, rotes Gesicht, bitterer Mundgeschmack, Durst, Herzklopfen, körperliche Unruhe, Schlaflosigkeit, traumgestörter Schlaf, Hitzegefühl, rote Zunge mit röterer Spitze und gelbem Belag, überflutend-schneller Puls.

Hitze in den Shaoyang-Leitbahnen

Rote Helix, bitterer Mundgeschmack, Beschwerden im Flankenbereich, trockener Rachen, abwechselndes Gefühl von Kälte und Hitze, wobei das Hitzegefühl überwiegt, Reizbarkeit, Zunge mit einseitig gelbem Belag, saitenförmig-schneller Puls.

Nässe-Hitze in der Leber und Gallenblase

Rote und geschwollene Helix, bitterer und klebriger Mundgeschmack, brennendes Gefühl bei der Miktion, übermäßiger Scheidenausfluss, Reizbarkeit, Engegefühl im Brustkorb, Übelkeit und Erbrechen, dunkler Harn, Zunge mit roten Rändern und klebrig-gelbem Belag, saitenförmig-schlüpfrig-schneller Puls.

Nieren-Yin-Mangel mit Leere-Hitze

Rote und trockene Helix, Tinnitus, gerötete Wangen, trockener Mund mit dem Verlangen, Wasser in kleinen Schlückchen zu trinken, Schwindel, Nachtschweiß, Rückenschmerzen, Gedächtnisschwäche, dunkler und spärlicher Harn, Hitze in den fünf Zentren, Hitzegefühl am Abend, rote belaglose Zunge, oberflächlich-leerer und schneller Puls.

57.17 Rötung auf der Rückseite des Ohres

Teil A (Betrachtung) ➤ *Kap. 9*

Eindringen von Wind-Hitze

Rötung auf der Rückseite des Ohres, Abneigung gegen Kälte, Fieber, Halsschmerzen, Kopfschmerzen, Körperschmerzen, leichtes Schwitzen, Zunge rötlich im vorderen Bereich und / oder an den Rändern, oberflächlich-schneller Puls.

Masern

Rötung auf der Rückseite des Ohres, papulöser Ausschlag, Fieber, Durst, Schwitzen, rote Zunge mit gelbem Belag, überflutend-schneller Puls.

57.18 Erweiterte Blutgefäße auf dem Ohr

Teil A (Betrachtung) ➤ *Kap. 9*

Lungen-Mangel mit Schleim-Hitze

Erweiterte rote Blutgefäße auf dem Ohr, Husten, Atemlosigkeit, klebriger Auswurf, schwache Stimme, Müdigkeit, Engegefühl im Brustkorb, blasse und gedunsene Zunge mit klebrigem Belag, allgemein schlüpfriger Puls, der auf der rechten vorderen Taststelle jedoch schwächlich ist.

Blut-Stase

Erweiterte violette Blutgefäße auf dem Ohr, dunkle Gesichtsfarbe, Kopfschmerzen, Bauchschmerzen, Schmerzen im Brustkorb, violette Zunge, saitenförmiger oder rauer Puls. Je nach beteiligtem Organ bestehen noch weitere Symptome und klinische Zeichen.

Nässe-Hitze in der Gallenblase

Erweiterte rote Blutgefäße auf dem Ohr, Ohrenschmerzen, Schwindel, Tinnitus, Schmerzen im Flankenbereich, Völlegefühl, Spannungsgefühl, Übelkeit und Erbrechen, Fettintoleranz, gelbe Gesichtsfarbe, gelbe Augen, Reizbarkeit, Schweregefühl, ein- oder beidseitiger dicker, gelblicher Belag, schlüpfrig-schneller Puls.

Herz-Hitze

Erweiterte rote Blutgefäße auf dem Ohr, vor allem auf dem Ohrläppchen, Herzklopfen, Hitzegefühl, nervöse Ängstlichkeit, Schlaflosigkeit, rote Zungenspitze, überflutend-schneller Puls.

57.19 Schwellung und Rötung der Concha

Teil A (Betrachtung) ➤ *Kap. 9*

Nässe-Hitze in der Gallenblase

Schwellung und Rötung der Concha, Ohrenschmerzen, Sekretion aus dem Ohr, juckendes Ohr, Kopfschmerzen, Schmerzen im Flankenbereich, Völlegefühl, Spannungsgefühl, Übelkeit und Erbrechen, Fettintoleranz, gelbe Gesichtsfarbe, gelbe Augen, Schwindel, Tinnitus, Reizbarkeit, Schweregefühl, ein- oder beidseitiger dicker, gelblicher Belag, schlüpfrig-schneller Puls.

Nieren-Yin-Mangel mit Leere-Hitze

Rötung und leichte Schwellung der Concha, Ohrenschmerzen, Schwindel, Tinnitus, Nachtschweiß, trockener Mund mit dem Verlangen, in kleinen Schlückchen zu trinken, Schwindel, Nachtschweiß, Rückenschmerzen, Gedächtnisschwäche, dunkler und spärlicher Harn, Hitze in den fünf Zentren, Hitzegefühl am Abend, rote belaglose Zunge, oberflächlich-leerer und schneller Puls.

Toxische Hitze

Schwellung und Rötung der Concha, Ohrenschmerzen, Sekretion aus dem Ohr, geschwollene Lymphknoten am Hals, Kopfschmerzen, Durst, rote Zunge mit roten Punkten und dickem, klebrig-gelbem Belag, überflutend-schlüpfrig-schneller Puls.

KAPITEL

58 Nase

Die folgenden Symptome und klinischen Zeichen der Nase werden besprochen:

1. Blasse Nase
2. Gelbe Nase
3. Rote Nase
4. Bläulich-grünliche Nase
5. Rötlich-violette Nase
6. Dunkle Nase
7. Niesen
8. Verstopfte Nase
9. Laufende Nase
10. Juckende Nase
11. Trockene Nasenlöcher
12. Nasenbluten
13. Leicht schmerzhaftes Gefühl in der Nase
14. Nasenschmerzen
15. Geschwollene Nase
16. Übler Geruch
17. Verlust des Geruchssinns (Anosmie)
18. Polypen
19. Nasenflügelatmung
20. Geschwüre auf der Nase
21. Papeln auf der Nase

58.1 Blasse Nase

Teil A (Betrachtung) ➤ Kap. 7

Magen- und Milz-Yang-Mangel mit Leere-Kälte

Blasse Nasenspitze, Beschwerden oder dumpfe Schmerzen im Flankenbereich, Besserung nach dem Essen und bei Druck oder Massage, kein Appetit, Vorliebe für warme Getränke und Nahrungsmittel, Erbrechen klarer Flüssigkeiten, kein Durst, kalte und schwache Gliedmaßen, Müdigkeit, blasse Gesichtsfarbe, breiiger Stuhl, Kältegefühl, kalte Gliedmaßen, blasse und nasse Zunge, tief-schwächlich-langsamer Puls.

Leber-Blut-Mangel

Blasser Nasenrücken, matt-blasse Gesichtsfarbe, Schwindel, verschleierte Sicht, Mouches volantes, taube oder kribbelnde Gliedmaßen, spärliche Regelblutungen, blasse Zunge, rauer oder dünner Puls.

Schleim-Flüssigkeiten

Blasse und geschwollene Nasenspitze, aufgedunsenes Gesicht, fettige Haut, Völle- und Spannungsgefühl im Bauch, Übelkeit, Erbrechen wässriger Flüssigkeiten, trockener Mund ohne Verlangen zu trinken, Kurzatmigkeit, Schwindel, Engegefühl im Brustkorb, geschwollene Gliedmaßen, Auswurf dünnflüssigen wässrigen Sputums, Unfähigkeit sich hinzulegen, gedunsene Zunge mit klebrigem Belag, tief-saitenförmiger oder tief-schlüpfriger Puls.

58.2 Gelbe Nase

Teil A (Betrachtung) ➢ Kap. 7

Nässe-Hitze in der Milz

Hellgelbe Nase bei Vorherrschen von Hitze, matt-gelbe Nase bei Vorherrschen von Nässe, fettige Haut, Völlegefühl im Oberbauch, Schmerzen im Bauch und Oberbauch, klebriger Mundgeschmack, Durst ohne Verlangen zu trinken, Appetitmangel, Schweregefühl am ganzen Körper, Durst, Übelkeit und Erbrechen, breiiger Stuhl mit sehr starkem Geruch, Hitzegefühl, spärlicher dunkler Harn, Kopfschmerzen mit Schweregefühl, matt-gelbe Gesichtsfarbe, bitterer Mundgeschmack, rote Zunge mit klebrig-gelbem Belag, schlüpfrig-schneller Puls.

Chronischer Milz-Qi-Mangel mit Ansammlung von Nässe

Matt-gelbe Nasenspitze, matt-gelbe Gesichtsfarbe, Appetitmangel, leichtes Spannungsgefühl im Bauch nach der Nahrungsaufnahme, Müdigkeit, Abgeschlagenheit, blasse oder fahle Gesichtsfarbe, schwache Gliedmaßen, breiiger Stuhl, leichte Niedergeschlagenheit, Neigung zu Fettleibigkeit, Völlegefühl im Bauch, Unverdautes im Stuhl, Übelkeit, dumpfe Stirnkopfschmerzen, übermäßiger Scheidenausfluss, blasse Zunge mit klebrigem Belag, sanfter Puls.

Leber-Blut-Stase

Matter, dunkelgelber Nasenrücken, dunkle Gesichtsfarbe, Schmerzen im Flankenbereich, Bauchschmerzen, Regelschmerzen, dunkles und verklumptes Regelblut, Massen im Bauchraum, violette Nägel und Lippen, violette Zunge, saitenförmiger oder haftender Puls.

Milz-Hitze

Hellgelbe und trockene Nasenspitze, brennende Schmerzen im Oberbauch und / oder Bauch, starker Hunger, rote Nasenspitze, Mundaphthen, Durst, trockener Stuhl, Hitzegefühl, spärlicher dunkler Harn, gelbe Gesichtsfarbe, rote Zunge mit trockenem gelbem Belag, überflutend-schneller Puls.

Schleim-Flüssigkeiten

Matt-gelbe und geschwollene Nasenspitze, Völle- und Spannungsgefühl im Bauch, Übelkeit, Erbrechen wässriger Flüssigkeiten, trockener Mund ohne Verlangen zu trinken, Kurzatmigkeit, Schwindel, Engegefühl im Brustkorb, geschwollene Gliedmaßen, Auswurf dünnflüssigen wässrigen Sputums, Unfähigkeit sich hinzulegen, gedunsene Zunge mit klebrigem Belag, tief-saitenförmiger oder tief-schlüpfriger Puls.

58.3 Rote Nase

Teil A (Betrachtung) ➢ Kap. 7

Lungen-Hitze

Roter Nasenrücken am oberen Ansatz, erweiterte Nasenlöcher, rotes Gesicht, Husten, leichte Kurzatmigkeit, Hitzegefühl, Schmerzen im Brustkorb, Durst, rotes Gesicht, rote Zunge mit gelbem Belag, überflutend-schneller Puls.

Leber-Feuer

Roter Nasenrücken im mittleren Teil, rotes Gesicht, Kopfschmerzen, Schwindel, Tinnitus, Reizbarkeit, Neigung zu Wutanfällen, Durst, bitterer Mundgeschmack, Verstopfung, dunkler Harn, rote Zunge mit röteren Rändern und trockenem gelbem Belag, saitenförmig-schneller Puls.

Milz-Hitze

Rote und trockene Nasenspitze, Durst, trockene Lippen, trockener Mund, brennende Schmerzen im Oberbauch und / oder Bauch, starker Hunger, rote Nasenspitze, Mundaphthen, Durst, trockener Stuhl, Hitzegefühl, spärlicher dunkler Harn, gelbe Gesichtsfarbe, rote Zunge mit trockenem gelbem Belag, überflutend-schneller Puls.

Eindringen von Wind-Hitze

Akut roter Nasenrücken, Abneigung gegen Kälte, Fieber, Husten, verstopfte oder laufende Nase mit gelbem Sekret, Kopfschmerzen, Körperschmerzen, leichtes Schwitzen, etwas Durst, geschwollene Mandeln, Zunge etwas rötlich an den seitlichen Anteilen des Brustareals oder im vorderen Bereich, oberflächlich-schneller Puls.

58.4 Bläulich-grünliche Nase

Teil A (Betrachtung) ➤ *Kap. 7*

Leber-Blut-Stase

Grünlicher Nasenrücken, dunkle Gesichtsfarbe, Kopfschmerzen, Schmerzen im Flanken- und / oder Bauchbereich, Regelschmerzen, dunkles und verklumptes Regelblut, Massen im Bauchraum, violette Nägel und Lippen, violette Zunge, saitenförmiger oder haftender Puls.

Innere Kälte

Bläulicher Nasenrücken, gräulich-blasses Gesicht, Bauchschmerzen, kalte Gliedmaßen, Kältegefühl, Durchfall, blasse und nasse Zunge, tief-gespannt-langsamer Puls.

Schleim-Flüssigkeiten

Bläuliche und geschwollene Nasenspitze, aufgedunsenes Gesicht, Völle- und Spannungsgefühl im Bauch, Übelkeit, Erbrechen wässriger Flüssigkeiten, trockener Mund ohne Verlangen zu trinken, Kurzatmigkeit, Schwindel, Engegefühl im Brustkorb, geschwollene Gliedmaßen, Auswurf dünnflüssigen wässrigen Sputums, Unfähigkeit sich hinzulegen, gedunsene Zunge mit klebrigem Belag, tief-saitenförmiger oder tief-schlüpfriger Puls.

58.5 Rötlich-violette Nase

Teil A (Betrachtung) ➤ *Kap. 7*

Leber-Blut-Stase

Rötlich-violetter Nasenrücken, dunkle Gesichtsfarbe, Kopfschmerzen, Schmerzen im Flanken- und / oder Bauchbereich, Regelschmerzen, dunkles und verklumptes Regelblut, Massen im Bauchraum, violette Nägel und Lippen, violette Zunge, saitenförmiger oder haftender Puls.

Herz-Blut-Stase

Rötlich-violette Farbe auf der Verbindung zwischen den Augen, Herzklopfen, stechende Schmerzen im Brustkorb, die zum inneren Anteil des linken Armes oder zur Schulter ausstrahlen können, Gefühl von Enge oder Einschnürung des Brustkorbs, Lippenzyanose, Nagelzyanose, kalte Hände, völlig violette Zunge oder nur an den seitlichen Anteilen des Brustareals violett, rauer oder saitenförmiger Puls.

Blut-Stase im Magen

Dunkle, rötlich-violette Nasenflügel, Zahnfleischbluten, stechende Oberbauchschmerzen, Bluterbrechen, violette Zungenmitte, saitenförmiger oder rauer Puls.

58.6 Dunkle Nase

Teil A (Betrachtung) ➤ *Kap. 7*

Leber-Feuer

Dunkler Nasenrücken, rotes Gesicht, Durst, bitterer Mundgeschmack, Kopfschmerzen, Schwindel, Tinnitus, Reizbarkeit, Neigung zu Wutanfällen, Verstopfung, dunkler Harn, rote Zunge mit röteren Rändern und trockenem gelbem Belag, saitenförmig-schneller Puls.

Erschöpfung (Xu Lao)

Dunkler, bläulich-violetter Nasenrücken, äußerste Erschöpfung, Gewichtsverlust, rote belaglose Zunge, dünn-schneller Puls. Je nach beteiligtem Organ bestehen noch weitere Symptome und klinische Zeichen

58.7 Niesen

Teil B (Befragung) ➤ *Kap. 35*

Fülle

Eindringender Wind

Akut einsetzendes Niesen, Abneigung gegen Kälte, Fieber, Körperschmerzen, Hinterhauptkopfschmerzen, oberflächlicher Puls. Je nachdem, ob Wind-Kälte oder Wind-Hitze im Vordergrund steht, sind entsprechend weitere Symptome und klinische Zeichen zu erkennen.

Akupunktur
Lu 7 Lieque, Di 4 Hegu, SJ 5 Waiguan, Bl 12 Fengmen, Bitong.

Leere

Lungen-Qi-Mangel

Chronisches Niesen, Allergie gegen Hausstaubmilben oder Pollen, juckende Nase, Müdigkeit, leichte Kurzatmigkeit, leichter Husten, schwache Stimme, tagsüber spontane Schweißausbrüche, Abneigung gegen Sprechen, hellweiße Gesichtsfarbe, erkältungsanfällig, Müdigkeit, Abneigung gegen Kälte, blasse Zunge, leerer Puls.

Akupunktur
Bl 13 Feishu, Lu 7 Lieque, Ren 12 Zhongwan, Ren 6 Qihai, Bitong.

Nieren-Yang-Mangel

Chronisches Niesen, Allergie gegen Hausstaubmilben oder Pollen, Verschlechterung nach Geschlechtsverkehr, Schmerzen im unteren Rücken, kalte Knie, Kältegefühl im unteren Rückenbereich, allgemeines Kältegefühl, schwache Beine, hellweiße Gesichtsfarbe, schwache Knie, Müdigkeit, Abgeschlagenheit, reichlich klarer oder spärlicher Harn, Nykturie, Teilnahmslosigkeit, Wassereinlagerungen in den unteren Beinen, Infertilität, breiiger Stuhl, Niedergeschlagenheit, Impotenz, vorzeitiger Samenerguss, niedrige Spermienanzahl, kalter und dünnflüssiger Samen, Libido lässt nach, blasse und nasse Zunge, tief-schwächlicher Puls.

Akupunktur
Bl 23 Shenshu, Ni 3 Taixi, Ni 7 Fuliu, Ren 4 Guanyuan, Ren 6 Qihai, Bitong, Dü 3 Houxi mit Bl 62 Shenmai (Lenkergefäß).

HINWEIS FÜR DIE PRAXIS
Seien Sie sich bewusst, dass Niesen nicht nur auf einer Störung in der Verteilung des Lungen-Qi beruht, sondern auch auf einer Leere im Abwehr-Qi-System der Niere. Da das Lenkergefäß auch durch die Nase verläuft, ist es ebenfalls mitbeteiligt.

58.8 Verstopfte Nase

Teil B (Befragung) ➤ Kap. 35

Fülle

Eindringender Wind

Akut einsetzendes Verstopfen der Nase, Abneigung gegen Kälte, Fieber, Hinterhauptkopfschmerzen, steifer Nacken, oberflächlicher Puls. Je nachdem, ob Wind-Kälte oder Wind-Hitze im Vordergrund steht, sind entsprechend weitere Symptome und klinische Zeichen zu erkennen.

Akupunktur
Lu 7 Lieque, Di 4 Hegu, SJ 5 Waiguan, Bitong.

Nässe-Hitze in Magen und Milz

58 Verstopfte Nase, Gesichtsschmerzen, Nasennebenhöhlenentzündung, dumpfe Kopfschmerzen, Völlegefühl und Schmerzen im Ober- und Unterbauch, Appetitmangel, Schweregefühl, Durst ohne Verlangen zu trinken, Übelkeit, breiiger Stuhl mit starkem Geruch, Hitzegefühl, matt-gelbe Gesichtsfarbe, klebriger Mundgeschmack, rote Zunge mit klebrig-gelbem Belag, schlüpfrig-schneller Puls.

Akupunktur
Ren 12 Zhongwan, Ren 9 Shuifen, Mi 9 Yinlingquan, Ma 40 Fenglong, Di 11 Quchi, Bitong, Ren 5 Shimen, Bl 22 Sanjiaoshu.

Leere

Lungen- und Milz-Qi-Mangel

Chronisch verstopfte Nase, blasse Nase, Appetitmangel, leichtes Spannungsgefühl im Bauch nach der Nahrungsaufnahme, Müdigkeit, blasse Gesichtsfarbe, schwache Gliedmaßen, breiiger Stuhl, leichte Kurzatmigkeit, schwache Stimme, leichter Husten, tagsüber spontane Schweißausbrüche, erkältungsanfällig, blasse Zunge, leerer Puls.

Akupunktur
Bl 13 Feishu, Lu 7 Lieque, Mi 3 Taibai, Bl 20 Pishu, Ren 12 Zhongwan, Bitong.

Weitere Krankheitsmuster

Lungen-Hitze

Verstopfte Nase, trockene Nase, rote Nase, Husten, leichte Kurzatmigkeit, Hitzegefühl, Schmerzen im Brustkorb, erweiterte Nasenlöcher, Durst, rotes Gesicht, rote Zunge mit gelbem Belag, überflutend-schneller Puls.

Hitze in der Gallenblase

Verstopfte Nase, rote und geschwollene Nasenschleimhaut, klebriges gelbes Nasensekret, trockener Rachen, bitterer Mundgeschmack, rotes Gesicht und rote Ohren, Schwindel, Tinnitus, Reizbarkeit, Völlegefühl im Flankenbereich, ein- oder beidseitig gelber Zungenbelag, saitenförmig-schneller Belag.

Nässe-Hitze in Leber und Gallenblase

Verstopfte Nase mit gelegentlichem gelbem Nasensekret, Nasennebenhöhlenentzündung, bitterer Mundgeschmack, Völlegefühl und / oder Schmerzen im Flankenbereich, Oberbauch oder Bauchbereich, bitterer Mundgeschmack, Appetitmangel, Übelkeit, Schweregefühl am ganzen Körper, gelber Scheidenausfluss, Juckreiz im Scheidenbereich, Mittelschmerz und / oder Blutungen zur Mitte des Zyklus, brennendes Gefühl bei der Miktion, Erbrechen, rote Zunge mit röteren Rändern und ein- oder beidseitig klebrig-gelbem Zungenbelag, saitenförmig-schlüpfrig-schneller Puls.

Lungen- und Nieren-Yang-Mangel

Verstopfte Nase, Husten, Kurzatmigkeit, Rückenschmerzen, Schwindel, Tinnitus, Kältegefühl, kalte Gliedmaßen, reichlich blasser Harn, blasse Zunge, schwächlicher Puls.

Qi-Stagnation und Blut-Stase

Verstopfte Nase, violetter und geschwollener Nasenrücken mit rauer Oberfläche, Kopfschmerzen, Schmerzen im Brustkorb, violette Zunge.

HINWEIS FÜR DIE PRAXIS
Eine Nasennebenhöhlenentzündung (Sinusitis) stellt die häufigste Ursache einer verstopften Nase dar. Bei Kindern beruht sie fast immer auf einem zurückgebliebenen pathogenen Faktor (Nässe-Hitze) aufgrund wiederholter Infektionen des oberen Atemtraktes, die mit Antibiotika behandelt wurden.

58.9 Laufende Nase

Teil A (Betrachtung) ➤ Kap. 20; Teil B (Befragung) ➤ Kap. 35

Fülle

Eindringen von Wind-Kälte

Laufende Nase mit reichlich weißem und wässrigem Sekret, kratzender Hals, plötzlicher Beginn, Abneigung gegen Kälte, Fieber, Husten, leichte Atemlosigkeit, verstopfte oder laufende Nase mit klarem, wässrigen Sekret, Niesen, Hinterhauptkopfschmerzen, Körperschmerzen, dünner weißer Zungenbelag, oberflächlich-gespannter Puls.

Akupunktur
Di 4 Hegu, SJ 5 Waiguan, Bl 12 Fengmen, Lu 7 Lieque, Bitong.

Eindringen von Wind-Hitze

Laufende Nase mit gelbem Sekret, plötzlicher Beginn, rote Nasenflügel, Abneigung gegen Kälte, Fieber, Husten, Halsschmerzen, verstopfte oder laufende Nase mit gelbem Sekret, Niesen, Kopfschmerzen, Körperschmerzen, leichtes Schwitzen, etwas Durst, geschwollene Mandeln, Zunge etwas rötlich an den seitlichen Anteilen des Brustareals oder im vorderen Bereich, oberflächlich-schneller Puls.

Akupunktur
Di 4 Hegu, SJ 5 Waiguan, Bl 12 Fengmen, Lu 7 Lieque, Di 11 Quchi, Bitong.

Leere

Lungen-Qi-Mangel mit Leere-Kälte

Chronisch laufende Nase mit weißem, wässrigem Sekret, Niesen, leichte Kurzatmigkeit, leichter Husten, schwache Stimme, tagsüber spontane Schweißausbrüche, Abneigung gegen Sprechen, hellweiße Gesichtsfarbe, erkältungsanfällig, Müdigkeit, Abneigung gegen Kälte, Kältegefühl, blasse Zunge, schwächlicher Puls. Dieses Syndrom entspricht unter Umständen dem schulmedizinischen Erscheinungsbild der allergischen Rhinitis.

Akupunktur
Bl 13 Feishu, Lu 7 Lieque, Ren 12 Zhongwan, Ren 6 Qihai, Bitong. Moxa.

Nieren-Yang-Mangel

Schmerzen im unteren Rücken, kalte Knie, Kältegefühl, hellweiße Gesichtsfarbe, schwache Knie, Müdigkeit, Abgeschlagenheit, reichlich klarer Harn, Nykturie, Impotenz, Libido lässt nach, blasse und nasse Zunge, tief-schwächlicher Puls. Dieses Syndrom kann ebenfalls dem schulmedizinischen Erscheinungsbild der allergischen Rhinitis entsprechen.

Akupunktur
Bl 23 Shenshu, Ni 3 Taixi, Ni 7 Fuliu, Ren 4 Guanyuan, Bitong, Dü 3 Houxi mit Bl 62 Shenmai (Lenkergefäß).

Weitere Krankheitsmuster

Nässe-Hitze in Magen und Milz

Laufende Nase mit klebrigem, übelriechendem Sekret, Gesichtsschmerzen, Schweregefühl im Kopf, klebriger Mundgeschmack, Völlegefühl und Schmerzen im Ober- und Unterbauch, Appetitmangel, Durst ohne Verlangen zu trinken, Übelkeit, breiiger Stuhl mit starkem Geruch, Hitzegefühl, matt-gelbe Gesichtsfarbe, rote Zunge mit klebrig-gelbem Belag, schlüpfrig-schneller Puls.

Toxische Hitze in Lunge und Magen

Laufende Nase mit gelber, roter und geschwollener Nase, blutiges Sekret, Atemlosigkeit, Husten, Kopfschmerzen, gedunsenes und rotes Gesicht, Oberbauchschmerzen, Durst, rote Zunge mit roten Punkten und dickem, klebrigem, trockenem, dunkelgelbem Belag, überflutend-schlüpfrig-schneller Puls.

HINWEIS FÜR DIE PRAXIS
Ein weißes, wässrig-laufendes Sekret weist auf eine allergische Rhinitis, ein klebriges und dickes Sekret auf eine Sinusitis hin.

58.10 Juckende Nase

Teil B (Befragung) ➤ Kap. 35

Eindringender Wind

Juckende Nase, Niesen, Nasensekret, kratzender Hals, Abneigung gegen Kälte, Fieber, Husten, leichte Atemlosigkeit, verstopfte oder laufende Nase mit klarem wässrigem Sekret, Niesen, Hinterhauptkopfschmerzen, Körperschmerzen, dünner weißer Zungenbelag, oberflächlicher Puls.

Trockene Hitze in der Lunge

Juckende und trockene Nase, trockener Rachen, trockener Husten, leichte Atemlosigkeit, Hitzegefühl, Schmerzen im Brustkorb, erweiterte Nasenlöcher, Durst, trockener Mund und Rachen, rotes Gesicht, rote Zunge mit trockenem gelbem Belag, überflutend-schneller Puls.

Toxische Hitze in der Lunge

Juckende Nase, schmerzende und geschwollene Nasenlöcher, geistige Unruhe, rote Nase, Papeln, Kopfschmerzen, Husten, leichte Atemlosigkeit, Hitzegefühl, Schmerzen im Brustkorb, erweiterte Nasenlöcher, Durst, rotes Gesicht, rote Zunge mit roten Punkten am vorderen Teil und klebrig-gelbem Belag, überflutend-schnell-schlüpfriger Puls.

Nässe-Hitze in der Milz-Leitbahn

Juckende Nase mit klebrig-gelbem Sekret, schmerzende und rote Nasenspitze, Gesichtsschmerz, Schweregefühl im Kopf, Völlegefühl im Oberbauch, Schmerzen im Bauch oder Oberbauch, klebriger Mundgeschmack, Durst ohne Verlangen zu trinken, Appetitmangel, Schweregefühl am ganzen Körper, Durst, Übelkeit und Erbrechen, breiiger Stuhl mit sehr starkem Geruch, Hitzegefühl, spärlicher dunkler Harn, Kopfschmerzen mit Schweregefühl, matt-gelbe Gesichtsfarbe, bitterer Mundgeschmack, rote Zunge mit klebrig-gelbem Belag, schlüpfrig-schneller Puls.

Lungen-Qi-Mangel

Chronisch juckende Nase, weißes und wässriges Nasensekret, Niesen, leichte Kurzatmigkeit, leichter Husten, schwache Stimme, tagsüber spontane Schweißausbrüche, Abneigung gegen Sprechen, hellweiße Gesichtsfarbe, erkältungsanfällig, Müdigkeit, Abneigung gegen Kälte, blasse Zunge, leerer Puls.

Lungen-Qi-Mangel und Nieren-Yang-Mangel (Lenkergefäß-Leere)

Chronisch juckende Nase, weißes und wässriges Nasensekret, Niesen, allergische Rhinitis, allergisches Asthma, Neurodermitis als Kind, reichlich blasser Harn, Schmerzen im unteren Rücken, blasse und nasse Zunge, tief-schwächlicher Puls. Dieses Syndrom betrifft häufig atopische Patienten mit allergischer Rhinitis und entspricht einer Pathologie, die ich als Leere des Abwehr-Qi-Systems von Lunge und Niere bezeichne.

Nasen-Unterernährungssyndrom bei Kindern

Juckende Nase, Grinde oder Geschwüre auf der Nase, wässrig-gelbes Nasensekret, trockene Haut, heiße Hände und Füße, juckende Nasenlöcher, das Kind neigt zum Nasenbohren.

58.11 Trockene Nasenlöcher

Teil A (Betrachtung) ➤ Kap. 7; Teil B (Befragung) ➤ Kap. 35

Trockenheit, die die Lunge schädigt

Trockene Nasenlöcher, trockener Rachen, trockener Husten, verstopfte Nase, juckende Nase, trockene Zunge, dünner Puls auf der rechten vorderen Taststelle.

Lungen-Hitze

Trockene und rote Nasenlöcher, juckende Nase, erweiterte Nasenlöcher, Nasenbluten, rotes Gesicht, Husten, leichte Kurzatmigkeit, Hitzegefühl, Schmerzen im Brustkorb, Durst, rote Zunge mit gelbem Belag, überflutend-schneller Puls.

Magen-Hitze

Trockene und rote Nasenlöcher, Nasenbluten, Krusten rings um die Nasenlöcher, brennende Oberbauchschmerzen, Durst, saures Aufstoßen, Übelkeit, starker Hunger, schlechter Atem, Hitzegefühl, rote Zunge mit gelbem Belag, überflutend-schneller Puls.

Lungen-Yin-Mangel mit Leere-Hitze

Trockene Nasenlöcher, juckende Nase, trockener Husten mit spärlichem, klebrigem und eventuell blutigem Sputum, trockener Mund und Rachen in der Nacht, schwache und / oder heisere Stimme, Nachtschweiß, Müdigkeit, gerötete Wangen, Hitzegefühl oder niedriges Fieber am Abend, Hitze in den fünf Zentren, dünner Körperbau oder schmaler Brustkorb, Schlaflosigkeit, nervöse Ängstlichkeit, rote belaglose Zunge, oberflächlich-leerer und schneller Puls.

Magen-Yin-Mangel mit Leere-Hitze

Trockene Nasenlöcher, trockener Mund und Rachen vor allem am Nachmittag, dumpfe oder brennende Oberbauchschmerzen, Hitzegefühl am Nachmittag, trockener Mund und Rachen vor allem am Nachmittag, Durst mit dem Verlangen, in kleinen Schlückchen zu trinken, trockener Stuhl, nach der Nahrungsaufnahme leichtes Völlegefühl, Nachtschweiß, Hitze in den fünf Zentren, Zahnfleischbluten, rote Zunge (oder nur rot in der Zungenmitte) ohne Belag in der Zungenmitte, oberflächlich-leerer und schneller Puls.

Lungen- und Milz-Qi-Mangel

Trockene und juckende Nasenlöcher, trockene Verkrustungen an den Nasenlöchern, Appetitmangel, leichtes Spannungsgefühl im Bauch nach der Nahrungsaufnahme, Müdigkeit, Abgeschlagenheit, blasse Gesichtsfarbe, schwache Gliedmaßen, breiiger Stuhl, leichte Niedergeschlagenheit, Neigung zu Fettleibigkeit, leichte Kurzatmigkeit, leichter Husten, schwache Stimme, tagsüber spontane Schweißausbrüche, Abneigung gegen Sprechen, erkältungsanfällig, Abneigung gegen Kälte, blasse Zunge, leerer Puls vor allem auf der rechten Seite.

Blut-Stase

Trockene Nasenlöcher, trockener Nasenrücken, Durst ohne das Verlangen zu schlucken, Kopfschmerzen, dunkle Augenringe, violette Zunge.

Eindringen von Wind-Hitze

Trockene Nasenlöcher, plötzlicher Beginn, Abneigung gegen Kälte, Fieber, Husten, Halsschmerzen, verstopfte oder laufende Nase mit gelbem Sekret, Kopfschmerzen, Körperschmerzen, leichtes Schwitzen, etwas Durst, geschwollene Mandeln, Zunge etwas rötlich an den seitlichen Anteilen des Brustareals oder im vorderen Bereich, oberflächlich-schneller Puls.

Eindringen von Wind-Trockenheit

Trockene Nasenlöcher, plötzlicher Beginn, trockener Husten, trockener Rachen, Abneigung gegen Kälte, Fieber, trockener Rachen, kratzender Rachen, trockene Nase, Beschwerden im Brustkorb, dünner, trockener und weißer Zungenbelag, oberflächlicher Puls.

Toxische Hitze in der Lunge

Trockene Nasenlöcher, geschwollene und rote Nase, erweiterte Nasenlöcher, Husten mit blutigem Auswurf, Fieber, Schmerzen im Brustkorb, geistige Unruhe, Husten, Atemlosigkeit, Hitzegefühl, Durst, rotes Gesicht, rote Zunge mit roten Punkten am vorderen Teil und mit dickem, klebrigem, trockenem, dunkelgelbem Belag, überflutend-schlüpfrig-schneller Puls.

58.12 Nasenbluten

Teil A (Betrachtung) ➤ *Kap. 7*

Leber-Feuer beleidigt die Lunge

Nasenbluten wird oft durch emotionalen Stress ausgelöst, blutunterlaufene Augen, Atemlosigkeit, Asthma, Völle- und Spannungsgefühl im Brustkorb und in den Flanken, Husten mit gelbem oder blutverschmiertem Sputum, Kopfschmerzen, Schwindel, rotes Gesicht, bitterer Mundgeschmack, spärlicher dunkler Harn, Verstopfung, rote Zunge mit röteren Rändern und trockenem gelbem Belag, saitenförmiger Puls.

Akute Lungen-Hitze

Nasenbluten, Nasenflügelatmung, erweiterte Nasenlöcher, rotes Gesicht, Husten, leichte Atemlosigkeit, Hitzegefühl, Schmerzen im Brustkorb, Durst, rote Zunge mit gelbem Belag, überflutend-schneller Puls.

Milz-Qi-Mangel

Chronisches Nasenbluten mit blassem Blut, häufig durch Überarbeitung ausgelöst, Appetitmangel, leichtes Spannungsgefühl im Bauch nach der Nahrungsaufnahme, Müdigkeit, Abgeschlagenheit, blasse Gesichtsfarbe, schwache Gliedmaßen, breiiger Stuhl, leichte Niedergeschlagenheit, Neigung zu Fettleibigkeit, blasse Zunge, leerer Puls.

Magen-Feuer

Nasenbluten mit dunkelrotem Blut, rote Nase, Zahnfleischbluten, brennende Oberbauchschmerzen, starker Durst mit dem Verlangen nach kühlen Getränken, geistige Unruhe, trockener Mund, Mundaphthen, Zahnfleischbluten, trockener Stuhl, saures Aufstoßen, schlechter Atem, Übelkeit, Erbrechen kurz nach Nahrungsaufnahme, Hitzegefühl, rote Zunge mit dickem, trockenem, dunkelgelbem Belag, tief-voll-schneller Puls.

Nieren-Yin-Mangel mit Leere-Hitze

Chronisches Nasenbluten mit wenig Blut, Schwindel, Tinnitus, Drehschwindel, Gedächtnisschwäche, Schwerhörigkeit, Nachtschweiß, trockener Mund in der Nacht, Hitze in den fünf Zentren, Hitzegefühl am Abend, gerötete Wangen, Hitzewallungen in den Wechseljahren, Knochenschmerzen, von Träumen begleiteter nächtlicher Samenverlust, Verstopfung, spärlicher dunkler Harn, Infertilität, vorzeitiger Samenerguss, Müdigkeit, Niedergeschlagenheit, nervöse Ängstlichkeit, Schlaflosigkeit, übermäßige Regelblutung, rote belaglose Zunge, oberflächlich-leerer und schneller Puls.

Leber-Blut-Stase

Nasenbluten mit dunklem Blut, bei Frauen eventuell in Verbindung mit der Regel, dunkler Nasenrücken, Kopfschmerzen, Schmerzen im Flanken- und/oder Bauchbereich, Regelschmerzen, dunkles und verklumptes Regelblut, Massen im Bauchraum, violette Nägel und Lippen, violette oder dunkle Gesichtsfarbe, violette Zunge, saitenförmiger oder haftender Puls.

Eindringen von Wind-Hitze

Nasenbluten, Abneigung gegen Kälte, Fieber, Husten, Halsschmerzen, verstopfte oder laufende Nase mit gelbem Sekret, Kopfschmerzen, Körperschmerzen, leichtes Schwitzen, etwas Durst, geschwollene Mandeln, Zunge etwas rötlich an den seitlichen Anteilen des Brustareals oder im vorderen Bereich, oberflächlich-schneller Puls.

Zurückgebliebene trockene Hitze in der Lunge

Leichtes Nasenbluten, trockener Husten, Hitzegefühl, trockener Hals, Schmerzen im Brustkorb, rote und trockene Zunge im vorderen Teil, überflutend-leerer und schneller Puls.

Kollaps von Yin und Yang

Erhebliches und nicht zu stoppendes Nasenbluten, Zahnfleischbluten, Maculae, Blut im Harn, übermäßige Schweißabsonderung, die wie ölige Perlen aussieht, aschfarbenes und graues Gesicht, offener Mund, kalte Gliedmaßen, geöffnete Hände, Harninkontinenz, Bewusstlosigkeit, schwache Atmung, blass-kurze Zunge, zerfließend-verschwindender Puls.

HINWEIS FÜR DIE PRAXIS

Zum Stoppen von Blutungen eignen sich vor allem die Xi-Spaltpunkte. Hinsichtlich der Nase kann man Lu 6 Kongzui einsetzen.

58.13 Leicht schmerzhaftes Gefühl in der Nase

Teil B (Befragung) ➤ *Kap. 35*

Eindringen von Wind-Hitze

Leicht schmerzhaftes Gefühl in der Nase, laufende Nase, Abneigung gegen Kälte, Fieber, Husten, Halsschmerzen, verstopfte oder laufende Nase mit gelbem Sekret, Kopfschmerzen, Körperschmerzen, leichtes Schwitzen, etwas Durst, geschwollene Mandeln, Zunge etwas rötlich an den seitlichen Anteilen des Brustareals oder im vorderen Bereich, oberflächlich-schneller Puls.

Schleim-Hitze in der Lunge

Leicht schmerzhaftes Gefühl in der Nase, klebrig-gelbes Nasensekret, rote Nase, bellender Husten mit reichlichem klebrig-gelbem oder -grünem Sputum, Kurzatmigkeit, Keuchen, Engegefühl im Brustkorb, Hitzegefühl, Durst, Schlaflosigkeit, Unruhe, rote und gedunsene Zunge mit klebrig-gelbem Belag, schlüpfrig-schneller Puls.

Lungen- und Milz-Qi-Mangel

Leicht schmerzhaftes Gefühl in der Nase, wässriges Nasensekret, verminderter Geruchssinn, Niesen, Appetitmangel, leichtes Spannungsgefühl im Bauch nach der Nahrungsaufnahme, Müdigkeit, Abgeschlagenheit, blasse Gesichtsfarbe, schwache Gliedmaßen, breiiger Stuhl, leichte Niedergeschlagenheit, Neigung zu Fettleibigkeit, leichte Kurzatmigkeit, leichter Husten, schwache Stimme, tagsüber spontane Schweißausbrüche, Abneigung gegen Sprechen, erkältungsanfällig, Abneigung gegen Kälte, blasse Zunge, leerer Puls vor allem auf der rechten Seite.

58.14 Nasenschmerzen

Teil B (Befragung) ➤ *Kap. 35*

Eindringender Wind

Nasenschmerzen, laufende Nase, Niesen, Abneigung gegen Kälte, Fieber, Kopfschmerzen, steifer Nacken, oberflächlicher Puls. Je nachdem, ob Wind-Kälte oder Wind-Hitze im Vordergrund steht, sind entsprechend weitere Symptome und klinische Zeichen zu erkennen.

Lungen- und Magen-Hitze

Nasenschmerzen, verstopfte Nase, rote Nase, Nasenbluten, Husten, leichte Atemlosigkeit, Hitzegefühl, Schmerzen im Brustkorb, erweiterte Nasenlöcher, Durst, rotes Gesicht, brennende Oberbauchschmerzen, saures Aufstoßen, Übelkeit, starker Hunger, schlechter Atem, rote Zunge mit gelbem Belag, überflutend-schneller Puls.

Nässe-Hitze in der Magen-Leitbahn

Nasenschmerzen, klebrig-gelbes Nasensekret, Gesichtsschmerzen, rote Nase und Stirn, verstopfte Nase, klebrig-gelber Belag.

Lungen-Yin-Mangel mit Leere-Hitze

Nasenschmerzen, trockene Nase mit einem Gefühl von Hitze, Grinde auf der Nase, rote Nase, juckende Nase, gerötete Wangen, trockener Husten mit spärlichem, klebrigem und eventuell blutigem Sputum, trockener Mund und Rachen in der Nacht, schwache und / oder heisere Stimme, Nachtschweiß, Müdigkeit, Hitzegefühl oder niedriges Fieber am Abend, Hitze in den fünf Zentren, dünner Körperbau oder schmaler Brustkorb, Schlaflosigkeit, nervöse Ängstlichkeit, rote belaglose Zunge, oberflächlich-leerer und schneller Puls.

Leber-Blut-Stase

Sehr starke Nasenschmerzen, Nasenbluten mit dunklem Blut, bei Frauen eventuell in Verbindung mit der Regel, dunkler Nasenrücken, Kopfschmerzen, Schmerzen im Flanken- und / oder Bauchbereich, Regelschmerzen, dunkles und verklumptes Regelblut, Massen im Bauchraum, violette Nägel und Lippen, violette oder dunkle Gesichtsfarbe, violette Zunge, saitenförmiger oder haftender Puls.

Nasenkarzinom

Nasenschmerzen, die zum Kopf hin ausstrahlen, Nasenbluten mit geschwollener Nasenschleimhaut.

58.15 Geschwollene Nase

Teil A (Betrachtung) ➤ *Kap. 7*

Nässe-Hitze in Magen und Milz

Geschwollene Nase (vor allem die Nasenspitze), rote Nase, klebrig-gelbes Nasensekret, juckende Nase, Pickel auf der Nase, Schweregefühl vor allem des Kopfes, Völlegefühl und Schmerzen im Ober- und Unterbauch, Appetitmangel, Durst ohne Verlangen zu trinken, Übelkeit, breiiger Stuhl mit starkem Geruch, Hitzegefühl, matt-gelbe Gesichtsfarbe, klebriger Mundgeschmack, rote Zunge mit klebrig-gelbem Belag, schlüpfrig-schneller Puls.

Lungen-Hitze

Geschwollene und rote Nase (vor allem der obere Anteil), erweiterte Nasenlöcher, Husten, leichte Atemlosigkeit, Hitzegefühl, Schmerzen im Brustkorb, Durst, rotes Gesicht, rote Zunge mit gelbem Belag, überflutend-schneller Puls.

Leber-Feuer

Geschwollener und roter Nasenrücken, Kopfschmerzen, rotes Gesicht, Schwindel, Tinnitus, Reizbarkeit, Neigung zu Wutanfällen, Durst, bitterer Mundgeschmack, Verstopfung, dunkler Harn, rote Zunge mit röteren Rändern und trockenem gelbem Belag, saitenförmig-schneller Puls.

Herz-Feuer

Geschwollener und roter Nasenrücken (vor allem im Bereich zwischen den Augen), rotes Gesicht, bitterer Mundgeschmack, Herzklopfen, Durst, Mund- und Zungenaphthen, geistige Unruhe, Beunruhigung, Schlaflosigkeit, traumgestörter Schlaf, Hitzegefühl, rote Zunge mit röterer Spitze und gelbem Belag, überflutender und schneller Puls.

Herz-Yin-Mangel mit Leere-Hitze

Geschwollener Nasenrücken (vor allem im oberen Bereich), Herzklopfen, Schlaflosigkeit, traumgestörter Schlaf, Gedächtnisschwäche, nervöse Ängstlichkeit, Schreckhaftigkeit, geistige Unruhe, Ruhelosigkeit, Patient fühlt sich unwohl, „heiß und genervt", trockener Mund und Rachen, Durst mit dem Verlangen, Flüssigkeiten in kleinen Schlückchen zu trinken, Hitzegefühl am Abend, gerötete Wangen, Nachtschweiß, Hitze in den fünf Zentren, rote Zunge mit röterer Spitze, kein Belag, oberflächlich-leerer und schneller Puls.

Nieren-Yin-Mangel mit Leere-Hitze

Geschwollene Nase, Schwindel, Tinnitus, Drehschwindel, Gedächtnisschwäche, Schwerhörigkeit, Nachtschweiß, trockener Mund in der Nacht, Hitze in den fünf Zentren, Hitzegefühl am Abend, gerötete Wangen, Hitzewallungen in den Wechseljahren, Durst mit dem Verlangen, Flüssigkeiten in kleinen Schlückchen zu trinken, Schmerzen im unteren Rücken, Knochenschmerzen, von Träumen begleiteter nächtlicher Samenverlust, Verstopfung, spärlicher dunkler Harn, Infertilität, vorzeitiger Samenerguss, Müdigkeit, Niedergeschlagenheit, nervöse Ängstlichkeit, Schlaflosigkeit, übermäßige Regelblutung, rote belaglose Zunge, oberflächlich-leerer und schneller Puls.

Nässe-Schleim in der Lunge

Geschwollene Nase (vor allem auf der Spitze und an den Nasenflügeln gleich außerhalb der Nasenlöcher), fettige Haut, chronische Hustenanfälle mit reichlich klebrigem Sputum, das leicht abzuhusten ist, weiße und teigige Gesichtsfarbe, Engegefühl im Brustkorb, Kurzatmigkeit, Abneigung sich hinzulegen, Keuchen, Übelkeit, gedunsene Zunge mit klebrig-weißem Belag, schlüpfriger Puls.

Toxische Hitze in der Lunge

Geschwollene Nase, Pickel (rote Papeln) auf der Nase, die sich hart anfühlen, Schmerzen in der Nase, eiternde Pickel am Kopf, die drei bis fünf Tage nach der geschwollenen Nase erscheinen, erweiterte Nasenlöcher, Fieber, Kopfschmerzen, Durst, rotes Gesicht, rote Zunge mit roten Punkten und dickem klebrig-gelbem Belag, überflutend-schlüpfrig-schneller Puls.

Toxische Hitze in der Nähr-Qi- oder Blut-Ebene

Geschwollene Nase, Nasenschmerzen, der höchste Bereich der Nase fühlt sich hart an, an der Nasenspitze läuft Eiter ab, rote und geschwollene Nase, dunkle Flecken (Maculae), rote Wangen, rote Lippen, rote Augen, nächtliches Fieber, Verwirrung, Durst in der Nacht, zuckende Gliedmaßen, tief-rote Zunge ohne Belag, oberflächlich-leer-schneller Puls.

Hitze-Unterernährungssyndrom bei Kindern

Geschwollene Nase, Pickel auf der Nase, Nasenschmerzen, juckende Nase, Krusten auf der Nase, Nasenbluten, Appetitmangel, Kopfschmerzen, breiiger Stuhl, dünner Körperbau, rote Zunge mit gelbem Belag, schneller Puls.

Wurmbefall bei Kindern

Geschwollene und juckende Nase, weiße Bläschen (Vesikel) auf dem Gesicht, fahle Gesichtsfarbe, Auszehrung, kleine weiße Flecken auf der Innenseite der Lippen, violette Flecken auf der Innenseite der Augenlider, Appetitmangel oder Appetit auf eigenartige Gegenstände (z. B. Wachs, Blätter, roher Reis), Bauchschmerzen, Afterjucken.

58.16 Übler Geruch

Bei üblem Geruch hat der Patient das subjektive Gefühl, beim Einatmen einen schlechten Geruch in der Nase zu haben.

Schleim-Hitze in der Lunge

Übler Geruch in der Nase, verstopfte Nase, gelbes Nasensekret, Gesichtsschmerz, gedunsenes Gesicht, bellender Husten mit reichlich klebrig-gelbem oder -grünem Sputum, Kurzatmigkeit, Keuchen, Engegefühl im Brustkorb, Hitzegefühl, Durst, Schlaflosigkeit, Beunruhigung, rote und gedunsene Zunge mit klebrig-gelbem Belag, schlüpfrig-schneller Puls.

Lungen-Qi-Mangel mit Nässe-Hitze

Übler Geruch in der Nase, verstopfte Nase, gelbes Nasensekret, Nasennebenhöhlenentzündung, Gesichtsschmerz, dumpfe Stirnkopfschmerzen, Schweregefühl im Kopf, Völlegefühl im Oberbauch, klebriger Mundgeschmack, Müdigkeit, leichte Kurzatmigkeit, leichter Husten, schwache Stimme, tagsüber spontane Schweißausbrüche, Abneigung gegen Sprechen, hellweiße Gesichtsfarbe, erkältungsanfällig, Müdigkeit, Abneigung gegen Kälte, blasse Zunge mit klebrig-gelbem Belag, sanfter Puls.

Nässe-Hitze in Gallenblase und Leber

Übler Geruch in der Nase, klebrig-gelbes Nasensekret, Gesichtsschmerz, Völlegefühl und/oder Schmerzen im Flankenbereich, Oberbauch oder Bauchbereich, bitterer Mundgeschmack, Appetitmangel, Übelkeit, Schweregefühl am ganzen Körper, gelber Scheidenausfluss, Juckreiz im Scheidenbereich, Mittelschmerz und/oder Blutungen zur Mitte des Zyklus, brennendes Gefühl bei der Miktion, Erbrechen, rote Zunge mit röteren Rändern und ein- oder beidseitig klebrig-gelbem Zungenbelag, saitenförmig-schlüpfrig-schneller Puls.

Milz-Qi-Mangel mit Nässe-Hitze

Übler Geruch in der Nase, etwas Nasensekret, Krusten an den Nasenlöchern, dumpfe Stirnkopfschmerzen, Appetitmangel, leichtes Spannungsgefühl im Bauch nach der Nahrungsaufnahme, Müdigkeit, Abgeschlagenheit, blasse oder fahle Gesichtsfarbe, schwache Gliedmaßen, breiiger Stuhl, Völlegefühl im Bauch, Schweregefühl, klebriger Mundgeschmack, Verdauungsbeschwerden, Durst ohne Verlangen zu trinken, Unverdautes im Stuhl, Übelkeit, übermäßiger Scheidenausfluss, blasse Zunge mit klebrig-gelbem Belag, sanfter Puls.

58.17 Verlust des Geruchssinns (Anosmie)

Teil B (Befragung) ➤ Kap. 35

Fülle

Nässe-Hitze in Magen und Milz

Verlust des Geruchssinns, gelbes Nasensekret, Gesichtsschmerz, Kopfschmerzen, Schweregefühl vor allem des Kopfes, Völlegefühl und Schmerzen im Ober- und Unterbauch, Appetitmangel, Durst ohne Verlangen zu trinken, Hitzegefühl, matt-gelbe Gesichtsfarbe, klebriger Mundgeschmack, rote Zunge mit klebrig-gelbem Belag, schlüpfrig-schneller Puls.

Akupunktur
Ren 12 Zhongwan, Ren 9 Shuifen, Mi 9 Yinlingquan, Ren 5 Shimen, Bl 22 Sanjiaoshu, Di 11 Quchi, Bitong.

Eindringen von Wind-Hitze

Plötzlicher Verlust des Geruchssinns, Abneigung gegen Kälte, Fieber, Halsschmerzen, Kopfschmerzen, Körperschmerzen, leichtes Schwitzen, rote Zunge an den Rändern und / oder im vorderen Bereich, oberflächlich-schneller Puls.

Akupunktur
Di 4 Hegu, SJ 5 Waiguan, Bl 12 Fengmen, Lu 7 Lieque, Bitong.

Leere

Lungen- und Milz-Qi-Mangel

Allmählicher Verlust des Geruchssinns, laufende Nase mit weißem wässrigem Sekret, Müdigkeit, schwache Stimme, erkältungsanfällig, Appetitmangel, breiiger Stuhl, blasse Zunge, schwächlicher Puls.

Akupunktur
Bl 13 Feishu, Lu 7 Lieque, Ren 12 Zhongwan, Mi 3 Taibai, Bl 20 Pishu, Bitong.

Weitere Krankheitsmuster

Qi- und Blut-Mangel

Allmählicher Verlust des Geruchssinns, blasse Nase, Müdigkeit, Appetitmangel, breiiger Stuhl, Herzklopfen, Schwindel, blasse Zunge, schwächlicher oder rauer Puls.

Nässe-Hitze in der Gallenblase

Verlust des Geruchssinns, verstopfte Nase, gelbes Nasensekret, Kopfschmerzen, Schmerzen, Völle- und Spannungsgefühl im Flankenbereich, Übelkeit und Erbrechen, Fettintoleranz, gelbe Gesichtsfarbe, gelbe Augen, Schwindel, Tinnitus, Reizbarkeit, Schweregefühl, ein- oder beidseitig dicker, klebrig-gelber Belag, schlüpfrig-schneller Puls.

Nässe-Kälte in Magen und Milz

Verlust des Geruchssinns, weißes Nasensekret, Gesichtsschmerz, Kopfschmerzen, Schweregefühl im Kopf, Völlegefühl im Bauch, breiiger Stuhl, klebrig-weißer Zungenbelag, schlüpfriger Puls.

Blut-Stase in der Lunge

Allmählicher Verlust des Geruchssinns, verstopfte Nase, Nasenschmerzen, Kopfschmerzen, Schmerzen im Brustkorb, Husten, violette Zunge, saitenförmiger Puls.

58.18 Polypen

Fülle

Nässe-Hitze in Magen und Milz

Polypen, Nasennebenhöhlenentzündung, geschwollene Nase, klebriger Mundgeschmack, Verlust des Geruchssinns, Schweregefühl vor allem des Kopfes, Völlegefühl und Schmerzen im Ober- und Unterbauch, Appetitmangel, Schweregefühl, Durst ohne Verlangen zu trinken, Übelkeit, breiiger Stuhl mit starkem Geruch, Hitzegefühl, matt-gelbe Gesichtsfarbe, klebriger Mundgeschmack, rote Zunge mit klebrig-gelbem Belag, schlüpfrig-schneller Puls.

Akupunktur
Ren 12 Zhongwan, Ren 9 Shuifen, Mi 9 Yinlingquan, Ren 5 Shimen, Bl 22 Sanjiaoshu, Di 11 Quchi, Bitong.

Weitere Krankheitsmuster

Nässe-Kälte in Magen und Milz

Polypen, Verlust des Geruchssinns, weißes Nasensekret, Gesichtsschmerz, Kopfschmerzen, Schweregefühl im Kopf, Völlegefühl im Bauch, breiiger Stuhl, klebrig-weißer Zungenbelag, schlüpfriger Puls.

Schleim in der Lunge

Polypen, Husten mit klebrigem Sputum, Engegefühl im Brustkorb, Schweregefühl, gedunsene Zunge mit klebrigem Belag, schlüpfriger Puls.

58.19 Nasenflügelatmung

Teil A (Betrachtung) ➢ Kap. 7

Akute Lungen-Hitze

Nasenflügelatmung, erweiterte Nasenlöcher, rotes Gesicht, Husten, leichte Atemlosigkeit, Hitzegefühl, Schmerzen im Brustkorb, Durst, rotes Gesicht, rote Zunge mit gelbem Belag, überflutend-schneller Puls.

Lungen-Yin-Mangel mit Leere-Hitze

Leichte Nasenflügelatmung, trockene Nasenlöcher, trockener Husten mit spärlichem, klebrigem und eventuell blutigem Sputum, trockener Mund und Rachen in der Nacht, schwache und/oder heisere Stimme, Nachtschweiß, Müdigkeit, gerötete Wangen, Hitzegefühl oder niedriges Fieber am Abend, Hitze in den fünf Zentren, dünner Körperbau oder schmaler Brustkorb, Schlaflosigkeit, nervöse Ängstlichkeit, rote belaglose Zunge, oberflächlich-leerer und schneller Puls.

Eindringen von Wind-Hitze

Nasenflügelatmung, Abneigung gegen Kälte, Fieber, Husten, Halsschmerzen, verstopfte oder laufende Nase mit gelbem Sekret, Kopfschmerzen, Körperschmerzen, leichtes Schwitzen, etwas Durst, geschwollene Mandeln, Zunge etwas rötlich an den seitlichen Anteilen des Brustareals oder im vorderen Bereich, oberflächlich-schneller Puls.

58.20 Geschwüre auf der Nase

Teil A (Betrachtung) ➢ Kap. 7

Lungen-Hitze

Geschwüre auf der Nase, rote Nase, trockene Nase, Husten, leichte Atemlosigkeit, Hitzegefühl, Schmerzen im Brustkorb, Nasenflügelatmung, Durst, rotes Gesicht, rote Zunge mit gelbem Belag, überflutend-schneller Puls.

Nässe-Hitze in Magen und Milz

Geschwüre auf der Nase, geschwollene Nase, klebriger Mundgeschmack, Völlegefühl und Schmerzen im Ober- und Unterbauch, Appetitmangel, Schweregefühl, Durst ohne Verlangen zu trinken, Übelkeit, breiiger Stuhl mit starkem Geruch, Hitzegefühl, matt-gelbe Gesichtsfarbe, klebriger Mundgeschmack, rote Zunge mit klebrig-gelbem Belag, schlüpfrig-schneller Puls.

Leber-Feuer

Geschwüre auf dem Nasenrücken, roter Nasenrücken, Kopfschmerzen, rotes Gesicht, Schwindel, Tinnitus, Reizbarkeit, Neigung zu Wutanfällen, Durst, bitterer Mundgeschmack, Verstopfung, dunkler Harn, rote Zunge mit röteren Rändern und trockenem gelbem Belag, saitenförmig-schneller Puls.

Toxische Hitze in der Leber

Geschwüre auf dem Nasenrücken, Nasenschmerzen, rote und geschwollene Nase, Fieber, rotes Gesicht, maculöser Ausschlag, Unruhe, Kopfschmerzen, Schwindel, Tinnitus, Reizbarkeit, Neigung zu Wutanfällen, Durst, bitterer Mundgeschmack, Verstopfung, dunkler Harn, rote Zunge mit roten Punkten und dickem, klebrigem, trockenem, dunkelgelbem Belag, überflutend-saitenförmig-schneller Puls.

58.21 Papeln auf der Nase

Teil A (Betrachtung) ➢ Kap. 7

Magen-Hitze

Papeln auf der Nase, brennende Oberbauchschmerzen, Durst, saures Aufstoßen, Übelkeit, starker Hunger, schlechter Atem, Hitzegefühl, rote Zunge mit gelbem Belag, überflutend-schneller Puls.

Lungen-Hitze

Papeln auf der Nase, Husten, leichte Atemlosigkeit, Hitzegefühl, Schmerzen im Brustkorb, Nasenflügelatmung, Durst, rotes Gesicht, rote Zunge mit gelbem Belag, überflutend-schneller Puls.

Blut-Hitze in der Lunge

Dunkle Papeln auf der Nase, Husten, Bluthusten, leichte Atemlosigkeit, Hitzegefühl, Schmerzen im Brustkorb, Nasenflügelatmung, Durst, rotes Gesicht, rote belaglose Zunge, überflutend-schneller Puls.

KAPITEL

59 Hals

Folgende Halssymptome werden besprochen:

1. Halsschmerzen
2. Rötung des Rachens
3. Rötung und Schwellung des Rachens
4. Rötung und Erosion des Rachens
5. Geschwollene Mandeln
6. Schleim im Rachen
7. Kropf (Schwellung der seitlichen Halsanteile)
8. Kratzen im Hals
9. Trockener Hals
10. Heiserkeit oder Stimmverlust
11. Weiße eitrige Flecken im Rachen
12. Blockadegefühl im Hals
13. Geröteter Hals

59.1 Halsschmerzen

Teil B (Befragung) ➤ Kap. 36

Fülle

Eindringen von Wind-Hitze

Akute Halsschmerzen, Kratzen im Hals, Frösteln, Fieber, leichtes Schwitzen, Kopfschmerzen, Zunge rot an den Rändern oder am vorderen Teil, dünner, weißer Zungenbelag, oberflächlich-schneller Puls.

Akupunktur
Di 4 Hegu, SJ 5 Waiguan, Bl 12 Fengmen, Lu 7 Lieque, Lu 11 Shaoshang, Di 11 Quchi.

Leere/Fülle

Lungen- und Nieren-Yin-Mangel mit Leere-Hitze

Chronische Halsschmerzen, trockener und roter Hals, trockener Husten, Schwindel, Tinnitus, Nachtschweiß, Hitze in den fünf Zentren, nachts trockener Rachen, rote belaglose Zunge, oberflächlich-leerer und schneller Puls.

Akupunktur
Lu 7 Lieque mit Ni 6 Zhaohai (Konzeptionsgefäß), Ni 3 Taixi, Ren 4 Guanyuan, Ni 10 Yingu, Mi 6 Sanyinjiao, Di 11 Quchi, Lu 9 Taiyuan, Lu 10 Yuji, Ren 12 Zhongwan.

Weitere Krankheitsmuster

Nässe-Hitze im Magen

Chronische Halsschmerzen, geschwollener Rachen mit eitrigen Flecken, Völlegefühl und Schmerzen im Oberbauch, Schweregefühl, Gesichtsschmerz, verstopfte Nase oder dickflüssiges klebriges Nasensekret, Durst ohne Verlangen zu trinken, Übelkeit, Hitzegefühl, matt-gelbe Gesichtsfarbe, klebriger Mundgeschmack, rote Zunge mit klebrig-gelbem Belag, schlüpfrig-schneller Puls.

Magen-Feuer

Sehr starke Halsschmerzen, geschwollener und roter Rachen, starker Durst mit dem Verlangen nach kühlen Getränken, brennende Oberbauchschmerzen, mentale Unruhe, trockener Mund, Mundaphthen, Zahnfleischbluten, trockener Stuhl, saures Aufstoßen, schlechter Atem, Übelkeit, Erbrechen kurz nach Nahrungsaufnahme, Hitzegefühl, saures Aufstoßen, rote Zunge mit dickem, trockenem, dunkelgelbem Belag, tief-voll-schneller Puls.

Qi- und Yin-Mangel

Chronische und nur leichte Halsschmerzen, verschlimmern sich häufig bei Anstrengung, Kurzatmigkeit, Müdigkeit, schwache Stimme, trockener Husten, blasse Zunge, schwächlicher Puls.

Qi-Stagnation

Chronische „Halsschmerzen", die je nach Gefühlslage kommen und gehen, Kloßgefühl im Hals mit Schluckproblemen, Reizbarkeit, Seufzen, Launenhaftigkeit, Depression, Traurigkeit, saitenförmiger Puls. Je nach beteiligtem Organ – Leber oder Lunge – bestehen noch weitere Symptome und klinische Zeichen.

HINWEIS FÜR DIE PRAXIS

- Abgesehen von einer Qi-Stagnation kann die Rachengegend nur an Hitze-Syndromen (Fülle oder Leere) erkranken.
- Eine Qi-Stagnation im Rachen muss nicht immer auf einer Leber-Pathologie beruhen, sondern kann auch von Lunge, Herz und Magen herrühren.

59.2 Rötung des Rachens

Teil A (Betrachtung) ➤ *Kap. 10*

Eindringen von Wind-Hitze

Rötung des Rachens, Halsschmerzen, Abneigung gegen Kälte, Fieber, Husten, Halsschmerzen, verstopfte oder laufende Nase mit gelbem Sekret, Kopfschmerzen, Körperschmerzen, leichtes Schwitzen, etwas Durst, geschwollene Mandeln, Zunge etwas rötlich an den seitlichen Anteilen des Brustareals oder im vorderen Bereich, oberflächlich-schneller Puls.

Magen-Hitze

Rötung des Rachens, Durst, schlechter Atem, brennende Oberbauchschmerzen, Durst, saures Aufstoßen, Übelkeit, starker Hunger, schlechter Atem, Hitzegefühl, rote Zunge mit gelbem Belag, überflutend-schneller Puls.

Lungen-Yin-Mangel mit Leere-Hitze

Blass-roter Rachen, trockener Husten mit spärlichem und klebrigem Sputum, nachts trockener Mund und Rachen, Nachtschweiß, Müdigkeit, gerötete Wangen, Hitzegefühl oder niedriges Fieber am Abend, Hitze in den fünf Zentren, dünner Körperbau, rote belaglose Zunge, oberflächlich-leerer und schneller Puls.

Nieren-Yin-Mangel mit Leere-Hitze

Blass-roter Rachen, trockener Mund mit dem Verlangen, Wasser in kleinen Schlückchen zu trinken, Schwindel, Tinnitus, Schwerhörigkeit, Nachtschweiß, nachts trockener Mund, Hitze in den fünf Zentren, Hitzegefühl am Abend, gerötete Wangen, Durst mit dem Verlangen, in kleinen Schlückchen zu trinken, Schmerzen im unteren Rücken, spärlicher dunkler Harn, Schlaflosigkeit, rote belaglose Zunge, oberflächlich-leerer und schneller Puls.

59.3 Rötung und Schwellung des Rachens

Teil A (Betrachtung) ➤ *Kap. 10*

Fülle

Eindringen von Wind-Hitze mit Toxischer Hitze

Plötzlich einsetzender roter und geschwollener Rachen, Halsschmerzen, geschwollene Mandeln, Abneigung gegen Kälte, Fieber, Husten, Halsschmerzen, verstopfte oder laufende Nase mit gelbem Sekret, Kopfschmerzen, Körperschmerzen, leichtes Schwitzen, etwas Durst, Zunge rot an den Rändern und am vorderen Teil, oberflächlich-schneller Puls.

Akupunktur
Di 4 Hegu, SJ 5 Waiguan, Bl 12 Fengmen, Lu 7 Lieque, Di 11 Quchi.

Hitze in Lunge und Magen

Plötzlich einsetzender roter und geschwollener Rachen, Halsschmerzen, Blockadegefühl im Hals, Husten, leichte Atemlosigkeit, Hitzegefühl, Schmerzen im Brustkorb, erweiterte Nasenlöcher, Durst, rotes Gesicht, brennende Oberbauchschmerzen, saures Aufstoßen, Übelkeit, starker Hunger, schlechter Atem, rote Zunge mit gelbem Belag, überflutend-schneller Puls.

Akupunktur
Lu 10 Yuji, Ma 44 Neiting, Di 11 Quchi, Lu 11 Shaoshang.

Toxische Hitze

Roter und geschwollener Rachen mit eitrigen Flecken, geschwollene Mandeln mit gelben eitrigen Flecken, Halsschmerzen, Fieber,

Durst, Kopfschmerzen, rote Zunge mit dickem klebrig-gelbem Belag, überflutend-schnell-schlüpfriger Puls.

Akupunktur
Di 11 Quchi, Ma 44 Neiting, Ma 40 Fenglong, Lu 10 Yuji.

Leere/Fülle

Lungen- und Nieren-Yin-Mangel mit Leere-Hitze

Chronisch leicht geschwollener Rachen, roter Rachen, nachts trockener Hals mit dem Verlangen, in kleinen Schlückchen zu trinken, trockener Husten, der abends schlimmer wird, dünner Körperbau, bei Anstrengung Atemlosigkeit, Schmerzen im unteren Rücken, Nachtschweiß, Schwindel, Tinnitus, Schwerhörigkeit, spärlicher Harn, abends Hitzegefühl, Hitze in den fünf Zentren, gerötete Wangen, Durst mit dem Verlangen, in kleinen Schlückchen zu trinken, rote belaglose Zunge, oberflächlich-leerer und schneller Puls.

Akupunktur
Lu 7 Lieque mit Ni 6 Zhaohai (Konzeptionsgefäß), Ni 3 Taixi, Ren 4 Guanyuan, Ni 10 Yingu, Mi 6 Sanyinjiao, Di 11 Quchi, Lu 9 Taiyuan, Lu 10 Yuji, Ren 12 Zhongwan.

59.4 Rötung und Erosion des Rachens

Teil A (Betrachtung) ➤ Kap. 10

Fülle

Hitze in Magen und Darm

Erosion, Schwellung und eine gelblich-rote Farbe des Rachens, brennende Oberbauchschmerzen, Durst, saures Aufstoßen, Übelkeit, starker Hunger, schlechter Atem, Hitzegefühl, rote Zunge mit gelbem Belag, überflutend-schneller Puls.

Akupunktur
Ma 44 Neiting, Di 11 Quchi, Ma 43 Xiangu, Di 4 Hegu, Lu 11 Shaoshang.

Leere/Fülle

Lungen- und Magen-Yin-Mangel mit Leere-Hitze

Chronische Erosion des Rachens, die kommt und geht, leichte Schwellung des Rachens, trockener Mund und Rachen, Durst mit dem Verlangen, in kleinen Schlückchen zu trinken, abends Hitzegefühl, Nachtschweiß, Hitze in den fünf Zentren, rote belaglose Zunge, oberflächlich-leerer und schneller Puls. Je nach beteiligtem Organ, meist Magen, Lunge oder Niere, bestehen noch weitere Symptome und klinische Zeichen.

Akupunktur
Lu 7 Lieque mit Ni 6 Zhaohai (Konzeptionsgefäß), Lu 9 Taiyuan, Ren 12 Zhongwan, Mi 6 Sanyinjiao, Ma 36 Zusanli.

Weitere Krankheitsmuster

Toxische Hitze

Rötung, Erosion und Schwellung des Rachens mit starken Schmerzen, geschwollene Mandeln mit gelben eitrigen Flecken, Halsschmerzen, Fieber, Durst, Kopfschmerzen, rote Zunge mit roten Punkten und mit dickem klebrig-gelbem Belag, überflutend-schnell-schlüpfriger Puls.

Schwerer Yin-Mangel

Chronische Erosion des Rachens, die kommt und geht, keine Schwellung, trockener Rachen mit graufarbenen Geschwüren, trockener Hals, Durst mit dem Verlangen, in kleinen Schlückchen zu trinken, Nachtschweiß, abends Hitzegefühl, trockene und belaglose Zunge, oberflächlich-leerer Puls. Je nach beteiligtem Organ, meist Lunge oder Niere, bestehen noch weitere Symptome und klinische Zeichen.

Blut-Stase mit Schleim-Hitze

Chronische Erosion des Rachens mit Geschwüren, die einen harten Rand aufweisen, dunkle und matte Farbe des Rachens, Halsschmerzen, mentale Unruhe, Bauchschmerzen, Engegefühl im Brustkorb, Sputum im Rachen, Hitzegefühl, Durst ohne Verlangen zu trinken, rötlich-violette und gedunsene Zunge mit klebrig-gelbem Belag, saitenförmig-schlüpfriger Puls.

59.5 Geschwollene Mandeln

Teil A (Betrachtung) ➤ Kap. 10

Fülle

Eindringen von Wind-Hitze mit Toxischer Hitze

Akute Schwellung und Rötung der Mandeln, in schweren Fällen auch mit Absonderung von Eiter, extreme Halsschmerzen, Abneigung gegen Kälte, Fieber, Husten, verstopfte oder laufende Nase mit gelbem Sekret, Kopfschmerzen, Körperschmerzen, leichtes Schwitzen, etwas Durst, geschwollene Mandeln, Zunge etwas rötlich an den seitlichen Anteilen des Brustareals oder im vorderen Bereich, oberflächlich-schneller Puls.

Akupunktur
Di 4 Hegu, SJ 5 Waiguan, Bl 12 Fengmen, Lu 7 Lieque, Di 11 Quchi, Lu 11 Shaoshang.

Toxische Hitze im Rachen in der Qi-Ebene

Akut rote und geschwollene Mandeln, aus denen Eiter abgesondert wird, Schluckbeschwerden, hohes Fieber, Durst, mentale Unruhe, Hitzegefühl, dunkelrote Zunge mit roten Punkten und mit dickem dunkelgelbem Belag, überflutend-schlüpfrig-schneller Puls.

Akupunktur
Ma 44 Neiting, Lu 10 Yuji, Lu 11 Shaoshang, Di 4 Hegu.

Toxische Hitze in Magen und Darm

Chronische Rötung und Schwellung der Mandeln, Durst, schlechter Atem, brennende Oberbauchschmerzen, Durst, saures Aufstoßen, Übelkeit, starker Hunger, schlechter Atem, Hitzegefühl, Verstopfung, rote Zunge mit gelbem Belag, überflutend-schneller Puls.

Akupunktur
Ma 44 Neiting, Lu 10 Yuji, Lu 11 Shaoshang, Di 4 Hegu, Di 11 Quchi.

Leere/Fülle

Magen- und Lungen-Yin-Mangel mit Leere-Hitze

Chronische Rötung und Schwellung der Mandeln, mal schlimmer und mal besser, trockener Husten mit spärlichem und klebrigem Sputum, trockener Mund und Rachen vor allem am Nachmittag, Durst mit dem Verlangen, in kleinen Schlückchen zu trinken, dumpfe oder brennende Oberbauchschmerzen, Hitzegefühl am Nachmittag, Nachtschweiß, Hitze in den fünf Zentren, Zahnfleischbluten, Müdigkeit, gerötete Wangen, dünner Körperbau, rote beläglose Zunge, oberflächlich-leerer und schneller Puls.

Akupunktur
Lu 7 Lieque mit Ni 6 Zhaohai (Konzeptionsgefäß), Lu 9 Taiyuan, Ren 12 Zhongwan, Mi 6 Sanyinjiao, Ma 36 Zusanli, Lu 10 Yuji, Ma 44 Neiting.

HINWEIS FÜR DIE PRAXIS

Nach meiner Erfahrung deuten chronisch geschwollene Mandeln bei Kindern auf einen zurückgebliebenen pathogenen Faktor, meist Nässe. Chronisch geschwollene Mandeln können bei Kindern auch durch Hitze in Magen und Dickdarm verursacht werden.

59.6 Schleim im Rachen

Fülle

Schleim-Hitze in der Lunge

Schleim im Rachen, ein rasselndes Geräusch im Hals, bellender Husten mit reichlichem klebrig-gelbem oder -grünem Sputum, Kurzatmigkeit, Keuchen, Engegefühl im Brustkorb, Hitzegefühl, Durst, Schlaflosigkeit, Unruhe, rote und gedunsene Zunge mit klebrig-gelbem Belag, schlüpfrig-schneller Puls.

Akupunktur
Ma 40 Fenglong, Ren 12 Zhongwan, Ren 9 Shuifen, Ren 5 Shimen, Bl 22 Sanjiaoshu, Lu 5 Chize, Lu 10 Yuji.

Nässe-Schleim in der Lunge

Schleim im Rachen, ein rasselndes Geräusch im Hals, Husten mit reichlich klebrig-klarem Sputum, das sich leicht abhusten lässt, Kurzatmigkeit, Keuchen, Engegefühl im Brustkorb, Schweregefühl, gedunsene Zunge mit klebrigem Belag, schlüpfriger Puls.

Akupunktur
Ma 40 Fenglong, Ren 12 Zhongwan, Ren 9 Shuifen, Ren 5 Shimen, Bl 22 Sanjiaoshu, Lu 5 Chize, Lu 7 Lieque, Ren 17 Shanzhong.

Weitere Krankheitsmuster

Schleim mit Lungen-Qi-Stagnation

Schleim im Rachen, Kloßgefühl im Hals, Enge- oder Spannungsgefühl im Brustkorb, leichte Atemlosigkeit, Schluckbeschwerden, Seufzen, Traurigkeit, Reizbarkeit, Sputum im Rachen, Zunge etwas gedunsen an den seitlichen Anteilen des Brustareals, schlüpfriger Puls, der auf der vorderen rechten Taststelle zudem sehr gespannt ist.

Schleim verstopft die klaren Öffnungen

Schleim im Rachen, Beschwerden beim Sprechen, ein rasselndes Geräusch im Hals, Engegefühl im Brustkorb, dumpfe Kopfschmerzen mit dem Gefühl, als ob der ganze Kopf voll Watte wäre, Schwindel, verschleierte Sicht, Auswurf von Schleim, Übelkeit, Erbrechen, gedunsene Zunge mit klebrigem Belag, schlüpfriger Puls.

Schleim-Hitze und Wind

Schleim im Rachen, Engegefühl im Brustkorb, Hitzegefühl, Durst ohne Verlangen zu trinken, Kopfschmerzen, Atemlosigkeit, ein rasselndes Geräusch im Hals, Auswurf von gelbem Sputum, Schwindel, Kreislaufbeschwerden, taube oder kribbelnde Gliedmaßen, rote, gedunsene und steife Zunge mit klebrig-gelbem Belag, schlüpfrig-saitenförmig-schneller Puls.

Milz- und Nieren-Yang-Mangel

Wenig Schleim im Rachen, ein schwach vernehmbares rasselndes Geräusch im Hals, Auswurf von weißem wässrigem Schleim, Schmerzen im unteren Rücken, kalte und schwache Knie, Kältegefühl, hellweiße Gesichtsfarbe, Impotenz, Libido lässt nach, Müdigkeit, Abgeschlagenheit, reichlich klarer Harn, Nykturie, breiiger Stuhl, Appetitmangel, leichtes Spannungsgefühl im Bauch, Verlangen sich hinzulegen, Durchfall früh am Morgen, blasse und nasse Zunge, tief-schwächlicher Puls.

HINWEIS FÜR DIE PRAXIS

Wenn ich Schleim vermute, frage ich die Patienten stets, ob sie Schleim aus dem Hals ausspeien, auch wenn dies nur einmal am Morgen geschieht. Bejahen sie diese Frage, fasse ich es als ein Zeichen von Schleim auf, selbst wenn weitere Symptome fehlen.

59.7 Kropf (Schwellung der seitlichen Halsanteile)

Teil A (Betrachtung) ➤ Kap. 10; Teil B (Befragung) ➤ Kap. 36

Fülle

Qi-Stagnation und Schleim

Relativ weicher und großer Kropf mit unklarer Begrenzung, normale Hautfarbe, keine Schmerzen, Engegefühl im Brustkorb, Kloßgefühl im Hals, Seufzen, Sputum im Hals, Spannungsgefühl im Flankenbereich, Reizbarkeit, gedunsene Zunge, saitenförmiger Puls.

Akupunktur

Ma 40 Fenglong, Ren 12 Zhongwan, Ren 9 Shuifen, Ren 5 Shimen, Bl 22 Sanjiaoshu, Le 3 Taichong, Ren 23 Lianquan, Ma 11 Qishe.

Emporloderndes Leber-Feuer mit Schleim-Hitze

Kropf von kleiner oder mittlerer Größe, der sich bei Betastung recht weich und schlüpfrig anfühlt, Kopfschmerzen, Exophthalmus (hervortretende Augäpfel) rotes Gesicht, Schwindel, Tinnitus, Reizbarkeit, Neigung zu Wutanfällen, Durst, bitterer Mundgeschmack, Verstopfung, bellender Husten mit reichlichem, klebrig-gelbem oder -grünem Sputum, Kurzatmigkeit, Keuchen, Engegefühl im Brustkorb, Hitzegefühl, Schlaflosigkeit, Unruhe, gedunsene und rote Zunge mit röteren Rändern und röterer Spitze, saitenförmig-schlüpfrig-schneller Puls.

Akupunktur

Le 2 Xingjian, Ma 40 Fenglong, Ren 12 Zhongwan, Ren 9 Shuifen, Ren 5 Shimen, Bl 22 Sanjiaoshu, Le 3 Taichong, Ren 23 Lianquan, Ma 11 Qishe, Di 11 Quchi.

Fülle/Leere

Leber-Qi-Stagnation, Milz-Qi-Mangel und Schleim

Großer und weicher Kropf, Niedergeschlagenheit, Reizbarkeit, Kloßgefühl im Hals, Schluckbeschwerden, Enge- oder Spannungsgefühl im Brust- und Flankenbereich, Launenhaftigkeit, prämenstruelle Anspannung, Übelkeit, Erbrechen klarer Flüssigkeiten, Müdigkeit, Appetitmangel, Schweregefühl, schwache Gliedmaßen, breiiger Stuhl, matt-blasse Gesichtsfarbe, kalte Gliedmaßen, blasse und gedunsene Zunge mit klebrigem Belag, sanfter oder schwächlicher und leicht schlüpfriger oder saitenförmiger Puls.

Akupunktur

Le 3 Taichong, Ren 12 Zhongwan, Ma 36 Zusanli, Bl 20 Pishu, Ma 40 Fenglong, Ren 9 Shuifen, Ren 5 Shimen, Bl 22 Sanjiaoshu, Ren 23 Lianquan, Ma 11 Qishe.

Weitere Krankheitsmuster

Blut-Stase und Schleim

Relativ harter Kropf mit unklarer Begrenzung, Schilddrüsenknoten, dunkle Hautfarbe, Schmerzen, Engegefühl im Brustkorb, Kopfschmerzen, Schlaflosigkeit, nervöse Ängstlichkeit, Schmerzen im Brust- oder Bauchraum, Sputum im Hals, violette und gedunsene Zunge mit klebrigem Belag, saitenförmig-schlüpfriger Puls.

Herz- und Leber-Yin-Mangel mit Schleim

Chronischer Kropf, der groß oder klein sein kann, relativ weich ist und allmählich auftritt, Händezucken, Herzklopfen, Schlaflosigkeit, traumgestörter Schlaf, nervöse Ängstlichkeit, trockener Mund und Rachen, Nachtschweiß, Schwindel, taube und kribbelnde Gliedmaßen, verschleierte Sicht, Mouches volantes, trockene Augen, spärliche Regelblutung, matt-blasse Gesichtsfarbe mit roten Wangenknochen, verschrumpelte und brüchige Nägel, trockene Haut, trockenes Haar, gedunsene und belaglose Zunge mit normaler Farbe, dünner oder oberflächlich-leerer Puls.

HINWEIS FÜR DIE PRAXIS

Ein Kropf (Struma) ist definitionsgemäß durch Schleim bedingt.

59.8 Kratzen im Hals

Teil B (Befragung) ➤ Kap. 36

Eindringender Wind

Akut einsetzendes Kratzen im Hals, Abneigung gegen Kälte, steifer Nacken, Fieber, Kopfschmerzen, oberflächlicher Puls. Je nachdem, ob Wind-Kälte oder Wind-Hitze im Vordergrund steht, sind entsprechend weitere Symptome und klinische Zeichen zu erkennen.

Lungen-Yin-Mangel

Chronisches Kratzen im Hals, trockener Husten, trockener Hals mit dem Verlangen, Wasser in kleinen Schlückchen zu trinken, heisere Stimme, Nachtschweiß, Müdigkeit, Zunge im vorderen Teil ohne Belag, oberflächlich-leerer Puls.

Trockenheit in der Lunge

Kratzen im Hals, trockener Husten, trockene Haut, trockener Hals, trockener Mund, Durst, heisere Stimme, trockene Zunge, dünner Puls.

Trockenheit dringt in die Lunge ein

Akut einsetzendes Kratzen im Hals, trockener Husten, Abneigung gegen Kälte, Fieber, trockene Nase, trockener Hals mit Halsschmerzen, Zunge im vorderen Teil rot mit trockenem, dünnem, weißem Belag, oberflächlicher Puls.

59.9 Trockener Hals

Teil B (Befragung) ➤ *Kap. 36*

Leere

Lungen-Yin-Mangel

Chronisch trockener Hals, heisere Stimme, trockener Husten, schwache Stimme, trockener Hals mit dem Verlangen, Wasser in kleinen Schlückchen zu trinken, Nachtschweiß, Müdigkeit, Zunge im vorderen Teil ohne Belag, oberflächlich-leerer Puls.

Akupunktur
Lu 7 Lieque mit Ni 6 Zhaohai (Konzeptionsgefäß), Lu 9 Taiyuan, Ren 12 Zhongwan, Mi 6 Sanyinjiao.

Nieren-Yin-Mangel

Chronisch trockener Hals, nachts trockener Hals mit dem Verlangen, in kleinen Schlückchen zu trinken, Schwindel, Tinnitus, Schwerhörigkeit, Gedächtnisschwäche, Nachtschweiß, Drehschwindel, Schmerzen im unteren Rücken, Knochenschmerzen, nächtliche Samenergüsse, Verstopfung, spärlicher dunkler Harn, Unfruchtbarkeit, vorzeitiger Samenerguss, Müdigkeit, Abgeschlagenheit, Niedergeschlagenheit, leichte Ängstlichkeit, normale Zungenfarbe, kein Zungenbelag, oberflächlich-leerer Puls.

Akupunktur
Ni 3 Taixi, Lu 7 Lieque mit Ni 6 Zhaohai (Konzeptionsgefäß), Ren 4 Guanyuan.

Weitere Krankheitsmuster

Magen-Yin-Mangel

Chronisch trockener Hals, kein Appetit oder leichter Hunger ohne Verlangen zu essen, Verstopfung (trockener Stuhl), dumpfe oder leicht brennende Oberbauchschmerzen, trockener Mund vor allem am Nachmittag, Durst ohne Verlangen zu trinken oder mit dem Verlangen, in kleinen Schlückchen zu trinken, nach der Nahrungsaufnahme leichtes Völlegefühl, normale Zungenfarbe ohne Belag in der Zungenmitte, oberflächlich-leerer Puls.

Leber-Yin-Mangel

Chronisch trockener Hals, Schwindel, taube und kribbelnde Gliedmaßen, Schlaflosigkeit, verschleierte Sicht, Mouches volantes, trockene Augen, verminderte Nachtsicht, spärliche Regelblutungen oder Amenorrhö, matt-blasse Gesichtsfarbe ohne Glanz aber mit roten Wangenknochen, Muskelschwäche, Krämpfe, verschrumpelte und brüchige Nägel, sehr trockenes Haar und trockene Haut, Nachtschweiß, Niedergeschlagenheit, Gefühl von Ziellosigkeit, normale Zungenfarbe ohne Belag, dünner oder oberflächlich-leerer Puls.

Eindringen von Wind-Hitze

Akut trockener Hals, Halskratzen, Halsschmerzen, Abneigung gegen Kälte, Fieber, Husten, verstopfte oder laufende Nase mit gelbem Sekret, Kopfschmerzen, Körperschmerzen, leichtes Schwitzen, geschwollene Mandeln, Zunge etwas rötlich an den seitlichen Anteilen des Brustareals oder im vorderen Bereich, oberflächlich-schneller Puls.

Hitze in Magen und Milz

Trockener Hals, geschwollener Hals, brennende Schmerzen im Oberbauch, Durst, saures Aufstoßen, Übelkeit, schlechter Atem, Hitzegefühl, übermäßiger Hunger, rote Nasenspitze, trockene Lippen, Mundaphthen, trockener Stuhl, spärlicher dunkler Harn, gelbe Gesichtsfarbe, rote Zunge mit trockenem gelbem Belag, überflutend-schneller Puls.

Hitze in Leber und Gallenblase

Trockener Hals, bitterer Mundgeschmack, Durst, verschleierte Sicht, Flankenschmerzen, Übelkeit, Kopfschmerzen, rote Augen, rote Zunge mit röteren Rändern und trockenem gelbem Belag, saitenförmig-schneller Puls.

Shaoyang-Syndrom (Sechs Schichten)

Trockener Hals, bitterer Mundgeschmack, Völlegefühl und Schmerzen im Flankenbereich, abwechselnd Frösteln und Hitzegefühl, wobei das Frösteln stärker ausgeprägt ist, Reizbarkeit, einseitig weißer Zungenbelag, saitenförmiger Puls.

Gallenblasen-Hitze-Syndrom (Qi-Ebene der Vier Ebenen)

Trockener Hals, Durst, bitterer Mundgeschmack, Flankenschmerzen, abwechselnd Frösteln und Hitzegefühl, wobei das Hitzegefühl stärker ausgeprägt ist, Reizbarkeit, einseitig gelber Zungenbelag, saitenförmig-schneller Puls.

Wind-Trockenheit dringt in die Lunge ein

Akut trockener Hals, Halsschmerzen, Halskratzen, Abneigung gegen Kälte, Fieber, trockener Husten, verstopfte oder laufende Nase mit gelbem Sekret, Kopfschmerzen, Körperschmerzen, leichtes Schwitzen, leichter Durst, geschwollene Mandeln, trockene Nase, Zunge etwas rötlich an den seitlichen Anteilen des Brustareals oder im vorderen Bereich, oberflächlich-schneller Puls.

59.10 Heiserkeit oder Stimmverlust

Teil D (Hören) ➤ Kap. 53; Teil B (Befragung) ➤ Kap. 36

Leere

Lungen- und Nieren-Yin-Mangel

Chronisch heisere Stimme, trockener Hals in der Nacht, Halskratzen, trockener Husten, der abends schlimmer wird, dünner Körperbau, bei Anstrengung Atemlosigkeit, Schmerzen im unteren Rücken, Nachtschweiß, Schwindel, Tinnitus, Schwerhörigkeit, spärlicher Harn, normale Zungenfarbe ohne Belag, oberflächlich-leerer Puls.

Akupunktur
Lu 7 Lieque mit Ni 6 Zhaohai (Konzeptionsgefäß), Lu 9 Taiyuan, Ren 12 Zhongwan, Mi 6 Sanyinjiao, Ni 3 Taixi, Ren 4 Guanyuan, Ren 23 Lianquan.

Lungen-Yin-Mangel

Chronisch heisere Stimme, trockener Husten oder Husten mit spärlichem klebrigem Sputum, schwache Stimme, trockener Mund und Rachen, Hustenreiz, Müdigkeit, Abneigung gegen Sprechen, dünner Körperbau oder schmaler Brustkorb, Nachtschweiß, normale Zungenfarbe ohne Belag (oder mit wurzellosem Belag) im vorderen Anteil der Zunge, oberflächlich-leerer Puls.

Akupunktur
Lu 7 Lieque mit Ni 6 Zhaohai (Konzeptionsgefäß), Lu 9 Taiyuan, Ren 12 Zhongwan, Mi 6 Sanyinjiao, Ren 23 Lianquan.

Weitere Krankheitsmuster

Eindringen von Wind-Hitze und Trockenheit

Plötzlich heisere Stimme, plötzlich trockener Hals, Halsschmerzen, Halskratzen, Abneigung gegen Kälte, Fieber, trockener Husten, verstopfte oder laufende Nase mit gelbem Sekret, Kopfschmerzen, Körperschmerzen, leichtes Schwitzen, leichter Durst, geschwollene Mandeln, trockene Nase, Zunge an den Seiten des Brustareals oder im vorderen Bereich leicht gerötet, oberflächlich-schneller Puls.

Lungen-Hitze

Heisere Stimme, Halsschmerzen, Blockadegefühl im Hals, Husten, leichte Atemlosigkeit, Hitzegefühl, Schmerzen im Brustkorb, erweiterte Nasenlöcher, Durst, rotes Gesicht, rote Zunge mit gelbem Belag, überflutend-schneller Puls.

Blut-Stase und Schleim

Chronisch heisere Stimme, Halsschmerzen, Blockadegefühl im Hals, Verdickung der Stimmbänder, Knötchenbildung auf den Stimmbändern, geschwollener Hals, Kopfschmerzen, Schmerzen im Brustkorb, Engegefühl im Brustkorb, Sputum im Rachen, violette Zunge, saitenförmiger Puls.

59.11 Weiße eitrige Flecken im Rachen

Epidemische Toxische Hitze an der Oberfläche

Weiß-eitrige Flecken im Rachen, die klein und scharf abgegrenzt sind, Halsschmerzen und geschwollener Hals, geschwollene Mandeln, Fieber, Abneigung gegen Kälte, Kopfschmerzen, Körperschmerzen, dünner weißer Zungenbelag, oberflächlich-schneller Puls.

Epidemische Toxische Hitze im Inneren

Weiß-eitrige Flecken im Rachen, große Flecken, aus denen unter Umständen Blut austritt, roter und geschwollener Hals mit Halsschmerzen, hohes Fieber, übermäßiges Schwitzen, rotes Gesicht, Durst, mentale Unruhe, Hitzegefühl, rote Zunge mit gelbem Belag, überflutend-schneller Puls.

Trüber Schleim im Rachen

Chronische weiß-eitrige Flecken im Rachen, matt-teigige Gesichtsfarbe, mentale Unruhe, Engegefühl im Brustkorb, Keuchen, Auswurf von Schleim, bellende Stimme, heisere Stimme, gedunsene Zunge mit weißem Belag, schlüpfriger Puls.

Lungen- und Nieren-Yin-Mangel

Weiß-eitrige Flecken im Rachen, trockener Hals, trockener Husten, der abends schlimmer wird, trockener Rachen und Mund, dünner Körperbau, bei Anstrengung Atemlosigkeit, Schmerzen im unteren Rücken, Nachtschweiß, Schwindel, Tinnitus, Schwerhörigkeit, spärlicher Harn, normale Zungenfarbe ohne Belag, oberflächlich-leerer Puls.

Lungen- und Nieren-Yin-Mangel mit Leere-Hitze

Weiß-eitrige Flecken im Rachen, trockener Hals in der Nacht, trockener Husten, der abends schlimmer wird, dünner Körperbau, bei Anstrengung Atemlosigkeit, Schmerzen im unteren Rücken, Nachtschweiß, Schwindel, Tinnitus, Schwerhörigkeit, spärlicher Harn, Hitzegefühl am Abend, Hitze in den fünf Zentren, gerötete Wangen, Durst mit dem Verlangen, in kleinen Schlückchen zu trinken, rote belaglose Zunge, oberflächlich-leerer und schneller Puls.

Hitze in Lunge und Magen

Weiß-eitrige Flecken im Rachen, geschwollener Hals, schmerzender Hals, geschwollene Mandeln, Husten, leichte Atemlosigkeit, Hitzegefühl, Schmerzen im Brustkorb, erweiterte Nasenlöcher, Durst, rotes Gesicht, brennende Oberbauchschmerzen, saures Aufstoßen, Übelkeit, starker Hunger, schlechter Atem, rote Zunge mit gelbem Belag, überflutend-schneller Puls.

Nieren-Yang-Mangel

Weiß-eitrige Flecken im Rachen, Schmerzen im unteren Rücken, kalte Knie, Kälteempfinden im unteren Rücken, Kältegefühl, schwache Beine, hellweiße Gesichtsfarbe, schwache Knie, Müdigkeit, Abgeschlagenheit, reichlich klarer Harn, Nykturie, Teilnahmslosigkeit, Wassereinlagerungen in den Beinen, Unfruchtbarkeit, breiiger Stuhl, Niedergeschlagenheit, Impotenz, vorzeitiger Samenerguss, niedrige Spermienanzahl, kaltes und dünnes Sperma, verringerte Libido, blasse und nasse Zunge, tief-schwächlicher Puls.

59.12 Blockadegefühl im Hals

Teil B (Befragung) ➤ Kap. 36

Fülle

Leber-Qi-Stagnation

Kloßgefühl im Hals, das je nach Gemütszustand erscheint und wieder verschwindet, Spannungsgefühl in Flankenbereich oder Oberbauch, Reizbarkeit, Launenhaftigkeit, prämenstruelle Anspannung, saitenförmiger Puls.

Akupunktur
Le 3 Taichong, SJ 6 Zhigou, Pe 6 Neiguan, Di 4 Hegu.

Lungen- und Magen-Qi-Stagnation

Kloßgefühl im Hals, das je nach Gemütszustand erscheint und wieder verschwindet, Traurigkeit, Sorgen, Kummer, Niedergeschlagenheit, ein leicht beklemmendes Gefühl, Enge- oder Spannungsgefühl im Brustkorb, leichte Atemlosigkeit, Schluckbeschwerden, Seufzen, Reizbarkeit, Schmerzen und Spannungsgefühl im Oberbauch, Rülpsen, Übelkeit, Erbrechen, Schluckauf, Zunge etwas rötlich an den seitlichen Anteilen des Brustareals, leicht saitenförmiger Puls rechts.

Akupunktur
Lu 7 Lieque, Pe 6 Neiguan, Di 4 Hegu, He 7 Shenmen.

Qi-Stagnation und Schleim

Kloßgefühl im Hals, Schleim im Rachen, der häufig abgehustet werden muss, Auswurf einer kleinen Menge Sputums, Engegefühl im Brustkorb, Reizbarkeit, gedunsene Zunge mit klebrigem Belag, schlüpfrig-saitenförmiger Puls.

Akupunktur
Di 4 Hegu, Lu 7 Lieque, Pe 6 Neiguan, Ma 40 Fenglong, Ren 9 Shuifen, Ren 5 Shimen, Bl 22 Sanjiaoshu.

Weitere Krankheitsmuster

Lungen-Yin-Mangel

Kloßgefühl im Hals, trockener Rachen in der Nacht, Hustenreiz, trockener Husten oder Husten mit spärlichem klebrigem Sputum, schwache und / oder heisere Stimme, Müdigkeit, Abneigung gegen Sprechen, dünner Körperbau oder schmaler Brustkorb, Nachtschweiß, normale Zungenfarbe ohne Belag (oder mit wurzellosem Belag) im vorderen Anteil der Zunge, oberflächlich-leerer Puls.

Nieren-Yin-Mangel

Leichtes Kloßgefühl im Hals, trockener Rachen in der Nacht, Schwindel, Tinnitus, Schwerhörigkeit, Gedächtnisschwäche, Nachtschweiß, Drehschwindel, Schmerzen im unteren Rücken, Knochenschmerzen, nächtliche Samenergüsse, Verstopfung, spärlicher dunkler Harn, Unfruchtbarkeit, vorzeitiger Samenerguss, Müdigkeit, Abgeschlagenheit, Niedergeschlagenheit, leichte Ängstlichkeit, normale Zungenfarbe ohne Belag, oberflächlich-leerer Puls.

HINWEIS FÜR DIE PRAXIS
Meiner Erfahrung nach weist ein Blockadegefühl im Hals sehr stark auf emotionalen Stress mit Qi-Stagnation hin. Beachten Sie, dass dies nicht immer in Verbindung zur Leber stehen muss, sondern auch mit Lunge oder Herz assoziiert sein kann. Ban Xia Hou Po Tang (*Dekokt mit Rhizoma Pinelliae und Cortex Magnoliae officinalis*) behandelt eine Lungen-Qi-Stagnation im Hals aufgrund von Sorge oder Kummer.

59.13 Geröteter Hals

Teil A (Betrachtung) ➤ Kap. 10

Mit „geröteter Hals" wird nicht auf die Innenseite des Rachens (Pharynx) Bezug genommen, sondern eine Rötung auf der Haut des vorderen Halsbereichs beschrieben.

Herz-Feuer

Geröteter Hals, der schlimmer wird, wenn der Patient redet, Durst, bitterer Mundgeschmack, Herzklopfen, nervöse Ängstlichkeit, rotes Gesicht, rote Zunge mit röterer Spitze und gelbem Belag, überflutend-schneller Puls.

Herz-Yin-Mangel mit Leere-Hitze

Eine „oberflächliche" Rötung auf dem Hals, trockener Mund und Rachen, Herzklopfen, Schlaflosigkeit, traumgestörter Schlaf, Gedächtnisschwäche, nervöse Ängstlichkeit, mentale Unruhe, Hitzegefühl am Abend, gerötete Wangen, Nachtschweiß, Hitze in den fünf Zentren, rote Zunge mit röterer Spitze, kein Belag, oberflächlich-leerer und schneller Puls.

Lungen-Hitze

Geröteter und trockener Hals, Durst, Husten, leichte Atemlosigkeit, Hitzegefühl, Schmerzen im Brustkorb, erweiterte Nasenlöcher, rotes Gesicht, rote Zunge mit gelbem Belag, überflutend-schneller Puls.

Lungen-Yin-Mangel mit Leere-Hitze

Eine „oberflächliche" Rötung auf dem Hals, gerötete Wangen, trockener Husten oder Husten mit spärlichem und klebrigem Sputum, trockener Mund und Rachen in der Nacht, Nachtschweiß, Müdigkeit, Hitzegefühl oder niedriges Fieber am Abend, Hitze in den fünf Zentren, dünner Körperbau, rote belaglose Zunge, oberflächlich-leerer und schneller Puls.

Aufsteigendes Leber-Yang

Eine „oberflächliche" Rötung auf dem Hals, Kopfschmerzen, Schwindel, Tinnitus, Reizbarkeit, rotes Gesicht, saitenförmiger Puls.

Leber-Feuer

Geröteter Hals, Durst, bitterer Mundgeschmack, rotes Gesicht, Reizbarkeit, Neigung zu Wutanfällen, Kopfschmerzen, Verstopfung, dunkler Harn, rote Zunge mit röteren Rändern und trockenem gelbem Belag, saitenförmig-schneller Puls.

HINWEIS FÜR DIE PRAXIS

Folgendes ist mir aufgefallen: Rötet sich der Hals einer Person, während sie spricht, liegt eine starke nervöse Ängstlichkeit mit Hitze oder Leere-Hitze vor.

KAPITEL

60 Mund, Zunge, Zähne, Zahnfleisch, Lippen, Gaumen und Philtrum

Die folgenden Symptome werden besprochen:

1. Mund
   - Mundschleimhautgeschwüre
   - Fieberbläschen
   - Eingerissene Mundwinkel
   - Jucken rund um den Mund
   - Speichelfluss aus den Mundwinkeln
   - Zittern des Mundes
   - Offenstehender Mund
   - Deviation des Mundes
2. Zunge
   - Juckende Zunge
   - Zungenschmerzen
   - Taubheitsgefühl der Zunge

- Zungengeschwüre
3. Zähne
   - Zahnschmerzen
   - Löcher in den Zähnen
   - Lockere Zähne
   - Zähneknirschen
   - Zahnbelag
   - Trockene und weiße Zähne
   - Trockene und stumpfe Zähne
   - Gelbe und trockene Zähne
   - Graue Zähne
   - Feuchte obere und trockene untere Zähne
4. Zahnfleisch
   - Zahnfleischentzündung
   - Zahnfleischbluten
   - Zurückweichendes Zahnfleisch
   - Eiterndes Zahnfleisch
   - Blasses Zahnfleisch
   - Rotes Zahnfleisch
   - Violettes Zahnfleisch
5. Lippen
   - Blasse Lippen
   - Rote Lippen
   - Violette Lippen
   - Bläulich-grünliche Lippen
   - Gelbe Lippen
   - Trockene oder aufgesprungene Lippen
   - Zitternde Lippen
   - Abgeschälte Lippen
   - Geschwollene Lippen
   - Umgestülpte Lippen
   - Herabhängende Lippen
   - Abnorme Lippenfarbe in der Schwangerschaft
6. Gaumen
   - Blasser Gaumen
   - Matt-blasser Gaumen
   - Gelber Gaumen
   - Roter Gaumen
   - Violetter Gaumen
7. Philtrum
   - Flaches Philtrum
   - Steif aussehendes Philtrum
   - Blasses Philtrum
   - Rotes Philtrum
   - Bläulich-grünliches Philtrum
   - Dunkles Philtrum

60.1 Mund

Die folgenden klinischen Zeichen des Mundes werden besprochen:

- Mundschleimhautgeschwüre
- Fieberbläschen
- Eingerissene Mundwinkel
- Jucken rund um den Mund
- Speichelfluss aus den Mundwinkeln
- Zittern des Mundes
- Offenstehender Mund
- Deviation des Mundes

60.1.1 Mundschleimhautgeschwüre

Teil A (Betrachtung) ➢ Kap. 8; Teil B (Befragung) ➢ Kap. 35

Fülle

Magen-Hitze

Geschwüre mit roter Umrandung auf dem Zahnfleisch oder auf der Wangeninnenseite, blutendes Zahnfleisch, Durst, schlechter Atem, brennende Oberbauchschmerzen, saures Aufstoßen, Übelkeit, übermäßiger Hunger, Hitzegefühl, rote Zunge mit gelbem Belag, überflutend-schneller Puls.

Akupunktur
Ma 44 Neiting, Di 4 Hegu, Di 11 Quchi.

Herz-Feuer

Zungengeschwüre, Durst, bitterer Mundgeschmack, Herzklopfen, geistige Unruhe, körperliche Unruhe, Schlaflosigkeit, traumgestörter Schlaf, Hitzegefühl, rotes Gesicht, rote Zunge mit röterer Spitze und gelbem Belag, überflutender und schneller Puls.

Akupunktur
He 8 Shaofu, Di 11 Quchi, Di 4 Hegu.

Leere

Magen- und Milz-Qi-Mangel mit Yin-Feuer

Blasse Geschwüre auf dem Zahnfleisch oder auf der Wangeninnenseite, leicht rotes Gesicht oder blasses Gesicht mit einer oberflächlichen roten Farbe auf den Wangen, periodisch auftretendes und wiederkehrendes Hitzegefühl im Gesicht bei gleichzeitig kalten Gliedmaßen, ab und an Halsschmerzen, trockener Mund, trockene Lippen, Erschöpfung, Appetitmangel, Verdauungsbeschwerden, schwache Gliedmaßen, blasse Zunge, schwacher oder überflutend-leerer Puls. Diese Art von Mundschleimhautgeschwüren ist auf Yin-Feuer zurückzuführen, das einst von Li Dong Yuan in seinem Werk „Abhandlung über Milz und Magen" beschrieben wurde (➢ Kap. 55).

Akupunktur
Ren 4 Guanyuan, Ren 6 Qihai, Ren 12 Zhongwan, Di 4 Hegu, Mi 9 Yinlingquan.

Leere/Fülle

Yin-Mangel mit Leere-Hitze

Geschwüre mit blasser Umrandung, die bei Überarbeitung und Schlafmangel schlimmer werden, trockener Rachen in der Nacht, Hitzegefühl am Abend, Nachtschweiß, Hitze in den fünf Zentren, gerötete Wangen, rote Zunge ohne Belag, oberflächlich-leerer und schneller Puls. Je nach beteiligtem Organ treten entsprechend weitere Symptome und klinische Zeichen auf.

Akupunktur
Mi 6 Sanyinjiao, Ni 3 Taixi, Ren 4 Guanyuan, um das Yin zu nähren. Weitere Punkte zur Klärung von Leere-Hitze je nach beteiligtem Organ.

Weitere Krankheitsmuster

Leber-Feuer

Geschwüre auf der Wangeninnenseite, die sehr schmerzhaft und gerötet sind, Durst, bitterer Mundgeschmack, Kopfschmerzen, rotes Gesicht, Schwindel, Tinnitus, Reizbarkeit, Neigung zu Wutanfällen, Verstopfung, dunkler Harn, rote Zunge mit röteren Rändern und trockenem gelbem Belag, saitenförmig-schneller Puls.

Toxische Hitze

Rote und eiternde Geschwüre auf der Wangeninnenseite, aus denen gelber Eiter austritt, Fieber, Durst, rote Zunge mit roten Punkten und dickem, klebrig-gelbem Belag, überflutend-schlüpfrig-schneller Puls.

Eindringende Wind-Hitze mit Schleim

Rote und geschwollene Geschwüre auf der Wangeninnenseite, aus denen dünnflüssiger gelber Eiter austritt, Abneigung gegen Kälte, Fieber, Husten, Halsschmerzen, verstopfte oder laufende Nase mit gelbem Sekret, Kopfschmerzen, Körperschmerzen, leichtes Schwitzen, etwas Durst, geschwollene Mandeln, Übelkeit, Erbrechen, Engegefühl im Brustkorb, Zunge etwas rötlich an den seitlichen Anteilen des Brustareals oder im vorderen Bereich, oberflächlich-schneller Puls.

Eindringende Wind-Kälte mit Nieren-Mangel

Geschwüre auf der Wangeninnenseite mit weißer Umrandung, die geschwollen sind, Abneigung gegen Kälte, Fieber, Husten, Halskratzen, leichte Atemlosigkeit, verstopfte oder laufende Nase mit klarem wässrigem Sekret, Niesen, Hinterhauptkopfschmerzen, Körperschmerzen, dünner weißer Zungenbelag, Schmerzen im unteren Rücken, Schwindel, Tinnitus, blasse Zunge, oberflächlich-gespannter Puls.

HINWEIS FÜR DIE PRAXIS

Hat eine Frau Geschwüre auf dem Zahnfleisch und auf der Wangeninnenseite, dann behandeln Sie ohne Rücksicht auf das auslösende Muster das Konzeptionsgefäß. Finden sich Geschwüre auf der Zunge, so behandeln Sie die Herz-Leitbahn, insbesondere He 5 Tongli.

60.1.2 Fieberbläschen

Teil A (Betrachtung) ➤ Kap. 8; Teil B (Befragung) ➤ Kap. 35

Fülle

Eindringen von Wind-Hitze

Fieberbläschen im Mundwinkel oder an der Oberlippenkante, Abneigung gegen Kälte, Fieber, Husten, Halsschmerzen, verstopfte oder laufende Nase mit gelbem Sekret, Kopfschmerzen, Körperschmerzen, leichtes Schwitzen, etwas Durst, geschwollene Mandeln, Zunge etwas rötlich an den seitlichen Anteilen des Brustareals oder im vorderen Bereich, oberflächlich-schneller Puls.

Akupunktur
Di 4 Hegu, SJ 5 Waiguan, Bl 12 Fengmen, Lu 7 Lieque, Di 11 Quchi.

Nässe-Hitze im Magen

Fieberbläschen im Mundwinkel oder an der Unterlippenkante, klebriger Mundgeschmack, Durst ohne Verlangen zu trinken, Gesichtsschmerz, verstopfte Nase oder dickflüssiges, klebriges Nasensekret, Völlegefühl und Schmerzen im Oberbauch, Schweregefühl, Übelkeit, Hitzegefühl, matt-gelbe Gesichtsfarbe, rote Zunge mit klebrig-gelbem Belag, schlüpfrig-schneller Puls.

Akupunktur
Ren 12 Zhongwan, Ren 9 Shuifen, Mi 9 Yinlingquan, Di 11 Quchi, Ren 5 Shimen, Bl 22 Sanjiaoshu.

60

Leere/Fülle

Magen-Yin-Mangel mit Leere-Hitze

Fieberbläschen im Mundwinkel oder an der Unterlippenkante, trockener Mund am Abend, dumpfe oder brennende Oberbauchschmerzen, Hitzegefühl am Nachmittag, Durst mit dem Verlangen, in kleinen Schlückchen zu trinken, trockener Stuhl, nach dem Essen leichtes Völlegefühl, Nachtschweiß, Hitze in den fünf Zentren, Zahnfleischbluten, rote Zunge (oder nur rot in der Zungenmitte) ohne Belag in der Zungenmitte, oberflächlich-leerer und schneller Puls.

Akupunktur
Ma 44 Neiting, Mi 6 Sanyinjiao, Ren 12 Zhongwan, Ma 36 Zusanli, Di 4 Hegu, Di 11 Quchi.

Weitere Krankheitsmuster

Magen-Hitze

Fieberbläschen im Mundwinkel oder an der Unterlippenkante, schlechter Atem, Durst, brennende Oberbauchschmerzen, saures Aufstoßen, Übelkeit, übermäßiger Hunger, Hitzegefühl, rote Zunge mit gelbem Belag, überflutend-schneller Puls.

Hitze im Dickdarm

Fieberbläschen an der Oberlippe, Verstopfung und trockener Stuhl, brennendes Gefühl im Mund, trockene Zunge, brennendes Gefühl und Schwellungen im After, spärlicher dunkler Harn, dicker, gelber (oder brauner bis schwarzer), trockener Belag, voll-schneller Puls (häufig auf den beiden hinteren Taststellen saitenförmig).

Nässe-Hitze im Dickdarm

Fieberbläschen an der Oberlippe, Bauchschmerzen, die nach dem Stuhlgang nicht erleichtert werden, Durchfall, Schleim- und Blutbeimengungen im Stuhl, übler Geruch, brennendes Gefühl im After, spärlicher dunkler Harn, Fieber, das durch Schwitzen nicht gesenkt wird, Hitzegefühl, Durst ohne Verlangen zu trinken, Schweregefühl von Körper und Gliedmaßen, Engegefühl in Brustkorb und Oberbauch, rote Zunge mit klebrigem gelbem Belag, schlüpfrig-schneller Puls oder schlüpfrig und saitenförmig auf beiden hinteren Taststellen.

HINWEIS FÜR DIE PRAXIS

Ich verwende Di 4 Hegu kontralateral für die Mundwinkel, d.h. links bei Fieberbläschen auf der rechten Seite und umgekehrt.

60.1.3 Eingerissene Mundwinkel

Teil A (Betrachtung) ➤ Kap. 8

Magen-Hitze

Eingerissene Mundwinkel, Durst, brennende Oberbauchschmerzen, saures Aufstoßen, Übelkeit, übermäßiger Hunger, schlechter Atem, Hitzegefühl, rote Zunge mit gelbem Belag, überflutend-schneller Puls.

Magen-Yin-Mangel

Eingerissene Mundwinkel, trockener Mund mit dem Verlangen, Wasser in kleinen Schlückchen zu trinken, kein Appetit oder leichtes Hungergefühl ohne Verlangen zu essen, Verstopfung (trockener Stuhl), dumpfe oder leicht brennende Oberbauchschmerzen, trockener Mund und Rachen vor allem am Nachmittag, nach dem Essen leichtes Völlegefühl, normale Zungenfarbe ohne Belag oder ohne Belag in der Zungenmitte, oberflächlich-leerer Puls.

Magen-Yin-Mangel mit Leere-Hitze

Eingerissene Mundwinkel, trockener Mund und Rachen vor allem am Nachmittag, Durst mit dem Verlangen, in kleinen Schlückchen zu trinken, Zahnfleischbluten, dumpfe oder brennende Oberbauchschmerzen, Hitzegefühl am Nachmittag, trockener Stuhl, nach dem Essen leichtes Völlegefühl, Nachtschweiß, Hitze in den fünf Zentren, rote Zunge (oder nur rot in der Zungenmitte) ohne Belag in der Zungenmitte, oberflächlich-leerer und schneller Puls.

60.1.4 Jucken rund um den Mund

Magen-Hitze

Starkes Jucken rund um den Mund, vor allem in den Mundwinkeln und unterhalb des Mundes, Fieberbläschen, schlechter Atem, brennende Oberbauchschmerzen, Durst, saures Aufstoßen, Übelkeit, übermäßiger Hunger, Hitzegefühl, rote Zunge mit gelbem Belag, überflutend-schneller Puls.

Leber-Blut-Mangel mit Leere-Wind

Leichtes Jucken rund um den Mund, Trockenheit rund um den Mund, grünliche Farbe rund um den Mund, zitternder Mund, Gesichtstic, leichtes Lidzucken, verschleierte Sicht, Mouches volantes, auf einer Seite ist ein Arm oder Bein taub und kribbelt, blasse und dünne Zunge, rauer oder dünner und leicht saitenförmiger Puls.

Nässe-Hitze in Magen und Milz

Jucken rund um den Mund, feuchter Ausschlag rund um den Mund, Fieberbläschen, klebriger Mundgeschmack, Durst ohne Verlangen zu trinken, Schmerzen und Völlegefühl in Oberbauch und Unterbauch, Appetitmangel, Schweregefühl, Übelkeit, breiiger Stuhl mit üblem Geruch, Hitzegefühl, matt-gelbe Gesichtsfarbe, rote Zunge mit gelbem klebrigem Belag, schlüpfrig-schneller Puls.

Disharmonie in Durchdringungs- und Konzeptionsgefäß

Jucken rund um den Mund, das während der Periode oder der Wechseljahre einsetzt, Schmerzen im unteren Rücken, Schwindel, Tinnitus, unregelmäßige Periode. Je nachdem, ob ein Nieren-Yin- oder Nieren-Yang-Mangel vorliegt, treten entsprechend weitere Symptome und klinische Zeichen auf.

HINWEIS FÜR DIE PRAXIS

Der Bereich um den Mund herum steht unter dem Einfluss der Leber-Leitbahn sowie des Durchdringungs- und Konzeptionsgefäßes.

60.1.5 Speichelfluss aus den Mundwinkeln

Teil A (Betrachtung) ➤ Kap. 8

Milz-Qi-Mangel

Speichelfluss aus den Mundwinkeln, Appetitmangel, Müdigkeit, leichtes Spannungsgefühl im Bauch, blasse Gesichtsfarbe, breiiger Stuhl, blasse Zunge, leerer Puls.

Lungen-Qi-Mangel mit Leere-Kälte

Speichelfluss aus den Mundwinkeln, chronisch laufende Nase mit wässrigem weißem Sekret, Niesen, leichte Kurzatmigkeit, leichter Husten, schwache Stimme, tagsüber spontane Schweißausbrüche, Abneigung gegen Sprechen, hellweiße Gesichtsfarbe, Erkältungsanfälligkeit, Müdigkeit, Abneigung gegen Kälte, Kältegefühl, kalte Gliedmaßen, blasse Zunge, schwächlicher Puls.

Magen- und Milz-Hitze

Speichelfluss aus den Mundwinkeln, Zungenschmerzen, Mundaphthen, trockener Mund und trockene Lippen, brennende Schmerzen in Oberbauch und / oder Bauch, Durst, saures Aufstoßen, Übelkeit, übermäßiger Hunger, schlechter Atem, Hitzegefühl, rote Nasenspitze, Durst, trockener Stuhl, spärlicher dunkler Harn, gelbe Gesichtsfarbe, rote Zunge mit trockenem gelbem Belag, überflutend-schneller Puls. Der Speichelfluss aus den Mundwinkeln beruht auf einer emporlodernden Magen-Hitze, die die Flüssigkeiten im Mund verdunsten lässt.

Wind-Schleim

Speichelfluss aus den Mundwinkeln, starker Schwindel, verschleierte Sicht, Zittern, taube oder kribbelnde Gliedmaßen, Tinnitus, Übelkeit, Sputum im Rachen, Engegefühl im Brustkorb, steife oder abweichende und gedunsene Zunge, saitenförmig-schlüpfriger Puls.

Eindringender äußerer Wind

Speichelfluss aus den Mundwinkeln, Taubheitsgefühl im Gesicht, Deviation von Auge und Mund, unvollständiger Lidschluss, wässrige Augen. Hierbei handelt es sich nicht wie bei einer Erkältung um ein Eindringen äußeren Windes in das Abwehr-Qi-System der Lunge, sondern um eindringenden äußeren Wind, der die Leitbahnen des Gesichts angreift und zur Gesichtslähmung führt (Bell-Lähmung).

60.1.6 Zittern des Mundes

Leber-Blut- und Leber-Yin-Mangel mit innerem Wind

Leicht zitternder Mund, Schwindel, taube oder kribbelnde Gliedmaßen, verschleierte Sicht, Mouches volantes, trockene Augen, spärliche Regelblutungen, matt-blasse Gesichtsfarbe aber rote Wangenknochen, verschrumpelte und brüchige Nägel, trockene Haut, trockenes Haar, Nachtschweiß. Je nachdem, ob ein Blut-Mangel oder Yin-Mangel vorherrscht, variiert das Erscheinungsbild von Zunge und Puls.

Qi-Stagnation und Schleim

Zitternder Mund, Speichelfluss aus den Mundwinkeln, Spannungsgefühl im Oberbauch oder Bauch, Benommenheitsgefühl, Sputum im Rachen, Engegefühl im Brustkorb, Reizbarkeit, Kloßgefühl im Hals, saitenförmig-schlüpfriger Puls.

Magen-Hitze

Zitternder Mund, Durst, schlechter Atem, brennende Oberbauchschmerzen, saures Aufstoßen, Übelkeit, übermäßiger Hunger, Hitzegefühl, rote Zunge mit gelbem Belag, überflutend-schneller Puls.

Leber-Wind

Zitternder Mund, Zittern, starker Schwindel, Tinnitus, Kopfschmerzen, taube Gliedmaßen, Tics, steife, abweichende oder sich bewegende Zunge, saitenförmiger Puls.

60.1.7 Offenstehender Mund

Teil A (Betrachtung) ➤ Kap. 8

Lungen-Qi-Mangel mit Schleim

Offenstehender Mund, chronischer Husten, der sich bei Anstrengung verschlimmert, wenig Schleim, der nur schwer abzuhusten ist, oder verdünnter und wässriger Schleim, spontane Schweißausbrüche, Kältegefühl, Kurzatmigkeit, Engegefühl im Brustkorb, schwache Stimme, blasse, vorne leicht gedunsene Zunge, Puls leer auf der rechten vorderen Taststelle und etwas schlüpfrig.

Herz-Feuer

Offenstehender Mund, Zungenaphthen, rotes Gesicht, Herzklopfen, Durst, geistige Unruhe, körperliche Unruhe, Schlaflosigkeit, traumgestörter Schlaf, Hitzegefühl, bitterer Mundgeschmack, rote Zunge mit röterer Spitze und gelbem Belag, überflutend-schneller Puls.

Herz-Qi-Mangel

Offenstehender Mund, Herzklopfen, Stumpfheit, Kurzatmigkeit bei Anstrengung, blasse Gesichtsfarbe, Müdigkeit, leichte Niedergeschlagenheit, spontane Schweißausbrüche, blasse Zunge, leerer Puls.

60.1.8 Deviation des Mundes

Teil A (Betrachtung) ➤ *Kap. 8*

Leber-Wind

Deviation des Mundes, Zittern, starker Schwindel, Tinnitus, Kopfschmerzen, taube Gliedmaßen, Tics, steife, abweichende oder sich bewegende Zunge, saitenförmiger Puls.

Leber-Wind und Schleim

Deviation des Mundes, starker Schwindel, verschleierte Sicht, Zittern, taube oder kribbelnde Gliedmaßen, Tinnitus, Übelkeit, Sputum im Rachen, Engegefühl im Brustkorb, steife oder abweichende und gedunsene Zunge, saitenförmig-schlüpfriger Puls.

Eindringen von Wind-Kälte in die Gesichtsleitbahnen

Plötzliche Deviation des Mundes, Taubheitsgefühl im Gesicht. Hierbei handelt es sich um ein Eindringen von Wind-Kälte in die Leitbahnen des Gesichts, nicht in den Abwehr-Qi-Anteil der Lunge, wie es bei einer normalen Erkältung oder bei einer Grippe der Fall ist.

Leber-Qi-Stagnation

Periodische, je nach Gemütszustand auftretende Deviation des Mundes, Spannungsgefühl im Flankenbereich oder Oberbauch, Reizbarkeit, Launenhaftigkeit, Kloßgefühl im Hals, prämenstruelle Anspannung, saitenförmiger Puls.

Qi- und Blut-Mangel

Leichte Deviation des Mundes, Appetitmangel, breiiger Stuhl, schwache Stimme, Müdigkeit, verschleierte Sicht, Schwindel, taube oder kribbelnde Gliedmaßen, Herzklopfen, matt-blasse Gesichtsfarbe, blasse Zunge, schwächlicher oder rauer Puls.

Toxische Hitze in den Gesichtsleitbahnen

Deviation des Mundes, Durst, bitterer Mundgeschmack, Schmerzen und Schwellungen im Gesicht, Zahnschmerzen, Kopfschmerzen, rote Augen, geschwollenes Gesicht, rote Zunge mit roten Punkten und mit dickem, klebrigem, gelbem Belag, überflutend-schlüpfrig-schneller Puls.

60.2 Zunge

In diesem Kapitel werden lediglich einige ungewöhnliche Zungenzeichen abgehandelt. Die Zungendiagnose wird in den ➤ Kapiteln 23–27 ausführlich besprochen. Folgende klinische Zeichen und Symptome werden hier erörtert:
- Juckende Zunge
- Zungenschmerzen
- Taubheitsgefühl der Zunge
- Zungengeschwüre

60.2.1 Juckende Zunge

Teil B (Befragung) ➤ *Kap. 35*

Herz-Feuer

Juckreiz an der Spitze oder am vorderen Anteil der Zunge, Brennen auf der Zunge, Herzklopfen, Durst, Mund- und Zungenaphthen, geistige Unruhe, körperliche Unruhe, Schlaflosigkeit, traumgestörter Schlaf, Hitzegefühl, rotes Gesicht, bitterer Mundgeschmack, rote Zunge mit röterer Spitze und gelbem Belag, überflutend-schneller Puls.

Herz-Yin-Mangel mit Leere-Hitze

Vor allem am Abend leicht juckende Zunge, trockener Mund und Rachen, Herzklopfen, Schlaflosigkeit, traumgestörter Schlaf, Gedächtnisschwäche, nervöse Ängstlichkeit, Schreckhaftigkeit, geistige Unruhe, Patient fühlt sich unwohl und „heiß und genervt", trockener Mund und Rachen am Abend, Durst mit dem Verlangen, Flüssigkeiten in kleinen Schlückchen zu trinken, Hitzegefühl am Abend, gerötete Wangen, Nachtschweiß, Hitze in den fünf Zentren, rote Zunge mit röterer Spitze, kein Belag, oberflächlich-leerer und schneller Puls.

Herz- und Nieren-Yin-Mangel

Juckende Zunge, Herzklopfen, Schlaflosigkeit, traumgestörter Schlaf, nervöse Ängstlichkeit, Gedächtnisschwäche, Schwindel, Tinnitus, Schwerhörigkeit, Schmerzen im unteren Rücken, Nachtschweiß, spärlicher dunkler Harn, trockener Stuhl, normale Zungenfarbe ohne Belag, oberflächlich-leerer Puls.

Eindringen von Wind-Hitze

Akut juckende Zunge, Abneigung gegen Kälte, Fieber, Husten, Halsschmerzen, verstopfte oder laufende Nase mit gelbem Sekret, Kopfschmerzen, Körperschmerzen, leichtes Schwitzen, etwas Durst, geschwollene Mandeln, Zunge etwas rötlich an den seitlichen Anteilen des Brustareals oder im vorderen Bereich, oberflächlich-schneller Puls.

60.2.2 Zungenschmerzen

Teil B (Befragung) ➤ *Kap. 35*

Herz-Feuer

Zungenschmerzen (vor allem an der Zungenspitze), Zungenaphthen, Herzklopfen, Durst, Mund- und Zungenaphthen, geistige Unruhe, körperliche Unruhe, Schlaflosigkeit, traumgestörter Schlaf, Hitzegefühl, rotes Gesicht, bitterer Mundgeschmack, rote Zunge mit röterer Spitze und gelbem Belag, überflutend-schneller Puls.

Herz-Yin-Mangel mit Leere-Hitze

Vor allem am Abend leichte Zungenschmerzen, trockener Mund und Rachen, Herzklopfen, Schlaflosigkeit, traumgestörter Schlaf, Gedächtnisschwäche, nervöse Ängstlichkeit, Schreckhaftigkeit, geistige Unruhe, Patient fühlt sich unwohl und „heiß und genervt", Durst mit dem Verlangen, Flüssigkeiten in kleinen Schlückchen zu trinken, Hitzegefühl am Abend, gerötete Wangen, Nachtschweiß, Hitze in den fünf Zentren, rote Zunge mit röterer Spitze ohne Belag, überflutend-leerer und schneller Puls.

Magen-Feuer

Zungenschmerzen, Zahnfleischbluten, schlechter Atem, starker Durst mit Verlangen nach kalten Getränken, brennende Oberbauchschmerzen, geistige Unruhe, trockener Mund, Mundaphthen, saures Aufstoßen, Übelkeit, Erbrechen bald nach dem Essen, Hitzegefühl, rote Zunge mit dickem, trockenem, dunkelgelbem Belag, tief-voll-schneller Puls.

Magen-Yin-Mangel mit Leere-Hitze

Leichte Zungenschmerzen, dumpfe oder brennende Oberbauchschmerzen, Hitzegefühl am Nachmittag, trockener Mund und Rachen vor allem am Nachmittag, Durst mit dem Verlangen, in kleinen Schlückchen zu trinken, trockener Stuhl, nach dem Essen leichtes Völlegefühl, Nachtschweiß, Hitze in den fünf Zentren, Zahnfleischbluten, rote Zunge (oder rot in der Zungenmitte) ohne Belag in der Zungenmitte, oberflächlich-leerer und schneller Puls.

Leber-Feuer

Zungenschmerzen, Durst, bitterer Mundgeschmack, Kopfschmerzen, rotes Gesicht, Schwindel, Tinnitus, Reizbarkeit, Neigung zu Wutanfällen, Verstopfung, dunkler Harn, rote Zunge mit röteren Rändern und trockenem gelbem Belag, saitenförmig-schneller Puls.

Schleim-Feuer bedrängt das Herz

Zungenschmerzen, Durst, bitterer Mundgeschmack, Sputum im Rachen, Herzklopfen, geistige Unruhe, rotes Gesicht, Engegefühl im Brustkorb, Auswurf von Schleim, Sputum im Rachen, Schlaflosigkeit, traumgestörter Schlaf, körperliche Unruhe, geistige Verwirrung, unzusammenhängende Rede, Unbedachtsamkeit, unkontrolliertes Lachen oder Weinen, Schreien, Patient murmelt vor sich hin, Niedergeschlagenheit, manisches Verhalten, rote Zunge mit röterer, gedunsener Spitze, Herzriss, in dem sich ein klebriger, trockener, gelber Belag befindet, schlüpfrig-schneller oder schlüpfrig-überflutend-schneller Puls.

60.2.3 Taubheitsgefühl der Zunge

Teil B (Befragung) ➤ *Kap. 35*

Herz-Blut-Mangel

Taubheitsgefühl der Zunge, Herzklopfen, Schwindel, Schlaflosigkeit, traumgestörter Schlaf, Gedächtnisschwäche, nervöse Ängstlichkeit, Schreckhaftigkeit, matt-blasse Gesichtsfarbe, blasse Lippen, blasse und dünne Zunge, rauer oder dünner Puls.

Schleim blockiert das Herz

Taubheitsgefühl der Zunge, gedunsene Zunge, Schwindel, Engegefühl im Brustkorb, Sputum im Rachen, taube oder kribbelnde Gliedmaßen, klebriger Zungenbelag, schlüpfriger Puls.

Leber-Wind

Taubheitsgefühl der Zunge, Zittern, starker Schwindel, Tinnitus, Kopfschmerzen, Tics, Krampfanfälle, Nackenstarre, zitternde Gliedmaßen, steifer Nacken, Opisthotonus, in schweren Fällen auch Koma, steife, sich bewegende oder abweichende Zunge, saitenförmiger Puls.

Leber-Wind und Schleim

Taubheitsgefühl der Zunge, abweichende Zunge, starker Schwindel, verschleierte Sicht, Zittern, taube oder kribbelnde Gliedmaßen, Tinnitus, Übelkeit, Sputum im Rachen, Engegefühl im Brustkorb, steife oder abweichende und gedunsene Zunge, saitenförmig-schlüpfriger Puls.

Milz-Qi-Mangel

Taubheitsgefühl der Zunge, Appetitmangel, Müdigkeit, leichtes Spannungsgefühl im Bauch, blasse Gesichtsfarbe, breiiger Stuhl, blasse Zunge, leerer Puls.

Chronische Blut-Stase

Taubheitsgefühl der Zunge, dunkle Gesichtsfarbe, Kopfschmerzen, Schmerzen im Brustkorb, geistige Unruhe, Bauchschmerzen, dunkle Nägel, violette Zunge, saitenförmiger Puls.

60.2.4 Zungengeschwüre

Teil A (Betrachtung) ➤ Kap. 8; Teil B (Befragung) ➤ Kap. 35

Fülle

Herz-Feuer

Schmerzhafte Zungengeschwüre mit erhabenem, rotem Rand, bitterer Mundgeschmack, Durst, Herzklopfen, Mund- und Zungenaphthen, geistige Unruhe, körperliche Unruhe, Schlaflosigkeit, traumgestörter Schlaf, Hitzegefühl, rotes Gesicht, rote Zunge mit röterer Spitze und gelbem Belag, überflutend-schneller Puls.

Akupunktur
He 8 Shaofu, Di 4 Hegu, Di 11 Quchi.

Nässe-Hitze im Dünndarm

Zungengeschwüre mit rotem Rand, dunkler Harn, klebrig-gelber Zungenbelag, überflutend-schneller Puls.

Akupunktur
Dü 5 Yanggu, Di 4 Hegu, Di 11 Quchi, Mi 9 Yinlingquan.

Leere/Fülle

Herz-Yin-Mangel mit Leere-Hitze

Zungengeschwüre mit weißem Rand, trockener Mund und Rachen, Herzklopfen, Schlaflosigkeit, traumgestörter Schlaf, Gedächtnisschwäche, nervöse Ängstlichkeit, Schreckhaftigkeit, geistige Unruhe, Patient fühlt sich unwohl und „heiß und genervt", Durst mit dem Verlangen, Flüssigkeiten in kleinen Schlückchen zu trinken, Hitzegefühl am Abend, gerötete Wangen, Nachtschweiß, Hitze in den fünf Zentren, rote Zunge mit röterer Spitze ohne Belag, oberflächlich-leerer und schneller Puls.

Akupunktur
He 6 Yinxi, He 8 Shaofu, Mi 6 Sanyinjiao, Ren 4 Guanyuan, Ren 14 Juque, Di 4 Hegu.

Weitere Krankheitsmuster

Fülle-Hitze im Dünndarm

Zungengeschwüre mit rotem Rand, trockener Stuhl, dunkler Harn, schmerzhafte Miktion, Blut im Harn, Bauchschmerzen, trockener gelber Zungenbelag, überflutend-schneller Puls.

HINWEIS FÜR DIE PRAXIS
Um die Zunge zu erreichen, setze ich den Punkt He 5 Tongli ein (wobei je nach Muster noch andere Punkte hinzukommen).

60.3 Zähne

Folgende klinische Zeichen und Symptome der Zähne werden hier besprochen:
- Zahnschmerzen
- Löcher in den Zähnen
- Lockere Zähne
- Zähneknirschen
- Zahnbelag
- Trockene und weiße Zähne
- Trockene und stumpfe Zähne
- Gelbe und trockene Zähne
- Graue Zähne
- Feuchte obere und trockene untere Zähne

60.3.1 Zahnschmerzen

Teil B (Befragung) ➤ Kap. 35

Hinweis: Der folgende Abschnitt „Zahnschmerzen" umfasst keine auslösenden Faktoren wie Abszesse oder Wurzelkanalprobleme!

Magen-Feuer

Zahnschmerzen hauptsächlich der unteren Zähne, Mundaphthen, schlechter Atem, starker Durst mit Verlangen nach kalten Getränken, Zahnfleischbluten, brennende Oberbauchschmerzen, geistige Unruhe, trockener Mund, trockener Stuhl, saures Aufstoßen, Übelkeit, Erbrechen bald nach dem Essen, Hitzegefühl, rote Zunge mir dickem, trockenem und dunkelgelbem Belag, tief-voll-schneller Puls.

Nässe-Hitze im Magen

Zahnschmerzen, geschwollenes Zahnfleisch, klebriger Mundgeschmack, Durst ohne Verlangen zu trinken, Völlegefühl und Schmerzen im Oberbauch, Schweregefühl, Gesichtsschmerz, verstopfte Nase oder dickflüssiges, klebriges Nasensekret, Übelkeit, Hitzegefühl, matt-gelbe Gesichtsfarbe, rote Zunge mit klebrig-gelbem Belag, schlüpfrig-schneller Puls.

Magen-Yin-Mangel mit Leere-Hitze

Zahnschmerzen, Mundaphthen, trockener Mund oder Durst mit dem Verlangen, in kleinen Schlückchen zu trinken, dumpfe oder brennende Oberbauchschmerzen, Hitzegefühl am Nachmittag, trockener Stuhl, nach dem Essen leichtes Völlegefühl, Nachtschweiß, Hitze in den fünf Zentren, Zahnfleischbluten, rote Zunge (oder rot in der Zungenmitte) ohne Belag in der Zungenmitte, oberflächlich-leerer und schneller Puls.

Magen- und Milz-Qi-Mangel

Dumpfe Zahnschmerzen, die mal auftreten und wieder verschwinden, schwaches Zahnfleisch, Appetitmangel, leichtes Spannungsgefühl im Bauch, Müdigkeit, Abgeschlagenheit, blasse Gesichtsfarbe, schwache Gliedmaßen, breiiger Stuhl, ein unangenehmes Gefühl im Oberbauch, Geschmacksverlust, blasse Zunge, leerer Puls.

Hitze im Dickdarm

Starke Zahnschmerzen, eher die oberen Zähne sind betroffen, Mundaphthen, Zahnfleischbluten, Verstopfung und trockener Stuhl, brennendes Gefühl im Mund, trockene Zunge, brennendes Gefühl und Schwellung am After, spärlicher dunkler Harn, dicker, gelber (oder brauner bis schwarzer), trockener Zungenbelag, voll-schneller Puls.

Nässe-Hitze im Dickdarm

Zahnschmerzen, eher die oberen Zähne sind betroffen, Durst ohne Verlangen zu trinken, Mundaphthen, klebriger Mundgeschmack, Bauchschmerzen, die nach dem Stuhlgang nicht erleichtert werden, Durchfall, Schleim- und Blutbeimengungen im Stuhl, übler Geruch, brennendes Gefühl am After, spärlicher dunkler Harn, Fieber, Schwitzen, das das Fieber nicht senkt, Hitzegefühl, Schweregefühl von Körper und Gliedmaßen, rote Zunge mit klebrig-gelbem Belag, schlüpfrig-schneller Puls.

Hitze in Milz und Herz

Zahnschmerzen, Zahnfleischbluten, rote Lippen, Herzklopfen, Durst, Mund- und Zungenaphthen, geistige Unruhe, körperliche Unruhe, Schlaflosigkeit, traumgestörter Schlaf, Hitzegefühl, rotes Gesicht, bitterer Mundgeschmack, brennende Bauch- und / oder Oberbauchschmerzen, übermäßiger Hunger, rote Nasenspitze, trockene Lippen, trockener Stuhl, rote Zunge mit trockenem gelbem Belag, überflutend-schneller Puls.

Eindringender äußerer Wind

Zahnschmerzen, Abneigung gegen Kälte, Fieber, steifer Nacken, Hinterhauptkopfschmerzen, Niesen. Je nachdem, ob es sich um ein Krankheitsmuster von Wind-Kälte oder Wind-Hitze handelt, zeigen sich entsprechend weitere Symptome und klinische Zeichen, einschließlich Zunge und Puls.

„Wind-Kälte im Gehirn"

Starke Zahnschmerzen, die bis ins Gehirn ausstrahlen, als Folge einer Invasion äußeren Windes, der nicht geklärt wurde, violette Zunge.

60.3.2 Löcher in den Zähnen

Teil A (Betrachtung) ➤ Kap. 8

Nässe-Hitze in Magen und Milz

Löcher in den Zähnen, vor allem die unteren Zähne sind betroffen, Zahnfleischbluten, rote Lippen, Durst ohne Verlangen zu trinken, klebriger Mundgeschmack, Schmerzen und Völlegefühl im Ober- und Unterbauch, Appetitmangel, Schweregefühl, Übelkeit, breiiger Stuhl mit üblem Geruch, Hitzegefühl, matt-gelbe Gesichtsfarbe, rote Zunge mit gelbem klebrigem Belag, schlüpfrig-schneller Puls.

Magen- und Milz-Qi-Mangel

Löcher in den Zähnen, lockere Zähne, Appetitmangel, leichtes Spannungsgefühl im Bauch nach Nahrungsaufnahme, Müdigkeit, Abgeschlagenheit, blasse Gesichtsfarbe, schwache Gliedmaßen, breiiger Stuhl, unangenehmes Gefühl im Oberbauch, Geschmacksverlust, blasse Zunge, leerer Puls.

Nässe-Hitze im Dickdarm

Löcher in den Zähnen, vor allem die oberen Zähne sind betroffen, Durst ohne Verlangen zu trinken, Mundaphthen, Bauchschmerzen, die nach dem Stuhlgang nicht erleichtert werden, Durchfall, Schleim- und Blutbeimengungen im Stuhl, übler Geruch, brennendes Gefühl am After, spärlicher dunkler Harn, Fieber, Schwitzen, das das Fieber nicht senkt, Hitzegefühl, Schweregefühl von Körper und Gliedmaßen, rote Zunge mit klebrigem gelbem Belag, schlüpfrig-schneller Puls.

Nieren-Mangel

Löcher in den Zähnen, lockere Zähne, Schmerzen im unteren Rücken, Schwindel, Tinnitus, schwache Knie. Je nachdem, ob es sich um einen Nieren-Yin- oder Nieren-Yang-Mangel handelt, zeigen sich entsprechend weitere Symptome und klinische Zeichen, einschließlich Zunge und Puls.

60.3.3 Lockere Zähne

Teil A (Betrachtung) ➤ Kap. 8

Magen-Hitze

Lockere Zähne, Zahnschmerzen, Mundaphthen, Durst, schlechter Atem, brennende Oberbauchschmerzen, saures Aufstoßen, Übelkeit, übermäßiger Hunger, Hitzegefühl, rote Zunge mit gelbem Belag, überflutend-schneller Puls.

Nieren-Mangel

Lockere Zähne, Schmerzen im unteren Rücken, Schwindel, Tinnitus, Müdigkeit, schwächlicher Puls auf beiden hinteren Taststellen. Je nachdem, ob es sich um einen Nieren-Yin- oder Nieren-Yang-Mangel handelt, zeigen sich entsprechend weitere Symptome und klinische Zeichen.

Milz-Yin-Mangel mit Leere-Hitze

Lockere Zähne, Zahnschmerzen, rote Wangen, Appetitmangel, Verdauungsbeschwerden, Würgen, nagender Hunger, Geschmacksverlust, leichte Oberbauchschmerzen, trockener Mund, trockene Lippen, trockener Stuhl, dünner Körperbau, fahle Gesichtsfarbe mit roter Nasenspitze, Nachtschweiß, Hitzegefühl am Abend, rote belaglose Zunge mit quer verlaufenden Rissen auf den Seiten, oberflächlich-leerer und schneller Puls.

Nieren-Yin-Mangel mit Leere-Hitze

Lockere Zähne, Schwindel, Tinnitus, Drehschwindel, Gedächtnisschwäche, Schwerhörigkeit, Nachtschweiß, trockener Mund in der Nacht, Hitze in den fünf Zentren, Hitzegefühl am Abend, gerötete Wangen, Hitzewallungen während der Wechseljahre, Durst mit dem Verlangen, Flüssigkeiten in kleinen Schlückchen zu trinken, Schmerzen im unteren Rücken, Knochenschmerzen, nächtliche Samenergüsse mit Träumen, Verstopfung, spärlicher dunkler Harn, Unfruchtbarkeit, vorzeitiger Samenerguss, Müdigkeit, Niedergeschlagenheit, nervöse Ängstlichkeit, Schlaflosigkeit, übermäßige Regeblutungen, rote belaglose Zunge, oberflächlich-leerer und schneller Puls.

60.3.4 Zähneknirschen

Leber-Qi attackiert die Milz

Zähneknirschen bei Anspannung, Reizbarkeit, Spannungsgefühl und Schmerzen im Bauch, abwechselnd Verstopfung und Durchfall, Stuhl ist mal trocken und kommt in kleinen Stücken heraus, mal ist er breiig, Blähungen, Müdigkeit, normale Zungenfarbe oder leicht rot an den Rändern, saitenförmiger Puls links und schwächlicher Puls rechts.

Magen- und Herz-Feuer

Zähneknirschen, Zahnfleischbluten, brennende Oberbauchschmerzen, starker Durst mit dem Verlangen nach kalten Getränken, geistige Unruhe, trockener Mund, Mundaphthen, Zahnfleischbluten, trockener Stuhl, saures Aufstoßen, schlechter Atem, Übelkeit, Erbrechen bald nach der Essensaufnahme, Herzklopfen, Schlaflosigkeit, traumgestörter Schlaf, Hitzegefühl, rotes Gesicht, bitterer Mundgeschmack, rote Zunge mit dickem, trockenem und dunkelgelbem Belag, tief-voll-schneller Puls.

Nahrungsretention

Zähneknirschen bei Kindern, Völlegefühl, Schmerzen und Spannungsgefühl im Oberbauch, die durch Erbrechen erleichtert werden, Übelkeit, Erbrechen saurer Flüssigkeiten, schlechter Atem, saures Aufstoßen, Rülpsen, Schlaflosigkeit, breiiger Stuhl oder Verstopfung, dicker Zungenbelag, voll-schlüpfriger Puls.

Qi- und Blut-Mangel

Schwaches Zähneknirschen, Appetitmangel, breiiger Stuhl, schwache Stimme, Müdigkeit, verschleierte Sicht, Schwindel, taube oder kribbelnde Gliedmaßen, Herzklopfen, matt-blasse Gesichtsfarbe, blasse Zunge, schwächlicher oder rauer Puls.

Innerer Leere-Wind

Zähneknirschen, Schwindel, Kopfschmerzen, Tics, feinschlägiges Zittern, Müdigkeit, verschleierte Sicht, Gedächtnisschwäche, dünner und leicht saitenförmiger Puls. Je nachdem, ob ein Blut- oder Yin-Mangel zugrunde liegt, kann die Zunge blass oder rot und belaglos sein.

Eindringender äußerer Wind

Zähneknirschen, Frösteln und Zittern, Abneigung gegen Kälte, Fieber, steifer Nacken, Hinterhauptkopfschmerzen, Körperschmerzen, oberflächlicher Puls.

60.3.5 Zahnbelag

Teil A (Betrachtung) ➤ Kap. 8

Magen-Hitze

Zahnbelag, gelbliche Verfärbung der Zähne am Übergang zum Zahnfleisch, Durst, schlechter Atem, brennende Oberbauchschmerzen, saures Aufstoßen, Übelkeit, übermäßiger Hunger, Hitzegefühl, rote Zunge mit gelbem Belag, überflutend-schneller Puls.

Hitze in Magen und Niere

Zahnbelag, gelbliche Verfärbung der Zähne am Übergang zum Zahnfleisch, brennende Oberbauchschmerzen, Durst, saures Aufstoßen, Übelkeit, übermäßiger Hunger, schlechter Atem, Hitzegefühl, dunkler Harn, schmerzhafte Miktion, Rückenschmerzen, rote Zunge mit gelbem Belag, überflutend-schneller Puls.

Nieren-Yin-Mangel

Zahnbelag, stumpf-gelbliche Verfärbung der Zähne am Übergang zum Zahnfleisch, Schwindel, Tinnitus, Schwerhörigkeit, Gedächtnisschwäche, Nachtschweiß, Drehschwindel, trockener Mund und Rachen in der Nacht, Schmerzen im unteren Rücken, Knochenschmerzen, nächtliche Samenergüsse, Verstopfung, dunkler spärlicher Harn, Unfruchtbarkeit, vorzeitiger Samenerguss, Müdigkeit, Abgeschlagenheit, Niedergeschlagenheit, leichte Ängstlichkeit, normale Zungenfarbe ohne Belag, oberflächlich-leerer Puls.

60.3.6 Trockene und weiße Zähne

Teil A (Betrachtung) ➤ Kap. 8

Akute innere Hitze infolge eindringender Wind-Hitze

Weiße, trockene Zähne, Hitzegefühl, Fieber, Durst, Schwitzen, rote Zunge mit gelbem Belag, überflutend-schneller Puls.

Magen-Hitze

Weiße, trockene Zähne, Durst, schlechter Atem, brennende Oberbauchschmerzen, saures Aufstoßen, Übelkeit, übermäßiger Hunger, Hitzegefühl, rote Zunge mit gelbem Belag, überflutend-schneller Puls.

60.3.7 Trockene und stumpfe Zähne

Teil A (Betrachtung) ➤ Kap. 8

Nieren-Yin-Mangel

Trockene und stumpfe Zähne, die wie trockene Knochen aussehen, Schwindel, Tinnitus, Schwerhörigkeit, Gedächtnisschwäche, Nachtschweiß, Drehschwindel, trockener Mund und Rachen in der Nacht, Schmerzen im unteren Rücken, Knochenschmerzen, nächtliche Samenergüsse, Verstopfung, dunkler spärlicher Harn, Unfruchtbarkeit, vorzeitiger Samenerguss, Müdigkeit, Abgeschlagenheit, Niedergeschlagenheit, leichte Ängstlichkeit, normale Zungenfarbe ohne Belag, oberflächlich-leerer Puls.

Nieren-Yin-Mangel mit Leere-Hitze

Sehr trockene und stumpfe Zähne, die wie trockene Knochen aussehen, Schwindel, Tinnitus, Drehschwindel, Gedächtnisschwäche, Schwerhörigkeit, Nachtschweiß, trockener Mund in der Nacht, Hitze in den fünf Zentren, Hitzegefühl am Abend, gerötete Wangen, Hitzewallungen während der Wechseljahre, Durst mit dem Verlangen, in kleinen Schlückchen zu trinken, Schmerzen im unteren Rücken, Knochenschmerzen, nächtliche Samenergüsse mit Träumen, Verstopfung, dunkler spärlicher Harn, Unfruchtbarkeit, vorzeitiger Samenerguss, Müdigkeit, Niedergeschlagenheit, nervöse Ängstlichkeit, Schlaflosigkeit, übermäßige Regelblutungen, rote belaglose Zunge, oberflächlich-leerer und schneller Puls.

Leber-Blut-Mangel

Trockene, stumpfe Zähne, Schwindel, verschleierte Sicht, Mouches volantes, taube oder kribbelnde Gliedmaßen, spärliche Regelblutungen, matt-blasse Gesichtsfarbe, blasse Zunge, rauer oder dünner Puls.

60.3.8 Gelbe und trockene Zähne

Teil A (Betrachtung) ➤ Kap. 8

Nässe-Hitze in Magen und Milz mit vorherrschender Hitze

Gelbe und trockene Zähne, matt-gelbe Gesichtsfarbe, Schmerzen und Völlegefühl im Ober- und Unterbauch, Appetitmangel, Schweregefühl, Durst ohne Verlangen zu trinken, Übelkeit, breiiger Stuhl mit üblem Geruch, Hitzegefühl, matt-gelbe Gesichtsfarbe, klebriger Mundgeschmack, rote Zunge mit gelbem klebrigem Belag, schlüpfrig-schneller Puls.

Nieren-Yin-Mangel

Matt-gelbe und trockene Zähne, Schwindel, Tinnitus, Schwerhörigkeit, Gedächtnisschwäche, Nachtschweiß, Drehschwindel, trockener Mund und Rachen in der Nacht, Schmerzen im unteren Rücken, Knochenschmerzen, nächtliche Samenergüsse, Verstopfung, dunkler spärlicher Harn, Unfruchtbarkeit, vorzeitiger Samenerguss, Müdigkeit, Abgeschlagenheit, Niedergeschlagenheit, leichte Ängstlichkeit, normale Zungenfarbe ohne Belag, oberflächlich-leerer Puls.

Ansammlung von Kälte im Bauch mit falschem Yang oben

Gelbe und trockene Zähne, Bauchschmerzen, Kältegefühl, kalte Füße, blasse Zunge, gespannt-langsamer Puls.

60.3.9 Graue Zähne

Teil A (Betrachtung) ➤ Kap. 8

Nieren-Yin-Mangel mit Leere-Hitze

Graue und trockene Zähne, Schwindel, Tinnitus, Drehschwindel, Gedächtnisschwäche, Schwerhörigkeit, Nachtschweiß, trockener Mund in der Nacht, Hitze in den fünf Zentren, Hitzegefühl am Abend, gerötete Wangen, Hitzewallungen während der Wechseljahre, Durst mit dem Verlangen, Flüssigkeiten in kleinen Schlückchen zu trinken, Schmerzen im unteren Rücken, Knochenschmerzen, nächtliche Samenergüsse mit Träumen, Verstopfung, dunkler spärlicher Harn, Unfruchtbarkeit, vorzeitiger Samenerguss, Müdigkeit, Niedergeschlagenheit, nervöse Ängstlichkeit, Schlaflosigkeit, übermäßige Regelblutungen, rote belaglose Zunge, oberflächlich-leerer und schneller Puls.

60.3.10 Feuchte obere und trockene untere Zähne

Teil A (Betrachtung) ➤ *Kap. 8*

Nieren- und Herz-Yin-Mangel mit Leere-Hitze im Herzen (Niere und Herz sind nicht harmonisiert)

Feuchte obere und trockene untere Zähne, trockener Mund mit dem Verlangen, Wasser in kleinen Schlückchen zu trinken, Herzklopfen, geistige Unruhe, Schlaflosigkeit, traumgestörter Schlaf, nervöse Ängstlichkeit, Gedächtnisschwäche, Schwindel, Tinnitus, Schwerhörigkeit, Schmerzen im unteren Rücken, nächtliche Samenergüsse mit Träumen, Hitzegefühl am Abend, Nachtschweiß, Hitze in den fünf Zentren, spärlicher dunkler Harn, trockener Stuhl, rote Zunge mit röterer Spitze und Herzriss, oberflächlich-leerer und schneller Puls oder tiefer und schwächlicher Puls auf beiden hinteren und überflutender Puls auf beiden vorderen Taststellen.

60.4 Zahnfleisch

Folgende klinische Zeichen und Symptome des Zahnfleischs werden hier besprochen:

- Zahnfleischentzündung
- Zahnfleischbluten
- Zurückweichendes Zahnfleisch
- Eiterndes Zahnfleisch
- Blasses Zahnfleisch
- Rotes Zahnfleisch
- Violettes Zahnfleisch

60.4.1 Zahnfleischentzündung

Teil A (Betrachtung) ➤ *Kap. 8; Teil B (Befragung)* ➤ *Kap. 35*

Fülle

Magen-Hitze

Entzündetes Zahnfleisch, schlechter Atem, Mundaphthen vor allem am unteren Zahnfleisch, Durst, brennende Oberbauchschmerzen, saures Aufstoßen, Übelkeit, übermäßiger Hunger, Hitzegefühl, rote Zunge mit gelbem Belag, überflutend-schneller Puls.

Akupunktur
Ma 44 Neiting, Di 4 Hegu, Ma 21 Liangmen, Di 11 Quchi.

Leere/Fülle

Magen-Yin-Mangel mit Leere-Hitze

Entzündetes Zahnfleisch, vor allem das untere Zahnfleisch ist betroffen, Zahnfleischbluten, Mundaphthen mit weißer Umrandung, trockener Mund und Rachen vor allem am Nachmittag, Durst mit dem Verlangen, in kleinen Schlückchen zu trinken, dumpfe oder brennende Oberbauchschmerzen, Hitzegefühl am Nachmittag, trockener Stuhl, nach dem Essen leichtes Völlegefühl, Nachtschweiß, Hitze in den fünf Zentren, rote Zunge (oder rot in der Zungenmitte) ohne Belag in der Zungenmitte, oberflächlich-leerer und schneller Puls.

Akupunktur
Ma 44 Neiting, Mi 6 Sanyinjiao, Ren 12 Zhongwan, Ma 36 Zusanli, Di 4 Hegu, Di 11 Quchi.

Weitere Krankheitsmuster

Eindringende Wind-Hitze

Entzündetes Zahnfleisch, Abneigung gegen Kälte, Fieber, Husten, Halsschmerzen, verstopfte oder laufende Nase mit gelbem Sekret, Kopfschmerzen, Körperschmerzen, leichtes Schwitzen, etwas Durst, geschwollene Mandeln, Zunge etwas rötlich an den seitlichen Anteilen des Brustareals oder im vorderen Bereich, oberflächlich-schneller Puls.

Unterernährungssyndrom der „violetten Beine und Zähne"

Geschwollenes, entzündetes und blutendes Zahnfleisch, aufgesprungene Lippen, Beinschmerzen, stellenweise geschwollene Beine, was der Verteilung von Wolken ähnelt und wie die Samen unreifer Auberginen verfärbt ist, hartes Gewebe, Gehschwierigkeiten. Von diesem Krankheitsmuster gibt es zwei Manifestationen, die eine vom Typ Nässe-Kälte und die andere vom Typ Toxische Hitze. Bei Nässe-Kälte bestehen zudem Schweregefühl, kalte Gliedmaßen, Ödeme und Gelenkschmerzen, bei Toxischer Hitze bitterer Mundgeschmack, trockener Mund, Durst, schlechter Atem, rote Zunge mit roten Punkten und dickem, klebrig-gelbem Belag sowie ein überflutend-schlüpfrig-schneller Puls.

Unterernährungssyndrom der Zähne der „laufenden Krähe"

Anfangs bilden sich harte und rote Knoten auf dem Zahnfleisch, nach ein bis zwei Tagen entzündet sich das Zahnfleisch und wird gräulich-schwarz; Zahnfleischbluten ohne Schmerzen oder Juckreiz, schlechter Atem, rote Zunge mit klebrig-gelbem Belag. Dieses Krankheitsmuster tritt meist bei Kindern auf.

60.4.2 Zahnfleischbluten

Teil A (Betrachtung) ➤ Kap. 8; Teil B (Befragung) ➤ Kap. 35

Leere

Milz-Qi kann das Blut nicht halten

Zahnfleischbluten, Appetitmangel, nach der Nahrungsaufnahme leichtes Spannungsgefühl im Bauch, Müdigkeit, Abgeschlagenheit, blasse Gesichtsfarbe, schwache Knie, breiiger Stuhl, leichte Niedergeschlagenheit, Neigung zu Fettleibigkeit, blasse Zunge, leerer Puls.

Akupunktur
Mi 3 Taibai, Ren 12 Zhongwan, Bl 20 Pishu, Di 4 Hegu, Di 7 Wenliu.

Fülle/Leere

Magen-Yin-Mangel mit Leere-Hitze

Zahnfleischbluten, trockener Mund und Rachen vor allem am Nachmittag, Durst mit dem Verlangen, in kleinen Schlückchen zu trinken, dumpfe oder brennende Oberbauchschmerzen, Hitzegefühl am Nachmittag, Verstopfung (trockener Stuhl), Hungergefühl ohne Verlangen zu essen, nach dem Essen leichtes Völlegefühl, Nachtschweiß, Hitze in den fünf Zentren, rote Zunge (oder rot in der Zungenmitte) ohne Belag in der Zungenmitte, oberflächlich-leerer und schneller Puls.

Akupunktur
Ren 12 Zhongwan, Ma 36 Zusanli, Mi 6 Sanyinjiao, Di 4 Hegu, Ma 44 Neiting, Di 7 Wenliu.

Fülle

Magen-Feuer

Zahnfleischbluten mit Schmerzen, schlechter Atem, starker Durst mit Verlangen nach kalten Getränken, brennende Oberbauchschmerzen, geistige Unruhe, trockener Mund, Mundaphthen, trockener Stuhl, saures Aufstoßen, Übelkeit, Erbrechen bald nach dem Essen, Hitzegefühl, rote Zunge mit dickem, trockenem, dunkelgelbem Belag, tief-voll-schneller Puls.

Akupunktur
Ma 44 Neiting, Di 4 Hegu, Di 7 Wenliu.

Weitere Krankheitsmuster

Nieren-Yin-Mangel mit Leere-Hitze

Zahnfleischbluten, Schwindel, Tinnitus, Drehschwindel, Gedächtnisschwäche, Schwerhörigkeit, Nachtschweiß, trockener Mund in der Nacht, Hitze in den fünf Zentren, Hitzegefühl am Abend, gerötete Wangen, Hitzewallungen während der Wechseljahre, Durst mit dem Verlangen, Flüssigkeiten in kleinen Schlückchen zu trinken, Schmerzen im unteren Rücken, Knochenschmerzen, nächtliche Samenergüsse mit Träumen, Verstopfung, dunkler spärlicher Harn, Unfruchtbarkeit, vorzeitiger Samenerguss, Müdigkeit, Niedergeschlagenheit, nervöse Ängstlichkeit, Schlaflosigkeit, übermäßige Regelblutungen, rote belaglose Zunge, oberflächlich-leerer und schneller Puls.

60.4.3 Zurückweichendes Zahnfleisch

Teil A (Betrachtung) ➤ Kap. 8; Teil B (Befragung) ➤ Kap. 35

Qi- und Blut-Mangel

Zurückweichendes Zahnfleisch, blasse Lippen, blasses Zahnfleisch, Appetitmangel, breiiger Stuhl, schwache Stimme, Müdigkeit, verschleierte Sicht, Schwindel, taube oder kribbelnde Gliedmaßen, Herzklopfen, matt-blasse Gesichtsfarbe, blasse Zunge, schwächlicher oder rauer Puls.

Magen-Feuer

Zurückweichendes Zahnfleisch, rotes Zahnfleisch, Mundaphthen, Zahnfleischbluten, schlechter Atem, brennende Oberbauchschmerzen, starker Durst mit Verlangen nach kalten Getränken, geistige Unruhe, trockener Stuhl, trockener Mund, Übelkeit, Erbrechen bald nach dem Essen, saures Aufstoßen, Hitzegefühl, rote Zunge mit dickem, trockenem, dunkelgelbem Belag, tief-voll-schneller Puls.

Nieren-Yin-Mangel mit Leere-Hitze

Zurückweichendes Zahnfleisch, Zahnfleischbluten, Schwindel, Tinnitus, Drehschwindel, Gedächtnisschwäche, Schwerhörigkeit, Nachtschweiß, trockener Mund in der Nacht, Hitze in den fünf Zentren, Hitzegefühl am Abend, gerötete Wangen, Hitzewallungen während der Wechseljahre, Durst mit dem Verlangen, Flüssigkeiten in kleinen Schlückchen zu trinken, Schmerzen im unteren Rücken, Knochenschmerzen, nächtliche Samenergüsse mit Träumen, Verstopfung, dunkler spärlicher Harn, Unfruchtbarkeit, vorzeitiger Samenerguss, Müdigkeit, Niedergeschlagenheit, nervöse Ängstlichkeit, Schlaflosigkeit, übermäßige Regelblutungen, rote belaglose Zunge, oberflächlich-leerer und schneller Puls.

HINWEIS FÜR DIE PRAXIS

Außer dem Magen beeinflusst auch die Niere das Zahnfleisch. „Lockere Zähne" werden in der chinesischen Medizin zwar mit einem Nieren-Mangel assoziiert, Zähne können aber auch aufgrund einer Erkrankung des Zahnfleisches locker werden.

60.4.4 Eiterndes Zahnfleisch

Teil A (Betrachtung) ➤ Kap. 8

Magen-Feuer

Aus dem Zahnfleisch tritt Eiter aus, Zahnabszess, rotes und geschwollenes Zahnfleisch, Zahnfleischbluten, Zahnschmerzen, schlechter Atem, brennende Oberbauchschmerzen, starker Durst mit Verlangen nach kalten Getränken, geistige Unruhe, trockener Stuhl, trockener Mund, Mundaphthen, Übelkeit, Erbrechen bald nach dem Essen, saures Aufstoßen, Hitzegefühl, rote Zunge mit dickem, trockenem, dunkelgelbem Belag, tief-voll-schneller Puls.

Eindringende Wind-Hitze mit Toxischer Hitze

Aus dem Zahnfleisch tritt Eiter aus, geschwollene Lymphknoten, Zahnfleischbluten, Abneigung gegen Kälte, Halsschmerzen, Fieber, Mandelentzündung, aus den Mandeln tritt Eiter aus, Kopfschmerzen, Zunge an den Rändern rot mit roten Punkten und gelbem Belag, oberflächlich-schneller Puls.

Schwerer Qi- und Blut-Mangel mit Toxischer Hitze

Chronische und wiederkehrende Anfälle von eiterndem Zahnfleisch, nur langsam abheilende Mundaphthen, Appetitmangel, breiiger Stuhl, schwache Stimme, Müdigkeit, verschleierte Sicht, Schwindel, taube oder kribbelnde Gliedmaßen, Herzklopfen, matt-blasse Gesichtsfarbe, blasse Zunge, schwächlicher oder rauer Puls.

60.4.5 Blasses Zahnfleisch

Teil A (Betrachtung) ➤ Kap. 8

Milz-Qi-Mangel

60

Blasses Zahnfleisch, blasse Lippen, Appetitmangel, Müdigkeit, leichtes Spannungsgefühl im Bauch, blasse Gesichtsfarbe, breiiger Stuhl, blasse Zunge, leerer Puls.

Blut-Mangel

Matt-blasses Zahnfleisch, Müdigkeit, Schwindel, verschleierte Sicht, spärliche Regelblutungen, blasse Zunge, rauer oder schwächlicher Puls.

Milz-Yang-Mangel mit Leere-Kälte

Hell-blasses Zahnfleisch, Appetitmangel, leichtes Spannungsgefühl im Bauch nach der Nahrungsaufnahme, Müdigkeit, Abgeschlagenheit, blasse Gesichtsfarbe, schwache Gliedmaßen, breiiger Stuhl, leichte Niedergeschlagenheit, Neigung zu Fettleibigkeit, Kältegefühl, kalte Gliedmaßen, Ödeme, blasse und nasse Zunge, tief-schwächlicher Puls.

60.4.6 Rotes Zahnfleisch

Teil A (Betrachtung) ➤ Kap. 8

Magen-Hitze

Hellrotes Zahnfleisch, geschwollenes Zahnfleisch, Zahnfleischbluten, Durst, schlechter Atem, brennende Oberbauchschmerzen, saures Aufstoßen, Übelkeit, übermäßiger Hunger, Hitzegefühl, rote Zunge mit gelbem Belag, überflutend-schneller Puls.

Magen-Yin-Mangel mit Leere-Hitze

Rotes Zahnfleisch, Zahnfleischbluten, Hitzegefühl am Nachmittag, trockener Mund und Rachen vor allem am Nachmittag, Durst mit dem Verlangen, in kleinen Schlückchen zu trinken, dumpfe oder brennende Oberbauchschmerzen, Verstopfung (trockener Stuhl), Hungergefühl ohne Verlangen zu essen, nach dem Essen leichtes Völlegefühl, Nachtschweiß, Hitze in den fünf Zentren, rote Zunge (oder rot in der Zungenmitte) ohne Belag in der Zungenmitte, oberflächlich-leerer und schneller Puls.

Milz-Hitze

Rotes Zahnfleisch, trockene und rote Lippen, brennende Schmerzen in Oberbauch und / oder Bauch, übermäßiger Hunger, rote Nasenspitze, Mundaphthen, Durst, trockener Stuhl, Hitzegefühl, spärlicher dunkler Harn, gelbe Gesichtsfarbe, rote Zunge mit trockenem gelbem Belag, überflutend-schneller Puls.

Leere-Hitze der Milz

Blass-rotes Zahnfleisch, Appetitmangel, Verdauungsbeschwerden, Würgen, nagender Hunger, Geschmacksverlust, leichte Oberbauchschmerzen, trockener Mund, trockene Lippen, trockener Stuhl, dünner Körperbau, fahle Gesichtsfarbe mit roter Nasenspitze, Nachtschweiß, Hitzegefühl am Abend, rote belaglose Zunge mit quer verlaufenden Rissen auf den Seiten, oberflächlich-leerer und schneller Puls.

60.4.7 Violettes Zahnfleisch

Teil A (Betrachtung) ➤ Kap. 8

Blut-Stase im Magen

Violettes Zahnfleisch, Zahnfleischbluten, Zahnschmerzen, violette Lippen, starke stechende Oberbauchschmerzen, die nachts schlimmer werden können, Abneigung gegen Druck, Übelkeit, Erbrechen, unter Umständen auch Bluterbrechen, Erbrechen von kaffeesatzartigen Nahrungsresten, violette Zunge, saitenförmiger Puls.

Hitze in der Blut-Ebene bei fiebrigen Erkrankungen

Violettes Zahnfleisch, Zahnfleischbluten, dunkler fleckenartiger Ausschlag, geistige Verwirrung, nächtliches Fieber, hohes Fieber, Reizbarkeit, Bluterbrechen, Nasenbluten, Blut im Stuhl, Blut im Harn, dunkelrote Zunge ohne Belag, dünn-saitenförmig-schneller Puls.

60.5 Lippen

Folgende klinische Zeichen und Symptome der Lippen werden hier besprochen:

- Blasse Lippen
- Rote Lippen
- Violette Lippen
- Bläulich-grünliche Lippen
- Gelbe Lippen
- Trockene oder aufgesprungene Lippen
- Zitternde Lippen
- Abgeschälte Lippen
- Geschwollene Lippen
- Umgestülpte Lippen
- Herabhängende Lippen
- Abnorme Lippenfarbe in der Schwangerschaft

60.5.1 Blasse Lippen

Teil A (Betrachtung) ➤ Kap. 8

Milz-Qi- und Milz-Blut-Mangel

Blasse Lippen, matt-blasse Gesichtsfarbe, Appetitmangel, leichtes Spannungsgefühl im Bauch nach der Nahrungsaufnahme, Müdigkeit, Abgeschlagenheit, schwache Gliedmaßen, breiiger Stuhl, dünner Körperbau, spärliche Regelblutungen oder Amenorrhö, Schlaflosigkeit, Gelenkschmerzen, blasse Zunge, schwächlicher oder rauer Puls.

Leber-Blut-Mangel

Blasse Lippen, matt-blasse Gesichtsfarbe, Schwindel, verschleierte Sicht, taube oder kribbelnde Gliedmaßen, spärliche Regelblutungen, blasse Zunge, rauer oder dünner Puls.

Milz-Yang-Mangel mit Leere-Kälte

Blasse und leicht bläuliche oder hellweiße Lippen, blasse Gesichtsfarbe, Appetitmangel, leichtes Spannungsgefühl im Bauch nach der Nahrungsaufnahme, Bauchschmerzen, Müdigkeit, Abgeschlagenheit, schwache Gliedmaßen, breiiger Stuhl, Kältegefühl, kalte Gliedmaßen, blasse und nasse Zunge, tief-schwächlich-langsamer Puls.

60.5.2 Rote Lippen

Teil A (Betrachtung) ➤ Kap. 8

Fülle-Hitze

Rote und geschwollene Lippen, Durst, trockener Stuhl, Hitzegefühl, rote Zunge mit gelbem Belag, überflutend-schneller Puls. Syndrome wie Hitze in Herz, Lunge, Magen, Leber, Niere und Milz können alle rote Lippen herbeiführen. Je nach beteiligtem Organ treten weitere Symptome und klinische Zeichen auf.

Yin-Mangel mit Leere-Hitze

Rote, aufgesprungene und trockene Lippen, trockener Mund, Durst mit dem Verlangen, in kleinen Schlückchen zu trinken, Hitzegefühl am Abend, Nachtschweiß, Hitze in den fünf Zentren, rote Zunge ohne Belag, oberflächlich-leerer und schneller Puls. Syndrome wie Leere-Hitze in Herz, Lunge, Magen, Leber, Niere und Milz können zu roten Lippen führen. Je nach beteiligtem Organ treten andere Symptome und klinische Zeichen auf.

Eindringende Wind-Hitze

Rote Lippen (vor allem bei Kindern), Abneigung gegen Kälte, Fieber, Halsschmerzen, Kopfschmerzen, Körperschmerzen, leichtes Schwitzen, Zunge mit roten Rändern und/oder rot im vorderen Anteil, oberflächlich-schneller Puls.

Akute Hitze in der Qi-Ebene bei fiebrigen Erkrankungen (Hitze)

Rote und geschwollene Lippen, Fieber, Hitzegefühl, Patient stößt die Bettwäsche von sich, Durst, übermäßiges Schwitzen, rote Zunge mit gelbem Belag, überflutend-schneller Puls.

Akute Hitze in der Qi-Ebene bei fiebrigen Erkrankungen (Feuer)

Rote, geschwollene, trockene und aufgesprungene Lippen, Fieber, Hitzegefühl, trockener Mund, trockener Stuhl, dunkler Harn, mentale Unruhe, rote Zunge mit trockenem, dunkelgelbem oder braunem Belag, tief-voll-schneller Puls.

60.5.3 Violette Lippen

Teil A (Betrachtung) ➤ Kap. 8

Blut-Stase

Violette Lippen, dunkle Gesichtsfarbe, Kopfschmerzen, Schmerzen in Brustkorb, Flanken oder Bauch, Herzklopfen, violette Zunge, saitenförmiger Puls. Je nachdem, ob Leber oder Herz beteiligt sind, treten zusätzlich die entsprechenden Symptome und klinischen Zeichen auf.

Schwerer Milz-Yang-Mangel mit Leere-Kälte

Violette Lippen, blasse Gesichtsfarbe, Appetitmangel, leichtes Spannungsgefühl im Bauch, Bauchschmerzen, Müdigkeit, Abgeschlagenheit, schwache Gliedmaßen, breiiger Stuhl, Kältegefühl, kalte Gliedmaßen, blasse und nasse Zunge, tief-schwächlich-langsamer Puls.

Schwerer Nieren-Yang-Mangel mit Leere-Kälte

Violette Lippen, dunkle Gesichtsfarbe, Schmerzen im unteren Rücken, kalte Knie, Kältegefühl, hellweiße Gesichtsfarbe, schwache Knie, Müdigkeit, Abgeschlagenheit, reichlich klarer Harn, Nykturie, Impotenz, verringerte Libido, blasse und nasse Zunge, tief-schwächlicher Puls. Hierbei handelt es sich um einen schweren Nieren-Yang-Mangel mit innerer Leere-Kälte, die ein wenig Blut-Stase verursacht. Daher ist die Gesichtsfarbe eher dunkel als blass, wie sie bei einem Yang-Mangel eigentlich sein sollte.

Innere Fülle-Kälte

Bläulich-violette Lippen, hellweiße Gesichtsfarbe, Kältegefühl, kalte Gliedmaßen, Bauchschmerzen, hell-blasse Gesichtsfarbe, dicker weißer Zungenbelag, tief-voll-gespannt-langsamer Puls. Je nach beteiligtem Organ bestehen entsprechend weitere Symptome und klinische Zeichen.

Trüber Schleim in der Lunge

Bläulich-violette Lippen, klebriger Mundgeschmack, Atemlosigkeit, Auswurf von Schleim, Keuchen, Patient kann sich nicht hinlegen, Engegefühl im Brustkorb, klebriger und schmutziger Zungenbelag, schlüpfriger Puls.

Hitze in der Nähr-Qi- oder Blut-Ebene bei akuten fiebrigen Erkrankungen

Rötlich-violette Lippen, nächtliches Fieber, geistige Unruhe und Verwirrung, fleckiger Ausschlag, Blutungen, rote belaglose Zunge, dünn-schneller Puls.

60.5.4 Bläulich-grünliche Lippen

Teil A (Betrachtung) ➤ *Kap. 8*

Innere Kälte

Bläuliche Lippen, bläulich-weiße Gesichtsfarbe, Kältegefühl, kalte Gliedmaßen, Bauchschmerzen. Je nachdem, welches Organ beteiligt ist und ob eine Fülle-Kälte oder eine Leere-Kälte besteht, zeigen sich entsprechend weitere Symptome und klinische Zeichen.

Qi-Stagnation und Blut-Stase

Grünliche Lippen, grünliche Gesichtsfarbe, Spannungsgefühl und Schmerzen im Bauch, Reizbarkeit, Schmerzen im Brustkorb, violette Zunge, saitenförmiger oder rauer Puls.

60.5.5 Gelbe Lippen

Teil A (Betrachtung) ➤ *Kap. 8*

Nässe-Hitze in Magen und Milz

Hellgelbe Lippen, klebriger Mundgeschmack, matt-gelbe Gesichtsfarbe, Schmerzen und Völlegefühl im Ober- und Unterbauch, Appetitmangel, Schweregefühl, Durst ohne Verlangen zu trinken, Übelkeit, breiiger Stuhl mit üblem Geruch, Hitzegefühl, rote Zunge mit gelbem klebrigem Belag, schlüpfrig-schneller Puls.

Kälte-Nässe in Magen und Milz

Matt-gelbe Lippen, matt-gelbliche Gesichtsfarbe, klebriger Mundgeschmack, Bauchschmerzen, Kältegefühl im Bauch, kalte Gliedmaßen, Völle- und Schweregefühl, blasse Zunge mit klebrigem weißem Belag, schlüpfrig-langsamer Puls.

Fülle-Hitze mit Blut-Stase

Dunkelgelbe Lippen, Hitzegefühl, Durst, Bauchschmerzen, Schmerzen im Brustkorb, rötlich-violette Zunge, saitenförmiger oder rauer und schneller Puls. Je nach beteiligtem Organ bestehen entsprechend weitere Symptome und klinische Zeichen.

60.5.6 Trockene oder aufgesprungene Lippen

Teil A (Betrachtung) ➤ *Kap. 8*

Magen- und Milz-Yin-Mangel

Trockene Lippen, trockener Mund, kein Appetit oder leichter Hunger ohne Verlangen zu essen, Verstopfung (trockener Stuhl), dumpfe oder leicht brennende Oberbauchschmerzen, trockener Mund und Rachen vor allem am Nachmittag, Durst ohne Verlangen zu trinken oder Durst mit dem Verlangen, in kleinen Schlückchen zu trinken, nach der Nahrungsaufnahme leichtes Spannungsgefühl im Bauch, normale Zungenfarbe ohne Belag in der Zungenmitte, oberflächlich-leerer Puls.

Fülle-Hitze

Aufgesprungene, rote und geschwollene Lippen, Durst, trockener Stuhl, Hitzegefühl, rote Zunge mit gelbem Belag, überflutend-schneller Puls. Syndrome wie Hitze in Lunge, Magen, Milz und Dickdarm können alle zu aufgesprungenen Lippen führen. Je nach beteiligtem Organ bestehen entsprechend weitere Symptome und klinische Zeichen.

Yin-Mangel mit Leere-Hitze

Aufgesprungene und trockene Lippen, trockener Mund, Nachtschweiß, Hitze in den fünf Zentren, Durst mit dem Verlangen, in kleinen Schlückchen zu trinken, Hitzegefühl am Abend, rote Zunge ohne Belag, oberflächlich-leerer und schneller Puls. Syndrome wie Leere-Hitze in Lunge, Magen, Milz und Dickdarm können alle zu aufgesprungenen Lippen führen. Je nach beteiligtem Organ bestehen entsprechend weitere Symptome und klinische Zeichen.

Leber-Blut-Mangel

Leicht aufgesprungene und trockene Lippen, Schwindel, verschleierte Sicht, Mouches volantes, taube oder kribbelnde Gliedmaßen, spärliche Regelblutungen, matt-blasse Gesichtsfarbe, blasse Zunge, rauer oder dünner Puls.

Blut-Stase

Aufgesprungene, trockene und violette Lippen, trockener Mund mit dem Verlangen zu trinken ohne zu schlucken, Kopfschmerzen, Schmerzen im Brustkorb, Bauchschmerzen, violette Zunge, saitenförmiger oder rauer Puls. Syndrome wie Blut-Stase in Herz, Lunge, Magen oder Leber können alle zu aufgesprungenen Lippen führen. Je nach beteiligtem Organ bestehen entsprechend weitere Symptome und klinische Zeichen. Aufgrund des Austausches zwischen Blut und Körperflüssigkeiten kann es bei einer seit langem bestehenden Blut-Stase zu einer Störung im Körperflüssigkeitsstoffwechsel kommen und eine Trockenheit hervorrufen.

HINWEIS FÜR DIE PRAXIS

Trockene Lippen können bei Frauen ein Hinweis auf einen Milz-Yin-Mangel sein.

60.5.7 Zitternde Lippen

Teil A (Betrachtung) ➤ Kap. 8

Milz-Qi-Mangel

Leicht zitternde Lippen, blasse Lippen, blasse Gesichtsfarbe, Appetitmangel, Müdigkeit, leichtes Spannungsgefühl im Bauch, breiiger Stuhl, blasse Zunge, leerer Puls.

Blut-Mangel mit Leere-Wind

Zitternde und trockene Lippen, Jucken rund um den Mund, trockene Haut, leichtes Zittern des Kopfes und/oder der Hände, Gesichtstic, Schwindel, verschleierte Sicht, auf einer Seite ist ein Arm oder Bein taub oder kribbelt, blasse und dünne Zunge, rauer oder dünner und leicht saitenförmiger Puls.

Magen-Feuer

Stark zitternde Lippen, rote Lippen, Zahnfleischbluten, starker Durst mit Verlangen nach kalten Getränken, schlechter Atem, trockener Mund, Mundaphthen, brennende Oberbauchschmerzen, geistige Unruhe, trockener Stuhl, saures Aufstoßen, Übelkeit, Erbrechen bald nach dem Essen, Hitzegefühl, saures Aufstoßen, rote Zunge mit dickem, trockenem, dunkelgelbem Belag, tief-voll-schneller Puls.

60.5.8 Abgeschälte Lippen

Teil A (Betrachtung) ➤ Kap. 8

Milz-Hitze

Abgeschälte, aufgesprungene und geschwollene Lippen, die ein frisches Rot aufweisen, trockene Lippen, Mundaphthen, Durst, brennende Schmerzen in Oberbauch und/oder Bauch, übermäßiger Hunger, rote Nasenspitze, trockener Stuhl, Hitzegefühl, spärlicher dunkler Harn, gelbe Gesichtsfarbe, rote Zunge mit trockenem gelbem Belag, überflutend-schneller Puls.

Milz-Yin-Mangel mit Leere-Hitze

Abgeschälte, trockene und aufgesprungene Lippen, Appetitmangel, Verdauungsbeschwerden, Würgen, nagender Hunger, Geschmacksverlust, leichte Oberbauchschmerzen, trockener Mund, trockene Lippen, trockener Stuhl, dünner Körperbau, fahle Gesichtsfarbe mit roter Nasenspitze, Nachtschweiß, Hitzegefühl am Abend, gerötete Wangen, rote belaglose Zunge mit quer verlaufenden Rissen auf den Seiten, oberflächlich-leerer und schneller Puls.

60.5.9 Geschwollene Lippen

Teil A (Betrachtung) ➤ Kap. 8

Toxische Hitze beeinträchtigt Magen und Milz

Geschwollene und dunkle Lippen, Durst, Hitzegefühl, geistige Unruhe, pustulöse Ausschläge, Schwellungen, Schmerzen, Kopfschmerzen, rote Zunge mit roten Punkten und dickem, klebrigem, gelbem Belag, überflutend-schlüpfrig-schneller Puls.

Nässe-Hitze in Magen und Milz

Geschwollene und hellrote Lippen, Schmerzen und Völlegefühl im Ober- und Unterbauch, Appetitmangel, Schweregefühl, Durst ohne Verlangen zu trinken, Übelkeit, breiiger Stuhl mit üblem Geruch, Hitzegefühl, matt-gelbe Gesichtsfarbe, klebriger Mundgeschmack, rote Zunge mit gelbem klebrigem Belag, schlüpfrig-schneller Puls.

Wind-Hitze in der Haut

Akut geschwollene und hellrote Lippen, nesselsuchtartiger Ausschlag, geschwollener Hals, Juckreiz, rote Augen. Dieses Muster entspricht einer allergischen Reaktion auf Nahrungsmittel oder einem Bienenstich.

60.5.10 Umgestülpte Lippen

Teil A (Betrachtung) ➤ *Kap. 8*

Schwerer Yang-Mangel

Umgestülpte Lippen, kalte Gliedmaßen, Schwitzen, Kältegefühl, Abgeschlagenheit, Rückenschmerzen, Schwindel, Tinnitus, breiiger Stuhl, blasse und nasse Zunge, tief-schwächlicher oder zerfließender Puls. Je nach beteiligtem Organ bestehen entsprechend weitere Symptome und klinische Zeichen.

Schwerer Yin-Mangel

Umgestülpte Lippen, Hitzegefühl, trockene Haut, trockener Mund, trockene Nägel, Schwindel, Tinnitus, Nachtschweiß, belaglose Zunge, dünner oder verschwindender Puls. Je nach beteiligtem Organ bestehen weitere Symptome und klinische Zeichen.

60.5.11 Herabhängende Lippen

Teil A (Betrachtung) ➤ *Kap. 8*

Milz-Qi-Mangel mit absinkendem Milz-Qi

Herabhängende Lippen, ein nach unten ziehendes Gefühl im Bauchraum, Organvorfälle, Appetitmangel, leichtes Spannungsgefühl im Bauch nach der Nahrungsaufnahme, Müdigkeit, Abgeschlagenheit, blasse Gesichtsfarbe, schwache Gliedmaßen, breiiger Stuhl, blasse Zunge, leerer Puls.

Milz- und Nieren-Yang-Mangel

Herabhängende Lippen, Schmerzen im unteren Rücken, kalte und schwache Knie, Kältegefühl, hellweiße Gesichtsfarbe, Impotenz, verringerte Libido, Müdigkeit, Abgeschlagenheit, reichlich klarer Harn, Nykturie, breiiger Stuhl, Appetitmangel, leichtes Spannungsgefühl im Bauch, Patient will sich hinlegen, Durchfall am frühen Morgen, blasse und nasse Zunge, tief-schwächlicher Puls.

60.5.12 Abnorme Lippenfarbe in der Schwangerschaft

Teil A (Betrachtung) ➤ *Kap. 8*

Blut-Mangel

Blasse Lippen während der Schwangerschaft, Schwindel, verschleierte Sicht, Mouches volantes, taube oder kribbelnde Gliedmaßen, matt-blasse Gesichtsfarbe, Herzklopfen, blasse Zunge, rauer oder dünner Puls.

Schwerer Blut-Mangel

Weiße Lippen, trockene Mundwinkel, Erschöpfung, Herzklopfen, Schwindel, verschleierte Sicht, Mouches volantes, taube oder kribbelnde Gliedmaßen, matt-blasse Gesichtsfarbe, trockene Haut, blasse und trockene Zunge oder blasse und belaglose Zunge, rauer oder dünner Puls.

Blut-Stase bedingt durch Kälte

Bläuliche Lippen während der Schwangerschaft, Bauchschmerzen, die durch Wärmeanwendung gelindert werden, Schmerzen im Brustkorb, Kopfschmerzen, kalte Gliedmaßen, bläulich-violette Zunge, gespannter Puls.

60.6 Gaumen

Die folgenden klinischen Zeichen und Symptome des Gaumens werden besprochen:
- Blasser Gaumen
- Matt-blasser Gaumen
- Gelber Gaumen
- Roter Gaumen
- Violetter Gaumen

60.6.1 Blasser Gaumen

Teil A (Betrachtung) ➤ *Kap. 8*

Magen- und Milz-Qi-Mangel

Blasser Gaumen, der wie die Haut auf der Milch aussieht, Appetitmangel, leichtes Spannungsgefühl im Bauch nach der Nahrungsaufnahme, Müdigkeit, Abgeschlagenheit, blasse Gesichtsfarbe, schwache Gliedmaßen, breiiger Stuhl, ein unangenehmes Gefühl im Oberbauch, Geschmacksverlust, blasse Zunge, leerer Puls.

Magen- und Milz-Yang-Mangel

Blasser Gaumen, der fast gänzlich weiß aussieht, Appetitmangel, leichtes Spannungsgefühl im Bauch nach der Nahrungsaufnahme, Müdigkeit, Abgeschlagenheit, blasse Gesichtsfarbe, schwache Gliedmaßen, breiiger Stuhl, ein unangenehmes Gefühl im Oberbauch, Geschmacksverlust, blasse und nasse Zunge, tief-schwächlicher Puls.

60.6.2 Matt-blasser Gaumen

Teil A (Betrachtung) ➤ *Kap. 8*

Milz- und Leber-Blut-Mangel

Matt-blasser Gaumen, Appetitmangel, leichtes Spannungsgefühl im Bauch nach der Nahrungsaufnahme, Müdigkeit, matt-blasse Gesichtsfarbe, schwache Gliedmaßen, breiiger Stuhl, dünner Körperbau, spärliche Regelblutungen oder Amenorrhö, Schlaflosigkeit, Schwindel, taube Gliedmaßen, verschleierte Sicht, Mouches volantes, blasse Lippen, Krämpfe, verschrumpelte und brüchige Nägel, trockenes Haar und trockene Haut, blasse und trockene Zunge, rauer oder dünner Puls.

Qi- und Blut-Mangel

Matt-blasser Gaumen, Appetitmangel, breiiger Stuhl, schwache Stimme, Müdigkeit, verschleierte Sicht, Schwindel, taube oder kribbelnde Gliedmaßen, Herzklopfen, matt-blasse Gesichtsfarbe, blasse Zunge, schwächlicher oder rauer Puls.

60.6.3 Gelber Gaumen

Teil A (Betrachtung) ➤ *Kap. 8*

Chronischer Magen- und Milz-Qi-Mangel

Matt-gelber Gaumen, Appetitmangel, leichtes Spannungsgefühl im Bauch nach der Nahrungsaufnahme, Müdigkeit, blasse Gesichtsfarbe, schwache Gliedmaßen, breiiger Stuhl, ein unangenehmes Gefühl im Oberbauch, Geschmacksverlust, blasse Zunge, leerer Puls.

Nässe in Magen und Milz

Hellgelber Gaumen, Völlegefühl und Schmerzen im Ober- und Unterbauch, Appetitmangel, Schweregefühl, Durst ohne Verlangen zu trinken, Übelkeit, breiiger Stuhl mit üblem Geruch, Hitzegefühl, matt-gelbe Gesichtsfarbe, klebriger Mundgeschmack, rote Zunge mit klebrigem gelbem Belag, schlüpfrig-schneller Puls.

60.6.4 Roter Gaumen

Teil A (Betrachtung) ➤ *Kap. 8*

Fülle-Hitze

Roter Gaumen, Durst, Mundaphthen, Hitzegefühl, geistige Unruhe, rote Zunge mit gelbem Belag, überflutend-schneller Puls. Je nach beteiligtem Organ bestehen entsprechend weitere Symptome und klinische Zeichen.

60.6.5 Violetter Gaumen

Teil A (Betrachtung) ➤ *Kap. 8*

Blut-Stase

Violetter Gaumen, Bauchschmerzen, Schmerzen im Brustkorb, Kopfschmerzen, geistige Unruhe, violette Zunge, saitenförmiger oder rauer Puls. Je nach beteiligtem Organ, in der Regel Leber, Lunge, Magen oder Herz, bestehen entsprechend weitere Symptome und klinische Zeichen.

60.7 Philtrum

Die folgenden klinischen Zeichen und Symptome des Philtrums werden besprochen:
- Flaches Philtrum
- Steif aussehendes Philtrum
- Blasses Philtrum
- Rotes Philtrum
- Bläulich-grünliches Philtrum
- Dunkles Philtrum

60.7.1 Flaches Philtrum

Teil A (Betrachtung) ➤ *Kap. 8*

Nieren-Mangel

Flaches Philtrum, Schmerzen im unteren Rücken, Schwindel, Tinnitus, Müdigkeit. Je nachdem, ob es sich um einen Nieren-Yin- oder Nieren-Yang-Mangel handelt, zeigen sich entsprechend weitere Symptome und klinische Zeichen, einschließlich Zunge und Puls.

Nässe-Hitze in Magen und Milz

Flaches Philtrum, Schmerzen und Völlegefühl im Ober- und Unterbauch, Appetitmangel, Schweregefühl, Durst ohne Verlangen zu trinken, Übelkeit, breiiger Stuhl mit üblem Geruch, Hitzegefühl, matt-gelbe Gesichtsfarbe, klebriger Mundgeschmack, rote Zunge mit gelbem klebrigem Belag, schlüpfrig-schneller Puls.

HINWEIS FÜR DIE PRAXIS

Nach Ansicht der alten chinesischen Kunst des Gesichtslesens kann ein flaches Philtrum bei Frauen auf Unfruchtbarkeit hindeuten.

60.7.2 Steif aussehendes Philtrum

Teil A (Betrachtung) ➢ Kap. 8

Blut-Stase

Steif aussehendes Philtrum, dunkle Lippen, Bauchschmerzen, Schmerzen im Brustkorb, Kopfschmerzen, violette Zunge, saitenförmiger oder rauer Puls.

60.7.3 Blasses Philtrum

Teil A (Betrachtung) ➢ Kap. 8

Qi-Mangel

Blasses Philtrum, Müdigkeit, Appetitmangel, breiiger Stuhl, schwache Stimme, blasse Zunge, leerer Puls. Je nach beteiligtem Organ bestehen entsprechend weitere Symptome und klinische Zeichen.

Fülle-Kälte

Hell-blasses Philtrum, gräulich-blasse Gesichtsfarbe, Bauchschmerzen, Oberbauchschmerzen, kalte Gliedmaßen, Schmerzen werden durch Wärmeanwendungen und warme Getränke gelindert, durch Kälte und kalte Getränke verschlimmert, dicker weißer Zungenbelag, gespannter Puls. Je nach beteiligtem Organ bestehen weitere Symptome und klinische Zeichen.

Leere-Kälte

Blasses Philtrum, gräulich-blasse Gesichtsfarbe, dumpfe Bauchschmerzen, dumpfe Oberbauchschmerzen, kalte Gliedmaßen, Schmerzen werden durch Wärmeanwendungen und warme Getränke gelindert, durch Kälte und kalte Getränke verschlimmert, Kältegefühl, Müdigkeit, blasse Zunge mit dünnem weißem Belag, tief-schwächlicher Puls. Je nach beteiligtem Organ bestehen weitere Symptome und klinische Zeichen.

60.7.4 Rotes Philtrum

Teil A (Betrachtung) ➢ Kap. 8

Hitze im Blut

Rotes Philtrum, Hautausschläge, Hitzegefühl, Durst, Blutungen, geistige Unruhe, rote Zunge, überflutend-schneller Puls.

Eindringen von Wind-Hitze

Rotes Philtrum, Abneigung gegen Kälte, Fieber, Halsschmerzen, Kopfschmerzen, Körperschmerzen, leichtes Schwitzen, Zunge rot an den seitlichen Anteilen des Brustareals und / oder im vorderen Bereich, oberflächlich-schneller Puls.

Nässe-Hitze im Darm

Rotes Philtrum mit Flecken auf der Haut, aus denen Flüssigkeit austritt, Bauchschmerzen, die nach dem Stuhlgang nicht besser werden, Durchfall, Schleim- und Blutbeimengungen im Stuhl, übler Geruch, brennendes Gefühl am After, spärlicher dunkler Harn, Fieber, Schwitzen senkt das Fieber nicht, Hitzegefühl, Durst ohne Verlangen zu trinken, Schweregefühl von Körper und Gliedmaßen, rote Zunge mit klebrigem gelbem Belag, schlüpfrig-schneller Puls.

60.7.5 Bläulich-grünliches Philtrum

Teil A (Betrachtung) ➢ Kap. 8

Innere Kälte

Bläuliches Philtrum, Kältegefühl, Bauchschmerzen, kalte Gliedmaßen, blasse Zunge, tiefer Puls. Je nachdem, ob Fülle-Kälte oder Leere-Kälte vorliegt, bestehen entsprechend weitere Symptome und klinische Zeichen.

Leber-Qi-Stagnation

Grünliches Philtrum, Spannungsgefühl in Flankenbereich oder Oberbauch, Reizbarkeit, Schwermütigkeit, Launenhaftigkeit, Kloßgefühl im Hals, prämenstruelle Anspannung, saitenförmiger Puls.

60.7.6 Dunkles Philtrum

Teil A (Betrachtung) ➢ Kap. 8

Hitze im Blut

Dunkles Philtrum, Hautausschläge, Hitzegefühl, Durst, Blutungen, geistige Unruhe, rote Zunge, überflutend-schneller Puls.

Nässe-Hitze im Unteren Erwärmer

Dunkles Philtrum, gelber und juckender Scheidenausfluss, Schmerzen im Unterbauch, dunkler und / oder trüber Harn, klebriger gelber Belag an der Zungenwurzel, schlüpfrig-schneller Puls.

KAPITEL

61 Augen

Die folgenden Augensymptome werden hier besprochen:

1. Verschwommene Sicht und Mouches volantes
2. Augenjucken
3. Trockene Augen
4. Heiße und schmerzende Augen
5. Tränende Augen
6. Augenausfluss
7. Gelbe Augen (Skleren)
8. Rote Augen (Skleren)
9. Bläulich-grünliche Augen (Skleren)
10. Dunkle Augen (Skleren)
11. Rote Augenwinkel
12. Blasse Augenwinkel
13. Gerstenkorn
14. Rote Augenlider
15. Dunkle Augenlider
16. Grüne Augenlider
17. Blasse Augenlider
18. Geschwollene Augenlider
19. Furunkel auf dem Augenlid
20. Schmerzen der Augenlider
21. Lidzucken
22. Herabhängende Augenlider
23. Verlust der Kontrolle über die Augenlider
24. Knötchen in den Augenlidern
25. Kleine rote Körnchen an der Innenseite der Augenlider
26. Rötung an der Innenseite der Unterlider
27. Schielen
28. Kurzsichtigkeit
29. Weitsichtigkeit
30. Verminderte Nachtsicht
31. Glaukom (Grüner Star)
32. Verminderte Sehschärfe
33. Spannungsgefühl in den Augen
34. Hervorstehender Augapfel
35. Eingesunkener Augapfel
36. Schuppige Augäpfel
37. Rote Flecken unter den Bindehäuten
38. Rote Äderchen in den Augen
39. Herabhängende rote Membran
40. Rote Membran im Augenwinkel
41. Roter Ring rund um die Pupillen
42. Trübung der Hornhaut
43. Narbenbildung nach Trübung der Hornhaut
44. Weiße Flecken
45. Weiße Membran auf der Pupille bei Kindern
46. Gelbe Flüssigkeit zwischen Pupille und Iris
47. Blutung zwischen Pupille und Iris
48. Starrende, fixierte Augen
49. Erweiterte Pupillen
50. Zusammengezogene Pupillen
51. Geschlossene Augen
52. Offene Augen
53. Zitternder Augapfel
54. Nach oben verdrehter Augapfel
55. Nach innen gekehrte Wimpern
56. Plötzliche Blindheit
57. Katarakt (Grauer Star)

61.1 Verschwommene Sicht und Mouches volantes

Teil B (Befragung) ➤ *Kap. 42*

Im Chinesischen gibt es drei Ausdrücke, die man mit „verschwommene Sicht" übersetzen kann: Als Erstes *mu xuan* (*mu* bedeutet „Auge"), wobei hier *xuan* auf Schwindel verweist. Der zweite Ausdruck ist *mu hun*, wobei *hun* ein „Gefühl von Ohnmacht" nahelegt. Als Drittes wird der Ausdruck *mu hua* erwähnt, in dem *hua* „Blume" bedeutet, und beide Silben zusammen heißen, dass der Patient Gegenstände wie Blumen oder Schmetterlingsflügel sieht. Folglich könnte man den dritten Ausdruck noch treffender als „Mouches volantes" übersetzen. Der chinesische Ausdruck für verschwommene Sicht impliziert auch Schwindelgefühle, die beiden

Begriffe und Symptome überschneiden sich also in gewissem Maße. Tatsächlich ist der Ausdruck für „Schwindel" auf Chinesisch *xuan yun*, wobei das Schriftzeichen von *xuan* dasselbe ist wie in *mu xuan* (verschleierte Sicht).

Leere

Leber-Blut-Mangel

Verschwommene Sicht und / oder Moches volantes, Schwindel, taube oder kribbelnde Gliedmaßen, spärliche Regelblutungen, matt-blasse Gesichtsfarbe, blasse Zunge, rauer oder dünner Puls.

Akupunktur
Le 8 Ququan, Ma 36 Zusanli, Mi 6 Sanyinjiao, Ren 4 Guanyuan, Di 4 Hegu, Yuyao.

Leber-Yin-Mangel

Verschwommene Sicht und / oder Mouches volantes, trockene Augen, verminderte Nachtsicht, Schwindel, trockenes Haar, taube oder kribbelnde Gliedmaßen, Schlaflosigkeit, spärliche Regelblutungen oder Amenorrhö, matt-blasse Gesichtsfarbe mit roten Wangenknochen, Krämpfe, verschrumpelte und brüchige Nägel, Nachtschweiß, normale Zungenfarbe ohne Belag, dünner oder oberflächlich-leerer Puls.

Akupunktur
Le 8 Ququan, Ma 36 Zusanli, Mi 6 Sanyinjiao, Ren 4 Guanyuan, Ni 6 Zhaohai, Di 4 Hegu, Yuyao.

Nieren-Yin-Mangel

Verschwommene Sicht und / oder Mouches volantes, trockene Augen, Schwindel, Tinnitus, Schwerhörigkeit, Gedächtnisschwäche, Nachtschweiß, Drehschwindel, trockener Mund und Rachen in der Nacht, Schmerzen im unteren Rücken, Verstopfung, spärlicher dunkler Harn, Müdigkeit, normale Zungenfarbe ohne Belag, dünner oder oberflächlich-leerer Puls.

Akupunktur
Ni 3 Taixi, Ren 4 Guanyuan, Bl 23 Shenshu, Mi 6 Sanyinjiao, Ren 12 Zhongwan, Yuyao.

Fülle

Trüber Schleim im Kopf

Verschwommene Sicht und / oder Mouches volantes, dumpfe Kopfschmerzen mit einem Gefühl von Schwere und Benommenheit, Gedächtnisschwäche und Konzentrationsschwäche, Schwindel, Sputum im Hals, Engegefühl im Brustkorb, Übelkeit, gedunsene Zunge mit klebrigem Belag, schlüpfriger Puls.

Akupunktur
Ma 40 Fenglong, Ren 12 Zhongwan, Ren 9 Shuifen, Ren 5 Shimen, Bl 22 Sanjiaoshu, Di 4 Hegu, Yuyao.

Weitere Krankheitsmuster

Aufsteigendes Leber-Yang

Verschwommene Sicht und / oder Mouches volantes häufig im Verlauf einer Kopfschmerzattacke, Kopfschmerzen, Schwindel, Tinnitus, Reizbarkeit, Neigung zu Wutanfällen, saitenförmiger Puls.

Herz-Blut-Mangel

Verschwommene Sicht und / oder Mouches volantes, Herzklopfen, Schwindel, Schlaflosigkeit, traumgestörter Schlaf, Gedächtnisschwäche, nervöse Ängstlichkeit, Schreckhaftigkeit, matt-blasse Gesichtsfarbe, blasse Lippen, blasse und dünne Zunge, rauer oder dünner Puls.

Leber-Feuer

Verschwommene Sicht, blutunterlaufene Augen, Augenschmerzen, Kopfschmerzen, rotes Gesicht, Schwindel, Tinnitus, Reizbarkeit, Neigung zu Wutanfällen, Durst, bitterer Mundgeschmack, Verstopfung, dunkler Harn, rote Zunge mit röteren Rändern und trockenem gelbem Belag, saitenförmig-schneller Belag.

Hitze in der Gallenblase

Verschwommene Sicht, Schwindel, Tinnitus, Schmerzen, bitterer Mundgeschmack, trockener Rachen, Reizbarkeit, rotes Gesicht und rote Ohren, Völlegefühl im Flankenbereich, Schweregefühl, einseitig oder beidseitig gelber Zungenbelag, saitenförmig-schneller Puls.

Mangel des Minister-Feuers (Nieren-Yang-Mangel)

Verschleierte Sicht und / oder Mouches volantes, wässrige Augen, Schmerzen im unteren Rücken, kalte Knie, Kältegefühl im unteren Rücken, Kältegefühl, schwache Beine, hellweiße Gesichtsfarbe, schwache Knie, Müdigkeit, Abgeschlagenheit, reichlicher klarer oder spärlicher klarer Harn, Nykturie, Unfruchtbarkeit, Impotenz, vorzeitiger Samenerguss, verringerte Libido, blasse und nasse Zunge, tief-schwächlicher Puls.

Milz-Qi-Mangel

Verschwommene Sicht und / oder Mouches volantes, müde Augen, Appetitmangel, leichtes Spannungsgefühl im Bauch nach Nahrungsaufnahme, Müdigkeit, Abgeschlagenheit, blasse Gesichtsfarbe, schwache Gliedmaßen, breiiger Stuhl, leichte Niedergeschlagenheit, Neigung zu Fettleibigkeit, blasse Zunge, leerer Puls.

61.2 Augenjucken

Teil B (Befragung) ➤ Kap. 42

Leber-Blut-Mangel

Leichtes Augenjucken, verschleierte Sicht, Mouches volantes, Schwindel, taube oder kribbelnde Gliedmaßen, matt-blasse Gesichtsfarbe, spärliche Regelblutungen, blasse Zunge, rauer oder dünner Puls.

Leber-Yin-Mangel

Augenjucken, Mouches volantes, trockene Augen, verschleierte Sicht, Schwindel, taube oder kribbelnde Gliedmaßen, spärliche Regelblutungen, matt-blasse Gesichtsfarbe aber mit roten Wangenknochen, verschrumpelte und brüchige Nägel, trockene Haut und trockenes Haar, Nachtschweiß, normale Zungenfarbe ohne Belag, dünner oder oberflächlich-leerer Puls.

Leber-Feuer

Starkes Augenjucken, blutunterlaufene Augen, Augenschmerzen, Kopfschmerzen, rotes Gesicht, Schwindel, Tinnitus, Reizbarkeit, Neigung zu Wutanfällen, Durst, bitterer Mundgeschmack, Verstopfung, dunkler Harn, rote Zunge mit röteren Rändern und trockenem gelbem Belag, saitenförmig-schneller Puls.

Herz-Feuer

Augenjucken, brennende Augen, geröteter innerer Augenwinkel, Herzklopfen, Durst, Mund- und Zungenaphthen, geistige Unruhe, körperliche Unruhe, Schlaflosigkeit, traumgestörter Schlaf, Hitzegefühl, rotes Gesicht, bitterer Mundgeschmack, rote Zunge mit röterer Spitze und gelbem Belag, überflutend-schneller Puls.

Leber-Wind

Augenjucken, trockene Augen, verschleierte Sicht, Zittern, starker Schwindel, Tinnitus, Kopfschmerzen, taube Gliedmaßen, Tics, steife, sich bewegende oder abweichende Zunge, saitenförmiger Puls.

Nässe-Hitze in der Gallenblase

Augenjucken, Augensekret, gelbe Gesichtsfarbe und Augen, verschleierte Sicht, schwere Augenlider, Schwindel, Schmerzen, Völle- und Spannungsgefühl im Flankenbereich, Übelkeit, Erbrechen, Probleme bei der Fettverdauung, Tinnitus, Reizbarkeit, Schweregefühl, einseitig oder beidseitig dicker, klebriger und gelber Zungenbelag, schlüpfrig-schneller Puls.

Eindringen von Wind-Hitze

Augenjucken mit plötzlichem Beginn, das unerträglich ist, Abneigung gegen Kälte, Fieber, Husten, Halsschmerzen, verstopfte oder laufende Nase mit gelbem Sekret, Kopfschmerzen, Körperschmerzen, leichtes Schwitzen, leichter Durst, geschwollene Mandeln, Zunge etwas rötlich an den seitlichen Anteilen des Brustareals oder im vorderen Bereich, oberflächlich-schneller Puls.

61.3 Trockene Augen

Teil B (Befragung) ➤ Kap. 42

Leere

Leber-Yin-Mangel

Trockene Augen, verschwommene Sicht, Mouches volantes, Schwindel, trockenes Haar, taube oder kribbelnde Gliedmaßen, spärliche Regelblutungen, matt-blasse Gesichtsfarbe mit roten Wangenknochen, verschrumpelte und brüchige Nägel, Nachtschweiß, normale Zungenfarbe ohne Belag, dünner oder oberflächlich-leerer Puls.

Akupunktur
Le 8 Ququan, Ma 36 Zusanli, Mi 6 Sanyinjiao, Ren 4 Guanyuan, Ni 6 Zhaohai, Di 4 Hegu, Yuyao.

Nieren-Yin-Mangel

Trockene Augen, verschwommene Sicht, Mouches volantes, Schwindel, Tinnitus, Schwerhörigkeit, Gedächtnisschwäche, Nachtschweiß, Drehschwindel, trockener Mund und Rachen in der Nacht, Schmerzen im unteren Rücken, Verstopfung, spärlicher dunkler Harn, Müdigkeit, Abgeschlagenheit, normale Zungenfarbe ohne Belag, dünner oder oberflächlich-leerer Puls.

Akupunktur
Ni 3 Taixi, Ren 4 Guanyuan, Bl 23 Shenshu, Mi 6 Sanyinjiao, Ren 12 Zhongwan, Ni 6 Zhaohai, Yuyao.

Fülle

Leber-Feuer

Trockene und rote Augen mit brennendem Gefühl, blutunterlaufene Augen, Augenschmerzen, Kopfschmerzen, rotes Gesicht, Schwindel, Tinnitus, Reizbarkeit, Neigung zu Wutanfällen, Durst, bitterer Mundgeschmack, Verstopfung, dunkler Harn, rote Zunge mit röteren Rändern und trockenem gelbem Belag, saitenförmig-schneller Puls.

Akupunktur
Le 2 Xingjian, Di 11 Quchi, Di 4 Hegu, Mi 6 Sanyinjiao, Ni 6 Zhaohai, Yuyao.

Weitere Krankheitsmuster

Herz-Yin-Mangel

Trockene Augen, Herzklopfen, Schlaflosigkeit, traumgestörter Schlaf, Gedächtnisschwäche, nervöse Ängstlichkeit, Schreckhaftigkeit, geistige Unruhe, Patient fühlt sich unwohl und „heiß und genervt“, trockener Mund und Rachen, Nachtschweiß, normale Zungenfarbe ohne Belag oder mit wurzellosem Belag, oberflächlich-leerer Puls, vor allem auf der linken vorderen Taststelle.

Schwerer Leber-Blut-Mangel

Trockene Augen, verschwommene Sicht, Mouches volantes, Schwindel, taube oder kribbelnde Gliedmaßen, spärliche Regelblutungen, matt-blasse Gesichtsfarbe, blasse und dünne Zunge mit sehr blassen oder orangefarbenen Rändern, rauer oder dünner Puls.

Lungen- und Nieren-Yin-Mangel

Trockene Augen, verschwommene Sicht, Mouches volantes, trockener Husten, der abends schlimmer wird, trockener Rachen und Mund in der Nacht, dünner Körperbau, Atemlosigkeit bei Anstrengung, Schmerzen im unteren Rücken, Nachtschweiß, Schwindel, Tinnitus, Schwerhörigkeit, spärlicher Harn, normale Zungenfarbe ohne Belag, oberflächlich-leerer Puls.

61.4 Heiße und schmerzende Augen

Teil B (Befragung) ➤ Kap. 42

Fülle

Leber-Feuer

Heiße und schmerzende Augen, blutunterlaufene Augen, Kopfschmerzen, Schwindel, Tinnitus, Reizbarkeit, Neigung zu Wutanfällen, rotes Gesicht, Durst, bitterer Mundgeschmack, Verstopfung, dunkler Harn, rote Zunge mit röteren Rändern und trockenem gelbem Belag, saitenförmig-schneller Puls.

Akupunktur
Le 2 Xingjian, Di 11 Quchi, Di 4 Hegu.

Herz-Feuer

Heiße und schmerzende Augen, geröteter innerer Augenwinkel, brennende Augen, Herzklopfen, Durst, Mund- und Zungenaphthen, geistige Unruhe, körperliche Unruhe, Schlaflosigkeit, traumgestörter Schlaf, Hitzegefühl, rotes Gesicht, bitterer Mundgeschmack, rote Zunge mit röterer Spitze und gelbem Belag, überflutend-schneller Puls.

Akupunktur
He 8 Shaofu, Di 11 Quchi, Di 4 Hegu, He 5 Tongli.

Weitere Krankheitsmuster

Aufsteigendes Leber-Yang

Heiße und schmerzende Augen, Spannungsgefühl in den Augen, Kopfschmerzen, Schwindel, Tinnitus, Reizbarkeit, Neigung zu Wutanfällen, saitenförmiger Puls.

Leber-Wind

Schmerzende Augen (nicht zwingend rot), Zittern, starker Schwindel, Tinnitus, Kopfschmerzen, taube Gliedmaßen, Tics, steife, sich bewegende oder abweichende Zunge, saitenförmiger Puls.

Nässe-Hitze im Kopf

Heiße und schmerzende Augen, verklebte Augenlider, schwere Augenlider, klebriger Mundgeschmack, Schmerzen im Gesicht, klebriges gelbes Nasensekret, Schweregefühl im Kopf, Durst ohne Verlangen zu trinken, Hitzegefühl, matt-gelbe Gesichtsfarbe, klebriger gelber Zungenbelag, schlüpfrig-schneller Puls.

Schleim-Hitze

Heiße und schmerzende Augen, verklebte Augenlider, verschwommene Sicht, Schwere- und Benommenheitsgefühl im Kopf, Hitzegefühl, rotes Gesicht, fettige Haut, Engegefühl im Brustkorb, Sputum im Rachen, Auswurf gelben Sputums, Schwindel, Übelkeit, rote und gedunsene Zunge mit klebrigem gelbem Belag, schlüpfrig-schneller Puls.

Blut-Stase im Kopf

Schmerzende Augen (nicht zwingend rot), dunkle Augenringe, Kopfschmerzen, dunkle Gesichtsfarbe, hervorquellende Augen, geistige Unruhe, violette Zunge, saitenförmiger Puls.

Leber-Blut-Mangel

Dumpfe schmerzhafte Augen (nicht zwingend rot), verschwommene Sicht, Mouches volantes, Schwindel, taube oder kribbelnde Gliedmaßen, spärliche Regelblutungen, matt-blasse Gesichtsfarbe, blasse Zunge, rauer oder dünner Puls.

Herz-Blut-Mangel

Dumpfe schmerzhafte Augen (nicht zwingend rot), dumpfe Kopfschmerzen, Herzklopfen, Schwindel, Schlaflosigkeit, traumgestörter Schlaf, Gedächtnisschwäche, nervöse Ängstlichkeit, Schreckhaftigkeit, matt-blasse Gesichtsfarbe, blasse Lippen, blasse und dünne Zunge, rauer oder dünner Puls.

Nieren-Mangel

Dumpfe schmerzhafte Augen (nicht zwingend rot), dumpfe Hinterhauptkopfschmerzen, verschwommene Sicht, Mouches volantes, Schwindel, Tinnitus, Schmerzen im unteren Rücken, Gedächtnisschwäche. Je nachdem, ob ein Nieren-Yin- oder Nieren-Yang-Mangel vorliegt, treten entsprechend weitere Symptome und klinische Zeichen auf.

Qi- und Yin-Mangel

Leicht heiße und schmerzende Augen, geringer Schmerz, Patient schließt die Augen gerne, trockene Augen, leicht gerötete Augen, Schwindel, Müdigkeit, trockener Hals, breiiger Stuhl, Appetitmangel, blasse Zunge oder normale Zungenfarbe ohne Belag, schwächlicher oder oberflächlich-leerer Puls.

Eindringen von Wind-Hitze

Heiße und schmerzende Augen mit plötzlichem Beginn, rote Augen, Abneigung gegen Kälte, Fieber, Husten, Halsschmerzen, verstopfte oder laufende Nase mit gelbem Sekret, Kopfschmerzen, Körperschmerzen, leichtes Schwitzen, leichter Durst, geschwollene Mandeln, Zunge etwas rötlich an den seitlichen Anteilen des Brustareals oder im vorderen Bereich, oberflächlich-schneller Puls.

61.5 Tränende Augen

Teil B (Befragung) ➤ Kap. 42; Teil A (Betrachtung) ➤ Kap. 6

Traditionell sind zwei Typen von „tränenden Augen“ bekannt: Der eine heißt *liu lei*, nämlich laufende und tränende Augen, wie hier beschrieben. Der andere Typ ist *yan chi*, was ein dickflüssiges Augensekret beschreibt und unter der Überschrift „Augenausfluss“ besprochen wird.

Leber-Blut-Mangel

Tränende Augen, Mouches volantes, verschwommene Sicht, Schwindel, taube oder kribbelnde Gliedmaßen, spärliche Regelblutungen, matt-blasse Gesichtsfarbe, blasse Zunge, rauer oder dünner Puls. Dies nennt man „kaltes Tränen“.

Nieren-Yang-Mangel

Tränende Augen, Schmerzen im unteren Rücken, kalte Knie, Kältegefühl, hellweiße Gesichtsfarbe, schwache Knie, Müdigkeit, reichlich klarer Harn, Nykturie, blasse und nasse Zunge, tief-schwächlicher Puls. Dies nennt man „kaltes Tränen“.

Leber-Blut-Mangel mit Leber-Hitze

Tränende Augen, Augenjucken, Schwindel, verschwommene Sicht, taube oder kribbelnde Gliedmaßen, spärliche Regelblutungen, matt-blasse Gesichtsfarbe mit „oberflächlich“ roter Wangenfärbung, Durst, Reizbarkeit, Kopfschmerzen, blasse Zunge mit leicht roten Rändern, rauer oder dünner Puls, etwas schneller Puls.

Leber-Feuer

Tränende Augen, blutunterlaufene Augen, Augenschmerzen, Kopfschmerzen, rotes Gesicht, Schwindel, Tinnitus, Reizbarkeit, Neigung zu Wutanfällen, Durst, bitterer Mundgeschmack, Verstopfung, dunkler Harn, rote Zunge mit röteren Rändern und trockenem gelbem Belag, saitenförmig-schneller Puls.

Nieren- und Leber-Yin-Mangel mit Leere-Hitze

Tränende Augen, Augenjucken, rote und trockene Augen, Schwindel, Tinnitus, Schwerhörigkeit, dumpfe Kopfschmerzen im Bereich des Hinterhauptes und des Scheitels, Schlaflosigkeit, taube oder kribbelnde Gliedmaßen, gerötete Wangen, Schmerzen im unteren Rücken, trockener Rachen, trockenes Haar und trockene Haut, brüchige Nägel, trockene Scheide, Nachtschweiß, trockener Stuhl, spärliche Regelblutungen oder Amenorrhö, Hitze in den fünf Zentren, Hitzegefühl am Abend, rote belaglose Zunge, oberflächlich-leerer und schneller Puls.

Herz-Feuer

Tränende Augen, rote Augen, geröteter innerer Augenwinkel, Herzklopfen, Durst, Mund- und Zungenaphthen, geistige Unruhe, körperliche Unruhe, Schlaflosigkeit, traumgestörter Schlaf, Hitzegefühl, rotes Gesicht, bitterer Mundgeschmack, rote Zunge mit röterer Spitze und gelbem Belag, überflutend-schneller Puls.

Nässe-Schleim in Milz und Lunge

Tränende Augen, geschwollene Augenlider, verklebte Augenlider, chronisch anfallsartiger Husten mit reichlichem, klebrigem und weißem Sputum, das leicht abzuhusten ist, teigig-weiße Gesichtsfarbe, Engegefühl im Brustkorb, Kurzatmigkeit, Patient legt sich ungern flach hin, Keuchen, Übelkeit, Völlegefühl im Bauch, Neigung zu Fettleibigkeit, gedunsene Zunge mit klebrigem weißem Belag, schlüpfriger Puls.

Leere-Kälte in der Leber-Leitbahn

Tränende Augen, Völle- und Spannungsgefühl im Unterbauch mit Schmerzen, die nach unten zum Hodensack und zu den Hoden und nach oben zum Flankenbereich ausstrahlen, Schmerzlinderung durch Wärme, gezerrte Hoden oder zusammengezogener Hodensack, Scheitelkopfschmerzen, Kältegefühl, kalte Hände und Füße, Erbrechen klarer wässriger Flüssigkeiten oder trockenes Erbrechen, blasse und nasse Zunge mit weißem Belag, tief-saitenförmig-dünn-langsamer Puls.

Eindringen von Wind-Hitze

Tränende Augen mit plötzlichem Beginn, Augenjucken, Augenschmerzen, Abneigung gegen Kälte, Fieber, Husten, Halsschmerzen, verstopfte oder laufende Nase mit gelbem Sekret, Kopfschmerzen, Körperschmerzen, leichtes Schwitzen, leichter Durst, geschwollene Mandeln, Zunge etwas rötlich an den seitlichen Anteilen des Brustareals oder im vorderen Bereich, oberflächlich-schneller Puls. Dies nennt man „heißes Strömen".

Eindringen von Wind-Kälte

Tränende Augen mit plötzlichem Beginn, Augenjucken, Abneigung gegen Kälte, Fieber, Husten, Halskratzen, leichte Atemlosigkeit, verstopfte oder laufende Nase mit klarem wässrigem Sekret, Niesen, Hinterhauptkopfschmerzen, Körperschmerzen, dünner weißer Zungenbelag, oberflächlich-gespannter Puls.

61.6 Augenausfluss

Teil B (Befragung) ➤ Kap. 42; Teil A (Betrachtung) ➤ Kap. 6

„Augenausfluss" ist eine Übersetzung des chinesischen Ausdrucks *yan chi*, mit dem ein dickflüssiges Augensekret beschrieben wird. Dem gegenüber steht *liu lei*, womit ein eher wässriges Augensekret beschrieben wird.

Leber-Feuer

Gelber Augenausfluss, blutunterlaufene Augen, Augenschmerzen, Kopfschmerzen, rotes Gesicht, Schwindel, Tinnitus, Reizbarkeit, Neigung zu Wutanfällen, Durst, bitterer Mundgeschmack, Verstopfung, dunkler Harn, rote Zunge mit röteren Rändern und trockenem gelbem Belag, saitenförmig-schneller Puls.

Herz-Feuer

Gelber Augenausfluss, rote und schmerzende Augen, Herzklopfen, Durst, geistige Unruhe, körperliche Unruhe, Schlaflosigkeit, traumgestörter Schlaf, Hitzegefühl, rotes Gesicht, bitterer Mundgeschmack, rote Zunge mit röterer Spitze und gelbem Belag, überflutend-schneller Puls.

Yin-Mangel mit Leere-Hitze

Gelber und dünnflüssiger Augenausfluss, trockene und rote Augen, Hitzegefühl am Abend, trockener Mund in der Nacht, Nachtschweiß, Hitze in den fünf Zentren, rote belaglose Zunge, oberflächlich-leerer und schneller Puls.

Je nach beteiligtem Organ (Leber, Herz, Niere oder Lunge) treten entsprechend weitere Symptome und klinische Zeichen auf.

Qi- und Blut-Mangel

Chronischer, leicht dünnflüssiger Augenausfluss, der durch Überanstrengung verschlimmert wird, Appetitmangel, breiiger Stuhl, schwache Stimme, Müdigkeit, verschwommene Sicht, Schwindel, taube oder kribbelnde Gliedmaßen, Herzklopfen, matt-blasse Gesichtsfarbe, blasse Zunge, schwächlicher oder rauer Puls.

Eindringen von Wind-Hitze

Gelber Augenausfluss, juckende und rote Augen, Abneigung gegen Kälte, Fieber, Husten, Halsschmerzen, verstopfte oder laufende Nase mit gelbem Sekret, Kopfschmerzen, Körperschmerzen, leichtes Schwitzen, leichter Durst, geschwollene Mandeln, Zunge etwas rötlich an den seitlichen Anteilen des Brustareals oder im vorderen Bereich, oberflächlich-schneller Puls.

Toxische Hitze (Masern)

Dickflüssiger gelber Augenausfluss, Fieber, Durst, Unruhe, rote Augen, rote Zunge mit roten Punkten und dickem dunkelgelbem Belag, überflutend-schneller Puls.

Dieses Syndrom entspricht der Qi-Ebene bei einer Masernerkrankung.

61.7 Gelbe Augen (Skleren)

Teil A (Betrachtung) ➤ Kap. 6

Nässe-Hitze mit vorherrschender Hitze

Hellgelbe Skleren, die wie die Haut einer Mandarine aussehen, Durst, trockener Mund, Hitzegefühl, bitterer Mundgeschmack, Völlegefühl im Oberbauch, klebriger Mundgeschmack, Schweregefühl in Kopf und Körper, rote Zunge mit klebrigem gelbem Zungenbelag, schlüpfrig-schneller Puls.

Nässe-Hitze mit vorherrschender Nässe

Matt-gelbe Skleren, Durst ohne Verlangen zu trinken, Völlegefühl im Oberbauch, klebriger Mundgeschmack, Völlegefühl im Bauch, Schweregefühl in Kopf und Körper, klebriger gelber Zungenbelag, schlüpfrig-schneller Puls.

Kälte-Nässe

Matte dunkelgelbe Skleren, Völlegefühl im Oberbauch, klebriger Mundgeschmack, Völlegefühl im Bauch, Schweregefühl in Kopf und Körper, kalte Gliedmaßen, breiiger Stuhl, klebriger weißer Zungenbelag, schlüpfrig-langsamer Puls.

Toxische Hitze

Tief-gelbe Skleren, blutunterlaufene Augen, Fieber, Hitzegefühl, körperliche Unruhe, rote Ausschläge, Furunkel, Kopfschmerzen, rote Zunge mit roten Punkten und dickem, klebrigem und dunkelgelbem Belag, überflutend-schlüpfrig-schneller Puls.

Leber-Blut-Mangel

Leicht gelbe Skleren, Schwindel, verschwommene Sicht, Mouches volantes, taube oder kribbelnde Gliedmaßen, spärliche Regelblutungen, matt-blasse Gesichtsfarbe, blasse Zunge, rauer oder dünner Puls.

Blut-Stase

Dunkle und mattgelbe oder braune Skleren, dunkle Augenringe, Kopfschmerzen, Bauchschmerzen, körperliche Unruhe, violette Zunge, saitenförmiger oder rauer Puls. Je nach beteiligtem Organ (Herz oder Leber) treten entsprechend weitere Symptome und klinische Zeichen auf.

61.8 Rote Augen (Skleren)

Teil A (Betrachtung) ➤ *Kap. 6*

Leber-Feuer

Rote Augen, brennende Augen, Augenschmerzen, Kopfschmerzen, rotes Gesicht, Schwindel, Tinnitus, Reizbarkeit, Neigung zu Wutanfällen, Durst, bitterer Mundgeschmack, Verstopfung, dunkler Harn, rote Zunge mit röteren Rändern und trockenem gelbem Belag, saitenförmig-schneller Puls.

Herz-Feuer

Rote Augen, Augenschmerzen, Herzklopfen, Durst, Mund- und Zungenaphthen, geistige Unruhe, körperliche Unruhe, Schlaflosigkeit, traumgestörter Schlaf, Hitzegefühl, rotes Gesicht, bitterer Mundgeschmack, rote Zunge mit röterer Spitze und gelbem Belag, überflutend-schneller Puls

Leber- und Nieren-Yin-Mangel mit Leere-Hitze

Rote Augen, verschwommene Sicht, trockene Augen, Schwindel, Tinnitus, dumpfe Kopfschmerzen im Bereich des Hinterhauptes und des Scheitels, Schlaflosigkeit, taube oder kribbelnde Gliedmaßen, gerötete Wangen, trockene Augen, verschwommene Sicht, Schmerzen im unteren Rücken, trockener Rachen, trockenes Haar, trockene Haut, brüchige Nägel, trockene Scheide, Nachtschweiß, trockener Stuhl, spärliche Regelblutungen, Hitze in den fünf Zentren, Hitzegefühl am Abend, rote belaglose Zunge, oberflächlich-leerer und schneller Puls.

Eindringen von Wind-Hitze

Rote Augen mit plötzlichem Beginn, Augenjucken, Abneigung gegen Kälte, Fieber, Husten, Halsschmerzen, verstopfte oder laufende Nase mit gelbem Sekret, Kopfschmerzen, Körperschmerzen, leichtes Schwitzen, leichter Durst, geschwollene Mandeln, Zunge etwas rötlich an den seitlichen Anteilen des Brustareals oder im vorderen Bereich, oberflächlich-schneller Puls.

Lungen-Hitze oder Schleim-Hitze

Rote Augen, erweiterte Nasenlöcher, rotes Gesicht, Fieber, Husten mit reichlich gelbem Sputum, Benommenheitsgefühl, Engegefühl im Brustkorb, Atemlosigkeit, Durst, Hitzegefühl, Schmerzen im Brustkorb, klebriger gelber Zungenbelag, überflutend-schneller oder schlüpfrig-schneller Puls.

Nässe-Hitze in der Blase

Rote Augen, vor allem im Augeninnenwinkel, Kopfschmerzen, die vom Hinterhaupt bis zum höchsten Punkt des Kopfes und zu den Augen reichen, Hitzegefühl, brennendes Gefühl bei der Miktion, Miktionsbeschwerden, spärlicher dunkler Harn, klebriger gelber Belag an der Zungenwurzel, schlüpfrig-schneller Puls.

61.9 Bläulich-grünliche Augen (Skleren)

Teil A (Betrachtung) ➤ *Kap. 6*

Die Farbe „bläulich-grünlich" ist eine Übersetzung der chinesischen Farbe *qing*, die bei bestimmten Krankheitsbildern auftritt und bei Kälte eine bläuliche Farbe und bei Leber-Mustern eine grünliche bezeichnet.

Leber-Wind

Grünliche Skleren, Kopfschmerzen, Zittern, starker Schwindel, Tinnitus, Kopfschmerzen, taube Gliedmaßen, Tics, steife, sich bewegende oder abweichende Zunge, saitenförmiger Puls.

Innere Kälte

Bläuliche Skleren, Kältegefühl, kalte Gliedmaßen, Bauchschmerzen, chronische Schmerzen, reichlich blasser Harn, blasse Zunge, gespannt-langsamer Puls. Je nachdem, ob Fülle-Kälte oder Leere-Kälte vorliegt, bestehen weitere Symptome und klinische Zeichen.

Nieren-Yin-Mangel

Bläuliche Skleren, Schwindel, Tinnitus, Schwerhörigkeit, Gedächtnisschwäche, Nachtschweiß, trockener Mund und Rachen in der Nacht, Schmerzen im unteren Rücken, Verstopfung, spärlicher dunkler Harn, Müdigkeit, normale Zungenfarbe ohne Belag, dünner oder oberflächlich-leerer Puls.

61.10 Dunkle Augen (Skleren)

Teil A (Betrachtung) ➤ *Kap. 6*

Schleim

Dunkle und bräunliche Skleren, Benommenheitsgefühl, Engegefühl im Brustkorb, Schweregefühl, Sputum im Rachen, Schwindel, Übelkeit, gedunsene Zunge mit klebrigem Belag, schlüpfriger Puls.

Leber- und Nieren-Yin-Mangel

Dunkle Skleren, trockene Augen, Schwindel, Tinnitus, Schwerhörigkeit, Schmerzen im unteren Rücken, dumpfe Kopfschmerzen im Bereich des Hinterhauptes oder des Scheitels, Schlaflosigkeit, taube oder kribbelnde Gliedmaßen, trockene Augen, verschwommene Sicht, trockener Rachen, trockenes Haar, trockene Haut, brüchige Nägel, trockene Scheide, Nachtschweiß, trockener Stuhl, nächtlicher Samenverlust, spärliche Regelblutungen oder Amenorrhö, verzögerter Zyklus, Unfruchtbarkeit, normale Zungenfarbe ohne Belag, oberflächlich-leerer Puls.

Schwere Fülle-Hitze

Dunkle Skleren, Hitzegefühl, Durst, Gefühl von körperlicher Unruhe, geistige Unruhe, rote Zunge mit gelbem Belag, überflutend-schneller Puls. Je nach beteiligtem Organ bestehen entsprechend weitere Symptome.

61.11 Rote Augenwinkel

Teil A (Betrachtung) ➤ *Kap. 6*

Besteht eine Hitze in Leber, Herz oder Lunge, so kann sie sich, auch wenn es in diesem Fall nicht mit den jeweiligen Bereichen der Fünf Räder (➤ Kap. 6) übereinstimmt, als Rötung in den Augenwinkeln manifestieren.

Leber-Feuer

Rote Augenwinkel (entweder beide Winkel oder nur einer), Augenschmerzen, Kopfschmerzen, Schwindel, Tinnitus, Reizbarkeit, Neigung zu Wutanfällen, rotes Gesicht, Durst, bitterer Mundgeschmack, Verstopfung, dunkler Harn, rote Zunge mit röteren Rändern und trockenem gelbem Belag, saitenförmig-schneller Puls.

Herz-Feuer

Roter Augeninnenwinkel, Augenschmerzen, Herzklopfen, Durst, Mund- und Zungenaphthen, geistige Unruhe, Gefühl von körperlicher Unruhe, Schlaflosigkeit, traumgestörter Schlaf, Hitzegefühl, rotes Gesicht, bitterer Mundgeschmack, rote Zunge mit röterer Spitze und gelbem Belag, überflutend-schneller Puls.

Lungen-Hitze

Roter Augeninnenwinkel, rotes Gesicht, Husten, leichte Atemlosigkeit, Hitzegefühl, Schmerzen im Brustkorb, erweiterte Nasenlöcher, Durst, rote Zunge mit gelbem Belag, überflutend-schneller Puls.

Leber-Yin-Mangel mit Leere-Hitze

Leicht geröteter Augenwinkel (entweder beide Winkel oder nur einer), verschwommene Sicht, Mouches volantes, trockene Augen, verminderte Nachtsicht, Schwindel, taube oder kribbelnde Gliedmaßen, Schlaflosigkeit, spärliche oder auch starke Regelblutungen (wenn die Leere-Hitze im Vordergrund steht), rote Wangenknochen, Krämpfe, verschrumpelte und brüchige Nägel, sehr trockenes Haar und trockene Haut, nervöse Ängstlichkeit, Hitzegefühl am Abend, Nachtschweiß, Hitze in den fünf Zentren, Durst mit dem Verlangen, in kleinen Schlückchen zu trinken, rote belaglose Zunge, oberflächlich-leerer und schneller Puls.

Herz-Yin-Mangel mit Leere-Hitze

Leicht geröteter Augeninnenwinkel, gerötete Wangen, Herzklopfen, Schlaflosigkeit, traumgestörter Schlaf, Gedächtnisschwäche, nervöse Ängstlichkeit, trockener Mund und Rachen, Hitzegefühl am Abend, Hitze in den fünf Zentren, rote Zunge mit röterer Spitze und ohne Belag, oberflächlich-leerer und schneller Puls.

Lungen-Yin-Mangel mit Leere-Hitze

Leicht geröteter Augeninnenwinkel, trockener Husten oder Husten mit spärlichem klebrigem Sputum, eventuell auch mit Blutbeimengungen, trockener Mund und Rachen in der Nacht, schwache und/oder heisere Stimme, Nachtschweiß, Müdigkeit, gerötete Wangen, Hitzegefühl oder niedriges Fieber am Nachmittag, Hitze in den fünf Zentren, dünner Körperbau, schmaler Brustkorb, Schlaflosigkeit, nervöse Ängstlichkeit, rote belaglose Zunge, oberflächlich-leerer und schneller Puls.

Nieren-Yin-Mangel mit Leere-Hitze

Leicht geröteter innerer Augenwinkel, trockene Augen, Schwindel, Tinnitus, Schwerhörigkeit, Nachtschweiß, trockener Mund in der Nacht, Hitze in den fünf Zentren, Hitzegefühl am Abend, gerötete Wangen, Durst mit dem Verlangen, in kleinen Schlückchen zu trinken, Schmerzen im unteren Rücken, spärlicher dunkler Harn, Schlaflosigkeit, oberflächlich-leerer und schneller Puls.

Nässe-Hitze

Rote Augenwinkel, gelber und klebriger Augenausfluss, rote und geschwollene Augenlider, Völlegefühl im Oberbauch, klebriger Mundgeschmack, Durst ohne Verlangen zu trinken, Schweregefühl in Kopf und Körper, Hitzegefühl, klebriger gelber Zungenbelag, schlüpfrig-schneller Puls.

Eindringen von Wind-Hitze

Rote Augenwinkel mit plötzlichem Beginn, Augenjucken, Abneigung gegen Kälte, Fieber, Husten, Halsschmerzen, verstopfte oder laufende Nase mit gelbem Sekret, Kopfschmerzen, Körperschmerzen, leichtes Schwitzen, leichter Durst, geschwollene Mandeln, Zunge etwas rötlich an den seitlichen Anteilen des Brustareals oder im vorderen Bereich, oberflächlich-schneller Puls.

61.12 Blasse Augenwinkel

Teil A (Betrachtung) ➤ Kap. 6

Blut-Mangel

Blasse Augenwinkel, verschwommene Sicht, Mouches volantes, Schwindel, Taubheitsgefühl, blasse Zunge, rauer oder dünner Puls. Je nach beteiligtem Organ (Leber oder Herz) treten entsprechend weitere Symptome und klinische Zeichen auf.

Yang-Mangel

Blasse Augenwinkel, Kältegefühl, kalte Gliedmaßen, Müdigkeit, blasse und nasse Zunge, tief-schwächlicher Puls. Je nach beteiligtem Organ (Milz oder Niere) treten entsprechend weitere Symptome und klinische Zeichen auf.

61.13 Gerstenkorn

Hitze in Lunge und Milz

Gerstenkorn auf dem Oberlid, rote Augen, tränende Augen, geschwollene und harte Augenlider, Augenschmerzen, Husten, leichte Atemlosigkeit, Hitzegefühl, Schmerzen im Brustkorb, erweiterte Nasenlöcher, Durst, rotes Gesicht, brennende Schmerzen in Oberbauch und/oder Bauch, übermäßiger Hunger, rote Nasenspitze, trockene Lippen, Mundaphthen, Durst, trockener Stuhl, spärlicher dunkler Harn, rote Zunge mit gelbem Belag, überflutend-schneller Puls.

Hitze in Lunge und Magen

Gerstenkorn auf dem Unterlid, rote Augen, tränende Augen, geschwollene und harte Augenlider, Augenschmerzen, Husten, leichte Atemlosigkeit, Hitzegefühl, Schmerzen im Brustkorb, erweiterte Nasenlöcher, Durst, rotes Gesicht, brennende Schmerzen im Oberbauch, Durst, saures Aufstoßen, Übelkeit, übermäßiger Hunger, schlechter Atem, rote Zunge mit gelbem Belag, überflutend-schneller Puls.

Milz-Qi-Mangel mit Nässe

Chronische Gerstenkörner auf dem Oberlid, die kommen und gehen und durch Überanstrengung provoziert werden, geschwollene und weiche Lider, Appetitmangel, leichtes Spannungsgefühl im Bauch nach Nahrungsaufnahme, Müdigkeit, blasse oder fahle Gesichtsfarbe, schwache Gliedmaßen, breiiger Stuhl, Völlegefühl im Bauch, Schweregefühl, klebriger Mundgeschmack, Verdauungsbeschwerden, unverdaute Nahrungsreste im Stuhl, Übelkeit, dumpfe Stirnkopfschmerzen, übermäßiger Scheidenausfluss, blasse Zunge mit klebrigem Belag, sanfter Puls.

Nässe-Hitze in Magen und Milz

Gerstenkorn, rote und geschwollene Augenlider, Völlegefühl und Schmerzen im Ober- und Unterbauch, Appetitmangel, Schweregefühl, Durst ohne Verlangen zu trinken, Übelkeit, breiiger Stuhl mit üblem Geruch, Hitzegefühl, matt-gelbe Gesichtsfarbe, klebriger Mundgeschmack, rote Zunge mit klebrigem gelbem Belag, schlüpfrig-schneller Puls.

61.14 Rote Augenlider

Teil A (Betrachtung) ➤ Kap. 6

Nässe-Hitze in Magen und Milz

Rote Augenlider, Augenausfluss, geschwollene Lider, schmerzende und juckende Augen, Schweregefühl im Kopf, dumpfe Kopfschmerzen, Völlegefühl und Schmerzen im Ober- und Unterbauch, Appetitmangel, Durst ohne Verlangen zu trinken, Übelkeit, breiiger Stuhl mit üblem Geruch, Hitzegefühl, matt-gelbe Gesichtsfarbe, klebriger Mundgeschmack, rote Zunge mit klebrigem gelbem Belag, schlüpfrig-schneller Puls.

Milz-Hitze

Rote und heiße obere Augenlider, rote und trockene Lippen, brennende Schmerzen im Oberbauch und/oder Bauch, übermäßiger Hunger, trockene Lippen, rote Nasenspitze, Mundaphthen, Durst, trockener Stuhl, Hitzegefühl, spärlicher dunkler Harn, gelbe Gesichtsfarbe, rote Zunge mit trockenem gelbem Belag, überflutend-schneller Puls.

Magen-Hitze

Rote und heiße untere Augenlider, brennende Oberbauchschmerzen, Durst, saures Aufstoßen, Übelkeit, übermäßiger Hunger, schlechter Atem, Hitzegefühl, rote Zunge mit gelbem Belag, überflutend-schneller Puls.

Eindringen von Wind-Hitze

Rote Augenlider mit plötzlichem Beginn, rote Augen, Abneigung gegen Kälte, Fieber, Husten, Halsschmerzen, verstopfte oder laufende Nase mit gelbem Sekret, Kopfschmerzen, Körperschmerzen, leichtes Schwitzen, leichter Durst, geschwollene Mandeln, Zunge etwas rötlich an den seitlichen Anteilen des Brustareals oder im vorderen Bereich, oberflächlich-schneller Puls.

61.15 Dunkle Augenlider

Nieren-Mangel

Dunkle Augenlider, Schmerzen im unteren Rücken, Schwindel, Tinnitus, schwächlicher Puls. Je nachdem, ob ein Nieren-Yin- oder Nieren-Yang-Mangel vorliegt, treten entsprechend weitere Symptome und klinische Zeichen auf.

Kälte-Schleim

Gräuliche und stumpfe Augenlider, die wie Ruß aussehen, Husten mit Auswurf wässrig-weißen Sputums, Kältegefühl, kalte Hände und Füße, Übelkeit, Erbrechen, Engegefühl im Brustkorb, Kältegefühl im Brustkorb und Oberbauch, matt-weiße Gesichtsfarbe, blasser Harn, blasse und gedunsene Zunge mit nassem weißem Belag, schlüpfrig-langsamer Puls.

Schleim-Hitze

Dunkle, rote und geschwollene Augenlider, Schwere- und Benommenheitsgefühl im Kopf, Hitzegefühl, rotes Gesicht, fettige Haut, Engegefühl im Brustkorb, Sputum im Rachen, Auswurf von gelbem Sputum, Schwindel, Übelkeit, rote und gedunsene Zunge mit klebrigem gelbem Belag, schlüpfrig-schneller Puls.

Wind-Schleim

Dunkle Augenlider, matt-gelbe Gesichtsfarbe, starker Schwindel, verschwommene Sicht, Zittern, taube oder kribbelnde Gliedmaßen, Tinnitus, Übelkeit, Sputum im Rachen, Engegefühl im Brustkorb, steife oder abweichende und gedunsene Zunge, saitenförmig schlüpfriger Puls.

61.16 Grüne Augenlider

Magen-Kälte

Grüne Augenlider, heftige Oberbauchschmerzen, Kältegefühl, kalte Gliedmaßen, Vorliebe für Wärme, Erbrechen klarer Flüssigkeiten (erleichtert unter Umständen die Schmerzen), Übelkeit, Patient fühlt sich nach Einnahme kalter Flüssigkeiten schlechter (diese werden schnell wieder erbrochen), Vorliebe für warme Getränke, dicker weißer Zungenbelag, tief-gespannt-langsamer Puls.

61.17 Blasse Augenlider

Blut-Mangel

Blasse Augenlider, blasse Augenlidinnenseite, matt-blasse Gesichtsfarbe, trockenes Haar, Schwindel, verschwommene Sicht, Mouches volantes, taube oder kribbelnde Gliedmaßen, spärliche Regelblutungen, blasse Zunge, rauer oder dünner Puls.

Yang-Mangel

Blasse Augenlider, blasse Augenlidinnenseite, Kältegefühl, kalte Gliedmaßen, breiiger Stuhl, reichlich klarer Harn, Müdigkeit, blasse und nasse Zunge, tief-schwächlicher Puls. Je nach beteiligtem Organ bestehen entsprechend weitere Symptome und klinische Zeichen.

Nahrungsretention

Blasse Augenlidinnenseite mit gelber Umrandung, Völlegefühl, Schmerzen und Spannungsgefühl im Oberbauch, die durch Erbrechen erleichtert werden, Übelkeit, Erbrechen saurer Flüssigkeiten, schlechter Atem, saures Aufstoßen, Rülpsen, Schlaflosigkeit, breiiger Stuhl oder Verstopfung, Appetitmangel, dicker Zungenbelag, voll-schlüpfriger Puls.

61.18 Geschwollene Augenlider

Teil A (Betrachtung) ➤ Kap. 6

Eindringen von Wind-Hitze

Geschwollene, rote und juckende Augenlider, Abneigung gegen Kälte, Fieber, Husten, Halsschmerzen, verstopfte oder laufende Nase mit gelbem Sekret, Kopfschmerzen, Körperschmerzen, leichtes Schwitzen, leichter Durst, geschwollene Mandeln, Zunge etwas rötlich an den seitlichen Anteilen des Brustareals oder im vorderen Bereich, oberflächlich-schneller Puls.

Milz-Yin-Mangel mit Leere-Hitze

Geschwollene und trockene Augenlider, Appetitmangel, Verdauungsbeschwerden, Würgen, nagender Hunger, Geschmacksverlust, leichte Oberbauchschmerzen, trockener Mund, trockene Lippen, trockener Stuhl, dünner Körperbau, fahle Gesichtsfarbe bei gleichzeitig roter Nasenspitze, Nachtschweiß, Hitzegefühl am Abend, gerötete Wangen, rote belaglose Zunge mit quer verlaufenden Rissen an den Rändern, oberflächlich-leerer und schneller Puls.

Milz-Hitze

Geschwollene und rote Augenlider, rote und trockene Lippen, brennende Schmerzen im Oberbauch und/oder Bauch, übermäßiger Hunger, rote Nasenspitze, Mundaphthen, Durst, trockener Stuhl, Hitzegefühl, spärlicher dunkler Harn, gelbe Gesichtsfarbe, rote Zunge mit trockenem gelbem Belag, überflutend-schneller Puls.

Überfließendes Wasser

Allmähliches Anschwellen der Augenlider, blasse Lider, Ödeme in Gesicht und Händen, kalte Hände und Füße, spärliche Miktion, blasse Gesichtsfarbe, Kältegefühl, breiiger Stuhl, blasse und nasse Zunge, tief-schwächlicher Puls.

Kälte-Schleim

Allmähliches Anschwellen der Augenlider, blasse Lider, Husten mit Auswurf wässrigen weißen Sputums, Kältegefühl, kalte Hände und Füße, Übelkeit, Erbrechen, Engegefühl im Brustkorb, Kältegefühl im Brustkorb und Oberbauch, matt-weiße Gesichtsfarbe, blasser Harn, blasse und gedunsene Zunge mit nassem weißem Belag, schlüpfrig-langsamer Puls.

61.19 Furunkel auf dem Augenlid

Toxische Hitze im Magen

Furunkel auf dem Augenlid, rote Augen, Augenschmerzen, geschwollene Lider, brennende Oberbauchschmerzen, starker Durst mit Verlangen nach kalten Getränken, geistige Unruhe, trockener Mund, Mundaphthen, Zahnfleischbluten, trockener Stuhl, saures Aufstoßen, schlechter Atem, Übelkeit, Erbrechen kurz nach dem Essen, Hitzegefühl, rote Zunge mit dickem, trockenem und dunkelgelbem Belag, tief-voll-schlüpfrig-schneller Puls.

Qi- und Yin-Mangel

Chronisches Furunkel auf dem Augenlid, das kommt und geht, die Form einer kleinen Bohne und eine blasse Farbe hat, trockene Augen, dumpfe Augenschmerzen, Müdigkeit, Kurzatmigkeit, schwache und/oder heisere Stimme, tagsüber spontane Schweißausbrüche, Nachtschweiß, trockener Mund und Rachen in der Nacht, breiiger Stuhl, blasse Zunge oder normale Zungenfarbe ohne Belag, schwächlicher oder oberflächlich-leerer Puls.

Milz-Qi-Mangel

Chronisches Furunkel auf dem oberen Augenlid, das kommt und geht und mal das eine, mal das andere Auge betreffen kann, Verschlimmerung bei Überanstrengung, Appetitmangel, leichtes Spannungsgefühl im Bauch nach Nahrungsaufnahme, Müdigkeit, blasse Gesichtsfarbe, schwache Gliedmaßen, breiiger Stuhl, blasse Zunge, leerer Puls.

Milz-Qi-Mangel mit Nässe-Hitze

Chronisches Furunkel auf dem Augenlid, das kommt und geht, fettige Haut, Nasennebenhöhlenbeschwerden, Gesichtsschmerzen, Kopfschmerzen mit Schweregefühl im Kopf, klebriger Mundgeschmack, Völlegefühl im Oberbauch und/oder Bauch, Schmerzen im Oberbauch und/oder Bauch, Appetitmangel, Schweregefühl, Durst ohne Verlangen zu trinken, Übelkeit, Erbrechen, breiiger Stuhl, matt-gelbe Gesichtsfarbe wie die Schale einer Mandarine, blasse Zunge mit klebrigem gelbem Belag, sanft-schneller Puls.

Eindringen von Wind-Hitze

Lidfurunkel mit plötzlichem Beginn, rote und juckende Augen, Abneigung gegen Kälte, Fieber, Husten, Halsschmerzen, verstopfte oder laufende Nase mit gelbem Sekret, Kopfschmerzen, Körperschmerzen, leichtes Schwitzen, leichter Durst, geschwollene Mandeln, Zunge etwas rötlich an den seitlichen Anteilen des Brustareals oder im vorderen Bereich, oberflächlich-schneller Puls.

61.20 Schmerzen der Augenlider

Hitze in Lunge und Milz

Schmerzen der oberen Augenlider, rote Augen, tränende Augen, geschwollene und harte Augenlider, Augenschmerzen, Kopfschmerzen, Husten, leichte Atemlosigkeit, Hitzegefühl, Schmerzen im Brustkorb, erweiterte Nasenlöcher, Durst, rotes Gesicht, brennende Schmerzen im Oberbauch und/oder Bauch, übermäßiger Hunger, rote Nasenspitze, trockene Lippen, Mundaphthen, Durst, trockener Stuhl, spärlicher dunkler Harn, rote Zunge mit trockenem gelbem Belag, überflutend-schneller Puls.

Hitze in Lunge und Magen

Schmerzen der unteren Augenlider, rote Augen, tränende Augen, geschwollene und harte Augenlider, Augenschmerzen, Husten, leichte Atemlosigkeit, Hitzegefühl, Schmerzen im Brustkorb, erweiterte Nasenlöcher, Durst, rotes Gesicht, brennende Schmerzen im Oberbauch, Durst, saures Aufstoßen, Übelkeit, übermäßiger Hunger, schlechter Atem, rote Zunge mit gelbem Belag, überflutend-schneller Puls.

61.21 Lidzucken

Blut-Mangel mit innerem Wind

Lidzucken, Gesichtstic, leichtes Zittern des Kopfes und/oder der Hände, Schwindel, verschwommene Sicht, auf einer Seite ist ein Arm oder Bein taub oder kribbelt, blasse und dünne Zunge, rauer oder dünner und leicht saitenförmiger Puls.

Magen- und Milz-Qi-Mangel

Leichtes Lidzucken, Gefühl von ermüdeten Augenlidern, Verlangen die Augen zu schließen, Appetitmangel, leichtes Spannungsgefühl im Bauch nach Nahrungsaufnahme, Müdigkeit, Abgeschlagenheit, blasse Gesichtsfarbe, schwache Gliedmaßen, breiiger Stuhl, Oberbauchbeschwerden, Geschmacksverlust, blasse Zunge, leerer Puls.

Eindringen von Wind-Kälte

Lidzucken mit plötzlichem Beginn, Augenjucken, Abneigung gegen Kälte, Fieber, Hinterhauptkopfschmerzen, steifer Nacken, Niesen, Körperschmerzen, dünner weißer Zungenbelag, oberflächlich-gespannter Puls.

61.22 Herabhängende Augenlider

Magen- und Milz-Qi-Mangel und Absinken

Herabhängende Augenlider, die sich durch Überanstrengung verschlimmern und durch Ausruhen bessern, Niedergeschlagenheit, Appetitmangel, leichtes Spannungsgefühl im Bauch nach Nahrungsaufnahme, Müdigkeit, blasse Gesichtsfarbe, schwache Gliedmaßen, breiiger Stuhl, nach unten ziehendes Gefühl im Bauch, Gebärmuttervorfall, Oberbauchbeschwerden, Geschmacksverlust, blasse Zunge, leerer Puls.

Qi- und Blut-Mangel

Herabhängende Augenlider, verschwommene Sicht, Appetitmangel, breiiger Stuhl, schwache Stimme, Müdigkeit, Schwindel, taube oder kribbelnde Gliedmaßen, Herzklopfen, matt-blasse Gesichtsfarbe, blasse Zunge, schwächlicher oder rauer Puls.

Leber- und Nieren-Mangel

Herabhängende Augenlider, trockene Augen, verschwommene Sicht, Mouches volantes, Schwindel, Tinnitus, Schmerzen im unteren Rücken. Je nachdem, ob ein Yin- oder Yang-Mangel vorliegt, treten entsprechend weitere Symptome und klinische Zeichen auf.

Qi-Stagnation und Blut-Stase

Herabhängende Augenlider, Reizbarkeit, Kopfschmerzen, Schmerzen im Brustkorb, Spannungsgefühl im Bauch, violette Zunge, saitenförmiger Puls.

Magen-Hitze

Herabhängende Augenlider, die rot und geschwollen sind, brennende Oberbauchschmerzen, Durst, saures Aufstoßen, Übelkeit, übermäßiger Hunger, schlechter Atem, Hitzegefühl, rote Zunge mit gelbem Belag, überflutend-schneller Puls.

Eindringender Wind

Herabhängende Augenlider, Abneigung gegen Kälte, Fieber, Hinterhauptkopfschmerzen, steifer Nacken, oberflächlicher Puls. Je nachdem, ob Wind-Hitze oder Wind-Kälte vorliegt, treten weitere Symptome und klinische Zeichen auf.

61.23 Verlust der Kontrolle über die Augenlider

Dies beschreibt einen Zustand, in dem sich der Patient außerstande fühlt, die Augen zu öffnen. Ferner zittern die Lider und lassen sich nicht mehr willkürlich bewegen. Diese Erkrankung tritt häufiger bei Kindern auf.

Leber-Blut-Mangel

Verlust der Kontrolle über beide Augenlider, unangenehmes Gefühl in den Augen, verschwommene Sicht, Mouches volantes, Schwindel, taube oder kribbelnde Gliedmaßen, spärliche Regelblutungen, matt-blasse Gesichtsfarbe, blasse Zunge, rauer oder dünner Puls.

Leber-Qi attackiert die Milz

Verlust der Kontrolle über beide Augenlider, zitternde Lider, grünliche Gesichtsfarbe, Reizbarkeit, Spannungsgefühl und Schmerzen im Bauch, abwechselnd Verstopfung und Durchfall, manchmal trockener und in kleinen Stücken kommender Stuhl, manchmal auch breiiger Stuhl, Blähungen, Müdigkeit, normale Zungenfarbe oder leicht rote Ränder, saitenförmiger Puls auf der linken Seite und schwächlicher Puls auf der rechten Seite.

Wind-Hitze beeinträchtigt die Leber-Leitbahn

Verlust der Kontrolle über beide Augenlider, Lider zittern nach oben und unten und von Seite zu Seite, als ob sie vom Wind umhergeblasen würden, Fieber, Abneigung gegen Kälte, rote Zunge im vorderen Bereich mit dünn-weißem Belag, oberflächlich-schneller Puls.

Unterernährungssyndrom bei Kindern

Verlust der Kontrolle über beide Augenlider, zitternde Lider, tränende Augen, unangenehmes Gefühl in den Augen, rote Skleren, Symptome werden am Nachmittag schlimmer, Spannungsgefühl im Bauch, Durchfall, dünner Körperbau, klebriger Zungenbelag, schwächlicher Puls.

61.24 Knötchen in den Augenlidern

In der Schulmedizin gehören hierzu das Gerstenkorn (äußeres Hordeolum) oder das Hagelkorn (Chalazion). Ein Gerstenkorn ist ein kleiner Abszess, der durch eine akute Staphylokokkeninfektion eines Wimpernfollikels verursacht wird. Ein Hagelkorn ist eine chronische, lipogranulomatöse Entzündung, die dadurch zustande kommt, dass ein Gang der Meibom-Drüse durch angesammelten Talg blockiert wird.

Nässe-Schleim blockiert die Milz

Knötchen in den Augenlidern, die die Form von Reiskörnern oder kleinen Bohnen haben, Augenausfluss, weder Schmerzen noch Juckreiz, Augenlider sind nicht gerötet, die Knötchen sind beweglich, Engegefühl in Brustkorb und Oberbauch, Schläfrigkeit, Übelkeit, Sputum im Rachen, Benommenheitsgefühl, gedunsene Zunge mit klebrigem Belag, schlüpfriger Puls.

Schleim-Hitze blockiert die Milz

Knötchen in den Augenlidern, die die Form von Reiskörnern oder kleinen Bohnen haben, gelber Augenausfluss, schmerzende Augenlider, rote Augenlider, die Knötchen sind beweglich, Engegefühl im Brustkorb und Oberbauch, Schläfrigkeit, Übelkeit, Sputum im Rachen, Benommenheitsgefühl, Durst ohne Verlangen zu trinken, Hitzegefühl, rote und gedunsene Zunge mit klebrigem gelbem Belag, schlüpfrig-schneller Puls.

61.25 Kleine rote Körnchen an der Innenseite der Augenlider

In der Schulmedizin entspricht dies dem Frühjahrskatarrh der Augen (Frühjahrskeratokonjunktivitis), eine allergische Erkrankung, die bei atopischen Patienten häufig vorkommt, aber auch Patienten ohne atopische Disposition können betroffen sein. Hierbei leidet der Patient an starkem Juckreiz, Tränenfluss, Lichtempfindlichkeit, Augenbrennen sowie an dem Gefühl, als ob ein Fremdkörper im Auge sei.

Nässe-Hitze in der Milz

Kleine rote Körnchen an der Innenseite der Augenlider, gelber Augenausfluss, Augenjucken, Schweregefühl im Kopf, Völlegefühl im Oberbauch, Schmerzen im Oberbauch und/oder Bauch, klebriger Mundgeschmack, Durst ohne Verlangen zu trinken, Appetitmangel, Schweregefühl, Durst, Übelkeit, Erbrechen, breiiger Stuhl mit üblem Geruch, Hitzegefühl, spärlicher dunkler Harn, dumpfe Kopfschmerzen mit Schweregefühl, matt-gelbe Gesichtsfarbe, bitterer Mundgeschmack, rote Zunge mit klebrigem gelbem Belag, schlüpfrig-schneller Puls.

Wind-Hitze beeinträchtigt die Milz-Leitbahn

Kleine rote Körnchen an der Innenseite der Augenlider mit plötzlichem Beginn, rote Augen, Halsschmerzen, Halskratzen, Augenjucken, Abneigung gegen Kälte, Fieber, Kopfschmerzen, Zunge rot im vorderen Bereich oder an den Rändern, oberflächlich-schneller Puls.

61.26 Rötung an der Innenseite der Unterlider

Fülle-Hitze

Rötung an der Innenseite der Unterlider, Durst, geistige Unruhe, Hitzegefühl, rote Zunge mit trockenem gelbem Belag, überflutend-schneller Puls. Je nach beteiligtem Organ bestehen weitere Symptome und klinische Zeichen.

Yin-Mangel mit Leere-Hitze

Schmale rote Linie an der Innenseite der Unterlider, Durst mit dem Verlangen, in kleinen Schlückchen zu trinken, geistige Unruhe, Hitzegefühl am Abend, trockener Rachen in der Nacht, Nachtschweiß, rote belaglose Zunge, oberflächlich-leerer und schneller Puls.

61.27 Schielen

Teil A (Betrachtung) ➤ Kap. 6

Nieren-Essenz-Mangel

Schielen seit der Kindheit, Kurzsichtigkeit, schwache Konstitution als Kind, schlechte Knochenentwicklung bei Kindern, Knochenerweichung bei Erwachsenen, Taubheit, schwache Knie und Beine, Gedächtnisschwäche, lockere Zähne, Haarausfall oder vorzeitiges Ergrauen, Schmerzen im unteren Rücken, Schwindel, Tinnitus. Bei zugrunde liegendem Nieren-Yin-Mangel: normale Zungenfarbe, oberflächlich-leerer und trommelartiger Puls. Bei zugrunde liegendem Nieren-Yang-Mangel: blasse Zunge, tief-schwächlicher Puls.

Leber-Wind

Schielen, Kopfschmerzen, Drehschwindel, Zittern, Tinnitus, Tics, Krampfanfälle, Nackenstarre, zitternde Gliedmaßen, steifer Nacken, Opisthotonus, in schlimmen Fällen Koma, steife, sich bewegende oder abweichende Zunge, saitenförmiger Puls.

Aufsteigendes Leber-Yang

Schielen, Kopfschmerzen, Schwindel, Tinnitus, Reizbarkeit, Neigung zu Wutanfällen, saitenförmiger Puls.

Schwerer chronischer Qi- und Blut-Mangel der Leber

Schielen, äußerste Erschöpfung, Schwindel, verschwommene Sicht, Mouches volantes, taube oder kribbelnde Gliedmaßen, spärliche Regelblutungen, matt-blasse Gesichtsfarbe, trockene Haut, trockenes Haar, blasse Zunge, rauer oder dünner Puls.

Innere Kälte

Schielen, gräulich-blasse Gesichtsfarbe, Bauchschmerzen, Oberbauchschmerzen, kalte Gliedmaßen, Schmerzen werden durch Wärmeanwendungen und warme Getränke gelindert, durch Kälte und kalte Getränke schlimmer, dicker weißer Zungenbelag, gespannter Puls.

Leber-Blut-Stase

Schielen, Schmerzen im Flankenbereich und / oder im Bauchraum, schmerzhafte Regel, dunkles und klumpiges Regelblut, Massen im Bauchraum, violette Nägel, violette Lippen, violette oder dunkle Gesichtsfarbe, violette Zunge, saitenförmiger oder haftender Puls.

Toxische Hitze

Schielen, Fieber, körperliche Unruhe, geistige Unruhe, rote Ausschläge, rote Zunge mit roten Punkten und dickem, klebrigem, trockenem und dunkelgelbem Belag, überflutend-schneller Puls.

Schleim blockiert Lunge und Milz

Schielen, verschwommene Sicht, chronischer, anfallsartiger Husten mit reichlichem, klebrigem und weißem Sputum, das leicht abzuhusten ist, teigig-weiße Gesichtsfarbe, Engegefühl in Brustkorb und Oberbauch, Kurzatmigkeit, Patient legt sich ungern flach hin, Keuchen, Übelkeit, gedunsene Zunge mit weißem klebrigem Belag, schlüpfriger Puls.

61.28 Kurzsichtigkeit

Leber-Blut-Mangel

Kurzsichtigkeit, verschwommene Sicht, Mouches volantes, Schwindel, taube oder kribbelnde Gliedmaßen, spärliche Regelblutungen, matt-blasse Gesichtsfarbe, blasse Zunge, rauer oder dünner Puls.

Leber- und Nieren-Yin-Mangel

Kurzsichtigkeit seit der Kindheit, verschwommene Sicht, Mouches volantes, geschwächtes Kind, Enuresis, schwächlicher Puls auf beiden hinteren Taststellen. Diese Art von Kurzsichtigkeit bei Kindern beruht auf einem ererbten Nieren- und Leber-Mangel. Aufgrund des niedrigen Lebensalters bestehen nur wenige Symptome. Allein die Kurzsichtigkeit, der geschwächte Zustand des Kindes, möglicherweise auch die Enuresis und der schwächliche Puls auf den Taststellen der Niere reichen schon aus, um dieses Krankheitsmuster zu diagnostizieren.

61.29 Weitsichtigkeit

Im Gegensatz zur Kurzsichtigkeit können bei der Weitsichtigkeit Gegenstände in der Ferne besser gesehen werden.

Nieren-Essenz-Mangel

Weitsichtigkeit, schlechte Knochenentwicklung bei Kindern, Knochenerweichung bei Erwachsenen, Taubheit, schwache Knie und Beine, Gedächtnisschwäche, lockere Zähne, Haarausfall oder vorzeitiges Ergrauen, schwache sexuelle Aktivität, Schmerzen im unteren Rücken, Unfruchtbarkeit, Sterilität, Schwindel, Tinnitus. Bei zugrunde liegendem Nieren-Yin-Mangel: Normale Zungenfarbe, oberflächlich-leerer und trommelartiger Puls. Bei zugrunde liegendem Nieren-Yang-Mangel: Blasse Zunge, tiefschwächlicher Puls.

Nieren-Yin-Mangel mit Leere-Hitze

Weitsichtigkeit, rote und trockene Augen, verschwommene Sicht, Schwindel, Tinnitus, Schwerhörigkeit, Nachtschweiß, trockener Mund in der Nacht, Hitze in den fünf Zentren, Hitzegefühl am Abend, gerötete Wangen, Durst mit dem Verlangen, in kleinen Schlückchen zu trinken, Schmerzen im unteren Rücken, spärlicher dunkler Harn, Schlaflosigkeit, oberflächlich-leerer und schneller Puls.

Qi- und Blut-Mangel

Weitsichtigkeit, verschwommene Sicht, Appetitmangel, breiiger Stuhl, schwache Stimme, Müdigkeit, Schwindel, taube oder kribbelnde Gliedmaßen, Herzklopfen, matt-blasse Gesichtsfarbe, blasse Zunge, schwächlicher oder rauer Puls.

61.30 Verminderte Nachtsicht

Leber-Blut-Mangel

Verminderte Nachtsicht, verschwommene Sicht, Mouches volantes, trockene Augen, Schwindel, taube oder kribbelnde Gliedmaßen, spärliche Regelblutungen, matt-blasse Gesichtsfarbe, blasse Zunge, rauer oder dünner Puls.

Leber- und Nieren-Yin-Mangel

Verminderte Nachtsicht, verschwommene Sicht, Mouches volantes, trockene Augen, Schwindel, Tinnitus, Schwerhörigkeit, Schmerzen im unteren Rücken, dumpfe Kopfschmerzen im Bereich des Hinterhauptes oder des Scheitels, Schlaflosigkeit, taube oder kribbelnde Gliedmaßen, trockener Rachen, trockenes Haar, trockene Haut, brüchige Nägel, Nachtschweiß, trockener Stuhl, spärliche Regelblutungen oder Amenorrhö, normale Zungenfarbe ohne Belag, oberflächlich-leerer Puls.

Milz-Qi-Mangel

Verminderte Nachtsicht, Appetitmangel, leichtes Spannungsgefühl im Bauch nach Nahrungsaufnahme, Müdigkeit, blasse Gesichtsfarbe, schwache Gliedmaßen, breiiger Stuhl, blasse Zunge, leerer Puls.

Milz- und Nieren-Yang-Mangel

Verminderte Nachtsicht, Schmerzen im unteren Rücken, kalte Knie, Kältegefühl im Rücken, Kältegefühl, schwache Beine, hellweiße Gesichtsfarbe, Impotenz, Müdigkeit, reichlicher klarer oder spärlicher klarer Harn, Nykturie, breiiger Stuhl, Niedergeschlagenheit, Appetitmangel, leichtes Spannungsgefühl im Bauch, Patient möchte sich hinlegen, Durchfall früh am Morgen, chronischer Durchfall, blasse und nasse Zunge, tief-schwächlicher Puls.

Qi- und Blut-Mangel

Verminderte Nachtsicht, verschwommene Sicht, Appetitmangel, breiiger Stuhl, schwache Stimme, Müdigkeit, Schwindel, taube oder kribbelnde Gliedmaßen, Herzklopfen, matt-blasse Gesichtsfarbe, blasse Zunge, schwächlicher oder rauer Puls.

61.31 Glaukom (Grüner Star)

Stagnierendes Leber-Qi wandelt sich in Hitze und rebelliert empor

Glaukom, Augenschmerzen, rote Augen, rotes Gesicht, Spannungsgefühl im Flankenbereich oder Oberbauch, leichtes Engegefühl im Brustkorb, Reizbarkeit, prämenstruelle Anspannung, prämenstruelles Spannungsgefühl in den Brüsten, Kloßgefühl im Hals, Hitzegefühl, rotes Gesicht, Durst, Neigung zu Wutanfällen, starke Regelblutungen, rote Zungenränder, saitenförmiger Puls vor allem links und etwas schnell.

Leber-Feuer

Glaukom, rote Augen, Augenschmerzen, Kopfschmerzen, rotes Gesicht, Schwindel, Tinnitus, Reizbarkeit, Neigung zu Wutanfällen, Durst, bitterer Mundgeschmack, Verstopfung, dunkler Harn, rote Zunge mit röteren Rändern und trockenem gelbem Belag, saitenförmig-schneller Puls.

Nieren-Yin-Mangel mit Leere-Hitze

Glaukom, trockene Augen, Schwindel, Tinnitus, Schwerhörigkeit, Nachtschweiß, trockener Mund in der Nacht, Hitze in den fünf Zentren, Hitzegefühl am Abend, gerötete Wangen, Durst mit dem Verlangen, in kleinen Schlückchen zu trinken, Schmerzen im unteren Rücken, spärlicher dunkler Harn, Schlaflosigkeit, rote belaglose Zunge, oberflächlich-leerer und schneller Puls.

Leere-Kälte in der Leber-Leitbahn

Glaukom, Augenschmerzen, Völle- und Spannungsgefühl im Unterbauch mit Schmerzen, die nach unten zum Hodensack und Hoden, sowie nach oben zu den Flanken ausstrahlen, Schmerzlinderung durch Wärme, gezerrte Hoden oder zusammengezogener Hodensack, Scheitelkopfschmerzen, Kältegefühl, kalte Hände und Füße, Erbrechen klarer wässriger Flüssigkeiten oder trockenes Erbrechen, blasse Zunge mit nassem weißem Belag, tief-gespanntlangsamer Puls.

61.32 Verminderte Sehschärfe

Leere

Leber-Blut-Mangel

Verminderte Sehschärfe, Schwindel, verschwommene Sicht, Mouches volantes, taube oder kribbelnde Gliedmaßen, spärliche Regelblutungen, matt-blasse Gesichtsfarbe, blasse Zunge, rauer oder dünner Puls.

Akupunktur
Le 8 Ququan, Ma 36 Zusanli, Mi 6 Sanyinjiao, Ren 4 Guanyuan, Di 4 Hegu, Yuyao.

Leber-Yin-Mangel

Verminderte Sehschärfe, verschwommene Sicht, Mouches volantes, trockene Augen, Schwindel, taube oder kribbelnde Gliedmaßen, spärliche Regelblutungen, matt-blasse Gesichtsfarbe aber rote Wangenknochen, verschrumpelte und brüchige Nägel, Nachtschweiß, normale Zungenfarbe ohne Belag, dünner oder oberflächlich-leerer Puls.

Akupunktur
Le 8 Ququan, Ma 36 Zusanli, Mi 6 Sanyinjiao, Ren 4 Guanyuan, Ni 6 Zhaohai, Yuyao.

Nieren-Yin-Mangel

Verminderte Sehschärfe, trockene Augen, Mouches volantes, Schwindel, Schwerhörigkeit, Gedächtnisschwäche, Nachtschweiß, nachts Mund- und Halstrockenheit, Schmerzen im unteren Rücken, Verstopfung, dunkler, spärlicher Harn, Müdigkeit, normale Zungenfarbe ohne Belag, oberflächlich-leerer Puls.

Akupunktur
Ni 3 Taixi, Ren 4 Guanyuan, Bl 23 Shenshu, Mi 6 Sanyinjiao, Ren 12 Zhongwan, Di 4 Hegu.

Fülle

Trüber Schleim blockiert die Öffnungen des Kopfes

Verminderte Sehschärfe, verschwommene Sicht, Mouches volantes, Schwindel, dumpfe Kopfschmerzen mit einem Gefühl von Schwere und Benommenheit, Gedächtnisschwäche und Konzentrationsschwäche, Sputum im Hals, Engegefühl im Brustkorb, Übelkeit, gedunsene Zunge mit klebrigem Belag, schlüpfriger Puls.

Akupunktur
Ma 40 Fenglong, Ren 12 Zhongwan, Ren 9 Shuifen, Ren 5 Shimen, Bl 22 Sanjiaoshu, Di 4 Hegu, Yuyao.

Weitere Krankheitsmuster

Herz-Blut-Mangel

Verminderte Sehschärfe, verschwommene Sicht, Herzklopfen, Schwindel, Schlaflosigkeit, traumgestörter Schlaf, Gedächtnisschwäche, nervöse Ängstlichkeit, Schreckhaftigkeit, matt-blasse Gesichtsfarbe, blasse Lippen, blasse und dünne Zunge, rauer oder dünner Puls.

61.33 Spannungsgefühl in den Augen

Teil B (Befragung) ➤ *Kap. 42*

Leber-Feuer

Ausgeprägtes Spannungsgefühl im Auge, Augenschmerzen, blutunterlaufene Augen, trockene Augen, Kopfschmerzen, rotes Gesicht, Schwindel, Tinnitus, Reizbarkeit, Neigung zu Wutanfällen, Durst, bitterer Mundgeschmack, Verstopfung, dunkler Harn, rote Zunge mit röteren Rändern und trockenem gelbem Belag, saitenförmig-schneller Puls.

Aufsteigendes Leber-Yang

Spannungsgefühl im Auge, Kopfschmerzen, Schwindel, Tinnitus, Reizbarkeit, Neigung zu Wutanfällen, saitenförmiger Puls.

Leber-Wind

Spannungsgefühl im Auge, Zittern, starker Schwindel, Tinnitus, Kopfschmerzen, Tics, Krampfanfälle, Nackenstarre, zitternde Gliedmaßen, steifer Nacken, Opisthotonus, in schlimmen Fällen Koma, steife, sich bewegende oder abweichende Zunge, saitenförmiger Puls.

Schleim blockiert Lunge und Milz

Spannungsgefühl im Auge, erweiterte Pupille, chronischer anfallsartiger Husten mit reichlichem, klebrigem und weißem Sputum, das leicht abzuhusten ist, teigig-weiße Gesichtsfarbe, Engegefühl im Brustkorb und Oberbauch, Kurzatmigkeit, Keuchen, Übelkeit, Völlegefühl im Oberbauch, gedunsene Zunge mit klebrigem weißem Belag, schlüpfriger Puls.

Leber- und Nieren-Yin-Mangel mit Leere-Hitze

Leichtes Spannungsgefühl im Auge, verschwommene Sicht, trockene Augen, Hitzegefühl in den Augen, Schwindel, Tinnitus, Schwerhörigkeit, dumpfe Hinterhaupt- oder Scheitelkopfschmerzen, Schlaflosigkeit, taube oder kribbelnde Gliedmaßen, gerötete Wangen, Schmerzen im unteren Rücken, trockener Rachen, trockenes Haar, trockene Haut, brüchige Nägel, trockene Scheide, Nachtschweiß, trockener Stuhl, spärliche Regelblutungen oder Amenorrhö, Hitze in den fünf Zentren, Hitzegefühl am Abend, rote belaglose Zunge, oberflächlich-leerer und schneller Puls.

Leber-Qi-Stagnation

Spannungsgefühl in den Augen bei Angespanntheit, Stirnkopfschmerzen, Spannungsgefühl in Flankenbereich oder Oberbauch, Reizbarkeit, Launenhaftigkeit, Kloßgefühl im Hals, prämenstruelle Anspannung, saitenförmiger Puls.

Nässe-Hitze in Leber und Gallenblase

Spannungsgefühl in den Augen, geschwollene Augenlider, Völlegefühl und / oder Schmerzen im Flankenbereich, Bauch oder Oberbauch, bitterer Mundgeschmack, Appetitmangel, Übelkeit, Schweregefühl, gelber Scheidenausfluss, vaginaler Juckreiz, Mittelschmerz und / oder Blutungen zur Zyklusmitte, Brennen bei der Miktion, dunkler Harn, gelbe Gesichtsfarbe und Augen, Erbrechen, rote Zunge mit röteren Rändern und ein- oder beidseitigem klebrigem, gelbem Belag, saitenförmig-schlüpfrig-schneller Puls.

61.34 Hervorstehender Augapfel

Teil A (Betrachtung) ➤ *Kap. 6*

Ein hervorstehender Augapfel wird in der Schulmedizin Proptosis oder Exophthalmus genannt und ist in 80 % der Fälle auf eine Erkrankung der Schilddrüse zurückzuführen. Aber auch ein Tumor im Bereich der Augenhöhle kann den Augapfel hervorstehen lassen.

Leber-Feuer

Hervorstehender Augapfel, Augenschmerzen, blutunterlaufene Augen, Kopfschmerzen, rotes Gesicht, Schwindel, Tinnitus, Reizbarkeit, Neigung zu Wutanfällen, Durst, bitterer Mundgeschmack, Verstopfung, dunkler Harn, rote Zunge mit röteren Rändern und trockenem gelbem Belag, saitenförmig-schneller Puls.

Herz-Feuer

Hervorstehender Augapfel, Augenschmerzen, Herzklopfen, Durst, Mund- und Zungenaphthen, geistige Unruhe, körperliche Unruhe, Schlaflosigkeit, traumgestörter Schlaf, Hitzegefühl, rotes Gesicht, bitterer Mundgeschmack, rote Zunge mit röterer Spitze und gelbem Belag, überflutend-schneller Puls.

Leber-Qi-Stagnation und Schleim

Hervorstehender Augapfel, Augenschmerzen, Spannungsgefühl im Auge, Spannungsgefühl im Flankenbereich oder Oberbauch, Reizbarkeit, Launenhaftigkeit, Kloßgefühl im Hals, prämenstruelle Anspannung, Engegefühl im Brustkorb, Sputum im Rachen, gedunsene Zunge, saitenförmig-schlüpfriger Puls.

Leber-Wind

Hervorstehender Augapfel, Zittern, starker Schwindel, Tinnitus, Tics, Krampfanfälle, Nackenstarre, zitternde Gliedmaßen, steifer Nacken, Opisthotonus, in schlimmen Fällen Koma, steife, sich bewegende oder abweichende Zunge, saitenförmiger Puls.

Leber-Wind mit Schleim-Hitze

Hervorstehender Augapfel, dunkle Skleren, Zittern, starker Schwindel, Tinnitus, Kopfschmerzen, Tics, Krampfanfälle, Nackenstarre, zitternde Gliedmaßen, steifer Nacken, Opisthotonus, in schweren Fällen Koma, Engegefühl im Brustkorb, Sputum im Rachen, Hitzegefühl, Schweregefühl, rote und gedunsene Zunge, eventuell auch steif, sich bewegend oder abweichend, saitenförmig-schlüpfrig-schneller Puls.

Leber-Qi-Stagnation

Hervorstehender Augapfel, unangenehmes Gefühl im Auge, Spannungsgefühl im Auge, Spannungsgefühl im Flankenbereich oder Oberbauch, Reizbarkeit, Launenhaftigkeit, Kloßgefühl im Hals, prämenstruelle Anspannung, saitenförmiger Puls.

Leber-Qi-Stagnation mit Blut-Stase

Hervorstehender Augapfel, Augenschmerzen, Spannungsgefühl im Flankenbereich oder Oberbauch, Reizbarkeit, Launenhaftigkeit, Kloßgefühl im Hals, prämenstruelle Anspannung, Regelschmerzen, violette Zunge, saitenförmiger oder haftender Puls.

Nässe-Hitze in Leber und Gallenblase

Hervorstehender Augapfel, Augenschmerzen, Ohrenschmerzen, Völlegefühl und / oder Schmerzen in Flankenbereich, Bauch oder Oberbauch, bitterer Mundgeschmack, Appetitmangel, Übelkeit, Schweregefühl, gelber Scheidenausfluss, vaginaler Juckreiz, Mittelschmerz und / oder Blutungen zur Zyklusmitte, Brennen bei der Miktion, dunkler Harn, gelbe Gesichtsfarbe und Augen, Erbrechen, rote Zunge mit röteren Rändern und ein- oder beidseitigem klebrigem, gelbem Belag, saitenförmig-schlüpfrig-schneller Puls.

Toxische Hitze

Hervorstehender und schmerzender Augapfel, rote Skleren, klebrige Ablagerungen in den Augen, Hitzegefühl, körperliche Unruhe, Fieber, rote Zunge mit roten Punkten und dickem, klebrigem, trockenem und dunkelgelbem Belag, überflutend-schlüpfrig-schneller Puls.

Nieren-Yin- und Nieren-Yang-Mangel

Leicht hervorstehender Augapfel, Schwindel, Mouches volantes, Tinnitus, Nachtschweiß, Schmerzen im unteren Rücken, kalte Gliedmaßen, breiiger Stuhl.

Je nachdem, ob ein Nieren-Yin- oder Nieren-Yang-Mangel vorherrscht, treten entsprechend weitere Symptome und klinische Zeichen sowie das dazugehörige Puls- und Zungenbild auf.

Qi- und Blut-Mangel

Leicht hervorstehender Augapfel, verschwommene Sicht, Appetitmangel, breiiger Stuhl, schwache Stimme, Müdigkeit, Schwindel, taube oder kribbelnde Gliedmaßen, Herzklopfen, matt-blasse Gesichtsfarbe, blasse Zunge, schwächlicher oder rauer Puls.

Rebellierendes Lungen-Qi (Lungen-Qi steigt nicht ab)

Hervorstehender Augapfel, chronischer Husten oder Asthma, Engegefühl im Brustkorb.

Eindringen von Wind-Hitze

Plötzlich hervorstehender Augapfel, Augenschmerzen, Augenjucken, Abneigung gegen Kälte, Fieber, Husten, Halsschmerzen, verstopfte oder laufende Nase mit gelbem Sekret, Kopfschmerzen, Körperschmerzen, leichtes Schwitzen, leichter Durst, geschwollene Mandeln, Zunge etwas rötlich an den seitlichen Anteilen des Brustareals oder im vorderen Bereich, oberflächlich-schneller Puls.

61.35 Eingesunkener Augapfel

Teil A (Betrachtung) ➤ Kap. 6

Schwerer und chronischer Lungen- und Milz-Qi-Mangel

Eingesunkener Augapfel, herabhängende Augenlider, Kurzatmigkeit, leichter Husten, schwache Stimme, tagsüber spontane Schweißausbrüche, Abneigung gegen Sprechen, hellweiße Gesichtsfarbe, Erkältungsanfälligkeit, Müdigkeit, Abneigung gegen Kälte, Appetitmangel, leichtes Spannungsgefühl im Bauch nach Nahrungsaufnahme, schwache Gliedmaßen, breiiger Stuhl, blasse Zunge, leerer Puls.

Milz-Qi-Mangel infolge einer Lebensmittelvergiftung

Eingesunkener Augapfel nach starkem Erbrechen und Durchfall, Appetitmangel, breiiger Stuhl, leerer Puls.

Yin- oder Yang-Kollaps

Plötzliches Einsinken des Augapfels, herabhängende Augenlider, tief-zerfließender Puls. Je nachdem, ob ein Kollaps des Yin oder des Yang vorliegt, treten entsprechend weitere Symptome und klinische Zeichen auf.

61.36 Schuppige Augäpfel

In der Schulmedizin entspricht das Symptom „schuppige Augäpfel" einer Entzündung der Lider und Bindehaut (Blepharokonjunktivitis) und äußert sich durch brennende und juckende Augen, leichte Lichtempfindlichkeit, erweiterte Blutgefäße und spröde, fibrinöse Schuppen.

Lungen-Hitze

Schuppige Augäpfel, brennende Augen, rote Augen, Verlangen die Augen geschlossen zu halten, tränende Augen, Husten, leichte Atemlosigkeit, Hitzegefühl, Schmerzen im Brustkorb, erweiterte Nasenlöcher, Durst, rote Zunge mit gelbem Belag, überflutend-schneller Puls.

Herz-Yin-Mangel mit Leere-Hitze

Schuppige Augäpfel, brennende Augen, rote Augen, Herzklopfen, Schlaflosigkeit, traumgestörter Schlaf, Gedächtnisschwäche, nervöse Ängstlichkeit, Schreckhaftigkeit, geistige Unruhe, Patient fühlt sich unwohl und „heiß und genervt", trockener Mund und Rachen, Durst mit dem Verlangen, Flüssigkeiten in kleinen Schlückchen zu trinken, Hitzegefühl am Abend, Hitze in den fünf Zentren, rote Zunge mit röterer Spitze, kein Belag, oberflächlich-leerer und schneller Puls.

Eindringen von Wind-Hitze

Schuppige Augäpfel mit plötzlichem Beginn, Augenjucken, brennende Augen, Abneigung gegen Kälte, Fieber, Husten, Halsschmerzen, verstopfte oder laufende Nase mit gelbem Sekret, Kopfschmerzen, Körperschmerzen, leichtes Schwitzen, leichter Durst, geschwollene Mandeln, Zunge etwas rötlich an den seitlichen Anteilen des Brustareals oder im vorderen Bereich, oberflächlich-schneller Puls.

61.37 Rote Flecken unter den Bindehäuten

Hiermit wird auf subkonjunktivale Blutungen verwiesen, die sich durch übermäßigen Tränenfluss, Gefühl von kiesigem Material im Auge, ein unangenehmes Gefühl hinter dem Augapfel und Lichtempfindlichkeit äußern können.

Leber-Feuer

Große rote Flecken unter den Bindehäuten, rote und schmerzende Augen, Kopfschmerzen, rotes Gesicht, Schwindel, Tinnitus, Reizbarkeit, Neigung zu Wutanfällen, Durst, bitterer Mundgeschmack, Verstopfung, dunkler Harn, rote Zunge mit röteren Rändern und trockenem gelbem Belag, saitenförmig-schneller Puls.

Nieren-Yin-Mangel mit Leere-Hitze

Kleine rote Flecken unter den Bindehäuten, Schwindel, Tinnitus, Gedächtnisschwäche, Schwerhörigkeit, Nachtschweiß, trockener Mund in der Nacht, Hitze in den fünf Zentren, Hitzegefühl am Abend, gerötete Wangen, Durst mit dem Verlangen, Flüssigkeiten in kleinen Schlückchen zu trinken, Schmerzen im unteren Rücken, spärlicher dunkler Harn, Müdigkeit, nervöse Ängstlichkeit, Schlaflosigkeit, rote belaglose Zunge, oberflächlich-leerer und schneller Puls.

Eindringen von Wind-Hitze

Rote Flecken unter den Bindehäuten mit plötzlichem Beginn, brennende und rote Augen, Abneigung gegen Kälte, Fieber, Husten, Halsschmerzen, verstopfte oder laufende Nase mit gelbem Sekret, Kopfschmerzen, Körperschmerzen, leichtes Schwitzen, leichter Durst, geschwollene Mandeln, Zunge etwas rötlich an den seitlichen Anteilen des Brustareals oder im vorderen Bereich, oberflächlich-schneller Puls.

Trockene Hitze dringt in die Lunge ein

Rote Flecken unter den Bindehäuten, Kopfschmerzen, rote und brennende Augen, trockene Augen, trockener Rachen, trockener Husten, rote Zunge mit trockenem Belag, dünner Puls.

Schleim-Feuer der Leber

Rote Flecken unter den Bindehäuten, Augenschmerzen, hervorstehender Augapfel, rotes Gesicht, rote Augen, Herzklopfen, geistige Unruhe, Durst, Engegefühl im Brustkorb, dunkler Harn, Auswurf von Schleim, rasselndes Gefühl im Rachen, bitterer Mundgeschmack, Schlaflosigkeit, traumgestörter Schlaf, körperliche Unruhe, Verwirrung, unzusammenhängende Rede, Unbedachtsamkeit, Patient neigt dazu, andere zu schlagen oder auszuschimpfen, unkontrolliertes Lachen oder Weinen, Schreien, Patient murmelt vor sich hin, Niedergeschlagenheit, manisches Verhalten, rote Zunge mit röterer und gedunsener Spitze, Herzriss ausgefüllt mit klebrigem gelbem Belag, schlüpfrig-schneller oder schlüpfrig-überflutend-schneller Puls.

61.38 Rote Äderchen in den Augen

Rote Äderchen in den Augen sind sichtbare Äderchen auf der Lederhaut, die horizontal von den Augenwinkeln aus verlaufen. In der Schulmedizin entspricht dies einer Anschwellung der unter der Bindehaut gelegenen Gefäße.

Leber-Feuer

Rote Äderchen in den Augen, die horizontal von den äußeren Augenwinkeln aus verlaufen, Kopfschmerzen, Schwindel, Tinnitus, Reizbarkeit, Neigung zu Wutanfällen, Durst, bitterer Mundgeschmack, Verstopfung, dunkler Harn, rote Zunge mit röteren Rändern und trockenem gelbem Belag, saitenförmig-schneller Puls.

Leber-Yin-Mangel mit Leere-Hitze

Kleine rote Äderchen in den Augen, die horizontal von den äußeren Augenwinkeln aus verlaufen, verschwommene Sicht, trockene Augen, verminderte Nachtsicht, rote Augen, Mouches volantes, Schwindel, taube oder kribbelnde Gliedmaßen, Schlaflosigkeit, spärliche oder auch starke Regelblutungen (wenn die Leere-Hitze im Vordergrund steht), rote Wangenknochen, Krämpfe, verschrumpelte und brüchige Nägel, sehr trockenes Haar und trockene Haut, nervöse Ängstlichkeit, Hitzegefühl am Abend, Nachtschweiß, Hitze in den fünf Zentren, Durst mit dem Verlangen, in kleinen Schlückchen zu trinken, rote belaglose Zunge, oberflächlich-leerer und schneller Puls.

Herz-Feuer

Rote Äderchen in den Augen, die horizontal von den inneren Augenwinkeln aus verlaufen, rote und schmerzende Augen, Herzklopfen, Durst, Mund- und Zungenaphthen, geistige Unruhe, körperliche Unruhe, Schlaflosigkeit, traumgestörter Schlaf, Hitzegefühl, rotes Gesicht, bitterer Mundgeschmack, rote Zunge mit röterer Spitze und gelbem Belag, überflutend-schneller Puls.

Herz-Yin-Mangel mit Leere-Hitze

Rote Äderchen in den Augen, die horizontal von den äußeren Augenwinkeln aus verlaufen, Herzklopfen, Schlaflosigkeit, traumgestörter Schlaf, Gedächtnisschwäche, nervöse Ängstlichkeit, trockener Mund und Rachen, Hitzegefühl am Abend, gerötete Wangen, Nachtschweiß, Hitze in den fünf Zentren, rote Zunge mit röterer Spitze, kein Belag, oberflächlich-leerer und schneller Puls.

Nieren-Essenz-Mangel

Schmale rote Äderchen in den Augen, trockene Augen, schlechte Knochenentwicklung bei Kindern, Knochenerweichung bei Erwachsenen, Taubheit, schwache Knie und Beine, Gedächtnisschwäche, lockere Zähne, Haarausfall oder vorzeitiges Ergrauen, schwache sexuelle Aktivität, Schmerzen im unteren Rücken, Unfruchtbarkeit, Sterilität, Schwindel, Tinnitus. Bei zugrunde liegendem Nieren-Yin-Mangel: Normale Zungenfarbe, oberflächlich-leerer und trommelartiger Puls. Bei zugrunde liegendem Nieren-Yang-Mangel: blasse Zunge, tief-schwächlicher Puls.

61.39 Herabhängende rote Membran

„Herabhängende rote Membran" beschreibt einen Zustand, bei der feine Blutstreifen an der oberen Pupillengrenze sich nach und nach in eine rote Membran verwachsen, die sich dann abwärts über die Pupille erstreckt. In der Schulmedizin heißt diese Erkrankung Trachom oder ägyptische Augenkrankheit und kommt ausschließlich in Entwicklungsländern vor. Der Krankheitserreger wird durch Fliegen übertragen.

Leber-Feuer

Feine Blutstreifen verwachsen sich in eine halbmondförmige Membran, welche die Pupille bedeckt, Kopfschmerzen, rotes Gesicht, Schwindel, Tinnitus, Reizbarkeit, Neigung zu Wutanfällen, Durst, bitterer Mundgeschmack, Verstopfung, dunkler Harn, rote Zunge mit röteren Rändern und trockenem gelbem Belag, saitenförmig-schneller Puls.

Hitze in Lunge und Milz

Kleine Geschwüre innerhalb des oberen Augenlids, aus denen sich Blutstreifen zur oberen Pupillengrenze entwickeln, schmerzende und juckende Augen, Husten, leichte Atemlosigkeit, Hitzegefühl, Schmerzen im Brustkorb, erweiterte Nasenlöcher, Durst, rotes Gesicht, brennende Schmerzen im Oberbauch und/oder Bauch, übermäßiger Hunger, rote Nasenspitze, trockene Lippen, Mundaphthen, trockener Stuhl, spärlicher dunkler Harn, rote Zunge mit trockenem gelbem Belag, überflutend-schneller Puls.

Wind-Hitze beeinträchtigt die Leitbahnen von Leber und Lunge

Rote Augen, feine Blutstreifen bedecken die Augen, verdicktes Augenlid, Augenschmerzen, klebriger Augenausfluss, tränende Augen, Hitzegefühl, leichter Durst, gelber Zungenbelag, saitenförmig-schneller Puls.

61.40 Rote Membran im Augenwinkel

Teil A (Betrachtung) ➤ *Kap. 6*

„Rote Membran im Augenwinkel" stellt einen Zustand dar, bei der sich eine große rote Membran von der Form eines Fliegenflügels horizontal vom Augenwinkel aus zur Pupille hin ausdehnt und schließlich die Pupille bedeckt. In der Schulmedizin nennt man diese Wucherung der Bindehaut auf die Hornhaut ein Pterygium (Flügelfell). Dieses Krankheitsmuster tritt meist in heißen und trockenen Klimazonen auf.

Leber-Feuer

Membran im Augenwinkel sieht aus wie Butter und verfärbt sich später dunkelrot, Augenschmerzen, trockene Augen, Kopfschmerzen, rotes Gesicht, Schwindel, Tinnitus, Reizbarkeit, Neigung zu Wutanfällen, Durst, bitterer Mundgeschmack, Verstopfung, dunkler Harn, rote Zunge mit röteren Rändern und trockenem gelbem Belag, saitenförmig-schneller Puls.

Herz-Feuer

Rote Membran in den Augenwinkeln, die recht dick erscheint, Augenschmerzen, Herzklopfen, Durst, Mund- und Zungenaphthen, geistige Unruhe, körperliche Unruhe, Schlaflosigkeit, traumgestörter Schlaf, Hitzegefühl, rotes Gesicht, bitterer Mundgeschmack, rote Zunge mit röterer Spitze und gelbem Belag, überflutend-schneller Puls.

Herz-Yin-Mangel mit Leere-Hitze

Rote Membran verläuft horizontal von den inneren Augenwinkeln aus, Herzklopfen, Schlaflosigkeit, traumgestörter Schlaf, Gedächtnisschwäche, nervöse Ängstlichkeit, geistige Unruhe, trockener Mund und Rachen, Hitzegefühl am Abend, Hitze in den fünf Zentren, rote Zunge mit röterer Spitze, kein Belag, oberflächlich-leerer und schneller Puls.

Hitze in der Lungen-Leitbahn

Rote Membran verläuft horizontal von den Augenwinkeln aus zur Pupille, Augenschmerzen, Husten, leichte Atemlosigkeit, Hitzegefühl, Schmerzen im Brustkorb, erweiterte Nasenlöcher, Durst, rotes Gesicht, rote Zunge mit gelbem Belag, überflutend-schneller Puls.

Hitze in Magen und Milz

Rote Membran im Augenwinkel, die einen kleinen Kopf hat, Verstopfung, brennende Oberbauchschmerzen, Durst, saures Aufstoßen, Übelkeit, übermäßiger Hunger, schlechter Atem, Hitzegefühl, Bauchschmerzen, rote Nasenspitze, trockene Lippen, Mundaphthen, trockener Stuhl, spärlicher dunkler Harn, rote Zunge mit trockenem gelbem Belag, überflutend-schneller Puls.

Nieren-Yin-Mangel mit Leere-Hitze

Blass-rote Membran im Augenwinkel, deren Dicke variiert, Schwindel, Tinnitus, Nachtschweiß, trockener Mund mit dem Verlangen, in kleinen Schlückchen zu trinken, Schmerzen im unteren Rücken, Gedächtnisschwäche, spärlicher dunkler Harn, Hitze in den fünf Zentren, gerötete Wangen, Hitzegefühl am Abend, rote belaglose Zunge, oberflächlich-leerer und schneller Puls.

61.41 Roter Ring rund um die Pupillen

Dies entspricht in der Schulmedizin einer Uveitis anterior (Traubenhautentzündung) oder einer Iritis (Regenbogenhautentzündung). Die Hauptsymptome sind Lichtempfindlichkeit, Schmerzen, Rötung, verminderte Sehkraft und Tränenfluss.

Leber-Feuer

Roter Ring rund um die Pupillen, zusammengezogene Pupille, Augenschmerzen, die durch Hitze schlimmer und durch Kälteanwendung gebessert werden, tränende Augen, Kopfschmerzen, rotes Gesicht, Schwindel, Tinnitus, Reizbarkeit, Neigung zu Wutanfällen, Durst, bitterer Mundgeschmack, Verstopfung, dunkler Harn, rote Zunge mit röteren Rändern und trockenem gelbem Belag, saitenförmig-schneller Puls.

Hitze in Magen und Milz

Roter Ring rund um die Pupillen mit gelber, nach oben fließender Flüssigkeit, Augenschmerzen, die durch Hitze schlimmer und durch Kälteanwendung gebessert werden, tränende Augen, brennende Schmerzen im Oberbauch und Bauch, übermäßiger Hunger, rote Nasenspitze, trockene Lippen, Mundaphthen, Durst, trockener Stuhl, Hitzegefühl, spärlicher dunkler Harn, schlechter Atem, rote Zunge mit trockenem gelbem Belag, überflutend-schneller Puls.

Qi-Mangel mit innerem Wind

Blass-roter Ring rund um die Pupillen, keine Augenschmerzen, chronischer Verlauf, Ausfallen der Wimpern, einschlägiger Handtremor, Gesichtstic, Müdigkeit, Appetitmangel, breiiger Stuhl, schwache Stimme, Kurzatmigkeit, blasse Zunge, schwächlicher Puls.

61.42 Trübung der Hornhaut

In der Schulmedizin wird eine Hornhauttrübung auf ein Trauma, bakterielle oder virale Infektionen, oder auf Systemerkrankungen wie rheumatoide Arthritis oder Lupus erythematodes zurückgeführt.

Nieren-Yin-Mangel

Trübung der Hornhaut über der Pupille, die rötlich erscheint und nicht schmerzt oder tränt, Schwindel, Tinnitus, Schwerhörigkeit, Gedächtnisschwäche, Nachtschweiß, trockener Mund und Rachen in der Nacht, Schmerzen im unteren Rücken, Verstopfung, spärlicher dunkler Harn, Müdigkeit, normale Zungenfarbe ohne Belag, dünner oder oberflächlich-leerer Puls.

Qi- und Blut-Mangel

Trübung der Hornhaut über der Pupille, die rötlich erscheint, tränende Augen, verschwommene Sicht, Appetitmangel, breiiger Stuhl, schwache Stimme, Müdigkeit, Schwindel, taube oder kribbelnde Gliedmaßen, Herzklopfen, matt-blasse Gesichtsfarbe, blasse Zunge, schwächlicher oder rauer Puls.

Wind-Hitze beeinträchtigt die Leber-Leitbahn

Trübung der Hornhaut über der Pupille, hellweiße Farbe, Austreten von Flüssigkeit, Augenschmerzen, tränende Augen, Augenjucken, Kopfschmerzen, gelber Zungenbelag, saitenförmig-schneller Puls.

Toxische Hitze

Trübung der Hornhaut über der Pupille, die grau oder gelb erscheint, feinkörnige Nebelflecken in der Pupille, die gräulich-weiß oder gelblich erscheinen und scharf abgegrenzt sind, Einsinken im Zentrum, das die ganze Pupille betreffen kann, die Nebelflecken können dicht oder spärlich verteilt sein, sich wie Baumäste scharf abgegrenzt ausweiten, oder sich in Flicken zusammenballen und mit einer gelben, Membran bedeckt sein, die wie Fett aussieht, Augenschmerzen, dickflüssige Tränen, Hitzegefühl, Durst, rote Zunge mit roten Punkten und dickem, klebrigem, gelbem Belag, tief-schnell-schlüpfriger Puls.

61.43 Narbenbildung nach Trübung der Hornhaut

Nieren-Yin-Mangel

Narbenbildung nach Trübung der Hornhaut, trockene Augen, Schwindel, Tinnitus, Schwerhörigkeit, Gedächtnisschwäche, Nachtschweiß, trockener Mund und Rachen in der Nacht, Schmerzen im unteren Rücken, Verstopfung, spärlicher dunkler Harn, Müdigkeit, normale Zungenfarbe ohne Belag, dünner oder oberflächlich-leerer Puls.

Magen-Yin-Mangel

Narbenbildung nach Trübung der Hornhaut, blass-rote Sklera, trockene Augen, kein Appetit oder leichtes Hungergefühl ohne Verlangen zu essen, Verstopfung (trockener Stuhl), dumpfe oder leicht brennende Oberbauchschmerzen, trockener Mund und Rachen vor allem nachmittags, Durst ohne Verlangen zu trinken oder mit dem Verlangen, in kleinen Schlückchen zu trinken, nach dem Essen leichtes Völlegefühl, normale Zungenfarbe ohne Belag oder ohne Belag in der Zungenmitte, oberflächlich-leerer Puls.

Qi-Stagnation und Blut-Stase

Narbenbildung nach Trübung der Hornhaut, rote oder dunkelgelbe Sklera, die wie ein Achat aussieht (ein wertvoller Stein mit vielfarbigen Streifen), Spannungsgefühl und Schmerzen im Bauch, Kopfschmerzen, violette Zunge, saitenförmiger Puls.

61.44 Weiße Flecken

Weiße Flecken können auf der Lederhaut (Sklera) oder der Pupille auftreten. Sie können hellweiß oder matt-weiß aussehen.

Schleim blockiert die Lunge

Matt-weiße Flecken auf der Sklera und / oder Pupille, Engegefühl im Brustkorb, Schweregefühl, Schwindel, Übelkeit, Schleim im Rachen, Husten mit Auswurf klebrigen Sputums, gedunsene Zunge mit klebrigem Belag, schlüpfriger Puls.

Leber- und Nieren-Yin-Mangel

Matt-weiße Flecken auf der Sklera, trockene Augen, verschwommene Sicht, Schwindel, Tinnitus, Schwerhörigkeit, Schmerzen im unteren Rücken, dumpfe Kopfschmerzen im Bereich des Hinterhauptes oder des Scheitels, Schlaflosigkeit, taube oder kribbelnde Gliedmaßen, trockener Rachen, trockenes Haar, trockene Haut, brüchige Nägel, Nachtschweiß, trockener Stuhl, spärliche Regelblutungen oder Amenorrhö, normale Zungenfarbe ohne Belag, oberflächlich-leerer Puls.

Yang-Mangel mit innerer Kälte

Hellweiße Flecken auf der Sklera, Kältegefühl, kalte Gliedmaßen, Bauchschmerzen, breiiger Stuhl, Müdigkeit, blasse und nasse Zunge, tief-schwächlich-langsamer Puls. Je nach beteiligtem Organ bestehen weitere Symptome und klinische Zeichen.

61.45 Weiße Membran auf der Pupille bei Kindern

„Weiße Membran auf der Pupille bei Kindern“ heißt auf Chinesisch *gan yi*, „Nebelfleck-Unterernährungssyndrom bei Kindern“. Es besteht aus einer weißen, die Pupille bedeckenden Membran und äußerst sich oft als Erstes in verminderter Nachtsicht. Wie der Name schon sagt, tritt es bei solchen Kindern auf, die an Unterernährung leiden. Ein Nebelfleck ist ein lichtdurchlässiger, graufarbener Dunst auf der Hornhaut, eine Narbe oder Trübung der Hornhaut.

Milz-Qi-Mangel mit Nässe

Weiße Membran auf der Pupille, verminderte Nachtsicht, Augenschmerzen, flackernde Lider, Appetitmangel, leichtes Spannungsgefühl im Bauch nach Nahrungsaufnahme, Müdigkeit, Abgeschlagenheit, blasse Gesichtsfarbe, schwache Gliedmaßen, breiiger Stuhl, leichte Niedergeschlagenheit, Neigung zu Fettleibigkeit, Völlegefühl im Bauch, Schweregefühl, klebriger Mundgeschmack, Verdauungsbeschwerden, unverdaute Nahrungsreste im Stuhl, Übelkeit, dumpfe Stirnkopfschmerzen, übermäßiger Scheidenausfluss, blasse Zunge mit klebrigem Belag, sanfter Puls.

Milz-Qi-Mangel

Weiße Membran auf der Pupille, häufiges Zwinkern, Austreten von Flüssigkeit, Appetitmangel, Müdigkeit, leichtes Spannungsgefühl im Bauch, blasse Gesichtsfarbe, breiiger Stuhl, blasse Zunge, leerer Puls.

Nahrungsretention

Weiße Membran auf der Pupille, verminderte Nachtsicht, Augenschmerzen, flackernde Lider, dünner Körperbau, Völlegefühl,

Schmerzen und Spannungsgefühl im Oberbauch, die durch Erbrechen gelindert werden, Übelkeit, Erbrechen saurer Flüssigkeiten, schlechter Atem, saures Aufstoßen, Rülpsen, Schlaflosigkeit, breiiger Stuhl oder Verstopfung, Appetitmangel, dicker Zungenbelag, voll-schlüpfriger Puls.

Milz- und Nieren-Yang-Mangel

Graufarbene Membran auf der Pupille, verminderte Nachtsicht, unangenehmes Gefühl im Augen, stumpfe Augen, Hornhauterosion, Schmerzen im unteren Rücken, kalte und schwache Knie, Kältegefühl, hellweiße Gesichtsfarbe, Impotenz, verringerte Libido, Müdigkeit, Abgeschlagenheit, reichlich klarer Harn, Nykturie, breiiger Stuhl, Appetitmangel, leichtes Spannungsgefühl im Bauch, Patient möchte sich hinlegen, Durchfall früh am Morgen, blasse und nasse Zunge, tief-schwächlicher Puls.

61.46 Gelbe Flüssigkeit zwischen Pupille und Iris

Im schulmedizinischen Sinne entspricht eine gelbe Flüssigkeit zwischen Pupille und Iris einem Hypopyon, einer sterilen Eiterablagerung in der vorderen Augenkammer, also zwischen Hornhaut und Iris. Ein derartiges Phänomen kann bei Erkrankungen wie einer Hornhautentzündung durch Pneumokokken (Pneumokokkenkeratitis) oder durch Pseudomonasbakterien (Pseudomonas-Keratitis) auftreten.

Hitze in Magen und Milz

Gelbe Flüssigkeit zwischen Pupille und Iris, die aufwärts fließt und wie eine Sichel geformt ist, plötzlich einsetzende Augenschmerzen, Lichtempfindlichkeit, Augentränen, klebriger Augenausfluss, brennende Schmerzen im Oberbauch und/oder Bauch, übermäßiger Hunger, rote Nasenspitze, trockene Lippen, Mundaphthen, Durst, trockener Stuhl, Hitzegefühl, spärlicher dunkler Harn, schlechter Atem, rote Zunge mit trockenem gelbem Belag, überflutend-schneller Puls.

Leere und Kälte in Magen und Milz

Gelbe Flüssigkeit zwischen Pupille und Iris, die aufwärts fließt, unangenehmes Gefühl im Auge, chronischer Verlauf, Beschwerden oder dumpfe Schmerzen im Oberbauch, die nach der Nahrungsaufnahme und bei Druck oder Massage gelindert werden, kein Appetit, Vorliebe für warme Getränke und Speisen, Erbrechen klarer Flüssigkeiten, kein Durst, kalte und schwache Gliedmaßen, Müdigkeit, blasse Gesichtsfarbe, leichtes Spannungsgefühl im Bauch nach Nahrungsaufnahme, breiiger Stuhl, Kältegefühl, blasse und nasse Zunge, tief-schwächlicher Puls.

Nässe-Hitze in Magen und Milz

Gelbe Flüssigkeit zwischen Pupille und Iris, die aufwärts fließt, schmerzhafte Augen, klebriger Augenausfluss, fettige Haut, Nasennebenhöhlenbeschwerden, klebriger Mundgeschmack, Durst ohne Verlangen zu trinken, Völlegefühl im Oberbauch, Schmerzen im Oberbauch oder Bauch, Appetitmangel, Schweregefühl, Übelkeit, Erbrechen, breiiger Stuhl mit üblem Geruch, Hitzegefühl, spärlicher dunkler Harn, Kopfschmerzen mit Schweregefühl im Kopf, mattgelbe Gesichtsfarbe, bitterer Mundgeschmack, rote Zunge mit klebrigem gelbem Belag, schlüpfrig-schneller Puls.

61.47 Blutung zwischen Pupille und Iris

Leber Feuer

Blutung zwischen Pupille und Iris, Kopfschmerzen, Schwindel, Tinnitus, Reizbarkeit, Neigung zu Wutanfällen, rotes Gesicht, Durst, bitterer Mundgeschmack, Verstopfung, dunkler Harn, rote Zunge mit röteren Rändern und trockenem gelbem Belag, saitenförmig-schneller Puls.

Leber- und Nieren-Yin-Mangel und Blut-Mangel

Blutung zwischen Pupille und Iris, Schwindel, unangenehmes Gefühl in den Augen, Augentränen, rote Augen, verschwommene Sicht, trockene Augen, Schwindel, Tinnitus, Schmerzen im unteren Rücken, dumpfe Kopfschmerzen im Bereich des Hinterhauptes oder des Scheitels, Schlaflosigkeit, taube oder kribbelnde Gliedmaßen, trockener Rachen, trockenes Haar, trockene Haut, brüchige Nägel, Nachtschweiß, trockener Stuhl, spärliche Regelblutungen oder Amenorrhö, normale Zungenfarbe ohne Belag, oberflächlich-leerer Puls.

Milz-Qi kann das Blut nicht halten

Blutung zwischen Pupille und Iris, Müdigkeit, Appetitmangel, breiiger Stuhl, blasse Gesichtsfarbe, blasse Zunge, schwächlicher Puls.

61.48 Starrende, fixierte Augen

Teil A (Betrachtung) ➤ Kap. 6

Herz-Feuer

Starrende, fixierte Augen, Augenschmerzen, Herzklopfen, Durst, körperliche Unruhe, Schlaflosigkeit, traumgestörter Schlaf, Hitzegefühl, rotes Gesicht, bitterer Mundgeschmack, rote Zunge mit röterer Spitze und gelbem Belag, überflutend-schneller Puls.

Schleim-Hitze im Herzen

Starrende, fixierte Augen, hervorstehende Augäpfel, Benommenheitsgefühl, Herzklopfen, nervöse Ängstlichkeit, Schlaflosigkeit, Durst, Hitzegefühl, Engegefühl im Brustkorb, manisches Verhalten, rote und geschwollene Zunge mit röterer Spitze und gelbem Belag, überflutend-schlüpfrig-schneller Puls.

61.49 Erweiterte Pupillen

Nieren-Yang-Mangel

Erweiterte Pupillen, Schmerzen im unteren Rücken, kalte Knie, Kältegefühl, hellweiße Gesichtsfarbe, schwache Knie, Müdigkeit, Abgeschlagenheit, reichlich klarer Harn, Nykturie, Impotenz, verringerte Libido, blasse und nasse Zunge, tief-schwächlicher Puls.

Qi- und Yin-Mangel

Erweiterte Pupillen, unangenehmes Gefühl in den Augen, Mouches volantes, verschwommene Sicht, Müdigkeit, Kurzatmigkeit, schwache und/oder heisere Stimme, tagsüber spontane Schweißausbrüche, Nachtschweiß, trockener Mund und Rachen in der Nacht, breiiger Stuhl, blasse Zunge oder normale Zungenfarbe ohne Belag, schwächlicher oder oberflächlich-leerer Puls.

Nieren-Yin-Mangel mit Leere-Hitze

Erweiterte Pupillen, Mouches volantes, Schwindel, Tinnitus, Nachtschweiß, trockener Mund mit dem Verlangen, in kleinen Schlückchen zu trinken, Schmerzen im unteren Rücken, Gedächtnisschwäche, spärlicher dunkler Harn, Hitze in den fünf Zentren, gerötete Wangen, Hitzegefühl am Abend, oberflächlich-leerer und schneller Puls.

Leber-Wind mit Schleim

Erweiterte Pupillen, starker Schwindel, verschwommene Sicht, Zittern, taube oder kribbelnde Gliedmaßen, Tinnitus, Übelkeit, Sputum im Rachen, Engegefühl im Brustkorb, steife oder abweichende und gedunsene Zunge, saitenförmig-schlüpfriger Puls.

Yang-Kollaps

Erweiterte Pupillen, übermäßiges Schwitzen, Lippenzyanose, geöffnete Augen, geöffneter Mund, geöffnete Fäuste, Inkontinenz, blasse und kurze Zunge, verschwindender oder zerfließender Puls.

61.50 Zusammengezogene Pupillen

Leber-Feuer

Zusammengezogene Pupillen, blutunterlaufene Augen, Augenschmerzen, Kopfschmerzen, rotes Gesicht, Schwindel, Tinnitus, Reizbarkeit, Neigung zu Wutanfällen, Durst, bitterer Mundgeschmack, Verstopfung, dunkler Harn, rote Zunge mit röteren Rändern und trockenem gelbem Belag, saitenförmig-schneller Puls.

Leber-Wind

Zusammengezogene Pupillen, Zittern, starker Schwindel, Tinnitus, Kopfschmerzen, taube Gliedmaßen, Tics, steife, sich bewegende oder abweichende Zunge, saitenförmiger Puls.

Leber-Blut-Stase in den Verbindungsleitbahnen des Gehirns (Augensystem)

Zusammengezogene Pupillen, Augenschmerzen, Kopfschmerzen, dunkle Gesichtsfarbe, violette Zunge, saitenförmiger Puls.

Toxische Hitze in der Blut-Ebene

Zusammengezogene Pupillen, Verwirrung, Zittern, fleckiger Ausschlag, nächtliches Fieber, rote Zunge mit roten Punkten, kein Belag, dünn-schneller Puls.

Nässe-Hitze in Magen und Milz

Zusammengezogene Pupillen, klebriger Mundgeschmack, Durst ohne Verlangen zu trinken, Völlegefühl im Oberbauch, Schmerzen im Oberbauch oder Bauch, Appetitmangel, Schweregefühl, Übelkeit, Erbrechen, breiiger Stuhl mit üblem Geruch, Hitzegefühl, spärlicher dunkler Harn, Kopfschmerzen mit Schweregefühl im Kopf, matt-gelbe Gesichtsfarbe, bitterer Mundgeschmack, rote Zunge mit klebrigem gelbem Belag, schlüpfrig-schneller Puls.

Eindringen von Wind-Hitze

Zusammengezogene Pupillen mit plötzlichem Beginn, Abneigung gegen Kälte, Fieber, Husten, Halsschmerzen, verstopfte oder laufende Nase mit gelbem Sekret, Kopfschmerzen, Körperschmerzen, leichtes Schwitzen, leichter Durst, geschwollene Mandeln, Zunge etwas rötlich an den seitlichen Anteilen des Brustareals oder im vorderen Bereich, oberflächlich-schneller Puls.

61.51 Geschlossene Augen

Bei dem Symptom „geschlossene Augen" ist der Patient nicht in der Lage, seine Augen geöffnet zu halten.

Yin-Fülle

Geschlossene Augen, kalte Gliedmaßen, geöffnete Hände, blasse Zunge, tief-voll-langsamer Puls.

Hitze bei fiebrigen Erkrankungen (Blut-Ebene)

Geschlossene Augen, nächtliches Fieber, fleckiger Ausschlag, rote belaglose Zunge, dünn-schneller Puls.

Wind-Schlaganfall (akutes Stadium)

Geschlossene Augen, Bewusstlosigkeit, geöffnete Hände, Harninkontinenz, kalte Gliedmaßen, blasse und kurze Zunge, tief-voll-langsamer Puls.

61.52 Offene Augen

Bei dem Symptom „offene Augen“ ist der Patient nicht in der Lage, seine Augen geschlossen zu halten.

Wind-Schlaganfall (akutes Stadium)

Offene Augen, Bewusstlosigkeit, geschlossene Hände, Harnverhalt, heiße Gliedmaßen, rote Zunge, schneller Puls.

Magen- und Milz-Qi-Mangel

Offene Augen, Appetitmangel, leichtes Spannungsgefühl im Bauch nach Nahrungsaufnahme, Müdigkeit, blasse Gesichtsfarbe, schwache Gliedmaßen, breiiger Stuhl, Oberbauchbeschwerden, Geschmacksverlust, blasse Zunge, leerer Puls.

61.53 Zitternder Augapfel

Wird in der Schulmedizin Nystagmus genannt.

Innerer Wind (akutes Stadium eines Wind-Schlaganfalls)

Zitternder Augapfel, geöffnete Augen, Bewusstlosigkeit, geballte Fäuste, Harnverhalt, rote Zunge, schneller Puls.

Leere-Wind aufgrund eines Blut-Mangels

Zitternder Augapfel, zitternder Mund, leichtes Zittern des Kopfes und / oder der Hand, Gesichtstic, Schwindel, verschwommene Sicht, auf einer Seite ist ein Arm oder Bein taub und kribbelt, blasse und dünne Zunge, rauer oder dünner und leicht saitenförmiger Puls.

Nieren-Essenz-Mangel

Zitternder Augapfel, schlechte Knochenentwicklung bei Kindern, Knochenerweichung bei Erwachsenen, Taubheit, schwache Knie und Beine, Gedächtnisschwäche, lockere Zähne, Haarausfall oder vorzeitiges Ergrauen, schwache sexuelle Aktivität, Schmerzen im unteren Rücken, Unfruchtbarkeit, Sterilität, Schwindel. Bei zugrunde liegendem Nieren-Yin-Mangel: Normale Zungenfarbe, oberflächlich-leerer und trommelartiger Puls. Bei zugrunde liegendem Nieren-Yang-Mangel: Blasse Zunge, tief-schwächlicher Puls.

Leber-Qi attackiert die Milz

Zitternder Augapfel, Reizbarkeit, Spannungsgefühl und Schmerzen im Bauch, abwechselnd Verstopfung und Durchfall, manchmal trockener und in kleinen Stücken kommender Stuhl, manchmal auch breiiger Stuhl, Blähungen, Müdigkeit, normale Zungenfarbe (oder leicht rote Ränder bei schwerer Leber-Qi-Stagnation), saitenförmiger Puls auf der linken Seite und schwächlicher Puls auf der rechten Seite.

61.54 Nach oben verdrehter Augapfel

Dieses Zeichen sieht man in Fällen akuten inneren Windes, aber auch bei chronischen Krankheitsmustern, bei denen sich der Augapfel leicht nach oben dreht und so das Weiße der Sklera unterhalb des Auges sichtbar wird.

Hitze bringt Wind hervor (Blut-Ebene der Vier Ebenen)

Nach oben verdrehte Augäpfel, geöffnete Augen, Koma, Zittern, fleckiger Ausschlag, rote belaglose Zunge, dünn-schneller Puls.

Stagniertes Blut bringt Wind hervor

Nach oben verdrehte Augäpfel, geöffnete Augen, geöffneter Mund, Speichelfluss aus den Mundwinkeln, dunkle Gesichtsfarbe, Kopfschmerzen, dunkle Augenringe, Schmerzen im Brustkorb, violette und abweichende Zunge, saitenförmiger Puls.

Innerer Wind

Nach oben verdrehte Augäpfel, Zittern, starker Schwindel, Tinnitus, Kopfschmerzen, Tics, steife, sich bewegende oder abweichende Zunge, saitenförmiger Puls.

Nieren-Mangel

Nach oben verdrehte Augäpfel, geöffnete Augen, Schmerzen im unteren Rücken, Schwindel, Tinnitus, Erschöpfung. Je nachdem, ob ein Nieren-Yin- oder Nieren-Yang-Mangel vorliegt, treten entsprechend weitere Symptome und klinische Zeichen auf.

61.55 Nach innen gekehrte Wimpern

Lungen- und Milz-Qi-Mangel

Nach innen gekehrte Wimpern, keine Schmerzen, Augenjucken, Verschlimmerung durch Überanstrengung, Müdigkeit, schwache Stimme, Kurzatmigkeit, breiiger Stuhl, Appetitmangel, blasse Zunge, leerer Puls.

Nässe-Hitze in Magen und Milz

Nach innen gekehrte Wimpern, rote und gedunsene Augenlider, klebriger Mundgeschmack, Durst ohne Verlangen zu trinken, Völlegefühl im Oberbauch, Schmerzen im Oberbauch und Bauch, Appetitmangel, Schweregefühl, Übelkeit, Erbrechen, breiiger Stuhl mit üblem Geruch, Hitzegefühl, matt-gelbe Gesichtsfarbe, bitterer Mundgeschmack, rote Zunge mit klebrigem gelbem Belag, schlüpfrig-schneller Puls.

Leere-Kälte in der Blase

Nach innen gekehrte Wimpern, Kältegefühl, kalte Beine, häufige und reichliche Miktion mit klarem Harn, blasse und nasse Zunge, tief-schwächlicher Puls.

Eindringen von Wind-Hitze

Nach innen gekehrte Wimpern, rote und juckende Augen, Augentränen, Abneigung gegen Kälte, Fieber, Husten, Halsschmerzen, verstopfte oder laufende Nase mit gelbem Sekret, Kopfschmerzen, Körperschmerzen, leichtes Schwitzen, leichter Durst, geschwollene Mandeln, Zunge etwas rötlich an den seitlichen Anteilen des Brustareals oder im vorderen Bereich, oberflächlich-schneller Puls.

61.56 Plötzliche Blindheit

Leber-Feuer

Plötzliche Blindheit auf einem Auge, blutunterlaufene Augen, Kopfschmerzen, Schwindel, Tinnitus, Reizbarkeit, Neigung zu Wutanfällen, rotes Gesicht, Durst, bitterer Mundgeschmack, Verstopfung, dunkler Harn, rote Zunge mit röteren Rändern und trockenem gelbem Belag, saitenförmig-schneller Puls.

Leber-Blut-Stase

Plötzliche Blindheit auf einem Auge, Augenschmerzen, Schmerzen im Flanken- und / oder Bauchbereich, schmerzhafte Regel, dunkles und klumpiges Regelblut, Massen im Bauchraum, violette Nägel, violette Lippen, violette oder dunkle Gesichtsfarbe, violette Zunge, saitenförmiger oder haftender Puls.

Schleim-Hitze in der Leber

Plötzliche Blindheit, rotes Gesicht und rote Augen, Reizbarkeit, Neigung zu Wutanfällen, Tinnitus und / oder Taubheit (plötzlich einsetzend), Schläfenkopfschmerzen, Schwindel, Durst, bitterer Mundgeschmack, traumgestörter Schlaf, Verstopfung mit trockenem Stuhl, dunkelgelber Harn, Nasenbluten, Bluterbrechen, Bluthusten, Engegefühl im Brustkorb, rasselndes Geräusch im Hals, Benommenheitsgefühl, Auswurf von Schleim, Bluthochdruck, rote und gedunsene Zunge mit röteren Rändern und klebrigem gelbem Belag, saitenförmig-schlüpfrig-schneller Puls.

Schleim-Hitze im Herzen

Plötzliche Blindheit, rotes Gesicht, rote Augen, Herzklopfen, geistige Unruhe, Durst, rotes Gesicht, Engegefühl im Brustkorb, dunkler Harn, Auswurf von Schleim, rasselndes Geräusch im Hals, bitterer Mundgeschmack, Schlaflosigkeit, traumgestörter Schlaf, körperliche Unruhe, geistige Verwirrung, unzusammenhängendes Sprechen, Unbedachtsamkeit, Patient neigt dazu, andere zu schlagen oder auszuschimpfen, unkontrolliertes Lachen oder Weinen, Schreien, Patient murmelt vor sich hin, Niedergeschlagenheit, manisches Verhalten, rote Zunge mit röterer und gedunsener Spitze, Herzriss ausgefüllt mit klebrigem gelbem Belag, schlüpfrig-schneller oder schlüpfrig-überflutend-schneller Puls.

Leber-Wind

Plötzliche Blindheit auf einem Auge, Zittern, starker Schwindel, Tinnitus, Kopfschmerzen, taube Gliedmaßen, Tics, steife, sich bewegende oder abweichende Zunge, saitenförmiger Puls.

Hitze in der Blut-Ebene (innerhalb der Vier Ebenen)

Plötzliche Blindheit, hohes nächtliches Fieber, fleckige Hauterscheinungen, geistige Verwirrung, Koma, Blutungen, dunkelrote und trockene Zunge ohne Belag, dünn-schneller Puls.

61.57 Katarakt (Grauer Star)

Magen- und Milz-Qi-Mangel

Katarakt, Appetitmangel, leichtes Spannungsgefühl im Bauch nach Nahrungsaufnahme, blasse Gesichtsfarbe, breiiger Stuhl, Oberbauchbeschwerden, blasse Zunge, leerer Puls.

Leber- und Nieren-Yin-Mangel

Grauer Star, Müdigkeit, trockene Augen, verschwommene Sicht, Mouches volantes, Schwindel, Tinnitus, Schmerzen im unteren Rücken, dumpfe Kopfschmerzen im Bereich des Hinterhauptes oder des Scheitels, Schlaflosigkeit, taube oder kribbelnde Gliedmaßen, trockener Rachen, trockenes Haar, trockene Haut, brüchige Nägel, Nachtschweiß, trockener Stuhl, spärliche Regelblutungen oder Amenorrhö, normale Zungenfarbe ohne Belag, oberflächlich-leerer Puls.

Herz- und Nieren-Yin-Mangel

Grauer Star, trockene Augen, Schwindel, Tinnitus, Gedächtnisschwäche, Nachtschweiß, trockener Mund und Rachen in der Nacht, Schmerzen im unteren Rücken, spärlicher dunkler Harn, Müdigkeit, leichte Ängstlichkeit, Herzklopfen, Schlaflosigkeit, normale Zungenfarbe, kein Belag, oberflächlich-leerer Puls.

KAPITEL

62 Nacken, Schultern, oberer Rücken

Die folgenden Symptome von Nacken, Schultern und oberem Rü cken werden besprochen:

Nacken und Schultern

1. Steifer Nacken
2. Nackenstarre
3. Nackenschmerzen
4. Lockerer Nacken
5. Schiefer Nacken
6. Breiter Nacken
7. Dünner Nacken
8. Geschwollene Lymphknoten im Nacken
9. Pulsieren der Halsschlagader
10. Schulterschmerzen
11. Schultersteifigkeit

Oberer Rücken

1. Schmerzen im oberen Rücken
2. Kältegefühl im oberen Rücken
3. Hitzegefühl im oberen Rücken
4. Steifes Gefühl im Rücken, als trüge man einen engen Gürtel

62.1 Steifer Nacken

Teil B (Befragung) ➤ Kap. 36

Fülle

Schmerzhaftes Obstruktions-Syndrom durch Wind-Nässe

Steifer Nacken, Körperschmerzen, Schweregefühl.

Akupunktur
SJ 5 Waiguan, Gb 39 Xuanzhong, Juegu (Extrapunkt), Bl 10 Tianzhu, Gb 20 Fengchi.

Leber-Qi-Stagnation

Steifer Nacken bei Anspannung, angespannte Muskeln im oberen Rücken, Spannungsgefühl im Flankenbereich oder Oberbauch, Reizbarkeit, Launenhaftigkeit, Kloßgefühl im Hals, prämenstruelle Anspannung, saitenförmiger Puls.

Akupunktur
SJ 5 Waiguan, SJ 6 Zhigou, Le 3 Taichong, Gb 20 Fengchi, Gb 39 Xuanzhong.

Aufsteigendes Leber-Yang

Steifer Nacken, angespannte Muskeln im oberen Rücken, Kopfschmerzen, Schwindel, Tinnitus, Reizbarkeit, Neigung zu Wutanfällen, saitenförmiger Puls.

Akupunktur
Le 3 Taichong, Gb 20 Fengchi, SJ 5 Waiguan.

Eindringen von Wind-Kälte

Plötzlich einsetzende Nackensteifigkeit, Abneigung gegen Kälte, Fieber, Hinterhauptkopfschmerzen, Niesen, Körperschmerzen, dünner weißer Zungenbelag, oberflächlich-gespannter Puls.

Akupunktur
Di 4 Hegu, SJ 5 Waiguan, Di 11 Quchi, Bl 12 Fengmen, Lu 7 Lieque, Gb 20 Fengchi, Juegu (Extrapunkt).

Leere

Nieren-Mangel

Etwas steifer Nacken, Schwindel, Tinnitus, Schmerzen im unteren Rücken. Je nachdem, ob ein Nieren-Yin- oder Nieren-Yang-Mangel vorliegt, treten entsprechend weitere Symptome und klinische Zeichen auf.

Akupunktur
Ni 3 Taixi, Ren 4 Guanyuan, Bl 23 Shenshu, Juegu (Extrapunkt), Gb 39 Xuanzhong, Bl 10 Tianzhu.

Weitere Krankheitsmuster

Leber-Wind

Steifer Nacken, Kopfschmerzen, Zittern, starker Schwindel, Tinnitus, taube Gliedmaßen, Tics, steife, sich bewegende oder abweichende Zunge, saitenförmiger Puls.

62.2 Nackenstarre

Teil A (Betrachtung) ➤ Kap. 10

Fülle

Schmerzhaftes Obstruktions-Syndrom durch Kälte

Plötzliche Nackenstarre, die noch Monate fortbestehen kann, schmerzhafter Nacken, der sich durch Einwirkung von Kälte und Nässe verschlimmert und durch Wärmeanwendungen bessert.

Akupunktur
SJ 5 Waiguan, Gb 39 Xuanzhong, Juegu (Extrapunkt), Bl 10 Tianzhu, Gb 20 Fengchi. Moxibustion kann angewendet werden.

Leber-Qi-Stagnation

Nackenstarre, die durch emotional anspannende Erlebnisse verschlimmert wird, Spannungsgefühl im Flankenbereich oder Oberbauch, Reizbarkeit, Launenhaftigkeit, Kloßgefühl im Hals, prämenstruelle Anspannung, saitenförmiger Puls.

Akupunktur
SJ 5 Waiguan, SJ 6 Zhigou, Le 3 Taichong, Gb 20 Fengchi, Gb 39 Xuanzhong.

Aufsteigendes Leber-Yang

Nackenstarre, Kopfschmerzen, Schwindel, Tinnitus, Reizbarkeit, Neigung zu Wutanfällen, saitenförmiger Puls.

Akupunktur
Le 3 Taichong, Gb 20 Fengchi, SJ 5 Waiguan.

Weitere Krankheitsmuster

Leber-Wind

Nackenstarre, steifer Nacken, Zittern, starker Schwindel, Tinnitus, Kopfschmerzen, Tics, taube Gliedmaßen, steife, sich bewegende oder abweichende Zunge, saitenförmiger Puls.

62.3 Nackenschmerzen

Teil B (Befragung) ➤ Kap. 36

Fülle

Schmerzhaftes Obstruktions-Syndrom durch Wind-Nässe

Nackenschmerzen, steifer Nacken, Körperschmerzen, Schweregefühl.

Akupunktur
SJ 5 Waiguan, Gb 39 Xuanzhong, Juegu (Extrapunkt), Bl 10 Tianzhu, Gb 20 Fengchi.

Leber-Qi-Stagnation

Chronische Nackenschmerzen, angespannte Muskeln im oberen Rücken, Spannungsgefühl im Flankenbereich oder Oberbauch, Reizbarkeit, Launenhaftigkeit, Kloßgefühl im Hals, prämenstruelle Anspannung, saitenförmiger Puls.

Akupunktur
SJ 5 Waiguan, SJ 6 Zhigou, Le 3 Taichong, Gb 20 Fengchi, Gb 39 Xuanzhong.

Aufsteigendes Leber-Yang

Chronische Nackenschmerzen, angespannte Muskeln im oberen Rücken, Kopfschmerzen, Schwindel, Tinnitus, Reizbarkeit, Neigung zu Wutanfällen, saitenförmiger Puls.

Akupunktur
Le 3 Taichong, Gb 20 Fengchi, SJ 5 Waiguan.

Eindringender Wind

Nackenschmerzen, steifer Nacken, Fieber, Hinterhauptkopfschmerzen, Körperschmerzen, oberflächlicher Puls. Je nachdem, ob Wind-Kälte oder Wind-Hitze vorliegt, treten entsprechend weitere Symptome und klinische Zeichen auf.

Akupunktur
Di 4 Hegu, SJ 5 Waiguan, Di 11 Quchi, Bl 12 Fengmen, Lu 7 Lieque, Gb 20 Fengchi, Juegu (Extrapunkt).

Weitere Krankheitsmuster

Leber-Wind

Nackenschmerzen, steifer Nacken, Zittern, starker Schwindel, Tinnitus, Kopfschmerzen, taube Gliedmaßen, Tics, steife, sich bewegende oder abweichende Zunge, saitenförmiger Puls.

62.4 Lockerer Nacken

Teil A (Betrachtung) ➤ *Kap. 10*

Unter einem „lockeren Nacken“ versteht man nicht nur einen sich weich anfühlenden Nacken, sondern auch, wenn der Patient selbst den Nacken als weich und schwach empfindet, als ob er den Kopf nur mit Mühe aufrecht halten könnte.

Schwerer Qi- und Blut-Mangel

Lockerer Nacken, Schmerzen im unteren Rücken, Appetitmangel, breiiger Stuhl, schwache Stimme, Müdigkeit, verschwommene Sicht, Schwindel, taube oder kribbelnde Gliedmaßen, Herzklopfen, matt-blasse Gesichtsfarbe, blasse Zunge, schwächlicher oder rauer Puls.

Nieren-Yang-Mangel

Lockerer Nacken, Schmerzen im unteren Rücken, Schwindel, Tinnitus, Kältegefühl, schwache Knie, hellweiße Gesichtsfarbe, Müdigkeit, reichlich klarer Harn, blasse und nasse Zunge, tief-schwächlicher Puls.

62.5 Schiefer Nacken

Teil A (Betrachtung) ➤ *Kap. 10*

Bei einem „schiefen Nacken“ ist der Nacken zu einer Seite geneigt.

Nieren-Essenz-Mangel

Schiefer Nacken, schwache Konstitution, mangelhafte Knochenentwicklung bei Kindern, Erweichung der Knochen bei Erwachsenen, Taubheit, schwache Knie und Beine, Gedächtnisschwäche, lockere Zähne, Haarausfall oder vorzeitiges Ergrauen der Haare, schwache sexuelle Aktivität, Schmerzen im unteren Rücken, Unfruchtbarkeit, Sterilität, Schwindel, Tinnitus, normale Zungenfarbe und oberflächlich-leerer oder trommelartiger Puls bei zugrunde liegendem Nieren-Yin-Mangel, oder blasse Zunge und tief-schwächlicher Puls, wenn ein Nieren-Yang-Mangel zugrunde liegt.

Leber-Qi-Stagnation

Schiefer Nacken, steifer Nacken, Kopfschmerzen, Schwindel, Tinnitus, Reizbarkeit, Neigung zu Wutanfällen, saitenförmiger Puls.

62.6 Breiter Nacken

Teil A (Betrachtung) ➤ *Kap. 10*

Qi-Stagnation mit Schleim

Breiter Nacken, Kloßgefühl im Hals, Reizbarkeit, Schleim im Rachen, Engegefühl im Brustkorb, Spannungsgefühl im Bauch, gedunsene Zunge mit klebrigem Belag, saitenförmig-schlüpfriger Puls.

Schleim mit Blut-Stase

Breiter Nacken, Kloßgefühl im Hals, Engegefühl im Brustkorb, Schweregefühl, Schwindel, Bauchschmerzen, Schmerzen im Brustkorb, violette und gedunsene Zunge, saitenförmig-schlüpfriger Puls.

Leber-Feuer

Breiter Nacken, Kopfschmerzen, Schwindel, Tinnitus, Reizbarkeit, Neigung zu Wutanfällen, rotes Gesicht, Durst, bitterer Mundgeschmack, Verstopfung, dunkler Harn, rote Zunge mit röteren Rändern und trockenem gelbem Belag, saitenförmig-schneller Puls.

62.7 Dünner Nacken

Teil A (Betrachtung) ➤ *Kap. 10*

Schwerer Qi- und Blut-Mangel

Dünner Nacken, Erschöpfung, Appetitmangel, breiiger Stuhl, schwache Stimme, Müdigkeit, verschwommene Sicht, Schwindel, taube oder kribbelnde Gliedmaßen, Herzklopfen, matt-blasse Gesichtsfarbe, blasse Zunge, schwächlicher oder rauer Puls.

Schwerer Yin-Mangel

Dünner Nacken, Schwindel, Tinnitus, Nachtschweiß, trockener Hals, belaglose Zunge, oberflächlich-leerer Puls. Je nach beteiligtem Organ bestehen noch weitere Symptome und klinische Zeichen.

62.8 Geschwollene Lymphknoten im Nacken

Teil A (Betrachtung) ➤ Kap. 10

Fülle

Eindringen von Wind-Hitze mit Toxischer Hitze

Akut geschwollene Lymphknoten, geschwollene Mandeln, Halsschmerzen, Abneigung gegen Kälte, Fieber, Husten, verstopfte oder laufende Nase mit gelbem Sekret, Kopfschmerzen, Körperschmerzen, leichtes Schwitzen, leichter Durst, Zunge etwas rötlich an den seitlichen Anteilen des Brustareals oder im vorderen Bereich, oberflächlich-schneller Puls.

Akupunktur
Di 11 Quchi, Di 4 Hegu, SJ 5 Waiguan, Ma 44 Neiting, Ma 40 Fenglong.

Toxische Hitze mit Qi- und Yin-Mangel

Chronische Schwellung der Lymphknoten, die kommen und gehen kann, Halsschmerzen, die kommen und gehen können, Müdigkeit, Atemlosigkeit, schwache Stimme, trockener Hals, breiiger Stuhl, Nachtschweiß, kein Belag in der Zungenmitte, leerer oder oberflächlich-leerer Puls.

Akupunktur
Di 11 Quchi, SJ 5 Waiguan, Ma 44 Neiting, Ma 40 Fenglong, Lu 9 Taiyuan, Ren 12 Zhongwan, Ma 36 Zusanli, Mi 6 Sanyinjiao, Ni 3 Taixi.

Fülle/Leere

Zurückgebliebene Nässe-Hitze mit Qi-Mangel

Chronische Schwellung der Lymphknoten, die kommen und gehen kann und sich durch Überarbeitung verschlimmert und durch Ruhe verbessert, chronische Halsschmerzen, die kommen und gehen können, Schweregefühl, Muskelschmerzen, Müdigkeit, Appetitmangel, breiiger Stuhl, blasse Zunge mit klebrigem gelbem Belag, sanfter Puls. Dieses Erkrankungsbild tritt sehr häufig beim postviralen Erschöpfungssyndrom auf.

Akupunktur
Di 11 Quchi, Ma 44 Neiting, Ma 40 Fenglong, Mi 9 Yinlingquan, Ren 9 Shuifen, Ren 5 Shimen, Bl 22 Sanjiaoshu, Ren 12 Zhongwan, Ma 36 Zusanli, Mi 3 Taibai.

Weitere Krankheitsmuster

Toxische Hitze mit Blut-Stase

Chronisch geschwollene Lymphknoten, dunkle Nackenfarbe, dunkle Gesichtsfarbe, Schmerzen im Brustkorb, Kopfschmerzen, Bauchschmerzen, violette Zunge, saitenförmig-schneller oder rau-schneller Puls.

62.9 Pulsieren der Halsschlagader

Teil A (Betrachtung) ➤ Kap. 10

Hiermit ist ein übermäßiges, deutlich sichtbares Pulsieren der Halsschlagader gemeint.

Nieren- und Herz-Yang-Mangel mit überfließendem Wasser zum Herzen

Pulsieren der Halsschlagader, Wassereinlagerungen vor allem in den Beinen und Knöcheln, Kältegefühl in den Beinen und im Rücken, Völle- und Spannungsgefühl im Bauch, schmerzhafter unterer Rücken, Kältegefühl, spärlicher und klarer Harn, Herzklopfen, Atemlosigkeit, Erbrechen wässriger und schaumiger Flüssigkeiten, kalte Hände, blasse und gedunsene Zunge mit nassem Belag, tief-saitenförmiger oder tief-dünn-schlüpfriger Puls.

Chronischer Schleim in der Lunge

Pulsieren der Halsschlagader, Sputum im Rachen, Keuchen, Atemlosigkeit, Patient kann sich nicht hinlegen, Engegefühl im Brustkorb, Husten mit Auswurf reichlichen Sputums, gedunsene Zunge mit klebrigem Belag, schlüpfriger Puls.

62.10 Schulterschmerzen

Nässe-Kälte

Schmerzhaftigkeit im Schulterbereich, die sich bis zum Schulterblattbereich ausweiten kann, Schweregefühl, Taubheitsgefühl, kalt bei Berührung.

Wind-Kälte

Akute Schmerzen im Schultergelenk, die unter dem Einfluss von Kälte schlimmer und bei Anwendung von Wärme besser werden, Kältegefühl.

Qi-Stagnation und Blut-Stase

Schmerzen im Schultergelenk, Schultersteifigkeit, Spannungsgefühl, violette Zunge.

62.11 Schultersteifigkeit

Kälte

Starke Schmerzen im Schultergelenk, die unter dem Einfluss von Kälte schlimmer und bei Anwendung von Wärme besser werden, Patient kann den Arm nicht seitlich anheben, Kältegefühl.

Nässe-Kälte

Starke Schmerzen im Schultergelenk, die unter dem Einfluss von Kälte und Nässe schlimmer und bei Anwendung von Wärme besser werden, Patient kann den Arm nicht seitlich anheben, Schwere- und Taubheitsgefühl im Arm, Kältegefühl.

Blut-Stase

Starke Schmerzen im Schultergelenk, die nachts schlimmer werden, Schultersteifigkeit, violette Zunge.

62.12 Schmerzen im oberen Rückenbereich

Teil B (Befragung) ➢ Kap. 37

Eindringen von Wind-Kälte

Schmerzen im oberen Rücken, Steifigkeit im Bereich des Nackens und im oberen Bereich der Schultern, Abneigung gegen Kälte, Fieber, Hinterhauptkopfschmerzen, steifer Nacken, Niesen, Körperschmerzen, dünner weißer Zungenbelag, oberflächlich-gespannter Puls.

Qi-Stagnation und Blut-Stase

Schmerzen im oberen Rücken, die nachts schlimmer werden können, Nackensteifigkeit, Schmerzen werden durch Bewegung erleichtert, bei Ruhe aber schlimmer, angespannte Muskulatur, Kopfschmerzen, Spannungsgefühl und Schmerzen im Bauch, violette Zunge, saitenförmiger Puls.

Nässe-Kälte

Starke Schmerzen im oberen Rücken, die unter dem Einfluss von Kälte und Nässe schlimmer und bei Anwendung von Wärme besser werden, Schwere- und Taubheitsgefühl im oberen Rücken, Kältegefühl.

Aufsteigendes Leber-Yang

Schmerzen und Steifigkeit im oberen Rücken, steifer Nacken, angespannte Muskulatur, Kopfschmerzen, Schwindel, Tinnitus, Reizbarkeit, Neigung zu Wutanfällen, saitenförmiger Puls.

Leber-Qi-Stagnation

Schmerzen und Steifigkeit im oberen Rücken, steifer Nacken, angespannte Muskulatur, Spannungsgefühl im Flankenbereich oder Oberbauch, Reizbarkeit, Launenhaftigkeit, Kloßgefühl im Hals, prämenstruelle Anspannung, saitenförmiger Puls.

62.13 Kältegefühl im oberen Rückenbereich

Teil B (Befragung) ➢ Kap. 37

Eindringen von Wind-Kälte

Kältegefühl im oberen Rückenbereich, Steifigkeit im Bereich des Nackens und im oberen Bereich der Schultern, Abneigung gegen Kälte, Fieber, Hinterhauptkopfschmerzen, steifer Nacken, Niesen, Körperschmerzen, dünner weißer Zungenbelag, oberflächlich-gespannter Puls.

Yang-Mangel

Kältegefühl im oberen Rückenbereich oder allgemeines Kältegefühl, kalte Gliedmaßen, Müdigkeit, Niedergeschlagenheit, blasse Zunge, tief-schwächlicher Puls.

62.14 Hitzegefühl im oberen Rückenbereich

Lungen-Hitze

Hitzegefühl im oberen Rückenbereich oder allgemeines Hitzegefühl, Husten, leichte Atemlosigkeit, Schmerzen im Brustkorb, erweiterte Nasenlöcher, Durst, rotes Gesicht, rote Zunge mit gelbem Belag, überflutend-schneller Puls.

Lungen-Yin-Mangel

Hitzegefühl im oberen Rückenbereich, das nachts schlimmer wird, trockener Husten, schwache Stimme, trockener Rachen mit dem Verlangen, in kleinen Schlückchen zu trinken, Heiserkeit, kein Belag im vorderen Anteil der Zunge, oberflächlich-leerer Puls.

62.15 Steifes Gefühl im Rücken, als trüge man einen engen Gürtel

Pathologie des Gürtelgefäßes

Steifes Gefühl in Rücken und Taille, als trüge man einen zu engen Gürtel, Rückenschmerzen, die waagerecht nach vorne ausstrahlen, oder Bauchschmerzen, die zum Rücken hin ausstrahlen, Patient fühlt sich, als ob er in kaltem Wasser sitzen würde, Schweregefühl im Bauchraum, als ob man einen Geldgürtel tragen würde (in den alten Schriften wird dieses Symptom in der Art beschrieben, als ob man „einen Gürtel mit 3 000 Geldstücken tragen würde").

Nässe-Hitze in der Leber-Leitbahn

Steifes Gefühl in Rücken und Taille, als trüge man einen zu engen Gürtel, ein prickelndes Gefühl wie von Nadelstichen in der Haut entlang der Taille, Patient kann nicht tief durchatmen, Völlegefühl im Flankenbereich, Bauch oder Unterbauch, bitterer Mundgeschmack, Appetitmangel, Übelkeit, Schweregefühl, gelber Scheidenausfluss, Mittelschmerz und / oder Blutungen zur Zyklusmitte, Schwierigkeiten und Brennen bei der Miktion, dunkler Harn, rote Zunge mit röteren Rändern und klebrig-gelbem Belag, schlüpfrig-saitenförmig-schneller Puls.

KAPITEL

63 Brustkorb

Die folgenden Symptome des Brustkorbs werden besprochen:

1. Akuter Husten
2. Chronischer Husten
3. Bluthusten
4. Atemlosigkeit
5. Keuchen
6. Schmerzen im Brustkorb
7. Rippenschmerzen
8. Engegefühl im Brustkorb
9. Spannungsgefühl im Brustkorb
10. Hitzegefühl im Brustkorb
11. Unruhegefühl im Herzen
12. Herzklopfen
13. Herzklopfen unterhalb des Herzens
14. Druckgefühl unterhalb des Herzens
15. Verlagerung des Herzschlags nach unten
16. Verlagerung des Herzschlags nach oben
17. Verlagerung des Herzschlags nach links
18. Verlagerung des Herzschlags nach rechts
19. Herzschlag unterhalb des Schwertfortsatzes
20. Hervorstehender Brustkorb
21. Eingesunkener Brustkorb

22. Hervorstehendes Brustbein
23. Einseitig eingesunkener Brustkorb
24. Einseitig hervorstehender Brustkorb
25. Gynäkomastie
26. Gähnen
27. Seufzen

63.1 Akuter Husten

Teil D (Hören und Riechen) ➢ Kap. 53; Teil A (Betrachtung) ➢ Kap. 20

Fülle

Eindringen von Wind-Kälte

Akuter Husten mit Auswurf weißen Schleims, Abneigung gegen Kälte, Fieber, Halskratzen, leichte Atemlosigkeit, verstopfte oder laufende Nase mit klarem wässrigem Sekret, Niesen, Hinterhauptkopfschmerzen, Körperschmerzen, dünner weißer Zungenbelag, oberflächlich-gespannter Puls.

Akupunktur
Di 4 Hegu, SJ 5 Waiguan, Di 11 Quchi, Bl 12 Fengmen, Lu 7 Lieque.

Eindringen von Wind-Hitze

Akuter Husten mit Auswurf gelben Schleims, Abneigung gegen Kälte, Fieber, Halsschmerzen, verstopfte oder laufende Nase mit gelbem Sekret, Kopfschmerzen, Körperschmerzen, leichtes Schwitzen, leichter Durst, geschwollene Mandeln, Zunge etwas rötlich an den seitlichen Anteilen des Brustareals oder im vorderen Bereich, oberflächlich-schneller Puls.

Akupunktur
Di 4 Hegu, SJ 5 Waiguan, Bl 12 Fengmen, Lu 7 Lieque, Lu 5 Chize.

63

Schleim-Hitze in der Lunge

Akuter und bellender Husten im Zuge einer Invasion eindringenden Windes mit reichlichem, klebrig-gelbem oder -grünem Sputum, Kurzatmigkeit, Keuchen, Engegefühl im Brustkorb, Hitzegefühl, Durst, Schlaflosigkeit, körperliche Unruhe, rote und gedunsene Zunge mit klebrigem gelbem Belag, schlüpfrig-schneller Puls.

Akupunktur
Lu 5 Chize, Lu 7 Lieque, Bl 13 Feishu, Lu 1 Zhongfu, Ma 40 Fenglong, Ren 12 Zhongwan, Ren 9 Shuifen, Ren 5 Shimen, Bl 22 Sanjiaoshu.

Lungen-Hitze

Akuter und bellender Husten im Zuge einer Invasion eindringenden Windes, Auswurf spärlichen gelben Sputums, leichte Atemlosigkeit, Hitzegefühl, Schmerzen im Brustkorb, erweiterte Nasenlöcher, Durst, rotes Gesicht, rote Zunge mit gelbem Belag, überflutend-schneller Puls.

Akupunktur
Lu 5 Chize, Lu 7 Lieque, Lu 1 Zhongfu, Di 11 Quchi.

Zurückgebliebene Trockenheit und Schleim in der Lunge

Akuter und trockener Husten im Zuge eindringender Wind-Hitze, Schwierigkeiten beim Abhusten, wobei nach wiederholten trockenen Hustenanfällen ein wenig Sputum hervorgebracht wird, ständiger Hustenreiz, trockener Rachen, trockener Mund, gedunsene und trockene Zunge, schlüpfriger Puls.

Akupunktur
Lu 7 Lieque, Lu 5 Chize, Lu 1 Zhongfu, Ren 12 Zhongwan, Ma 36 Zusanli, Mi 6 Sanyinjiao, Ni 3 Taixi.

Weitere Krankheitsmuster

Zurückgebliebene Trockenheit in der Lunge

Akuter und trockener Husten im Zuge eindringender Wind-Hitze, wiederholte trockene Hustenanfälle, ständiger Hustenreiz, trockener Rachen, trockener Mund, trockene Zunge.

Eindringen von Wind-Trockenheit

Akuter und trockener Husten, Abneigung gegen Kälte, Fieber, trockener Hals, Halskratzen, trockene Nase, Beschwerden im Brustkorb, dünner trockener und weißer Zungenbelag, oberflächlicher Puls.

HINWEIS FÜR DIE PRAXIS

Meiner Erfahrung nach beruht Husten infolge einer Infektion des oberen Atemtraktes entweder auf Schleim-Hitze oder auf Trockenheit mit Schleim. Im ersteren Fall setze ich Qing Qi Hua Tan Tang Dekokt zum Klären des Qi und zum Auflösen von Schleim ein, im letzteren Fall Qing Zao Jiu Fei Tang *Dekokt, das Trockenheit eliminiert und die Lunge rettet.*

63.2 Chronischer Husten

Teil D (Hören und Riechen) ➢ Kap. 53

Fülle

Nässe-Schleim in der Lunge

Chronischer Husten, wobei reichlich weißes Sputum leicht abgehustet wird, rasselndes Geräusch im Rachen, teigig-weiße Gesichtsfarbe, Engegefühl im Brustkorb, Kurzatmigkeit, Patient legt sich ungern flach hin, Keuchen, Übelkeit, gedunsene Zunge mit klebrigem weißem Belag, schlüpfriger Puls.

Akupunktur
Lu 5 Chize, Lu 7 Lieque, Lu 1 Zhongfu, Ren 12 Zhongwan, Ren 9 Shuifen, Ma 40 Fenglong.

Schleim-Trockenheit in der Lunge

Chronischer und trockener, leiser Husten, wobei gelegentlich mit Mühe ein wenig Sputum abgehustet wird, Kurzatmigkeit, Engegefühl im Brustkorb, trockener Rachen, Keuchen, teigige und trockene Gesichtsfarbe, gedunsene Zunge mit trockenem Belag, dünn-schlüpfriger Puls.

Akupunktur
Lu 5 Chize, Lu 7 Lieque, Lu 1 Zhongfu, Ren 12 Zhongwan, Ren 9 Shuifen, Ma 40 Fenglong, Ma 36 Zusanli, Mi 6 Sanyinjiao, Ni 3 Taixi.

Leere

Lungen-Yin-Mangel

Chronischer und trockener Husten oder Husten mit spärlichem Sputum, das nur mit Mühe abgehustet werden kann, schwache und / oder heisere Stimme, trockener Mund und Rachen, Hustenreiz, Müdigkeit, Abneigung gegen Sprechen, dünner Körperbau oder schmaler Brustkorb, Nachtschweiß, normale Zungenfarbe, kein Belag im vorderen Anteil der Zunge oder wurzelloser Belag, oberflächlich-leerer Puls.

Akupunktur
Lu 9 Taiyuan, Lu 7 Lieque, Ren 12 Zhongwan, Ma 36 Zusanli, Mi 6 Sanyinjiao.

Lungen-Yin-Mangel mit Leere-Hitze

Chronischer trockener Husten oder Husten mit spärlichem Sputum, das nur mit Mühe abgehustet werden kann, eventuell auch mit Blutbeimengungen, trockener Mund und Rachen in der Nacht, Hustenreiz, Müdigkeit, Abneigung gegen Sprechen, dünner Körperbau oder schmaler Brustkorb, Nachtschweiß, gerötete Wangen, Hitzegefühl oder niedriges Fieber am Nachmittag, Hitze in den fünf Zentren, dünner Körperbau, rote belaglose Zunge, oberflächlich-leerer und schneller Puls.

Akupunktur
Lu 9 Taiyuan, Lu 7 Lieque, Ren 12 Zhongwan, Ma 36 Zusanli, Mi 6 Sanyinjiao, Lu 10 Yuji.

Weitere Krankheitsmsuter

Lungen-Trockenheit

Chronischer trockener Husten, trockene Haut, trockener Rachen, trockener Mund, Durst, heisere Stimme, trockene Zunge, oberflächlich-leerer Puls.

Lungen-Qi-Mangel

Chronischer, leichter und leiser Husten, leichte Kurzatmigkeit, schwache Stimme, tagsüber spontane Schweißausbrüche, Abneigung gegen Sprechen, hellweiße Gesichtsfarbe, Erkältungsanfälligkeit, Müdigkeit, Abneigung gegen Kälte, blasse Zunge, leerer Puls.

Kälte-Schleim in der Lunge

Chronischer Husten mit Auswurf wässrigen weißen Sputums, schlimmer bei Kälteeinwirkung, Kältegefühl, kalte Hände, Schleim im Rachen, Schwindel, Engegefühl im Brustkorb, Kältegefühl im Brustkorb, gedunsene und nasse Zunge mit klebrigem weißem Belag, schlüpfrig-langsamer Puls.

Leber-Feuer beleidigt die Lunge

Chronischer bellender Husten mit gelbem oder blutverschmiertem Sputum, Atemlosigkeit, Asthma, Völle- und Spannungsgefühl im Brustkorb und Flankenbereich, Kopfschmerzen, Schwindel, rotes Gesicht, Durst, bitterer Mundgeschmack, blutunterlaufene Augen, spärlicher dunkler Harn, Verstopfung, rote Zunge mit röteren Seiten und trockenem gelbem Belag, saitenförmiger Puls.

Schleim-Flüssigkeiten in der Lunge

Chronischer Husten mit Auswurf wässrigen und weißen Sputums, Atemlosigkeit, plätscherndes Geräusch im Brustkorb, Erbrechen wässrigen, schaumig-weißen Sputums, Kältegefühl, der Husten kann durch einen Schrecken ausgelöst werden, blasse Zunge mit dickem, klebrigem, weißem Belag, dünn-schlüpfriger oder schwächlich-oberflächlicher Puls.

63.3 Bluthusten

Lungen-Hitze

Husten mit blutigem Sputum, leichte Atemlosigkeit, Hitzegefühl, Schmerzen im Brustkorb, erweiterte Nasenlöcher, Durst, rotes Gesicht, rote Zunge mit gelbem Belag, überflutend-schneller Puls.

Schleim-Hitze in der Lunge

Bellender Husten mit blutigem Sputum, Kurzatmigkeit, Keuchen, Engegefühl im Brustkorb, Hitzegefühl, Durst, Schlaflosigkeit, körperliche Unruhe, rote und gedunsene Zunge mit klebrigem gelbem Belag, schlüpfrig-schneller Puls.

Lungen-Yin-Mangel mit Leere-Hitze

Trockener Husten mit Auswurf spärlichen und blutigen Sputums, das nur mit Mühe abgehustet werden kann, trockener Mund und Rachen in der Nacht, Nachtschweiß, Müdigkeit, gerötete Wangen, Hitzegefühl oder niedriges Fieber am Nachmittag, Hitze in den fünf

Zentren, dünner Körperbau, rote belaglose Zunge, oberflächlich-leerer und schneller Puls.

Eindringen von Wind-Hitze

Husten mit blutigem Sputum, Abneigung gegen Kälte, Fieber, Halsschmerzen, verstopfte oder laufende Nase mit gelbem Sekret, Kopfschmerzen, Körperschmerzen, leichtes Schwitzen, leichter Durst, geschwollene Mandeln, Zunge etwas rötlich an den seitlichen Anteilen des Brustareals oder im vorderen Bereich, oberflächlich-schneller Puls.

Lungen- und Milz-Qi-Mangel

Leichter Husten mit Auswurf spärlichen und blutigen Sputums, Blut ist von frisch-roter Farbe, Müdigkeit, breiiger Stuhl, Appetitmangel, leichtes Spannungsgefühl im Bauch, schwache Stimme, leichte Kurzatmigkeit, spontane Schweißausbrüche, Patient spricht ungern, blasse Zunge, leerer Puls.

Lungen-Hitze in der Blut-Ebene (Vier Ebenen)

Bluthusten, nächtliches Fieber, fleckenartige Hauterscheinungen, Verwirrung, Nachtschweiß, Hitze in den fünf Zentren, trockener Rachen, rote Zunge mit roten Punkten, kein Belag, dünn-schneller Puls.

63.4 Atemlosigkeit

Teil D (Hören und Riechen) ➤ Kap. 53

Atemlosigkeit umfasst vier leicht unterschiedliche Symptome:

- Atemlosigkeit (*Chuan*): schwere Atembeschwerden mit Kurzatmigkeit und Anheben der Schultern
- Kurzatmigkeit (*Duan Qi*): kurze, unregelmäßige und schnelle Atemzüge, ohne allzu ausgeprägtes Ringen nach Luft und ohne Anheben der Schultern wie bei Atemlosigkeit
- Schwache Atmung (*Qi Shao*): schwache, tiefe und kurze Atemgeräusche
- Atmung mit rebellierendem Qi (*Shang Qi*): schnelle Atemzüge, Husten, Engegefühl im Hals und Gefühl von aufsteigender Energie, ausgelöst durch Ängstlichkeit

Leere

Lungen-Qi-Mangel

Kurzatmigkeit oder schwache Atmung, leichter Husten, schwache Stimme, tagsüber spontane Schweißausbrüche, Abneigung gegen Sprechen, hellweiße Gesichtsfarbe, Erkältungsanfälligkeit, Müdigkeit, Abneigung gegen Kälte, blasse Zunge, leerer Puls.

Akupunktur
Lu 9 Taiyuan, Lu 7 Lieque, Lu 1 Zhongfu, Ren 12 Zhongwan, Ma 36 Zusanli.

Lungen-Yin-Mangel

Kurzatmigkeit oder schwache Atmung mit Schwierigkeiten bei der Ausatmung, trockener Husten oder Husten mit spärlichem klebrigem Sputum, schwache und / oder heisere Stimme, trockener Mund und Rachen, Hustenreiz, Müdigkeit, Abneigung gegen Sprechen, dünner Körperbau oder schmaler Brustkorb, Nachtschweiß, normale Zungenfarbe, kein Belag im vorderen Anteil der Zunge oder wurzelloser Belag, oberflächlich-leerer Puls.

Akupunktur
Lu 9 Taiyuan, Lu 7 Lieque, Lu 1 Zhongfu, Ren 12 Zhongwan, Ma 36 Zusanli, Mi 6 Sanyinjiao.

Fülle

Schleim-Hitze in der Lunge

Akute Atemlosigkeit, bellender Husten mit blutigem Sputum, Kurzatmigkeit, Keuchen, Engegefühl im Brustkorb, Hitzegefühl, Durst, Schlaflosigkeit, körperliche Unruhe, rote und gedunsene Zunge mit klebrigem gelbem Belag, schlüpfrig-schneller Puls.

Akupunktur
Lu 5 Chize, Lu 7 Lieque, Lu 1 Zhongfu, Di 11 Quchi, Ma 40 Fenglong, Ren 12 Zhongwan, Ren 9 Shuifen, Ren 5 Shimen, Bl 22 Sanjiaoshu.

Nässe-Schleim in der Lunge

Chronischer anfallsartiger Husten mit reichlichem, klebrigem und weißem Sputum, das leicht abzuhusten ist, teigig-weiße Gesichtsfarbe, Engegefühl im Brustkorb, Kurzatmigkeit, Patient legt sich ungern flach hin, Keuchen, Übelkeit, gedunsene Zunge mit klebrigem weißem Belag, schlüpfriger Puls.

Akupunktur
Lu 5 Chize, Lu 7 Lieque, Lu 1 Zhongfu, Ma 40 Fenglong, Ren 12 Zhongwan, Ren 9 Shuifen, Ren 5 Shimen, Bl 22 Sanjiaoshu.

Weitere Krankheitsmuster

Nieren können das Qi nicht empfangen

Kurzatmigkeit oder schwache Atmung mit Schwierigkeiten bei der Einatmung, schnelle und schwache Atmung, chronischer Husten und / oder Asthma, spontane Schweißausbrüche, kalte Gliedmaßen, nach Schwitzen kalte Gliedmaßen, gedunsenes Gesicht, dünner Körperbau, mentale Antriebslosigkeit, klare Miktion während eines Asthmaanfalles, Schmerzen im unteren Rücken, Schwindel, Tinnitus, blasse Zunge, tief-schwächlich-gespannter Puls.

Lungen-Qi-Stagnation

Kurzatmigkeit, Kloßgefühl im Hals, Schluckbeschwerden, Enge- oder Spannungsgefühl im Brustkorb, leichte Atemlosigkeit, Seufzen,

Traurigkeit, Sorge, Reizbarkeit, Niedergeschlagenheit, Zunge etwas rötlich an den seitlichen Anteilen des Brustareals, ganz leicht gespannter Puls auf der rechten vorderen Taststelle.

Lungen-Hitze

Akute Atemlosigkeit, Husten mit Auswurf spärlichen gelben Sputums, Hitzegefühl, Schmerzen im Brustkorb, erweiterte Nasenlöcher, Durst, rotes Gesicht, rote Zunge mit gelbem Belag, überflutend-schneller Puls.

Kälte-Schleim in der Lunge

Atemlosigkeit, chronischer Husten mit Auswurf wässrigen weißen Sputums, schlimmer bei Kälteeinwirkung, generelles Kältegefühl oder Kältegefühl nur im Brustkorb, kalte Hände, Schleim im Rachen, Schwindel, Engegefühl im Brustkorb, gedunsene und nasse Zunge mit klebrigem weißem Belag, schlüpfrig-langsamer Puls.

Nieren-Yang-Mangel mit Schleim

Kurzatmigkeit mit Schwierigkeiten bei der Einatmung, Husten mit Auswurf wässrigen weißen Sputums, Kältegefühl, kalte Füße, Schmerzen im unteren Rücken, Schwindel, Tinnitus, häufige Miktion, blasser Harn, blasse, gedunsene und nasse Zunge, schwächlicher und leicht schlüpfriger Puls.

Nieren-Yang-Mangel mit Wasser, das in die Lunge überläuft

Starke Atemlosigkeit, Wassereinlagerungen vor allem in den Beinen und Knöcheln, Kältegefühl in Beinen und Rücken, Völle- und Spannungsgefühl im Bauch, schmerzhafter unterer Rücken, Kältegefühl, spärlicher und klarer Harn, Auswurf von dünnflüssigem und wässrigem, schaumigem Sputum, Husten, blasse und gedunsene Zunge mit nassem weißem Belag, tief-schwächlich-langsamer Puls.

Schleim in der Lunge mit Lungen-Qi-Mangel

Kurzatmigkeit, chronischer Husten, der sich bei Anstrengung verschlimmert, spärlicher Schleim, der nur mit Mühe abgehustet wird, oder verdünnter wässriger Schleim, spontane Schweißausbrüche, Kältegefühl, Engegefühl im Brustkorb, schwache Stimme, blasse Zunge, die vorne leicht gedunsen wirkt, leerer Puls auf der rechten vorderen Taststelle sowie leicht schlüpfriger Puls.

Lungen-Qi und Nieren-Yang-Mangel

Leichte Kurzatmigkeit, schwache Atmung, tiefe und kurze Atemgeräusche, Schmerzen im unteren Rücken, kalte Knie, Kältegefühl, Müdigkeit, Abgeschlagenheit, reichlich klarer Harn, Nykturie, leichter Husten, schwache Stimme, tagsüber spontane Schweißausbrüche, Patient spricht nicht gerne, hellweiße Gesichtsfarbe, Abneigung gegen Kälte, blasse Zunge, tief-schwächlicher Puls.

Rebellierendes Qi im Durchdringungsgefäß

Leichte Kurzatmigkeit, schnelle und kurze Atemzüge, Husten, Druckgefühl im Brustkorb, Herzklopfen, nervöse Ängstlichkeit, Völlegefühl im Oberbauch und Bauch, Regelschmerzen, haftender Puls.

Leber-Feuer beleidigt die Lunge

Kurzatmigkeit, schnelle und kurze Atemgeräusche, chronischer bellender Husten mit gelbem oder blutverschmiertem Sputum, Atemlosigkeit, Asthma, Völle- und Spannungsgefühl im Brustkorb und Flankenbereich, Kopfschmerzen, Schwindel, rotes Gesicht, Durst, bitterer Mundgeschmack, blutunterlaufene Augen, spärlicher dunkler Harn, Verstopfung, rote Zunge mit röteren Seiten und trockenem gelbem Belag, saitenförmiger Puls.

63.5 Keuchen

Fülle

Schleim-Hitze in der Lunge

Lautes Keuchen, Schwere- und Benommenheitsgefühl im Kopf, Hitzegefühl, rotes Gesicht, fettige Haut, Engegefühl im Brustkorb, Sputum im Rachen, Auswurf gelben Sputums, Schwindel, Übelkeit, rote und gedunsene Zunge mit klebrigem gelbem Belag, schlüpfrig-schneller Puls.

Akupunktur
Lu 5 Chize, Lu 7 Lieque, Lu 1 Zhongfu, Di 11 Quchi, Ma 40 Fenglong, Ren 12 Zhongwan, Ren 9 Shuifen, Ren 5 Shimen, Bl 22 Sanjiaoshu.

Nässe-Schleim in der Lunge

Keuchen, chronischer Husten mit reichlichem, klebrigem und weißem Sputum, das leicht abzuhusten ist, teigig-weiße Gesichtsfarbe, Engegefühl im Brustkorb, Schwindel, verschwommene Sicht, Schläfrigkeit, Übelkeit, Sputum im Rachen, gedunsene Zunge mit klebrigem Belag, schlüpfriger Puls.

Akupunktur
Lu 5 Chize, Lu 7 Lieque, Lu 1 Zhongfu, Ma 40 Fenglong, Ren 12 Zhongwan, Ren 9 Shuifen, Ren 5 Shimen, Bl 22 Sanjiaoshu.

Weitere Krankheitsmuster

Kälte-Schleim in der Lunge

Keuchen, Husten mit Auswurf wässrigen weißen Sputums, Kältegefühl, kalte Hände und Füße, Übelkeit, Erbrechen, Engegefühl im Brustkorb und Oberbauch, matt-weiße Gesichtsfarbe, blasser Harn, blasse und gedunsene Zunge mit nassem weißem Belag, schlüpfrig-langsamer Puls.

Lungen-Yang-Mangel mit Schleim

Leichtes Keuchen, Auswurf wässrigen weißen Sputums, Atemlosigkeit, rasselndes Geräusch im Rachen, kalte Gliedmaßen, Verschlechterung bei sportlicher Betätigung, blasses Gesicht, Schwitzen, Kältegefühl, Erkältungsanfälligkeit, blasse und nasse Zunge, tief-schwächlicher und leicht schlüpfriger Puls.

Lungen-Yin-Mangel mit Schleim

Leichtes Keuchen, Auswurf spärlichen Sputums, Atemlosigkeit, Engegefühl im Brustkorb, trockener Husten, schwache Stimme, trockener Rachen mit dem Verlangen, Wasser in kleinen Schlückchen zu trinken, Heiserkeit, Nachtschweiß, Müdigkeit, kein Zungenbelag im vorderen Anteil der Zunge, oberflächlich-leerer Puls.

Lungen-Qi-Mangel mit Schleim

Chronisches Keuchen, Kurzatmigkeit, leichter Husten, schwache Stimme, tagsüber spontane Schweißausbrüche, Patient spricht ungern, blasse Gesichtsfarbe, Erkältungsanfälligkeit, Engegefühl im Brustkorb, Sputum im Rachen, blasse und gedunsene Zunge, sanfter Puls.

Milz-Qi-Mangel mit Schleim

Leichtes und chronisches Keuchen, Sputum im Rachen, Engegefühl im Brustkorb, Appetitmangel, Müdigkeit, leichtes Spannungsgefühl im Bauch, blasse Gesichtsfarbe, blasse und gedunsene Zunge, sanfter Puls.

Nieren-Yang-Mangel mit Schleim

Chronisches Keuchen, Schmerzen im unteren Rücken, kalte Knie, Kältegefühl, hellweiße Gesichtsfarbe, schwache Knie, Müdigkeit, Abgeschlagenheit, reichlich klarer Harn, Nykturie, Impotenz, verringerte Libido, blasse und nasse Zunge, tief-schwächlicher Puls.

63.6 Schmerzen im Brustkorb

Teil B (Befragung) ➤ Kap. 38

Fülle

Herz-Blut-Stase

Stechende Schmerzen im Brustkorb, die zur Innenseite des linken Arms oder zur Schulter ausstrahlen können, Herzklopfen, Gefühl von Enge oder Einschnürung im Brustkorb, Lippen- und Nagelzyanose, kalte Hände, gänzlich violette Zunge oder nur violett an den Rändern und an den seitlichen Anteilen des Brustareals, rauer oder saitenförmiger Puls.

Akupunktur
Pe 6 Neiguan, Ren 17 Shanzhong, Ren 14 Juque, Bl 14 Jueyinshu.

Schleim-Hitze in der Lunge

Schmerzen im Brustkorb, Kurzatmigkeit, Schwere- und Benommenheitsgefühl im Kopf, Hitzegefühl, rotes Gesicht, fettige Haut, Sputum im Rachen, Auswurf gelben Sputums, Schwindel, Übelkeit, rote und gedunsene Zunge mit klebrigem gelbem Belag, schlüpfrig-schneller Puls.

Akupunktur
Lu 5 Chize, Lu 7 Lieque, Lu 1 Zhongfu, Di 11 Quchi, Ma 40 Fenglong, Ren 12 Zhongwan, Ren 9 Shuifen, Ren 5 Shimen, Bl 22 Sanjiaoshu.

Weitere Krankheitsmuster

Herz-Yang-Mangel

Leichte Beschwerden oder ganz leichte Schmerzen im Brustkorb, Herzklopfen, Kurzatmigkeit bei Anstrengung, Müdigkeit, leichte Niedergeschlagenheit, spontane Schweißausbrüche, Kältegefühl, kalte Hände, hell-blasses Gesicht, leicht dunkle Lippen, blasse Zunge, tief-schwächlicher Puls.

Herz-Yang-Mangel mit Schleim

Dumpfe Schmerzen im Brustkorb, Enge- oder Druckgefühl im Brustkorb, Herzklopfen, Kurzatmigkeit bei Anstrengung, Müdigkeit, leichte Niedergeschlagenheit, spontane Schweißausbrüche, Kältegefühl, kalte Hände, hell-blasses Gesicht, leicht dunkle Lippen, blasse und gedunsene Zunge, tief-schwächlich-schlüpfriger Puls.

Leber-Qi-Stagnation

Dumpfe Schmerzen im Brustkorb sowie Spannungsgefühl und Schmerzen im Flankenbereich, Reizbarkeit, Launenhaftigkeit, Kloßgefühl im Hals, prämenstruelle Anspannung, saitenförmiger Puls.

Rebellierendes Qi im Durchdringungsgefäß

Dumpfe Schmerzen im Brustkorb, Druckgefühl im Brustkorb, Herzklopfen, nervöse Ängstlichkeit, Kloßgefühl im Hals, Völlegefühl im Bauch und im Bereich des Nabels, Völlegefühl im Oberbauch, unregelmäßige Periode, Regelschmerzen, Gefühl von Energie, die vom Bauch zum Brustkorb hin aufsteigt, Hitzegefühl im Gesicht, Übelkeit, haftender Puls.

Lungen-Qi-Stagnation

Leichte Schmerzen im Brustkorb, Kloßgefühl im Hals, Schluckbeschwerden, Enge- oder Spannungsgefühl im Brustkorb, leichte Atemlosigkeit, Seufzen, Traurigkeit, Reizbarkeit, Niedergeschlagenheit, Zunge etwas rötlich an den seitlichen Anteilen des Brustareals, ganz leicht gespannter Puls auf der rechten vorderen Taststelle.

Nässe-Hitze in der Leber- und Gallenblasen-Leitbahn

Schmerzen im Brustkorb, die zum Flankenbereich hin ausstrahlen, Enge- und Schweregefühl im Brustkorb, bitterer Mundgeschmack, Appetitmangel, Übelkeit, Schweregefühl, gelber Scheidenausfluss, vaginaler Juckreiz, Mittelschmerz und / oder Blutungen zur Zyklusmitte, Brennen bei der Miktion, dunkler Harn, gelbe Gesichtsfarbe und Augen, Erbrechen, rote Zunge mit röteren Rändern und ein- oder beidseitigem klebrigem, gelbem Belag, saitenförmig-schlüpfrig-schneller Puls.

63.7 Rippenschmerzen

Teil B (Befragung) ➤ Kap. 38

Mit Rippenschmerzen sind Schmerzen seitlich außerhalb des Brustkorbs und oberhalb des Flankenbereichs (Hypochondrium) gemeint.

Leber-Qi-Stagnation

Rippenschmerzen mit Spannungsgefühl, Spannungsgefühl in Flankenbereich oder Oberbauch, Reizbarkeit, Launenhaftigkeit, Kloßgefühl im Hals, prämenstruelle Anspannung, saitenförmiger Puls.

Leber-Blut-Stase

Starke Rippenschmerzen, Schmerzen im Flankenbereich, Bauchschmerzen, Regelschmerzen, unregelmäßige Regel, dunkles und klumpiges Regelblut, Massen im Bauchraum, violette Nägel, violette Lippen, violette oder dunkle Gesichtsfarbe, trockene Haut, violette Zunge, saitenförmiger oder haftender Puls.

Nässe-Hitze in Leber und Gallenblase

Rippenschmerzen, Enge- und Schweregefühl des Brustkorbs, bitterer und klebriger Mundgeschmack, gelblicher Scheidenausfluss, Reizbarkeit, Engegefühl im Brustkorb, Übelkeit, Erbrechen, dunkler Harn, Zunge mit roten Rändern und klebrigem, gelbem Belag, saitenförmig-schlüpfrig-schneller Puls.

63.8 Engegefühl im Brustkorb

Teil B (Befragung) ➤ Kap. 38

Dieses Gefühl wird von vielen Patienten auch manchmal als „Druckgefühl" im Brustkorb beschrieben. Im Chinesischen ist es das Gefühl von *men,* das ich mit „Engegefühl" übersetze. Der chinesische Ausdruck hat eine starke emotionale Komponente, da das Schriftzeichen ein Herz zeigt, das von einer Tür eingeklemmt wird.

Schleim in der Lunge

Engegefühl im Brustkorb, Atemlosigkeit, Sputum im Rachen, Schweregefühl, gedunsene Zunge mit klebrigem Belag, schlüpfriger Puls. Je nachdem, ob Kälte-Schleim, Nässe-Schleim oder Hitze-Schleim besteht, treten noch entsprechend weitere Symptome und klinische Zeichen auf.

Lungen-Qi-Stagnation

Kloßgefühl im Hals, Schluckbeschwerden, Enge- oder Spannungsgefühl im Brustkorb, leichte Atemlosigkeit, Seufzen, Traurigkeit, leichte Ängstlichkeit, Niedergeschlagenheit, Zunge etwas rötlich an den seitlichen Anteilen des Brustareals, ganz leicht gespannter Puls auf der rechten vorderen Taststelle.

Leber-Qi-Stagnation

Dumpfe Schmerzen im Brustkorb sowie Spannungsgefühl und Schmerzen im Flankenbereich, Reizbarkeit, Launenhaftigkeit, Kloßgefühl im Hals, prämenstruelle Anspannung, saitenförmiger Puls.

Rebellierendes Qi im Durchdringungsgefäß

Druckgefühl im Brustkorb, dumpfe Schmerzen im Brustkorb, Engegefühl im Brustkorb, Hitzegefühl im Gesicht, Kloßgefühl im Hals, Herzklopfen, nervöse Ängstlichkeit, Übelkeit, leichte Kurzatmigkeit, Völle- oder Druckgefühl im Oberbauch, Völlegefühl im Bauch und im Bereich des Nabels, unregelmäßige Periode und / oder Regelschmerzen, Gefühl von Energie, die vom Bauch zum Brustkorb hin aufsteigt, haftender Puls.

Herz-Yang-Mangel mit Schleim

Enge- oder Druckgefühl im Brustkorb, leichte Schmerzen oder Beschwerden im Brustkorb, Herzklopfen, Kurzatmigkeit bei Anstrengung, Müdigkeit, leichte Niedergeschlagenheit, spontane Schweißausbrüche, Kältegefühl, kalte Hände, hell-blasses Gesicht, leicht dunkle Lippen, blasse Zunge, tief-schwächlicher Puls.

HINWEIS FÜR DIE PRAXIS

„Ein Engegefühl im Brustkorb" ist die Übersetzung des chinesischen Ausdrucks *men,* der darauf deutet, dass diesem Symptom fast immer emotionale Probleme zugrunde liegen. Pe 6 Neiguan und Ma 40 Fenglong werden auf einer Seite oder überkreuzt verwendet und stellen eine gute Kombination zur Behandlung dieser Beschwerde dar.

63.9 Spannungsgefühl im Brustkorb

Leber-Qi-Stagnation

Spannungsgefühl im Brustkorb und Flankenbereich, Spannungsgefühl im Oberbauch, Reizbarkeit, Launenhaftigkeit, Kloßgefühl im Hals, prämenstruelle Anspannung, saitenförmiger Puls.

Lungen-Qi-Stagnation

Spannungs- oder Engegefühl im Brustkorb, Kloßgefühl im Hals, Schluckbeschwerden, leichte Atemlosigkeit, Seufzen, Traurigkeit, Reizbarkeit, Niedergeschlagenheit, Zunge etwas rötlich an den seitlichen Anteilen des Brustareals, ganz leicht gespannter Puls auf der rechten vorderen Taststelle.

63.10 Hitzegefühl im Brustkorb

Teil B (Befragung) ➤ Kap. 38

Lungen-Hitze

Hitzegefühl im Brustkorb, Husten, leichte Atemlosigkeit, Hitzegefühl, Schmerzen im Brustkorb, erweiterte Nasenlöcher, Durst, rotes Gesicht, rote Zunge mit gelbem Belag, überflutend-schneller Puls.

Lungen-Yin-Mangel mit Leere-Hitze

Hitzegefühl im Brustkorb entweder am Nachmittag oder Abend, trockener Husten oder Husten mit spärlichem und klebrigem Sputum, trockener Mund und Rachen in der Nacht, Nachtschweiß, Müdigkeit, gerötete Wangen, Hitzegefühl oder niedriges Fieber am Abend, Hitze in den fünf Zentren, dünner Körperbau, rote belaglose Zunge, oberflächlich-leerer und schneller Puls.

Herz-Feuer

Hitzegefühl im Brustkorb, Herzklopfen, Durst, Mund- und Zungenaphthen, geistige Unruhe, körperliche Unruhe, Schlaflosigkeit, traumgestörter Schlaf, Hitzegefühl, rotes Gesicht, bitterer Mundgeschmack, rote Zunge mit röterer Spitze und gelbem Belag, überflutend-schneller Puls.

Herz-Yin-Mangel mit Leere-Hitze

Hitzegefühl im Brustkorb, das abends schlimmer wird, Herzklopfen, Schlaflosigkeit, traumgestörter Schlaf, Gedächtnisschwäche, nervöse Ängstlichkeit, geistige Unruhe, trockener Mund und Rachen, gerötete Wangen, Nachtschweiß, Hitze in den fünf Zentren, rote Zunge mit röterer Spitze, kein Belag, oberflächlich-leerer und schneller Puls.

Zurückgebliebene Hitze im Zwerchfell

Hitzegefühl im Brustkorb, Durst, trockener Rachen, Reizbarkeit, Ruhelosigkeit, Völle- und Druckgefühl im Zwerchfell und Oberbauch, der sich beim Betasten weich anfühlt, Übelkeit, leichte Kurzatmigkeit, vorderer Zungenbereich gerötet, tief-schneller Puls. Hierbei handelt es sich um die Rest-Hitze einer Wind-Hitze-Invasion, die zur Qi-Ebene vorgedrungen ist.

63.11 Unruhegefühl im Herzen

Unter dem Ausdruck „Unruhegefühl im Herzen" (*Xin Zhong Ao Nong* auf Chinesisch) versteht man ein Gefühl von Ängstlichkeit und geistiger Unruhe in Verbindung mit Hitze, einem leichten Gefühl von Einengung und Unbehaglichkeit im Brustkorb sowie von Einschnürung zwischen Herz und Zwerchfell.

Fülle

Herz-Feuer

Unruhegefühl im Herzen, Druckgefühl im Brustkorb, Herzklopfen, Durst, Mund- und Zungenaphthen, geistige Unruhe, körperliche Unruhe, Schlaflosigkeit, traumgestörter Schlaf, Hitzegefühl, rotes Gesicht, bitterer Mundgeschmack, rote Zunge mit röterer Spitze und gelbem Belag, überflutend-schneller Puls.

Akupunktur
He 8 Shaofu, Du 24 Shenting, Ren 15 Jiuwei.

Schleim-Hitze im Herzen

Unruhegefühl im Herzen, Herzklopfen, geistige Unruhe, Durst, rotes Gesicht, Engegefühl im Brustkorb, Auswurf von Schleim, Sputum im Rachen, bitterer Mundgeschmack, Schlaflosigkeit, traumgestörter Schlaf, körperliche Unruhe, geistige Verwirrung, unzusammenhängende Rede, Unbedachtsamkeit, unkontrolliertes Lachen oder Weinen, Schreien, Niedergeschlagenheit, manisches Verhalten, rote Zunge mit röterer und gedunsener Spitze, Herzriss ausgefüllt mit klebrigem gelbem Belag, schlüpfrig-schneller oder schlüpfrig-überflutend-schneller Puls.

Akupunktur
He 8 Shaofu, Du 24 Shenting, Ren 15 Jiuwei, Ma 40 Fenglong, Ren 9 Shuifen, Ren 5 Shimen, Bl 22 Sanjiaoshu.

Fülle/Leere

Herz-Yin-Mangel mit Leere-Hitze

Unruhegefühl im Herzen, leichtes Leeregefühl im Brustkorb, nervöse Ängstlichkeit, geistige Unruhe, Herzklopfen, Schlaflosigkeit, traumgestörter Schlaf, Gedächtnisschwäche, trockener Mund und Rachen, Hitzegefühl am Abend, gerötete Wangen, Nachtschweiß, Hitze in den fünf Zentren, rote Zunge mit röterer Spitze, kein Belag, oberflächlich-leerer und schneller Puls.

Akupunktur
He 8 Shaofu, Du 24 Shenting, Ren 15 Jiuwei, He 7 Shenmen, Mi 6 Sanyinjiao.

Weitere Krankheitsmuster

Qi- und Yin-Mangel des Herzens

Unruhegefühl im Herzen, leichter Druck im Brustkorb, leichte nervöse Ängstlichkeit, Herzklopfen, Schwitzen, leichte Kurzatmigkeit, trockener Rachen, trockener Mund, Schlaflosigkeit, belaglose Zunge, schwächlicher Puls.

Zurückgebliebene Hitze im Zwerchfell

Unruhegefühl im Herzen, Hitzegefühl im Brustkorb, Durst, trockener Rachen, Reizbarkeit, Ruhelosigkeit, Völle- und Druckgefühl im Zwerchfell und Oberbauch, der sich beim Betasten weich anfühlt, Übelkeit, leichte Kurzatmigkeit, vorderer Zungenbereich gerötet, tief-schneller Puls. Hierbei handelt es sich um die Rest-Hitze einer Wind-Hitze-Invasion, die zur Qi-Ebene vorgedrungen ist.

63.12 Herzklopfen (Palpitationen)

Teil B (Befragung) ➤ Kap. 38

Bei dem Symptom „Herzklopfen" ist sich der Patient seines eigenen Herzschlags bewusst und kann überdies den Eindruck haben, dass das Herz schnell oder unregelmäßig schlägt. Hierbei handelt es sich um ein subjektives Gefühl und der Puls kann völlig normal sein, ist also weder schnell noch unregelmäßig. „Herzklopfen" sollte keinesfalls mit den schulmedizinischen Symptomen Tachykardie oder Bradykardie verwechselt werden, die sich auf einen objektiv schnelleren bzw. langsameren Puls beziehen, und auch nicht mit Arrhythmie. Herzklopfen kann bei jedem Herz-Disharmoniemuster auftreten; um eine Wiederholung zu vermeiden, wird auf Kapitel 91 verwiesen. Unten angeführt sind drei weitere Syndrome, bei denen es zu Herzklopfen kommen kann.

Schock beeinträchtigt das Herz

Herzklopfen infolge eines Schockerlebnisses, nervöse Ängstlichkeit, körperliche Unruhe, unruhiger Schlaf, beweglicher Puls.

Nieren-Yang-Mangel mit Wasser, das zum Herzen überläuft

Herzklopfen, Wassereinlagerungen vor allem in den Beinen und Knöcheln, allgemeines Kältegefühl oder Kältegefühl, das auf Beine und Rücken beschränkt ist, Völle- und Spannungsgefühl im Bauch, schmerzhafter unterer Rücken, spärlicher und klarer Harn, Atemlosigkeit, blasse und gedunsene Zunge mit nassem weißem Belag, tief-schwächlich-langsamer Puls.

Rebellierendes Qi im Durchdringungsgefäß, das das Herz beeinträchtigt

Starkes Herzklopfen, nervöse Ängstlichkeit, Gefühl von Energie, die vom Bauch zum Brustkorb hin aufsteigt, Hitzegefühl im Gesicht, Kloßgefühl im Hals, Druckgefühl im Brustkorb, Übelkeit, leichte Atemlosigkeit, Völle- oder Druckgefühl im Oberbauch, Völlegefühl im Bauch und im Bereich des Nabels, unregelmäßige Periode und / oder Regelschmerzen, haftender Puls.

63.13 Herzklopfen (Palpitationen) unterhalb des Herzens

Bei „Herzklopfen unterhalb des Herzens" verspürt der Patient ein Pulsieren im Bereich des Oberbauchs oder zwischen Herz und Oberbauch. Patienten im Westen drücken sich hier unterschiedlich aus und nennen dieses Symptom „ein Pulsieren im Magenbereich", „Schmetterlinge im Magen", „ein springendes Gefühl im Magen" sowie „ein Gefühl von Nervosität oder Ängstlichkeit im Magen".

Herz-Yang-Mangel

Leichtes Herzklopfen unterhalb des Herzens, Patient möchte den Bereich zwischen Herz und Magen drücken oder massieren, Kurzatmigkeit bei Anstrengung, Müdigkeit, leichte Niedergeschlagenheit, spontane Schweißausbrüche, leichte Unbehaglichkeit oder Druckgefühl im Herzbereich, Kältegefühl, kalte Hände, hell-blasses Gesicht, leicht dunkle Lippen, blasse Zunge, tief-schwächlicher Puls.

Herz-Yin-Mangel mit Leere-Hitze

Leichtes Herzklopfen unterhalb des Herzens, Schlaflosigkeit, traumgestörter Schlaf, Gedächtnisschwäche, nervöse Ängstlichkeit, geistige Unruhe, trockener Mund und Rachen, Hitzegefühl am Abend, gerötete Wangen, Nachtschweiß, Hitze in den fünf Zentren, rote Zunge mit röterer Spitze, kein Belag, oberflächlich-leerer und schneller Puls

Schleim-Feuer bedrängt das Herz

Starkes Herzklopfen unterhalb des Herzens, Engegefühl im Brustkorb, geistige Unruhe, Durst, rotes Gesicht, dunkler Harn, Auswurf von Schleim, rasselndes Geräusch im Hals, bitterer Mundgeschmack, Schlaflosigkeit, traumgestörter Schlaf, körperliche Unruhe, geistige Verwirrung, unzusammenhängende Rede, Unbedachtsamkeit, Patient neigt dazu, andere zu schlagen oder auszuschimpfen, unkontrolliertes Lachen oder Weinen, Schreien, Patient murmelt vor sich hin, Niedergeschlagenheit, manisches Verhalten, rote Zunge mit röterer und gedunsener Spitze, Herzriss ausgefüllt mit klebrigem gelbem Belag, schlüpfrig-schneller oder schlüpfrig-überflutend-schneller Puls.

Rebellierendes Qi im Durchdringungsgefäß

Herzklopfen unterhalb des Herzens, Hitzegefühl im Gesicht, Kloßgefühl im Hals, nervöse Ängstlichkeit, Druckgefühl im Brustkorb, Übelkeit, leichte Atemlosigkeit, Völle- oder Druckgefühl im Oberbauch, Völlegefühl im Bauch und im Bereich des Nabels, unregelmäßige Periode und / oder Regelschmerzen, Gefühl von Energie, die vom Bauch zum Brustkorb hin aufsteigt, haftender Puls.

Nieren-Yang-Mangel mit Wasser, das zum Herzen überläuft

Leichtes Herzklopfen unterhalb des Herzens, Wassereinlagerungen vor allem in den Beinen und Knöcheln, Kältegefühl in Beinen und Rücken, Völle- und Spannungsgefühl im Bauch, schmerzhafter unterer Rücken, Kältegefühl, spärlicher und klarer Harn, Herzklopfen, Atemlosigkeit, kalte Hände, blasse und gedunsene Zunge mit nassem weißem Belag, tief-schwächlich-langsamer Puls.

63.14 Druckgefühl unterhalb des Herzens

Das Vorliegen eines „Druckgefühls" deutet auf eine subjektive Wahrnehmung von Völle oder Einengung eines bestimmten Körperbereichs, der sich bei der Betastung aber weich anfühlt. Auf Chinesisch wird dieses Gefühl *pi* genannt.

Hitze

Druckgefühl unterhalb des Herzens, Hitzegefühl, Durst, Übelkeit, dunkler Harn, rote Zunge mit gelbem Zungenbelag, überflutend-schneller Puls. Je nach beteiligtem Organ (Herz oder Lunge) bestehen noch weitere Symptome und klinische Zeichen.

Kälte

Druckgefühl unterhalb des Herzens, Kältegefühl, kalte Gliedmaßen, weißer Zungenbelag, gespannter Puls. Je nach beteiligtem Organ (Lunge oder Magen) bestehen noch weitere Symptome und klinische Zeichen.

Schleim

Druckgefühl unterhalb des Herzens, Sputum im Rachen, Engegefühl im Brustkorb, Übelkeit, Erbrechen, Schwindel, verschwommene Sicht, gedunsene Zunge mit klebrigem Belag, schlüpfriger Puls. Je nach beteiligtem Organ (Lunge, Herz oder Magen) und der Art des Schleims bestehen noch weitere Symptome und klinische Zeichen.

Rebellierendes Qi im Durchdringungsgefäß

Druckgefühl unterhalb des Herzens, Herzklopfen unterhalb des Herzens, Hitzegefühl im Gesicht, Kloßgefühl im Hals, nervöse Ängstlichkeit, Druckgefühl im Brustkorb, Übelkeit, leichte Atemlosigkeit, Völle- oder Druckgefühl im Oberbauch, Völlegefühl im Bauch und im Bereich des Nabels, unregelmäßige Periode und / oder Regelschmerzen, Gefühl von Energie, die vom Bauch zum Brustkorb hin aufsteigt, haftender Puls.

Schleim-Flüssigkeiten

Druckgefühl unterhalb des Herzens, Völle- und Spannungsgefühl im Bauch, Übelkeit, Erbrechen wässriger Flüssigkeiten, trockener Mund ohne Verlangen zu trinken, Kurzatmigkeit, Schwindel, Engegefühl im Brustkorb, geschwollene Gliedmaßen, Auswurf dünnflüssigen und wässrigen Sputums, Patient kann sich nicht flach hinlegen, gedunsene Zunge mit klebrigem Belag, tief-saitenförmiger oder tief-schlüpfriger Puls.

63.15 Verlagerung des Herzschlags nach unten

Teil A (Betrachtung) ➤ *Kap. 13*

Herz-Qi-Mangel mit Herz-Blut-Stase

Nach unten verlagerter Herzschlag, Erschöpfung, Herzklopfen, Kurzatmigkeit bei Anstrengung, blasse Gesichtsfarbe, Müdigkeit, leichte Niedergeschlagenheit, spontane Schweißausbrüche, Schmerzen im Brustkorb, violette Lippen, bläulich-violette Zunge, rauer Puls.

Leber- und Nieren-Yin-Mangel

Nach unten verlagerter Herzschlag, Herzklopfen, Schwindel, Tinnitus, Schwerhörigkeit, Schmerzen im unteren Rücken, dumpfe Kopfschmerzen im Bereich des Hinterhauptes und des Scheitels, Schlaflosigkeit, taube und kribbelnde Gliedmaßen, trockene Augen, verschwommene Sicht, trockener Rachen, trockenes Haar, trockene Haut, brüchige Nägel, trockene Scheide, Nachtschweiß, trockener Stuhl, nächtliche Samenergüsse, spärliche Regelblutungen oder Amenorrhö, verzögerter Zyklus, Unfruchtbarkeit, normale Zungenfarbe, kein Belag, oberflächlich-leerer Puls.

Schleim-Flüssigkeiten blockieren das Herz

Nach unten verlagerter Herzschlag, Herzklopfen, Völle- und Spannungsgefühl im Bauch, Übelkeit, Erbrechen wässriger Flüssigkeiten, trockener Mund ohne Verlangen zu trinken, Kurzatmigkeit, Schwindel, Engegefühl im Brustkorb, geschwollene Gliedmaßen, Auswurf dünnflüssigen und wässrigen Sputums, Patient kann sich nicht flach hinlegen, gedunsene Zunge mit klebrigem Belag, tief-saitenförmiger oder tief-schlüpfriger Puls.

Toxische Hitze dringt ins Herz ein

Nach unten verlagerter Herzschlag, Herzklopfen, Engegefühl im Brustkorb, Atemlosigkeit, geistige Unruhe, Fieber, rote Zunge mit roten Punkte und dickem, klebrig-gelbem Belag, überflutend-schlüpfrig-schneller Puls.

63.16 Verlagerung des Herzschlags nach oben

Teil A (Betrachtung) ➤ *Kap. 13*

Nieren- und Herz-Yang-Mangel mit überfließendem Wasser

Nach oben verlagerter Herzschlag, Wassereinlagerungen vor allem in den Beinen und Knöcheln, allgemeines Kältegefühl oder Kältegefühl, das auf Beine und Rücken beschränkt ist, Völle- und Spannungsgefühl im Bauch, schmerzhafter unterer Rücken, spärlicher und klarer Harn, Herzklopfen, Atemlosigkeit, kalte Hände, blasse und gedunsene Zunge mit nassem weißem Belag, tief-schwächlich-langsamer Puls.

63.17 Verlagerung des Herzschlags nach links

Teil A (Betrachtung) ➤ *Kap. 13*

Schleim-Flüssigkeiten im Brustkorb und Flankenbereich

Nach links verlagerter Herzschlag, Flankenschmerzen, die beim Husten und Atmen zunehmen, Spannungsgefühl und Ziehen im Flankenbereich, Kurzatmigkeit, Husten mit Auswurf wässrigen weißen Sputums, Atemlosigkeit, Ödeme, Schwindel, Flankenschmerzen, gedunsene Zunge mit klebrigem Belag, tief-schlüpfrig-saitenförmiger Puls.

Leber-Blut-Stase mit überfließendem Wasser

Nach links verlagerter Herzschlag, Flankenschmerzen, Bauchschmerzen, Regelschmerzen, dunkles und verklumptes Regelblut, Massen im Bauchraum, violette Lippen und Nägel, violette oder dunkle Gesichtsfarbe, Wassereinlagerungen im Bauchraum, violette und gedunsene Zunge, saitenförmiger oder haftender Puls.

63.18 Verlagerung des Herzschlags nach rechts

Teil A (Betrachtung) ➤ *Kap. 13*

Herz-Qi-Mangel mit Herz-Blut-Stase

Nach rechts verlagerter Herzschlag, Erschöpfung, Herzklopfen, Kurzatmigkeit bei Anstrengung, blasse Gesichtsfarbe, spontane Schweißausbrüche, stechende Schmerzen im Brustkorb, die zum Inneren des linken Arms oder zur Schulter ausstrahlen können, Gefühl von Enge oder Einschnürung im Brustkorb, Lippen- und Nagelzyanose, kalte Hände, gänzlich violette Zunge oder nur violett an den Rändern und an den seitlichen Anteilen des Brustareals, rauer Puls.

Schleim-Flüssigkeiten im Brustkorb und Flankenbereich

Nach rechts verlagerter Herzschlag, Flankenschmerzen, die beim Husten und Atmen zunehmen, Spannungsgefühl und Ziehen im Flankenbereich, Kurzatmigkeit, Husten mit Auswurf wässrigen weißen Sputums, Atemlosigkeit, Ödeme, Schwindel, Flankenschmerzen, gedunsene Zunge mit klebrigem Belag, tief-schlüpfrig-saitenförmiger Puls.

63.19 Herzschlag unterhalb des Schwertfortsatzes

Teil A (Betrachtung) ➤ *Kap. 13*

Herz-Blut-Stase

Herzschlag unterhalb des Schwertfortsatzes, Herzklopfen, stechende Schmerzen im Brustkorb, die zur Innenseite des linken Arms oder zur Schulter ausstrahlen können, Herzklopfen, Gefühl von Enge oder Einschnürung im Brustkorb, Lippen- und Nagelzyanose, kalte Hände, gänzlich violette Zunge oder nur violett an den Rändern und an den seitlichen Anteilen des Brustareals, rauer oder saitenförmiger Puls.

Herz-Qi-Mangel

Herzschlag unterhalb des Schwertfortsatzes, Herzklopfen, Kurzatmigkeit bei Anstrengung, blasse Gesichtsfarbe, Müdigkeit, leichte Niedergeschlagenheit, spontane Schweißausbrüche, blasse Zunge, leerer Puls.

63.20 Hervorstehender Brustkorb

Teil A (Betrachtung) ➤ *Kap. 16*

Chronischer Schleim in der Lunge

Hervorstehender Brustkorb, Engegefühl im Brustkorb, Husten mit Auswurf reichlichen Sputums, Atemlosigkeit, Sputum im Rachen, Keuchen, gedunsene Zunge mit klebrigem Belag, schlüpfriger Puls.

Schwere Leber-Qi-Stagnation

Hervorstehender Brustkorb, Spannungsgefühl im Flankenbereich oder Oberbauch, Reizbarkeit, Launenhaftigkeit, Kloßgefühl im Hals, prämenstruelle Anspannung, saitenförmiger Puls.

Leber-Blut-Stase

Hervorstehender Brustkorb, Schmerzen im Brustkorb, Schmerzen im Flankenbereich, Bauchschmerzen, Regelschmerzen, unregelmäßige Regel, dunkles und klumpiges Regelblut, Massen im

Bauchraum, violette Nägel, violette Lippen, violette oder dunkle Gesichtsfarbe, saitenförmiger oder haftender Puls.

63.21 Eingesunkener Brustkorb

Teil A (Betrachtung) ➤ *Kap. 16*

Lungen-Qi-Mangel

Eingesunkener Brustkorb, leichte Kurzatmigkeit, leichter Husten, schwache Stimme, tagsüber spontane Schweißausbrüche, Abneigung gegen Sprechen, hellweiße Gesichtsfarbe, Erkältungsanfälligkeit, Müdigkeit, Abneigung gegen Kälte, blasse Zunge, leerer Puls.

Lungen-Yin-Mangel

Eingesunkener Brustkorb, trockener Husten, schwache Stimme, trockener Rachen mit dem Verlangen, Wasser in kleinen Schlückchen zu trinken, Heiserkeit, Nachtschweiß, Müdigkeit, kein Belag im vorderen Anteil der Zunge, oberflächlich-leerer Puls.

Nieren-Yang-Mangel

Eingesunkener Brustkorb, Schmerzen im unteren Rücken, kalte Knie, Kältegefühl, hellweiße Gesichtsfarbe, schwache Knie, Müdigkeit, Abgeschlagenheit, reichlich klarer Harn, Nykturie, blasse und nasse Zunge, tief-schwächlicher Puls.

Lungen- und Nieren-Yin-Mangel

Eingesunkener Brustkorb, Trockener Husten, der abends schlimmer wird, trockener Rachen und Mund, dünner Körperbau, bei Anstrengung Atemlosigkeit, Schmerzen im unteren Rücken, Nachtschweiß, Schwindel, Tinnitus, Schwerhörigkeit, spärlicher Harn, normale Zungenfarbe ohne Belag, oberflächlich-leerer Puls.

63.22 Hervorstehendes Brustbein

Teil A (Betrachtung) ➤ *Kap. 16*

Konstitutionelle Leere in Lunge und Niere

Hervorstehendes Brustbein, schwache Konstitution, Erkältungsanfälligkeit, Schmerzen im unteren Rücken, in der Kindheit wiederholte Infektionen im Brustbereich. Je nach Yin- oder Yang-Mangel bestehen entsprechend weitere Symptome und klinische Zeichen.

Schleim in der Lunge

Hervorstehendes Brustbein, Engegefühl im Brustkorb, Husten mit Auswurf reichlichen Sputums, Sputum im Rachen, Atemlosigkeit, Keuchen, gedunsene Zunge mit klebrigem Belag, schlüpfriger Puls.

63.23 Einseitig eingesunkener Brustkorb

Teil A (Betrachtung) ➤ *Kap. 16*

Lungen-Yin-Mangel

Einseitig eingesunkener Brustkorb, trockener Husten, schwache Stimme, trockener Rachen mit dem Verlangen, Wasser in kleinen Schlückchen zu trinken, Heiserkeit, Nachtschweiß, Müdigkeit, kein Belag im vorderen Anteil der Zunge, oberflächlich-leerer Puls.

Schleim-Flüssigkeiten in der Lunge

Einseitig eingesunkener Brustkorb, Völle- und Spannungsgefühl im Bauch, Übelkeit, Erbrechen wässriger Flüssigkeiten, trockener Mund ohne Verlangen zu trinken, Kurzatmigkeit, Schwindel, Engegefühl im Brustkorb, geschwollene Gliedmaßen, Auswurf dünnen, wässrigen Sputums, Patient kann sich nicht flach hinlegen, gedunsene Zunge mit klebrigem Belag, tief-saitenförmiger oder tief-schlüpfriger Puls.

Schleim-Flüssigkeiten in der Lunge mit Blut-Stase

Einseitig eingesunkener Brustkorb, Völle- und Spannungsgefühl im Bauch, Übelkeit, Erbrechen wässriger Flüssigkeiten, trockener Mund ohne Verlangen zu trinken, Kurzatmigkeit, Schwindel, Engegefühl im Brustkorb, geschwollene Gliedmaßen, Auswurf von dünnem wässrigem Sputum, Patient kann sich nicht flach hinlegen, gedunsene Zunge mit klebrigem Belag, violette Lippen, Schmerzen im Brustkorb, violette und gedunsene Zunge mit klebrigem Belag, schlüpfriger oder saitenförmiger Puls.

63.24 Einseitig hervorstehender Brustkorb

Teil A (Betrachtung) ➤ *Kap. 16*

Schleim-Flüssigkeiten in der Lunge

Einseitig hervorstehender Brustkorb, Völle- und Spannungsgefühl im Bauch, Übelkeit, Erbrechen wässriger Flüssigkeiten, trockener Mund ohne Verlangen zu trinken, Kurzatmigkeit, Schwindel, Engegefühl im Brustkorb, geschwollene Gliedmaßen, Auswurf von dünnem wässrigem Sputum, Patient kann sich nicht flach hinlegen, gedunsene Zunge mit klebrigem Belag, tief-saitenförmiger oder tief-schlüpfriger Puls.

Schwere Leber-Qi-Stagnation

Einseitig hervorstehender Brustkorb, Spannungsgefühl im Flankenbereich und Oberbauch, Reizbarkeit, Launenhaftigkeit, Kloßgefühl im Hals, prämenstruelle Anspannung, saitenförmiger Puls.

Herz-Qi-Mangel mit Blut-Stase

Einseitig hervorstehender Brustkorb, Herzklopfen, Kurzatmigkeit bei Anstrengung, blasse Gesichtsfarbe, Müdigkeit, spontane Schweißausbrüche, Schmerzen im Brustkorb, violette Lippen, kalte Hände, Zunge an den Rändern zum vorderen Anteil hin violett, rauer Puls.

63.25 Gynäkomastie

Teil A (Betrachtung) ➤ *Kap. 16*

Bei der Gynäkomastie handelt es sich um eine Vergrößerung der Brüste beim Mann.

Leber-Blut-Stase

Gynäkomastie, Schmerzen im Flankenbereich, Bauchschmerzen, Bluterbrechen, Nasenbluten, Unfruchtbarkeit, Massen im Bauchraum, violette Nägel, violette Lippen, violette oder dunkle Gesichtsfarbe, trockene Haut (in schweren Fällen), violette punktförmige Hautblutungen (Petechien), violette Zunge, saitenförmiger oder haftender Puls.

Nässe-Hitze im Durchdringungsgefäß

Gynäkomastie, Völlegefühl und Schmerzen im Bauch, schmerzende Hoden, trüber Harn, Zunge mit klebrigem gelbem Belag, schlüpfrig-schneller Puls.

63.26 Gähnen

Gähnen wird nur dann als Symptom gewertet, wenn es sehr häufig vorkommt. Gähnen aufgrund von Müdigkeit ist jedoch als normal anzusehen.

Leber-Qi-Stagnation

Häufiges Gähnen, Spannungsgefühl und Schmerzen im Flankenbereich oder Oberbauch, Reizbarkeit, Launenhaftigkeit, Kloßgefühl im Hals, prämenstruelle Anspannung, saitenförmiger Puls.

Lungen-Qi-Stagnation

Häufiges Gähnen, Kloßgefühl im Hals, Schluckbeschwerden, Enge- oder Spannungsgefühl im Brustkorb, leichte Atemlosigkeit, Seufzen, Traurigkeit, Reizbarkeit, Niedergeschlagenheit, Zunge etwas rötlich an den seitlichen Anteilen des Brustareals, ganz leicht gespannter Puls auf der rechten vorderen Taststelle.

Qi-Stagnation und Blut-Stase

Häufiges Gähnen, Druckgefühl im Brustkorb, Schmerzen im Brustkorb, Spannungsgefühl im Bauch, Herzklopfen, körperliche Unruhe, saitenförmiger Puls.

Milz- und Nieren-Yang-Mangel

Häufiges Gähnen, Schmerzen im unteren Rücken, kalte und schwache Knie, Kältegefühl, hellweiße Gesichtsfarbe, Impotenz, verringerte Libido, Müdigkeit, Abgeschlagenheit, reichlich klarer Harn, Nykturie, breiiger Stuhl, Appetitmangel, leichtes Spannungsgefühl im Bauch, Patient möchte sich hinlegen, Durchfall früh am Morgen, chronischer Durchfall, blasse und nasse Zunge, tief-schwächlicher Puls.

63.27 Seufzen

Leber-Qi-Stagnation

Emotionale Probleme mit anschließenden Seufzanfällen, langes und ausgedehntes Seufzen, Spannungsgefühl im Flankenbereich und Oberbauch, Reizbarkeit, Launenhaftigkeit, Kloßgefühl im Hals, prämenstruelle Anspannung, saitenförmiger Puls.

Lungen-Qi-Stagnation

Kurze Seufzer, Kloßgefühl im Hals, Schluckbeschwerden, Enge- oder Spannungsgefühl im Brustkorb, leichte Atemlosigkeit, Seufzen, Traurigkeit, Reizbarkeit, Niedergeschlagenheit, Zunge etwas rötlich an den seitlichen Anteilen des Brustareals, ganz leicht gespannter Puls auf der rechten vorderen Taststelle.

Milz- und Herz-Qi-Mangel

Kurze Seufzer, Appetitmangel, leichtes Spannungsgefühl im Bauch nach Nahrungsaufnahme, Müdigkeit, blasse Gesichtsfarbe, schwache Gliedmaßen, breiiger Stuhl, Herzklopfen, Kurzatmigkeit bei Anstrengung, spontane Schweißausbrüche, blasse Zunge, leerer Puls.

KAPITEL

64 Gliedmaßen

Die folgenden Symptome der Gliedmaßen werden besprochen:

1. Dumpfe Muskelschmerzen in den Gliedmaßen
2. Schmerzen in den Gliedmaßen
3. Kalte Hände und Füße
4. Heiße Hände und Füße
5. Taube / kribbelnde Gliedmaßen
6. Schwache Gliedmaßen
7. Schweregefühl in den Gliedmaßen
8. Atrophie der Gliedmaßen
9. Schlaffe Gliedmaßen
10. Wassereinlagerungen (Ödeme) in den Gliedmaßen
11. Gelenkschwellungen der Gliedmaßen
12. Starre Gliedmaßen
13. Lähmung der Gliedmaßen
14. Kontraktionen der Gliedmaßen
15. Spannungsgefühl in den Gliedmaßen
16. Tremor oder Spastik der Gliedmaßen
17. Krämpfe der Gliedmaßen

64.1 Dumpfe Muskelschmerzen in den Gliedmaßen

Teil B (Befragung) ➤ Kap. 39

Fülle

Nässe in den Muskeln

Dumpfe Muskelschmerzen, Schweregefühl in den Gliedmaßen, allgemeines Schweregefühl, Abgeschlagenheit, Schläfrigkeit, Völlegefühl im Oberbauch, klebriger Zungenbelag, schlüpfriger Puls. Je nachdem, ob die Nässe mit Hitze oder Kälte einhergeht, bestehen noch weitere Symptome und klinische Zeichen.

Akupunktur

Di 11 Quchi, Di 10 Shousanli, Ma 31 Biguan, Ma 36 Zusanli, Ren 12 Zhongwan, Ren 9 Shuifen, Mi 9 Yinlingquan, Ren 5 Shimen, Bl 22 Sanjiaoshu.

Leber-Qi-Stagnation

Dumpfe und ziehende Muskelschmerzen, Spannungsgefühl im Flankenbereich oder Oberbauch, Reizbarkeit, Launenhaftigkeit, Kloßgefühl im Hals, prämenstruelle Anspannung, saitenförmiger Puls.

Akupunktur
Le 3 Taichong, Gb 34 Yanglingquan, Ren 6 Qihai.

Leere

Leber-Blut-Mangel

Dumpfe Muskelschmerzen, die nach körperlicher Anstrengung schlimmer werden, Schwindel, Tinnitus, verschwommene Sicht, Mouches volantes, taube oder kribbelnde Gliedmaßen, spärliche Regelblutungen, matt-blasse Gesichtsfarbe, blasse Zunge, rauer oder dünner Puls.

Akupunktur
Le 8 Ququan, Ma 36 Zusanli, Mi 6 Sanyinjiao, Ren 4 Guanyuan.

Weitere Krankheitsmuster

Schleim-Hitze in den Muskeln

Dumpfe Muskelschmerzen, Schweregefühl in den Gliedmaßen, taube oder kribbelnde Gliedmaßen, Sputum im Rachen, Engegefühl im Brustkorb, Durst ohne Verlangen zu trinken, gedunsene Zunge mit klebrigem gelbem Belag, schlüpfrig-schneller Puls.

HINWEIS FÜR DIE PRAXIS
Nässe ist die häufigste Ursache von dumpfen Muskelschmerzen. Dies ist ein verbreitetes Symptom beim postviralen Erschöpfungssyndrom.

64.2 Schmerzen in den Gliedmaßen

Teil B (Befragung) ➤ Kap. 39

Fülle

Wind

Wandernde Gelenkschmerzen, die kommen und gehen und vor allem den oberen Körperbereich betreffen. Bei diesem Krankheitsmuster handelt es sich um das schmerzhafte Obstruktions-Syndrom mit Wind. In akuten Fällen ist der Puls oberflächlich.

Akupunktur
Bl 12 Fengmen, Gb 31 Fengshi, Gb 39 Xuanzhong, Du 14 Dazhui, SJ 6 Zhigou, Bl 17 Geshu.

Kälte

Gelenkschmerzen, die durch Einfluss von Kälte verschlimmert und durch Wärme gelindert werden, meist ist nur ein Gelenk betroffen, kalte Gliedmaßen. Hierbei handelt es sich um das schmerzhafte Obstruktions-Syndrom mit Kälte, bei dem der Puls im akuten Fall gespannt ist.

Akupunktur
Ma 36 Zusanli, Ren 6 Qihai, Dü 5 Yanggu, Bl 10 Tianzhu, Du 14 Dazhui, Du 3 Yaoyangguan, Bl 23 Shenshu, Ren 4 Guanyuan. Man benutzt die tonisierende Nadeltechnik und Moxibustion.

Nässe

Gelenkschmerzen mit geschwollenen Gelenken, Schweregefühl, taube Gliedmaßen. Hierbei handelt es sich um das schmerzhafte Obstruktions-Syndrom mit Nässe, bei dem der Puls im akuten Fall schlüpfrig ist.

Akupunktur
Mi 9 Yinlingquan, Mi 6 Sanyinjiao, Gb 34 Yanglingquan, Ma 36 Zusanli, Bl 20 Pishu, Ren 9 Shuifen, Ren 5 Shimen, Bl 22 Sanjiaoshu.

Leere

Qi- und Blut-Mangel

Chronische dumpfe Gelenkschmerzen, die bei Anstrengung schlimmer und durch Ruhe gelindert werden, Appetitmangel, breiiger Stuhl, schwache Stimme, Müdigkeit, Schwindel, taube oder kribbelnde Gliedmaßen, Herzklopfen, matt-blasse Gesichtsfarbe, blasse Zunge, schwächlicher oder rauer Puls.

Akupunktur
Le 8 Ququan, Ma 36 Zusanli, Mi 6 Sanyinjiao, Ren 4 Guanyuan, Ren 6 Qihai, Bl 20 Pishu, Bl 21 Weishu.

Leber- und Nieren-Mangel

Dumpfe Gelenkschmerzen vor allem im unteren Körperbereich, schwache Knie, Schwindel, Schmerzen im unteren Rücken, Tinnitus. Je nach Yin- oder Yang-Mangel bestehen noch weitere Symptome und klinische Zeichen.

Akupunktur
Le 8 Ququan, Ma 36 Zusanli, Mi 6 Sanyinjiao, Ren 4 Guanyuan, Ren 6 Qihai, Ni 3 Taixi, Bl 23 Shenshu.

Weitere Krankheitsmuster

Nässe-Hitze

Gelenkschmerzen mit geschwollenen und geröteten Gelenken, die sich heiß anfühlen, Schwere- und Taubheitsgefühl in den Gliedmaßen, rote Zunge mit klebrigem gelbem Belag, schlüpfrig-schneller Puls.

64.3 Kalte Hände und Füße

Teil B (Befragung) ➢ Kap. 39

Leere

Yang-Mangel

Kalte Hände und Füße, das Kältegefühl breitet sich auf Arme und Beine aus, allgemeines Kältegefühl, hell-blasse Gesichtsfarbe, blasse Zunge, tief-schwächlicher Puls. Hierbei handelt es sich um die generelle Manifestation eines Yang-Mangels, wobei weitere Symptome und klinische Zeichen je nach beteiligtem Organ (Herz, Lunge, Milz oder Niere) variieren.

Akupunktur
Ren 12 Zhongwan, Ma 36 Zusanli, Ren 6 Qihai. Moxa. Weitere Punkte je nachdem, welches Organ beteiligt ist.

Blut-Mangel

Kalte Hände und Füße, taube und kribbelnde Gliedmaßen, verschwommene Sicht, Schwindel, Schlaflosigkeit, blasse Zunge, rauer oder dünner Puls. Dieses Muster kommt weitaus häufiger bei Frauen vor und beruht entweder auf einem Leber-Blut-Mangel oder einem Herz-Blut-Mangel.

Akupunktur
- Le 8 Ququan, Ma 36 Zusanli, Mi 6 Sanyinjiao, Ren 4 Guanyuan (Leber-Blut-Mangel). Moxa.
- He 7 Shenmen, Ren 14 Juque, Ma 36 Zusanli, Mi 6 Sanyinjiao (Herz-Blut-Mangel). Moxa.

Fülle

Qi-Stagnation

Kalte Hände und Füße, vor allem Finger und Zehen sind betroffen, Spannungsgefühl im Flankenbereich und Oberbauch, Reizbarkeit, Launenhaftigkeit, Kloßgefühl im Hals, prämenstruelle Anspannung, saitenförmiger Puls.

Akupunktur
Gb 34 Yanglingquan, Le 3 Taichong, SJ 6 Zhigou.

Weitere Krankheitsmuster

Schleim

Kalte Hände und Füße, Schweregefühl in den Gliedmaßen, taube und kribbelnde Gliedmaßen, Engegefühl im Brustkorb, gedunsene Zunge, schlüpfriger Puls.

Hitze stagniert im Inneren (wahre Hitze–falsche Kälte)

Kalte Hände und Füße, dunkles Gesicht, helle und glanzvolle Augen, trockene rote Lippen, Reizbarkeit, starker Körperbau, laute Atmung, Durst mit einem Verlangen nach kalten Getränken, spärlicher dunkler Harn, Verstopfung, brennendes Gefühl am After, kalte Gliedmaßen, heißer Brustkorb, Hitzegefühl im Gesicht, rotes Gesicht, geistige Unruhe, Durst, rote Zunge, schneller Puls. Dieses Krankheitsmuster ist eher selten. Die kalten Hände und Füße sind auf Hitze zurückzuführen, die im Inneren stagniert und das Qi von seiner Zirkulation zu den Extremitäten abhält.

HINWEIS FÜR DIE PRAXIS
Kalte Hände und Füße sind ein verlässliches Zeichen für Yang-Mangel oder Kälte. Bei Frauen geht dieses Symptom häufig mit einem Hitzegefühl im Gesicht einher.

64.4 Heiße Hände und Füße

Teil B (Befragung) ➢ Kap. 39

Nässe-Hitze

Heiße Hände und Füße, Schweiß an Händen und Füßen, gerötete und heiße Hand- und Fußgelenke, Schwere- und Taubheitsgefühl in den Gliedmaßen, rote Zunge mit gelbem klebrigem Belag, schlüpfrig-schneller Puls.

Herz- und Nieren-Yin-Mangel mit Leere-Hitze

Heiße Hände und Füße oder heiße Handflächen und Fußsohlen, Herzklopfen, geistige Unruhe, Schlaflosigkeit, traumgestörter Schlaf, nervöse Ängstlichkeit, Gedächtnisschwäche, Schwindel, Tinnitus, Schwerhörigkeit, Schmerzen im unteren Rücken, Hitzegefühl am Abend, Nachtschweiß, Hitze in den fünf Zentren, spärlicher dunkler Harn, trockener Stuhl, rote Zunge mit röterer Spitze und Herzriss, oberflächlich-leerer und schneller Puls.

Magen-Hitze

Heiße Hände und Füße, brennende Oberbauchschmerzen, Durst, saures Aufstoßen, Übelkeit, übermäßiger Hunger, schlechter Atem, rote Zunge mit gelbem Belag, überflutend-schneller Puls.

Magen-Yin-Mangel mit Leere-Hitze

Heiße Hände und Füße, Verschlimmerung am Nachmittag, dumpfe oder brennende Oberbauchschmerzen, Hitzegefühl am Nachmittag, trockener Stuhl, trockener Mund und Rachen vor allem am Nachmittag, Durst mit dem Verlangen, in kleinen Schlückchen zu trinken, Hungergefühl ohne Verlangen zu essen, Nachtschweiß, Hitze in den fünf Zentren, Zahnfleischbluten, rote Zunge ohne Belag in der Zungenmitte, oberflächlich-leerer und schneller Puls.

64.5 Taube/kribbelnde Gliedmaßen

Teil B (Befragung) ➤ *Kap. 39*

Leere

Leber-Blut-Mangel

Taube und schwache Gliedmaßen, Schwindel, verschwommene Sicht, Mouches volantes, taube oder kribbelnde Gliedmaßen, spärliche Regelblutungen, matt-blasse Gesichtsfarbe, blasse Zunge, rauer oder dünner Puls.

Akupunktur
Le 8 Ququan, Ma 36 Zusanli, Mi 6 Sanyinjiao, Ren 4 Guanyuan, Di 10 Shousanli, Ma 31 Biguan.

Fülle

Schleim in den Gliedmaßen

Taube Gliedmaßen, Schweregefühl in den Gliedmaßen, Neigung zu Fettleibigkeit, gedunsene Zunge, schlüpfriger Puls.

Akupunktur
Ma 40 Fenglong, Di 11 Quchi, Di 10 Shousanli, Ma 36 Zusanli, Ren 9 Shuifen, Ren 5 Shimen, Bl 22 Sanjiaoshu, Mi 9 Yinlingquan.

Nässe

Taube Gliedmaßen, vor allem Taubheit der Beine, Gelenkschmerzen und geschwollene Gelenke, Muskelschmerzen, Schweregefühl, klebriger Zungenbelag, schlüpfriger Puls.

Akupunktur
Di 11 Quchi, Di 10 Shousanli, Ma 36 Zusanli, Ren 9 Shuifen, Ren 5 Shimen, Bl 22 Sanjiaoshu, Mi 9 Yinlingquan.

Weitere Krankheitsmuster

Wind-Schleim

Taube Gliedmaßen, vor allem Taubheit der Arme und meist einseitig, Schweregefühl in den Gliedmaßen, Zittern, Schwindel, Kopfschmerzen, gedunsene und steife Zunge, saitenförmig-schlüpfriger Puls.

Leber-Wind

Taube Gliedmaßen, vor allem Taubheit der Arme und meist einseitig, Zittern, starker Schwindel, Tinnitus, Kopfschmerzen, Tics, steife, abweichende oder bewegliche Zunge, saitenförmiger Puls.

Nässe-Hitze

Taube Gliedmaßen, heiße Hände und Füße, Schweiß an Händen und Füßen, gerötete und heiße Hand- und Fußgelenke, Schwere- und Taubheitsgefühl in den Gliedmaßen, rote Zunge mit gelbem klebrigem Belag, schlüpfrig-schneller Puls.

Qi-Stagnation und Blut-Stase

Taube oder kribbelnde Gliedmaßen, steife und schmerzhafte Gliedmaßen, dunkle Gesichtsfarbe, violette Zunge.

Eindringen von Wind-Kälte

Taube oder kribbelnde Gliedmaßen, Abneigung gegen Kälte, Fieber, Hinterhauptkopfschmerzen, steifer Nacken, Niesen, Körperschmerzen, dünner weißer Zungenbelag, oberflächlich-gespannter Puls.

HINWEIS FÜR DIE PRAXIS
Taubheitsgefühle weisen mehr auf Schleim oder Wind hin, während Kribbeln mehr auf Blut-Mangel hindeutet.

64.6 Schwache Gliedmaßen

Teil B (Befragung) ➤ *Kap. 39*

Magen-Qi-Mangel

Schwäche aller Gliedmaßen, vor allem der Beine, Oberbauchbeschwerden, kein Appetit, Verlust des Geschmackssinns, breiiger Stuhl, Müdigkeit vor allem am Morgen, blasse Zunge, leerer Puls.

Qi- und Blut-Mangel

Schwäche aller Gliedmaßen, Appetitmangel, breiiger Stuhl, schwache Stimme, Müdigkeit, Schwindel, taube oder kribbelnde Gliedmaßen, Herzklopfen, matt-blasse Gesichtsfarbe, blasse Zunge, schwächlicher oder rauer Puls.

Nieren-Yang-Mangel

Schwäche aller Gliedmaßen, vor allem der Beine, schwache Knie, Schmerzen im unteren Rücken, kalte Knie, Kältegefühl, hellweiße Gesichtsfarbe, Müdigkeit, Abgeschlagenheit, reichlich klarer Harn, Nykturie, Impotenz, verringerte Libido, blasse und nasse Zunge, tief-schwächlicher Puls.

64.7 Schweregefühl in den Gliedmaßen

Teil B (Befragung) ➤ Kap. 39

Fülle

Nässe

Schweregefühl in den Gliedmaßen, vor allem in den Beinen, geschwollene Beine, allgemeines Schweregefühl, Völlegefühl im Oberbauch, klebriger Zungenbelag, schlüpfriger Puls.

Akupunktur
Ren 12 Zhongwan, Ren 9 Shuifen, Ren 5 Shimen, Bl 22 Sanjiaoshu, Mi 9 Yinlingquan, Di 10 Shousanli, Ma 36 Zusanli, Ma 31 Biguan.

Nässe-Hitze

Schweregefühl in den Gliedmaßen, vor allem in den Beinen, geschwollene Beine, heiße Füße, Muskelschmerzen, Taubheitsgefühl, Völlegefühl im Oberbauch, klebriger gelber Zungenbelag, schlüpfrig-schneller Puls.

Akupunktur
Ren 12 Zhongwan, Ren 9 Shuifen, Ren 5 Shimen, Bl 22 Sanjiaoshu, Mi 9 Yinlingquan, Di 10 Shousanli, Ma 36 Zusanli, Ma 31 Biguan, Di 11 Quchi.

Schleim in den Gliedmaßen

Schweregefühl in den Gliedmaßen, taube Gliedmaßen, Sputum im Rachen, Engegefühl im Brustkorb, gedunsene Zunge mit klebrigem Belag, schlüpfriger Puls.

Akupunktur
Ren 12 Zhongwan, Ren 9 Shuifen, Ren 5 Shimen, Bl 22 Sanjiaoshu, Mi 9 Yinlingquan, Di 10 Shousanli, Ma 36 Zusanli, Ma 31 Biguan, Ma 40 Fenglong.

Fülle/Leere

Milz-Qi-Mangel mit Nässe

Leichtes Schweregefühl in den Gliedmaßen, vor allem in den Beinen, schwache Gliedmaßen, Appetitmangel, leichtes Spannungsgefühl im Bauch nach Nahrungsaufnahme, Müdigkeit, Abgeschlagenheit, blasse Gesichtsfarbe, breiiger Stuhl, Völlegefühl im Bauch, klebriger Mundgeschmack, Verdauungsbeschwerden, Unverdautes im Stuhl, Übelkeit, dumpfe Stirnkopfschmerzen, blasse Zunge mit klebrigem Belag, sanfter Puls.

Akupunktur
Ren 12 Zhongwan, Ren 9 Shuifen, Ren 5 Shimen, Bl 22 Sanjiaoshu, Mi 9 Yinlingquan, Di 10 Shousanli, Ma 36 Zusanli, Ma 31 Biguan, Bl 20 Pishu.

Weitere Krankheitsmuster

Nieren-Yang-Mangel mit Nässe

Leichtes Schweregefühl in den Gliedmaßen, vor allem in den Beinen, schwache und kalte Knie, Schmerzen im unteren Rücken, Kältegefühl, hellweiße Gesichtsfarbe, Müdigkeit, Abgeschlagenheit, reichlich klarer Harn, Nykturie, Impotenz, verringerte Libido, übermäßiger Scheidenausfluss, blasse und nasse Zunge mit klebrigem Belag, tief-schwächlicher Puls.

Magen- und Milz-Qi-Mangel mit Nässe

Leichtes Schweregefühl in den Gliedmaßen, schwache Gliedmaßen, Appetitmangel, leichtes Spannungsgefühl im Bauch nach Nahrungsaufnahme, Müdigkeit, Abgeschlagenheit, blasse Gesichtsfarbe, breiiger Stuhl, Völlegefühl im Bauch, klebriger Mundgeschmack, Oberbauchbeschwerden, blasse Zunge mit klebrigem Belag, sanfter Puls.

HINWEIS FÜR DIE PRAXIS
Ein Schweregefühl in den Gliedmaßen ist ein sehr verlässliches Anzeichen für Nässe im unteren Körperbereich.

64.8 Atrophie der Gliedmaßen

Teil A (Betrachtung) ➤ Kap. 18

Magen- und Milz-Qi-Mangel

Muskelschwund oder Verschmälerung der Muskeln an den vier Gliedmaßen, schwache Gliedmaßen, Muskelschwäche, Watschelgang, Füße drehen sich nach innen oder außen, Appetitmangel, leichtes Spannungsgefühl im Bauch nach Nahrungsaufnahme, Müdigkeit, Abgeschlagenheit, blasse Gesichtsfarbe, breiiger Stuhl, Oberbauchbeschwerden, Verlust des Geschmackssinns, blasse Zunge, leerer Puls. Bei Kindern entspricht dieses Muster dem Folgestadium einer Poliomyelitis.

Leber- und Nieren-Yin-Mangel

Muskelschwund oder Verschmälerung der Muskeln, vor allem der Beine, schwache Knie, schwankender Gang, Schwindel, Tinnitus, Schwerhörigkeit, Schmerzen im unteren Rücken, dumpfe Kopfschmerzen im Bereich des Hinterhauptes oder des Scheitels, Schlaflosigkeit, taube oder kribbelnde Gliedmaßen, trockene Augen, verschwommene Sicht, trockener Rachen, trockenes Haar, trockene Haut, brüchige Nägel, Nachtschweiß, trockener Stuhl, spärliche Regelblutungen oder Amenorrhö, normale Zungenfarbe, kein Belag, oberflächlich-leerer Puls. Dieses Muster kommt meist bei älteren Menschen vor.

Milz- und Nieren-Yang-Mangel

Muskelschwund oder Verschmälerung der Muskeln, Muskelschwäche, kalte Gliedmaßen, kalte Knie, schwache Beine, Kältegefühl im Rücken, Wassereinlagerungen in den Unterschenkeln, Schmerzen im unteren Rücken, Kältegefühl, hellweiße Gesichtsfarbe, schwache Knie, verringerte Libido, Müdigkeit, Abgeschlagenheit, reichlich oder wenig klarer Harn, Nykturie, breiiger Stuhl, Appetitmangel, leichtes Spannungsgefühl im Bauch, Durchfall frühmorgens, chronischer Durchfall, blasse und nasse Zunge, tief-schwächlicher Puls.

Qi- und Blut-Mangel

Muskelschwund oder Verschmälerung der Muskeln, Appetitmangel, breiiger Stuhl, schwache Stimme, Müdigkeit, Schwindel, taube oder kribbelnde Gliedmaßen, Herzklopfen, matt-blasse Gesichtsfarbe, blasse Zunge, schwächlicher oder rauer Puls.

Nieren-Essenz-Mangel

Muskelschwund oder Verschmälerung der Muskeln, späte Entwicklung bei Kindern, Hände können nicht greifen, Füße können nicht ganz auf dem Boden aufsetzen, langsame geistige Entwicklung. Dieses Krankheitsmuster tritt nur bei Kindern bzw. Säuglingen auf und hängt oft mit den fünf Verzögerungen (verlangsamte kindliche Entwicklung bezüglich Stehen, Gehen, Zahnentwicklung, Haarwuchs und Sprache) und den fünf Erschlaffungen (später Fontanellenschluss, Schlaffheit von Mund, Händen, Füßen und Muskeln) zusammen.

64.9 Schlaffe Gliedmaßen

Teil A (Betrachtung) ➤ Kap. 18

Magen- und Milz-Qi-Mangel

Erschlaffung aller vier Gliedmaßen, kalte und schwache Gliedmaßen, Appetitmangel, leichtes Spannungsgefühl im Bauch nach Nahrungsaufnahme, Müdigkeit, Abgeschlagenheit, blasse Gesichtsfarbe, breiiger Stuhl, Oberbauchbeschwerden, Verlust des Geschmackssinns, blasse Zunge, leerer Puls.

Nässe-Hitze in Magen und Milz

Erschlaffung aller vier Gliedmaßen, Völlegefühl und Schmerzen im Ober- und Unterbauch, Appetitmangel, Schweregefühl, Durst ohne Verlangen zu trinken, Übelkeit, breiiger Stuhl mit üblem Geruch, Hitzegefühl, matt-gelbe Gesichtsfarbe, klebriger Mundgeschmack, rote Zunge mit klebrigem gelbem Belag, schlüpfrig-schneller Puls.

Nieren-Yin-Mangel

Erschlaffung aller vier Gliedmaßen, Schwindel, Tinnitus, Schwerhörigkeit, Gedächtnisschwäche, Nachtschweiß, trockener Mund und Rachen in der Nacht, Schmerzen im unteren Rücken, Verstopfung, spärlicher dunkler Harn, normale Zungenfarbe, kein Belag, oberflächlich-leerer Puls.

Qi-Mangel mit Blut-Stase

Erschlaffung aller vier Gliedmaßen bei Kindern, Gliederschmerzen vor allem in der Nacht, Antriebslosigkeit, Appetitmangel, Erkältungsanfälligkeit, schwache Stimme, Kurzatmigkeit, breiiger Stuhl, bläulich-violette Zunge, schwächlicher oder rauer Puls.

Hitze in der Nähr-Qi-Ebene

Plötzliche Erschlaffung aller vier Gliedmaßen, nächtliches Fieber, Verwirrung, Bewusstseinstrübung, rote belaglose Zunge, dünn-schneller Puls.

64.10 Wassereinlagerungen (Ödeme) in den Gliedmaßen

Teil E (Symptome und klinische Zeichen) ➤ Kap. 65, ➤ Kap. 66, ➤ Kap. 68; Teil B (Befragung) ➤ Kap. 39; Teil A (Betrachtung) ➤ Kap. 18, ➤ Kap. 19

Leere

Milz-Yang-Mangel

Eindrückbare Ödeme an den Gliedmaßen und im Bauchbereich, allgemeines Kältegefühl oder Kältegefühl nur in den Beinen, Appetitmangel, leichtes Spannungsgefühl im Bauch nach Nahrungsaufnahme, Müdigkeit, Abgeschlagenheit, blasse Gesichtsfarbe, schwache Gliedmaßen, breiiger Stuhl, leichte Niedergeschlagenheit, Neigung zu Fettleibigkeit, Kältegefühl, kalte Gliedmaßen, blasse und nasse Zunge, tief-schwächlicher Puls.

Akupunktur
Ren 12 Zhongwan, Ma 36 Zusanli, Mi 6 Sanyinjiao, Bl 20 Pishu. Moxa.

Nieren-Yang-Mangel

Eindrückbare Ödeme an Knöcheln und Beinen, Schmerzen im unteren Rücken, allgemeines Kältegefühl oder Kältegefühl nur in den Knien, hellweiße Gesichtsfarbe, schwache Knie, Müdigkeit, Abgeschlagenheit, reichlich klarer Harn, Nykturie, Impotenz, verringerte Libido, blasse und nasse Zunge, tief-schwächlicher Puls.

Akupunktur
Ni 3 Taixi, Ren 4 Guanyuan, Bl 23 Shenshu, Ni 7 Fuliu, Du 4 Mingmen. Moxa.

Fülle

Nässe

Geschwollene Beine und Knöchel, schmerzhafte, geschwollene, gerötete und heiße Gelenke, heiße Gliedmaßen, gelber klebriger Zungenbelag, schlüpfrig-schneller Puls. Je nach beteiligtem Organ bestehen noch weitere Symptome und klinische Zeichen.

Akupunktur
Ren 12 Zhongwan, Ren 9 Shuifen, Mi 9 Yinlingquan, Ren 5 Shimen, Bl 22 Sanjiaoshu.

Qi-Stagnation

Ödeme der Gliedmaßen, die nicht einzudrücken sind, d. h. nach dem Drucktest federt die Haut, ohne eine Vertiefung zu bilden, wieder zurück, Spannungsgefühl in den Gliedmaßen.

Akupunktur
Gb 34 Yanglingquan, Le 3 Taichong.

Weitere Krankheitsmuster

Lungen-Qi-Mangel

Eindrückbare Ödeme an den Händen und im Gesicht, leichte Kurzatmigkeit, leichter Husten, schwache Stimme, tagsüber spontane Schweißausbrüche, Abneigung gegen Sprechen, hellweiße Gesichtsfarbe, Erkältungsanfälligkeit, Müdigkeit, Abneigung gegen Kälte, blasse Zunge, leerer Puls.

Kälte-Nässe

Geschwollene Beine und Knöchel, Schweregefühl in den Gliedmaßen, kalte Gliedmaßen, Gelenkschmerzen, Kältegefühl, klebriger weißer Zungenbelag, schlüpfrig-langsamer Puls.

Qi-Mangel mit Blut-Stase

Wassereinlagerungen in den Gliedmaßen, kalte Hände und Füße, taube Gliedmaßen, Muskelschwäche, violette Hände und / oder Füße, Müdigkeit, Appetitmangel, breiiger Stuhl, schwache Stimme, bläulich-violette Zunge, rauer Puls.

Wind-Wasser dringt in die Lunge ein

Plötzliches Anschwellen der Augen, des Gesichts und der Hände, das sich langsam auf den ganzen Körper ausbreitet, helle und schimmernde Gesichtsfarbe, spärlicher und blasser Harn, Abneigung gegen Kälte, Fieber, Husten, leichte Atemlosigkeit, klebriger weißer Zungenbelag, oberflächlich-schlüpfriger Puls.

64.11 Gelenkschwellungen der Gliedmaßen

Teil A (Betrachtung) ➤ *Kap. 18*

Schmerzhaftes Obstruktions-Syndrom mit Nässe

Geschwollene und schmerzende Gelenke, Schweregefühl der Gliedmaßen und des Körpers. Bei einer Nässe-Hitze sind die Gelenke zusätzlich noch rot und fühlen sich heiß an.

Schleim in den Gelenken

Seit langem bestehende, chronisch geschwollene und verformte Gelenke, Knochenauswüchse (Osteophyten), Schweregefühl der Gliedmaßen und des Körpers, Sputum im Rachen, Engegefühl im Brustkorb, gedunsene Zunge mit klebrigem Belag, schlüpfriger Puls.

64.12 Starre Gliedmaßen

Teil A (Betrachtung) ➤ *Kap. 18*

Wind in den Gelenken

Steife Gliedmaßen, Schwierigkeiten beim Strecken der Gliedmaßen, Gelenkschmerzen. Dieses Muster entspricht dem Obstruktions-Syndrom mit wandernden Schmerzen.

Qi-Stagnation und Blut-Stase

Starre Gliedmaßen, Muskel- und Gelenkschmerzen, Arme können nicht gebeugt werden, Spannungsgefühl im Bauch, Reizbarkeit, saitenförmiger Puls.

Aufsteigendes Leber-Yang

Starre Arme, angespannte Muskulatur des oberen Rückens, Kopfschmerzen, Schwindel, Tinnitus, Reizbarkeit, Neigung zu Wutanfällen, saitenförmiger Puls.

Leber- und Nieren-Yin-Mangel

Starre Beine, dünne und schmale Gliedmaßen, schwache Knie, taube oder kribbelnde Gliedmaßen, Schwindel, Tinnitus, Schwerhörigkeit, Schmerzen im unteren Rücken, dumpfe Kopfschmerzen im Bereich des Hinterhauptes oder des Scheitels, Schlaflosigkeit, trockene Augen, verschwommene Sicht, trockener Rachen, trockenes Haar, trockene Haut, brüchige Nägel, Nachtschweiß, trockener Stuhl, spärliche Regelblutungen oder Amenorrhö, normale Zungenfarbe, kein Belag, oberflächlich-leerer Puls.

Leber-Wind

Starre Arme, Zittern, starker Schwindel, Tinnitus, Kopfschmerzen, taube Gliedmaßen, Tics, steife, abweichende oder bewegliche Zunge, saitenförmiger Puls.

Wind-Schleim

Starre Gliedmaßen, taube oder kribbelnde Gliedmaßen, starker Schwindel, verschwommene Sicht, Zittern, Tinnitus, Übelkeit, Sputum im Rachen, Engegefühl im Brustkorb, steife oder abweichende und gedunsene Zunge, saitenförmig-schlüpfriger Puls.

64.13 Lähmung der Gliedmaßen

Teil A (Betrachtung) ➤ Kap. 18

Magen- und Milz-Qi-Mangel

Lähmung aller Gliedmaßen, schwache und kalte Gliedmaßen, Appetitmangel, leichtes Spannungsgefühl im Bauch nach Nahrungsaufnahme, Müdigkeit, Abgeschlagenheit, blasse Gesichtsfarbe, breiiger Stuhl, Oberbauchbeschwerden, Verlust des Geschmackssinns, blasse Zunge, leerer Puls.

Qi- und Blut-Mangel

Lähmung aller Gliedmaßen, Appetitmangel, breiiger Stuhl, schwache Stimme, Müdigkeit, Schwindel, taube oder kribbelnde Gliedmaßen, Herzklopfen, matt-blasse Gesichtsfarbe, blasse Zunge, schwächlicher oder rauer Puls.

Leber- und Nieren-Yin-Mangel

Lähmung aller Gliedmaßen, Schwindel, Tinnitus, schwache Knie, Schwerhörigkeit, Schmerzen im unteren Rücken, dumpfe Kopfschmerzen im Bereich des Hinterhauptes oder des Scheitels, Schlaflosigkeit, taube oder kribbelnde Gliedmaßen, trockene Augen, verschwommene Sicht, trockener Rachen, trockenes Haar, trockene Haut, brüchige Nägel, Nachtschweiß, trockener Stuhl, spärliche Regelblutungen oder Amenorrhö, normale Zungenfarbe, kein Belag, oberflächlich-leerer Puls.

Leber- und Nieren-Yin-Mangel mit innerem Wind

Zitternde oder zuckende Gliedmaßen, schwache Gliedmaßen, schwache Knie, Schwindel, Tinnitus, Schwerhörigkeit, dumpfe Kopfschmerzen im Bereich des Hinterhauptes oder des Scheitels, Schlaflosigkeit, taube oder kribbelnde Gliedmaßen, trockene Augen, verschwommene Sicht, trockener Rachen, trockenes Haar, trockene Haut, brüchige Nägel, Nachtschweiß, trockener Stuhl, spärliche Regelblutungen oder Amenorrhö, normale Zungenfarbe, kein Belag, abweichende oder bewegliche Zunge, oberflächlich-leerer und etwas saitenförmiger Puls.

Ansammlung von Nässe in den Muskeln

Lähmung aller Gliedmaßen, Schweregefühl der Gliedmaßen und des Körpers, geschwollene Gliedmaßen und Gelenke, Völlegefühl im Oberbauch, klebriger Mundgeschmack, klebriger Zungenbelag, schlüpfriger Puls.

Leber-Blut-Stase

Lähmung aller Gliedmaßen, Gliederschmerzen, die nachts schlimmer sind, Schmerzen im Flanken- und / oder Bauchbereich, Regelschmerzen, dunkles und verklumptes Regelblut, Massen im Bauchraum, violette Nägel und Lippen, violette oder dunkle Gesichtsfarbe, violette Zunge, saitenförmiger oder haftender Puls.

Wind und Schleim in den Leitbahnen

Halbseitenlähmung, taube oder kribbelnde Gliedmaßen (meist einseitig), Sputum im Rachen, Engegefühl im Brustkorb, gedunsene und abweichende Zunge, schlüpfriger und saitenförmiger Puls. Dieses Muster entspricht dem Folgestadium eines Wind-Schlaganfalls.

64.14 Kontraktionen der Gliedmaßen

Teil A (Betrachtung) ➤ Kap. 18

Leber-Blut-Mangel

Kontraktionen der Gliedmaßen mit Taubheitsgefühl, kribbelnde Gliedmaßen, Schwindel, verschwommene Sicht, Mouches volantes, spärliche Regelblutungen, matt-blasse Gesichtsfarbe, blasse Zunge, rauer oder dünner Puls.

Leber- und Nieren-Yin-Mangel

Kontraktionen der Beine, dünne und schmale Gliedmaßen, schwache Knie, Schwindel, Tinnitus, Schwerhörigkeit, Schmerzen im unteren Rücken, dumpfe Kopfschmerzen im Bereich des Hinterhauptes oder des Scheitels, Schlaflosigkeit, taube oder kribbelnde Gliedmaßen, trockene Augen, verschwommene Sicht, trockener Rachen, trockenes Haar, trockene Haut, brüchige Nägel, Nachtschweiß, trockener Stuhl, spärliche Regelblutungen oder Amenorrhö, normale Zungenfarbe, kein Belag, oberflächlich-leerer Puls.

Kälte-Nässe

Kontraktionen der Gliedmaßen mit Schwellungen, allgemeines Kältegefühl oder nur kalte Gliedmaßen, Gelenkschmerzen, Schweregefühl in den Gliedmaßen, klebriger weißer Zungenbelag, schlüpfrig-langsamer Puls.

Innerer Wind

Kontraktionen der Arme, Zittern, starker Schwindel, Tinnitus, Kopfschmerzen, taube Gliedmaßen, Tics, steife, abweichende oder bewegliche Zunge, saitenförmiger Puls.

Eindringen von Wind-Kälte

Kontraktionen der Arme. Abneigung gegen Kälte, Fieber, Husten, Halskratzen, leichte Atemlosigkeit, verstopfte oder laufende Nase mit klarem wässrigem Sekret, Niesen, Hinterhauptkopfschmerzen, Körperschmerzen, dünner weißer Zungenbelag, oberflächlich-gespannter Puls.

Schleim

Kontraktionen der Gliedmaßen, Schweregefühl in den Gliedmaßen, taube oder kribbelnde Gliedmaßen, Engegefühl im Brustkorb, Sputum im Rachen, gedunsene Zunge, schlüpfriger Puls.

Blut-Stase

Kontraktionen der Gliedmaßen, Gliederschmerzen, Schmerzen im Flankenbereich, Bauchschmerzen, Regelschmerzen, dunkle Gesichtsfarbe, saitenförmiger Puls.

64.15 Spannungsgefühl in den Gliedmaßen

Teil B (Befragung) ➤ Kap. 39

Qi-Stagnation mit Nässe

Spannungs- oder Schweregefühl in den Gliedmaßen, geschwollene Haut, klebriger Zungenbelag, saitenförmig-schlüpfriger Puls.

Blut-Stase aufgrund von Qi-Mangel

Spannungsgefühl in den Gliedmaßen, das bei Anstrengung schlimmer wird, schmerzende Gliedmaßen, violette Verfärbungen an den unteren Beinen, Müdigkeit, Appetitmangel, breiiger Stuhl, schwache Stimme, saitenförmiger oder rauer Puls.

Wind-Schleim

Spannungs- oder Schweregefühl in den Gliedmaßen, taube oder kribbelnde Gliedmaßen, starker Schwindel, verschwommene Sicht, Zittern, Tinnitus, Übelkeit, Sputum im Rachen, Engegefühl im Brustkorb, gedunsene und steife Zunge, saitenförmig-schlüpfriger Puls.

64.16 Tremor oder Spastik der Gliedmaßen

Teil E (Symptome und klinische Zeichen) ➤ Kap. 66; Teil A (Betrachtung) ➤ Kap. 4, ➤ Kap. 18, ➤ Kap. 19; Teil B (Befragung) ➤ Kap. 39

Leber-Wind

Ausgeprägtes Zittern der Gliedmaßen, starker Schwindel, Tinnitus, Kopfschmerzen, taube Gliedmaßen, Tics, steife, abweichende oder bewegliche Zunge, saitenförmiger Puls.

Wind-Schleim

Zittern der Gliedmaßen, starker Schwindel, verschwommene Sicht, taube oder kribbelnde Gliedmaßen, Tinnitus, Übelkeit, Sputum im Rachen, Engegefühl im Brustkorb, steife oder abweichende und gedunsene Zunge, saitenförmig-schlüpfriger Puls.

Leber-Blut- oder Leber-Yin-Mangel führt zu Leere-Wind

Leichtes Zittern der Gliedmaßen, leichtes Zittern von Kopf und/oder Händen, Gesichtstic, Schwindel, verschwommene Sicht, Taubheitsgefühl und Kribbeln eines Armes oder Beines, trockene Augen. Je nachdem, ob ein Leber-Blut- oder Leber-Yin-Mangel vorliegt, zeigen sich entsprechend Zunge und Puls.

Hitze bringt Wind hervor

Zittern der Gliedmaßen, Krampfanfälle, Zuckungen in den Gliedmaßen, hohes Fieber, Ohnmacht, Nackenstarre, Opisthotonus, fleckenartiger Ausschlag, Augen drehen sich nach oben, Zähnezusammenbeißen, dunkelrote belaglose Zunge, saitenförmig-schneller Puls. Hierbei handelt es sich um ein akutes Muster im Verlauf einer fiebrigen Erkrankung; es entspricht der Blut-Ebene im System der Vier Ebenen.

64.17 Krämpfe der Gliedmaßen

Teil A (Betrachtung) ➤ Kap. 18

Aufsteigendes Leber-Yang bringt Leber-Wind hervor

Krämpfe der vier Gliedmaßen, Zittern, starker Schwindel, Tinnitus, Kopfschmerzen, taube Gliedmaßen, Tics, Reizbarkeit, Neigung zu Wutanfällen, steife, abweichende oder sich bewegende Zunge, saitenförmiger Puls.

Leber-Blut-Mangel bringt Leber-Wind hervor

Leichte Krämpfe oder Zuckungen der vier Gliedmaßen, taube oder kribbelnde Gliedmaßen, Schwindel, verschwommene Sicht, Mouches volantes, Gesichtstics, matt-blasse Gesichtsfarbe, blasse und steife Zunge, rauer oder dünner und leicht saitenförmiger Puls.

Leber-Wind und Schleim

Krämpfe der vier Gliedmaßen, Gesichtstics, Zittern, taube oder kribbelnde Gliedmaßen, starker Schwindel, verschwommene Sicht, Tinnitus, Übelkeit, Sputum im Rachen, Engegefühl im Brustkorb, steife oder abweichende und gedunsene Zunge, saitenförmig-schlüpfriger Puls.

Leber- und Nieren-Yin-Mangel und Leber-Blut-Mangel bringen Leber-Wind hervor

Leichte Krämpfe der vier Gliedmaßen, Tinnitus, Schwerhörigkeit, schwache Knie, Schwerhörigkeit, Schmerzen im unteren Rücken, dumpfe Kopfschmerzen im Bereich des Hinterhauptes oder des Scheitels, Schlaflosigkeit, taube oder kribbelnde Gliedmaßen, trockene Augen, verschwommene Sicht, Mouches volantes, trockener Rachen am Abend, trockenes Haar, trockene Haut, brüchige Nägel, Nachtschweiß, trockener Stuhl, spärliche Regelblutungen oder Amenorrhö, matt-blasse Gesichtsfarbe und gerötete Wangenknochen, normale oder blasse Zungenfarbe, kein Belag, rauer, dünner oder oberflächlich-leerer Puls. Dieses Muster tritt meist während der Schwangerschaft oder nach der Entbindung auf.

Hitze ist siegreich und bringt Wind hervor (Blut-Ebene)

Krämpfe der vier Gliedmaßen, plötzlicher Beginn, zitternde oder zuckende Gliedmaßen, hohes Fieber, Ohnmacht, Nackenstarre, Opisthotonus, fleckenartiger Ausschlag, Augen drehen sich nach oben, Zähnezusammenbeißen, dunkelrote belaglose Zunge, saitenförmig-schneller Puls.

Yin-Mangel bringt Leere-Wind hervor (Blut-Ebene)

Leichte Krämpfe oder Zucken der vier Gliedmaßen, plötzlicher Beginn, niedriges Fieber, zitternde Gliedmaßen, Gewichtsverlust, gerötete Wangen, Antriebslosigkeit, dunkelrote, trockene und belaglose Zunge, dünn-schneller Puls.

KAPITEL

65 Arme

Folgende Symptome der Arme werden besprochen:
1. Ellenbogenschmerzen
2. Kalte Hände
3. Heiße Hände
4. Blasse Hände
5. Rote Handrücken
6. Rote Handflächen
7. Schweißige Handflächen
8. Handschmerzen
9. Juckende Hände
10. Taube / kribbelnde Hände
11. Zitternde Hände
12. Ödeme der Hände
13. Geschwollene Finger
14. Deformierte Fingerknöchel
15. Fingerkontraktur
16. Trommelschlägelfinger
17. Dünne, zugespitzte Finger
18. Eingerissene Finger
19. Tinea manuum (Handpilz)
20. Verdickte Finger
21. Verschrumpelte und faltige Finger
22. Trockene, eingerissene und sich abschälende Handflächen
23. Venolen auf dem Daumenballen
24. Atrophie des Daumenballens
25. Atrophie der Handrückenmuskeln
26. Gerillte Nägel
27. Verdickte Nägel
28. Grobe und dicke Nägel
29. Eingerissene Nägel
30. Ausfallen der Nägel
31. Eingekerbte Nägel
32. Dünne und brüchige Nägel
33. Verschrumpelte und brüchige Nägel
34. Verschrumpelte und verdickte Nägel
35. Gekräuselte Nägel
36. Abblätternde Nägel
37. Verdrehte Nägel
38. Nägel mit weißen Flecken
39. Blass-weiße Nägel
40. Matt-weiße Nägel
41. Rote Nägel
42. Gelbe Nägel
43. Bläulich-grünliche Nägel
44. Dunkle Nägel
45. Violette Nägel
46. Kleine oder fehlende Lunulae
47. Große Lunulae

65.1 Ellenbogenschmerzen

Teil B (Befragung) ➤ *Kap. 39*

Fülle

Eindringen von Kälte-Nässe

Einseitige Ellenbogenschmerzen, die durch Einfluss von Kälte und Nässe schlimmer und durch Wärmeanwendungen besser werden, geschwollenes Ellenbogengelenk, Schwere- und Taubheitsgefühl im betroffenen Arm.

Akupunktur
Di 11 Quchi, Di 10 Shousanli, Di 1 Shangyang, SJ 5 Waiguan, Extrapunkt Chu Yang Wei (bei gebeugtem Ellenbogen befindet sich der Punkt genau hinter dem Ende der Ellenbogenfalte).

Qi-Stagnation und Blut-Stase

Einseitige Ellenbogenschmerzen, die durch Ruhe schlimmer und durch Bewegung leicht gebessert werden. Hierbei liegt meist eine wiederholte Überlastungsschädigung vor.

Akupunktur
Di 11 Quchi, Di 10 Shousanli, Di 1 Shangyang, SJ 5 Waiguan, Gb 34 Yanglingquan, Extrapunkt Chu Yang Wei (bei gebeugtem Ellenbogen befindet sich der Punkt genau hinter dem Ende der Ellenbogenfalte).

Weitere Krankheitsmuster

Eindringen von Kälte

Einseitige starke Ellenbogenschmerzen, die durch Einfluss von Kälte schlimmer und durch Wärmeanwendungen besser werden.

Nässe-Hitze

Ellenbogenschmerzen mit geschwollenem, gerötetem und heißem Gelenk, Schwere- und Taubheitsgefühl im betroffenen Arm.

65.2 Kalte Hände

Teil B (Befragung) ➤ *Kap. 39*

Leere

Herz-Yang-Mangel

Kalte Hände, schweißige Hände, Herzklopfen, Kurzatmigkeit bei Anstrengung, Müdigkeit, spontane Schweißausbrüche, leichte Beschwerden oder Druckgefühl im Herzbereich, Kältegefühl, hell-blasses Gesicht, leicht dunkle Lippen, blasse Zunge, tief-schwächlicher Puls.

Akupunktur
He 5 Tongli, Di 10 Shousanli, Du 14 Dazhui (mit Moxa).

Lungen-Yang-Mangel

Kalte Hände, schweißige Hände, leichte Kurzatmigkeit, leichter Husten mit viel wässrigem Sputum, schwache Stimme, tagsüber spontane Schweißausbrüche, Abneigung gegen Sprechen, hellweiße Gesichtsfarbe, Erkältungsanfälligkeit, Müdigkeit, Abneigung gegen Kälte, allgemeines Kältegefühl oder Kältegefühl im oberen Rücken, kein Durst, blasse und leicht nasse Zunge, schwächlicher Puls.

Akupunktur
Lu 7 Lieque, Lu 9 Taiyuan, Bl 13 Feishu, Du 12 Shenzhu (mit Moxa).

Herz-Blut-Mangel

Kalte Hände, Herzklopfen, Schwindel, Schlaflosigkeit, traumgestörter Schlaf, Gedächtnisschwäche, nervöse Ängstlichkeit, Schreckhaftigkeit, matt-blasse Gesichtsfarbe, blasse Lippen, blasse und dünne Zunge, rauer oder dünner Puls.

Akupunktur
He 7 Shenmen, Ren 14 Juque, Ma 36 Zusanli, Mi 6 Sanyinjiao.

Milz-Yang-Mangel

Kalte Hände und häufig auch kalte Füße, Appetitmangel, leichtes Spannungsgefühl im Bauch nach Nahrungsaufnahme, Müdigkeit, Abgeschlagenheit, blasse Gesichtsfarbe, schwache Gliedmaßen, breiiger Stuhl, Kältegefühl, Ödeme, blasse und nasse Zunge, tief-schwächlicher Puls.

Akupunktur
Mi 3 Taibai, Ren 12 Zhongwan, Bl 20 Pishu, Bl 21 Weishu.

Weitere Krankheitsmuster

Leber-Qi-Stagnation

Kalte Hände, vor allem kalte Finger, Spannungsgefühl im Flankenbereich oder Oberbauch, Reizbarkeit, Launenhaftigkeit, Kloßgefühl im Hals, prämenstruelle Anspannung, saitenförmiger Puls.

Schleim in den Leitbahnen

Kalte Hände, taube oder kribbelnde Gliedmaßen, Schwere- oder Engegefühl im Brustkorb, Sputum im Rachen, gedunsene Zunge mit klebrigem Belag, schlüpfriger Puls.

HINWEIS FÜR DIE PRAXIS
Kalte Hände sind ein verlässliches Anzeichen für einen Yang-Mangel.

65.3 Heiße Hände

Teil B (Befragung) ➤ Kap. 39

Herz-Feuer

Heiße Hände, vor allem heiße Handrücken, Herzklopfen, Durst, Mund- und Zungenaphthen, geistige Unruhe, körperliche Unruhe, Schlaflosigkeit, traumgestörter Schlaf, Hitzegefühl, rotes Gesicht, bitterer Mundgeschmack, rote Zunge mit röterer Spitze und gelbem Belag, überflutend-schneller Puls.

Lungen-Hitze

Heiße Hände, vor allem heiße Handrücken, Husten, leichte Atemlosigkeit, Hitzegefühl, Schmerzen im Brustkorb, erweiterte Nasenlöcher, Durst, rotes Gesicht, rote Zunge mit gelbem Belag, überflutend-schneller Puls.

Magen-Hitze

Heiße Hände, vor allem heiße Handrücken, brennende Oberbauchschmerzen, Durst, saures Aufstoßen, Übelkeit, übermäßiger Hunger, schlechter Atem, Hitzegefühl, rote Zunge mit gelbem Belag, überflutend-schneller Puls.

Herz-Yin-Mangel mit Leere-Hitze

Heiße Hände, Hitze in den fünf Zentren, Herzklopfen, Schlaflosigkeit, traumgestörter Schlaf, Gedächtnisschwäche, nervöse Ängstlichkeit, Schreckhaftigkeit, geistige Unruhe, Patient fühlt sich unwohl und „heiß und genervt", trockener Mund und Rachen, Durst mit dem Verlangen, Flüssigkeiten in kleinen Schlückchen zu trinken, Hitzegefühl am Abend, gerötete Wangen, Nachtschweiß, rote Zunge mit röterer Spitze, kein Belag, oberflächlich-leerer und schneller Puls.

Lungen-Yin-Mangel mit Leere-Hitze

Heiße Hände, Hitze in den fünf Zentren, trockener Husten oder Husten mit spärlichem klebrigem Sputum, eventuell auch mit Blutbeimengungen, trockener Mund und Rachen in der Nacht, schwache und/oder heisere Stimme, Nachtschweiß, Müdigkeit, gerötete Wangen, Hitzegefühl oder niedriges Fieber am Nachmittag, dünner Körperbau oder schmaler Brustkorb, rote belaglose Zunge, oberflächlich-leerer und schneller Puls.

Magen-Yin-Mangel mit Leere-Hitze

Heiße Hände, Hitze in den fünf Zentren, dumpfe oder brennende Oberbauchschmerzen, Hitzegefühl am Nachmittag, Verstopfung (trockener Stuhl), trockener Mund und Rachen vor allem am

Nachmittag, Durst mit dem Verlangen, in kleinen Schlückchen zu trinken, Hungergefühl ohne Verlangen zu essen, nach dem Essen leichtes Völlegefühl, Nachtschweiß, Zahnfleischbluten, rote Zunge (oder nur rot in der Zungenmitte) ohne Belag in der Zungenmitte, oberflächlich-leerer und schneller Puls.

Nässe-Hitze im Magen

Heiße Handrücken, geschwollene und gerötete Gelenke, schmerzende Hände, Völlegefühl und Schmerzen im Oberbauch, Schweregefühl, Gesichtsschmerz, verstopfte Nase oder dickflüssiges, klebriges Nasensekret, Durst ohne Verlangen zu trinken, Übelkeit, Hitzegefühl, matt-gelbe Gesichtsfarbe, klebriger Mundgeschmack, rote Zunge mit klebrigem gelbem Belag, schlüpfrig-schneller Puls.

Eindringender Wind

Handrücken fühlen sich heiß an, Abneigung gegen Kälte, Schüttelfrost, steifer Nacken, Hinterhauptkopfschmerzen, oberflächlicher Puls. Je nachdem, ob Wind-Kälte oder Wind-Hitze vorliegt, bestehen entsprechend weitere Symptome und klinische Zeichen.

65.4 Blasse Hände

Teil A (Betrachtung) ➤ Kap. 14

Herz-Yang-Mangel

Blasse Hände, kalte Hände, Herzklopfen, Kurzatmigkeit bei Anstrengung, Müdigkeit, spontane Schweißausbrüche, leichte Beschwerden oder Druckgefühl im Herzbereich, Kältegefühl, hell-blasses Gesicht, leicht dunkle Lippen, blasse Zunge, tief-schwächlicher Puls.

Lungen-Yang-Mangel

Blasse Hände, kalte Hände, leichte Kurzatmigkeit, leichter Husten mit viel wässrigem Sputum, schwache Stimme, tagsüber spontane Schweißausbrüche, Abneigung gegen Sprechen, hellweiße Gesichtsfarbe, Erkältungsanfälligkeit, Müdigkeit, Abneigung gegen Kälte, allgemeines Kältegefühl oder Kältegefühl im oberen Rücken, kein Durst, blasse und leicht nasse Zunge, schwächlicher Puls.

Leber-Blut-Mangel

Blasse Hände, Schwindel, verschwommene Sicht, Mouches volantes, taube oder kribbelnde Gliedmaßen, spärliche Regelblutungen, matt-blasse Gesichtsfarbe, blasse Zunge, rauer oder dünner Puls.

Herz-Blut-Mangel

Blasse Hände, Herzklopfen, Schwindel, Schlaflosigkeit, traumgestörter Schlaf, Gedächtnisschwäche, nervöse Ängstlichkeit, Schreckhaftigkeit, matt-blasse Gesichtsfarbe, blasse Lippen, blasse und dünne Zunge, rauer oder dünner Puls.

65.5 Rote Handrücken

Teil A (Betrachtung) ➤ Kap. 14

Fülle-Hitze

Rote Handrücken, heiße Hände, Hitzegefühl, Durst, rotes Gesicht. Je nach beteiligtem Organ (Herz, Lunge oder Magen) können weitere Symptome und klinische Zeichen bestehen.

65.6 Rote Handflächen

Teil A (Betrachtung) ➤ Kap. 14

Leere-Hitze

Rote Handflächen, heiße Hände, die zum Nachmittag und Abend heißer werden, Hitzegefühl am Nachmittag oder am Abend, Durst mit dem Verlangen, in kleinen Schlückchen zu trinken. Je nach beteiligtem Organ (Herz, Lunge oder Magen) können weitere Symptome und klinische Zeichen bestehen.

65.7 Schweißige Handflächen

Teil A (Betrachtung) ➤ Kap. 14

Leere

Lungen-Qi-Mangel

Schweißige Handflächen, leichter Husten, schwache Stimme, tagsüber spontane Schweißausbrüche, Abneigung gegen Sprechen, hellweiße Gesichtsfarbe, Erkältungsanfälligkeit, Müdigkeit, Abneigung gegen Kälte, blasse Zunge, leerer Puls.

Akupunktur
Lu 7 Lieque, Lu 9 Taiyuan, Ren 12 Zhongwan, Bl 13 Feishu.

Lungen-Yang-Mangel

Schweißige Handflächen, blasse Hände, kalte Hände, leichte Kurzatmigkeit, leichter Husten mit viel wässrigem Sputum, schwache Stimme, tagsüber spontane Schweißausbrüche, Abneigung gegen Sprechen, hellweiße Gesichtsfarbe, Erkältungsanfälligkeit, Müdigkeit, Abneigung gegen Kälte, allgemeines Kältegefühl oder Kältegefühl im oberen Rücken, kein Durst, blasse und leicht nasse Zunge, schwächlicher Puls.

Akupunktur
Lu 7 Lieque, Lu 9 Taiyuan, Ren 12 Zhongwan, Bl 13 Feishu (mit Moxa).

Lungen-Yin-Mangel

Schweißige Handflächen, schlimmer nachmittags, heiße Handflächen, trockener Husten oder Husten mit spärlichem klebrigem Sputum, schwache und / oder heisere Stimme, trockener Mund und Rachen, Hustenreiz, Müdigkeit, Abneigung gegen Sprechen, dünner Körperbau oder schmaler Brustkorb, Nachtschweiß, normale Zungenfarbe, kein Belag (oder wurzelloser Belag) im vorderen Anteil der Zunge, oberflächlich-leerer Puls.

Akupunktur
Lu 9 Taiyuan, Mi 6 Sanyinjiao, Ren 12 Zhongwan.

Herz-Qi-Mangel

Patient bekommt bei Nervosität schweißige Handflächen, Herzklopfen, Kurzatmigkeit bei Anstrengung, blasse Gesichtsfarbe, Müdigkeit, leichte Niedergeschlagenheit, spontane Schweißausbrüche, blasse Zunge, leerer Puls.

Akupunktur
He 5 Tongli, Ma 36 Zusanli, Ren 6 Qihai.

Herz-Yang-Mangel

Patient bekommt bei Nervosität kalt-schweißige Handflächen, kalte Hände, Herzklopfen, Kurzatmigkeit bei Anstrengung, Müdigkeit, spontane Schweißausbrüche, leichte Beschwerden oder Druckgefühl im Herzbereich, Kältegefühl, hell-blasses Gesicht, leicht dunkle Lippen, blasse Zunge, tief-schwächlicher Puls.

Akupunktur
He 5 Tongli, Ma 36 Zusanli, Ren 6 Qihai, Du 14 Dazhui (mit Moxa).

Herz-Yin-Mangel

Patient bekommt bei Nervosität schweißige Handflächen oder sie werden gegen Abend schlimmer, Herzklopfen, Schlaflosigkeit, traumgestörter Schlaf, Gedächtnisschwäche, nervöse Ängstlichkeit, Schreckhaftigkeit, geistige Unruhe, Patient fühlt sich unwohl, „heiß und genervt“, trockener Mund und Rachen, Nachtschweiß, normale Zungenfarbe ohne Belag oder mit wurzellosem Belag, oberflächlich-leerer Puls, vor allem auf der linken vorderen Taststelle.

Akupunktur
He 7 Shenmen, Mi 6 Sanyinjiao.

Weitere Krankheitsmuster

Lungen-Hitze

Schweißige Handflächen, heiße Hände, vor allem heiße Handrücken, Husten, leichte Atemlosigkeit, Hitzegefühl, Schmerzen im Brustkorb, erweiterte Nasenlöcher, Durst, rotes Gesicht, rote Zunge mit gelbem Belag, überflutend-schneller Puls.

Herz-Feuer

Schweißige Handflächen, heiße Hände, vor allem heiße Handrücken, Herzklopfen, Durst, Mund- und Zungenaphthen, geistige Unruhe, körperliche Unruhe, Schlaflosigkeit, traumgestörter Schlaf, Hitzegefühl, rotes Gesicht, bitterer Mundgeschmack, rote Zunge mit röterer Spitze und gelbem Belag, überflutend-schneller Puls.

65.8 Handschmerzen

Teil B (Befragung) ➤ Kap. 39

Wind

Wandernde Schmerzen in den Händen, Fingern und anderen Gelenken.

Kälte

Handschmerzen, die bei Kälteeinfluss schlimmer und durch Wärmeanwendungen gelindert werden, Zusammenziehen der Finger, Kältegefühl, kalte Hände.

Nässe

Schmerzhafte und geschwollene Hände und / oder Finger, Taubheitsgefühl in den Händen.

Nässe-Hitze in den Leitbahnen

Schmerzende, geschwollene und gerötete Hände, taube oder kribbelnde Hände, Schweregefühl in den Armen, Muskelschmerzen.

Leber-Qi-Stagnation

Handschmerzen (oft auch Fußschmerzen), Spannungsgefühl im Flankenbereich oder Oberbauch, Reizbarkeit, Launenhaftigkeit, Kloßgefühl im Hals, prämenstruelle Anspannung, saitenförmiger Puls.

Qi-Stagnation und Blut-Stase

Handschmerzen, die nachts zunehmen, starre Finger, Spannungsgefühl im Flankenbereich oder Oberbauch, Reizbarkeit, Launenhaftigkeit, Kloßgefühl im Hals, prämenstruelle Anspannung, Bauchschmerzen, Schmerzen im Brustkorb, violette Zunge, saitenförmiger Puls.

Blut-Mangel

Dumpfe Handschmerzen, kalte Hände, Schwindel, verschwommene Sicht, spärliche Regelblutungen, blasse Zunge, rauer oder dünner Puls. Je nachdem, ob Herz, Leber oder Milz betroffen sind, bestehen entsprechend weitere Symptome und klinische Zeichen. Dieses Krankheitsmuster kommt häufiger bei Frauen vor.

Herz-Yang-Mangel

Dumpfe Handschmerzen, kalte Hände, Herzklopfen, Kurzatmigkeit bei Anstrengung, Müdigkeit, spontane Schweißausbrüche, leichte Beschwerden oder Druckgefühl im Herzbereich, Kältegefühl, hell-blasses Gesicht, leicht dunkle Lippen, blasse Zunge, tief-schwächlicher Puls.

Lungen-Yang-Mangel

Dumpfe Handschmerzen, kalte Hände, leichte Kurzatmigkeit, leichter Husten mit viel wässrigem Sputum, schwache Stimme, tagsüber spontane Schweißausbrüche, Abneigung gegen Sprechen, hellweiße Gesichtsfarbe, Erkältungsanfälligkeit, Müdigkeit, Abneigung gegen Kälte, allgemeines Kältegefühl oder Kältegefühl im oberen Rücken, kein Durst, blasse und leicht nasse Zunge, schwächlicher Puls.

Magen-Yang-Mangel

Dumpfe Handschmerzen, kalte Hände (und oft auch kalte Füße), Beschwerden oder dumpfe Schmerzen im Oberbauch, die nach dem Essen und bei Druck oder Massage besser werden, kein Appetit, Vorliebe für warme Getränke und Speisen, Erbrechen klarer Flüssigkeiten, kein Durst, kalte und schwache Gliedmaßen, blasse und nasse Zunge, tief-schwächlicher Puls.

Herz-Yin-Mangel

Dumpfe Handschmerzen, die abends zunehmen, heiße Handflächen, Herzklopfen, Schlaflosigkeit, traumgestörter Schlaf, Gedächtnisschwäche, nervöse Ängstlichkeit, Schreckhaftigkeit, geistige Unruhe, Patient fühlt sich unwohl, „heiß und genervt", trockener Mund und Rachen, Nachtschweiß, normale Zungenfarbe ohne Belag oder mit wurzellosem Belag, oberflächlich-leerer Puls, vor allem auf der linken vorderen Taststelle.

Lungen-Yin-Mangel

Dumpfe Handschmerzen, die abends zunehmen, heiße Handflächen, trockener Husten, schwache Stimme, trockener Mund mit dem Verlangen, Wasser in kleinen Schlückchen zu trinken, heisere Stimme, Nachtschweiß, Müdigkeit, kein Zungenbelag (oder wurzelloser Belag) im vorderen Anteil der Zunge, oberflächlich-leerer Puls.

65.9 Juckende Hände

Teil B (Befragung) ➤ Kap. 39

Nässe

Juckende Hände, geschwollene Finger mit kleinen weißen Bläschen, Pilzinfektionen, klebriger Zungenbelag, schlüpfriger Puls.

Nässe-Hitze

Juckende Hände, geschwollene und rote Finger, kleine gelbe Bläschen, Pilzinfektionen, klebriger gelber Zungenbelag, schlüpfrig-schneller Puls.

Eindringender Wind

Akut einsetzendes Händejucken, der Juckreiz breitet sich zu den Armen und zum Gesicht aus, roter Handausschlag.

Blut-Mangel führt zu Wind in der Haut

Juckende Hände, blasse und kalte Hände, Taubheitsgefühl in den Händen, blasse Zunge, rauer oder dünner Puls.

65.10 Taube/kribbelnde Hände

Teil B (Befragung) ➤ Kap. 39

Leber-Blut-Mangel

Taube/kribbelnde Hände und Gliedmaßen, mehr Kribbeln als Taubheitsgefühl, Schwindel, verschwommene Sicht, Mouches volantes, spärliche Regelblutungen, matt-blasse Gesichtsfarbe, blasse Zunge, rauer oder dünner Puls.

Schleim

Taube/kribbelnde Hände und Gliedmaßen, mehr Taubheitsgefühl als Kribbeln, Schwindel, Schweregefühl, Sputum im Rachen, Engegefühl im Brustkorb, gedunsene Zunge, schlüpfriger Puls.

Wind-Schleim

Einseitig auftretendes Taubheitsgefühl in der Hand und in den ersten drei Fingern, starker Schwindel, verschwommene Sicht, Zittern, Tinnitus, Übelkeit, Sputum im Rachen, Engegefühl im Brustkorb, steife, zur Seite abweichende und gedunsene Zunge, saitenförmig-schlüpfriger Puls.

Leber-Wind

Einseitig auftretendes Taubheitsgefühl in der Hand und in den ersten drei Fingern, starkes Zittern, starker Schwindel, Tinnitus, Kopfschmerzen, taube Gliedmaßen, Tics, steife, zur Seite abweichende oder sich bewegende Zunge, saitenförmiger Puls.

Nässe

Taube oder kribbelnde Hände, geschwollene Finger, Muskelschmerzen, Schweregefühl in den Gliedmaßen, klebriger Zungenbelag, schlüpfriger Puls.

Nässe-Hitze

Taube oder kribbelnde Hände, heiße und geschwollene Finger, gerötete Hände und Finger, Handgelenksschmerzen, Schweregefühl in den Gliedmaßen, klebriger gelber Zungenbelag, schlüpfrig-schneller Puls.

Qi-Stagnation und Blut-Stase

Taube oder kribbelnde Hände, Spannungsgefühl im Flankenbereich oder Oberbauch, Reizbarkeit, Launenhaftigkeit, Kloßgefühl im Hals, prämenstruelle Anspannung, Bauchschmerzen, Schmerzen im Brustkorb, Regelschmerzen, dunkle Gesichtsfarbe, violette Zunge, saitenförmiger Puls.

Eindringen äußeren Windes

Akut einsetzende taube oder kribbelnde Hände, Abneigung gegen Kälte, Fieber, steifer Nacken, Hinterhauptkopfschmerzen, oberflächlicher Puls. Je nachdem, ob Wind-Kälte oder Wind-Hitze vorliegt, bestehen entsprechend weitere Symptome und klinische Zeichen.

65.11 Zitternde Hände

Teil B (Befragung) ➤ Kap. 39

Leber-Wind

Zitternde Hände, einseitig auftretendes Taubheitsgefühl oder Kribbeln in der Hand, starker Schwindel, Tinnitus, Kopfschmerzen, Tics, steife, zur Seite abweichende oder sich bewegende Zunge, saitenförmiger Puls.

Leber-Wind und Schleim

Zitternde Hände, geschwollene Hände, einseitig auftretendes Taubheitsgefühl oder Kribbeln in der Hand, starker Schwindel, verschwommene Sicht, Tinnitus, Übelkeit, Sputum im Rachen, Engegefühl im Brustkorb, steife oder zur Seite abweichende und gedunsene Zunge, saitenförmig-schlüpfriger Puls.

65

Leber-Blut- oder Leber-Yin-Mangel führt zu Wind

Leichtes Zittern der Hände, taube oder kribbelnde Hände und Gliedmaßen, Schwindel, verschwommene Sicht, Mouches volantes, spärliche Regelblutungen, matt-blasse Gesichtsfarbe, trockene Augen, Nachtschweiß, blasse oder normale Zungenfarbe, rauer oder dünner Puls.

Hitze bringt Wind hervor

Zittern der Hände, Krampfanfälle, Gliederzucken, hohes Fieber, Ohnmacht, Nackenstarre, Opisthotonus, fleckenartiger Ausschlag, Augen drehen sich nach oben, Zähne zusammenbeißen, dunkelrote und belaglose Zunge, saitenförmig-schneller Puls.

65.12 Ödeme der Hände

Teil E (Symptome und klinische Zeichen) ➤ Kap. 64, ➤ Kap. 68; Teil B (Befragung) ➤ Kap. 39; Teil A (Betrachtung) ➤ Kap. 18

Lungen-Yang-Mangel

Ödeme der Hände, die etwas eindrückbar sind, kalte Hände, leichte Kurzatmigkeit, leichter Husten, schwache Stimme, tagsüber spontane Schweißausbrüche, Abneigung gegen Sprechen, hellweiße Gesichtsfarbe, Erkältungsanfälligkeit, Müdigkeit, Abneigung gegen Kälte, Kältegefühl, blasse und nasse Zunge, tief-schwächlicher Puls.

Milz-Yang-Mangel

Eindrückbare Ödeme der Hände, kalte Gliedmaßen, schwache Gliedmaßen, Appetitmangel, leichtes Spannungsgefühl im Bauch nach Nahrungsaufnahme, Müdigkeit, Abgeschlagenheit, blasse Gesichtsfarbe, breiiger Stuhl, Kältegefühl, blasse und nasse Zunge, tief-schwächlicher Puls.

Leber-Qi-Stagnation

Ödeme der Hände, die nicht eindrückbar sind, kalte Finger und Zehen, Spannungsgefühl im Flankenbereich oder Oberbauch, Reizbarkeit, Launenhaftigkeit, Kloßgefühl im Hals, prämenstruelle Anspannung, saitenförmiger Puls.

65.13 Geschwollene Finger

Teil A (Betrachtung) ➤ Kap. 14

Schmerzhaftes Obstruktions-Syndrom durch Kälte-Nässe

Geschwollene und schmerzende Finger, Verschlimmerung bei kaltem und nassem Wetter, Besserung durch Wärmeanwendungen oder bei trockenem Wetter, kalte Hände.

Schmerzhaftes Obstruktions-Syndrom durch Nässe-Hitze

Geschwollene, heiße und schmerzende Finger, Verschlimmerung bei nassem Wetter und Besserung bei trockenem Wetter.

Schmerzhaftes Obstruktions-Syndrom durch Wind-Nässe

Geschwollene und schmerzende Finger, Verschlimmerung bei nassem Wetter, juckende Finger, Bläschen auf den Händen.

Lungen- und Milz-Yang-Mangel

Geschwollene Finger und Hände, kalte und blasse Hände, Appetitmangel, leichtes Spannungsgefühl im Bauch nach Nahrungsaufnahme, Müdigkeit, Abgeschlagenheit, blasse Gesichtsfarbe, schwache Gliedmaßen, breiiger Stuhl, Kältegefühl, leichte Kurzatmigkeit, leichter Husten mit viel wässrigem Sputum, schwache Stimme, tagsüber spontane Schweißausbrüche, Abneigung gegen Sprechen, hellweiße Gesichtsfarbe, Erkältungsanfälligkeit, Müdigkeit, Abneigung gegen Kälte, allgemeines Kältegefühl oder Kältegefühl im oberen Rücken, kein Durst, blasse und leicht nasse Zunge, tief-schwächlicher Puls.

Qi-Stagnation

Anschwellen der Finger vor der Regel, Spannungsgefühl im Flankenbereich oder Oberbauch, Reizbarkeit, Launenhaftigkeit, Kloßgefühl im Hals, prämenstruelle Anspannung, saitenförmiger Puls.

Blut-Stase

Geschwollene und stark schmerzende Finger, zusammengezogene Finger, dunkle Gesichtsfarbe, violette Zunge, saitenförmiger oder rauer Puls. Je nach beteiligtem Organ (Leber oder Herz) bestehen entsprechend weitere Symptome und klinische Zeichen.

Leber- und Nieren-Yin-Mangel mit Blut-Hitze

Geschwollene, gerötete und heiße Finger, Verschlimmerung durch Hitzeeinwirkung, taube oder kribbelnde Gliedmaßen, Schwindel, Tinnitus, Schwerhörigkeit, dumpfe Kopfschmerzen im Bereich des Hinterhauptes und des Scheitels, Schlaflosigkeit, gerötete Wangen, trockene Augen, verschwommene Sicht, Schmerzen im unteren Rücken, trockener Rachen, trockenes Haar, trockene Haut, brüchige Nägel, Nachtschweiß, trockener Stuhl, spärliche Regelblutungen oder Amenorrhö, Hitze in den fünf Zentren, rote Zunge, kein Belag, oberflächlich-leerer und schneller Puls.

Wind-Wasser dringt in die Lunge ein

Plötzliches Anschwellen der Finger und des Gesichts, das sich allmählich auf den ganzen Körper ausbreitet, hellglänzende Gesichtsfarbe, spärlicher und blasser Harn, Abneigung gegen Wind, Fieber, Husten, leichte Atemlosigkeit, klebriger weißer Zungenbelag, oberflächlich-schlüpfriger Puls.

65.14 Deformierte Fingerknöchel

Teil A (Betrachtung) ➤ Kap. 14

Chronisches schmerzhaftes Obstruktions-Syndrom mit Schleim

Deformierte Fingerknöchel, Fingerschmerzen, taube oder kribbelnde Finger. Bei Schleim mit gleichzeitig auftretender Hitze erscheinen die Finger gerötet und fühlen sich bei Berührung heiß an.

Chronisches schmerzhaftes Obstruktions-Syndrom mit Schleim und Blut-Stase

Deformierte Fingerknöchel, starke Fingerschmerzen, dunkle Gesichtsfarbe, starre Fingergelenke.

Chronisches schmerzhaftes Obstruktions-Syndrom mit Schleim und Qi-/Yin-Mangel

Deformierte Fingerknöchel, dumpfe Fingerschmerzen, glänzende Haut, Muskelschwund am Handrücken, Müdigkeit, Appetitmangel, trockene Haut, Nachtschweiß. Puls und Zunge zeigen an, ob der Qi- oder Yin-Mangel im Vordergrund steht.

65.15 Fingerkontraktur

Teil A (Betrachtung) ➤ Kap. 14

Leber-Blut-Mangel

Fingerkontraktur, kalte Hände, kribbelnde Gliedmaßen, Schwindel, verschwommene Sicht, Mouches volantes, taube oder kribbelnde Gliedmaßen, spärliche Regelblutungen, matt-blasse Gesichtsfarbe, blasse Zunge, rauer oder dünner Puls.

Leber-Yin-Mangel

Fingerkontraktur, Muskeln werden dünner, heiße Handflächen, kribbelnde Gliedmaßen, Schwindel, verschwommene Sicht, Mouches volantes, trockene Augen, spärliche Regelblutungen, matt-blasse Gesichtsfarbe mit roten Wangenknochen, verschrumpelte und brüchige Nägel, trockenes Haar und trockene Haut, Nachtschweiß, normale Zungenfarbe ohne Belag, dünner oder oberflächlich-leerer Puls.

Blut-Stase

Fingerkontraktur, Fingerschmerzen, die nachts schlimmer werden, starre Gliedmaßen, violette Zunge, saitenförmiger oder rauer Puls.

Leber-Wind

Auf eine Hand beschränkte Fingerkontraktur, einseitig auftretendes Taubheitsgefühl und Kribbeln in der Hand, Zittern, starker Schwindel, Tinnitus, Kopfschmerzen, Tics, steife, zur Seite abweichende oder sich bewegende Zunge, saitenförmiger Puls.

Wind-Schleim

Auf eine Hand beschränkte Fingerkontraktur, einseitig auftretendes Taubheitsgefühl in der Hand, starker Schwindel, verschwommene Sicht, Zittern, taube oder kribbelnde Gliedmaßen, Tinnitus, Übelkeit, Sputum im Rachen, Engegefühl im Brustkorb, steife, zur Seite abweichende und gedunsene Zunge, saitenförmig-schlüpfriger Puls.

Kälte-Nässe

Fingerkontraktur und geschwollene Finger, Taubheitsgefühl, Schweregefühl, kalte Hände.

Leber-Qi-Stagnation

Fingerkontraktur, die je nach Gemütslage kommt und geht, Spannungsgefühl im Flankenbereich oder Oberbauch, Reizbarkeit, Launenhaftigkeit, Kloßgefühl im Hals, prämenstruelle Anspannung, saitenförmiger Puls.

Eindringen von äußerer Wind-Kälte

Fingerkontraktur, plötzlicher Beginn, Abneigung gegen Kälte, Fieber, Hinterhauptkopfschmerzen, steifer Nacken, oberflächlicher Puls.

65.16 Trommelschlägelfinger

Teil A (Betrachtung) ➤ Kap. 14

Kälte-Schleim in der Lunge

Trommelschlägelfinger, Husten mit Auswurf wässrigen weißen Sputums, Kältegefühl, kalte Hände und Füße, Übelkeit, Erbrechen, Engegefühl im Brustkorb und Oberbauch, matt-weiße Gesichtsfarbe, blasser Harn, blasse und gedunsene Zunge mit nassem und weißem Belag, schlüpfrig-langsamer Puls.

Schleim-Hitze in der Lunge

Trommelschlägelfinger, heiße Finger, bellender Husten mit reichlichem, klebrig-gelbem oder -grünem Sputum, Kurzatmigkeit, Keuchen, Engegefühl im Brustkorb, Hitzegefühl, Durst, Schlaflosigkeit, körperliche Unruhe, rote und gedunsene Zunge mit klebrigem gelbem Belag, schlüpfrig-schneller Puls.

Lungen- und Nieren-Yin-Mangel

Trommelschlägelfinger, trockener Husten, der abends schlimmer wird, trockener Rachen und Mund, dünner Körperbau, bei Anstrengung Atemlosigkeit, Schmerzen im unteren Rücken, Nachtschweiß, Schwindel, Tinnitus, Schwerhörigkeit, spärlicher Harn, normale Zungenfarbe, kein Belag, oberflächlich-leerer Puls.

65.17 Dünne, zugespitzte Finger

Teil A (Betrachtung) ➤ Kap. 14

Kälte-Nässe im Magen

Dünne, zugespitzte Finger, Schmerzen und Spannungsgefühl im Bauch, Kältegefühl im Magen, das durch die Einnahme kalter Flüssigkeiten schlimmer wird, Völlegefühl und Schmerzen im Oberbauch, klebriger Mundgeschmack, klebriger weißer Zungenbelag, schlüpfrig-langsamer Puls.

Nässe-Hitze im Magen

Dünne, zugespitzte Finger, Völlegefühl und Schmerzen im Oberbauch, Schweregefühl, Gesichtsschmerz, verstopfte Nase oder dickflüssiges, klebriges Nasensekret, Durst ohne Verlangen zu trinken, Übelkeit, Hitzegefühl, matt-gelbe Gesichtsfarbe, klebriger Mundgeschmack, rote Zunge mit klebrigem gelbem Belag, schlüpfrig-schneller Puls.

Magen- und Milz-Qi-Mangel

Dünne, zugespitzte Finger, Appetitmangel, leichtes Spannungsgefühl im Bauch nach Nahrungsaufnahme, Müdigkeit, Abgeschlagenheit, blasse Gesichtsfarbe, schwache Gliedmaßen, breiiger Stuhl, Oberbauchbeschwerden, Geschmacksverlust, blasse Zunge, leerer Puls.

65.18 Eingerissene Finger

Teil A (Betrachtung) ➤ Kap. 14

Leber-Blut-Mangel

Eingerissene Finger, Schwindel, verschwommene Sicht, Mouches volantes, taube oder kribbelnde Gliedmaßen, spärliche Regelblutungen, matt-blasse Gesichtsfarbe, blasse Zunge, rauer oder dünner Puls.

Leber-Blut-Stase

Eingerissene Finger, violette Hände, Schmerzen in Flankenbereich und / oder Bauch, Regelschmerzen, dunkles und klumpiges Regelblut, Massen im Bauchraum, violette Nägel, violette Lippen, violette oder dunkle Gesichtsfarbe, violette Zunge, saitenförmiger oder haftender Puls.

Yang-Mangel mit Leere-Kälte

Eingerissene Finger, kalte und blasse Hände, Kältegefühl, leichtes unwohles Gefühl im Brustkorb, blasse und nasse Zunge, tiefschwächlicher Puls. Hierbei handelt es sich entweder um einen Herz- oder Lungen-Yang-Mangel.

65.19 Tinea manuum (Handpilz)

Teil A (Betrachtung) ➤ Kap. 14

Eindringen von Wind-Hitze

Handpilz, trockene Haut, Juckreiz.

Eindringen von Nässe-Hitze

Handpilz, Juckreiz, geschwollene Hände, Vesikel.

Toxische Hitze in der Haut

Handpilz, sehr roter Ausschlag mit roten Papeln, der sich schnell ausbreitet, unerträglicher Juckreiz, rote Zunge mit roten Punkten und dickem, klebrigem, gelbem Belag, überflutend-schlüpfrig-schneller Puls.

65.20 Verdickte Finger

Teil A (Betrachtung) ➤ *Kap. 14*

Qi- und Blut-Mangel

Verdickte Finger, Appetitmangel, breiiger Stuhl, schwache Stimme, Müdigkeit, verschwommene Sicht, Schwindel, taube oder kribbelnde Gliedmaßen, Herzklopfen, matt-blasse Gesichtsfarbe, blasse Zunge, schwächlicher oder rauer Puls.

65.21 Verschrumpelte und faltige Finger

Teil A (Betrachtung) ➤ *Kap. 14*

Verlust von Körperflüssigkeiten

Verschrumpelte und faltige Finger, trockene Haut, blasse Gesichtsfarbe, trockener Stuhl. Hierbei handelt es sich um eine Trockenheit, die nach einer längeren Periode von Erbrechen, Schwitzen oder Durchfall auftreten kann.

65.22 Trockene, eingerissene und sich abschälende Handflächen

Teil A (Betrachtung) ➤ *Kap. 14*

Blut-Mangel

Trockene, eingerissene und sich abschälende Handflächen, trockene und brüchige Nägel, trockene Haut, Schwindel, Müdigkeit, blasse Zunge, rauer oder dünner Puls. Je nachdem, ob ein Leber-Blut-Mangel oder ein Herz-Blut-Mangel vorliegt, zeigen sich entsprechend weitere Symptome und klinische Zeichen.

Blut-Mangel mit Wind

Trockene, eingerissene und sich abschälende Handflächen, starker Juckreiz, trockene und brüchige Nägel, trockene Haut, leichtes Zittern des Kopfes, der Hand oder von beiden, Gesichtstic, Schwindel, verschwommene Sicht, einseitiges Taubheitsgefühl oder Kribbeln von Arm oder Bein, blasse und dünne Zunge, rauer oder dünner und etwas saitenförmiger Puls.

65.23 Venolen auf dem Daumenballen

Teil A (Betrachtung) ➤ *Kap. 14*

Kälte im Magen

Bläuliche oder bläulich-violette Venolen auf dem Daumenballen, Oberbauchschmerzen, Kältegefühl, kalte Gliedmaßen, Verlangen nach Wärme, Erbrechen klarer Flüssigkeiten (erleichtert unter Umständen die Schmerzen), Übelkeit, Patient fühlt sich nach Einnahme kalter Flüssigkeiten schlechter und erbricht diese schnell wieder, Vorliebe für warme Getränke, dicker weißer Zungenbelag, tief-gespannt-langsamer Puls.

Leere und Kälte im Magen

Kurze bläuliche Venolen auf dem Daumenballen, Oberbauchbeschwerden oder dumpfe Schmerzen im Oberbauch, die nach dem Essen oder bei Druck oder Massage erleichtert werden, kein Appetit, Vorliebe für warme Getränke und Speisen, Erbrechen klarer Flüssigkeiten, kein Durst, kalte und schwache Gliedmaßen, Müdigkeit, blasse Gesichtsfarbe, blasse und nasse Zunge, tief-schwächlich-langsamer Puls.

Fülle-Hitze

Rötliche Venolen auf dem Daumenballen, heiße Hände, rote Hände, Durst, Hitzegefühl, rotes Gesicht. Je nach beteiligtem Organ (Magen oder Lunge) bestehen entsprechend weitere Symptome und klinische Zeichen.

Leere-Hitze

Rötliche Venolen auf dem Daumenballen, vor allem am Nachmittag und am Abend, gerötete Wangen, Hitzegefühl am Abend, Nachtschweiß, Hitze in den fünf Zentren. Je nach beteiligtem Organ (Magen oder Lunge) bestehen entsprechend weitere Symptome und klinische Zeichen.

Blut-Stase im Magen

Rötlich-violette Venolen auf dem Daumenballen, schwere stechende Oberbauchschmerzen, die nachts zunehmen können, Abneigung gegen Druck, Übelkeit, Erbrechen, eventuell auch mit Blut oder kaffeesatzartigen Essensresten, violette Zunge, saitenförmiger Puls.

Nässe-Hitze im Magen

Gelblich-rote Venolen auf dem Daumenballen, Völlegefühl und Schmerzen im Oberbauch, Schweregefühl, Gesichtsschmerz, verstopfte Nase oder dickflüssiges, klebriges Nasensekret, Durst ohne

Verlangen zu trinken, Übelkeit, Hitzegefühl, matt-gelbe Gesichtsfarbe, klebriger Mundgeschmack, rote Zunge mit klebrigem gelbem Belag, schlüpfrig-schneller Puls.

65.24 Atrophie des Daumenballens

Teil A (Betrachtung) ➢ Kap. 14

Leber-Blut-Mangel

Atrophie des Daumenballens, Schwindel, verschwommene Sicht, Mouches volantes, taube oder kribbelnde Gliedmaßen, spärliche Regelblutungen, matt-blasse Gesichtsfarbe, blasse Zunge, rauer oder dünner Puls.

Nieren-Yin-Mangel

Atrophie des Daumenballens, Schwindel, Tinnitus, Schwerhörigkeit, Gedächtnisschwäche, Nachtschweiß, trockener Mund und Rachen in der Nacht, Schmerzen im unteren Rücken, Verstopfung, spärlicher dunkler Harn, Müdigkeit, normale Zungenfarbe, kein Belag, oberflächlich-leerer Puls.

Magen- und Milz-Qi-Mangel

Atrophie des Daumenballens, Appetitmangel, leichtes Spannungsgefühl im Bauch nach Nahrungsaufnahme, Müdigkeit, Abgeschlagenheit, blasse Gesichtsfarbe, schwache Gliedmaßen, breiiger Stuhl, Oberbauchbeschwerden, Geschmacksverlust, blasse Zunge, leerer Puls.

65.25 Atrophie der Handrückenmuskeln

Teil A (Betrachtung) ➢ Kap. 14

Leber-Blut-Mangel

Atrophie der Handrückenmuskeln, Schwindel, verschwommene Sicht, Mouches volantes, taube oder kribbelnde Gliedmaßen, spärliche Regelblutungen, matt-blasse Gesichtsfarbe, blasse Zunge, rauer oder dünner Puls.

Nieren-Yin-Mangel

Atrophie der Handrückenmuskeln, Schwindel, Tinnitus, Schwerhörigkeit, Gedächtnisschwäche, Nachtschweiß, trockener Mund und Rachen in der Nacht, Schmerzen im unteren Rücken, Verstopfung, spärlicher dunkler Harn, Müdigkeit, normale Zungenfarbe, kein Belag, oberflächlich-leerer Puls.

Magen- und Milz-Qi-Mangel

Atrophie der Handrückenmuskeln, Appetitmangel, leichtes Spannungsgefühl im Bauch nach Nahrungsaufnahme, Müdigkeit, Abgeschlagenheit, blasse Gesichtsfarbe, schwache Gliedmaßen, breiiger Stuhl, Oberbauchbeschwerden, Geschmacksverlust, blasse Zunge, leerer Puls.

65.26 Gerillte Nägel

Teil A (Betrachtung) ➢ Kap. 15

Leber-Blut-Mangel

Gerillte Nägel, Schwindel, verschwommene Sicht, Mouches volantes, taube oder kribbelnde Gliedmaßen, spärliche Regelblutungen, matt-blasse Gesichtsfarbe, blasse Zunge, rauer oder dünner Puls.

Leber-Yin-Mangel

Gerillte, verschrumpelte und brüchige Nägel, trockene Nägel, Schwindel, taube oder kribbelnde Gliedmaßen, Schlaflosigkeit, verschwommene Sicht, Mouches volantes, trockene Augen, verminderte Nachtsicht, spärliche Regelblutungen oder Amenorrhö, matt-blasse Gesichtsfarbe ohne Glanz aber mit roten Wangenknochen, Muskelschwäche, Krämpfe, sehr trockene Haut, sehr trockenes Haar, Nachtschweiß, Niedergeschlagenheit, Ziellosigkeit, normale Zungenfarbe ohne Belag, dünner oder oberflächlich-leerer Puls.

65.27 Verdickte Nägel

Teil A (Betrachtung) ➢ Kap. 15

Leber-Feuer

Verdickte Nägel, Kopfschmerzen, rotes Gesicht, Schwindel, Tinnitus, Reizbarkeit, Neigung zu Wutanfällen, Durst, bitterer Mundgeschmack, Verstopfung, dunkler Harn, rote Zunge mit röteren Rändern und trockenem gelbem Belag, saitenförmig-schneller Puls.

Leber-Blut-Stase

Verdickte Nägel, dunkle Nägel, Schmerzen im Flankenbereich und / oder Bauch, Regelschmerzen, dunkles und klumpiges Regelblut, Massen im Bauchraum, violette Lippen, violette oder dunkle Gesichtsfarbe, violette Zunge, saitenförmiger oder haftender Puls.

Schleim

Verdickte Nägel, gelbliche Nägel, geschwollene Hände, Schweregefühl in den Gliedmaßen, Sputum im Rachen, Engegefühl im Brustkorb, gedunsene Zunge, schlüpfriger Puls.

65.28 Grobe und dicke Nägel

Teil A (Betrachtung) ➢ *Kap. 15*

Qi- und Blut-Mangel mit Blut-Trockenheit bringt Wind hervor

Grobe und dicke Nägel, gerillte Nägel, Schwindel, verschwommene Sicht, Mouches volantes, taube oder kribbelnde Gliedmaßen, matt-blasse Gesichtsfarbe, trockene Haut, blasse und trockene Zunge, rauer oder dünner Puls.

65.29 Eingerissene Nägel

Teil A (Betrachtung) ➢ *Kap. 15*

Qi- und Blut-Mangel mit Blut-Trockenheit

Eingerissene, grobe und dicke Nägel, Appetitmangel, breiiger Stuhl, schwache Stimme, Müdigkeit, verschwommene Sicht, Schwindel, taube oder kribbelnde Gliedmaßen, Herzklopfen, matt-blasse Gesichtsfarbe, trockene Haut, blasse und trockene Zunge, schwächlicher oder rauer Puls.

Yin-Mangel

Eingerissene Nägel, Nachtschweiß, trockener Mund mit dem Verlangen, in kleinen Schlückchen zu trinken, spärlicher dunkler Harn, trockener Rachen am Abend, trockener Stuhl, normale Zungenfarbe, kein Belag, oberflächlich-leerer Puls.

Leber-Blut-Stase

Eingerissene und dunkelviolette Nägel, Schmerzen im Flankenbereich und / oder Bauch, Regelschmerzen, dunkles und klumpiges Regelblut, Massen im Bauchraum, violette Nägel, violette Lippen, violette oder dunkle Gesichtsfarbe, violette Zunge, saitenförmiger oder haftender Puls.

65.30 Ausfallen der Nägel

Teil A (Betrachtung) ➢ *Kap. 15*

Toxische Hitze in der Leber

Abfallen der Nägel, geschwollene, heiße und schmerzende Nägel mit Eiterbildung, Hitzegefühl, geistige Unruhe, Durst, rote Zunge mit roten Punkten und dickem, klebrig-gelbem Belag, überflutend-schlüpfrig-schneller Puls.

65.31 Eingekerbte Nägel

Teil A (Betrachtung) ➢ *Kap. 15*

Leber-Blut-Mangel und Trockenheit

Eingekerbte Nägel, brüchige Nägel, verschrumpelte Nägel, trockene Haut, Schwindel, verschwommene Sicht, Mouches volantes, taube oder kribbelnde Gliedmaßen, matt-blasse Gesichtsfarbe, spärliche Regelblutungen, blasse und trockene Zunge, rauer oder dünner Puls. Dieses Krankheitsmuster begegnet man meist bei chronischen Hauterkrankungen wie Ekzem und Schuppenflechte.

Qi- und Blut-Mangel

Eingekerbte Nägel, brüchige Nägel, Appetitmangel, breiiger Stuhl, schwache Stimme, Müdigkeit, verschwommene Sicht, Schwindel, taube oder kribbelnde Gliedmaßen, Herzklopfen, matt-blasse Gesichtsfarbe, blasse Zunge, schwächlicher oder rauer Puls.

Hitze schädigt die Körperflüssigkeiten

Eingekerbte Nägel, trockene Nägel, Hitzegefühl, Durst, geistige Unruhe, trockene Haut, rote Zunge mit trockenem gelbem Belag, überflutend-schneller Puls. Je nach beteiligtem Organ bestehen entsprechend weitere Symptome und klinische Zeichen.

65.32 Dünne und brüchige Nägel

Teil A (Betrachtung) ➢ *Kap. 15*

Qi- und Blut-Mangel

Dünne und brüchige Nägel, trockene Nägel, Appetitmangel, breiiger Stuhl, schwache Stimme, Müdigkeit, verschwommene Sicht, Schwindel, taube oder kribbelnde Gliedmaßen, Herzklopfen, matt-blasse Gesichtsfarbe, blasse Zunge, schwächlicher oder rauer Puls.

Leber-Yin-Mangel

Dünne und brüchige Nägel, trockene Nägel, trockene Haut, trockene Augen, Schwindel, taube oder kribbelnde Gliedmaßen, Schlaflosigkeit, verschwommene Sicht, Mouches volantes, spärliche Regelblutungen oder Amenorrhö, matt-blasse Gesichtsfarbe ohne Glanz aber mit roten Wangenknochen, Krämpfe, Nachtschweiß, normale Zungenfarbe ohne Belag, dünner oder oberflächlich-leerer Puls.

Leber-Blut-Stase

Dünne und brüchige Nägel, dunkle Nägel, dicke Nägel, trockene Haut, Schmerzen im Flankenbereich und / oder Bauch, Regelschmerzen, dunkles und klumpiges Regelblut, Massen im

Bauchraum, violette Nägel, violette Lippen, violette oder dunkle Gesichtsfarbe, violette Zunge, saitenförmiger oder haftender Puls.

Schleim in den Gelenken

Dünne und brüchige Nägel, trockene Nägel, geschwollene und schmerzende Gelenke, deformierte Gelenke.

Nieren-Essenz-Mangel

Dünne und brüchige Nägel, mangelhafte Knochenentwicklung bei Kindern, Erweichung der Knochen bei Erwachsenen, Taubheit, schwache Knie und Beine, Gedächtnisschwäche, lockere Zähne, Haarausfall oder vorzeitiges Ergrauen der Haare, schwache sexuelle Aktivität, Schmerzen im unteren Rücken, Unfruchtbarkeit, Sterilität, Schwindel, Tinnitus, normale Zungenfarbe und oberflächlich-leerer oder trommelartiger Puls bei zugrunde liegendem Nieren-Yin-Mangel, oder blasse Zunge und tief-schwächlicher Puls, wenn ein Nieren-Yang-Mangel zugrunde liegt.

65.33 Verschrumpelte und brüchige Nägel

Teil A (Betrachtung) ➢ Kap. 15

Leber-Blut-Mangel

Verschrumpelte und brüchige Nägel, Schwindel, verschwommene Sicht, Mouches volantes, taube oder kribbelnde Gliedmaßen, spärliche Regelblutungen, matt-blasse Gesichtsfarbe, blasse Zunge, rauer oder dünner Puls.

Leber-Yin-Mangel

Verschrumpelte und brüchige Nägel, Schwindel, taube oder kribbelnde Gliedmaßen, verschwommene Sicht, Mouches volantes, trockene Augen, spärliche Regelblutungen, trockene Haut, trockenes Haar, Nachtschweiß, normale Zungenfarbe ohne Belag, dünner oder oberflächlich-leerer Puls.

Leber-Blut-Stase

Verschrumpelte und brüchige Nägel, violette Nägel, violette Lippen, Schmerzen im Flankenbereich und/oder Bauch, Regelschmerzen, dunkles und klumpiges Regelblut, Massen im Bauchraum, violette Nägel, violette Lippen, violette oder dunkle Gesichtsfarbe, violette Zunge, saitenförmiger oder haftender Puls. Nur in sehr schweren Fällen und fortgeschrittenen Stadien kann eine Leber-Blut-Stase eine Trockenheit mit verschrumpelten und brüchigen Nägel hervorrufen.

Leber-Feuer

Verschrumpelte und brüchige Nägel, Kopfschmerzen, rotes Gesicht, Schwindel, Tinnitus, Reizbarkeit, Neigung zu Wutanfällen, Durst, bitterer Mundgeschmack, Verstopfung, dunkler Harn, rote Zunge mit röteren Rändern und trockenem gelbem Belag, saitenförmig-schneller Puls.

Nieren-Yin-Mangel

Verschrumpelte und brüchige Nägel, Schwindel, Tinnitus, Schwerhörigkeit, Gedächtnisschwäche, Nachtschweiß, Drehschwindel, trockener Mund und Rachen in der Nacht, Schmerzen im unteren Rücken, Knochenschmerzen, Verstopfung, spärlicher dunkler Harn, Müdigkeit, normale Zungenfarbe, kein Belag, oberflächlich-leerer Puls.

Schleim

Verschrumpelte und brüchige Nägel, verdickte und gelbe Nägel, taube Gliedmaßen, Sputum im Rachen, Engegefühl im Brustkorb, gedunsene Zunge mit klebrigem Belag, schlüpfriger Puls.

Blut-Trockenheit und Leere-Hitze bei einer akuten fiebrigen Erkrankung

Plötzlich auftretende, verschrumpelte und brüchige Nägel infolge einer akuten fiebrigen Erkrankung mit hohem Fieber, das bis zur Blut-Ebene vorgedrungen ist, mit roter belagloser Zunge und einem dünn-schnellen Puls.

65.34 Verschrumpelte und verdickte Nägel

Teil A (Betrachtung) ➢ Kap. 15

Schwerer Magen- und Milz-Qi-Mangel

Verschrumpelte und verdickte Nägel, Appetitmangel, leichtes Spannungsgefühl im Bauch nach Nahrungsaufnahme, Müdigkeit, Abgeschlagenheit, blasse Gesichtsfarbe, schwache Gliedmaßen, breiiger Stuhl, Oberbauchbeschwerden, Geschmacksverlust, blasse Zunge, leerer Puls.

Leber-Blut-Mangel und Trockenheit

Verschrumpelte und verdickte Nägel, brüchige Nägel, trockene Haut, Schwindel, verschwommene Sicht, Mouches volantes, taube oder kribbelnde Gliedmaßen, spärliche Regelblutungen, matt-blasse Gesichtsfarbe, blasse und trockene Zunge, rauer oder dünner Puls.

Leber-Yin-Mangel

Verschrumpelte und verdickte, gleichzeitig aber brüchige Nägel, trockene Nägel, Schwindel, taube oder kribbelnde Gliedmaßen, Schlaflosigkeit, verschwommene Sicht, Mouches volantes, spärliche Regelblutungen oder Amenorrhö, matt-blasse Gesichtsfarbe ohne Glanz aber mit roten Wangenknochen, Krämpfe, Nachtschweiß, normale Zungenfarbe ohne Belag, dünner oder oberflächlich-leerer Puls.

Nässe-Hitze mit Toxischer Hitze

Verschrumpelte und verdickte Nägel, Nagelinfektionen, gerötete Nägel, geschwollene Nagelfalze, geschwollene und schmerzende Nägel, Hitzegefühl, klebriger Mundgeschmack, Durst, geistige Unruhe, rote Zunge mit roten Punkten und dickem, klebrig-gelbem Belag, überflutend-schlüpfrig-schneller Puls.

65.35 Gekräuselte Nägel

Teil A (Betrachtung) ➤ Kap. 15

Qi- und Blut-Mangel mit Blut-Stase

Gekräuselte Nägel, violette Nägel, Handschmerzen, Appetitmangel, breiiger Stuhl, schwache Stimme, Müdigkeit, verschwommene Sicht, Schwindel, taube oder kribbelnde Gliedmaßen, Herzklopfen, dunkle Gesichtsfarbe, blasse oder violette Zunge, schwächlicher oder rauer Puls.

65.36 Abblätternde Nägel

Teil A (Betrachtung) ➤ Kap. 15

Milz- und Nieren-Mangel mit Nässe

Abblätternde Nägel, Schmerzen im unteren Rücken, kalte und schwache Knie, Kältegefühl, hellweiße Gesichtsfarbe, Impotenz, verringerte Libido, Müdigkeit, Abgeschlagenheit, reichlich klarer Harn, Nykturie, breiiger Stuhl, Appetitmangel, leichtes Spannungsgefühl im Bauch, Patient will sich gerne hinlegen, Durchfall frühmorgens, blasse und nasse Zunge, tief-schwächlicher Puls.

65.37 Verdrehte Nägel

Teil A (Betrachtung) ➤ Kap. 15

Leber-Blut-Mangel

Verdrehte Nägel, gerillte Nägel, Schwindel, verschwommene Sicht, Mouches volantes, taube oder kribbelnde Gliedmaßen, spärliche Regelblutungen, matt-blasse Gesichtsfarbe, blasse Zunge, rauer oder dünner Puls.

65.38 Nägel mit weißen Flecken

Teil A (Betrachtung) ➤ Kap. 15

Qi-Mangel

Nägel mit weißen Flecken, Müdigkeit, breiiger Stuhl, Kurzatmigkeit, schwache Stimme, schwache Gliedmaßen, blasse Zunge, leerer Puls. Hierbei kann es sich um einen Qi-Mangel von Milz, Herz, Lunge, Leber oder Niere handeln.

65.39 Blass-weiße Nägel

Teil A (Betrachtung) ➤ Kap. 15

Leber- und Milz-Blut-Mangel

Blass-weiße Nägel, blasse Hände, kalte Hände, Appetitmangel, leichtes Spannungsgefühl im Bauch nach Nahrungsaufnahme, Müdigkeit, Abgeschlagenheit, matt-blasse Gesichtsfarbe, schwache Gliedmaßen, breiiger Stuhl, dünner Körperbau, spärliche Regelblutungen oder Amenorrhö, Schlaflosigkeit, Schwindel, taube Gliedmaßen, verschwommene Sicht, Mouches volantes, verminderte Nachtsicht, blasse Lippen, Muskelschwäche, Krämpfe, verschrumpelte und brüchige Nägel, trockenes Haar, trockene Haut, leichte Niedergeschlagenheit, Ziellosigkeit, blasse Zunge, vor allem an den Rändern, rauer oder dünner Puls.

65.40 Matt-weiße Nägel

Teil A (Betrachtung) ➤ Kap. 15

Milz- und Nieren-Yang-Mangel

Matt-weiße Nägel, blasse Hände, kalte Hände, Schmerzen im unteren Rücken, kalte Knie, allgemeines Kältegefühl oder Kältegefühl im Rücken, schwache Knie, Impotenz, vorzeitiger Samenerguss, niedrige Spermienzahl, kaltes und dünnes Sperma, verringerte Libido, Müdigkeit, Abgeschlagenheit, reichlich oder wenig klarer Harn, Nykturie, Teilnahmslosigkeit, Wassereinlagerungen in den Unterschenkeln, Unfruchtbarkeit, breiiger Stuhl, Niedergeschlagenheit, Appetitmangel, leichtes Spannungsgefühl im Bauch, Patient möchte sich hinlegen, Durchfall früh am Morgen oder chronischer Durchfall, blasse und nasse Zunge, tief-schwächlicher Puls.

Verlust von Körperflüssigkeiten

Matt-weiße und trockene Nägel nach einem größeren Flüssigkeitsverlust durch Schwitzen, Erbrechen oder Durchfall, trockene Haut.

65.41 Rote Nägel

Teil A (Betrachtung) ➤ Kap. 15

Fülle-Hitze

Rote Nägel, rote Handrücken, heiße Hände, Hitzegefühl, geistige Unruhe, rote Zunge mit trockenem gelbem Belag, überflutend-schneller Puls. Je nach beteiligtem Organ bestehen noch weitere Symptome und klinische Zeichen.

65.42 Gelbe Nägel

Teil A (Betrachtung) ➢ *Kap. 15*

Nässe-Hitze in Magen und Milz

Gelbe Nägel, geschwollene Finger, Gelenkschmerzen, Völlegefühl und Schmerzen im Ober- und Unterbauch, Appetitmangel, Schweregefühl, Durst ohne Verlangen zu trinken, Übelkeit, breiiger Stuhl mit üblem Geruch, Hitzegefühl, matt-gelbe Gesichtsfarbe, klebriger Mundgeschmack, rote Zunge mit klebrigem gelbem Belag, schlüpfrig-schneller Puls.

Nässe-Hitze in Leber und Gallenblase

Gelbe Nägel, geschwollene Finger, Gelenkschmerzen, Völlegefühl und / oder Schmerzen im Flankenbereich, Bauch oder Unterbauch, bitterer Mundgeschmack, Appetitmangel, Übelkeit, Schweregefühl, gelber Scheidenausfluss, vaginaler Juckreiz, Mittelschmerz und / oder Blutungen zur Zyklusmitte, Brennen bei der Miktion, dunkler Harn, gelbe Gesichtsfarbe und Augen, Erbrechen, rote Zunge mit röteren Rändern und ein- oder beidseitigem, klebrig-gelbem Belag, saitenförmig-schlüpfrig-schneller Puls.

Schleim

Gelbliche und dicke Nägel, Schweregefühl in den Gliedmaßen, geschwollene Hände, Sputum im Rachen, Engegefühl im Brustkorb, gedunsene Zunge mit klebrigem Belag, schlüpfriger Puls.

65.43 Bläulich-grünliche Nägel

Teil A (Betrachtung) ➢ *Kap. 15*

Leber-Blut-Mangel mit innerer Kälte

Bläuliche Nägel, trockene Nägel, blasse und kalte Hände, Schwindel, verschwommene Sicht, Mouches volantes, taube oder kribbelnde Gliedmaßen, spärliche Regelblutungen, matt-blasse Gesichtsfarbe, Kältegefühl, blasse Zunge, rauer oder dünner und langsamer Puls.

Schwerer Milz-Qi-Mangel mit innerem Wind (bei Kindern)

Grünliche Nägel, dünne Finger, Appetitmangel, dünner Körperbau, verzögerte Entwicklung, schlaffe Muskulatur, leichtes Zittern der Gliedmaßen, blasse Zunge, schwächlicher Puls.

Leber-Blut-Stase

Dunkle, bläulich-grünliche Nägel, Handschmerzen, starre Finger, Schmerzen im Flankenbereich und / oder Bauch, Regelschmerzen, dunkles und klumpiges Regelblut, Massen im Bauchraum, violette Nägel, violette Lippen, violette oder dunkle Gesichtsfarbe, violette Zunge, saitenförmiger oder haftender Puls.

65.44 Dunkle Nägel

Teil A (Betrachtung) ➢ *Kap. 15*

Nieren-Mangel

Dunkle Nägel, Schmerzen im unteren Rücken, Schwindel, Tinnitus. Je nachdem, ob eine Nieren-Yin- oder Nieren-Yang-Mangel vorliegt, zeigen sich entsprechende Symptome und klinische Zeichen.

Blut-Stase

Dunkle Nägel, Gelenkschmerzen, trockene Nägel, Bauchschmerzen, dunkle Gesichtsfarbe, violette Zunge, saitenförmiger oder rauer Puls.

65.45 Violette Nägel

Teil A (Betrachtung) ➢ *Kap. 15*

Leber-Blut-Stase

Violette Nägel, Schmerzen im Flankenbereich und / oder Bauch, Regelschmerzen, dunkles und klumpiges Regelblut, Massen im Bauchraum, violette Nägel, violette Lippen, violette oder dunkle Gesichtsfarbe, violette Zunge, saitenförmiger oder haftender Puls.

Hitze in der Blut-Ebene

Violette Nägel, nächtliches Fieber, fleckenartiger Ausschlag, geistige Unruhe, rote belaglose Zunge, dünner und schneller Puls.

65.46 Kleine oder fehlende Lunulae

Teil A (Betrachtung) ➢ *Kap. 15*

Chronischer Qi- und -Blut-Mangel

Kleine oder fehlende Lunulae, gerillte Nägel, Appetitmangel, breiiger Stuhl, schwache Stimme, Müdigkeit, verschwommene Sicht, Schwindel, taube oder kribbelnde Gliedmaßen, Herzklopfen, matt-blasse Gesichtsfarbe, blasse Zunge, schwächlicher oder rauer Puls.

Yang-Mangel

Kleine oder fehlende Lunulae, Kältegefühl, kalte Gliedmaßen, breiiger Stuhl, reichlich klarer Harn, Müdigkeit, blasse und nasse Zunge, tief-schwächlicher Puls. Je nachdem, welches Organ den Yang-Mangel aufweist (entweder Magen, Milz, Herz, Niere oder Lunge), zeigen sich entsprechend weitere Symptome und klinische Zeichen.

Innere Kälte

Kleine oder fehlende Lunulae, Kältegefühl, kalte Gliedmaßen, Bauchschmerzen, die durch Wärmeanwendungen gelindert werden, blasse Zunge, gespannt-langsamer Puls.

65.47 Große Lunulae

Teil A (Betrachtung) ➤ Kap. 15

Yin-Mangel mit Leere-Hitze

Große Lunulae, brüchige Nägel, trockener Rachen in der Nacht, Hitzegefühl am Abend, Nachtschweiß, Hitze in den fünf Zentren, gerötete Wangen, Schlaflosigkeit, nervöse Ängstlichkeit, trockener Mund mit dem Verlangen, in kleinen Schlückchen zu trinken, rote Zunge ohne Belag, oberflächlich-leerer und schneller Puls. Je nach beteiligtem Organ (entweder Leber, Lunge, Herz, Magen oder Niere), bestehen entsprechend weitere Symptome und klinische Zeichen.

KAPITEL

66 Beine

Folgende Symptome der Beine werden besprochen:

1. Fußödeme
2. Atrophie der Beine
3. Lähmung der Beine
4. Trippelgang
5. Instabiler Gang
6. Taumelnder Gang
7. Steppergang
8. Schlurfender Gang
9. Gekrümmte Beine
10. Kalte Füße
11. Oberschenkelschmerzen
12. Hüftschmerzen
13. Knieschmerzen
14. Fußschmerzen
15. Schwache Knie
16. Steife Knie
17. Schwäche der Beine
18. Schweregefühl in den Beinen
19. Unruhige Beine (Restless Legs)
20. Zittern der Beine
21. Wadenkrämpfe
22. Leistenschmerzen
23. Unterschenkelgeschwüre
24. Zehengeschwüre
25. Fußsohlenschmerzen
26. Brennen der Fußsohlen

66.1 Fußödeme

Teil E (Symptome und klinische Zeichen) ➤ Kap. 64, ➤ Kap. 68; Teil A (Betrachtung) ➤ Kap. 18, ➤ Kap. 19; Teil B (Befragung) ➤ Kap. 39

Leere

Milz-Yang-Mangel

Eindrückbare Ödeme an den Beinen und im Bauchbereich, kalte Gliedmaßen, Appetitmangel, leichtes Spannungsgefühl im Bauch nach Nahrungsaufnahme, Müdigkeit, Abgeschlagenheit, blasse Gesichtsfarbe, schwache Gliedmaßen, breiiger Stuhl, Kältegefühl, blasse und nasse Zunge, tief-schwächlicher Puls.

Akupunktur
Mi 3 Taibai, Ren 12 Zhongwan, Bl 20 Pishu, Bl 21 Weishu (mit Moxa).

Nieren-Yang-Mangel

Eindrückbare Ödeme an den Knöcheln und Beinen, schwache Knie, Schmerzen im unteren Rücken, kalte Knie, Kältegefühl, hellweiße Gesichtsfarbe, Müdigkeit, Abgeschlagenheit, reichlich klarer Harn, Nykturie, Impotenz, verringerte Libido, blasse und nasse Zunge, tief-schwächlicher Puls.

Akupunktur
Ni 7 Fuliu, Ni 3 Taixi, Ren 4 Guanyuan, Bl 23 Shenshu (mit Moxa).

Weitere Krankheitsmuster

Nässe-Hitze

Geschwollene Beine und Knöchel, schmerzende, geschwollene, gerötete und heiße Gelenke, klebriger gelber Zungenbelag, schlüpfrig-schneller Puls. Je nach Lokalisierung der Nässe im Körper zeigen sich entsprechend weitere Symptome und klinische Zeichen.

Qi-Stagnation und Blut-Stase

Nicht eindrückbare Ödeme der Gliedmaßen, wobei sich die Haut bei Druck auf die angeschwollene Stelle zurückwölbt, Spannungsgefühl in den Beinen, violette Verfärbungen der Beine, Spannungsgefühl im Flankenbereich oder Oberbauch, Reizbarkeit, Launenhaftigkeit, Kloßgefühl im Hals, prämenstruelle Anspannung, Schmerzen im Flankenbereich, Bauchschmerzen, Regelschmerzen, dunkles und verklumptes Menstruationsblut, Massen im Bauchraum, violette Nägel und Lippen, violette oder dunkle Gesichtsfarbe, violette Zunge, saitenförmiger oder haftender Puls.

Kälte-Nässe

Geschwollene Beine und Knöchel, Schweregefühl in den Gliedmaßen, Beine sehen gedunsen aus, Gelenkschmerzen, Völlegefühl im Oberbauch, Schweregefühl in Kopf und Körper, Kältegefühl, kalte Gliedmaßen, klebriger weißer Zungenbelag, schlüpfrig-langsamer Puls.

Qi-Mangel und Blut-Stase

Ödeme an den Gliedmaßen, kalte Hände und Füße, Beinschmerzen, Appetitmangel, breiiger Stuhl, schwache Stimme, leichte Kurzatmigkeit, dunkle Gesichtsfarbe, Bauchschmerzen, bläulich-violette Zunge, schwächlicher oder rauer Puls.

HINWEIS FÜR DIE PRAXIS
Sind die Ödeme nicht eindrückbar, hinterlassen sie also nach dem Eindrücken mit dem Finger keine Delle, handelt es sich nicht um „klassische" Ödeme.

66.2 Atrophie der Beine

Teil A (Betrachtung) ➤ Kap. 19

Magen- und Milz-Qi-Mangel

Atrophie oder Verschmälerung der Beinmuskulatur, Schwäche in den Gliedmaßen, Muskelschwäche, Watschelgang, Füße drehen sich nach innen oder außen, Appetitmangel, leichtes Spannungsgefühl im Bauch nach Nahrungsaufnahme, Müdigkeit, Abgeschlagenheit, blasse Gesichtsfarbe, breiiger Stuhl, Oberbauchbeschwerden, Verlust des Geschmackssinns, blasse Zunge, leerer Puls. Bei Kindern entspricht dieses Muster dem Folgestadium einer Poliomyelitis.

Leber- und Nieren-Yin-Mangel

Muskelschwund oder Verschmälerung der Beinmuskulatur, schwache Knie, schwankender Gang, Schwindel, Tinnitus, Schwerhörigkeit, Schmerzen im unteren Rücken, dumpfe Kopfschmerzen im Bereich des Hinterhauptes oder des Scheitels, Schlaflosigkeit, taube oder kribbelnde Gliedmaßen, trockene Augen, verschwommene Sicht, trockener Rachen am Abend, trockenes Haar, trockene Haut, brüchige Nägel, Nachtschweiß, trockener Stuhl, spärliche Regelblutungen oder Amenorrhö, normale Zungenfarbe, kein Belag, oberflächlich-leerer Puls. Dieses Muster kommt meist bei älteren Menschen vor.

Milz- und Nieren-Yang-Mangel

Muskelschwund oder Verschmälerung der Beinmuskulatur, kalte und schwache Knie, Wassereinlagerungen in den Unterschenkeln, Muskelschwäche, Schmerzen im unteren Rücken, allgemeines Kältegefühl oder Kältegefühl im Rücken, schwache Beine, hellweiße Gesichtsfarbe, schwache Knie, verringerte Libido, Müdigkeit, Abgeschlagenheit, reichlich klarer oder wenig klarer Harn, Nykturie, breiiger Stuhl, Appetitmangel, leichtes Spannungsgefühl im Bauch, Durchfall frühmorgens, blasse und nasse Zunge, tief-schwächlicher Puls.

Qi- und Blut-Mangel

Muskelschwund oder Verschmälerung der Beinmuskulatur, Appetitmangel, breiiger Stuhl, schwache Stimme, Müdigkeit, verschwommene Sicht, Schwindel, taube oder kribbelnde Gliedmaßen, Herzklopfen, matt-blasse Gesichtsfarbe, blasse Zunge, schwächlicher oder rauer Puls.

Nieren-Essenz-Mangel

Muskelschwund oder Verschmälerung der Beinmuskulatur, späte Entwicklung bei Kindern, Hände können nicht greifen, Füße können nicht ganz auf dem Boden aufsetzen, langsame geistige Entwicklung. Dieses Syndrom tritt nur bei Kindern oder Kleinkindern auf und ist mit den Fünf Retardierungen (langsame Entwicklung bei Kindern bezüglich Stehen, Gehen, Zahnentwicklung, Haarwuchs und Sprache) sowie den Fünf Erschlaffungen (spätes Schließen der Fontanellen, schlaffer Mund, schlaffe Hände, Füße und Muskeln) assoziiert.

66.3 Lähmung der Beine

Teil A (Betrachtung) ➤ Kap. 19

Magen- und Milz-Qi-Mangel

Lähmung der Beine, schwache und kalte Gliedmaßen, Appetitmangel, leichtes Spannungsgefühl im Bauch nach Nahrungsaufnahme, Müdigkeit, Abgeschlagenheit, blasse Gesichtsfarbe, breiiger Stuhl, Oberbauchbeschwerden, Verlust des Geschmackssinns, blasse Zunge, leerer Puls.

Qi- und Blut-Mangel

Lähmung der Beine, schwache Beine, Appetitmangel, breiiger Stuhl, schwache Stimme, Müdigkeit, verschwommene Sicht, Schwindel, taube oder kribbelnde Gliedmaßen, Herzklopfen, matt-blasse Gesichtsfarbe, blasse Zunge, schwächlicher oder rauer Puls.

Leber- und Nieren-Yin-Mangel

Lähmung der Beine, Schwindel, Tinnitus, schwache Knie, Schwerhörigkeit, Schmerzen im unteren Rücken, dumpfe Kopfschmerzen im Bereich des Hinterhauptes oder des Scheitels, Schlaflosigkeit, taube oder kribbelnde Gliedmaßen, trockene Augen, verschwommene Sicht, trockener Rachen am Abend, trockenes Haar, trockene Haut, brüchige Nägel, Nachtschweiß, trockener Stuhl, spärliche Regelblutungen oder Amenorrhö, normale Zungenfarbe, kein Belag, oberflächlich-leerer Puls.

Ansammlung von Nässe in den Muskeln

Lähmung der Beine, Schweregefühl des Körpers oder der Gliedmaßen, geschwollene Gliedmaßen, Völlegefühl im Oberbauch, klebriger Mundgeschmack, klebriger Zungenbelag, schlüpfriger Puls.

Leber-Blut-Stase

Lähmung der Beine, Gliederschmerzen, die nachts schlimmer sein können, Schmerzen im Flankenbereich und/oder Bauch, Regelschmerzen, dunkles und verklumptes Regelblut, Massen im Bauchraum, violette Nägel und Lippen, violette oder dunkle Gesichtsfarbe, violette Zunge, saitenförmiger oder haftender Puls.

Wind und Schleim in den Leitbahnen

Einseitige Beinlähmung, taube Gliedmaßen, starker Schwindel, verschwommene Sicht, Zittern, taube oder kribbelnde Gliedmaßen, Tinnitus, Übelkeit, Sputum im Rachen, Engegefühl im Brustkorb, steife oder abweichende und gedunsene Zunge, saitenförmig-schlüpfriger Puls. Dieses Muster entspricht dem Folgestadium eines Wind-Schlaganfalls.

66.4 Trippelgang

Teil A (Betrachtung) ➤ Kap. 19

Beim Trippelgang hebt der Patient die Füße höher als notwendig an und tritt dann hastig nach vorne auf, als ob er verhindern wollte, nach vorne umzufallen.

Leber- und Nieren-Yin-Mangel mit innerem Wind

Trippelgang, Zittern, starker Schwindel, Tinnitus, schwache Knie, Schwerhörigkeit, Schmerzen im unteren Rücken, dumpfe Kopfschmerzen im Bereich des Hinterhauptes oder des Scheitels, Schlaflosigkeit, taube oder kribbelnde Gliedmaßen, trockene Augen, verschwommene Sicht, trockener Rachen am Abend, trockenes Haar, trockene Haut, brüchige Nägel, Nachtschweiß, trockener Stuhl, spärliche Regelblutungen oder Amenorrhö, Tics, normale Zungenfarbe, kein Belag, abweichende oder bewegliche Zunge, oberflächlich-leerer und etwas saitenförmiger Puls.

Qi- und Blut-Mangel mit innerem Wind

Trippelgang, schwache Gliedmaßen, leichtes Zittern der Gliedmaßen, Appetitmangel, breiiger Stuhl, schwache Stimme, Müdigkeit, verschwommene Sicht, Schwindel, taube oder kribbelnde Gliedmaßen, Herzklopfen, matt-blasse Gesichtsfarbe, blasse und abweichende oder bewegliche Zunge, schwächlicher oder rauer und etwas saitenförmiger Puls.

66.5 Instabiler Gang

Teil A (Betrachtung) ➤ *Kap. 19*

Leber- und Nieren-Yin-Mangel mit innerem Wind

Instabiler Gang, starker Schwindel, Tinnitus, schwache Knie, Schwerhörigkeit, Schmerzen im unteren Rücken, dumpfe Kopfschmerzen im Bereich des Hinterhauptes oder des Scheitels, Schlaflosigkeit, taube oder kribbelnde Gliedmaßen, trockene Augen, verschwommene Sicht, trockener Rachen am Abend, trockenes Haar, trockene Haut, brüchige Nägel, Nachtschweiß, trockener Stuhl, spärliche Regelblutungen oder Amenorrhö, Zittern, Tics, normale Zungenfarbe, kein Belag, abweichende oder bewegliche Zunge, oberflächlich-leerer und etwas saitenförmiger Puls.

Qi- und Blut-Mangel mit innerem Wind

Instabiler Gang, schwache Gliedmaßen, leichtes Zittern der Gliedmaßen, Appetitmangel, breiiger Stuhl, schwache Stimme, Müdigkeit, verschwommene Sicht, Schwindel, taube oder kribbelnde Gliedmaßen, Herzklopfen, matt-blasse Gesichtsfarbe, blasse und abweichende oder bewegliche Zunge, schwächlicher oder rauer und etwas saitenförmiger Puls.

66.6 Taumelnder Gang

Teil A (Betrachtung) ➤ *Kap. 19*

Leber- und Nieren-Yin-Mangel mit innerem Wind

Taumelnder Gang, Schwindel, Tinnitus, schwache Knie, Schwerhörigkeit, Schmerzen im unteren Rücken, dumpfe Kopfschmerzen im Bereich des Hinterhauptes oder des Scheitels, Schlaflosigkeit, taube oder kribbelnde Gliedmaßen, trockene Augen, verschwommene Sicht, trockener Rachen am Abend, trockenes Haar, trockene Haut, brüchige Nägel, Nachtschweiß, trockener Stuhl, spärliche Regelblutungen oder Amenorrhö, normale Zungenfarbe, kein Belag, abweichende oder bewegliche Zunge, oberflächlich-leerer und etwas saitenförmiger Puls.

Schleim und Blut-Stase

Taumelnder Gang, Beinschmerzen, die nachts schlimmer sind, geschwollene Beine, Schweregefühl in den Beinen, violette und gedunsene Zunge, saitenförmig-schlüpfriger Puls.

66.7 Steppergang

Teil A (Betrachtung) ➤ *Kap. 19*

Leber- und Nieren-Yin-Mangel mit innerem Wind

Steppergang, starker Schwindel, Tinnitus, schwache Knie, Schwerhörigkeit, Schmerzen im unteren Rücken, dumpfe Kopfschmerzen im Bereich des Hinterhauptes oder des Scheitels, Schlaflosigkeit, taube oder kribbelnde Gliedmaßen, trockene Augen, verschwommene Sicht, trockener Rachen am Abend, trockenes Haar, trockene Haut, brüchige Nägel, Nachtschweiß, trockener Stuhl, spärliche Regelblutungen oder Amenorrhö, Zittern, Tics, normale Zungenfarbe, kein Belag, abweichende oder bewegliche Zunge, oberflächlich-leerer und etwas saitenförmiger Puls.

Qi- und Blut-Mangel mit innerem Wind

Steppergang, schwache Gliedmaßen, leichtes Zittern der Gliedmaßen, Appetitmangel, breiiger Stuhl, schwache Stimme, Müdigkeit, verschwommene Sicht, Schwindel, taube oder kribbelnde Gliedmaßen, Herzklopfen, matt-blasse Gesichtsfarbe, blasse und abweichende oder bewegliche Zunge, schwächlicher oder rauer und etwas saitenförmiger Puls.

66.8 Schlurfender Gang

Teil A (Betrachtung) ➤ *Kap. 19*

Leber- und Nieren-Yin-Mangel mit Wind-Schleim in den Leitbahnen

Schlurfender Gang, taube oder kribbelnde Gliedmaßen / Beine, Zittern, starker Schwindel, Tinnitus, schwache Knie, Schwerhörigkeit, Schmerzen im unteren Rücken, dumpfe Kopfschmerzen im Bereich des Hinterhauptes oder des Scheitels, Schlaflosigkeit, trockene Augen, verschwommene Sicht, trockener Rachen am Abend, trockenes Haar, trockene Haut, brüchige Nägel, Nachtschweiß, trockener Stuhl, spärliche Regelblutungen oder Amenorrhö, Tics, normale Zungenfarbe, kein Belag, abweichende oder bewegliche Zunge, oberflächlich-leerer und etwas saitenförmig-schlüpfriger Puls.

66.9 Gekrümmte Beine

Teil A (Betrachtung) ➤ *Kap. 19*

Angeborener Milz- und Magen-Mangel

Gekrümmte Beine bei Kindern, schwaches und dünnes Kind, Verdauungsbeschwerden, schwache Beine, Spannungsgefühl im Bauch, Appetitmangel, breiiger Stuhl, Müdigkeit.

Angeborener Leber- und Nieren-Mangel

Gekrümmte Beine bei Kindern, schwaches und dünnes Kind, schwache Beine und Knie oder schwacher Rücken, Bettnässen.

66.10 Kalte Füße

Teil B (Befragung) ➤ *Kap. 39*

Leere

Nieren-Yang-Mangel

Eindrückbare Ödeme an Knöcheln und Beinen, schwache Knie, Schmerzen im unteren Rücken, kalte Knie, Kältegefühl, hellweiße Gesichtsfarbe, Müdigkeit, Abgeschlagenheit, reichlich klarer Harn, Nykturie, Impotenz, verringerte Libido, blasse und nasse Zunge, tief-schwächlicher Puls.

Akupunktur
Ni 3 Taixi, Ren 4 Guanyuan, Bl 23 Shenshu, Ni 7 Fuliu, Du 4 Mingmen. Moxa.

Leber-Blut-Mangel

Kalte Füße, Taubheitsgefühl in den Füßen, trockene Füße, Schwindel, verschwommene Sicht, Mouches volantes, taube oder kribbelnde Gliedmaßen, spärliche Regelblutungen, matt-blasse Gesichtsfarbe, blasse Zunge, rauer oder dünner Puls.

Akupunktur
Le 8 Ququan, Ma 36 Zusanli, Mi 6 Sanyinjiao, Ren 4 Guanyuan.

Milz- und Nieren-Yang-Mangel

Kalte Füße, Fußödeme, kalte und schwache Beine oder Knie, Schmerzen im unteren Rücken, allgemeines Kältegefühl oder Kältegefühl im Rücken, hellweiße Gesichtsfarbe, Impotenz, verringerte Libido, Müdigkeit, reichlich oder wenig klarer Harn, Nykturie, breiiger Stuhl, Appetitmangel, leichtes Spannungsgefühl im Bauch, Patient möchte sich gerne hinlegen, Durchfall frühmorgens, blasse und nasse Zunge, tief-schwächlicher Puls.

Akupunktur
Ni 3 Taixi, Ren 4 Guanyuan, Bl 23 Shenshu, Ni 7 Fuliu, Du 4 Mingmen, Ren 12 Zhongwan, Bl 20 Pishu, Ma 36 Zusanli. Moxa.

Weitere Krankheitsmuster

Schleim im Unteren Erwärmer

Kalte Füße, Schweregefühl in den Beinen, Taubheitsgefühl in den Beinen, Bauchschmerzen, übermäßiger Scheidenausfluss, gedunsene Zunge, schlüpfriger Puls.

HINWEIS FÜR DIE PRAXIS
Kalte Füße stellen häufig einen verlässlichen Hinweis auf einen Nieren-Yang-Mangel dar.

66.11 Oberschenkelschmerzen

Teil B (Befragung) ➤ *Kap. 39*

Nässe-Hitze

Brennende Schmerzen auf der Innenseite des Oberschenkels, die bis zu den äußeren Genitalien ausstrahlen können, Schweregefühl in den Beinen, Hitzegefühl, matt-gelbe Gesichtsfarbe, übermäßiger Scheidenausfluss, gerötete oder schmerzhafte und juckende Scheide, klebriger gelber Zungenbelag, schlüpfrig-schneller Puls.

Kälte-Nässe

Schmerzen auf der Innenseite des Oberschenkels, die durch Einfluss von Kälte schlimmer und durch Wärmeanwendungen besser werden, Schweregefühl in den Beinen, matt-blasse Gesichtsfarbe, kalte Gliedmaßen, übermäßiger weißer Scheidenausfluss, klebriger weißer Zungenbelag, schlüpfrig-langsamer Puls.

Qi-Mangel und Blut-Stase

Oberschenkelschmerzen, die nachts schlimmer werden, Muskelschwäche, schwache Gliedmaßen, Müdigkeit, dunkle Gesichtsfarbe, starre Knie, violette Zunge, saitenförmiger Puls.

Nieren-Yang-Mangel

Chronische und dumpfe Oberschenkelschmerzen, kalte und schwache Knie, Schmerzen im unteren Rücken, Kältegefühl, hellweiße Gesichtsfarbe, Müdigkeit, Abgeschlagenheit, reichlich klarer Harn, Nykturie, Impotenz, verringerte Libido, blasse und nasse Zunge, tief-schwächlicher Puls.

Qi-Stagnation und Blut-Stase im absteigenden Ast des Durchdringungsgefäßes

Schmerzen auf der Innenseite des Oberschenkels, die häufig zusammen mit der Periode auftreten, kalte Füße, Hitzegefühl im Gesicht, Spannungsgefühl im Bauch, unregelmäßige Periode, sichtbare Venolen auf der Beininnenseite, haftender Puls.

66.12 Hüftschmerzen

Teil B (Befragung) ➤ *Kap. 39*

Qi-Stagnation und Blut-Stase

Stechende Hüftschmerzen, die nachts schlimmer werden, ausgeprägte Starre des Hüftgelenks, Spannungsgefühl in den Beinen, violette Zunge, saitenförmiger Puls.

Eindringen von Kälte und Nässe

Einseitige, heftige Hüftschmerzen, die durch Einfluss von Kälte schlimmer und bei Wärmeanwendungen besser werden, Schweregefühl in den Beinen, kalte Beine, starre Beine.

66.13 Knieschmerzen

Teil B (Befragung) ➤ Kap. 39

Eindringen von Kälte und Nässe

Einseitige, heftige Knieschmerzen, die durch Einfluss von Kälte schlimmer und bei Wärmeanwendungen besser werden, starres Kniegelenk, geschwollenes Kniegelenk, Schweregefühl in den Beinen.

Eindringen von Kälte

Einseitige, heftige Knieschmerzen, die durch Einfluss von Kälte schlimmer und bei Wärmeanwendungen besser werden, Bewegung verbessert den Schmerz, während Ausruhen ihn verschlimmert, starres Kniegelenk.

Nässe-Hitze

Heftige Knieschmerzen, die mit Rötung, Schwellung und Überwärmung einhergehen.

Qi-Stagnation und Blut-Stase

Knieschmerzen, die unabhängig vom Wetter sind, die Schmerzen werden durch Bewegung verschlimmert und durch Ruhe gelindert, keine Schwellungen. Hierbei handelt es sich meist um Schmerzen aufgrund wiederholter Überlastungsschäden oder Verstauchung.

Nieren-Mangel

Chronisch dumpfe Schmerzen in beiden Knien mit Schwächegefühl, allmählicher Beginn, Besserung durch Ruhe, Verschlimmerung durch Bewegung, Schmerzen im unteren Rücken, Schwindel, Tinnitus. Je nachdem, ob ein Nieren-Yin- oder Nieren-Yang-Mangel vorliegt, bestehen entsprechend weitere Symptome und klinische Zeichen.

66.14 Fußschmerzen

Teil B (Befragung) ➤ Kap. 39

Nässe

Schmerzende und geschwollene Füße, kalte Füße, Schweregefühl in den Beinen.

Nässe-Hitze

Schmerzende und geschwollene Füße, heiße, gerötete und geschwollene Füße, Schweregefühl in den Beinen.

Nieren-Mangel

Dumpfe Fußschmerzen, schwache Knie, Schmerzen im unteren Rücken, Schwindel, Tinnitus. Je nachdem, ob ein Yin- oder Yang-Mangel vorliegt, bestehen entsprechend weitere Symptome und klinische Zeichen.

Qi- und Blut-Mangel

Dumpfe Fußschmerzen, Taubheitsgefühl in den Füßen, Appetitmangel, breiiger Stuhl, schwache Stimme, Müdigkeit, verschwommene Sicht, Schwindel, taube oder kribbelnde Gliedmaßen, Herzklopfen, matt-blasse Gesichtsfarbe, blasse Zunge, schwächlicher oder rauer Puls.

Nässe-Schleim

Schmerzender Fußrücken oder Fußballen, kribbelndes Gefühl in den Füßen, Schweregefühl in den Beinen, Neigung zu Fettleibigkeit, gedunsene Zunge, schlüpfriger Puls.

66.15 Schwache Knie

Teil B (Befragung) ➤ Kap. 39

Nieren-Yang-Mangel

Schwache und kalte Knie, Schmerzen im unteren Rücken, Kältegefühl, hellweiße Gesichtsfarbe, Müdigkeit, Abgeschlagenheit, reichlich klarer Harn, Nykturie, Impotenz, verringerte Libido, blasse und nasse Zunge, tief-schwächlicher Puls

Nieren- und Leber-Yin-Mangel

Schwache Knie, Schwindel, Tinnitus, Schwerhörigkeit, Schmerzen im unteren Rücken, dumpfe Kopfschmerzen im Bereich des Hinterhauptes oder des Scheitels, Schlaflosigkeit, taube oder kribbelnde Gliedmaßen, trockene Augen, verschwommene Sicht, trockener Rachen am Abend, trockenes Haar, trockene Haut, brüchige Nägel, Nachtschweiß, trockener Stuhl, spärliche Regelblutungen oder Amenorrhö, normale Zungenfarbe, kein Belag, oberflächlich-leerer Puls.

Magen- und Milz-Qi-Mangel

Schwache Knie, Appetitmangel, leichtes Spannungsgefühl im Bauch nach Nahrungsaufnahme, Müdigkeit, Abgeschlagenheit, blasse Gesichtsfarbe, schwache Gliedmaßen, breiiger Stuhl, Oberbauchbeschwerden, Geschmacksverlust, blasse Zunge, leerer Puls.

66.16 Steife Knie

Kälte-Nässe in den Leitbahnen

Steife und geschwollene Knie, Kältegefühl in den Knien, Knieschmerzen werden durch Einfluss von Kälte und Nässe schlimmer und durch Wärmeanwendungen besser, Schweregefühl in den Beinen, kalte Beine.

Kälte in den Leitbahnen

Steife und schmerzende Knie, Schmerzen werden durch Einfluss von Kälte schlimmer und durch Wärmeanwendungen besser.

Nässe

Steife Knie, geschwollene Knie, Taubheitsgefühl in den Beinen, Schweregefühl in den Beinen, klebriger Zungenbelag, schlüpfriger Puls.

Nässe-Hitze

Steife Knie, geschwollene, gerötete, schmerzende und heiße Knie, Taubheitsgefühl in den Knien, Schweregefühl in den Beinen, klebriger gelber Zungenbelag, schlüpfrig-schneller Puls.

Qi-Stagnation und Blut-Stase

Steife Knie, schmerzende Knie, Besserung bei leichter körperlicher Betätigung, steife Sehnen, saitenförmiger Puls.

Nieren-Yang-Mangel

Leichte Steifigkeit in den Knien, Schmerzen im unteren Rücken, kalte Knie, Kältegefühl, hellweiße Gesichtsfarbe, schwache Knie, Müdigkeit, Abgeschlagenheit, reichlich klarer Harn, Nykturie, Impotenz, verringerte Libido, blasse und nasse Zunge, tief-schwächlicher Puls.

66.17 Schwäche der Beine

Teil B (Befragung) ➤ Kap. 39

Magen- und Milz-Qi-Mangel

Schwäche in den Gliedmaßen oder Beinen, Appetitmangel, leichtes Spannungsgefühl im Bauch nach Nahrungsaufnahme, Müdigkeit, Abgeschlagenheit, blasse Gesichtsfarbe, schwache Gliedmaßen, breiiger Stuhl, Oberbauchbeschwerden, Geschmacksverlust, blasse Zunge, leerer Puls.

Nieren-Yang-Mangel

Schwäche der Beine, kalte Füße und Beine, Knöchelödeme, schwache und kalte Knie, Schmerzen im unteren Rücken, Kältegefühl, hellweiße Gesichtsfarbe, Müdigkeit, Abgeschlagenheit, reichlich klarer Harn, Nykturie, Impotenz, verringerte Libido, blasse und nasse Zunge, tief-schwächlicher Puls.

Nieren-Yin-Mangel

Schwäche der Beine, dünne Beine, unsicherer Gang, nachts heiße Fußsohlen, Schwindel, Tinnitus, Schwerhörigkeit, Gedächtnisschwäche, Nachtschweiß, trockener Mund und Rachen in der Nacht, Schmerzen im unteren Rücken, Verstopfung, spärlicher dunkler Harn, Müdigkeit, normale Zungenfarbe, kein Belag, oberflächlich-leerer Puls

Leber- und Nieren-Yin-Mangel

Schwäche der Beine, dünne Beine, unsicherer Gang, nachts heiße Fußsohlen, Schwindel, Tinnitus, schwache Knie, Schwerhörigkeit, Schmerzen im unteren Rücken, dumpfe Kopfschmerzen im Bereich des Hinterhauptes oder des Scheitels, Schlaflosigkeit, taube oder kribbelnde Gliedmaßen, trockene Augen, verschwommene Sicht, trockener Rachen am Abend, trockenes Haar, trockene Haut, brüchige Nägel, Nachtschweiß, trockener Stuhl, spärliche Regelblutungen oder Amenorrhö, normale Zungenfarbe, kein Belag, oberflächlich-leerer Puls.

66.18 Schweregefühl in den Beinen

Teil E (Symptome und klinische Zeichen) ➤ Kap. 64; Teil B (Befragung) ➤ Kap. 39

Fülle

Nässe

Schweregefühl in den Beinen, Taubheitsgefühl, geschwollene Beine, generelles Schweregefühl, Völlegefühl im Oberbauch, klebriger Zungebelag, schlüpfriger Puls.

Akupunktur
Ren 12 Zhongwan, Ren 9 Shuifen, Mi 9 Yinlingquan, Ren 5 Shimen, Bl 22 Sanjiaoshu.

Nässe-Hitze

Schweregefühl in den Beinen, geschwollene Beine, heiße Füße, Muskelschmerzen, Taubheitsgefühl, Völlegefühl im Oberbauch, klebriger gelber Zungenbelag, schlüpfrig-schneller Puls.

Akupunktur
Ren 12 Zhongwan, Ren 9 Shuifen, Mi 9 Yinlingquan, Ren 5 Shimen, Bl 22 Sanjiaoshu.

Fülle / Leere

Milz-Qi-Mangel mit Nässe

Ein geringes Schweregefühl in den Beinen, schwache Gliedmaßen, Appetitmangel, leichtes Spannungsgefühl im Bauch nach Nahrungsaufnahme, Müdigkeit, Abgeschlagenheit, blasse oder fahle Gesichtsfarbe, breiiger Stuhl, Völlegefühl im Bauch, Schweregefühl, klebriger Mundgeschmack, Verdauungsbeschwerden, unverdaute Nahrungsreste im Stuhl, Übelkeit, dumpfe Stirnkopfschmerzen, blasse Zunge mit klebrigem Belag, sanfter Puls.

Akupunktur
Ren 12 Zhongwan, Ren 9 Shuifen, Mi 9 Yinlingquan, Ren 5 Shimen, Bl 22 Sanjiaoshu, Bl 20 Pishu, Ma 36 Zusanli.

Nieren-Yang-Mangel mit Nässe

Ein geringes Schweregefühl in den Beinen, schwache und kalte Knie, Schmerzen im unteren Rücken, Kältegefühl, hellweiße Gesichtsfarbe, Müdigkeit, Abgeschlagenheit, reichlich klarer Harn, Nykturie, Impotenz, verringerte Libido, übermäßiger Scheidenausfluss, blasse und nasse Zunge mit klebrigem Belag, tief-schwächlicher und etwas schlüpfriger Puls.

Akupunktur
Ren 12 Zhongwan, Ren 9 Shuifen, Mi 9 Yinlingquan, Ren 5 Shimen, Bl 22 Sanjiaoshu, Bl 23 Shenshu, Ni 7 Fuliu, Ren 4 Guanyuan.

HINWEIS FÜR DIE PRAXIS
Schweregefühl in den Beinen ist ein eindeutiges Symptom von Nässe im Unteren Erwärmer.

66.19 Unruhige Beine (Restless Legs)

Leere

Leber- und Nieren-Yin-Mangel

Abends ruhelose Beine, nachts heiße Füße im Bett, die der Patient heraushängen lassen will, schwache Knie, Schwindel, Tinnitus, Schwerhörigkeit, Schmerzen im unteren Rücken, dumpfe Kopfschmerzen im Bereich des Hinterhauptes oder des Scheitels, Schlaflosigkeit, taube oder kribbelnde Gliedmaßen, trockene Augen, verschwommene Sicht, trockener Rachen am Abend, trockenes Haar, trockene Haut, brüchige Nägel, Nachtschweiß, trockener Stuhl, spärliche Regelblutungen oder Amenorrhö, normale Zungenfarbe, kein Belag, oberflächlich-leerer Puls.

Akupunktur
Le 8 Ququan, Ma 36 Zusanli, Mi 6 Sanyinjiao, Ni 3 Taixi, Ren 4 Guanyuan.

Magen-Yin-Mangel

Ruhelose Beine, schwache Beine, kein Appetit oder leichtes Hungergefühl ohne Verlangen zu essen, Verstopfung (trockener Stuhl), dumpfe oder leicht brennende Oberbauchschmerzen, trockener Mund und Rachen vor allem am Nachmittag, Durst ohne Verlangen zu trinken, oder mit dem Verlangen, in kleinen Schlückchen zu trinken, leichtes Völlegefühl nach Nahrungsaufnahme, normale Zungenfarbe, kein Belag oder fehlender Belag in der Zungenmitte, oberflächlich-leerer Puls.

Akupunktur
Ren 12 Zhongwan, Ma 36 Zusanli, Mi 6 Sanyinjiao, Ma 37 Shangjuxu, Ma 39 Xiajuxu.

Leber-Blut-Mangel

Ruhelose Beine, taube oder kribbelnde Beine, Schwindel, verschwommene Sicht, Mouches volantes, spärliche Regelblutungen, matt-blasse Gesichtsfarbe, blasse Zunge, rauer oder dünner Puls.

Akupunktur
Le 8 Ququan, Ma 36 Zusanli, Mi 6 Sanyinjiao, Ren 4 Guanyuan.

Weitere Krankheitsmuster

Blut-Mangel im Durchdringungsgefäß

Ruhelose Beine, Ängstlichkeit, Schwindel, spärliche Regelblutungen, unregelmäßige Periode, Völlegefühl im Bauch und im Bereich des Nabels, taube oder kribbelnde Beine und große Zehen, blasse Zunge, rauer oder dünner Puls.

HINWEIS FÜR DIE PRAXIS
Für die Behandlung unruhiger Beine halte ich die Punkte Ma 36 Zusanli, Ma 37 Shangjuxu und Ma 39 Xiajuxu für eine effektive Kombination.

66.20 Zittern der Beine

Teil E (Symptome und klinische Zeichen) ➤ Kap. 64; Teil A (Betrachtung) ➤ Kap. 4, ➤ Kap. 18

Leber-Blut- oder Leber-Yin-Mangel führen zu Wind

Leichtes Zittern der Beine, taube und kribbelnde Gliedmaßen, Schwindel, verschwommene Sicht, Mouches volantes, spärliche Regelblutungen, trockene Augen, feinschlägiger Tremor der Beine, Tics, Drehschwindel, blasse Zunge mit Belag oder normale Zungenfarbe ohne Belag, rauer oder dünner Puls.

Nieren-Yin-Mangel mit innerem Wind

Leichtes Zittern der Beine, Drehschwindel, Schwindel, Tinnitus, Schwerhörigkeit, Gedächtnisschwäche, Nachtschweiß, trockener Mund und Rachen in der Nacht, Schmerzen im unteren Rücken, Knochenschmerzen, nächtlicher Samenverlust, Verstopfung, spärlicher dunkler Harn, Unfruchtbarkeit, vorzeitiger Samenerguss, Müdigkeit, Abgeschlagenheit, Niedergeschlagenheit, leichte Ängstlichkeit, normale Zungenfarbe, kein Belag, oberflächlich-leerer Puls.

66.21 Wadenkrämpfe

Teil B (Befragung) ➤ Kap. 39

Leber-Blut-Mangel

Wadenkrämpfe in der Nacht oder während normaler körperlicher Betätigung, taube oder kribbelnde Beine, Schwindel, verschwommene Sicht, Mouches volantes, spärliche Regelblutungen, matt-blasse Gesichtsfarbe, blasse Zunge, rauer oder dünner Puls.

Leber-Blut-Mangel mit Leere-Wind

Starke nächtliche Wadenkrämpfe, taube oder kribbelnde Beine, Schwindel, verschwommene Sicht, Mouches volantes, spärliche Regelblutungen, matt-blasse Gesichtsfarbe, Drehschwindel, Zittern, blasse Zunge, dünner und etwas saitenförmiger Puls.

Wind-Schleim

Starke Wadenkrämpfe, taube oder kribbelnde Beine, Schweregefühl in den Beinen, starker Schwindel, verschwommene Sicht, Zittern, Tinnitus, Übelkeit, Sputum im Rachen, Engegefühl im Brustkorb, steife oder zur Seite abweichende und gedunsene Zunge, saitenförmig-schlüpfriger Puls.

Leber-Blut-Stase

Starke Wadenkrämpfe, die nachts am schlimmsten sind, Bauchschmerzen, violette Zunge, saitenförmiger Puls.

HINWEIS FÜR DIE PRAXIS

Bl 57 Chengshan ist ein effektiver Punkt zur Behandlung von Wadenkrämpfen.

66.22 Leistenschmerzen

Nässe

Leistenschmerzen, Schweregefühl in den Beinen, Schwellungen, klebriger Zungenbelag, schlüpfriger Puls.

Qi-Stagnation und Blut-Stase in der Leber-Leitbahn

Heftige Leistenschmerzen, die durch leichte körperliche Betätigung gelindert werden, Spannungsgefühl im Flankenbereich oder Oberbauch, Reizbarkeit, Launenhaftigkeit, Kloßgefühl im Hals, prämenstruelle Anspannung, Schmerzen im Flankenbereich oder Bauch, Regelschmerzen, dunkles und verklumptes Menstruationsblut, Massen im Bauchraum, violette Nägel und Lippen, violette oder dunkle Gesichtsfarbe, violette Zunge, saitenförmiger oder haftender Puls.

Pathologie des Gürtelgefäßes (Nässe-Hitze)

Leistenschmerzen, die vom Unterbauch her ausstrahlen, Schweregefühl, Völlegefühl im Bauch, übermäßiger Scheidenausfluss, einseitiger, klebrig-gelber Zungenbelag, saitenförmiger Puls auf beiden mittleren Taststellen.

66.23 Unterschenkelgeschwüre

Teil A (Betrachtung) ➤ Kap. 21

Nässe-Hitze

Gerötete, geschwollene und schmerzende Unterschenkelgeschwüre mit klebrigem gelbem Exsudat, Juckreiz, nach Austreten der Flüssigkeit verhärten die Ränder des Geschwürs, Schweregefühl, klebriger gelber Zungenbelag, schlüpfrig-schneller Puls.

Milz-Qi-Mangel mit Nässe

Geschwollene, blass-rote und schmerzlose Unterschenkelgeschwüre mit dünnflüssigem Exsudat, Appetitmangel, leichtes Spannungsgefühl im Bauch nach Nahrungsaufnahme, Müdigkeit, blasse Gesichtsfarbe, schwache Gliedmaßen, breiiger Stuhl, Völlegefühl im Bauch, Schweregefühl, klebriger Mundgeschmack, Verdauungsbeschwerden, unverdaute Nahrungsreste im Stuhl, Übelkeit, dumpfe Stirnkopfschmerzen, blasse Zunge mit klebrigem Belag, sanfter Puls.

Qi-Stagnation und Blut-Stase

Dunkle, schmerzende und harte Unterschenkelgeschwüre mit trübem Exsudat, Beinschmerzen, Spannungsgefühl in den Beinen, violette Zunge, saitenförmiger Puls.

Leber- und Nieren-Yin-Mangel

Blass-rote und schmerzlose Unterschenkelgeschwüre, Schwindel, Tinnitus, schwache Knie, Schwerhörigkeit, Schmerzen im unteren Rücken, dumpfe Kopfschmerzen im Bereich des Hinterhauptes oder des Scheitels, Schlaflosigkeit, taube oder kribbelnde Gliedmaßen, trockene Augen, verschwommene Sicht, trockener Rachen am Abend, trockenes Haar, trockene Haut, brüchige Nägel, Nachtschweiß, trockener Stuhl, spärliche Regelblutungen oder Amenorrhö, normale Zungenfarbe, kein Belag, oberflächlich-leerer Puls.

66.24 Zehengeschwüre

Teil A (Betrachtung) ➢ Kap. 21

Toxische Hitze

Dunkle Zehengeschwüre, aus denen dunkle Flüssigkeit oder Blut austritt, Eiterung, brennende Schmerzen, die nachts schlimmer sind, Schlaflosigkeit, geistige Unruhe, Durst, rote Zunge mit roten Punkten und dickem, klebrig-gelbem Belag, überflutend-schlüpfrig-schneller Puls.

Äußere Toxische Hitze

Zehengeschwüre vor allem an der Innenseite des großen Zehs, dunkle Nägel, Schwellung seitlich des Nagels, Schmerzen, oberflächlicher Puls.

66.25 Fußsohlenschmerzen

Teil B (Befragung) ➢ Kap. 39

Magen-Qi-Mangel

Dumpfe Schmerzen in den Fußsohlen (Fußballen), die sich langsam entwickeln, Oberbauchbeschwerden, kein Appetit, Verlust des Geschmackssinns, breiiger Stuhl, Müdigkeit vor allem am Morgen, schwache Gliedmaßen, blasse Zunge, leerer Puls.

Magen-Qi-Mangel mit Nässe

Dumpfe Schmerzen in den Fußsohlen (Fußballen), die plötzlich einsetzen, geschwollener Fußballen, Schweregefühl in den Beinen, schwache Beine, Oberbauchbeschwerden, Appetitmangel, Geschmacksverlust, breiiger Stuhl, Müdigkeit vor allem am Morgen, schwache Gliedmaßen, blasse Zunge, leerer Puls.

Magen-Hitze

Brennende Schmerzen in den Fußballen, brennende Oberbauchschmerzen, Durst, saures Aufstoßen, Übelkeit, Erbrechen kurz nach dem Essen, übermäßiger Hunger, schlechter Atem, Hitzegefühl, rote Zunge mit gelbem Belag, überflutend-schneller Puls.

Leber-Feuer

Brennende Schmerzen unterhalb des großen Zehs, heiße Füße, Kopfschmerzen, rotes Gesicht, Schwindel, Tinnitus, Reizbarkeit, Neigung zu Wutanfällen, Durst, bitterer Mundgeschmack, Verstopfung, dunkler Harn, rote Zunge mit röteren Rändern und trockenem gelbem Belag, saitenförmig-schneller Puls.

Nässe in der Milz

Dumpfe Schmerzen unterhalb des großen Zehs, geschwollener Fuß, Schweregefühl in den Beinen, schweißige Füße, Völlegefühl im Oberbauch und Bauch, klebriger Mundgeschmack, klebriger Zungenbelag, schlüpfriger Puls.

Nieren-Yang-Mangel

Dumpfe Fußsohlenschmerzen, kalte Füße, kalte und schwache Knie, Schmerzen im unteren Rücken, Kältegefühl, hellweiße Gesichtsfarbe, Müdigkeit, Abgeschlagenheit, reichlich klarer Harn, Nykturie, Impotenz, verringerte Libido, blasse und nasse Zunge, tief-schwächlicher Puls.

Nieren-Yin-Mangel

Dumpfe Fußsohlenschmerzen am Abend oder in der Nacht, brennendes Gefühl an den Fußsohlen, schwache Knie, Schwindel, Tinnitus, Schwerhörigkeit, Gedächtnisschwäche, Nachtschweiß, trockener Mund und Rachen in der Nacht, Schmerzen im unteren Rücken, Verstopfung, spärlicher dunkler Harn, Müdigkeit, normale Zungenfarbe, kein Belag, oberflächlich-leerer Puls.

Nieren-Mangel mit Nässe

Dumpfe Fußsohlenschmerzen, wobei die Füße leicht geschwollen sind, Schweregefühl und Schwäche in den Beinen, schwache Knie, Schmerzen im unteren Rücken, Schwindel, Tinnitus. Je nachdem, ob ein Nieren-Yin- oder Nieren-Yang-Mangel vorliegt, bestehen entsprechend weitere Symptome und klinische Zeichen.

66.26 Brennen der Fußsohlen

Teil B (Befragung) ➢ Kap. 39

Nieren-Yin-Mangel mit Leere-Hitze

Brennende Schmerzen an den Fußsohlen, die abends oder nachts am schlimmsten sind, Schwindel, Tinnitus, Schwerhörigkeit, Nachtschweiß, trockener Mund in der Nacht, Hitze in den fünf Zentren, Hitzegefühl am Abend, gerötete Wangen, Durst mit dem Verlangen, in kleinen Schlückchen zu trinken, Schmerzen im unteren Rücken, spärlicher dunkler Harn, Schlaflosigkeit, rote Zunge ohne Belag, oberflächlich-leerer und schneller Puls.

Magen-Hitze

Brennende Schmerzen im Fußballen, brennende Oberbauchschmerzen, Durst, saures Aufstoßen, Übelkeit, übermäßiger Hunger, schlechter Atem, Hitzegefühl, rote Zunge mit gelbem Belag, überflutend-schneller Puls.

Leber-Feuer

Brennende Schmerzen unterhalb des großen Zehs, Kopfschmerzen, rotes Gesicht, Schwindel, Tinnitus, Reizbarkeit, Neigung zu Wutanfällen, Durst, bitterer Mundgeschmack, Verstopfung, dunkler Harn, rote Zunge mit röteren Rändern und trockenem gelbem Belag, saitenförmig-schneller Puls.

KAPITEL

67 Unterer Rücken

Folgende Symptome des unteren Rückens werden besprochen:

1. Schmerzen im unteren Rücken
2. Ischialgie
3. Kälte- und Schweregefühl im unteren Rücken
4. Schwäche im unteren Rücken und in den Knien
5. Steifigkeit der unteren Rückenpartie
6. Steißbeinschmerz
7. Geschwüre am Gesäß
8. Papeln oder Pusteln am Gesäß
9. Skoliose
10. Lordose
11. Nach vorne gebeugte Wirbelsäule
12. Atrophie der Muskulatur entlang der Wirbelsäule
13. Flecken am Rücken
14. Starre des unteren Rückens
15. Bläschen am unteren Rücken
16. Trockene und rote Haut am unteren Rücken
17. Gelbe Verfärbung am unteren Rücken
18. Hautzeichen am unteren Rücken
19. Furunkel auf Bl 23 Shenshu
20. Kyphose
21. Abflachung der Lendenwirbelsäule
22. Abknicken der Wirbelsäule

67.1 Schmerzen im unteren Rücken

Teil B (Befragung) ➤ *Kap. 37*

Leere

Nieren-Yang-Mangel

Chronische Schmerzen im unteren Rücken, entweder einseitig, beidseitig oder mittig auf der Wirbelsäule, die anfallartig wiederkehren können, Gefühl von Schwäche und Kälte im unteren Rücken, Besserung bei Ruhe, Verschlechterung bei Betätigung, schwache und kalte Knie, Kältegefühl, hellweiße Gesichtsfarbe, Müdigkeit, Abgeschlagenheit, reichlich klarer Harn, Nykturie, Impotenz, verringerte Libido, blasse und nasse Zunge, tief-schwächlicher Puls.

Akupunktur
Ni 3 Taixi, Ren 4 Guanyuan, Bl 23 Shenshu, Ni 7 Fuliu, Du 4 Mingmen. Moxa.

Nieren-Yin-Mangel

Chronische Schmerzen im unteren Rücken, entweder einseitig, beidseitig oder mittig auf der Wirbelsäule, die anfallartig wiederkehren können, Gefühl von Schwäche im unteren Rücken, zusammengezogene untere Rückenmuskeln, Besserung bei Ruhe, Verschlechterung bei Betätigung, dünner Körperbau, schwache Knie, Schwindel, Tinnitus, Schwerhörigkeit, Gedächtnisschwäche, Nachtschweiß, trockener Mund und Rachen in der Nacht, Verstopfung, spärlicher dunkler Harn, Müdigkeit, leichte Ängstlichkeit, normale Zungenfarbe, kein Belag, oberflächlich-leerer Puls.

Akupunktur
Ni 3 Taixi, Ren 4 Guanyuan, Bl 23 Shenshu, Mi 6 Sanyinjiao, Ren 12 Zhongwan.

Fülle

Verstauchter Rücken

Akute und starke Rückenschmerzen, entweder einseitig oder mittig auf der Wirbelsäule, Rückenstarre, wobei der Patient außerstande ist, sich nach vorne zu beugen, Beinschmerzen.

Akupunktur
Dü 3 Houxi mit Bl 62 Shenmai (Lenkergefäß), Extrapunkt Shiqizhuixia (auf dem Lenkergefäß, unter L5), Bl 23 Shenshu, Bl 26 Guanyuanshu. Schröpfen.

Kälte-Nässe im unteren Rücken

Akute oder chronische Rückenschmerzen, die morgens schlechter sind aber über den Tag hinweg besser werden, bei leichter Betätigung Besserung, bei Ruhe Verschlimmerung, Schweregefühl, Kältegefühl.

Akupunktur
Extrapunkt Shiqizhuixia (auf dem Lenkergefäß, unter L5), Bl 23 Shenshu, Bl 26 Guanyuanshu. Schröpfen.

Blut-Stase im Rücken

Chronische und starke einseitige Schmerzen im unteren Rücken, die bei leichter Betätigung besser, bei Ruhe jedoch schlechter werden, schlimmer am Morgen aber auch in der Nacht, Rückenstarre, der Schmerz ist auf ein kleines Areal beschränkt, violette Zunge, saitenförmiger Puls.

Akupunktur
Extrapunkt Shiqizhuixia (auf dem Lenkergefäß, unter L5), Bl 23 Shenshu, Bl 26 Guanyuanshu, Mi 10 Xuehai, Bl 17 Geshu. Schröpfen.

Weitere Krankheitsmuster

Eindringen von Wind-Kälte

Plötzliche Rückenschmerzen in der Rückenmitte, die vom Hinterhaupt zum unteren Rücken hin ausstrahlen, Abneigung gegen Kälte, Fieber, Husten, Kratzen im Hals, leichte Atemlosigkeit, verstopfte oder laufende Nase mit klarem wässrigem Sekret, Niesen, Hinterhauptkopfschmerzen, Körperschmerzen, dünner weißer Zungenbelag, oberflächlich-gespannter Puls.

HINWEIS FÜR DIE PRAXIS
Bei chronischen Schmerzen im unteren Rücken besteht immer ein Nieren-Mangel, bei dem ich stets Bl 23 Shenshu einsetze.

67.2 Ischialgie

Außer dem jeweiligen Muster muss man zudem die betroffene Leitbahn bestimmen, also Blasen-, Gallenblasen- oder Magen-Leitbahn. Meist sind ohnehin mehrere Leitbahnen betroffen.

Fülle

Kälte-Nässe im unteren Rücken und in den Beinen

Dumpfe Beinschmerzen, die morgens schlimmer sind, taubes oder kribbelndes Bein, Schweregefühl im Bein, der Schmerz wird bei Einfluss von Kälte und Nässe verschlimmert und durch Wärmeanwendungen verbessert.

Akupunktur
Bl 60 Kunlun, Bl 23 Shenshu, Bl 54 Zhibian, Bl 40 Weizhong. Moxa.

Nässe-Hitze im unteren Rücken und in den Beinen

Starke Beinschmerzen, die nachmittags oder abends zunehmen, taubes oder kribbelndes Bein, Schwere- und Hitzegefühl im Bein.

Akupunktur
Bl 60 Kunlun, Bl 23 Shenshu, Bl 54 Zhibian, Bl 40 Weizhong.

Qi-Stagnation und Blut-Stase

Starke stechende Beinschmerzen, die sich bei Bewegung leicht bessern und beim Ruhen oder Sitzen sowie die Nacht über verschlimmern, die Schmerzen werden durch Wärmeanwendungen etwas gemildert.

Akupunktur
Bl 60 Kunlun, Bl 23 Shenshu, Bl 54 Zhibian, Bl 40 Weizhong, Le 3 Taichong, Mi 10 Xuehai.

Leere/Fülle

Nieren-Yang-Mangel mit Nässe

Dumpfe Schmerzen im Bein, Besserung bei Ruhe, Verschlechterung bei Überanstrengung, Schmerzen im unteren Rücken, schwache und kalte Knie, Schweregefühl in den Beinen, Kältegefühl, hellweiße Gesichtsfarbe, Müdigkeit, Abgeschlagenheit, reichlich klarer Harn, Nykturie, Impotenz, verringerte Libido, blasse und nasse Zunge mit klebrigem Belag, tief-schwächlicher und leicht schlüpfriger Puls.

Akupunktur
Bl 60 Kunlun, Bl 23 Shenshu, Bl 54 Zhibian, Bl 40 Weizhong, Du 4 Mingmen, Mi 9 Yinlingquan, Ren 9 Shuifen. Moxa.

HINWEIS FÜR DIE PRAXIS
Meiner Erfahrung nach ist eine Ischialgie, die mit einem schnellen schlüpfrigen Puls und mit einer roten Zunge mit klebrigem gelbem Belag einhergeht, schwieriger zu behandeln.

67.3 Kälte- und Schweregefühl im unteren Rücken

Nieren-Yang-Mangel

Chronisches Kälte- und Schweregefühl im unteren Rücken, Patient möchte den Bereich des unteren Rückens wärmen, Verschlechterung, wenn der Patient dem Einfluss von Kälte und Nässe ausgesetzt ist, schwache und kalte Knie, Gefühl, als ob man in kaltem Wasser sitzen würde, kalte Füße, Schmerzen im unteren Rücken, Kältegefühl, hellweiße Gesichtsfarbe, Müdigkeit, Abgeschlagenheit, reichlich klarer Harn, Nykturie, Impotenz, verringerte Libido, blasse und nasse Zunge, tief-schwächlicher Puls.

Kälte-Nässe im Rücken

Kälte- und Schweregefühl im unteren Rücken, allgemeines Schweregefühl, chronische Rückenschmerzen, kalte Beine, klebriger weißer Zungenbelag, schlüpfrig-langsamer Puls.

Eindringen von Wind-Wasser

Plötzliches Kälte- und Schweregefühl im unteren Rücken, Knöchelödeme, Abneigung gegen Kälte, oberflächlicher Puls.

67.4 Schwäche im unteren Rücken und in den Knien

Leere

Nieren-Yang-Mangel

Schwacher Rücken und schwache Knie, Schmerzen im unteren Rücken, kalte Knie, Besserung bei Ruhe, Verschlechterung bei Betätigung, Kältegefühl, kalte Füße, hellweiße Gesichtsfarbe, Müdigkeit, Abgeschlagenheit, reichlich klarer Harn, wie Nykturie, Impotenz, verringerte Libido, blasse und nasse Zunge, tief-schwächlicher Puls.

Akupunktur
Ni 3 Taixi, Ren 4 Guanyuan, Bl 23 Shenshu, Ni 7 Fuliu, Du 4 Mingmen, Ni 10 Yingu. Moxa.

Weitere Krankheitsmuster

Nieren-Yin-Mangel

Schwacher Rücken und schwache Knie, Schmerzen im unteren Rücken, Hitzegefühl, nachts im Bett heiße Füße, Schwindel, Tinnitus, Schwerhörigkeit, Gedächtnisschwäche, Nachtschweiß, trockener Mund und Rachen in der Nacht, Verstopfung, spärlicher dunkler Harn, Müdigkeit, leichte Ängstlichkeit, normale Zungenfarbe, kein Belag, oberflächlich-leerer Puls.

Kälte-Nässe im unteren Rücken

Schwacher Rücken und schwache Knie, Schwere- und Kältegefühl im unteren Rücken, Schmerzen im unteren Rücken, geschwollene Füße, Verschlechterung bei Einfluss von Nässe und Kälte, Besserung bei Wärmeanwendungen.

Nässe-Hitze im unteren Rücken

Schwacher Rücken und schwache Knie, Schweregefühl und Brennen im unteren Rücken, Schmerzen im unteren Rücken, geschwollene und heiße Füße, Verschlechterung bei Einfluss von Nässe und Hitze, Besserung bei trockenem Wetter.

67.5 Steifigkeit der unteren Rückenpartie

Qi-Stagnation und Blut-Stase

Sehr steifer unterer Rücken, Patient kann sich nur mit Mühe oder überhaupt nicht nach vorne beugen oder in der Taille drehen, Rückenschmerzen, die Steifigkeit wird durch angemessene körperliche Übungen verbessert, beim Ausbleiben körperlicher Tätigkeit aber verschlimmert, saitenförmiger Puls.

Kälte-Nässe im unteren Rücken

Steifigkeit der unteren Rückenpartie, Schweregefühl im Rücken, taube oder kribbelnde Beine, die Steifigkeit ist am Morgen besonders schlimm, wird aber über den Tag hinweg besser.

Nieren-Yang-Mangel

Leichte Steifigkeit der unteren Rückenpartie, dumpfe Rückenschmerzen, schwache und kalte Knie, Schmerzen im unteren Rücken, Kältegefühl, hellweiße Gesichtsfarbe, Müdigkeit, Abgeschlagenheit, reichlich klarer Harn, Nykturie, Impotenz, verringerte Libido, blasse und nasse Zunge, tief-schwächlicher Puls.

67.6 Steißbeinschmerz

Traumatische Verletzung

Steißbeinschmerzen, wobei in der Krankengeschichte des Patienten eine traumatische Verletzung bekannt ist, Probleme beim Gehen, beim Hinlegen oder Drehen, der Schmerz wird durch Husten oder Niesen verschlimmert.

Nieren-Mangel

Dumpfe Steißbeinschmerzen ohne Bezug zur Bewegung, Taubheit, keine zurückliegenden traumatischen Verletzungen, Schmerzen im unteren Rücken, Schwindel, Tinnitus, schwächlicher Puls. Je nachdem, ob ein Nieren-Yin- oder Nieren-Yang-Mangel vorliegt, treten weitere Symptome und klinische Zeichen auf.

Kälte-Nässe in der Blasen-Leitbahn

Steißbeinschmerzen, Schweregefühl in den Beinen, taube oder kribbelnde Beine, Verschlechterung bei Einfluss von Nässe und Kälte, Besserung bei Wärmeanwendungen.

Nässe-Hitze in der Blasen-Leitbahn

Starke Steißbeinschmerzen, Schweregefühl in den Beinen, taube oder kribbelnde Beine, Hitzegefühl im unteren Rücken.

67.7 Geschwüre am Gesäß

Toxische Hitze

Einseitig verteilte Geschwüre auf dem Gesäß, die in der Mitte rot, geschwollen und schmerzhaft sind, eine rote Umrandung und keine klare Abgrenzung aufweisen, klebriges gelbes Sekret mit Eiter tritt aus, Durst, Hitzegefühl, rote Zunge mit roten Punkten und einem dicken, klebrig-gelben Belag, überflutend-schlüpfrig-schneller Puls.

Äußere Toxische Hitze

Rote, geschwollene und schmerzhafte Geschwüre auf dem Gesäß, die plötzlich auftreten, oberflächlich-schneller Puls.

67.8 Papeln oder Pusteln am Gesäß

Teil A (Betrachtung) ➤ Kap. 11

Nässe-Hitze in der Blase

Papeln oder Pusteln am Gesäß, häufige und dringende Miktion, Brennen bei der Miktion, Schwierigkeiten bei der Miktion, dunkelgelber und / oder trüber Harn, Durst ohne Verlangen zu trinken, Völlegefühl und Schmerzen im Unterbauch, Hitzegefühl, dicker, klebrig-gelblicher Belag an der Zungenwurzel mit roten Punkten, schlüpfrig-schneller Puls.

67.9 Skoliose

Teil A (Betrachtung) ➤ Kap. 11

Leere

Nieren-Essenz-Mangel

Angeborene Skoliose, Schmerzen im unteren Rücken, schwache Knie und Beine, mangelhafte Knochenentwicklung bei Kindern, Erweichung der Knochen bei Erwachsenen, Taubheit, Gedächtnisschwäche, lockere Zähne, Haarausfall oder vorzeitiges Ergrauen der Haare, schwache sexuelle Aktivität, Unfruchtbarkeit, Sterilität, Schwindel, Tinnitus, normale Zungenfarbe und oberflächlich-leerer oder trommelartiger Puls bei zugrunde liegendem Nieren-Yin-Mangel, oder blasse Zunge und tief-schwächlicher Puls, wenn ein Nieren-Yang-Mangel zugrunde liegt.

Akupunktur
Dü 3 Houxi mit BL 62 Shenmai (Lenkergefäß), Ni 3 Taixi, Ren 4 Guanyuan, Ni 10 Yingu, Bl 23 Shenshu, Bl 52 Zhishi, Ni 13 Qixue.

Weitere Krankheitsmuster

Nieren-Mangel mit Blut-Stase

Skoliose, starke Schmerzen im unteren Rücken, steifer Rücken, Schwindel, Tinnitus. Je nachdem, ob ein Nieren-Yin- oder Nieren-Yang-Mangel vorliegt, bestehen noch weitere Symptome und klinische Zeichen sowie ein anderes Puls- und Zungenbild.

Ansammlung von Wind-Nässe in den Leitbahnen des unteren Rückens

Skoliose, Rückenschmerzen, die durch nasses und kaltes Wetter verschlechtert werden, Schweregefühl im Rücken.

67.10 Lordose

Teil A (Betrachtung) ➤ *Kap. 11*

Nieren-Essenz-Mangel

Angeborene Lordose, Schmerzen im unteren Rücken, schwache Knie, mangelhafte Knochenentwicklung bei Kindern, Erweichung der Knochen bei Erwachsenen, Taubheit, Gedächtnisschwäche, lockere Zähne, Haarausfall oder vorzeitiges Ergrauen der Haare, schwache sexuelle Aktivität, Unfruchtbarkeit, Sterilität, Schwindel, Tinnitus, normale Zungenfarbe und oberflächlich-leerer oder trommelartiger Puls bei zugrunde liegendem Nieren-Yin-Mangel, oder blasse Zunge und tief-schwächlicher Puls, wenn ein Nieren-Yang-Mangel zugrunde liegt.

Nieren- und Leber-Yin-Mangel

Lordose, Schmerzen im unteren Rücken, schwache Knie, Schwindel, Tinnitus, Schwerhörigkeit, dumpfe Kopfschmerzen im Bereich des Hinterhauptes und des Scheitels, Schlaflosigkeit, taube oder kribbelnde Gliedmaßen, trockene Augen, verschwommene Sicht, trockener Rachen am Abend, trockenes Haar, trockene Haut, brüchige Nägel, trockene Scheide, Nachtschweiß, trockener Stuhl, spärliche Regelblutungen oder Amenorrhö, normale Zungenfarbe, kein Belag, oberflächlich-leerer Puls.

Ansammlung von Wind-Nässe in den Leitbahnen des unteren Rückens

Lordose, Rückenschmerzen werden bei kaltem und feuchtem Wetter stärker, Schweregefühl im Rücken.

Milz- und Magen-Mangel

Lordose, schwache Gliedmaßen, leichtes Spannungsgefühl im Bauch nach Nahrungsaufnahme, Müdigkeit, Abgeschlagenheit, blasse Gesichtsfarbe, breiiger Stuhl, Oberbauchbeschwerden, Geschmacksverlust, blasse Zunge, leerer Puls.

67.11 Nach vorne gebeugte Wirbelsäule

Teil A (Betrachtung) ➤ *Kap. 11*

Nieren-Essenz-Mangel mit Schwäche im Lenkergefäß

Nach vorne gebeugte Wirbelsäule, Schmerzen im unteren Rücken, schwache Knie und Beine, mangelhafte Knochenentwicklung bei Kindern, Erweichung der Knochen bei Erwachsenen, Taubheit, Gedächtnisschwäche, lockere Zähne, Haarausfall oder vorzeitiges Ergrauen der Haare, schwache sexuelle Aktivität, Unfruchtbarkeit, Sterilität, Schwindel, Tinnitus, normale Zungenfarbe und oberflächlich-leerer oder trommelartiger Puls bei zugrunde liegendem Nieren-Yin-Mangel, oder blasse Zunge und tief-schwächlicher Puls, wenn ein Nieren-Yang-Mangel zugrunde liegt. Bei einer derartig angeborenen Wirbelsäulenverformung handelt es sich um einen konstitutionellen Zustand, bei dem nicht zwingend weitere Symptome auftreten.

67.12 Atrophie der Muskulatur entlang der Wirbelsäule

Teil A (Betrachtung) ➤ *Kap. 11*

Milz-Qi-Mangel

Atrophie der Muskulatur entlang der Wirbelsäule, schwache Muskulatur, Appetitmangel, leichtes Spannungsgefühl im Bauch nach Nahrungsaufnahme, Müdigkeit, Abgeschlagenheit, blasse Gesichtsfarbe, schwache Gliedmaßen, breiiger Stuhl, leichte Niedergeschlagenheit, Neigung zu Fettleibigkeit, blasse Zunge, leerer Puls.

67.13 Flecken am Rücken

Teil A (Betrachtung) ➤ *Kap. 11*

Wind-Hitze mit Toxischer Hitze

Rote Papeln am oberen Rücken mit plötzlichem Beginn, Abneigung gegen Kälte, Fieber, rote Punkte auf der Zunge und dicker, klebriger und gelber Zungenbelag, oberflächlich-überflutend-schneller Puls.

Nässe-Hitze

Rote Papeln oder Furunkel auf dem Rücken, Schmerzen im unteren Rücken, Schweregefühl im Rücken, klebriger gelber Zungenbelag, schlüpfrig-schneller Puls. Je nach beteiligtem Organ (Magen, Milz oder Leber) bestehen noch weitere Symptome und klinische Zeichen.

Stagnierendes Leber-Qi wandelt sich in Hitze um

Rote Papeln auf dem Rücken, die auch jucken und schmerzen können, Spannungsgefühl im Flankenbereich oder Oberbauch, ein leichtes Engegefühl im Brustkorb, Reizbarkeit, prämenstruelle Anspannung, unregelmäßige Regel, prämenstruelles Spannungsgefühl in den Brüsten, Kloßgefühl im Hals, Hitzegefühl, rotes Gesicht, Durst, Neigung zu Wutanfällen, starke Regelblutungen, rote Zungenränder, saitenförmiger und etwas schneller Puls.

67.14 Starre des unteren Rückens

Teil A (Betrachtung) ➢ Kap. 11

Ansammlung von Nässe-Kälte

Starre des unteren Rückens, geschwollene Muskeln im unteren Rückenbereich, Rückenschmerzen, die bei Ruhe schlimmer und bei angemessener Betätigung besser werden, Kältegefühl im Rücken, Schweregefühl im Rücken.

Blut-Stase

Starre des unteren Rückens, Rückenschmerzen, die gegebenenfalls in der Nacht schlimmer werden, stechende Schmerzen im unteren Rücken, die bei Ruhe schlimmer und bei Bewegung besser werden, saitenförmiger Puls.

67.15 Bläschen am unteren Rücken

Teil A (Betrachtung) ➢ Kap. 11

Ansammlung von Nässe-Hitze

Mit klarem Sekret gefüllte Bläschen auf dem unteren Rücken, die wie Perlenschnüre aussehen, Rückenschmerzen, Schweregefühl im Rücken, klebriger gelber Zungenbelag, schlüpfrig-schneller Puls.

67.16 Trockene und rote Haut am unteren Rücken

Teil A (Betrachtung) ➢ Kap. 11

Leber-Feuer

Roter und trockener Hautausschlag am unteren Rücken, der juckt und heiß ist, Kopfschmerzen, rotes Gesicht, Tinnitus, Reizbarkeit, Neigung zu Wutanfällen, Durst, bitterer Mundgeschmack, Verstopfung, dunkler Harn, rote Zunge mit röteren Rändern und trockenem gelbem Belag, saitenförmig-schneller Puls.

Herz-Feuer

Roter und trockener Hautausschlag am unteren und oberen Rücken, der juckt und heiß ist, dunkler Harn, Herzklopfen, Durst, Mund- und Zungenaphthen, geistige Unruhe, körperliche Unruhe, Schlaflosigkeit, traumgestörter Schlaf, Hitzegefühl, rotes Gesicht, bitterer Mundgeschmack, rote Zunge mit röterer Spitze und gelbem Belag, überflutend-schneller Puls.

67.17 Gelbe Verfärbung am unteren Rücken

Teil A (Betrachtung) ➢ Kap. 11

Nässe-Hitze in Milz und Niere

Gelbe Verfärbung am unteren Rücken, kleine Bläschen am unteren Rücken, Rückenschmerzen, Schweregefühl im unteren Rücken, trüber Harn, klebriger gelber Zungenbelag, schlüpfrig-schneller Puls.

67.18 Hautzeichen am unteren Rücken

Teil A (Betrachtung) ➢ Kap. 11

Pathologie des Gürtelgefäßes mit Nieren-Mangel

Hautverfärbung im Bereich des unteren Rückens in Form von langen Hautzeichen, die häufig wie ein Gürtel angeordnet sind, kein Juckreiz, kein Schmerz, Schmerzen im unteren Rücken, Schwindel, Tinnitus, Schweregefühl im unteren Bauchraum und Rücken, Beschwerden bei der Miktion, starkes Unwohlgefühl im Scheidenbereich, nach unten ziehendes Gefühl.

67.19 Furunkel auf Bl 23 Shenshu

Teil A (Betrachtung) ➢ Kap. 11

Schleim mit Nieren-Mangel

Furunkel auf Bl 23 Shenshu, Schweregefühl im Rücken, geschwollene Rückenmuskeln, Schmerzen im unteren Rücken, die durch Ruhe besser werden, schwache Knie, Schwindel, Tinnitus, Engegefühl im Brustkorb, gedunsene Zunge, schwächlicher Puls.

67.20 Kyphose

Teil A (Betrachtung) ➢ Kap. 11

Nieren-Essenz-Mangel bei älteren Personen

Kyphose, Erweichung der Knochen, Taubheit, schwache Knie und Beine, Gedächtnisschwäche, lockere Zähne, Haarausfall oder vorzeitiges Ergrauen der Haare, schwache sexuelle Aktivität, Schmerzen im unteren Rücken, Schwäche, Unfruchtbarkeit, Sterilität, Schwindel, Tinnitus, normale Zungenfarbe und oberflächlich-leerer oder trommelartiger Puls bei zugrunde liegendem Nieren-Yin-Mangel, oder blasse Zunge und tief-schwächlicher Puls, wenn ein Nieren-Yang-Mangel zugrunde liegt.

Leber- und Nieren-Yin-Mangel

Kyphose, Schmerzen im unteren Rücken, Schwindel, Tinnitus, schwache Knie, Schwerhörigkeit, dumpfe Kopfschmerzen im Bereich des Hinterhauptes und des Scheitels, Schlaflosigkeit, taube oder kribbelnde Gliedmaßen, trockene Augen, verschwommene Sicht, trockener Rachen am Abend, trockenes Haar, trockene Haut, brüchige Nägel, Nachtschweiß, trockener Stuhl, spärliche Regelblutungen oder Amenorrhö, normale Zungenfarbe, kein Belag, oberflächlich-leerer Puls.

Leere im Lenkergefäß

Kyphose, Schmerzen im unteren Rücken, Schwindel, Tinnitus, Gedächtnisschwäche, schwache Sexualfunktion.

Nieren-Essenz-Mangel

Kyphose, mangelhafte Knochenentwicklung, schwache Knie und Beine, Gedächtnisschwäche, lockere Zähne, Schmerzen im unteren Rücken, Schwindel, Tinnitus, normale Zungenfarbe und oberflächlich-leerer oder trommelartiger Puls bei zugrunde liegendem Nieren-Yin-Mangel, oder blasse Zunge und tief-schwächlicher Puls, wenn ein Nieren-Yang-Mangel zugrunde liegt.

67.21 Abflachung der Lendenwirbelsäule

Teil A (Betrachtung) ➤ *Kap. 11*

Qi-Stagnation

Abflachung der Lendenwirbelsäule, steife Wirbelsäulenmuskulatur, Rückenschmerzen, die bei leichter körperlicher Betätigung gebessert werden, Spannungsgefühl im Flankenbereich oder Oberbauch, Reizbarkeit, Launenhaftigkeit, Kloßgefühl im Hals, prämenstruelle Anspannung, saitenförmiger Puls.

Blut-Stase

Abflachung der Lendenwirbelsäule, steife Wirbelsäulenmuskulatur, Rückenstarre, Rückenschmerzen, die bei leichter körperlicher Betätigung gelindert, aber nachts schlimmer werden, violette Zunge, saitenförmiger Puls.

Kälte

Abflachung der Lendenwirbelsäule, Rückenschmerzen, die bei Wärmeanwendungen besser und bei Einfluss von Kälte und Nässe schlimmer werden, Kältegefühl, kalter Rücken, kalte Knie, blasse Zunge, gespannt-langsamer Puls.

67.22 Abknicken der Wirbelsäule

Teil A (Betrachtung) ➤ *Kap. 11*

Qi-Stagnation

Abknicken der Wirbelsäule, steife Wirbelsäulenmuskulatur, Rückenschmerzen, die bei leichter körperlicher Betätigung gebessert werden, Spannungsgefühl im Flankenbereich oder Oberbauch, Reizbarkeit, Launenhaftigkeit, Kloßgefühl im Hals, prämenstruelle Anspannung, saitenförmiger Puls.

Blut-Stase

Abknicken der Wirbelsäule, steife Wirbelsäulenmuskulatur, Rückenstarre, Rückenschmerzen, die bei leichter körperlicher Betätigung gelindert, aber nachts schlimmer werden, violette Zunge, saitenförmiger Puls.

Kälte

Abknicken der Wirbelsäule, Rückenschmerzen, die bei Wärmeanwendungen besser und bei Einfluss von Kälte und Nässe schlimmer werden, Kältegefühl, kalter Rücken, kalte Knie, blasse Zunge, gespannt-langsamer Puls.

KAPITEL

68 Körper

Folgende Symptome des Körpers werden besprochen:

1. Körperschmerzen
2. Gelenkschmerzen
3. Lähmung
4. Halbseitenlähmung (Hemiplegie)
5. Taubheitsgefühl / Kribbeln
6. Taubheitsgefühl einer Körperhälfte
7. Juckreiz
8. Ödeme
9. Fettleibigkeit (Adipositas)
10. Gewichtsverlust
11. Gelbsucht
12. Muskelzucken
13. Opisthotonus

68.1 Körperschmerzen

Teil B (Befragung) ➤ *Kap. 37*

Körperschmerzen umfassen Muskel- und / oder Gelenkschmerzen.

Wind

Gelenkschmerzen, Abneigung gegen Kälte, Fieber, Hinterhauptkopfschmerzen, oberflächlicher Puls. Diese Art von Schmerz tritt bei akuter Wind-Invasion auf.

Nässe

Muskel- und Gelenkschmerzen, Schweregefühl, Kopfschmerzen, als ob der Kopf in Baumwolle gehüllt sei, klebriger Zungenbelag, sanfter oder schlüpfriger Puls. Dies ist das wohl häufigste Muster von Muskel- und Gelenkschmerzen. Es kann sowohl akut als auch chronisch auftreten, wie etwa beim fixierten schmerzhaften Obstruktions-Syndrom sowie beim postviralen Erschöpfungssyndrom.

Qi-Stagnation

Gelenkschmerzen (vor allem im oberen Körperabschnitt), die bei körperlicher Betätigung nachlassen, Spannungsgefühl in den Gliedmaßen, saitenförmiger Puls.

Blut-Stase

Heftige stechende Gelenkschmerzen, die bei körperlicher Betätigung nachlassen, violette Zunge, saitenförmiger Puls. Obwohl dieses Muster eher bei älteren Menschen auftritt, kann man es auch recht häufig bei Frauen mit Blut-Stase beobachten, zum Beispiel nach einer Geburt.

Blut-Mangel

Dumpfe Schmerzen in allen Gelenken, die bei körperlicher Betätigung schlimmer werden, häufig nach der Geburt, kribbelnde Gliedmaßen, blasse Zunge, rauer oder dünner Puls.

Magen-Hitze

Schmerzen in allen Muskeln, bei Berührung ist die Haut heiß, Zunge mit gelbem Belag, überflutend-schneller Puls.

68.2 Gelenkschmerzen

Teil B (Befragung) ➢ Kap. 37

Wind dringt in die Gelenke ein

Schmerzen wandern von Gelenk zu Gelenk, im akuten Fall oberflächlicher Puls.

Nässe dringt in die Gelenke ein

Fixierte Schmerzen, geschwollene Gelenke, Schweregefühl und Kribbeln in den Gelenken.

Kälte dringt in die Gelenke ein

Fixierte und starke Schmerzen, die in der Regel auf ein Gelenk begrenzt sind und durch Einfluss von Kälte schlechter, bei Wärmeanwendungen besser werden.

Nässe-Hitze in den Gelenken

Fixierte Schmerzen, geschwollene, heiße und rote Gelenke.

Qi-Stagnation und Blut-Stase

Gelenkschmerzen und starre, steife Gliedmaßen, Schmerzen lassen bei angemessener körperlicher Betätigung nach, bei ausbleibender Bewegung nehmen sie jedoch zu, saitenförmiger Puls.

Leber-Blut-Mangel

Dumpfe Gelenkschmerzen, die bei körperlicher Betätigung oder nach der Regel zunehmen, blasse Zunge, rauer oder dünner Puls.

Nieren-Mangel

Dumpfe Gelenkschmerzen, die vor allem die unteren Gliedmaßen betreffen und bei körperlicher Betätigung schlimmer werden, Schmerzen im unteren Rücken, schwache Knie, schwache Beine.

68.3 Lähmung

Teil A (Betrachtung) ➢ Kap. 4

Hiermit ist eine beidseitige Lähmung der Arme und / oder Beine und des Körpers an sich gemeint.

Leere

Milz- und Magen-Qi-Mangel

Lähmung, Appetitmangel, leichtes Spannungsgefühl im Bauch nach Nahrungsaufnahme, Müdigkeit, Abgeschlagenheit, blasse Gesichtsfarbe, Schwächegefühl in den Gliedmaßen, breiiger Stuhl, Oberbauchbeschwerden, Geschmacksverlust, blasse Zunge, leerer Puls. Bei neurologischen Erkrankungen – wie etwa der Multiplen Sklerose – entspricht dieses Muster dem mittleren Stadium.

Akupunktur
Ren 12 Zhongwan, Ma 36 Zusanli, Mi 6 Sanyinjiao, Ma 31 Biguan, Di 10 Shousanli.

Leber- und Nieren-Yin-Mangel

Seit langem bestehende Lähmung, die langsam fortschreitet, schwache Gliedmaßen, schwache Knie, Schwindel, Tinnitus, Schwerhörigkeit, Schmerzen im unteren Rücken, dumpfe Kopfschmerzen im Bereich des Hinterhauptes und des Scheitels, Schlaflosigkeit, taube oder kribbelnde Gliedmaßen, trockene Augen, verschwommene Sicht, trockener Rachen am Abend, trockenes Haar, trockene Haut, brüchige Nägel, Nachtschweiß, trockener Stuhl, spärliche Regelblutungen oder Amenorrhö, normale Zungenfarbe, kein Belag, oberflächlich-leerer Puls. Bei neurologischen Erkrankungen – wie etwa der Multiplen Sklerose – entspricht dieses Muster dem späten Stadium.

Akupunktur
Le 8 Ququan, Ni 10 Yingu, Ni 3 Taixi, Ren 4 Guanyuan, Gb 34 Yanglingquan, Ma 31 Biguan, Di 10 Shousanli.

Leere/Fülle

Leber- und Nieren-Yin-Mangel mit innerem Wind

Seit langem bestehende Lähmung, die langsam fortschreitet, Tremor oder Spastik der Gliedmaßen, schwache Gliedmaßen, schwache Knie, taube oder kribbelnde Gliedmaßen, Schmerzen im unteren Rücken, Schwindel, Tinnitus, Schwerhörigkeit, Schmerzen im unteren Rücken, dumpfe Kopfschmerzen im Bereich des Hinterhauptes und des Scheitels, Schlaflosigkeit, trockene Augen, verschwommene Sicht, trockener Rachen am Abend, trockenes Haar, trockene Haut, brüchige Nägel, Nachtschweiß, trockener Stuhl, spärliche Regelblutungen oder Amenorrhö, normale Zungenfarbe, abweichende oder bewegliche Zunge, kein Belag, oberflächlich-leerer und leicht saitenförmiger Puls. Bei neurologischen Erkrankungen – wie etwa der Multiplen Sklerose – entspricht dieses Muster dem Endstadium.

Akupunktur
Le 8 Ququan, Ni 10 Yingu, Ni 3 Taixi, Gb 34 Yanglingquan, Ma 31 Biguan, Di 10 Shousanli, Le 3 Taichong, Gb 20 Fengchi, Du 16 Fengfu, Dü 3 Houxi mit Bl 62 Shenmai (Lenkergefäß).

Weitere Krankheitsmuster

Nieren-Yang-Mangel

Lähmung, Schmerzen im unteren Rücken, kalte und schwache Knie, Kältegefühl, hellweiße Gesichtsfarbe, Müdigkeit, Abgeschlagenheit, reichlich klarer Harn, Nykturie, Impotenz, verringerte Libido, blasse und nasse Zunge, tief-schwächlicher Puls.

Qi- und Blut-Mangel

Lähmung der vier Gliedmaßen und des Körpers, schwache Gliedmaßen, Appetitmangel, breiiger Stuhl, schwache Stimme, Müdigkeit, verschwommene Sicht, Schwindel, taube oder kribbelnde Gliedmaßen, Herzklopfen, matt-blasse Gesichtsfarbe, blasse Zunge, schwächlicher oder rauer Puls.

Leber-Blut-Stase

Lähmung, stechende Gelenkschmerzen, Schmerzen im Flankenbereich, Bauchschmerzen, schmerzhafte Regel, dunkles und klumpiges Regelblut, Massen im Bauchraum, violette Nägel, violette Lippen, violette oder dunkle Gesichtsfarbe, violette Zunge, saitenförmiger oder haftender Puls.

Kälte-Nässe

Lähmung, Schweregefühl in den Gliedmaßen, Taubheitsgefühl, Ödeme in den Gliedmaßen, Völlegefühl im Oberbauch, Schweregefühl im Kopf und Körper, Kältegefühl, kalte Gliedmaßen, klebriger weißer Zungenbelag, schlüpfrig-langsamer Puls. Bei neurologischen Erkrankungen – wie etwa der Multiplen Sklerose – entspricht dieses Muster dem Anfangsstadium.

Nässe-Hitze

Lähmung der unteren Gliedmaßen, heiße Gliedmaßen, Schweregefühl in den Gliedmaßen, taube Gliedmaßen, Völlegefühl im Oberbauch, klebriger Mundgeschmack, Durst ohne Verlangen zu trinken, Schweregefühl im Kopf und Körper, Hitzegefühl, klebriger gelber Zungenbelag, schlüpfrig-schneller Puls.

Leber-Qi-Stagnation und Leber-Blut-Mangel

Lähmung, taube oder kribbelnde Gliedmaßen, Spannungsgefühl im Flankenbereich oder Oberbauch, Reizbarkeit, Launenhaftigkeit, Kloßgefühl im Hals, prämenstruelle Anspannung, Schwindel, verschwommene Sicht, Mouches volantes, spärliche Regelblutungen, matt-blasse Gesichtsfarbe, blasse Zunge, rauer oder dünner und etwas saitenförmiger Puls.

Schädigung der Flüssigkeiten von Milz und Magen

Nach einer fiebrigen Erkältung treten plötzliche Lähmungserscheinungen auf, schwache Gliedmaßen, Patient kann nicht mit den Händen greifen, trockene Haut, trockener Mund. Dieses Muster entspricht den Komplikationen einer fiebrigen Erkrankung, wie man sie zum Beispiel bei der Kinderlähmung (Poliomyelitis) sieht.

68.4 Halbseitenlähmung (Hemiplegie)

Teil A (Betrachtung) ➤ *Kap. 4*

Dies bezieht sich auf eine einseitige Lähmung von Arm und / oder Bein. Die ersten sechs Krankheitsmuster entsprechen verschiedenen Arten des Wind-Schlaganfalls.

Wind in den Leitbahnen

Hemiplegie, Deviation von Auge und Mund, Aphasie.

Leber-Wind

Hemiplegie, Tremor, taube Gliedmaßen, heftiger Schwindel, Tinnitus, Kopfschmerzen, steife, abweichende oder bewegliche Zunge, saitenförmiger Puls.

Wind-Schleim

Hemiplegie, taube oder kribbelnde Gliedmaßen, heftiger Schwindel, verschwommene Sicht, Tinnitus, Übelkeit, Sputum im Rachen, Engegefühl im Brustkorb, steife oder abweichende und geschwollene Zunge, saitenförmig-schlüpfriger Puls.

Schleim-Feuer

Hemiplegie, taube Gliedmaßen, plötzliche Bewusstlosigkeit, geistige Verwirrung, Deviation von Auge und Mund, Kontraktion der Hände, zusammengebissene Zähne, rote Augen und rotes Gesicht, rasselndes Geräusch im Hals, Engegefühl im Brustkorb, Auswurf von klebrigem gelbem Sputum, rote und gedunsene Zunge mit klebrigem gelbem Belag, schlüpfrig-schneller Puls.

Nässe-Schleim

Hemiplegie, taube Gliedmaßen, plötzliche Bewusstlosigkeit, geistige Verwirrung, Schleim im Rachen, zusammengebissene Zähne, Engegefühl im Brustkorb, Auswurf von reichlichem klebrigem Sputum, teigig-weiße Gesichtsfarbe, kalte Gliedmaßen, gedunsene Zunge mit klebrigem weißem Belag, schlüpfriger Puls.

Qi-Mangel und Blut-Stase

Hemiplegie, matte Hautfarbe, Ödeme, starre Sehnen, Kontraktion der oberen Gliedmaßen, während die unteren Gliedmaßen entspannt und ausgestreckt sind, Strecken der oberen Gliedmaßen oder Beugung der unteren Gliedmaßen verursacht Schmerzen, Müdigkeit, Appetitmangel, breiiger Stuhl, schwache Stimme, leichte Kurzatmigkeit, blasse Gesichtsfarbe, bläulich-violette Zunge, schwächlicher oder rauer Puls. Dies entspricht den Folgeerscheinungen eines Wind-Schlaganfalls.

Leber- und Nieren-Mangel

Hemiplegie, Schmerzen im unteren Rücken, weiche Gliedmaßen, Schwindel, Tinnitus, Gedächtnisschwäche, verschwommene Sicht, geistige Verwirrung. Dieses Muster kann mit einem Yin- oder Yang-Mangel im Zusammenhang stehen, sodass die Zunge entweder rot oder blass erscheint. Dieses Muster entspricht ebenfalls den Folgeerscheinungen eines Wind-Schlaganfalls.

Yang-Kollaps

Hemiplegie, plötzliche Bewusstlosigkeit, geistige Verwirrung, geschlossene Augen, Mund und Hände sind geöffnet, Harninkontinenz, schwache Atmung, kalte Gliedmaßen, hellweiße Gesichtsfarbe, Schwitzen an der Stirn, blasse und kurze Zunge, versteckter oder zerfließender Puls. Dieses Muster entspricht dem Akutstadium eines Wind-Schlaganfalls.

Yin-Kollaps

Hemiplegie, plötzliche Bewusstlosigkeit, Deviation von Auge und Mund, geschlossene Augen, Mund und Hände sind geöffnet, kalte Gliedmaßen aber gleichzeitig rotes Gesicht, schwache Atmung, rote belaglose Zunge, verschwindender Puls. Dieses Muster entspricht dem Akutstadium eines Wind-Schlaganfalls.

68.5 Taubheitsgefühl / Kribbeln

Teil B (Befragung) ➤ *Kap. 37*

„Taubheitsgefühl" umfasst ein taubes und / oder kribbelndes Gefühl. Bei Schleim und Wind ist ein bloßes Taubheitsgefühl häufiger, während ein Kribbeln eher bei Leere-Mustern vorkommt, wie zum Beispiel einem Leber-Blut-Mangel. Diese Einteilung ist aber nur eine grobe Richtlinie.

Leere

Leber-Blut-Mangel

Kribbelnde Gliedmaßen, Schwindel, verschwommene Sicht, Mouches volantes, spärliche Regelblutungen, matt-blasse Gesichtsfarbe, blasse Zunge, rauer oder dünner Puls. Leber-Blut-Mangel sieht man sehr oft als Ursache von Taubheitsgefüh / Kribbeln und kommt gehäuft bei Frauen vor.

Akupunktur
Le 8 Ququan, Ma 36 Zusanli, Mi 6 Sanyinjiao, Ren 4 Guanyuan, Di 10 Shousanli, Ma 32 Futu.

Fülle

Schleim in den Leitbahnen

Taubheitsgefühl, Schweregefühl, Engegefühl im Brustkorb, Schleim im Rachen, gedunsene Zunge mit klebrigem Belag, schlüpfriger Puls.

Akupunktur
Ren 12 Zhongwan, Ren 9 Shuifen, Ren 5 Shimen, Bl 22 Sanjiaoshu, Ma 40 Fenglong, Mi 9 Yinlingquan, Ma 32 Futu, Ma 36 Zusanli, Di 10 Shousanli.

Innerer Wind

Einseitiges Taubheitsgefühl in einer Extremität, Zuckungen, heftiger Schwindel, Tinnitus, Kopfschmerzen, taube Gliedmaßen, Tics, steife, abweichende oder bewegliche Zunge, saitenförmiger Puls.

Akupunktur
Le 3 Taichong, Gb 20 Fengchi, Du 16 Fengfu, Dü 3 Houxi mit Bl 62 Shenmai (Lenkergefäß), Du 19 Houding, Ma 32 Futu, Gb 31 Fengshi, Di 10 Shousanli, Ma 36 Zusanli.

Wind-Schleim

Einseitiges Taubheitsgefühl in einer Extremität, Kribbeln, Tremor, heftiger Schwindel, verschwommene Sicht, Tinnitus, Übelkeit, Sputum im Rachen, Engegefühl im Brustkorb, steife oder abweichende und gedunsene Zunge, saitenförmig-schlüpfriger Puls.

Akupunktur
Le 3 Taichong, Gb 20 Fengchi, Du 16 Fengfu, Dü 3 Houxi mit Bl 62 Shenmai (Lenkergefäß), Du 19 Houding, Ren 12 Zhongwan, Ren 9 Shuifen, Ma 40 Fenglong, Ren 5 Shimen, Bl 22 Sanjiaoshu, Ma 32 Futu, Gb 31 Fengshi, Di 10 Shousanli, Ma 36 Zusanli.

Weitere Krankheitsmuster

Nässe in den Leitbahnen

Taubheitsgefühl / Kribbeln, geschwollene Gelenke, Schweregefühl im Körper und in den Gliedmaßen, klebriger Zungenbelag, schlüpfriger Puls. Je nachdem, ob sich die Nässe mit Kälte oder Hitze verbindet, bestehen entsprechend weitere Symptome und klinische Zeichen.

Qi-Stagnation und Blut-Stase

Taube oder kribbelnde Gliedmaßen, Gelenkschmerzen, die durch angemessene körperliche Betätigung gelindert und durch ausbleibende Bewegung verschlimmert werden, Müdigkeit, Appetitmangel, breiiger Stuhl, schwache Stimme, leichte Kurzatmigkeit, blasse Gesichtsfarbe, bläulich-violette Zunge, schwächlicher oder rauer Puls.

68.6 Taubheitsgefühl einer Körperhälfte

Dieses Symptom betrifft in der Regel nur die Gliedmaßen.

Leber-Blut-Mangel

Taubheitsgefühl einer Körperhälfte, taube oder kribbelnde Gliedmaßen, Schwindel, verschwommene Sicht, Mouches volantes, spärliche Regelblutungen, matt-blasse Gesichtsfarbe, blasse Zunge, rauer oder dünner Puls. Leber-Blut-Mangel sieht man sehr oft als Ursache von Taubheitsgefühl und Kribbeln und kommt gehäuft bei Frauen vor.

Nässe-Schleim

Taubheitsgefühl einer Körperhälfte, chronischer Husten mit Auswurf von reichlichem, klebrig-weißem Sputum, das leicht abzuhusten ist, Engegefühl im Brustkorb, Schwindel, verschwommene Sicht, Schläfrigkeit, Übelkeit, Sputum im Rachen, Benommenheitsgefühl, gedunsene Zunge mit klebrigem Belag, schlüpfriger Puls.

Leber-Wind

Taubheitsgefühl einer Körperhälfte und einer Hand, Tremor, heftiger Schwindel, Tinnitus, Kopfschmerzen, Tics, steife, abweichende oder bewegliche Zunge, saitenförmiger Puls. Dieses Muster tritt meist bei älteren Menschen auf, wo es unter Umständen einen Wind-Schlaganfall ankündigt.

Mangel an Mitte-Qi

Taubheitsgefühl einer Körperhälfte, weiche und schwache Gliedmaßen, Appetitmangel, leichtes Spannungsgefühl im Bauch nach Nahrungsaufnahme, Müdigkeit, Abgeschlagenheit, blasse Gesichtsfarbe, Schwächegefühl in den Gliedmaßen, breiiger Stuhl, Oberbauchbeschwerden, Geschmacksverlust, blasse Zunge, leerer Puls. Dieses Muster beruht auf einen Milz- und Magen-Mangel, wobei das Taubheitsgefühl meist auf der rechten Seite auftritt.

Nässe

Taubheitsgefühl einer Körperhälfte, Schweregefühl in den Gliedmaßen, geschwollene Gliedmaßen und/oder Gelenke, Muskelschmerzen, klebriger Zungenbelag, schlüpfriger Puls. Je nachdem, ob sich die Nässe mit Kälte oder Hitze verbindet, bestehen entsprechend weitere Symptome und klinische Zeichen.

68.7 Juckreiz

Teil B (Befragung) > Kap. 37

Fülle

Wind in der Haut

Starker Juckreiz am ganzen Körper, oder ein sich von Ort zu Ort bewegender Juckreiz, verstärkt im oberen Körperabschnitt, nicht zu ertragendes Verlangen zu kratzen, trockene Haut.

Akupunktur
SJ 6 Zhigou, Di 11 Quchi, Le 3 Taichong, Gb 31 Fengshi.

Nässe in der Haut

Lokaler Juckreiz, oft im unteren Körperabschnitt, Bläschen mit austretendem Sekret.

Akupunktur
Ren 12 Zhongwan, Ren 9 Shuifen, Mi 9 Yinlingquan, Ren 5 Shimen, Bl 22 Sanjiaoshu.

Nässe-Hitze in der Haut

Lokaler Juckreiz, gelbe Bläschen mit austretendem gelbem Sekret, rote Papeln oder Furunkel, die beim Kratzen bluten, der untere Körperabschnitt ist verstärkt betroffen.

Akupunktur
Ren 12 Zhongwan, Ren 9 Shuifen, Mi 9 Yinlingquan, Ren 5 Shimen, Bl 22 Sanjiaoshu, Di 11 Quchi.

Blut-Hitze

Generalisierter Juckreiz, roter Ausschlag, rote Papeln, Unruhe, Durst.

Akupunktur
Di 11 Quchi, Mi 10 Xuehai.

Leere

Blut-Mangel

Leichter generalisierter Juckreiz, trockene Haut, schuppige Haut (mit weißen Schuppen), trockenes Haar, eventuell blasse Quaddeln.

Akupunktur
Le 8 Ququan, Ma 36 Zusanli, Mi 6 Sanyinjiao, Ren 4 Guanyuan.

Weitere Krankheitsmuster

Toxische Hitze

Lokaler oder generalisierter starker Juckreiz, Furunkel mit austretendem Eiter oder Blut, Hauteiterungen, Fieber. Diese Art von Juckreiz findet man bei chronischen Ekzemen, wenn die Haut sich entzündet.

HINWEIS FÜR DIE PRAXIS
Zur Behandlung von Juckreiz mit Akupunktur benutze ich außer Wind austreibenden Punkten (SJ 6 Zhigou und Gb 31 Fengshi) auch Punkte auf der Herz-Leitbahn.

68.8 Ödeme

Teil E (Symptome und klinische Zeichen) ➤ Kap. 65, ➤ Kap. 66; Teil A (Betrachtung) ➤ Kap. 18; Teil B (Befragung) ➤ Kap. 39

Leere

Milz-Yang-Mangel

Chronische eindrückbare Ödeme im Bauchbereich oder an den Gliedmaßen, langsamer Beginn der Erkrankung, Appetitmangel, leichtes Spannungsgefühl im Bauch nach Nahrungsaufnahme, Müdigkeit, Abgeschlagenheit, blasse Gesichtsfarbe, schwache Gliedmaßen, breiiger Stuhl, Kältegefühl, kalte Gliedmaßen, blasse und nasse Zunge, tief-schwächlicher Puls.

Akupunktur
Ren 12 Zhongwan, Ma 36 Zusanli, Mi 6 Sanyinjiao, Bl 20 Pishu. Moxa.

Nieren-Yang-Mangel

Eindrückbare Ödeme am ganzen Körper, beginnend an den Beinen, verstärkt an den Fußgelenken, Schmerzen im unteren Rücken, kalte Knie, Kältegefühl, hellweiße Gesichtsfarbe, schwache Knie, Müdigkeit, Abgeschlagenheit, reichlich klarer Harn, Nykturie, Impotenz, verringerte Libido, blasse und nasse Zunge, tief-schwächlicher Puls. Dieses Muster wird man bei chronischen Ödemen wohl am häufigsten vorfinden. Es steht fast immer mit einem Milz-Yang-Mangel in Verbindung.

Akupunktur
Ni 3 Taixi, Ren 4 Guanyuan, Bl 23 Shenshu, Ni 7 Fuliu, Du 4 Mingmen. Moxa.

Fülle

Nässe

Ödeme an den Gliedmaßen und im Bauchbereich, langsamer Beginn, Müdigkeit, Schweregefühl im Körper und in den Gliedmaßen, Völlegefühl im Oberbauch, Muskelschmerzen, klebriger Zungenbelag, schlüpfriger Puls.

Akupunktur
Ren 12 Zhongwan, Ren 9 Shuifen, Mi 9 Yinlingquan, Ren 5 Shimen, Bl 22 Sanjiaoshu.

Qi-Stagnation

Nicht eindrückbare Ödeme am Körper oder an den Gliedmaßen, Reizbarkeit, Spannungsgefühl vor allem in den Gliedmaßen, saitenförmiger Puls.

Akupunktur
Gb 34 Yanglingquan, Le 3 Taichong, SJ 6 Zhigou, Ren 6 Qihai.

Weitere Krankheitsmuster

Qi- und Blut-Mangel

Ödembildung beginnt im Gesicht und an den Gliedmaßen, Appetitmangel, breiiger Stuhl, schwache Stimme, Müdigkeit, verschwommene Sicht, Schwindel, taube oder kribbelnde Gliedmaßen, Herzklopfen, matt-blasse Gesichtsfarbe, blasse Zunge, schwächlicher oder rauer Puls.

Wind-Wasser dringt in die Lunge ein

Plötzliches Anschwellen der Augen, des Gesichts und der Hände mit allmählicher Ausbreitung auf den ganzen Körper, helle und strahlende Gesichtsfarbe, spärlicher und blasser Harn, Abneigung gegen Wind, Fieber, Husten, leichte Atemlosigkeit, klebriger weißer Zungenbelag, oberflächlich-schlüpfriger Puls.

Qi-Mangel und Blut-Stase

Ödeme am Körper oder an den Gliedmaßen, kalte Hände und / oder Füße, taube Gliedmaßen, Muskelschwäche, violette Hände und / oder Füße, Müdigkeit, Appetitmangel, breiiger Stuhl, schwache Stimme, bläulich-violette Zunge, rauer Puls.

68.9 Fettleibigkeit (Adipositas)

Teil A (Betrachtung) ➤ Kap. 1; Teil B (Befragung) ➤ Kap. 37

In der chinesischen Medizin beruht Fettleibigkeit immer auf Nässe oder Schleim, die aufgrund einer Qi- oder Yang-Schwäche aufgekommen ist und zwischen Haut- und Muskelschicht gespeichert wird.

Nässe-Schleim mit Qi-Mangel

Fettleibigkeit, chronischer Husten mit Auswurf von reichlich klebrig-weißem Sputum, der leicht abzuhusten ist, Engegefühl im Brustkorb, Schwindel, verschwommene Sicht, Schläfrigkeit, Übelkeit, Sputum im Rachen, Benommenheitsgefühl, Müdigkeit, Appetitmangel, breiiger Stuhl, schwache Stimme, leichte Kurzatmigkeit, blasse Gesichtsfarbe, blasse und gedunsene Zunge mit klebrigem Belag, sanfter Puls.

68.10 Gewichtsverlust

Teil A (Betrachtung) ➤ Kap. 1; Teil B (Befragung) ➤ Kap. 37

Yin-Mangel

Gewichtsverlust, Nachtschweiß, trockener Mund mit dem Verlangen, in kleinen Schlückchen zu trinken, trockener Rachen am Abend, dunkler und spärlicher Harn, trockener Stuhl, normale Zungenfarbe, kein Belag, oberflächlich-leerer Puls. Der Yin-Mangel kann von verschiedenen Organen ausgehen, wie zum Beispiel von Lunge, Magen, Herz, Niere, Leber und Milz.

Leber-Blut-Mangel

Gewichtsverlust, Schwindel, verschwommene Sicht, Mouches volantes, taube oder kribbelnde Gliedmaßen, spärliche Regelblutungen, matt-blasse Gesichtsfarbe, blasse Zunge, rauer oder dünner Puls.

Magen- und Milz-Qi-Mangel

Gewichtsverlust, Appetitmangel, leichtes Spannungsgefühl im Bauch nach Nahrungsaufnahme, Müdigkeit, Abgeschlagenheit, blasse Gesichtsfarbe, Schwächegefühl in den Gliedmaßen, breiiger Stuhl, Oberbauchbeschwerden, Geschmacksverlust, blasse Zunge, leerer Puls. In der Regel führt ein Magen- und Milz-Qi-Mangel eher zu Fettleibigkeit, aber aufgrund der Tatsache, dass die Nahrungsessenzen vom Körper nicht aufgenommen werden, kann es auch zu einem Gewichtsverlust kommen.

Leber-Feuer

Gewichtsverlust, Kopfschmerzen, rotes Gesicht, Schwindel, Tinnitus, Reizbarkeit, Neigung zu Wutanfällen, Durst, bitterer Mundgeschmack, Verstopfung, dunkler Harn, rote Zunge mit röteren Rändern und trockenem gelbem Belag, saitenförmig-schneller Puls.

Magen-Hitze

Gewichtsverlust, brennende Oberbauchschmerzen, Durst, saures Aufstoßen, Übelkeit, übermäßiger Hunger, schlechter Atem, Hitzegefühl, rote Zunge mit gelbem Belag, überflutend-schneller Puls.

68.11 Gelbsucht

Teil A (Betrachtung) ➤ Kap. 3

Nässe-Hitze in der Gallenblase

Gelbsucht, gelbe Augen, hellgelbe Gesichtsfarbe, Schmerzen, Völle- und Spannungsgefühl im Flankenbereich, Übelkeit, Erbrechen, Probleme bei der Fettverdauung, gelbe Skleren, spärlicher und dunkelgelber Harn, Fieber, Durst ohne Verlangen zu trinken, bitterer Mundgeschmack, Reizbarkeit, Schweregefühl, Hitzegefühl, einseitiger oder beidseitiger, in zwei Streifen verlaufender, dicker, klebriger und gelber Zungenbelag, schlüpfrig-saitenförmig-schneller Puls.

Kälte-Nässe in der Gallenblase

Gelbsucht, matt-gelbe Verfärbung der Augen und der Haut, Schmerzen, Völle- und Spannungsgefühl im Flankenbereich, Übelkeit, Erbrechen, Probleme bei der Fettverdauung, matt-gelbe Skleren, trüber Harn, kein Durst, klebriger Mundgeschmack, dumpfe Kopfschmerzen, Schweregefühl, Kältegefühl, einseitiger oder beidseitiger, in zwei Streifen verlaufender, dicker, klebriger und weißer Zungenbelag, schlüpfrig-saitenförmig-langsamer Puls.

Blut-Stase

Gelbsucht, matt-gelbe Haut, dunkle Gesichtsfarbe, Gefühl von Knoten im Flankenbereich, Schmerzen im Flankenbereich, Bauchschmerzen, Hautlinien, die wie ein Spinnennetz aussehen, dunkler Stuhl, violette Zunge, saitenförmiger Puls.

Milz-Qi-Mangel und Blut-Mangel

Gelbsucht, matt-gelbe Haut, Appetitmangel, leichtes Spannungsgefühl im Bauch nach Nahrungsaufnahme, Müdigkeit, Abgeschlagenheit, blasse Gesichtsfarbe, Schwäche in den Gliedmaßen, breiiger Stuhl, Schwindel, verschwommene Sicht, Mouches volantes, taube oder kribbelnde Gliedmaßen, spärliche Regelblutungen, matt-blasse Gesichtsfarbe, blasse Zunge, rauer oder dünner Puls. Dieses Muster gehört zu den Leere-Typen der Gelbsucht und ist auf einen Leber-Blut-Mangel zurückzuführen, der das Leber-Qi stagnieren und folglich die Galle nicht fließen lässt.

68.12 Muskelzucken

Teil A (Betrachtung) ➤ Kap. 4

Milz- und Nieren-Yang-Mangel

Muskelzucken, Schmerzen im unteren Rücken, kalte und schwache Knie, Kältegefühl, hellweiße Gesichtsfarbe, Impotenz, verringerte Libido, reichlich klarer Harn, Nykturie, Appetitmangel, leichtes Spannungsgefühl im Bauch, Patient legt sich gerne hin, Durchfall am frühen Morgen, blasse und nasse Zunge, tief-schwächlicher Puls.

Herz- oder Lungen-Yang-Mangel mit überfließendem Wasser

Muskelzucken, Herzklopfen, Schwindel, Übelkeit, Erbrechen wässriger, schaumiger, weißer Flüssigkeiten, Kältegefühl, kalte Gliedmaßen, schwere Kurzatmigkeit, Völle- und Druckgefühl im Brustkorb und Oberbauch, Durst ohne Verlangen zu trinken, Harnverhalt, blasse, gedunsene und nasse Zunge, tief-saitenförmiger oder tief-dünn-schlüpfriger Puls.

Qi- und Blut-Mangel

Muskelzucken, Appetitmangel, breiiger Stuhl, schwache Stimme, Müdigkeit, verschwommene Sicht, Schwindel, taube oder kribbelnde Gliedmaßen, Herzklopfen, matt-blasse Gesichtsfarbe, blasse Zunge, schwächlicher oder rauer Puls.

68.13 Opisthotonus

Teil A (Betrachtung) ➤ Kap. 4

Leber-Wind

Opisthotonus, Tremor, heftiger Schwindel, Tinnitus, Kopfschmerzen, taube Gliedmaßen, Tics, steife, abweichende oder bewegliche Zunge, saitenförmiger Puls.

KAPITEL

69 Verdauungstrakt und Geschmack

Dieses Kapitel ist in die folgenden beiden Abschnitte eingeteilt:

- Verdauungstrakt
- Geschmack

Die Symptome Oberbauchschmerzen und Bauchschmerzen werden in ➤ Kapitel 71 abgehandelt.

Die folgenden Symptome des **Verdauungstrakts** werden besprochen:

1. Aufstoßen / Rülpsen
2. Saurer Reflux
3. Schluckauf
4. Appetitmangel
5. Übelkeit
6. Erbrechen
7. Würgen
8. Bluterbrechen
9. Übermäßiger Hunger
10. Abneigung gegen Essen
11. Hunger ohne Verlangen zu essen
12. Nagender Hunger
13. Müdigkeit nach dem Essen
14. Aufstoßen von Nahrung
15. Schluckbeschwerden (würgendes Zwerchfell)
16. Heißhunger auf Süßigkeiten und / oder ständiges Naschen

Hinsichtlich des **Geschmacks** werden folgende Aspekte erörtert:

17. Bitterer Mundgeschmack
18. Süßlicher Mundgeschmack
19. Salziger Mundgeschmack
20. Saurer Mundgeschmack
21. Klebriger Mundgeschmack
22. Geschmacksverlust
23. Mundgeruch

69.1 Aufstoßen/Rülpsen

Teil B (Befragung) ➤ Kap. 30; Teil D (Hören und Riechen) ➤ Kap. 53

Fülle

Leber-Qi attackiert den Magen

Lautes Aufstoßen, Reizbarkeit, Spannungsgefühl und Schmerzen im Oberbauch und Flankenbereich, Engegefühl im Oberbauch, saures Aufstoßen, Schluckauf, Übelkeit, Erbrechen, Seufzen, schwache Gliedmaßen, normale Zungenfarbe (oder leicht gerötete Ränder in schwereren Fällen einer Leber-Qi-Stagnation), saitenförmiger Puls auf der linken und schwächlicher Puls auf der rechten Seite.

Akupunktur
Gb 34 Yanglingquan, Ma 21 Liangmen, Ren 13 Shangwan, Pe 6 Neiguan.

Leere

Magen- und Milz-Qi-Mangel

Schwach klingendes Aufstoßen, leichte Übelkeit, Erbrechen wässriger Flüssigkeiten, Appetitmangel, leichtes Spannungsgefühl im Bauch nach Nahrungsaufnahme, Müdigkeit, Abgeschlagenheit, blasse Gesichtsfarbe, schwache Gliedmaßen, breiiger Stuhl, Oberbauchbeschwerden, Geschmacksverlust, blasse Zunge, leerer Puls.

Akupunktur
Ren 12 Zhongwan, Ma 36 Zusanli, Mi 6 Sanyinjiao, Bl 20 Pishu, Bl 21 Weishu, Ren 10 Xiawan.

Magen-Yin-Mangel

Schwach klingendes Aufstoßen, kein Appetit oder leichtes Hungergefühl ohne Verlangen zu essen, Verstopfung (trockener Stuhl), dumpfe oder leicht brennende Oberbauchschmerzen, trockener Mund und Rachen vor allem am Nachmittag, Durst ohne Verlangen zu trinken, oder Durst mit dem Verlangen, in kleinen Schlückchen zu trinken, leichtes Völlegefühl nach dem Essen, normale Zungenfarbe, kein Belag oder fehlender Belag in der Zungenmitte, oberflächlich-leerer Puls.

Akupunktur
Ren 12 Zhongwan, Ma 36 Zusanli, Mi 6 Sanyinjiao, Ren 10 Xiawan.

Weitere Krankheitsmuster

Magen-Hitze

Lautes Aufstoßen, saures Aufstoßen, brennende Oberbauchschmerzen, Durst, Übelkeit, übermäßiger Hunger, schlechter Atem, Hitzegefühl, rote Zunge mit gelbem Belag, überflutend-schneller Puls.

Nahrungsretention

Lautes Aufstoßen, saures Aufstoßen, schlechter Atem, Übelkeit, Völlegefühl, Schmerzen und Spannungsgefühl im Oberbauch, die durch Erbrechen erleichtert werden, Erbrechen saurer Flüssigkeiten, Schlaflosigkeit, breiiger Stuhl oder Verstopfung, Appetitmangel, dicker Zungenbelag, voll-schlüpfriger Puls.

Leere und Kälte im Magen

Schwach klingendes Aufstoßen, Erbrechen klarer Flüssigkeiten, Oberbauchbeschwerden oder dumpfe Schmerzen im Oberbauch, die nach dem Essen oder bei Druck oder Massage erleichtert werden, Appetitmangel, Vorliebe für warme Getränke und Speisen, kein Durst, kalte und schwache Gliedmaßen, Müdigkeit, blasse Gesichtsfarbe, blasse und nasse Zunge, tief-schwächlich-langsamer Puls.

69.2 Saurer Reflux

Teil B (Befragung) ➤ Kap. 30; Teil D (Hören und Riechen) ➤ Kap. 53

Fülle

Leber-Qi attackiert den Magen

Saurer Reflux, brennendes Gefühl im Magen, das in Schüben kommt, Rülpsen, Reizbarkeit, Spannungsgefühl und Schmerzen im Oberbauch und Flankenbereich, Engegefühl im Oberbauch, saures Aufstoßen, Schluckauf, Übelkeit, Erbrechen, Seufzen, schwache Gliedmaßen, normale Zungenfarbe (oder leicht gerötete Ränder in schwereren Fällen einer Leber-Qi-Stagnation), saitenförmiger Puls auf der linken und schwächlicher Puls auf der rechten Seite.

Akupunktur
Gb 34 Yanglingquan, Ma 21 Liangmen, Ren 13 Shangwan, Pe 6 Neiguan.

Leere

Magen-Yin-Mangel

Saurer Reflux, kein Appetit oder leichtes Hungergefühl ohne Verlangen zu essen, Verstopfung (trockener Stuhl), dumpfe oder leicht brennende Oberbauchschmerzen, trockener Mund und Rachen vor allem am Nachmittag, Durst ohne Verlangen zu trinken, oder Durst mit dem Verlangen, in kleinen Schlückchen zu trinken, leichtes Völlegefühl nach dem Essen, normale Zungenfarbe, kein Belag oder fehlender Belag in der Zungenmitte, oberflächlich-leerer Puls.

Akupunktur
Ren 12 Zhongwan, Ma 36 Zusanli, Mi 6 Sanyinjiao, Ren 10 Xiawan.

Weitere Krankheitsmuster

Nahrungsretention

Saurer Reflux, Erbrechen saurer Flüssigkeiten, Rülpsen, Völlegefühl, Schmerzen und Spannungsgefühl im Oberbauch, die durch Erbrechen erleichtert werden, Übelkeit, schlechter Atem, Schlaflosigkeit, breiiger Stuhl oder Verstopfung, Appetitmangel, dicker Zungenbelag, voll-schlüpfriger Puls.

Nässe-Hitze im Magen

Saurer Reflux, Übelkeit, Völlegefühl und Schmerzen im Oberbauch, Schweregefühl, Gesichtsschmerz, verstopfte Nase oder dickflüssiges, klebriges Nasensekret, Durst ohne Verlangen zu trinken, Hitzegefühl, matt-gelbe Gesichtsfarbe, klebriger Mundgeschmack, rote Zunge mit klebrigem gelbem Belag, schlüpfrig-schneller Puls.

Kälte-Nässe im Magen

Saurer Reflux, Völlegefühl im Oberbauch, Schweregefühl von Kopf und Körper, Kältegefühl, kalte Gliedmaßen, klebriger weißer Zungenbelag, schlüpfrig-langsamer Puls.

69.3 Schluckauf

Teil D (Hören und Riechen) ➤ *Kap. 53*

Kälte im Magen

Kraftvoller Schluckauf, Übelkeit, Patient fühlt sich nach Einnahme kalter Flüssigkeiten schlechter (und diese werden schnell wieder erbrochen), starke Oberbauchschmerzen, Kältegefühl, kalte Gliedmaßen, Vorliebe für Wärme, Erbrechen klarer Flüssigkeiten, Vorliebe für warme Getränke, dicker weißer Zungenbelag, tief-gespannt-langsamer Puls.

Magen-Hitze

Kraftvoller Schluckauf, saures Aufstoßen, brennende Oberbauchschmerzen, Durst, Übelkeit, übermäßiger Hunger, schlechter Atem, Hitzegefühl, rote Zunge mit gelbem Belag, überflutend-schneller Puls.

Magen-Qi-Mangel

Schwacher, unregelmäßiger und leiser Schluckauf, Oberbauchbeschwerden, kein Appetit, Geschmacksverlust, breiiger Stuhl, Müdigkeit vor allem am Morgen, schwache Gliedmaßen, blasse Zunge, leerer Puls.

Magen-Yin-Mangel

Schwacher Schluckauf, kein Appetit oder leichtes Hungergefühl ohne Verlangen zu essen, Verstopfung (trockener Stuhl), dumpfe oder leicht brennende Oberbauchschmerzen, trockener Mund und Rachen vor allem am Nachmittag, Durst ohne Verlangen zu trinken, oder Durst mit dem Verlangen, in kleinen Schlückchen zu trinken, leichtes Völlegefühl nach dem Essen, normale Zungenfarbe, kein Belag oder fehlender Belag in der Zungenmitte, oberflächlich-leerer Puls.

Leber-Qi attackiert den Magen

Ausgeprägter Schluckauf, saures Aufstoßen, brennendes Gefühl im Magen, das in Schüben kommt, Rülpsen, Reizbarkeit, Spannungsgefühl und Schmerzen im Oberbauch und Flankenbereich, Engegefühl im Oberbauch, Schluckauf, Übelkeit, Erbrechen, Seufzen, schwache Gliedmaßen, normale Zungenfarbe (oder leicht gerötete Ränder in schwereren Fällen einer Leber-Qi-Stagnation), saitenförmiger Puls auf der linken und schwächlicher Puls auf der rechten Seite.

Milz- und Nieren-Yang-Mangel

Unaufhörlicher Schluckauf, Schmerzen im unteren Rücken, kalte und schwache Knie, Kältegefühl, hellweiße Gesichtsfarbe, Impotenz, verringerte Libido, Müdigkeit, Abgeschlagenheit, reichlich klarer Harn, Nykturie, breiiger Stuhl, Appetitmangel, leichtes Spannungsgefühl im Bauch, Patient möchte sich hinlegen, Durchfall früh am Morgen, blasse und nasse Zunge, tief-schwächlicher Puls.

69.4 Appetitmangel

Teil B (Befragung) ➤ *Kap. 30*

Appetitmangel ist ein wichtiges Symptom in der chinesischen Medizin und wird häufig von chinesischen Patienten als Beschwerde erwähnt. Teilweise beruht dies auch auf kulturellen Gründen, vor allem wenn man sich die vielen Hungersnöte in der Geschichte Chinas vor Augen hält. Westliche Patienten jedoch berichten spontan eher selten vom Zustand ihres Appetits, sodass wir daran denken müssen, stets danach zu fragen. In China deutet Appetitmangel häufig auf Traurigkeit und Unglücklichsein hin. Bei unseren Patienten im Westen verhält sich dies genau umgekehrt, da sie bei Unglücklichsein oder Depression eher dazu neigen, mehr zu essen.

Magen- und Milz-Qi-Mangel

Appetitmangel, leichtes Spannungsgefühl im Bauch nach Nahrungsaufnahme, Müdigkeit, Abgeschlagenheit, blasse Gesichtsfarbe, schwache Gliedmaßen, breiiger Stuhl, Oberbauchbeschwerden, Geschmacksverlust, blasse Zunge, leerer Puls.

Leere und Kälte in Magen und Milz

Appetitmangel, dumpfe Oberbauchschmerzen, die durch warme Getränke erleichtert und durch kalte verschlimmert werden, Erbrechen wässriger Flüssigkeiten, leichtes Spannungsgefühl im Bauch nach Nahrungsaufnahme, Müdigkeit, Abgeschlagenheit, blasse Gesichtsfarbe, schwache Gliedmaßen, breiiger Stuhl, Oberbauchbeschwerden, Geschmacksverlust, kalte Gliedmaßen, Kältegefühl, blasse und nasse Zunge, tief-schwächlicher Puls.

Milz- und Nieren-Yang-Mangel

Appetitmangel, Schmerzen im unteren Rücken, kalte und schwache Knie, Kältegefühl, hellweiße Gesichtsfarbe, Impotenz, verringerte Libido, Müdigkeit, Abgeschlagenheit, reichlich klarer Harn, Nykturie, breiiger Stuhl, leichtes Spannungsgefühl im Bauch, Patient möchte sich hinlegen, Durchfall früh am Morgen, blasse und nasse Zunge, tief-schwächlicher Puls.

Magen-Yin-Mangel

Appetitmangel oder leichtes Hungergefühl ohne Verlangen zu essen, Verstopfung (trockener Stuhl), dumpfe oder leicht brennende Oberbauchschmerzen, trockener Mund und Rachen vor allem am Nachmittag, Durst ohne Verlangen zu trinken, oder Durst mit dem Verlangen, in kleinen Schlückchen zu trinken, leichtes Völlegefühl nach dem Essen, normale Zungenfarbe, kein Belag oder fehlender Belag in der Zungenmitte, oberflächlich-leerer Puls.

Kälte-Nässe in Magen und Milz

Appetitmangel, Völlegefühl im Oberbauch, Schweregefühl von Kopf und Körper, Kältegefühl, kalte Gliedmaßen, klebrig-weißer Zungenbelag, schlüpfrig-langsamer Puls.

Nässe-Hitze in Magen und Milz

Appetitmangel, Völlegefühl und Schmerzen im Ober- und Unterbauch, Schweregefühl, Durst ohne Verlangen zu trinken, Übelkeit, breiiger Stuhl mit üblem Geruch, Hitzegefühl, matt-gelbe Gesichtsfarbe, klebriger Mundgeschmack, rote Zunge mit klebrigem gelbem Belag, schlüpfrig-schneller Puls.

Leber-Qi attackiert den Magen

Appetitmangel, Reizbarkeit, Spannungsgefühl und Schmerzen im Oberbauch und Flankenbereich, Engegefühl im Oberbauch, saures Aufstoßen, Schluckauf, Übelkeit, Erbrechen, Seufzen, schwache Gliedmaßen, normale Zungenfarbe (oder leicht gerötete Ränder in schwereren Fällen einer Leber-Qi-Stagnation), saitenförmiger Puls auf der linken und schwächlicher Puls auf der rechten Seite.

Schleim blockiert den Magen

Appetitmangel, Übelkeit, Erbrechen, Engegefühl im Brustkorb, Sputum im Rachen, klebriger Mundgeschmack, gedunsene Zunge mit klebrigem Belag, schlüpfriger Puls.

Lebensmittelvergiftung

Appetitmangel, Erbrechen, saures Aufstoßen, Völlegefühl und Schmerzen im Oberbauch, dicker Zungenbelag, schlüpfriger Puls.

69.5 Übelkeit

Teil B (Befragung) ➤ *Kap. 30*

Fülle

Leber-Qi attackiert den Magen

Übelkeit, Erbrechen, Rülpsen, Schluckauf, Reizbarkeit, Spannungsgefühl und Schmerzen im Oberbauch und Flankenbereich, Engegefühl im Oberbauch, saures Aufstoßen, Seufzen, schwache Gliedmaßen, normale Zungenfarbe (oder leicht gerötete Ränder in schwereren Fällen einer Leber-Qi-Stagnation), saitenförmiger Puls auf der linken und schwächlicher Puls auf der rechten Seite.

Akupunktur
Gb 34 Yanglingquan, Ma 21 Liangmen, Ren 13 Shangwan, Pe 6 Neiguan.

Schleim blockiert den Magen

Übelkeit, Erbrechen, Appetitmangel, Engegefühl im Brustkorb, Sputum im Rachen, klebriger Mundgeschmack, gedunsene Zunge mit klebrigem Belag, schlüpfriger Puls.

Akupunktur
Ren 12 Zhongwan, Ren 9 Shuifen, Ren 13 Shangwan, Ren 5 Shimen, Bl 22 Sanjiaoshu, Ma 40 Fenglong, Pe 6 Neiguan, Ma 21 Liangmen, Ma 22 Guanmen.

Kälte-Nässe im Magen

Übelkeit, Appetitmangel, Völlegefühl im Oberbauch, Schweregefühl von Kopf und Körper, Kältegefühl, kalte Gliedmaßen, klebriger weißer Zungenbelag, schlüpfrig-langsamer Puls.

Akupunktur
Ren 12 Zhongwan, Ren 13 Shangwan, Ma 40 Fenglong, Ma 21 Liangmen, Ma 22 Guanmen, Ren 9 Shuifen, Mi 9 Yinlingquan. Moxa.

Kälte im Magen

Übelkeit, Oberbauchschmerzen, die durch die Einnahme kalter Getränke verschlechtert und durch warme Getränke verbessert werden, Erbrechen wässriger Flüssigkeiten, Speichelfluss aus dem Mund, Schluckauf, Patient fühlt sich nach Einnahme kalter Flüssigkeiten schlechter (und diese werden schnell wieder erbrochen), starke Oberbauchschmerzen, Kältegefühl, Vorliebe für Wärme und warme Getränke, dicker weißer Zungenbelag, tief-gespannt-langsamer Puls.

Akupunktur
Ren 12 Zhongwan, Ren 13 Shangwan, Ma 40 Fenglong, Ma 21 Liangmen. Moxa.

Leere

Magen-Qi-Mangel

Ganz leichte Übelkeit vor allem am Morgen, Oberbauchbeschwerden, kein Appetit, Geschmacksverlust, breiiger Stuhl, Müdigkeit vor allem am Morgen, schwache Gliedmaßen, blasse Zunge, leerer Puls.

Akupunktur
Ren 12 Zhongwan, Ren 10 Xiawan, Ma 36 Zusanli, Bl 21 Weishu.

Magen-Yin-Mangel

Leichte Übelkeit, kein Appetit oder leichtes Hungergefühl ohne Verlangen zu essen, Verstopfung (trockener Stuhl), dumpfe oder leicht brennende Oberbauchschmerzen, trockener Mund und Rachen vor allem am Nachmittag, Durst ohne Verlangen zu trinken, oder Durst mit dem Verlangen, in kleinen Schlückchen zu trinken, leichtes Völlegefühl nach dem Essen, normale Zungenfarbe, kein Belag oder fehlender Belag in der Zungenmitte, oberflächlich-leerer Puls.

Akupunktur
Ren 12 Zhongwan, Ma 36 Zusanli, Mi 6 Sanyinjiao, Ren 10 Xiawan.

Weitere Krankheitsmuster

Magen-Hitze

Übelkeit, brennende Oberbauchschmerzen, Durst, saures Aufstoßen, übermäßiger Hunger, schlechter Atem, Hitzegefühl, rote Zunge mit gelbem Belag, überflutend-schneller Puls.

Lebensmittelvergiftung

Übelkeit, die beim Geruch von Essen schlimmer wird, Erbrechen, Völlegefühl und Schmerzen im Oberbauch, dicker Zungenbelag, schlüpfriger Puls.

Herz-Qi-Stagnation

Übelkeit, die bei emotionalem Stress schlimmer wird, Herzklopfen, Engegefühl im Brustkorb, Niedergeschlagenheit, ein leichtes Kloßgefühl im Hals, leichte Kurzatmigkeit, Seufzen, Appetitmangel, Spannungsgefühl im Brustkorb und Oberbauch, Patient legt sich ungern hin, schwache und kalte Gliedmaßen, leicht violette Lippen, blasse Gesichtsfarbe, Zunge an den Rändern und im Brustbereich leicht blass-violett, leerer Puls, aber ganz leicht überflutend auf der linken vorderen Taststelle.

HINWEIS FÜR DIE PRAXIS
Übelkeit entsteht nicht nur, wenn das Magen-Qi nicht absteigt. Auch nicht absteigendes Herz-Qi – bedingt durch emotionalen Stress – kann als Ursache in Frage kommen. Häufig ist auch Schleim, der den Mittleren Erwärmer blockiert, die Ursache.

69.6 Erbrechen

Teil B (Befragung) ➤ Kap. 30; Teil D (Hören und Riechen) ➤ Kap. 53

In der chinesischen Medizin gibt es zur Beschreibung von Übelkeit und Erbrechen mehrere Ausdrücke, die jeweils verschiedene Merkmale oder Schweregrade vermitteln. So bedeutet der chinesische Ausdruck *e xin* Übelkeit, *ou* geräuschvolles Erbrechen, und *tu* geräuscharmes Erbrechen. *Gan ou* weist auf ein kurzes und eher leises Würgen, *yue* hingegen auf ein langes und lautes Würgen (vor der Ming-Dynastie war dies der Ausdruck für „Schluckauf"). *Ou* und *tu* werden in der Regel als Einheit verwendet, um Erbrechen auszudrücken. Die Akupunkturpunkte bei Erbrechen sind die gleichen wie die oben unter „Übelkeit" aufgeführten.

Leber-Qi attackiert den Magen

Geräuschvolles Erbrechen, Übelkeit, Rülpsen, Schluckauf, Reizbarkeit, Spannungsgefühl und Schmerzen im Oberbauch und Flankenbereich, Engegefühl im Oberbauch, saures Aufstoßen, Seufzen, schwache Gliedmaßen, normale Zungenfarbe (oder leicht gerötete Ränder in schwereren Fällen einer Leber-Qi-Stagnation), saitenförmiger Puls auf der linken und schwächlicher Puls auf der rechten Seite.

Kälte im Magen

Geräuscharmes Erbrechen wässriger Flüssigkeiten, Speichelfluss aus dem Mund, Schluckauf, Übelkeit, Oberbauchschmerzen, die durch die Einnahme kalter Getränke verschlechtert und durch warme Getränke verbessert werden, Patient fühlt sich nach Einnahme kalter Flüssigkeiten schlechter (und diese werden schnell wieder erbrochen), starke Oberbauchschmerzen, Kältegefühl, kalte Gliedmaßen, Vorliebe für Wärme und warme Getränke, dicker weißer Zungenbelag, tief-gespannt-langsamer Puls.

Magen-Hitze

Geräuschvolles Erbrechen kurz nach dem Essen, Rülpsen, saures Aufstoßen, schlechter Atem, Übelkeit, brennende Oberbauchschmerzen, Durst, übermäßiger Hunger, Hitzegefühl, rote Zunge mit gelbem Belag, überflutend-schneller Puls.

Magen-Qi-Mangel

Geräuscharmes Erbrechen, Oberbauchbeschwerden, kein Appetit, Geschmacksverlust, breiiger Stuhl, Müdigkeit vor allem am Morgen, schwache Gliedmaßen, blasse Zunge, leerer Puls.

Leere und Kälte im Magen

Geräuscharmes Erbrechen oder Erbrechen klarer Flüssigkeiten, Oberbauchbeschwerden oder dumpfe Schmerzen im Oberbauch, die nach dem Essen oder bei Druck oder Massage erleichtert werden, kein Appetit, Vorliebe für warme Getränke und Speisen, kein Durst, kalte und schwache Gliedmaßen, Müdigkeit, blasse Gesichtsfarbe, blasse und nasse Zunge, tief-schwächlich-langsamer Puls.

Magen-Yin-Mangel

Geräuscharmes Erbrechen dünner Flüssigkeiten, kein Appetit oder leichtes Hungergefühl ohne Verlangen zu essen, Verstopfung (trockener Stuhl), dumpfe oder leicht brennende Oberbauchschmerzen, trockener Mund und Rachen vor allem am Nachmittag, Durst ohne Verlangen zu trinken, oder Durst mit dem Verlangen, in kleinen Schlückchen zu trinken, leichtes Völlegefühl nach dem Essen, normale Zungenfarbe, kein Belag oder fehlender Belag in der Zungenmitte, oberflächlich-leerer Puls.

Hitze in Leber und Gallenblase

Erbrechen bitterer Flüssigkeiten, Kopfschmerzen, Durst, Schwindel, Tinnitus, bitterer Mundgeschmack, trockener Rachen, Reizbarkeit, rotes Gesicht, rote Ohren, Völlegefühl im Flankenbereich, einseitiger oder beidseitiger gelber Zungenbelag, saitenförmig-schneller Puls.

Magen- und Leber-Feuer

Erbrechen, saures Aufstoßen, schlechter Atem, Übelkeit, brennende Oberbauchschmerzen, starker Durst mit Verlangen nach kalten Getränken, geistige Unruhe, trockener Mund, Mundaphthen, Zahnfleischbluten, trockener Stuhl, Hitzegefühl, Kopfschmerzen, rotes Gesicht, Schwindel, Tinnitus, Reizbarkeit, Neigung zu Wutanfällen, bitterer Mundgeschmack, Verstopfung, dunkler Harn, rote Zunge mit röteren Rändern und trockenem gelbem Belag, saitenförmig-schneller Puls.

Äußere Kälte dringt in den Magen ein

Plötzlich einsetzendes Erbrechen, Oberbauchschmerzen, die durch Einnahme kalter Getränke schlimmer und durch warme erleichtert werden, Erbrechen wässriger Flüssigkeiten, Speichelfluss aus dem Mund, Schluckauf, Übelkeit, Patient fühlt sich nach Einnahme kalter Flüssigkeiten schlechter (und diese werden schnell wieder erbrochen), starke Oberbauchschmerzen, Kältegefühl, kalte Gliedmaßen, Vorliebe für Wärme und warme Getränke, dicker weißer Zungenbelag, tief-gespannt-langsamer Puls.

Schleim blockiert den Magen

Erbrechen, Übelkeit, Appetitmangel, Engegefühl im Brustkorb, Sputum im Rachen, klebriger Mundgeschmack, gedunsene Zunge mit klebrigem Belag, schlüpfriger Puls.

Kälte-Nässe im Magen

Erbrechen, Übelkeit, Appetitmangel, Völlegefühl im Oberbauch, Schweregefühl von Kopf und Körper, Kältegefühl, kalte Gliedmaßen, klebriger weißer Zungenbelag, schlüpfrig-langsamer Puls.

Nahrungsretention

Erbrechen saurer Flüssigkeiten, schlechter Atem, saures Aufstoßen, Rülpsen, Übelkeit, Völlegefühl, Schmerzen und Spannungsgefühl im Oberbauch, die durch Erbrechen erleichtert werden, Schlaflosigkeit, breiiger Stuhl oder Verstopfung, Appetitmangel, dicker Zungenbelag, voll-schlüpfriger Puls.

Lebensmittelvergiftung

Erbrechen, Völlegefühl und Schmerzen im Oberbauch, die durch Erbrechen erleichtert werden, saures Aufstoßen, Rülpsen, Übelkeit durch Essensgeruch, dicker Zungenbelag, schlüpfriger Puls.

69.7 Würgen

Unter Würgen versteht man die Bemühungen und die Geräusche, die dabei entstehen, wenn man sich übergeben möchte, dabei aber keine Nahrung hervorbringt. Im Chinesischen heißt es entweder *gan ou* – kurzes und geräuscharmes Würgen – oder *yue* – langes und geräuschvolles Würgen.

Leber-Qi attackiert den Magen

Geräuschvolles Würgen, das je nach emotionalem Zustand in Schüben auftritt, Reizbarkeit, Spannungsgefühl im Oberbauch und Flankenbereich, saitenförmiger Puls auf beiden mittleren Taststellen.

Magen-Hitze

Geräuschvolles Würgen, saures Aufstoßen, Übelkeit, brennende Oberbauchschmerzen, Durst, übermäßiger Hunger, schlechter Atem, Hitzegefühl, rote Zunge mit gelbem Belag, überflutend-schneller Puls.

Kälte im Magen

Geräuscharmes Würgen, Erbrechen wässriger Flüssigkeiten, Schluckauf, Übelkeit, Oberbauchschmerzen, die durch die Einnahme kalter Getränke verschlechtert und durch warme Getränke verbessert werden, Speichelfluss aus dem Mund, Patient fühlt sich nach Einnahme kalter Flüssigkeiten schlechter (und diese werden schnell wieder erbrochen), starke Oberbauchschmerzen, Kältegefühl, kalte Gliedmaßen, Vorliebe für Wärme und warme Getränke, dicker weißer Zungenbelag, tief-gespannt-langsamer Puls.

Nahrungsretention

Geräuschvolles Würgen, Übelkeit, Erbrechen saurer Flüssigkeiten, saures Aufstoßen, schlechter Atem, Rülpsen, Völlegefühl, Schmerzen und Spannungsgefühl im Oberbauch, die durch Erbrechen erleichtert werden, Schlaflosigkeit, breiiger Stuhl oder Verstopfung, Appetitmangel, dicker Zungenbelag, voll-schlüpfriger Puls.

Milz-Yin-Mangel

Leichtes geräuscharmes Würgen, Appetitmangel, Verdauungsbeschwerden, nagender Hunger, Geschmacksverlust, leichte Oberbauchschmerzen, trockener Mund, trockene Lippen, trockener Stuhl, dünner Körperbau, fahle Gesichtsfarbe bei gegebenenfalls gleichzeitig roter Nasenspitze, Zunge mit Querrissen an den Rändern, schwächlicher oder oberflächlich-leerer Puls.

69.8 Bluterbrechen

Magen-Feuer

Erbrechen von Nahrung mit hellrotem oder dunkelrotem Blut, saures Aufstoßen, schlechter Atem, Übelkeit, brennende Oberbauchschmerzen, starker Durst mit Verlangen nach kalten Getränken, geistige Unruhe, trockener Mund, Mundaphthen, Zahnfleischbluten, trockener Stuhl, Hitzegefühl, rote Zunge mit dickem, trockenem, dunkelgelbem Belag, tief-voll-schneller Puls.

Leber-Feuer attackiert den Magen

Erbrechen von hellrotem Blut, Kopfschmerzen, rotes Gesicht, Schwindel, Tinnitus, Reizbarkeit, Neigung zu Wutanfällen, Durst, bitterer Mundgeschmack, Verstopfung, dunkler Harn, Schmerzen im Oberbauch und Flankenbereich, Schlaflosigkeit, rote Zunge mit röteren Rändern und gelbem Belag, schnell-saitenförmiger Puls.

Blut-Stase im Magen

Erbrechen von sehr dunklem und kaffeesatzartigem Blut, schwere, stechende Oberbauchschmerzen, die nachts zunehmen können, Abneigung gegen Druck, violette Zunge, saitenförmiger Puls.

Magen-Yin-Mangel mit Leere-Hitze

Erbrechen frischen roten Blutes, Hungergefühl ohne Verlangen zu essen, Zahnfleischbluten, dumpfe oder brennende Oberbauchschmerzen, Hitzegefühl am Nachmittag, Verstopfung (trockener Stuhl), trockener Mund und Rachen vor allem am Nachmittag, Durst mit dem Verlangen, in kleinen Schlückchen zu trinken, Nachtschweiß, Hitze in den fünf Zentren, Zahnfleischbluten, rote Zunge (oder nur rot in der Zungenmitte) ohne Belag in der Zungenmitte, oberflächlich-leerer oder schneller Puls.

Herz- und Milz-Qi-Mangel

Erbrechen einer geringen Menge frischen roten Blutes, dumpfe Oberbauchschmerzen, die durch Druck besser werden, Appetitmangel, leichtes Spannungsgefühl im Bauch nach Nahrungsaufnahme, Müdigkeit, blasse Gesichtsfarbe, schwache Gliedmaßen, breiiger Stuhl, Herzklopfen, Kurzatmigkeit bei Anstrengung, spontane Schweißausbrüche, blasse Zunge, leerer Puls.

Milz- und Nieren-Yang-Mangel

Erbrechen einer geringen Menge frischen roten Blutes, chronische und andauernde Krankheit, Schmerzen im unteren Rücken, kalte und schwache Knie, Kältegefühl, hellweiße Gesichtsfarbe, Impotenz, verringerte Libido, Müdigkeit, Abgeschlagenheit, reichlich klarer Harn, Nykturie, breiiger Stuhl, Appetitmangel, leichtes Spannungsgefühl im Bauch, Patient möchte sich hinlegen, Durchfall früh am Morgen, blasse und nasse Zunge, tief-schwächlicher Puls.

69.9 Übermäßiger Hunger

Teil B (Befragung) ➤ Kap. 30

Magen-Hitze

Übermäßiger Hunger, brennende Oberbauchschmerzen, Durst, saures Aufstoßen, Übelkeit, schlechter Atem, Hitzegefühl, rote Zunge mit gelbem Belag, überflutend-schneller Puls.

Magen-Feuer

Übermäßiger Hunger, Zahnfleischbluten, Übelkeit, Erbrechen kurz nach dem Essen, schlechter Atem, starker Durst mit Verlangen nach kalten Getränken, brennende Oberbauchschmerzen, geistige Unruhe, Mundaphthen, trockener Stuhl, saures Aufstoßen, Hitzegefühl, rote Zunge mit dickem, trockenem, dunkelgelbem Belag, tief-voll-schneller Puls.

Magen-Yin-Mangel mit Leere-Hitze

Übermäßiger Hunger ohne Verlangen nach Nahrung, dumpfe oder brennende Oberbauchschmerzen, Hitzegefühl am Nachmittag, Verstopfung (trockener Stuhl), trockener Mund und Rachen vor allem am Nachmittag, Durst mit dem Verlangen, in kleinen Schlückchen zu trinken, leichtes Völlegefühl nach dem Essen, Nachtschweiß, Hitze in den fünf Zentren, Zahnfleischbluten, rote Zunge (oder nur rot in der Zungenmitte) ohne Belag in der Zungenmitte, oberflächlich-leerer oder schneller Puls.

69.10 Abneigung gegen Essen

Teil B (Befragung) ➢ *Kap. 30*

Abneigung gegen Essen unterscheidet sich von Appetitmangel insofern, dass damit nicht nur das fehlende Verlangen nach Nahrung gemeint ist, sondern auch, dass sich der Patient vor dem Anblick und Geruch von Essen ekelt.

Lebensmittelvergiftung

Starke und akute Abneigung gegen Essen, Übelkeit vor allem durch Essensgeruch, Erbrechen, Durchfall mit üblem Geruch, klebriger Mundgeschmack, Oberbauchschmerzen, dicker, klebrig-gelber Zungenbelag, schlüpfriger Puls.

Nahrungsretention

Chronische Abneigung gegen Essen, Übelkeit vor allem durch Essensgeruch, saures Aufstoßen, klebriger Mundgeschmack, Völlegefühl und Schmerzen im Oberbauch, ruheloser Schlaf, dicker klebriger Zungenbelag, schlüpfriger Puls.

Nässe-Hitze in Leber, Gallenblase, Magen und Milz

Chronische Abneigung gegen Essen, Übelkeit vor allem durch Essensgeruch, klebriger Mundgeschmack, Durst, Völlegefühl im Flankenbereich und Oberbauch, Reizbarkeit, Schweregefühl, klebriger gelber Zungenbelag, schlüpfrig-saitenförmiger Puls.

Rebellierendes Qi im Durchdringungsgefäß während der Schwangerschaft

Abneigung gegen Essen während der Schwangerschaft, Übelkeit vor allem durch Essensgeruch, ein Gefühl von Energie, die zum Brustkorb hin aufsteigt, Ruhelosigkeit, nervöse Ängstlichkeit, Engegefühl im Brustkorb, haftender Puls.

69.11 Hunger ohne Verlangen zu essen

Teil B (Befragung) ➢ *Kap. 30*

Nässe-Hitze im Magen

Hunger ohne Verlangen zu essen, Völlegefühl und Schmerzen im Oberbauch und/oder Bauch, klebriger Mundgeschmack, Schweregefühl, Durst ohne Verlangen zu trinken, Übelkeit, Erbrechen, breiiger Stuhl mit üblem Geruch, Hitzegefühl, Kopfschmerzen mit Schweregefühl des Kopfes, bitterer Mundgeschmack, rote Zunge mit klebrigem gelbem Belag, schlüpfrig-schneller Puls.

„Starker Magen – schwache Milz"

Hunger ohne Verlangen zu essen, Durst, brennende Oberbauchschmerzen, breiiger Stuhl, Müdigkeit. Dieses Krankheitsmuster entsteht durch das Zusammenwirken eines Magen-Fülle-Musters (meist mit Hitze), das den Hunger verursacht, mit einem Milz-Leere-Muster, das für den fehlenden Appetit verantwortlich ist.

69.12 Nagender Hunger

„Nagender Hunger" stellt eine Übersetzung des chinesischen Ausdrucks *cao za* dar und bedeutet wörtlich übersetzt „lärmend", obwohl zu den Symptomen dieses Zustands keine knurrenden Geräusche zählen. In chinesischen Fachbüchern wird in der Regel erklärt, dass sich dieser Zustand durch ein unangenehmes Gefühl im Oberbauch auszeichnet, das zwar Schmerzen nachahmt, aber nicht wirklichen Schmerz darstellt, und des Weiteren Hunger nachahmt, aber nicht wirklichen Hunger darstellt. Außerdem umfasst „nagender Hunger" eine quälende Empfindung sowie ein Druckgefühl im Oberbauch. Weitere Symptome wie Rülpsen und saures Aufstoßen können ebenfalls auftreten.

Leber-Qi attackiert den Magen

Nagender Hunger, saures Aufstoßen, Schluckauf, Rülpsen, Übelkeit, Erbrechen, Reizbarkeit, Spannungsgefühl und Schmerzen im Oberbauch und Flankenbereich, Engegefühl im Oberbauch, Seufzen, schwache Gliedmaßen, normale Zungenfarbe (oder leicht gerötete Ränder in schwereren Fällen einer Leber-Qi-Stagnation), saitenförmiger Puls auf der linken und schwächlicher Puls auf der rechten Seite.

Magen-Hitze

Nagender Hunger, saures Aufstoßen, Übelkeit, schlechter Atem, brennende Oberbauchschmerzen, Durst, Hitzegefühl, rote Zunge mit gelbem Belag, überflutend-schneller Puls.

Kälte im Magen

Nagender Hunger, Übelkeit, Erbrechen wässriger Flüssigkeiten, Schluckauf, Oberbauchschmerzen, die durch die Einnahme kalter Getränke verschlechtert und durch warme Getränke verbessert werden, Speichelfluss aus dem Mund, Patient fühlt sich nach Einnahme kalter Flüssigkeiten schlechter (und diese werden schnell wieder erbrochen), starke Oberbauchschmerzen, Kältegefühl, kalte Gliedmaßen, Vorliebe für Wärme und warme Getränke, dicker weißer Zungenbelag, tief-gespannt-langsamer Puls.

Lebensmittelvergiftung

Nagender Hunger, Rülpsen, Übelkeit, Völlegefühl und Schmerzen im Oberbauch, die nach Erbrechen nachlassen, dicker Zungenbelag, schlüpfriger Puls.

Milz-Yin-Mangel

Leichter nagender Hunger, Appetitmangel, Verdauungsbeschwerden, Würgen, Geschmacksverlust, leichte Oberbauchschmerzen, trockener Mund, trockene Lippen, trockener Stuhl, dünner Körperbau, fahle Gesichtsfarbe bei gegebenenfalls gleichzeitig roter Nasenspitze, Zunge mit Querrissen an den Rändern, schwächlicher oder oberflächlich-leerer Puls.

Fallgeschichte 69.1

Das erste Symptom, das mir die 50-jährige Dame berichtete, war ein „schlechter" Mundgeschmack. Ferner klagte sie über Übelkeit, entweder Appetitmangel oder ständigen Hunger sowie einem Völlegefühl im Oberbauch seit 20 Jahren. Nach weiterer Befragung sagte sie: „Beim Essen wird mir übel, aber auch dann, wenn ich hungrig bin, und ich möchte immer spätabends noch essen." Des Weiteren litt sie an Spannungsgefühlen im Bauch und abwechselnd Verstopfung und Durchfall. Sie fühlte sich müde, konnte sich nicht richtig konzentrieren und litt unter Gedächtnisschwäche. Seelisch fühlte sie sich niedergeschlagen und ihr war öfters zum Weinen zumute. Die Zunge war violett und der Puls saitenförmig.

Dieser Fall stellt ein gutes Beispiel für *cao za,* also nagenden Hunger, aufgrund von Leber-Qi-Stagnation dar. Das besondere Merkmal dieses Krankheitsmuster ist „Übelkeit beim Essen, aber auch dann, wenn man hungrig ist", was der Beschreibung in chinesischen Fachbüchern „ahmt Hunger nach, ist aber kein Hunger" entspricht.

69.13 Müdigkeit nach dem Essen

Milz-Qi-Mangel

Müdigkeit nach dem Essen, Appetitmangel, leichtes Spannungsgefühl im Bauch nach Nahrungsaufnahme, Müdigkeit, Abgeschlagenheit, blasse Gesichtsfarbe, schwache Gliedmaßen, breiiger Stuhl, blasse Zunge, leerer Puls.

Nässe-Schleim in der Milz

Müdigkeit nach dem Essen, Schwere- und Benommenheitsgefühl im Kopf, Enge- oder Völlegefühl im Brustkorb oder Oberbauch, Schwindel, verschwommene Sicht, Schläfrigkeit, Übelkeit, Sputum im Rachen, Benommenheitsgefühl im Kopf, gedunsene Zunge mit klebrigem Belag, schlüpfriger Puls.

Milz-Qi-Mangel mit Nässe

Müdigkeit nach dem Essen, Appetitmangel, leichtes Spannungsgefühl im Bauch nach Nahrungsaufnahme, Müdigkeit, Abgeschlagenheit, blasse Gesichtsfarbe, Schwäche in den Gliedmaßen, breiiger Stuhl, Völlegefühl im Bauch, Schweregefühl, klebriger Mundgeschmack, Verdauungsbeschwerden, unverdaute Nahrungsreste im Stuhl, Übelkeit, dumpfe Stirnkopfschmerzen, übermäßiger Scheidenausfluss, blasse Zunge mit klebrigem Belag, sanfter Puls.

69.14 Aufstoßen von Nahrung

„Aufstoßen von Nahrung" heißt auf Chinesisch *fan wei* („Magen-Reflux") und äußert sich durch Nahrung, die zwar in den Magen gelangt, dort aber nicht verdaut und folglich wieder hervorgebracht wird. Im Gegensatz zum Erbrechen kann das Aufstoßen von Nahrung unterschiedliche Formen annehmen: Manchmal wird die Nahrung, die am Morgen aufgenommen wurde, aufgestoßen; in anderen Fällen wird die Nahrung vom Vorabend am darauf folgenden Morgen aufgestoßen. Weiterhin kann es vorkommen, dass die Nahrung ein bis zwei Stunden nach Aufnahme aufgestoßen wird, und schließlich gibt es noch das nächtliche Aufstoßen von Nahrung.

Kälte im Magen

Aufstoßen (Reflux) wässriger Flüssigkeiten, Schluckauf, Oberbauchschmerzen, die durch die Einnahme kalter Getränke verschlechtert und durch warme Getränke verbessert werden, Speichelfluss aus dem Mund, Patient fühlt sich nach Einnahme kalter Flüssigkeiten schlechter (und diese werden schnell wieder erbrochen), starke Oberbauchschmerzen, Vorliebe für Wärme und warme Getränke, dicker weißer Zungenbelag, tief-gespannt-langsamer Puls.

Qi-Stagnation und Schleim im Magen

Aufstoßen von Nahrung und Schleim, Rülpsen, Übelkeit, Erbrechen, Schluckauf, Schmerzen und Spannungsgefühl im Oberbauch, Engegefühl im Brustkorb, Reizbarkeit, gedunsene Zunge, schlüpfriger Puls.

Nässe-Hitze im Magen

Aufstoßen von Nahrung, Völlegefühl und Schmerzen im Oberbauch, Schweregefühl, Durst ohne Verlangen zu trinken, Übelkeit, Hitzegefühl, matt-gelbe Gesichtsfarbe, klebriger Mundgeschmack, rote Zunge mit klebrigem gelbem Belag, schlüpfrig-schneller Puls.

Blut-Stase im Magen

Aufstoßen von Nahrung und gelegentlich auch von Blut, Übelkeit, Erbrechen, eventuell auch mit Blut oder kaffeesatzartigen Essensresten, schwere, stechende Oberbauchschmerzen, die nachts zunehmen können, Abneigung gegen Druck, violette Zunge, saitenförmiger Puls.

Nahrungsretention

Aufstoßen von Nahrung, saures Aufstoßen, Übelkeit, Völlegefühl und Schmerzen im Oberbauch, ruheloser Schlaf, dicker klebriger Zungenbelag, schlüpfriger Puls.

Magen-Yin-Mangel mit Blut-Trockenheit

Saures Aufstoßen, kein Appetit oder leichtes Hungergefühl ohne Verlangen zu essen, Verstopfung (trockener Stuhl), dumpfe oder leicht brennende Oberbauchschmerzen, trockener Mund und Rachen vor allem am Nachmittag, Durst ohne Verlangen zu trinken, oder Durst mit dem Verlangen, in kleinen Schlückchen zu trinken, leichtes Völlegefühl nach dem Essen, Schlaflosigkeit, trockene Haut, matte Gesichtsfarbe, normale Zungenfarbe, kein Belag oder fehlender Belag in der Zungenmitte, oberflächlich-leerer Puls.

Magen-Qi- und Yin-Mangel

Leichtes Aufstoßen von Nahrung, kein Appetit oder leichtes Hungergefühl ohne Verlangen zu essen, Verstopfung (trockener Stuhl), dumpfe oder leicht brennende Oberbauchschmerzen, trockener Mund und Rachen vor allem am Nachmittag, Durst ohne Verlangen zu trinken, oder Durst mit dem Verlangen, in kleinen Schlückchen zu trinken, leichtes Völlegefühl nach dem Essen, breiiger Stuhl, Müdigkeit vor allem am Morgen, schwache Gliedmaßen, blasse Zunge ohne Belag in der Zungenmitte, leerer Puls oder oberflächlich-leerer Puls.

Leere des Minister-Feuers

Aufstoßen wässriger Flüssigkeiten, Schmerzen im unteren Rücken, kalte Knie, Kältegefühl, hellweiße Gesichtsfarbe, schwache Knie, Müdigkeit, Abgeschlagenheit, reichlich klarer Harn, Nykturie, Impotenz, keine Libido, Unfruchtbarkeit, Sterilität, blasse und nasse Zunge, tief-schwächlicher Puls.

69.15 Schluckbeschwerden (würgendes Zwerchfell)

Der chinesische Ausdruck *ye ge* heißt übersetzt „würgendes Zwerchfell". *Ye* bedeutet „würgen, erdrosseln" und *ge* wörtlich „Zwerchfell". Der Begriff verweist in diesem Kontext auf starke Schluckbeschwerden, wobei leichte Schluckbeschwerden durch *ye* und schwere durch *ge* qualifiziert werden. Ferner könnte man sagen, dass *ye* den Beginn einer Erkrankung mit Schluckbeschwerden beschreibt, die dann zu einem *ge*-Stadium fortschreitet. Dieses Krankheitsbild äußert sich durch Schluckbeschwerden, Blockadegefühl in der Speiseröhre und im Zwerchfell, sowie durch das Gefühl, dass die aufgenommene Nahrung nicht runterrutschen kann. Am meisten betroffen sind ältere Menschen, vor allem Männer, während es bei Menschen jüngeren Alters kaum anzutreffen ist.

Das Symptom „würgendes Zwerchfell" (*ye ge*) sollte klar von dem Symptom „Aufstoßen von Nahrung" (*fan wei*) unterschieden werden: Ersteres Symptom findet sich mitten in der Speiseröhre, oberhalb des Magens und weist somit darauf hin, dass die Nahrung nicht in den Magen gelangen kann und es folglich zu Schluckbeschwerden und einem Blockadegefühl kommt. Letzteres findet sich im Magen und weist auf darauf hin, dass die Nahrung einige Stunden nach Eintritt in den Magen wieder aufgestoßen wird.

Des Weiteren unterscheide man „würgendes Zwerchfell" vom „Pflaumenkern-Syndrom", das sich durch ein Blockadegefühl im Hals äußert, ohne dass Nahrung aufgestoßen wird.

„Würgendes Zwerchfell" entspricht häufig der schulmedizinischen Diagnose einer Hiatushernie, oder in schwerwiegenderen Fällen sogar einem Speiseröhrenkrebs.

Qi- und Schleim-Stagnation

Schluckbeschwerden bei Anspannung, Spannungsgefühl im Flankenbereich oder Oberbauch, Reizbarkeit, Launenhaftigkeit, Kloßgefühl im Hals, prämenstruelle Anspannung, Sputum im Rachen, Engegefühl im Brustkorb, gedunsene Zunge, saitenförmiger Puls.

Blut-Stase im Magen

Schluckbeschwerden, schwere, stechende Oberbauchschmerzen, die nachts zunehmen können, Abneigung gegen Druck, Übelkeit, Erbrechen eventuell auch von Blut, Erbrechen kaffeesatzartiger Essensreste, violette Zunge, saitenförmiger Puls.

Qi- und Yang-Mangel des Magens

Leichte Schluckbeschwerden, Erbrechen wässriger Flüssigkeiten, Oberbauchbeschwerden oder dumpfe Schmerzen im Oberbauch, die nach Essensaufnahme und bei Druck oder Massage erleichtert werden, kein Appetit, Vorliebe für warme Getränke und Speisen, kein Durst, kalte und schwache Gliedmaßen, Müdigkeit, blasse Gesichtsfarbe, blasse und nasse Zunge, tief-schwächlich-langsamer Puls.

Magen-Yin-Mangel

Leichte Schluckbeschwerden, kein Appetit oder leichtes Hungergefühl ohne Verlangen zu essen, Verstopfung (trockener Stuhl), dumpfe oder leicht brennende Oberbauchschmerzen, trockener Mund und Rachen vor allem am Nachmittag, Durst ohne Verlangen zu trinken, oder Durst mit dem Verlangen, in kleinen Schlückchen zu trinken, leichtes Völlegefühl nach dem Essen, normale Zungenfarbe, kein Belag oder fehlender Belag in der Zungenmitte, oberflächlich-leerer Puls.

Milz- und Nieren-Yang-Mangel

Chronische leichte Schluckbeschwerden, Schmerzen im unteren Rücken, kalte und schwache Knie, Kältegefühl, hellweiße Gesichtsfarbe, Impotenz, verringerte Libido, Müdigkeit, Abgeschlagenheit, reichlich klarer Harn, Nykturie, breiiger Stuhl, Appetitmangel, leichtes Spannungsgefühl im Bauch, Patient möchte sich hinlegen, Durchfall früh am Morgen, blasse und nasse Zunge, tief-schwächlicher Puls.

69.16 Heißhunger auf Süßigkeiten bzw. ständiges Naschen

Milz-Qi-Mangel

Heißhunger auf Süßes bei Müdigkeit, ständiges Naschen, Neigung zu Fettleibigkeit, süßer Mundgeschmack, Geschmacksverlust, unregelmäßiger Appetit, Appetitmangel, leichtes Spannungsgefühl im Bauch nach Nahrungsaufnahme, Müdigkeit, blasse Gesichtsfarbe, schwache Gliedmaßen, breiiger Stuhl, blasse Zunge, leerer Puls.

Herz-Blut-Mangel

Heißhunger auf Süßes bei emotionaler Verstimmung, ständiges Naschen, unregelmäßiger Appetit, Traurigkeit, Niedergeschlagenheit, Einsamkeit, Herzklopfen, Schwindel, Schlaflosigkeit, traumgestörter Schlaf, Gedächtnisschwäche, nervöse Ängstlichkeit, Schreckhaftigkeit, matt-blasse Gesichtsfarbe, blasse Lippen, blasse und dünne Zunge, rauer oder dünner Puls.

Herz-Feuer

Heißhunger auf Süßes bei Sorge, ständiges Naschen, Hunger, unregelmäßiger Appetit, Herzklopfen, Durst, Mund- und Zungenaphthen, geistige Unruhe, körperliche Unruhe, Schlaflosigkeit, traumgestörter Schlaf, Hitzegefühl, rotes Gesicht, bitterer Mundgeschmack, rote Zunge mit röterer Spitze und gelbem Belag, überflutend-schneller Puls.

Leber-Qi attackiert die Milz

Heißhunger auf Süßes, verstärkt vor der Periode, ständiges Naschen, unregelmäßiger Appetit, abwechselnd Verstopfung und Durchfall, Spannungsgefühl im Oberbauch und Bauch, Reizbarkeit, Launenhaftigkeit, Niedergeschlagenheit, Müdigkeit, saitenförmiger Puls auf der linken Seite und schwächlicher Puls auf der rechten Seite.

Milz- und Nieren-Yang-Mangel

Heißhunger auf Süßes bei Müdigkeit, ständiges Naschen, unregelmäßiger Appetit, Schmerzen im unteren Rücken, kalte und schwache Knie, Kältegefühl, hellweiße Gesichtsfarbe, Impotenz, verringerte Libido, Müdigkeit, Abgeschlagenheit, reichlich klarer Harn, Nykturie, breiiger Stuhl, Appetitmangel, leichtes Spannungsgefühl im Bauch, Patient möchte sich hinlegen, Durchfall früh am Morgen, blasse und nasse Zunge, tief-schwächlicher Puls.

Milz-Hitze

Heißhunger auf Süßes, ständiges Naschen, Hungergefühl, brennende Schmerzen in Oberbauch und / oder Bauch, übermäßiger Hunger, rote Nasenspitze, trockene Lippen, Mundaphthen, Durst, trockener Stuhl, Hitzegefühl, spärlicher dunkler Harn, gelbe Gesichtsfarbe, rote Zunge mit trockenem gelbem Belag, überflutend-schneller Puls.

69.17 Bitterer Mundgeschmack

Teil B (Befragung) ➤ *Kap. 30*

Chinesische Patienten berichten sehr häufig von einem „bitteren" Mundgeschmack. In der chinesischen Kultur steht dieses Symptom in enger Verbindung zu emotionalen bzw. seelischen Problemen, da das Wort „bitter" auch in diesem Kontext verwendet wird. Dies geht so weit, dass man bei einem chinesischen Patienten, der sich über einen bitteren Mundgeschmack beschwert, in so gut wie allen Fällen von emotionalen Problemen oder ernsthaften Schwierigkeiten im Leben der betreffenden Person ausgehen kann. Im westlichen Kulturkreis besteht keine derartige Wechselbeziehung zwischen diesem Symptom und emotionalen oder seelischen Problemen.

Leber-Feuer

Den ganzen Tag anhaltender bitterer Mundgeschmack, Kopfschmerzen, rotes Gesicht, Schwindel, Tinnitus, Reizbarkeit, Neigung zu Wutanfällen, Durst, Verstopfung, dunkler Harn, rote Zunge mit röteren Rändern und gelbem Belag, schnell-saitenförmiger Puls.

Herz-Feuer

Bitterer Mundgeschmack am Morgen, vor allem nach einem schlechtem Schlaf, Herzklopfen, Durst, Mund- und Zungenaphthen, geistige Unruhe, körperliche Unruhe, Schlaflosigkeit, traumgestörter Schlaf, Hitzegefühl, rotes Gesicht, bitterer Mundgeschmack, rote Zunge mit röterer Spitze und gelbem Belag, überflutend-schneller Puls. Der Unterschied zwischen einem bitteren Mundgeschmack aufgrund von Leber-Feuer und Herz-Feuer besteht darin, dass bei Leber-Feuer den ganzen Tag über ein bitterer Geschmack im Mund ist, bei Herz-Feuer hingegen nur am Morgen, wenn man schlecht geschlafen hat.

Nässe-Hitze in Leber und Gallenblase

Bitterer und klebriger Mundgeschmack, Schmerzen und / oder Völlegefühl im Flankenbereich, Bauch oder Oberbauch, Appetitmangel, Übelkeit, Schweregefühl, gelber Scheidenausfluss, Juckreiz im Scheidenbereich, Mittelschmerz und / oder Blutungen zur Zyklusmitte, Brennen bei der Miktion, dunkler Harn, gelbe Gesichtsfarbe und gelbe Augen, Erbrechen, rote Zunge mit röteren Rändern und ein- oder beidseitigem klebrigem, gelbem Belag, saitenförmig-schlüpfrig-schneller Puls.

Shaoyang-Syndrom

Bitterer Mundgeschmack, abwechselnd Abneigung gegen Kälte und Hitzegefühl, Kopfschmerzen, Reizbarkeit, verschwommene Sicht, trockener Rachen, Schmerzen im Flankenbereich, Zunge mit einseitigem Belag, saitenförmiger Puls. Hiermit ist das Shaoyang-Syndrom innerhalb der Musterbestimmung nach den Sechs Schichten gemeint.

69.18 Süßlicher Mundgeschmack

Teil B (Befragung) ➤ *Kap. 30*

Qi- und/oder Yin-Mangel von Magen und Milz

Süßlicher Mundgeschmack, Appetitmangel, leichtes Spannungsgefühl im Bauch nach Nahrungsaufnahme, Müdigkeit, Abgeschlagenheit, blasse Gesichtsfarbe, schwache Gliedmaßen, breiiger Stuhl, Oberbauchbeschwerden, Geschmacksverlust, trockener Mund, Nachtschweiß. Je nachdem, ob ein Qi- oder Yin-Mangel vorherrscht, äußert sich das Bild von Zunge und Puls.

Nässe-Hitze in der Milz

Süßlicher oder klebriger Mundgeschmack, Völlegefühl im Oberbauch und/oder Bauch, Schmerzen im Oberbauch und/oder Bauch, Appetitmangel, Schweregefühl, Durst ohne Verlangen zu trinken, Übelkeit, Erbrechen, breiiger Stuhl mit üblem Geruch, Hitzegefühl, spärlicher dunkler Harn, dumpfe Kopfschmerzen mit Schweregefühl, matt-gelbe Gesichtsfarbe, rote Zunge mit klebrigem gelbem Belag, schlüpfrig-schneller Puls.

Magen- und Milz-Hitze

Süßlicher Mundgeschmack, brennende Oberbauchschmerzen, Durst, saures Aufstoßen, Übelkeit, übermäßiger Hunger, schlechter Atem, Hitzegefühl, rote Nasenspitze, trockene Lippen, Mundaphthen, trockener Stuhl, spärlicher dunkler Harn, rote Zunge mit trockenem gelbem Belag, überflutend-schneller Puls.

69.19 Salziger Mundgeschmack

Teil B (Befragung) ➤ *Kap. 30*

Ein salziger Mundgeschmack kommt in der Praxis eher selten vor. Es gibt wenige Patienten, die je über ein derartiges Symptom klagen.

Nieren-Yin-Mangel

Salziger Mundgeschmack, trockener Rachen und Mund mit dem Verlangen, in kleinen Schlückchen zu trinken, Schwindel, Tinnitus, Schwerhörigkeit, Gedächtnisschwäche, Nachtschweiß, trockener Mund und Rachen in der Nacht, Schmerzen im unteren Rücken, Verstopfung, spärlicher dunkler Harn, Müdigkeit, normale Zungenfarbe, kein Belag, oberflächlich-leerer Puls.

Nieren-Yang-Mangel

Salziger Mundgeschmack, Schmerzen im unteren Rücken, kalte Knie, Kältegefühl, hellweiße Gesichtsfarbe, schwache Knie, Müdigkeit, Abgeschlagenheit, reichlich klarer Harn, Nykturie, Impotenz, verringerte Libido, blasse und nasse Zunge, tief-schwächlicher Puls.

69.20 Saurer Mundgeschmack

Teil B (Befragung) ➤ *Kap. 30*

Leber-Feuer

Saurer (oder bitterer) Mundgeschmack, Kopfschmerzen, rotes Gesicht, Schwindel, Tinnitus, Reizbarkeit, Neigung zu Wutanfällen, Durst, Verstopfung, dunkler Harn, rote Zunge mit röteren Rändern und gelbem Belag, schnell-saitenförmiger Puls.

Leber-Qi attackiert die Milz

Saurer Mundgeschmack, saures Aufstoßen, Rülpsen, Völle- und Spannungsgefühl im Oberbauch, Appetitmangel, Müdigkeit, abwechselnd Verstopfung und Durchfall, saitenförmiger Puls auf der linken Seite und schwächlicher Puls auf der rechten Seite.

Leber-Qi attackiert den Magen

Saurer Mundgeschmack, saures Aufstoßen, Reizbarkeit, Spannungsgefühl und Schmerzen im Oberbauch und Flankenbereich, Engegefühl im Oberbauch, Schluckauf, Übelkeit, Erbrechen, Seufzen, schwache Gliedmaßen, normale Zungenfarbe (oder leicht gerötete Ränder in schwereren Fällen einer Leber-Qi-Stagnation), saitenförmiger Puls auf der linken und schwächlicher Puls auf der rechten Seite.

Nahrungsretention

Saurer Mundgeschmack, schlechter Atem, saures Aufstoßen, Rülpsen, Völlegefühl, Schmerzen und Spannungsgefühl im Oberbauch, die durch Erbrechen erleichtert werden, Erbrechen saurer Flüssigkeiten, Schlaflosigkeit, breiiger Stuhl oder Verstopfung, Appetitmangel, dicker Zungenbelag, voll-schlüpfriger Puls.

Magen-Hitze

Saurer Mundgeschmack, Durst, Oberbauchschmerzen, saures Aufstoßen, Übelkeit, übermäßiger Hunger, schlechter Atem, Hitzegefühl, rote Zunge mit gelbem Belag, überflutend-schneller Puls.

69.21 Klebriger Mundgeschmack

Teil B (Befragung) ➤ *Kap. 30*

Westliche Patienten beschreiben einen klebrigen Mundgeschmack häufig als „metallisch".

Kälte-Nässe

Klebriger Mundgeschmack, Völlegefühl im Oberbauch, Schweregefühl von Kopf und Körper, Kältegefühl, kalte Gliedmaßen, klebriger weißer Zungenbelag, schlüpfrig-langsamer Puls.

Nässe-Hitze

Klebriger Mundgeschmack, Durst ohne Verlangen zu trinken, Völlegefühl im Oberbauch, Schweregefühl von Kopf und Körper, Hitzegefühl, klebriger gelber Zungenbelag, schlüpfrig-schneller Puls.

Schleim

Klebriger Mundgeschmack, Sputum im Rachen, Engegefühl im Brustkorb, gedunsene Zunge mit klebrigem Belag, schlüpfriger Puls.

Schleim-Hitze in der Lunge

Klebriger Mundgeschmack, Durst ohne Verlangen zu trinken, bellender Husten mit reichlichem, klebrig-gelbem oder -grünem Sputum, Kurzatmigkeit, Keuchen, Engegefühl im Brustkorb, Hitzegefühl, rote und gedunsene Zunge mit klebrigem gelbem Belag, schlüpfrig-schneller Puls.

69.22 Geschmacksverlust

Teil B (Befragung) ➤ Kap. 30

Magen- und Milz-Qi-Mangel

Allmählicher Verlust des Geschmackssinns und unter Umständen auch des Geruchssinns, Appetitmangel, leichtes Spannungsgefühl im Bauch nach Nahrungsaufnahme, Müdigkeit, Abgeschlagenheit, blasse Gesichtsfarbe, schwache Gliedmaßen, breiiger Stuhl, Oberbauchbeschwerden, blasse Zunge, leerer Puls.

Nässe blockiert den Mittleren Erwärmer

Verlust des Geschmackssinns, Völle- und Spannungsgefühl im Bauch, Appetitmangel, kein Verlangen zu trinken, Müdigkeit nach dem Essen, dicker klebriger Zungenbelag, schlüpfriger Puls.

Nässe-Schleim blockiert die Milz

Verlust des Geschmackssinns, Völlegefühl im Oberbauch und Bauch, Engegefühl im Brustkorb, Appetitmangel, Übelkeit, Müdigkeit, Schweregefühl, Sputum im Rachen, breiiger Stuhl, Müdigkeit nach dem Essen, gedunsene Zunge mit klebrigem Belag, schlüpfriger Puls.

Magen- und Milz-Qi-Mangel mit Magen-Kälte

Verlust des Geschmackssinns, Appetitmangel, leichtes Spannungsgefühl im Bauch nach Nahrungsaufnahme, Müdigkeit, Abgeschlagenheit, blasse Gesichtsfarbe, breiiger Stuhl, Oberbauchbeschwerden oder dumpfe Schmerzen im Oberbauch, die nach dem Essen oder bei Druck oder Massage besser werden, Vorliebe für warme Getränke und Speisen, Erbrechen klarer Flüssigkeiten, kein Durst, kalte und schwache Gliedmaßen, blasse und nasse Zunge, tief-schwächlich-langsamer Puls.

69.23 Mundgeruch

Magen-Hitze

Schlechter Atem, Durst, saures Aufstoßen, Übelkeit, übermäßiger Hunger, brennende Oberbauchschmerzen, Hitzegefühl, rote Zunge mit gelbem Belag, überflutend-schneller Puls.

Schleim-Hitze in der Lunge

Schlechter Atem, klebriger Mundgeschmack, Durst ohne Verlangen zu trinken, bellender Husten mit reichlichem, klebrig-gelbem oder -grünem Sputum, Kurzatmigkeit, Keuchen, Engegefühl im Brustkorb, Hitzegefühl, Schlaflosigkeit, körperliche Unruhe, rote und gedunsene Zunge mit klebrigem gelbem Belag, schlüpfrig-schneller Puls.

Nahrungsretention

Schlechter Atem, saurer Mundgeschmack, Rülpsen, saures Aufstoßen, Erbrechen saurer Flüssigkeiten, Völlegefühl, Schmerzen und Spannungsgefühl im Oberbauch, die durch Erbrechen erleichtert werden, Schlaflosigkeit, breiiger Stuhl oder Verstopfung, Appetitmangel, dicker Zungenbelag, voll-schlüpfriger Puls.

KAPITEL

70 Durst und Trinken

Folgende Symptome werden besprochen:
1. Durst
2. Trockener Mund
3. Fehlen von Durst
4. Verstärkter Speichelfluss

70.1 Durst

Teil B (Befragung) ➤ Kap. 32

Fülle

Magen-Hitze

Durst mit Verlangen nach kalten Getränken, schlechter Atem, saures Aufstoßen, brennende Oberbauchschmerzen, Übelkeit, übermäßiger Hunger, Hitzegefühl, rote Zunge mit gelbem Belag, überflutend-schneller Puls.

Akupunktur
Ma 44 Neiting, Di 4 Hegu, Di 11 Quchi.

Leber-Feuer

Durst, bitterer Mundgeschmack, rotes Gesicht, Schwindel, Tinnitus, Kopfschmerzen, Reizbarkeit, Neigung zu Wutanfällen, Verstopfung, dunkler Harn, rote Zunge mit röteren Rändern und gelbem Belag, schnell-saitenförmiger Puls.

Akupunktur
Le 2 Xingjian, Di 11 Quchi.

Herz-Feuer

Durst, Mund- und Zungenaphthen, Herzklopfen, körperliche Unruhe, Schlaflosigkeit, traumgestörter Schlaf, Hitzegefühl, rotes Gesicht, bitterer Mundgeschmack, rote Zunge mit röterer Spitze und gelbem Belag, überflutend-schneller Puls.

Akupunktur
He 8 Shaofu, Di 4 Hegu, Di 11 Quchi.

Nässe-Hitze in Magen und Milz

Durst ohne Verlangen zu trinken, klebriger Mundgeschmack, Völlegefühl und Schmerzen im Ober- und Unterbauch, Appetitmangel, Schweregefühl, Übelkeit, breiiger Stuhl mit üblem Geruch, Hitzegefühl, matt-gelbe Gesichtsfarbe, rote Zunge mit klebrigem gelbem Belag, schlüpfrig-schneller Puls.

Akupunktur
Ren 12 Zhongwan, Ren 9 Shuifen, Mi 9 Yinlingquan, Ren 5 Shimen, Bl 22 Sanjiaoshu, Di 11 Quchi, Ma 44 Neiting, Di 4 Hegu.

Leere

Magen-Yin-Mangel

Leichter Durst mit dem Verlangen, in kleinen Schlückchen zu trinken, trockener Mund, dumpfe Oberbauchschmerzen, Appetitmangel, normale Zungenfarbe, kein Belag in der Zungenmitte.

Akupunktur
Ren 12 Zhongwan, Di 4 Hegu, Ma 36 Zusanli, Mi 6 Sanyinjiao.

Magen-Yin-Mangel mit Leere-Hitze

Durst mit dem Verlangen, in kleinen Schlückchen zu trinken, vor allem am Abend, trockener Mund und Rachen vor allem am Nachmittag, dumpfe oder brennende Oberbauchschmerzen, Hitzegefühl am Nachmittag, Verstopfung (trockener Stuhl), Hungergefühl ohne Verlangen zu essen, leichtes Völlegefühl nach dem Essen, Nachtschweiß, Hitze in den fünf Zentren, Zahnfleischbluten, rote Zunge (oder nur rot in der Zungenmitte) ohne Belag in der Zungenmitte, oberflächlich-leerer oder schneller Puls.

Akupunktur
Ren 12 Zhongwan, Di 4 Hegu, Ma 36 Zusanli, Mi 6 Sanyinjiao, Ma 44 Neiting.

Weitere Krankheitsmuster

Nässe-Hitze in Leber und Gallenblase

Durst, bitterer Mundgeschmack, Schmerzen und / oder Völlegefühl im Flankenbereich, Bauch oder Oberbauch, Appetitmangel, Übelkeit, Schweregefühl, gelber Scheidenausfluss, Juckreiz im Scheidenbereich, Mittelschmerz und / oder Blutungen zur Zyklusmitte, Brennen bei der Miktion, dunkler Harn, gelbe Gesichtsfarbe und gelbe Augen, Erbrechen, rote Zunge mit röteren Rändern und ein- oder beidseitigem, klebrigem, gelbem Belag, saitenförmig-schlüpfrig-schneller Puls.

Schleim-Hitze in der Lunge

Durst ohne Verlangen zu trinken, bellender Husten mit reichlichem, klebrig-gelbem oder -grünem Sputum, Kurzatmigkeit, Keuchen, Engegefühl im Brustkorb, Hitzegefühl, Schlaflosigkeit, körperliche Unruhe, rote und gedunsene Zunge mit klebrigem gelbem Belag, schlüpfrig-schneller Puls.

Herz-Yin-Mangel mit Leere-Hitze

Durst mit dem Verlangen, Flüssigkeiten in kleinen Schlückchen zu trinken, vor allem am Abend, trockener Mund und Rachen, Herzklopfen, Schlaflosigkeit, traumgestörter Schlaf, Gedächtnisschwäche, nervöse Ängstlichkeit, Schreckhaftigkeit, geistige Unruhe, Hitzegefühl am Abend, gerötete Wangen, Nachtschweiß, Hitze in den fünf Zentren, rote Zunge mit röterer Spitze, kein Belag, oberflächlich-leerer und schneller Puls.

Lungen-Hitze

Durst mit Verlangen nach kalten Getränken, Husten, leichte Atemlosigkeit, Hitzegefühl, Schmerzen im Brustkorb, erweiterte Nasenlöcher, Durst, rotes Gesicht, rote Zunge mit gelbem Belag, überflutend-schneller Puls.

Lungen-Yin-Mangel mit Leere-Hitze

Leichter Durst mit dem Verlangen, in kleinen Schlückchen zu trinken, vor allem am Abend, trockener Mund und Rachen in der Nacht, trockener Husten oder Husten mit spärlichem klebrigem Sputum, eventuell auch mit Blutbeimengungen, schwache und / oder heisere Stimme, Nachtschweiß, Müdigkeit, gerötete Wangen, Hitzegefühl oder niedriges Fieber am Abend, Hitze in den fünf Zentren, dünner Körperbau, schmaler Brustkorb, Schlaflosigkeit, nervöse Ängstlichkeit, rote belaglose Zunge, oberflächlich-leerer und schneller Puls.

Herz-Yin-Mangel

Leichter Durst mit dem Verlangen, in kleinen Schlückchen zu trinken, trockener Mund und Rachen, Herzklopfen, Schlaflosigkeit, traumgestörter Schlaf, Gedächtnisschwäche, nervöse Ängstlichkeit, Schreckhaftigkeit, geistige Unruhe, Patient fühlt sich unwohl, „heiß und genervt", Nachtschweiß, normale Zungenfarbe ohne Belag oder mit wurzellosem Belag, oberflächlich-leerer Puls, vor allem auf der linken vorderen Taststelle.

Leber-Yin-Mangel

Leichter Durst mit dem Verlangen, in kleinen Schlückchen zu trinken, trockener Husten, schwache Stimme, trockener Rachen, Heiserkeit, Nachtschweiß, Müdigkeit, Zunge ohne Belag im vorderen Teil, oberflächlich-leerer Puls.

Nieren-Yin-Mangel

Leichter Durst mit dem Verlangen, in kleinen Schlückchen zu trinken, Schwindel, Tinnitus, Schwerhörigkeit, Gedächtnisschwäche, Nachtschweiß, trockener Mund und Rachen in der Nacht, Schmerzen im unteren Rücken, Verstopfung, spärlicher dunkler Harn, Müdigkeit, normale Zungenfarbe, kein Belag, oberflächlich-leerer Puls.

Lungen-Yin-Mangel

Leichter Durst mit dem Verlangen, in kleinen Schlückchen zu trinken, trockener Husten, schwache Stimme, trockener Rachen, Heiserkeit, Nachtschweiß, Müdigkeit, Zunge ohne Belag im vorderen Teil, oberflächlich-leerer Puls.

HINWEIS FÜR DIE PRAXIS
Häufig gestaltet sich die Diagnose von übermäßigem „Durst" als schwierig, da viele Menschen sich zwingen, große Mengen an Wasser zu trinken.

70.2 Trockener Mund

Teil B (Befragung) ➤ *Kap. 32*

Yin-Mangel

Trockener Mund mit dem Verlangen, in kleinen Schlückchen zu trinken, trockener Mund am Abend, Nachtschweiß, spärlicher dunkler Harn, trockener Stuhl, normale Zungenfarbe, kein Belag, oberflächlich-leerer Puls. Je nach beteiligtem Organ (Magen, Lunge, Leber, Niere, Herz oder Milz) bestehen noch weitere Symptome und klinische Zeichen.

Nässe-Hitze in Magen und Milz

Trockener Mund ohne Verlangen zu trinken, Durst ohne Verlangen zu trinken, Völlegefühl und Schmerzen im Ober- und Unterbauch, Appetitmangel, Schweregefühl, Übelkeit, breiiger Stuhl mit üblem Geruch, Hitzegefühl, matt-gelbe Gesichtsfarbe, klebriger Mundgeschmack, rote Zunge mit klebrigem gelbem Belag, schlüpfrig-schneller Puls.

Schleim-Hitze im Magen

Trockener Mund ohne Verlangen zu trinken, Durst, schlechter Atem, brennende Oberbauchschmerzen, geistige Unruhe, Zahnfleischbluten, trockener Stuhl, Mundaphthen, saures Aufstoßen, Übelkeit, Erbrechen kurz nach der Nahrungsaufnahme, übermäßiger Hunger, Hitzegefühl, Schlaflosigkeit, rote Zungenmitte mit klebrigem gelbem Belag und Magenriss, der mit einem rauen, klebrigen und gelben Belag ausgefüllt ist, schlüpfrig-schneller Puls.

70.3 Fehlen von Durst

Teil B (Befragung) ➤ Kap. 32

Milz- und Magen-Yang-Mangel

Fehlen von Durst, Appetitmangel, leichtes Spannungsgefühl im Bauch nach Nahrungsaufnahme, Oberbauchbeschwerden, Müdigkeit, Abgeschlagenheit, blasse Gesichtsfarbe, schwache Gliedmaßen, breiiger Stuhl, Kältegefühl, kalte Gliedmaßen, Ödeme, blasse und nasse Zunge, tief-schwächlicher Puls.

Kälte im Magen

Fehlen von Durst, starke Oberbauchschmerzen, Kältegefühl, kalte Gliedmaßen, Vorliebe für Wärme, Erbrechen klarer Flüssigkeiten (was den Schmerz erleichtert), Übelkeit, Patient fühlt sich nach Einnahme kalter Flüssigkeiten schlechter (und diese werden schnell wieder erbrochen), dicker weißer Zungenbelag, tief-gespannt-langsamer Puls.

Nässe in Magen und Milz

Fehlendes Verlangen nach Getränken, klebriger Mundgeschmack, Völlegefühl und Schmerzen im Ober- und Unterbauch, Appetitmangel, Schweregefühl, Übelkeit, breiiger Stuhl, Hitzegefühl, mattgelbe Gesichtsfarbe, klebriger Zungenbelag, schlüpfriger Puls.

HINWEIS FÜR DIE PRAXIS

Fragen Sie stets nach „fehlendem Durst", da kaum ein Patient von sich aus davon berichten wird. Aufgrund des weitverbreitet hohen Konsums an Wasser tritt dieses Symptom nur selten auf.

70.4 Verstärkter Speichelfluss

Leere und Kälte in Magen und Milz

Verstärkter Speichelfluss, Vorliebe für warme Getränke und Speisen, Beschwerden im Oberbauch oder dumpfe Schmerzen, die nach Nahrungsaufnahme und mit Druck oder Massage erleichtert werden, kein Appetit, Erbrechen klarer Flüssigkeiten, kein Durst, kalte und schwache Gliedmaßen, Müdigkeit, blasse Gesichtsfarbe, blasse und nasse Zunge, tief-schwächlich-langsamer Puls.

Nieren-Yang-Mangel mit überfließendem Wasser

Verstärkter Speichelfluss, Wassereinlagerungen besonders in den Beinen und Knöcheln, allgemeines Kältegefühl oder Kältegefühl in den Beinen und im Rücken, Völle- und Spannungsgefühl im Bauch, schmerzhafter unterer Rücken, spärlicher klarer Harn, Herzklopfen, Atemlosigkeit, kalte Hände, blasse und gedunsene Zunge mit nassem weißem Belag, tief-schwächlich-langsamer Puls.

KAPITEL

71 Bauch

Folgende Bauchsymptome werden besprochen:

1. Schmerzen im Bereich unterhalb des Schwertfortsatzes (P. xiphoideus)
2. Oberbauchschmerzen
3. Schmerzen im Flankenbereich (Hypochondrium)
4. Schmerzen im Nabelbereich
5. Spannung im Bauchbereich
6. Völle im Bauchbereich
7. Kälteempfindung im Bauch
8. Pulsierende Empfindung unterhalb des Nabels
9. Empfindung aufsteigender Energie im Bauch
10. Borborygmen (kollernde Darmgeräusche)
11. Blähungen (Flatulenz)
12. Schmerzen unterhalb der Bauchmitte
13. Schmerzen im seitlichen unteren Bauchbereich
14. Erweiterte Bauchvenen
15. Resistenzen im Bauchraum
16. Kleine Geschwülste im Flankenbereich
17. Ödeme im Bauchraum
18. Dünner Bauch
19. Großer Bauch
20. Absackender Unterbauch
21. Geschwülste im Oberbauch
22. Hervorstehender Bauchnabel
23. Eingesunkener Bauchnabel
24. Linien auf dem Bauch
25. Maculae (Flecken) auf dem Bauch

Einführung

Die unten aufgeführten Überschriften beziehen sich zwar hauptsächlich auf Schmerzen in verschiedenen Bauchbereichen, es können aber auch andere Empfindungen auftreten, vor allem Spannungsgefühl, Engegefühl, Völlegefühl oder Druckgefühl. Die klinische Bedeutung dieser Empfindungen wird nun kurz beschrieben (➤ Kap. 38 für eine umfassendere Erklärung).

Spannungsgefühl

Ein Spannungsgefühl, was der Patient normalerweise dann angibt, wenn er sich gebläht fühlt, kann auf folgende Krankheitsmuster hinweisen:

- Qi-Stagnation – sehr starkes Spannungsgefühl
- Milz-Qi-Mangel – leichtes Spannungsgefühl
- Nässe-Schleim

Abgesehen von dem subjektiven Gefühl eines Blähbauches bestehen bei einem Spannungsgefühl im Bauch auch noch objektive Zeichen wie eine angespannte Bauchdecke sowie ein Bauch, der sich bei Palpation wie das Fell einer Trommel anfühlt. Man kann es bei der Betrachtung auch erkennen, d. h. der Bauch ist sichtlich gespannt.

Engegefühl

Ein Engegefühl, auf Chinesisch *men*, deutet in der Regel auf Schleim, aber auch auf eine schwere Qi-Stagnation. Ein Engegefühl wird rein subjektiv wahrgenommen, man kann es weder sehen noch tasten.

Völlegefühl

Ein Völlegefühl im Bauch wird normalerweise von Nässe oder Nahrungsretention verursacht. Der Patient fühlt sich subjektiv voll, als ob er eine zu große Mahlzeit zu sich genommen hätte, und leidet ferner an leichter Übelkeit. Bei objektiver Betastung fühlt sich der Bauch hart an.

Druckgefühl

„Druckgefühl" oder „Stickigkeit" ist die Übersetzung des chinesischen Fachausdrucks *pi* (es sei angemerkt, dass dieser Begriff noch mehr Bedeutungen umfasst als bloß Druckgefühl). Ein Druckgefühl im Bauch äußert sich durch ein leichtes Völlegefühl zusammen mit einem objektiven, also vom Therapeuten tastbaren, weichen Bauch. Bei der Betrachtung ist nichts zu erkennen. Dieses Symptom beruht in aller Regel auf Nässe oder Hitze bei gleichzeitig bestehender Leere.

Schmerzen

Bauchschmerzen werden in der chinesischen Medizin folgendermaßen eingeteilt:

- Bereich unterhalb des Schwertfortsatzes (der kleine Bereich direkt unterhalb des Schwertfortsatzes, erstreckt sich ca. 5 cm und wird von den Rippen begrenzt)
- Oberbauch (Bereich zwischen Schwertfortsatz und Nabel, ohne den Flankenbereich)
- Flankenbereich (das Hypochondrium, die beiden Bereiche jeweils seitlich des Oberbauches unterhalb der Rippen)
- Nabelbereich (Bereich rund um den Nabel herum)
- Bereich unterhalb der Bauchmitte (zwischen Nabel und Schambein)
- Seitlicher unterer Bauchbereich (die beiden seitlichen Anteile des Unterbauches)

71.1 Schmerzen im Bereich unterhalb des Schwertfortsatzes (P. xiphoideus)

Teil B (Befragung) *➤ Kap. 38*

Rebellierendes Qi im Durchdringungsgefäß

Schmerzen unterhalb des Schwertfortsatzes mit Engegefühl, Hitzegefühl im Gesicht, Kloßgefühl im Hals, Herzklopfen, nervöse Ängstlichkeit, Engegefühl im Brustkorb, Übelkeit, leichte Kurzatmigkeit, Völle- oder Druckgefühl im Oberbauch, Völlegefühl im Bereich von Nabel und Bauch, unregelmäßige und / oder schmerzvolle Regel, Gefühl von Energie, die zum Brustkorb aufsteigt, haftender Puls.

Magen-Hitze

Schmerzen unterhalb des Schwertfortsatzes, brennende Oberbauchschmerzen, Durst, saures Aufstoßen, Übelkeit, übermäßiger Hunger, schlechter Atem, Hitzegefühl, rote Zunge mit gelbem Belag, überflutend-schneller Puls.

Magen-Qi-Stagnation

Schmerzen unterhalb des Schwertfortsatzes mit Spannungsgefühl, Schmerzen und Spannungsgefühl im Oberbauch, Rülpsen, Übelkeit, Erbrechen, Schluckauf, Reizbarkeit, saitenförmiger Puls auf der rechten mittleren Taststelle.

Herz-Qi-Stagnation

Schmerzen unterhalb des Schwertfortsatzes mit Spannungsgefühl, Herzklopfen, Engegefühl im Brustkorb, Niedergeschlagenheit, ein leichtes Kloßgefühl im Hals, leichte Kurzatmigkeit, Seufzen, Appetitmangel, Spannungsgefühl im Brustkorb und Oberbauch, Patient legt sich ungern hin, schwache und kalte Gliedmaßen, leicht violette Lippen, blasse Gesichtsfarbe, Zunge an den Rändern und im Brustbereich leicht blass-violett, leerer Puls, aber ganz leicht überflutend auf der linken vorderen Taststelle.

Nahrungsretention im Magen

Schmerzen unterhalb des Schwertfortsatzes mit Völlegefühl, Schmerzen und Spannungsgefühl im Oberbauch, die durch Erbrechen erleichtert werden, Erbrechen saurer Flüssigkeiten, schlechter Atem, saures Aufstoßen, Rülpsen, Schlaflosigkeit, breiiger Stuhl oder Verstopfung, Appetitmangel, dicker Zungenbelag, voll-schlüpfriger Puls.

Magen- und Milz-Qi-Mangel mit Herz-Hitze

Schmerzen unterhalb des Schwertfortsatzes mit Druckgefühl, Appetitmangel, leichtes Spannungsgefühl im Bauch nach Nahrungsaufnahme, Müdigkeit, Abgeschlagenheit, blasse Gesichtsfarbe, schwache Gliedmaßen, breiiger Stuhl, Oberbauchbeschwerden, Geschmacksverlust, Herzklopfen, Durst, Mund- und Zungenaphthen, geistige Unruhe, körperliche Unruhe, Schlaflosigkeit, traumgestörter Schlaf, Hitzegefühl, rotes Gesicht, bitterer Mundgeschmack, rote Zunge mit röterer Spitze und gelbem Belag, überflutender und schneller Puls.

Schleim im Magen

Schmerzen unterhalb des Schwertfortsatzes mit Engegefühl, Engegefühl im Oberbauch oder Brustkorb, Übelkeit, Sputum im Rachen, Druckgefühl im Brustkorb, gedunsene Zunge, gedunsene Zunge mit klebrigem Belag, schlüpfriger Puls.

Qi-Stagnation und Schleim

Schmerzen unterhalb des Schwertfortsatzes mit Enge- und Spannungsgefühl, Engegefühl im Brustkorb, Kloßgefühl im Hals, Seufzen, Sputum im Rachen, Reizbarkeit, gedunsene Zunge, saitenförmiger oder schlüpfriger Puls.

HINWEIS FÜR DIE PRAXIS

Meiner Erfahrung nach werden unterdrückte Gefühle oft in dem Bereich unterhalb des Schwertfortsatzes „eingelagert". Man kann dann bei der Palpation häufig eine Verhärtung in diesem Areal feststellen.

71.2 Oberbauchschmerzen

71

Teil B (Befragung) ➤ *Kap. 38*

Leere

Magen- und Milz-Qi-Mangel

Dumpfe Oberbauchschmerzen, die in Schüben auftreten und durch Nahrungsaufnahme und Druck gelindert werden, Appetitmangel, leichtes Spannungsgefühl im Bauch nach Nahrungsaufnahme, Müdigkeit, Abgeschlagenheit, blasse Gesichtsfarbe, schwache Gliedmaßen, breiiger Stuhl, Geschmacksverlust, blasse Zunge, leerer Puls.

Akupunktur
Ren 12 Zhongwan, Ma 36 Zusanli, Mi 6 Sanyinjiao, Bl 20 Pishu, Bl 21 Weishu, Ma 34 Liangqiu.

Magen-Yin-Mangel

Dumpfe Oberbauchschmerzen, Appetitmangel, Verdauungsbeschwerden, Würgen, nagender Hunger, Geschmacksverlust, trockener Mund, trockene Lippen, trockener Stuhl, dünner Körperbau, fahle Gesichtsfarbe, unter Umständen auch gleichzeitig rote Nasenspitze, Nachtschweiß, waagerecht verlaufende Risse an den Zungenrändern, oberflächlich-leerer Puls.

Akupunktur
Ren 12 Zhongwan, Ma 36 Zusanli, Mi 6 Sanyinjiao, Ma 34 Liangqiu.

Fülle

Leber-Qi attackiert den Magen

Oberbauchschmerzen mit Spannungsgefühl, das bis in den Flankenbereich reicht, Reizbarkeit, Engegefühl im Oberbauch, saures Aufstoßen, Schluckauf, Rülpsen, Übelkeit, Erbrechen, Seufzen, schwache Gliedmaßen, normale Zungenfarbe (oder leicht gerötete Ränder in schwereren Fällen einer Leber-Qi-Stagnation), saitenförmiger Puls auf der linken und schwächlicher Puls auf der rechten Seite.

Akupunktur
Gb 34 Yanglingquan, Le 3 Taichong, Ren 12 Zhongwan, Ma 21 Liangmen, Ma 36 Zusanli, Ma 34 Liangqiu.

Kälte im Magen

Heftige und plötzlich einsetzende, krampfartige Oberbauchschmerzen, die durch Einnahme warmer Getränke besser und durch Einnahme kalter schlimmer werden, Kältegefühl, kalte Gliedmaßen, Vorliebe für Wärme, Erbrechen klarer Flüssigkeiten (erleichtert unter Umständen die Schmerzen), Übelkeit, Patient fühlt sich nach Einnahme kalter Flüssigkeiten schlechter (und diese werden schnell wieder erbrochen), Vorliebe für warme Getränke, dicker weißer Zungenbelag, tief-gespannt-langsamer Puls.

Akupunktur
Ren 12 Zhongwan, Ma 21 Liangmen, Ma 34 Liangqiu, Bl 21 Weishu. Moxa.

Magen-Hitze

Brennende Oberbauchschmerzen, Durst, saures Aufstoßen, Übelkeit, übermäßiger Hunger, schlechter Atem, Hitzegefühl, rote Zunge mit gelbem Belag, überflutend-schneller Puls.

Akupunktur
Ma 44 Neiting, Di 4 Hegu, Ma 21 Liangmen, Ma 34 Liangqiu.

Nässe-Hitze im Magen

Oberbauchschmerzen, Völlegefühl im Oberbauch, Schweregefühl, Gesichtsschmerz, verstopfte Nase oder dickflüssiges, klebriges Nasensekret, Durst ohne Verlangen zu trinken, Übelkeit, Hitzegefühl, matt-gelbe Gesichtsfarbe, klebriger Mundgeschmack, rote Zunge mit klebrigem gelbem Belag, schlüpfrig-schneller Puls.

Akupunktur
Ren 12 Zhongwan, Ren 9 Shuifen, Mi 9 Yinlingquan, Di 11 Quchi, Ma 34 Liangqiu.

Weitere Krankheitsmuster

Magen-Feuer

Brennende Oberbauchschmerzen, starker Durst mit Verlangen nach kalten Getränken, geistige Unruhe, trockener Mund, Mundaphthen, Zahnfleischbluten, trockener Stuhl, saures Aufstoßen, schlechter Atem, Übelkeit, Erbrechen bald nach dem Essen, Hitzegefühl, rote Zunge mit dickem, trockenem, dunkelgelbem Belag, tief-voll-schneller Puls.

Kälte-Nässe im Magen

Oberbauchschmerzen, die durch Einnahme kalter Getränke schlimmer und durch Einnahme warmer Getränke besser werden, Appetitmangel, Völlegefühl oder Kältegefühl im Oberbauch, Schweregefühl von Kopf und Körper, süßer Mundgeschmack oder kein Geschmack im Mund, kein Durst, breiiger Stuhl, Müdigkeit, Abgeschlagenheit, Übelkeit, Ödeme, matt-weiße Gesichtsfarbe, blasse Zunge mit klebrigem weißem Zungenbelag, schlüpfrig-langsamer Puls.

Blut-Stase im Magen

Heftige und stechende Oberbauchschmerzen, die nachts zunehmen können, Abneigung gegen Druck, Übelkeit, Erbrechen, eventuell auch mit Blut oder kaffeesatzartigen Essensresten, schwere, stechende Oberbauchschmerzen, violette Zunge, saitenförmiger Puls.

Schleim-Hitze im Magen

Brennende Oberbauchschmerzen, Durst ohne Verlangen zu trinken, geistige Unruhe, Zahnfleischbluten, trockener Stuhl, trockener Mund, Mundaphthen, saures Aufstoßen, Übelkeit, Erbrechen bald nach dem Essen, übermäßiger Hunger, schlechter Atem, Hitzegefühl, Engegefühl im Brustkorb und Oberbauch, Schlaflosigkeit, rote Zungenmitte mit klebrigem gelbem Belag, Magenriss, der mit einem rauen, klebrigen und gelben Belag ausgefüllt ist, schlüpfrig-schneller Puls.

Nahrungsretention

Oberbauchschmerzen sowie Spannungs- und Völlegefühl im Oberbauch, das durch Erbrechen erleichtert wird, Übelkeit, Erbrechen saurer Flüssigkeiten, schlechter Atem, saures Aufstoßen, Rülpsen, Schlaflosigkeit, breiiger Stuhl oder Verstopfung, Appetitmangel, dicker Zungenbelag, voll-schlüpfriger Puls.

Leber-Feuer attackiert den Magen

Brennende Oberbauchschmerzen, Spannungs- und Völlegefühl, Reizbarkeit, saures Aufstoßen, Schluckauf, Rülpsen, Übelkeit, Erbrechen, Seufzen, schwache Gliedmaßen, rote Zungenränder, rechts schnell-saitenförmiger und schwächlicher Puls.

Schleim-Flüssigkeiten im Magen

Dumpfe Oberbauchschmerzen, Spannungs- und Völlegefühl im Bauch, Übelkeit, Erbrechen wässriger Flüssigkeiten, trockener Mund ohne Verlangen zu trinken, Kurzatmigkeit, Schwindel, Engegefühl im Brustkorb, geschwollene Gliedmaßen, Auswurf dünnflüssigen, wässrigen Sputums, Patient kann sich nicht flach hinlegen, gedunsene Zunge mit klebrigem Belag, tief-saitenförmiger oder tief-schlüpfriger Puls.

HINWEIS FÜR DIE PRAXIS
Leber-Qi, das den Magen attackiert, ist die wahrscheinlich häufigste Ursache von Oberbauchschmerzen.

71.3 Schmerzen im Flankenbereich (Hypochondrium)

Teil B (Befragung) ➤ *Kap. 38*
Hierbei handelt es sich um die beiden seitlichen Bereiche des Oberbauchs unterhalb des Rippenbogens.

Fülle

Leber-Qi-Stagnation

Schmerzen und Spannungsgefühl im Flankenbereich, die keinen festen Standort haben und je nach Gemütslage kommen und gehen können, Reizbarkeit, Launenhaftigkeit, Kloßgefühl im Hals, prämenstruelle Anspannung, saitenförmiger Puls.

Akupunktur
Gb 34 Yanglingquan, Le 3 Taichong, Gb 24 Riyue.

Nässe-Hitze in Leber und Gallenblase

Schmerzen, Spannungs- und Völlegefühl im Flankenbereich, bitterer Mundgeschmack, Appetitmangel, Übelkeit, Schweregefühl, gelber Scheidenausfluss, Juckreiz im Scheidenbereich, Mittelschmerz und / oder Blutungen zur Zyklusmitte, Brennen bei der Miktion, dunkler Harn, gelbe Gesichtsfarbe und gelbe Augen, Erbrechen, rote Zunge mit röteren Rändern und ein- oder beidseitigem, klebrigem, gelbem Belag, saitenförmig-schlüpfrig-schneller Puls.

Akupunktur
Gb 34 Yanglingquan, Gb 43 Xiaxi, Ren 9 Shuifen, Mi 9 Yinlingquan, Di 11 Quchi, Gb 24 Riyue.

Weitere Krankheitsmuster

Leber-Blut-Stase

Stechende und fixierte Schmerzen im Flankenbereich, die nachts zunehmen, schmerzhafte Regel, dunkles und klumpiges Regelblut, Massen im Bauchraum, violette Nägel, violette Lippen, violette oder dunkle Gesichtsfarbe, violette Zunge, saitenförmiger oder haftender Puls.

Leber-Yin-Mangel

Dumpfe Flankenschmerzen, die bei Ruhe nachlassen, Schwindel, taube oder kribbelnde Gliedmaßen, Schlaflosigkeit, verschwommene Sicht, Mouches volantes, trockene Augen, verminderte Nachtsicht, spärliche Regelblutungen oder Amenorrhö, matt-blasse Gesichtsfarbe ohne Glanz aber mit roten Wangenknochen, Muskelschwäche, Krämpfe, verschrumpelte und brüchige Nägel, sehr trockenes Haar und trockene Haut, Niedergeschlagenheit, Gefühl von Ziellosigkeit, normale Zungenfarbe ohne Belag, dünner oder oberflächlich-leerer Puls.

Shaoyang-Syndrom

Schmerzen und Spannungsgefühl im Flankenbereich, abwechselnd Frösteln und Hitzegefühl, bitterer Mundgeschmack, trockener Rachen, verschwommene Sicht, Reizbarkeit, Übelkeit, Zunge mit einseitigem Belag, saitenförmiger Puls.

Schleim-Flüssigkeiten im Flankenbereich

Schmerzen im Flankenbereich, die sich bei Husten und durch die Atmung verschlimmern, Spannungsgefühl und Ziehen im Flankenbereich, Kurzatmigkeit, gedunsene Zunge mit klebrigem Belag, tief-schlüpfrig-saitenförmiger Belag.

HINWEIS FÜR DIE PRAXIS

Anstatt den Patienten nach „Schmerzen im Hypochondrium" zu fragen, ist es besser, auf diesen Bereich zu deuten, da er sonst womöglich nicht weiß, welcher Bereich gemeint ist.

71

71.4 Schmerzen im Nabelbereich

Teil B (Befragung) ➤ *Kap. 38*

Schmerzen im Nabelbereich kommen vor allem bei Kindern vor.

Qi-Stagnation in Magen und Darm

Schmerzen und Spannungsgefühl im Nabelbereich, Schmerzen und Spannungsgefühl im Oberbauch, Rülpsen, Übelkeit, Erbrechen, Schluckauf, Reizbarkeit, saitenförmiger Puls auf der rechten mittleren Taststelle.

Kälte im Darm

Krampfartige Schmerzen im Nabelbereich, die durch kalte Flüssigkeiten verschlimmert und durch heiße Flüssigkeiten gelindert werden, schmerzhafter Durchfall, Kältegefühl, Kältegefühl im Bauch, dicker weißer Zungenbelag, tief-saitenförmiger Puls.

Nässe-Hitze im Darm

Schmerzen im Nabelbereich, die nach dem Stuhlgang nicht besser werden, Durchfall, Schleim- und Blutbeimengungen im Stuhl, übler Geruch, brennendes Gefühl am After, spärlicher dunkler Harn, Fieber, das durch Schwitzen nicht nachlässt, Hitzegefühl, Durst ohne Verlangen zu trinken, Schweregefühl von Körper und Gliedmaßen, rote Zunge mit klebrigem gelbem Belag, schlüpfrig-schneller Puls.

Milz- und Nieren-Yang-Mangel

Dumpfe, sporadische Schmerzen im Nabelbereich, Schmerzen im unteren Rücken, kalte und schwache Knie, Kältegefühl, hellweiße Gesichtsfarbe, Impotenz, verringerte Libido, Müdigkeit, Abgeschlagenheit, reichlich klarer Harn, Nykturie, breiiger Stuhl, Appetitmangel, leichtes Spannungsgefühl im Bauch, Patient möchte sich hinlegen, Durchfall früh am Morgen, blasse und nasse Zunge, tief-schwächlicher Puls.

Lebensmittelvergiftung

Schmerzen im Nabelbereich, Rülpsen, Übelkeit, Erbrechen, breiiger Stuhl, dicker Zungenbelag, schlüpfriger Puls.

Hitze im Yangming

Brennende Schmerzen im Nabelbereich, starker Durst mit Verlangen nach kalten Getränken, geistige Unruhe, trockener Mund, Mundaphthen, Zahnfleischbluten, trockener Stuhl, saures Aufstoßen, schlechter Atem, Übelkeit, Erbrechen bald nach dem Essen, Hitzegefühl, saures Aufstoßen, rote Zunge mit dickem, trockenem, dunkelgelbem Belag, tief-voll-schneller Puls. Dieses Krankheitsmuster entspricht entweder dem Organ-Muster von Yangming-Hitze nach den Sechs Schichten oder dem Syndrom Trockene Hitze im Darm nach den Vier Ebenen.

HINWEIS FÜR DIE PRAXIS

Schmerzen im Nabelbereich kommen häufiger bei Kindern vor als bei Erwachsenen.

71.5 Spannung im Bauchbereich

Teil B (Befragung) ➤ *Kap. 38; Teil A (Betrachtung)* ➤ *Kap. 16*

Der Ausdruck „Spannungsgefühl", auf Chinesisch *zhang*, wird von chinesischen Patienten sehr häufig benutzt, im Gegensatz zu Patienten im westlichen und angelsächsischen Kulturkreis, die zu einem derartigen Symptom eher „Blähbauch" oder „praller

Bauch" sagen. Ein Spannungsgefühl stellt nicht nur für den Patienten ein subjektives Gefühl im Bauch dar, sondern ist auch ein objektives Zeichen für den Therapeuten, da sich der Bauch bei Palpation angespannt und hart wie das Fell einer Trommel anfühlt. Den „gespannten" Bauch kann man bei der Betrachtung auch erkennen.

Spannung ist das klassische Symptom einer Qi-Stagnation: Man kann sagen, dass bei einem Spannungsgefühl eine Qi-Stagnation vorliegt. Aber das Spannungsgefühl kann auch mit Nässe-Schleim und in wenigen Fällen mit Qi-Schwäche zusammenhängen.

Fülle

Leber-Qi-Stagnation

Spannungsgefühl im Bauch, die je nach Gemütslage kommen und gehen, Spannungsgefühl im Flankenbereich oder Oberbauch, Reizbarkeit, Launenhaftigkeit, saitenförmiger Puls.

Akupunktur
Gb 34 Yanglingquan, Le 3 Taichong.

Leere

Milz-Qi-Mangel

Leichtes Spannungsgefühl im Bauch nach Nahrungsaufnahme, Appetitmangel, Müdigkeit, blasse Gesichtsfarbe, breiiger Stuhl, blasse Zunge, leerer Puls.

Akupunktur
Ren 12 Zhongwan, Ma 36 Zusanli, Mi 6 Sanyinjiao, Bl 20 Pishu.

Weitere Krankheitsmuster

Nässe-Schleim blockiert die Milz

Spannungsgefühl im Bauch, ausgeprägtes Spannung- und Engegefühl im Brustkorb und Oberbauch, Sputum im Rachen, Schweregefühl, gedunsene Zunge mit klebrigem Belag, schlüpfriger Puls.

Leber-Yin-Mangel

Leichtes Spannungsgefühl im Bauch und Flankenbereich, Schwindel, verschwommene Sicht, Mouches volantes, trockene Augen, trockenes Haar, trockene Nägel, Schlaflosigkeit, belaglose Zunge, oberflächlich-leerer Puls.

HINWEIS FÜR DIE PRAXIS

Ein Spannungsgefühl im Bauch ist eines der häufigsten Symptome überhaupt. Sie sollten immer daran denken, dass Ihre Patienten statt „Spannungsgefühl" normalerweise Ausdrücke wie „Blähbauch" oder „ein geblähter Bauch" benutzen werden.

71.6 Völle im Bauchbereich

Teil B (Befragung) ➤ *Kap. 38*

„Völle", auf Chinesisch *man*, weist auf ein Gefühl von Völle im Magen oder Oberbauch hin, was sowohl vom objektiven als auch subjektiven Standpunkt aus von einem Spannungsgefühl zu unterscheiden ist: Bei „Spannung" empfindet der Patient ein Gefühl von Blähungen, und der Bauch fühlt sich für den Untersuchenden gespannt und hart wie das Fell einer Trommel an; bei „Völle" liegt ein subjektives, also nur für den Patienten wahrnehmbares Gefühl von Völle und Blockade vor, als ob man zu viel gegessen hätte. Bei der Untersuchung fühlt sich der Bauch zwar ebenfalls hart, aber nicht so gespannt wie ein Trommelfell an. Ein Völlegefühl weist in aller Regel auf Nässe oder Nahrungsretention hin.

Kälte-Nässe im Darm

Völlegefühl im Bauch, bei Betastung fühlt sich der Bauch hart und kalt an, kalte Gliedmaßen, Übelkeit, Erbrechen, breiiger Stuhl, klebriger weißer Zungenbelag, sanft-langsamer oder schlüpfrig-langsamer Puls.

Nässe-Hitze im Darm

Völlegefühl im Bauch, bei Betastung fühlt sich der Bauch hart an, Übelkeit, Erbrechen, Reizbarkeit, Durst ohne Verlangen zu trinken, übelriechender Stuhl, Schleimbeimengungen im Stuhl, dunkler Harn, klebriger gelber Belag, schlüpfrig-schneller Puls.

Nahrungsretention

Völlegefühl im Oberbauch, bei Betastung fühlt sich der Oberbauch hart an, Übelkeit, saures Aufstoßen, Rülpsen, dicker Zungenbelag, schlüpfriger Puls.

Kälte und Leere im Magen

Leichtes, sporadisch auftretendes Spannungsgefühl im Bauch, bei Betastung fühlt sich der Bauch nicht allzu hart an, Müdigkeit, blasse Zunge, schwächlicher Puls.

Hitze im Yangming (Organ-Muster)

Völlegefühl und Schmerzen im Nabelbereich, Fieber, Schwitzen, starker Durst, Verstopfung, trockener Stuhl, rote Zunge mit trockenem gelbem oder braunem Belag, tief-voll-schneller Puls. Dieses Krankheitsmuster entspricht entweder dem Organ-Muster von Yangming-Hitze nach den Sechs Schichten oder dem Syndrom Trockene Hitze im Darm nach den Vier Ebenen.

HINWEIS FÜR DIE PRAXIS

Wir sollten den Patienten unbedingt erklären, was wir unter „Völlegefühl" verstehen und inwiefern es sich von einem „Spannungsgefühl" unterscheidet.

71.7 Kälteempfindung im Bauch

Teil B (Befragung) ➤ Kap. 38

Hiermit ist sowohl ein subjektives Kältegefühl im Bauch als auch ein bei Betastung kalter Bauch gemeint.

Milz- und Magen-Yang-Mangel

Kältegefühl im Oberbauch und Bauch, dumpfe Oberbauchschmerzen, Appetitmangel, breiiger Stuhl, Müdigkeit, kalte Gliedmaßen, blasse Zunge, tief-schwächlicher Puls.

Nieren-Yang-Mangel

Allgemeines Kältegefühl oder Kältegefühl im unteren Rückenbereich, Rückenschmerzen, Schwindel, Tinnitus, schwache Knie, hellweiße Gesichtsfarbe, Müdigkeit, reichlich klarer Harn, blasse und nasse Zunge, tief-schwächlicher Puls.

Leere und Kälte in Konzeptions- und Durchdringungsgefäß

Kältegefühl im unteren Rücken (in der Körpermittellinie beim Konzeptionsgefäß, seitlich gelegen beim Durchdringungsgefäß), unregelmäßige Periode, schmerzhafte Regel, Unfruchtbarkeit, übermäßiger weißer Scheidenausfluss, dunkle Augenringe, blasse Zunge, schwächlicher Puls.

Kälte-Stagnation in der Leber-Leitbahn

Kältegefühl im seitlich-unteren Bauchraum, das zum Hoden hin ausstrahlt, zusammengezogener Hodensack oder Scheidenbereich, kalte Hände und Füße, weißer Zungenbelag, tief-saitenförmiger Puls.

71.8 Pulsierende Empfindung unterhalb des Nabels

Rebellierendes Qi im Durchdringungsgefäß

Pulsierende Empfindung unterhalb des Nabels, Spannungsgefühl im Bauch, Völlegefühl und Beschwerden im Oberbauch, Engegefühl im Brustkorb, Herzklopfen, nervöse Ängstlichkeit, Kloßgefühl im Hals, Hitzegefühl im Gesicht, haftender Puls.

Nieren greifen das Qi nicht

Pulsierende Empfindung unterhalb des Nabels, Atemlosigkeit, Keuchen, Seufzen, Schwitzen, blasse Zunge, schwächlicher Puls.

Schleim-Flüssigkeiten im Bauch

Pulsierende Empfindung unterhalb des Nabels, Völle- und Spannungsgefühl im Bauch, Erbrechen wässriger Flüssigkeiten, Engegefühl im Brustkorb, breiiger Stuhl, gedunsene Zunge mit klebrigem Belag, tief-saitenförmiger Puls.

71.9 Empfindung aufsteigender Energie im Bauch

Patienten aus dem westlichen Kulturkreis berichten eher selten von einem derartigen Symptom – es tritt dennoch recht häufig auf und muss mittels Befragung eruiert werden. In der chinesischen Medizin tritt dieses Symptom beim sogenannten „Rennenden-Ferkel-Syndrom" auf, bei dem der Patient eine Art Energie empfindet, die den ganzen Weg vom Unterbauch bis zum Hals hin aufsteigt und das Gefühl vermittelt, als ob ein Ferkel im Bauch herumrennen würde. Die häufigste Krankheitsursache dieses Symptoms ist rebellierendes Qi im Durchdringungsgefäß.

Rebellierendes Qi im Durchdringungsgefäß

Empfindung aufsteigender Energie, Spannungs- oder Völlegefühl im Bauch, Völlegefühl und Beschwerden im Oberbauch, „Schmetterlinge im Bauch", Herzklopfen, nervöse Ängstlichkeit, Kloßgefühl im Hals, Hitzegefühl im Gesicht, haftender Puls.

Stagnierendes Leber-Qi wandelt sich in Hitze um und rebelliert nach oben

Empfindung von Energie, die vom Bauch zum Hals und Gesicht hin hochschnellt, Hitzegefühl im Gesicht, nervöse Ängstlichkeit, Schreckhaftigkeit, Todesgefühl, Herzklopfen, Bauchschmerzen, bitterer Mundgeschmack, Erbrechen, geistige Unruhe, gleichzeitiges Hitze- und Kältegefühl, Zunge mit roten Rändern und gelbem Belag, saitenförmig-schneller Puls.

Yin-Kälte im Bauch

Empfindung aufsteigender Energie, Völle- und Spannungsgefühl im Bauch mit Schmerzen, Erbrechen wässriger Flüssigkeiten, breiiger Stuhl, Kältegefühl, kalte Gliedmaßen, Schmerzen im unteren Rücken, blasse und gedunsene Zunge mit klebrigem Belag, tief-gespannter Puls.

71.10 Borborygmen (kollernde Darmgeräusche)

Borborygmen sind kollernde oder gurgelnde Darmgeräusche.

Leber-Qi attackiert die Milz

Kollernde Darmgeräusche, die je nach Gemütslage kommen und gehen und nach Durchfall nicht nachlassen, Spannungsgefühl im Bauch, abwechselnd Verstopfung und Durchfall, Reizbarkeit, Seufzen, saitenförmiger Puls auf der linken Seite und schwächlicher Puls auf der rechten Seite.

Nässe-Hitze im Darm

Kollernde Darmgeräusche, breiiger Stuhl mit üblem Geruch und Schleimbeimengungen, brennendes Gefühl am After, Durst ohne Verlangen zu trinken, klebriger Mundgeschmack, klebriger gelber Belag, schlüpfrig-schneller Puls.

Nässe-Schleim im Darm

Kollernde Darmgeräusche, breiiger Stuhl, Völlegefühl im Bauch, Engegefühl im Brustkorb, Übelkeit, Erbrechen, Schleimbeimengungen im Stuhl, gedunsene Zunge mit klebrigem Belag, schlüpfriger Puls.

Milz- und Nieren-Yang-Mangel

Kollernde Darmgeräusche, breiiger Stuhl, Rückenschmerzen, Schwindel, kalte Gliedmaßen, Müdigkeit, reichlich blasser Harn, blasse und nasse Zunge, tief-schwächlicher Puls.

Kälte und Leere in Magen und Milz

Leichte kollernde Darmgeräusche, Kältegefühl im Bauch und Oberbauch, breiiger Stuhl, kalte Gliedmaßen, Müdigkeit, blasse und nasse Zunge, tief-schwächlicher Puls.

71.11 Blähungen (Flatulenz)

Milz-Qi-Mangel

Blähungen, leichtes Spannungsgefühl im Bauch, breiiger Stuhl, Appetitmangel, Müdigkeit, blasse Gesichtsfarbe, blasse Zunge, leerer Puls.

Leber-Qi attackiert die Milz

Blähungen, Spannungsgefühl im Flankenbereich und Bauch, abwechselnd Verstopfung und Durchfall, Reizbarkeit, Müdigkeit, Appetitmangel, blasse Zunge, saitenförmiger Puls auf der linken Seite und schwächlicher Puls auf der rechten Seite.

Leber-Qi-Stagnation

Blähungen, Spannungsgefühl im Flankenbereich oder Oberbauch, Reizbarkeit, Launenhaftigkeit, saitenförmiger Puls.

71.12 Schmerzen unterhalb der Bauchmitte

Teil B (Befragung) ➤ *Kap. 38*

Dies ist der mittige Unterbauchbereich zwischen Bauchnabel und Schambein. In der chinesischen Medizin wird er als *xiao fu* „kleiner Bauchraum" bezeichnet. Er steht unter dem Einfluss der Leitbahnen von Niere, Blase, Dünndarm und Konzeptionsgefäß.

In diesem Kapitel werden alle Symptome und klinischen Zeichen außer denen mit Bezug auf gynäkologische Erkrankungen besprochen; Schmerzen unterhalb der Bauchmitte können natürlich auch auf Krankheitsmustern des Uterus und des Konzeptionsgefäßes beruhen, werden aber in den Kapiteln 84 bis 89 abgehandelt.

Nässe-Hitze in der Blase

Schmerzen und Völlegefühl im Bereich unterhalb der Bauchmitte, häufige und schwierige Miktion, brennendes Gefühl bei der Miktion, dunkler Harn, Durst ohne Verlangen zu trinken, klebriger gelber Belag an der Zungenwurzel, schlüpfrig-schneller Puls.

Qi-Stagnation in der Blase

Schmerzen und Spannungsgefühl im Bereich unterhalb der Bauchmitte, ausgeprägtes Spannungsgefühl im Bereich direkt oberhalb des Schambeins, häufige aber spärliche Miktion, saitenförmiger Puls.

Kälte und Leere im Darm

Dumpfe Schmerzen im Bereich unterhalb der Bauchmitte, die kommen und gehen und durch die Einnahme warmer Flüssigkeiten sowie durch Wärmeanwendungen gelindert, durch kalte Flüssigkeiten verschlimmert werden, bei Berührung kalter Bauch, kalte Gliedmaßen, breiiger Stuhl, blasser Harn, blasse Zunge, tief-schwächlicher Puls.

Blut-Stase in der Blase

Stechende Schmerzen im Bereich unterhalb der Bauchmitte, Blut im Harn, schmerzvolle Miktion, violette Zunge, tief-saitenförmiger Puls.

Leber-Qi-Stagnation

Schmerzen und Spannungsgefühl im Bereich unterhalb der Bauchmitte, Miktionsbeschwerden, ausgeprägtes Spannungsgefühl vor der Miktion, saitenförmiger Puls.

Leber-Blut-Stase

Heftige Schmerzen im Bereich unterhalb der Bauchmitte, Miktionsbeschwerden, Blut im Harn, violette Zunge, saitenförmiger Puls.

Leber-Feuer

Schmerzen im Bereich unterhalb der Bauchmitte, Miktionsbeschwerden, brennendes Gefühl bei der Miktion, Kopfschmerzen, Schwindel, Tinnitus, Reizbarkeit, Neigung zu Wutanfällen, rotes Gesicht, Durst, bitterer Mundgeschmack, Verstopfung, dunkler Harn, rote Zunge mit röteren Rändern und trockenem gelbem Belag, saitenförmig-schneller Puls.

Nahrungsretention mit Kälte

Schmerzen im Bereich unterhalb der Bauchmitte, ausgeprägtes Spannungsgefühl, das nach dem Essen und bei Kälte schlimmer wird, Völlegefühl, bei Berührung kalter Bauch, tief-schlüpfriger Puls, dicker klebriger Zungenbelag.

Milz-Qi-Mangel

Schmerzen im Bereich unterhalb der Bauchmitte, Appetitmangel, Müdigkeit, leichtes Spannungsgefühl im Bauch, blasse Gesichtsfarbe, breiiger Stuhl, blasse Zunge, leerer Puls.

Nieren-Yin-Mangel

Schmerzen im Bereich unterhalb der Bauchmitte, Schwindel, Nachtschweiß, trockener Mund mit dem Verlangen, Wasser in kleinen Schlückchen zu trinken, Rückenschmerzen, Gedächtnisschwäche, spärlicher dunkler Harn, belaglose Zunge, oberflächlich-leerer Puls.

Nieren-Yang-Mangel

Schmerzen im Bereich unterhalb der Bauchmitte, Rückenschmerzen, Schwindel, Tinnitus, Kältegefühl, schwache Knie, hellweiße Gesichtsfarbe, Müdigkeit, reichlich klarer Harn, blasse und nasse Zunge, tief-schwächlicher Puls.

71.13 Schmerzen im seitlichen unteren Bauchbereich

Teil B (Befragung) ➤ *Kap. 38*

Der jeweils auf der Seite, also lateral gelegene, untere Bauchbereich heißt auf Chinesisch *shao fu* „kleinerer Bauchraum" und steht unter dem Einfluss der Leitbahnen von Leber und Dickdarm sowie des Durchdringungsgefäßes. Als Faustregel gilt, dass Probleme im rechten seitlich-unteren Bauchbereich häufig gynäkologischen Ursprungs sind. Bei Problemen im linken seitlich-unteren Bauchbereich bietet sich eher eine Dickdarm-Pathologie als Ursache an. Es sei aber angemerkt, dass es hier auch Ausnahmen gibt.

Leber-Qi-Stagnation

Schmerzen und Spannungsgefühl im seitlich-unteren Bauchraum, die je nach Gemütslage kommen und gehen können, Reizbarkeit, Launenhaftigkeit, Verstopfung mit geringer Stuhlmenge, saitenförmiger Puls.

Nässe-Hitze im Dickdarm

Schmerzen im seitlich-unteren Bauchraum, breiiger Stuhl mit Schleim- und Blutbeimengungen, Schweregefühl, Durst ohne Verlangen zu trinken, brennendes Gefühl am After, klebriger gelber Zungenbelag, schlüpfrig-schneller Puls.

Kälte-Nässe im Dickdarm

Schmerzen im seitlich-unteren Bauchraum, breiiger Stuhl mit Schleimbeimengungen, Schweregefühl, klebriger weißer Zungenbelag, schlüpfrig-langsamer Puls.

Leber-Blut-Stase

Stechende Schmerzen im seitlich-unteren Bauchraum, Patient empfindet Massen im Bauchraum, Flankenschmerzen, schmerzhafte Regel, dunkle Gesichtsfarbe, violette Zunge, saitenförmiger Puls.

Leere und Kälte im Dickdarm

Dumpfe, sporadisch einsetzende und wieder vergehende Schmerzen im seitlich-unteren Bauchraum, die bei Ruhe erleichtert werden, breiiger Stuhl, Kältegefühl, kalte Gliedmaßen, blasse Gesichtsfarbe, Müdigkeit, bei Berührung kalter Bauch, blasse Zunge, tief-schwächlicher Puls.

Schmerzen im Gürtelgefäß

Schmerzen im seitlich-unteren Bauchraum, die zum Rücken hin ausstrahlen, oder Rückenschmerzen, die zum seitlich-unteren Bauchraum hin ausstrahlen, saitenförmiger Puls.

Qi-Stagnation und Blut-Stase im Durchdringungsgefäß

Schmerzen im seitlich-unteren Bauchraum, Völlegefühl im Bauch und Nabelbereich, Engegefühl im Brustkorb, Herzklopfen, nervöse Ängstlichkeit, schmerzhafte Regel, Kloßgefühl im Hals, Hitzegefühl im Gesicht, violette Zunge, haftender Puls.

Kälte-Stagnation in der Leber-Leitbahn

Schmerzen im seitlich-unteren Bauchraum, die zu den Hoden oder zur Scheide hin ausstrahlen, zusammengezogener Hodensack oder Scheidenbereich, Schmerzlinderung durch Wärme, blasse Gesichtsfarbe, kalte Hände und Füße, weißer Zungenbelag, tief-saitenförmig-langsamer Puls.

71.14 Erweiterte Bauchvenen

Teil A (Betrachtung) ➤ *Kap. 16*

Blut-Stase in Leber und Milz

Blaue Bauchvenen, Bauchschmerzen, Flankenschmerzen, blutiger Stuhl, dunkle Gesichtsfarbe, Spider naevi auf Hals und Brustkorb, violette Zunge, saitenförmiger Puls.

Qi-Stagnation mit Nässe

Blaue Bauchvenen, Spannungs- und Völlegefühl im Bauch, Schweregefühl, klebriger Zungenbelag, saitenförmig-schlüpfriger Puls.

Milz- und Nieren-Yang-Mangel

Blass-blaue Bauchvenen, Spannungsgefühl im Bauch, Ödeme, kalte Gliedmaßen, reichlich blasser Harn, Müdigkeit, schwache Knie, breiiger Stuhl, etwas dunkle Gesichtsfarbe, blasse und nasse Zunge, tief-schwächlicher Puls.

Leber- und Nieren-Yin-Mangel

Blaue Bauchvenen, Schwindel, Tinnitus, trockene Augen, Rückenschmerzen, Nachtschweiß, belaglose Zunge, oberflächlich-leerer Puls.

Blut-Hitze

Rote Bauchvenen, Bauch fühlt sich heiß an, Hitzegefühl, Hauterkrankungen mit roten Hauterscheinungen, trockener Mund, rote Zunge, schneller Puls.

Kälte-Stagnation

Dunkelblaue Bauchvenen, Schmerzen und Spannungsgefühl im Bauch, die bei kalten Getränken schlimmer und bei warmen besser werden, weißer Zungenbelag, tief-langsamer Puls.

71.15 Resistenzen im Bauchraum

Teil A (Betrachtung) ➤ *Kap. 16*

Resistenzen im Bauchraum heißen *Ji Ju*. Mit *Ji* sind tatsächlich vorhandene, abdominale Massen gemeint, die fixiert und unbeweglich sind. Wenn Schmerzen bestehen, treten diese an nur einem Punkt auf, sind also örtlich fixiert. Diese Massen bestehen aufgrund von Blut-Stase, die ich als „Blut-Massen" bezeichnen möchte. Mit *Ju* sind abdominale Resistenzen gemeint, die kommen und gehen können, nicht örtlich fixiert und beweglich sind. Bei dazugehörigen Schmerzen können diese auftreten und wieder abklingen, sowie ihre Lokalisation verändern. Diese Resistenzen bestehen aufgrund einer Qi-Stagnation, die ich als „Qi-Resistenzen" bezeichnen möchte.

Daher sind tatsächlich vorhandene Unterbauchgeschwülste der Kategorie „abdominale Resistenzen", insbesondere den „*Ji*-Massen", also Blut-Massen, zuzuordnen.

Abdominale Massen und Resistenzen wurden früher auch als *Zheng Jia* bezeichnet. *Zheng* ist gleichbedeutend mit *Ji*, also akute, örtlich fixierte Massen, während *Jia* gleichbedeutend mit *Ju* ist, also immaterielle Resistenzen, die aufgrund einer Qi-Stagnation bestehen. Der Begriff *Zheng Jia* bezog sich einst auf nur bei Frauen auftretenden abdominalen Massen und Resistenzen. Obwohl diese bei Frauen häufiger vorkommen können, werden sie dennoch auch bei Männern beobachtet.

Leber-Qi-Stagnation

Bewegliche und sporadisch auftretende Resistenzen, Schmerzen und Spannungsgefühl im Bauch, die gleichzeitig mit den Resistenzen kommen und gehen, Reizbarkeit, Niedergeschlagenheit, Spannungsgefühl im Flankenbereich oder Oberbauch, Launenhaftigkeit, saitenförmiger Puls.

Leber-Blut-Stase

Hart und unbewegliche Resistenzen, Spannungsgefühl und Schmerzen im Bauch, Reizbarkeit, schmerzhafte Regel, dunkle Gesichtsfarbe, violette Zunge, saitenförmiger Puls.

Schleim und Nahrungsretention

Resistenzen im Bereich von Oberbauch oder Nabel, Völle- und Engegefühl sowie Schmerzen im Oberbauch, gedunsene Zunge mit dickem Belag, schlüpfriger Puls.

Magen- und Milz-Qi-Mangel

Weiche Resistenzen im Bereich von Oberbauch oder Nabel, leichtes Spannungsgefühl im Bauch, Appetitmangel, Müdigkeit, blasse Gesichtsfarbe, breiiger Stuhl, blasse Zunge, leerer Puls.

Nieren-Yang-Mangel mit Leber-Blut-Stase

Resistenzen im Bauch, Rückenschmerzen, Schwindel, Tinnitus, Kältegefühl, schwache Knie, hellweiße Gesichtsfarbe, Müdigkeit, reichlich klarer Harn, blasse und nasse Zunge, tief-schwächlicher Puls.

Nässe-Schleim

Resistenzen im Bauch, die sich relativ weich anfühlen, Schweregefühl, Engegefühl im Brustkorb, gedunsene Zunge mit dickem klebrigem Belag, schlüpfriger Puls.

Nässe-Hitze

Resistenzen im Bauch, Schmerzen, Berührungsempfindlichkeit, Durst, Hitzegefühl, Schweregefühl, klebriger gelber Zungenbelag, schlüpfrig-schneller Puls.

71.16 Kleine Geschwülste im Flankenbereich

Teil A (Betrachtung) ➤ *Kap. 16*

Leber-Blut-Stase

Kleine Geschwülste im Flankenbereich, Schmerzen im Flankenbereich, Bauchschmerzen, schmerzhafte Regel, dunkle Gesichtsfarbe, violette Zunge, saitenförmiger Puls.

71.17 Ödeme im Bauchraum

Teil A (Betrachtung) ➢ Kap. 16

Milz-Yang-Mangel

Ödeme im Bauchraum, Appetitmangel, leichtes Spannungsgefühl im Bauch nach Nahrungsaufnahme, Müdigkeit, Abgeschlagenheit, blasse Gesichtsfarbe, schwache Gliedmaßen, breiiger Stuhl, Kältegefühl, kalte Gliedmaßen, blasse und nasse Zunge, tief-schwächlicher Puls.

Nieren-Yang-Mangel

Ödeme im Bauchraum und an den Knöcheln, Schmerzen im unteren Rücken, kalte Knie, allgemeines Kältegefühl oder Kältegefühl im unteren Rücken, schwache Beine, hellweiße Gesichtsfarbe, schwache Knie, Müdigkeit, Abgeschlagenheit, reichlich klarer oder spärlicher klarer Harn, Nykturie, Teilnahmslosigkeit, breiiger Stuhl, Impotenz, verringerte Libido, blasse und nasse Zunge, tief-schwächlicher Puls.

71.18 Dünner Bauch

Teil A (Betrachtung) ➢ Kap. 16

Qi- und Blut-Mangel

Dünner Bauch, breiiger Stuhl, Müdigkeit, schwache Gliedmaßen, blasse Zunge, schwächlicher oder rauer Puls.

Yin-Mangel

Dünner Bauch, Appetitmangel, Schwindel, Tinnitus, Nachtschweiß, trockener Mund mit dem Verlangen, Wasser in kleinen Schlückchen zu trinken, Rückenschmerzen, Gedächtnisschwäche, spärlicher dunkler Harn, belaglose Zunge, oberflächlich-leerer Puls.

71.19 Großer Bauch

Teil A (Betrachtung) ➢ Kap. 16

Schleim blockiert die Milz

Großer Bauch, Spannungsgefühl im Bauch, Engegefühl im Brustkorb, Schwindel, Appetitmangel, gedunsene und blasse Zunge, schlüpfriger Puls.

71.20 Absackender Unterbauch

Teil A (Betrachtung) ➢ Kap. 16

Nässe-Schleim im Unteren Erwärmer

Absackender Unterbauch, geschwollener und weicher Bauch, Schweregefühl, gedunsene Zunge, schlüpfriger Puls.

Schwerer Milz- und Nieren-Yang-Mangel

Absackender Unterbauch, Müdigkeit, Lethargie, Kältegefühl, reichlich klarer Harn, Schmerzen im unteren Rücken, blasse und nasse Zunge, tief-schwächlicher Puls.

71.21 Geschwülste im Oberbauch

Teil A (Betrachtung) ➢ Kap. 16

Nässe-Schleim im Mittleren Erwärmer

Weiche Geschwülste im Oberbauch, Spannungsgefühl im Oberbauch, Schweregefühl, Appetitmangel, gedunsene Zunge, schlüpfriger Puls.

Blut-Stase

Harte und unbewegliche Geschwülste im Oberbauch, Oberbauchschmerzen, Bluterbrechen, dunkle Gesichtsfarbe, violette Zunge, saitenförmiger oder rauer Puls.

Schleim und Blut-Stase im Mittleren Erwärmer

Harte und unbewegliche Geschwülste im Oberbauch, Oberbauchschmerzen und Spannungsgefühl, Bluterbrechen, dunkle Gesichtsfarbe, violette und gedunsene Zunge, saitenförmig-schlüpfriger Puls.

71.22 Hervorstehender Bauchnabel

Teil A (Betrachtung) ➢ Kap. 16

Leere-Kälte mit Qi-Stagnation

Hervorstehender Bauchnabel, Verschlechterung bei Einnahme kalter Getränke, Verbesserung bei Wärmezuführung, Verschlechterung bei emotionaler Verletzung, blasse Zunge, tiefschwächlich-langsamer und leicht saitenförmiger Puls.

Blut-Stase mit Ödemen

Hervorstehender Bauchnabel, Schmerzen rund um den Bauchnabel, geschwollener Bauch, blutiger Stuhl, violette Zunge, saitenförmiger oder rauer Puls.

Milz- und Nieren-Yang-Mangel

Hervorstehender Bauchnabel, Verschlechterung bei Kälteeinwirkung, breiiger Stuhl, Müdigkeit, blasse und nasse Zunge, tiefschwächlicher Puls.

71.23 Eingesunkener Bauchnabel

Teil A (Betrachtung) ➢ *Kap. 16*

Blut-Stase mit sinkendem Milz-Qi

Eingesunkener Bauchnabel, Schmerzen rund um den Bauchnabel, ein nach unten ziehendes Gefühl, Müdigkeit, blutiger Stuhl, blass-violette Zunge, saitenförmiger oder rauer Puls.

Nässe-Hitze im Bauch

Eingesunkener Bauchnabel, Bauchbereich bei Palpation sensibel, Spannungsgefühl im Bauch, geschwollener Bauch, klebriger gelber Zungenbelag, schlüpfrig-schneller Puls.

71.24 Linien auf dem Bauch

Teil A (Betrachtung) ➢ *Kap. 16*

Blut-Stase aufgrund von Kälte

Blaue Linien auf dem Bauch, Bauchschmerzen, blutiger Stuhl mit Verschlechterung bei Einnahme kalter Getränke und Besserung bei Einnahme warmer Getränke, blass-violette Zunge, saitenförmig-langsamer Puls.

Blut-Stase mit Blut-Hitze

Violette Linien auf dem Bauch, Bauchschmerzen, die bei Hitzeeinwirkung zunehmen, blutiger Stuhl, rötlich-violette Zunge, saitenförmig-schneller Puls.

71.25 Maculae (Flecken) auf dem Bauch

Teil A (Betrachtung) ➢ *Kap. 16*

Blut-Hitze

Rote Flecken auf dem Bauch, Verschlimmerung bei Hitzeeinwirkung, blutiger Stuhl, Hauterscheinungen, rote Zunge, schneller Puls.

Blut-Stase

Violette Flecken auf dem Bauch, Bauchschmerzen, Bauch fühlt sich hart an, violette Zunge, saitenförmiger oder rauer Puls.

KAPITEL

72 Stuhlgang

Folgende Symptome, die den Stuhlgang betreffen, werden besprochen:

1. Durchfall oder breiiger Stuhl
2. Durchfall mit Erbrechen
3. Verstopfung
4. Abwechselnd Verstopfung und breiiger Stuhl
5. Stuhlinkontinenz
6. Blut und Schleim im Stuhl
7. Schleim im Stuhl
8. Blut im Stuhl
9. Erschwerter Stuhlgang
10. Mühevoller Stuhlgang

72.1 Durchfall oder breiiger Stuhl

Teil B (Befragung) ➤ Kap. 31

Leere

Milz-Qi-Mangel

Breiiger Stuhl, leichtes Spannungsgefühl im Bauch, Appetitmangel, Müdigkeit, blasse Gesichtsfarbe, blasse Zunge, leerer Puls.

Akupunktur
Ren 12 Zhongwan, Ma 36 Zusanli, Mi 3 Taibai, Ma 37 Shangjuxu, Bl 20 Pishu, Ren 6 Qihai, Ma 25 Tianshu.

Nieren-Yang-Mangel

Durchfall frühmorgens, Schmerzen im unteren Rücken, kalte Knie, Kältegefühl, hellweiße Gesichtsfarbe, schwache Knie, Müdigkeit, Abgeschlagenheit, reichlich klarer Harn, Nykturie, Impotenz, verringerte Libido, blasse und nasse Zunge, tief-schwächlicher Puls.

Akupunktur
Ni 3 Taixi, Ren 4 Guanyuan, Bl 23 Shenshu, Ni 7 Fuliu, Du 4 Mingmen, Ma 37 Shangjuxu, Ren 6 Qihai, Ma 25 Tianshu. Moxa.

Fülle

Leber-Qi attackiert die Milz

Breiiger Stuhl oder abwechselnd breiiger Stuhl und Verstopfung, manchmal trocken und in kleinen Stücken kommender Stuhl, manchmal auch breiiger Stuhl, Blähungen, Reizbarkeit, Spannungsgefühl und Schmerzen im Bauch, Müdigkeit, Appetitmangel, normale Zungenfarbe oder leicht rote Ränder bei schwerer Leber-Qi-Stagnation, saitenförmiger Puls auf der linken Seite und schwächlicher Puls auf der rechten Seite.

Akupunktur
Gb 34 Yanglingquan, Le 3 Taichong, Ren 12 Zhongwan, Ma 36 Zusanli, Mi 15 Daheng, Bl 20 Pishu.

Nässe-Hitze im Darm

Verfault riechender, breiiger Stuhl mit Schleim- und eventuell auch Blutbeimengungen, übel riechender Stuhl, brennendes Gefühl am After, Bauchschmerzen werden nach dem Stuhlgang nicht erleichtert, spärlicher dunkler Harn, Fieber, Schwitzen kann das Fieber nicht senken, Hitzegefühl, Durst ohne Verlangen zu trinken, Schweregefühl von Körper und Gliedmaßen, rote Zunge mit klebrigem gelbem Belag, schlüpfrig-schneller Puls.

Akupunktur
Ma 25 Tianshu, Ma 37 Shangjuxu, Ma 39 Xiajuxu, Ren 6 Qihai, Ren 12 Zhongwan, Ren 9 Shuifen, Mi 9 Yinlingquan, Ren 5 Shimen, Bl 22 Sanjiaoshu, Di 11 Quchi.

Kälte-Nässe im Darm

Breiiger Stuhl mit Schleimbeimengungen aber ohne Geruch, Bauchschmerzen, Völlegefühl im Bauch, unverdaute Nahrungsreste im Stuhl, Kältegefühl, kalte Gliedmaßen, Schweregefühl, klebriger weißer Zungenbelag, schlüpfrig-langsamer Puls.

Akupunktur
Ma 25 Tianshu, Ma 37 Shangjuxu, Ma 39 Xiajuxu, Ren 6 Qihai, Ren 12 Zhongwan, Ren 9 Shuifen, Mi 9 Yinlingquan, Ren 5 Shimen, Bl 22 Sanjiaoshu. Moxa.

Weitere Krankheitsmuster

Mangel und Absinken des Milz-Qi

Chronischer breiiger Stuhl oder normaler aber sehr häufiger Stuhlgang, Stuhldrang, ein nach unten ziehendes Gefühl, Müdigkeit, Niedergeschlagenheit, Appetitmangel, schwache Gliedmaßen, blasse Zunge mit Zahnabdrücken, schwacher Puls.

Nahrungsretention

Breiiger Stuhl, Völlegefühl, Schmerzen und Spannungsgefühl im Oberbauch, die durch Erbrechen erleichtert werden, Erbrechen saurer Flüssigkeiten, schlechter Atem, saures Aufstoßen, Rülpsen, Schlaflosigkeit, Appetitmangel, dicker Zungenbelag, vollschlüpfriger Puls.

72.2 Durchfall mit Erbrechen

Lebensmittelvergiftung

Akuter, heftiger Durchfall mit Erbrechen, Übelkeit beim Geruch von Essen, Völlegefühl im Oberbauch, saures Aufstoßen, dicker Zungenbelag, schlüpfriger Puls.

Kälte-Nässe in Magen und Darm

Geruchloser Durchfall mit Erbrechen, Schleimbeimengungen im Stuhl, Bauchschmerzen, die sich durch Wärmeanwendungen lindern lassen, Völlegefühl im Oberbauch und Bauch, Schweregefühl von Körper und Kopf, Kältegefühl, kalte Gliedmaßen, klebriger weißer Zungenbelag, schlüpfrig-langsamer Puls.

Leere und Kälte in Magen und Darm

Durchfall und Erbrechen wässriger Flüssigkeiten, dumpfe Bauchschmerzen, Beschwerden oder dumpfe Schmerzen im Oberbauch, die nach Nahrungszunahme und durch Druck oder Massage besser werden, kein Appetit, ein Verlangen nach warmen Getränken, Erbrechen klarer Flüssigkeiten, kein Durst, kalte und schwache Gliedmaßen, Müdigkeit, blasse Gesichtsfarbe, blasse und nasse Zunge, tief-schwächlich-langsamer Puls.

Nahrungsretention

Durchfall und Erbrechen, Völlegefühl, Schmerzen und Spannungsgefühl im Oberbauch, die durch Erbrechen erleichtert werden, Erbrechen saurer Flüssigkeiten, schlechter Atem, saures Aufstoßen, Rülpsen, Schlaflosigkeit, breiiger Stuhl oder Verstopfung, Appetitmangel, dicker Zungenbelag, voll-schlüpfriger Puls.

Eindringende Sommer-Hitze

Plötzlich einsetzender Durchfall mit Erbrechen, Oberbauchschmerzen, saures Aufstoßen, Abneigung gegen Kälte, Fieber, Durst, Reizbarkeit, Engegefühl im Brustkorb, Kopfschmerzen, kalte Hände und Füße, dunkler Harn, oberflächlich-schneller Puls.

72.3 Verstopfung

Teil B (Befragung) ➤ Kap. 31

Der Begriff „Verstopfung“ beschreibt die langsame Bewegung unangemessen harter Bestandteile durch den Dickdarm, was zu unregelmäßigem Ausscheiden von kleinem und hartem Stuhl führt. Folglich kann Verstopfung verschiedene Symptome anzeigen, zu denen unter anderem gehören:

- Stuhlgang erfolgt nicht täglich
- Trockene Stühle
- Erschwerter Stuhlgang
- Abnorme Farbe des Stuhls

Hinsichtlich der normalen Stuhlfrequenz gibt es recht unterschiedliche Ansichten. Aus Sicht der chinesischen Medizin sollte man pro Tag wenigstens einmal Stuhlgang haben – eine Ansicht, die konträr zur schulmedizinischen ist, die davon ausgeht, dass die Stuhlfrequenz weniger wichtig ist, solange der Stuhlgang an sich regelmäßig erfolgt.

Fülle

Hitze im Darm

Verstopfung mit trockenem Stuhl, brennendes Gefühl im Mund, trockene Zunge, brennendes und geschwollenes Gefühl am After, spärlicher dunkler Harn, dicker, trockener und gelber (oder brauner, oder gar schwarzer) Belag, voll-schneller Puls.

Akupunktur
Di 11 Quchi, Ma 25 Tianshu, Mi 15 Daheng, Bl 25 Dachangshu.

Leber-Feuer

Verstopfung mit trockenem Stuhl, Kopfschmerzen, Schwindel, Tinnitus, Reizbarkeit, Neigung zu Wutanfällen, rotes Gesicht, Durst, bitterer Mundgeschmack, dunkler Harn, rote Zunge mit röteren Rändern und trockenem gelbem Belag, saitenförmig-schneller Puls.

Akupunktur
Le 2 Xingjian, Di 11 Quchi, Ma 25 Tianshu, Mi 15 Daheng, Bl 25 Dachangshu.

Leber-Qi-Stagnation

Verstopfung mit Stühlen von geringer Menge oder abwechselnd Verstopfung und Durchfall, erschwerter Stuhlgang, Spannungsgefühl im Flankenbereich oder Oberbauch, Reizbarkeit, Launenhaftigkeit, Kloßgefühl im Hals, prämenstruelle Anspannung, saitenförmiger Puls.

Akupunktur
Gb 34 Yanglingquan, Le 3 Taichong, Mi 15 Daheng, Ren 6 Qihai.

Leere

Nieren-Yang-Mangel

Chronische Verstopfung, nach dem Stuhlgang Erschöpfung, der Stuhl ist nicht trocken, Schmerzen im unteren Rücken, kalte Knie, Kältegefühl, hellweiße Gesichtsfarbe, schwache Knie, Müdigkeit, Abgeschlagenheit, reichlich klarer Harn, Nykturie, Impotenz, verringerte Libido, blasse und nasse Zunge, tief-schwächlicher Puls.

Akupunktur
Ni 3 Taixi, Ren 4 Guanyuan, Bl 23 Shenshu, Ni 7 Fuliu, Du 4 Mingmen, Mi 15 Daheng, Ren 6 Qihai.

Blut-Mangel

Trockener Stuhl, erschwerter Stuhlgang, Schwindel, verschwommene Sicht, Mouches volantes, taube oder kribbelnde Gliedmaßen, spärliche Regelblutungen, matt-blasse Gesichtsfarbe, blasse Zunge, rauer oder dünner Puls.

Akupunktur
Le 8 Ququan, Ren 4 Guanyuan, Ren 6 Qihai, Mi 6 Sanyinjiao, Mi 15 Daheng.

Yin-Mangel von Magen und Darm

Verstopfung, trockener Stuhl, kein Appetit oder leichter Hunger ohne Verlangen zu essen, dumpfe oder leicht brennende Schmerzen im Oberbauch, Bauchschmerzen, trockener Mund und Rachen vor allem am Nachmittag, Durst ohne Verlangen zu trinken, oder Durst mit dem Verlangen, in kleinen Schlückchen zu trinken, leichtes Spannungsgefühl im Bauch nach Nahrungsaufnahme, normale Zungenfarbe, kein Belag oder kein Belag in der Zungenmitte, oberflächlich-leerer Puls.

Akupunktur
Ren 12 Zhongwan, Mi 6 Sanyinjiao, Ren 4 Guanyuan, Ren 6 Qihai, Mi 15 Daheng.

Weitere Krankheitsmuster

Hitze im Yangming (Organ-Muster)

Verstopfung mit trockenem Stuhl, Bauchschmerzen und Völlegefühl, Fieber, brennende Oberbauchschmerzen, starker Durst mit Verlangen nach kalten Getränken, geistige Unruhe, trockener Mund, Mundaphthen, Zahnfleischbluten, saures Aufstoßen, schlechter Atem, Übelkeit, Erbrechen bald nach dem Essen, Hitzegefühl, rote Zunge mit dickem, trockenem, dunkelgelbem Belag, tief-voll-schneller Puls. Dieses Krankheitsmuster entspricht entweder dem Organ-Muster von Yangming-Hitze nach den Sechs Schichten oder dem Syndrom Trockene Hitze im Darm nach den Vier Ebenen.

Nieren- und Leber-Yin-Mangel

Trockener Stuhl, Schwindel, Tinnitus, Schwerhörigkeit, Schmerzen im unteren Rücken, dumpfe Kopfschmerzen im Bereich des Hinterhauptes und des Scheitels, Schlaflosigkeit, taube oder kribbelnde Gliedmaßen, trockene Augen, verschwommene Sicht, trockener Rachen, trockenes Haar, trockene Haut, brüchige Nägel, Nachtschweiß, spärliche Regelblutungen oder Amenorrhö, normale Zungenfarbe, kein Belag, oberflächlich-leerer Puls.

Milz- und Lungen-Qi-Mangel

Verstopfung mit erschwertem Stuhlgang und anschließender Erschöpfung, dünne und lange, aber nicht trockene Stuhlstücke, Appetitmangel, leichtes Spannungsgefühl im Bauch nach Nahrungsaufnahme, Müdigkeit, Abgeschlagenheit, blasse Gesichtsfarbe, schwache Gliedmaßen, leichte Kurzatmigkeit, etwas Husten, schwache Stimme, tagsüber spontane Schweißausbrüche, Patient spricht ungern, hellweiße Gesichtsfarbe, Erkältungsanfälligkeit, Müdigkeit, Abneigung gegen Kälte, blasse Zunge, leerer Puls.

Kälte im Darm

Verstopfung, Stuhl ist nicht trocken, kein Stuhlgang seit mehreren Tagen, krampfende Bauchschmerzen, Kältegefühl im Bauch, dicker weißer Zungenbelag, tief-saitenförmiger Puls.

Nässe im Darm

Verstopfung, Stuhl ist nicht trocken, Völle- und Schweregefühl im Bauch, Bauchschmerzen, klebriger Belag an der Zungenwurzel, schlüpfriger Puls auf beiden hinteren Taststellen.

Nahrungsretention im Darm

Verstopfung, nach dem Stuhlgang werden die Bauchschmerzen erleichtert, Völlegefühl im Bauch, dicker klebriger Belag an der Zungenwurzel, schlüpfriger Puls auf beiden hinteren Taststellen.

HINWEIS FÜR DIE PRAXIS

Klagt ein Patient über Verstopfung, sollte man stets klären, was er genau darunter versteht, ob also beispielsweise die Stuhlfrequenz, die Konsistenz oder ein erschwerter Stuhlgang gemeint ist.

72.4 Abwechselnd Verstopfung und breiiger Stuhl

Teil B (Befragung) ➤ Kap. 31

Bei abwechselnder Verstopfung und breiigem Stuhl durchläuft der Patient Phasen von Verstopfung, wo der Stuhlgang unregelmäßig oder erschwert ist und in Stückchen ausgeschieden wird, gefolgt von einer Phase mit breiigem Stuhl. Letzteres kann Tage bis Wochen andauern.

Fülle

Stagnierendes Leber-Qi attackiert die Milz

Abwechselnde Phasen von Verstopfung und breiigem Stuhl, kleiner und in Stückchen kommender Stuhl, mühevoller Stuhlgang während der Verstopfungsphase, Spannungsgefühl im Bauch, Bauchschmerzen sind nach dem Stuhlgang nicht erleichtert, Spannungsgefühl im Flankenbereich oder Oberbauch, Reizbarkeit, Launenhaftigkeit, Kloßgefühl im Hals, prämenstruelle Anspannung, bei überwiegender Leber-Qi-Stagnation rote Zungenränder, bei überwiegendem Milz-Qi-Mangel blasse Ränder, saitenförmiger Puls links und schwächlicher Puls rechts.

Akupunktur
Gb 34 Yanglingquan, Le 3 Taichong, Ren 12 Zhongwan, Ma 36 Zusanli, Mi 15 Daheng, Ma 25 Tianshu, Bl 20 Pishu.

Stagnierendes Leber-Qi attackiert die Milz, Nässe

Abwechselnde Phasen von Verstopfung und breiigem Stuhl, kleiner und in Stückchen kommender Stuhl, Schleimbeimengungen im Stuhl, mühevoller Stuhlgang während der Verstopfungsphase, Spannungs- und Völlegefühl im Bauch, Bauchschmerzen sind nach dem Stuhlgang erleichtert (bei überwiegender Nässe), Spannungsgefühl im Flankenbereich oder Oberbauch, Reizbarkeit, Launenhaftigkeit, Kloßgefühl im Hals, prämenstruelle Anspannung, Schweregefühl im Bauch, bei überwiegender Leber-Qi-Stagnation rote Zungenränder, bei überwiegendem Milz-Qi-Mangel blasse Ränder mit klebrigem Belag, saitenförmiger Puls links und sanfter Puls rechts.

Akupunktur
Gb 34 Yanglingquan, Le 3 Taichong, Ren 12 Zhongwan, Ma 36 Zusanli, Mi 15 Daheng, Ma 25 Tianshu, Bl 20 Pishu, Ren 9 Shuifen, Ren 5 Shimen, Mi 9 Yinlingquan, Bl 22 Sanjiaoshu.

Stagnierendes Leber-Qi attackiert die Milz, Nässe, Milz-Qi-Mangel

Abwechselnde Phasen von Verstopfung und breiigem Stuhl, kleiner und in Stückchen kommender Stuhl, Schleimbeimengungen im Stuhl, mühevoller Stuhlgang während der Verstopfungsphase, Spannungs- und Völlegefühl im Bauch, Bauchschmerzen sind nach dem Stuhlgang erleichtert (bei überwiegender Nässe) oder verschlimmern sich (bei überwiegendem Milz-Mangel), Spannungsgefühl im Flankenbereich oder Oberbauch, Reizbarkeit, Launenhaftigkeit, Kloßgefühl im Hals, prämenstruelle Anspannung, Schweregefühl im Bauch, bei überwiegender Leber-Qi-Stagnation rote Zungenränder, bei überwiegendem Milz-Qi-Mangel blasse Ränder mit klebrigem Belag, saitenförmiger Puls links und sanfter Puls rechts.

Akupunktur
Gb 34 Yanglingquan, Le 3 Taichong, Ren 12 Zhongwan, Ma 36 Zusanli, Mi 15 Daheng, Ma 25 Tianshu, Bl 20 Pishu, Ren 9 Shuifen, Ren 5 Shimen, Mi 9 Yinlingquan, Bl 22 Sanjiaoshu.

Weitere Krankheitsmuster

Schwerer Milz-Qi-Mangel

Abwechselnd Verstopfung und breiiger Stuhl, keine Bauchschmerzen oder Völlegefühl, Appetitmangel, leichtes Spannungsgefühl im Bauch nach Nahrungsaufnahme, Müdigkeit, Abgeschlagenheit, blasse Gesichtsfarbe, schwache Gliedmaßen, breiiger Stuhl, blasse Zunge, leerer Puls.

HINWEIS FÜR DIE PRAXIS

Beim Reizdarmsyndrom, das sich durch abwechselnd Verstopfung und breiigen Stuhl äußert, lassen sich in fast allen Fällen drei pathologische Zustände mit jeweils unterschiedlicher Gewichtung auffinden:

- Leber-Qi-Stagnation
- Milz-Qi-Mangel
- Nässe

72

72.5 Stuhlinkontinenz

Milz- und Nieren-Yang-Mangel

Stuhlinkontinenz, Durchfall frühmorgens, Rückenschmerzen, kalte und schwache Knie, Kältegefühl, hellweiße Gesichtsfarbe, Impotenz, verringerte Libido, Müdigkeit, Abgeschlagenheit, reichlich klarer Harn, Nykturie, breiiger Stuhl, Appetitmangel, leichtes Spannungsgefühl im Bauch, Patient legt sich gern hin, blasse und nasse Zunge, tief-schwächlicher Puls.

Milz- und Lungen-Qi-Mangel

Stuhlinkontinenz, Appetitmangel, leichtes Spannungsgefühl im Bauch nach Nahrungsaufnahme, Müdigkeit, Abgeschlagenheit, blasse Gesichtsfarbe, schwache Gliedmaßen, leichte Kurzatmigkeit, etwas Husten, schwache Stimme, tagsüber spontane Schweißausbrüche, Patient spricht ungern, hellweiße Gesichtsfarbe, Erkältungsanfälligkeit, Müdigkeit, Abneigung gegen Kälte, blasse Zunge, leerer Puls. Dieses Krankheitsmuster tritt normalerweise nur bei älteren Menschen auf.

72.6 Blut und Schleim im Stuhl

Teil B (Befragung) ➤ *Kap. 31*

Nässe-Hitze im Darm

Durchfall mit Blut und Schleim, brennendes Gefühl am After, Schweregefühl, Bauchschmerzen, Hitzegefühl, rote Zunge mit klebrigem gelbem Belag, schlüpfrig-schneller Puls.

Yin-Mangel von Magen und Darm mit Leere-Hitze

Durchfall mit Blut und Schleim, dumpfe Bauchschmerzen, dumpfe oder brennende Schmerzen im Oberbauch, Hitzegefühl nachmittags, trockener Mund und Rachen vor allem am Nachmittag, Durst mit dem Verlangen, in kleinen Schlückchen zu trinken, Hunger ohne Verlangen zu essen, Nachtschweiß, Hitze in den fünf Zentren, Zahnfleischbluten, rote Zunge oder nur gerötete Zungenmitte, ohne Belag in der Zungenmitte, oberflächlich-leerer und schneller Puls.

Kälte-Nässe im Darm

Durchfall mit viel Schleim und wenig Blut, Bauchschmerzen und Völlegefühl, Übelkeit, Erbrechen, Schweregefühl, kalte Gliedmaßen, blasse Zunge mit klebrigem weißem Zungenbelag, schlüpfrig-langsamer Puls.

Leere und Kälte im Dickdarm

Durchfall mit wenig Schleim und Blut, dumpfe Bauchschmerzen, die bei Wärmeanwendungen besser werden, Kältegefühl, kalte Gliedmaßen, Müdigkeit, blasse Zunge, tief-schwächlicher Puls.

Toxische Hitze im Darm

Durchfall mit Schleim und Blut, übelriechender Stuhl, brennendes Gefühl am After, Fieber, Hitzegefühl, Bauchschmerzen, rote Zunge mit roten Punkten und dickem, klebrigem, gelbem Belag, überflutend-schlüpfrig-schneller Puls.

HINWEIS FÜR DIE PRAXIS

Beimengungen von Blut und Schleim im Stuhl können auf eine Colitis ulcerosa hindeuten, man sollte daher den Patienten zur Dickdarmspiegelung überweisen.

72.7 Schleim im Stuhl

Teil B (Befragung) ➤ *Kap. 31*

Nässe im Darm

Schleim im Stuhl, breiiger Stuhl, Schmerzen und / oder Völlegefühl im Bauch, Schweregefühl im Bauch, klebriger Zungenbelag, schlüpfriger Puls.

Nässe-Hitze im Darm

Schleim im Stuhl, breiiger Stuhl mit üblem Geruch, brennendes Gefühl am After, Völlegefühl und Schmerzen im Bauch, Schweregefühl im Bauch, klebriger Mundgeschmack, Durst ohne Verlangen zu trinken, klebriger gelber Belag, schlüpfrig-schneller Puls.

72.8 Blut im Stuhl

Teil B (Befragung) ➤ *Kap. 31*

In der chinesischen Medizin wird bei diesem Symptom zur Bestimmung des Krankheitsmusters eine Differenzierung nach der Blutfärbung vorgenommen, während dem Blutungsort keine Bedeutung beigemessen wird. Dennoch sollten wir den Patienten ersuchen, sich auch um eine schulmedizinische Diagnose zu bemühen. Blut im Stuhl kann durch blutende Hämorrhoiden oder eine Analfissur oder gar durch eine Blutung im Dickdarm verursacht werden. Natürlich gibt es zwischen diesen beiden Blutungsarten hinsichtlich Pathologie und Schweregrad große Unterschiede.

Nässe-Hitze im Darm

Frisches Blut im Stuhl, breiiger Stuhl, übel riechender Stuhl, Bauchschmerzen, brennendes Gefühl am After, Schweregefühl, Völlegefühl im Bauch, rote Zunge mit klebrigem gelbem Belag und roten Flecken auf der Wurzel, schlüpfrig-schneller Puls.

72

Magen- und Milz-Qi-Mangel

Reichlich frisches Blut im Stuhl, kein Geruch, breiiger Stuhl, leichte Bauchschmerzen, Appetitmangel, leichtes Spannungsgefühl im Bauch nach Nahrungsaufnahme, Müdigkeit, Abgeschlagenheit, blasse Gesichtsfarbe, schwache Gliedmaßen, Oberbauchbeschwerden, Geschmacksverlust, blasse Zunge, leerer Puls.

Hitze im Darm

Dunkles Blut im Stuhl, Bauchschmerzen, Verstopfung, Hitzegefühl, Durst, rote Zunge mit trockenem gelbem Belag, tief-voll-schneller Puls.

Toxische Hitze im Darm

Durchfall mit Schleim und Blut, übel riechender Stuhl, brennendes Gefühl am After, Fieber, Hitzegefühl, Bauchschmerzen, rote Zunge mit roten Punkten und dickem, klebrigem, gelbem Belag, überflutend-schlüpfrig-schneller Puls.

Blut-Stase im Darm

Dunkles Blut im Stuhl, Bauchschmerzen, dunkle Gesichtsfarbe, Ängstlichkeit, violette Zunge, saitenförmiger Puls.

Leber- und Nieren-Yin-Mangel mit Leere-Hitze

Frisches Blut im Stuhl, Verstopfung, Schwindel, Tinnitus, dumpfe Kopfschmerzen im Bereich des Hinterhauptes und des Scheitels, Schlaflosigkeit, taube oder kribbelnde Gliedmaßen, gerötete Wangen, trockene Augen, verschwommene Sicht, Schmerzen im unteren Rücken, trockener Rachen, trockenes Haar, trockene Haut, brüchige Nägel, trockene Scheide, Nachtschweiß, spärliche Regelblutungen, Hitze in den fünf Zentren, abendliches Hitzegefühl, rote belaglose Zunge, oberflächlich-leerer und schneller Puls.

72.9 Erschwerter Stuhlgang

Teil B (Befragung) ➤ *Kap. 31*

„Erschwerter Stuhlgang" ist die Übersetzung des komplexen chinesischen Symptoms *li ji hou zhong*, das aus zwei Teilen besteht: *Li ji* bedeutet, dass der Patient Bauchschmerzen und Stuhldrang hat, aber keine Stuhlbewegung vollbringen kann. *Hou zhong* bedeutet, dass der Patient schließlich doch eine Stuhlbewegung hat, was aber keine Erleichterung der Bauchschmerzen mit sich bringt; nach dem Stuhlgang besteht ein Schweregefühl.

Qi-Stagnation im Darm

Erschwerter Stuhlgang, Spannungsgefühl im Bauch, Bauchschmerzen vor dem Stuhlgang, die danach nicht erleichtert werden, kleiner und in Stückchen kommender Stuhl, saitenförmiger Puls.

Nässe-Hitze im Darm

Erschwerter Stuhlgang, Bauchschmerzen sind nach dem Stuhlgang erleichtert, brennendes Gefühl am After, Schleimbeimengungen im Stuhl, übel riechender Stuhl, Schweregefühl, klebriger gelber Zungenbelag, schlüpfrig-schneller Puls.

Milz-Qi-Mangel

Erschwerter Stuhlgang oder breiiger Stuhl, Müdigkeit nach dem Stuhlgang, leichtes Spannungsgefühl im Bauch, Appetitmangel, Müdigkeit, blasse Gesichtsfarbe, blasse Zunge, leerer Puls.

Trockenheit im Darm und Leber-Blut-Mangel

Erschwerter Stuhlgang, trockener Stuhl, dumpfe Bauchschmerzen, trockene Haut, Schwindel, verschwommene Sicht, Mouches volantes, taube oder kribbelnde Gliedmaßen, spärliche Regelblutungen, matt-blasse Gesichtsfarbe, blasse Zunge, rauer oder dünner Puls.

72.10 Mühevoller Stuhlgang

Teil B (Befragung) ➤ *Kap. 31*

Bei „mühevollem Stuhlgang" hat der Patient zwar jeden Tag Stuhlgang, aber die Stuhlbewegung an sich braucht recht lange und ist anstrengend. Im Vergleich zu dem Symptom „Verstopfung" gibt es drei Unterschiede:

- Bei „mühevollem Stuhlgang" hat der Patient jeden Tag Stuhlgang.
- Bei „mühevollem Stuhlgang" hat der Patient keinen trockenen Stuhl.
- Bei „mühevollem Stuhlgang" bestehen keine weiteren Symptome im Bauchraum wie Schmerzen, Völle- oder Spannungsgefühl.

Leber-Qi attackiert die Milz

Mühevoller Stuhlgang, geringe Stuhlmenge, abwechselnd breiiger Stuhl und Verstopfung, manchmal trocken und in kleinen Stücken kommender Stuhl, manchmal auch breiiger Stuhl, Spannungsgefühl im Bauch, Blähungen, Müdigkeit, Appetitmangel, normale Zungenfarbe oder leicht rote Ränder bei schwerer Leber-Qi-Stagnation, saitenförmiger Puls auf der linken Seite und schwächlicher Puls auf der rechten Seite.

Milz- und Lungen-Qi-Mangel

Mühevoller Stuhlgang mit anschließender Erschöpfung, Appetitmangel, leichtes Spannungsgefühl im Bauch nach Nahrungsaufnahme, Müdigkeit, Abgeschlagenheit, blasse Gesichtsfarbe, schwache Gliedmaßen, leichte Kurzatmigkeit, etwas Husten, schwache Stimme, tagsüber spontane Schweißausbrüche, Patient spricht ungern, Erkältungsanfälligkeit, Müdigkeit, Abneigung gegen Kälte, blasse Zunge, leerer Puls. Dieses Krankheitsmuster tritt in der Regel nur bei älteren Menschen auf.

Milz- und Nieren-Yang-Mangel

Mühevoller Stuhlgang, gelegentlich breiiger Stuhl, nach dem Stuhlgang Erschöpfung, leichtes Spannungsgefühl im Bauch, Schmerzen im unteren Rücken, kalte und schwache Knie, Kältegefühl, hellweiße Gesichtsfarbe, Impotenz, verringerte Libido, Müdigkeit, Abgeschlagenheit, reichlich klarer Harn, Nykturie, Appetitmangel, Patient legt sich gerne hin, Durchfall frühmorgens, blasse und nasse Zunge, tief-schwächlicher Puls. Dieses Krankheitsmuster tritt in der Regel nur bei älteren Menschen auf.

Nieren- und Leber-Yin-Mangel

Mühevoller Stuhlgang, trockener Stuhl, Schwindel, Tinnitus, schwache Knie, Schwerhörigkeit, Schmerzen im unteren Rücken, dumpfe Kopfschmerzen im Bereich des Hinterhauptes oder des Scheitels, Schlaflosigkeit, taube oder kribbelnde Gliedmaßen, trockene Augen, verschwommene Sicht, trockener Rachen, trockenes Haar, trockene Haut, brüchige Nägel, Nachtschweiß, spärliche Regelblutungen oder Amenorrhö, normale Zungenfarbe, kein Belag, oberflächlich-leerer Puls.

Nässe-Hitze im Darm

Mühevoller Stuhlgang, Schleimbeimengungen im Stuhl, übel riechender Stuhl, brennendes Gefühl am After, Bauchschmerzen und Völlegefühl, Schweregefühl, klebriger gelber Zungenbelag, schlüpfrig-schneller Puls.

Hitze im Darm

Mühevoller Stuhlgang, geringe Stuhlmenge, Hitzegefühl, Durst, rotes Gesicht, rote Zunge mit trockenem gelbem Belag, tief-vollschneller Puls.

KAPITEL

73 Miktion

Folgende Harnwegssymptome werden besprochen:

1. Dunkler Harn
2. Reichlich blasser Harn
3. Trüber Harn
4. Schmerzhafte Miktion
5. Spärliche und erschwerte Miktion
6. Erschwerte Miktion
7. Häufige Miktion
8. Harnträufeln
9. Harninkontinenz
10. Enuresis (nächtliches Bettnässen)
11. Nykturie (nächtliche Miktion)
12. Blut im Harn
13. Sperma im Harn

73.1 Dunkler Harn

Teil B (Befragung) ➤ Kap. 31

Nässe-Hitze in der Blase

Dunkler Harn, häufige und dringende Miktion, brennendes Gefühl bei der Miktion, erschwerte Miktion, dunkelgelber und / oder trüber Harn, Durst ohne Verlangen zu trinken, Völlegefühl und Schmerzen in der Unterbauchregion, Hitzegefühl, dicker, klebriger und gelber Belag an der Zungenwurzel mit roten Punkten, schlüpfrig-schneller Puls.

Nieren-Yin-Mangel mit Leere-Hitze

Dunkler und spärlicher Harn, leichtes Brennen bei der Miktion, Schwindel, Tinnitus, Schwerhörigkeit, Nachtschweiß, trockener Mund in der Nacht, Hitze in den fünf Zentren, Hitzegefühl am Abend, gerötete Wangen, Durst mit dem Verlangen, in kleinen Schlückchen zu trinken, Schmerzen im unteren Rücken, Schlaflosigkeit, rote Zunge ohne Belag, oberflächlich-leerer und schneller Puls.

Hitze in Herz und Dünndarm

Dunkler, eventuell auch blutiger Harn, Brennen bei der Miktion, Hitzegefühl, nervöse Ängstlichkeit, Zungenaphthen, übermäßiges Träumen, rote Zunge mit röterer Spitze und gelbem Belag, schnell-überflutender Puls.

Nässe-Hitze in der Leber

Dunkler und spärlicher Harn, erschwerte Miktion, Brennen bei der Miktion, Völlegefühl im Flankenbereich, Bauch oder Unterbauch, bitterer Mundgeschmack, Übelkeit, Schweregefühl, gelber Scheidenausfluss, vaginaler Juckreiz, Mittelschmerz und / oder Blutungen zur Zyklusmitte, papulöser oder vesikulärer Hautausschlag und Juckreiz, rote Zunge mit röteren Rändern und klebrigem gelbem Zungenbelag, schlüpfrig-schneller Puls.

Hitze im Darm

Dunkler und spärlicher Harn, Durst, Bauchschmerzen, Verstopfung, Völlegefühl im Bauch, rote Zunge mit trockenem gelbem Belag, überflutend-schneller Puls.

Kälte-Nässe im Darm

Dunkler und trüber Harn, der wie Tee aussieht und *nicht* spärlich ist, erschwerte Miktion, Schleimbeimengungen im Stuhl, Völlegefühl und Schmerzen im Bauch, blasse Gesichtsfarbe, Schweregefühl, kalte Gliedmaßen, klebriger weißer Belag an der Zungenwurzel, schlüpfrig-langsamer Puls.

HINWEIS FÜR DIE PRAXIS

Bei weiblichen Patienten lässt sich die Farbe des Harns häufig nur schwer eruieren, da sich Frauen nach der Miktion oft nicht die Farbe des Harns ansehen.

73.2 Reichlich blasser Harn

Teil B (Befragung) ➤ Kap. 31

Nieren-Yang-Mangel

Reichlich blasser Harn, Nykturie, Schmerzen im unteren Rücken, kalte Knie, Kältegefühl, hellweiße Gesichtsfarbe, schwache Knie, Müdigkeit, Abgeschlagenheit, Impotenz, verringerte Libido, blasse und nasse Zunge, tief-schwächlicher Puls.

Kälte in der Blase

Reichlich blasser Harn, Kältegefühl, kalte Gliedmaßen, Schmerzen im unteren Rücken, Schmerzen im unteren mittleren Bauchbereich, die durch Wärmeanwendungen gelindert werden, blasse Zunge, tief-schwächlicher Puls.

73.3 Trüber Harn

Teil B (Befragung) ➤ Kap. 31

Nässe in der Blase

Trüber, wie Reissuppe aussehender Harn, erschwerte Miktion, Schmerzen bei der Miktion, Schweregefühl, klebriger Belag auf der Zungenwurzel, schlüpfriger Puls. Je nachdem, ob sich die Nässe mit Kälte oder Hitze verbindet, bestehen noch entsprechend weitere Symptome und klinische Zeichen.

Nieren-Yin-Mangel

Trüber und verdünnter, soßenartiger Harn, spärlicher Harn, Schwindel, Tinnitus, Schwerhörigkeit, Gedächtnisschwäche, Nachtschweiß, trockener Mund und Rachen in der Nacht, Schmerzen im unteren Rücken, Verstopfung, Müdigkeit, normale Zungenfarbe, kein Belag, oberflächlich-leerer Puls.

Nieren-Yang-Mangel

Trüber und reichlicher Harn, Harnträufeln nach der Miktion, Nykturie, Schmerzen im unteren Rücken, kalte Knie, Kältegefühl, hellweiße Gesichtsfarbe, schwache Knie, Müdigkeit, Abgeschlagenheit, Impotenz, verringerte Libido, blasse und nasse Zunge, tief-schwächlicher Puls.

Milz-Qi-Mangel

Trüber Harn, Harnträufeln nach der Miktion, Appetitmangel, leichtes Spannungsgefühl im Bauch nach Nahrungsaufnahme, Müdigkeit, blasse Gesichtsfarbe, schwache Gliedmaßen, breiiger Stuhl, blasse Zunge, leerer Puls.

73.4 Schmerzhafte Miktion

Teil B (Befragung) ➤ Kap. 31

„Schmerzhafte Miktion" fällt in der chinesischen Medizin unter die Kategorie des *Lin*-Syndroms (Dysurie-Syndrom) und äußert sich charakteristischerweise durch eine schmerzhafte Miktion. Man unterscheidet sechs Arten an *Lin*-Syndromen, die alle mit einer schmerzhaften und erschwerten Miktion auftreten: Hitze-*Lin*, Stein-*Lin*, Qi-*Lin*, Blut-*Lin*, wolkiges *Lin* und Erschöpfungs-*Lin*.

Fülle

Nässe-Hitze in der Blase

Schmerzhafte Miktion, erschwerte Miktion, brennendes Gefühl bei der Miktion, dunkler Harn, trüber Harn, häufige und dringende Miktion, Durst ohne Verlangen zu trinken, Völlegefühl und Schmerzen in der Unterbauchregion, Hitzegefühl, dicker, klebriger und gelber Belag an der Zungenwurzel mit roten Punkten, schlüpfrig-schneller Puls.

Akupunktur
Mi 9 Yinlinquan, Bl 63 Jinmen, Ren 3 Zhongji, Bl 28 Pangguangshu, Ren 9 Shuifen, Ren 5 Shimen, Bl 22 Sanjiaoshu.

Leber-Feuer

Brennender Schmerz bei der Miktion, dunkler Harn, Spannungsgefühl im Unterbauch, Kopfschmerzen, rotes Gesicht, Schwindel, Tinnitus, Reizbarkeit, Neigung zu Wutanfällen, Durst, bitterer Mundgeschmack, Verstopfung, rote Zunge mit röteren Rändern und trockenem gelbem Belag, saitenförmig-schneller Puls.

Akupunktur
Le 2 Xingjian, Bl 63 Jinmen, Ren 3 Zhongji, Bl 28 Pangguangshu.

Leere / Fülle

Nieren-Yin-Mangel mit Leere-Hitze

Leicht schmerzhafte Miktion, dunkler und spärlicher Harn, Schwindel, Tinnitus, Schwerhörigkeit, Nachtschweiß, trockener Mund in der Nacht, Hitze in den fünf Zentren, Hitzegefühl am Abend, gerötete Wangen, Durst mit dem Verlangen, in kleinen Schlückchen zu trinken, Schmerzen im unteren Rücken, Schlaflosigkeit, rote Zunge ohne Belag, oberflächlich-leerer und schneller Puls.

Akupunktur
Bl 63 Jinmen, Ren 3 Zhongji, Bl 28 Pangguangshu, Ren 4 Guanyuan, Konzeptionsgefäß (Lu 7 Lieque mit Ni 6 Zhaohai), Ni 3 Taixi.

Weitere Krankheitsmuster

Herz-Feuer

Schmerzhafte Miktion, brennendes Gefühl bei der Miktion, dunkler Harn, gelegentlich blutiger Harn, Herzklopfen, Durst, Mund- und Zungenaphthen, geistige Unruhe, körperliche Unruhe, Schlaflosigkeit, traumgestörter Schlaf, Hitzegefühl, rotes Gesicht, bitterer Mundgeschmack, rote Zunge mit röterer Spitze und gelbem Belag, überflutend-schneller Puls.

Leber-Qi-Stagnation

Schmerzhafte Miktion, Spannungsgefühl im Unterbauch, Spannungsgefühl im Flankenbereich oder Oberbauch, Reizbarkeit, Launenhaftigkeit, Kloßgefühl im Hals, prämenstruelle Anspannung, saitenförmiger Puls.

Blut-Stase in der Blase

Schmerzen vor der Miktion, blutiger Harn, stechende Schmerzen im unteren mittleren Bauchbereich und / oder im gesamtem Unterbauch, violette Zunge, saitenförmiger Puls.

73.5 Spärliche und erschwerte Miktion

Teil B (Befragung) ➤ Kap. 31

Nässe-Hitze in der Blase

Spärliche und erschwerte Miktion, dunkler Harn, trüber Harn, häufige und dringende Miktion, Durst ohne Verlangen zu trinken, Völlegefühl und Schmerzen in der Unterbauchregion, Hitzegefühl, dicker, klebriger und gelber Belag an der Zungenwurzel mit roten Punkten, schlüpfrig-schneller Puls.

Leber-Qi-Stagnation

Spärliche und erschwerte Miktion, schmerzlose Miktion, Spannungsgefühl und Schmerzen im Unterbauch vor der Miktion, Spannungsgefühl in Flankenbereich oder Oberbauch, Reizbarkeit, Launenhaftigkeit, Kloßgefühl im Hals, prämenstruelle Anspannung, saitenförmiger Puls.

Nieren-Yin-Mangel

Spärliche und erschwerte Miktion, dunkler Harn, Schwindel, Tinnitus, Schwerhörigkeit, Gedächtnisschwäche, Nachtschweiß, trockener Mund und Rachen in der Nacht, Schmerzen im unteren Rücken, Verstopfung, Müdigkeit, normale Zungenfarbe, kein Belag, oberflächlich-leerer Puls.

Nieren-Yang-Mangel

Spärliche und erschwerte Miktion, blasser Harn, schmerzlose Miktion, Nykturie, Schmerzen im unteren Rücken, kalte Knie, Kältegefühl, hellweiße Gesichtsfarbe, schwache Knie, Müdigkeit, Abgeschlagenheit, Impotenz, verringerte Libido, blasse und nasse Zunge, tief-schwächlicher Puls. In der Regel führt ein Nieren-Yang-Mangel zu vermehrtem Harnfluss, in seltenen Fällen jedoch kann das Nieren-Yang derart in Leere sein, dass es die Flüssigkeiten nicht mehr bewegen kann, und folglich kommt es zu einem spärlichen Harnfluss.

Milz-Yang-Mangel mit Nässe

Spärliche und erschwerte Miktion, schmerzlose Miktion, blasser und leicht trüber Harn, Appetitmangel, leichtes Spannungsgefühl im Bauch nach Nahrungsaufnahme, Völlegefühl im Bauch, klebriger Mundgeschmack, Müdigkeit, übermäßiger Scheidenausfluss, Abgeschlagenheit, blasse Gesichtsfarbe, schwache Gliedmaßen, breiiger Stuhl, Kältegefühl, kalte Gliedmaßen, blasse und nasse Zunge, tief-schwächlicher Puls.

Schwaches Lungen-Qi senkt nicht ab

Spärliche und erschwerte Miktion, schmerzlose Miktion, Gesichtsödeme, leichte Kurzatmigkeit, leichter Husten, schwache Stimme, tagsüber spontane Schweißausbrüche, Patient redet ungern, hellweiße Gesichtsfarbe, Erkältungsanfälligkeit, Müdigkeit, Abneigung gegen Kälte, blasse Zunge, leerer Puls.

73.6 Erschwerte Miktion

Teil B (Befragung) ➤ Kap. 31

Fülle

Nässe-Hitze in der Blase

Erschwerte und schmerzhafte Miktion, dunkler und trüber Harn, häufige und dringende Miktion, Durst ohne Verlangen zu trinken,

Völlegefühl und Schmerzen in der Unterbauchregion, Hitzegefühl, dicker, klebriger und gelber Belag an der Zungenwurzel mit roten Punkten, schlüpfrig-schneller Puls.

Akupunktur
Mi 9 Yinlingquan, Bl 63 Jinmen, Ren 3 Zhongji, Bl 28 Pangguangshu, Ren 9 Shuifen, Ren 5 Shimen, Bl 22 Sanjiaoshu.

Leber-Qi-Stagnation

Erschwerte aber schmerzlose Miktion, Schmerzen und Spannungsgefühl im Unterbauch vor der Miktion, Spannungsgefühl im Flankenbereich oder Oberbauch, Reizbarkeit, Launenhaftigkeit, Kloßgefühl im Hals, prämenstruelle Anspannung, saitenförmiger Puls.

Akupunktur
Le 3 Taichong, Bl 63 Jinmen, Ren 3 Zhongji, Bl 28 Pangguangshu.

Leere

Nieren-Yang-Mangel

Erschwerte Miktion, blasser Harn, schmerzlose Miktion, Schmerzen im unteren Rücken, kalte Knie, Kältegefühl, hellweiße Gesichtsfarbe, schwache Knie, Müdigkeit, reichlich klarer Harn, Nykturie, Impotenz, verringerte Libido, blasse und nasse Zunge, tief-schwächlicher Puls.

Akupunktur
Ni 3 Taixi, Ren 4 Guanyuan, Bl 23 Shenshu, Ni 7 Fuliu, Du 4 Mingmen, Bl 63 Jinmen, Ren 3 Zhongji, Bl 28 Pangguangshu. Moxa.

Weitere Krankheitsmuster

Lungen-Qi-Mangel

Erschwerte aber schmerzlose Miktion, leichte Kurzatmigkeit, leichter Husten, schwache Stimme, tagsüber spontane Schweißausbrüche, Patient redet ungern, hellweiße Gesichtsfarbe, Erkältungsanfälligkeit, Müdigkeit, Abneigung gegen Kälte, blasse Zunge, leerer Puls. Dieses Muster tritt meist nur bei älteren Patienten auf.

Magen- und Milz-Qi-Mangel

Erschwerte aber schmerzlose Miktion, Appetitmangel, leichtes Spannungsgefühl im Bauch nach Nahrungsaufnahme, Müdigkeit, Abgeschlagenheit, blasse Gesichtsfarbe, schwache Gliedmaßen, breiiger Stuhl, Oberbauchbeschwerden, Geschmacksverlust, blasse Zunge, leerer Puls.

Blut-Stase im Unteren Erwärmer

Erschwerte Miktion, Schmerzen vor der Miktion, unterbrochene Miktion, Unterbauchschmerzen, violette Zunge, saitenförmiger Puls.

73.7 Häufige Miktion

Teil B (Befragung) ➤ Kap. 31

„Häufige Miktion“ bedeutet eine übermäßige Harnfrequenz. Im Geschlechtervergleich schwankt diese Frequenz, da Frauen eine größere Blase besitzen und daher weniger häufig als Männer Wasser lassen müssen. Folglich ließe sich eine „häufige Miktion“ als eine Harnfrequenz definieren, die bei Frauen mehr als dreimal, bei Männern mehr als fünf- bis sechsmal pro Tag beträgt. Nykturie wird nie als normal aufgefasst und ist auch eine Art von erhöhter Harnfrequenz, auf die weiter unten noch im Einzelnen eingegangen wird.

Leere

Nieren-Yang-Mangel

Häufige Miktion mit reichlich blassem Harn, Nykturie, Schmerzen im unteren Rücken, kalte Knie, Kältegefühl, hellweiße Gesichtsfarbe, schwache Knie, Müdigkeit, Abgeschlagenheit, Impotenz, verringerte Libido, blasse und nasse Zunge, tief-schwächlicher Puls.

Akupunktur
Ni 3 Taixi, Ren 4 Guanyuan, Bl 23 Shenshu, Ni 7 Fuliu, Du 4 Mingmen, Bl 63 Jinmen, Ren 3 Zhongji, Bl 28 Pangguangshu. Moxa.

Fülle

Nässe-Hitze in der Blase

Häufige Miktion mit spärlich dunklem Harn, brennendes Gefühl bei der Miktion, erschwerte Miktion, Durst ohne Verlangen zu trinken, Völlegefühl und Schmerzen in der Unterbauchregion, Hitzegefühl, dicker, klebriger und gelber Belag an der Zungenwurzel mit roten Punkten, schlüpfrig-schneller Puls.

Akupunktur
Mi 9 Yinlingquan, Bl 63 Jinmen, Ren 3 Zhongji, Bl 28 Pangguangshu, Ren 9 Shuifen, Ren 5 Shimen, Bl 22 Sanjiaoshu.

Weitere Krankheitsmuster

Lungen- und Milz-Qi-Mangel

Häufige Miktion, ein nach unten ziehendes Gefühl, leichte Harninkontinenz, Appetitmangel, leichtes Spannungsgefühl im Bauch nach Nahrungsaufnahme, Müdigkeit, blasse Gesichtsfarbe, schwache Gliedmaßen, breiiger Stuhl, leichte Kurzatmigkeit, etwas Husten, schwache Stimme, tagsüber spontane Schweißausbrüche, Patient spricht ungern und erkältet sich leicht, Abneigung gegen Kälte, blasse Zunge, leerer Puls.

Nieren-Yin-Mangel

Häufige Miktion mit spärlich dunklem Harn, Schwindel, Tinnitus, Schwerhörigkeit, Gedächtnisschwäche, Nachtschweiß, trockener Mund und Rachen in der Nacht, Schmerzen im unteren Rücken, Verstopfung, Müdigkeit, normale Zungenfarbe, kein Belag, oberflächlich-leerer Puls.

HINWEIS FÜR DIE PRAXIS

Anstatt nach einer häufigen Miktion zu fragen, sprechen Sie den Patienten lieber direkt an, wie oft er am Tag Wasser lassen muss. Zwingt sich der Patient dazu, besonders viel Wasser zu trinken, können wir mit diesem Befund in vielen Fällen nichts mehr anfangen.

73.8 Harnträufeln

Teil B (Befragung) ➤ *Kap. 31*

Mangelnde Festigkeit des Nieren-Qi

Harnträufeln, das nach dem Geschlechtsverkehr zunimmt, häufige klare Miktion, schwacher Harnstrahl, reichlich Harn, Harninkontinenz, Nykturie, Schmerzhaftigkeit und Schwäche im unteren Rücken, schwache Knie, vorzeitiger Samenerguss, Gebärmuttervorfall, chronischer weißer Scheidenausfluss, Müdigkeit, ein nach unten ziehendes Gefühl im Unterbauch, Kältegefühl, kalte Gliedmaßen, blasse Zunge, tief-schwächlicher Puls.

Magen- und Milz-Qi-Mangel

Harnträufeln, Appetitmangel, leichtes Spannungsgefühl im Bauch nach Nahrungsaufnahme, Müdigkeit, Abgeschlagenheit, blasse Gesichtsfarbe, schwache Gliedmaßen, Oberbauchbeschwerden, Geschmacksverlust, blasse Zunge, leerer Puls.

Nässe-Hitze in der Blase

Harnträufeln, häufige und dringende Miktion, brennendes Gefühl bei der Miktion, erschwerte Miktion, dunkler Harn, trüber Harn, Durst ohne Verlangen zu trinken, Völlegefühl und Schmerzen in der Unterbauchregion, Hitzegefühl, dicker, klebriger und gelber Belag an der Zungenwurzel mit roten Punkten, schlüpfrig-schneller Puls.

73.9 Harninkontinenz

Teil B (Befragung) ➤ *Kap. 31*

„Harninkontinenz" ist von „Bettnässen" (siehe unten) folgendermaßen zu unterscheiden: unter Harninkontinenz versteht man eine unwillkürliche Miktion, deren sich der Patient aber voll bewusst ist, während Bettnässen, das ja meistens nachts auftritt, eine unwillkürliche und vom Patienten unbemerkte Miktion bezeichnet.

Mangelnde Festigkeit des Nieren-Qi

Harninkontinenz, die nach dem Geschlechtsverkehr schlimmer wird, häufige klare Miktion, schwacher Harnstrahl, reichlich Harn, Harninkontinenz, Nykturie, Schmerzhaftigkeit und Schwäche im unteren Rücken, schwache Knie, vorzeitiger Samenerguss, Gebärmuttervorfall, chronischer weißer Scheidenausfluss, Müdigkeit, ein nach unten ziehendes Gefühl im Unterbauch, Kältegefühl, kalte Gliedmaßen, blasse Zunge, tief-schwächlicher Puls.

Lungen- und Milz-Qi-Mangel

Harninkontinenz, Appetitmangel, leichtes Spannungsgefühl im Bauch nach Nahrungsaufnahme, Müdigkeit, blasse Gesichtsfarbe, schwache Gliedmaßen, breiiger Stuhl, leichte Kurzatmigkeit, etwas Husten, schwache Stimme, tagsüber spontane Schweißausbrüche, Patient spricht ungern und erkältet sich leicht, Abneigung gegen Kälte, blasse Zunge, leerer Puls. Dieses Syndrom tritt hauptsächlich bei älteren Patienten auf.

Hitze in der Blase

Harninkontinenz, spärlicher dunkler Harn, Brennen bei der Miktion, Durst, trockener gelber Zungenbelag, saitenförmiger Puls auf der linken hinteren Taststelle sowie schneller Puls.

Leber- und Nieren-Yin-Mangel

Harninkontinenz, spärlicher Harn, dunkler Harn, Schwindel, Tinnitus, schwache Knie, Schwerhörigkeit, Schmerzen im unteren Rücken, dumpfe Kopfschmerzen im Bereich des Hinterhauptes und des Scheitels, Schlaflosigkeit, taube und kribbelnde Gliedmaßen, trockene Augen, verschwommene Sicht, trockener Rachen, trockenes Haar, trockene Haut, brüchige Nägel, Nachtschweiß, trockener Stuhl, spärliche Regelblutungen oder Amenorrhö, normale Zungenfarbe, kein Belag, oberflächlich-leerer Puls.

73.10 Enuresis (nächtliches Bettnässen)

Teil B (Befragung) ➤ *Kap. 31*

Nächtliches Bettnässen (Enuresis nocturna) ist von Harninkontinenz folgendermaßen zu unterscheiden: Bettnässen passiert in der Nacht, der Patient bemerkt den Vorgang nicht. Harninkontinenz kann jederzeit eintreten, und der Patient ist sich dessen voll bewusst. Des Weiteren ist Bettnässen von nächtlicher Miktion (Nykturie) zu unterscheiden: Ersteres geschieht unbewusst im Schlaf, letzteres beschreibt den Umstand, wenn der Patient nachts aufstehen und Wasser lassen muss. Bettnässen kommt vor allem bei Kindern vor.

Leere

Nieren-Yang-Mangel

Bettnässen, reichlich klarer Harn, Nykturie, Schmerzen im unteren Rücken, kalte Knie, Kältegefühl, hellweiße Gesichtsfarbe, schwache

Knie, Müdigkeit, Abgeschlagenheit, Impotenz, verringerte Libido, blasse und nasse Zunge, tief-schwächlicher Puls. Bei Kindern handelt es sich meistens um einen konstitutionellen Nieren-Yang-Mangel, bei dem aber aufgrund des noch zarten Alters nur wenige Symptome auftreten. Wenn demnach ein Kind an Bettnässen leidet und eine blasse Zunge sowie einen schwächlichen Puls auf der Nieren-Taststelle aufweist, reicht dies schon zur Diagnose eines konstitutionellen Nieren-Yang-Mangels aus. In solchen Fällen wird das Kind in der Regel ruhig, schüchtern und etwas kraftlos sein.

Akupunktur

Bl 23 Shenshu, Bl 28 Pangguangshu, Ren 3 Zhongji, Du 4 Mingmen. Moxa.

Leber-Feuer

Bettnässen, dunkler Harn, Kopfschmerzen, Schwindel, Tinnitus, Reizbarkeit, Neigung zu Wutanfällen, Durst, bitterer Mundgeschmack, Verstopfung, rote Zunge mit röteren Rändern und trockenem gelbem Belag, saitenförmig-schneller Puls. Dieses Krankheitsmuster kommt bei Kindern recht häufig vor. Das betroffene Kind ist sehr angespannt und nervös, ganz im Gegensatz zu dem vorherigen Fall eines konstitutionellen Nieren-Yang-Mangels. Auch in diesem Fall weist das Kind eventuell nur wenige Symptome von Leber-Feuer auf, wie etwa gerötete Zungenränder, Reizbarkeit und Durst.

Akupunktur

Le 2 Xingjian, Mi 6 Sanyinjiao, Ren 3 Zhongji, He 7 Shenmen.

Weitere Krankheitsmuster

Mangel und Absinken des Milz-Qi

Bettnässen, Müdigkeit, Appetitmangel, leichtes Spannungsgefühl im Bauch, ein nach unten ziehendes Gefühl, Gebärmuttervorfall, blasse Zunge, schwächlicher Puls.

Lungen-Qi-Mangel

Bettnässen, leichte Kurzatmigkeit, leichter Husten, schwache Stimme, tagsüber spontane Schweißausbrüche, Patient redet ungern, hellweiße Gesichtsfarbe, Erkältungsanfälligkeit, Müdigkeit, Abneigung gegen Kälte, blasse Zunge, leerer Puls.

Nieren-Yin-Mangel

Bettnässen, Schwindel, Tinnitus, Schwerhörigkeit, Gedächtnisschwäche, Nachtschweiß, trockener Mund und Rachen in der Nacht, Schmerzen im unteren Rücken, Verstopfung, spärlicher dunkler Harn, Müdigkeit, normale Zungenfarbe, kein Belag, oberflächlich-leerer Puls.

73.11 Nykturie (nächtliche Miktion)

Teil B (Befragung) ➤ *Kap. 31*

„Nächtliche Miktion“ ist von „Bettnässen“ zu unterscheiden (siehe oben unter „Enuresis“). In der chinesischen Medizin gilt der nächtliche Toilettengang als pathologisch, und man sollte am besten überhaupt nicht in der Nacht Wasser lassen müssen. Selbst ein einmaliger Gang wird als Nykturie angesehen. Je häufiger der Patient auf die Toilette muss, desto schwerwiegender ist das Krankheitsmuster. Häufige Nykturie kann nach Verständnis der Schulmedizin auf eine Prostatahypertrophie hindeuten.

Nieren-Yang-Mangel

Nykturie, reichlich blasser Harn, Schmerzen im unteren Rücken, kalte Knie, Kältegefühl, hellweiße Gesichtsfarbe, schwache Knie, Müdigkeit, Abgeschlagenheit, Impotenz, verringerte Libido, blasse und nasse Zunge, tief-schwächlicher Puls.

Milz- und Nieren-Yang-Mangel

Nykturie, reichlich blasser Harn, Schmerzen im unteren Rücken, kalte und schwache Knie, Kältegefühl, hellweiße Gesichtsfarbe, Impotenz, verringerte Libido, Müdigkeit, Abgeschlagenheit, breiiger Stuhl, Appetitmangel, leichtes Spannungsgefühl im Bauch, Patient legt sich gerne hin, frühmorgendlicher Durchfall, blasse und nasse Zunge, tief-schwächlicher Puls.

HINWEIS FÜR DIE PRAXIS

Bei Männern im mittleren oder höheren Lebensalter ist häufige nächtliche Miktion oft auf eine gutartige Prostatavergrößerung zurückzuführen. In diesem Fall sind Nässe, Schleim und Blut-Stase die pathogenen Faktoren.

73.12 Blut im Harn

Teil B (Befragung) ➤ *Kap. 31*

„Blut im Harn“ ist von der Blut-Dysurie (*Lin*-Syndrom) zu unterscheiden: Bei Blut im Harn kommt es zu schmerzlosen Blutbeimengungen im Harn, während bei einer Blut-Dysurie sowohl eine schmerzhafte Miktion als auch Blut im Harn auftreten.

Nässe-Hitze in der Blase

Blut im Harn, erschwerte Miktion, trüber Harn, häufige und dringende Miktion, brennendes Gefühl bei der Miktion, dunkelgelber und/oder trüber Harn, Durst ohne Verlangen zu trinken, Völlegefühl und Schmerzen in der Unterbauchregion, Hitzegefühl, dicker, klebriger und gelber Belag an der Zungenwurzel mit roten Punkten, schlüpfrig-schneller Puls.

Nässe-Hitze in der Leber

Blut im Harn, dunkler Harn, erschwerte Miktion, Brennen bei der Miktion, Völlegefühl im Flankenbereich, Bauch oder Unterbauch, bitterer Mundgeschmack, Übelkeit, Schweregefühl, gelber Scheidenausfluss, vaginaler Juckreiz, Mittelschmerz und / oder Blutungen zur Zyklusmitte, rote Zunge mit röteren Rändern und klebrigem gelbem Zungenbelag, schlüpfrig-schneller Puls.

Herz-Feuer

Blut im Harn, Herzklopfen, Durst, Mund- und Zungenaphthen, geistige Unruhe, körperliche Unruhe, Schlaflosigkeit, traumgestörter Schlaf, Hitzegefühl, rotes Gesicht, bitterer Mundgeschmack, rote Zunge mit röterer Spitze und gelbem Belag, überflutend-schneller Puls.

Nieren-Yin-Mangel mit Leere-Hitze

Blut im Harn, Schwindel, Tinnitus, Schwerhörigkeit, Gedächtnisschwäche, Nachtschweiß, trockener Mund in der Nacht, Schmerzen im unteren Rücken, Verstopfung, spärlicher dunkler Harn, normale Zungenfarbe ohne Belag, oberflächlich-leerer Puls.

Milz- und Nieren-Yang-Mangel

Blut im Harn, reichlich klarer Harn, Nykturie, Schmerzen im unteren Rücken, kalte und schwache Knie, Kältegefühl, hellweiße Gesichtsfarbe, Impotenz, verringerte Libido, Müdigkeit, Abgeschlagenheit, breiiger Stuhl, Appetitmangel, leichtes Spannungsgefühl im Bauch, Patient legt sich gerne hin, frühmorgendlicher Durchfall, blasse und nasse Zunge, tief-schwächlicher Puls.

73.13 Sperma im Harn

Teil B (Befragung) ➤ *Kap. 31*

Nässe-Hitze in der Blase

Sperma im Harn, brennendes Gefühl bei der Miktion, erschwerte Miktion, häufige und dringende Miktion, dunkelgelber und / oder trüber Harn, Durst ohne Verlangen zu trinken, Völlegefühl und Schmerzen in der Unterbauchregion, Hitzegefühl, dicker, klebriger und gelber Belag an der Zungenwurzel mit roten Punkten, schlüpfrig-schneller Puls.

Nieren-Yin-Mangel mit Leere-Hitze

Sperma im Harn, dunkler und spärlicher Harn, Schwindel, Tinnitus, Nachtschweiß, trockener Mund mit dem Verlangen, in kleinen Schlückchen zu trinken, Schmerzen im unteren Rücken, Gedächtnisschwäche, Hitze in den fünf Zentren, gerötete Wangen, Hitzegefühl am Abend, rote Zunge ohne Belag, oberflächlich-leerer und schneller Puls.

Mangelnde Festigkeit des Nieren-Qi

Sperma im Harn, Harnträufeln, das nach dem Geschlechtsverkehr zunimmt, häufige klare Miktion, schwacher Harnstrahl, reichlich Harn, Harninkontinenz, Nykturie, Schmerzhaftigkeit und Schwäche im unteren Rücken, schwache Knie, vorzeitiger Samenerguss, bei Frauen Gebärmuttervorfall, chronischer weißer Scheidenausfluss, Müdigkeit, ein nach unten ziehendes Gefühl im Unterbauch, Kältegefühl, kalte Gliedmaßen, blasse Zunge, tief-schwächlicher Puls.

KAPITEL

74 After

Die folgenden Symptome werden besprochen:

1. Afterjucken
2. Hämorrhoiden
3. Analprolaps
4. Analfissur
5. Analfistel
6. Aftergeschwüre

74.1 Afterjucken

Nässe-Hitze in der Blasen-Leitbahn

Sehr starker Juckreiz am After, Hämorrhoiden, häufige und dringende Miktion, brennendes Gefühl bei der Miktion, erschwerte Miktion, dunkelgelber und / oder trüber Harn, Durst ohne Verlangen zu trinken, Völlegefühl und Schmerzen in der Unterbauchregion, Hitzegefühl, dicker, klebriger und gelber Belag an der Zungenwurzel mit roten Punkten, schlüpfrig-schneller Puls.

Kälte-Nässe in der Blasen-Leitbahn

Juckreiz am After, Hämorrhoiden, häufige und dringende Miktion, erschwerte Miktion, Schweregefühl in der Unterbauchregion und in der Harnröhre, blasser und trüber Harn, klebriger weißer Belag an der Zungenwurzel, schlüpfrig-langsamer Puls.

Nässe-Hitze im Lenkergefäß

Juckreiz am After, Hämorrhoiden, steife und schmerzhafte Wirbelsäule, Schmerzen im unteren Rücken, Kopfschmerzen, schmerzhafte Miktion, klebriger gelber Belag an der Zungenwurzel, oberflächlicher und langer Puls auf allen Taststellen links.

Blut-Mangel bringt Leere-Wind hervor

Leichter Juckreiz am After, trockener After, Analfissuren, weder Schmerzen noch brennendes Gefühl, trockene Haut, Gesichtstic, Schwindel, verschwommene Sicht, taube und / oder kribbelnde Gliedmaßen, blasse und dünne Zunge, rauer oder dünner und leicht saitenförmiger Puls.

74.2 Hämorrhoiden

Fülle

Nässe-Hitze in der Blasen-Leitbahn

Blutende Hämorrhoiden, schmerzhafter, geröteter und geschwollener After, hellrotes Blut, häufige und dringende Miktion, brennendes Gefühl bei der Miktion, erschwerte Miktion, dunkelgelber und / oder trüber Harn, Durst ohne Verlangen zu trinken, Völlegefühl und Schmerzen in der Unterbauchregion, Hitzegefühl, dicker, klebriger und gelber Belag an der Zungenwurzel mit roten Punkten, schlüpfrig-schneller Puls.

Akupunktur
Bl 63 Jinmen, Bl 58 Feiyang, Bl 57 Chengshan, Mi 9 Yinlingquan, Du 1 Changqiang, Du 20 Baihui.

Qi-Stagnation und Blut-Stase in der Blasen-Leitbahn

Blutende Hämorrhoiden, dunkles Blut, Schmerzen und Schwellung, erschwerter Stuhlgang, Spannungsgefühl und Schmerzen im Unterbauch, violette Zunge, saitenförmiger Puls.

Akupunktur

Bl 63 Jinmen, Bl 58 Feiyang, Bl 57 Chengshan, Mi 9 Yinlingquan, Du 1 Changqiang, Mi 10 Xuehai.

Weitere Krankheitsmuster

Mangel und Absinken des Milz-Qi

Hämorrhoiden, aus denen unter Umständen hellrotes Blut austritt, jedoch ohne Schmerzen, Appetitmangel, leichtes Spannungsgefühl im Bauch nach Nahrungsaufnahme, Müdigkeit, Abgeschlagenheit, blasse Gesichtsfarbe, schwache Gliedmaßen, breiiger Stuhl, Niedergeschlagenheit, ein nach unten ziehendes Gefühl im Bauch, Gebärmuttervorfall, blasse Zunge, leerer Puls.

Leber-Feuer

Blutende Hämorrhoiden mit hellrotem oder dunkelrotem Blut, Gefühl von Brennen, Schmerzen und Schwellung am After, rotes Gesicht, Schwindel, Tinnitus, Reizbarkeit, Neigung zu Wutanfällen, Durst, bitterer Mundgeschmack, Verstopfung, dunkler Harn, rote Zunge mit röteren Rändern und trockenem gelbem Belag, saitenförmig-schneller Puls.

74.3 Analprolaps

Mangel und Absinken des Milz-Qi

Analprolaps, der sporadisch auftreten kann, weder Rötung, Schmerzen, noch Schwellung, breiiger Stuhl, Appetitmangel, leichtes Spannungsgefühl im Bauch nach Nahrungsaufnahme, Müdigkeit, Abgeschlagenheit, blasse Gesichtsfarbe, schwache Gliedmaßen, Niedergeschlagenheit, ein nach unten ziehendes Gefühl im Bauch, Gebärmuttervorfall, blasse Zunge, leerer Puls.

Nieren-Yang-Mangel

Analprolaps, Schmerzen im unteren Rücken, kalte Knie, Kältegefühl, hellweiße Gesichtsfarbe, schwache Knie, Müdigkeit, Abgeschlagenheit, reichlich klarer Harn, Nykturie, Impotenz, verringerte Libido, blasse und nasse Zunge, tief-schwächlicher Puls.

Nässe-Hitze in der Blasen-Leitbahn

Analprolaps, Schwellung, Rötung und Schmerzen am After, häufige und dringende Miktion, brennendes Gefühl bei der Miktion, erschwerte Miktion, dunkelgelber und / oder trüber Harn, Durst ohne Verlangen zu trinken, Völlegefühl und Schmerzen in der Unterbauchregion, Hitzegefühl, dicker, klebriger und gelber Belag an der Zungenwurzel mit roten Punkten, schlüpfrig-schneller Puls.

74.4 Analfissur

Nässe-Hitze in der Blase

Analfissur, Rötung, Schwellung und Juckreiz am After, hellrotes Blut im Stuhl, häufige und dringende Miktion, brennendes Gefühl bei der Miktion, erschwerte Miktion, dunkelgelber und / oder trüber Harn, Durst ohne Verlangen zu trinken, Völlegefühl und Schmerzen in der Unterbauchregion, Hitzegefühl, dicker, klebriger und gelber Belag an der Zungenwurzel mit roten Punkten, schlüpfrig-schneller Puls.

Blut-Mangel und Trockenheit im Darm

Analfissur, trockener After, trockener Stuhl, Schmerzen am After, Schwindel, verschwommene Sicht, Mouches volantes, taube oder kribbelnde Gliedmaßen, spärliche Regelblutungen, matt-blasse Gesichtsfarbe, blasse und trockene Zunge, rauer oder dünner Puls.

Feuer im Darm

Analfissur, Verstopfung, trockener Stuhl, geröteter und brennender After, brennende Schmerzen im Bauch, starker Durst mit dem Verlangen nach kalten Getränken, geistige Unruhe, trockener Mund, Hitzegefühl, rote Zunge mit dickem, trockenem, dunkelgelbem Belag, tief-voll-schneller Puls.

74.5 Analfistel

Fülle-Hitze

Analfistel, Schwellung und Brennen am After, aus dem ein gelbes Sekret austritt, Verstopfung, geistige Unruhe, Hitzegefühl, Durst, rote Zunge mit gelbem Belag, überflutend-schneller Puls.

Leere-Hitze

Analfistel, Brennen am After, aus dem ein dünnflüssiges Sekret austritt, Hitzegefühl am Abend, Nachtschweiß, Hitze in den fünf Zentren, rote belaglose Zunge, oberflächlich-leerer und schneller Puls.

Leere-Kälte

Analfistel, weder Brennen, Schmerzen noch Schwellung am After, Kältegefühl, ein dünnflüssiges Sekret tritt aus, kalte Gliedmaßen, blasse Zunge, tief-schwächlich-langsamer Puls.

74.6 Aftergeschwüre

Lungen-, Milz- und Nieren-Mangel

Aftergeschwüre, die weder schmerzen noch erhaben sind und blassrot erscheinen, kein brennendes Gefühl, ein dünnflüssiges Sekret tritt aus, breiiger Stuhl, leichte Kurzatmigkeit, schwache Stimme, tagsüber spontane Schweißausbrüche, Patient spricht ungern, hellweiße Gesichtsfarbe, Müdigkeit, Appetitmangel, leichtes Spannungsgefühl im Bauch nach Nahrungsaufnahme, schwache Gliedmaßen, Schmerzen im unteren Rücken, kalte Knie, Kältegefühl, schwache Knie, reichlich klarer Harn, Nykturie, Impotenz, verringerte Libido, blasse und nasse Zunge, tief-schwächlicher Puls.

Toxische Hitze

Aftergeschwüre, Schwellung, Schmerzen und Rötung am After, Durst, Hitzegefühl, rote Zunge mit roten Punkten und klebrigem gelbem Belag an der Wurzel, überflutend-schlüpfrig-schneller Puls.

KAPITEL

75 Symptome im Sexual- und Genitalbereich beim Mann

Die folgenden Symptome werden besprochen:

1. Impotenz
2. Libidomangel
3. Vorzeitiger Samenerguss
4. Nächtlicher Samenverlust
5. Unvermögen zu ejakulieren
6. Blut im Sperma
7. Kaltes und wässriges Sperma
8. Priapismus
9. Müdigkeit und Schwindel nach der Ejakulation
10. Kalte Genitalien
11. Zusammengezogenes Skrotum
12. Schlaffes Skrotum
13. Auf einer Seite herabhängendes Skrotum
14. Geschwollenes Skrotum
15. Geschwollenes und nässendes Skrotum
16. Blasses Skrotum
17. Rotes Skrotum
18. Violettes Skrotum
19. Dunkles Skrotum
20. Juckendes Skrotum
21. Schmerzen und Jucken des Penis

22. Weicher und verwelkter Penis
23. Geschwollene und schmerzende Hoden
24. Rötung und Schwellung der Glans penis
25. Induratio penis plastica
26. Geschwüre am Penis
27. Ausfall des Schamhaars
28. Übermäßige Schambehaarung

75.1 Impotenz

Teil B (Befragung) ➤ *Kap. 45*

Impotenz ist vom Libidomangel folgendermaßen zu unterscheiden: Bei Ersterem kann der Patient eine Erektion nicht erlangen oder halten, während der Geschlechtstrieb aber normal ist. Bei Letzterem verläuft die Erektion normal, während der Geschlechtstrieb fehlt.

Leere

Nieren-Yang-Mangel

Impotenz, Schmerzen im unteren Rücken, kalte Knie, Kältegefühl, hellweiße Gesichtsfarbe, schwache Knie, Müdigkeit, Abgeschlagenheit, reichlich klarer Harn, Nykturie, blasse und nasse Zunge, tief-schwächlicher Puls.

Akupunktur
Ni 3 Taixi, Ren 4 Guanyuan, Bl 23 Shenshu, Ni 7 Fuliu, Du 4 Mingmen. Moxa.

Milz- und Herz-Yang-Mangel

Impotenz, vorzeitiger Samenerguss, Appetitmangel, leichtes Spannungsgefühl im Bauch nach Nahrungsaufnahme, Müdigkeit, Abgeschlagenheit, blasse Gesichtsfarbe, schwache Gliedmaßen, breiiger Stuhl, Kältegefühl, kalte Gliedmaßen, Ödeme, Herzklopfen, Kurzatmigkeit bei Anstrengung, spontane Schweißausbrüche, leichte Beschwerden oder Druckgefühl im Herzbereich, blasse und nasse Zunge, tief-schwächlicher Puls. Diese Art von Impotenz kommt sehr häufig vor und ist eventuell sogar verbreiteter als Impotenz vom Nieren-Mangel-Typ.

Akupunktur
Ren 12 Zhongwan, Ma 36 Zusanli, Mi 6 Sanyinjiao, Bl 20 Pishu, He 5 Tongli, Bl 15 Xinshu, Ren 15 Jiuwei. Moxa.

Leber- und Nieren-Yin-Mangel

Impotenz, Schwindel, Tinnitus, schwache Knie, Schwerhörigkeit, Schmerzen im unteren Rücken, dumpfe Kopfschmerzen im Bereich des Hinterhauptes und des Scheitels, Schlaflosigkeit, taube oder kribbelnde Gliedmaßen, trockene Augen, verschwommene Sicht, trockener Rachen am Abend, trockenes Haar, trockene Haut, brüchige Nägel, Nachtschweiß, trockener Stuhl, normale Zungenfarbe, kein Belag, oberflächlich-leerer Puls.

Akupunktur
Ni 3 Taixi, Ren 4 Guanyuan, Bl 23 Shenshu, Le 8 Ququan, Mi 6 Sanyinjiao.

Nieren-Essenz-Mangel

Impotenz, Erweichung der Knochen bei Erwachsenen, Taubheit, schwache Knie und Beine, Gedächtnisschwäche, lockere Zähne, Haarausfall oder vorzeitiges Ergrauen der Haare, schwache sexuelle Aktivität, Schmerzen im unteren Rücken, Unfruchtbarkeit, Sterilität, Schwindel, Tinnitus, normale Zungenfarbe und oberflächlich-leerer oder trommelartiger Puls bei zugrunde liegendem Nieren-Yin-Mangel, oder blasse Zunge und tief-schwächlicher Puls, wenn ein Nieren-Yang-Mangel zugrunde liegt.

Akupunktur
Ni 3 Taixi, Ren 4 Guanyuan, Ni 10 Yingu, Bl 23 Shenshu, Bl 52 Zhishi, Ni 13 Qixue.

Fülle

Nässe-Hitze im Unteren Erwärmer

Impotenz, brennendes Gefühl bei der Miktion, Sperma im Harn, erschwerte Miktion, klebriger gelber Zungenbelag, schlüpfrig-schneller Puls.

Akupunktur
Le 2 Xingjian, Ren 12 Zhongwan, Ren 9 Shuifen, Mi 9 Yinlingquan, Di 11 Quchi, Ren 3 Zhongji, Ren 5 Shimen, Bl 22 Sanjiaoshu.

HINWEIS FÜR DIE PRAXIS

- Meiner Erfahrung nach ist Impotenz häufiger auf eine Herz-Disharmonie als auf einen Nieren-Yang-Mangel zurückzuführen.
- Bei der Akupunkturbehandlung gehe ich mit He 7 Shenmen, Du 24 Shenting, Ren 15 Jiuwei und Ren 4 Guanyuan auf das Herz ein.
- Bei der Arzneimitteltherapie sollten in Ihrer Verschreibung ein oder zwei Kräuter zur Bewegung des Blutes, insbesondere Dan Shen *Radix Salviae milthiorrhizae,* nicht fehlen.

75.2 Libidomangel

Teil B (Befragung) ➤ *Kap. 45*

Der Zustand der Libido oder des Geschlechtstriebs hängt in der chinesischen Medizin vom Feuer des Tores der Vitalität (*Ming Men*) ab, welches das Feuer in den Nieren darstellt und auch Minister-Feuer genannt wird. Liegt ein Mangel dieses Feuers vor, kann es bei beiden Geschlechtern zu einem Libidomangel – bei Frauen auch zu Unfruchtbarkeit – kommen. Liegt hingegen ein Übermaß dieses Feuers vor, kann es zu einem unverhältnismäßig starken Geschlechtstrieb kommen.

Nieren-Yang-Mangel

Libidomangel, Schmerzen im unteren Rücken, kalte Knie, Kältegefühl, hellweiße Gesichtsfarbe, schwache Knie, Müdigkeit, Abgeschlagenheit, reichlich klarer Harn, Nykturie, blasse und nasse Zunge, tief-schwächlicher Puls.

Herz-Yang-Mangel

Libidomangel, vorzeitiger Samenerguss, Herzklopfen, Kurzatmigkeit bei Anstrengung, spontane Schweißausbrüche, leichte Beschwerden oder Druckgefühl im Herzbereich, blasse und nasse Zunge, tief-schwächlicher Puls.

Herz-Blut-Mangel

Libidomangel, Herzklopfen, Schwindel, Schlaflosigkeit, traumgestörter Schlaf, Gedächtnisschwäche, nervöse Ängstlichkeit, Schreckhaftigkeit, matt-blasse Gesichtsfarbe, blasse Lippen, blasse und dünne Zunge, rauer oder dünner Puls.

Herz- und Milz-Blut-Mangel

Libidomangel, Herzklopfen, Schwindel, Schlaflosigkeit, traumgestörter Schlaf, Gedächtnisschwäche, nervöse Ängstlichkeit, Schreckhaftigkeit, matt-blasse Gesichtsfarbe, blasse Lippen, Appetitmangel, breiiger Stuhl, Müdigkeit, blasse und dünne Lippen, rauer oder dünner Puls.

Leber-Qi-Stagnation

Libidomangel, Spannungsgefühl im Flankenbereich oder Oberbauch, Reizbarkeit, Launenhaftigkeit, Kloßgefühl im Hals, saitenförmiger Puls.

HINWEIS FÜR DIE PRAXIS
Meiner Erfahrung nach wird Libidomangel bei Männern häufig durch einen Herz-Mangel verursacht, bei Frauen eher durch einen Nieren-Mangel.

75.3 Vorzeitiger Samenerguss

Teil B (Befragung) ➢ *Kap. 45*

Leere

Mangelnde Festigkeit des Nieren-Qi

Vorzeitiger Samenerguss, Harnträufeln, das nach dem Geschlechtsverkehr schlimmer wird, häufige klare Miktion, schwacher Harnstrahl, Harninkontinenz, Schwäche und Schmerzhaftigkeit im unteren Rücken, schwache Knie, Müdigkeit, ein nach unten ziehendes Gefühl im Unterbauch, Kältegefühl, kalte Gliedmaßen, blasse Zunge, tief-schwächlicher Puls.

Akupunktur
Bl 23 Shenshu, Ren 4 Guanyuan, Du 4 Mingmen.

Milz- und Herz-Yang-Mangel

Vorzeitiger Samenerguss, Appetitmangel, leichtes Spannungsgefühl im Bauch nach Nahrungsaufnahme, Müdigkeit, Abgeschlagenheit, blasse Gesichtsfarbe, schwache Gliedmaßen, breiiger Stuhl, Kältegefühl, kalte Gliedmaßen, Ödeme, Herzklopfen, Kurzatmigkeit bei Anstrengung, spontane Schweißausbrüche, leichte Beschwerden oder Druckgefühl im Herzbereich, blasse und nasse Zunge, tief-schwächlicher Puls.

Akupunktur
Ren 12 Zhongwan, Ma 36 Zusanli, Mi 6 Sanyinjiao, Bl 20 Pishu, He 5 Tongli, Bl 15 Xinshu, Ren 15 Jiuwei. Moxa.

Fülle

Nässe-Hitze in der Leber-Leitbahn

Vorzeitiger Samenerguss, Brennen bei der Miktion, erschwerte Miktion, dunkler Harn, papulöser oder vesikulärer Hautausschlag und Juckreiz im Genitalbereich, Völlegefühl im Flankenbereich, Bauch oder Unterbauch, bitterer Mundgeschmack, Übelkeit, Schweregefühl, rote Zunge mit röteren Rändern und klebrigem gelbem Zungenbelag, schlüpfrig-schneller Puls.

Akupunktur
Le 2 Xingjian, Ren 12 Zhongwan, Ren 9 Shuifen, Mi 9 Yinlingquan, Di 11 Quchi, Ren 5 Shimen, Ren 3 Zhongji.

HINWEIS FÜR DIE PRAXIS
Das Absenken des Herz-Qi spielt bei der Ejakulation eine wichtige Rolle. Folglich kann ein vorzeitiger Samenerguss auf einem Herz-Qi-Mangel beruhen, daher behandele ich sowohl das Herz als auch die Niere.

75.4 Nächtlicher Samenverlust

Teil B (Befragung) ➢ *Kap. 45*

Nächtlicher Samenverlust ist eine Ejakulation im Schlaf, ein Symptom, das in chinesischen Fachbüchern unter den Symptomen eines Nieren-Mangels immer einen vorrangigen Platz einnimmt. Im westlichen Kulturkreis wird dieses Symptom jedoch selten wahrgenommen und gar nicht einmal als „Symptom" betrachtet, es sei denn, es tritt sehr häufig auf (d. h. einmal pro Woche oder häufiger). Aus kulturellen Gründen hat dieses Symptom im Vergleich zu anderen Nieren-Mangel-Symptomen eine besondere Bedeutung: Früher wurde ein Samenverlust während des Schlafes, vor allem mit erotischen Träumen, darauf zurückgeführt, dass der Mann nachts mit weiblichen Geistern Geschlechtsverkehr hatte. Diese Geister wurden als äußerst gefährlich eingestuft, da sie dem Mann seine Lebensessenz raubten.

75

Herz-Feuer

Nächtlicher Samenverlust mit Träumen, vorzeitiger Samenerguss, Herzklopfen, Durst, Mund- und Zungenaphthen, geistige Unruhe, körperliche Unruhe, Schlaflosigkeit, traumgestörter Schlaf, Hitzegefühl, rotes Gesicht, bitterer Mundgeschmack, rote Zunge mit röterer Spitze und gelbem Belag, überflutend-schneller Puls.

Milz-Qi und Herz-Blut-Mangel

Nächtlicher Samenverlust ohne Träume, Appetitmangel, leichtes Spannungsgefühl im Bauch nach Nahrungsaufnahme, Müdigkeit, schwache Gliedmaßen, breiiger Stuhl, Herzklopfen, Schwindel, Schlaflosigkeit, traumgestörter Schlaf, Gedächtnisschwäche, nervöse Ängstlichkeit, Schreckhaftigkeit, matt-blasse Gesichtsfarbe, blasse Lippen, blasse und dünne Zunge, rauer oder dünner Puls.

Herz- und Nieren-Yin-Mangel mit Leere-Hitze

Nächtlicher Samenverlust mit Träumen, vorzeitiger Samenerguss, übermäßiger Geschlechtstrieb, Herzklopfen, geistige Unruhe, Schlaflosigkeit, traumgestörter Schlaf, nervöse Ängstlichkeit, Gedächtnisschwäche, Schwindel, Tinnitus, Schwerhörigkeit, Schmerzen im unteren Rücken, nächtliche Samenergüsse mit Träumen, Hitzegefühl am Abend, Nachtschweiß, Hitze in den fünf Zentren, spärlicher dunkler Harn, trockener Stuhl, rote Zunge mit röterer Spitze und Herzriss, oberflächlich-leerer und schneller Puls.

Emporloderndes Minister-Feuer

Nächtlicher Samenverlust mit Träumen, vorzeitiger Samenerguss, übermäßiger Geschlechtstrieb, Durst, körperliche Unruhe, Hitzegefühl, rotes Gesicht, rote Zunge mit gelbem Belag, überflutend-schneller Puls.

Mangelnde Festigkeit des Nieren-Qi

Nächtlicher Samenverlust ohne Träume, vorzeitiger Samenerguss, Harnträufeln, das nach dem Geschlechtsverkehr schlimmer wird, häufige klare Miktion, schwacher Harnstrahl, Harninkontinenz, Schwäche und Schmerzhaftigkeit im unteren Rücken, schwache Knie, Müdigkeit, ein nach unten ziehendes Gefühl im Unterbauch, Kältegefühl, kalte Gliedmaßen, blasse Zunge, tief-schwächlicher Puls.

Nässe-Hitze im Unteren Erwärmer

Nächtlicher Samenverlust mit Träumen, brennendes Gefühl bei der Miktion, dunkler und trüber Harn, juckender Hodensack, klebriger gelber Zungenbelag, schlüpfrig-schneller Puls.

Nieren-Essenz-Mangel

Nächtlicher Samenverlust ohne Träume, Libidomangel, Impotenz, Erweichung der Knochen bei Erwachsenen, Taubheit, schwache Knie und Beine, Gedächtnisschwäche, lockere Zähne, Haarausfall oder vorzeitiges Ergrauen der Haare, schwache sexuelle Aktivität, Schmerzen im unteren Rücken, Unfruchtbarkeit, Sterilität, Schwindel, Tinnitus, normale Zungenfarbe und oberflächlich-leerer oder trommelartiger Puls bei zugrunde liegendem Nieren-Yin-Mangel, oder blasse Zunge und tief-schwächlicher Puls, wenn ein Nieren-Yang-Mangel zugrunde liegt.

75.5 Unvermögen zu ejakulieren

Nieren-Yin-Mangel mit Leere-Hitze

Unvermögen zu ejakulieren, Schwindel, Tinnitus, Schwerhörigkeit, Nachtschweiß, trockener Mund und Rachen in der Nacht, Hitze in den fünf Zentren, Hitzegefühl am Abend, gerötete Wangen, Hitzewallungen in den Wechseljahren, Durst mit dem Verlangen, in kleinen Schlückchen zu trinken, Schmerzen im unteren Rücken, spärlicher dunkler Harn, Schlaflosigkeit, rote Zunge ohne Belag, oberflächlich-leerer und schneller Puls.

Blut-Stase im Unteren Erwärmer

Unvermögen zu ejakulieren, Bauchschmerzen, geistige Unruhe, Hodenschmerzen, violette Zunge, saitenförmiger Puls.

75.6 Blut im Sperma

Nieren-Yin-Mangel mit Leere-Hitze

Blut im Sperma, Schwindel, Tinnitus, Schwerhörigkeit, Nachtschweiß, trockener Mund und Rachen in der Nacht, Hitze in den fünf Zentren, Hitzegefühl am Abend, gerötete Wangen, Hitzewallungen in den Wechseljahren, Durst mit dem Verlangen, in kleinen Schlückchen zu trinken, Schmerzen im unteren Rücken, spärlicher dunkler Harn, Schlaflosigkeit, rote Zunge ohne Belag, oberflächlich-leerer und schneller Puls.

Nässe-Hitze im Unteren Erwärmer

Blut im Sperma, trübes Sperma, brennendes Gefühl bei der Miktion, Völlegefühl und Schmerzen im Unterbauch, schmerzhafter und geschwollener Hodensack, dunkler Harn, klebriger gelber Zungenbelag, schlüpfrig-schneller Puls.

Toxische Hitze im Unteren Erwärmer

Blut im Sperma, Schweregefühl und Schmerzen im Dammbereich, Absonderung von Sekret aus der Harnröhre, Bauchschmerzen, rote Zunge mit klebrigem, dickem, gelbem Belag und roten Punkten, schlüpfrig-überflutend-schneller Puls.

Blut-Stase im Unteren Erwärmer

Blut im Sperma, Schmerzen im Dammbereich, erschwerte Miktion, Bauchschmerzen, violette Gesichtsfarbe, violette Zunge, haftender Puls.

75.7 Kaltes und wässriges Sperma

Mangelnde Festigkeit des Nieren-Qi

Kaltes und wässriges Sperma, vorzeitiger Samenerguss, Impotenz, Harnträufeln, das nach dem Geschlechtsverkehr schlimmer wird, häufige klare Miktion, schwacher Harnstrahl, Harninkontinenz, Schwäche und Schmerzhaftigkeit im unteren Rücken, schwache Knie, Müdigkeit, ein nach unten ziehendes Gefühl im Unterbauch, Kältegefühl, kalte Gliedmaßen, blasse Zunge, tief-schwächlicher Puls.

Kälte im Unteren Erwärmer

Kaltes und wässriges Sperma, Impotenz, Libidomangel, Bauchschmerzen, Kältegefühl im Hodensack, kalte Gliedmaßen, Kältegefühl, Schmerzen im unteren Rücken, blasses Gesicht, reichlich klarer Harn, weißer Zungenbelag, tief-schwächlich-langsamer Puls.

75.8 Priapismus

Teil A (Betrachtung) ➤ *Kap. 17*

Priapismus ist eine andauernde, abnorme Erektion des Penis mit Schmerzen und Berührungsempfindlichkeit.

Nässe-Hitze in der Leber-Leitbahn

Andauernde Erektion, Hodenschmerzen, Völlegefühl im Flankenbereich, Bauch oder Unterbauch, bitterer Mundgeschmack, Übelkeit, Schweregefühl im Körper, papulöser oder vesikulärer Hautausschlag und Juckreiz im Genitalbereich, erschwerte Miktion, Brennen bei der Miktion, dunkler Harn, rote Zunge mit röteren Rändern und klebrigem gelbem Zungenbelag, schlüpfrig-saitenförmig-schneller Puls.

Nieren-Yin-Mangel mit Leere-Hitze

Andauernde Erektion, Schwindel, Tinnitus, Schwerhörigkeit, Nachtschweiß, trockener Mund und Rachen in der Nacht, Hitze in den fünf Zentren, Hitzegefühl am Abend, gerötete Wangen, Durst mit dem Verlangen, in kleinen Schlückchen zu trinken, Schmerzen im unteren Rücken, spärlicher dunkler Harn, Schlaflosigkeit, rote Zunge ohne Belag, oberflächlich-leerer und schneller Puls.

75.9 Müdigkeit und Schwindel nach der Ejakulation

Teil B (Befragung) ➤ *Kap. 45*

Nieren-Yang-Mangel

Müdigkeit und Schwindel nach der Ejakulation, Impotenz, verringerte Libido, Tinnitus, Schmerzen im unteren Rücken, kalte Knie, Kältegefühl, hellweiße Gesichtsfarbe, schwache Knie, Müdigkeit, Abgeschlagenheit, reichlich klarer Harn, Nykturie, blasse und nasse Zunge, tief-schwächlicher Puls.

Nieren-Yin-Mangel

Müdigkeit und Schwindel nach der Ejakulation, Impotenz, verringerte Libido, nächtlicher Samenverlust, Tinnitus, Schwerhörigkeit, Gedächtnisschwäche, Nachtschweiß, trockener Mund und Rachen in der Nacht, Schmerzen im unteren Rücken, Verstopfung, spärlicher dunkler Harn, Müdigkeit, normale Zungenfarbe, kein Belag, oberflächlich-leerer Puls.

Milz-Blut-Mangel und Herz-Blut-Mangel

Müdigkeit und Schwindel nach der Ejakulation, Herzklopfen, Schwindel, Schlaflosigkeit, traumgestörter Schlaf, Gedächtnisschwäche, nervöse Ängstlichkeit, Schreckhaftigkeit, blasse Lippen, matt-blasse Gesichtsfarbe, Appetitmangel, leichtes Spannungsgefühl im Bauch nach Nahrungsaufnahme, schwache Gliedmaßen, breiiger Stuhl, blasse Zunge, rauer Puls.

75.10 Kalte Genitalien

Leere des Minister-Feuers

Kalte Genitalien, Rückenschmerzen, Libidomangel, Impotenz, Kältegefühl, Schwindel, Niedergeschlagenheit, reichlich blasser Harn, blasse Zunge, tief-schwächlicher Puls.

Kälte-Stagnation in der Leber-Leitbahn

Kalte Genitalien, zusammengezogener Hodensack, Völle- und Spannungsgefühl im Unterbauch mit Schmerzen, die nach unten zum Hodensack und Hoden, sowie nach oben zu den Flanken ausstrahlen, Schmerzlinderung durch Wärme, gezerrte Hoden oder zusammengezogener Hodensack, Scheitelkopfschmerzen, Kältegefühl, kalte Hände und Füße, Erbrechen klarer wässriger Flüssigkeiten oder trockenes Erbrechen, blasse und nasse Zunge mit weißem Belag, tief-saitenförmig-langsamer Puls.

Kälte-Nässe im Unteren Erwärmer

Kalte Genitalien, Bauchschmerzen, trüber Harn, Bauchschmerzen, Schweregefühl, Kältegefühl, kalte Gliedmaßen, klebriger weißer Zungenbelag, schlüpfrig-langsamer Puls.

75.11 Zusammengezogenes Skrotum

Teil A (Betrachtung) ➢ *Kap. 17*

Kälte-Stagnation in der Leber-Leitbahn

Zusammengezogener Hodensack, Völle- und Spannungsgefühl im Unterbauch mit Schmerzen, die nach unten zum Hodensack und Hoden, sowie nach oben zu den Flanken ausstrahlen, Schmerzlinderung durch Wärme, gezerrte Hoden oder zusammengezogener Hodensack, Scheitelkopfschmerzen, Kältegefühl, kalte Hände und Füße, Erbrechen klarer wässriger Flüssigkeiten oder trockenes Erbrechen, blasse und nasse Zunge mit weißem Belag, tief-saitenförmig-langsamer Puls.

Qi- und Blut-Mangel

Zusammengezogener Hodensack, Appetitmangel, breiiger Stuhl, schwache Stimme, Müdigkeit, verschwommene Sicht, Schwindel, taube oder kribbelnde Gliedmaßen, Herzklopfen, matt-blasse Gesichtsfarbe, blasse Zunge, schwächlicher oder rauer Puls. Laut chinesischen Fachbüchern beruht dieses Syndrom auf einer Überanstrengung nach einer akuten Erkrankung.

Yang-Kollaps

Zusammengezogener Hodensack, Frösteln, kalte Gliedmaßen, schwache Atmung, übermäßiges Schwitzen mit perlenartigen Schweißtropfen, kein Durst, reichlich blasser Harn oder Harninkontinenz, breiiger Stuhl, Stuhlinkontinenz, geistige Verwirrung oder Bewusstlosigkeit, blasse, nasse und kurze Zunge, tief-verschwindender Puls.

Yin-Kollaps

Zusammengezogener Hodensack, starkes Schwitzen, Haut fühlt sich heiß an, heiße Gliedmaßen, trockener Mund, Harnverhalt, Verstopfung, rote und kurze Zunge ohne Belag, oberflächlich-leer-schneller Puls.

75.12 Schlaffes Skrotum

Teil A (Betrachtung) ➢ *Kap. 17*

Nieren-Yang-Mangel

Schlaffes Skrotum, Schmerzen im unteren Rücken, kalte Knie, Kältegefühl, hellweiße Gesichtsfarbe, schwache Knie, Müdigkeit, Abgeschlagenheit, reichlich klarer Harn, Nykturie, Impotenz, verringerte Libido, blasse und nasse Zunge, tief-schwächlicher Puls.

Absinken des Milz-Qi

Schlaffes Skrotum, ein nach unten ziehendes Gefühl im Bauch, Appetitmangel, leichtes Spannungsgefühl im Bauch nach Nahrungsaufnahme, Müdigkeit, Abgeschlagenheit, blasse Gesichtsfarbe, schwache Gliedmaßen, breiiger Stuhl, nach unten ziehendes Gefühl, blasse Zunge, leerer Puls.

75.13 Auf einer Seite herabhängendes Skrotum

Teil A (Betrachtung) ➢ *Kap. 17*

Leere-Kälte im Unteren Erwärmer

Auf einer Seite herabhängendes Skrotum, Kältegefühl im Bauch, reichlich klarer Harn, Libidomangel, blasse Zunge, tief-schwächlich-langsamer Puls.

Nässe-Schleim im Unteren Erwärmer

Auf einer Seite herabhängendes Skrotum, Schweregefühl im Bauch, Fettleibigkeit, Austreten von Sekret aus der Harnröhre, gedunsene Zunge, schlüpfriger Puls.

75.14 Geschwollenes Skrotum

Teil A (Betrachtung) ➢ *Kap. 17*

Milz- und Nieren-Yang-Mangel

Geschwollenes Skrotum, Schmerzen im unteren Rücken, kalte und schwache Knie, Kältegefühl, hellweiße Gesichtsfarbe, Impotenz, verringerte Libido, Müdigkeit, Abgeschlagenheit, reichlich klarer Harn, Nykturie, breiiger Stuhl, Appetitmangel, leichtes Spannungsgefühl im Bauch, Patient legt sich gerne hin, frühmorgendlicher Durchfall, blasse und nasse Zunge, tief-schwächlicher Puls.

Herz-Yang-Mangel

Geschwollenes Skrotum, Herzklopfen, Kurzatmigkeit bei Anstrengung, Müdigkeit, Antriebslosigkeit, Niedergeschlagenheit, spontane Schweißausbrüche, leichte Beschwerden oder Druckgefühl im Herzbereich, Kältegefühl, kalte Hände, hell-blasses Gesicht, blasse Zunge, tief-schwächlicher Puls.

Leber-Blut-Mangel mit innerem Leere-Wind

Geschwollenes Skrotum, Schwindel, verschwommene Sicht, Mouches volantes, taube oder kribbelnde Gliedmaßen, spärliche Regelblutungen, matt-blasse Gesichtsfarbe, Zittern, Tics, blasse Zunge, rauer oder dünner Puls.

75.15 Geschwollenes und nässendes Skrotum

Teil A (Betrachtung) ➤ *Kap. 17*

Nässe-Hitze in der Leber-Leitbahn

Rotes und geschwollenes Skrotum, aus dem eine klebrige Flüssigkeit austritt, Hodenschmerzen, papulöser oder vesikulärer Hautausschlag und Juckreiz im Genitalbereich, Völlegefühl im Flankenbereich, Bauch oder Unterbauch, bitterer Mundgeschmack, Übelkeit, Schweregefühl, rote Zunge mit röteren Rändern und klebrigem gelbem Zungenbelag, schlüpfrig-saitenförmig-schneller Puls.

Toxische Hitze in der Leber-Leitbahn

Rotes, geschwollenes und schmerzhaftes Skrotum, aus dem eine klebrige Flüssigkeit austritt, Geschwüre auf dem Penis, Schmerzen im Bereich von Hoden und Damm, papulöser Hautausschlag und Juckreiz im Genitalbereich, rote Zunge mit dickem, klebrigem, gelbem Belag mit roten Flecken an Wurzel und Seiten, schlüpfrig-überflutend-schneller Puls.

75.16 Blasses Skrotum

Teil A (Betrachtung) ➤ *Kap. 17*

Milz- und Nieren-Yang-Mangel

Blasses Skrotum, Schmerzen im unteren Rücken, kalte und schwache Knie, Kältegefühl, hellweiße Gesichtsfarbe, Impotenz, verringerte Libido, Müdigkeit, Abgeschlagenheit, reichlich klarer Harn, Nykturie, breiiger Stuhl, Appetitmangel, leichtes Spannungsgefühl im Bauch, Patient legt sich gerne hin, frühmorgendlicher Durchfall, blasse und nasse Zunge, tief-schwächlicher Puls.

75.17 Rotes Skrotum

Teil A (Betrachtung) ➤ *Kap. 17*

Nässe-Hitze in der Leber-Leitbahn

Rotes Skrotum, Hodenschmerzen, Völlegefühl im Flankenbereich, Bauch oder Unterbauch, bitterer Mundgeschmack, Übelkeit, Schweregefühl, papulöser oder vesikulärer Hautausschlag und Juckreiz im Genitalbereich, erschwerte Miktion, Brennen bei der Miktion, dunkler Harn, rote Zunge mit röteren Rändern und klebrigem gelbem Zungenbelag, schlüpfrig-saitenförmig-schneller Puls.

Toxische Hitze in der Leber-Leitbahn

Rotes Skrotum, Schmerzen, Schwellung, Rötung und Juckreiz am Hoden, dunkler Harn, Brennen bei der Miktion, Völle- und Spannungsgefühl im Unterbauch, schmerzhafter Penis, dicker, klebriger, gelber Zungenbelag, überflutend-schlüpfrig-schneller Puls.

75.18 Violettes Skrotum

Teil A (Betrachtung) ➤ *Kap. 17*

Leber-Blut-Stase

Violettes Skrotum, Schmerzen im Flankenbereich und / oder Bauch, Massen im Bauchraum, violette Nägel und Lippen, violette oder dunkle Gesichtsfarbe, violette Zunge, saitenförmiger oder haftender Puls.

Nässe-Hitze mit Blut-Stase in der Leber-Leitbahn

Violettes Skrotum, andauernde Erektion, Hodenschmerzen, schmerzhafter und empfindlicher Penis, papulöser oder vesikulärer Hautausschlag und Juckreiz im Genitalbereich, erschwerte Miktion, dunkler Harn, Brennen bei der Miktion, Völlegefühl im Flankenbereich, Bauch oder Unterbauch, bitterer Mundgeschmack, Übelkeit, Schweregefühl, Bauch- und Flankenschmerzen, Massen im Bauchraum, violette Nägel und Lippen, violette oder dunkle Gesichtsfarbe, rote Zunge mit violetten Rändern und klebrigem gelbem Belag, saitenförmig-schlüpfrig-schneller Puls.

75.19 Dunkles Skrotum

Teil A (Betrachtung) ➤ *Kap. 17*

Kälte-Stagnation in der Leber-Leitbahn

Dunkles Skrotum, gezerrte Hoden oder zusammengezogener Hodensack, Völle- und Spannungsgefühl im Unterbauch mit Schmerzen, die nach unten zum Hodensack und Hoden, sowie nach oben zu den Flanken ausstrahlen, Schmerzlinderung durch Wärme, Scheitelkopfschmerzen, Kältegefühl, kalte Hände und Füße, Erbrechen klarer wässriger Flüssigkeiten oder trockenes Erbrechen, blasse und nasse Zunge mit weißem Belag, tief-saitenförmig-langsamer Puls.

Nieren-Yang-Mangel

Dunkles Skrotum, Schmerzen im unteren Rücken, Kältegefühl, hellweiße Gesichtsfarbe, schwache Knie, Müdigkeit, Abgeschlagenheit, reichlich klarer Harn, Nykturie, Impotenz, blasse und nasse Zunge, tief-schwächlicher Puls.

75.20 Juckendes Skrotum

Nässe-Hitze im Unteren Erwärmer

Juckendes und brennendes Skrotum, Schwitzen am Skrotum, brennendes Gefühl bei der Miktion, dunkler Harn, klebriger gelber Zungenbelag, schlüpfrig-schneller Puls.

Nieren-Yin-Mangel mit Leere-Hitze

Juckendes Skrotum, trockene Haut, beim Kratzen tritt Blut aus, Schwindel, Tinnitus, Schwerhörigkeit, Nachtschweiß, trockener Mund in der Nacht, Hitze in den fünf Zentren, Hitzegefühl am Abend, gerötete Wangen, Durst mit dem Verlangen, in kleinen Schlückchen zu trinken, Schmerzen im unteren Rücken, spärlicher dunkler Harn, Schlaflosigkeit, rote Zunge ohne Belag, oberflächlich-leerer und schneller Puls.

Kälte-Nässe im Unteren Erwärmer

Juckreiz und Schwitzen am Skrotum, Schweregefühl im Skrotum, trüber Harn, klebriger weißer Zungenbelag, schlüpfrig-langsamer Puls.

75.21 Schmerzen und Jucken des Penis

Nässe-Hitze im Unteren Erwärmer

Schmerzen und Jucken des Penis, dunkler Harn, brennendes Gefühl bei der Miktion, trüber Harn, Reizbarkeit, klebriger gelber Zungenbelag, schlüpfrig-schneller Puls.

Blut-Stase im Unteren Erwärmer

Schmerzen und Jucken des Penis, Schmerzen im Unterbauch, blutiger Harn, Bauchschmerzen, violette Zunge, saitenförmiger Puls.

Nieren-Yin-Mangel mit Leere-Hitze

Schmerzen und Jucken des Penis, Schwindel, Tinnitus, Schwerhörigkeit, Nachtschweiß, trockener Mund und Rachen in der Nacht, Hitze in den fünf Zentren, Hitzegefühl am Abend, gerötete Wangen, Durst mit dem Verlangen, in kleinen Schlückchen zu trinken, Schmerzen im unteren Rücken, spärlicher dunkler Harn, Schlaflosigkeit, rote Zunge ohne Belag, oberflächlich-leerer und schneller Puls.

Herz-Feuer

Schmerzen und Jucken des Penis, dunkler Harn, brennendes Gefühl bei der Miktion, vorzeitiger Samenerguss, Herzklopfen, Durst, Mund- und Zungenaphthen, geistige Unruhe, körperliche Unruhe, Schlaflosigkeit, traumgestörter Schlaf, Hitzegefühl, rotes Gesicht, bitterer Mundgeschmack, rote Zunge mit röterer Spitze und gelbem Belag, überflutend-schneller Puls.

75.22 Weicher und verwelkter Penis

Teil A (Betrachtung) ➤ Kap. 17

Leber-Qi-Stagnation

Weicher und verwelkter Penis, Furchtsamkeit, Schreckhaftigkeit, Entscheidungsschwäche, Seufzen, Niedergeschlagenheit, Planungsschwäche, Nervosität, Mangel an Mut und Initiative, ruheloses Träumen, Schwindel, verschwommene Sicht, Mouches volantes, leichtes Unwohlsein im Flankenbereich, blasse Zunge, leerer Puls auf der linken Taststelle.

Nieren-Yin-Mangel

Weicher und verwelkter Penis, Schwindel, Tinnitus, Nachtschweiß, trockener Mund mit dem Verlangen, Wasser in kleinen Schlückchen zu trinken, Schmerzen im unteren Rücken, Gedächtnisschwäche, spärlicher dunkler Harn, belaglose Zunge, oberflächlich-leerer Puls.

Nieren-Yang-Mangel

Weicher und verwelkter Penis, Schmerzen im unteren Rücken, kalte Knie, Kältegefühl, hellweiße Gesichtsfarbe, schwache Knie, Müdigkeit, Abgeschlagenheit, reichlich klarer Harn, Nykturie, Impotenz, verringerte Libido, blasse und nasse Zunge, tief-schwächlicher Puls.

Schleim und Blut-Stase im Unteren Erwärmer

Weicher und verwelkter Penis, Unvermögen zu ejakulieren, Bauchschmerzen, Schweregefühl im Bauch, geistige Unruhe, Hodenschmerzen, gedunsene und violette Zunge, saitenförmig-schlüpfriger Puls.

75.23 Geschwollene und schmerzende Hoden

Kälte im Unteren Erwärmer

Geschwollene und schmerzende Hoden, Bauchschmerzen, blasser Harn, Kältegefühl, weißer Zungenbelag, tief-gespannter Puls.

Kälte-Nässe im Unteren Erwärmer

Geschwollene und leicht schmerzende Hoden, Völlegefühl und Schmerzen im Bauch, Schweregefühl, trüber Harn, klebriger weißer Zungenbelag, schlüpfrig-langsamer Puls.

Nässe-Hitze im Unteren Erwärmer

Geschwollene und schmerzende Hoden, Völlegefühl und Schmerzen im Bauch, Schweregefühl, dunkler und trüber Harn, brennendes Gefühl bei der Miktion, klebriger gelber Zungenbelag, schlüpfrig-schneller Puls.

Qi-Stagnation im Unteren Erwärmer

Sporadisch geschwollene und schmerzende Hoden, Spannungsgefühl im Bauch, Reizbarkeit, saitenförmiger Puls.

Toxische Hitze im Unteren Erwärmer

Geschwollene, schmerzende und verhärtete Hoden, Unterbauchschmerzen, brennendes Gefühl bei der Miktion, geschwollenes Skrotum, Fieber, Durst, rote Zunge mit klebrigem, dickem, gelbem Belag und roten Punkten an der Zungenwurzel, schlüpfrig-überflutend-schneller Puls.

75.24 Rötung und Schwellung der Glans penis

Teil A (Betrachtung) ➤ Kap. 17

Toxische Hitze in der Leber-Leitbahn

Rötung und Schwellung der Glans penis, schmerzhafte Miktion, Austreten dickflüssigen Sekrets aus der Harnröhre, Unterbauchschmerzen, rote Zunge mit roten Punkten an den Rändern mit dickem, klebrigem, gelbem Belag, überflutend-schlüpfrig-schneller Puls.

Nässe-Hitze in der Leber-Leitbahn

Rötung und Schwellung der Glans penis, andauernde Erektion, schmerzhafter und empfindlicher Penis, papulöser oder vesikulärer Hautausschlag und Juckreiz im Genitalbereich, erschwerte Miktion, Brennen bei der Miktion, dunkler Harn, Völlegefühl im Flankenbereich, Bauch oder Unterbauch, bitterer Mundgeschmack, Übelkeit, Schweregefühl, rote Zunge mit röteren Rändern und klebrigem gelbem Zungenbelag, schlüpfrig-schneller Puls.

75.25 Induratio penis plastica

Teil A (Betrachtung) ➤ Kap. 17

Die Induratio penis plastica (IPP) ist eine unnatürliche Verkrümmung des Penis, die erst im erigierten Zustand sichtbar wird. Aufgrund von Plaque oder Narbengewebe im Penis wird eine vollständige Erektion verhindert oder so schmerzhaft, dass der Beischlaf nicht möglich ist.

Blut-Stase in der Leber-Leitbahn

IPP, schmerzhafte Krümmung des Penis, schmerzhafte Erektion, Schmerzen im Unterbauch, schmerzhafte Miktion, Schmerzen im Flankenbereich und / oder Bauch, violette Nägel und Lippen, violette oder dunkle Gesichtsfarbe, violette Zunge, saitenförmiger oder haftender Puls.

Nässe im Unteren Erwärmer mit Blut-Stase in der Leber-Leitbahn

IPP, schmerzhafte Krümmung des Penis, schmerzhafte Erektion, Schwellung und Verhärtung unter der Penishaut, Schwere- und Völlegefühl im Unterbauch, Austreten von Sekret aus der Harnröhre, Schmerzen im Unterbauch, schmerzhafte Miktion, Schmerzen im Unterbauch, Schmerzen im Flankenbereich und / oder Bauch, violette Nägel und Lippen, violette oder dunkle Gesichtsfarbe, violette Zunge mit klebrigem Belag, saitenförmig-schlüpfriger oder haftend-schlüpfriger Puls.

Blut-Stase in der Leber-Leitbahn mit Nieren-Yang-Mangel

IPP, Krümmung des Penis, weiche Erektion, Schmerzen im Unterbauch, schmerzhafte Miktion, Schmerzen im Flankenbereich und / oder Bauch, violette Nägel und Lippen, violette oder dunkle Gesichtsfarbe, Schmerzen im unteren Rücken, kalte Knie, Kältegefühl, hellweiße Gesichtsfarbe, schwache Knie, Müdigkeit, Abgeschlagenheit, reichlich klarer Harn, Nykturie, Impotenz, verringerte Libido, blasse und nasse Zunge mit leicht violetten Rändern, tief-schwächlicher Puls.

Kälte in der Leber-Leitbahn mit Blut-Stase

IPP, schmerzhafte Krümmung des Penis, schmerzhafte Erektion, gezerrte Hoden oder zusammengezogener Hodensack, Völle- und Spannungsgefühl im Unterbauch mit Schmerzen, die nach unten zum Hodensack und Hoden, sowie nach oben zu den Flanken ausstrahlen, Schmerzlinderung durch Wärme, Scheitelkopfschmerzen, Kältegefühl, kalte Hände und Füße, Erbrechen klarer wässriger Flüssigkeiten oder trockenes Erbrechen, Schmerzen im Flankenbereich und / oder Bauch, violette Nägel und Lippen, violette oder dunkle Gesichtsfarbe, bläulich-violette Zunge mit weißem Belag, tief-saitenförmig-langsamer Puls.

75.26 Geschwüre am Penis

Teil A (Betrachtung) ➤ Kap. 17

Nässe-Hitze in der Leber-Leitbahn

Rote Geschwüre am Penis, Austreten von Sekret, geschwollener und schmerzhafter Penis, papulöser oder vesikulärer Hautausschlag und Juckreiz im Genitalbereich, Brennen bei der Miktion, dunkler Harn,

Völlegefühl im Flankenbereich, Bauch oder Unterbauch, bitterer Mundgeschmack, Übelkeit, Schweregefühl, rote Zunge mit röteren Rändern und klebrigem gelbem Zungenbelag, schlüpfrig-schneller Puls.

Leber-Feuer

Schmerzvolle, rote Geschwüre am Penis, aus denen ein klebriges gelbes Sekret austritt, geschwollener und geröteter Penis, Kopfschmerzen, rotes Gesicht, Schwindel, Tinnitus, Reizbarkeit, Neigung zu Wutanfällen, Durst, bitterer Mundgeschmack, Verstopfung, dunkler Harn, rote Zunge mit röteren Rändern und trockenem gelbem Belag, saitenförmig-schneller Puls.

Nieren-Mangel mit Nässe

Geschwüre am Penis, Juckreiz und Austreten von klebrigem Sekret, Schmerzen im unteren Rücken, Schwindel, Tinnitus, Völle- und Schweregefühl im Unterbauch, klebriger gelber Zungenbelag, tief-schwächlicher und etwas schlüpfriger Puls.

Leber- und Nieren-Yin-Mangel mit Leere-Hitze

Geschwüre am Penis, die Ränder der Geschwüre sind weder erhaben noch schmerzvoll, Schwindel, Tinnitus, dumpfe Kopfschmerzen im Bereich des Hinterhauptes und des Scheitels, Schlaflosigkeit, taube oder kribbelnde Gliedmaßen, gerötete Wangen, trockene Augen, verschwommene Sicht, Schmerzen im unteren Rücken, trockener Rachen, trockenes Haar, trockene Haut, brüchige Nägel, trockene Scheide, Nachtschweiß, trockener Stuhl, spärlicher dunkler Harn, spärliche Regelblutungen, Hitze in den fünf Zentren, Hitzegefühl am Abend, rote belaglose Zunge, oberflächlich-leerer und schneller Puls.

Toxische Hitze

Geschwüre am Penis mit Juckreiz, Hitzegefühl und Schmerzen, Durst, allgemeines Hitzegefühl, Hautauschläge, rote Zunge mit dickem, klebrigem, gelbem Belag, überflutend-schlüpfrig-schneller Puls.

75.27 Ausfall des Schamhaars

Teil A (Betrachtung) ➤ *Kap. 17*

Nieren-Essenz-Mangel

Ausfall des Schamhaars, Erweichung der Knochen bei Erwachsenen, Taubheit, schwache Knie und Beine, Gedächtnisschwäche, lockere Zähne, Haarausfall oder vorzeitiges Ergrauen der Haare, schwache sexuelle Aktivität, Schmerzen im unteren Rücken, Sterilität, Schwindel, Tinnitus, normale Zungenfarbe und oberflächlich-leerer oder trommelartiger Puls bei zugrunde liegendem Nieren-Yin-Mangel, oder blasse Zunge und tief-schwächlicher Puls, wenn ein Nieren-Yang-Mangel zugrunde liegt.

Milz- und Nieren-Yang-Mangel

Ausfall des Schamhaars, Schmerzen im unteren Rücken, kalte und schwache Knie, Kältegefühl, hellweiße Gesichtsfarbe, Impotenz, verringerte Libido, Müdigkeit, Abgeschlagenheit, reichlich klarer Harn, Nykturie, breiiger Stuhl, Appetitmangel, leichtes Spannungsgefühl im Bauch, Patient legt sich gerne hin, frühmorgendlicher Durchfall, blasse und nasse Zunge, tief-schwächlicher Puls.

75.28 Übermäßige Schambehaarung

Teil A (Betrachtung) ➤ *Kap. 17*

Schleim und Blut-Stase

Übermäßige Schambehaarung, Schmerzen im Genitalbereich, Engegefühl im Brustkorb, gedunsene und violette Zunge, schlüpfrig-saitenförmiger Puls.

Nieren-Yin-Mangel mit Leere-Hitze

Übermäßige Schambehaarung, Schwindel, Tinnitus, Nachtschweiß, trockener Mund mit dem Verlangen, Wasser in kleinen Schlückchen zu trinken, Rückenschmerzen, Gedächtnisschwäche, spärlicher dunkler Harn, Hitze in den fünf Zentren, gerötete Wangen, Hitzegefühl am Abend, rote Zunge ohne Belag, oberflächlich-leerer und schneller Puls.

KAPITEL

76 Schwitzen

Folgende Erscheinungen von Schwitzen werden in diesem Kapitel besprochen:

1. Spontane Schweißausbrüche
2. Nachtschweiß
3. Schwitzen aufgrund von Kollaps
4. Gelber Schweiß
5. Einseitiges Schwitzen
6. Schwitzen am Kopf
7. Schwitzen am Brustkorb
8. Schwitzen an Händen und Füßen
9. Schwitzen an den Handflächen
10. Schwitzen in den Achselhöhlen
11. Fehlendes Schwitzen

76.1 Spontane Schweißausbrüche

Teil B (Befragung) ➤ Kap. 41

Lungen-Qi-Mangel

Spontane Schweißausbrüche, besonders bei körperlicher Betätigung, leichte Kurzatmigkeit, leichter Husten, schwache Stimme, Abneigung gegen Sprechen, hellweiße Gesichtsfarbe, Erkältungsanfälligkeit, Müdigkeit, Abneigung gegen Kälte, blasse Zunge, leerer Puls.

Lungen-Yang-Mangel

Spontane Schweißausbrüche, besonders bei körperlicher Betätigung, leichte Kurzatmigkeit, leichter Husten, schwache Stimme, Abneigung gegen Sprechen, hellweiße Gesichtsfarbe, Erkältungsanfälligkeit, Müdigkeit, Abneigung gegen Kälte, Kältegefühl, kalte Hände, blasse und nasse Zunge, schwächlicher Puls.

Fülle-Hitze

Übermäßige spontane Schweißausbrüche, Hitzegefühl, Durst, geistige Unruhe, rote Zunge mit gelbem Belag, überflutend-schneller Puls. Es kann sich um Fülle-Hitze in Herz, Leber, Lunge oder Magen handeln.

Schleim-Hitze

Tagsüber übermäßige spontane Schweißausbrüche, Engegefühl im Brustkorb, Sputum im Rachen, geistige Unruhe, Durst ohne Verlangen zu trinken, rote und gedunsene Zunge mit klebrigem gelbem Belag, schlüpfrig-schneller Puls. Mögliche Muster sind Schleim-Hitze in Lunge, Magen oder Herz.

Eindringende Wind-Kälte mit vorherrschendem Wind

Leichtes Schwitzen, Abneigung gegen Kälte, Fieber, Husten, Kratzen im Hals, leichte Atemlosigkeit, verstopfte oder laufende Nase mit klarem wässrigem Sekret, Niesen, Hinterhauptkopfschmerzen,

Körperschmerzen, dünner weißer Zungenbelag, oberflächlich-langsamer Puls. Dieses Krankheitsmuster beruht auf einer Disharmonie zwischen dem Nähr- und Abwehr-Qi.

Wind-Nässe an der Oberfläche

Spontane Schweißausbrüche, Abneigung gegen Kälte, Fieber, geschwollene Lymphknoten, Übelkeit, Hinterhauptkopfschmerzen, Körperschmerzen, Muskelschmerzen, Schweregefühl, geschwollene Gelenke, Schweregefühl in den Gliedmaßen, Kopfschmerzen, klebriger weißer Zungenbelag, oberflächlich-schlüpfriger Puls.

Eindringende Sommer-Hitze

Leichtes Schwitzen, Fieber, Abneigung gegen Kälte, Kopfschmerzen, Schweregefühl, Oberbauchbeschwerden, Reizbarkeit, Durst, Zunge rot an der Vorderseite oder an den Rändern mit klebrigem weißem Belag, sanfter und schneller Puls.

76.2 Nachtschweiß

Teil B (Befragung) ➤ Kap. 41

Schwitzen in der Nacht heißt auf Chinesisch *Dao Han*, was wörtlich „Schweißesdieb" bedeutet. Diese Bezeichnung beschreibt das Schwitzen in der Nacht als eine enorme Erschöpfung der Körperkräfte, und dass der Körper seines Qi „beraubt" wird. Schwitzen im Verlauf des Tages sowie Schwitzen während der Nacht entleeren beide die Energien des Körpers: Bei Ersterem gehen Qi und Yang, bei Letzterem Yin verloren. Folglich kommt es zu einem Teufelskreis, da sich beide Formen aus einer Leere entwickeln können, eben diese aber durch das weitere Schwitzen verschlimmern.

Yin-Mangel

Nachtschweiß, trockener Mund mit dem Verlangen, in kleinen Schlückchen zu trinken, trockener Rachen am Abend, spärlicher dunkler Harn, trockener Stuhl, normale Zungenfarbe, kein Belag, oberflächlich-leerer Puls. Der Yin-Mangel kann von verschiedenen Organen ausgehen: Lunge, Herz, Magen, Leber, Niere oder Milz.

Yin-Mangel mit Leere-Hitze

Übermäßiger Nachtschweiß, Hitze in den fünf Zentren, Hitzegefühl am Abend, nachts trockener Mund mit dem Verlangen, in kleinen Schlückchen zu trinken, gerötete Wangen, rote Zunge ohne Belag, oberflächlich-leerer und schneller Puls.

Nässe-Hitze in Magen und Milz

Nachtschweiß, Völlegefühl und Schmerzen im Ober- und Unterbauch, Appetitmangel, Schweregefühl, Durst ohne Verlangen zu trinken, Übelkeit, breiiger Stuhl mit üblem Geruch, Hitzegefühl, matt-gelbe Gesichtsfarbe, klebriger Mundgeschmack, rote Zunge mit klebrigem gelbem Belag, schlüpfrig-schneller Puls.

Herz-Qi- und Herz-Blut-Mangel

Nachtschweiß, Herzklopfen, Kurzatmigkeit bei Anstrengung, blasses Gesicht, Müdigkeit, leichte Niedergeschlagenheit, spontane Schweißausbrüche, Schwindel, Schlaflosigkeit, traumgestörter Schlaf, Gedächtnisschwäche, nervöse Ängstlichkeit, Schreckhaftigkeit, matt-blasse Gesichtsfarbe, blasse Lippen, blasse und dünne Zunge, rauer oder dünner Puls. Im Vergleich zu Nachtschweiß durch Yin-Mangel kommt dieses Krankheitsmuster seltener vor, und dann zumeist bei Frauen.

Shaoyang-Syndrom

Nachtschweiß, bitterer Mundgeschmack, Beschwerden im Flankenbereich, trockener Hals, abwechselnd Hitze- und Kältegefühl, Reizbarkeit, einseitiger Zungenbelag, saitenförmiger Puls. Hierbei handelt es sich entweder um das Shaoyang-Syndrom innerhalb der Sechs Schichten, bei dem das Kältegefühl vorherrscht, oder um das Gallenblasen-Hitze-Muster innerhalb der Vier Ebenen, bei dem das Hitzegefühl vorherrscht. Diese Form von Nachtschweiß tritt meist nach einer fiebrigen Erkrankung auf.

In ➤ Tabelle 76.1 werden die Ursachen von Nachtschweiß zusammengefasst.

HINWEIS FÜR DIE PRAXIS

Nachtschweiß muss nicht immer auf einem Yin-Mangel beruhen.

Tab. 76.1 Typen von Nachtschweiß

Beschreibung	Pathologie	Fülle / Leere
Nachtschweiß, trockener Mund mit dem Verlangen, in kleinen Schlückchen zu trinken, trockener Rachen am Abend, spärlicher dunkler Harn, trockener Stuhl, normale Zungenfarbe, kein Belag, oberflächlich-leerer Puls	Yin-Mangel	Leere
Nachtschweiß, Herzklopfen, Kurzatmigkeit bei Anstrengung, blasses Gesicht, Schwindel, Schlaflosigkeit, traumgestörter Schlaf, Gedächtnisschwäche, nervöse Ängstlichkeit, blasse Zunge	Herz-Blut-Mangel	Leere
Nachtschweiß, Völlegefühl und Schmerzen im Ober- und Unterbauch, Schweregefühl, Durst ohne Verlangen zu trinken, mattgelbe Gesichtsfarbe, klebriger Mundgeschmack, rote Zunge mit klebrigem gelbem Belag	Nässe-Hitze	Fülle
Nachtschweiß, bitterer Mundgeschmack, Beschwerden im Flankenbereich, trockener Hals, abwechselnd Hitze- und Kältegefühl, kurze Krankheitsdauer	Shaoyang-Syndrom	Fülle

76.3 Schwitzen aufgrund von Kollaps

Teil B (Befragung) ➤ *Kap. 41*

Qi- und Yin-Kollaps

Übermäßiges Schwitzen, wobei der Schweiß an Öltropfen erinnert, Hitzegefühl, Körper ist bei Berührung heiß, Durst, Kollaps, rote belaglose Zunge, tief-verschwindend-schneller Puls.

Yang-Kollaps

Übermäßiges Schwitzen, wobei der Schweiß an Perlen erinnert, wässriger Schweiß, Körper ist bei Berührung kalt, Kältegefühl, kalte Gliedmaßen, Bewusstlosigkeit, blasses Gesicht, schwache Atmung, blasse Zunge, versteckter Puls.

76.4 Gelber Schweiß

Teil B (Befragung) ➤ *Kap. 41; Teil A (Betrachtung)* ➤ *Kap. 20*

Gelber Schweiß wurde als erstes in ➤ Kapitel 14 des *Jin Gui Yao Lue* (ca. 200 n. Chr.) beschrieben, wo gelber Schweiß dreimal Erwähnung findet: *„Bei einer Erkrankung mit gelbem Schweiß bestehen Schwellung, Fieber, Durst und gelber Schweiß wie der Saft von Phellodendron [d. h. hellgelb].“*[1]

Nässe-Hitze

Am ganzen Körper gelber Schweiß wie der Saft von *Phellodendron*, Fieber, Schwellungen, Schweregefühl, klebriger / bitterer Mundgeschmack, klebriger gelber Zungenbelag, schlüpfriger Puls. Je nach beteiligtem Organ (Magen, Milz, Leber oder Gallenblase) bestehen noch weitere Symptome und klinische Zeichen.

Blockade des Nähr- und Abwehr-Qi

Fieber, gelber Schweiß wie der Saft von *Phellodendron*, Schwellungen, Schweregefühl, Gefühl, als ob unter der Haut Insekten herumkrabbeln, Durst, erschwerte Miktion, weißer Zungenbelag, tiefer Puls. Dieses Muster ist durch einen Mangel an Abwehr-Qi und eine Stagnation des Nähr-Qi charakterisiert, also genau das Gegenteil eines Taiyang-Wind-Syndroms. Flüssigkeiten werden zurückbehalten, das Qi ist blockiert und die Funktion der Blase ist gestört. Im Vergleich zum vorherigen kommt dieses Muster eher seltener vor.

Stagnierendes Leber-Qi verwandelt sich in Hitze

Gelber Schweiß, der vor allem im Bereich von Achselhöhlen, Flanken oder Genitalien die Kleidung nässt, Spannungsgefühl im Flankenbereich oder Oberbauch, ein leichtes Engegefühl im Brustkorb, Reizbarkeit, prämenstruelle Anspannung, unregelmäßige Regel, prämenstruelles Spannungsgefühl in den Brüsten, Kloßgefühl im Hals, Hitzegefühl, rotes Gesicht, Durst, Neigung zu Wutanfällen, starke Regelblutungen, rote Zungenränder, saitenförmiger und etwas schneller Puls.

Milz- und Lungen-Qi-Mangel

Gelber Schweiß im Bereich des oberen Rückens, Flanken oder Kopf, schlimmer bei Anstrengung, leichte Kurzatmigkeit, schwache Stimme, tagsüber spontane Schweißausbrüche, Patient spricht ungern, hellweiße Gesichtsfarbe, Erkältungsanfälligkeit, Müdigkeit, Appetitmangel, leichtes Spannungsgefühl im Bauch nach Nahrungsaufnahme, schwache Gliedmaßen, breiiger Stuhl, blasse Zunge, leerer Puls.

Dieses Krankheitsmuster tritt meist bei älteren Menschen auf.

Yin-Mangel mit Leere-Hitze und Nässe

Gelber Schweiß, der im Bereich von Achselhöhlen oder Genitalien die Kleidung nässt, fettige Haut, nachts trockener Rachen, Hitzegefühl am Abend, Nachtschweiß, Hitze in den fünf Zentren, gerötete Wangen, Schlaflosigkeit, nervöse Ängstlichkeit, trockener Mund mit dem Verlangen, in kleinen Schlückchen zu trinken, übermäßiger Scheidenausfluss, Schweregefühl, rote Zunge ohne Belag, oberflächlich-leerer und etwas schlüpfriger Puls.

76.5 Einseitiges Schwitzen

Einseitiges Schwitzen kann die linke oder die rechte Körperhälfte betreffen. Vom Standpunkt der Akupunktur aus ist dieses Symptom häufig auf ein Ungleichgewicht im Yin-Fersengefäß und Yang-Fersengefäß (*Yin* und *Yang Qiao Mai*) zurückzuführen. Einseitiges Schwitzen fand bereits in Kapitel 3 des *Su Wen* Erwähnung: *„Einseitiges Schwitzen beruht auf einem Vertrocknen der Leitbahnen auf jener Körperseite.“*[2]

Ein solches „Vertrocknen“ oder eine Schwäche der Leitbahnen einer Körperseite kann durch eine Verletzung der betroffenen Körperseite verursacht werden, oder aus einem hohen Fieber hervorgehen, das die Yin-Flüssigkeiten schädigte und so zu einer Unterversorgung der Leitbahn der betroffenen Körperseite führte.

Wind-Schleim

Einseitiges Schwitzen, starker Schwindel, verschwommene Sicht, Zittern, Taubheit oder Kribbeln der Gliedmaßen einer Körperhälfte, Tinnitus, Übelkeit, Sputum im Rachen, Engegefühl im Brustkorb, steife oder abweichende und gedunsene Zunge, saitenförmig-schlüpfriger Puls.

Schleim mit Blut-Stase

Einseitiges Schwitzen, Taubheit der Gliedmaßen einer Körperhälfte, Schwindel, Übelkeit, Schleim im Rachen, Engegefühl im Brustkorb, schmerzende Gliedmaßen, violette und gedunsene Zunge, schlüpfrig-saitenförmiger Puls.

Qi- und Blut-Mangel

Einseitiges Schwitzen, Appetitmangel, breiiger Stuhl, schwache Stimme, Müdigkeit, verschwommene Sicht, Schwindel, taube oder kribbelnde Gliedmaßen, Herzklopfen, matt-blasse Gesichtsfarbe, schwächlicher oder rauer Puls.

Kälte-Nässe

Einseitiges Schwitzen, kontrahierte Sehnen, kontrahierte Hände, Schweregefühl in den Gliedmaßen, Völlegefühl im Oberbauch, Schweregefühl im Kopf und Körper, Kältegefühl, kalte Gliedmaßen, klebriger weißer Zungenbelag, schlüpfrig-langsamer Puls.

Nähr- und Abwehr-Qi sind nicht harmonisiert

Einseitiges Schwitzen, Fieber, Hinterhauptkopfschmerzen, Abneigung gegen Kälte, steifer Nacken, oberflächlich-langsamer Puls.

Wind-Nässe im Gürtelgefäß

Schwitzen in der oberen oder unteren Körperhälfte, taube Beine, Schweregefühl in Bauch und Beinen, kalte Füße, saitenförmiger Puls auf beiden mittleren Taststellen.

76.6 Schwitzen am Kopf

Teil B (Befragung) ➢ Kap. 41; Teil A (Betrachtung) ➢ Kap. 20

Magen-Nässe-Hitze dampft nach oben

Schwitzen am Kopf, Gesichtsschmerzen, verstopfte Nase oder zähflüssiges und klebriges Nasensekret, Völlegefühl und Schmerzen im Oberbauch, Schweregefühl, Durst ohne Verlangen zu trinken, Übelkeit, Hitzegefühl, matt-gelbe Gesichtsfarbe, klebriger Mundgeschmack, rote Zunge mit klebrigem gelbem Belag, schlüpfrig-schneller Puls. In diesem Fall sammelt sich die Nässe nicht in den Beinen an, sondern steigt wie „Dampf" zum Kopf auf, was vor allem bei vorherrschender Hitze eintreten kann.

Leber-Feuer

Schwitzen am Kopf, Kopfschmerzen, rotes Gesicht, Schwindel, Tinnitus, Reizbarkeit, Neigung zu Wutanfällen, Durst, bitterer Mundgeschmack, Verstopfung, dunkler Harn, rote Zunge mit röteren Rändern und trockenem gelbem Belag, saitenförmig-schneller Puls.

Yang ist leer und treibt aufwärts

Schwitzen am Kopf, blasse Gesichtsfarbe, kalte Gliedmaßen, Kurzatmigkeit, Kältegefühl, Müdigkeit, schwächlich-tiefer Puls.

Nahrungsretention mit Magen-Hitze bei Kindern

Schwitzen am Kopf während der Nacht, ruheloser Schlaf, nachts wacht das Kind weinend auf, Erbrechen, Völlegefühl, Schmerzen und Spannungsgefühl im Oberbauch, was durch Erbrechen gemildert wird, Übelkeit, Erbrechen saurer Flüssigkeiten, schlechter Atem, saures Aufstoßen, Rülpsen, breiiger Stuhl oder Verstopfung, Appetitmangel, Durst, Hitzegefühl, dicker, klebriger, gelber Zungenbelag, schlüpfrig-schneller Puls.

76.7 Schwitzen am Brustkorb

Teil B (Befragung) ➢ Kap. 41; Teil A (Betrachtung) ➢ Kap. 20

Schwitzen am Brustkorb ist auch als „Schwitzen im Bereich des Herzens" bekannt.

Herz- und Milz-Qi-Mangel

Schwitzen am Brustkorb, Herzklopfen, Kurzatmigkeit bei Anstrengung, blasses Gesicht, Müdigkeit, leichte Niedergeschlagenheit, spontane Schweißausbrüche, Appetitmangel, leichtes Spannungsgefühl im Bauch nach Nahrungsaufnahme, schwache Gliedmaßen, breiiger Stuhl, blasse Zunge, leerer Puls.

Herz- und Nieren-Yin-Mangel

Schwitzen am Brustkorb, vor allem abends oder nachts, Herzklopfen, Schlaflosigkeit, traumgestörter Schlaf, nervöse Ängstlichkeit, Gedächtnisschwäche, Schwindel, Tinnitus, Schwerhörigkeit, Schmerzen im unteren Rücken, Nachtschweiß, spärlicher dunkler Harn, normale Zungenfarbe, kein Belag, oberflächlich-leerer Puls. Dieses Muster ist eine häufige Ursache für Schwitzen am Brustkorb.

76.8 Schwitzen an Händen und Füßen

Teil B (Befragung) ➢ Kap. 41; Teil A (Betrachtung) ➢ Kap. 14, ➢ Kap. 20

Nässe-Hitze in Magen und Milz

Schwitzen an Händen und Füßen, heiße Hände, geschwollene Finger und Zehen, Völlegefühl und Schmerzen im Ober- und Unterbauch, Appetitmangel, Schweregefühl, Durst ohne Verlangen zu trinken, Übelkeit, breiiger Stuhl mit üblem Geruch, Hitzegefühl, matt-gelbe Gesichtsfarbe, klebriger Mundgeschmack, rote Zunge mit klebrigem gelbem Belag, schlüpfrig-schneller Puls.

Magen- und Milz-Qi-Mangel

Schwitzen an Händen und Füßen, kalte Hände, Appetitmangel, leichtes Spannungsgefühl im Bauch nach Nahrungsaufnahme, Müdigkeit, Abgeschlagenheit, blasse Gesichtsfarbe, schwache

Gliedmaßen, breiiger Stuhl, Oberbauchbeschwerden, Geschmacksverlust, blasse Zunge, leerer Puls.

Magen- und Milz-Yin-Mangel

Schwitzen an Händen und Füßen, Mundtrockenheit, die nach dem Schlaf zunimmt, trockene Lippen, kein Appetit oder leichter Hunger ohne Verlangen zu essen, Verstopfung (trockener Stuhl), dumpfe oder leicht brennende Oberbauchschmerzen, trockener Mund und Rachen vor allem am Nachmittag, Durst ohne Verlangen zu trinken oder Durst mit dem Verlangen, in kleinen Schlückchen zu trinken, leichtes Spannungsgefühl im Bauch nach Nahrungsaufnahme, normale Zungenfarbe, kein Belag oder kein Belag in der Zungenmitte, oberflächlich-leerer Puls.

76.9 Schwitzen an den Handflächen

Teil B (Befragung) ➢ Kap. 41; Teil A (Betrachtung) ➢ Kap. 14, ➢ Kap. 20

Lungen-Qi-Mangel

Schwitzen an den Handflächen, leichte Kurzatmigkeit, leichter Husten, schwache Stimme, tagsüber spontane Schweißausbrüche, Abneigung gegen Sprechen, hellweiße Gesichtsfarbe, Erkältungsanfälligkeit, Müdigkeit, Abneigung gegen Kälte, blasse Zunge, leerer Puls.

Lungen-Yin-Mangel

Nachmittägliches Schwitzen an den Handflächen, trockener Husten oder Husten mit spärlichem klebrigem Sputum, schwache und / oder heisere Stimme, trockener Mund und Rachen, Hustenreiz, Müdigkeit, Abneigung gegen Sprechen, dünner Körperbau oder schmaler Brustkorb, Nachtschweiß, normale Zungenfarbe, kein Belag (oder wurzelloser Belag) im vorderen Anteil der Zunge, oberflächlich-leerer Puls.

Herz-Qi-Mangel

Schwitzen an den Handflächen, Herzklopfen, Kurzatmigkeit bei Anstrengung, blasse Gesichtsfarbe, Müdigkeit, leichte Niedergeschlagenheit, spontane Schweißausbrüche, blasse Zunge, leerer Puls.

Herz-Yang-Mangel

Übermäßiges Schwitzen an den Handflächen, kalte Hände, Herzklopfen, Kurzatmigkeit bei Anstrengung, Müdigkeit, spontane Schweißausbrüche, leichte Beschwerden oder Druckgefühl im Herzbereich, Kältegefühl, kalte Hände, hell-blasses Gesicht, leicht dunkle Lippen, blasse Zunge, tief-schwächlicher Puls

Herz-Yin-Mangel

Abendliches Schwitzen an den Handflächen, Herzklopfen, Schlaflosigkeit, traumgestörter Schlaf, Gedächtnisschwäche, nervöse Ängstlichkeit, Schreckhaftigkeit, geistige Unruhe, Patient fühlt sich unwohl, trockener Mund und Rachen am Nachmittag oder Abend, normale Zungenfarbe ohne Belag oder mit wurzellosem Belag, oberflächlich-leerer Puls, vor allem auf der linken vorderen Taststelle.

76.10 Schwitzen in den Achselhöhlen

Der Bereich der Achselhöhlen steht unter dem Einfluss der Leitbahnen von Leber und Herz.

Leber-Yin-Mangel mit Leere-Hitze

Schwitzen in den Achselhöhlen, Schwindel, taube oder kribbelnde Gliedmaßen, Schlaflosigkeit, verschwommene Sicht, Mouches volantes, trockene Augen, spärliche Regelblutungen oder auch starke Regelblutungen (wenn die Leere-Hitze im Vordergrund steht), gerötete Wangen, Krämpfe, verschrumpelte und brüchige Nägel, sehr trockenes Haar und trockene Haut, Hitzegefühl am Abend, Nachtschweiß, Hitze in den fünf Zentren, Durst mit dem Verlangen, in kleinen Schlückchen zu trinken, rote belaglose Zunge, oberflächlich-leerer und leicht schneller Puls.

Nässe-Hitze in Leber und Gallenblase

Schlecht riechender Achselschweiß, Schmerzen und / oder Völlegefühl im Flankenbereich, Bauch oder Oberbauch, bitterer Mundgeschmack, Appetitmangel, Übelkeit, Schweregefühl, Schwindel, gelber Scheidenausfluss, Juckreiz im Scheidenbereich, Blutungen zur Zyklusmitte und / oder Mittelschmerz, Brennen bei der Miktion, dunkler Harn, gelbe Gesichtsfarbe und gelbe Augen, Erbrechen, rote Zunge mit röteren Rändern und ein- oder beidseitigem, klebrigem, gelbem Belag, saitenförmig-schlüpfrig-schneller Puls.

Herz-Yin-Mangel mit Leere-Hitze

Schwitzen in den Achselhöhlen, Herzklopfen, Schlaflosigkeit, traumgestörter Schlaf, Gedächtnisschwäche, nervöse Ängstlichkeit, Schreckhaftigkeit, geistige Unruhe, trockener Mund und Rachen, Durst mit dem Verlangen, in kleinen Schlückchen zu trinken, Hitzegefühl am Abend, gerötete Wangen, Nachtschweiß, Hitze in den fünf Zentren, rote Zunge mit röterer Spitze, kein Belag, oberflächlich-leerer und schneller Puls.

Herz-Feuer

Schwitzen in den Achselhöhlen, Herzklopfen, Durst, Mund- und Zungenaphthen, geistige Unruhe, körperliche Unruhe, Schlaflosigkeit, traumgestörter Schlaf, Hitzegefühl, rotes Gesicht, dunkler Harn, bitterer Mundgeschmack, rote Zunge mit röterer Spitze und gelbem Belag, überflutend-schneller Puls.

76.11 Fehlendes Schwitzen

Teil B (Befragung) ➤ *Kap. 41*

Bei äußeren Wind-Syndromen sollte man sich stets nach dem Schwitzen erkundigen, da ein Fehlen von Schweiß ein Eindringen von Wind-Kälte mit vorherrschender Kälte bedeutet, was dem Taiyang-Syndrom im Sechs-Schichten-Modell entspricht. Das Taiyang-Syndrom wird immer durch eindringende Wind-Kälte ausgelöst und äußert sich in zwei Formen: In der einen überwiegt Kälte (in diesem Fall besteht kein Schwitzen), in der anderen Wind (in diesem Fall besteht Schwitzen). Daher sollte man gerade im Anfangsstadium einer äußeren Wind-Invasion nach dem Vorliegen oder Ausbleiben von Schwitzen fragen, insbesondere wenn eine Behandlung mit Kräutern in Betracht gezogen wird, da je nach Vorherrschen von Wind oder Kälte sehr unterschiedliche Verschreibungen in Frage kommen, nämlich Gui Zhi Tang *Dekokt mit Ramulus Cinnamomi* bei vorherrschendem Wind und Ma Huang Tang *Dekokt mit Herba Ephedrae* bei vorherrschender Kälte.

Bei anderen äußeren Syndromen deutet ein ausbleibendes Schwitzen normalerweise auf Kälte oder Kälte-Nässe in den oberflächlichen Körperschichten hin (im Raum zwischen Haut und Muskeln).

Eindringende Wind-Kälte

Fehlendes Schwitzen, Abneigung gegen Kälte, Fieber, Husten, Kratzen im Hals, leichte Atemlosigkeit, verstopfte oder laufende Nase mit klarem wässrigem Sekret, Niesen, Hinterhauptkopfschmerzen, Körperschmerzen, dünner weißer Zungenbelag, oberflächlich-langsamer Puls.

Kälte an der Oberfläche, Hitze im Inneren

Fehlendes Schwitzen an jeder Körperstelle, Abneigung gegen Kälte, Fieber, ruhelose Beine, geistige Ruhelosigkeit, Durst, Halsschmerzen, Husten mit gelbem Sputum.

Kälte-Nässe an der Oberfläche

Fehlendes Schwitzen, Kopfschmerzen, Muskelschmerzen, Schweregefühl von Kopf und Gliedmaßen, Muskelschmerzen, Gelenkschmerzen, Abneigung gegen Kälte.

In ➤ Tabelle 76.2 wird die Pathologie des Schwitzens nach betroffenen Bereichen zusammengefasst.

Tab. 76.2 Pathologie des Schwitzens nach betroffenen Bereichen

Lokalisation	Pathologie
Eine Körperhälfte	Wind-Schleim, Qi- und Blut-Mangel
Kopf	Magen-Nässe-Hitze dampft nach oben, Leber-Feuer, Yang ist leer und treibt aufwärts
Brustkorb	Herz- und Milz-Qi-Mangel, Herz- und Nieren-Yin-Mangel
Hände und Füße	Hitze im Yangming, Nässe-Hitze im Magen, Magen- und Milz-Yin-Mangel
Handflächen	Lungen-Qi-Mangel, Lungen-Yin-Mangel, Herz-Qi-Mangel, Herz-Yang-Mangel, Herz-Yin-Mangel
Achselhöhlen	Leber-Yin-Mangel, Nässe-Hitze in Leber und Gallenblase

ANMERKUNGEN

1 He Ren: *Jin Gui Yao Lue Xin Jie* 金匮要略新解 („Eine neue Erklärung von „Wesentliche Grundlagen der Goldenen Kammer"“; „A New Explanation of the Synopsis of Prescriptions from the Golden Cabinet“); Zhejiang Science Publishing House, Zhejiang 1981; S. 120.

2 *Huang Di Nei Jing Su Wen* 黄帝内经素问 („Des Gelben Kaisers Klassiker des Inneren Reine Fragen“; „The Yellow Emperor's Classic of Internal Medicine Simple Questions“); People's Health Publishing, Beijing 1979; erstmals erschienen: etwa 100 v. Chr.; S. 17.

KAPITEL

77 Befunde der Haut

Folgende Hautbefunde werden besprochen:

1. Fettige Haut
2. Trockene Haut
3. Ekzem
4. Psoriasis
5. Akne
6. Urtikaria
7. Rosazea
8. Herpes simplex
9. Herpes zoster
10. Warzen
11. Nävi (Muttermale)
12. Tinea
13. Candida
14. Malignes Melanom
15. Furunkel auf dem Kopf
16. Karbunkel im Nacken
17. Nackengeschwüre
18. Ausschlag in den Achselhöhlen
19. Karbunkel im oberen Rückenbereich
20. Rote, juckende und geschwollene Finger
21. Knötchen unter der Haut

Aufgrund der besonderen Stellung von Hautkrankheiten wird in der Mehrzahl der nun folgenden Musterbeschreibungen nur auf die Hautbefunde, ohne die zu den einzelnen Organen gehörenden Begleitsymptome und -zeichen, eingegangen.

77.1 Fettige Haut

Teil A (Betrachtung) ➤ Kap. 21

Nässe

Fettige Haut, Neigung zu Pickeln, Schweregefühl von Kopf und Körper, Völlegefühl im Oberbauch, klebriger Mundgeschmack, Engegefühl im Brustkorb, übermäßiger Scheidenausfluss, klebriger Zungenbelag, schlüpfriger oder sanfter Puls. Je nach beteiligtem Organ und der Beteiligung von Kälte oder Hitze bestehen noch weitere Symptome und klinische Zeichen.

Nässe-Schleim

Fettige Haut, gedunsenes Gesicht, bei chronischen Fällen dunkle Augenringe, Mitesser, fettiges Haar, Neigung zu Nasennebenhöhlenproblemen, chronischer Husten mit Auswurf von reichlichem, klebrigem, weißem Sputum, der leicht abzuhusten ist, Engegefühl im Brustkorb, Schwindel, verschwommene Sicht, Schläfrigkeit, Übelkeit, Sputum im Rachen, Benommenheitsgefühl, gedunsene Zunge mit klebrigem Belag, schlüpfriger Puls.

Schleim-Hitze

Fettige Haut, Neigung zu roten Papeln, bei chronischen Fällen dunkle Augenringe, Mitesser, fettiges Haar, Neigung zu Nasennebenhöhlenproblemen, rotes Gesicht, gedunsenes Gesicht, Schwere- und Benommenheitsgefühl im Kopf, Hitzegefühl, Durst ohne Verlangen zu trinken, Engegefühl im Brustkorb, Sputum im Rachen, Auswurf gelben Sputums, Schwindel, Übelkeit, rote und gedunsene Zunge mit klebrigem gelbem Belag, schlüpfrig-schneller Puls.

77.2 Trockene Haut

Teil A (Betrachtung) ➤ Kap. 21

Leere

Leber-Blut-Mangel

Trockene Haut, trockenes Haar, Schwindel, verschwommene Sicht, Mouches volantes, taube oder kribbelnde Gliedmaßen, spärliche Regelblutungen, matt-blasse Gesichtsfarbe, blasse Zunge, rauer oder dünner Puls.

Akupunktur
Le 8 Ququan, Ma 36 Zusanli, Mi 6 Sanyinjiao, Ren 4 Guanyuan.

Lungen-Yin-Mangel

Trockene Haut, dünnes Haar, trockener Husten, schwache Stimme, trockener Rachen mit dem Verlangen, Wasser in kleinen Schlückchen zu trinken, Heiserkeit, Nachtschweiß, Müdigkeit, am vorderen Teil der Zunge kein Belag, oberflächlich-leerer Puls.

Akupunktur
Lu 9 Taiyuan, Mi 6 Sanyinjiao, Ren 12 Zhongwan.

Nieren-Yin-Mangel

Trockene Haut, trockenes Haar, trockene Augen, Schwindel, Tinnitus, Schwerhörigkeit, Gedächtnisschwäche, Nachtschweiß, trockener Mund und Rachen in der Nacht, Schmerzen im unteren Rücken, Verstopfung, spärlicher dunkler Harn, Müdigkeit, normale Zungenfarbe, kein Belag, oberflächlich-leerer Puls.

Akupunktur
Ni 3 Taixi, Ren 4 Guanyuan, Mi 6 Sanyinjiao, Ren 12 Zhongwan.

Leber-Yin-Mangel

Trockene Haut, trockenes Haar, trockene Augen, Mouches volantes, verschwommene Sicht, Schwindel, taube oder kribbelnde Gliedmaßen, spärliche Regelblutungen, matt-blasse Gesichtsfarbe aber rote Wangenknochen, verschrumpelte und brüchige Nägel, Nachtschweiß, normale Zungenfarbe ohne Belag, dünner oder oberflächlich-leerer Puls.

Akupunktur
Le 8 Ququan, Ma 36 Zusanli, Mi 6 Sanyinjiao, Ren 4 Guanyuan, Ni 6 Zhaohai.

Lungen-Trockenheit

Plötzlich trockene Haut, trockener Husten, trockener Rachen, Heiserkeit, trockene Zunge.

Akupunktur
Lu 9 Taiyuan, Mi 6 Sanyinjiao, Ren 12 Zhongwan, Ni 6 Zhaohai.

Fülle

Schwere und chronische Blut-Stase

Trockene Haut, dunkles Gesicht, dunkle Augenringe, Bauchschmerzen, Massen im Bauchraum, Regelschmerzen, violette Lippen, saitenförmiger oder rauer Puls. Je nach beteiligtem Organ bestehen noch weitere Symptome und klinische Zeichen. Trockene Haut aufgrund von Blut-Stase kommt nur in schweren und chronischen Fällen vor.

Akupunktur
Bl 17 Geshu, Mi 10 Xuehai, Lu 9 Taiyuan.

Fülle-Hitze

Trockene Haut, rotes Gesicht, Hitzegefühl, Durst, geistige Unruhe, Schlaflosigkeit, rote Zunge mit trockenem gelbem Belag, überflutend-schneller Puls. Je nach beteiligtem Organ bestehen noch weitere Symptome und klinische Zeichen.

Akupunktur
Punkte je nach beteiligtem Organ.

Leere-Hitze

Trockene Haut, schuppige Haut, gerötete Wangen, abendliches Hitzegefühl, Durst mit dem Verlangen, in kleinen Schlückchen zu trinken, geistige Unruhe, Hitze in den fünf Zentren, Nachtschweiß, spärlicher dunkler Harn, trockener Stuhl, rote belaglose Zunge, oberflächlich-leerer und schneller Puls. Je nach beteiligtem Organ bestehen noch weitere Symptome und klinische Zeichen.

Akupunktur
Punkte je nach beteiligtem Organ.

Weitere Krankheitsmuster

Wind-Trockenheit dringt in die Lunge ein

Plötzlich trockene Haut, Abneigung gegen Kälte, Fieber, trockener Husten, trockener Rachen, Halskratzen, Heiserkeit, Halsschmerzen, oberflächlicher Puls.

Wind in der Haut

Trockene Haut, Juckreiz, taube oder kribbelnde Gliedmaßen, wandernde Effloreszenzen, die schnell erscheinen und wieder verschwinden können und den obersten Körperbereich beeinträchtigen. Hierbei handelt es sich weder um äußeren Wind, wie bei einer Erkältung und Grippe, noch um inneren Wind, sondern schlicht um „Wind" in der Haut, ein Syndrom, das bei Hauterkrankungen häufig vorkommt.

Leber-Blut-Mangel mit Leere-Wind

Chronisch trockene Haut, Juckreiz, schuppige Haut mit weißen Schuppen, leichtes Zittern der Hand und / oder des Kopfes, Gesichtstic, Schwindel, verschwommene Sicht, Taubheitsgefühl und / oder Kribbeln der Gliedmaßen auf einer Körperseite, blasse und dünne Zunge, rauer oder dünner und leicht saitenförmiger Puls.

77.3 Ekzem

Teil A (Betrachtung) ➤ *Kap. 21*

Fülle

Nässe-Hitze mit vorherrschender Hitze

Roter papulöser Ausschlag, Vesikel, Exsudat, Erosion, Juckreiz, Hitzegefühl in den Gliedmaßen, geschwollene, gerötete und schmerzvolle Gelenke, Völlegefühl im Oberbauch, klebriger und bitterer Mundgeschmack, Durst ohne Verlangen zu trinken, Schweregefühl in Kopf und Körper, Hitzegefühl, rote Zunge mit klebrigem gelbem Belag, schlüpfrig-schneller Puls.

Akupunktur
Mi 9 Yinlingquan, Ren 9 Shuifen, Ren 5 Shimen, Bl 22 Sanjiaoshu, Mi 2 Dadu, Di 11 Quchi.

Nässe-Hitze mit vorherrschender Nässe

Roter papulöser Ausschlag, Vesikel, Exsudat, nässende Effloreszenzen, Hautverdickung, Juckreiz, Völlegefühl im Oberbauch, klebriger Mundgeschmack, Durst ohne Verlangen zu trinken, Schweregefühl in Kopf und Körper, klebriger gelber Belag, schlüpfrig-schneller Puls.

Akupunktur
Mi 9 Yinlingquan, Ren 9 Shuifen, Ren 5 Shimen, Bl 22 Sanjiaoshu, Mi 6 Sanyinjiao.

Leere

Leere und Trockenheit des Blutes

Chronisches Ekzem, blass-rote Effloreszenzen, trockene Haut, Erosion, Juckreiz, Hautverdickung, Hautfalten, trockenes Haar, brüchige Nägel, Schwindel, verschwommene Sicht, Mouches volantes, taube oder kribbelnde Gliedmaßen, spärliche Regelblutungen, matt-blasse Gesichtsfarbe, blasse Zunge, rauer oder dünner Puls.

Akupunktur
Le 8 Ququan, Ma 36 Zusanli, Mi 6 Sanyinjiao, Ren 4 Guanyuan, Ni 6 Zhaohai.

Weitere Krankheitsmuster

Milz-Qi-Mangel mit Nässe

Chronisches Ekzem, blass-roter papulöser Ausschlag, Vesikel, Exsudat, nässende Effloreszenzen, leichter Juckreiz, Appetitmangel, leichtes Spannungsgefühl im Bauch nach der Nahrungsaufnahme, Müdigkeit, Abgeschlagenheit, blasse oder fahle Gesichtsfarbe, schwache Gliedmaßen, breiiger Stuhl, Völlegefühl im Bauch, Schweregefühl, klebriger Mundgeschmack, Verdauungsbeschwerden, unverdaute Nahrungsreste im Stuhl, Übelkeit, dumpfe Stirnkopfschmerzen, übermäßiger Scheidenausfluss, blasse Zunge mit klebrigem Belag, sanfter Puls.

HINWEIS FÜR DIE PRAXIS

Meiner Meinung nach wird das atopische Ekzem (Neurodermitis) bei Kindern durch eine angeborene Leere des Abwehr-Qi-Systems von Lunge und Niere verursacht.

77.4 Psoriasis

Teil A (Betrachtung) ➢ *Kap. 21*

Blut-Hitze

Rote Effloreszenzen, heiße Gliedmaßen, Juckreiz mit Hitzegefühl, Durst, rote Zunge, überflutend-schneller Puls.

Blut-Hitze mit Wind und Trockenheit

Rote Effloreszenzen, rote Schuppen, trockene Haut, heiße Gliedmaßen, starker Juckreiz mit Hitzegefühl, Durst.

Leere und Trockenheit des Blutes mit Wind in der Haut

Blass-rote Effloreszenzen, trockene und schuppige Haut mit weißen Schuppen, Hautverdickung, Juckreiz, Schwindel, verschwommene Sicht, Mouches volantes, taube oder kribbelnde Gliedmaßen, spärliche Regelblutungen, matt-blasse Gesichtsfarbe, blasse Zunge, rauer oder dünner Puls.

Blut-Stase

Violette Effloreszenzen (häufig münzenförmig oder warzenartig), chronischer Verlauf, trockene Haut, Hautverdickung, Juckreiz, violette Gliedmaßen, dunkle Gesichtsfarbe, violette Zunge, saitenförmiger oder rauer Puls.

Blut-Stase mit Wind und Trockenheit

Violette Effloreszenzen (häufig münzenförmig oder warzenartig), chronischer Verlauf, trockene Schuppen, trockene Haut, Hautverdickung, starker Juckreiz, violette Gliedmaßen, dunkle Gesichtsfarbe, violette Zunge, saitenförmiger oder rauer Puls.

Wind und Hitze in der Haut

Akut auftretende rote Effloreszenzen, Juckreiz, die juckenden Stellen wechseln täglich, heiße Gliedmaßen, Hitzegefühl, Durst, überflutend-schneller Puls.

Blut-Hitze mit Wind und Nässe in der Haut

Rote, papulöse oder vesikuläre Effloreszenzen vor allem in den Hautfalten, gedunsene Haut, Exsudat, schuppige Haut, Juckreiz, rote und gedunsene Zunge, überflutend-schnell-schlüpfriger Puls.

Leber- und Nieren-Yin-Mangel mit Leere-Hitze

Blass-rote Maculae, die von einer dünnen Schicht grau-weißer Schuppen bedeckt sind, trockenes Haar, trockene Haut, taube oder kribbelnde Gliedmaßen, brüchige Nägel, Schwindel, Tinnitus, dumpfe Kopfschmerzen im Bereich des Hinterhauptes und des Scheitels, Schlaflosigkeit, gerötete Wangen, trockene Augen, verschwommene Sicht, Schmerzen im unteren Rücken, trockener Rachen, trockene Scheide, Nachtschweiß, trockener Stuhl, spärlicher dunkler Harn, spärliche Regelblutungen, Hitze in den fünf Zentren, abendliches Hitzegefühl, rote belaglose Zunge, oberflächlich-leerer und schneller Puls.

77.5 Akne

Teil A (Betrachtung) ➢ *Kap. 21*

Fülle

Nässe-Hitze in der Haut

Akne mit roten papulösen Effloreszenzen, fettige Haut, gedunsenes Gesicht, klebriger gelber Zungenbelag, schlüpfrig-schneller Puls.

Akupunktur
Di 11 Quchi, Di 4 Hegu, Ren 12 Zhongwan, Ren 9 Shuifen, Mi 9 Yinlingquan, Ren 5 Shimen, Bl 22 Sanjiaoshu.

Toxische Hitze in der Haut

Akne mit großen, roten pustulösen Effloreszenzen, die schmerzhaft sind, Hitzegefühl, rotes Gesicht, rote Augen, rote Zunge mit roten Punkten und dickem, klebrigem, trockenem und gelbem Belag, schlüpfrig-überflutend-schneller Puls.

Akupunktur
Di 11 Quchi, Di 4 Hegu, Ren 12 Zhongwan, Ren 9 Shuifen, Mi 9 Yinlingquan, Le 2 Xingjian.

Toxische Hitze mit Blut-Stase in der Haut

Akne mit großen, dunkelroten oder violetten, pustulösen Effloreszenzen, die schmerzhaft sind, Hitzegefühl, dunkles Gesicht, rote Augen, rötlich-violette Zunge mit roten Punkten und dickem, klebrigem, trockenem und gelbem Belag, schlüpfrig-überflutend-saitenförmig-schneller Puls.

Akupunktur
Di 11 Quchi, Di 4 Hegu, Ren 12 Zhongwan, Ren 9 Shuifen, Mi 9 Yinlingquan, Le 2 Xingjian, Bl 17 Geshu, Mi 10 Xuehai.

Leere

Milz-Qi-Mangel mit Nässe

Chronische Akne mit blass-roten, papulösen oder vesikulären Effloreszenzen, die erst nach sehr langer Zeit eine Spitze bilden, fettige Haut, matt-blasse Gesichtsfarbe, blasse Zunge mit klebrigem Belag, sanfter Puls.

Akupunktur
Ren 12 Zhongwan, Ma 36 Zusanli, Mi 6 Sanyinjiao, Bl 20 Pishu, Ren 9 Shuifen, Ren 5 Shimen, Bl 22 Sanjiaoshu.

Weitere Krankheitsmuster

Magen- und Lungen-Hitze

Akne mit kleinen, roten papulösen Effloreszenzen im Gesicht, am Brustkorb und oberem Rücken, trockene Haut, Mitesser, rotes Gesicht, Hitzegefühl, rote Zunge mit trockenem gelbem Belag, überflutend-schneller Puls.

Nässe-Schleim in der Haut

Akne mit großen, blassen vesikulären Effloreszenzen, fettige Haut, gedunsenes Gesicht, fettiges Haar, gedunsene Zunge mit klebrigem Belag, schlüpfriger Puls.

Nässe-Schleim mit Blut-Stase in der Haut

Akne mit großen, dunklen, violetten, papulösen Effloreszenzen, dunkle Gesichtsfarbe, gedunsenes Gesicht, trockene Haut bei vorherrschender Blut-Stase, fettige Haut bei vorherrschendem Nässe-Schleim, violette und gedunsene Zunge, schlüpfrig-saitenförmiger Puls.

Disharmonie von Durchdringungs- und Konzeptionsgefäß

Akne beginnt in der Pubertät, fettige Haut, papulöse Effloreszenzen, die bei Mädchen vor der Regel schlimmer werden. Die Haupteigenschaften dieser Erkrankung sind der Beginn in der Pubertät und die prämenstruelle Verschlimmerung. Dieses Krankheitsmuster kann mit jedem der bereits genannten gemeinsam auftreten.

HINWEIS FÜR DIE PRAXIS
Bei der Behandlung von Akne harmonisiere ich vor allem bei Frauen immer das Durchdringungs- und Konzeptionsgefäß, egal welches Muster vorliegt.

77.6 Urtikaria

Teil A (Betrachtung) ➤ *Kap. 21*

Wind-Hitze in der Haut

Urtikaria mit plötzlichem Beginn, klar umschriebene rote Quaddeln, starker allgemeiner Juckreiz, der juckende Bereich wechselt täglich den Ort, rote Zunge, oberflächlich-schneller Puls.

Wind-Kälte in der Haut

Urtikaria mit plötzlichem Beginn, blasse oder blass-rote Quaddeln, Juckreiz, oberflächlicher Puls.

Herz-Feuer

Urtikaria mit großen, roten Quaddeln, die nicht rund, sondern eher wie eine Kordel aussehen, nach dem Kratzen Anschwellen und Verfärbung der Haut, Juckreiz nimmt nachts zu, geistige Unruhe, Schlaflosigkeit, rote Zunge mit röterer Spitze und trockenem gelbem Belag, überflutend-schneller Puls.

Leber-Blut-Mangel mit innerem Wind

Sporadisch auftretende, chronische Urtikaria mit blass-roten Quaddeln, Verschlimmerung bei Anstrengung, leichter Juckreiz, trockene Haut, trockenes Haar, blasse und trockene Zunge, dünner oder rauer Puls.

Toxische Hitze in der Haut

Urtikaria mit hellroten oder dunkelroten Quaddeln, die sich zu großen Quaddeln vereinen können, plötzlicher Beginn, starker Juckreiz, Hitzegefühl, geistige Unruhe, rote Zunge mit roten Punkten und dickem, klebrigem und gelbem Belag, schlüpfrig-überflutend-schneller Puls.

Wind-Hitze in der Haut mit Magen- und Milz-Qi-Mangel

Chronische Urtikaria mit blassen oder blass-roten Quaddeln, die unklar umschrieben sind, bei Anstrengung Verschlimmerung, leichter Juckreiz, Verschlimmerung durch die Aufnahme bestimmter Nahrungsmittel, breiiger Stuhl, Müdigkeit, Appetitmangel, blasse Zunge, leerer Puls.

Disharmonie von Durchdringungs- und Konzeptionsgefäß

Urtikaria ist vor der Regel schlimmer, danach milder, und betrifft vor allem den unteren Körperbereich und die Beine, leichter Juckreiz.

Blut-Stase in der Haut

Urtikaria mit großen, dunkelroten oder violetten Quaddeln, Juckreiz, Verschlimmerung nachts, violette Zunge, saitenförmiger oder rauer Puls.

Magen-Hitze

Urtikaria mit roten Quaddeln, die unklar umschrieben sind, werden durch die Aufnahme bestimmter Nahrungsmittel ausgelöst, Juckreiz, brennende Oberbauchschmerzen, Durst, saures Aufstoßen, Hitzegefühl, rote Zunge mit gelbem Belag, überflutend-schneller Puls.

Blut-Hitze

Urtikaria mit sehr großen und hellroten Quaddeln, Juckreiz, starkes Hitzegefühl, Haut fühlt sich sehr heiß an, geistige Unruhe, Schlaflosigkeit, Durst, rote Zunge, überflutend-schneller Puls.

77.7 Rosazea

Teil A (Betrachtung) ➤ Kap. 21

Lungen- und Magen-Hitze

Gesichtserythem wie zwei große Schmetterlingsflügel auf beiden Seiten der Nasenflügel, Hitzegefühl, Durst, rote Zunge mit gelbem Belag, überflutend-schneller Puls.

Blut-Hitze

Gesichtserythem mit papulösen Effloreszenzen, Hitzegefühl, geistige Unruhe, rote Zunge, überflutend-schneller Puls.

Blut-Stase

Gesichtserythem mit dunkler Färbung, dunkle Effloreszenzen, dunkle Gesichtsfarbe, violette Zunge, saitenförmiger oder rauer Puls.

Toxische Hitze

Pustulöser roter Ausschlag auf den Wangen mit geschwollener Nase, Hitzegefühl, Schlaflosigkeit, Durst, geistige Unruhe, rote Zunge mit roten Punkten und dickem, klebrigem, gelbem Belag, schlüpfrig-überflutend-schneller Puls.

77.8 Herpes simplex

Teil A (Betrachtung) ➤ Kap. 21

Nässe-Hitze in der Haut

Rote papulöse oder vesikuläre Effloreszenzen rund um Mund oder Nasenflügel, Erythem, Juckreiz, Schmerzen, klebriger gelber Zungenbelag, schlüpfrig-schneller Puls.

Nässe-Hitze in der Haut mit Milz-Qi-Mangel

Chronische rote, papulöse oder vesikuläre Effloreszenzen rund um Mund oder Nasenflügel, die sporadisch kommen und gehen, Verschlimmerung bei Anstrengung, Erythem, leichter Juckreiz, blasse Zunge mit klebrigem gelbem Belag, sanft-schneller Puls.

Nässe-Hitze mit Toxischer Hitze in der Haut

Dunkelrote papulöse oder pustulöse Effloreszenzen rund um Mund oder Nasenflügel, Juckreiz, Schmerzen, Hitzegefühl, Durst, geistige Unruhe, rote Zunge mit roten Punkten und dickem, klebrigem, gelbem Belag, schlüpfrig-überflutend-schneller Puls.

Eindringen von Toxischer Hitze

Akut auftretende, papulöse Effloreszenzen rund um Mund oder Augen bei Neugeborenen und Säuglingen, nächtliches Weinen.

Nässe-Hitze mit eindringender Wind-Hitze

Akute rote, papulöse Effloreszenzen im oberen Bereich des Körpers, vor allem im Gesicht, starker Juckreiz, Abneigung gegen Kälte, Fieber, Kopfschmerzen, Augenschmerzen, Zunge rot an den Rändern und / oder im vorderen Bereich, oberflächlich-schlüpfrig-schneller Puls.

Nässe-Hitze in der Leber-Leitbahn

Papulöse oder pustulöse Herpesläsionen im Genitalbereich, Juckreiz, Schweregefühl, Übelkeit, Fieber, klebriger Mundgeschmack, Zunge an den Rändern mit klebrigem gelbem Belag, schlüpfrig-saitenförmig-schneller Puls.

Yin-Mangel mit Leere-Hitze und Nässe-Hitze

Chronische, wiederkehrende und verweilende, blass-rote, papulöse Effloreszenzen, Exsudat, gedunsene Haut, Nachtschweiß, abendliches Hitzegefühl, trockener Mund, Verlangen, in kleinen Schlückchen zu trinken, Hitze in den fünf Zentren, rote Zunge ohne Belag, oberflächlich-leerer und schneller Puls.

77.9 Herpes zoster

Teil A (Betrachtung) ➤ Kap. 21

Fülle

Wind-Hitze in der Haut

Papulöse Effloreszenzen im oberen Bereich des Körpers mit vorausgehendem starkem Juckreiz, später werden die Effloreszenzen zu Vesikeln, aus denen ein klares Sekret austritt, Zunge rot an den Rändern und / oder im vorderen Bereich mit roten Punkten, oberflächlich-schneller Puls.

Akupunktur
SJ 6 Zhigou, Gb 31 Fengshi, Huatuojiaji-Punkte, mit denen das betroffene Areal stimuliert wird, Lokalpunkte in der Umgebung der Läsion.

Nässe-Hitze in der Haut

Vesikuläre Effloreszenzen, aus denen ein klebriges Sekret austritt, Juckreiz, Zunge rot an den Rändern und / oder im vorderen Bereich mit roten Punkten und klebrigem gelbem Belag, schlüpfrig-schneller Puls.

Akupunktur
Di 11 Quchi, Di 4 Hegu, Ren 12 Zhongwan, Ren 9 Shuifen, Mi 9 Yinlingquan, Huatuojiaji-Punkte, mit denen das betroffene Areal stimuliert wird, Lokalpunkte in der Umgebung der Läsion.

Nässe-Hitze in der Gallenblase

Papulöse Effloreszenzen, die zu Vesikeln werden, aus denen ein klebriges gelbes Sekret austritt, Juckreiz, Völlegefühl und/oder Schmerzen im Flankenbereich, Bauch oder Oberbauch, bitterer Mundgeschmack, Schweregefühl, gelber Scheidenausfluss, Juckreiz im Scheidenbereich, Brennen bei der Miktion, dunkler Harn, rote Zunge mit röteren Rändern und einseitigem oder beidseitigem, klebrigem und gelbem Belag, saitenförmig-schlüpfrig-schneller Puls.

Akupunktur
GB 43 Xiaxi, SJ 6 Zhigou, Ren 12 Zhongwan, Ren 9 Shuifen, Mi 9 Yinlingquan, Di 11 Quchi, Huatuojiaji-Punkte, mit denen das betroffene Areal stimuliert wird, Lokalpunkte in der Umgebung der Läsion.

Weitere Krankheitsmuster

Qi-Stagnation und Blut-Stase

Spätstadium einer Infektion mit Herpes zoster, dunkler und papulöser Ausschlag, heftige Schmerzen.

Toxische Hitze

Schmerzvolle pustulöse Effloreszenzen, Hitzegefühl, Durst, geistige Unruhe, Schlaflosigkeit, rote Zunge mit roten Punkten und dickem, klebrigem, gelbem Belag, überflutend-schlüpfrig-schneller Puls.

Blut-Stase

Große, schmerzvolle, dunkelrote oder violette, pustulöse Effloreszenzen, die lange fortbestehen, geistige Unruhe, violette Zunge, saitenförmiger Puls.

77.10 Warzen

Teil A (Betrachtung) ➤ Kap. 21

Blut-Mangel und Trockenheit

Vulgäre Warzen, gewöhnlich an den Händen, die trocken und blassbraun sind, trockene Haut, trockenes Haar, verschwommene Sicht, blasse und trockene Zunge, rauer oder dünner Puls.

Blut-Hitze

Rötlich oder braune Warzen, Hitzegefühl, geistige Unruhe, Schlaflosigkeit, Durst, rote Zunge, überflutend-schneller Puls.

Blut-Stase

Dunkelbraune Warzen, dunkle Gesichtsfarbe, geistige Unruhe, trockene Haut, violette Zunge, saitenförmiger Puls.

Nässe-Hitze in der Leber-Leitbahn

Genitalwarzen am Penis oder im weiblichen Schambereich und an der Scheide, Juckreiz und Schmerzen im Genitalbereich, rote Zunge mit röteren Rändern und klebrigem gelbem Belag, saitenförmig-schlüpfrig-schneller Puls.

Nässe-Hitze mit Toxischer Hitze

Schmerzvolle Genitalwarzen mit pustulösen Effloreszenzen, Hitzegefühl, Durst, geistige Unruhe, rote Zunge mit roten Punkten und dickem, klebrigem, gelbem Belag, überflutend-schlüpfrig-schneller Puls.

77.11 Nävi (Muttermale)

Teil A (Betrachtung) ➤ Kap. 21

Blut-Hitze

Rote oder braunliche Muttermale, rote Zunge, überflutend-schneller Puls.

Nässe-Hitze

Braune Muttermale im unteren Körperbereich, rote Zunge mit klebrigem gelbem Belag, schlüpfrig-schneller Puls.

Blut-Stase

Dunkelbraune Muttermale, dunkle Gesichtsfarbe, geistige Unruhe, trockene Haut, violette Zunge, saitenförmiger Puls.

77.12 Tinea

Teil A (Betrachtung) ➤ Kap. 21

Nässe-Hitze

Tinea mit geröteter und geschwollener Haut, pustulöse Schwellung der Kopfhaut (Tinea capitis), juckender vesikulärer Ausschlag an den Füßen (Tinea pedis), rote Zunge mit klebrigem gelbem Belag, schlüpfrig-schneller Puls.

Toxische Hitze

Tinea mit geröteter, schmerzvoller und ausgeprägt geschwollener Haut, pustulöse Schwellung der Kopfhaut (Tinea capitis), schmerzvoller pustulöser Ausschlag an den Füßen (Tinea pedis), rote Zunge mit roten Punkten und dickem, klebrigem, gelbem Belag, schlüpfrig-überflutend-schneller Puls.

Wind-Hitze

Plötzlich einsetzende Tinea, Rötung, Juckreiz und papulöser Ausschlag an der Kopfhaut, Zunge rot an den Rändern und / oder im vorderen Bereich, oberflächlich-schneller Puls.

Nässe mit chronischem Milz-Qi-Mangel

Chronische Tinea, die sich durch einen blass-roten Ausschlag und mit weißer Umrandung der Läsionen mit Schuppung auszeichnet, übermäßiger Scheidenausfluss, Appetitmangel, leichtes Spannungsgefühl im Bauch nach der Nahrungsaufnahme, Müdigkeit, Abgeschlagenheit, blasse oder fahle Gesichtsfarbe, schwache Gliedmaßen, breiiger Stuhl, Völlegefühl im Bauch, Schweregefühl, klebriger Mundgeschmack, Verdauungsbeschwerden, unverdaute Nahrungsreste im Stuhl, Übelkeit, blasse Zunge mit klebrigem Belag, sanfter Puls.

77.13 Candida

Teil A (Betrachtung) ➤ Kap. 21

Nässe-Hitze

Candida mit nässendem Ausschlag in den Beugefalten des Körpers (bei Frauen unterhalb der Brüste, in den Achselhöhlen, in der Leiste oder zwischen den Fingern und Zehen), gerötete und juckende Haut, Juckreiz, Schmerzhaftigkeit und Rötung im weiblichem Schambereich, in der Scheide oder am Penis, weiße Plaques und Schwellungen in der Mundhöhle, Völlegefühl im Oberbauch, klebriger Mundgeschmack, Durst ohne Verlangen zu trinken, Schweregefühl in Kopf und Körper, Hitzegefühl, klebriger gelber Zungenbelag, schlüpfrig-schneller Puls.

Nässe

Candida mit nässendem Ausschlag in den Beugeflächen des Körpers (bei Frauen unterhalb der Brüste, in den Achselhöhlen, in der Leiste oder zwischen den Fingern und Zehen), juckende Haut, Juckreiz und Schmerzhaftigkeit im weiblichem Schambereich, in der Scheide oder am Penis, weiße Plaques und Schwellungen in der Mundhöhle, Völlegefühl im Oberbauch, klebriger Mundgeschmack, Schweregefühl in Kopf und Körper, Hitzegefühl, klebriger weißer Zungenbelag, schlüpfriger Puls.

Nässe mit chronischem Milz-Qi-Mangel

Candida mit nässendem Ausschlag in den Beugeflächen des Körpers (bei Frauen unterhalb der Brüste, in den Achselhöhlen, in der Leiste oder zwischen den Fingern und Zehen), juckende Haut, Juckreiz und Schmerzhaftigkeit im weiblichem Schambereich, in der Scheide oder am Penis, übermäßiger Scheidenausfluss, weiße Plaques und Schwellungen in der Mundhöhle, Völlegefühl im Oberbauch, klebriger Mundgeschmack, Schweregefühl in Kopf und Körper, Appetitmangel, leichtes Spannungsgefühl im Bauch nach Nahrungsaufnahme, Müdigkeit, blasse Gesichtsfarbe, schwache Gliedmaßen, breiiger Stuhl, blasse Zunge mit klebrigem weißem Belag, sanfter Puls.

77.14 Malignes Melanom

Teil A (Betrachtung) ➤ Kap. 21

Blut-Hitze

Rote oder hellbraune Muttermale, rote Zunge, überflutend-schneller Puls.

Blut-Stase

Dunkelrote oder dunkelbraune Muttermale mit Knoten, dunkle Gesichtsfarbe, violette Zunge, saitenförmiger Puls.

Blut-Hitze mit Nässe-Hitze

Braune Muttermale mit Plaques, rote Zunge mit klebrigem gelbem Belag, überflutend-schlüpfrig-schneller Puls.

77.15 Furunkel auf dem Kopf

Nässe-Hitze in Magen und Milz

Schmerzvolle Furunkel auf dem Kopf mit Eiter, fettige Haut, Gesichtsschmerzen, verstopfte Nase oder dickflüssiges klebriges Nasensekret, Völlegefühl und Schmerzen in Ober- und Unterbauch, Schweregefühl vor allem im Kopf, Durst ohne Verlangen zu trinken, matt-gelbe Gesichtsfarbe, rote Zunge mit klebrigem gelbem Belag, schlüpfrig-schneller Puls.

Sommer-Hitze mit Toxischer Hitze

Furunkel auf dem Kopf in Ei- oder Pflaumenform, die plötzlich im Sommer auftreten, weiß und beweglich sind und Eiter absondern, rote Zunge mit klebrigem weißem Belag, schneller Puls.

77.16 Karbunkel im Nacken

Nässe-Hitze in Magen und Milz

Schmerzvolles Karbunkel im Nacken, das wie eine Honigwabe aussieht, mit gelbem Eiter, Fieber, Kopfschmerzen, Schweregefühl, klebriger Mundgeschmack, Übelkeit, Völlegefühl im Oberbauch, hohes Fieber, sobald das Karbunkel aufbricht und der Eiter abfließt, Durst, Verstopfung, dunkler Harn, rote Zunge mit klebrigem gelbem Belag, schlüpfrig-schneller Puls.

Leere-Hitze mit Toxischer Hitze im Magen

Karbunkel im Nacken, das dunkel gefärbt ist und bis zum Endstadium keinen Eiter absondert, nach dem Aufbrechen des Karbunkels verheilt die Wunde nur langsam, abendliches Hitzegefühl, trockener Rachen, trockener Stuhl, Nachtschweiß, Hitze in den fünf Zentren, Schlaflosigkeit, rote belaglose Zunge, oberflächlich-leerer und schneller Puls.

Qi- und Blut-Mangel

Karbunkel im Nacken, das von der Farbe her hell erscheint und bis zum Endstadium keinen Eiter absondert, nach dem Aufbrechen des Karbunkels verheilt die Wunde nur langsam, Austreten von dünnflüssigem Eiter, Appetitmangel, breiiger Stuhl, schwache Stimme, Herzklopfen, Müdigkeit, verschwommene Sicht, matt-blasse Gesichtsfarbe, Schwindel, blasse Zunge, schwächlicher oder rauer Puls.

77.17 Nackengeschwüre

Leber- und Magen-Hitze

Harte und eiförmige, rote und schmerzvoll brennende Nackengeschwüre, Kopfschmerzen, bitterer Mundgeschmack, Durst, rote Zunge mit trockenem gelbem Belag, überflutend-schneller Puls.

Toxische Hitze in Lunge und Magen

Rote, geschwollene und schmerzvolle Nackengeschwüre, Durst, Kopfschmerzen, Husten, rote Zunge mit trockenem gelbem Belag, überflutend-schlüpfrig-schneller Puls.

Leber-Qi-Stagnation und Leber-Blut-Stagnation

Beidseits des Nacken gelegene Geschwüre, die steinhart, pflaumen- oder eiförmig und dunkel sind, oder auch ohne farbliche Veränderung, Schmerzen, kein Hitzegefühl, bis zum Endstadium wird kein Eiter abgesondert, violette Zunge, saitenförmiger Puls.

Leber-Qi-Stagnation und Leber-Blut-Stase mit Schleim

Hinter dem Ohr gelegene Nackengeschwüre, pflaumenförmig, nicht verhärtet, unbeweglich, keine farbliche Veränderung, kein Hitzegefühl, keine Schmerzen, violette und gedunsene Zunge, saitenförmig-schlüpfriger Puls.

77.18 Ausschlag in den Achselhöhlen

Leber-Qi-Stagnation mit Blut-Hitze

Ausschlag in den Achselhöhlen, geschwollen und schmerzvoll, Hitzegefühl, Kopfschmerzen, rote Zunge mit röteren Rändern und gelbem Belag, saitenförmig-schneller Puls.

Toxische Hitze

Roter Ausschlag aus dem Eiter austritt in den Achselhöhlen, schmerzvoll, geschwollen, Verhärtung der Haut, Fieber, Durst, rote Zunge mit roten Punkten und dickem, klebrigem, gelbem Belag, schlüpfrig-überflutend-schneller Puls.

Nässe-Hitze in der Gallenblase

Ausschlag in den Achselhöhlen mit pustulösen oder papulösen Effloreszenzen, Schmerzen, Völle- und Spannungsgefühl im Flankenbereich, Übelkeit, Erbrechen, Probleme bei der Fettverdauung, gelbe Gesichtsfarbe und Augen, Schwindel, Tinnitus, Reizbarkeit, Schweregefühl, einseitiger oder beidseitiger, dicker, klebriger und gelber Zungenbelag, schlüpfrig-schneller Puls.

Herz-Feuer

Roter papulöser Ausschlag in den Achselhöhlen, Herzklopfen, Durst, körperliche Unruhe, Schlaflosigkeit, traumgestörter Schlaf, Hitzegefühl, rotes Gesicht, bitterer Mundgeschmack, rote Zunge mit röterer Spitze und gelbem Belag, überflutend-schneller Puls.

77.19 Karbunkel im oberen Rückenbereich

Toxische Hitze in Magen und Lunge

Karbunkel im oberen Rückenbereich, der rot, geschwollen und schmerzvoll ist, Fieber, Durst, rote Zunge mit roten Punkten und dickem, klebrigem, gelbem Belag, schnell-schlüpfrig-überflutender Puls.

Sommer-Hitze

Karbunkel im oberen Rückenbereich, der plötzlich im Sommer auftritt und rot, geschwollen und schmerzvoll ist, Schwindel, Fieber, Schlaflosigkeit, rote Zunge mit dünnem gelbem Belag, oberflächlich-schneller Puls.

77.20 Rote, juckende und geschwollene Finger

Teil A (Betrachtung) ➤ *Kap. 14*

Toxische Hitze im Magen

Rote, juckende und geschwollene Finger, Taubheit, Hitzegefühl, Durst, rote Zunge mit roten Punkten und dickem, klebrigem, gelbem Belag, schlüpfrig-überflutend-schneller Puls.

Nässe-Hitze im Magen

Rote, juckende und geschwollene Finger, Völlegefühl im Oberbauch, klebriger Mundgeschmack, Durst ohne Verlangen zu trinken, klebriger gelber Zungenbelag, schlüpfrig-schneller Puls.

Eindringen äußerer Toxischer Hitze

An der Nagelseite rote, geschwollene und schmerzende Finger, plötzlicher Beginn, weiße Finger, Frösteln, Fieber, oberflächlich-schneller Puls.

77.21 Knötchen unter der Haut

Weiche Knötchen unter der Haut beruhen definitionsgemäß auf Schleim. Sie sind in der Regel weder gerötet noch schmerzvoll, noch heiß oder verhärtet, sondern pflaumenförmig und beweglich. Sie brechen nicht auf und es kommt zu keiner Eiterproduktion.

Milz-Qi-Mangel mit Schleim

Weiche und bewegliche Knötchen unter der Haut, Müdigkeit, Appetitmangel, breiiger Stuhl, blasse und gedunsene Zunge mit klebrigem Belag, schwächlicher und leicht schlüpfriger Puls.

Schleim-Hitze

Weiche Knötchen unter der Haut, etwas gerötet, Auswurf gelben Sputums, Engegefühl im Brustkorb, Hitzegefühl, rote und gedunsene Zunge mit klebrigem gelbem Belag, schlüpfrig-schneller Puls.

Wind-Schleim

Weiche Knötchen unter der Haut, Kopfschmerzen, Kreislaufbeschwerden, womöglich hoher Blutdruck, verschwommene Sicht, taube Gliedmaßen, Engegefühl im Brustkorb, Übelkeit, gedunsene und steife Zunge, schlüpfrig-saitenförmiger Puls. Dieses Krankheitsmuster tritt bevorzugt bei älteren Menschen auf.

KAPITEL

78 Emotionale Symptome

Die folgenden emotionalen Symptome werden besprochen:

1. Neigung zu Wut
2. Neigung zu Sorgen
3. Traurigkeit
4. Angst und nervöse Ängstlichkeit
5. Schreckhaftigkeit
6. Übermäßige Freude
7. Geistige Unruhe
8. Ausgeprägte Furchtsamkeit
9. Unangebrachtes Lachen

78.1 Neigung zu Wut

Teil B (Befragung) ➤ *Kap. 44*

Fülle

Leber-Qi-Stagnation

Unterdrückte Wut mit gelegentlichen Wutanfällen, Spannungsgefühl in Flankenbereich oder Oberbauch, Reizbarkeit, Launenhaftigkeit, Kloßgefühl im Hals, prämenstruelle Anspannung, saitenförmiger Puls.

Akupunktur
Le 3 Taichong, Du 19 Houding, Gb 13 Benshen, He 7 Shenmen.

Aufsteigendes Leber-Yang

Neigung zu Wutanfällen, Reizbarkeit, Kopfschmerzen, Schwindel, Tinnitus, saitenförmiger Puls.

Akupunktur
Le 3 Taichong, Gb 13 Benshen, Du 19 Houding, Di 4 Hegu, Gb 20 Fengchi.

Leber-Feuer

Neigung zu schweren Wutanfällen, Reizbarkeit, Aggressivität, Schlaflosigkeit, Kopfschmerzen, rotes Gesicht, Schwindel, Tinnitus, Durst, bitterer Mundgeschmack, Verstopfung, dunkler Harn, rote Zunge mit röteren Rändern und trockenem gelbem Belag, saitenförmig-schneller Puls.

Akupunktur
Le 2 Xingjian, Gb 13 Benshen, Du 19 Houding, Di 4 Hegu, Gb 20 Fengchi, Di 11 Quchi.

HINWEIS FÜR DIE PRAXIS

Das Herauslassen von Wut hilft nur dann, wenn eine Leber-Qi-Stagnation vorliegt. Bei aufsteigendem Leber-Yang und Leber-Feuer würde dies die Wut nur weiter anfachen.

78.2 Neigung zu Sorgen

Teil B (Befragung) ➤ *Kap. 44*

Leere

Lungen-Qi-Mangel

Sorgen, Niedergeschlagenheit, Abneigung gegen Sprechen, leichte Kurzatmigkeit, leichter Husten, schwache Stimme, tagsüber spontane Schweißausbrüche, hellweiße Gesichtsfarbe, Erkältungsanfälligkeit, Müdigkeit, Abneigung gegen Kälte, blasse Zunge, leerer Puls.

Akupunktur
Lu 9 Taiyuan, Lu 7 Lieque, Ma 36 Zusanli, Ren 12 Zhongwan, Lu 3 Tianfu, Du 24 Shenting.

Herz- und Milz-Qi-Mangel

Sorgen, leicht zwanghaftes Denken, leichte Niedergeschlagenheit, übermäßiges Nachdenken, Herzklopfen, Kurzatmigkeit bei Anstrengung, blasses Gesicht, Müdigkeit, spontane Schweißausbrüche, Appetitmangel, leichtes Spannungsgefühl im Bauch nach Nahrungsaufnahme, schwache Gliedmaßen, breiiger Stuhl, blasse Zunge, leerer Puls.

Akupunktur
He 7 Shenmen, Ren 14 Juque, Ma 36 Zusanli, Mi 6 Sanyinjiao, Ren 12 Zhongwan, Du 24 Shenting.

Fülle

Lungen-Qi-Stagnation

78 Sorgen, leichte Reizbarkeit, Niedergeschlagenheit, Kloßgefühl im Hals, Schluckbeschwerden, Enge- oder Spannungsgefühl im Brustkorb, leichte Atemlosigkeit, Seufzen, Zunge etwas rötlich an den seitlichen Anteilen des Brustareals, ganz leicht gespannter Puls auf der rechten vorderen Taststelle.

Akupunktur
Lu 7 Lieque, Lu 3 Tianfu, Pe 6 Neiguan, Ma 40 Fenglong, Du 24 Shenting.

Weitere Krankheitsmuster

Herz-Blut-Mangel

Sorgen, Niedergeschlagenheit, Schlaflosigkeit, Gedächtnisschwäche, nervöse Ängstlichkeit, traumgestörter Schlaf, Schreckhaftigkeit, Herzklopfen, Schwindel, matt-blasse Gesichtsfarbe, blasse Lippen, blasse und dünne Zunge, rauer oder dünner Puls.

Leber-Blut-Mangel

Sorgen, die bei Frauen nach der Periode zunehmen, Schwindel, verschwommene Sicht, Mouches volantes, taube oder kribbelnde Gliedmaßen, spärliche Regelblutungen, matt-blasse Gesichtsfarbe, blasse Zunge, rauer oder dünner Puls.

Herz-Yin-Mangel

Sorgen, Schlaflosigkeit, traumgestörter Schlaf, Gedächtnisschwäche, nervöse Ängstlichkeit, Schreckhaftigkeit, geistige Unruhe, Patient fühlt sich unwohl und „heiß und genervt“, Herzklopfen, trockener Mund und Rachen, normale Zungenfarbe ohne Belag oder mit wurzellosem Belag, oberflächlich-leerer Puls, vor allem auf der linken vorderen Taststelle.

Herz-Yin-Mangel mit Leere-Hitze

Sorgen vor allem abends, Schlaflosigkeit, traumgestörter Schlaf, Gedächtnisschwäche, nervöse Ängstlichkeit, Schreckhaftigkeit, geistige Unruhe, Patient fühlt sich unwohl und „heiß und genervt“, Herzklopfen, trockener Mund und Rachen, Durst mit dem Verlangen, Flüssigkeiten in kleinen Schlückchen zu trinken, abendliches Hitzegefühl, gerötete Wangen, Nachtschweiß, Hitze in den fünf Zentren, rote Zunge mit röterer Spitze, kein Belag, oberflächlich-leerer und schneller Puls.

HINWEIS FÜR DIE PRAXIS
- Bei westlichen Patienten ist Sorge eine der häufigsten emotionalen Krankheitsursachen. Sorge beeinträchtigt Lunge und Herz und führt zu pathologischen Veränderungen von Brustkorb und Brüsten.
- Man beachte, dass Sorge auch die Leber beeinflusst und eine Leber-Qi-Stagnation oder aufsteigendes Leber-Yang verursachen kann.

78.3 Traurigkeit

Teil B (Befragung) ➤ *Kap. 44*
Dies beschreibt einen traurigen Gemütszustand mit häufigem Weinen.

Leere

Lungen- und Herz-Qi-Mangel

Traurigkeit, Weinen, Niedergeschlagenheit, Abneigung gegen Sprechen, Herzklopfen, Kurzatmigkeit bei Anstrengung, blasses Gesicht, Müdigkeit, schwache Stimme, tagsüber spontane Schweißausbrüche, hellweiße Gesichtsfarbe, Erkältungsanfälligkeit, blasse Zunge, leerer Puls.

Akupunktur
Lu 9 Taiyuan, Ma 36 Zusanli, Ren 12 Zhongwan, Lu 7 Lieque, Lu 3 Tianfu, He 7 Shenmen, Du 24 Shenting.

Herz-Blut-Mangel

Traurigkeit, Weinen, Niedergeschlagenheit, Schlaflosigkeit, traumgestörter Schlaf, nervöse Ängstlichkeit, Schreckhaftigkeit, Gedächtnisschwäche, Herzklopfen, Schwindel, matt-blasse Gesichtsfarbe, blasse Lippen, blasse und dünne Zunge, rauer oder dünner Puls.

Akupunktur
He 7 Shenmen, Ren 14 Jueque, Ma 36 Zusanli, Mi 6 Sanyinjiao, Du 24 Shenting.

Leber-Blut-Mangel

Traurigkeit, Weinen, Verwirrung, Ziellosigkeit, Gedächtnisschwäche, Schwindel, verschwommene Sicht, Mouches volantes, taube oder kribbelnde Gliedmaßen, spärliche Regelblutungen, matt-blasse Gesichtsfarbe, blasse Zunge, rauer oder dünner Puls. Dieses Krankheitsmuster kommt meist bei Frauen vor und beruht auf Traurigkeit, die die Leber beeinträchtigt.

Akupunktur
Le 8 Ququan, Ma 36 Zusanli, Mi 6 Sanyinjiao, Ren 4 Guanyuan, He 7 Shenmen, Du 24 Shenting.

Weitere Krankheitsmuster

Lungen-Qi-Stagnation

Traurigkeit, leichte Reizbarkeit, Niedergeschlagenheit, Kloßgefühl im Hals, Schluckbeschwerden, Enge- oder Spannungsgefühl im Brustkorb, leichte Atemlosigkeit, Seufzen, Zunge etwas rötlich an den seitlichen Anteilen des Brustareals, ganz leicht gespannter Puls auf der rechten vorderen Taststelle.

78.4 Angst und nervöse Ängstlichkeit

Teil B (Befragung) ➢ *Kap. 44*

Qi- und Blut-Mangel

Leichte Ängstlichkeit, Furchtsamkeit, Appetitmangel, breiiger Stuhl, schwache Stimme, Müdigkeit, verschwommene Sicht, Schwindel, taube oder kribbelnde Gliedmaßen, Herzklopfen, matt-blasse Gesichtsfarbe, blasse Zunge, schwächlicher oder rauer Puls.

Nieren-Yin-Mangel

Angst, nervöse Ängstlichkeit, Niedergeschlagenheit, fehlende Willenskraft und Motivation, Schlaflosigkeit, Gedächtnisschwäche, Schwindel, Tinnitus, Schwerhörigkeit, Nachtschweiß, trockener Mund und Rachen in der Nacht, Schmerzen im unteren Rücken, Verstopfung, spärlicher dunkler Harn, Müdigkeit, normale Zungenfarbe, kein Belag, oberflächlich-leerer Puls.

Nieren-Yang-Mangel

Leichte Ängstlichkeit, Niedergeschlagenheit, Furchtsamkeit, Schmerzen im unteren Rücken, kalte Knie, Kältegefühl, hellweiße Gesichtsfarbe, schwache Knie, Müdigkeit, Abgeschlagenheit, reichlich klarer Harn, Nykturie, Impotenz, verringerte Libido, blasse und nasse Zunge, tief-schwächlicher Puls.

Leber-Blut-Mangel

Leichte Ängstlichkeit, Zukunftsängste, Niedergeschlagenheit, Ziellosigkeit, Schwindel, verschwommene Sicht, Mouches volantes, taube oder kribbelnde Gliedmaßen, spärliche Regelblutungen, matt-blasse Gesichtsfarbe, blasse Zunge, rauer oder dünner Puls.

Gallenblasen-Mangel

Angst, Furchtsamkeit, Unentschlossenheit bei plötzlich neuen Situationen, Schreckhaftigkeit, Abneigung gegen Sprechen, Mutlosigkeit, Nervosität und Aufregung, Seufzen, ruhelose Träume, Schlaflosigkeit, Nervosität, übermäßiges Träumen, Schwindel, verschwommene Sicht, Mouches volantes, blasse Zunge.

Leber-Qi-Mangel

Angst und Furchtsamkeit, Mangel an Entschlossenheit, Niedergeschlagenheit, Unglücklichsein, Nervosität, leicht schreckhaft, Mangel an Mut und Initiative, Entscheidungsschwäche, Seufzen, ruheloses Träumen, Reizbarkeit, schwache Sehnen, Schwindel, verschwommene Sicht, Mouches volantes, Spannungsgefühl im Flankenbereich, unregelmäßige Periode, blasse oder normale Zungenfarbe, schwächlicher Puls.

78.5 Schreckhaftigkeit

Häufig ist Schreckhaftigkeit auf ein Krankheitsmuster des Herzens zurückzuführen. In vielen Fällen kann man beim Patienten einen Herzriss auf der Zunge feststellen.

Herz-Blut-Mangel

Schreckhaftigkeit, Schlaflosigkeit, Gedächtnisschwäche, nervöse Ängstlichkeit, traumgestörter Schlaf, Herzklopfen, Schwindel, matt-blasse Gesichtsfarbe, blasse Lippen, blasse und dünne Zunge, rauer oder dünner Puls.

Herz-Yin-Mangel

Schreckhaftigkeit zunehmend gegen Abend, geistige Unruhe, Patient fühlt sich unwohl und „heiß und genervt", Gedächtnisschwäche, nervöse Ängstlichkeit, Schlaflosigkeit, traumgestörter Schlaf, Herzklopfen, trockener Mund und Rachen, Nachtschweiß, normale Zungenfarbe ohne Belag oder mit wurzellosem Belag, oberflächlich-leerer Puls, vor allem auf der linken vorderen Taststelle.

Herz- und Gallenblasen-Mangel

Schreckhaftigkeit, Furchtsamkeit, Abneigung gegen Sprechen, Mangel an Mut und Initiative, Entscheidungsschwäche, Verwirrtheit, Seufzen, ruhelose Träume, Schlaflosigkeit, Nervosität, übermäßiges Träumen, Schwindel, verschwommene Sicht, Mouches volantes, blasse Zunge. Dieses Krankheitsmuster ist ungewöhnlich. Es beschreibt eher den Charakter einer Person als ein Syndrom. Es basiert auf der Vorstellung, dass die Gallenblase der Sitz von Mut und Entscheidungsstärke ist.

Herz-Feuer

Schreckhaftigkeit, körperliche Unruhe, geistige Unruhe, Schlaflosigkeit, traumgestörter Schlaf, Herzklopfen, Durst, Mund- und Zungenaphthen, Hitzegefühl, rotes Gesicht, dunkler Harn oder Blut im Harn, bitterer Mundgeschmack (wenn man schlecht geschlafen hat), rote Zunge mit röterer Spitze und gelbem Belag, überflutend-schneller Puls.

Schleim-Feuer bedrängt das Herz

Schreckhaftigkeit wenn man noch im Bett liegt, körperliche Unruhe, Schlaflosigkeit, traumgestörter Schlaf, geistige Verwirrung, geistige Unruhe, Niedergeschlagenheit, manisches Verhalten, Unbedachtsamkeit, Patient neigt dazu, andere zu schlagen oder auszuschimpfen, Herzklopfen, Durst, rotes Gesicht, Engegefühl im Brustkorb, dunkler Harn, Auswurf von Schleim, rasselndes Geräusch im Hals, bitterer Mundgeschmack, rote Zunge mit röterer und gedunsener Spitze, Herzriss ausgefüllt mit klebrigem gelbem Belag, schlüpfrig-schneller oder schlüpfrig-überflutend-schneller Puls.

Leber-Qi-Stagnation und Blut-Mangel

Schreckhaftigkeit, Reizbarkeit, Neigung zu Wut, Spannungsgefühl in Flankenbereich oder Oberbauch, Launenhaftigkeit, Kloßgefühl im Hals, prämenstruelle Anspannung, Schwindel, verschwommene Sicht, Mouches volantes, taube oder kribbelnde Gliedmaßen, spärliche Regelblutungen, matt-blasse Gesichtsfarbe, blasse Zunge, rauer oder dünner Puls, der zudem auf der linken Seite etwas saitenförmig ist.

78.6 Übermäßige Freude

Teil B (Befragung) ➤ *Kap. 44*

Ein gesundes Empfinden von Freude stellt natürlich keine Krankheitsursache dar. „Übermäßige Freude“ umfasst mehrere emotionale Zustände: Erstens einen plötzlichen Zustand von höchster Begeisterung aufgrund erfreulicher Nachrichten. Dies lässt das Qi aufsteigen, und es vergrößert das Herz (das Zang-Organ). Zweitens kann übermäßige Freude als ein Leben in maßloser Aufregung und Stimulation verstanden werden (u. a. durch Alkohol und Drogen). Dies lässt ebenfalls das Qi aufsteigen, führt aber zu Herz-Feuer. Aus dieser Perspektive könnte man „übermäßige Freude“ eher als „Überstimulation“ bezeichnen. Drittens kommt übermäßige Freude bei bestimmten psychischen Störungen wie Hypomanie oder manischem Verhalten vor.

Herz-Feuer

Übermäßige Freude, ständig gehobene Stimmung, übermäßiges Lachen, geistige Unruhe, körperliche Unruhe, traumgestörter Schlaf, Schlaflosigkeit, Herzklopfen, Durst, Mund- und Zungenaphthen, Hitzegefühl, rotes Gesicht, bitterer Mundgeschmack, rote Zunge mit röterer Spitze und gelbem Belag, überflutend-schneller Puls.

Leere-Hitze im Herzen

Übermäßige Freude, ständig gehobene Stimmung als ob man getrieben sei, nervöse Ängstlichkeit, Patient fühlt sich unwohl und „heiß und genervt“, Schlaflosigkeit, traumgestörter Schlaf, Herzklopfen, Gedächtnisschwäche, trockener Mund und Rachen, Durst mit dem Verlangen, Flüssigkeiten in kleinen Schlückchen zu trinken, abendliches Hitzegefühl, gerötete Wangen, Nachtschweiß, Hitze in den fünf Zentren, normale Zunge, röter an der Spitze, ohne Belag oder mit wurzellosem Belag, oberflächlich-leerer und schneller Puls.

Schleim-Feuer bedrängt das Herz

Übermäßige Freude, geistige Verwirrung, übermäßiges und unangebrachtes Lachen, geistige Unruhe, Schlaflosigkeit, traumgestörter Schlaf, körperliche Unruhe, Herzklopfen, Durst, rotes Gesicht, Engegefühl im Brustkorb, dunkler Harn, Auswurf von Schleim, rasselndes Geräusch im Hals, bitterer Mundgeschmack, rote Zunge mit röterer und gedunsener Spitze, Herzriss ausgefüllt mit klebrigem gelbem Belag, schlüpfrig-schneller oder schlüpfrig-überflutend-schneller Puls.

78.7 Geistige Unruhe

Teil B (Befragung) ➤ *Kap. 44*

„Geistige Unruhe“ ist eine Übersetzung des chinesischen Begriffes *Fan Zao*, wörtlich „Gequältheit und Unruhe“. Hierzu zählen auch unruhige Beine (Restless Legs). *Fan Zao* umschließt in seiner Bedeutung zwei verschiedene Symptome: *Fan* (Gequältheit) beruht auf einer Fülle-Hitze und gehört zur Lunge, *Zao* (Unruhe) hingegen beruht auf einer Leere-Hitze und gehört zur Niere. *Fan* ist Yang und *Zao* ist Yin.

Yin-Mangel mit Leere-Hitze

Unbestimmtes Gefühl von geistiger Unruhe, Schlaflosigkeit, unruhige Beine, übermäßiges Träumen, nervöse Ängstlichkeit, trockener Rachen in der Nacht, abendliches Hitzegefühl, Nachtschweiß, Hitze in den fünf Zentren, gerötete Wangen, trockener

Mund mit dem Verlangen, in kleinen Schlückchen zu trinken, rote Zunge ohne Belag, oberflächlich-leerer und schneller Puls. Hierbei handelt es sich um ein allgemeines Yin-Mangel-Muster mit Leere-Hitze, das die Niere, das Herz oder die Lunge beeinträchtigen kann.

Schleim-Hitze in Magen und Herz

Geistige Unruhe, Verwirrung, Schlaflosigkeit, traumgestörter Schlaf, körperliche Unruhe, Unbedachtsamkeit, Patient neigt dazu, andere zu schlagen oder auszuschimpfen, Schreien, Niedergeschlagenheit, manisches Verhalten, Herzklopfen, Durst, rotes Gesicht, Engegefühl in Brustkorb und Oberbauch, dunkler Harn, Auswurf von Schleim, rasselndes Geräusch im Hals, bitterer Mundgeschmack, brennende Oberbauchschmerzen, Zahnfleischbluten, trockener Mund, Mundaphthen, saures Aufstoßen, Übelkeit, Erbrechen bald nach der Nahrungsaufnahme, übermäßiger Hunger, schlechter Atem, Hitzegefühl, rote Zungenmitte mit klebrig-gelbem Belag und einem Herz- und Magenriss, der mit einem rauem, klebrigem, gelbem Belag ausgefüllt ist, schlüpfrig-schneller Puls.

Herz-Feuer

Ausgeprägte geistige Unruhe, körperliche Unruhe, Schlaflosigkeit, traumgestörter Schlaf, Herzklopfen, Durst, Mund- und Zungenaphthen, Hitzegefühl, rotes Gesicht, bitterer Mundgeschmack, rote Zunge mit röterer Spitze und gelbem Belag, überflutend-schneller Puls.

Lungen-Hitze

Geistige Unruhe, Sorge, Husten, leichte Atemlosigkeit, Hitzegefühl, Schmerzen im Brustkorb, erweiterte Nasenlöcher, Durst, rotes Gesicht, rote Zunge mit gelbem Belag, überflutend-schneller Puls.

78.8 Ausgeprägte Furchtsamkeit

Gallenblasen-Mangel

Ausgeprägte Furchtsamkeit, Entscheidungsschwäche, Schreckhaftigkeit, Unentschlossenheit, Abneigung gegen Sprechen, Mutlosigkeit, Nervosität und Aufregung, Angst, Unentschlossenheit bei plötzlich neuen Situationen, Seufzen, ruheloses und übermäßiges Träumen, Schlaflosigkeit, Nervosität, Schwindel, verschwommene Sicht, Mouches volantes, blasse Zunge.

Leber-Qi-Mangel

Ausgeprägte Furchtsamkeit, Unentschlossenheit, Unglücklichsein, schwache Sehnen, Angst, Niedergeschlagenheit, Nervosität, Schreckhaftigkeit, Mangel an Mut und Initiative, Entscheidungsschwäche, Seufzen, ruheloses Träumen, Reizbarkeit, Schwindel, verschwommene Sicht, Mouches volantes, Spannungsgefühl im Flankenbereich, unregelmäßige Periode, blasse oder normale Zungenfarbe, schwächlicher Puls.

Nieren-Yang-Mangel

Leichte Furchtsamkeit, fehlende Willenskraft, mangelndes Selbstvertrauen, Schmerzen im unteren Rücken, kalte Knie, Kältegefühl, hellweiße Gesichtsfarbe, schwache Knie, Müdigkeit, Abgeschlagenheit, reichlich klarer Harn, Nykturie, Impotenz, verringerte Libido, blasse und nasse Zunge, tief-schwächlicher Puls.

Herz- und Milz-Qi-Mangel

Schwere Furchtsamkeit, Sorge, unangebrachtes Verlangen, es anderen recht zu machen, leichte Niedergeschlagenheit, Herzklopfen, Kurzatmigkeit bei Anstrengung, blasses Gesicht, Müdigkeit, spontane Schweißausbrüche, Appetitmangel, leichtes Spannungsgefühl im Bauch nach Nahrungsaufnahme, schwache Gliedmaßen, breiiger Stuhl, blasse Zunge, leerer Puls.

Herz- und Milz-Blut-Mangel

Schwere Furchtsamkeit, nervöse Ängstlichkeit, mangelndes Selbstvertrauen, Sorge, leicht zwanghaftes Denken, leichte Niedergeschlagenheit, übermäßiges Nachdenken, Herzklopfen, Kurzatmigkeit bei Anstrengung, blasses Gesicht, Müdigkeit, spontane Schweißausbrüche, Appetitmangel, leichtes Spannungsgefühl im Bauch nach Nahrungsaufnahme, schwache Gliedmaßen, breiiger Stuhl, blasse Zunge, leerer Puls.

78.9 Unangebrachtes Lachen

Dies umfasst mentale Zustände von leichter Hypomanie bis zum ausgeprägten manischen Verhalten.

Herz-Feuer

Unangebrachtes Lachen, manisches Verhalten, geistige Unruhe, körperliche Unruhe, Schlaflosigkeit, traumgestörter Schlaf, Herzklopfen, Durst, Mund- und Zungenaphthen, Hitzegefühl, rotes Gesicht, bitterer Mundgeschmack, rote Zunge mit röterer Spitze und gelbem Belag, überflutend-schneller Puls.

Schleim-Feuer bedrängt das Herz

Unangebrachtes Lachen, Verwirrung, körperliche Unruhe, Schlaflosigkeit, traumgestörter Schlaf, Unbedachtsamkeit, Patient neigt dazu, andere zu schlagen oder auszuschimpfen, Schreien, Niedergeschlagenheit, manisches Verhalten, Herzklopfen, Durst, rotes Gesicht, Engegefühl im Brustkorb, dunkler Harn, Auswurf von Schleim, rasselndes Geräusch im Hals, bitterer Mundgeschmack, rote Zunge mit röterer und gedunsener Spitze, Herzriss ausgefüllt mit klebrigem, trockenem, gelbem Belag, schlüpfrig-schneller oder schlüpfrig-überflutend-schneller Puls.

Nieren- und Herz-Yin-Mangel mit Herz-Leere-Hitze

Unangebrachtes Lachen, Schlaflosigkeit, übermäßiges Träumen, geistige Unruhe, nervöse Ängstlichkeit, Gedächtnisschwäche, Herzklopfen, Schwindel, Tinnitus, Schwerhörigkeit, Schmerzen im unteren Rücken, mit Träumen einhergehende nächtliche Samenergüsse, abendliches Hitzegefühl, Nachtschweiß, Hitze in den fünf Zentren, spärlicher dunkler Harn, trockener Stuhl, rote Zunge mit röterer Spitze und Herzriss, oberflächlich-leerer und schneller Puls, oder ein tiefer und schwächlicher Puls auf beiden hinteren Taststellen und überflutend auf beiden vorderen.

KAPITEL

79 Geistige und emotionale Symptome

Die folgenden geistigen und emotionalen Symptome werden besprochen:

1. Depression, Niedergeschlagenheit
2. Depression und manisches Verhalten
3. Nervöse Ängstlichkeit
4. Reizbarkeit
5. Schizophrenie

79.1 Depression, Niedergeschlagenheit

Teil B (Befragung) ➤ Kap. 44

Fülle

Leber-Qi-Stagnation

Niedergeschlagenheit, Launenhaftigkeit, Reizbarkeit, nervöse Ängstlichkeit, Frustration, nervöse Anspannung, Spannungsgefühl in Flankenbereich oder Oberbauch, Kloßgefühl im Hals, saitenförmiger Puls.

Akupunktur
Gb 34 Yanglingquan, Le 3 Taichong, Gb 13 Benshen, Du 20 Baihui, Gb 40 Qiuxu.

Leber-Qi-Stagnation mit Qi-Schleim

Niedergeschlagenheit, Launenhaftigkeit, Reizbarkeit, Kloßgefühl im Hals, Spannungsgefühl in Flankenbereich oder Oberbauch, prämenstruelle Anspannung, Sputum im Rachen, gedunsene Zunge, saitenförmig-schlüpfriger Puls.

Akupunktur
Gb 34 Yanglingquan, Le 3 Taichong, Gb 13 Benshen, Du 20 Baihui, Gb 40 Qiuxu, Ma 40 Fenglong.

Leere

Nieren-Yang-Mangel

Niedergeschlagenheit, fehlende Motivation, fehlende Willenskraft, Mangel an Initiative, Erschöpfung, Patient möchte sich einrollen, Schmerzen im unteren Rücken, kalte Knie, Kältegefühl, hellweiße Gesichtsfarbe, schwache Knie, Müdigkeit, Abgeschlagenheit, reichlich klarer Harn, Nykturie, Impotenz, verringerte Libido, blasse und nasse Zunge, tief-schwächlicher Puls.

Akupunktur
Ni 3 Taixi, Ren 4 Guanyuan, Bl 23 Shenshu, Ni 7 Fuliu, Du 4 Mingmen, Du 20 Baihui, Gb 40 Qiuxu.

Herz-Blut-Mangel

Niedergeschlagenheit, weinerlich, Traurigkeit, Schlaflosigkeit, traumgestörter Schlaf, Gedächtnisschwäche, nervöse Ängstlichkeit, Schreckhaftigkeit, Herzklopfen, Schwindel, matt-blasse Gesichtsfarbe, blasse Lippen, blasse und dünne Zunge, rauer oder dünner Puls.

Akupunktur
He 7 Shenmen, Ren 14 Juque, Ma 36 Zusanli, Mi 6 Sanyinjiao, Du 20 Baihui, Gb 40 Qiuxu.

Leber-Blut-Mangel

Niedergeschlagenheit, Traurigkeit, kein Ziel im Leben, Schwindel, verschwommene Sicht, Mouches volantes, taube oder kribbelnde

Gliedmaßen, spärliche Regelblutungen, matt-blasse Gesichtsfarbe, blasse Zunge, rauer oder dünner Puls.

Akupunktur
Du 20 Baihui, Gb 40 Qiuxu, Le 8 Ququan, Ma 36 Zusanli, Mi 6 Sanyinjiao, Ren 4 Guanyuan.

Milz- und Herz-Blut-Mangel

Niedergeschlagenheit, Grübeln, leicht zwanghaftes Denken, nervöse Ängstlichkeit, Schlaflosigkeit, traumgestörter Schlaf, Gedächtnisschwäche, Schreckhaftigkeit, Herzklopfen, Schwindel, matt-blasse Gesichtsfarbe, blasse Lippen, Müdigkeit, schwache Muskeln, breiiger Stuhl, Appetitmangel, spärliche Regelblutungen, blasse und dünne Zunge, rauer oder dünner Puls.

Akupunktur
He 7 Shenmen, Ren 14 Juque, Ma 36 Zusanli, Mi 6 Sanyinjiao, Du 20 Baihui, Gb 40 Qiuxu, Ren 12 Zhongwan, Du 24 Shenting.

Weitere Krankheitsmuster

Stagnierendes Leber-Qi verwandelt sich in Hitze und steigt aufwärts

Niedergeschlagenheit, nervöse Ängstlichkeit, Schlaflosigkeit, Launenhaftigkeit, Reizbarkeit, Neigung zu Wutanfällen, Spannungsgefühl in Flankenbereich oder Oberbauch, leichtes Engegefühl im Brustkorb, prämenstruelle Anspannung, unregelmäßige Periode, prämenstruelles Spannungsgefühl in den Brüsten, Kloßgefühl im Hals, Hitzegefühl, rotes Gesicht, Durst, starke Regelblutungen, Zunge rot an den Rändern, saitenförmiger und leicht schneller Puls.

Herz-Yang-Mangel

Niedergeschlagenheit, fehlende Motivation, Schreckhaftigkeit, Herzklopfen, Kurzatmigkeit bei Anstrengung, Müdigkeit, spontane Schweißausbrüche, leichte Beschwerden oder Druckgefühl im Herzbereich, Kältegefühl, kalte Hände, hell-blasses Gesicht, etwas dunkle Lippen, blasse Zunge, tief-schwächlicher Puls.

Herz- und Nieren-Yin-Mangel mit Leere-Hitze

Niedergeschlagenheit, nervöse Ängstlichkeit am Abend, geistige Unruhe, Schlaflosigkeit, traumgestörter Schlaf, nervöse Ängstlichkeit, Gedächtnisschwäche, Herzklopfen, Schwindel, Tinnitus, Schwerhörigkeit, Schmerzen im unteren Rücken, nächtliche Samenergüsse mit Träumen, abendliches Hitzegefühl, Nachtschweiß, Hitze in den fünf Zentren, spärlicher dunkler Harn, trockener Stuhl, rote Zunge mit röterer Spitze und Herzriss, oberflächlich-leerer und schneller Puls.

Schleim-Feuer bedrängt das Herz

Niedergeschlagenheit, geistige Unruhe, nervöse Ängstlichkeit, körperliche Unruhe, Phobien, Schlaflosigkeit, übermäßiges Träumen, geistige Verwirrung, Unbedachtsamkeit, Schreien, manisches Verhalten, Hitzegefühl im Herzbereich, Herzklopfen, Durst, rotes Gesicht, Engegefühl im Brustkorb, Auswurf von Schleim, rasselndes Geräusch im Hals, bitterer Mundgeschmack, rote Zunge mit röterer und gedunsener Spitze, Herzriss ausgefüllt mit klebrigem, trockenem, gelbem Belag, schlüpfrig-schneller oder schlüpfrig-überflutend-schneller Puls.

Herz-Blut-Stase

Niedergeschlagenheit, geistige Unruhe, Schlaflosigkeit, körperliche Unruhe am Abend, übermäßiges Träumen, Herzklopfen, stechende Schmerzen im Brustkorb, die zum linken medialen Armanteil oder zur Schulter ausstrahlen können, Gefühl von Enge oder Einschnürung im Brustkorb, Lippen- und Nagelzyanose, kalte Hände, der Zungenkörper ist im Ganzen violett oder an den seitlichen Anteilen des Brustareals, rauer oder saitenförmiger Puls.

Hitze in der Gallenblase

Niedergeschlagenheit, geistige Unruhe, temperamentvoll, Übelkeit, trockener Rachen, bitterer Mundgeschmack, Völlegefühl im Flankenbereich, verschwommene Sicht, einseitiger gelber Zungenbelag, saitenförmiger Puls.

Sorge verletzt den Herz-Geist

Niedergeschlagenheit, Patient fühlt sich wie in Trance, Geistesabwesenheit, fehlende Initiative, Traurigkeit, Sorge, Weinen, Gähnen, blasse Zunge, schwächlicher Puls.

Zwerchfell-Hitze

Niedergeschlagenheit, geistige Unruhe, ein Gefühl von Ängstlichkeit im Brustkorb, Hitzegefühl im Herzbereich, Druckgefühl im Brustkorb, Durst, Übelkeit, gelber Zungenbelag, schneller Puls. Diese Art von Depression ist nur von kurzer Dauer und beruht auf einer Rest-Hitze einer Wind-Hitze-Invasion.

HINWEIS FÜR DIE PRAXIS
- Bei chronischer Depression wende ich zur Stärkung der Willenskraft des Patienten oft Bl 23 Shenshu und Bl 52 Zhishi an, egal bei welchem Muster.
- Ich verwende auch Gb 40 Qiuxu, um die Bewegung des *Hun* zu stimulieren, da mangelnde Bewegung des *Hun* eine Depression kennzeichnet.

79.2 Depression und manisches Verhalten

Teil B (Befragung) ➢ *Kap. 44*

79.2.1 Depressive Phase

Stagnation von Qi und Schleim

Niedergeschlagenheit, Teilnahmslosigkeit, Abgestumpftheit, unzusammenhängende Rede, Patient murmelt vor sich hin, Reizbarkeit, Launenhaftigkeit, Patient vergisst zu essen, Spannungsgefühl in Flankenbereich oder Oberbauch, Kloßgefühl im Hals, prämenstruelle Anspannung, gedunsene Zunge mit klebrigem Belag, saitenförmig-schlüpfriger Puls.

Herz- und Milz-Blut-Mangel

Niedergeschlagenheit, übermäßiges Träumen, Verwirrung, Schreckhaftigkeit, Traurigkeit, Weinen, Schreien, Patient schließt die Fenster, Patient murmelt vor sich hin, Grübeln, leicht zwanghaftes Denken, nervöse Ängstlichkeit, Schlaflosigkeit, traumgestörter Schlaf, Gedächtnisschwäche, Herzklopfen, Schwindel, matt-blasse Gesichtsfarbe, blasse Lippen, Müdigkeit, Muskelschwäche, breiiger Stuhl, Appetitmangel, spärliche Regelblutungen, blasse und dünne Zunge, rauer oder dünner Puls.

79.2.2 Manische Phase

Schleim-Feuer bedrängt den Herz-Geist

Manisches Verhalten, Schlaflosigkeit, traumgestörter Schlaf, Neigung zu Wutanfällen, Schreien, Patient neigt dazu, andere zu schlagen oder auszuschimpfen, Patient gibt zu viel Geld aus, außergewöhnliche körperliche Kraft, Patient hat verschiedene Projekte gleichzeitig am Laufen, Patient ist die ganze Nacht über wach, vergisst zu essen, Singen, geistige Unruhe, körperliche Unruhe, Verwirrung, unzusammenhängende Rede, Unbedachtsamkeit, unkontrolliertes Lachen, Schreien, Herzklopfen, Durst, rotes Gesicht, Engegefühl im Brustkorb, Auswurf von Schleim, bitterer Mundgeschmack, rote Zunge mit röterer, stärker gedunsener Zungenspitze und einem tiefen Herzriss ausgefüllt mit klebrig-trockenem, gelbem Belag, schlüpfrig-schneller oder schlüpfrig-überflutend-schneller Puls.

Magen-Schleim-Feuer beeinträchtigt das Herz

Manisches Verhalten, Verlangen, hohe Plätze zu ersteigen, Schreien, Lachen, Singen, Patient entledigt sich seiner Kleidung, geistige Unruhe, brennende Oberbauchschmerzen, Durst ohne Verlangen zu trinken, Zahnfleischbluten, trockener Stuhl, trockener Mund, Mundaphthen, saures Aufstoßen, Übelkeit, Erbrechen bald nach der Nahrungsaufnahme, übermäßiger Hunger, schlechter Atem, Hitzegefühl, Engegefühl in Brustkorb und Oberbauch, rote Zungenmitte mit klebrig-gelbem Belag und Magenriss, der mit einem rauen, klebrigen, gelben Belag ausgefüllt ist, schlüpfrig-schneller Puls.

Magen- und Perikard-Feuer

Manisches Verhalten, geistige Unruhe, Patient kann sich nicht flach hinlegen, Halluzinationen, unzusammenhängende Rede, übermäßiges Träumen, rotes Gesicht, heiße Hände, Herzklopfen, brennende Oberbauchschmerzen, starker Durst mit Verlangen nach kalten Getränken, trockener Mund, Mundaphthen, Zahnfleischbluten, trockener Stuhl, saures Aufstoßen, schlechter Atem, Übelkeit, Erbrechen bald nach der Nahrungsaufnahme, Hitzegefühl, rote Zunge mit dickem, trockenem, dunkelgelbem Belag, tief-voll-schneller Puls.

Feuer verletzt das Yin

Chronisch manisches Verhalten, übermäßiges Reden, Schreckhaftigkeit, geistige Unruhe, Gewichtsverlust, gerötete Wangen, Hitzegefühl am Abend, rote Zunge, kein Belag, dünn-schneller Puls.

HINWEIS FÜR DIE PRAXIS

„Manisches" Verhalten muss sich nicht immer in seiner extremen Form abspielen, sondern, wie bei vielen Patienten zu beobachten ist, auch in einer abgeschwächten Form.

79.3 Nervöse Ängstlichkeit

Teil B (Befragung) ➢ *Kap. 44*

Leere

Herz-Blut-Mangel

Leichte nervöse Ängstlichkeit, Schlaflosigkeit, nervöse Ängstlichkeit, traumgestörter Schlaf, Gedächtnisschwäche, Schreckhaftigkeit, Herzklopfen, Schwindel, matt-blasse Gesichtsfarbe, blasse Lippen, blasse und dünne Zunge, rauer oder dünner Puls.

Akupunktur
He 7 Shenmen, Ren 14 Juque, Ma 36 Zusanli, Mi 6 Sanyinjiao.

Herz-Yin-Mangel

Ein unbestimmtes Gefühl von nervöser Ängstlichkeit, das abends schlimmer wird, Schlaflosigkeit, Gedächtnisschwäche, geistige Unruhe, traumgestörter Schlaf, Schreckhaftigkeit, Patient fühlt sich unwohl und „heiß und genervt", Herzklopfen, trockener Mund und Rachen, Nachtschweiß, normale Zungenfarbe ohne Belag oder mit wurzellosem Belag, oberflächlich-leerer Puls, vor allem auf der linken vorderen Taststelle.

Akupunktur
He 6 Yinxi, He 7 Shenmen, Mi 6 Sanyinjiao, Ren 4 Guanyuan, Ren 14 Juque.

Nieren-Yin-Mangel

Ein unbestimmtes Gefühl von nervöser Ängstlichkeit, das abends schlimmer wird, Schwindel, Tinnitus, Schwerhörigkeit, Gedächtnisschwäche, Nachtschweiß, trockener Mund und Rachen in der Nacht, Schmerzen im unteren Rücken, Verstopfung, spärlicher dunkler Harn, Müdigkeit, normale Zungenfarbe, kein Belag, oberflächlich-leerer Puls.

Akupunktur
Ni 3 Taixi, Ren 4 Guanyuan, Mi 6 Sanyinjiao, Ren 12 Zhongwan.

Leere/Fülle

Herz-Yin-Mangel mit Leere-Hitze

Nervöse Ängstlichkeit, die abends schlimmer wird, geistige Unruhe, Schlaflosigkeit, traumgestörter Schlaf, Gedächtnisschwäche, Patient fühlt sich unwohl und „heiß und genervt", Herzklopfen, trockener Mund und Rachen, abendliches Hitzegefühl, gerötete Wangen, Nachtschweiß, Hitze in den fünf Zentren, rote Zunge mit röterer Spitze, kein Belag, oberflächlich-leerer und schneller Puls.

Akupunktur
He 6 Yinxi, He 7 Shenmen, Mi 6 Sanyinjiao, Ren 4 Guanyuan, Ren 14 Juque, He 8 Shaofu.

Herz- und Nieren-Yin-Mangel mit Leere-Hitze

Nervöse Ängstlichkeit, geistige Unruhe, ein Gefühl von körperlicher Unruhe, das abends schlimmer wird, Schlaflosigkeit, traumgestörter Schlaf, Gedächtnisschwäche, Herzklopfen, Schwindel, Tinnitus, Schwerhörigkeit, Schmerzen im unteren Rücken, nächtliche Samenergüsse mit Träumen, abendliches Hitzegefühl, Nachtschweiß, Hitze in den fünf Zentren, spärlicher dunkler Harn, trockener Stuhl, rote Zunge mit röterer Spitze und Herzriss, oberflächlich-leerer und schneller Puls.

Akupunktur

He 6 Yinxi, He 7 Shenmen, Mi 6 Sanyinjiao, Ren 4 Guanyuan, Ren 14 Juque, He 8 Shaofu, Ni 3 Taixi, Ren 12 Zhongwan, Ni 2 Rangu.

Fülle

Herz-Feuer

Starke Ängstlichkeit, geistige Unruhe, ein Gefühl von körperlicher Unruhe, Schlaflosigkeit, traumgestörter Schlaf, Herzklopfen, Durst, Mund- und Zungenaphthen, Hitzegefühl, rotes Gesicht, dunkler Harn oder Blut im Harn, bitterer Mundgeschmack, rote Zunge mit röterer Spitze und gelbem Belag, überflutender und schneller Puls.

Akupunktur
He 8 Shaofu, Du 24 Shenting, Ren 15 Jiuwei, He 7 Shenmen.

Schleim-Feuer bedrängt das Herz

Starke Ängstlichkeit, körperliche Unruhe, geistige Unruhe, manisches Verhalten, Phobien, Schlaflosigkeit, traumgestörter Schlaf, Verwirrung, Niedergeschlagenheit, Herzklopfen, Durst, rotes Gesicht, Engegefühl im Brustkorb, dunkler Harn, Auswurf von Schleim, rasselndes Geräusch im Hals, bitterer Mundgeschmack, rote Zunge mit röterer und gedunsener Spitze, Herzriss ausgefüllt mit klebrigem gelbem Belag, schlüpfrig-schneller oder schlüpfrig-überflutend-schneller Puls.

Akupunktur
He 8 Shaofu, Ren 12 Zhongwan, Ren 9 Shuifen, Ren 5 Shimen, Bl 22 Sanjiaoshu, Ma 40 Fenglong, Du 24 Shenting, Ren 15 Jiuwei.

Weitere Krankheitsmuster

Herz-Blut-Stase

Starke Ängstlichkeit, körperliche Unruhe, Herzklopfen, stechende Schmerzen im Brustkorb, die zum linken medialen Armanteil oder zur Schulter ausstrahlen können, Gefühl von Enge oder Einschnürung im Brustkorb, Lippen- und Nagelzyanose, kalte Hände, der Zungenkörper ist im Ganzen violett oder an den seitlichen Anteilen des Brustareals, rauer oder saitenförmiger Puls.

Leber-Blut-Mangel

Leichte Ängstlichkeit, leichte Niedergeschlagenheit, kein Ziel im Leben, Schlaflosigkeit, übermäßiges Träumen, Schwindel, verschwommene Sicht, Mouches volantes, taube oder kribbelnde Gliedmaßen, spärliche Regelblutungen, matt-blasse Gesichtsfarbe, blasse Zunge, rauer oder dünner Puls.

Leber-Yin-Mangel

Ein unbestimmtes Gefühl von nervöser Ängstlichkeit, Niedergeschlagenheit, Schlaflosigkeit, übermäßiges Träumen, Schwindel, verschwommene Sicht, Mouches volantes, trockene Augen, trockenes Haar, trockene Nägel, Schlaflosigkeit, taube oder kribbelnde Gliedmaßen, spärliche Regelblutungen, kein Zungenbelag, oberflächlich-leerer Puls.

Leber-Qi-Stagnation

Nervöse Ängstlichkeit, Reizbarkeit, Launenhaftigkeit, Spannungsgefühl in Flankenbereich oder Oberbauch, Kloßgefühl im Hals, prämenstruelle Anspannung, saitenförmiger Puls.

Leber-Feuer

Starke Ängstlichkeit, Reizbarkeit, Neigung zu Wutanfällen, Kopfschmerzen, rotes Gesicht, Schwindel, Tinnitus, Durst, bitterer Mundgeschmack, Verstopfung, dunkler Harn, rote Zunge mit röteren Rändern und trockenem gelbem Belag, saitenförmig-schneller Puls.

Aufsteigendes Leber-Yang

Nervöse Ängstlichkeit, Kopfschmerzen, Schwindel, Tinnitus, Reizbarkeit, Neigung zu Wutanfällen, saitenförmiger Puls.

Herz-Qi- und Gallenblasen-Qi-Mangel

Leichte nervöse Ängstlichkeit, Schlaflosigkeit, Furchtsamkeit, Geistesabwesenheit, Entscheidungsschwäche, Schreckhaftigkeit, Herzklopfen, leichte Atemlosigkeit, Müdigkeit, blasse Zunge, schwächlicher Puls.

Zwerchfell-Hitze

Nervöse Ängstlichkeit, Hitze und Druckgefühl im Bereich unterhalb des Herzens, Durst, trockener Mund, Reizbarkeit, Schlaflosigkeit, rote Zunge, schneller Puls. Diese Art von Depression ist nur von kurzer Dauer und beruht auf einer Rest-Hitze von vorhergehender Wind-Hitze-Invasion.

79.4 Reizbarkeit

Teil B (Befragung) ➤ *Kap. 44*

Reizbarkeit ist eine häufige Beschwerde, die verschiedene Gefühlsregungen umfasst: Sich leicht reizbar fühlen, leicht aus der Haut fahren, sich frustriert fühlen und ähnliches mehr. Reizbarkeit gehört gemäß den traditionellen sieben Emotionen zu „Ärger / Wut", sie schließt aber ein weitaus breiteres Spektrum an Gefühlszuständen mit ein und verläuft im Allgemeinen nicht so heftig. Eine Neigung zu Wut und Ärger ist generell auf ein Leber-Muster zurückzuführen, Reizbarkeit hingegen kann von etlichen Mustern und verschiedenen Organen ausgehen.

Leber-Qi-Stagnation

Reizbarkeit, Launenhaftigkeit, prämenstruelle Reizbarkeit, Spannungsgefühl in Flankenbereich oder Oberbauch, Kloßgefühl im Hals, prämenstruelle Anspannung, saitenförmiger Puls. „Ich fühle mich vor meiner Regel extrem reizbar und lasse es an meiner Familie aus."

Lungen-Qi-Stagnation

Leichte Reizbarkeit, Weinanfälle, Seufzen, Traurigkeit, Niedergeschlagenheit, Kloßgefühl im Hals, Schluckbeschwerden, Enge- oder Spannungsgefühl im Brustkorb, leichte Atemlosigkeit, Zunge etwas rötlich an den seitlichen Anteilen des Brustareals, Puls ganz leicht gespannt auf der rechten vorderen Taststelle. „Ich habe einen Kloß im Hals, bin nervös und gereizt, und fühle mich als ob ich gleich in Tränen ausbrechen müsste."

Leber-Blut-Stase

Starke Reizbarkeit, nachts körperliche Unruhe, Schmerzen im Flankenbereich und / oder Bauch, schmerzhafte Regel, dunkles und klumpiges Regelblut, Massen im Bauchraum, violette Nägel, violette Lippen, violette oder dunkle Gesichtsfarbe, violette Zunge, saitenförmiger oder haftender Puls. „Ich koche nur so vor Unmut."

Herz-Blut-Stase

Reizbarkeit, zwanghaftes Denken, Herzklopfen, stechende Schmerzen im Brustkorb, die zum linken medialen Armanteil oder zur Schulter ausstrahlen können, Gefühl von Enge oder Einschnürung im Brustkorb, Lippen- und Nagelzyanose, kalte Hände, der Zungenkörper ist im Ganzen violett oder an den seitlichen Anteilen des Brustareals, rauer oder saitenförmiger Puls. „Mein Kopf will ständig über andere urteilen, und ich bin sehr nachtragend."

Aufsteigendes Leber-Yang

Starke Reizbarkeit, Neigung zu Wutanfällen, Kopfschmerzen, Schwindel, Tinnitus, saitenförmiger Puls. „Ich fahre leicht aus der Haut."

Leber-Feuer

Starke Reizbarkeit, Neigung zu Wutanfällen, Kopfschmerzen, rotes Gesicht, Schwindel, Tinnitus, Durst, bitterer Mundgeschmack, Verstopfung, dunkler Harn, rote Zunge mit röteren Rändern und trockenem gelbem Belag, saitenförmig-schneller Puls. „Ich werde oft ganz rasend vor Wut."

Herz-Feuer

Starke Reizbarkeit, Zorn, körperliche Unruhe, Schlaflosigkeit, traumgestörter Schlaf, Herzklopfen, Durst, Mund- und Zungenaphthen, geistige Unruhe, Hitzegefühl, rotes Gesicht, bitterer Mundgeschmack, rote Zunge mit röterer Spitze und gelbem Belag, überflutend-schneller Puls. „Ich fühle mich reizbar, ungeduldig und ärgerlich."

Lungen-Hitze

Reizbarkeit, Weinanfälle, Ruhelosigkeit, Husten, leichte Atemlosigkeit, Hitzegefühl, Schmerzen im Brustkorb, erweiterte Nasenlöcher, Durst, rotes Gesicht, rote Zunge mit gelbem Belag, überflutend-schneller Puls. „Ich bin frustriert, fühle mich weinerlich und reizbar."

Magen-Hitze

Reizbarkeit, Schlaflosigkeit, traumgestörter Schlaf, Ruhelosigkeit, brennende Oberbauchschmerzen, Durst, saures Aufstoßen, Übelkeit, übermäßiger Hunger, schlechter Atem, Hitzegefühl, rote Zunge mit gelbem Belag, überflutend-schneller Puls. „Ich bin häufig verärgert und verhalte mich dann ganz zwanghaft."

Leber-Blut-Mangel

Leichte Reizbarkeit, leichte Ungeduld, unbestimmtes Gefühl von Ängstlichkeit, Schwindel, verschwommene Sicht, Mouches volantes, taube oder kribbelnde Gliedmaßen, spärliche Regelblutungen, matt-blasse Gesichtsfarbe, blasse Zunge, rauer oder dünner Puls. „Ich fühle mich verloren, überwältigt, nervös und gereizt."

Nieren-Yin-Mangel

Leichte Reizbarkeit, ein unbestimmtes Gefühl von Ängstlichkeit und Angst, das abends schlimmer wird, fehlende Willenskraft, Patient ist leicht verärgert, Schwindel, Tinnitus, Schwerhörigkeit, Gedächtnisschwäche, Nachtschweiß, trockener Mund und Rachen in der Nacht, Schmerzen im unteren Rücken, spärlicher dunkler Harn, Müdigkeit, normale Zungenfarbe, kein Belag, oberflächlich-leerer Puls. „Ich fühle mich hilflos, unmotiviert, und abends bin ich nervös und gereizt."

Herz-Blut-Mangel

Leichte Reizbarkeit, Traurigkeit, ein unbestimmtes Gefühl von Ängstlichkeit, Schlaflosigkeit, Gedächtnisschwäche, traumgestörter Schlaf, Schreckhaftigkeit, Herzklopfen, Schwindel, matt-blasse Gesichtsfarbe, blasse Lippen, blasse und dünne Zunge, rauer oder dünner Puls. „Ich fühle mich traurig, nervös und gereizt."

Nieren-Yin-Mangel mit Leere-Hitze

Ein unbestimmtes Gefühl von Reizbarkeit, abends zunehmende geistige Unruhe, Patient fühlt sich nervös und gereizt, „heiß und genervt", Niedergeschlagenheit, nervöse Ängstlichkeit, Schlaflosigkeit, Schwindel, Tinnitus, Drehschwindel, Gedächtnisschwäche, Schwerhörigkeit, Nachtschweiß, trockener Mund in der Nacht, Hitze in den fünf Zentren, abendliches Hitzegefühl, Durst mit dem Verlangen, Flüssigkeiten in kleinen Schlückchen zu trinken, Schmerzen im unteren Rücken, Verstopfung, spärlicher dunkler Harn, Müdigkeit, rote Zunge ohne Belag, oberflächlich-leerer und schneller Puls. „Mir ist heiß, und ich fühle mich genervt."

Herz-Yin-Mangel mit Leere-Hitze

Reizbarkeit, geistige Unruhe, die abends schlimmer ist, Patient fühlt sich nervös und gereizt, Traurigkeit, nervöse Ängstlichkeit, Schlaflosigkeit, traumgestörter Schlaf, Schreckhaftigkeit, Patient fühlt sich unwohl und „heiß und genervt", Herzklopfen, Gedächtnisschwäche, trockener Mund und Rachen, Durst mit dem Verlangen, Flüssigkeiten in kleinen Schlückchen zu trinken, abendliches Hitzegefühl, gerötete Wangen, Nachtschweiß, Hitze in den fünf Zentren, rote Zunge mit röterer Spitze, kein Belag, oberflächlich-leerer und schneller Puls. „Ich bin traurig, mir ist heiß, und ich fühle mich genervt."

Nässe-Hitze

Reizbarkeit, geistige Unruhe, leicht zwanghaftes Denken, Schwere- und Völlegefühl im Oberbauch, klebriger Mundgeschmack, Hitzegefühl, klebriger gelber Zungenbelag, schlüpfrig-schneller Puls. „Ich fühle mich schwer, eklig und reizbar." Je nach beteiligtem Organ bestehen noch weitere Symptome und klinische Zeichen.

79.5 Schizophrenie

Herz- und Milz-Blut-Mangel

Geistesabwesenheit, Schlaflosigkeit, übermäßiges Träumen, Patient kann sich nicht konzentrieren, Vergesslichkeit, nervöse Ängstlichkeit, Traurigkeit, Hören von Stimmen, Niedergeschlagenheit, geistige Unruhe, Schreckhaftigkeit, Weinen, Schreien, Patient murmelt vor sich hin, Grübeln, zwanghaftes Denken, Herzklopfen, Schwindel, matt-blasse Gesichtsfarbe, blasse Lippen, Müdigkeit, breiiger Stuhl, Appetitmangel, spärliche Regelblutungen, blasse und dünne Zunge, rauer oder dünner Puls.

Stagnation von Qi und Schleim

Melancholie, Teilnahmslosigkeit, Abgestumpftheit, unzusammenhängende Rede, Patient murmelt vor sich hin, Hören von Stimmen, Launenhaftigkeit, Reizbarkeit, unangebrachtes Lachen und Weinen, Spannungsgefühl in Flankenbereich oder Oberbauch, Kloßgefühl im Hals, prämenstruelle Anspannung, Sputum im Hals, Engegefühl im Brustkorb, saitenförmig-schlüpfriger Puls.

Schleim-Feuer bedrängt das Herz

Plötzlicher Beginn, Halluzinationen, Hören von Stimmen, gewalttätiges Verhalten, Patient ist beleidigend und ausfallend, Schlaflosigkeit, traumgestörter Schlaf, zerstörerisches Verhalten, körperliche Unruhe, geistige Unruhe, unzusammenhängende Rede, Unbedachtsamkeit, Patient neigt dazu, andere zu schlagen oder auszuschimpfen, unkontrolliertes Lachen oder Weinen, Schreien, Patient murmelt vor sich hin, Herzklopfen, Durst, rotes Gesicht, Engegefühl im Brustkorb, dunkler Harn, Auswurf von Schleim, rasselndes Geräusch im Hals, bitterer Mundgeschmack, rote Zunge mit röterer und gedunsener Spitze, Herzriss ausgefüllt mit klebrigem gelbem Belag, schlüpfrig-schneller oder schlüpfrig-überflutend-schneller Puls.

Schleim-Feuer und Yin-Mangel mit Leere-Hitze

Halluzinationen, Hören von Stimmen, gewalttätiges Verhalten, Schlaflosigkeit, traumgestörter Schlaf, zerstörerisches Verhalten, körperliche Unruhe, geistige Unruhe, unzusammenhängende Rede, Unbedachtsamkeit, Patient neigt dazu, andere zu schlagen oder auszuschimpfen, unkontrolliertes Lachen oder Weinen, Schreien, Patient murmelt vor sich hin, Herzklopfen, Durst, rotes Gesicht, Engegefühl im Brustkorb, dunkler Harn, Auswurf von Schleim, rasselndes Geräusch im Hals, abendliches Hitzegefühl, gerötete Wangen, Durst mit dem Verlangen, in kleinen Schlückchen zu trinken, Nachtschweiß, Hitze in den fünf Zentren, rote und gedunsene Zunge mit röterer Spitze, kein Belag, Herzriss ausgefüllt mit rauem, trockenem, gelbem Belag, schlüpfrig-oberflächlich-leer-schneller Puls.

KAPITEL

80 Mentale Probleme

Die folgenden mentalen Probleme werden besprochen:
1. Gedächtnisschwäche
2. Konzentrationsschwierigkeiten
3. Lernschwierigkeiten bei Kindern
4. Hyperaktivität

80.1 Gedächtnisschwäche

Leere

Qi- und Blut-Mangel von Milz und Herz

Gedächtnisschwäche bezüglich weiter zurückliegender Ereignisse, übermäßiges Träumen, Schlaflosigkeit, Gedächtnisschwäche, Schreckhaftigkeit, Herzklopfen, Schwindel, matt-blasse Gesichtsfarbe, blasse Lippen, Müdigkeit, schwache Muskeln, breiiger Stuhl, Appetitmangel, spärliche Regelblutungen, blasse und dünne Zunge, rauer oder dünner Puls.

Akupunktur
He 7 Shenmen, Ren 14 Juque, Ma 36 Zusanli, Mi 6 Sanyinjiao, Ren 12 Zhongwan, Bl 20 Pishu, Bl 49 Yishe, Du 20 Baihui, Du 24 Shenting.

Nieren-Mangel

Gedächtnisschwäche bezüglich jüngster Ereignisse, Geistesabwesenheit, langsames Denken, vorzeitiges Ergrauen der Haare oder Bildung einer Glatze, Schwindel, Tinnitus, Schmerzen im unteren Rücken. Je nachdem, ob ein Nieren-Yin- oder Nieren-Yang-Mangel vorliegt, treten entsprechend weitere Symptome und klinische Zeichen auf.

Akupunktur
Ren 4 Guanyuan, Bl 23 Shenshu, Bl 52 Zhishi, Ni 3 Taixi, Du 20 Baihui, Du 24 Shenting.

Fülle

Trüber Schleim im Herzen

Gedächtnisschwäche, Geistesabwesenheit, Schlaflosigkeit, Konzentrationsschwierigkeiten, Benommenheitsgefühl, Sputum im Rachen, Engegefühl im Brustkorb, Übelkeit, gedunsene Zunge mit klebrigem Belag, schlüpfriger Puls.

Akupunktur
Pe 5 Jianshi, He 5 Tongli, Du 20 Baihui, Du 24 Shenting, Ma 40 Fenglong, Ren 9 Shuifen, Ren 5 Shimen, Bl 22 Sanjiaoshu.

Weitere Krankheitsmuster

Herz- und Nieren-Yin-Mangel mit Leere-Hitze

Gedächtnisschwäche, übermäßiges Träumen, Schlaflosigkeit, nervöse Ängstlichkeit, geistige Unruhe, traumgestörter Schlaf, Herzklopfen, Schwindel, Tinnitus, Schwerhörigkeit, Schmerzen im unteren Rücken, nächtliche Samenergüsse mit Träumen, abendliches Hitzegefühl, Nachtschweiß, Hitze in den fünf Zentren, spärlicher dunkler Harn, trockener Stuhl, rote Zunge mit röterer Spitze und Herzriss, oberflächlich-leerer und schneller Puls.

Herz-Blut-Stase

Gedächtnisschwäche, körperliche Unruhe, Herzklopfen, stechende Schmerzen im Brustkorb, die zum linken medialen Armanteil oder zur Schulter ausstrahlen können, Gefühl von Enge oder Einschnürung im Brustkorb, Lippen- und Nagelzyanose, kalte Hände, der Zungenkörper ist im Ganzen violett oder an den seitlichen Anteilen des Brustareals, rauer oder saitenförmiger Puls.

HINWEIS FÜR DIE PRAXIS

- Der Punkt Du 24 Shenting eignet sich sehr gut zur Stimulierung der Gedächtnisstärke.
- Drei Faktoren überlappen sich bei der Entstehung von Gedächtnisschwäche: *Shen* des Herzens, *Yi* der Milz und *Zhi* der Niere.

80.2 Konzentrationsschwierigkeiten

Leere

Milz-Qi- und Herz-Blut-Mangel

Konzentrationsschwierigkeiten, Schwierigkeiten beim Studieren, Appetitmangel, leichtes Spannungsgefühl im Bauch nach Nahrungsaufnahme, Müdigkeit, blasse Gesichtsfarbe, schwache Gliedmaßen, breiiger Stuhl, spärliche Regelblutungen, blasse Zunge, rauer Puls.

Akupunktur
He 7 Shenmen, Ren 14 Juque, Ma 36 Zusanli, Mi 6 Sanyinjiao, Ren 12 Zhongwan, Bl 20 Pishu, Bl 49 Yishe, Du 20 Baihui, Du 24 Shenting.

Herz-Blut-Mangel

Konzentrationsschwierigkeiten, Gedächtnisschwäche, Schlaflosigkeit, traumgestörter Schlaf, nervöse Ängstlichkeit, Schreckhaftigkeit, Herzklopfen, Schwindel, matt-blasse Gesichtsfarbe, blasse Lippen, blasse und dünne Zunge, rauer oder dünner Puls.

Akupunktur
He 7 Shenmen, Ren 14 Juque, Ma 36 Zusanli, Mi 6 Sanyinjiao, Du 20 Baihui, Du 24 Shenting.

Nieren-Mangel

Konzentrationsschwierigkeiten, Gedächtnisschwäche, Leeregefühl im Kopf, Schwindel, Tinnitus, Schmerzen im unteren Rücken. Je nachdem, ob ein Nieren-Yin- oder Nieren-Yang-Mangel vorliegt, treten entsprechend weitere Symptome und klinische Zeichen auf.

Akupunktur
Ren 4 Guanyuan, Bl 23 Shenshu, Bl 52 Zhishi, Ni 3 Taixi, Du 20 Baihui, Du 24 Shenting.

Fülle

Schleim

Konzentrationsschwierigkeiten, ausgeprägter am Morgen, Schwere- und Benommenheitsgefühl im Kopf, Schwindel, verschwommene Sicht, klebriger Mundgeschmack, dumpfe Stirnkopfschmerzen, Engegefühl im Brustkorb, Sputum im Rachen, gedunsene Zunge mit klebrigem Belag, schlüpfriger Puls.

Akupunktur
Pe 5 Jianshi, He 5 Tongli, Du 20 Baihui, Du 24 Shenting, Ma 40 Fenglong, Ren 9 Shuifen, Ren 5 Shimen, Bl 22 Sanjiaoshu.

Nässe

Konzentrationsschwierigkeiten, ausgeprägter am Morgen, Schweregefühl im Kopf, klebriger Mundgeschmack, dumpfe Stirnkopfschmerzen, klebriger Zungenbelag, schlüpfriger Puls.

Akupunktur
He 5 Tongli, Du 20 Baihui, Du 24 Shenting, Ma 40 Fenglong, Di 4 Hegu, Ren 9 Shuifen, Ren 5 Shimen, Bl 22 Sanjiaoshu.

HINWEIS FÜR DIE PRAXIS

Zur Stimulierung der Konzentration setze ich Du 20 Baihui ein.

80.3 Lernschwierigkeiten bei Kindern

Milz- und Herz-Blut-Mangel

Lernschwierigkeiten, Konzentrationsschwierigkeiten, Gedächtnisschwäche, Abgestumpftheit, Schlaflosigkeit, traumgestörter Schlaf, Schreckhaftigkeit, schlaffe Muskulatur, Abgeschlagenheit, Teilnahmslosigkeit, Herzklopfen, Schwindel, matt-blasse Gesichtsfarbe, blasse Lippen, Müdigkeit, schwache Muskeln, breiiger Stuhl, Appetitmangel, spärliche Regelblutungen, blasse und dünne Zunge, rauer oder dünner Puls.

Leere im Meer des Markes

Lernschwierigkeiten, Schwäche in der Kindheit, Abgestumpftheit oder Zurückgebliebenheit, langsames Wachstum, langsame Entwicklung (von Gang, Sprache, Zähnen, Haar), Schwindel, Taubheit, Leeregefühl im Kopf, verschwommene Sicht.

80.4 Hyperaktivität

Zwar wird im folgenden Hyperaktivität bei Kindern abgehandelt, es gilt aber auch für Erwachsene.

Leber- und Nieren-Yin-Mangel mit aufsteigendem Leber-Yang

Hyperaktivität, Schlaflosigkeit, dünner Körperbau, langsame Entwicklung, Ruhelosigkeit, Neigung zu Wutanfällen, Ungeschicktheit, Schwindel, dumpfe Kopfschmerzen im Bereich des Hinterhauptes oder des Scheitels, taube oder kribbelnde Gliedmaßen, trockene Augen, verschwommene Sicht, trockener Rachen am Abend, trockenes Haar, trockene Haut, brüchige Nägel, Nachtschweiß, trockener Stuhl, Kopfschmerzen, normale Zungenfarbe, kein Belag, oberflächlich-leerer und etwas saitenförmiger Puls.

Milz- und Herz-Qi-Mangel mit treibendem Yang

Hyperaktivität, dicker Körperbau, langsame Entwicklung, Gedächtnisschwäche, Konzentrationsschwäche, Abgestumpftheit, schlechte Schlafqualität, Sprechprobleme, Stottern, Abgeschlagenheit, Appetitmangel, leichtes Spannungsgefühl im Bauch nach Nahrungsaufnahme, Müdigkeit, blasse Gesichtsfarbe, schwache Gliedmaßen, breiiger Stuhl, Herzklopfen, Kurzatmigkeit bei Anstrengung, blasse Zunge, leerer Puls.

Leber-Feuer

Hyperaktivität, dünner Körperbau, Schlaflosigkeit, Kopfschmerzen, rotes Gesicht, Schwindel, Tinnitus, Reizbarkeit, Neigung zu Wutanfällen, Durst, bitterer Mundgeschmack, Verstopfung, dunkler Harn, rote Zunge mit röteren Rändern und trockenem gelbem Belag, saitenförmig-schneller Puls.

Schleim-Feuer

Hyperaktivität, Auswurf von Sputum, Katarrh, chronische seröse Mittelohrentzündung, Konzentrationsschwäche, Schweregefühl, Ruhelosigkeit, Sprechprobleme, Sputum im Rachen, chronischer Katarrh, Hitzegefühl, Durst ohne Verlangen zu trinken, rote und gedunsene Zunge mit klebrigem Belag, schlüpfrig-schneller Puls.

Blut-Stase führt zur Blockade der oberen Öffnungen

Hyperaktivität, geistige Unruhe, körperliche Unruhe, dunkle Gesichtsfarbe, in der Anamnese ergibt sich eine schwere Geburt, Neigung zu Wutanfällen, violette Zunge, saitenförmiger Puls.

KAPITEL

81 Schlafstörungen

Die folgenden auf den Schlaf bezogenen Symptome werden besprochen:

1. Schlaflosigkeit
2. Übermäßiges Träumen
3. Schläfrigkeit / Somnolenz
4. Sprechen im Schlaf
5. Schlafwandeln
6. Schnarchen

81.1 Schlaflosigkeit

Teil B (Befragung) ➤ *Kap. 40*

Zur Schlaflosigkeit gehören Einschlaf- und Durchschlafschwierigkeiten.

Leere

Herz-Blut-Mangel

Schlaflosigkeit mit Einschlafschwierigkeiten, traumgestörter Schlaf, Gedächtnisschwäche, nervöse Ängstlichkeit, Schreckhaftigkeit, Herzklopfen, Schwindel, matt-blasse Gesichtsfarbe, blasse Lippen, blasse und dünne Zunge, rauer oder dünner Puls.

Akupunktur
He 7 Shenmen, Ren 14 Juque, Ma 36 Zusanli, Mi 6 Sanyinjiao.

Milz- und Herz-Qi- und Blut-Mangel

Schlaflosigkeit, nervöse Ängstlichkeit, traumgestörter Schlaf, Gedächtnisschwäche, Schreckhaftigkeit, Herzklopfen, Schwindel, matt-blasse Gesichtsfarbe, blasse Lippen, Müdigkeit, schwache Muskeln, breiiger Stuhl, Kurzatmigkeit bei Anstrengung, leichtes Spannungsgefühl im Bauch, Appetitmangel, spärliche Regelblutungen, blasse und dünne Zunge, rauer oder dünner Puls.

Akupunktur
He 7 Shenmen, Ren 14 Juque, Ma 36 Zusanli, Mi 6 Sanyinjiao, Ren 12 Zhongwan, Bl 20 Pishu, Bl 49 Yishe, Du 19 Houding, Du 24 Shenting.

Herz-Yin-Mangel

Schlaflosigkeit, traumgestörter Schlaf, nervöse Ängstlichkeit, Schreckhaftigkeit, geistige Unruhe, Patient fühlt sich unwohl und „heiß und genervt", Gedächtnisschwäche, Herzklopfen, trockener Mund und Rachen, Nachtschweiß, normale Zungenfarbe ohne Belag oder mit wurzellosem Belag, oberflächlich-leerer Puls, vor allem auf der linken vorderen Taststelle.

Akupunktur
He 6 Yinxi, He 7 Shenmen, Mi 6 Sanyinjiao, Ren 4 Guanyuan, Ren 14 Juque, Du 19 Houding.

Leber-Blut-Mangel

Schlaflosigkeit, Einschlafschwierigkeiten, Schwindel, verschwommene Sicht, Mouches volantes, taube oder kribbelnde Gliedmaßen, spärliche Regelblutungen, matt-blasse Gesichtsfarbe, blasse Zunge, rauer oder dünner Puls.

Akupunktur
Le 8 Ququan, Ma 36 Zusanli, Mi 6 Sanyinjiao, Ren 4 Guanyuan, Bl 47 Hunmen, Gb 13 Benshen.

Leber-Yin-Mangel

Schlaflosigkeit, Einschlafschwierigkeiten, Träumen, Schwindel, taube oder kribbelnde Gliedmaßen, verschwommene Sicht, Mouches volantes, trockene Augen, spärliche Regelblutungen, matt-blasse Gesichtsfarbe aber rote Wangenknochen, verschrumpelte und brüchige Nägel, trockene Haut, trockenes Haar, Nachtschweiß, normale Zungenfarbe, kein Zungenbelag, dünner oder oberflächlich-leerer Puls.

Akupunktur
Le 8 Ququan, Ma 36 Zusanli, Mi 6 Sanyinjiao, Ren 4 Guanyuan, Bl 47 Hunmen, Gb 13 Benshen, Ni 6 Zhaohai.

Herz- und Nieren-Yin-Mangel

Schlaflosigkeit mit Einschlafschwierigkeiten, traumgestörter Schlaf, nervöse Ängstlichkeit, Gedächtnisschwäche, Herzklopfen, Schwindel, Tinnitus, Schwerhörigkeit, Schmerzen im unteren Rücken, Nachtschweiß, spärlicher dunkler Harn, normale Zungenfarbe ohne Belag, oberflächlich-leerer Puls.

Akupunktur
He 6 Yinxi, He 7 Shenmen, Mi 6 Sanyinjiao, Ren 4 Guanyuan, Ren 14 Juque, Du 19 Houding, Ni 3 Taixi.

Fülle

Leber-Feuer

Schlaflosigkeit, übermäßiges Träumen, ruheloser Schlaf, Kopfschmerzen, rotes Gesicht, Schwindel, Tinnitus, Reizbarkeit, Neigung zu Wutanfällen, Durst, bitterer Mundgeschmack, Verstopfung, dunkler Harn, rote Zunge mit röteren Rändern und trockenem gelbem Belag, saitenförmig-schneller Puls.

Akupunktur
Le 2 Xingjian, Di 11 Quchi, Du 19 Houding, Gb 13 Benshen.

Schleim-Feuer bedrängt das Herz

Ruheloser Schlaf, Schlaflosigkeit, traumgestörter Schlaf, geistige Unruhe, körperliche Unruhe, Verwirrung, Herzklopfen, Durst, rotes Gesicht, Engegefühl im Brustkorb, dunkler Harn, Auswurf von Schleim, rasselndes Geräusch im Hals, bitterer Mundgeschmack, rote Zunge mit röterer und gedunsener Spitze, Herzriss ausgefüllt mit klebrigem, trockenem, gelbem Belag, schlüpfrig-schneller oder schlüpfrig-überflutend-schneller Puls.

Akupunktur
Pe 5 Jianshi, He 7 Shenmen, Ren 9 Shuifen, Ma 40 Fenglong, Ren 5 Shimen, Bl 22 Sanjiaoshu, Du 19 Houding.

Herz-Feuer

Ruheloser Schlaf, traumgestörter Schlaf, geistige Unruhe, körperliche Unruhe, Herzklopfen, Durst, Mund- und Zungenaphthen, rotes Gesicht, dunkler Harn oder Blut im Harn, bitterer Mundgeschmack, rote Zunge mit röterer Spitze und gelbem Belag, überflutender und schneller Puls.

Akupunktur
He 8 Shaofu, He 7 Shenmen, Du 19 Houding.

Weitere Krankheitsmuster

Herz- und Nieren-Yin-Mangel mit Leere-Hitze

Schlaflosigkeit, häufiges Aufwachen, traumgestörter Schlaf, geistige Unruhe, nervöse Ängstlichkeit, Gedächtnisschwäche, Herzklopfen, Schwindel, Tinnitus, Schwerhörigkeit, Schmerzen im unteren Rücken, nächtliche Samenergüsse mit Träumen, abendliches Hitzegefühl, Nachtschweiß, Hitze in den fünf Zentren, spärlicher dunkler Harn, trockener Stuhl, rote Zunge mit röterer Spitze und Herzriss, oberflächlich-leerer und schneller Puls oder tiefer und schwächlicher Puls auf beiden hinteren Taststellen und überflutend auf beiden vorderen.

Gallenblasen- und Herz-Mangel

Patient wacht nachts leicht auf und ist schreckhaft, kann dann nur schwer wieder einschlafen oder wacht frühmorgens auf, ruheloser Schlaf, Niedergeschlagenheit, Furchtsamkeit, Schreckhaftigkeit, Mangel an Mut und Initiative, Entscheidungsschwäche, Seufzen, Schwindel, verschwommene Sicht, Mouches volantes, Nervosität, schwächlicher Puls.

Rest-Hitze im Zwerchfell

Ruheloser Schlaf, Patient schläft lieber mit hochgelagertem Oberkörper, geistige Unruhe, Engegefühl im Zwerchfell, trockener Rachen, Oberbauchbeschwerden, rote Punkte an der Zungenspitze oder im Zentrum, etwas schneller Puls.

HINWEIS FÜR DIE PRAXIS
Leidet der Patient an Schlaflosigkeit und Kopfschmerzen, bessern sich die Kopfschmerzen erst nach Behandlung der Schlaflosigkeit.

81.2 Übermäßiges Träumen

Teil B (Befragung) ➤ Kap. 40

Leber-Feuer

Übermäßiges Träumen, Alpträume, ruheloser Schlaf, Kopfschmerzen, rotes Gesicht, Schwindel, Tinnitus, Reizbarkeit, Neigung zu Wutanfällen, Durst, bitterer Mundgeschmack, Verstopfung, dunkler Harn, rote Zunge mit röteren Rändern und trockenem gelbem Belag, saitenförmig-schneller Puls.

Herz-Feuer

Übermäßiges Träumen, ruheloser Schlaf, geistige Unruhe, körperliche Unruhe, Schlaflosigkeit, Herzklopfen, Durst, Mund- und Zungenaphthen, Hitzegefühl, rotes Gesicht, bitterer Mundgeschmack, rote Zunge mit röterer Spitze und gelbem Belag, überflutender und schneller Puls.

Schleim-Feuer bedrängt das Herz

Übermäßiges Träumen, ruheloser Schlaf, Schlaflosigkeit, Albträume schrecken den Patienten auf, geistige Unruhe, körperliche Unruhe, Verwirrung, Herzklopfen, Durst, rotes Gesicht, Engegefühl im Brustkorb, dunkler Harn, Auswurf von Schleim, rasselndes Geräusch im Hals, bitterer Mundgeschmack, rote Zunge mit röterer und gedunsener Spitze, Herzriss ausgefüllt mit klebrigem, trockenem, gelbem Belag, schlüpfrig-schneller oder schlüpfrig-überflutend-schneller Puls.

Schleim-Feuer im Magen

Übermäßiges Träumen, ruheloser Schlaf, Schlaflosigkeit, geistige Unruhe, brennende Oberbauchschmerzen, Durst ohne Verlangen zu trinken, Zahnfleischbluten, trockener Stuhl, trockener Mund, Mundaphthen, saures Aufstoßen, Übelkeit, Erbrechen bald nach dem Essen, übermäßiger Hunger, schlechter Atem, Hitzegefühl, Engegefühl in Brustkorb und Oberbauch, Schleimbeimengungen im Stuhl, Auswurf von Schleim, rote Zunge mit gelbem Belag und Magenriss, der mit einem rauen, klebrigen, gelben Belag ausgefüllt ist, schlüpfrig-schneller und leicht überflutender Puls.

Herz-Yin-Mangel mit Leere-Hitze

Traumgestörter Schlaf, deren Inhalt nicht allzu verstörend ist, Gedächtnisschwäche, nervöse Ängstlichkeit, Schreckhaftigkeit, geistige Unruhe, Patient fühlt sich unwohl und „heiß und genervt", Herzklopfen, trockener Mund und Rachen am Abend, Durst mit dem Verlangen, Flüssigkeiten in kleinen Schlückchen zu trinken, abendliches Hitzegefühl, gerötete Wangen, Nachtschweiß, Hitze in den fünf Zentren, rote Zunge mit röterer Spitze, kein Belag, oberflächlich-leerer und schneller Puls.

Leber-Yin-Mangel mit Leere-Hitze

Traumgestörter Schlaf, Schlaflosigkeit, Niedergeschlagenheit, Gefühl von Ziellosigkeit, Schwindel, taube Gliedmaßen, verschwommene Sicht, Mouches volantes, trockene Augen, herabgesetzte Nachtsicht, spärliche Regelblutungen oder starke Regelblutungen, matt-blasse Gesichtsfarbe ohne Glanz, aber mit roten Wangenknochen, Muskelschwäche, Krämpfe, verschrumpelte und brüchige Nägel, sehr trockenes Haar und trockene Haut, Hitzegefühl am Abend, Nachtschweiß, Hitze in den fünf Zentren, Durst mit dem Verlangen, Flüssigkeiten in kleinen Schlückchen zu trinken, rote belaglose Zunge, oberflächlich-leerer und etwas schneller Puls.

Herz- und Nieren-Yin-Mangel mit Leere-Hitze

Traumgestörter Schlaf, Herzklopfen, geistige Unruhe, Schlaflosigkeit, nervöse Ängstlichkeit, Gedächtnisschwäche, Schwindel, Tinnitus, Taubheit, Rückenschmerzen, nächtliche Samenergüsse mit Träumen, abendliches Hitzegefühl, Nachtschweiß, Hitze in den fünf Zentren, spärlicher dunkler Harn, trockener Stuhl, rote belaglose Zunge mit röterer Spitze, Herzriss auf der Mittellinie, oberflächlich-leerer und schneller Puls oder tief-schwächlicher Puls auf beiden hinteren Taststellen und eher überflutend auf beiden vorderen.

Herz- und Gallenblasen-Mangel

Übermäßiges Träumen, Patient wird vom Träumen leicht aufgeweckt, Geistesabwesenheit, emotional unstabil, nervöse Ängstlichkeit, Herzklopfen.

Es folgt eine Liste an Traumthemen mit den sie verursachenden Mustern. Die Liste beruft sich auf Angaben aus dem *Su Wen* und *Ling Shu*.

- *Fliegen:* Leere im Unteren Erwärmer[1]
- *Fallen:* Fülle im Unteren Erwärmer[2]
- *Überflutungen und Angst:* Übermaß an Yin[3]
- *Feuer:* Übermaß an Yang[4]
- *Töten und Zerstörung:* Übermaß an Yin und Yang[5]
- *Verschenken von Gegenständen:* Fülle-Erkrankung[6]
- *Erhalten von Gegenständen:* Leere-Erkrankung [7]
- *Ärgerlich:* Leber-Fülle[8]
- *Weinen und Jammern:* Lungen-Fülle[9]
- *Menschenauflauf:* Spulwürmer im Darm[10]
- *Angriffe und Zerstörung:* Bandwürmer im Darm[11]
- *Brände:* Herz-Mangel[12]
- *Vulkanausbrüche (wenn der Traum im Sommer stattfindet):* Herz-Mangel[13]
- *Lachen:* Herz-Fülle[14]
- *Berge, Feuer und Rauch:* Herz-Mangel[15]
- *Sehr aromatische Pilze:* Leber-Mangel[16]
- *Unter einem Baum liegend und unfähig, sich aufzurichten (wenn der Traum im Frühling stattfindet):* Leber-Mangel[17]
- *Wälder auf Bergen:* Leber-Mangel[18]
- *Weiße Gegenstände oder blutiges Töten:* Lungen-Mangel[19]
- *Kämpfe und Kriege (wenn der Traum im Herbst stattfindet):* Lungen-Mangel[20]
- *Sorge, Angst, Weinen und Schreien, Fliegen:* Lungen-Fülle[21]
- *Fliegen und Sehen eigenartiger Gegenstände aus Gold oder Eisen:* Lungen-Mangel[22]
- *Hungrig:* Milz-Mangel[23]
- *Hausbau (wenn der Traum im Spätsommer stattfindet):* Milz-Mangel[24]
- *Singen und starkes Schweregefühl:* Milz-Fülle[25]
- *Gebirgsabgründe und Marschland:* Milz-Mangel[26]
- *Schwimmen nach erlittenem Schiffbruch:* Nieren-Mangel[27]

- *Ins Wasser fallen und Verängstigung (wenn der Traum im Winter stattfindet):* Nieren-Mangel[28]
- *Wirbelsäule wird vom Körper abgetrennt:* Nieren-Fülle (d. h. Nässe in der Niere)[29]
- *Im Wasser stehen:* Nieren-Mangel[30]
- *Bei einem großen Gelage:* Magen-Mangel[31]
- *Große Städte:* Dünndarm-Mangel[32]
- *Offene Landschaft und Felder:* Dickdarm-Mangel[33]
- *Kämpfe, Gerichtsverhandlungen, Selbstmord:* Gallenblasen-Mangel[34]
- *Reisen:* Blasen-Mangel[35]
- *Meeresüberquerung mit Verängstigung:* Yin-Fülle[36]

81.3 Schläfrigkeit/Somnolenz

Teil B (Befragung) ➢ Kap. 40

Leere/Fülle

Milz-Yang-Mangel mit Nässe

Schläfrigkeit vor allem nach einer Mahlzeit, Müdigkeit, Schwere- und Benommenheitsgefühl im Kopf, Schweregefühl in den Gliedmaßen, Appetitmangel, Völlegefühl im Oberbauch, klebriger Mundgeschmack, kein Durst, breiiger Stuhl, Kältegefühl, kalte Gliedmaßen, blasse und nasse Zunge mit klebrigem Belag, sanfter Puls.

Akupunktur
Ren 12 Zhongwan, Ma 36 Zusanli, Mi 6 Sanyinjiao, Bl 20 Pishu, Bl 49 Yishe, Ren 9 Shuifen, Ren 5 Shimen, Bl 22 Sanjiaoshu, Du 20 Baihui. Moxa.

Milz-Qi-Mangel mit Schleim

Schläfrigkeit, Gedächtnisschwäche, leichte Niedergeschlagenheit, Verwirrung, Schwere- und Benommenheitsgefühl im Kopf, Engegefühl im Brustkorb, Schwindel, Appetitmangel, leichtes Spannungsgefühl im Bauch nach Nahrungsaufnahme, Müdigkeit, Abgeschlagenheit, blasse Gesichtsfarbe, schwache Gliedmaßen, breiiger Stuhl, Neigung zu Fettleibigkeit, blasse und gedunsene Zunge mit klebrigem Belag, schlüpfrig-schwächlicher Puls.

Akupunktur
Ren 12 Zhongwan, Ma 36 Zusanli, Mi 6 Sanyinjiao, Bl 20 Pishu, Bl 49 Yishe, Ma 40 Fenglong, Ren 9 Shuifen, Ren 5 Shimen, Bl 22 Sanjiaoshu, Du 20 Baihui.

Leere

Milz- und Herz-Qi-Mangel

Schläfrigkeit, Gedächtnisschwäche, leichte Niedergeschlagenheit, Appetitmangel, leichtes Spannungsgefühl im Bauch nach Nahrungsaufnahme, Müdigkeit, Abgeschlagenheit, blasse Gesichtsfarbe, schwache Gliedmaßen, breiiger Stuhl, Herzklopfen, Kurzatmigkeit bei Anstrengung, blasse Zunge, leerer Puls.

Akupunktur
Ren 12 Zhongwan, Bl 20 Pishu, Bl 49 Yishe, Ma 36 Zusanli, He 5 Tongli, Bl 15 Xinshu, Du 20 Baihui.

Nieren-Yang-Mangel

Schläfrigkeit, Gedächtnisschwäche, Schmerzen im unteren Rücken, kalte Knie, Kältegefühl, hellweiße Gesichtsfarbe, schwache Knie, Müdigkeit, Abgeschlagenheit, reichlich klarer Harn, Nykturie, Impotenz, verringerte Libido, blasse und nasse Zunge, tiefschwächlicher Puls.

Akupunktur
Ni 3 Taixi, Bl 23 Shenshu, Bl 52 Zhishi, Ren 4 Guanyuan, Du 20 Baihui. Moxa.

HINWEIS FÜR DIE PRAXIS
Bei Schläfrigkeit nadele ich Du 20 Baihui.

81.4 Sprechen im Schlaf

Herz-Feuer

Sprechen oder Schreien im Schlaf, ruheloser Schlaf, traumgestörter Schlaf, in denen der Patient von Lachen und Feuer träumt, Schlaflosigkeit, Herzklopfen, Durst, Mund- und Zungenaphthen, geistige Unruhe, körperliche Unruhe, Hitzegefühl, rotes Gesicht, bitterer Mundgeschmack, rote Zunge mit röterer Spitze und gelbem Belag, überflutender und schneller Puls.

Herz-Yin-Mangel mit Leere-Hitze

Sprechen im Schlaf, Aufwachen in der Nacht, traumgestörter Schlaf, in denen der Patient von Lachen und Feuer träumt, Herzklopfen, Schlaflosigkeit, Gedächtnisschwäche, nervöse Ängstlichkeit, geistige Unruhe, trockener Mund und Rachen, abendliches Hitzegefühl, gerötete Wangen, Nachtschweiß, Hitze in den fünf Zentren, rote Zunge mit röterer Spitze, kein Belag, oberflächlich-leerer und schneller Puls.

Leber-Yin-Mangel

Sprechen im Schlaf, übermäßiges Träumen, unmittelbar vor dem Einschlafen ein treibendes und schwebendes Gefühl, Schlaflosigkeit, Schwindel, verschwommene Sicht, Mouches volantes, Nachtschweiß, trockene Augen, trockenes Haar, trockene Nägel, kein Zungenbelag, oberflächlich-leerer Puls.

Leber-Yin-Mangel mit Leere-Hitze

Sprechen im Schlaf, übermäßiges Träumen, unmittelbar vor dem Einschlafen ein treibendes und schwebendes Gefühl, Schlaflosigkeit, Schwindel, verschwommene Sicht, Mouches volantes, Nachtschweiß, trockene Augen, trockenes Haar, trockene Nägel, Hitze in den fünf Zentren, rote belaglose Zunge, oberflächlich-leerer und schneller Puls.

Gallenblasen-Hitze

Sprechen im Schlaf, Schwindel, Tinnitus, bitterer Mundgeschmack, trockener Rachen, Reizbarkeit, rotes Gesicht und rote Ohren, Völlegefühl im Flankenbereich, ein- oder beidseitiger gelber Zungenbelag, saitenförmiger Puls.

Magen-Hitze

Sprechen im Schlaf, ruheloser Schlaf, brennende Oberbauchschmerzen, Durst, saures Aufstoßen, Übelkeit, übermäßiger Hunger, Hitzegefühl, rote Zunge mit gelbem Belag, überflutend-schneller Puls.

Herz-Blut-Mangel

Sprechen im Schlaf, Herzklopfen, Schwindel, Schlaflosigkeit, Gedächtnisschwäche, nervöse Ängstlichkeit, matt-blasse Gesichtsfarbe, blasse Zunge, rauer oder dünner Puls.

81.5 Schlafwandeln

Leber-Yin-Mangel

Schlafwandeln, übermäßiges Träumen, unmittelbar vor dem Einschlafen ein treibendes und schwebendes Gefühl, Schlaflosigkeit, Schwindel, verschwommene Sicht, Mouches volantes, trockene Augen, Nachtschweiß, trockenes Haar, trockene Nägel, belaglose Zunge, oberflächlich-leerer Puls.

Leber-Yin-Mangel mit Leere-Hitze

Schlafwandeln, übermäßiges Träumen, unmittelbar vor dem Einschlafen ein treibendes und schwebendes Gefühl, Schlaflosigkeit, Schwindel, verschwommene Sicht, Mouches volantes, Nachtschweiß, trockene Augen, trockenes Haar, trockene Nägel, Hitze in den fünf Zentren, rote belaglose Zunge, oberflächlich-leerer und schneller Puls.

Leber-Blut-Stase

Schlafwandeln, übermäßiges Träumen, geistige Unruhe, Bauchschmerzen, Regelschmerzen, violette Zunge, haftender Puls.

81.6 Schnarchen

Teil E (Symptome und klinische Zeichen) ➤ Kap. 83; Teil D (Hören und Riechen) ➤ Kap. 53

Schleim-Hitze in der Lunge

Lautes Schnarchen, trockener Rachen, Durst ohne Verlangen zu trinken, bellender Husten mit reichlichem, klebrigem, gelbem oder grünem Sputum, Kurzatmigkeit, Keuchen, Engegefühl im Brustkorb, Hitzegefühl, Durst, rote und gedunsene Zunge mit klebrigem gelbem Belag, schlüpfrig-schneller Puls.

Nässe-Schleim in der Lunge

Leichtes Schnarchen, Engegefühl im Brustkorb, Husten mit klebrigem Sputum, Schweregefühl, Durst ohne Verlangen zu trinken, gedunsene Zunge mit klebrigem Belag, schlüpfriger Puls.

Trockenheit und Schleim in der Lunge

Schrilles Schnarchen, trockener Husten, wobei gelegentlich mit Mühe ein wenig Sputum abgehustet wird, Durst ohne Verlangen zu trinken, trockener Mund und Rachen, gedunsene Zunge mit klebrigem, trockenem Belag, schlüpfriger Puls.

Schleim in der Lunge mit Lungen- und Milz-Qi-Mangel

Leichtes Schnarchen, Engegefühl im Brustkorb, Schweregefühl, schwache Stimme, Erkältungsanfälligkeit, Appetitmangel, breiiger Stuhl, Müdigkeit, blasse Zunge mit Zahnabdrücken, sanfter Puls.

ANMERKUNGEN

1 *Huang Di Nei Jing Su Wen* 黄帝内经素问 („Des Gelben Kaisers Klassiker des Inneren - Reine Fragen"; „The Yellow Emperor's Classic of Internal Medicine - Simple Questions"); People's Health Publishing House, Beijing 1979; erstmals erschienen: etwa 100 v. Chr.; S. 102.
2 Ebenda.
3 Ebenda.
4 Ebenda.
5 Ebenda.
6 Ebenda.
7 Ebenda.
8 Ebenda.
9 Ebenda.
10 Ebenda.
11 Ebenda.
12 Ebenda, S. 569.
13 Ebenda, S. 569.
14 *Ling Shu Jing* 灵枢经 („Zentrum des Wirkvermögens"; „Spiritual Axis"); People's Health Publishing House, Beijing 1981; erstmals erschienen: etwa 100 v. Chr.; S. 84.
15 Ebenda.
16 *Su Wen*, S. 569.
17 Ebenda.
18 *Ling Shu*, S. 85.
19 *Su Wen*, S. 569.
20 Ebenda.
21 *Ling Shu*, S. 85.

[22] Ebenda.
[23] *Su Wen*, S. 569.
[24] Ebenda.
[25] *Ling Shu*, S. 85.
[26] Ebenda.
[27] *Su Wen*, S. 569.
[28] Ebenda.
[29] *Ling Shu*, S. 85.
[30] Ebenda.
[31] Ebenda.
[32] Ebenda.
[33] Ebenda.
[34] Ebenda.
[35] Ebenda.
[36] Ebenda.

KAPITEL

82 Kältegefühl, Hitzegefühl, Fieber

Die folgenden Symptome werden besprochen:
1. Kältegefühl, Schüttelfrost
2. Fieber
3. Hitze in den fünf Zentren
4. Widersprüchliche Kälte- und Hitzeempfindungen

82.1 Kältegefühl, Schüttelfrost

Teil B (Befragung) ➤ *Kap. 43*

In diesem Abschnitt gebe ich die Akupunkturtherapie getrennt nach Kältegefühl in der Körperoberfläche bzw. im Körperinneren an.

82.1.1 Körperoberfläche

Fülle

Eindringender äußerer Wind

Abneigung gegen Kälte, heiße Handrücken, Fieber, Steifheit im Bereich des Hinterhauptes, Hinterhauptkopfschmerzen, oberflächlicher Puls.

Akupunktur
Di 4 Hegu, Lu 7 Lieque, SJ 5 Waiguan, Bl 12 Fengmen (Schröpfen).

Weitere Krankheitsmuster

Shaoyang-Syndrom

Abwechselndes Hitze- und Kältegefühl, geistige Unruhe, bitterer Mundgeschmack, trockener Rachen, verschwommene Sicht, Beschwerden im Flankenbereich, einseitiger Zungenbelag, saitenförmiger Puls.

Shaoyang-Syndrom mit vorherrschender Hitze

Abwechselndes Hitze- und Kältegefühl mit vorherrschendem Hitzegefühl, Schwitzen, Engegefühl im Brustkorb, Erbrechen, Kopfschmerzen, geistige Unruhe, trockener Mund, dunkler Harn, rote Zunge mit einseitigem, klebrigem, gelbem Belag, saitenförmiger Puls. Hierbei handelt es sich ebenfalls um ein Shaoyang-Syndrom, jedoch mit überwiegender Hitze und etwas Nässe, was im Vier-Ebenen-Modell als Hitze in der Gallenblase bezeichnet wird.

Äußere Kälte und innere Hitze

Abneigung gegen Kälte, Fieber, kalte Gliedmaßen, Körperschmerzen, Kopfschmerzen, Durst, geistige Unruhe, dunkler Harn, trockener Stuhl, rote Zunge. Diese Situation ist dann anzutreffen, wenn nach einer äußeren Wind-Invasion eine innere Hitze aufkommt, wobei das äußere Kälte-Muster aber noch vorhanden ist und nun beide Muster gleichzeitig auftreten. Dieses Muster ist eher selten.

Lange andauernde Invasion von Wind-Hitze

Abneigung gegen Kälte, Fieber, Schwitzen, heiße Handrücken. Nach dem Schwitzen beruhigt sich der Puls, der Patient will sich hinlegen und hat kalte Gliedmaßen.

82.1.2 Körperinneres

Leere

Herz- und/oder Lungen-Yang-Mangel

Kalte Hände, Kältegefühl, Kurzatmigkeit, Herzklopfen, schwächlicher Puls.

Akupunktur
He 5 Tongli, Lu 7 Lieque, Lu 9 Taiyuan, Bl 13 Feishu, Bl 15 Xinshu. Moxa.

Magen- und Milz-Yang-Mangel

Kalte Gliedmaßen, kalter Bauch, Appetitmangel, Müdigkeit, leichtes Spannungsgefühl im Bauch, hellweiße Gesichtsfarbe, breiiger Stuhl, Kältegefühl, blasse und nasse Zunge, tief-schwächlicher Puls.

Akupunktur
Ren 12 Zhongwan, Ma 36 Zusanli, Mi 6 Sanyinjiao, Mi 3 Taibai, Bl 20 Pishu, Bl 21 Weishu. Moxa.

Nieren-Yang-Mangel

Kalte Beine, Knie, Füße und kalter Rücken, Schmerzen im unteren Rücken, Schwindel, Tinnitus, Kältegefühl, schwache Knie, hellweiße Gesichtsfarbe, Müdigkeit, reichlich klarer Harn, blasse und nasse Zunge, tief-schwächlicher Puls.

Akupunktur
Ni 3 Taixi, Ren 4 Guanyuan, Bl 23 Shenshu, Ni 7 Fuliu, Du 4 Mingmen. Moxa.

Herz-Blut-Mangel

Kalte Hände, Kältegefühl, Herzklopfen, Schwindel, Schlaflosigkeit, Gedächtnisschwäche, nervöse Ängstlichkeit, matt-blasse Gesichtsfarbe, blasse Zunge, rauer oder dünner Puls.

Akupunktur
He 7 Shenmen, Ren 14 Juque, Ma 36 Zusanli, Mi 6 Sanyinjiao.

Leber-Blut-Mangel

Kalte Füße und Hände, Kältegefühl, Herzklopfen, Schwindel, verschwommene Sicht, Mouches volantes, taube oder kribbelnde Gliedmaßen, matt-blasse Gesichtsfarbe, blasse Zunge, rauer oder dünner Puls.

Akupunktur
Le 8 Ququan, Ma 36 Zusanli, Mi 6 Sanyinjiao, Ren 4 Guanyuan.

Fülle

Innere Kälte

Kältegefühl, kein Fieber, Handrücken sind nicht heiß, kalte Füße, kalte Gliedmaßen.

Akupunktur
Du 4 Mingmen, Ma 36 Zusanli, Ren 8 Shenque. Moxa. Weitere Punkte je nach beteiligtem Organ.

Qi-Stagnation

Kalte Hände und Füße (vor allem Finger und Zehen), Reizbarkeit, Niedergeschlagenheit, Beschwerden im Flankenbereich, Seufzen, saitenförmiger Puls.

Akupunktur
Gb 34 Yanglingquan, Le 3 Taichong, SJ 6 Zhigou.

Weitere Krankheitsmuster

Schleim im Inneren

Kältegefühl, kalte Gliedmaßen, Schweregefühl in den Gliedmaßen, Engegefühl im Brustkorb, Sputum im Rachen, schlüpfriger Puls. Schleim kann oft zu Kältegefühl und kalten Gliedmaßen führen, da Schleim die Zirkulation des Abwehr-Qi behindert, ein Szenario, das selbst bei Schleim-Hitze vorkommt und dort zu widersprüchlichen Zeichen von Hitze und Kälte führen kann.

Hitze-Stagnation im Inneren (wahre Hitze–falsche Kälte)

Kältegefühl, kalte Gliedmaßen, Durst, geistige Unruhe, trockener Hals, trockener Stuhl, rote Zunge, tiefer Puls. Dieses Krankheitsmuster beruht auf innerer Hitze, die das Yang-Qi im Inneren blockiert, sodass es sich nicht zur Oberfläche ausbreiten kann; ein Zustand, der im klinischen Alltag jedoch eher selten vorkommt.

HINWEIS FÜR DIE PRAXIS

- Abgesehen von eindeutigen Unterschieden bei den Krankheitsmustern äußert sich das durch äußere Einflüsse ausgelöste Kältegefühl klassischerweise mit „wellenartigen" Kältegefühlen und Schüttelfrost.
- Äußere Kälte wird nicht durch Zudecken gelindert, innere Kälte hingegen schon.

82.2 Fieber

Teil B (Befragung) ➤ Kap. 43

82.2.1 Akutes Fieber

Bei akutem Fieber bietet die Musterbestimmung gemäß der Vier Ebenen den besten Interpretationsrahmen. In diesem System bildet die Abwehr-Qi-Ebene die einzige oberflächliche Schicht, folglich zeigen sich hier Symptome wie Fieber und Schüttelfrost mit einem gleichzeitig auftretendem leichtem Kältegefühl. Bei den anderen Ebenen, Qi-, Nähr-Qi- und Blut-Ebene, liegt die Hitze im Inneren, es handelt sich also um ein inneres Fieber. Die Musterbestimmung gemäß der Vier Ebenen beschreibt die Symptomatik von Wind-Hitze-Invasionen. Fieber kann aber, wenn auch in geringerem Maße, bei Wind-Kälte-Invasionen auftreten, wo dann die Musterbestimmung gemäß der Sechs Schichten zum Einsatz kommt.

Fülle

Eindringende äußere Wind-Hitze im Abwehr-Qi-Anteil der Lunge

Fieber mit leichter Abneigung gegen Kälte, Husten, Halsschmerzen, verstopfte oder laufende Nase mit gelbem Sekret, Kopfschmerzen, Körperschmerzen, leichtes Schwitzen, geschwollene Mandeln, Zunge etwas rötlich an den seitlichen Anteilen des Brustareals oder im vorderen Bereich, oberflächlich-schneller Puls.

Akupunktur
Di 4 Hegu, SJ 5 Waiguan, Bl 12 Fengmen, Lu 7 Lieque, Di 11 Quchi.

Hitze in der Lunge (Qi-Ebene)

Fieber, Husten, leichte Atemlosigkeit, Hitzegefühl, Schmerzen im Brustkorb, erweiterte Nasenlöcher, Durst, rotes Gesicht, rote Zunge mit gelbem Belag, überflutend-schneller Puls.

Akupunktur
Lu 5 Chize, Lu 1 Tianfu, Di 11 Quchi.

Weitere Krankheitsmuster

Eindringende äußere Wind-Kälte

Leichtes Fieber mit ausgeprägtem Kältegefühl und möglicherweise auch Schüttelfrost, Husten, Kratzen im Hals, leichte Atemlosigkeit, verstopfte oder laufende Nase mit klarem wässrigem Sekret, Niesen, Hinterhauptkopfschmerzen, Körperschmerzen, dünner weißer Zungenbelag, oberflächlich-gespannter Puls.

Eindringende Sommer-Hitze

Fieber, leichtes Kältegefühl, kein Schwitzen, Kopfschmerzen, Schweregefühl, unangenehmes Gefühl im Oberbauch, Reizbarkeit, Durst, rote Zunge, dünner weißer Zungenbelag, schwächlich-oberflächlicher und schneller Puls.

Hitze im Yangming – Leitbahn-Muster

Fieber, Schwitzen, starker Durst, brennende Oberbauchschmerzen, Durst, saures Aufstoßen, Übelkeit, übermäßiger Hunger, schlechter Atem, Hitzegefühl, rote Zunge mit gelbem Belag, überflutend-schneller Puls. Hierbei handelt es sich um Hitze in der Magen-Leitbahn, die im System der Vier Ebenen als Magen-Hitze, oder im System der Sechs Schichten als Yangming-Leitbahn-Muster beschrieben wird.

Hitze im Yangming – Organ-Muster

Fieber, brennende Oberbauchschmerzen, starker Durst mit dem Verlangen nach kalten Getränken, geistige Unruhe, trockener Mund, Zahnfleischbluten, trockener Stuhl, Bauchschmerzen, rote Zunge mit dickem, trockenem, dunkelgelbem Belag, tief-voll-schneller Puls. Hierbei handelt es sich um Trockene Hitze, die nach dem System der Vier Ebenen im Darm liegt und dem Yangming-Organ-Muster im System der Sechs Schichten entspricht.

Nässe-Hitze in Magen und Darm

Niedriges Fieber, durch Schwitzen wird das Fieber nicht niedriger und die Hitze wird nicht geklärt, Völlegefühl in Oberbauch und / oder Bauch, Schmerzen in Oberbauch und / oder Bauch, Appetitmangel, klebriger Mundgeschmack, Schweregefühl, Durst ohne Verlangen zu trinken, Übelkeit, Erbrechen, übel riechender und breiiger Stuhl, brennendes Gefühl am After, Hitzegefühl, spärlicher dunkler Harn, Kopfschmerzen mit Schweregefühl im Kopf, matt-gelbe Gesichtsfarbe, die an Mandarinenhaut erinnert, gelbe Skleren, öliger Schweiß, bitterer Mundgeschmack, rote Zunge mit klebrigem gelbem Belag, schlüpfrig-schneller Puls.

Hitze in der Nähr-Qi-Ebene

Nächtliches Fieber, Durst, trockener Mund ohne Verlangen zu trinken, geistige Unruhe. Hierbei handelt es sich um Hitze in der Nähr-Qi-Ebene gemäß der Vier Ebenen.

Hitze in der Blut-Ebene

Nächtliches Fieber, Durst, geistige Unruhe, fleckenartiger Ausschlag, Blutungen. Hierbei handelt es sich um Hitze in der Blut-Ebene gemäß der Vier Ebenen.

82.2.2 Chronisches Fieber

Leere-Hitze aufgrund von Yin-Mangel

Niedriges Fieber oder Hitzegefühl am Nachmittag oder Abend, Hitze in den fünf Zentren, gerötete Wangen, Durst mit dem Verlangen, in kleinen Schlückchen zu trinken, trockener Mund und Rachen in der Nacht, geistige Unruhe, Nachtschweiß, traumgestörter Schlaf, trockener Stuhl, spärlicher dunkler Harn, dunkle rote Linie an der Innenseite des unteren Augenlids, rote Zunge mit Rissen und ohne Belag, dünn-schneller Puls. Hierbei handelt es sich um allgemeine Symptome einer Leere-Hitze aufgrund von Yin-Mangel. Die Manifestationen können von Lunge, Magen, Milz, Leber und Niere ausgehen.

Qi-Mangel

Niedriges Fieber oder Hitzegefühl, das durch Überarbeitung schlimmer wird, Schwindel, Müdigkeit, Niedergeschlagenheit, Muskelschwäche, spontane Schweißausbrüche, Kurzatmigkeit, breiiger Stuhl, Appetitmangel, schwache Stimme, blasse Zunge, schwächlicher oder leerer Puls.

Blut-Mangel

Niedriges Fieber oder Hitzegefühl am Nachmittag, Schwindel, verschwommene Sicht, Mouches volantes, taube oder kribbelnde Gliedmaßen, spärliche Regelblutungen, matt-blasse Gesichtsfarbe, blasse Zunge, rauer oder dünner Puls.

Stagnierendes Leber-Qi wandelt sich in Hitze und rebelliert nach oben

Chronisches niedriges Fieber oder je nach Gefühlslage kommendes (wenn der Patient bedrückt oder aufgeregt ist) und gehendes Hitzegefühl, unberechenbar launisch, Reizbarkeit, Spannungsgefühl in Flankenbereich oder Oberbauch, Launenhaftigkeit, Kloßgefühl im Hals, prämenstruelle Anspannung, bitterer Mundgeschmack, rote Zungenränder, dünner gelber Belag, schnell-saitenförmiger Puls.

Blut-Stase

Niedriges Fieber oder Hitzegefühl am Nachmittag oder Abend, Bauchschmerzen, trockene Haut und Nägel, dunkle Gesichtsfarbe, violette Lippen, violette Zunge, rauer oder haftender Puls.

82.2.3 Intermittierendes Fieber

Intermittierendes Fieber steigt und fällt in regelmäßigen Abständen. Es gehört hauptsächlich zu inneren Mustern.

Yin-Mangel

Fieber ist nachmittags höher oder tritt ausschließlich nachmittags auf, heiße Handflächen und Fußsohlen, Nachtschweiß, trockener Mund mit dem Verlangen, in kleinen Schlückchen zu trinken, trockener Rachen am Abend, spärlicher dunkler Harn, trockener Stuhl, normale Zungenfarbe, kein Belag, oberflächlich-leerer Puls.

Magen- und Milz-Qi-Mangel

Fieber am Morgen, das zum Nachmittag hin nachlässt, Appetitmangel, leichtes Spannungsgefühl im Bauch nach Nahrungsaufnahme, Oberbauchbeschwerden, Müdigkeit, Abgeschlagenheit, blasse Gesichtsfarbe, schwache Gliedmaßen, breiiger Stuhl, blasse Zunge, leerer Puls. Dieses Muster tritt eher selten auf, es beruht auf einem schweren Mangel des Qi von Milz und Magen im Zuge einer fiebrigen Erkrankung. Li Dong Yuan beschrieb dieses Muster in „Abhandlung über Milz und Magen" (*Pi Wei Lun*), für dessen Behandlung er die berühmte Formel Bu Zhong Yi Qi Tang *Dekokt, das die Mitte tonisiert und das Qi vermehrt* entwickelte. Er nannte diese Hitze, die aus einer Art durch Qi-Mangel bedingten Leere-Hitze hervorgeht, Yin-Feuer. Es kann weder einer Fülle-Hitze noch einer Leere-Hitze aufgrund von Yin-Mangel zugeordnet werden.

Blut-Stase

Fieber am Nachmittag oder Abend, trockener Rachen, Bauchschmerzen, trockene Haut und Nägel, dunkle Augenringe, violette Zunge, rauer oder haftender Puls. Ein eher ungewöhnliches Krankheitsmuster, das häufiger bei älteren Menschen und im Spätstadium von durch Blut-Stase ausgelösten Krebserkrankungen auftritt.

Yangming-Organ-Muster

Fieber ist nachmittags höher, Schwitzen an Händen und Füßen, Schmerzen und Völlegefühl im Bauch, Verstopfung, rote Zunge mit schwarzem Belag, tief-voller Puls. Hierbei handelt es sich um das Yangming-Organ-Muster im System der Sechs Schichten.

Sommer-Hitze

Fieber am Morgen und Kältegefühl zur Dämmerung oder umgekehrt, Durst, Reizbarkeit. Dieses Muster beschreibt eine Sommer-Hitze, die das Qi schädigt. Es ist ein seltenes Muster und kommt nur bei Kindern vor.

82.2.4 Fieber bei Krebserkrankungen

Fieber bei Krebserkrankungen kann mit ungewöhnlichen Symptomen einhergehen. Ferner kann es durch Muster wie Leber-Qi-Stagnation und Yang-Mangel ausgelöst werden, die normalerweise kein Fieber verursachen.

Blut-Stase

Fieber, Krebserkrankung mit Schmerzen und Massen, dunkle Gesichtsfarbe, violette Zunge, saitenförmiger Puls. Hierbei kann es sich um Magenkrebs, Lungenkrebs, Darmkrebs, Gebärmutterkrebs oder Brustkrebs handeln.

Schleim

Fieber am Nachmittag, Krebserkrankung mit eher weichen Massen, Engegefühl im Brustkorb, gedunsene Zunge mit klebrigem Belag, schlüpfriger Puls. Hierbei kann es sich um Brustkrebs, Lymphknotengeschwulste, Morbus Hodgkin oder Schilddrüsenkrebs handeln.

Nässe-Hitze

Fieber am Nachmittag, das eventuell hoch ist und mit Bewusstseinstrübung einhergeht, Kopfschmerzen, Nachtschweiß, geistige Unruhe, Engegefühl im Brustkorb, Ödeme, Übelkeit, rote Zunge mit klebrigem gelbem Belag, schlüpfrig-schneller Puls. Hierbei kann es sich um Blasenkrebs, Darmkrebs, Prostatakrebs oder Hautkrebs handeln.

Toxische Hitze

Hohes Fieber, Schüttelfrost, der ganze Körper fühlt sich heiß an, das Krebsgeschwulst wächst rapide, eitrige Sekrete, dunkle Gesichtsfarbe, rote Zunge mit roten Punkten und dickem, klebrigem, trockenem, braunem Belag, überflutend-schneller Puls. Hierbei kann es sich um Speiseröhrenkrebs, Lungenkrebs, Magenkrebs, Darmkrebs, Gebärmutterkrebs oder Brustkrebs handeln.

Yin-Mangel mit Leere-Hitze

Niedriges Fieber am Nachmittag, Spätstadium der Krebserkrankung, Hitze in den fünf Zentren, Nachtschweiß, gerötete Wangen, rote belaglose Zunge, dünn-schneller Puls.

Stagnierendes Leber-Qi wandelt sich in Hitze und rebelliert nach oben

Niedriges Fieber am Nachmittag, Brustkrebs, Reizbarkeit, Spannungsgefühl im Flankenbereich, Seufzen, saitenförmiger Puls, rote Zungenränder.

Hitze in der Nähr-Qi-Ebene

Hohes Fieber, Bewusstseinstrübung, Stadium mit schneller Verschlechterung, geistige Unruhe, Maculae, dunkelrote Zunge ohne Belag, dünn-schneller Puls.

Yang-Mangel

Niedriges Fieber am Mittag, Spätstadium der Krebserkrankung, Müdigkeit, Frösteln, blasse Zunge, schwächlicher Puls.

82.2.5 Fieber nach Chemotherapie

Qi-Stagnation und Blut-Stase

Niedriges Fieber ohne Schwitzen, das drei bis fünf Tage nach Ende der Chemotherapie beginnt, violette Zunge, saitenförmig-langsamer Puls.

Qi- und Blut-Mangel

Niedriges Fieber am Nachmittag, Appetitmangel, breiiger Stuhl, schwache Stimme, Herzklopfen, Müdigkeit, verschwommene Sicht, matt-blasse Gesichtsfarbe, Schwindel, blasse Zunge, schwächlicher oder rauer Puls.

Blut-Hitze

Niedriges Fieber, Durst, Mundaphthen, Blut im Harn, rote Gesichtsfarbe, rote Zunge, schneller Puls.

82.3 Hitze in den fünf Zentren

Hierbei handelt es sich um ein Hitzegefühl an den Handflächen, den Fußsohlen sowie auf der Brust. Weitere geläufige Bezeichnungen sind „Hitze in den Handherzen“ oder „Hitze der fünf Flächen“. Begleitend kann Fieber auftreten, in der Regel besteht aber geistige Unruhe, Nachtschweiß und Schlaflosigkeit; eine Konstellation, die in der Praxis recht häufig vorkommt. Trotzdem kann sich die Hitze auch nur in den Fußsohlen und Handflächen, oder in der Brust und den Handflächen manifestieren.

Yin-Mangel mit Leere-Hitze

Hitze in den fünf Zentren, Patient möchte kalte Gegenstände anfassen, die Hände und Füße unbedeckt haben, trockener Rachen in der Nacht, abendliches Hitzegefühl, Nachtschweiß, gerötete Wangen, Schlaflosigkeit, nervöse Ängstlichkeit, trockener Mund mit dem Verlangen, in kleinen Schlückchen zu trinken, rote Zunge ohne Belag, oberflächlich-leerer und schneller Puls. Hierbei kann es sich um Yin-Mangel von Lunge, Herz, Leber, Niere, Magen oder Milz handeln.

Blut-Mangel

Hitze in den fünf Zentren am Nachmittag, schlimmer bei Anspannung oder Müdigkeit, Schwindel, verschwommene Sicht, Mouches volantes, taube oder kribbelnde Gliedmaßen, spärliche Regelblutungen, matt-blasse Gesichtsfarbe, blasse Zunge, rauer oder dünner Puls. Wie auch beim Yin-Mangel kann Blut-Mangel ebenfalls zu einer Leere-Hitze führen, was vor allem bei über 40-jährigen Frauen der Fall ist.

Leber-Feuer

Hitze in den fünf Zentren, Kopfschmerzen, Schwindel, Tinnitus, Reizbarkeit, Neigung zu Wutanfällen, rotes Gesicht, Durst, bitterer Mundgeschmack, Verstopfung, dunkler Harn, rote Zunge mit röteren Rändern und trockenem gelbem Belag, saitenförmig-schneller Puls. Obschon Hitze in den fünf Zentren nahezu immer mit Yin-Mangel assoziiert ist, kann auch Leber-Feuer die Ursache sein. Diese Situation ist aber eher selten.

Rest-Hitze im Shaoyang

Hitze in den fünf Zentren, niedriges Fieber, Patient fühlt sich morgens kalt und abends heiß, geistige Unruhe, Schlaflosigkeit, rote Zunge ohne Belag.

HINWEIS FÜR DIE PRAXIS

Hitze in den fünf Zentren bezieht zwar normalerweise drei Bereiche (nämlich Brust, Handflächen und Fußsohlen) mit ein, es ist klinisch aber ebenso relevant, wenn nur zwei Bereiche betroffen sind, z. B. Brust und Handflächen, oder Brust und Fußsohlen, oder Fußsohlen und Handflächen.

82.4 Widersprüchliche Kälte- und Hitzeempfindungen

Gleichzeitiger Nieren-Yin- und Nieren-Yang-Mangel mit vorherrschendem Nieren-Yin-Mangel

Schwindel, Tinnitus, Nachtschweiß, gerötete Wangen, abendliches Hitzegefühl, möglicherweise auch kalte Füße.

Gleichzeitiger Nieren-Yin- und Nieren-Yang-Mangel mit vorherrschendem Nieren-Yang-Mangel

Schwindel, Rückenschmerzen, Tinnitus, häufige Miktion, ausgeprägtes Kältegefühl, kalte Füße, möglicherweise auch Hitzegefühl am Nachmittag.

Blut-Mangel

Kalte Hände oder Füße, Kältegefühl, verschwommene Sicht, Schwindel, Kribbeln, dumpfe Schmerzen in Händen und Füßen, Hitzegefühl im Gesicht.

Disharmonie im Durchdringungsgefäß

Kalte Füße, Hitzegefühl im Gesicht, Herzklopfen, nervöse Ängstlichkeit, Engegefühl im Brustkorb, Gefühl von Energie, die vom Bauch her aufsteigt, unregelmäßige Periode, Regelschmerzen, haftender Puls.

Gleichzeitiges Bestehen von Hitze- und Kälte-Mustern in mehreren Organen

Beispiel: Nieren-Yang-Mangel mit Herz-Hitze Schmerzen im unteren Rücken, Kältegefühl im Rücken oder allgemeines Kältegefühl, kalte Füße, reichlich blasser Harn, Schwindel, nervöse Ängstlichkeit, rotes Gesicht, Hitzegefühl im Gesicht, Schlaflosigkeit, Herzklopfen, blasse Zunge mit roter Spitze, tief-schwächlicher Puls.

Diese Situation einer Koexistenz eines Kälte- und Hitze-Musters kann auch in etlichen anderen Organen auftreten, beispielsweise Nieren-Yang-Mangel mit aufsteigendem Leber-Yang, Milz-Yang-Mangel mit Herz-Hitze, Nieren-Yang-Mangel mit Nässe-Hitze in der Blase, Milz-Yang-Mangel mit Leber-Feuer, Milz- und Nieren-Yang-Mangel mit Schleim-Hitze usw.

Shaoyang-Syndrom (Sechs Schichten)

Abwechselnd Abneigung gegen Kälte und Fieber, bitterer Mundgeschmack, trockener Rachen, verschwommene Sicht, Völle- und Spannungsgefühl im Flankenbereich, kein Verlangen zu essen oder zu trinken, Reizbarkeit, Übelkeit, Erbrechen, einseitiger, dünner, weißer Zungenbelag, saitenförmig-dünner Puls.

Gallenblasen-Hitze (Vier Ebenen)

Abwechselndes Hitze- und Kältegefühl, wobei das Hitzgefühl überwiegt, bitterer Mundgeschmack, Durst, trockener Rachen, Schmerzen im Flankenbereich, Übelkeit, Völlegefühl im Oberbauch, rote Zunge mit einseitigem, klebrigem, gelbem Belag, saitenförmig-schneller Puls.

HINWEIS FÜR DIE PRAXIS

Bei Frauen über 45 Jahren ist gleichzeitiger Nieren-Yin- und Nieren-Yang-Mangel mehr Regel als Ausnahme.

KAPITEL

83 Stimme, Sprache und Geräusche

Die folgenden klinischen Zeichen und Symptome von Stimme und Sprache werden besprochen:

1. Laute Stimme
2. Schwache Stimme
3. Gedämpfte Stimme
4. Heisere Stimme
5. Nasale Stimme
6. Schnarchen
7. Verwaschene Sprache
8. Unzusammenhängendes, ununterbrochenes Reden
9. Vor sich hin murmeln
10. Delirante Rede
11. Wortfindungsschwierigkeiten
12. Stottern
13. Ächzen / Stöhnen
14. Aufschreien

83.1 Laute Stimme

Teil D (Hören und Riechen) ➤ Kap. 53

Herz-Feuer

Laute Stimme, Patient redet viel, Rede wird durch häufige Lachausbrüche akzentuiert, Herzklopfen, körperliche Unruhe, Schlaflosigkeit, traumgestörter Schlaf, Hitzegefühl, rotes Gesicht, bitterer Mundgeschmack, rote Zunge mit röterer Spitze und gelbem Belag, überflutend-schneller Puls.

Leber-Feuer

Laute Stimme mit zitterndem verärgertem Ton, Kopfschmerzen, Schwindel, Tinnitus, Reizbarkeit, Neigung zu Wutanfällen, rotes Gesicht, Durst, bitterer Mundgeschmack, Verstopfung, dunkler Harn, rote Zunge mit röteren Rändern und trockenem gelbem Belag, saitenförmig-schneller Puls.

Leber-Qi-Stagnation

Laute Stimme, die je nach Gemütslage kommt und geht, Spannungsgefühl in Flankenbereich oder Oberbauch, Reizbarkeit, Launenhaftigkeit, saitenförmiger Puls.

Lungen-Hitze

Laute Stimme, Husten, leichte Atemlosigkeit, Hitzegefühl, Schmerzen im Brustkorb, erweiterte Nasenlöcher, Durst, rotes Gesicht, rote Zunge mit gelbem Belag, überflutend-schneller Puls.

Lungen-Qi-Stagnation

Zitternde und laute Stimme, als ob der Patient den Tränen nahe ist, Seufzen, Traurigkeit, Sorge, Niedergeschlagenheit, leichte Atemlosigkeit, Engegefühl im Brustkorb.

83.2 Schwache Stimme

Teil D (Hören und Riechen) ➢ Kap. 53

Leere

Lungen-Qi-Mangel

Schwache Stimme, Abneigung gegen Sprechen, leichte Kurzatmigkeit, tagsüber spontane Schweißausbrüche, hellweiße Gesichtsfarbe, Erkältungsanfälligkeit, Müdigkeit, Abneigung gegen Kälte, blasse Zunge, leerer Puls.

Akupunktur
Lu 9 Taiyuan, Ma 36 Zusanli, Ren 12 Zhongwan, Bl 13 Feishu.

Milz-Qi-Mangel

Schwache Stimme, Abneigung gegen Sprechen, Appetitmangel, Müdigkeit, leichtes Spannungsgefühl im Bauch, blasse Gesichtsfarbe, breiiger Stuhl, blasse Zunge, leerer Puls.

Akupunktur
Ren 12 Zhongwan, Ma 36 Zusanli, Mi 6 Sanyinjiao, Bl 20 Pishu.

Nieren-Yang-Mangel

Schwache und leicht stöhnende Stimme, Rückenschmerzen, Schwindel, Tinnitus, Kältegefühl, schwache Knie, hellweiße Gesichtsfarbe, Müdigkeit, reichlich klarer Harn, blasse und nasse Zunge, tief-schwächlicher Puls.

Akupunktur
Ni 3 Taixi, Ren 4 Guanyuan, Bl 23 Shenshu, Ni 7 Fuliu, Du 4 Mingmen. Moxa.

Weitere Krankheitsmuster

Schwere Erschöpfung des Qi

Sehr schwache Stimme, häufig unterbrochene Rede, Patient tut sich sehr schwer, nach einmaligem Stoppen wieder mit seiner Rede zu beginnen, Erschöpfung, blasse Zunge mit Zahnabdrücken, schwächlich-versteckter Puls.

83.3 Gedämpfte Stimme

Eindringender Wind

Plötzlich gedämpfte Stimme, nasaler Ton, Abneigung gegen Kälte, Fieber, Kopfschmerzen, oberflächlicher Puls. Je nachdem, ob Wind-Hitze oder Wind-Kälte im Vordergrund steht, bestehen noch weitere Symptome und klinische Zeichen.

Qi- und Blut-Mangel

Allmählich einsetzende gedämpfte Stimme, schwache Stimme, Appetitmangel, breiiger Stuhl, Herzklopfen, Müdigkeit, verschwommene Sicht, matt-blasse Gesichtsfarbe, Schwindel, blasse Zunge, schwächlicher oder rauer Puls.

83.4 Heisere Stimme

Teil D (Hören und Riechen) ➢ Kap. 53

Fülle

Lungen-Qi-Stagnation

Heisere Stimme, die je nach Gemütslage kommt und geht, Reizbarkeit, Niedergeschlagenheit, Sorge, Kloßgefühl im Hals, Seufzen, Engegefühl im Brustkorb.

Akupunktur
Lu 7 Lieque, Lu 3 Tianfu, Pe 6 Neiguan, Ma 40 Fenglong.

Leere

Lungen- und Nieren-Yin-Mangel

Allmählich einsetzende heisere Stimme, trockener Rachen, Durst mit dem Verlangen, in kleinen Schlückchen zu trinken, trockener Husten, der abends schlimmer ist, dünner Körperbau, bei Anstrengung Atemlosigkeit, Schmerzen im unteren Rücken, Nachtschweiß, Schwindel, Tinnitus, Schwerhörigkeit, spärlicher Harn, normale Zungenfarbe ohne Belag, oberflächlich-leerer Puls.

Akupunktur
Ni 3 Taixi, Ren 4 Guanyuan, Mi 6 Sanyinjiao, Ren 12 Zhongwan, Lu 9 Taiyuan, Ni 6 Zhaohai, Ren Mai (Lu 7 Lieque mit Ni 6 Zhaohai).

Weitere Krankheitsmuster

Schleim und Blut-Stase

Heisere Stimme bei chronischer Erkrankung, angeschwollener Rachenbereich, Sputum im Rachen, Engegefühl im Brustkorb, Bauchschmerzen, geistige Unruhe, dunkle Gesichtsfarbe, rötlich-violette und gedunsene Zunge mit klebrigem Belag, saitenförmig-schlüpfriger Puls.

Yin- und Yang-Kollaps

Plötzlich heisere Stimme im Verlauf einer schweren chronischen Erkrankung. Je nachdem, ob ein Yin- oder Yang-Kollaps vorliegt, bestehen noch weitere Symptome und klinische Zeichen.

Pathologie der Nieren-Leitbahn während der Schwangerschaft

Heisere Stimme gegen Ende der Schwangerschaft. Dies beruht auf einer Pathologie der Nieren-Verbindungsleitbahn, die von der Gebärmutter zum Rachen führt, und bedarf keiner Behandlung.

Eindringen von Wind-Hitze

Plötzlich heisere Stimme, Halsschmerzen, Abneigung gegen Kälte, Fieber, Kopfschmerzen, Körperschmerzen, leichtes Schwitzen, rote Zungenränder und / oder -spitze, oberflächlich-schneller Puls.

83.5 Nasale Stimme

Teil D (Hören und Riechen) ➤ Kap. 53

Eindringen von Wind-Kälte

Plötzlich nasale Stimme, Halskratzen, Abneigung gegen Kälte, Fieber, Hinterhauptkopfschmerzen, steifer Nacken, Niesen, Körperschmerzen, dünner weißer Zungenbelag, oberflächlich-gespannter Puls.

Eindringen von Wind-Nässe

Plötzlich nasale Stimme, Abneigung gegen Kälte, Fieber, Schweregefühl, Übelkeit, Oberbauchschmerzen, Körperschmerzen, klebriger weißer Zungenbelag, oberflächlich-schlüpfriger Puls.

Schleim in den Nasengängen

Nasale Stimme, verstopfte Nase, Schnarchen, Engegefühl im Brustkorb, Schweregefühl, Sputum im Rachen, gedunsene Zunge mit klebrigem Belag, schlüpfriger Puls.

Nässe in den Nasengängen

Nasale Stimme, verstopfte Nase, Gesichtsschmerz, Sinusitis, klebriger Mundgeschmack, klebriger Zungenbelag, schlüpfriger Puls.

Milz- und Lungen-Qi-Mangel mit Schleim und/oder Nässe in den Nasengängen

Nasale Stimme, verstopfte Nase, laufende Nase am Morgen, chronische Sinusitis, Müdigkeit, breiiger Stuhl, schwache Stimme, Erkältungsanfälligkeit, blasse und gedunsene Zunge, Zahnabdrücke und klebriger Belag, sanfter Puls.

HINWEIS FÜR DIE PRAXIS

Eine nasale Stimme ist gerade bei Kindern mit zurückgebliebener Nässe in den Nebenhöhlen häufig anzutreffen.

83.6 Schnarchen

Teil E (Symptome und klinische Zeichen) ➤ Kap. 81; Teil D (Hören und Riechen) ➤ Kap. 53

Fülle

Schleim-Hitze in der Lunge

Lautes Schnarchen, trockener Rachen, Durst ohne Verlangen zu trinken, bellender Husten mit reichlichem, klebrigem, gelbem Sputum, Kurzatmigkeit, Keuchen, Engegefühl im Brustkorb, Hitzegefühl, Durst, rote und gedunsene Zunge mit klebrigem gelbem Belag, schlüpfrig-schneller Puls.

Akupunktur
Lu 5 Chize, Lu 7 Lieque, Bl 13 Feishu, Lu 1 Zhongfu, Ma 40 Fenglong, Ren 12 Zhongwan, Ren 9 Shuifen, Ren 5 Shimen, Bl 22 Sanjiaoshu, Di 11 Quchi.

Nässe-Schleim in der Lunge

Leichtes, eher sanftes Schnarchen, Engegefühl im Brustkorb, Husten mit Auswurf klebrigen Sputums, Schweregefühl, Sputum im Rachen, Durst ohne Verlangen zu trinken, gedunsene Zunge mit klebrigem Belag, schlüpfriger Puls.

Akupunktur
Lu 5 Chize, Lu 7 Lieque, Bl 13 Feishu, Lu 1 Zhongfu, Ma 40 Fenglong, Ren 12 Zhongwan, Ren 9 Shuifen, Ren 5 Shimen, Bl 22 Sanjiaoshu.

Trockenheit und Schleim in der Lunge

Schrilles Schnarchen, trockener Husten, wobei gelegentlich mit Mühe ein wenig Sputum abgehustet wird, Durst ohne Verlangen zu trinken, trockener Mund und Rachen, gedunsene Zunge mit klebrigem trockenem Belag, schlüpfriger Puls.

Akupunktur
Lu 5 Chize, Lu 1 Zhongfu, Lu 7 Lieque, Lu 9 Taiyuan, Ren 12 Zhongwan, Ni 6 Zhaohai, Mi 6 Sanyinjiao.

Fülle/Leere

Schleim in der Lunge mit Milz-Qi-Mangel

Leichtes, eher sanftes Schnarchen, Engegefühl im Brustkorb, Schweregefühl, schwache Stimme, Erkältungsanfälligkeit, Appetitmangel, breiiger Stuhl, Müdigkeit, blasse Zunge mit Zahnabdrücken, sanfter Puls.

Akupunktur
Lu 5 Chize, Lu 1 Zhongfu, Lu 7 Lieque, Lu 9 Taiyuan, Ren 12 Zhongwan, Mi 3 Taibai, Bl 20 Pishu, Bl 13 Feishu.

83.7 Verwaschene Sprache

Schleim

Verwaschene Sprache, Wortfindungsschwierigkeiten, Verdrehen von Wörtern, Schweregefühl im Kopf, Schwindel, verschwommene Sicht, Engegefühl im Brustkorb, gedunsene Zunge mit klebrigem Belag, schlüpfriger Puls.

Wind-Schleim

Verwaschene Sprache infolge eines Schlaganfalles, Halbseitenlähmung, verschwommene Sicht, Zittern, Kribbeln der Gliedmaßen auf einer Körperseite, Tinnitus, Übelkeit, Sputum im Rachen, Engegefühl im Brustkorb, steife oder abweichende und gedunsene Zunge, saitenförmig-schlüpfriger Puls.

Herz-Blut-Mangel

Verwaschene Sprache, Herzklopfen, Schwindel, Schlaflosigkeit, traumgestörter Schlaf, Gedächtnisschwäche, nervöse Ängstlichkeit, Schreckhaftigkeit, matt-blasse Gesichtsfarbe, blasse Lippen, blasse und dünne Zunge, rauer oder dünner Puls.

83.8 Unzusammenhängendes, ununterbrochenes Reden

Schleim-Feuer bedrängt das Herz

Unzusammenhängendes, ununterbrochenes Reden, körperliche Unruhe, Verwirrung, Herzklopfen, manisches Verhalten, geistige Unruhe, Durst, rotes Gesicht, Engegefühl im Brustkorb, dunkler Harn, Auswurf von Schleim, rasselndes Geräusch im Hals, bitterer Mundgeschmack, Schlaflosigkeit, traumgestörter Schlaf, rote Zunge mit röterer und gedunsener Spitze, Herzriss ausgefüllt mit klebrigem gelbem Belag, schlüpfrig-schneller oder schlüpfrig-überflutend-schneller Puls.

83.9 Vor sich hin murmeln

Schleim blockiert die Öffnungen des Herz-Geistes

Vor sich hin murmeln, Verwirrung, Sputum im Rachen, Engegefühl im Brustkorb, gedunsene Zunge mit klebrigem Belag, schlüpfriger Puls.

83.10 Delirante Rede

Hitze im Perikard

Delirante Rede, nächtliches Fieber, Verwirrung, unzusammenhängende Rede oder Aphasie, Bewusstseinstrübung, Körper fühlt sich heiß an, kalte Hände und Füße, Maculae, rote Zunge ohne Belag, dünn-schneller Puls.

83.11 Wortfindungsschwierigkeiten

Schleim

Wortfindungsschwierigkeiten, Verdrehen von Wörtern, Schwere- und Benommenheitsgefühl im Kopf, Schwindel, verschwommene Sicht, Engegefühl im Brustkorb, gedunsene Zunge mit klebrigem Belag, schlüpfriger Puls.

Herz-Blut-Mangel

Wortfindungsschwierigkeiten, Konzentrationsschwäche, Herzklopfen, Schwindel, Schlaflosigkeit, traumgestörter Schlaf, Gedächtnisschwäche, nervöse Ängstlichkeit, Schreckhaftigkeit, matt-blasse Gesichtsfarbe, blasse Lippen, blasse und dünne Zunge, rauer oder dünner Puls.

Nieren-Mangel

Wortfindungsschwierigkeiten, Schwindel, Tinnitus, Gedächtnisschwäche Schmerzen im unteren Rücken. Je nachdem, ob ein Nieren-Yin- oder Nieren-Yang-Mangel vorliegt, treten entsprechend weitere Symptome und klinische Zeichen auf.

83.12 Stottern

Teil D (Hören und Riechen) ➤ Kap. 53

Herz-Blut-Mangel

Stottern, nervöse Anspannung, Herzklopfen, Schwindel, Schlaflosigkeit, traumgestörter Schlaf, Gedächtnisschwäche, nervöse Ängstlichkeit, Schreckhaftigkeit, matt-blasse Gesichtsfarbe, blasse Lippen, blasse und dünne Zunge, rauer oder dünner Puls.

Herz-Feuer

Stottern, Herzklopfen, Durst, Mund- und Zungenaphthen, geistige Unruhe, körperliche Unruhe, Schlaflosigkeit, traumgestörter Schlaf, Hitzegefühl, rotes Gesicht, dunkler Harn oder Blut im Harn, bitterer Mundgeschmack, rote Zunge mit röterer Spitze und gelbem Belag, überflutend-schneller Puls.

83.13 Ächzen/Stöhnen

Teil D (Hören und Riechen) ➤ *Kap. 53*

Nässe

Ächzen oder Stöhnen, akute Schmerzen, Schweregefühl, dicker klebriger Zungenbelag, schlüpfriger Puls. Je nachdem, wo sich die Nässe befindet, die den Schmerz verursacht, bestehen noch weitere Symptome und klinische Zeichen.

Qi-Stagnation

Ächzen oder Stöhnen, akute Schmerzen, Spannungsgefühl, saitenförmiger Puls. Je nachdem, wo sich die Qi-Stagnation befindet, die den Schmerz verursacht, bestehen noch weitere Symptome und klinische Zeichen.

83.14 Aufschreien

Teil D (Hören und Riechen) ➤ *Kap. 53*

Blut-Stase

Aufschreien, heftige, akute stechende Schmerzen, saitenförmiger Puls. Je nachdem, wo sich Blut-Stase befindet, die den Schmerz verursacht, bestehen noch weitere Symptome und klinische Zeichen.

Nässe-Hitze

Aufschreien, heftige akute Schmerzen, Völle- und Schweregefühl, dicker, klebriger und gelber Zungenbelag, schlüpfrig-saitenförmiger Puls.

Toxische Hitze

Aufschreien, heftige akute Schmerzen, Hitzegefühl, Schwellung und Rötung, dicker, klebriger und dunkelgelber Zungenbelag mit roten Punkten, überflutend-schlüpfrig-schneller Puls.

ABSCHNITT

II Gynäkologische Symptome und Befunde

Einführung

In diesem Abschnitt geht es um Symptome und klinische Zeichen aus der Frauenheilkunde, die nicht nur bei der Behandlung von Frauenleiden von enormer Bedeutung sind, sondern auch bei anderen, nicht spezifisch gynäkologischen Erkrankungen bei Frauen die Diagnosestellung erleichtern können.

Regelbeschwerden oder Probleme, die zum Zeitpunkt der Regel auftreten, sollte man immer bei allen weiblichen Patienten erfragen, selbst nach den Wechseljahren, da uns der vorherige Ablauf der Regel zusätzliche Informationen über die Konstitution der Patientin verschaffen kann.

Um die Bezüge zwischen Teil E (Symptome und klinische Zeichen), Teil A (Betrachtung) und Teil B (Befragung) zu verdeutlichen, habe ich Querverweise eingefügt. Beispielsweise findet man „Schwindel“ in Kapitel 55 (Teil E) und auch in Kapitel 34 (Teil B).

Abschnitt II gliedert sich in folgende Kapitel:

- ➤ Kapitel 84: Regelbeschwerden
- ➤ Kapitel 85: Perimenstruelle Störungen
- ➤ Kapitel 86: Störungen während der Schwangerschaft
- ➤ Kapitel 87: Störungen nach der Entbindung
- ➤ Kapitel 88: Befunde der weiblichen Brust
- ➤ Kapitel 89: Verschiedene gynäkologische Symptome

KAPITEL

84 Regelbeschwerden

Folgende Regelbeschwerden werden besprochen:

1. Blasses Menstruationsblut
2. Violettes Menstruationsblut
3. Klumpiges Menstruationsblut
4. Klebriges Menstruationsblut
5. Wässriges Menstruationsblut
6. Verfrühte Blutungen (kurzer Zyklus)
7. Verspätete Blutungen (langer Zyklus)
8. Unregelmäßige Blutungen
9. Starke Blutungen
10. Spärliche Blutungen
11. Regelschmerzen
12. Ausbleiben der Blutungen
13. Blutungen in der Zyklusmitte / Zwischenblutung
14. Blutungen, die beginnen und wieder aufhören
15. Blutungen, die nach den Wechseljahren wieder eintreten

84.1 Blasses Menstruationsblut

Teil B (Befragung) ➤ Kap. 46

Blut-Mangel

Blasses und verdünntes Menstruationsblut, spärliche Regelblutungen, matt-blasse Gesichtsfarbe, Schwindel, blasse Zunge, rauer Puls.

Qi-Mangel

Blasses Menstruationsblut, starke Blutungen, Kurzatmigkeit, Müdigkeit, blasse Gesichtsfarbe, blasse Zunge, leerer Puls.

Milz- und Nieren-Yang-Mangel

Blasses und verdünntes Menstruationsblut, Müdigkeit, breiiger Stuhl, Appetitmangel, Rückenschmerzen, Schwindel, Kältegefühl, blasse Zunge, schwächlicher Puls.

Nässe-Schleim im Uterus

Blasses und klebriges Menstruationsblut, übermäßiger Scheidenausfluss, Schweregefühl, Unfruchtbarkeit, gedunsene Zunge mit klebrigem Belag, schlüpfriger Puls.

84.2 Violettes Menstruationsblut

Teil B (Befragung) ➤ Kap. 46

Qi-Stagnation und Blut-Stase im Uterus

Violettes Menstruationsblut mit dunklen Klumpen, Spannungsgefühl und Schmerzen im Bauch, violette Zunge, saitenförmiger Puls.

Blut-Stase mit Hitze im Uterus

Rötlich-violettes Menstruationsblut, violette Klumpen, Bauchschmerzen, geistige Unruhe, Durst, rötlich-violette Zunge, saitenförmig-schneller Puls.

Blut-Stase mit Kälte im Uterus

Bläulich-violettes Menstruationsblut, kleine, dunkle, zähe Klumpen, Bauchschmerzen, Kältegefühl, Regelschmerzen mit Linderung durch Wärmeanwendungen, bläulich-violette Zunge, saitenförmig-gespannt-langsamer Puls.

Blut-Mangel mit Kälte im Uterus

Blass-violettes Menstruationsblut, spärliche Regelblutungen, Regelschmerzen mit Linderung durch Wärmeanwendungen, Kältegefühl, Schwindel, verschwommene Sicht, blasse Zunge mit weißem Belag, rauer Puls.

84.3 Klumpiges Menstruationsblut

Teil B (Befragung) ➤ Kap. 46

Fülle

Blut-Stase im Uterus

Dunkles Menstruationsblut mit großen dunklen Klumpen, Regelschmerzen, die nach Abgang der Klumpen nachlassen, Regel beginnt mit bräunlicher Schmierblutung, beginnende und wieder aufhörende Regel, Regelschmerzen, unregelmäßige Periode, Unfruchtbarkeit, violette Zunge, saitenförmiger Puls.

Akupunktur
Chong Mai (Mi 4 Gongsun mit Pe 6 Neiguan), Le 3 Taichong, Ni 14 Siman, Mi 10 Xuehai.

Kälte im Uterus

Kleine zähe Klumpen mit hellrotem Blut, Regelschmerzen, die bei Wärmeanwendungen nachlassen, Kältegefühl während der Regel, verdünntes Menstruationsblut, blasse Zunge, tief-gespannter Puls.

Akupunktur
Chong Mai (Mi 4 Gongsun mit Pe 6 Neiguan), Le 3 Taichong, Ni 14 Siman, Mi 10 Xuehai, Ren 4 Guanyuan, Ren 3 Zhongji, Ren 6 Qihai. Moxa.

Weitere Krankheitsmuster

Blut-Hitze

Dunkle, aber frisch aussehende Klumpen, starke Blutungen, Hitzegefühl, rotes Gesicht, rote Zunge, überflutend-schneller Puls.

Qi-Mangel

Kleine, blass-rote, frisch aussehende Klumpen, starke Blutungen mit hellrotem und verdünntem Blut, blasses Gesicht, Müdigkeit, Schwindel, blasse Zunge, schwächlicher Puls.

84.4 Klebriges Menstruationsblut

Teil B (Befragung) ➤ Kap. 46

Nässe-Hitze im Uterus

Klebriges Menstruationsblut mit üblem Geruch, übermäßiger Scheidenausfluss, Völlegefühl im Flankenbereich, Juckreiz im Scheidenbereich, klebriger gelber Zungenbelag, schlüpfrig-schneller Puls.

Nässe-Schleim im Uterus

Klebriges und blasses Menstruationsblut, Engegefühl im Brustkorb, Schwindel, Übelkeit, übermäßiger Scheidenausfluss, Unfruchtbarkeit, gedunsene Zunge mit klebrigem Belag, schlüpfriger Puls.

Leber- und Herz-Feuer

Klebriges Menstruationsblut, verfrühte Blutung, starke Blutung, geistige Unruhe, Schlaflosigkeit, Durst, rotes Gesicht, Herzklopfen, Kopfschmerzen, bitterer Mundgeschmack, Brennen bei der Miktion, rote Zunge mit röteren Rändern und röterer Spitze und trockenem gelbem Belag, saitenförmig-schneller Puls.

Blut-Stase im Uterus mit Hitze

Klebriges Menstruationsblut, dunkle Klumpen, Hitzegefühl, Bauchschmerzen, Regelschmerzen, rötlich-violette Zunge, saitenförmig-schneller Puls.

84.5 Wässriges Menstruationsblut

Teil B (Befragung) ➢ *Kap. 46*

Qi-Mangel

Wässriges Menstruationsblut, starke Blutungen, Müdigkeit, blasses Gesicht, Kurzatmigkeit, blasse Zunge, leerer Puls.

Blut-Mangel

Wässriges Menstruationsblut, blasses und verdünntes Menstruationsblut, spärliche Regelblutungen, matt-blasse Gesichtsfarbe, Schwindel, blasse Zunge, rauer Puls.

Kälte-Nässe im Uterus

Wässriges Menstruationsblut, Schwere- und Kältegefühl im Flankenbereich, Regelschmerzen, die durch Wärmeanwendungen gelindert werden, verspätete Blutungen, Bauchschmerzen, übermäßiger Scheidenausfluss, klebriger weißer Zungenbelag, schlüpfrig-langsamer oder gespannt-langsamer Puls.

Milz- und Nieren-Yang-Mangel

Wässriges Menstruationsblut, starke Blutungen, Müdigkeit, Kältegefühl, Rückenschmerzen, breiiger Stuhl, Schwindel, blasse und gedunsene Zunge, tief-schwächlicher Puls.

Leber- und Nieren-Yin-Mangel

Wässriges, scharlachrotes Menstruationsblut, verspätete Blutungen, spärliche Regelblutungen, Rückenschmerzen, Schwindel, Tinnitus, Nachtschweiß, kein Zungenbelag, oberflächlich-leerer Puls.

84.6 Verfrühte Blutungen (kurzer Zyklus)

Teil B (Befragung) ➢ *Kap. 46*

Qi-Mangel

Verfrühte Blutungen, starke Blutungen, Müdigkeit, blasses Regelblut, Appetitmangel, breiiger Stuhl, blasse Gesichtsfarbe, blasse Zunge, leerer Puls.

Blut-Hitze

Verfrühte Blutungen, starke Blutungen, hellrotes oder dunkelrotes Blut, Hitzegefühl, Durst, geistige Unruhe, rotes Gesicht, rote Zunge mit gelbem Belag, überflutend-schneller Puls.

Leber- und Nieren-Yin-Mangel

Verfrühte Blutungen, spärliche Regelblutungen, Schwindel, Tinnitus, Rückenschmerzen, Nachtschweiß, kein Zungenbelag, oberflächlich-leerer Puls.

Blut-Stase im Uterus

Verfrühte Blutungen, Regelschmerzen mit dunklem und klumpigem Regelblut, violette Zunge, saitenförmiger Puls.

84.7 Verspätete Blutungen (langer Zyklus)

Teil B (Befragung) ➢ *Kap. 46*

Blut-Mangel

Verspätete Blutungen, spärliche Regelblutungen, verschwommene Sicht, Schwindel, blasse Zunge, rauer oder dünner Puls.

Kälte im Uterus

Verspätete Blutungen, spärliche Regelblutungen, Regelschmerzen, die bei Wärmeanwendungen nachlassen, kleine, zähe, dunkle Klumpen, Kältegefühl, blasse Zunge, tief-gespannt-langsamer Puls.

Nässe-Schleim im Uterus

Verspätete Blutungen, klebriges Menstruationsblut, Schweregefühl, übermäßiger Scheidenausfluss, gedunsene Zunge mit klebrigem Belag, schlüpfriger Puls.

Nieren-Mangel

Verspätete Blutungen, Rückenschmerzen, Schwindel, Tinnitus, kein Zungenbelag. Je nachdem, ob ein Nieren-Yin- oder Nieren-Yang-Mangel vorliegt, treten entsprechend weitere Symptome und klinische Zeichen auf.

84.8 Unregelmäßige Blutungen

Teil B (Befragung) ➢ *Kap. 46*

Bei unregelmäßigen Blutungen setzt die Menstruation mal früher und mal später ein. Wir sollten aber darauf achten, dass etliche Frauen eigentlich rein verfrühte (oder verspätete) Blutungen als „unregelmäßig" beschreiben, was dann bei der Diagnose natürlich unter der Rubrik „verfrühte Blutungen" (bzw. „verspätete Blutungen") einzuordnen ist.

Fülle

Leber-Qi-Stagnation

Unregelmäßige Blutungen, prämenstruelle Anspannung, Spannungsgefühl in Flankenbereich oder Oberbauch, Reizbarkeit, Launenhaftigkeit, saitenförmiger Puls.

Akupunktur
Gb 34 Yanglingquan, Le 3 Taichong, Ren 6 Qihai, Ren 4 Guanyuan, Ren Mai (Lu 7 Lieque mit Ni 6 Zhaohai).

Leere

Nieren-Mangel

Unregelmäßige Blutungen, Rückenschmerzen, Schwindel, Tinnitus, Unfruchtbarkeit. Je nachdem, ob ein Nieren-Yin- oder Nieren-Yang-Mangel vorliegt, treten entsprechend weitere Symptome und klinische Zeichen auf.

Akupunktur
Ren Mai (Lu 7 Lieque mit Ni 6 Zhaohai), Ni 3 Taixi, Ren 4 Guanyuan, Ni 13 Qixue.

Weitere Krankheitsmuster

Herz- und Milz-Blut-Mangel

Unregelmäßige Blutungen, spärliche Regelblutungen, blasses Menstruationsblut, Herzklopfen, Müdigkeit, blasse und dünne Zunge, rauer Puls.

84.9 Starke Blutungen

Teil B (Befragung) ➤ *Kap. 46*

Bei starken Blutungen kommt es zu erhöhtem Blutverlust, der bei regelmäßiger Periode innerhalb des normalen Zeitraumes, also von vier oder fünf Tagen, auftritt. Es gibt aber eine ähnliche Erkrankung, genannt „Überfluten und Durchsickern" (*Beng Lou*), die sich zwar ebenfalls mit starken Blutungen manifestiert, aber außerhalb des normalen Blutungszeitraumes auftritt, d.h. die Menstruation kann verfrüht und wie eine plötzliche Flut einsetzen (*Beng*), oder es tröpfelt nach dem normalen Blutungszeitraum weiter (*Lou*). Natürlich können beide Phänomene auch zusammen auftreten. Die hier aufgeführten Krankheitsmuster beinhalten sowohl das Konzept von „starken Blutungen" als auch von „Überfluten und Durchsickern".

Leere

Qi-Mangel

Starke Blutungen, die unter Umständen verfrüht und überflutend einsetzen, blasses Menstruationsblut, Müdigkeit, blasse Gesichtsfarbe, Appetitmangel, Herzklopfen, blasse Zunge, leerer Puls.

Akupunktur
Ren Mai (Lu 7 Lieque mit Ni 6 Zhaohai), Ren 4 Guanyuan, Ren 6 Qihai, Ni 13 Qixue, Du 20 Baihui.

Milz- und Nieren-Yang-Mangel

Starke Blutungen, blasses Menstruationsblut, unregelmäßige Blutungen, Rückenschmerzen, Kältegefühl, breiiger Stuhl, Müdigkeit, Unfruchtbarkeit, blasse und gedunsene Zunge, tief-schwächlicher Puls.

Akupunktur
Ren Mai (Lu 7 Lieque mit Ni 6 Zhaohai), Ren 4 Guanyuan, Ren 6 Qihai, Ni 13 Qixue, Du 20 Baihui, Ren 12 Zhongwan, Bl 20 Pishu.

Leber- und Nieren-Yin-Mangel

Starke Blutungen, Weitertröpfeln über den normalen Blutungszeitraum hinaus, unregelmäßige Blutungen, Unfruchtbarkeit, Schwindel, Tinnitus, Nachtschweiß, kein Zungenbelag, oberflächlich-leerer Puls.

Akupunktur
Le 8 Ququan, Mi 6 Sanyinjiao, Ni 3 Taixi, Ren 4 Guanyuan, Du 20 Baihui, Ren Mai (Lu 7 Lieque mit Ni 6 Zhaohai).

Fülle

Blut-Hitze

Starke Blutungen, hellrotes oder dunkelrotes Blut, Hitzegefühl, geistige Unruhe, rotes Gesicht, Durst, rote Zunge mit gelbem Belag, überflutend-schneller Puls.

Akupunktur
Ren Mai (Lu 7 Lieque mit Ni 6 Zhaohai), Le 2 Xingjian, Di 11 Quchi, Ni 2 Rangu, Mi 10 Xuehai.

Weitere Krankheitsmuster

Leber-Feuer

Starke Blutungen, Kopfschmerzen, Schwindel, Tinnitus, Reizbarkeit, Neigung zu Wutanfällen, rotes Gesicht, Durst, bitterer Mundgeschmack, Verstopfung, dunkler Harn, rote Zunge mit röteren Rändern und trockenem gelbem Belag, saitenförmig-schneller Puls.

84

Leber- und Nieren-Yin-Mangel mit Leere-Hitze im Blut

Starke Blutungen, unregelmäßige Blutungen, Weitertröpfeln über den normalen Blutungszeitraum hinaus, Unfruchtbarkeit, Schwindel, Tinnitus, Nachtschweiß, abendliches Hitzegefühl, Hitze in den fünf Zentren, rote belaglose Zunge, oberflächlich-leerer und schneller Puls.

Blut-Stase im Uterus

Starke Blutungen, Regelschmerzen mit Abgang von dunklem Blut und dunklen Klumpen, beginnende und wieder aufhörende Regel, Bauchschmerzen, violette Zunge, saitenförmiger Puls.

In ➤ Tabelle 84.1 ist die Pathologie starker Blutungen zusammengefasst.

HINWEIS FÜR DIE PRAXIS

- Meiner Ansicht nach neigen viele Therapeuten dazu, Qi-Mangel als Ursache für starke Blutungen zu vernachlässigen. Ich habe jedoch die Beobachtung gemacht, dass in gut der Hälfte aller Fälle eine Blut-Hitze die Ursache ist.
- Es mag seltsam anmuten, dass eine Blut-Stase starke Blutungen verursachen kann. Dies geschieht, weil stagnierendes Blut die Blutgefäße im Uterus blockiert, was neues Blut daran hindert, seinen Platz einzunehmen. In der Folge tritt es aus.

Tab. 84.1 Pathologie und Krankheitsmuster starker Blutungen

Symptome	Zunge	Krankheitsmuster
Starke Blutungen, die unter Umständen verfrüht und überflutend einsetzen, blasses Menstruationsblut	Blass	Qi-Mangel
Starke Blutungen, blasses Menstruationsblut, unregelmäßige Blutungen, Rückenschmerzen, Kältegefühl, breiiger Stuhl	Blass, nass	Milz- und Nieren-Yang-Mangel
Starke Blutungen, Weitertröpfeln über den normalen Blutungszeitraum hinaus, unregelmäßige Blutungen, Unfruchtbarkeit, Schwindel, Tinnitus, Nachtschweiß	Kein Zungenbelag	Leber- und Nieren-Yin-Mangel
Starke Blutungen, hellrotes oder dunkelrotes Blut, Hitzegefühl, geistige Unruhe, rotes Gesicht, Durst	Rot mit Belag	Blut-Hitze
Starke Blutungen, Kopfschmerzen, Schwindel, Tinnitus, Reizbarkeit	Rot mit röteren Rändern, gelber Belag	Leber-Feuer
Starke Blutungen, unregelmäßige Blutungen, Weitertröpfeln über den normalen Blutungszeitraum hinaus, Unfruchtbarkeit, Schwindel, Tinnitus, Nachtschweiß, abendliches Hitzegefühl, Hitze in den fünf Zentren	Rot ohne Belag	Leber- und Nieren-Yin-Mangel mit Leere-Hitze im Blut
Starke Blutungen, Regelschmerzen mit Abgang von dunklem Blut und dunklen Klumpen, beginnende und wieder aufhörende Regel	Violette Ränder	Blut-Stase

84.10 Spärliche Blutungen

Teil B (Befragung) ➤ *Kap. 46*

Blut-Mangel

Spärliche Blutungen mit blassem und verdünntem Menstruationsblut, verspätete Blutungen, Schwindel, blasse und dünne Zunge, rauer Puls.

Nieren-Yang-Mangel

Spärliche Blutungen mit blassem Menstruationsblut, verspätete Blutungen, Unfruchtbarkeit, unregelmäßige Periode, Rückenschmerzen, Schwindel, Tinnitus, Kältegefühl, schwache Knie, hellweiße Gesichtsfarbe, Müdigkeit, reichlich klarer Harn, blasse und nasse Zunge, tief-schwächlicher Puls.

Nieren-Yin-Mangel

Spärliche Blutungen, unregelmäßige Periode, verspätete Blutungen, Unfruchtbarkeit, Schwindel, Tinnitus, Nachtschweiß, trockener Mund mit dem Verlangen, in kleinen Schlückchen zu trinken, Rückenschmerzen, Gedächtnisschwäche, spärlicher und dunkler Harn, kein Zungenbelag, oberflächlich-leerer Puls.

Blut-Stase im Uterus

Spärliche Blutungen mit dunklem Menstruationsblut und Klumpen, Regelschmerzen, violette Zunge, saitenförmiger Puls.

Schleim blockiert den Uterus

Spärliche Blutungen mit bräunlichem Ausfluss, übermäßiger Scheidenausfluss, Schweregefühl, Fettleibigkeit, gedunsene Zunge, schlüpfriger Puls.

Kälte im Uterus

Spärliche Blutungen, verspätete Blutungen, Regelschmerzen, die bei Wärmeanwendungen nachlassen, Kältegefühl, Bauchschmerzen, weißer Zungenbelag, tief-gespannter Puls.

84.11 Regelschmerzen

Teil B (Befragung) ➤ *Kap. 46*

Fülle

Leber-Qi-Stagnation

Spannungsgefühl und Schmerzen im Bauch vor oder während der Menstruation, prämenstruelle Anspannung, Spannungsgefühl in den Brüsten, keine Klumpen, Spannungsgefühl in Flankenbereich oder Oberbauch, Reizbarkeit, Launenhaftigkeit, saitenförmiger Puls.

Akupunktur
Gb 34 Yanglingquan, Le 3 Taichong, Ren 6 Qihai.

Leber-Blut-Stase

Starke Regelschmerzen, die nach Abgang von Klumpen nachlassen, Schmerzen im Flankenbereich, Bauchschmerzen, dunkle Gesichtsfarbe, violette Zunge, saitenförmiger Puls.

Akupunktur
Chong Mai (Mi 4 Gongsun mit Pe 6 Neiguan), Le 3 Taichong, Ni 14 Siman, Mi 10 Xuehai, Ren 6 Qihai.

Kälte-Stagnation im Uterus

Starke und krampfende Regelschmerzen, die durch Wärmeanwendungen gelindert werden, kleine und zähe Klumpen in hellrotem Blut, Kältegefühl während der Menstruation, blasse Zunge, tief-gespannter Puls.

Akupunktur
Chong Mai (Mi 4 Gongsun mit Pe 6 Neiguan), Le 3 Taichong, Ni 14 Siman, Mi 10 Xuehai, Ren 6 Qihai, Ren 4 Guanyuan. Moxa.

Weitere Krankheitsmuster

Nässe-Hitze im Uterus

Regelschmerzen mit Schweregefühl, das zum Kreuzbein hin ausstrahlt, Mittelschmerz, kleine und rote Klumpen, übermäßiger Scheidenausfluss, dunkler Harn, rote Zunge mit klebrigem gelbem Zungenbelag, schlüpfrig-schneller Puls.

Stagnierendes Leber-Qi wandelt sich in Leber-Feuer um

Regelschmerzen, starke Blutungen, Reizbarkeit, Durst, bitterer Mundgeschmack, trockener Stuhl, rote Zunge mit röteren Rändern und gelbem Belag, saitenförmig-schneller Puls.

Qi- und Blut-Mangel

Dumpfe Regelschmerzen gegen Ende der Menstruation hin oder danach, Schmerzen werden durch Druck besser, spärliche Regelblutungen, Appetitmangel, breiiger Stuhl, schwache Stimme, Herzklopfen, Müdigkeit, verschwommene Sicht, matt-blasse Gesichtsfarbe, Schwindel, blasse Zunge, schwächlicher oder rauer Puls.

Milz-Yang- und Leber-Blut-Mangel

Dumpfe Regelschmerzen während oder nach der Menstruation, spärliche Regelblutungen ohne Klumpen, dumpfe Kopfschmerzen, verschwommene Sicht, Müdigkeit, breiiger Stuhl, blasse und gedunsene Zunge, rauer oder dünner Puls.

Tab. 84.2 Pathologie und Krankheitsmuster von Menstruationsschmerzen

Symptome	Zunge	Krankheitsmuster
Spannungsgefühl und Schmerzen im Bauch vor oder während der Menstruation	Normal oder leicht gerötete Ränder	Leber-Qi-Stagnation
Starke Regelschmerzen, die nach Abgang von Klumpen nachlassen	Violette Ränder	Leber-Blut-Stase
Starke und krampfende Regelschmerzen, die durch Wärmeanwendungen gelindert werden, kleine und zähe Klumpen in hellrotem Blut, Kältegefühl während der Menstruation	Blass	Kälte-Stagnation
Regelschmerzen mit Schweregefühl, das zum Kreuzbein hin ausstrahlt, Mittelschmerz, kleine und rote Klumpen	Rot mit klebrigem gelbem Belag	Nässe-Hitze
Regelschmerzen, starke Blutungen, Reizbarkeit, Durst, bitterer Mundgeschmack	Rote Ränder	Stagnierendes Leber-Qi wandelt sich in Leber-Feuer um
Dumpfe Regelschmerzen gegen Ende der Menstruation oder danach, Schmerzen werden durch Druck besser, spärliche Regelblutungen	Blass	Qi- und Blut-Mangel
Dumpfe Regelschmerzen während oder nach der Menstruation, spärliche Regelblutungen ohne Klumpen	Blass, an den Rändern leicht gedunsen	Milz-Yang- und Leber-Blut-Mangel
Dumpfe Regelschmerzen während oder nach der Menstruation, spärliche Regelblutungen, Rückenschmerzen, Schwindel, Tinnitus, Nachtschweiß	Kein Belag	Leber- und Nieren-Yin-Mangel

Leber- und Nieren-Yin-Mangel

Dumpfe Regelschmerzen während oder nach der Menstruation, spärliche Regelblutungen, Rückenschmerzen, Schwindel, Tinnitus, Nachtschweiß, kein Zungenbelag, oberflächlich-leerer Puls.

In ➤ Tabelle 84.2 ist die Pathologie von Regelschmerzen zusammengefasst.

84.12 Ausbleiben der Blutungen

Teil B (Befragung) ➤ *Kap. 46*

Leere

Blut-Mangel

Nach mehreren Monaten sich verringender Regelblutungen stoppt die Menstruation gänzlich, verschwommene Sicht, Schwindel, blasse Zunge, rauer oder dünner Puls.

Akupunktur
Le 8 Ququan, Ma 36 Zusanli, Mi 6 Sanyinjiao, Ren 4 Guanyuan.

Leber- und Nieren-Mangel

Bis zum 18. Lebensjahr hat die Menstruation entweder noch nicht eingesetzt oder sie hat aufgehört, nachdem sie immer spärlicher geworden ist, Rückenschmerzen, Schwindel, Müdigkeit. Je nachdem, ob ein Nieren-Yin- oder Nieren-Yang-Mangel vorliegt, treten entsprechend weitere Symptome und klinische Zeichen auf.

Akupunktur
Ni 3 Taixi, Ren 4 Guanyuan, Bl 23 Shenshu, Le 8 Ququan, Mi 6 Sanyinjiao, Ni 13 Qixue.

Milz- und Nieren-Yang-Mangel

Ausbleiben der Blutungen, Müdigkeit, breiiger Stuhl, Rückenschmerzen, Schwindel, Kältegefühl, blasse und gedunsene Zunge, tief-schwächlicher Puls.

Akupunktur
Ren 12 Zhongwan, Ma 36 Zusanli, Mi 6 Sanyinjiao, Bl 20 Pishu, Ni 3 Taixi, Ren 4 Guanyuan, Bl 23 Shenshu, Ni 7 Fuliu, Du 4 Mingmen. Moxa.

Leber- und Nieren-Yin-Mangel

Ausbleiben der Blutungen, Schwindel, Tinnitus, Rückenschmerzen, verschwommene Sicht, trockene Augen, kein Zungenbelag, oberflächlich-leerer Puls. Dieses Krankheitsmuster tritt meist als sekundäre Amenorrhö bei älteren Frauen auf.

Akupunktur
Ni 3 Taixi, Ren 4 Guanyuan, Bl 23 Shenshu, Le 8 Ququan, Mi 6 Sanyinjiao, Ni 13 Qixue.

Fülle

Qi-Stagnation und Blut-Stase

Die Menstruation hört plötzlich auf, Reizbarkeit, Spannungsgefühl im Bauch, Niedergeschlagenheit, saitenförmiger Puls.

Akupunktur
Chong Mai (Mi 4 Gongsun mit Pe 6 Neiguan), Le 3 Taichong, Ni 14 Siman, Mi 10 Xuehai, Ren 6 Qihai.

Nässe-Schleim im Uterus

Nach allmählicher Reduktion der Blutungsmenge hört die Menstruation auf, Fettleibigkeit, übermäßiger Scheidenausfluss, Schweregefühl, Völlegefühl im Bauch, gedunsene Zunge mit klebrigem Belag, schlüpfriger Puls.

Akupunktur
Ren Mai (Lu 7 Lieque mit Ni 6 Zhaohai), Ma 40 Fenglong, Ma 28 Shuidao, Ren 5 Shimen, Mi 9 Yinlingquan, Bl 22 Sanyinjiao, Ren 9 Shuifen.

Weitere Krankheitsmuster

Lungen-Yin-Mangel und Blut-Mangel

Ausbleiben der Blutungen, trockener Husten, Kurzatmigkeit, gerötete Wangen, Niedergeschlagenheit, Seufzen, Schwindel, Traurigkeit, im vorderen Teil der Zunge kein Belag, oberflächlich-leerer Puls.

Herz- und Nieren-Yin-Mangel

Ausbleiben der Blutungen, Herzklopfen, Schlaflosigkeit, Rückenschmerzen, Schwindel, Tinnitus, Niedergeschlagenheit, nervöse Ängstlichkeit, Nachtschweiß, rote Zunge mit röterer Spitze, kein Belag, oberflächlich-leerer Puls.

Herz- und Milz-Blut-Mangel

Ausbleiben der Blutungen, Herzklopfen, Niedergeschlagenheit, Schlaflosigkeit, blasse und matte Gesichtsfarbe, Müdigkeit, breiiger Stuhl, Appetitmangel, blasse Zunge, schwächlicher oder rauer Puls.

84.13 Blutungen in der Zyklusmitte/Zwischenblutung

Teil B (Befragung) ➤ Kap. 46

Leber- und Nieren-Yin-Mangel mit Leere-Hitze

Spärliche Blutungen in der Zyklusmitte, scharlachrotes Blut, Schwindel, Tinnitus, Nachtschweiß, Rückenschmerzen, Hitze in den fünf Zentren, gerötete Wangen, rote belaglose Zunge, oberflächlich-leerer Puls.

Nässe-Hitze

Blutungen in der Zyklusmitte, die entweder stark oder spärlich sein können, klebriges Blut, Erschöpfung, Gelenkschmerzen, Schweregefühl, Appetitmangel, Scheidenausfluss, klebriger gelber Zungenbelag, schlüpfrig-schneller Puls.

Blut-Stase

Blutungen in der Zyklusmitte, die mit Schmerzen einhergehen, spärliche Blutung, dunkles und klumpiges Blut, Bauchschmerzen, violette Zunge, saitenförmiger Puls.

Milz- und Nieren-Yang-Mangel

Blutungen in der Zyklusmitte, die sehr reichlich ausfallen können, verdünntes und hellrotes Blut, Schwindel, Tinnitus, Rückenschmerzen, breiiger Stuhl, Müdigkeit, Niedergeschlagenheit, Kältegefühl, häufige Miktion, blasse und gedunsene Zunge, tief-schwächlicher Puls.

84.14 Blutungen, die beginnen und wieder aufhören

Teil B (Befragung) ➤ *Kap. 46*

Blut-Stase im Uterus

Blutungen, die beginnen und wieder aufhören, Regelschmerzen mit dunklem Blut und Klumpen, violette Zunge, saitenförmiger Puls.

Kälte im Uterus

Blutungen, die beginnen und wieder aufhören, Regelschmerzen mit kleinen, zähen und dunklen Klumpen, spärliche Regelblutungen, Bauchschmerzen, die bei Wärmeanwendungen nachlassen, weißer Zungenbelag, tief-gespannter Puls.

Leber-Qi-Stagnation

Blutungen, die beginnen und wieder aufhören, Spannungsgefühl in Flankenbereich oder Oberbauch, Reizbarkeit, Launenhaftigkeit, saitenförmiger Puls.

84.15 Blutungen, die nach den Wechseljahren wieder eintreten

Dieses Symptom tritt ausschließlich bei Frauen in den Wechseljahren auf: Die Regel hört für mindestens ein Jahr auf und kehrt dann plötzlich wieder zurück. Im Altertum nannte man dieses Symptom „sich nach innen öffnende Blume“.

Leber- und Nieren-Yin-Mangel mit Leere-Hitze

Blutungen, die nach einem Jahr des Klimakteriums plötzlich wieder einsetzen, spärliche Blutungen, hellrotes Blut, gerötete Wangen, Schwindel, Tinnitus, Nachtschweiß, trockener Mund mit dem Verlangen, in kleinen Schlückchen zu trinken, Hitze in den fünf Zentren, rote belaglose Zunge, oberflächlich-leerer Puls.

Stagnierendes Leber-Qi wandelt sich in Leber-Feuer um

Blutungen, die nach einem Jahr des Klimakteriums plötzlich wieder einsetzen, starke Blutungen, dunkelrotes Blut mit roten Klumpen, Neigung zu Wutanfällen, Durst, bitterer Mundgeschmack, Schlaflosigkeit, rote Zunge mit röteren Rändern und gelbem Belag, saitenförmig-schneller Puls.

Milz-Qi-Mangel

Blutungen, die nach einem Jahr des Klimakteriums plötzlich wieder einsetzen, starke Blutungen, verdünntes, hellrotes Blut, Appetitmangel, Müdigkeit, leichtes Spannungsgefühl im Bauch, blasse Gesichtsfarbe, breiiger Stuhl, blasse Zunge, leerer Puls.

Toxische Hitze im Uterus

Blutungen, die nach einem Jahr des Klimakteriums plötzlich wieder einsetzen, blutiger Scheidenausfluss mit üblem Geruch, fünffarbiger Scheidenausfluss, schlechter Atem, Verstopfung, rote Zunge mit klebrigem gelbem Belag und roten Flecken, schnell-überflutender Puls. Diese Symptomatik kann im Sinne der Schulmedizin einem Gebärmutterkrebs entsprechen. Daher sollten alle Patientinnen, die nach den Wechseljahren blutigen Scheidenausfluss mit üblem Geruch aufweisen, immer von einem Frauenarzt untersucht werden.

KAPITEL

85 Perimenstruelle Störungen

Folgende perimenstruelle Störungen werden besprochen:

1. Prämenstruelle Anspannung
2. Kopfschmerz
3. Spannungsgefühl in den Brüsten
4. Fieber
5. Körperschmerzen
6. Ödeme
7. Durchfall
8. Verstopfung
9. Nasenbluten
10. Mundschleimhautgeschwüre (Aphthen)
11. Hauteffloreszenzen
12. Schwindel
13. Erbrechen
14. Schlafstörungen
15. Augenschmerz

85.1 Prämenstruelle Anspannung

Teil B (Befragung) ➤ Kap. 46

Fülle

Leber-Qi-Stagnation

Reizbarkeit, Niedergeschlagenheit, Launenhaftigkeit, Neigung zu Wutanfällen, Ungeduld, unregelmäßige Periode, Spannungsgefühl in den Brüsten, Spannungsgefühl in Flankenbereich oder Oberbauch, Kloßgefühl im Hals, saitenförmiger Puls.

Akupunktur
Gb 34 Yanglingquan, Le 3 Taichong, He 7 Shenmen, Du 24 Shenting, Gb 13 Benshen.

Leber- und Herz-Feuer

Neigung zu Wutanfällen, Reizbarkeit, geistige Unruhe, Schreien, nervöse Ängstlichkeit, Schlaflosigkeit, Spannungsgefühl in den Brüsten, starke Regelblutungen, Hitzegefühl, Kopfschmerzen, rotes Gesicht, Schwindel, Tinnitus, Durst, bitterer Mundgeschmack, Verstopfung, dunkler Harn, Herzklopfen, Mund- und Zungengeschwüre, rote Zunge mit röteren Rändern und röterer Spitze, gelber Belag, überflutend-saitenförmig-schneller Puls.

Akupunktur
He 8 Shaofu, Le 2 Xingjian, Di 11 Quchi, He 7 Shenmen, Du 24 Shenting, Gb 13 Benshen.

Herz-Feuer

Geistige Unruhe, nervöse Ängstlichkeit, Schlaflosigkeit, traumgestörter Schlaf, Spannungsgefühl in den Brüsten, starke Regelblutungen, Herzklopfen, Durst, Mund- und Zungenaphthen, Hitzegefühl, rotes Gesicht, bitterer Mundgeschmack, rote Zunge mit röterer Spitze und gelbem Belag, überflutend-schneller Puls.

Akupunktur
He 8 Shaofu, Di 11 Quchi, He 7 Shenmen, Du 24 Shenting.

Leere/Fülle

Leber-Blut-Mangel mit sekundärer Leber-Qi-Stagnation

Weinerlich, Heulen, Niedergeschlagenheit, leichte Reizbarkeit, leichtes Spannungsgefühl in den Brüsten, Schwindel, verschwommene Sicht, Mouches volantes, taube oder kribbelnde Gliedmaßen, spärliche Regelblutungen, matt-blasse Gesichtsfarbe, blasse Zunge, rauer oder dünner Puls.

Akupunktur
Le 8 Ququan, Ma 36 Zusanli, Mi 6 Sanyinjiao, Ren 4 Guanyuan, Gb 34 Yanglingquan, Le 3 Taichong, Du 24 Shenting, Gb 13 Benshen.

Leber- und Nieren-Yin-Mangel

Weinerlich, Heulen, Niedergeschlagenheit, keine Motivation, Schlaflosigkeit, spärliche Regelblutungen oder Amenorrhö, Schwindel, Tinnitus, Schmerzen im unteren Rücken, dumpfe Kopfschmerzen im Bereich des Hinterhauptes oder des Scheitels, taube oder kribbelnde Gliedmaßen, trockene Augen, verschwommene Sicht, trockener Rachen am Abend, trockenes Haar, trockene Haut, brüchige Nägel, Nachtschweiß, trockener Stuhl, normale Zungenfarbe, kein Belag, oberflächlich-leerer Puls.

Akupunktur
Ni 3 Taixi, Ren 4 Guanyuan, Le 8 Ququan, Mi 6 Sanyinjiao, Du 24 Shenting.

Milz- und Nieren-Yang-Mangel

Weinerlich, Heulen, Niedergeschlagenheit, keine Motivation, Müdigkeit, Abgeschlagenheit, spärliche oder starke Regelblutungen, Schmerzen im unteren Rücken, Kältegefühl im Rücken, Kältegefühl, hellweiße Gesichtsfarbe, verringerte Libido, reichlich klarer Harn oder spärlicher klarer Harn, Nykturie, Teilnahmslosigkeit, Ödeme in den Unterschenkeln, breiiger Stuhl, Appetitmangel, leichtes Spannungsgefühl im Bauch, Patientin will sich hinlegen, blasse und nasse Zunge, tief-schwächlicher Puls.

Akupunktur
Ren 12 Zhongwan, Ma 36 Zusanli, Mi 6 Sanyinjiao, Bl 20 Pishu, Ni 3 Taixi, Ren 4 Guanyuan, Bl 23 Shenshu, Ni 7 Fuliu, Du 4 Mingmen, Du 24 Shenting. Moxa.

Weitere Krankheitsmuster

Schleim-Feuer schlägt nach oben

Geistige Unruhe, nervöse Ängstlichkeit, Schlaflosigkeit, Überaktivität, traumgestörter Schlaf, Verwirrung, Spannungsgefühl, Schwellung und Schmerzen in den Brüsten, Schwere- und Benommenheitsgefühl im Kopf, Hitzegefühl, rotes Gesicht, fettige Haut, Engegefühl im Brustkorb, Sputum im Rachen, Auswurf gelben Schleims, Schwindel, Übelkeit, rote und gedunsene Zunge mit klebrigem gelbem Belag, schlüpfrig-schneller Puls.

Milz-Qi-Mangel mit Nässe und sekundärer Leber-Qi-Stagnation

Weinerlich, Niedergeschlagenheit, Müdigkeit, Abgeschlagenheit, Schweregefühl, geschwollene Brüste, leichte Reizbarkeit, Appetitmangel, leichtes Spannungsgefühl im Bauch nach Nahrungsaufnahme, blasse Gesichtsfarbe, schwache Gliedmaßen, breiiger Stuhl, Völlegefühl im Bauch, klebriger Mundgeschmack, Übelkeit, übermäßiger Scheidenausfluss, blasse Zunge mit klebrigem Belag, sanfter Puls.

HINWEIS FÜR DIE PRAXIS
Prämenstruelle Anspannung beruht nicht immer auf einer Leber-Disharmonie, sondern kann auch beispielsweise durch Herz-Feuer ausgelöst werden.

85.2 Kopfschmerz

Teil B (Befragung) ➤ *Kap. 46*

Leber-Blut-Mangel

Dumpfe Kopfschmerzen während oder nach der Periode, spärliche Regelblutungen, Schwindel, verschwommene Sicht, blasse Zunge, rauer oder dünner Puls.

Aufsteigendes Leber-Yang

Pochende Kopfschmerzen im Bereich der Schläfen vor oder während der Periode, Schwindel, Tinnitus, Reizbarkeit, Neigung zu Wutanfällen, rotes Gesicht, saitenförmiger Puls.

Leber-Feuer

Pochende Kopfschmerzen im Bereich der Schläfen vor oder während der Periode, blutunterlaufene Augen, rotes Gesicht, Durst, bitterer Mundgeschmack, Kopfschmerzen, Schwindel, Tinnitus, Reizbarkeit, Neigung zu Wutanfällen, Verstopfung, dunkler Harn, rote Zunge mit röteren Rändern und trockenem gelbem Belag, saitenförmig-schneller Puls.

Blut-Stase

Stechende Kopfschmerzen im Bereich der Schläfen während der Periode, Regelschmerzen mit dunklem Blut und Blutklumpen, violette Zunge, saitenförmiger Puls.

85.3 Spannungsgefühl in den Brüsten

Teil B (Befragung) ➤ Kap. 46

Leber-Qi-Stagnation

Prämenstruelles Spannungsgefühl in den Brüsten, Spannungsgefühl in Flankenbereich oder Oberbauch, Reizbarkeit, Launenhaftigkeit, saitenförmiger Puls.

Leber-Blut-Stase

Prämenstruelles Spannungsgefühl in den Brüsten mit Schmerzen, Regelschmerzen mit dunklem Blut und Blutklumpen, Schmerzen im Flankenbereich, Bauchschmerzen, dunkle Gesichtsfarbe, violette Zunge, saitenförmiger Puls.

Schleim mit Qi-Stagnation

Prämenstruelles Spannungsgefühl in den Brüsten, Knoten in den Brüsten, Brustschmerzen mit Schwellungen, Engegefühl im Brustkorb, Seufzen, Fettleibigkeit, gedunsene Zunge, schlüpfrig-drahtiger Puls.

Leber- und Nieren-Yin-Mangel mit Leber-Qi-Stagnation

Leichtes prämenstruelles Spannungsgefühl in den Brüsten, spärliche Regelblutungen, Schwindel, Tinnitus, unregelmäßige Periode, belaglose Zunge, dünner und etwas saitenförmiger Puls.

Stagnierendes Leber-Qi wandelt sich in Leber-Feuer um

Prämenstruelles Spannungsgefühl in den Brüsten mit Schmerzen, Spannungsgefühl im Bauch, bitterer Mundgeschmack, Durst, Schlaflosigkeit, Reizbarkeit, rote Zunge mit röteren Rändern und gelbem Belag, saitenförmig-schneller Puls.

Milz- und Nieren-Yang-Mangel mit Leber-Qi-Stagnation

Leichtes prämenstruelles Spannungsgefühl in den Brüsten, verspätete Regelblutungen, unregelmäßige Periode, Unfruchtbarkeit, Rückenschmerzen, Schwindel, Müdigkeit, breiiger Stuhl, blasse und gedunsene Zunge, schwächlicher Puls.

Leber-Blut- und Nieren-Yang-Mangel

Leichtes prämenstruelles Spannungsgefühl in den Brüsten, entweder vor oder während der Periode, unregelmäßige Periode, Schwindel, Tinnitus, verschwommene Sicht, Rückenschmerzen, blasses Gesicht, blasse Zunge, tief-schwächlicher Puls.

Lungen-Qi-Stagnation

Prämenstruelles Spannungsgefühl in den Brüsten, Enge- oder Spannungsgefühl im Brustkorb, leichte Atemlosigkeit, Seufzen, Kloßgefühl im Hals, Schluckbeschwerden, Traurigkeit, Reizbarkeit, Niedergeschlagenheit, Zunge etwas rötlich an den seitlichen Anteilen des Brustareals, Puls ganz leicht gespannt auf der rechten vorderen Taststelle.

Schleim mit Lungen-Qi-Stagnation

Prämenstruelles Spannungsgefühl in den Brüsten, Kloßgefühl im Hals, Enge- oder Spannungsgefühl im Brustkorb, leichte Atemlosigkeit, Schluckbeschwerden, Seufzen, Traurigkeit, Reizbarkeit, Niedergeschlagenheit, Sputum im Rachen, Zunge etwas gedunsen an den seitlichen Anteilen des Brustareals, schlüpfriger Puls und ganz leicht gespannt auf der rechten vorderen Taststelle.

HINWEIS FÜR DIE PRAXIS

Prämenstruelles Spannungsgefühl in den Brüsten beruht nicht immer auf einer Leber-Disharmonie. Auch eine Lungen-Qi-Stagnation, mit oder ohne Schleim, kann sich auf die Brüste auswirken.

85.4 Fieber

Blut-Hitze

Fieber vor oder während der Regel, starke Regelblutungen, geistige Unruhe, Durst, heiße Nase, rote Lippen, rote Zunge, schnell-überflutender Puls.

Nieren- und Leber-Yin-Mangel mit Leere-Hitze

Niedriges Fieber während der Regel, Hitze in den fünf Zentren, Nachtschweiß, geistige Unruhe, Schwindel, Tinnitus, rote belaglose Zunge, oberflächlich-leerer und schneller Puls.

Qi- und Blut-Mangel mit Nähr- und Abwehr-Qi-Disharmonie

Niedriges Fieber während oder nach der Regel, blasse Gesichtsfarbe, Schwindel, Müdigkeit, blasse und dünne Zunge, dünn-schneller Puls.

Blut-Stase im Uterus

Fieber während der Regel mit Verschlimmerung am Abend, Regelschmerzen, dunkles und klumpiges Menstruationsblut, violette Zunge, saitenförmig-schneller Puls.

85.5 Körperschmerzen

Blut-Mangel

Körperschmerzen während oder nach der Regel, vor allem Gliederschmerzen, taube oder kribbelnde Gliedmaßen, Müdigkeit, Schwindel, blasse und dünne Zunge, rauer Puls.

Blut-Stase

Starke Körperschmerzen während oder nach der Regel, Regelschmerzen mit dunklem, klumpigem Menstruationsblut, violette Zunge, saitenförmiger Puls.

85.6 Ödeme

Teil B (Befragung) ➤ Kap. 46

Milz- und Nieren-Yang-Mangel

Ödeme während oder nach der Regel, vor allem an den Knöcheln, Rückenschmerzen, Müdigkeit, breiiger Stuhl, starke Regelblutungen, blasse und nasse Zunge, tief-schwächlicher Puls.

Qi-Stagnation

Nicht eindrückbare Ödeme während oder nach der Regel, Spannungsgefühl im Bauch und in den Brüsten, prämenstruelle Anspannung, Reizbarkeit, saitenförmiger Puls.

85.7 Durchfall

Teil B (Befragung) ➤ Kap. 46

Milz-Qi-Mangel

Durchfall während oder nach der Regel, leichtes Spannungsgefühl im Bauch, Appetitmangel, Müdigkeit, blasse Gesichtsfarbe, breiiger Stuhl, blasse Zunge, leerer Puls.

Stagnierendes Leber-Qi attackiert die Milz

Durchfall vor der Regel, abwechselnd Verstopfung und Durchfall, prämenstruelle Anspannung, Spannungsgefühl in den Brüsten, Reizbarkeit, saitenförmiger Puls.

Nieren-Yang-Mangel

Durchfall nach der Regel, unregelmäßige Periode, Rückenschmerzen, Schwindel, Tinnitus, Kältegefühl, schwache Knie, hellweiße Gesichtsfarbe, Müdigkeit, reichlich klarer Harn, blasse und nasse Zunge, tief-schwächlicher Puls.

85.8 Verstopfung

Teil B (Befragung) ➤ Kap. 46

Stagnierendes Leber-Qi attackiert den Darm

Verstopfung, in Stückchen kommender Stuhl, Spannungsgefühl im Bauch, prämenstruelle Reizbarkeit, unregelmäßige Periode, Spannungsgefühl in Flankenbereich oder Oberbauch, Reizbarkeit, Launenhaftigkeit, Kloßgefühl im Hals, saitenförmiger Puls.

Leber-Blut-Mangel

Verstopfung, trockener Stuhl, Weinerlichkeit und Niedergeschlagenheit vor der Regel, Schwindel, verschwommene Sicht, Mouches volantes, taube oder kribbelnde Gliedmaßen, spärliche Regelblutungen, mattblasse Gesichtsfarbe, blasse Zunge, rauer oder dünner Puls.

Nieren-Yang-Mangel

Verstopfung mit unregelmäßigen Stuhlgängen, Schmerzen im unteren Rücken, kalte Knie, Kältegefühl im unteren Rücken, Kältegefühl, schwache Beine, hellweiße Gesichtsfarbe, schwache Knie, Müdigkeit, Abgeschlagenheit, reichlicher oder spärlicher klarer Harn, Nykturie, Beinödeme, Niedergeschlagenheit, verringerte Libido, blasse und nasse Zunge, tief-schwächlicher Puls.

85.9 Nasenbluten

Stagnierendes Leber-Qi wandelt sich in Feuer um

Nasenbluten vor oder während der Regel, starke Regelblutungen, Spannungsgefühl im Bauch, bitterer Mundgeschmack, Durst, Reizbarkeit, Kopfschmerzen, rote Zunge mit röteren Rändern und gelbem Belag, saitenförmig-schneller Puls.

Lungen- und Nieren-Yin-Mangel mit Leere-Hitze

Nasenbluten während oder nach der Regel, trockener Husten, spärliche Regelblutungen, Nachtschweiß, Schwindel, Tinnitus, Hitze in den fünf Zentren, rote belaglose Zunge, oberflächlich-leerer und schneller Puls.

Magen-Feuer

Nasenbluten während der Regel, Zahnfleischbluten, brennende Oberbauchschmerzen, starker Durst mit einem Verlangen nach kalten Getränken, geistige Unruhe, trockener Stuhl, saures Aufstoßen, schlechter Atem, Hitzegefühl, rote Zunge mit dickem, trockenen, dunkelgelben Belag, tief-voll-schneller Puls.

Milz-Qi-Mangel

Nasenbluten während der Regel, Appetitmangel, Müdigkeit, leichtes Spannungsgefühl im Bauch, blasse Gesichtsfarbe, breiiger Stuhl, blasse Zunge, leerer Puls.

85.10 Mundschleimhautgeschwüre (Aphthen)

Nieren-Yin-Mangel mit Leere-Hitze

Mund- oder Zungenaphthen während der Regel, Schwindel, Tinnitus, Nachtschweiß, trockener Mund mit dem Verlangen, in kleinen Schlückchen zu trinken, Rückenschmerzen, Gedächtnisschwäche, spärlicher und dunkler Harn, Hitze in den fünf Zentren, gerötete Wangen, Hitzegefühl am Abend, rote belaglose Zunge, oberflächlich-leerer und schneller Puls.

Magen-Feuer

Mundaphthen während der Regel, Zahnfleischbluten, brennende Oberbauchschmerzen, starker Durst mit einem Verlangen nach kalten Getränken, geistige Unruhe, trockener Stuhl, saures Aufstoßen, schlechter Atem, Hitzegefühl, rote Zunge mit dickem, trockenen, dunkelgelben Belag, tief-voll-schneller Puls.

Nässe-Hitze im Magen mit Milz-Qi-Mangel

Mundaphthen, Fieberbläschen um die Lippen herum, Spannungsgefühl im Bauch, breiiger Stuhl, Durst ohne Verlangen zu trinken, klebriger Mundgeschmack, Appetitmangel, blasse Zunge, jedoch mit gelbem klebrigem Belag in der Zungenmitte, schwächlicher und schlüpfriger Puls.

85.11 Hauteffloreszenzen

Blut-Mangel

Juckender, papulöser Ausschlag während oder nach der Regel, Schlaflosigkeit, Schwindel, spärliche Regelblutungen, blasse und dünne Zunge, rauer Puls.

Wind-Hitze dringt ins Blut ein

Juckender, papulöser Ausschlag während oder vor der Regel, Reizbarkeit, trockener Mund, rote Zunge mit roten Punkten, schneller Puls.

85.12 Schwindel

Blut-Mangel

Schwindel während oder nach der Regel, verschwommene Sicht, spärliche Regelblutungen, blasse und dünne Zunge, rauer Puls.

Nieren- und Leber-Yin-Mangel mit aufsteigendem Leber-Yang

Starker Schwindel während oder nach der Regel, Tinnitus, spärliche Regelblutungen, Schlaflosigkeit, Nachtschweiß, belaglose Zunge, oberflächlich-leerer Puls.

Schleim mit Milz-Qi-Mangel

Starker Schwindel während oder vor der Regel, Schwere- und Benommenheitsgefühl im Kopf, übermäßiger Scheidenausfluss, angeschwollene Brüste vor der Regel, blasse und gedunsene Zunge, schlüpfriger und leicht schwächlicher Puls.

85.13 Erbrechen

Teil B (Befragung) ➤ *Kap. 46*

Stagnierendes Leber-Qi attackiert den Magen

Erbrechen vor oder während der Regel, Aufstoßen, Spannungsgefühl und Schmerzen im Oberbauch, Reizbarkeit, saitenförmiger Puls.

Magen- und Milz-Qi-Mangel

Erbrechen wässriger Flüssigkeiten oder Übelkeit während oder nach der Regel, dumpfe Oberbauchschmerzen, Appetitmangel, Müdigkeit, leichtes Spannungsgefühl im Bauch, blasse Gesichtsfarbe, breiiger Stuhl, blasse Zunge, leerer Puls.

Schleim mit Milz-Qi-Mangel

Erbrechen während der Regel, Übelkeit, Engegefühl im Brustkorb, Müdigkeit, breiiger Stuhl, Appetitmangel, blasse und gedunsene Zunge, schlüpfriger und leicht schwächlicher Puls.

85.14 Schlafstörungen

Aufsteigendes Leber-Yang

Schlaflosigkeit vor der Regel, nervöse Ängstlichkeit, Schwindel, Kopfschmerzen, trockener Rachen, unregelmäßige Periode. Weitere Symptome und klinische Zeichen äußern sich je nach Art der dem aufsteigendem Leber-Yang zugrunde liegenden Störung, wobei es sich um Leber-Blut-Mangel, Leber-Yin-Mangel oder Nieren-Yin-Mangel handeln kann.

Leber- und Herz-Feuer

Schlaflosigkeit während der Regel, traumgestörter Schlaf, körperliche Unruhe, nervöse Ängstlichkeit, bitterer Mundgeschmack, Durst, Herzklopfen, blutunterlaufene Augen, Neigung zu Wutanfällen, Schwindel, Kopfschmerzen, Nasenbluten, starke Regelblutungen, rotes Gesicht, rote Zunge mit röteren Rändern und gelbem Belag, saitenförmiger und schneller Puls.

Herz- und Milz-Blut-Mangel

Schlaflosigkeit während oder nach der Regel, leichte Ängstlichkeit, Niedergeschlagenheit, Müdigkeit, verschwommene Sicht, Schwindel, Appetitmangel, blasse und dünne Zunge, rauer Puls.

85.15 Augenschmerz

Leber-Blut-Mangel

Dumpfe Augenschmerzen zur Periode, dumpfe Kopfschmerzen, Schwindel, verschwommene Sicht, Mouches volantes, taube oder kribbelnde Gliedmaßen, matt-blasse Gesichtsfarbe, blasse Zunge, rauer oder dünner Puls.

Leber-Blut-Mangel führt zu innerem Wind

Augenschmerzen zur Periode, Gesichtstic, Kreislaufbeschwerden, Drehschwindel, Kopfschmerzen, fahle Gesichtsfarbe, verschwommene Sicht, Mouches volantes, blasse und dünne Zunge, saitenförmiger Puls.

Leber-Feuer

Augenschmerzen zur Periode, blutunterlaufene Augen, prämenstruelle Anspannung, starke Regelblutung, rotes Gesicht, Durst, bitterer Mundgeschmack, Kopfschmerzen, Schwindel, Tinnitus, Reizbarkeit, Neigung zu Wutanfällen, Verstopfung, dunkler Harn, rote Zunge mit röteren Rändern und trockenem gelbem Belag, saitenförmig-schneller Puls.

Leber-Blut-Stase

Stechende Augenschmerzen zur Periode, Regelschmerzen mit dunklem, klumpigem Blut, Flankenschmerzen, Bauchschmerzen, dunkle Gesichtsfarbe, violette Zunge, saitenförmiger Puls.

KAPITEL

86 Störungen während der Schwangerschaft

Die folgenden Störungen während der Schwangerschaft werden besprochen:

1. Morgendliche Übelkeit
2. Scheidenblutung
3. Bauchschmerzen
4. Drohende Fehlgeburt
5. Ödeme
6. Dysurie
7. Harnverhalt
8. Blut im Harn
9. Verstopfung
10. Nervöse Ängstlichkeit
11. Schwindel
12. Husten
13. Stimmverlust
14. Erstickungsgefühl
15. Schwangerschaftskrämpfe (Eklampsie)
16. Fehlendes Wachstum des Fetus
17. Beckenendlage
18. Habituelle Fehlgeburt / krankhafte Fehlgeburtsneigung

86.1 Morgendliche Übelkeit

Teil B (Befragung) ➤ Kap. 46

Leere

Magen-Qi-Mangel mit Leere-Kälte

Leichtes Gefühl von morgendlicher Übelkeit, kein Erbrechen oder Erbrechen wässriger Flüssigkeiten, Müdigkeit, Kältegefühl, Appetitmangel, blasse Zunge, schwächlicher Puls.

Akupunktur
Pe 6 Neiguan, Ren 13 Shangwan, Ma 36 Zusanli. Moxa (bei Magen-Qi-Mangel ohne Leere-Kälte Moxa weglassen).

Magen-Yin-Mangel

Morgendliche Übelkeit, trockener Mund mit dem Verlangen, in kleinen Schlückchen zu trinken, Appetitmangel, kein Belag in der Zungenmitte.

Akupunktur
Pe 6 Neiguan, Ren 13 Shangwan, Ma 36 Zusanli, Ren 12 Zhongwan.

Fülle

Stagnierendes Leber-Qi attackiert den Magen

Morgendliche Übelkeit, Würgen, Aufstoßen, Erbrechen von Speiseresten mit saurem Beigeschmack, Spannungsgefühl im Oberbauch, Reizbarkeit, saitenförmiger Puls.

Akupunktur
Gb 34 Yanglingquan, Le 3 Taichong, Ren 12 Zhongwan, Ma 36 Zusanli, Ren 13 Shangwan, Pe 6 Neiguan.

Magen-Hitze

Starke morgendliche Übelkeit, die sich über die ersten drei Schwangerschaftsmonate hinaus ziehen kann, Erbrechen von Speiseresten bald nach dem Essen, brennende Oberbauchschmerzen, Durst, saures Aufstoßen, übermäßiger Hunger, schlechter Atem, Hitzegefühl, rote Zunge mit gelbem Belag, überflutend-schneller Puls.

Akupunktur
Ma 44 Neiting, Pe 6 Neiguan, Ren 13 Shangwan, Ma 36 Zusanli.

Weitere Krankheitsmuster

Ansammlung von Schleim

Morgendliche Übelkeit, starkes Erbrechen, gelegentlich Erbrechen klarer Flüssigkeiten mit Schleimbeimengungen, Engegefühl in Brustkorb und Oberbauch, Schwindel, gedunsene Zunge mit klebrigem Belag, schlüpfriger Puls.

Herz-Qi-Mangel

Leichtes Gefühl von morgendlicher Übelkeit, Herzklopfen, nervöse Ängstlichkeit, Niedergeschlagenheit, blasse Zunge, leerer Puls auf der linken vorderen Taststelle.

Herz-Feuer

Morgendliche Übelkeit, die sich über die ersten drei Schwangerschaftsmonate hinaus ziehen kann, Herzklopfen, Durst, körperliche Unruhe, Schlaflosigkeit, traumgestörter Schlaf, Hitzegefühl, rotes Gesicht, bitterer Mundgeschmack, rote Zunge mit röterer Spitze und gelbem Belag, überflutend-schneller Puls.

HINWEIS FÜR DIE PRAXIS

Unproblematische Fälle von morgendlicher Übelkeit reagieren sehr gut auf Pe 6 Neiguan, Ren 13 Shangwan und Ma 36 Zusanli. Stellt sich nach dieser Behandlung jedoch keine Verbesserung ein, liegt häufig eine Magen-Pathologie zugrunde, die schon vorher vorhanden war.

86.2 Scheidenblutung

Milz-Qi-Mangel

Scheidenblutung in der frühen Schwangerschaft, wenig und hellrotes Blut, Appetitmangel, Müdigkeit, leichtes Spannungsgefühl im Bauch, blasse Gesichtsfarbe, breiiger Stuhl, blasse Zunge, leerer Puls.

Leber-Blut-Mangel

Scheidenblutung in der frühen Schwangerschaft, wenig und hellrotes Blut, matt-blasse Gesichtsfarbe, verschwommene Sicht, Herzklopfen, Schlaflosigkeit, blasse Zunge, rauer oder dünner Puls.

Nieren-Yang-Mangel

Scheidenblutung während der ersten drei Schwangerschaftsmonate, wenig und hellrotes Blut, Rückenschmerzen, Schwindel, Tinnitus, Kältegefühl, schwache Knie, hellweiße Gesichtsfarbe, Müdigkeit, reichlich klarer Harn, blasse und nasse Zunge, tief-schwächlicher Puls.

Blut-Hitze

Scheidenblutung, die sich auch über die ersten drei Schwangerschaftsmonate hinaus ziehen kann, hellrotes oder dunkelrotes Blut, rotes Gesicht, nervöse Ängstlichkeit, Schlaflosigkeit, dunkler Harn, rote Zunge mit gelbem Belag, schnell-überflutender Puls.

Nieren-Yin-Mangel mit Leere-Hitze

Scheidenblutung während der Schwangerschaft, wenig Blut, Schwindel, Tinnitus, Nachtschweiß, trockener Mund mit dem Verlangen, in kleinen Schlückchen zu trinken, Rückenschmerzen, Gedächtnisschwäche, spärlicher dunkler Harn, Hitze in den fünf Zentren, gerötete Wangen, abendliches Hitzegefühl, rote Zunge ohne Belag, oberflächlich-leerer und schneller Puls.

Trauma

Scheidenblutung nach einem Sturz oder Trauma, Rückenschmerzen.

86.3 Bauchschmerzen

Leber-Blut-Mangel

Leichte, sporadisch auftretende Bauchschmerzen, matt-blasse Gesichtsfarbe, Schwindel, verschwommene Sicht, blasse Zunge, rauer oder dünner Puls.

Leber-Qi-Stagnation

Schmerzen und Spannungsgefühl im Bauch, Schmerzen und Spannungsgefühl im Flankenbereich, saitenförmiger Puls.

86

Leere-Kälte im Uterus

Dumpfe Bauchschmerzen, die bei Wärmeanwendungen und Einnahme warmer Getränke besser werden, Kältegefühl, weiße Gesichtsfarbe, kalte Gliedmaßen, blasse Zunge, tief-schwächlicher Puls.

86.4 Drohende Fehlgeburt

Teil B (Befragung) ➤ *Kap. 46*

Leere

Nieren-Mangel

Drohende Fehlgeburt in der frühen Schwangerschaft, Rückenschmerzen, spärliche Scheidenblutungen, Schwindel, Erschöpfung. Weitere Symptome – einschließlich Puls und Zunge – hängen davon ab, ob ein Nieren-Yin- oder Nieren-Yang-Mangel vorliegt.

Akupunktur
Ni 3 Taixi, Ni 9 Zhubin, Bl 23 Shenshu.

Weitere Krankheitsmuster

Qi- und Blut-Mangel

Drohende Fehlgeburt gegen Ende oder nach dem ersten Trimester, Rückenschmerzen, spärliche Scheidenblutungen, Appetitmangel, breiiger Stuhl, schwache Stimme, Herzklopfen, Müdigkeit, verschwommene Sicht, matt-blasse Gesichtsfarbe, Schwindel, blasse Zunge, schwächlicher oder rauer Puls.

Blut-Hitze

Drohende Fehlgeburt in der frühen Schwangerschaft, Rückenschmerzen, spärliche Scheidenblutungen, Hitzegefühl, Durst, nervöse Ängstlichkeit, Schlaflosigkeit, rote Zunge mit gelbem Belag, schneller Puls.

Leber-Qi-Stagnation

Drohende Fehlgeburt im ersten Trimester, Rückenschmerzen, spärliche Scheidenblutungen, Spannungsgefühl in Oberbauch oder Flankenbereich, Reizbarkeit, Launenhaftigkeit, saitenförmiger Puls.

Stürze und Verletzungen

Drohende Fehlgeburt nach einem Sturz oder Trauma, Rückenschmerzen, Bauchschmerzen, spärliche Scheidenblutungen, normale Zunge, normaler Puls.

HINWEIS FÜR DIE PRAXIS

Eine drohende Fehlgeburt kann ursächlich von der Mutter oder vom Fetus ausgehen. Geht sie vom Fetus aus, kann man mit chinesischer Medizin nur wenig ausrichten. Geht die Ursache hingegen von der Mutter aus, kann die chinesische Medizin weiterhelfen.

86.5 Ödeme

Teil B (Befragung) ➤ *Kap. 46*

Das Auftreten von Ödemen während der Schwangerschaft kann in einigen Fällen das erste Symptom einer Präeklampsie sein.

Milz-Yang-Mangel

Ödeme in der frühen Schwangerschaft, aufgequollenes Gesicht oder aufgedunsenes Gewebe am ganzen Körper, gelbliche und glänzende Haut, Appetitmangel, Müdigkeit, leichtes Spannungsgefühl im Bauch, hellweiße Gesichtsfarbe, breiiger Stuhl, Kältegefühl, kalte Gliedmaßen, blasse und nasse Zunge, tief-schwächlicher Puls.

Nieren-Yang-Mangel

Ödeme in der frühen Schwangerschaft, besonders an den Knöcheln, kalte Beine, Rückenschmerzen, Schwindel, Tinnitus, Kältegefühl, schwache Knie, hellweiße Gesichtsfarbe, Müdigkeit, reichlich klarer Harn, blasse und nasse Zunge, tief-schwächlicher Puls.

Qi-Stagnation

Ödeme, die gegen den vierten Schwangerschaftsmonat erscheinen und an den Füßen beginnen, nicht eindrückbar, Spannungsgefühl im Bauch, Reizbarkeit, saitenförmiger Puls.

86.6 Dysurie

Herz-Feuer

Brennen bei der Miktion, spärlicher und dunkler Harn, Herzklopfen, Durst, körperliche Unruhe, Schlaflosigkeit, traumgestörter Schlaf, Hitzegefühl, rotes Gesicht, bitterer Mundgeschmack, rote Zunge mit röterer Spitze und gelbem Belag, überflutend-schneller Puls.

Nässe-Hitze in der Blase

Brennen bei der Miktion, erschwerte Miktion, leichter Harnverhalt, trüber Harn, Durst ohne Verlangen zu trinken, Schweregefühl, klebriger Mundgeschmack, klebriger gelber Zungenbelag, schlüpfrig-schneller Puls.

Nieren-Yin-Mangel mit Leere-Hitze

Leichtes Brennen bei der Miktion, spärlicher und dunkler Harn, Schwindel, Tinnitus, Nachtschweiß, trockener Mund mit dem

Verlangen, in kleinen Schlückchen zu trinken, Rückenschmerzen, Gedächtnisschwäche, Hitze in den fünf Zentren, gerötete Wangen, abendliches Hitzegefühl, rote Zunge ohne Belag, oberflächlich-leerer und schneller Puls.

Milz-Qi-Mangel

Leichte Schmerzen nach der Miktion, blasser Harn, leichte Inkontinenz, blasses Gesicht, Müdigkeit, Appetitmangel, breiiger Stuhl, blasse Zunge, schwächlicher Puls.

86.7 Harnverhalt

Milz-Qi-Mangel und Absinken

Spärliche Harnmenge bei gleichzeitig häufiger Miktion, ein nach unten ziehendes Gefühl, breiiger Stuhl, blasse Gesichtsfarbe, Müdigkeit, blasse Zunge, schwächlicher Puls.

Nieren-Qi-Mangel und Absinken

Spärliche Harnmenge bei gleichzeitig häufiger Miktion, blasser Harn, unterbrochener Harnstrahl, unangenehmes Gefühl im Unterbauch, das beim Sitzen schlimmer wird, Kältegefühl, Rückenschmerzen, Schwindel, blasse Zunge, tief-schwächlicher Puls.

Nässe-Hitze in der Blase

Dysurie, dunkler / trüber Harn, Schweregefühl im unteren Bauchbereich, klebriger Mundgeschmack, klebriger gelber Zungenbelag, schlüpfrig-schneller Puls.

Leber-Qi-Stagnation

Dysurie im siebten oder achten Schwangerschaftsmonat, Spannungsgefühl in Oberbauch oder Flankenbereich, Reizbarkeit, Launenhaftigkeit, saitenförmiger Puls.

86

86.8 Blut im Harn

Herz-Feuer

Während der Schwangerschaft Blut im Harn, dunkler Harn, Herzklopfen, Durst, körperliche Unruhe, Schlaflosigkeit, traumgestörter Schlaf, Hitzegefühl, rotes Gesicht, bitterer Mundgeschmack, rote Zunge mit röterer Spitze und gelbem Belag, überflutend-schneller Puls.

Nieren-Yin-Mangel mit Leere-Hitze

Während der Schwangerschaft Blut im Harn, Schwindel, Tinnitus, Nachtschweiß, trockener Mund mit dem Verlangen, in kleinen Schlückchen zu trinken, Rückenschmerzen, Gedächtnisschwäche, spärlicher dunkler Harn, Hitze in den fünf Zentren, gerötete Wangen, abendliches Hitzegefühl, rote Zunge ohne Belag, oberflächlich-leerer und schneller Puls.

Leber-Yin-Mangel mit Leere-Hitze

Während der Schwangerschaft Blut im Harn, verschwommene Sicht, trockene Augen, Schwindel, Nachtschweiß, rote Zunge ohne Belag, oberflächlich-leerer Puls, auf der linken Seite etwas saitenförmig.

86.9 Verstopfung

Leber-Blut-Mangel

Verstopfung, schwieriger Stuhlgang, trockener Stuhl, blasse Gesichtsfarbe, Schwindel, verschwommene Sicht, Müdigkeit, blasse Zunge, rauer oder dünner Puls.

Nieren-Yang-Mangel

Verstopfung, schwieriger Stuhlgang, Stuhl nicht trocken, nach dem Stuhlgang erschöpft, Rückenschmerzen, Schwindel, Tinnitus, Kältegefühl, schwache Knie, hellweiße Gesichtsfarbe, Müdigkeit, reichlich klarer Harn, blasse und nasse Zunge, tief-schwächlicher Puls.

Nieren-Yin-Mangel

Verstopfung, trockener Stuhl, Schwindel, Tinnitus, Nachtschweiß, trockener Mund mit dem Verlangen, in kleinen Schlückchen zu trinken, Gedächtnisschwäche, spärlicher dunkler Harn, belaglose Zunge, oberflächlich-leerer Puls.

Leber-Qi-Stagnation

Verstopfung, schafsköttelartiger Stuhl, Patientin will Stuhlgang, hat aber Probleme dabei, Aufstoßen, Spannungsgefühl in Oberbauch oder Flankenbereich, Reizbarkeit, Launenhaftigkeit, saitenförmiger Puls.

86.10 Nervöse Ängstlichkeit

Leber-Feuer

Starke nervöse Ängstlichkeit, Reizbarkeit, Neigung zu Wutanfällen, Kopfschmerzen, Schwindel, Tinnitus, rotes Gesicht, Durst, bitterer Mundgeschmack, Verstopfung, dunkler Harn, rote Zunge mit röteren Rändern und trockenem gelbem Belag, saitenförmig-schneller Puls.

Leber- und Nieren-Yin-Mangel mit Leere-Hitze

Nervöse Ängstlichkeit, die abends zunimmt, trockener Mund mit dem Verlangen, in kleinen Schlückchen zu trinken, gerötete Wangen, Nachtschweiß, Hitze in den fünf Zentren, Rückenschmerzen, Schwindel, Tinnitus, rote Zunge ohne Belag, oberflächlich-leerer und schneller Puls.

Schleim-Feuer bedrängt den Herz-Geist

Nervöse Ängstlichkeit, geistige Unruhe, körperliche Unruhe, Verwirrung, Phobien, Reizbarkeit, Engegefühl im Brustkorb, Schwindel, Übelkeit, rote und gedunsene Zunge mit klebrigem gelbem Belag, schlüpfrig-schneller Puls.

Herz-Feuer

Nervöse Ängstlichkeit, Herzklopfen, Durst, körperliche Unruhe, Schlaflosigkeit, traumgestörter Schlaf, Hitzegefühl, rotes Gesicht, bitterer Mundgeschmack, rote Zunge mit röterer Spitze und gelbem Belag, überflutend-schneller Puls.

Leber-Qi-Stagnation

Nervöse Ängstlichkeit, Spannungsgefühl in Oberbauch oder Flankenbereich, Reizbarkeit, Launenhaftigkeit, saitenförmiger Puls.

86.11 Schwindel

Leber- und Nieren-Yin-Mangel mit aufsteigendem Leber-Yang

Starker Schwindel in den letzten Schwangerschaftsmonaten, Tinnitus, Schlaflosigkeit, abendliches Hitzegefühl, Nachtschweiß, rote belaglose Zunge, oberflächlich-leerer Puls.

Milz-Mangel mit aufsteigendem Leber-Yang und Schleim

Schwindel in der frühen Schwangerschaftsphase, geschwollene Finger und Knöchel, Müdigkeit, Engegefühl im Brustkorb, verschwommene Sicht, kribbelnde Gliedmaßen, Schlaflosigkeit, blasse Zunge. Bei vorwiegendem Leber-Blut-Mangel ist der Puls rau, bei vorwiegendem Schleim schlüpfrig und leicht schwächlich.

Qi- und Blut-Mangel

Leichter Schwindel während der Schwangerschaft, Appetitmangel, breiiger Stuhl, schwache Stimme, Herzklopfen, verschwommene Sicht, matt-blasse Gesichtsfarbe, blasse Zunge, schwächlicher oder rauer Puls.

86.12 Husten

Lungen-Yin-Mangel

Trockener Husten, der während des zweiten Trimesters beginnt und abends schlimmer wird, schwache Stimme, trockener Rachen mit dem Verlangen, in kleinen Schlückchen zu trinken, Heiserkeit, Nachtschweiß, Müdigkeit, kein Belag im vorderen Anteil der Zunge, oberflächlich-leerer Puls.

Schleim-Hitze in der Lunge

Husten mit Auswurf reichlichen gelben Sputums, Engegefühl im Brustkorb, Hitzegefühl, geistige Unruhe, rote und gedunsene Zunge mit klebrigem gelbem Belag, schlüpfrig-schneller Puls.

Nässe-Schleim in der Lunge

Husten mit Auswurf reichlichen weißen Sputums, Engegefühl im Brustkorb, kalte Gliedmaßen, Schweregefühl, klebriger Mundgeschmack, gedunsene Zunge mit klebrigem weißem Belag, schlüpfriger Puls.

86.13 Stimmverlust

Nieren-Yin-Mangel

Stimmverlust oder Heiserkeit gegen Ende der Schwangerschaft, trockener Rachen, Schwindel, Tinnitus, Nachtschweiß, trockener Mund mit dem Verlangen, in kleinen Schlückchen zu trinken, Rückenschmerzen, Gedächtnisschwäche, spärlicher dunkler Harn, belaglose Zunge, oberflächlich-leerer Puls.

Schleim-Hitze

Stimmverlust oder Heiserkeit, trockener Husten mit gelegentlichem Auswurf von wenig Schleim, Engegefühl im Brustkorb, klebriger Mundgeschmack, geistige Unruhe, gedunsene Zunge mit klebrigem gelbem Belag, schlüpfrig-schneller Puls.

Lungen-Yin-Mangel

Stimmverlust oder Heiserkeit, zuvor ist die Stimme geschwächt, trockener Husten, schwache Stimme, trockener Rachen mit dem Verlangen, in kleinen Schlückchen zu trinken, Nachtschweiß, Müdigkeit, kein Belag im vorderen Anteil der Zunge, oberflächlich-leerer Puls.

86.14 Erstickungsgefühl

Qi-Stagnation mit Leber-Milz-Disharmonie

Erstickungsgefühl und nervöse Ängstlichkeit, Beklemmung und Enge im Brustkorb, Reizbarkeit, Schlaflosigkeit, Patientin kann sich nicht flach hinlegen, Gefühl von aufsteigender Energie vom Bauch in Richtung Brustkorb und Hals, Gefühl von Atemlosigkeit, blasse Zunge mir leicht geröteten Rändern, saitenförmiger Puls links und schwächlicher Puls rechts.

Qi-Stagnation mit Blut- und Nieren-Mangel

Erstickungsgefühl und nervöse Ängstlichkeit, Beklemmung und Enge im Brustkorb, geistige Unruhe, Schlaflosigkeit, Patientin kann sich nicht flach hinlegen, Müdigkeit, verschwommene Sicht, Schwindel, Rückenschmerzen, häufige Miktion, blasse Zunge, allgemein schwächlicher Puls, vor allem auf beiden hinteren Taststellen, leicht saitenförmig auf der linken Seite.

86.15 Schwangerschaftskrämpfe (Eklampsie)

Teil B (Befragung) ➤ Kap. 46

Leber-Wind rührt im Inneren auf

Zittern der Gliedmaßen, Bluthochdruck in der späten Schwangerschaft, Kopfschmerzen, gerötete Wangen, Hitzegefühl am Nachmittag, Krampfanfälle, Bewusstlosigkeit. Das Erscheinungsbild von Puls und Zunge hängt von dem Disharmoniemuster ab, das dem Leber-Wind zugrunde liegt.

Schleim-Feuer schlägt nach oben

Leichtes Zittern der Gliedmaßen, Bluthochdruck, Ödeme, Verwirrung, Bewusstlosigkeit, Engegefühl im Brustkorb, gedunsene Zunge mit klebrigem Belag, saitenförmig-schlüpfrig-schneller Puls.

Leere-Wind

Leichtes Zittern und Zucken der Gliedmaßen, vor allem nach der Entbindung, Schwindel, Herzklopfen, Schwitzen, blasse und kurze Zunge, dünn-zerstreuter Puls.

Blut-Mangel

Leichte Beinkrämpfe, die abends schlimmer werden, Schlaflosigkeit, Herzklopfen, verschwommene Sicht, Schwindel, blasse und dünne Zunge, rauer Puls.

86.16 Fehlendes Wachstum des Fetus

Qi- und Blut-Mangel

Langsames Wachstum des Fetus, Appetitmangel, breiiger Stuhl, schwache Stimme, Herzklopfen, Müdigkeit, verschwommene Sicht, matt-blasse Gesichtsfarbe, Schwindel, blasse Zunge, schwächlicher oder rauer Puls.

Milz- und Nieren-Yang-Mangel

Langsames Wachstum des Fetus im fünften und sechsten Monat, Müdigkeit, breiiger Stuhl, Appetitmangel, Rückenschmerzen, Schwindel, blasse und gedunsene Zunge, tief-schwächlicher Puls.

86.17 Beckenendlage

Leber-Qi-Stagnation

Beckenendlage, Spannungsgefühl in Oberbauch oder Flankenbereich, Reizbarkeit, Launenhaftigkeit, saitenförmiger Puls.

Milz-Qi-Mangel mit Nässe

Beckenendlage, Fettleibigkeit, Schweregefühl, Müdigkeit, Appetitmangel, breiiger Stuhl, blasse und gedunsene Zunge, sanfter Puls.

Qi- und Blut-Mangel

Beckenendlage, Appetitmangel, breiiger Stuhl, schwache Stimme, Herzklopfen, Müdigkeit, verschwommene Sicht, matt-blasse Gesichtsfarbe, Schwindel, blasse Zunge, schwächlicher oder rauer Puls.

86.18 Habituelle Fehlgeburt/krankhafte Fehlgeburtsneigung

Teil B (Befragung) ➤ Kap. 46

Leere

Nieren-Yang-Mangel

Vorgeschichte von Fehlgeburten zu Beginn der Schwangerschaft, Rückenschmerzen, Schwindel, Tinnitus, Kältegefühl, schwache Knie, hellweiße Gesichtsfarbe, Müdigkeit, reichlich klarer Harn, blasse und nasse Zunge, tief-schwächlicher Puls.

Akupunktur
Ni 3 Taixi, Ren 4 Guanyuan, Ni 13 Qixue, Bl 23 Shenshu, Ren Mai (Lu 7 Lieque mit Ni 6 Zhaohai). Moxa.

Nieren-Yin-Mangel

Vorgeschichte wiederholter Fehlgeburten (meist in den ersten drei Monaten) und Unfruchtbarkeit, Schwindel, Tinnitus, Nachtschweiß, trockener Mund mit dem Verlangen, in kleinen Schlückchen zu trinken, Gedächtnisschwäche, spärlicher dunkler Harn, belaglose Zunge, oberflächlich-leerer Puls.

Akupunktur
Ni 3 Taixi, Ren 4 Guanyuan, Ni 13 Qixue, Ren Mai (Lu 7 Lieque mit Ni 6 Zhaohai), Mi 6 Sanyinjiao.

Fülle

Blut-Hitze

Vorgeschichte wiederholter Fehlgeburten, häufig über die ersten drei Monate hinaus, Durst, Hitzegefühl, geistige Unruhe, Vorgeschichte starker Regelblutungen, rote Zunge mit gelbem Belag, überflutender und schneller Puls.

Akupunktur
Di 11 Quchi, Le 3 Taichong, Ni 2 Rangu, Mi 10 Xuehai, Ni 14 Siman.

Blut-Stase

Vorgeschichte wiederholter Fehlgeburten, Bauchschmerzen, Vorgeschichte von Regelschmerzen, violette Zunge, saitenförmiger Puls.

Akupunktur
Chong Mai (Mi 4 Gongsun mit Pe 6 Neiguan), Ni 14 Siman, Le 3 Taichong, Mi 10 Xuehai.

Weitere Krankheitsmuster

Milz-Qi-Mangel

Vorgeschichte wiederholter Fehlgeburten nach dem ersten Trimester, Appetitmangel, Müdigkeit, leichtes Spannungsgefühl im Bauch, blasse Gesichtsfarbe, breiiger Stuhl, blasse Zunge, leerer Puls.

Blut-Mangel

Vorgeschichte wiederholter Fehlgeburten, Schwindel, verschwommene Sicht, Vorgeschichte spärlicher Regelblutungen, Schlaflosigkeit, Niedergeschlagenheit, trockenes Haar und trockene Haut, blasse und dünne Zunge, rauer Puls.

86

KAPITEL

87 Störungen nach der Entbindung

Die folgenden Störungen nach der Entbindung werden besprochen:

1. Plazentaretention
2. Persistierende Lochien
3. Lochienretention
4. Bauchschmerzen
5. Scheidenblutung
6. Miktionsstörungen
7. Verstopfung
8. Schwitzen
9. Schwindel
10. Ödeme
11. Fieber
12. Gelenkschmerzen
13. Schmerzen im Flankenbereich
14. Muttermilch fließt nicht
15. Spontaner Milchfluss nach der Entbindung
16. Postpartale Depression bzw. Psychose
17. Kollaps
18. Krampfanfälle
19. Amenorrhö nach einer Fehlgeburt

HINWEIS FÜR DIE PRAXIS

Denken Sie daran, nach der Entbindung das Blut zu beleben. Je kürzer die Entbindung zurückliegt, desto mehr muss man das Blut beleben. Als Faustregel gilt: Konzentrieren Sie sich in den ersten drei Wochen nach der Entbindung primär auf eine Blutbelebung (und sekundär auf eine Blutnährung); nach drei Wochen können Sie dann primär die Blutnährung (und sekundär die Blutbelebung) angehen.

87.1 Plazentaretention

Nieren-Qi-Mangel

Plazentaretention, Spannungsgefühl im Bauch, Bauchschmerzen, die bei Druck besser werden, reichlicher Wochenfluss, blasse Gesichtsfarbe, Müdigkeit, Atemlosigkeit, Rückenschmerzen, blasse Zunge, schwächlicher Puls.

Leber-Blut-Stase

Plazentaretention, Bauchschmerzen, Lochienretention, violette Zunge, saitenförmiger Puls.

Kälte im Uterus

Plazentaretention, Bauchschmerzen, die durch Wärmeanwendungen erleichtert werden, Kältegefühl, spärlicher Wochenfluss, blasse Gesichtsfarbe, blasse Zunge, gespannter Puls.

87.2 Persistierende Lochien

Teil A (Betrachtung) ➤ Kap. 20

Nieren-Qi-Mangel

Persistierende Lochien, die von roter Farbe und übermäßig, verdünnt und geruchlos sind, Schwindel, Erschöpfung, Atemlosigkeit, Rückenschmerzen, Schwitzen, blasse Zunge, schwächlicher Puls.

Leber-Blut-Stase

Persistierende Lochien, die dunkel, spärlich und klumpig sind, Bauchschmerzen, die nach dem Abgang der Klumpen besser werden, violette Zunge, saitenförmiger Puls.

Blut-Hitze

Persistierende Lochien von dunkler Farbe, rotes Gesicht, Durst, Hitzegefühl, nervöse Ängstlichkeit, Bauchschmerzen, trockener Stuhl, rote Zunge mit gelbem Belag, überflutend-schneller Puls.

Nieren-Yin-Mangel mit Leere-Hitze

Persistierende Lochien, die verdünnt und scharlachrot erscheinen, Schwindel, Tinnitus, Nachtschweiß, trockener Mund mit dem Verlangen, in kleinen Schlückchen zu trinken, Rückenschmerzen, Gedächtnisschwäche, spärlicher dunkler Harn, Hitze in den fünf Zentren, gerötete Wangen, abendliches Hitzegefühl, rote Zunge ohne Belag, oberflächlich-leerer und schneller Puls.

87.3 Lochienretention

Teil A (Betrachtung) ➤ Kap. 20

Qi-Stagnation und Blut-Stase

Kein Wochenfluss oder nur spärlicher Wochenfluss mit Klumpen, oder abwechselnd beginnender und stoppender Wochenfluss, Bauchschmerzen, violette Zunge, saitenförmiger Puls.

Kälte-Stagnation und Blut-Stase

Kein Wochenfluss oder nur spärlicher dunkler Wochenfluss mit kleinen zähen Klumpen, Bauchschmerzen, die durch Wärmeanwendungen besser werden, kalte Gliedmaßen, bläulich-violette Zunge, gespannter Puls.

Qi- und Blut-Mangel

Lochienretention, keine Bauchschmerzen, Appetitmangel, breiiger Stuhl, schwache Stimme, Herzklopfen, Müdigkeit, verschwommene Sicht, matt-blasse Gesichtsfarbe, Schwindel, blasse Zunge, schwächlicher oder rauer Puls.

87.4 Bauchschmerzen

Leber-Blut-Mangel

Nach der Entbindung dumpfe Bauchschmerzen, die durch Druck und nach dem Essen besser werden, spärliche, aber kontinuierliche Gebärmutterblutung mit blassem Blut, Schwindel, Müdigkeit, verschwommene Sicht, Verstopfung, blasse Zunge, rauer oder dünner Puls.

Leber-Blut-Stase

Nach der Entbindung starke Bauchschmerzen, die durch Druck und nach dem Essen schlimmer werden, dunkler Wochenfluss, dunkle Gesichtsfarbe, violette Zunge, saitenförmiger Puls.

Nahrungsretention

Nach der Entbindung Bauch- und Oberbauchschmerzen, Völlegefühl in Bauch und Oberbauch, schlechter Atem, Aufstoßen, dicker Zungenbelag, schlüpfriger Puls.

Kälte im Uterus

Starke Bauchschmerzen, die durch Wärmeanwendungen und bei Einnahme von warmen Getränken besser werden, kalte Gliedmaßen, dunkler Wochenfluss, bläulich-violette Zunge, gespannter Puls.

87.5 Scheidenblutung

Nieren-Qi-Mangel

Übermäßige Scheidenblutung nach der Entbindung, verdünntes und blasses Blut, Schwitzen, Müdigkeit, Erschöpfung, blasse Gesichtsfarbe, Herzklopfen, Rückenschmerzen, blasse Zunge, schwächlicher Puls.

Leber-Blut-Stase

Scheidenblutung nach der Entbindung, dunkles und klumpiges Blut, Bauchschmerzen, violette Zunge, saitenförmiger Puls.

87.6 Miktionsstörungen

Hierzu gehören folgende Symptome: schmerzhafte Miktion, erschwerte Miktion, häufige Miktion oder leichter Harnverhalt.

Milz-Qi-Mangel

Häufige Miktion, Inkontinenz oder Harnverhalt nach der Entbindung, Völle- und Spannungsgefühl im Unterbauch, Appetitmangel, Müdigkeit, leichtes Spannungsgefühl im Bauch, blasse Gesichtsfarbe, breiiger Stuhl, blasse Zunge, leerer Puls.

Nieren-Qi-Mangel

Häufige Miktion, Inkontinenz oder Harnverhalt nach der Entbindung, Rückenschmerzen, Schwindel, Kältegefühl, blasse Gesichtsfarbe, blasse und nasse Zunge, tief-schwächlicher Puls.

Leber-Qi-Stagnation

Erschwerte Miktion nach der Entbindung, Spannungsgefühl im unteren Bauchbereich, Spannungsgefühl im Flankenbereich oder Oberbauch, Reizbarkeit, Launenhaftigkeit, saitenförmiger Puls.

Nieren-Yin-Mangel mit Blasen-Hitze

Häufige Miktion nach der Entbindung, blutiger Harn, Brennen bei der Miktion, nervöse Ängstlichkeit, Hitzegefühl, trockene Lippen, trockener Mund mit dem Verlangen, in kleinen Schlückchen zu trinken, Nachtschweiß, rote belaglose Zunge, oberflächlich-leerer und schneller Puls.

Lungen- und Milz-Qi-Mangel

Harnverhalt nach der Entbindung, weder Spannungsgefühl noch Schmerzen im Bauch, Schwindel, Atemlosigkeit, Schwitzen, Patientin spricht ungern, Niedergeschlagenheit, Müdigkeit, Appetitmangel, blasse Gesichtsfarbe, blasse Zunge, schwächlicher Puls.

Verletzung der Blase

Harninkontinenz nach der Entbindung, blutiger Harn, auf der linken hinteren Taststelle saitenförmiger Puls.

87.7 Verstopfung

Leber-Blut-Mangel

Verstopfung nach der Entbindung, schwieriger Stuhlgang mit trockenem Stuhl, matt-blasse Gesichtsfarbe, Schwindel, verschwommene Sicht, Müdigkeit, Niedergeschlagenheit, blasse Zunge, rauer oder dünner Puls.

Nieren-Yang-Mangel

Verstopfung nach der Entbindung, schwieriger Stuhlgang, Erschöpfung und Schwitzen nach dem Stuhlgang, Rückenschmerzen, Schwindel, Tinnitus, Kältegefühl, schwache Knie, hellweiße Gesichtsfarbe, Müdigkeit, reichlich klarer Harn, blasse und nasse Zunge, tief-schwächlicher Puls.

Nieren-Yin-Mangel

Verstopfung mit trockenem Stuhl nach der Entbindung, Schwindel, Tinnitus, Nachtschweiß, trockener Mund mit dem Verlangen, in kleinen Schlückchen zu trinken, Rückenschmerzen, Gedächtnisschwäche, spärlicher dunkler Harn, belaglose Zunge, oberflächlich-leerer Puls.

Kälte im Uterus

Verstopfung nach der Entbindung, schwieriger Stuhlgang, Bauchschmerzen, die durch Wärmeanwendungen besser werden, spärlicher Wochenfluss, bläulich-violette Zunge, gespannter Puls.

87.8 Schwitzen

Teil B (Befragung) ➤ Kap. 46

Nieren-Qi-Mangel

Schwitzen tagsüber nach der Entbindung, blasse Gesichtsfarbe, Atemlosigkeit, schwache Stimme, Müdigkeit, Rückenschmerzen, blasse Zunge, leerer Puls.

Nieren-Yin-Mangel

Nächtliches Schwitzen nach der Entbindung, Schlaflosigkeit, trockener Rachen, trockener Mund mit dem Verlangen, in kleinen Schlückchen zu trinken, Schwindel, Tinnitus, belaglose Zunge, oberflächlich-leerer Puls.

87.9 Schwindel

Leber-Blut-Mangel

Schwindel nach der Entbindung, spärlicher Wochenfluss, verschwommene Sicht, Kribbelgefühle, matt-blasse Gesichtsfarbe, Herzklopfen, Schlaflosigkeit, Niedergeschlagenheit, blasse Zunge, rauer oder dünner Puls.

Blut-Stase

Schwindel nach der Entbindung, dunkler Wochenfluss, Bauchschmerzen, geistige Unruhe, Herzklopfen, violette Zunge, saitenförmiger Puls.

Nieren-Mangel

Schwindel nach der Entbindung, Rückenschmerzen, Tinnitus, Müdigkeit. Je nachdem, ob ein Nieren-Yin- oder Nieren-Yang-Mangel vorliegt, bestehen noch entsprechend weitere Symptome und klinische Zeichen, einschließlich Zunge und Puls.

87.10 Ödeme

Qi- und Blut-Mangel

Ödeme nach der Entbindung, die mehr im Gesicht oder Bauchbereich lokalisiert sind, Appetitmangel, breiiger Stuhl, schwache Stimme, Herzklopfen, Müdigkeit, verschwommene Sicht, mattblasse Gesichtsfarbe, Schwindel, blasse Zunge, schwächlicher oder rauer Puls.

Qi-Stagnation mit Blut-Stase

Ödeme nach der Entbindung, Bauchschmerzen, Gelenkschmerzen, violette Zunge, saitenförmiger Puls.

Milz-Qi-Mangel

Ödeme an den Gliedmaßen nach der Entbindung, Appetitmangel, Müdigkeit, leichtes Spannungsgefühl im Bauch, blasse Gesichtsfarbe, breiiger Stuhl, blasse Zunge, leerer Puls.

Nieren-Yang-Mangel

Knöchelödeme nach der Entbindung, Rückenschmerzen, Schwindel, Tinnitus, Kältegefühl, schwache Knie, hellweiße Gesichtsfarbe, Müdigkeit, reichlich klarer Harn, blasse und nasse Zunge, tief-schwächlicher Puls.

Nässe-Hitze

Ödeme an den Gliedmaßen nach der Entbindung, geschwollene und heiße Gelenke, Schweregefühl, Engegefühl im Brustkorb, klebriger Mundgeschmack, dunkler Harn, erschwerte Miktion, klebriger gelber Zungenbelag, schlüpfrig-schneller Puls.

87.11 Fieber

Teil B (Befragung) ➤ Kap. 46

Eindringen von äußeren Toxinen

Hohes Fieber nach der Entbindung, Schmerzen im unteren Bauchbereich, die bei Druck zunehmen, spärlicher und dunkler Wochenfluss, der stark riecht, geistige Unruhe, Durst, Bewusstseinstrübung, Krampfanfälle, spärlicher dunkler Harn, Verstopfung, rote Zunge mit dickem, klebrigen, gelben Belag und roten Punkten, überflutend-schlüpfrig-schneller Puls.

Eindringende Wind-Kälte

Fieber nach der Entbindung, Abneigung gegen Kälte, Hinterhauptkopfschmerzen, steifer Nacken, Niesen, Körperschmerzen, dünner weißer Zungenbelag, oberflächlich-gespannter Puls.

Eindringende Wind-Hitze

Fieber nach der Entbindung, Abneigung gegen Kälte, Halsschmerzen, Kopfschmerzen, Körperschmerzen, leichtes Schwitzen, rote Zungenränder und / oder rot im vorderen Zungenbereich, oberflächlich-schneller Puls.

Milz-Qi-Mangel

Niedriges Fieber nach der Entbindung, Schwitzen, Erschöpfung, Blässe, Appetitmangel, Müdigkeit, breiiger Stuhl, blasse Zunge, leerer Puls.

Leber-Blut-Mangel

Kontinuierlich niedriges Fieber nach der Entbindung, Schwitzen, verschwommene Sicht, Herzklopfen, Schwindel, Müdigkeit, Schlaflosigkeit, kribbelnde Gliedmaßen, blasse Zunge, rauer oder dünner Puls.

Leber-Blut-Stase

Fieber nach der Entbindung, Hitzegefühl, spärlicher Wochenfluss, Bauchschmerzen, violette Zunge, saitenförmiger Puls.

Dampfende Brust

Niedriges Fieber zwei oder drei Tage nach der Entbindung, Störungen im Milchfluss oder keine Milch, Reizbarkeit, Spannungsgefühl, Verhärtung und Schmerzen in den Brüsten, spürbare Brustknoten, klebriger gelber Zungenbelag, saitenförmig-schlüpfriger Puls.

Nahrungsretention

Niedriges Fieber drei oder vier Tage nach der Entbindung, Fieber ist nachmittags höher, Verdauungsbeschwerden, Völle- und Spannungsgefühl im Oberbauch, saure Regurgitation, Aufstoßen, schlechter Atem, dicker klebriger Zungenbelag, schlüpfriger Puls.

87.12 Gelenkschmerzen

Leber-Blut-Mangel

Nach der Entbindung dumpfe Gelenkschmerzen, kribbelndes Gefühl in den Gliedmaßen, Schwindel, verschwommene Sicht, Schlaflosigkeit, Niedergeschlagenheit, Müdigkeit, blasse Zunge, rauer oder dünner Puls.

Eindringender Wind

Nach der Entbindung plötzlich einsetzende Gelenkschmerzen, Gelenkkontraktionen, Fieber, Schüttelfrost, oberflächlicher Puls.

Leber-Blut-Stase

Nach der Entbindung starke Gelenkschmerzen, steife Gelenke, Kontraktion der Gliedmaßen, Bauchschmerzen, spärlicher Wochenfluss, dunkle Gesichtsfarbe, violette Zunge, saitenförmiger Puls.

Leber-Blut- und Nieren-Yang-Mangel

Nach der Entbindung dumpfe Gelenkschmerzen, vor allem betroffen sind Knie und unterer Rücken, Müdigkeit, Schwindel, Rückenschmerzen, häufige Miktion, Kältegefühl, blasse Zunge, tief-schwächlicher und rauer Puls.

87.13 Schmerzen im Flankenbereich

Leber-Blut-Mangel

Dumpfe Schmerzen in beiden Flankenbereichen, die durch Anstrengung verschlimmert und durch Ruhe gebessert werden, Herzklopfen, verschwommene Sicht, Schwindel, Müdigkeit, blasse Zunge, rauer oder dünner Puls.

Leber-Qi-Stagnation

Schmerzen und Spannungsgefühl im rechten Flankenbereich, Reizbarkeit, Launenhaftigkeit, saitenförmiger Puls.

Leber-Blut-Stase

Stechende Schmerzen im linken Flankenbereich, Lochienretention, Bauchschmerzen, dunkle Gesichtsfarbe, violette Zunge, saitenförmiger Puls.

87

87.14 Muttermilch fließt nicht

Teil B (Befragung) ➤ Kap. 46

Qi- und Blut-Mangel

Nicht ausreichende oder fehlende Milchabsonderung, wässrige Milch, kein ziehendes Gefühl in den Brüsten, Appetitmangel, breiiger Stuhl, schwache Stimme, Herzklopfen, Müdigkeit, verschwommene Sicht, matt-blasse Gesichtsfarbe, Schwindel, blasse Zunge, schwächlicher oder rauer Puls.

Leber-Qi-Stagnation

Fehlende oder spärliche Milchabsonderung, Spannungsgefühl, Verhärtung und Schmerzen in den Brüsten, Spannungsgefühl im Flankenbereich, Seufzen, Reizbarkeit, rote Zungenränder, saitenförmiger Puls.

87.15 Spontaner Milchfluss nach der Entbindung

Teil B (Befragung) ➤ Kap. 46

Magen- und Milz-Qi-Mangel

Ein paar Tage nach der Entbindung spontaner Milchfluss, spärliche, aber konstante Absonderung wässriger Milch, weiche Brüste, kein ziehendes Gefühl in den Brüsten, dumpfe Oberbauchschmerzen, Appetitmangel, Müdigkeit, leichtes Spannungsgefühl im Bauch, blasse Gesichtsfarbe, breiiger Stuhl, blasse Zunge, leerer Puls.

Leber-Feuer

Nach der Entbindung kommt die Milch spontan tröpfelnd hervor, Milch wirkt eingedickt, Spannungsgefühl in den Brüsten, Spannungsgefühl im Flankenbereich, Kopfschmerzen, Schwindel, Tinnitus, Reizbarkeit, Neigung zu Wutanfällen, rotes Gesicht, Durst, bitterer Mundgeschmack, Verstopfung, dunkler Harn, rote Zunge mit röteren Rändern und trockenem gelbem Belag, saitenförmig-schneller Puls.

87.16 Postpartale Depression bzw. Psychose

Teil B (Befragung) ➤ Kap. 46

Leere

Leber- und Herz-Blut-Mangel

Postpartale Depression, Herzklopfen, Schwindel, Schlaflosigkeit, Gedächtnisschwäche, nervöse Ängstlichkeit, matt-blasse Gesichtsfarbe, verschwommene Sicht, Mouches volantes, taube oder kribbelnde Gliedmaßen, spärliche Regelblutungen, blasse Zunge, rauer oder dünner Puls.

Akupunktur

Le 8 Ququan, Ma 36 Zusanli, Mi 6 Sanyinjiao, Ren 4 Guanyuan, He 7 Shenmen, Ren 14 Juque, Du 24 Shenting, Du 20 Baihui.

Fülle

Herz-Blut-Stase

Postpartale Psychose, manisches Verhalten, aggressives Verhalten, Wahnvorstellungen, Halluzinationen, suizidal, Herzklopfen,

Schmerzen im Brustkorb, violette Lippen, dunkle Gesichtsfarbe, violette Zunge, rauer Puls.

Akupunktur
Pe 6 Neiguan, Ren 17 Shanzhong, Ren 14 Juque, Bl 14 Jueyinshu, Du 24 Shenting, Gb 17 Zhengying, Gb 18 Chengling.

Weitere Krankheitsmuster

Leber- und Herz-Yin-Mangel

Postpartale Depression, Gedächtnisschwäche, nervöse Ängstlichkeit, geistige Unruhe, spärliche Milchabsonderung, Libidoverlust, Herzklopfen, Schwindel, Schlaflosigkeit, Nachtschweiß, trockener Rachen, taube oder kribbelnde Gliedmaßen, verschwommene Sicht, Mouches volantes, trockene Augen, spärliche Regelblutungen oder Amenorrhö, matt-blasse Gesichtsfarbe, verschrumpelte und brüchige Nägel, trockene Haut und Nägel, belaglose Zunge, oberflächlich-leerer Puls.

87.17 Kollaps

Qi-Kollaps mit Blut-Mangel

Schwere Blutung nach der Entbindung, plötzlicher Drehschwindel, blasse Gesichtsfarbe, Herzklopfen, Ohnmachtsanfälle, kalte Gliedmaßen, übermäßiges Schwitzen, blasse und kurze Zunge, dünner oder zerfließender Puls.

Blut-Stase

Lochienretention oder spärlicher Wochenfluss, Bauchschmerzen, Völlegefühl unter dem Herz, Schmerzen im Brustkorb, Husten, Ohnmachtsanfälle, geschlossener Mund, dunkle Gesichtsfarbe, violette und steife Zunge, saitenförmiger Puls.

87.18 Krampfanfälle

Blut- und Yin-Mangel mit Leere-Wind

Schwerer Blutverlust während der Entbindung, zitternde Gliedmaßen, starre Wirbelsäule, blasse Gesichtsfarbe oder gerötete Wangen, belaglose Zunge, rauer oder oberflächlich-leerer Puls.

Eindringen äußeren Toxins

Schüttelfrost und Fieber bald nach der Entbindung, Kopfschmerzen, steifer Nacken, starre Wirbelsäule, Kiefersperre, Krampfanfälle. in schlimmen Fällen auch Opisthotonus, rote und steife Zunge mit gelbem Belag und roten Punkten, saitenförmiger Puls.

87.19 Amenorrhö nach einer Fehlgeburt

Qi- und Blut-Mangel

Amenorrhö nach einer Fehlgeburt, bei Palpation weicher Bauch, kein Spannungsgefühl im Bauch und keine Bauchschmerzen, kein Scheidenausfluss, Appetitmangel, breiiger Stuhl, schwache Stimme, Herzklopfen, Müdigkeit, verschwommene Sicht, matt-blasse Gesichtsfarbe, Schwindel, blasse Zunge, schwächlicher oder rauer Puls.

Leber-Blut-Stase

Amenorrhö nach einer Fehlgeburt, Bauchschmerzen, dunkle Gesichtsfarbe, violette Zunge, saitenförmiger Puls.

Leber-Qi-Stagnation

Amenorrho nach einer Fehlgeburt, Spannungsgefühl im Bauch, Spannungsgefühl in Flankenbereich oder Oberbauch, Spannungsgefühl in den Brüsten, Niedergeschlagenheit, Reizbarkeit, Launenhaftigkeit, saitenförmiger Puls.

KAPITEL 88 Befunde der weiblichen Brust

Die folgenden Befunde der weiblichen Brust werden besprochen:

1. Spannungsgefühl in den Brüsten
2. Geschwollene Brüste
3. Schmerzen der Brust
4. Knoten in der Brust
5. Rötung und Schwellung der Brüste
6. Milchiges Sekret aus der Brustwarze
7. Klebriges gelbes Sekret aus der Brustwarze
8. Blutiges Sekret aus der Brustwarze
9. Aufgesprungene Brustwarzen
10. Eingezogene Brustwarzen
11. Orangenhaut
12. Kleine Brüste

88.1 Spannungsgefühl in den Brüsten

Teil A (Betrachtung) ➤ Kap. 12; Teil B (Befragung) ➤ Kap. 46

Fülle

Leber-Qi-Stagnation

Spannungsgefühl in den Brüsten, das entweder auf einer Seite oder auf beiden Seiten besteht, mehr im lateralen Anteil der Brüste zu spüren ist und nach der Regel nachlässt, Brüste sind relativ hart, prämenstruelle Anspannung, Spannungsgefühl im Flankenbereich, Launenhaftigkeit, Reizbarkeit, saitenförmiger Puls.

Akupunktur
Gb 34 Yanglingquan, Le 3 Taichong, SJ 6 Zhigou, Gb 21 Jianjing, Gb 41 Zulinqi.

Schleim- und Qi-Stagnation

Schwellung und Spannungsgefühl der Brüste, Brüste sind relativ weich, Fettleibigkeit, Engegefühl im Brustkorb, Auswurf von Sputum, gedunsene Zunge mit klebrigem Belag, schlüpfrig-saitenförmiger Puls.

Akupunktur
Gb 34 Yanglingquan, Le 3 Taichong, SJ 6 Zhigou, Gb 21 Jianjing, Gb 41 Zulinqi, Ma 40 Fenglong, Ren 9 Shuifen, Ren 5 Shimen, Bl 22 Sanyinjiao, Mi 9 Yinlingquan.

Leere

Qi- und Blut-Mangel

Leichtes Spannungsgefühl in den Brüsten, keine Schmerzen, Appetitmangel, breiiger Stuhl, schwache Stimme, Herzklopfen, Müdigkeit, verschwommene Sicht, matt-blasse Gesichtsfarbe, Schwindel, blasse Zunge, schwächlicher oder rauer Puls.

Akupunktur
Ren 12 Zhongwan, Ren 6 Qihai, Ma 36 Zusanli, Mi 6 Sanyinjiao, Le 8 Ququan, Gb 41 Zulingqi.

Milz- und Nieren-Yang-Mangel

Leichtes Spannungsgefühl in der Brüsten, das gelegentlich auch *nach* der Regel auftreten kann, Müdigkeit, Antriebslosigkeit, Kältegefühl, Schmerzen im unteren Rücken, kalte Gliedmaßen, schwache Gliedmaßen, blasse und nasse Zunge, tief-schwächlicher Puls.

Akupunktur
Ren 12 Zhongwan, Ma 36 Zusanli, Mi 6 Sanyinjiao, Bl 20 Pishu, Ni 3 Taixi, Ren 4 Guanyuan, Bl 23 Shenshu, Ni 7 Fuliu, Du 4 Mingmen, Gb 41 Zulinqi. Moxa.

Weitere Krankheitsmuster

Lungen-Qi-Stagnation

Kloßgefühl im Hals, Schluckbeschwerden, Enge- oder Spannungsgefühl im Brustkorb, leichte Atemlosigkeit, Seufzen, Traurigkeit, Reizbarkeit, Niedergeschlagenheit, Zunge etwas rötlich an den seitlichen Anteilen des Brustareals, ganz leicht gespannter Puls auf der rechten vorderen Taststelle.

Schleim mit Lungen-Qi-Stagnation

Schleim im Rachen, Kloßgefühl im Hals, Enge- oder Spannungsgefühl im Brustkorb, leichte Atemlosigkeit, Schluckbeschwerden, Seufzen, Traurigkeit, Reizbarkeit, Niedergeschlagenheit, Sputum im Rachen, Zunge etwas rötlich an den seitlichen Anteilen des Brustareals, schlüpfriger Puls, der auf der rechten vorderen Taststelle auch ganz leicht gespannt ist.

88.2 Geschwollene Brüste

Teil A (Betrachtung) ➤ Kap. 12

Leber-Qi-Stagnation mit Schleim

Starkes Spannungsgefühl in den Brüsten mit Schwellung, Schmerzen in der Brust, prämenstruelle Anspannung, Reizbarkeit, Spannungsgefühl im Flankenbereich, Engegefühl im Brustkorb, Sputum im Rachen, gedunsene Zunge mit klebrigem Belag, saitenförmig-schlüpfriger Puls.

Leber-Qi-Stagnation mit Schleim-Hitze

Starkes Spannungsgefühl in den Brüsten mit Schwellung, Schmerzen in der Brust, prämenstruelle Anspannung, Reizbarkeit, Spannungsgefühl im Flankenbereich, Engegefühl im Brustkorb, Sputum im Rachen, Hitzegefühl, Durst ohne Verlangen zu trinken, rotes Gesicht, gedunsene Zunge mit klebrigem gelbem Belag, saitenförmig-schlüpfrig-schneller Puls.

Milz- und Nieren-Yang-Mangel mit Schleim

Leichtes Spannungsgefühl in den Brüsten mit Schwellung, Engegefühl im Brustkorb, Sputum im Rachen, Fettleibigkeit, Müdigkeit, Kältegefühl, Schmerzen im unteren Rücken, kalte Gliedmaßen, Antriebslosigkeit, breiiger Stuhl, blasse und nasse Zunge, tief-schwächlicher und leicht schlüpfriger Puls.

88.3 Schmerzen der Brust

Schwere Leber-Qi-Stagnation

Schmerzen und Spannungsgefühl in der Brust, die vor der Menstruation schlimmer sind, unregelmäßige Periode, prämenstruelle Anspannung, Spannungsgefühl im Flankenbereich, Launenhaftigkeit, Reizbarkeit, saitenförmiger Puls.

Leber-Qi-Stagnation mit Schleim

Schmerzen und Spannungsgefühl in der Brust, geschwollene Brüste, Kloßgefühl im Hals, Schleim im Rachen, prämenstruelle Anspannung, Spannungsgefühl im Flankenbereich, Engegefühl im Brustkorb, Reizbarkeit, unregelmäßige Periode, gedunsene Zunge, saitenförmig-schlüpfriger Puls.

Leber-Blut-Stase

Stechende Schmerzen in der Brust, Schmerzen im Brustkorb, Regelschmerzen, dunkles und mit dunklen Klumpen versehenes Regelblut, unregelmäßige Periode, Schmerzen im Flankenbereich, Bauchschmerzen, dunkle Gesichtsfarbe, violette Zunge, saitenförmiger Puls.

Toxische Hitze

Gerötete, schmerzvolle und geschwollene Brust, Hitzegefühl, Fieber, Durst, rote Zunge mit roten Punkten und trockenem, klebrigem, gelbem Belag, überflutend-schlüpfrig-schneller Puls.

88.4 Knoten in der Brust

Teil A (Betrachtung) ➤ Kap. 12; Teil B (Befragung) ➤ Kap. 46; Teil C (Palpation) ➤ Kap. 51

Leber-Qi-Stagnation

Knoten in der Brust, kleine Knötchen, die nicht hart sind und nach der Periode kleiner werden, schweres prämenstruelles Spannungsgefühl in der Brust, prämenstruelle Anspannung, Schmerzen in den Brüsten, Niedergeschlagenheit, Reizbarkeit, Launenhaftigkeit, saitenförmiger Puls.

Leber-Qi-Stagnation mit Blut-Stase

Harte Knoten in der Brust, die nicht verschiebbar, aber eventuell schmerzvoll sind, Schmerzen im Brustkorb, unregelmäßige

Periode, Regelschmerzen, prämenstruelle Anspannung, violette Zunge, saitenförmiger Puls.

Schleim und Qi-Stagnation

Weiche, schmerzlose Knoten in der Brust, die verschiebbar sind und bei der Untersuchung unter dem Finger durchschlüpfen, vor der Periode Spannungsgefühl und Schwellung der Brust, prämenstruelle Anspannung, Kloßgefühl im Hals, Enge- und Spannungsgefühl im Brustkorb, Reizbarkeit, Niedergeschlagenheit, gedunsene Zunge mit klebrigem Belag, saitenförmig-schlüpfriger Puls.

Milz- und Nieren-Yang-Mangel mit Schleim

Knoten in der Brust, weiche Knötchen, Schweregefühl, Engegefühl im Brustkorb, Müdigkeit, Kältegefühl, Appetitmangel, breiiger Stuhl, Schwindel, Tinnitus, Rückenschmerzen, reichlich klarer Harn, Nykturie, unregelmäßige Periode, blasse, gedunsene und nasse Zunge, tief-schwächlicher und leicht schlüpfriger Puls.

Disharmonie im Konzeptions- und Durchdringungsgefäß

Knoten in der Brust, kleine harte Knötchen, geschwollene Brüste, prämenstruelles Spannungsgefühl in den Brüsten, verspäteter Zyklus, Unfruchtbarkeit, unregelmäßige Periode, nervöse Ängstlichkeit, Bauchschmerzen, Rückenschmerzen, kalte Füße, blasse Zunge, dünn-saitenförmiger Puls.

Stagnierendes Leber-Qi wandelt sich in Feuer um

Einzelner, großer und harter Knoten in der Brust, Schmerzen in den Brüsten, Durst, bitterer Mundgeschmack, Kopfschmerzen, Reizbarkeit, rotes Gesicht, dunkler Harn, trockener Stuhl, rote Zunge mit röteren Rändern, saitenförmig-schneller Puls.

Schleim mit Lungen-Qi-Stagnation

Weiche und verschiebbare Knoten in der Brust, Schleim im Rachen, Kloßgefühl im Hals, Enge- oder Spannungsgefühl im Brustkorb, leichte Atemlosigkeit, Schluckbeschwerden, Seufzen, Traurigkeit, Reizbarkeit, Niedergeschlagenheit, Sputum im Rachen, Zunge etwas rötlich an den seitlichen Anteilen des Brustareals, schlüpfriger Puls, der auf der rechten vorderen Taststelle auch ganz leicht gespannt ist

Toxische Hitze

Große Knoten in der Brust mit gelbem Sekret, Schmerzen in der Brust, Durst, bitterer Mundgeschmack, dunkler Harn, rote Zunge mit röteren Rändern und dickem, klebrigem, trockenem, gelbem Belag, überflutend-schlüpfrig-schneller Puls.

Leber- und Nieren-Yin-Mangel

Chronisch bestehende Knoten in der Brust, Gewichtsverlust, dunkle Gesichtsfarbe, Müdigkeit, unregelmäßige Periode, Schwindel, Tinnitus, Nachtschweiß, trockene Augen, belaglose Zunge, oberflächlich-leerer Puls.

88.5 Rötung und Schwellung der Brüste

Stagnierendes Leber-Qi wandelt sich in Hitze um, mit Blut-Stase

Rote, harte, schmerzvolle und geschwollene Brüste, unregelmäßige Periode, starke Regelblutungen, Reizbarkeit, rötlich-violette Zungenränder, saitenförmig-schneller Puls.

Toxische Hitze

Rote, geschwollene und schmerzvolle Brüste, Durst, Hitzegefühl, geistige Unruhe, rote Zunge mit roten Punkten und klebrigem gelbem Belag, überflutend-schlüpfrig-schneller Puls.

Stagnierendes Leber-Qi wandelt sich in Hitze um

Rote und geschwollene Brüste mit Spannungsgefühl, Spannungsgefühl im Flankenbereich, Reizbarkeit, prämenstruelle Anspannung, starke Regelblutungen, rote Zungenränder, saitenförmig-schneller Puls.

88.6 Milchiges Sekret aus der Brustwarze

Schwerer Qi- und Blut-Mangel

Geringe Menge milchigen Sekrets aus der Brustwarze, schlimmer bei Anstrengung und besser durch Ruhe, Appetitmangel, breiiger Stuhl, schwache Stimme, Herzklopfen, Müdigkeit, verschwommene Sicht, matt-blasse Gesichtsfarbe, Schwindel, blasse Zunge, schwächlicher oder rauer Puls.

Milz- und Nieren-Yang-Mangel

Geringe Menge milchigen Sekrets aus der Brustwarze, schlimmer bei Anstrengung und besser durch Ruhe, starke oder spärliche Regelblutung, vor der Periode Bildung von Ödemen, Müdigkeit, Schmerzen im unteren Rücken, Kältegefühl, kalte Gliedmaßen, breiiger Stuhl, blasse und nasse Zunge, tief-schwächlicher Puls.

Leber-Qi-Stagnation

Vor der Periode Absonderung milchigen Sekrets aus der Brustwarze, Spannungsgefühl in den Brüsten, prämenstruelle Anspannung, Spannungsgefühl in Flankenbereich oder Oberbauch, Reizbarkeit, Launenhaftigkeit, saitenförmiger Puls.

88.7 Klebriges gelbes Sekret aus der Brustwarze

Nässe-Hitze in der Leber-Leitbahn

Klebriges gelbes Sekret aus der Brustwarze, Spannungsgefühl und Schmerzen in den Brüsten, unregelmäßige Periode, Regelschmerzen, Mittelschmerz, gelber Scheidenausfluss, Beschwerden im Harntrakt, klebriger gelber Zungenbelag, saitenförmig-schlüpfriger Puls.

Toxische Hitze

Klebriges gelbes Sekret aus der Brustwarze, gerötete, geschwollene und schmerzvolle Brüste, Hitzegefühl, Durst, geistige Unruhe, rote Zunge mit roten Punkten an den Rändern und klebrigem gelbem Belag, überflutend-schlüpfrig-schneller Puls.

88.8 Blutiges Sekret aus der Brustwarze

Toxische Hitze

Blutiges Sekret aus der Brustwarze, gerötete, geschwollene und schmerzvolle Brüste, Hitzegefühl, Durst, geistige Unruhe, rote Zunge mit roten Punkten an den Rändern und klebrigem gelbem Belag, überflutend-schlüpfrig-schneller Puls.

Stagnierendes Leber-Qi wandelt sich in Hitze um

Intermittierend blutiges Sekret aus der Brustwarze, vor der Periode Spannungsgefühl in den Brüsten, prämenstruelle Anspannung, Reizbarkeit, unregelmäßige Periode, Hitzegefühl, rotes Gesicht, rote Zungenränder, saitenförmig-schneller Puls.

Leber- und Nieren-Mangel mit Leere im Durchdringungsgefäß

Intermittierend blutiges Sekret aus der Brustwarze, schlimmer bei Anstrengung und besser durch Ruhe, starke oder spärliche Regelblutungen, Müdigkeit, Schwindel, Tinnitus, Rückenschmerzen, tief-schwächlicher Puls. Je nachdem, ob ein Yin- oder Yang-Mangel vorherrscht, bestehen noch entsprechend weitere Symptome und klinische Zeichen.

88.9 Aufgesprungene Brustwarzen

Teil A (Betrachtung) ➤ Kap. 12

Stagnierendes Leber-Qi wandelt sich in Feuer um

Aufgesprungene Brustwarzen, Brustwarzenhaut blättert ab, stechende Schmerzen in den Brustwarzen, Reizbarkeit, Durst, bitterer Mundgeschmack, rote Zunge mit röteren Rändern und gelbem Belag, saitenförmig-schneller Puls.

Yin-Mangel mit Blut-Stase

Aufgesprungene Brustwarzen mit trockener Haut, leichter Schmerz, blutende Brustwarzen, Krusten auf den Brustwarzen, abendliches Hitzegefühl, Nachtschweiß, geistige Unruhe, Durst mit dem Verlangen, in kleinen Schlückchen zu trinken, trockener Mund, rote belaglose Zunge, oberflächlich-leerer und schneller Puls.

88.10 Eingezogene Brustwarzen

Leber-Qi-Stagnation und Leber-Blut-Stase mit Schleim

Eingezogene Brustwarzen, Spannungsgefühl und Schmerzen in den Brüsten, prämenstruelle Anspannung, unregelmäßige Periode, Spannungsgefühl und Schmerzen im Flankenbereich, Regelschmerzen, gedunsene Zunge mit violetten Rändern, saitenförmig-schlüpfriger Puls.

Toxische Hitze mit Blut-Stase

Eingezogene Brustwarzen, gerötete, schmerzvolle und geschwollene Brüste, Schmerzen im Flankenbereich, Hitzegefühl, geistige Unruhe, Durst, unregelmäßige Periode, Regelschmerzen, rote Zunge mit rötlich-violetten Rändern, roten Punkten und klebrigem gelbem Belag, überflutend-saitenförmig-schneller Puls.

88.11 Orangenhaut

Hiermit ist eine Hautveränderung gemeint, bei der viele kleine Grübchen im Bereich der Brüste auftreten, sodass die Haut der Oberfläche einer Orange ähnelt.

Leber-Qi-Stagnation und Leber-Blut-Stase mit Schleim

Orangenhaut, Spannungsgefühl und Schmerzen in den Brüsten, prämenstruelle Anspannung, unregelmäßige Periode, Engegefühl im Brustkorb, Spannungsgefühl und Schmerzen im Flankenbereich, Regelschmerzen, gedunsene Zunge mit violetten Rändern, saitenförmig-schlüpfriger Puls.

Toxische Hitze mit Blut-Stase

Orangenhaut, gerötete, schmerzvolle und geschwollene Brüste, Schmerzen im Flankenbereich, Hitzegefühl, geistige Unruhe, Durst, unregelmäßige Periode, Regelschmerzen, rote Zunge mit rötlich-violetten Rändern, roten Punkten und klebrigem gelbem Belag, überflutend-saitenförmig-schneller Puls.

88.12 Kleine Brüste

Teil A (Betrachtung) ➤ *Kap. 12*

Qi- und Blut-Mangel

Allmähliches Abnehmen der Brustgröße, Appetitmangel, breiiger Stuhl, schwache Stimme, Müdigkeit, verschwommene Sicht, Schwindel, taube oder kribbelnde Gliedmaßen, Herzklopfen, matt-blasse Gesichtsfarbe, blasse Zunge, schwächlicher oder rauer Puls.

Leber- und Nieren-Yin-Mangel

Allmähliches Abnehmen der Brustgröße, trockene Scheide, spärliche Regelblutungen oder Amenorrhö, verspäteter Zyklus, Unfruchtbarkeit, Schwindel, Tinnitus, Schwerhörigkeit, Schmerzen im unteren Rücken, dumpfe Hinterhaupt- oder Scheitelkopfschmerzen, Schlaflosigkeit, taube oder kribbelnde Gliedmaßen, trockene Augen, verschwommene Sicht, trockener Rachen, trockenes Haar, trockene Haut, brüchige Nägel, Nachtschweiß, normale Zungenfarbe, kein Belag, oberflächlich-leerer Puls.

Magen-Qi-Mangel

Herabhängende Brüste, unangenehmes Gefühl im Oberbauch, Appetitmangel, kein Geschmackssinn, breiiger Stuhl, Müdigkeit vor allem am Morgen, schwache Gliedmaßen, blasse Zunge, leerer Puls.

Blut-Mangel und -Trockenheit

Allmähliches Abnehmen der Brustgröße, Schwindel, verschwommene Sicht, Mouches volantes, taube oder kribbelnde Gliedmaßen, spärliche Regelblutungen, matt-blasse Gesichtsfarbe, trockene Augen, trockene Haut, trockenes Haar, trockene Nägel, blasse Zunge, rauer oder dünner Puls.

KAPITEL

89 Verschiedene gynäkologische Symptome

Die folgenden gynäkologischen Symptome werden besprochen:

1. Unfruchtbarkeit
2. Menopausensyndrom
3. Resistenzen im Bauchraum
4. Scheidenausfluss
   - Weißer Scheidenausfluss
   - Gelber Scheidenausfluss
   - Rot-weißer Scheidenausfluss
   - Fünffarbiger Scheidenausfluss
5. Vaginaler Juckreiz
6. Genitalekzem
7. Vulvaläsionen
8. Schwellungen der Vulva
9. Gebärmuttervorfall
10. Scheidenvorfall
11. Leukoplakie
12. Dyspareunie (Störungen beim Geschlechtsverkehr)
13. Blutung beim Geschlechtsverkehr
14. Libidomangel
15. Ausfall des Schamhaares
16. Übermäßige Schambehaarung

89.1 Unfruchtbarkeit

Teil B (Befragung) ➤ Kap. 46

Nieren-Mangel

Primäre oder sekundäre Unfruchtbarkeit, verspätete Regel, spärliche Regelblutungen, Rückenschmerzen, Schwindel, Tinnitus. Weitere Symptome sowie Zunge und Puls hängen davon ab, ob ein Nieren-Yin- oder Nieren-Yang-Mangel vorherrscht. Die Hauptursache von Unfruchtbarkeit ist ein Nieren-Mangel, der in mehr als der Hälfte aller Fälle vorliegt.[1]

Blut-Mangel

Sekundäre Unfruchtbarkeit, spärliche Regelblutungen oder Amenorrhö, Müdigkeit, verschwommene Sicht, blasse Gesichtsfarbe, blass-dünne Zunge, rauer Puls.

Kälte im Uterus

Primäre Unfruchtbarkeit, verspätete Regel, Regelschmerzen, hellrotes Menstruationsblut mit kleinen dunklen Klumpen, Kältegefühl während der Regel, kalte Gliedmaßen, Rückenschmerzen, blasse Zunge, gespannter Puls.

Nässe im Unteren Erwärmer

Sekundäre Unfruchtbarkeit, übermäßiger Scheidenausfluss, verspätete Regel, Mittelschmerzen und Blutungen zur Zyklusmitte, Schweregefühl, Fettleibigkeit, klebriger Zungenbelag, schlüpfriger Puls.

Blut-Hitze

Sekundäre Unfruchtbarkeit, verfrühte Regel, starke Regelblutungen, Hitzegefühl, Durst, nervöse Ängstlichkeit, rote Zunge, schnell-überflutender Puls.

Qi-Stagnation

Sekundäre Unfruchtbarkeit, unregelmäßige Periode, prämenstruelle Anspannung, Spannungsgefühl in den Brüsten, Reizbarkeit, saitenförmiger Puls.

Blut-Stase

Sekundäre Unfruchtbarkeit, Regelschmerzen, dunkles Blut mit großen dunklen Klumpen, violette Zunge, saitenförmiger Puls.

Nieren-Yin-Mangel mit Leere-Hitze im Blut

Sekundäre Unfruchtbarkeit, starke Regelblutungen, Schwindel, Tinnitus, Nachtschweiß, trockener Mund mit dem Verlangen, in kleinen Schlückchen zu trinken, Rückenschmerzen, Gedächtnisschwäche, spärlicher dunkler Harn, Hitze in den fünf Zentren, gerötete Wangen, abendliches Hitzegefühl, rote belaglose Zunge, oberflächlich-leerer und schneller Puls.

HINWEIS FÜR DIE PRAXIS

- Bei mehr als der Hälfte aller Patientinnen beruht die Unfruchtbarkeit auf einem Nieren-Mangel.
- Dies bedeutet, dass fast alle anderen Patientinnen eine Fülle aufweisen, insbesondere Nässe-Schleim in der Gebärmutter.

89.2 Menopausensyndrom

Teil B (Befragung) ➤ Kap. 46

Nieren-Yin-Mangel

Hitzewallungen, trockene Scheide, Schwindel, Tinnitus, Nachtschweiß, trockener Mund mit dem Verlangen, in kleinen Schlückchen zu trinken, Rückenschmerzen, Gedächtnisschwäche, spärlicher dunkler Harn, belaglose Zunge, oberflächlich-leerer Puls.

Nieren-Yang-Mangel

Hitzewallungen, Rückenschmerzen, Schwindel, Tinnitus, Kältegefühl, schwache Knie, hellweiße Gesichtsfarbe, Müdigkeit, reichlich klarer Harn, blasse und nasse Zunge, tief-schwächlicher Puls.

Nieren-Yin- und Nieren-Yang-Mangel

Hitzewallungen, Nachtschweiß, trockene Scheide, Rückenschmerzen, Schwindel, Tinnitus, kalte Füße, häufige Miktion. Bei vorherrschendem Nieren-Yang-Mangel ist die Zunge blass, bei vorherrschendem Nieren-Yin-Mangel ist sie rot.

Nieren- und Leber-Yin-Mangel mit aufsteigendem Leber-Yang

Hitzewallungen, trockene Scheide, trockene Augen, verschwommene Sicht, Kopfschmerzen, Reizbarkeit, Schlaflosigkeit, rote belaglose Zunge, oberflächlich-leerer Puls, der auf der linken Seite leicht saitenförmig ist.

Herz- und Nieren-Yin-Mangel

Hitzewallungen, trockene Scheide, Nachtschweiß, Herzklopfen, Schlaflosigkeit, Schwindel, Tinnitus, nervöse Ängstlichkeit, geistige Unruhe, Niedergeschlagenheit, abendliches Hitzegefühl, trockener Mund und Rachen, Gedächtnisschwäche, belaglose Zunge, oberflächlich-leerer Puls.

Ansammlung von Schleim und Qi-Stagnation

Hitzewallungen, Fettleibigkeit, Engegefühl im Brustkorb, Auswurf von etwas Schleim, Spannungsgefühl in den Brüsten, Reizbarkeit, Seufzen, Übelkeit, Niedergeschlagenheit, Zunge etwas rötlich an den Rändern, saitenförmig-schlüpfriger Puls. Dieses Muster tritt häufig in den frühen Wechseljahren auf.

Blut-Stase

Hitzewallungen, Nachtschweiß, nervöse Ängstlichkeit, geistige Unruhe, körperliche Unruhe, vor den Wechseljahren ist die Regel eine Zeit lang sehr unregelmäßig, sodass sie manchmal für einen längeren Zeitraum völlig aussetzt und dann wieder beginnt, Schlaflosigkeit, möglicherweise auch hoher Blutdruck, violette Zunge, saitenförmiger Puls.

HINWEIS FÜR DIE PRAXIS

Wechseljahrssymptome beruhen nicht immer auf einen Nieren-Yin-Mangel. Ein gleichzeitiges Bestehen von Nieren-Yin- und Nieren-Yang-Mangel, von Fall zu Fall in jeweils unterschiedlichen Anteilen, kommt weitaus häufiger vor.

89.3 Resistenzen im Bauchraum

Teil E (Symptome und klinische Zeichen) ➤ *Kap. 71; Teil A (Betrachtung)* ➤ *Kap. 16*

Leber-Qi-Stagnation

Verschiebbare Resistenzen im Bauchraum, die mal auftreten und wieder verschwinden, Spannungsgefühl und Schmerzen im Bauchraum, Spannungsgefühl in Flankenbereich oder Oberbauch, Niedergeschlagenheit, Reizbarkeit, Launenhaftigkeit, saitenförmiger Puls.

Qi-Stagnation und Blut-Stase

Harte und nicht verschiebbare Resistenzen im Bauchraum, Spannungsgefühl und Schmerzen im Bauchraum, verspätete Periode, violette Zunge, saitenförmiger Puls.

Blut-Stase ist verknotet im Inneren

Harte, nicht verschiebbare und schmerzvolle Resistenzen im Bauchraum, dunkle Gesichtsfarbe, trockene Haut, Kältegefühl, Amenorrhö, Regelschmerzen, verspätete Periode, violette Zunge, rauer Puls.

Nässe-Schleim

Relativ weiche Resistenzen im Bauchraum, Sputum im Rachen, übermäßiger Scheidenausfluss, Gebärmutterzysten, Engegefühl im Brustkorb, gedunsene Zunge mit klebrigem Belag, schlüpfriger Puls.

89.4 Scheidenausfluss

Teil B (Befragung) ➤ *Kap. 46; Teil D (Hören und Riechen)* ➤ *Kap. 54*

89.4.1 Weißer Scheidenausfluss

Milz-Qi-Mangel

Übermäßiger weißer Scheidenausfluss, der bei Anstrengung schlimmer wird, klebrig und ohne üblen Geruch, Appetitmangel, Müdigkeit, leichtes Spannungsgefühl im Bauch, blasse Gesichtsfarbe, breiiger Stuhl, blasse Zunge, leerer Puls.

Nieren-Yang-Mangel

Übermäßiger und verdünnter weißer Scheidenausfluss ohne üblen Geruch, Rückenschmerzen, Schwindel, Tinnitus, Kältegefühl, schwache Knie, hellweiße Gesichtsfarbe, Müdigkeit, reichlich klarer Harn, blasse und nasse Zunge, tief-schwächlicher Puls.

Kälte-Nässe

Übermäßiger und klebriger weißer Scheidenausfluss, Schweregefühl, Völlegefühl im Bauch, klebriger Mundgeschmack, dicker, klebriger, weißer Zungenbelag, schlüpfrig-langsamer Puls.

Nässe-Hitze

Weißer Scheidenausfluss, der wie geronnene Milch aussieht, übler Geruch, Schweregefühl, Durst ohne Verlangen zu trinken, vaginaler Juckreiz und Rötung, klebriger gelber Zungenbelag, schlüpfrig-schneller Puls.

89.4.2 Gelber Scheidenausfluss

Nässe-Hitze

Gelber und übermäßiger Scheidenausfluss, klebrig und mit starkem Geruch, Rötung und Juckreiz in der Scheide, Schweregefühl, Völlegefühl im Bauch, Durst ohne Verlangen zu trinken, klebriger gelber Zungenbelag, schlüpfrig-schneller Puls.

Milz-Qi-Mangel

Chronischer, blass-gelber Scheidenausfluss, reichlich und von verdünnter Konsistenz ohne starken Geruch, unregelmäßige Periode, starke Regelblutungen, Appetitmangel, Müdigkeit, leichtes Spannungsgefühl im Bauch, blasse Gesichtsfarbe, breiiger Stuhl, blasse Zunge, leerer Puls.

89.4.3 Rot-weißer Scheidenausfluss

Nässe-Hitze

Rot-weißer Scheidenausfluss, reichlich und klebrig, Rötung, Juckreiz und Schwellung der Scheide, Bauchschmerzen, Schmerzen bei der Miktion, Völlegefühl im Bauch, Schweregefühl, Durst ohne Verlangen zu trinken, klebriger gelber Zungenbelag, schlüpfrig-schneller Puls.

Leber-Qi-Stagnation mit Nässe-Hitze in der Leber-Leitbahn

Rot-weißer Scheidenausfluss, der vorrangig rot aussieht, klebrig ist und stark riecht, Juckreiz in der Scheide, Spannungsgefühl und Schmerzen im Bauch, Reizbarkeit, Schwindel, Schmerzen im Flankenbereich, einseitig klebriger, gelber Zungenbelag, saitenförmig-schlüpfriger Puls.

Leber- und Nieren-Yin-Mangel mit Leere-Hitze

Rot-weißer Scheidenausfluss, spärlich und verdünnt, Brennen und Juckreiz in der Scheide, erschwerte Miktion, Schwindel, Tinnitus, Nachtschweiß, Hitze in den fünf Zentren, rote belaglose Zunge, oberflächlich-leerer und schneller Puls.

89.4.4 Fünffarbiger Scheidenausfluss

Der fünffarbige Scheidenausfluss kann ähnlich wässrig wie eine Reissuppe, wie blutiges Wasser oder auch wie Eiter sein, und geht meist mit einem üblen Geruch einher. Die fünf Farben sind weiß, gelb, rot, grün und dunkelbraun (wie die Farbe von Sojasoße).

Nässe-Hitze

Fünffarbiger Scheidenausfluss, reichlich und von klebriger Konsistenz mit üblem Geruch, Schweregefühl, Völlegefühl im Bauch, Durst ohne Verlangen zu trinken, klebriger Mundgeschmack, klebriger gelber Zungenbelag, schlüpfrig-schneller Puls.

Leber- und Nieren-Yin-Mangel mit Leere-Hitze

Fünffarbiger Scheidenausfluss, wenig und geruchlos, vaginaler Juckreiz und Rötung, Schwindel, Tinnitus, Nachtschweiß, Hitze in den fünf Zentren, rote belaglose Zunge, oberflächlich-leerer und schneller Puls.

Kälte im Unteren Erwärmer

Fünffarbiger Scheidenausfluss, wässrig und übelriechend, Kältegefühl, Bauchschmerzen, Regelschmerzen, blasse Zunge, gespannter Puls.

Leber-Qi-Stagnation mit Nässe-Hitze in der Leber-Leitbahn

Fünffarbiger Scheidenausfluss, ohne Geruch, Spannungsgefühl im Bauch, Flankenschmerzen, bitterer Mundgeschmack, Durst ohne Verlangen zu trinken, Reizbarkeit, Zunge mit einseitigem, klebrigem, gelbem Belag, saitenförmig-schlüpfriger Puls.

Toxische Hitze

Reichlich gelber und blutig tingierter Scheidenausfluss, übler Geruch, Hitzegefühl, Durst, dunkler Harn, rote Zunge mit klebrigem gelbem Belag, überflutend-schlüpfrig-schneller Puls.

89.5 Vaginaler Juckreiz

Nässe-Hitze in der Leber-Leitbahn

Vaginaler Juckreiz, gelber Scheidenausfluss, Schmerzen beim Beischlaf, Reizbarkeit, Schlaflosigkeit, dunkler Harn, rote Zunge mit röteren Rändern und klebrigem gelbem Belag, saitenförmig-schlüpfriger Puls.

Milz-Qi-Mangel mit Nässe

Leichter vaginaler Juckreiz, weißer Scheidenausfluss, Müdigkeit, Appetitmangel, breiiger Stuhl, Schweregefühl, blasse Zunge mit klebrigem weißem Belag, schwächlicher und etwas schlüpfriger Puls.

Leber- und Nieren-Yin-Mangel

Vaginaler Juckreiz mit brennendem Gefühl, trockene Scheide, Nachtschweiß, Schwindel, Tinnitus, abendliches Hitzegefühl, belaglose Zunge, oberflächlich-leerer Puls.

89.6 Genitalekzem

Teil E (Symptome und klinische Zeichen) ➤ Kap. 77; Teil A (Betrachtung) ➤ Kap. 21

Nässe-Hitze in der Leber-Leitbahn

Genitalekzem mit nässenden Papeln, geröteter und feuchter Genitalbereich, Scheidenjuckreiz, erschwerte Miktion, Zunge mit roten Rändern und klebrigem gelbem Belag, schlüpfrig-saitenförmiger Puls.

Leere und Trockenheit des Blutes

Genitalekzem mit verdickter Haut, trockene Scheide, trockener roter Ausschlag, Scheidentrockenheit, blasse und trockene Zunge, rauer oder dünner Puls.

89.7 Vulvaläsionen

Toxische Hitze mit Leber-Feuer und Nässe-Hitze

Vulvaläsionen, der äußere Genitalbereich ist gerötet, überwärmt und schmerzhaft, Absonderung von gelber Flüssigkeit, rote Zunge mit röteren Rändern mit dickem, klebrigen, gelbem Belag und roten Punkten, schlüpfrig-saitenförmig-schneller Puls.

Toxische Hitze mit Blut-Stase in der Leber-Leitbahn

Vulvaläsionen, der äußere Genitalbereich ist gerötet, überwärmt und schmerzhaft, Störungen beim Geschlechtsverkehr, Absonderung von gelber Flüssigkeit, rötlich-violette Zunge mit dickem, klebrigem, gelbem Belag und roten Punkten, schlüpfrig-saitenförmig-schneller Puls.

Kälte-Retention

Schmerzhafte Erosion der Vulva, blasse Läsionen im Genitalbereich, chronischer Krankheitsverlauf mit wiederkehrenden Anfällen, Abgeschlagenheit, blasse Zunge, schwächlicher Puls.

89.8 Schwellungen der Vulva

Toxische Hitze mit Blut-Stase in der Leber-Leitbahn

Schwellungen der Vulva, Dammschmerzen, papulöser Ausschlag im Genitalbereich, klebriger gelber Scheidenausfluss, Unterbauchschmerzen, Hitzegefühl, geistige Unruhe, rötlich-violette Zunge mit dickem, klebrigem, gelbem Belag und roten Punkten an

Zungenwurzel und an den Rändern, schlüpfrig-schnell-haftender Puls.

Nässe-Schleim im Unteren Erwärmer

Schwellungen der Vulva, Schweregefühl im Bauch, Völlegefühl im Bauch, Eierstockzysten, Regelschmerzen, übermäßiger Scheidenausfluss, gedunsene Zunge mit klebrigem Belag, schlüpfriger Puls.

Nässe-Hitze und Toxische Hitze in der Leber-Leitbahn

Schwellungen der Vulva, Dammschmerzen, papulöser Ausschlag im Genitalbereich mit Juckreiz, klebriger gelber Scheidenausfluss, vaginaler Juckreiz, Ekzeme oder Läsionen der Vulva, Zwischenblutungen, Mittelschmerz, Völlegefühl in Flankenbereich, Bauch oder Unterbauch, bitterer Mundgeschmack, Appetitmangel, Übelkeit, Schweregefühl, Dysurie, Brennen bei der Miktion, dunkler Harn, rote Zunge mit roten Punkten und dickem, klebrigem, gelbem Belag, schlüpfrig-saitenförmig-schneller Puls.

89.9 Gebärmuttervorfall

Milz-Qi sinkt ab

Gebärmuttervorfall, ein nach unten ziehendes Gefühl im unteren Bauchbereich, Müdigkeit, Appetitmangel, breiiger Stuhl, blasse Zunge, schwächlicher Puls.

Schwaches und absinkendes Nieren-Qi

Gebärmuttervorfall, häufige Miktion, ein nach unten ziehendes Gefühl, Rückenschmerzen, leichte Harninkontinenz, blasse Zunge, tief-schwächlicher Puls.

89.10 Scheidenvorfall

Milz-Qi sinkt ab

Scheidenvorfall, ein nach unten ziehendes Gefühl im Bauchbereich, Appetitmangel, Müdigkeit, leichtes Spannungsgefühl im Bauch, blasse Gesichtsfarbe, breiiger Stuhl, blasse Zunge, schwächlicher Puls.

Nieren-Qi nicht gefestigt

Scheidenvorfall, Schmerzen und Schwäche im unteren Rücken, schwache Knie, häufige, klare Miktion, schwacher Harnstrahl, häufige Miktion, Weitertröpfeln nach der Miktion, Harninkontinenz, Nykturie, Gebärmuttervorfall, chronischer, weißer Scheidenausfluss, Müdigkeit, ein nach unten ziehendes Gefühl im Bauchbereich, wiederholte Fehlgeburten, Kältegefühl, kalte Gliedmaßen, blasse Zunge, tief-schwächlicher Puls.

89.11 Leukoplakie

Nässe-Hitze in der Leber-Leitbahn

Leukoplakie, vaginaler Juckreiz mit Schwellung, gelber Scheidenausfluss, erschwerte Miktion, bitterer Mundgeschmack, Schweregefühl, Reizbarkeit, rote Zungenränder mit klebrigem gelbem Belag, saitenförmig-schlüpfriger Puls.

Milz-Qi-Mangel mit Nässe

Leukoplakie, verdickte Haut, Geschwüre, weißer Scheidenausfluss, klebriger weißer Zungenbelag, schwächlicher und schlüpfriger Puls.

Leber-Blut-Mangel

Leukoplakie, Scheidentrockenheit mit Juckreiz, nächtliche Verschlimmerung, matte Gesichtsfarbe, verschwommene Sicht, Schwindel, spärliche Regelblutungen, blasse Zunge, rauer oder dünner Puls.

Leber- und Nieren-Yin-Mangel

Leukoplakie, trockene Scheide, Rückenschmerzen, Tinnitus, Schwindel, belaglose Zunge, oberflächlich-leerer Puls.

Nieren-Yang-Mangel

Leukoplakie, vaginaler Juckreiz, spärliche Regelblutungen, Rückenschmerzen, Schwindel, Tinnitus, Kältegefühl, schwache Knie, hellweiße Gesichtsfarbe, Müdigkeit, reichlich klarer Harn, blasse und nasse Zunge, tief-schwächlicher Puls.

89.12 Dyspareunie (Störungen beim Geschlechtsverkehr)

Leber-Blut-Stase

Dyspareunie, Flankenschmerzen, Bauchschmerzen, Regelschmerzen, dunkle Gesichtsfarbe, violette Zunge, saitenförmiger Puls.

Nässe im Unteren Erwärmer

Dyspareunie, Schweregefühl im Bauch, übermäßiger Scheidenausfluss, Regelschmerzen, klebriger Zungenbelag, schlüpfriger Puls.

Leber-Feuer

Dyspareunie, starke Regelblutungen, Kopfschmerzen, Schwindel, Tinnitus, Reizbarkeit, Neigung zu Wutanfällen, rotes Gesicht, bitterer Mundgeschmack, Verstopfung, dunkler Harn, rote Zunge mit röteren Rändern und trockenem gelbem Belag, saitenförmig-schneller Puls.

Leber- und Nieren-Yin-Mangel

Dyspareunie, starke Regelblutungen, unregelmäßige Periode, Schwindel, verschwommene Sicht, Mouches volantes, trockene Augen, trockenes Haar, trockene Nägel, Schlaflosigkeit, Tinnitus, Nachtschweiß, trockener Mund mit dem Verlangen, Wasser in kleinen Schlückchen zu trinken, Rückenschmerzen, Gedächtnisschwäche, spärlicher dunkler Harn, belaglose Zunge, oberflächlich-leerer Puls.

89.13 Blutung beim Geschlechtsverkehr

Nieren- und Leber-Yin-Mangel

Blutung beim Geschlechtsverkehr mit hellrotem Blut, Rückenschmerzen, Schwindel, Tinnitus, abendliches Hitzegefühl, Nachtschweiß, belaglose Zunge, oberflächlich-leerer Puls.

Nässe-Hitze in Konzeptions- und Durchdringungsgefäß

Blutung beim Geschlechtsverkehr mit klebrigem und dunklem Blut, gelber oder weiß-roter Scheidenausfluss, Rückenschmerzen, Bauchschmerzen und Völlegefühl, klebriger gelber Zungenbelag, schlüpfriger Puls.

Milz-Qi-Mangel

Blutung beim Geschlechtsverkehr mit blassem und verdünntem Blut, Appetitmangel, Müdigkeit, leichtes Spannungsgefühl im Bauch, blasse Gesichtsfarbe, breiiger Stuhl, blasse Zunge, leerer Puls.

89.14 Libidomangel

Teil B (Befragung) ➤ Kap. 45

Herz-Qi-Mangel

Libidomangel, Herzklopfen, bei Anstrengung Kurzatmigkeit, blasse Gesichtsfarbe, Müdigkeit, blasse Zunge, leerer Puls.

Herz- und Nieren-Yin-Mangel mit Leere-Hitze im Herzen

Libidomangel, Herzklopfen, geistige Unruhe, nervöse Ängstlichkeit, Schwindel, Tinnitus, Nachtschweiß, trockener Mund mit dem Verlangen, Wasser in kleinen Schlückchen zu trinken, Gedächtnisschwäche, spärlicher dunkler Harn, belaglose Zunge, oberflächlich-leerer Puls.

Nieren-Yang-Mangel

Libidomangel, Rückenschmerzen, Schwindel, Tinnitus, Kältegefühl, schwache Knie, hellweiße Gesichtsfarbe, Müdigkeit, reichlich klarer Harn, blasse und nasse Zunge, tief-schwächlicher Puls.

Leber-Blut-Mangel

Libidomangel, Schwindel, verschwommene Sicht, Mouches volantes, taube oder kribbelnde Gliedmaßen, matt-blasse Gesichtsfarbe, blasse Zunge, rauer oder dünner Puls.

Leber-Qi-Stagnation

Libidomangel, Spannungsgefühl in Flankenbereich oder Oberbauch, Reizbarkeit, Launenhaftigkeit, saitenförmiger Puls.

Nässe im Unteren Erwärmer

Libidomangel, übermäßiger Scheidenausfluss, Schweregefühl im Bauch, Regelschmerzen, klebriger Zungenbelag, schlüpfriger Puls.

89.15 Ausfall des Schamhaares

Nieren-Essenz-Mangel

Ausfall des Schamhaares, Rückenschmerzen, Schwindel, Tinnitus, schwache Knie, Gedächtnisschwäche, lockere Zähne, frühzeitiges Ergrauen der Haare, Unfruchtbarkeit, trommelartiger Puls.

Milz- und Nieren-Yang-Mangel

Ausfall des Schamhaares, Appetitmangel, Müdigkeit, leichtes Spannungsgefühl im Bauch, hellweiße Gesichtsfarbe, breiiger Stuhl, Kältegefühl, kalte Gliedmaßen, Rückenschmerzen, Schwindel, Tinnitus, schwache Knie, reichlich klarer Harn, blasse und nasse Zunge, tief-schwächlicher Puls.

89.16 Übermäßige Schambehaarung

Schleim und Blut-Stase

Übermäßige Schambehaarung, Schmerzen im Genitalbereich, unregelmäßige und schmerzhafte Regel, Engegefühl im Brustkorb, gedunsene und violette Zunge, schlüpfrig-saitenförmiger Puls.

Nieren-Yin-Mangel mit Leere Hitze

Übermäßige Schambehaarung, Schwindel, Tinnitus, Nachtschweiß, trockener Mund mit dem Verlangen, Wasser in kleinen Schlückchen zu trinken, Rückenschmerzen, Gedächtnisschwäche, spärlicher dunkler Harn, Hitze in den fünf Zentren, gerötete Wangen, abendliches Hitzegefühl, rote belaglose Zunge, oberflächlich-leerer und schneller Puls.

ANMERKUNG

[1] Gynäkologische Abteilung des Long-Hua-Hospital, angegliedert an das Shanghai-College für Traditionelle Chinesische Medizin, 1987: ‚Report on the differentiation and treatment of 257 cases of infertility [Bericht über die Differenzierung und Behandlung von 257 Patienten mit Unfruchtbarkeit]. Aus dem Journal of Chinese Medicine (Zhong Yi Za Zhi), Vol. 28, Nr. 10, S. 38.

III

Pädiatrische Symptome und klinische Zeichen

Einführung

Dieser Abschnitt befasst sich mit Symptomen und klinischen Zeichen, die typischerweise bei Kindern auftreten und sich meist von den bei Erwachsenden auftretenden Befunden stark unterscheiden, beispielsweise nächtliches Schreien, Nahrungsakkumulation, Bettnässen, spätes Verschließen der Fontanellen sowie verschiedene Kinderkrankheiten. Um die richtigen Fragen zu stellen, sollten wir mit den Grundsätzen der chinesischen Kinderheilkunde vertraut sein.

Besonders wichtig sind Symptome und klinische Zeichen rund ums Verdauungs- und Atmungssystem, da Kinder in diesen beiden Bereichen am häufigsten erkranken. Zwischen diesen beiden Systemen existiert eine enge Verbindung, da viele Probleme des Atemtraktes, vor allem solche mit Beziehung zu einem verbliebenen pathogenen Faktor, bei Kindern auf Schleim zurückzuführen sind, der seinerseits hauptsächlich dann zustande kommt, wenn ein Disharmoniemuster im Verdauungstrakt besteht.

Um die Bezüge zwischen Teil E (Symptome und klinische Zeichen), Teil A (Betrachtung) und Teil B (Befragung) zu verdeutlichen, habe ich Querverweise eingefügt. Beispielsweise findet man „Ohrenschmerzen" in Kapitel 90 (Teil E) und auch in Kapitel 47 (Teil B).

Es werden folgende Symptome und klinische Zeichen besprochen:

1. Fieber
2. Niedriges Fieber
3. Erbrechen
4. Durchfall
5. Husten
6. Keuchen
7. Ohrenschmerzen
8. Leimohr (Mittelohrkatarrh)
9. Heiße Handflächen und Fußsohlen
10. Konstitutionelle Schwäche
11. Verstopfung im Säuglingsalter
12. Harnverhalt im Säuglingsalter
13. Schreien
14. Nächtliches Schreien bei Säuglingen
15. Gestörter Schlaf
16. Nahrungsakkumulation
17. Madenwürmer
18. Spulwürmer
19. Bettnässen
20. Die fünf Erschlaffungen
21. Die fünf Entwicklungsverzögerungen
22. Akuter Hautausschlag
23. Erysipel (Wundrose)
24. Gelbsucht
25. Windpocken
26. Nasenflügelatmung
27. Mumps
28. Akute Krampfanfälle
29. Chronische Krampfanfälle
30. Fetales Toxin
31. Eingesunkene Fontanellen
32. Erhabene Fontanellen
33. Verspäteter Fontanellenschluss
34. Weiße Flecken auf Gaumen und Zunge
35. Langer Penis

KAPITEL

90 Beschwerden bei Kindern

Die folgenden Beschwerden bei Kindern werden besprochen:

1. Fieber
2. Niedriges Fieber
3. Erbrechen
4. Durchfall
5. Husten
6. Keuchen
7. Ohrenschmerzen

8. Leimohr (Mittelohrkatarrh)
9. Heiße Handflächen und Fußsohlen
10. Konstitutionelle Schwäche
11. Verstopfung im Säuglingsalter
12. Harnverhalt im Säuglingsalter
13. Schreien
14. Nächtliches Schreien bei Säuglingen
15. Gestörter Schlaf
16. Nahrungsakkumulation
17. Madenwürmer
18. Spulwürmer
19. Bettnässen
20. Die fünf Erschlaffungen
21. Die fünf Entwicklungsverzögerungen
22. Akuter Hautausschlag
23. Erysipel (Wundrose)
24. Gelbsucht
25. Windpocken
26. Nasenflügelatmung
27. Mumps
28. Akute Krampfanfälle
29. Chronische Krampfanfälle
30. Fetales Toxin
31. Eingesunkene Fontanellen
32. Erhabene Fontanellen
33. Verspäteter Fontanellenschluss
34. Weiße Flecken auf Gaumen und Zunge
35. Langer Penis

Beschwerden wie Lernschwierigkeiten und Hyperaktivität finden sich in ➤ Kapitel 80.

90.1 Fieber

Fülle

Äußeres Eindringen von Wind-Kälte

Niedriges Fieber, Abneigung gegen Kälte, Hinterhauptkopfschmerzen, steifer Nacken, Niesen, Körperschmerzen, dünner weißer Zungenbelag, oberflächlich-gespannter Puls.

Akupunktur
Di 4 Hegu, SJ 5 Waiguan, Bl 12 Fengmen, Lu 7 Lieque.

Äußeres Eindringen von Wind-Hitze

Fieber, Abneigung gegen Kälte, Halsschmerzen, Kopfschmerzen, Körperschmerzen, leichtes Schwitzen, Zunge rot an den Rändern und / oder im vorderen Bereich, oberflächlich-schneller Puls.

Akupunktur
Di 4 Hegu, SJ 5 Waiguan, Bl 12 Fengmen, Lu 7 Lieque, Di 11 Quchi.

Hitze im Yangming

Hohes Fieber, Hitzegefühl, Abwerfen des Schlafanzugs, Durst, Reizbarkeit, Schreien, Schwitzen, rote Zunge mit gelbem Belag, schnell-überflutender Puls. Dies entspricht gemäß der Differenzierung nach den Sechs Schichten dem Yangming-Leitbahn-Muster, das wiederum mit dem Magen-Hitze-Muster im System der Vier Ebenen übereinstimmt.

Akupunktur
Ma 44 Neiting, Di 11 Quchi, Ma 37 Shangjuxu.

Hitze in der Ying-Ebene

Hohes Fieber mit nächtlicher Verschlimmerung, Bewusstseinstrübung, Ohnmacht, trockener Mund, Maculae, rote belaglose Zunge, dünn-schneller Puls. Dies entspricht gemäß der Differenzierung nach den Vier Ebenen den Mustern Hitze im Perikard oder Hitze im Ying.

Akupunktur
Pe 9 Zhongchong, Di 11 Quchi, Ma 44 Neiting.

Hitze in der Blut-Ebene

Hohes Fieber mit nächtlicher Verschlimmerung, Bewusstseinstrübung, Ohnmacht, trockener Mund, auffällige und zahlreiche dunkle Maculae, Nasenbluten, blutiger Stuhl, geistige Verwirrung, rötlich-violette und belaglose Zunge, dünn-schneller Puls. Dies entspricht gemäß der Differenzierung nach den Vier Ebenen einer Blut-Hitze in der Blut-Ebene.

Akupunktur
Le 3 Taichong, Ni 2 Rangu, Di 11 Quchi, Mi 10 Xuehai.

HINWEIS FÜR DIE PRAXIS

Solange sich das Kind im Stadium der Yangming-Schicht befindet, besteht keine ernste Gefahr. In der chinesischen Medizin gibt es folgende Redewendung: Niemand stirbt in der Yangming-Schicht. Wenn sich das Kind im Stadium der Nähr-Qi-(Ying-) oder Blut-Ebene befindet, kann dies gefährlich sein. Das wichtigste Zeichen der Nähr-Qi- oder Blut-Ebene sind Maculae.

Weitere Krankheitsmuster

Trockene Hitze im Darm

Hohes Fieber mit Verschlimmerung am Nachmittag, Hitzegefühl, Abwerfen des Schlafanzugs, Verstopfung, Völlegefühl und Schmerzen im Bauch, Durst, Schwitzen, rote Zunge mit dickem, trockenem, gelbem Belag, tief-voll-schneller Puls. Dies entspricht gemäß der Differenzierung nach den Sechs Schichten dem Yangming-Organ-Muster, das wiederum mit dem Trockene-Hitze-Muster im System der Vier Ebenen übereinstimmt.

90.2 Niedriges Fieber

Nahrungsretention

Wiederkehrendes niedriges Fieber, Völlegefühl im Oberbauch, breiiger Stuhl, saures Aufstoßen, schlechter Atem, dicker klebriger Belag, schlüpfriger Puls.

Zurückgebliebene Hitze in der Lunge

Niedriges Fieber, trockener Husten, Hitzegefühl, Reizbarkeit, Zunge im vorderen Bereich rot, dünn-schneller Puls.

Nässe-Hitze

Niedriges Fieber mit Verschlimmerung am Nachmittag, Schwitzen, Schweregefühl, Durst ohne Verlangen zu trinken, Übelkeit, breiiger Stuhl, klebriger gelber Zungenbelag, schlüpfrig-schneller Puls.

Qi-Mangel

Niedriges Fieber, Schwitzen, Antriebslosigkeit, Kurzatmigkeit, blasse Gesichtsfarbe, Appetitmangel, blasse Zunge, leerer Puls.

Yin-Mangel

Niedriges Fieber am Nachmittag, Nachtschweiß, trockener Rachen, geistige Unruhe, gerötete Wangen, rote belaglose Zunge, oberflächlich-leerer und schneller Puls.

90.3 Erbrechen

Ansammlung von Muttermilch durch Überfütterung des Säuglings

Erbrechen von geronnener Milch mit üblem Geruch, Schreien, Besserung nach dem Erbrechen, Völle- und Spannungsgefühl im Oberbauch, übelriechender Stuhl.

Nässe-Hitze in Magen und Milz

Erbrechen, Übelkeit, klebriger Mundgeschmack, Hautausschläge, Völlegefühl und Schmerzen im Oberbauch und im unterem Bauchbereich, Appetitmangel, Schweregefühl, Durst ohne Verlangen zu trinken, breiiger Stuhl mit üblem Geruch, Hitzegefühl, matt-gelbe Gesichtsfarbe, rote Zunge mit klebrigem gelbem Belag, schlüpfrig-schneller Puls.

Magen-Qi-Mangel

Erbrechen von Flüssigkeiten, kalte Gliedmaßen, blasse Gesichtsfarbe, Antriebslosigkeit, blasse Zunge, schwächlicher Puls.

Magen-Yin-Mangel

Erbrechen wässriger Flüssigkeiten, Würgen, trockene Lippen, trockener Mund mit dem Verlangen, in kleinen Schlückchen zu trinken, Reizbarkeit, Schreien, belaglose Zungenmitte, oberflächlich-leerer Puls.

Milz- und Nieren-Yang-Mangel

Erbrechen wässriger Flüssigkeiten, matt-blasse Gesichtsfarbe, kalte Gliedmaßen, Antriebslosigkeit, breiiger Stuhl, blasse und gedunsene Zunge, tief-schwächlicher Puls.

Eindringen von Kälte in den Magen

Plötzlich einsetzendes Erbrechen, Oberbauchschmerzen, Verlangen nach warmen Getränken, dicker weißer Zungenbelag, gespannter Puls.

90.4 Durchfall

Leere

Milz-Qi-Mangel

Chronischer Durchfall, Appetitmangel, Müdigkeit, leichtes Spannungsgefühl im Bauch, blasse Gesichtsfarbe, blasse Zunge, leerer Puls.

Akupunktur
Ren 12 Zhongwan, Ma 36 Zusanli, Mi 6 Sanyinjiao, Bl 20 Pishu, Ma 37 Shangjuxu, Ma 25 Tianshu.

Fülle

Nahrungsretention

Breiiger Stuhl, Völlegefühl und Schmerzen im Oberbauch, fauliger Atem, saures Aufstoßen, Übelkeit, dicker klebriger Zungenbelag, schlüpfriger Puls.

Akupunktur
Ren 12 Zhongwan, Ren 10 Xiawan, Ma 21 Liangmen, Ma 37 Shangjuxu, Ma 25 Tianshu.

Eindringen von Kälte in die Milz

Plötzlich einsetzender Durchfall, Bauchschmerzen, Kälte- und Hitzegefühl, dicker weißer Zungenbelag, gespannter Puls.

Akupunktur
Ma 25 Tianshu, Ma 37 Shangjuxu, Ren 10 Xiawan, Ren 6 Qihai. Moxa.

Eindringen von Nässe-Hitze

Plötzlich einsetzender Durchfall mit üblem Geruch, Bauchschmerzen mit Völlegefühl, Reizbarkeit, Hitzegefühl, dunkler Harn, klebriger gelber Zungenbelag, schlüpfrig-schneller Puls.

Akupunktur
Ma 25 Tianshu, Ma 37 Shangjuxu, Ma 39 Xiajuxu, Di 11 Quchi, Mi 9 Yinlingquan.

90.5 Husten

Teil B (Befragung) ➤ Kap. 47

Fülle

Eindringen von Wind-Kälte

Husten mit Auswurf von weißem Schleim, Abneigung gegen Kälte, Fieber, Hinterhauptkopfschmerzen, steifer Nacken, Niesen, Körperschmerzen, dünner weißer Zungenbelag, oberflächlich-gespannter Puls.

Akupunktur
Di 4 Hegu, SJ 5 Waiguan, Bl 12 Fengmen, Lu 7 Lieque, Lu 1 Zhongfu.

Eindringen von Wind-Hitze

Husten mit Auswurf von gelbem Schleim, Abneigung gegen Kälte, Fieber, Halsschmerzen, Kopfschmerzen, Körperschmerzen, leichtes Schwitzen, Zunge rot an den Rändern und / oder im vorderen Bereich, oberflächlich-schneller Puls.

Akupunktur
Di 4 Hegu, SJ 5 Waiguan, Bl 12 Fengmen, Lu 7 Lieque, Di 11 Quchi, Lu 1 Zhongfu.

Schleim-Hitze in der Lunge

Bellender Husten mit Auswurf von reichlichem und klebrig-gelbem oder -grünem Schleim, Kurzatmigkeit, Keuchen, Engegefühl im Brustkorb, Hitzegefühl, Durst, rote und gedunsene Zunge mit klebrigem gelbem Belag, schlüpfrig-schneller Puls.

Akupunktur
Lu 5 Chize, Lu 7 Lieque, Bl 13 Feishu, Lu 1 Zhongfu, Ma 40 Fenglong, Ren 12 Zhongwan, Ren 9 Shuifen, Ren 5 Shimen, Bl 22 Sanjiaoshu, Di 11 Quchi.

Nässe-Schleim in der Lunge

Lockerer Husten mit Auswurf von reichlichem, klebrig-weißem Schleim, Kurzatmigkeit, Keuchen, Engegefühl im Brustkorb, gedunsene Zunge mit klebrig-weißem Belag, schlüpfriger Puls.

Akupunktur
Lu 5 Chize, Lu 7 Lieque, Bl 13 Feishu, Lu 1 Zhongfu, Ma 40 Fenglong, Ren 12 Zhongwan, Ren 9 Shuifen, Ren 5 Shimen, Bl 22 Sanjiaoshu.

Leere

Lungen- und Milz-Qi-Mangel

Leichter und leiser Husten, Auswurf von dünnflüssigem Schleim, Kurzatmigkeit, blasse Gesichtsfarbe, Appetitmangel, breiiger Stuhl, blasse Zunge, schwächlicher Puls.

Akupunktur
Lu 9 Taiyuan, Ma 36 Zusanli, Ren 12 Zhongwan, Bl 13 Feishu, Mi 6 Sanyinjiao, Bl 20 Pishu.

90.6 Keuchen

Teil B (Befragung) ➤ Kap. 47

Fülle

Kälte-Schleim in der Lunge

Akutes Keuchen, Husten mit Auswurf von weißem Sputum, blasses Gesicht, Kurzatmigkeit, Engegefühl im Brustkorb, klebriger weißer Zungenbelag, schlüpfrig-langsamer Puls.

Akupunktur
Lu 5 Chize, Lu 1 Zhongfu, Ren 9 Shuifen, Ma 40 Fenglong, Ren 5 Shimen, Bl 22 Sanjiaoshu. Moxa.

Nässe-Schleim in der Lunge

Keuchen, lockerer Husten mit Auswurf von reichlichem, klebrig-weißem Schleim, Kurzatmigkeit, Engegefühl im Brustkorb, gedunsene Zunge mit klebrig-weißem Belag, schlüpfriger Puls.

Akupunktur
Lu 5 Chize, Lu 7 Lieque, Bl 13 Feishu, Lu 1 Zhongfu, Ma 40 Fenglong, Ren 12 Zhongwan, Ren 9 Shuifen, Ren 5 Shimen, Bl 22 Sanjiaoshu.

Schleim-Hitze in der Lunge

Akutes Keuchen, Husten mit Auswurf von gelbem Schleim, Engegefühl im Brustkorb, etwas rotes Gesicht, Kurzatmigkeit, klebriger gelber Zungenbelag, schlüpfrig-schneller Puls.

Akupunktur
Lu 5 Chize, Lu 7 Lieque, Bl 13 Feishu, Lu 1 Zhongfu, Ma 40 Fenglong, Ren 12 Zhongwan, Ren 9 Shuifen, Ren 5 Shimen, Bl 22 Sanjiaoshu, Di 11 Quchi.

Fülle / Leere

Zurückgebliebener Schleim in der Lunge mit Lungen-Qi-Mangel

Chronisches Keuchen, Husten mit gelegentlichem Auswurf von etwas Sputum, Schlaflosigkeit, Engegefühl im Brustkorb, Müdigkeit, blasses Gesicht, Kurzatmigkeit, blasse Zunge, gedunsenes Lungen-Areal, leerer Puls.

Akupunktur
Lu 9 Taiyuan, Ma 36 Zusanli, Ren 12 Zhongwan, Bl 13 Feishu, Ma 40 Fenglong, Ren 9 Shuifen, Ren 5 Shimen, Bl 22 Sanjiaoshu.

Zurückgebliebener Schleim in der Lunge mit Milz-Qi-Mangel

Chronisches Keuchen, Husten mit gelegentlichem Auswurf von etwas Sputum, Schlaflosigkeit, Engegefühl im Brustkorb, Müdigkeit, blasses Gesicht, Kurzatmigkeit, Appetitmangel, breiiger Stuhl, Kind legt sich gerne flach hin, blasse Zunge, gedunsenes Lungen-Areal, leerer Puls.

Akupunktur
Ren 12 Zhongwan, Ma 36 Zusanli, Mi 6 Sanyinjiao, Bl 20 Pishu, Ma 40 Fenglong, Ren 9 Shuifen, Ren 5 Shimen, Bl 22 Sanjiaoshu.

Leere

Leere im Abwehr-Qi-System von Lunge und Niere

Chronisches Keuchen, allergisches Asthma, Vorgeschichte von Ekzemen, Heuschnupfen, blasse Zunge, leerer Puls.

Akupunktur
Bl 13 Feishu, Lu 9 Taiyuan, Lu 7 Lieque, Bl 23 Shenshu, Ren 4 Guanyuan, Ni 3 Taixi.

90.7 Ohrenschmerzen

Teil B (Befragung) ➤ Kap. 47

Fülle

Eindringen von Wind-Hitze in die Shaoyang-Leitbahnen

Akute Ohrenschmerzen, Abneigung gegen Kälte, Fieber, Halsschmerzen, Kopfschmerzen, Körperschmerzen, leichtes Schwitzen, rote Zunge an den Rändern und / oder im vorderen Bereich, oberflächlich-schneller Puls.

Akupunktur
SJ 5 Waiguan, Di 4 Hegu, Gb 2 Tinghui.

Eindringen von Nässe-Hitze in die Shaoyang-Leitbahnen

Akute Ohrenschmerzen, Sekret tritt aus den Ohren aus, geschwollene Lymphknoten, Abneigung gegen Kälte, Kopfschmerzen, Reizbarkeit, Körperschmerzen, Übelkeit, Verdauungsbeschwerden, Zunge mit einseitigem, klebrigem, gelbem Belag, schlüpfrig-schneller Puls.

Akupunktur
SJ 5 Waiguan, Di 4 Hegu, Gb 2 Tinghui, Gb 41 Zulinqi, Mi 9 Yinlingquan.

Nässe-Hitze in den Leitbahnen von Gallenblase und Leber

Chronische Ohrenschmerzen, Gehörverlust, Druckgefühl in den Ohren, verstopfte Ohren, bei der Untersuchung leichte Blutung am Trommelfell feststellbar, Schlaflosigkeit, Reizbarkeit, Hyperaktivität. rotes Gesicht, nervöses Kind, rote Zunge mit röteren Rändern und klebrigem gelben Belag, saitenförmig-schneller Puls.

Akupunktur
SJ 5 Waiguan, Di 4 Hegu, Gb 2 Tinghui, Gb 41 Zulinqi, Mi 9 Yinlingquan, Le 3 Taichong.

Fülle / Leere

Zurückgebliebene Hitze in den Shaoyang-Leitbahnen mit Milz-Qi-Mangel

Chronische Ohrenschmerzen, die kommen und gehen, Druckgefühl in den Ohren, verstopfte Ohren, periodisch schwellen die Lymphknoten etwas an, Reizbarkeit, Schlaflosigkeit, Appetitmangel, Antriebslosigkeit, blasses Gesicht, blasse Zunge mit einseitigem, klebrigen, gelben Belag, sanfter Puls.

Akupunktur
SJ 5 Waiguan, Di 4 Hegu, Gb 2 Tinghui, Gb 41 Zulinqi, Mi 9 Yinlingquan, Ren 12 Zhongwan, Ma 36 Zusanli, Mi 6 Sanyinjiao, Bl 20 Pishu.

90.8 Leimohr (Mittelohrkatarrh)

Das Leimohr äußert sich durch eine Ansammlung von Flüssigkeiten hinter dem Trommelfell. Hiermit wird die Eustachische Röhre blockiert, was dazu führt, dass keine Luft mehr ins Mittelohr gelangen kann. In solch einem Fall produzieren die das Mittelohr auskleidenden Zellen ein dünn- oder dickflüssiges Sekret, das schließlich den Mittelohrraum ausfüllt und somit eine starke Hörbeeinträchtigung hervorruft. Leimohr tritt hauptsächlich bei zwei- bis vierjährigen Kindern auf; es kann, muss aber nicht zusammen mit einer Ohrentzündung einhergehen.

Nässe-Schleim

Leimohr, verringerte Hörleistung, dumpfe Kopfschmerzen, Beeinträchtigung der Nebenhöhlen, Konzentrationsschwierigkeiten, Antriebslosigkeit, chronischer Katarrh, gedunsene Zunge mit klebrigem Belag, schlüpfriger Puls.

Nässe

Leimohr, verringerte Hörleistung, dumpfe Stirnkopfschmerzen, Beeinträchtigung der Nebenhöhlen, Antriebslosigkeit, klebriger Zungenbelag, schlüpfriger Puls. Je nachdem, ob die Nässe mit Kälte oder Hitze einhergeht, bestehen noch entsprechend weitere Symptome und klinische Zeichen.

HINWEIS FÜR DIE PRAXIS

Bei Kindern sind sowohl Ohrenschmerzen als auch Leimohr in fast allen Fällen auf zurückgebliebene Nässe in den Ohren zurückzuführen. Dies tritt in der Regel dann ein, wenn ein Kind bei wiederkehrenden Wind-Invasionen stets mit Antibiotika behandelt wurde.

90.9 Heiße Handflächen und Fußsohlen

Nahrungsakkumulation mit Milz-Mangel

Heiße Handflächen und Fußsohlen, dünner Körperbau, fahle Gesichtsfarbe, sprödes und welk wirkendes Haar, Kind will sich gern flach hinlegen, Kind hat ein stärkeres Verlangen, abgestillt zu werden, Spannungs- und Völlegefühl im Bauch, rotes Gesicht, Reizbarkeit, Hitzegefühl am Nachmittag, Nachtschweiß, nächtliche Unruhe, breiiger Stuhl, trüber Harn, klebriger Zungenbelag, schwächlich-weicher Puls. Nahrungsakkumulation ist eine Beschwerde bei Kindern, die durch eine Ansammlung von Nahrung im Magen gekennzeichnet ist; dies entspricht der Nahrungsretention bei Erwachsenen.

Blut- und Yin-Mangel

Heiße Handflächen und Fußsohlen, dünner Körperbau, trockener Husten, trockener Mund, Hitzegefühl am Nachmittag, gerötete Wangen, Nachtschweiß, geistige Unruhe, trockener Stuhl, belaglose Zunge, oberflächlich-leerer Puls.

90.10 Konstitutionelle Schwäche

Eine konstitutionelle Schwäche bei Kindern kann sich in vielerlei Hinsicht zeigen: Langsame geistige oder sprachliche Entwicklung, frühzeitig einsetzendes Asthma, frühzeitig einsetzende Kurzsichtigkeit, dünner Körperbau, schlechte Muskelentwicklung, frühzeitig einsetzender Keuchhusten, Furchtsamkeit, nächtliches Schreien usw.

Leere

Herz-Mangel

Stilles Kind, bläulicher Teint auf der Stirn, furchtsam, nächtliches Schreien, blass-bläuliche Wangen, Herzklopfen, kalte Gliedmaßen. Dieses Syndrom kann sich entwickeln, wenn die Mutter während der Schwangerschaft Wind hervorbringende Nahrungsmittel verzehrt, die das Blut des Fetus austrocknen und sein Herz schwächen. Zu diesen Nahrungsmitteln zählen unter anderem Shrimps, Garnelen, Krabben, Hummer und alle Schalentiere, Spinat und Pilze. Eine konstitutionelle Herz-Schwäche kann zudem auch durch einen schweren Schock, den die Mutter während der Schwangerschaft erlitt, ausgelöst sein.

Akupunktur
He 5 Tongli, Bl 15 Xinshu, Ren 14 Juque.

Leber-Mangel

Angespanntes Kind, frühzeitig einsetzende Kurzsichtigkeit und Kopfschmerzen, drahtiger Körperbau, grünliche Gesichtsfarbe, Schreien, Vorgeschichte von Krampfanfällen als Säugling, Zuckungen während des Schlafes, nächtliches Schreien, Kind hat ein stärkeres Verlangen, abgestillt zu werden, kontrahierte Sehnen, gerillte Nägel. Dieses Syndrom kann zustande kommen, wenn die Mutter während der Schwangerschaft emotional erschüttert wird und verärgert ist.

Akupunktur
Le 8 Ququan, Ren 4 Guanyuan.

Milz-Mangel

Stilles Kind, schlechte Muskelentwicklung, schlaffe Muskulatur, fahle Gesichtsfarbe, blasse Lippen, kalte Gliedmaßen, Verdauungsbeschwerden, Appetitmangel, Wimmern, breiiger Stuhl, Erbrechen, Durchfall. Dieses Syndrom kann zustande kommen, wenn die Mutter während der Schwangerschaft zu viele Schleim hervorbringende Nahrungsmittel zu sich nahm oder sich überarbeitete.

Akupunktur
Ren 12 Zhongwan, Bl 20 Pishu, Ma 36 Zusanli, Mi 3 Taibai.

Lungen-Mangel

Stilles Kind, furchtsam, blasse Gesichtsfarbe, Kurzatmigkeit, schwaches Schreien, Stöhnen, Weinen, kalte Hände, glanzlose und schlaffe Haut, schmaler Brustkorb, frühzeitig einsetzendes Asthma und / oder Ekzem, auf der Zunge Risse im Lungenbereich. Dieses Syndrom kann zustande kommen, wenn die Mutter während der Schwangerschaft an Traurigkeit oder Kummer leidet.

Akupunktur
Lu 9 Taiyuan, Bl 13 Feishu, Ren 12 Zhongwan, Ren 6 Qihai.

Nieren-Mangel

Stilles Kind, Abgeschlagenheit, dünner Körperbau, langsame geistige und körperliche Entwicklung, frühzeitig einsetzende Kurzsichtigkeit, schwache Gliedmaßen, frühzeitig einsetzendes Asthma und / oder Ekzem, häufige Miktion, Kältegefühl, nächtliches Bettnässen auch nach dem dritten Lebensjahr. Dieses Syndrom beruht meist auf einem Nieren-Essenz-Mangel von Vater und Mutter.

Akupunktur
Ni 3 Taixi, Ren 4 Guanyuan, Bl 23 Shenshu.

90.11 Verstopfung im Säuglingsalter

Fetus-Hitze

Verstopfung im Säuglingsalter, kein Verlangen zu saugen, Schreien, nächtliches Schreien, Reizbarkeit, rotes Gesicht, trockene Lippen, Bauchschmerzen, dunkler Harn.

Konstitutionelle Schwäche

Verstopfung im Säuglingsalter, Antriebslosigkeit, Appetitmangel, Kind erschrickt leicht, nächtliches Schreien, das schwach klingt, blasse Gesichtsfarbe.

90.12 Harnverhalt im Säuglingsalter

Hitze in der Blase

Harnverhalt, dunkler Harn, Reizbarkeit, Schreien, trockene Lippen.

Ursprungs-Qi-Mangel

Harnverhalt, stilles Kind, blasses Gesicht, Antriebslosigkeit, leises Schreien, blasse Gesichtsfarbe, blasse Lippen, langsame Entwicklung.

90.13 Schreien

Leere und Kälte in der Milz

Schwaches Schreien, Kind wölbt den Rücken nach außen, tränenloses Schreien, Kind legt sich gerne flach hin, blasse und bläuliche Gesichtsfarbe, Bauchschmerzen, Appetitmangel, blasse Lippen, blasse Zunge, tief-schwächlich-langsamer Puls.

Herz-Hitze

Lautes Schreien, Reizbarkeit, Schlaflosigkeit, nächtliches Schreien, beim Anschalten des Lichts fängt das Kind sofort zu schreien an, dunkler Harn, rotes Gesicht, rote Lippen, rote Zunge mit gelbem Belag.

Herz-Mangel

Leises Schreien, nächtliches Schreien, Kind erschrickt leicht, blass-bläuliche Gesichtsfarbe, stilles Kind, schmaler Körperbau, blasse Lippen, blasse Zunge.

Schock

Schreien, nächtliches Schreien, Kind schneidet Grimassen, Kind erschrickt leicht, auf der Stirn bläulicher Teint, sobald das Kind allein gelassen wird, fängt es zu schreien an, weißer Schaum tritt aus den Mundwinkeln aus, bläuliche Lippen, Kind klammert sich an die Mutter.

Nahrungsretention

Lautes Schreien, Schreien nach dem Essen, nächtliches Schreien, Völlegefühl und Verhärtung im Bauch, Erbrechen, Kind hat kein Verlangen zu saugen, übelriechender breiiger Stuhl.

90.14 Nächtliches Schreien bei Säuglingen

Leere und Kälte in der Milz

Nächtliches schwaches Schreien, Säugling liegt lieber auf dem Bauch, schläft leicht ein, wacht aber auf, wölbt den Rücken beim Schreien nach außen, kalte Gliedmaßen, Appetitmangel, breiiger Stuhl, hellweiße Gesichtsfarbe.

Herz-Hitze

Nächtliches, lautes Schreien, Säugling liegt lieber auf dem Rücken, schläft nur schwer ein, schreit und hört erst auf, wenn das Licht eingeschaltet wird, Reizbarkeit, dunkler Harn, rotes Gesicht, rote Lippen.

Schock

Nächtliches Schreien, Säugling erschrickt leicht, hat Angst vorm Schlafen gehen, wacht nachts geängstigt auf, auf der Stirn bläulicher Teint, blass-bläuliche Gesichtsfarbe und Lippen, Kind klammert sich an die Mutter.

90.15 Gestörter Schlaf

Fülle

Leber-Feuer

Gestörter Schlaf, wacht nachts auf, übermäßiges Träumen, Albträume, Nachtschweiß, Kopfschmerzen, Reizbarkeit, Neigung zu Wutanfällen, rotes Gesicht, Durst, bitterer Mundgeschmack, Verstopfung, dunkler Harn, rote Zunge mit röteren Rändern und trockenem gelbem Belag, saitenförmig-schneller Puls.

Akupunktur
Le 2 Xingjian, Di 11 Quchi, Gb 13 Benshen.

Herz-Feuer

Gestörter Schlaf, wacht nachts auf, übermäßiges Träumen, Albträume, Herzklopfen, Durst, körperliche Unruhe, Hitzegefühl, rotes Gesicht, bitterer Mundgeschmack, rote Zunge mit röterer Spitze und gelbem Belag, überflutend-schneller Puls.

Akupunktur
He 8 Shaofu, Di 11 Quchi, Du 24 Shenting, Ren 15 Jiuwei.

Zurückgebliebener pathogener Faktor (Hitze)

Gestörter Schlaf nach einer fiebrigen Erkrankung, Engegefühl im Brustkorb, Reizbarkeit, Flankenschmerzen, Zunge rot im vorderen Bereich, saitenförmig-schneller Puls.

Akupunktur
Di 11 Quchi, Lu 5 Chize, Du 19 Houding.

Nahrungsretention

Gestörter Schlaf, übermäßiges Träumen, Nachtschweiß, Völlegefühl im Oberbauch, unverdaute Nahrungsbestandteile im Stuhl, saures Aufstoßen, Erbrechen, dicker klebriger Zungenbelag, schlüpfriger Puls.

Akupunktur
Ren 10 Xiawan, Ma 21 Liangmen, Ma 19 Burong, Ma 8 Touwei.

Magen-Hitze

Gestörter Schlaf, übermäßiges Träumen, Nachtschweiß, brennende Oberbauchschmerzen, Durst, saures Aufstoßen, Übelkeit, übermäßiger Hunger, schlechter Atem, Hitzegefühl, rote Zunge mit gelbem Belag, überflutend-schneller Puls.

Akupunktur
Ma 44 Neiting, Di 11 Quchi, Du 19 Houding.

Schock

Gestörter Schlaf, Kind erschrickt leicht, hat Angst vorm Schlafen gehen, wacht nachts geängstigt auf, auf der Stirn bläulicher Teint, blass-bläuliche Gesichtsfarbe und Lippen, Kind klammert sich an die Mutter.

Akupunktur
He 7 Shenmen, Du 24 Shenting, Ren 15 Jiuwei.

90.16 Nahrungsakkumulation

Nahrungsakkumulation ist ein typisches Kindersyndrom, das sich durch Nahrungsretention und langsame Verdauung äußert. Es kommt in den ersten Lebensphasen recht häufig vor, da Milz und Magen bei Kleinkindern noch schwach sind und erst in der weiteren Entwicklung an Kraft zunehmen. Nahrungsakkumulation entspricht einer Nahrungsretention bei Erwachsenen und manifestiert sich mit Symptomen wie Verdauungsbeschwerden, Völlegefühl und Schmerzen im Bauch, Appetitmangel, Erbrechen und Durchfall. Eine Nahrungsakkumulation bei Säuglingen beruht meist auf fehlendem Stillen, zu kurzer Stillzeit oder zu frühem Entwöhnen.

Nahrungsstagnation

Säuglinge: Erbrechen geronnener Milch, kein Appetit, milchige Schicht auf dem Gaumen, übelriechender Stuhl, Ruhelosigkeit, Wimmern, rote Wangen.

Kinder: Erbrechen unverdauter Nahrungsbestandteile, Bauchschmerzen, die nach dem Stuhlgang besser werden, Reizbarkeit, Schreien, niedriges Fieber, Nachtschweiß, fahle Gesichtsfarbe, brennendes Gefühl in den Handflächen, dicker klebriger Zungenbelag, schlüpfriger Puls.

Milz-Qi-Mangel mit Nahrungsretention

Fahle Gesichtsfarbe, Verdauungsbeschwerden, Antriebslosigkeit, Völlegefühl und leichte Schmerzen im Bauch, breiiger Stuhl, Erbrechen, ruheloser Schlaf, tagsüber schläfrig, blasse Zunge mit klebrigem Belag, schwächlich-schlüpfriger Puls.

90.17 Madenwürmer

Sporadisch einsetzende Bauchschmerzen, Darmgurren, Erbrechen, reichliche Miktion, nächtliches Afterjucken, Schweißbildung am Damm, vaginaler Juckreiz bei Mädchen, fahle Gesichtsfarbe, schmaler Körperbau, Appetitmangel, Appetit nach Ungewöhnlichem wie Erde, ungekochtem Reis, Teeblättern oder Papier, weiße Flecken im Gesicht, kleine graue Flecken in den Augen, kleine Flecken unterhalb der Lippen, rote Punkte auf der Zunge.

90.18 Spulwürmer

Bauchschmerzen, Erbrechen, Antriebslosigkeit, schmaler Körperbau, fahle Gesichtsfarbe, weiße Flecken im Gesicht, kleine graue Flecken in den Augen, dunkler Bereich unterhalb der Augen, juckende Nase, kleine Flecken unterhalb der Lippen, rote Punkte auf der Zunge, Appetit nach Ungewöhnlichem, Verstopfung oder breiiger Stuhl, Spannungsgefühl im Bauch.

90.19 Bettnässen

Nur bei Kindern über drei Jahren wird Nykturie im Bett als Bettnässen (Enuresis nocturna) bezeichnet.

Nieren-Yang-Mangel

Bettnässen, stilles Kind, Kältegefühl, hellweiße Gesichtsfarbe, blasse und nasse Zunge, tief-schwächlicher Puls.

Bei Kindern handelt es sich häufig um einen konstitutionellen Nieren-Yang-Mangel, wobei aufgrund ihres Alters allerdings wenig Begleitsymptome eines Nieren-Mangels auftreten. Leidet das Kind an Bettnässen und weist eine blasse Zunge sowie einen schwächlichen Nieren-Puls auf, so reicht dies zur Diagnose eines konstitutionellen Nieren-Yang-Mangels völlig aus. Die betroffenen Kinder sind meist still, schüchtern und recht kraftlos.

Leber-Feuer

Bettnässen, verkrampft wirkendes und sehr angespanntes Kind, Kopfschmerzen, Schwindel, Tinnitus, Reizbarkeit, Neigung zu Wutanfällen, rotes Gesicht, Durst, bitterer Mundgeschmack, Verstopfung, dunkler Harn, rote Zunge mit röteren Rändern und trockenem gelbem Belag, saitenförmig-schneller Puls.

Milz- und Lungen-Qi-Mangel

Bettnässen, Müdigkeit, Appetitmangel, breiiger Stuhl, Verdauungsbeschwerden, chronischer schwacher Husten, schwache Stimme, blasse Zunge, schwächlicher Puls.

HINWEIS FÜR DIE PRAXIS

Bettnässen kann auch auf anderen Syndrome außer konstitutionellem Nieren-Mangel beruhen. Bei einem angespannten und nervösen Kind mit roter Zunge sollten Sie auch Leber-Feuer als Möglichkeit in Betracht ziehen; hier können die Punkte He 7 Shenmen und Le 2 Xingjian eingesetzt werden.

90.20 Die fünf Erschlaffungen

Diese heißen auf Chinesisch *wu ruan*, was wörtlich übersetzt „fünf Weichheiten“ bedeutet, nämlich: Erschlaffung von Kopf und Nacken (Unfähigkeit, den Kopf aufrecht zu halten), Erschlaffung des Mundes (Sabbern und Probleme beim Kauen), Erschlaffung der Arme (Unfähigkeit, Gegenstände zu halten), Erschlaffung der Beine (Unfähigkeit, sich zu erheben) und Erschlaffung der Muskeln.

Konstitutioneller Nieren-Mangel

Fünf Erschlaffungen, Unfähigkeit, den Kopf Aufrecht oder gerade zu halten, Kopf neigt zur Seite, Probleme beim Gehen, geistige Zurückgebliebenheit, kann sich nicht erheben, häufige Miktion, kann keine Gegenstände greifen, blasse Lippen, blasse Zunge, tief-schwächlicher Puls.

Konstitutioneller Milz-Mangel

Fünf Erschlaffungen, vor allem schlaffe Muskeln, Verdauungsbeschwerden, Appetitmangel, Antriebslosigkeit, Schläfrigkeit, kann keine Gegenstände greifen, Artikulationsschwierigkeiten, geöffneter Mund, langsame Entwicklung, Probleme beim Gehen, geistige Zurückgebliebenheit, fahle Gesichtsfarbe, blasse Lippen, schwächlicher Puls.

90.21 Die fünf Entwicklungsverzögerungen

Die fünf Entwicklungsverzögerungen, auf Chinesisch *wu chi*, zeigen eine verspätete Kindesentwicklung an, erkennbar am Stehen, Gehen, an der Zahnentwicklung, am Haarwuchs und an der Sprache. Diese verlangsamte Entwicklung ist auf eine Kombination eines pränatalen und postnatalen Mangels zurückzuführen. Zu den in der Pathologie mitbeteiligten Organen gehören die Nieren (verspätetes Stehvermögen, langsame Entwicklung von Zähnen und Haar), die Leber (verspätetes Steh- und Gehvermögen), das Herz (langsame Sprachentwicklung) und der Magen (verspätetes Gehvermögen).

Kalter Fetus

Fünf Entwicklungsverzögerungen, Kältegefühl, kalter Körper, kalte Gliedmaßen, Kind liegt steif da, blass-bläuliche Gesichtsfarbe, Kurzatmigkeit, leises Schreien, Probleme beim Säugen, blasse Lippen, blasse und nasse Zunge, tief-schwächlicher Puls.

Leber- und Milz-Mangel

Fünf Entwicklungsverzögerungen, Appetitmangel, Spannungsgefühl im Bauch, blaue Venen am Bauch, schlaffe Muskulatur, blass-grünliche Gesichtsfarbe, blasse Zunge, schwächlicher Puls.

90.22 Akuter Hautausschlag

Wind-Hitze im Abwehr-Qi-System

Akuter Hautausschlag, der am Kopf beginnt und sich dann schnell auf Torso und schließlich die Gliedmaßen ausbreitet, rote Papeln, niedriges Fieber, Juckreiz, Schwellungen hinter den Ohren, geschwollene Mandeln, Husten, Niesen, gelber Nasenausfluss, Halsschmerzen, gerötete Augen, Zunge rötlich an den Rändern und / oder im vorderen Bereich, auf der Zunge rote Punkte, oberflächlich-schneller Puls.

Hitze in der Qi-Ebene

Akuter Hautausschlag, hohes Fieber, rote Papeln, die dicht verteilt sind, starker Durst, Schwitzen, geistige Unruhe, trockener Stuhl, dunkler Harn, rote Zunge mit gelbem Belag, überflutender Puls.

90.23 Erysipel (Wundrose)

Toxische Hitze an der Oberfläche

Wundrose, Fieber, klebriges Sekret in den äußeren Augenwinkeln, Krampfanfälle, Schreien, hellroter fleckiger Ausschlag, verhärtete und heiße Haut, Berührung ist für das Kind schmerzvoll, Ruhelosigkeit, rote Zunge mit roten Punkten und gelbem Belag.

Toxische Hitze im Inneren

Wundrose, nachts hohes Fieber, geistige Unruhe, Schreien, trockener Mund, Völlegefühl im Brustkorb, Bewusstseinstrübung, Ohnmachtsanfälle, schwere Atmung, verschwommene Sicht, matter, dunkelroter, fleckiger Ausschlag, Haut ist heiß, Berührung ist für das Kind schmerzvoll, rote Zunge mit roten Punkten, kein Belag.

90.24 Gelbsucht

Nässe-Hitze

Gelbsucht, hellgelbe Haut, hellgelbe Augen, die der Farbe einer Mandarine ähneln, Schwitzen, dunkler Harn, Fieber, Durst, Völle- und Spannungsgefühl im Bauch, blasser Stuhl, Antriebslosigkeit, klebriger gelber Zungenbelag.

Kälte-Nässe

Gelbsucht, matt-gelbe Haut, matt-gelbe Augen, Antriebslosigkeit, Kind will sich gerne flach hinlegen, Appetitmangel, Völle- und Spannungsgefühl im Bauch, blasser Stuhl, breiiger Stuhl, blasser Harn, klebriger weißer Zungenbelag.

90.25 Windpocken

Wind-Hitze im Abwehr-Qi-System

Windpocken, tauartige und mit klarer Flüssigkeit gefüllte Bläschen, Kopfschmerzen, Fieber, laufende Nase mit weißem Sekret, Husten, Niesen, Zunge rötlich an den Rändern oder im vorderen Bereich, weißer Belag, oberflächlich-schneller Puls.

Toxische Hitze

Windpocken, matt und stumpf aussehende Bläschen mit roter Umrandung, die mit einer trüben Flüssigkeit gefüllt und dicht verteilt sind, Fieber, geistige Unruhe, Durst, rotes Gesicht, rote Lippen, Zungengeschwüre, dunkler Harn, rote Zunge mit dickem, trockenen, gelben Belag und roten Punkten, tief-schneller Puls.

90.26 Nasenflügelatmung

Wind-Hitze im Abwehr-Qi-Anteil der Lunge

Nasenflügelatmung, Halsschmerzen, Husten, Fieber, Schüttelfrost, etwas Durst, leichtes Schwitzen, Zunge rötlich an den Rändern oder im vorderen Bereich, weißer Belag, oberflächlich-schneller Puls.

Schleim-Hitze in der Lunge

Nasenflügelatmung, bellender Husten mit Auswurf von reichlichem und klebrig-gelbem oder -grünem Schleim, Kurzatmigkeit, Keuchen, Engegefühl im Brustkorb, Hitzegefühl, Durst, rote und gedunsene Zunge mit klebrigem gelbem Belag, schlüpfrig-schneller Puls.

Lungen- und Nieren-Mangel

Nasenflügelatmung, Kurzatmigkeit, seichte Atmung, matt-blasse Gesichtsfarbe, Antriebslosigkeit, Schwitzen, kalte Gliedmaßen, blasse Zunge, tief-schwächlicher Puls.

90.27 Mumps

Eindringen von Wind-Hitze

Mumps, Fieber, Schüttelfrost, Kopfschmerzen, Husten, Halsschmerzen, schmervoller, geröteter und geschwollener Bereich hinter den Ohren, Zunge rötlich an den Rändern und/oder im vorderen Bereich, auf der Zunge rote Punkte, oberflächlich-schneller Puls.

Toxische Hitze in der Qi-Ebene

Mumps, hohes Fieber, Hitzegefühl, Reizbarkeit, Kopfschmerzen, Durst, rote Lippen, Erbrechen, schmerzvoller, geröteter, geschwollener und verhärteter Bereich hinter den Ohren, Halsschmerzen, geschwollene Mandeln, Verstopfung, dunkler Harn, rote Zunge mit dickem gelbem Belag und roten Punkten, tief-voll-schlüpfriger Puls.

90.28 Akute Krampfanfälle

Alte Bücher über Kinderheilkunde erwähnen acht Charakteristika „akuter Krampfanfälle“: zuckende Gliedmaßen, geöffnete Hände, Kopf wird zur Schulter hingezogen, zitternde Gliedmaßen, bogenartig gespannter Körper, ausgestreckte Finger, nach oben gerollte Augen, verschwommene Sicht.

Eindringen von Wind, Hitze dringt zur Qi-Ebene vor

Akute Krampfanfälle, zitternde Gliedmaßen, hohes Fieber, Schwitzen, Kopfschmerzen, Husten, rotes Gesicht, Reizbarkeit, Verwirrung, Bewusstseinstrübung, dunkler Harn, Verstopfung, Völlegefühl und Schmerzen im Bauch, rote Zunge mit gelbem Belag und roten Punkten, tief-voller Puls.

Schleim-Hitze

Akute Krampfanfälle, Fieber, heißer Körper, rotes Gesicht, Reizbarkeit, Durst, Husten mit Auswurf von gelbem Schleim, Kurzatmigkeit, Keuchen, zusammengebissene Zähne, dunkler Harn, trockener Stuhl, rote Zunge mit klebrigem gelbem Belag, schlüpfrig-schneller Puls.

Nahrungsretention

Akute Krampfanfälle, fahle Gesichtsfarbe, Erbrechen, Völlegefühl und Schmerzen im Bauch, Verstopfung, übelriechender Atem, rasselndes Geräusch im Rachen, klebriger gelber Zungenbelag, schlüpfrig-schneller Puls.

Schock

Akute Krampfanfälle, kein Fieber, bläuliche Gesichtsfarbe, kalte Hände, Kind erschrickt leicht, Schlaflosigkeit oder Schläfrigkeit, wobei das Kind sich nur schwer wachrütteln lässt und nach dem Aufwachen zu schreien beginnt, nächtliches Schreien, beweglicher Puls.

90.29 Chronische Krampfanfälle

Leber- und Nieren-Yin-Mangel mit Leere-Hitze

Chronische Krampfanfälle, sporadisch leicht zitternde Gliedmaßen, schmaler Körperbau, gerötete Wangen, geistige Unruhe, Schlaflosigkeit, Hitze in den fünf Zentren, Nachtschweiß, rote belaglose Zunge, oberflächlich-leerer und schneller Puls.

Magen- und Milz-Yang-Mangel

Chronische Krampfanfälle, nach oben gerollte Augen, Schläfrigkeit, feuchte und glasige Augen, Verwirrung, fahle Gesichtsfarbe, kalte Gliedmaßen, breiiger Stuhl, blasse Zunge, tief-schwächlicher Puls.

Milz- und Nieren-Yang-Mangel

Chronische Krampfanfälle, sporadisch leicht zitternde Gliedmaßen, Antriebslosigkeit, Schläfrigkeit, fahle Gesichtsfarbe, eingesunkene Fontanelle, Schwitzen, kalte Gliedmaßen, breiiger Stuhl, schwache Atmung, blasse Zunge, tief-schwächlicher Puls.

90.30 Fetales Toxin

In der Chinesischen Medizin heißt es, dass die meisten Feten in der Gebärmutter Toxine aufnehmen und sich so eine Toxische Hitze entwickeln kann. Wenn die Mutter in der Schwangerschaft zu viel scharfe und sehr stark gewürzte Speisen zu sich nimmt, selbst ein Eindringen Toxischer Hitze oder einen Schock erlitten hat, tritt dieses Syndrom besonders häufig auf.

Fetales Toxin mit Hitze

Fieber, heißer Körper, rotes Gesicht, rote Augen, geschlossener Mund, laute Atmung, geschwollene Augen, Kurzatmigkeit, Schreien, Kind erschrickt sich leicht, dunkler Harn, trockener Stuhl.

Fetales Toxin mit Kälte

Blasses Gesicht, Verwirrung, Schläfrigkeit, Kurzatmigkeit, kalter Körper, kalte Gliedmaßen, Bauchschmerzen, Schreien, geöffneter Mund.

Fetales Toxin mit Krampfanfällen

Krampfanfälle, heißer Körper, bläuliches Gesicht, zusammengebissene Zähne, Kurzatmigkeit, Keuchen, steifer Körper, nach oben gerollte Augen, Kind schneidet Grimassen.

Fetales Toxin mit Gelbsucht

Gelbsucht, goldgelbe Haut und Augen, heißer Körper, dunkler Harn, Schreien.

90.31 Eingesunkene Fontanellen

Milz- und Nieren-Yang-Mangel

Eingesunkene Fontanelle, verspäteter Fontanellenschluss, stilles Kind, kalte Gliedmaßen, Antriebslosigkeit, Appetitmangel.

Erschöpfung von Qi und Körperflüssigkeiten

Eingesunkene Fontanelle, trockene Haut, Antriebslosigkeit, nächtliches Schreien.

90.32 Erhabene Fontanellen

Toxische Hitze

Erhabene und geschwollene Fontanelle, die wie aufgeschüttet wirkt, Fontanelle fühlt sich weich an, gerötete Haut oberhalb der Fontanelle, Kopfschmerzen, Durst, Schreien, Schwitzen, rotes Gesicht, rote Lippen, Kurzatmigkeit, dunkler Harn, rote Zunge mit roten Punkten und trockenem, dicken, gelben Belag, schnell-überflutender Puls.

Kälte im Inneren

Erhabene Fontanelle, die sich verhärtet anfühlt, weiße Haut oberhalb der Fontanelle, matt-blasse Gesichtsfarbe, kalte Gliedmaßen, möglicherweise zuckende Gliedmaßen, blasse Zunge, tief-gespannter Puls.

90.33 Verspäteter Fontanellenschluss

Teil A (Betrachtung) ➤ Kap. 5

Die hintere Fontanelle schließt sich ungefähr zwei Monate nach der Geburt, die Sphenoidalfontanelle (am Keilbein) verschließt sich nach etwa drei Monaten, die Mastoidfontanelle schließt sich gegen Ende des ersten Jahres und die vordere Fontanelle schließt sich zwischen Mitte und Ende des zweiten Jahres.

Nieren-Essenz-Mangel

Verspäteter Fontanellenschluss, Antriebslosigkeit, schwaches und stilles Kind, langsame geistige und körperliche Entwicklung.

Milz-Mangel

Verspäteter Fontanellenschluss, Antriebslosigkeit, Verdauungsbeschwerden, Appetitmangel, stilles Kind, breiiger Stuhl.

90.34 Weiße Flecken auf Gaumen und Zunge

Milz- und Herz-Hitze

Weiße Flecken auf Gaumen und Zunge, die wie Schnee erscheinen, rotes Gesicht, rote Lippen, Durst, Reizbarkeit, Schlaflosigkeit, Schreien, Herzklopfen, dunkler Harn, rote Zunge mit gelbem Belag, überflutend-schneller Puls.

Milz- und Nieren-Yin-Mangel

Weiße Flecken auf Gaumen und Zunge, die wie Schnee erscheinen, Antriebslosigkeit, Entwicklungsstörung, gerötete Wangen, trockener Mund, belaglose Zunge, oberflächlich-leerer Puls.

90.35 Langer Penis

Teil A (Betrachtung) ➤ Kap. 17

Angeborener Nieren-Yin-Mangel

Langer Penis, langsame Entwicklung, verspätetes Geh- und Stehvermögen, langsames Zahnwachstum, normale Zungenfarbe aber ohne Belag, oberflächlich-leerer Puls.

Milz-Qi sinkt ab

Langer Penis, ein nach unten ziehendes Gefühl im Bauch, Müdigkeit, Abgeschlagenheit, Appetitmangel, breiiger Stuhl, ausbleibendes Wachstum, blasse Zunge, leerer Puls.

Schleim und Blut-Stase im Unteren Erwärmer

Langer Penis, Sputum im Rachen, langsame geistige und sprachliche Entwicklung, Engegefühl im Rachen, Bauchschmerzen, violette und geschwollene Zunge, saitenförmig-schlüpfriger Puls.

Nässe-Hitze in der Leber-Leitbahn

Langer Penis, Völlegefühl in Flankenbereich, Bauch oder Unterbauch, bitterer Mundgeschmack, Appetitmangel, Übelkeit, Schweregefühl, schmerzvoller, geröteter und geschwollener Hodensack, papulöse oder vesikuläre Ausschläge und Juckreiz im Genitalbereich, Beschwerden bei der Miktion, Brennen bei der Miktion, dunkler Harn, rote Zunge mit röteren Rändern und klebrigem gelben Belag, schlüpfrig-saitenförmig-schneller Puls.

F Identifizierung von Krankheitsmustern

Einführung

Der Ausdruck „Identifizierung von Krankheitsmustern“ beschreibt den Prozess, das zugrunde liegende Disharmoniemuster zu finden, das allen Symptomen und klinischen Zeichen gemeinsam ist. Dieser Prozess stellt die Essenz von Diagnose und Pathologie in der chinesischen Medizin dar. Indem wir uns das durch die Gesamtheit aller Symptome und klinischer Zeichen erstellte Bild vor Augen halten, differenzieren und bestimmen wir das der Disharmonie zugrunde liegende Krankheitsmuster.

Es gehört zur Identifizierung von Krankheitsmustern, dass man ein Gesamtbild der Disharmonie erstellt und hierfür alle Symptome und klinischen Zeichen in Betracht zieht. Man sucht in der chinesischen Medizin nicht nur nach Ursachen, sondern nach Mustern beziehungsweise Syndromen. Reden wir über einen Patienten, der als Disharmoniemuster die Merkmale eines Nieren-Yin-Mangels aufweist, bezeichnet man dieses nicht als Krankheitsursache, sondern als das zugrunde liegende Muster. Die Krankheitsursache hingegen ist im Leben des Patienten zu suchen. Natürlich bleibt die chinesische Medizin an diesem Punkt nicht stehen, sondern versucht als nächstes, die Ursache(n) der Disharmonie zu ergründen.

In diesem Kontext sollten „Symptome“ und „klinische Zeichen“ großzügig ausgelegt werden, da hierzu auch Manifestationen gehören, die in der Schulmedizin nicht als „Symptome“ oder „klinische Zeichen“ gesehen werden, wie zum Beispiel Furchtsamkeit, eine schwache Stimme, die Unfähigkeit, Entscheidungen zu treffen oder fehlendes Durstgefühl etc.

Bei der Identifizierung von Krankheitsmustern halten wir uns eher an die Philosophie der chinesischen Medizin, Beziehungen zu bestimmen, als eine lineare Kausalitätskette aufzuzeigen. Jedes Symptom oder klinische Zeichen hat nur dann eine Bedeutung, wenn es gemeinsam mit allen anderen Manifestationen betrachtet wird. Daraus folgt, dass ein bestimmtes Symptom je nach Situation verschiedene Auslegungen erlauben kann. Ein Beispiel: Erscheint das klinische Zeichen „trockenes Haar“ in der Begleitung anderer Symptome wie Nachtschweiß, Hitzegefühl am Abend, trockenem Hals in der Nacht und einer roten belaglosen Zunge, deutet es auf Yin-Mangel. Wird das „trockene Haar“ hingegen von verschwommener Sicht, spärlichen Regelblutungen und einer blassen Zunge begleitet, deutet es auf einen Blut-Mangel.

Wenn wir das Disharmoniemuster bestimmen, vereinen wir automatisch Diagnose sowie Pathologie und Behandlungsprinzip zu einer Disziplin. Legen wir uns bei einem bestimmten Krankheitsmuster darauf fest, dass es z. B. durch einen Milz-Yang-Mangel mit Ansammlung von Nässe charakterisiert ist, so bestimmen wir die Erkrankung (Yang-Mangel), den Ort (Milz) und weisen ferner auf das Behandlungsprinzip hin, nämlich die Milz zu tonisieren, zu wärmen sowie Nässe zu klären.

In speziellen Fällen wie äußeren Invasionen können wir durch die Identifizierung des Krankheitsmusters die Ursache der Disharmonie (z. B. äußeren Wind), die Natur der Erkrankung (eindringender Wind), den Ort (die Körperoberfläche) und das Behandlungsprinzip bestimmen, nämlich die Oberfläche zu öffnen und Wind zu zerstreuen. Folglich gestattet uns die Identifizierung des Krankheitsmusters bzw. der Krankheitsmuster eine Bestimmung der Natur und Beschaffenheit der Erkrankung, der Lokalisation der Erkrankung sowie des Behandlungsprinzips und der Prognose (➤ Abb. F.1).

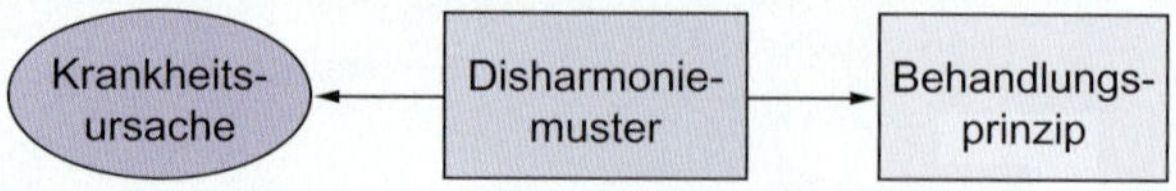

Abb. F.1 Beziehung zwischen der Krankheitsursache, dem Disharmoniemuster und dem Behandlungsprinzip

Hierbei sollten wir uns nicht nur auf die Identifizierung des Krankheitsmusters konzentrieren, sondern auch ein Verständnis dafür entwickeln, wie es zustande gekommen ist und wie seine verschiedenen Aspekte miteinander interagieren. Wenn wir beispielsweise als Krankheitsmuster eine Leber-Qi-Stagnation und gleichzeitig auch einen Milz-Qi-Mangel diagnostizieren, so sollten wir nicht an dieser Stelle verharren, sondern in Erfahrung bringen, welches Muster zuerst begann, wie die beiden Muster miteinander interagieren, welches das primäre Muster ist und ob das eine Muster die Ursache des anderen darstellt.

Es gibt verschiedene Arten der Musteridentifizierungen, die je nach Situation zu bevorzugen sind. Sie wurden in verschiedenen Epochen der chinesischen Medizin entwickelt. Diese verschiedenen Modelle sind:

- Identifizierung von Krankheitsmustern gemäß den inneren Organen
- Identifizierung von Krankheitsmustern gemäß Qi, Blut und Körperflüssigkeiten
- Identifizierung von Krankheitsmustern gemäß pathogenen Faktoren
- Identifizierung von Krankheitsmustern gemäß den Vier Ebenen
- Identifizierung von Krankheitsmustern gemäß den Sechs Schichten
- Identifizierung von Krankheitsmustern gemäß den Drei Erwärmern
- Identifizierung von Krankheitsmustern gemäß den Acht Prinzipien
- Identifizierung von Krankheitsmustern gemäß den Leitbahnen
- Identifizierung von Krankheitsmustern gemäß den Fünf Elementen

Je nach Situation ist eines dieser Modelle anzuwenden. In diesem Buch stelle ich lediglich die Identifizierung von Krankheitsmustern gemäß den inneren Organen vor. Die Auflistung dieser Muster dient in erster Linie als Querverweis zu den Symptomen und klinischen Zeichen in Teil E, damit der Leser nicht ein anderes Buch zur Hand nehmen muss, um ein in Teil E erwähntes Organmuster nachzuschlagen.

Die Krankheitsmuster gemäß den inneren Organen werden in meinen „Grundlagen der Chinesischen Medizin" (3. Auflage) ausführlich abgehandelt.

Identifizierung von Krankheitsmustern gemäß den inneren Organen

Die Musteridentifizierung gemäß den inneren Organen basiert auf den Symptomen und klinischen Zeichen, die entstehen, wenn Qi und Blut der inneren Organe nicht mehr im Gleichgewicht stehen. Dieses Modell wird meist bei inneren und chronischen Erkrankungen eingesetzt, findet aber auch bei einigen äußeren und akuten Erkrankungen Anwendung.

Des Weiteren wird das Modell der inneren Organe im Rahmen der Musteridentifizierung nach den Acht Prinzipien eingesetzt, indem man die Acht Prinzipien in ihrem Anwendungsbereich auf bestimmte Disharmoniemuster von inneren Organen ausweitet. Zum Beispiel sind die Merkmale eines Qi-Mangels gemäß den Acht Prinzipen Kurzatmigkeit, schwache Stimme, blasse Gesichtsfarbe, Müdigkeit und Appetitmangel.

Diese Unterscheidung mag für die Diagnose von Qi-Mangel ja ausreichen, es fehlt ihr jedoch an Detail und man kann so nicht das betroffene Organ bestimmen, in einem Wort, sie ist zu allgemein, um uns die notwendige Behandlungsstrategie aufzuzeigen. Folgen wir der Musteridentifizierung gemäß den inneren Organen, so lassen sich die erwähnten Symptome noch weiter einteilen und deuten dann auf Lungen-Qi-Mangel (Kurzatmigkeit und schwache Stimme) und Milz-Qi-Mangel (Müdigkeit und Appetitmangel). Diese Art der Unterscheidung ist für uns in der täglichen Praxis weitaus nützlicher, da sie uns genau anzeigt, welches Organ der Behandlung bedarf.

Wichtige charakteristische Punkte bei der Musteridentifizierung gemäß den inneren Organen

- In den folgenden Kapiteln werden die inneren Organe so genau wie möglich abgehandelt. Man muss jedoch bedenken, dass zur Diagnose der jeweiligen Muster nicht alle dazu aufgelisteten Symptome und klinischen Zeichen vorhanden sein müssen. Die erwähnten Muster der inneren Organe beschreiben sogar eher Fälle fortgeschrittenen Stadiums. In der Entwicklung eines Krankheitsfalls zeigen sich anfangs vergleichsweise wenige Symptome und klinische Zeichen. Manchmal reichen zur Diagnose eines bestimmten Krankheitsmusters aber nur ein paar Symptome aus, so könnte man beispielsweise bei einer Frau schon allein aufgrund von spärlichen Regelblutungen und verschwommener Sicht einen Leber-Blut-Mangel diagnostizieren. Ähnlich verhält es sich, wenn sie über verschwommene Sicht klagt und ihre Zunge an den Rändern blass ist.
- Man beachte stets, dass der Puls ebenfalls zum Symptom- und Zeichen-Komplex gehört, welcher das Krankheitsmuster ausmacht. Der Puls ist überhaupt ein sehr wichtiges Merkmal, auf dessen Basis allein man schon in manchen Fällen eine Diagnose stellen kann. Ein Beispiel: Ist der Nieren-Puls auf der linken und rechten Taststelle *durchgehend* schwächlich, so lege ich dies als ein Zeichen von Nieren-Mangel aus, selbst wenn es sonst keine weiteren Symptome oder klinischen Zeichen gibt.
- Bei den Yin-Mangel-Mustern führe ich zwei verschiedene Syndrome auf, nämlich Yin-Mangel ohne Leere-Hitze und Yin-Mangel mit Leere-Hitze. Eine Leere-Hitze entsteht zwar normalerweise aufgrund eines Yin-Mangels, aber im Anfangsstadium besteht meist keine Leere-Hitze. Außer den Hitze-Symptomen stellt vor allem die Zunge eine wichtiges Indiz für die Anwesenheit von Leere-Hitze dar: Ist sie rot und ohne Belag, so können wir auf eine Leere-Hitze schließen. Ist sie ohne Belag, aber nicht rot, so deutet es auf Yin-Mangel ohne Leere-Hitze hin. Mit anderen Worten: Man sollte sich unbedingt merken, dass der Yin-Mangel auf der Zunge durch einen fehlenden Belag angezeigt wird (*nicht* durch die Rötung), und Leere-Hitze durch die Rötung der Zunge, wobei auch hier der Belag fehlt.
- Die Organmuster sind keine „Schubladen", in die wir Symptome und klinische Zeichen einfach hineinstecken. Wir müssen ein praktisches Verständnis entwickeln, das uns erlaubt, die Ätiologie, Pathologie und Interaktion der Muster zu erkennen. Die Musteridentifizierung gemäß den inneren Organen hat daher zum Ziel, dass wir verstehen lernen, wie bestimmte Symptome und klinische Zeichen entstanden sind und wie sie sich gegenseitig beeinflussen. Zwischen den Mustern der inneren Organe und schulmedizinischen Erkrankungen besteht absolut kein Zusammenhang. Jede schulmedizinische Erkrankung kann sich in verschiedenen Mustern ausdrücken, jedes Muster kann zu verschiedenen schulmedizinischen Erkrankungen führen. Des Weiteren besteht auch kein Zusammenhang zwischen einem Organ-Muster innerhalb der chinesischen Medizin und einer Organerkrankung im Rahmen der Schulmedizin. Zum Beispiel kann ein Patient an einem Nieren-Yin-Mangel leiden, ohne jegliche Anzeichen einer Nierenerkrankung im westlichen Sinne aufzuweisen. Genauso kann umgekehrt ein Patient an einer Entzündung der Nieren erkrankt sein, wird aber nach Ansicht der chinesischen Medizin mit einem Muster von Nässe-Hitze in der Blase diagnostiziert.
- Die meisten Patienten leiden an einer Kombination aus mehreren inneren Organ-Mustern. Die häufigsten sind:
  - Zwei oder mehrere Muster desselben Organs, entweder Yin oder Yang (z. B. Leber-Qi-Stagnation mit aufsteigendem Leber-Yang, Magen-Yin-Mangel mit rebellierendem Magen-Qi).
  - Zwei oder mehrere Muster aus verschiedenen Organen, entweder Yin oder Yang (z. B. Leber-Feuer und Herz-Feuer, Magen-Hitze mit Nässe-Hitze in der Gallenblase).
  - Ein oder mehrere Muster eines Yin-Organs mit einem oder mehreren Mustern eines Yang-Organs (z. B. Milz-Qi-Mangel mit Nässe-Hitze in der Blase).
  - Ein inneres und äußeres Muster zugleich (z. B. Nässe-Schleim in der Lunge mit Wind, der in das Abwehr-Qi-System der Lunge eindringt).
  - Ein Organ-Muster tritt zusammen mit einem Leitbahn-Muster der zugehörigen Leitbahn auf (z. B. Nässe im Dickdarm mit schmerzhaftem Obstruktions-Syndrom in der Dickdarm-Leitbahn).

- Ein Organ-Muster tritt zusammen mit einem Leitbahn-Muster einer nicht zugehörigen Leitbahn auf (z. B. Lungen-Qi-Mangel mit Qi-Stagnation in der Blasen-Leitbahn).

Teil F ist in folgende Kapitel untergliedert:

- ➤ Kapitel 91: Herz-Muster
- ➤ Kapitel 92: Milz-Muster
- ➤ Kapitel 93: Leber-Muster
- ➤ Kapitel 94: Lungen-Muster
- ➤ Kapitel 95: Nieren-Muster
- ➤ Kapitel 96: Dünndarm-Muster
- ➤ Kapitel 97: Magen-Muster
- ➤ Kapitel 98: Gallenblasen-Muster
- ➤ Kapitel 99: Dickdarm-Muster
- ➤ Kapitel 100: Blasen-Muster

KAPITEL

91 Herz-Muster

Folgende Herz-Muster werden besprochen:

1. Herz-Qi-Mangel
2. Herz-Yang-Mangel
3. Herz-Yang-Kollaps
4. Herz-Blut-Mangel
5. Herz-Qi- und Herz-Blut-Mangel
6. Herz-Yin-Mangel
7. Herz-Yin-Mangel mit Leere-Hitze
8. Herz-Qi- und Herz-Yin-Mangel
9. Herz-Yang- und Herz-Yin-Mangel
10. Herz-Yang-Mangel mit Schleim
11. Herz-Qi-Stagnation
12. Loderndes Herz-Feuer
13. Schleim-Feuer bedrängt das Herz
14. Schleim benebelt den Herz-Geist
15. Herz-Blut-Stase
16. Blockierung der Herz-Gefäße
17. Wasser fließt zum Herzen über
18. Trübe Nässe umgibt das Herz
19. Kombinierte Muster
   - Herz- und Leber-Blut-Mangel (➤ Kap. 93.20.4)
   - Herz- und Milz-Blut-Mangel (➤ Kap. 92.15.2)
   - Herz- und Nieren-Yin-Mangel (➤ Kap. 95.13.3)
   - Herz- und Lungen-Qi-Mangel (➤ Kap. 94.21.1)

91.1 Herz-Qi-Mangel

Symptome und klinische Zeichen

Herzklopfen, Kurzatmigkeit bei Anstrengung, blasse Gesichtsfarbe, Müdigkeit, leichte Niedergeschlagenheit, spontane Schweißausbrüche.

Zunge Blass

Puls Leer

Akupunkturverschreibung

He 5 Tongli, Pe 6 Neiguan, Bl 15 Xinshu, Ren 17 Shanzhong, Ren 6 Qihai.

Arzneimittelverschreibung

Bao Yuan Tang *Dekokt, das den Ursprung bewahrt*

91.2 Herz-Yang-Mangel

Symptome und klinische Zeichen

Herzklopfen, Kurzatmigkeit bei Anstrengung, Müdigkeit, leichte Niedergeschlagenheit, spontane Schweißausbrüche, leichte Beschwerden oder Druckgefühl im Herzbereich, Kältegefühl, kalte Hände, hellblasses Gesicht, leicht dunkle Lippen.

Zunge Blass

Puls Tief-schwächlich; in schlimmen Fällen hängend

Akupunkturverschreibung

He 5 Tongli, Pe 6 Neiguan, Bl 15 Xinshu, Ren 17 Shanzhong, Ren 6 Qihai, Du 14 Dazhui.

Arzneimittelverschreibung

Rou Fu Bao Yuan Tang *Dekokt, das den Ursprung bewahrt mit Cortex Cinnamomi cassiae und Radix lateralis carmichaeli praeparata*

91.3 Herz-Yang-Kollaps

Symptome und klinische Zeichen

Herzklopfen, Kurzatmigkeit, schwache und seichte Atmung, starke Schweißausbrüche, kalte Gliedmaßen, Lippenzyanose, gräulich-weiße Gesichtsfarbe, in schwerwiegenden Fällen auch Koma.

Zunge Sehr blass oder bläulich-violett, kurz

Puls Versteckt-verschwindend

Akupunkturverschreibung

Ren 6 Qihai, Ren 4 Guanyuan, Ren 8 Shenque, Du 4 Mingmen, Ma 36 Zusanli, Pe 6 Neiguan, Bl 23 Shenshu, Du 20 Baihui, Du 14 Dazhui, Bl 15 Xinshu. Moxa kann eingesetzt werden.

Arzneimittelverschreibung

Shen Fu Tang *Dekokt mit Radix Ginseng und Radix lateralis Aconiti praeparata*

91.4 Herz-Blut-Mangel

Symptome und klinische Zeichen

Herzklopfen, Schwindel, Schlaflosigkeit, traumgestörter Schlaf, Gedächtnisschwäche, nervöse Ängstlichkeit, Schreckhaftigkeit, matt-blasse Gesichtsfarbe, blasse Lippen.

Zunge Blass und dünn

Puls Rau oder dünn

Akupunkturverschreibung

He 7 Shenmen, Pe 6 Neiguan, Ren 14 Juque, Ren 15 Jiuwei, Ren 4 Guanyuan, Bl 17 Geshu (mit Moxa), Bl 20 Pishu.

Arzneimittelverschreibung

Shen Qi Si Wu Tang *Dekokt aus vier Zutaten mit Radix Ginseng und Radix Astragali*

91.5 Herz-Qi- und Herz-Blut-Mangel

Symptome und klinische Zeichen

Herzklopfen, Kurzatmigkeit, spontane Schweißausbrüche, Niedergeschlagenheit, nervöse Ängstlichkeit, Müdigkeit, matt-blasse Gesichtsfarbe, Schlaflosigkeit.

Zunge Blass und dünn

Puls Schwächlich oder rau

Akupunkturverschreibung

He 5 Tongli, He 7 Shenmen, Pe 6 Neiguan, Ren 14 Juque, Ren 15 Jiuwei, Ren 4 Guanyuan, Bl 17 Geshu (mit Moxa), Bl 20 Pishu, Bl 15 Xinshu.

Arzneimittelverschreibung

- Ba Zhen Tang *Acht Schätze-Dekokt*
- Gui Pi Tang *Dekokt zum Stärken der Milz*

91.6 Herz-Yin-Mangel

Symptome und klinische Zeichen

Herzklopfen, Schlaflosigkeit, traumgestörter Schlaf, Gedächtnisschwäche, nervöse Ängstlichkeit, Schreckhaftigkeit, mentale Unruhe, Patient fühlt sich unwohl, trockener Mund und Rachen am Nachmittag oder Abend.

Zunge Normale Farbe, kein Belag oder wurzelloser Belag

Puls Oberflächlich-leer, vor allem an der linken vorderen Pulstaststelle

Akupunkturverschreibung

He 7 Shenmen, Pe 6 Neiguan, Ren 14 Juque, Ren 15 Jiuwei, Ren 4 Guanyuan, He 6 Yinxi, Mi 6 Sanyinjiao, Ni 7 Fuliu, Ni 6 Zhaohai.

Arzneimittelverschreibung

Tian Wang Bu Xin Dan *Pille des Himmelskaisers zum Tonisieren des Herzens*

91.7 Herz-Yin-Mangel mit Leere-Hitze

Symptome und klinische Zeichen

Herzklopfen, Schlaflosigkeit, traumgestörter Schlaf, Gedächtnisschwäche, nervöse Ängstlichkeit, Schreckhaftigkeit, mentale Unruhe, Patient fühlt sich unwohl und „heiß und genervt", trockener Mund und Rachen am Abend, Durst mit dem Verlangen, kleine Schlucke zu sich zu nehmen, abendliches Hitzegefühl, gerötete Wangen, Nachtschweiß, Hitze in den fünf Zentren.

Zunge Rot, röter an der Spitze, kein Belag

Puls Oberflächlich-leer, vor allem an der linken vorderen Pulstaststelle, und schnell

Akupunkturverschreibung

He 7 Shenmen, Pe 6 Neiguan, Ren 14 Juque, Ren 15 Jiuwei, Ren 4 Guanyuan, He 6 Yinxi, Mi 6 Sanyinjiao, Ni 7 Fuliu, Ni 6 Zhaohai, Pe 7 Daling, Di 11 Quchi, He 9 Shaochong.

Arzneimittelverschreibung

Tian Wang Bu Xin Dan *Pille des Himmelskaisers zum Tonisieren des Herzens* plus Mu Dan Pi (*Cortex Moutan radicis*).

91.8 Herz-Qi- und Herz-Yin-Mangel

Symptome und klinische Zeichen

Herzklopfen, nervöse Ängstlichkeit, Schreckhaftigkeit, leichte Atemlosigkeit, Müdigkeit, Schlaflosigkeit, mentale Unruhe, Schwitzen bei Anstrengung, trockener Rachen, Nachtschweiß.

Zunge Normale Farbe, kein Belag

Puls Oberflächlich-leer

Akupunkturverschreibung

He 5 Tongli, He 7 Shenmen, Pe 6 Neiguan, Ren 14 Juque, Ren 15 Jiuwei, Ren 4 Guanyuan, He 6 Yinxi, Mi 6 Sanyinjiao, Bl 15 Xinshu.

Arzneimittelverschreibung

- Zhi Gan Cao Tang *Dekokt mit Radix Glycyrrhizae*
- Sheng Mai San *Pulver, das den Puls erzeugt*

91.9 Herz-Yang- und Herz-Yin-Mangel

Symptome und klinische Zeichen

Herzklopfen, Schreckhaftigkeit, Kurzatmigkeit, ein leichtes Engegefühl im Brustkorb, Kältegefühl, kalte Gliedmaßen, mentale Unruhe, Nachtschweiß, Gedächtnisschwäche, gerötete Wangen.

Zunge Blass oder rot, ohne Belag, je nachdem, ob Yang-Mangel oder Yin-Mangel im Vordergrund steht

Puls Schwächlich oder oberflächlich-leer

Akupunkturverschreibung

He 5 Tongli, He 7 Shenmen, Ren 17 Shanzhong, Bl 15 Xinshu, Ren 15 Jiuwei, Mi 6 Sanyinjiao, Ma 36 Zusanli.

Arzneimittelverschreibung

Zhi Gan Cao Tang *Dekokt mit Radix Glycyrrhizae*

91.10 Herz-Yang-Mangel mit Schleim

Symptome und klinische Zeichen

Herzklopfen, Engegefühl im Brustkorb, Sputum im Hals, Schwindel, Müdigkeit, kalte Hände, taube Gliedmaßen, Handödeme, Benommenheitsgefühl im Kopf, Gedächtnisschwäche, Schweregefühl, Niedergeschlagenheit.

Zunge Blass, nass und gedunsen

Puls Schwächlich, aber auch leicht schlüpfrig

Akupunkturverschreibung

Ren 6 Qihai, Ren 4 Guanyuan, Ren 8 Shenque, Du 4 Mingmen, Ma 36 Zusanli, Pe 6 Neiguan, Bl 23 Shenshu, Du 14 Dazhui, Bl 15 Xinshu, Ma 40 Fenglong, Ren 12 Zhongwan, Pe 5 Jianshi, Ren 17 Shanzhong.

Arzneimittelverschreibung

Ling Gui Zhu Gan Tang *Dekokt mit Poria, Ramulus Cinnamomi, Rhizoma Atractylodis macrocephalae und Radix Glycyrrhizae* plus Yi Yi Ren (*Semen Coicis lachryma jobi*)

91.11 Herz-Qi-Stagnation

Symptome und klinische Zeichen

Herzklopfen, ein Spannungs- oder Engegefühl im Brustkorb, Niedergeschlagenheit, ein leichtes Kloßgefühl im Hals, leichte Kurzatmigkeit, Seufzen, Appetitmangel, Spannungsgefühl im Brustkorb und im Oberbauch, Patient legt sich ungern hin, schwache und kalte Gliedmaßen, leicht violette Lippen, blasse Gesichtsfarbe.

Zunge Leicht blass-violett an den Rändern im Brustbereich der Zunge

Puls Leer aber auch ganz leicht überflutend auf der linken vorderen Pulstaststelle

Akupunkturverschreibung

He 5 Tongli, He 7 Shenmen, Pe 6 Neiguan, Ren 15 Jiuwei, Ren 17 Shanzhong, Lu 7 Lieque, Ma 40 Fenglong, Di 4 Hegu.

Arzneimittelverschreibung

- Mu Xiang Liu Qi Yin *Dekokt des fließenden Qi mit Radix Aucklandiae*
- Ban Xia Hou Po Tang *Dekokt mit Rhizoma Pinelliae und Cortex Magnoliae officinalis*

91.12 Loderndes Herz-Feuer

Symptome und klinische Zeichen

Herzklopfen, Durst, Mund- und Zungenaphthen, mentale Unruhe, körperliche Unruhe, Schlaflosigkeit, traumgestörter Schlaf, Hitzegefühl, rotes Gesicht, dunkler Harn oder Blut im Harn, bitterer Mundgeschmack (nach einer Nacht schlechten Schlafes).

Zunge Rot mit röterer Spitze und gelbem Belag; in schlimmeren Fällen kann die Spitze auch gedunsen sein

Puls Überflutend-schnell vor allem an der linken vorderen Pulstaststelle; gegebenenfalls auch jagend (schnell und in regelmäßigen Abständen anhaltend).

Akupunkturverschreibung

He 9 Shaochong, He 8 Shaofu, He 7 Shenmen, Ren 15 Jiuwei, Mi 6 Sanyinjiao, Ni 6 Zhaohai, Di 11 Quchi, Du 24 Shenting, Du 19 Houding.

Arzneimittelverschreibung

Xie Xin Tang *Dekokt zum Entlasten des Herzareals*

91.13 Schleim-Feuer bedrängt das Herz

Symptome und klinische Zeichen

Herzklopfen, mentale Unruhe, Durst, rotes Gesicht, Engegefühl im Brustkorb, dunkler Harn, Auswurf von Schleim, rasselndes Geräusch im Hals, bitterer Mundgeschmack, Schlaflosigkeit, traumgestörter Schlaf, körperliche Unruhe, geistige Verwirrung, unzusammenhängende Rede, Unbedachtsamkeit, Patient neigt dazu, andere zu schlagen oder auszuschimpfen, unkontrolliertes Lachen oder Weinen, Schreien, Patient murmelt vor sich hin, Niedergeschlagenheit, manisches Verhalten.

Zunge Rot mit röterer und gedunsener Spitze und gelbem Belag; in schlimmen Fällen ist ein tiefer Herzriss zu sehen, der mit einem klebrigen, trockenen, gelben Belag ausgefüllt ist

Puls Schlüpfrig-schnell oder schlüpfrig-überflutend-schnell

Akupunkturverschreibung

Pe 5 Jianshi, He 7 Shenmen, He 8 Shaofu, He 9 Shaochong, Pe 7 Daling, Ren 15 Jiuwei, Bl 15 Xinshu, Ren 12 Zhongwan, Ma 40 Fenglong, Mi 6 Sanyinjiao, Bl 20 Pishu, Du 20 Baihui, Gb 13 Benshen, Gb 17 Zhengying, Du 24 Shenting.

Arzneimittelverschreibung

Wen Dan Tang *Dekokt, das die Gallenblase wärmt*

91.14 Schleim benebelt den Herz-Geist

Symptome und klinische Zeichen

Geistige Verwirrung, lethargischer Stupor, Bewusstlosigkeit, unzusammenhängende Rede, Erbrechen von Schleim, rasselndes Geräusch im Hals, Aphasie, mentale Depression, emotionale Labilität, sehr stumpfe Augen.

Zunge Gedunsen mit klebrigem Belag

Puls Schlüpfrig

Akupunkturverschreibung

He 9 Shaochong, Pe 5 Jianshi, Bl 15 Xinshu, Ma 40 Fenglong, Du 26 Renzhong, Ren 12 Zhongwan, Bl 20 Pishu, Du 20 Baihui, Du 14 Dazhui.

Arzneimittelverschreibung

- Di Tan Tang *Dekokt, das Schleim ausspült*
- Gun Tan Wan *Pille zum Vertreiben von Schleim*

91.15 Herz-Blut-Stase

Symptome und klinische Zeichen

Herzklopfen, stechende Schmerzen im Brustkorb, die zum linken medialen Armanteil oder zur Schulter ausstrahlen können, Gefühl von Enge oder Einschnürung im Brustkorb, Lippen- und Nagelzyanose, kalte Hände.

Zunge Vollständig violett oder nur an den seitlichen Anteilen der Brustareale

Puls Rau, saitenförmig oder hängend; bei gleichzeitig bestehendem, schwerem Herz-Yang-Mangel wird der Puls hängend sein.

Akupunkturverschreibung

Pe 6 Neiguan, Pe 4 Ximen, He 7 Shenmen, Ren 17 Shanzhong, Bl 14 Jueyinshu, Bl 17 Geshu, Mi 10 Xuehai, Ni 25 Shencang.

Arzneimittelverschreibung

Xue Fu Zhu Yu Tang *Dekokt, das Stasen aus dem Haus des Blutes treibt*

91.16 Blockierung der Herz-Gefäße

Symptome und klinische Zeichen

Herzklopfen, der Patient ist kurzatmig und kann sich nicht hinlegen, Niedergeschlagenheit, mentale Unruhe, Druckgefühl unterhalb der Flanken, Gefühl von Nervosität, Engegefühl im Brustkorb, stechende Schmerzen im Herzbereich, die mal auftreten und wieder verschwinden und zum oberen Rücken oder zur Schulter ausstrahlen können, Schmerzen verschlimmern sich durch Einfluss von Kälte und bessern sich durch Wärme, Auswurf von Schleim, Spannungsgefühl im Flankenbereich oder im Oberbauch, Schweregefühl, Patient redet ungern, kalte Hände, Seufzen, violette Lippen, violettes Gesicht, violette Nägel.

Zunge Violett an den seitlichen Anteilen der Brustareale, gedunsen mit einem klebrigem Belag

Puls Saitenförmig, rau oder hängend; bei vorwiegendem Schleim auch schlüpfrig

Akupunkturverschreibung

Pe 6 Neiguan, Lu 7 Lieque, Pe 5 Jianshi, Ren 17 Shanzhong, Di 4 Hegu, Ma 40 Fenglong, Ren 12 Zhongwan, Ren 15 Jiuwei, Ren 14 Juque, Bl 17 Geshu, Bl 14 Jueyinshu, Du 14 Dazhui (mit Moxa).

Arzneimittelverschreibung

Zhi Shi Gua Lou Gui Zhi Tang *Dekokt mit Fructus Aurantii immaturus, Fructus Trichosanthis und Ramulus Cinnamomi* plus Dan Shen (*Radix Salviae miltiorrhizae*)

91.17 Wasser fließt zum Herzen über

Symptome und klinische Zeichen

Herzklopfen, Schwindel, Übelkeit und Erbrechen wässriger, schaumig-weißer Flüssigkeit, Kältegefühl, kalte Gliedmaßen, starke Kurzatmigkeit, Völle- und Engegefühl in Brustkorb und Oberbauch, Durst ohne Verlangen zu trinken, Harnverhalt.

Zunge Blass, gedunsen und nass

Puls Tief-saitenförmig oder tief-dünn-schlüpfrig; dieses Muster gibt es nur bei älteren Menschen.

Akupunkturverschreibung

He 5 Tongli, He 6 Yinxi, Bl 15 Xinshu, Ren 12 Zhongwan, Ren 9 Shuifen, Ni 7 Fuliu, Ren 17 Shanzhong. Moxa kann eingesetzt werden.

Arzneimittelverschreibung

- Ling Gui Zhu Gan Tang *Dekokt mit Poria, Ramulus Cinnamomi, Rhizoma Atractylodis macrocephalae und Radix Glycyrrhizae*
- Zhen Wu Tang *Dekokt des Wahren Kriegers*

91.18 Trübe Nässe umgibt das Herz

Symptome und klinische Zeichen

Herzklopfen, kalte Hände, spärliche Miktion, Ödeme an den Knöcheln, Schlafrigkeit, geistige Verwirrung, fahle Gesichtsfarbe, Schwindel, Stirnkopfschmerzen, verschwommene Sicht, Übelkeit, Erbrechen, Engegefühl im Brustkorb, Appetitmangel, Völlegefühl im Bauch, breiiger Stuhl, übermäßige Speichelbildung.

Zunge Blass, gedunsen mit klebrig-weißem Belag

Puls Sanft oder tief-schlüpfrig

Akupunkturverschreibung

He 5 Tongli, Bl 15 Xinshu, Ren 17 Shanzhong, Ren 12 Zhongwan, Ren 9 Shuifen, Ma 28 Shuidao, Mi 9 Yinlingquan, Mi 6 Sanyinjiao.

Arzneimittelverschreibung

Wen Pi Tang *Dekokt zum Wärmen der Milz* plus Su He Xiang Wan *Styrax Pille*

91.19 Kombinierte Muster

Kombinierte Herz-Muster sind:
- Herz- und Leber-Blut-Mangel (➤ Kap. 93.20.4)
- Herz- und Milz-Blut-Mangel (➤ Kap. 92.15.2)
- Herz- und Nieren-Yin-Mangel mit Leere-Hitze im Herzen (➤ Kap. 95.13.3)
- Herz- und Lungen-Qi-Mangel (➤ Kap. 94.21.1)

KAPITEL

92 Milz-Muster

Folgende Milz-Muster werden besprochen:

1. Milz-Qi-Mangel
2. Milz-Yang-Mangel
3. Milz-Blut-Mangel
4. Milz-Qi sinkt ab
5. Die Milz kontrolliert das Blut nicht
6. Milz-Yin-Mangel
7. Milz-Yin-Mangel mit Leere-Hitze
8. Kälte-Nässe in der Milz
9. Nässe-Hitze in der Milz
10. Milz-Hitze
11. Milz-Qi-Mangel mit Nässe
12. Milz-Qi-Mangel mit Schleim
13. Schleim blockiert den Mittleren Erwärmer
14. Yin-Feuer aufgrund einer Leere von Magen, Milz und Ursprungs-Qi
15. Kombinierte Muster
   - Milz- und Magen-Qi-Mangel
   - Milz- und Herz-Blut-Mangel
   - Milz- und Lungen-Qi-Mangel
   - Milz- und Leber-Blut-Mangel
   - Blockierung der Milz durch Nässe mit Leber-Qi-Stagnation (Milz beleidigt die Leber)

92.1 Milz-Qi-Mangel

Symptome und klinische Zeichen

Appetitmangel, leichtes Spannungsgefühl im Bauch nach Nahrungsaufnahme, Müdigkeit, Abgeschlagenheit, blasse Gesichtsfarbe, schwache Gliedmaßen, breiiger Stuhl, leichte Niedergeschlagenheit, Neigung zu Fettleibigkeit.

Zunge Blass

Puls Leer

Akupunkturverschreibung

Ren 12 Zhongwan, Ma 36 Zusanli, Mi 3 Taibai, Mi 6 Sanyinjiao, Bl 20 Pishu, Bl 21 Weishu.

Arzneimittelverschreibung

Si Jun Zi Tang *Dekokt der vier Edlen*

Three Treasures

Prosperous Earth (Variante von Liu Jun Zi Tang)

92.2 Milz-Yang-Mangel

Symptome und klinische Zeichen

Appetitmangel, leichtes Spannungsgefühl im Bauch nach Nahrungsaufnahme, Müdigkeit, Abgeschlagenheit, blasse Gesichtsfarbe, schwache Gliedmaßen, breiiger Stuhl, leichte Niedergeschlagenheit, Neigung zu Fettleibigkeit, Kältegefühl, kalte Gliedmaßen, Ödeme.

Zunge Blass und nass

Puls Tief-schwächlich

Akupunkturverschreibung

Ren 12 Zhongwan, Ma 36 Zusanli, Mi 3 Taibai, Mi 6 Sanyinjiao, Bl 20 Pishu, Bl 21 Weishu. Bei Ödemen: Mi 9 Yinlingquan, Ren 9 Shuifen, Bl 22 Sanjiaoshu, Ma 28 Shuidao, Ren 11 Jianli, Ma 22 Guanmen. Moxa kann eingesetzt werden.

Arzneimittelverschreibung

Li Zhong Tang *Dekokt, das die Mitte reguliert*

92.3 Milz-Blut-Mangel

Symptome und klinische Zeichen

Appetitmangel, leichtes Spannungsgefühl im Bauch nach Nahrungsaufnahme, Müdigkeit, Abgeschlagenheit, matt-blasse Gesichtsfarbe, schwache Gliedmaßen, breiiger Stuhl, Niedergeschlagenheit, dünner Körperbau, spärliche Regelblutungen oder Amenorrhö, Schlaflosigkeit, Gelenkschmerzen.

Zunge Blass und dünn

Puls Rau oder dünn

Akupunkturverschreibung

Ren 12 Zhongwan, Ma 36 Zusanli, Mi 3 Taibai, Mi 6 Sanyinjiao, Bl 20 Pishu, Bl 21 Weishu, Ren 4 Guanyuan, Bl 17 Geshu (mit direkter Moxibustion).

Arzneimittelverschreibung

Gui Pi Tang *Dekokt zum Stärken der Milz*

Three Treasures

- *Calm the Shen* (Variante von Gui Pi Tang)
- *Precious Sea* (Variante von Ba Zhen Tang)

92.4 Milz-Qi sinkt ab

Symptome und klinische Zeichen

Appetitmangel, leichtes Spannungsgefühl im Bauch nach Nahrungsaufnahme, Müdigkeit, Abgeschlagenheit, blasse Gesichtsfarbe, schwache Gliedmaßen, breiiger Stuhl, Niedergeschlagenheit, Neigung zu Fettleibigkeit, ein nach unten ziehendes Gefühl im Bauch, Vorfall des Magens, der Gebärmutter, des Afters oder der Harnblase, häufige und dringende Miktion.

Zunge Blass

Puls Schwächlich

Akupunkturverschreibung

Ren 12 Zhongwan, Ma 36 Zusanli, Mi 3 Taibai, Mi 6 Sanyinjiao, Bl 20 Pishu, Bl 21 Weishu, Du 20 Baihui, Ren 6 Qihai, Ma 21 Liangmen, Du 1 Chengqiang. Moxa kann eingesetzt werden.

Arzneimittelverschreibung

Bu Zhong Yi Qi Tang *Dekokt, das die Mitte tonisiert und das Qi vermehrt*

Three Treasures

Tonify Qi and Ease the Muscles (Variante von Bu Zhong Yi Qi Tang)

92.5 Die Milz kontrolliert das Blut nicht

Symptome und klinische Zeichen

Appetitmangel, leichtes Spannungsgefühl im Bauch nach Nahrungsaufnahme, Müdigkeit, Abgeschlagenheit, blasse Gesichtsfarbe, schwache Gliedmaßen, breiiger Stuhl, Niedergeschlagenheit, Neigung zu Fettleibigkeit, Blutflecken unter der Haut, Blut in Stuhl oder Harn, übermäßige Gebärmutterblutungen, fahle Gesichtsfarbe.

Zunge Blass

Puls Schwächlich oder dünn

Akupunkturverschreibung

Ren 12 Zhongwan, Ma 36 Zusanli, Mi 3 Taibai, Mi 6 Sanyinjiao, Bl 20 Pishu, Bl 21 Weishu, Du 20 Baihui, Ren 6 Qihai, Bl 17 Geshu, Mi 10 Xuehai, Mi 1 Yinbai.

Arzneimittelverschreibung

Gui Pi Tang *Dekokt zum Stärken der Milz*

Three Treasures

Calm the Shen (Variante von Gui Pi Tang)

92.6 Milz-Yin-Mangel

Symptome und klinische Zeichen

Appetitmangel, Verdauungsbeschwerden, Würgen, nagender Hunger, Geschmacksverlust, leichte Oberbauchschmerzen, trockener Mund, trockene Lippen, trockener Stuhl, dünner Körperbau, Nachtschweiß, fahle Gesichtsfarbe bei gleichzeitig roter Nasenspitze.

Zunge Belaglos, waagerecht verlaufende Risse an den Rändern

Puls Schwächlich oder oberflächlich-leer

Akupunkturverschreibung

Ma 36 Zusanli, Ren 12 Zhongwan, Mi 6 Sanyinjiao.

Arzneimittelverschreibung

- Ma Zi Ren Wan *Pille mit Semen Cannabis*
- Wu Ren Wan *Pille aus fünf Samen*
- Shen Ling Bai Zhu San *Pulver mit Radix Ginseng, Poria und Rhizoma Atractylodis*

Three Treasures

Central Mansion (Variante von Shen Ling Bai Zhu San)

92.7 Milz-Yin-Mangel mit Leere-Hitze

Symptome und klinische Zeichen

Appetitmangel, Verdauungsbeschwerden, Würgen, nagender Hunger, Geschmacksverlust, leichte Oberbauchschmerzen, trockener Mund, trockene Lippen, trockener Stuhl, dünner Körperbau, Nachtschweiß, fahle Gesichtsfarbe bei gleichzeitig roter Nasenspitze, gerötete Wangen, abendliches Hitzegefühl, Nachtschweiß.

Zunge Rot und belaglos, waagerecht verlaufende Risse an den Rändern

Puls Oberflächlich-leer und schnell

Akupunkturverschreibung

Ma 36 Zusanli, Ren 12 Zhongwan, Mi 6 Sanyinjiao.

Arzneimittelverschreibung

- Ma Zi Ren Wan *Pille mit Semen Cannabis*
- Wu Ren Wan *Pille aus fünf Samen*
- Shen Ling Bai Zhu San *Pulver mit Radix Ginseng, Poria und Rhizoma Atractylodis*

  plus (gilt für jede der drei aufgeführten Verschreibungen): Zhi Mu (*Radix Anemarrhenae asphodeloidis*)

92.8 Kälte-Nässe in der Milz

Symptome und klinische Zeichen

Appetitmangel, Völlegefühl in Oberbauch und/oder Bauch, Kältegefühl im Oberbauch, das bei Wärmeeinwirkung besser wird, Schweregefühl in Kopf und Körper, süßlicher Mundgeschmack oder gar kein Geschmacksgefühl, kein Durst, breiiger Stuhl, Abgeschlagenheit, Müdigkeit, Übelkeit, Ödeme, matt-weiße Gesichtsfarbe, übermäßiger weißer Scheidenausfluss.

Zunge Blass mit klebrig-weißem Belag

Puls Schlüpfrig-langsam

Akupunkturverschreibung

Mi 9 Yinlingquan, Mi 6 Sanyinjiao, Ren 12 Zhongwan, Mi 3 Taibai, Ma 8 Touwei, Bl 22 Sanjiaoshu, Bl 20 Pishu, Ren 9 Shuifen, Ren 5 Shimen, Ren 11 Jianli, Ma 22 Guanmen, Ma 28 Shuidao.

Arzneimittelverschreibung

Ping Wei San *Pulver zum Beruhigen des Magens*

Three Treasures

Drain Fields (Variante von Huo Po Xia Ling Tang)

92.9 Nässe-Hitze in der Milz

Symptome und klinische Zeichen

Völlegefühl in Oberbauch und/oder Unterbauch, Schmerzen in Oberbauch und/oder Bauch, Appetitmangel, Schweregefühl, Durst ohne Verlangen zu trinken, Übelkeit, Erbrechen, breiiger Stuhl mit starkem Geruch, brennendes Gefühl am After, Hitzegefühl, spärlicher dunkler Harn, niedriges Fieber, dumpfe Kopfschmerzen mit Schweregefühl, matt-gelbe Gesichtsfarbe wie die Schale einer Mandarine, gelbe Skleren, öliger Schweiß, bitterer Mundgeschmack, Hautjucken oder Hauteffloreszenzen (Papeln oder Vesikel), Schwitzen erleichtert weder das Fieber noch klärt es die Hitze.

Zunge Rot mit klebrigem gelbem Belag

Puls Schlüpfrig-schnell

Akupunkturverschreibung

Mi 9 Yinlingquan, Mi 6 Sanyinjiao, Du 9 Zhiyang, Di 11 Quchi, Bl 20 Pishu, Gb 34 Yanglingquan, Ren 9 Shuifen, Ren 11 Jianli, Ma 22 Guanmen, Ma 28 Shuidao, Bl 22 Sanjiaoshu, Ren 5 Shimen.

Arzneimittelverschreibung

Lian Po Yin *Dekokt mit Rhizoma Coptidis und Cortex Magnoliae officinalis*

Three Treasures

Ease the Muscles (Variante von Lian Po Yin)

92.10 Milz-Hitze

Symptome und klinische Zeichen

Brennende Schmerzen in Oberbauch und/oder Bauch, übermäßiger Hunger, rote Nasenspitze, Mundaphthen, Durst, trockener Stuhl, Hitzegefühl, spärlicher dunkler Harn, gelbe Gesichtsfarbe.

Zunge Rot mit trockenem gelbem Belag

Puls Überflutend-schnell

Akupunkturverschreibung

Mi 9 Yinlingquan, Mi 6 Sanyinjiao, Mi 2 Dadu, Di 11 Quchi, Ma 44 Neiting, Ren 11 Jianli, Bl 20 Pishu.

Arzneimittelverschreibung

Xie Huang San *Pulver, das das Gelbe abfließen lässt*

92.11 Milz-Qi-Mangel mit Nässe

Symptome und klinische Zeichen

Appetitmangel, leichtes Spannungsgefühl im Bauch nach Nahrungsaufnahme, Müdigkeit, Abgeschlagenheit, blasse oder fahle Gesichtsfarbe, schwache Gliedmaßen, breiiger Stuhl, leichte Niedergeschlagenheit, Neigung zu Fettleibigkeit, Völlegefühl im Bauch, Schweregefühl, klebriger Mundgeschmack, Verdauungsbeschwerden, unverdaute Nahrungsreste im Stuhl, Übelkeit, dumpfe Stirnkopfschmerzen, übermäßiger Scheidenausfluss.

Zunge Blass mit klebrigem Belag

Puls Sanft

Akupunkturverschreibung

Ren 12 Zhongwan, Ma 36 Zusanli, Mi 3 Taibai, Mi 6 Sanyinjiao, Bl 20 Pishu, Bl 21 Weishu, Mi 9 Yinlingquan, Bl 22 Sanjiaoshu, Ma 28 Shuidao, Ren 9 Shuifen, Ren 5 Shimen.

Arzneimittelverschreibung

- Si Jun Zi Tang *Dekokt der vier Edlen* plus Yi Yi Ren (*Semen Coicis lachryma jobi*)
- Shi Pi Yin *Dekokt zum Stärken der Milz*

92.12 Milz-Qi-Mangel mit Schleim

Symptome und klinische Zeichen

Übelkeit, Erbrechen wässriger Flüssigkeiten, Engegefühl in Brustkorb und Oberbauch, Müdigkeit, Appetitmangel, Schweregefühl, schwache Gliedmaßen, breiiger Stuhl, matt-blasse Gesichtsfarbe, kalte Gliedmaßen.

Zunge Blass, gedunsen mit klebrigem Belag

Puls Sanft oder schwächlich und etwas schlüpfrig

Akupunkturverschreibung

Ren 12 Zhongwan, Ren 9 Shuifen, Ma 36 Zusanli, Mi 9 Yinglingquan, Ma 40 Fenglong, Bl 20 Pishu, Bl 22 Sanjiaoshu, Ren 5 Shimen.

Arzneimittelverschreibung

Liu Jun Zi Tang *Dekokt der Sechs Edlen* plus Er Chen Tang *Dekokt der zwei alten Arzneien*

Three Treasures

Prosperous Earth oder *Central Mansion* plus *Limpid Sea* (*Prosperous Earth* = Liu Jun Zi Tang, *Central Mansion* = Shen Ling Bai Zhu San, *Limpid Sea* = Er Chen Tang)

92.13 Schleim blockiert den Mittleren Erwärmer

Symptome und klinische Zeichen

Engegefühl in Brustkorb und Oberbauch, Appetitmangel, saures Aufstoßen, Übelkeit und Erbrechen, nagender Hunger, Schwindel, Schweregefühl, breiiger Stuhl.

Zunge Gedunsen mit dickem klebrigem Belag im Zungenzentrum

Puls Schlüpfrig auf der rechten mittleren Taststelle

Akupunkturverschreibung

Ren 10 Xiawan, Ma 21 Liangmen, Ren 9 Shuifen, Ma 22 Guanmen, Ma 40 Fenglong, Mi 9 Yinlingquan, Ren 5 Shimen, Bl 22 Sanjiaoshu.

Arzneimittelverschreibung

Er Chen Tang *Dekokt der zwei alten Arzneien*

Three Treasures

Limpid Sea (Variante von Er Chen Tang)

92.14 Yin-Feuer aufgrund einer Leere von Magen, Milz und Ursprungs-Qi

Symptome und klinische Zeichen

Müdigkeit, Hitzegefühl im Gesicht aber gleichzeitig allgemeines Kältegefühl, abwechselnd Hitze- und Kältegefühl, trockener Mund, trockene Lippen, Durst, der Patient fühlt sich, als ob er sich erkälten würde, Mundaphthen, Schlaflosigkeit, breiiger Stuhl, schwache Gliedmaßen.

Zunge Blass

Puls Leer oder leicht überflutend aber auch leer

Akupunkturverschreibung

Ren 4 Guanyuan (Moxa kann eingesetzt werden), Ren 12 Zhongwan, Ma 36 Zusanli, Mi 6 Sanyinjiao, SJ 5 Waiguan, Bl 20 Pishu, Bl 21 Weishu, Pe 6 Neiguan.

Arzneimittelverschreibung

Bu Zhong Yi Qi Tang *Dekokt, das die Mitte tonisiert und das Qi vermehrt*

Three Treasures

- *Tonify Qi and Ease the Muscles* (Variante von Bu Zhong Yi Qi Tang)
- *Breaking Clouds* (Variante von Bu Zhong Yi Qi Tang)

92.15 Kombinierte Muster

Kombinierte Milz-Muster sind:
- Milz- und Magen-Qi-Mangel
- Milz- und Herz-Blut-Mangel
- Milz- und Lungen-Qi-Mangel
- Milz- und Leber-Blut-Mangel
- Blockierung der Milz durch Nässe mit Leber-Qi-Stagnation (Milz beleidigt die Leber)

92.15.1 Milz- und Magen-Qi-Mangel

Symptome und klinische Zeichen

Appetitmangel, leichtes Spannungsgefühl im Bauch nach Nahrungsaufnahme, Müdigkeit, Abgeschlagenheit, blasse Gesichtsfarbe, schwache Gliedmaßen, Oberbauchbeschwerden, fehlender Geschmackssinn.

Zunge Blass

Puls Leer, vor allem auf der rechten mittleren Taststelle

Akupunkturverschreibung

Ren 12 Zhongwan, Ma 36 Zusanli, Mi 3 Taibai, Mi 6 Sanyinjiao, Bl 20 Pishu, Bl 21 Weishu, Ren 6 Qihai. Moxa kann eingesetzt werden.

Arzneimittelverschreibung

- Si Jun Zi Tang *Dekokt der vier Edlen*
- Shen Ling Bai Zhu San *Pulver mit Radix Ginseng, Poria und Rhizoma Atractylodis*

Three Treasures

- *Prosperous Earth* (Variante von Liu Jun Si Tang)
- *Central Mansion* (Variante von Shen Ling Bai Zhu San)

92.15.2 Milz- und Herz-Blut-Mangel

Symptome und klinische Zeichen

Herzklopfen, Schwindel, Schlaflosigkeit, traumgestörter Schlaf, Gedächtnisschwäche, Ängstlichkeit, Schreckhaftigkeit, matt-blasse Gesichtsfarbe, blasse Lippen, Müdigkeit, Muskelschwäche, breiiger Stuhl, Appetitmangel, spärliche Regelblutungen.

Zunge Blass und dünn

Puls Rau oder dünn

Akupunkturverschreibung

He 7 Shenmen, Pe 6 Neiguan, Ren 14 Juque, Ren 15 Jiuwei, Ren 4 Guanyuan, Bl 17 Geshu (mit Moxa), Bl 20 Pishu, Ren 12 Zhongwan, Ma 36 Zusanli, Mi 6 Sanyinjiao.

Arzneimittelverschreibung

Gui Pi Tang *Dekokt zum Stärken der Milz*

Three Treasures

Calm the Shen (Variante von Gui Pi Tang)

92.15.3 Milz- und Lungen-Qi-Mangel

Symptome und klinische Zeichen

Appetitmangel, leichtes Spannungsgefühl im Bauch nach Nahrungsaufnahme, Müdigkeit, Abgeschlagenheit, blasse Gesichtsfarbe, schwache Gliedmaßen, breiiger Stuhl, leichte Niedergeschlagenheit, Neigung zu Fettleibigkeit, leichte Kurzatmigkeit, etwas Husten, schwache Stimme, tagsüber spontane Schweißausbrüche, Patient spricht ungern und erkältet sich leicht, Abneigung gegen Kälte.

Zunge Blass

Puls Leer, vor allem rechts

Akupunkturverschreibung

Lu 9 Taiyuan, Lu 7 Lieque, Ren 6 Qihai, Bl 13 Feishu, Du 12 Shenzhu, Ma 36 Zusanli, Ren 12 Zhongwan, Mi 3 Taibai, Mi 6 Sanyinjiao, Bl 20 Pishu, Bl 21 Weishu.

Arzneimittelverschreibung

Si Jun Zi Tang *Dekokt der vier Edlen* plus Huang Qi (*Radix Astragali membranacei*)

Three Treasures

Prosperous Earth (Variante von Liu Jun Zi Tang)

92.15.4 Milz- und Leber-Blut-Mangel

Symptome und klinische Zeichen

Appetitmangel, leichtes Spannungsgefühl im Bauch nach Nahrungsaufnahme, Müdigkeit, Abgeschlagenheit, matt-blasse Gesichtsfarbe, schwache Gliedmaßen, breiiger Stuhl, dünner Körperbau, spärliche Regelblutungen oder Amenorrhö, Schlaflosigkeit, Schwindel, taube Gliedmaßen, verschwommene Sicht, Mouches volantes, verminderte Nachtsicht, blasse Lippen, Muskelschwäche, Krämpfe, verschrumpelte und brüchige Nägel, trockenes Haar, trockene Haut, leichte Niedergeschlagenheit, ein Gefühl von Ziellosigkeit.

Zunge Blass, vor allem an den Rändern, die in besonders schweren Fällen auch orangefarben werden können, trocken

Puls Rau oder dünn

Akupunkturverschreibung

Le 8 Ququan, Mi 6 Sanyinjiao, Ren 4 Guanyuan, Bl 18 Ganshu, Bl 23 Shenshu, Ren 12 Zhongwan, Ma 36 Zusanli, Mi 3 Taibai, Bl 20 Pishu, Bl 21 Weishu, Bl 17 Geshu (mit direkter Moxibustion).

Arzneimittelverschreibung

Gui Pi Tang *Dekokt zum Stärken der Milz*

Three Treasures

Calm the Shen (Variante von Gui Pi Tang)

92.15.5 Blockierung der Milz durch Nässe mit Leber-Qi-Stagnation

Symptome und klinische Zeichen

Enge- und Völlegefühl im Oberbauch, Übelkeit, Appetitmangel, breiiger Stuhl, Schweregefühl, trockener Mund ohne Verlangen zu trinken, fahle Gesichtsfarbe, Flankenschmerzen, bitterer Mundgeschmack, klebriger Mundgeschmack, Spannungsgefühl in Oberbauch und Flankenbereich, Reizbarkeit.

Zunge Dicker, klebriger und gelber Belag

Puls Schlüpfrig-saitenförmig

Akupunkturverschreibung

Ren 12 Zhongwan, Mi 6 Sanyinjiao, Mi 3 Taibai, Bl 20 Pishu, Le 13 Zhangmen, Le 14 Qimen, Gb 24 Riyue, Gb 34 Yanglingquan, Le 3 Taichong, Ma 19 Burong, Mi 9 Yinlingquan.

Arzneimittelverschreibung

- Ping Wei San *Pulver zum Beruhigen des Magens* plus Mu Xiang (*Radix Aucklandiae lappae*) und Xiang Fu (*Rhizoma Cyperi rotundi*)
- Huo Xiang Zheng Qi San *Pulver mit Herba Agastachis für das Aufrechte Qi* plus Mu Xiang (*Radix Aucklandiae lappae*) und Xiang Fu (*Rhizoma Cyperi rotundi*)
- Yi Jia Zheng Qi San *Erste Variation des Pulvers fürs Aufrechte Qi*

KAPITEL

93 Leber-Muster

Folgende Leber-Muster werden besprochen:

1. Leber-Qi-Stagnation
2. Stagnierendes Leber-Qi verwandelt sich in Hitze
3. Rebellierendes Leber-Qi
4. Aufsteigendes Leber-Yang
5. Leber-Blut-Stase
6. Emporloderndes Leber-Feuer
7. Nässe-Hitze in der Leber
8. Nässe-Hitze in Leber und Gallenblase
9. Leber-Wind
   - Extreme Hitze bringt Wind hervor
   - Aufsteigendes Leber-Yang bringt Wind hervor
   - Leber-Feuer bringt Wind hervor
   - Leber-Blut-Mangel lässt Wind entstehen
10. Leber-Wind beherbergt Schleim
11. Leber-Qi-Stagnation mit Schleim
12. Leber-Blut-Mangel mit Schleim
13. Kälte-Stagnation in der Leber-Leitbahn
14. Leber-Blut-Mangel
15. Leber-Yin-Mangel
16. Leber-Qi-Mangel
17. Leber-Yin-Mangel mit Leere-Hitze
18. Schleim-Feuer der Leber
19. Leber-Yang-Mangel
20. Kombinierte Muster
    - Rebellierendes Leber-Qi dringt in die Milz ein
    - Rebellierendes Leber-Qi dringt in den Magen ein
    - Leber-Feuer beleidigt die Lunge
    - Leber- und Herz-Blut-Mangel

93.1 Leber-Qi-Stagnation

Symptome und klinische Zeichen

Spannungsgefühl in Flankenbereich oder Oberbauch, ein leichtes Engegefühl im Brustkorb, Reizbarkeit, Schwermütigkeit, Niedergeschlagenheit, Launenhaftigkeit, prämenstruelle Anspannung, unregelmäßige Regel, prämenstruelle Anspannung in den Brüsten, Kloßgefühl im Hals.

Zunge In weniger schweren Fällen kann die Zunge unverändert sein; in schweren Fällen sind die Ränder gerötet

Puls Saitenförmig, vor allem links

Akupunkturverschreibung

Pe 6 Neiguan, Gb 34 Yanglingquan, Le 13 Zhangmen, Le 14 Qimen, Le 3 Taichong, SJ 6 Zhigou.

Arzneimittelverschreibung

- Yue Ju Wan *Pille mit Fructus Gardeniae und Rhizoma Ligustici chuanxiong*
- Xiao Yao San *Pulver des freien und entspannten Wanderers*

Three Treasures/Women's Treasure

- *Release Constraint* (Variante von Yue Ju Wan)
- *Freeing the Moon* (Variante von Xiao Yao San)

93.2 Stagnierendes Leber-Qi verwandelt sich in Hitze

Symptome und klinische Zeichen

Spannungsgefühl in Flankenbereich oder Oberbauch, ein leichtes Engegefühl im Brustkorb, Reizbarkeit, Schwermütigkeit, Niedergeschlagenheit, Launenhaftigkeit, prämenstruelle Anspannung, unregelmäßige Regel, prämenstruelle Anspannung in den Brüsten, Kloßgefühl im Hals, Hitzegefühl, rotes Gesicht, Durst, Neigung zu Wutanfällen, starke Regelblutungen.

Zunge Rote Ränder

Puls Saitenförmig, vor allem links und leicht schnell

Akupunkturverschreibung

Pe 6 Neiguan, Gb 34 Yanglingquan, Le 13 Zhangmen, Le 14 Qimen, Le 3 Taichong, SJ 6 Zhigou, Le 2 Xingjian.

Arzneimittelverschreibung

Dan Zhi Xiao Yao San *Pulver des freien und entspannten Wanderers mit Cortex Moutan und Fructus Gardeniae*

Three Treasures

Freeing the Sun (Variante von Dan Zhi Xiao Yao San)

93.3 Rebellierendes Leber-Qi

Symptome und klinische Zeichen

Spannungsgefühl in Flankenbereich oder Oberbauch, Schluckauf, Seufzen, Übelkeit, Erbrechen, Rülpsen, ein „herumrührendes Gefühl im Magen", Reizbarkeit, bei Frauen Spannungsgefühl in den Brüsten.

Zunge In weniger schweren Fällen kann die Zunge unverändert sein; in schweren Fällen sind die Ränder gerötet

Puls Saitenförmig, was vor allem auf den Taststellen von Leber und Magen der Fall sein kann

Akupunkturverschreibung

Le 14 Qimen, Pe 6 Neiguan, Gb 34 Yanglingquan, Le 3 Taichong, SJ 6 Zhigou, Di 4 Hegu, Ma 21 Liangmen, Ma 19 Burong.

Arzneimittelverschreibung

- Chai Hu Shu Gan Tang *Dekokt mit Radix Bupleuri zum Besänftigen der Leber*
- Yi Gan San *Pulver zum Bändigen der Leber*
- *Si Ni San Kalte Extremitäten Dekokt*

93.4 Aufsteigendes Leber-Yang

Symptome und klinische Zeichen

Kopfschmerzen, die im Bereich der Schläfen, der Augen oder der Kopfseiten auftreten können, Schwindel, Tinnitus, Taubheit, verschwommene Sicht, trockener Mund und Rachen, Schlaflosigkeit, Reizbarkeit, ein Gefühl von Aufregung und Erhitzung, Neigung zu Wutanfällen, steifer Nacken.

Zunge Die Zunge kann je nach der zugrunde liegenden Erkrankung, die das Leber-Yang aufsteigen lässt, ganz unterschiedlich aussehen. Liegt ein Leber-Blut-Mangel zugrunde, sieht der Zungenkörper blass aus, liegt ein Leber-Yin-Mangel vor, sieht er an den Rändern etwas rot aus und ist ohne Belag. In einigen Fällen entwickelt sich das aufsteigende Leber-Yang aus einem Syndrom von rebellierendem Leber-Qi, dann ist die Zungenfarbe normal oder leicht rot an den Rändern.

Puls Saitenförmig. Besteht aber gleichzeitig ein Leber-Blut- oder Leber-Yin-Mangel, kann der Puls auch auf nur einer Seite saitenförmig sein, oder saitenförmig und zugleich dünn.

Akupunkturverschreibung

Le 3 Taichong, SJ 5 Waiguan, Pe 6 Neiguan, Di 4 Hegu, Gb 43 Xiaxi, Gb 38 Yangfu, Bl 2 Zanzhu, Taiyang Extrapunkt, Gb 20 Fengchi, Gb 9 Tianchong, Gb 8 Shuaigu, Gb 6 Xuanli. Bei Leber-Blut- oder Leber-Yin-Mangel: Mi 6 Sanyinjiao, Ni 3 Taixi, Le 8 Ququan, Ma 36 Zusanli.

Arzneimittelverschreibung

- Tian Ma Gou Teng Yin *Dekokt mit Rhizoma Gastrodiae und Ramulus cum Uncis Uncariae*
- Ling Jiao Gou Teng Tang *Dekokt mit Cornu Antelopis und Ramulus cum Uncis Uncariae*

Three Treasures

Bend Bamboo (ohne klassischen Vorläufer)

93.5 Leber-Blut-Stase

Symptome und klinische Zeichen

Schmerzen im Flankenbereich, Bauchschmerzen, Bluterbrechen, Nasenbluten, schmerzhafte Regel, unregelmäßige Regel, dunkles und klumpiges Regelblut, Unfruchtbarkeit, Massen im Bauchraum, violette Nägel, violette Lippen, violette oder dunkle Gesichtsfarbe, trockene Haut (in schweren Fällen), violette punktförmige Hautblutungen (Petechien).

Zunge Violett vor allem oder auch ausschließlich an den Rändern. In schweren Fällen violette Punkte an den Rändern.

Puls Saitenförmig, haftend oder rau.

Akupunkturverschreibung

Gb 34 Yanglingquan, Le 3 Taichong, Bl 18 Ganshu, Bl 17 Geshu, Mi 10 Xuehai, Ren 6 Qihai, Mi 4 Gongsun und Pe 6 Neiguan (die Öffnungspunkte des Durchdringungsgefäßes), Ma 29 Guilai, Ni 14 Siman, Le 5 Ligou, Le 6 Zhongdu.

Arzneimittelverschreibung

- Ge Xia Zhu Yu Tang *Dekokt, das Blut-Stase unterhalb des Diaphragmas eliminiert*
- Shi Xiao San *Pulver des plötzlichen Lächelns*
- Yan Hu Suo Tang *Dekokt mit Rhizoma Corydalis*

Women's Treasure

Stir Field of Elixir (Variante von Ge Xia Zhu Yu Tang)

93.6 Emporloderndes Leber-Feuer

Symptome und klinische Zeichen

Reizbarkeit, Neigung zu Wutanfällen, Tinnitus und / oder Taubheit (plötzlich einsetzend), Schläfenkopfschmerzen, Schwindel, rotes Gesicht, rote Augen, Durst, bitterer Mundgeschmack, traumgestörter Schlaf, Verstopfung mit trockenem Stuhl, dunkelgelber Harn, Nasenbluten, Bluterbrechen, Bluthusten.

Zunge Rot mit röteren Rändern und trockenem gelbem Belag

Puls Saitenförmig-schnell

Akupunkturverschreibung

Le 2 Xingjian, Le 3 Taichong, Gb 20 Fengchi, Taiyang Extrapunkt, Du 24 Shenting, Gb 13 Benshen, Di 11 Quchi, Gb 1 Tongziliao, Gb 9 Tianchong, Gb 8 Shuaigu, Gb 6 Xuanli, Le 1 Dadun.

Arzneimittelverschreibung

- Long Dan Xie Gan Tang *Dekokt zum Entlasten der Leber mit Radix Gentianae*
- Dang Gui Long Hui Tang *Dekokt mit Radix Angelicae sinensis, Radix Gentianae und Aloe*

Three Treasures

Drain Fire (Variante von Long Dan Xie Gan Tang)

93.7 Nässe-Hitze in der Leber

Symptome und klinische Zeichen

Völlegefühl in Flankenbereich, Bauch oder Unterbauch, bitterer Mundgeschmack, klebriges Gefühl im Mund, Appetitmangel, Übelkeit, Schweregefühl, gelber Scheidenausfluss, Scheidenjuckreiz, Ekzeme oder Geschwüre im Scheideneingangsbereich, Mittelschmerz und / oder Blutungen zur Zyklusmitte, schmerzender, geröteter und geschwollener Hodensack, papulöser oder vesikulärer Hautausschlag und Juckreiz, Schwierigkeiten und Brennen bei der Miktion, dunkler Harn.

Zunge Rot mit röteren Rändern, klebrig-gelber Belag

Puls Schlüpfrig-saitenförmig-schnell

Arzneimittelverschreibung

Long Dan Xie Gan Tang *Dekokt zum Entlasten der Leber mit Radix Gentianae*

Three Treasures

Drain Fire (Variante von Long Dan Xie Gan Tang)

93.8 Nässe-Hitze in Leber und Gallenblase

Symptome und klinische Zeichen

Völlegefühl in Flankenbereich, Bauch oder Unterbauch, bitterer Mundgeschmack, Appetitmangel, Übelkeit, Schweregefühl, gelber Scheidenausfluss, Scheidenjuckreiz, Ekzeme oder Geschwüre im Scheideneingangsbereich, Mittelschmerz und/oder Blutungen zur Zyklusmitte, schmerzender, geröteter und geschwollener Hodensack, papulöser oder vesikulärer Hautausschlag und Juckreiz, Schwierigkeiten und Brennen bei der Miktion, dunkler Harn, Flankenschmerzen, Fieber, gelbe Gesichtsfarbe und Augen, Erbrechen.

Zunge Rot mit röteren Rändern, einseitiger oder beidseitiger klebrig-gelber Belag

Puls Schlüpfrig-saitenförmig-schnell

Akupunkturverschreibung

Le 14 Qimen, Gb 24 Riyue, Gb 34 Yanglingquan, Bl 18 Ganshu, Bl 19 Danshu, Du 9 Zhiyang, Ren 12 Zhongwan, Mi 9 Yinlingquan, Mi 6 Sanyinjiao, Mi 3 Taibai, Di 11 Quchi, Le 2 Xingjian, Le 3 Taichong.

Arzneimittelverschreibung

Long Dan Xie Gan Tang *Dekokt zum Entlasten der Leber mit Radix Gentianae*

Three Treasures

Drain Fire (Variante von Long Dan Xie Gan Tang)

93.9 Leber-Wind

93.9.1 Extreme Hitze bringt Wind hervor

Symptome und klinische Zeichen

Hohes Fieber, Krampfanfälle, steifer Nacken, Zittern der Gliedmaßen, Opisthotonus, in schweren Fällen Koma.

Zunge Tiefrot, steif, trockener gelber Belag

Puls Saitenförmig-schnell

Akupunkturverschreibung

Le 3 Taichong, Le 2 Xingjian, Shixuan Extrapunkte, Dü 3 Houxi, Du 20 Baihui, Du 16 Fengfu, Gb 20 Fengchi, Du 8 Jinsuo, Du 14 Dazhui.

Arzneimittelverschreibung

Ling Jiao Gou Teng Tang *Dekokt mit Cornu Antelopis und Ramulus cum Uncis Uncariae*

93.9.2 Aufsteigendes Leber-Yang bringt Wind hervor

Aufsteigendes Leber-Yang aufgrund von Leber-Yin-Mangel

Symptome und klinische Zeichen

Zittern, Gesichtstic, starker Schwindel, Tinnitus, Kopfschmerzen, Bluthochdruck, trockener Rachen, trockene Augen, verschwommene Sicht, taube oder kribbelnde Gliedmaßen, Gedächtnisschwäche.

Zunge Normal und ohne Belag

Puls Saitenförmig-dünn

Akupunkturverschreibung

Le 3 Taichong, Gb 20 Fengchi, Di 4 Hegu, SJ 5 Waiguan, Du 19 Houding, Mi 6 Sanyinjiao, Le 8 Ququan, Ni 3 Taixi.

Arzneimittelverschreibung

- Da Ding Feng Zhu *Große Perle zum Stoppen von Wind* (zur Behandlung von fiebrigen Erkrankungen mit Hitze, die das Yin schädigt)
- San Jia Fu Mai Tang *Dekokt zum Wiederherstellen des Pulses mit drei Tierschalen*

Three Treasures

Bend Bamboo (ohne klassischen Vorläufer)

Aufsteigendes Leber-Yang aufgrund von Leber-Yin- und Nieren-Yin-Mangel

Symptome und klinische Zeichen

Zittern, Gesichtstic, starker Schwindel, Tinnitus, Kopfschmerzen, Bluthochdruck, trockener Rachen, trockene Augen, verschwommene Sicht, taube oder kribbelnde Gliedmaßen, Gedächtnisschwäche, Rückenschmerzen, spärlicher Harn, Nachtschweiß.

Zunge Normal und ohne Belag

Puls Saitenförmig-dünn

Akupunkturverschreibung

Le 3 Taichong, Gb 20 Fengchi, Di 4 Hegu, SJ 5 Waiguan, Du 19 Houding, Mi 6 Sanyinjiao, Le 8 Ququan, Ni 3 Taixi, Ni 6 Zhaohai, Ren 4 Guanyuan.

Arzneimittelverschreibung

- Zhen Gan Xi Feng Tang *Dekokt zum Besänftigen der Leber und zum Bezähmen von Wind*
- Jian Ling Tang *Dekokt zum Aufbau von Dachziegeln*

Three Treasures

Bend Bamboo (ohne klassischen Vorläufer)

Aufsteigendes Leber-Yang aufgrund von Leber-Blut-Mangel

Symptome und klinische Zeichen

Zittern, Schwindel, Tinnitus, Kopfschmerzen, Bluthochdruck, trockener Rachen, verschwommene Sicht, taube oder kribbelnde Gliedmaßen, Gedächtnisschwäche, Schlaflosigkeit.

Zunge Blass und dünn

Puls Saitenförmig-dünn

Akupunkturverschreibung

Le 3 Taichong, Gb 20 Fengchi, Di 4 Hegu, SJ 5 Waiguan, Du 19 Hou ding, Mi 6 Sanyinjiao, Le 8 Ququan, Ni 3 Taixi, Bl 17 Geshu, Ren 4 Guanyuan.

Arzneimittelverschreibung

E Jiao Ji Zi Huang Tang *Dekokt mit Gelatinum Corii Asini und Eigelb*

Three Treasures

Bend Bamboo (ohne klassischen Vorläufer)

93.9.3 Leber-Feuer bringt Wind hervor

Symptome und klinische Zeichen

Zittern, Reizbarkeit, Neigung zu Wutanfällen, Tinnitus und / oder Taubheit (plötzlich einsetzend), Schläfenkopfschmerzen, Schwindel, rotes Gesicht, rote Augen, Durst, bitterer Mundgeschmack, traumgestörter Schlaf, Verstopfung mit trockenem Stuhl, dunkelgelber Harn, Nasenbluten, Bluterbrechen, Bluthusten.

Zunge Rot mit röteren Rändern und mit trockenem gelbem Belag

Puls Saitenförmig-schnell

Akupunkturverschreibung

Le 2 Xingjian, Le 3 Taichong, Gb 20 Fengchi, Taiyang Extrapunkt, Gb 13 Benshen, Di 11 Quchi, Gb 1 Tongziliao, Gb 9 Tianchong, Gb 8 Shuaigu, Gb 6 Xuanli, Du 24 Shenting, Mi 6 Sanyinjiao, Le 1 Dadun, Du 8 Jinsuo.

Arzneimittelverschreibung

Ling Jiao Gou Teng Tang *Dekokt mit Cornu Antelopis und Ramulus cum Uncis Uncariae* plus Long Dan Cao (*Radix Gentianae scabrae*)

Three Treasures

Drain Fire (Variante von Long Dan Xie Gan Tang)

93.9.4 Leber-Blut-Mangel lässt Wind entstehen

Symptome und klinische Zeichen

Feinschlägiges Zittern, Gesichtstic, Schwindel, verschwommene Sicht, taube oder kribbelnde Gliedmaßen, Gedächtnisschwäche, Schlaflosigkeit, spärliche Regelblutungen.

Zunge Blass und dünn

Puls Saitenförmig-dünn

Akupunkturverschreibung

Le 3 Taichong, Gb 20 Fengchi, Di 4 Hegu, SJ 5 Waiguan, Du 19 Houding, Mi 6 Sanyinjiao, Le 8 Ququan, Ni 3 Taixi, Bl 17 Geshu, Ren 4 Guanyuan.

Arzneimittelverschreibung

E Jiao Ji Zi Huang Tang *Dekokt mit Gelatinum Corii Asini und Eigelb*

Three Treasures

Bend Bamboo (ohne klassischen Vorläufer)

93.10 Leber-Wind beherbergt Schleim

Symptome und klinische Zeichen

Kopfschmerzen, Schwindel, verschwommene Sicht, Schwere- und Benommenheitsgefühl im Kopf, Steifheit im Hinterhauptbereich, Tinnitus, Übelkeit, Husten mit reichlich Sputum, Schlaflosigkeit, traumgestörter Schlaf.

Zunge Steif, gedunsen mit klebrigem Belag.

Puls Saitenförmig-schlüpfrig

Akupunkturverschreibung

Le 3 Taichong, Ma 40 Fenglong, Di 4 Hegu, Gb 20 Fengchi, Ma 8 Touwei, Ren 12 Zhongwan, Mi 6 Sanyinjiao.

Arzneimittelverschreibung

Ban Xia Bai Zhu Tian Ma Tang *Dekokt mit Rhizoma Pinelliae, Rhizoma Atractylodis macrocephalae und Rhizoma Gastrodiae*

Three Treasures

Clear Yang (Variante von Tian Ma Ban Xia Bai Zhu Tang)

93.11 Leber-Qi-Stagnation mit Schleim

Symptome und klinische Zeichen

Mentale Niedergeschlagenheit, Reizbarkeit, Launenhaftigkeit, Engegefühl im Brustkorb, Kloßgefühl im Hals, Schluckbeschwerden, Seufzen, Husten mit Auswurf von Schleim, Spannungsgefühl im Flankenbereich, prämenstruelle Anspannung in den Brüsten sowie Schwellung und Schmerzen.

Zunge Gedunsen mit klebrigem Belag

Puls Saitenförmig-schlüpfrig

Akupunkturverschreibung

Le 3 Taichong, Ma 40 Fenglong, Di 4 Hegu, Du 24 Shenting, Gb 13 Benshen, Pe 7 Daling, Pe 6 Neiguan.

Arzneimittelverschreibung

- Yue Ju Wan *Pille mit Fructus Gardeniae und Rhizoma Ligustici chuanxiong*
- Ban Xia Hou Po Tang *Dekokt mit Rhizoma Pinelliae und Cortex Magnoliae officinalis*
- Ju He Wan *Pille mit Semen Citri reticulatae*
- Si Hai Shu Yu Wan *Pille der Vier Meere um Stagnation zu erleichtern* (spezifische Rezeptur zur Behandlung eines Strumas durch Qi-Stagnation und Schleim)

Three Treasures

- *Release Constraint* (Variante von Yue Ju Wan)
- *Open the Heart* (Variante von Ban Xia Hou Po Tang)
- *Bright Spirit* (Variante von Wen Dan Tang)

93.12 Leber-Blut-Mangel mit Schleim

Symptome und klinische Zeichen

Mentale Niedergeschlagenheit, Schwindel, verschwommene Sicht, kribbelnde Gliedmaßen, brüchige Nägel, Sputum im Rachen, Engegefühl im Brustkorb, Benommenheitsgefühl im Kopf, unregelmäßige Regel, Regel setzt spät ein.

Zunge Blass mit klebrigem Belag

Puls Rau links, schlüpfrig rechts

Akupunkturverschreibung

Le 8 Ququan, Mi 6 Sanyinjiao, Ma 36 Zusanli, Ren 4 Guanyuan, Ma 40 Fenglong, Mi 9 Yinlingquan.

Arzneimittelverschreibung

Ba Zhen Tang *Acht Schätze-Dekokt* plus Er Chen Tang *Dekokt der zwei alten Arzneien*

Three Treasures

Precious Sea (Variante von Ba Zhen Tang) plus *Limpid Sea* (Variante von Er Chen Tang)

93.13 Kälte-Stagnation in der Leber-Leitbahn

Symptome und klinische Zeichen

Völle- und Spannungsgefühl im Unterbauch mit Schmerzen, die nach unten zum Hodensack und Hoden sowie nach oben zu den Flanken ausstrahlen, Schmerzlinderung durch Wärme, gezerrte Hoden oder zusammengezogener Hodensack, Scheitelkopfschmerzen, Kältegefühl, kalte Hände und Füße, Erbrechen klarer wässriger Flüssigkeiten oder trockenes Erbrechen. Bei Frauen auch Schrumpfung der Scheide.

Zunge Blass und nass mit weißem Belag

Puls Tief-saitenförmig-langsam

Akupunkturverschreibung

Ren 3 Zhongji, Le 5 Ligou, Le 1 Dadun, Le 3 Taichong. Moxa kann eingesetzt werden.

Arzneimittelverschreibung

Nuan Gan Jian *Dekokt zum Wärmen der Leber*

93.14 Leber-Blut-Mangel

Symptome und klinische Zeichen

Schwindel, taube oder kribbelnde Gliedmaßen, Schlaflosigkeit, verschwommene Sicht, Mouches volantes, verminderte Nachtsicht, spärliche Regelblutungen oder Amenorrhö, matt-blasse Gesichtsfarbe ohne Glanz, blasse Lippen, Muskelschwäche, Krämpfe, verschrumpelte und brüchige Nägel, trockenes Haar, trockene Haut, Niedergeschlagenheit, Gefühl von Ziellosigkeit.

Zunge Blass vor allem an den Rändern, die in sehr schwerwiegenden Fällen auch orangefarben aussehen können, sowie trocken.

Puls Rau oder dünn

Akupunkturverschreibung

Le 8 Ququan, Mi 6 Sanyinjiao, Ma 36 Zusanli, Ren 4 Guanyuan, Bl 18 Ganshu, Bl 20 Pishu, Bl 23 Shenshu, Bl 17 Geshu, Yuyao Extrapunkt.

Arzneimittelverschreibung

Bu Gan Tang *Dekokt zum Tonisieren der Leber*

Three Treasures

- *Precious Sea* (Variante von Ba Zhen Tang)
- *Calm the Shen* (Variante von Gui Pi Tang)

93.15 Leber-Yin-Mangel

Symptome und klinische Zeichen

Schwindel, taube oder kribbelnde Gliedmaßen, Schlaflosigkeit, verschwommene Sicht, Mouches volantes, trockene Augen, verminderte Nachtsicht, spärliche Regelblutungen oder Amenorrhö, matt-blasse Gesichtsfarbe ohne Glanz aber mit roten Wangenknochen, Muskelschwäche, Krämpfe, verschrumpelte und brüchige Nägel, sehr trockenes Haar und trockene Haut, Niedergeschlagenheit, Gefühl von Ziellosigkeit.

Zunge Normal, ohne Belag oder mit wurzellosem Belag

Puls Oberflächlich-leer

Akupunkturverschreibung

Le 8 Ququan, Mi 6 Sanyinjiao, Ma 36 Zusanli, Ren 4 Guanyuan, Ni 3 Taixi, Ni 6 Zhaohai, Yuyao Extrapunkt.

Arzneimittelverschreibung

Yi Guan Jian *Verbindungsdekokt*

Three Treasures

- *Root the Spirit* (Variante von Yin Mei Tang)
- *Nourish the Soul* (Variante von Suan Zao Ren Tang)

93.16 Leber-Qi-Mangel

Symptome und klinische Zeichen

Schwindel, verschwommene Sicht, Mouches volantes, Nervosität, Furchtsamkeit, Patient erschrickt leicht, Mangel an Mut und Initiative, Entscheidungsschwäche, Seufzen, ruheloses Träumen, Niedergeschlagenheit, Reizbarkeit, Spannungsgefühl im Flankenbereich, unregelmäßige Periode.

Zunge Blass oder normal

Puls Schwächlich

Akupunkturverschreibung

Le 8 Ququan, Gb 40 Qiuxu, Ma 36 Zusanli, Mi 6 Sanyinjiao, Ren 4 Guanyuan, Bl 18 Ganshu.

Arzneimittelverschreibung

Empirische Verschreibung von Dr. Chen Jia Xu[1]

93.17 Leber-Yin-Mangel mit Leere-Hitze

Symptome und klinische Zeichen

Schwindel, taube oder kribbelnde Gliedmaßen, Schlaflosigkeit, verschwommene Sicht, Mouches volantes, trockene Augen, verminderte Nachtsicht, spärliche Regelblutungen oder auch starke Regelblutungen (wenn die Leere-Hitze im Vordergrund steht), rote Wangenknochen, Muskelschwäche, Krämpfe, verschrumpelte und brüchige Nägel, sehr trockenes Haar und trockene Haut, Niedergeschlagenheit, Gefühl von Ziellosigkeit, nervöse Ängstlichkeit, Hitzegefühl am Abend, Nachtschweiß, Hitze in den fünf Zentren, Durst mit dem Verlangen, in Schlückchen zu trinken.

Zunge Rot ohne Belag

Puls Oberflächlich-leer und etwas schnell

Akupunkturverschreibung

Le 8 Ququan, Mi 6 Sanyinjiao, Ma 36 Zusanli, Ren 4 Guanyuan, Ni 3 Taixi, Ni 6 Zhaohai, Yuyao Extrapunkt, Le 2 Xingjian, Di 11 Quchi.

Arzneimittelverschreibung

- Yi Guan Jian *Verbindungsdekokt* plus Zhi Mu (*Radix Anemarrhenae asphodeloidis*) und Mu Dan Pi (*Cortex Moutan radicis*)
- Qing Hao Bie Jia Tang *Dekokt mit Artemisiae Annuae und Carapax Amydae*
- Qing Gu San *Pulver zum Klären der Knochen*

93.18 Schleim-Feuer der Leber

Symptome und klinische Zeichen

Reizbarkeit, Neigung zu Wutanfällen, Tinnitus und / oder Taubheit (plötzlich einsetzend), Schläfenkopfschmerzen, Schwindel, rotes Gesicht, rote Augen, Durst, bitterer Mundgeschmack, traumgestörter Schlaf, Verstopfung mit trockenem Stuhl, dunkelgelber Harn, Nasenbluten, Bluterbrechen, Bluthusten, Engegefühl im Brustraum, rasselndes Gefühl im Rachen, Benommenheitsgefühl im Kopf, Auswurf von Sputum, Bluthochdruck.

Zunge Rot mit röteren Rändern, gedunsen und mit gelbem klebrigem Belag

Puls Saitenförmig-schlüpfrig-schnell

Akupunkturverschreibung

Le 2 Xingjian, Le 3 Taichong, Gb 20 Fengchi, Taiyang Extrapunkt, Gb 13 Benshen, Di 11 Quchi, Gb 1 Tongziliao, Gb 9 Tianchong, Gb 8 Shuaigu, Gb 6 Xuanli, Du 24 Shenting, Mi 6 Sanyinjiao, Le 1 Dadun, Ren 12 Zhongwan, Ma 40 Fenglong, Mi 9 Yinlingquan, Di 4 Hegu.

Arzneimittelverschreibung

- Wen Dan Tang *Dekokt, das die Gallenblase wärmt*
- Ling Jiao Gou Teng Tang *Dekokt mit Cornu Antelopis und Ramulus cum Uncis Uncariae*

Three Treasures

- *Clear the Soul* (Variante von Wen Dan Tang)
- *Settling the Soul* (ohne klassischen Vorläufer)

93.19 Leber-Yang-Mangel

Symptome und klinische Zeichen

Patient sorgt sich leicht, Furchtsamkeit, Verdrießlichkeit, Niedergeschlagenheit, Mouches volantes, verschwommene Sicht, Kältegefühl, Schmerzen und Spannungsgefühl im Flankenbereich, kalte Beine, Taubheitsgefühl in Kopf und Körper, kribbelnde Gliedmaßen, grünliche Gesichtsfarbe, blasse und verschrumpelte Nägel, kontrahierte Sehnen, Patient kann nicht greifen, Libidoverlust, Impotenz, kalter Penis, feuchter Hodensack, nächtlicher Samenverlust ohne Träume, Zusammenziehen der Scheide, bei Frauen ein Gefühl von Kälte und Schmerzen im Bauch, spät einsetzende Regelblutung, durchsickernde Regel, Kältegefühl in der Taille, Unfruchtbarkeit.

Zunge Blass

Puls Tief-dünn oder saitenförmig-langsam aber schwächlich auf der linken mittleren Taststelle.

Akupunkturverschreibung

Gb 40 Qiuxu, Le 8 Ququan, Le 3 Taichong, Bl 18 Ganshu, He 7 Shenmen, SJ 3 Zhongzhu, Du 20 Baihui. Moxa kann eingesetzt werden.

Arzneimittelverschreibung

- Long Chi Qing Hun Tang *Dekokt mit Dens Draconis zum Klären der Wanderseele*
- Wen Yang Bu Gan Jian *Dekokt, das das Yang wärmt und die Leber tonisiert* plus Ren Shen (*Radix Ginseng*), Huang Qi (*Radix Astragali membranacei*), Chai Hu (*Radix Bupleuri*) und Sheng Ma (*Rhizoma Cimicifugae*)

93.20 Kombinierte Muster

Kombinierte Leber-Muster sind:
- Rebellierendes Leber-Qi dringt in die Milz ein
- Rebellierendes Leber-Qi dringt in den Magen ein
- Leber-Feuer beleidigt die Lunge
- Leber- und Nieren-Yin-Mangel (➤ Kap. 95.13.1)
- Leber- und Herz-Blut-Mangel

93.20.1 Rebellierendes Leber-Qi dringt in die Milz ein

Symptome und klinische Zeichen

Reizbarkeit, Spannungsgefühl und Schmerzen im Bauch, abwechselnd Verstopfung und Durchfall, manchmal trockener und in kleinen Stücken kommender Stuhl, manchmal auch breiiger Stuhl, Blähungen, Müdigkeit.

Zunge Normale Farbe oder leicht etwas rot an den Rändern

Puls Saitenförmig auf der linken und schwächlich auf der rechten Seite

Akupunkturverschreibung

Le 13 Zhangmen, Le 14 Qimen, Le 3 Taichong, Gb 34 Yanglingquan, Ren 6 Qihai, Ma 25 Tianshu, Mi 15 Daheng, Ren 12 Zhongwan, SJ 6 Zhigou, Ma 36 Zusanli, Mi 6 Sanyinjiao, Pe 6 Neiguan.

Arzneimittelverschreibung

Xiao Yao San *Pulver des freien und entspannten Wanderers*

Three Treasures

Freeing the Moon (Variante von Xiao Yao San)

93.20.2 Rebellierendes Leber-Qi dringt in den Magen ein

Symptome und klinische Zeichen

Reizbarkeit, Spannungsgefühl und Schmerzen in Oberbauch und Flankenbereich, Engegefühl im Oberbauch, saures Aufstoßen, Schluckauf, Rülpsen, Übelkeit und Erbrechen, Seufzen, schwache Gliedmaßen.

Zunge Normale Farbe oder etwas rot an den Rändern

Puls Saitenförmig links und schwächlich rechts oder saitenförmig auf beiden mittleren Taststellen

Akupunkturverschreibung

Le 14 Qimen, Gb 34 Yanglingquan, Ren 13 Shangwan, Ren 10 Xiawan, Ma 21 Liangmen, Ma 19 Burong, Ma 36 Zusanli, Ma 34 Liangqiu, Bl 21 Weishu.

Arzneimittelverschreibung

- Si Mo Tang *Dekokt mit vier gemahlenen Kräutern*
- Xuan Fu Dai Zhe Tang *Dekokt mit Flos Inulae und Haematitum*
- Ju Pi Zhu Ru Tang *Dekokt mit Pericarpium Citri reticulatae und Caulis Bambusae in Taeniis*
- Ding Xiang Shi Di Tang *Dekokt mit Flos Caryophylli und Calyx Diospyri*
- Ban Xia Hou Po Tang *Dekokt mit Rhizoma Pinelliae und Cortex Magnoliae officinalis* plus Zuo Jin Wan *Pille des linken Metalls*

Three Treasures

Open the Heart (Variante von Ban Xia Hou Po Tang)

93.20.3 Leber-Feuer beleidigt die Lunge

Symptome und klinische Zeichen

Atemlosigkeit, Asthma, Völle- und Spannungsgefühl in Brustkorb und Flankenbereich, Husten mit gelbem oder blutverschmiertem Sputum, Kopfschmerzen, Schwindel, rotes Gesicht, bitterer Mundgeschmack, blutunterlaufene Augen, spärlicher dunkler Harn, Verstopfung.

Zunge Rot mit röteren Rändern und trockenem gelbem Belag

Puls Saitenförmig

Akupunkturverschreibung

Le 2 Xingjian, Le 3 Taichong, Le 14 Qimen, Ren 17 Shanzhong, Ren 22 Tiantu, Pe 6 Neiguan, Lu 7 Lieque, Di 11 Quchi.

Arzneimittelverschreibung

Long Dan Xie Gan Tang *Dekokt zum Entlasten der Leber mit Radix Gentianae* plus Su Zi (*Fructus Perillae frutescentis*), Sang Bai Pi (*Cortex Mori albae radicis*) und Zhu Ru (*Caulis Bambusae in Taeniis*)

93.20.4 Leber- und Herz-Blut-Mangel

Symptome und klinische Zeichen

Herzklopfen, Schwindel, Schlaflosigkeit, traumgestörter Schlaf, Gedächtnisschwäche, nervöse Ängstlichkeit, Patient erschrickt leicht, matt-blasse Gesichtsfarbe, blasse Lippen, verschwommene Sicht, Mouches volantes, verminderte Nachtsicht, taube oder kribbelnde Gliedmaßen, spärliche Regelblutungen oder Amenorrhö, Krämpfe, Muskelschwäche, trockenes Haar und trockene Haut, Niedergeschlagenheit, Gefühl von Ziellosigkeit, verschrumpelte und brüchige Nägel.

Zunge Blass und dünn

Puls Rau oder fein, vor allem links

Akupunkturverschreibung

He 7 Shenmen, Pe 6 Neiguan, Ren 14 Juque, Ren 4 Guanyuan, Ren 15 Jiuwei, Bl 17 Geshu, Bl 18 Ganshu, Bl 20 Pishu, Le 8 Ququan, Mi 6 Sanyinjiao, Ma 36 Zusanli.

Arzneimittelverschreibung

- Gui Pi Tang *Dekokt zum Stärken der Milz*
- Sheng Yu Tang *Dekokt, das wie ein Weiser heilt*
- Bu Gan Tang *Dekokt zum Tonisieren der Leber*
- Dang Gui Ji Xue Teng Tang *Dekokt mit Radix Angelicae sinensis und Radix et Caulis Jixueteng*

Three Treasures

Calm the Shen (Variante von Gui Pi Tang)

ANMERKUNG

1 Chen Jia Xu: „Abhandlung über das Leber-Qi-Mangel-Syndrom" („Discussion on the syndrome of Liver-Qi deficiency„); Journal of Chinese Medicine (*Zhong Yi Za Zhi*) Beijing, 5, 1994, S. 264-267.

KAPITEL

94 Lungen-Muster

Folgende Lungen-Muster werden besprochen:

1. Lungen-Qi-Mangel
2. Lungen-Yang-Mangel
3. Lungen-Yin-Mangel
4. Lungen-Yin-Mangel mit Leere-Hitze
5. Lungen-Qi- und Lungen-Yin-Mangel
6. Lungen-Trockenheit
7. Eindringen von Wind-Kälte in die Lunge
8. Eindringen von Wind-Hitze in die Lunge
9. Eindringen von Wind-Trockenheit in die Lunge
10. Eindringen von Wind-Wasser in die Lunge
11. Lungen-Hitze
12. Nässe-Schleim in der Lunge
13. Kälte-Schleim in der Lunge
14. Schleim-Hitze in der Lunge
15. Schleim-Trockenheit in der Lunge
16. Schleim-Flüssigkeiten in der Lunge
17. Lungen-Qi-Mangel mit Schleim
18. Lungen-Yin-Mangel mit Schleim
19. Lungen-Qi-Stagnation
20. Lungen-Qi-Kollaps
21. Kombinierte Muster
    - Lungen-Qi- und Nieren-Yang-Mangel (➤ Kap. 95.10 oder ➤ Kap. 95.8)
    - Lungen- und Nieren-Yin-Mangel (➤ Kap. 95.13.4)
    - Leber-Feuer beleidigt die Lunge (➤ Kap. 93.20.3)
    - Lungen- und Milz-Qi-Mangel (➤ Kap. 92.15.3)
    - Lungen- und Herz-Qi-Mangel

94.1 Lungen-Qi-Mangel

Symptome und klinische Zeichen

Leichte Kurzatmigkeit, leichter Husten, schwache Stimme, tagsüber spontane Schweißausbrüche, Abneigung gegen Sprechen, hellweiße Gesichtsfarbe, Erkältungsanfälligkeit, Müdigkeit, Abneigung gegen Kälte.

Zunge Blass

Puls Leer, vor allem auf der rechten vorderen Taststelle

Akupunkturverschreibung

Lu 9 Taiyuan, Lu 7 Lieque, Ren 6 Qihai, Bl 13 Feishu, Du 12 Shenzhu, Ma 36 Zusanli, Ren 12 Zhongwan.

Arzneimittelverschreibung

Ren Shen Bu Fei Tang *Dekokt, das die Lunge tonisiert mit Radix Ginseng*

94.2 Lungen-Yang-Mangel

Symptome und klinische Zeichen

Leichte Kurzatmigkeit, leichter Husten mit viel wässrigem Sputum, schwache Stimme, tagsüber spontane Schweißausbrüche, Abneigung gegen Sprechen, hellweiße Gesichtsfarbe, Erkältungsanfälligkeit, Müdigkeit, Abneigung gegen Kälte, Kältegefühl, kalte Hände, Kältegefühl im oberen Rücken, kein Durst.

Zunge Blass und leicht nass

Puls Schwächlich, vor allem an der rechten vorderen Taststelle

Akupunkturverschreibung

Lu 9 Taiyuan, Lu 7 Lieque, Ren 6 Qihai, Bl 13 Feishu, Du 12 Shenzhu, Ma 36 Zusanli, Ren 12 Zhongwan. Moxa kann eingesetzt werden.

Arzneimittelverschreibung

Sheng Mai San *Pulver, das den Puls erzeugt* in Kombination mit Gan Cao Gan Jiang Tang *Dekokt mit Radix Glycyrrhizae und Rhizoma Zingiberis officinalis* plus Huang Qi (*Radix Astragali membranacei*)

94.3 Lungen-Yin-Mangel

Symptome und klinische Zeichen

Trockener Husten oder Husten mit spärlichem klebrigem Sputum, schwache und heisere Stimme, trockener Mund und Rachen, Hustenreiz, Müdigkeit, Abneigung gegen Sprechen, dünner Körperbau oder schmaler Brustkorb, Nachtschweiß.

Zunge Normale Farbe, trocken und ohne Belag (oder mit wurzellosem Belag) am vorderen Teil der Zunge

Puls Oberflächlich-leer

Akupunkturverschreibung

Lu 9 Taiyuan, Ren 17 Shanzhong, Bl 43 Gaohuangshu, Bl 13 Feishu, Du 12 Shenzhu, Ren 4 Guanyuan, Ni 6 Zhaohai, Ren 12 Zhongwan, Mi 6 Sanyinjiao.

Arzneimittelverschreibung

Bai He Gu Jin Tang *Dekokt zum Festigen des Metalls mit Bulbus Lilii*

Three Treasures

Jade Spring (Variante von Sha Shen Mai Dong Tang)

94.4 Lungen-Yin-Mangel mit Leere-Hitze

Symptome und klinische Zeichen

Trockener Husten oder Husten mit spärlichem klebrigem Sputum eventuell auch mit Blutbeimengungen, trockener Mund und Rachen in der Nacht, schwache und/oder heisere Stimme, Hustenreiz, Nachtschweiß, Müdigkeit, gerötete Wangen, Abneigung gegen Sprechen, Hitzegefühl oder niedriges Fieber am Nachmittag, Hitze in den fünf Zentren, Durst mit dem Verlangen, in kleinen Schlückchen zu trinken, Schlaflosigkeit, nervöse Ängstlichkeit, dünner Körperbau, schmaler Brustkorb.

Zunge Rot, ohne Belag

Puls Oberflächlich-leer und schnell

Akupunkturverschreibung

Lu 9 Taiyuan, Ren 17 Shanzhong, Bl 43 Gaohuangshu, Bl 13 Feishu, Du 12 Shenzhu, Ren 4 Guanyuan, Ni 6 Zhaohai, Ren 12 Zhongwan, Mi 6 Sanyinjiao, Lu 10 Yuji, Di 11 Quchi.

Arzneimittelverschreibung

Yang Yin Qing Fei Tang *Dekokt, das das Yin nährt und die Lunge klärt*

94.5 Lungen-Qi- und Lungen-Yin-Mangel

Symptome und klinische Zeichen

Leichter Husten, Kurzatmigkeit, schwache und/oder heisere Stimme, tagsüber spontane Schweißausbrüche, Nachtschweiß, trockener Mund und Rachen in der Nacht, Müdigkeit, blasse Gesichtsfarbe, Erkältungsanfälligkeit.

Zunge Bei überwiegendem Qi-Mangel ist die Zunge von normaler Farbe, hingegen belaglos, wenn der Yin-Mangel im Vordergrund steht. Unter Umständen kann die Zunge auch allgemein blass und ohne Belag im vorderen Teil der Zunge erscheinen.

Puls Leer bei überwiegendem Qi-Mangel, oberflächlich-leer auf der rechten vorderen Taststelle bei überwiegendem Yin-Mangel.

Akupunkturverschreibung

Lu 9 Taiyuan, Ren 12 Zhongwan, Ren 6 Qihai, Bl 13 Feishu, Bl 43 Gaohuangshu, Ma 36 Zusanli, Mi 6 Sanyinjiao.

Arzneimittelverschreibung

- Sheng Mai San *Pulver, das den Puls erzeugt*
- Mai Men Dong Tang *Dekokt mit Radix Ophiopogonis*
- Zhu Ye Shi Gao Tang *Dekokt mit Herba Lophatheri und Gypsum fibrosum* bei Schädigung des Lungen-Yin nach einer fiebrigen Erkrankung und bei vorbestehendem Lungen-Qi-Mangel.

Three Treasures

Jade Spring (Variante von Sha Shen Mai Dong Tang)

94.6 Lungen-Trockenheit

Symptome und klinische Zeichen

Trockener Husten, trockene Haut, trockener Rachen, trockener Mund, Durst, heisere Stimme.

Zunge Trocken

Puls Leer, vor allem auf der rechten vorderen Taststelle

Akupunkturverschreibung

Lu 9 Taiyuan, Ren 4 Guanyuan, Ni 6 Zhaohai, Mi 6 Sanyinjiao, Ren 12 Zhongwan, Ma 36 Zusanli.

Arzneimittelverschreibung

- Bai He Gu Jin Tang *Dekokt zum Festigen des Metalls mit Bulbus Lilii*
- Mai Men Dong Tang *Dekokt mit Radix Ophiopogonis*
- Zeng Ye Tang *Dekokt, das die Körpersäfte vermehrt*

94.7 Eindringen von Wind-Kälte in die Lunge

Symptome und klinische Zeichen

Abneigung gegen Kälte, Fieber, Husten, Kratzen im Hals, leichte Atemlosigkeit, verstopfte oder laufende Nase mit klarem wässrigem Sekret, Niesen, Hinterhauptkopfschmerzen, Körperschmerzen.

Zunge Dünner, weißer Belag

Puls Oberflächlich-gespannt

Akupunkturverschreibung

Lu 7 Lieque, Bl 12 Fengmen (schröpfen), Du 16 Fengfu.

Arzneimittelverschreibung

Ma Huang Tang *Dekokt mit Herba Ephedrae*

Three Treasures

Expel Wind-Cold (Variante von Jing Fang Jie Biao Tang)

94.8 Eindringen von Wind-Hitze in die Lunge

Symptome und klinische Zeichen

Abneigung gegen Kälte, Fieber, Husten, Halsschmerzen, verstopfte oder laufende Nase mit gelbem Sekret, Kopfschmerzen, Körperschmerzen, leichtes Schwitzen, etwas Durst, geschwollene Mandeln.

Zunge Etwas rötlich an den seitlichen Anteilen des Brustareals oder im vorderen Bereich

Puls Oberflächlich-schnell

Akupunkturverschreibung

Di 4 Hegu, Di 11 Quchi, Lu 11 Shaoshang, Du 14 Dazhui, Bl 12 Fengmen (schröpfen), Du 16 Fengfu, Gb 20 Fengchi, SJ 5 Waiguan.

Arzneimittelverschreibung

- Sang Ju Yin *Dekokt mit Folium Mori und Flos Chrysanthemi*
- Yin Qiao San *Pulver mit Flos Lonicerae und Fructus Forsythiae*

Three Treasures

Expel Wind-Heat (Variante von Yin Qiao San)

94.9 Eindringen von Wind-Trockenheit in die Lunge

Symptome und klinische Zeichen

Trockener Husten, Abneigung gegen Kälte, Fieber, trockener Rachen, Hustenreiz, trockene Nase, Brustbeschwerden.

Zunge Dünner, trockener und weißer Belag

Puls Oberflächlich

Akupunkturverschreibung

Lu 7 Lieque, Di 4 Hegu, SJ 5 Waiguan, Ren 12 Zhongwan, Mi 6 Sanyinjiao, Bl 12 Fengmen (schröpfen), Bl 13 Feishu.

Arzneimittelverschreibung

- Sang Xing Tang *Dekokt mit Folium Mori und Semen Pruni armeniacae*
- Qing Zao Jiu Fei Tang *Dekokt, das Trockenheit eliminiert und die Lunge rettet*

94.10 Eindringen von Wind-Wasser in die Lunge

Symptome und klinische Zeichen

Plötzliches Anschwellen der Augen und des ganzen Gesichts, was sich allmählich auf den restlichen Körper ausdehnt, helle und glänzende Gesichtsfarbe, spärlicher und blasser Harn, Abneigung gegen Wind, Fieber, Husten, leichte Atemlosigkeit.

Zunge Klebriger, weißer Belag

Puls Oberflächlich-schlüpfrig

Akupunkturverschreibung

Lu 7 Lieque, Di 6 Pianli, Di 7 Wenli, Di 4 Hegu, Bl 12 Fengmen, Ren 9 Shuifen, Bl 13 Feishu, Du 26 Renzhong.

Arzneimittelverschreibung

Xiao Qing Long Tang *Kleineres Dekokt des Blaugrünen Drachens*

94.11 Lungen-Hitze

Symptome und klinische Zeichen

Husten, leichte Atemlosigkeit, Hitzegefühl, Schmerzen im Brustkorb, erweiterte Nasenlöcher, Durst, rotes Gesicht.

Zunge Rot mit gelbem Belag

Puls Oberflächlich-schnell

Akupunkturverschreibung

Lu 5 Chize, Lu 10 Yuji, Lu 7 Lieque, Di 11 Quchi, Lu 1 Zhongfu, Bl 13 Feishu.

Arzneimittelverschreibung

Qing Bai San *Pulver, das das Weiße klärt*

94.12 Nässe-Schleim in der Lunge

Symptome und klinische Zeichen

Chronischer anfallartiger Husten mit reichlichem, klebrigem und weißem Sputum, das leicht abzuhusten ist, teigig-weiße Gesichtsfarbe, Engegefühl im Brustkorb, Kurzatmigkeit, Patient legt sich ungern flach hin, Keuchen, Übelkeit, Schweregefühl, Benommenheitsgefühl, Schwindel.

Zunge Gedunsen mit klebrig-weißem Belag

Puls Schlüpfrig

Akupunkturverschreibung

Lu 5 Chize, Lu 7 Lieque, Lu 1 Zhongfu, Ren 17 Shanzhong, Ma 40 Fenglong, Pe 6 Neiguan, Ren 22 Tiantu, Ren 12 Zhongwan, Ren 9 Shuifen, Bl 20 Pishu, Bl 13 Feishu, Ren 5 Shimen, Bl 22 Sanjiaoshu.

Arzneimittelverschreibung

Er Chen Tang *Dekokt der zwei alten Arzneien*

Three Treasures

Limpid Sea (Variante von Er Chen Tang)

94.13 Kälte-Schleim in der Lunge

Symptome und klinische Zeichen

Husten mit Auswurf wässrigen weißen Sputums, der sich bei Kälteeinwirkung verschlimmert, Kältegefühl, kalte Hände, Schleim im Rachen, Schwindel, Engegefühl im Brustkorb, Kältegefühl im Brustkorb, Schweregefühl, Benommenheitsgefühl, Schwindel.

Zunge Gedunsen und nass mit klebrigem, weißem Belag

Puls Schlüpfrig-langsam

Akupunkturverschreibung

Lu 5 Chize, Lu 7 Lieque, Lu 1 Zhongfu, Ren 17 Shangzhong, Ren 12 Zhongwan, Bl 13 Feishu, Bl 20 Pishu, Ren 22 Tiantu, Ren 9 Shuifen, Ren 5 Shimen, Bl 22 Sanjiaoshu. Moxa muss eingesetzt werden.

Arzneimittelverschreibung

- She Gan Ma Huang Tang *Dekokt mit Rhizoma Belamcandae und Herba Ephedrae*
- Ling Gui Zhu Gan Tang *Dekokt mit Poria, Ramulus Cinnamomi, Rhizoma Atractylodis macrocephalae und Radix Glycyrrhizae*
- Ling Gan Wu Wei Jiang Xin Tang *Dekokt mit Poria, Radix Glycyrrhizae, Fructus Schisandrae, Rhizoma Zingiberis und Herba Asari*

- San Zi Yang Qin Tang *Dekokt aus drei Samen zum Nähren der Eltern*

94.14 Schleim-Hitze in der Lunge

Symptome und klinische Zeichen

Bellender Husten mit reichlichem, klebrig-weißem oder -gelbem Sputum, Kurzatmigkeit, Keuchen, Engegefühl im Brustkorb, Hitzegefühl, Durst, Schlaflosigkeit, Unruhe.

Zunge Rot, gedunsen mit klebrig-gelbem Belag

Puls Schlüpfrig-schnell

Akupunkturverschreibung

Lu 5 Chize, Lu 7 Lieque, Lu 10 Yuji, Di 11 Quchi, Lu 1 Zhongfu, Bl 13 Feishu, Ren 12 Zhongwan, Ma 40 Fenglong.

Arzneimittelverschreibung

- Wen Dan Tang *Dekokt, das die Gallenblase wärmt*
- Qing Qi Hua Tan Tang *Dekokt zum Klären des Qi und zum Auflösen von Schleim*

94.15 Schleim-Trockenheit in der Lunge

Symptome und klinische Zeichen

Trockener Husten, wobei gelegentlich mit Mühe ein wenig Sputum abgehustet wird, Kurzatmigkeit, Engegefühl im Brustkorb, trockener Rachen, Keuchen, teigige und trockene Gesichtsfarbe.

Zunge Gedunsen mit trockenem klebrigem Belag

Puls Dünn-schlüpfrig

Akupunkturverschreibung

Lu 9 Taiyuan, Lu 7 Lieque und Ni 6 Zhaohai in Kombination, Ren 12 Zhongwan, Ma 36 Zusanli, Mi 6 Sanyinjiao, Ma 40 Fenglong, Bl 13 Feishu, Ren 17 Shanzhong.

Arzneimittelverschreibung

Bei Mu Gua Lou San *Pulver mit Bulbus Fritillariae und Fructus Trichosanthis*

94.16 Schleim-Flüssigkeiten in der Lunge

Symptome und klinische Zeichen

Husten mit Auswurf wässrigen und weißen Schleims, Atemlosigkeit, plätscherndes Geräusch im Brustkorb, Erbrechen wässrigen, schaumig-weißen Sputums, Kältegefühl, der Husten kann durch einen Schrecken ausgelöst werden.

Zunge Blass mit dickem, klebrig-weißem Belag

Puls Dünn-schlüpfrig oder schwächlich-oberflächlich

Akupunkturverschreibung

Lu 5 Chize, Lu 9 Taiyuan, Ren 17 Shanzhong, Bl 13 Feishu, Ma 40 Fenglong, Bl 43 Gaohuangshu, Ren 12 Zhongwan, Ma 36 Zusanli, Ren 9 Shuifen, Mi 9 Yinlingquan.

Arzneimittelverschreibung

- Ling Gan Wu Wei Jiang Xin Tang *Dekokt mit Poria, Radix Glycyrrhizae, Fructus Schisandrae, Rhizoma Zingiberis und Herba Asari*
- San Zi Yang Qin Tang *Dekokt aus drei Samen zum Nähren der Eltern*

94.17 Lungen-Qi-Mangel mit Schleim

Symptome und klinische Zeichen

Chronischer Husten, schlimmer bei Anstrengung, wenig Schleim, der nur schwer abzuhusten ist, oder verdünnter und wässriger Schleim, spontane Schweißausbrüche, Kältegefühl, Kurzatmigkeit, Engegefühl im Brustkorb, schwache Stimme.

Zunge Blass und im vorderen Teil etwas gedunsen

Puls Leer auf der rechten vorderen Taststellen und etwas schlüpfrig

Akupunkturverschreibung

Lu 9 Taiyuan, Ma 36 Zusanli, Ren 12 Zhongwan, Ma 40 Fenglong, Ren 17 Shanzhong, Bl 13 Feishu.

Arzneimittelverschreibung

Bu Fei Tang *Dekokt, das die Lunge tonisiert* plus Er Chen Tang *Dekokt der zwei alten Arzneien*

94.18 Lungen-Yin-Mangel mit Schleim

Symptome und klinische Zeichen

Trockene Hustenanfälle gefolgt von Auswurf einer geringen Menge Sputums, Engegefühl im Brustkorb, Nachtschweiß, Hitzegefühl am Nachmittag, trockener Rachen.

Zunge Am vorderen Teil geschält, gedunsen und ein klebriger Belag in der Zungenmitte

Puls Schwächlich auf der rechten vorderen Taststelle und etwas schlüpfrig

Akupunkturverschreibung

Lu 9 Taiyuan, Ma 36 Zusanli, Mi 6 Sanyinjiao, Ren 12 Zhongwan, Ma 40 Fenglong, Bl 43 Gaohuangshu.

Arzneimittelverschreibung

Bai He Gu Jin Tang *Dekokt zum Festigen des Metalls mit Bulbus Lilii* plus Er Chen Tang *Dekokt der zwei alten Arzneien*

94.19 Lungen-Qi-Stagnation

Symptome und klinische Zeichen

Kloßgefühl im Hals, Schluckbeschwerden, Enge- oder Spannungsgefühl im Brustkorb, leichte Atemlosigkeit, Seufzen, Traurigkeit, leichte Ängstlichkeit, Niedergeschlagenheit.

Zunge Etwas rötlich an den seitlichen Anteilen des Brustareals

Puls Ganz leicht gespannt auf der rechten vorderen Taststelle

Akupunkturverschreibung

Lu 7 Lieque, Ma 40 Fenglong, Ren 15 Jiuwei, Pe 6 Neiguan.

Arzneimittelverschreibung

Ban Xia Hou Po Tang *Dekokt mit Rhizoma Pinelliae und Cortex Magnoliae officinalis*

94.20 Lungen-Qi-Kollaps

Symptome und klinische Zeichen

Schwache und unterbrochene Atmung, übermäßiges Schwitzen, Schweißtropfen sehen aus wie Perlen, extremes Kältegefühl, sehr kalte Hände, hell-blasse Gesichtsfarbe.

Zunge Blass oder bläulich-violett

Puls Oberflächlich-zerfließend oder schwächlich-verschwindend

Akupunkturverschreibung

Ren 12 Zhongwan, Lu 9 Taiyuan, Ren 6 Qihai, Ren 4 Guanyuan, Bl 13 Feishu. Moxa muss eingesetzt werden, besonders empfehlenswert indirekte Moxibustion mit Moxakegeln auf Akonitscheiben, die auf Ren 6 platziert sind.

Arzneimittelverschreibung

Sheng Mai San *Pulver, das den Puls erzeugt* in hoher Dosierung.

94.21 Kombinierte Muster

Kombinierte Lungen-Muster sind:
- Lungen-Qi- und Nieren-Yang-Mangel (➤ Kap. 95.10 oder ➤ Kap. 95.8)
- Lungen- und Nieren-Yin-Mangel (➤ Kap. 95.13.4)
- Leber-Feuer beleidigt die Lunge (➤ Kap. 93.20.3)
- Lungen- und Milz-Qi-Mangel (➤ Kap. 92.15.3)
- Lungen- und Herz-Qi-Mangel

94.21.1 Lungen- und Herz-Qi-Mangel

Symptome und klinische Zeichen

Leichte Atemlosigkeit, leichter Husten, schwache Stimme, Abneigung gegen Sprechen, hellweiße Gesichtsfarbe, Erkältungsanfälligkeit, Müdigkeit, Abneigung gegen Kälte, Herzklopfen, bei Anstrengung Kurzatmigkeit, Antriebslosigkeit, Niedergeschlagenheit, spontane Schweißausbrüche, Seufzen.

Zunge Blass

Puls Leer, vor allem auf beiden vorderen Taststellen

Akupunkturverschreibung

Lu 9 Taiyuan, Lu 7 Lieque, Ren 6 Qihai, Bl 13 Feishu, Du 12 Shenzhu, Ma 36 Zusanli, Ren 12 Zhongwan, He 5 Tongli, Pe 6 Neiguan, Bl 15 Xinshu, Ren 17 Shanzhong.

Arzneimittelverschreibung

- Si Jun Zi Tang *Dekokt der vier Edlen* plus Huang Qi (*Radix Astragali membranacei*)
- Bao Yuan Tang *Dekokt, das den Ursrpung bewahrt*
- Bu Fei Tang *Dekokt, das die Lunge tonisiert*
- Sheng Mai San *Pulver, das den Puls erzeugt*

KAPITEL

95 Nieren-Muster

Folgende Nieren-Muster werden besprochen:

1. Nieren-Qi-Mangel
2. Nieren-Yang-Mangel
3. Nieren-Yin-Mangel
4. Nieren-Yin-Mangel mit Leere-Hitze
5. Nieren-Yang- und Nieren-Yin-Mangel mit Überwiegen von Nieren-Yin-Mangel
6. Nieren-Yang- und Nieren-Yin-Mangel mit Überwiegen von Nieren-Yang-Mangel
7. Mangelnde Festigkeit des Nieren-Qi
8. Die Nieren können das Qi nicht empfangen
9. Nieren-Essenz-Mangel
10. Nieren-Yang-Mangel, Überfließen von Wasser
11. Nieren-Yin-Mangel mit emporlodernder Leere-Hitze
12. Nieren-Yin-Mangel mit Schleim
13. Kombinierte Muster
    - Nieren- und Leber-Yin-Mangel
    - Nieren- und Leber-Yin-Mangel mit Leere-Hitze
    - Niere und Herz nicht harmonisiert (Nieren-Yin- und Herz-Yin-Mangel mit Leere-Hitze des Herzens)
    - Nieren- und Lungen-Yin-Mangel
    - Nieren- und Lungen-Yin-Mangel mit Leere-Hitze
    - Nieren- und Milz-Yang-Mangel

95.1 Nieren-Qi-Mangel

Symptome und klinische Zeichen

Verringertes Hörvermögen, Schwindel, Tinnitus, Rückenschmerzen, häufige Miktion, Miktion Nykturie, vorzeitiger Samenerguss, starke Regelblutungen.

Zunge Etwas blass

Puls Schwächlich auf der rechten hinteren Taststelle

Akupunkturverschreibung

Bl 23 Shenshu, Du 4 Mingmen, Ren 4 Guanyuan, Ren 6 Qihai, Ni 3 Taixi, Ni 7 Fuliu. Moxa kann eingesetzt werden.

Arzneimittelverschreibung

Qing E Wan *Pille der jungen Maid*

95.2 Nieren-Yang-Mangel

Symptome und klinische Zeichen

Schmerzen im unteren Rücken, kalte und schwache Knie, Kältegefühl im unteren Rücken, Schwindel, Tinnitus, schwache Beine, hellweiße Gesichtsfarbe, Müdigkeit, reichlich klarer Harn, Nykturie, Teilnahmslosigkeit, Wassereinlagerungen in den Beinen, Unfruchtbarkeit bei der Frau, breiiger Stuhl, Impotenz, vorzeitiger Samenerguss, niedrige Spermienanzahl, verringerte Libido.

Zunge Blass und nass

Puls Tief-schwächlich

Akupunkturverschreibung

Bl 23 Shenshu, Du 4 Mingmen, Ren 4 Guanyuan, Ni 13 Qixue, Ren 6 Qihai, Ni 3 Taixi, Ni 7 Fuliu, Bl 52 Zhishi, Jinggong Extrapunkt (0,5 Cun lateral von Bl 52 Zhishi). Moxa muss eingesetzt werden.

Arzneimittelverschreibung

- You Gui Wan *Pille, die die rechte (Niere) wiederherstellt*
- Jin Gui Shen Qi Wan *Pille für das Nieren-Qi aus dem Jin Gui Yao Lüe*

Three Treasures

Strengthen the Root (Variante von You Gui Wan)

95.3 Nieren-Yin-Mangel

Symptome und klinische Zeichen

Schwindel, Tinnitus, Drehschwindel, Gedächtnisschwäche, Schwerhörigkeit, Nachtschweiß, trockener Mund und Rachen in der Nacht, Schmerzen im unteren Rücken, Knochenschmerzen, Verstopfung, spärlicher dunkler Harn, Unfruchtbarkeit, nächtliche Samenergüsse, vorzeitiger Samenerguss, Müdigkeit, leichte Ängstlichkeit.

Zunge Normale Farbe, kein Belag

Puls Oberflächlich-leer

Akupunkturverschreibung

Ren 4 Guanyuan, Ni 3 Taixi, Ni 13 Qixue, Ni 6 Zhaohai, Ni 10 Yingu, Ni 9 Zhubin, Mi 6 Sanyinjiao, Ren 7 Yinjiao, Lu 7 Lieque und Ni 6 Zhaohai in Kombination (zur Öffnung des Konzeptionsgefäßes).

Arzneimittelverschreibung

- Zuo Gui Wan *Pille, die die linke (Niere) wiederherstellt*
- Liu Wei Di Huang Wan *Pille aus sechs Bestandteilen mit Radix Rehmanniae praeparata*

Three Treasures

Nourish the Root (Variante von Zuo Gui Wan)

95.4 Nieren-Yin-Mangel mit Leere-Hitze

Symptome und klinische Zeichen

Schwindel, Tinnitus, Drehschwindel, Gedächtnisschwäche, Schwerhörigkeit, Nachtschweiß, trockener Mund und Rachen in der Nacht, Hitze in den fünf Zentren, abendliches Hitzegefühl, gerötete Wangen, Hitzewallungen in den Wechseljahren, Durst mit dem Verlangen, in kleinen Schlückchen zu trinken, Schmerzen im unteren Rücken, Knochenschmerzen, nächtliche Samenergüsse mit Träumen, Verstopfung, spärlicher dunkler Harn, Unfruchtbarkeit, vorzeitiger Samenerguss, Müdigkeit, nervöse Ängstlichkeit, Schlaflosigkeit, übermäßige Regelblutungen.

Zunge Rot und belaglos, in schweren Fällen auch mit Rissen

Puls Oberflächlich-leer und leicht schnell

Akupunkturverschreibung

Ren 4 Guanyuan, Ni 3 Taixi, Ni 13 Qixue, Ni 6 Zhaohai, Ni 10 Yingu, Ni 9 Zhubin, Mi 6 Sanyinjiao, Ren 7 Yinjiao, Lu 7 Lieque und Ni 6 Zhaohai in Kombination (zur Öffnung des Konzeptionsgefäßes), Ni 2 Rangu, He 6 Yinxi.

Arzneimittelverschreibung

- Zhi Bo Di Huang Wan *Pille mit Rhizoma Anemarrhenae, Cortex Phellodendri und Radix Rehmanniae praeparata*
- Da Bu Yin Wan *Pille zum intensiven Tonisieren des Yin*
- Er Zhi Wan *Pille der beiden Sonnenwenden*

Three Treasures

Nourish the Root (Variante von Zuo Gui Wan)

95.5 Nieren-Yang- und Nieren-Yin-Mangel mit Überwiegen von Nieren-Yin-Mangel

Symptome und klinische Zeichen

Schwindel, Tinnitus, Drehschwindel, Gedächtnisschwäche, Schwerhörigkeit, Nachtschweiß, trockener Mund und Rachen in der Nacht, Schmerzen im unteren Rücken, Knochenschmerzen, nächtliche Samenergüsse, Unfruchtbarkeit, vorzeitiger Samenerguss, Müdigkeit, leichte Ängstlichkeit, kalte Füße, reichlich klarer Harn.

Zunge Normale Farbe, ohne Belag oder mit wurzellosem Belag

Puls Oberflächlich-leer oder schwächlich auf beiden Nieren-Taststellen

Akupunkturverschreibung

Ren 4 Guanyuan, Ni 3 Taixi, Ni 6 Zhaohai, Ni 10 Yingu, Ni 9 Zhubin, Mi 6 Sanyinjiao, Ren 7 Yinjiao, Lu 7 Lieque und Ni 6 Zhaohai in Kombination (zur Öffnung des Konzeptionsgefäßes). Eine maßvolle Menge Moxa kann eingesetzt werden (z. B. Moxibustion auf der Nadel bei Ni 3 Taixi).

Arzneimittelverschreibung

Zuo Gui Wan *Pille, die die linke (Niere) wiederherstellt* plus Ba Ji Tian (*Radix Morindae officinalis*)

Three Treasures

Nourish the Root (Variante von Zuo Gui Wan)

95.6 Nieren-Yang- und Nieren-Yin-Mangel mit Überwiegen von Nieren-Yang-Mangel

Symptome und klinische Zeichen

Schmerzen im unteren Rücken, kalte Knie, ein Kältegefühl im Rücken, allgemeines Kältegefühl aber gleichzeitig auch ein Hitzegefühl im Gesicht, Hitzewallungen während der Wechseljahre, Nachtschweiß, hellweiße Gesichtsfarbe, schwache Knie, Impotenz, vorzeitiger Samenerguss, niedrige Spermienzahl, kaltes und dünnes Sperma, verringerte Libido, Müdigkeit, reichlich klarer oder spärlicher Harn, Miktion Nykturie, Teilnahmslosigkeit, Wassereinlagerungen in den Beinen, Unfruchtbarkeit, breiiger Stuhl, Niedergeschlagenheit.

Zunge Blass

Puls Tief-schwächlich

Akupunkturverschreibung

Bl 23 Shenshu, Du 4 Mingmen, Ren 4 Guanyuan, Ren 6 Qihai, Ni 3 Taixi, Ni 7 Fuliu, Bl 52 Zhishi, Jinggong Extrapunkt (0,5 Cun lateral von Bl 52 Zhishi). Moxa kann zwar eingesetzt werden, jedoch weniger als bei reinem Nieren-Yang-Mangel.

Arzneimittelverschreibung

You Gui Wan *Pille, die die rechte (Niere) wiederherstellt* plus Sheng Di Huang (*Radix Rehmanniae glutinosae*) und Tian Men Dong (*Tuber Asparagi cochinchinensis*)

Three Treasures

Strengthen the Root (Variante von You Gui Wan)

95.7 Mangelnde Festigkeit des Nieren-Qi

Symptome und klinische Zeichen

Diffuse Schmerzen und Schwäche im unteren Rücken, schwache Knie, häufige klare Miktion, schwacher Harnstrahl, reichlich Harn, Harnträufeln nach der Miktion, Harninkontinenz, Bettnässen, Miktion Nykturie, nächtliche Samenergüsse mit Träumen, vorzeitiger Samenerguss, Spermatorrhö, Gebärmuttervorfall, chronischer weißer Scheidenausfluss, Müdigkeit, ein nach unten ziehendes Gefühl im Unterbauch, wiederholte Fehlgeburten, Kältegefühl, kalte Gliedmaßen.

Zunge Blass

Puls Tief-schwächlich, vor allem auf den hinteren Taststellen

Akupunkturverschreibung

Bl 23 Shenshu, Du 4 Mingmen, Ni 3 Taixi, Ni 13 Qixue, Bl 52 Zhishi, Ren 4 Guanyuan, Jinggong Extrapunkt, Ren 6 Qihai, Du 20 Baihui, Bl 32 Ciliao. Moxa kann eingesetzt werden.

Arzneimittelverschreibung

- You Gui Yin *Dekokt, das die rechte (Niere) wiederherstellt* plus Huang Qi (*Radix Astragali membranacei*) und Qian Shi (*Semen Euryales ferocis*)
- Jin Suo Gu Jing Wan *Pille des metallenen Schlosses zur Festigung der Essenz*
- Fu Tu Dan *Pille mit Poria und Semen Cuscutae*

Three Treasures

Strengthen the Root (Variante von You Gui Wan)

95.8 Die Nieren können das Qi nicht empfangen

Symptome und klinische Zeichen

Kurzatmigkeit bei Anstrengung, schnelle und schwache Atmung, Schwierigkeiten bei der Einatmung, chronischer Husten und / oder Asthma, spontane Schweißausbrüche, kalte Gliedmaßen, nach

Schwitzen kalte Gliedmaßen, gedunsenes Gesicht, dünner Körperbau, mentale Antriebslosigkeit, klare Miktion während eines Asthmaanfalles, Schmerzen im unteren Rücken, Schwindel, Tinnitus.

Zunge Blass

Puls Tief-schwächlich-gespannt

Akupunkturverschreibung

Ni 7 Fuliu, Ni 3 Taixi, Lu 7 Lieque und Ni 6 Zhaohai in Kombination (zur Öffnung des Konzeptionsgefäßes), Bl 23 Shenshu, Du 4 Mingmen, Ren 6 Qihai, Ren 17 Shanzhong, Ni 25 Shencang, Du 12 Shenzhu, Bl 13 Feishu, Ren 4 Guanyuan, Ni 13 Qixue. Moxa kann eingesetzt werden.

Arzneimittelverschreibung

- You Gui Yin *Dekokt, das die rechte (Niere) wiederherstellt* plus Dong Chong Xia Cao (*Sclerotium Cordicipitis chinensis*) und Wu Wei Zi (*Fructus Schisandrae chinensis*)
- Shen Ge San *Pulver mit Radix Ginseng und Gecko*
- Su Zi Jiang Qi Tang *Dekokt mit Fructus Perillae, das das Qi nach unten leitet*

Three Treasures

- *Strengthen the Root* (Variante von You Gui Wan)
- *Herbal Sentinel – Yang* (ohne klassischen Vorläufer)

95.9 Nieren-Essenz-Mangel

Symptome und klinische Zeichen

Bei Kindern: Mangelhafte Knochenentwicklung, spätes Schließen der Fontanelle, Taubheit, geistige Stumpfheit oder Zurückgebliebenheit.

Bei Erwachsenen: Erweichung der Knochen, schwache Knie und Beine, Gedächtnisschwäche, lockere Zähne, Haarausfall oder vorzeitiges Ergrauen der Haare, schwache sexuelle Aktivität, Schmerzen im unteren Rücken, Unfruchtbarkeit bei der Frau, Sterilität beim Mann, primäre Amenorrhö, Schwindel, Tinnitus, Taubheit, verschwommene Sicht, geistige Abwesenheit, verringerte Geistesschärfe.

Zunge Ohne Belag, wenn dieses Syndrom bei gleichzeitig bestehendem Nieren-Yin-Mangel auftritt; blass bei gleichzeitig bestehendem Nieren-Yang-Mangel.

Puls Oberflächlich-leer oder trommelartig

Akupunkturverschreibung

Ni 3 Taixi, Ni 6 Zhaohai, Ren 4 Guanyuan, Ni 13 Qixue, Bl 23 Shenshu, Du 4 Mingmen, Gb 39 Xuanzhong, Du 20 Baihui, Du 14 Dazhui, Bl 15 Xinshu, Bl 11 Dashu, Du 17 Naohu, Du 16 Fengfu.

Arzneimittelverschreibung

- Zuo Gui Yin *Dekokt, das die linke (Niere) wiederherstellt*
- Zuo Gui Wan *Pille, die die linke (Niere) wiederherstellt*

Three Treasures

Nourish the Root (Variante von Zuo Gui Wan)

95.10 Nieren-Yang-Mangel, Überfließen von Wasser

Symptome und klinische Zeichen

Wassereinlagerungen, vor allem in den Beinen und an den Knöcheln, Kältegefühl in den Beinen und im Rücken, Völle- und Spannungsgefühl im Bauch, diffuse Schmerzen im unteren Rücken, Kältegefühl, spärlicher klarer Harn.

- Wasser fließt zum Herzen über: eben genannte Symptome und zusätzlich Herzklopfen, Atemlosigkeit, kalte Hände.
- Wasser fließt zur Lunge über: eben genannte Symptome und zusätzlich dünnes, wässriges und schaumiges Sputum, Husten, bei Anstrengung Asthma und Atemlosigkeit.

Zunge Blass, gedunsen und nass mit weißem Belag

Puls Tief-schwächlich-langsam

Akupunkturverschreibung

Du 4 Mingmen, Bl 23 Shenshu, Bl 22 Sanjiaoshu, Bl 20 Pishu, Ren 9 Shuifen, Ma 28 Shuidao, Mi 9 Yinlingquan, Mi 6 Sanyinjiao, Ni 7 Fuliu.

- Wasser fließt zum Herzen über: Du 14 Dazhui (mit Moxa), Bl 15 Xinshu.
- Wasser fließt zur Lunge über: Lu 7 Lieque, Bl 13 Feishu, Du 12 Shenzhu.

Arzneimittelverschreibung

Jin Gui Shen Qi Wan *Pille für das Nieren-Qi aus dem Jin Gui Yao Lüe* plus Wu Ling San *Pulver aus fünf Bestandteilen mit Poria*

95.11 Nieren-Yin-Mangel mit emporlodernder Leere-Hitze

Symptome und klinische Zeichen

Gerötete Wangen, mentale Unruhe, Nachtschweiß, niedriges Fieber, Fieber am Nachmittag, Hitzegefühl am Nachmittag und/oder Abend, Schlaflosigkeit, spärlicher dunkler Harn, Blut im Harn, trockener Rachen vor allem in der Nacht, Durst mit dem Verlangen, in kleinen Schlückchen zu trinken, Schwindel, Tinnitus, Schwerhörigkeit, Schmerzen im unteren Rücken, nächtliche Samenergüsse mit Träumen, übermäßiges sexuelles Verlangen, trockener Stuhl.

Zunge Rot und geschält, Risse und rote Spitze

Puls Oberflächlich-leer und schnell

Akupunkturverschreibung

Ni 3 Taixi, Ni 6 Zhaohai, Ni 2 Rangu, Ni 9 Zhubin, Ren 4 Guanyuan, Ni 10 Yingu, Mi 6 Sanyinjiao, He 5 Tongli, Lu 7 Lieque, Lu 10 Yuji, He 6 Yinxi, Du 24 Shenting, Di 11 Quchi.

Arzneimittelverschreibung

Liu Wei Di Huang Wan *Pille aus sechs Bestandteilen mit Radix Rehmanniae preaparata* plus Di Gu Pi (*Cortex Lycii radicis*) und Zhi Mu (*Radix Anemarrhenae asphodeloidis*)

Three Treasures

Nourish the Root (Variante von Zuo Gui Wan)

95.12 Nieren-Yin-Mangel mit Schleim

Symptome und klinische Zeichen

Sputum im Rachen, trockene Hustenanfälle gefolgt von Auswurf einer kleinen Menge Sputums, Atemlosigkeit, Engegefühl im Brustkorb, Schwindel, Tinnitus, Schwerhörigkeit, Nachtschweiß.

Zunge Rot mit wurzellosem klebrig-gelbem Belag

Puls Oberflächlich-leer und etwas schlüpfrig

Akupunkturverschreibung

Ni 3 Taixi, Ren 4 Guanyuan, Mi 6 Sanyinjiao, Mi 9 Yinlingquan, Ni 6 Zhaohai, Ma 40 Fenglong, Ren 9 Shuifen, Ren 5 Shimen, Bl 22 Sanjiaoshu.

Arzneimittelverschreibung

Zuo Gui Wan *Pille, die die linke (Niere) wiederherstellt* plus Bei Mu Gua Lou Tang *Dekokt mit Bulbus Fritillariae und Fructus Trichosanthis*

Three Treasures

Nourish the Root (Variante von Zuo Gui Wan) plus *Limpid Sea* (Variante von Er Chen Tang)

95.13 Kombinierte Muster

Kombinierte Nieren-Muster sind:
- Nieren- und Leber-Yin-Mangel
- Nieren- und Leber-Yin-Mangel mit Leere-Hitze
- Niere und Herz nicht harmonisiert
- Nieren- und Lungen-Yin-Mangel
- Nieren- und Lungen-Yin-Mangel mit Leere-Hitze
- Nieren- und Milz-Yang-Mangel

95.13.1 Nieren- und Leber-Yin-Mangel

Symptome und klinische Zeichen

Schwindel, Tinnitus, Schwerhörigkeit, Schmerzen im unteren Rücken, dumpfe Kopfschmerzen im Bereich des Hinterhauptes und des Scheitels, Schlaflosigkeit, taube oder kribbelnde Gliedmaßen, trockene Augen, verschwommene Sicht, trockener Rachen, trockenes Haar, trockene Haut, brüchige Nägel, trockene Scheide, Nachtschweiß, trockener Stuhl, nächtliche Samenergüsse, spärliche Regelblutungen oder Amenorrhö, verzögerter Zyklus, Unfruchtbarkeit.

Zunge Normale Farbe, kein Belag oder wurzelloser Belag

Puls Oberflächlich-leer

Akupunkturverschreibung

Ni 3 Taixi, Ni 6 Zhaohai, Le 8 Ququan, Ren 4 Guanyuan, Bl 23 Shenshu, Ni 13 Qixue, Mi 6 Sanyinjiao.

Arzneimittelverschreibung

- Zuo Gui Wan *Pille, die die linke (Niere) wiederherstellt*
- Qi Ju Di Huang Wan *Pille mit Fructus Lycii, Flos Chrysanthemi und Radix Rehmanniae praeparata*

Three Treasures

Nourish the Root (Variante von Zuo Gui Wan)

95.13.2 Nieren- und Leber-Yin-Mangel mit Leere-Hitze

Symptome und klinische Zeichen

Schwindel, Tinnitus, Schwerhörigkeit, dumpfe Kopfschmerzen im Bereich des Hinterhauptes und des Scheitels, Schlaflosigkeit, taube oder kribbelnde Gliedmaßen, trockene Augen, verschwommene Sicht, Schmerzen im unteren Rücken, trockener Rachen in der Nacht, Durst mit dem Verlangen, in kleinen Schlückchen zu trinken, trockenes Haar, trockene Haut, brüchige Nägel, trockene Scheide, Nachtschweiß, trockener Stuhl, nächtliche Samenergüsse, spärliche Regelblutungen oder Amenorrhö, verzögerter Zyklus, Unfruchtbarkeit, Hitze in den fünf Zentren, abendliches Hitzegefühl, gerötete Wangen, Hitzewallungen während der Wechseljahre.

Zunge Rot und belaglos

Puls Oberflächlich-leer und etwas schnell

Akupunkturverschreibung

Ni 3 Taixi, Ni 6 Zhaohai, Le 8 Ququan, Ren 4 Guanyuan, Bl 23 Shenshu, Ni 13 Qixue, Mi 6 Sanyinjiao, Ni 2 Rangu, Di 11 Quchi, He 6 Yinxi, Le 2 Xingjian.

Arzneimittelverschreibung

Liu Wei Di Huang Wan *Pille aus sechs Bestandteilen mit Radix Rehmanniae preaparata* plus Di Gu Pi (*Cortex Lycii radicis*) und Zhi Mu (*Radix Anemarrhenae asphodeloidis*)

95.13.3 Niere und Herz nicht harmonisiert (Nieren- und Herz-Yin-Mangel mit Leere-Hitze des Herzens)

Symptome und klinische Zeichen

Herzklopfen, mentale Unruhe, Schlaflosigkeit, traumgestörter Schlaf, nervöse Ängstlichkeit, Gedächtnisschwäche, Schwindel, Tinnitus, Schwerhörigkeit, Schmerzen im unteren Rücken, nächtliche Samenergüsse mit Träumen, abendliches Hitzegefühl, trockener Rachen in der Nacht, Durst mit dem Verlangen, in kleinen Schlückchen zu trinken, Nachtschweiß, Hitze in den fünf Zentren, spärlicher dunkler Harn, trockener Stuhl.

Zunge Rot mit röterer Spitze ohne Belag, Herzriss auf der Mittellinie

Puls Oberflächlich-leer und schnell oder tief-schwächlich auf beiden hinteren Taststellen und relativ überflutend auf beiden vorderen Taststellen

Akupunkturverschreibung

He 7 Shenmen, He 6 Yinxi, He 5 Tongli, Yintang Extrapunkt, Bl 15 Xinshu, Ren 15 Jiuwei, Du 24 Shenting, Ni 3 Taixi, Ni 6 Zhaohai, Ni 10 Yingu, Ni 9 Zhubin, Ren 4 Guanyuan, Mi 6 Sanyinjiao.

Arzneimittelverschreibung

Tian Wang Bu Xin Dan *Pille des Himmelskaisers zum Tonisieren des Herzens*

Three Treasures

Heavenly Empress (Variante von Tian Wang Bu Xin Dan)

95.13.4 Nieren- und Lungen-Yin-Mangel

Symptome und klinische Zeichen

Trockener Husten, der abends schlimmer wird, trockener Rachen und Mund, dünner Körperbau, Atemlosigkeit bei Anstrengung, Schmerzen im unteren Rücken, Nachtschweiß, Schwindel, Tinnitus, Schwerhörigkeit, spärlicher Harn.

Zunge Normale Farbe, kein Belag oder wurzelloser Belag

Puls Oberflächlich-leer

Akupunkturverschreibung

Ni 3 Taixi, Ni 6 Zhaohai, Lu 7 Lieque und Ni 6 Zhaohai in Kombination (zur Öffnung des Konzeptionsgefäßes), Ren 4 Guanyuan, Ni 13 Qixue, Lu 9 Taiyuan, Lu 1 Zhongfu, Mi 6 Sanyinjiao, Bl 43 Gaohuangshu.

Arzneimittelverschreibung

Ba Xian Chang Shou Wan *Pille der Acht Unsterblichen für ein langes Leben*

Three Treasures

Herbal Sentinel – Yin (ohne klassischen Vorläufer)

95.13.5 Nieren- und Lungen-Yin-Mangel mit Leere-Hitze

Symptome und klinische Zeichen

Trockener Husten, der abends schlimmer wird, trockener Rachen und Mund in der Nacht, Durst mit dem Verlangen, in kleinen Schlückchen zu trinken, dünner Körperbau, Atemlosigkeit bei Anstrengung, Schmerzen im unteren Rücken, Nachtschweiß, Schwindel, Tinnitus, Schwerhörigkeit, spärlicher Harn, abendliches Hitzegefühl, Hitze in den fünf Zentren, gerötete Wangen.

Zunge Rot und belaglos

Puls Oberflächlich-leer und etwas schnell

Akupunkturverschreibung

Ni 3 Taixi, Ni 6 Zhaohai, Lu 7 Lieque and Ni 6 Zhaohai in Kombination (zur Öffnung des Konzeptionsgefäßes), Ren 4 Guanyuan, Ni 13 Qixue, Lu 9 Taiyuan, Lu 1 Zhongfu, Mi 6 Sanyinjiao, Bl 43 Gaohuangshu, Ni 2 Rangu, Lu 10 Yuji, Di 11 Quchi.

Arzneimittelverschreibung

Ba Xian Chang Shou Wan *Pille der Acht Unsterblichen für ein langes Leben* plus Di Gu Pi (*Cortex Lycii radicis*)

95.13.6 Nieren- und Milz-Yang-Mangel

Symptome und klinische Zeichen

Schmerzen im unteren Rücken, kalte und schwache Knie, Kältegefühl im Rücken, Kältegefühl, schwache Beine, hellweiße Gesichtsfarbe, Impotenz, vorzeitiger Samenerguss, niedrige Spermienzahl, kaltes und dünnes Sperma, verringerte Libido, Müdigkeit, Abgeschlagenheit, reichlicher klarer oder spärlicher klarer Harn, Miktion Nykturie, Teilnahmslosigkeit, Wassereinlagerungen in den Beinen, Unfruchtbarkeit, breiiger Stuhl, Niedergeschlagenheit, Appetitmangel, leichtes Spannungsgefühl im Bauch, Verlangen sich hinzulegen, Durchfall früh am Morgen, chronischer Durchfall.

Zunge Blass und nass

Puls Tief-schwächlich

Akupunkturverschreibung

Bl 23 Shenshu, Du 4 Mingmen, Ren 4 Guanyuan, Ren 6 Qihai, Ni 3 Taixi, Ni 7 Fuliu, Bl 52 Zhishi, Jinggong Extrapunkt (0,5 Cun lateral von Bl 52 Zhishi), Ren 12 Zhongwan, Ren 9 Shuifen, Ma 36 Zusanli, Mi 3 Taibai, Bl 20 Pishu, Bl 21 Weishu, Ma 37 Shangjuxu, Ma 25 Tianshu, Bl 25 Dachangshu. Moxa kann eingesetzt werden.

Arzneimittelverschreibung

Li Zhong Wan *Pille, die die Mitte reguliert* plus Jin Gui Shen Qi Wan *Pille für das Nieren-Qi aus dem Jin Gui Yao Lüe*

KAPITEL

96 Dünndarm-Muster

Folgende Dünndarm-Muster werden besprochen:
1. Fülle-Hitze im Dünndarm
2. Qi-Schmerz im Dünndarm
3. Gebundenes Dünndarm-Qi
4. Leere und Kälte des Dünndarms
5. Würmer im Dünndarm

96.1 Fülle-Hitze im Dünndarm

Symptome und klinische Zeichen

Mentale Unruhe, Schlaflosigkeit, Geschwüre auf der Zunge und / oder im Mund, Schmerzen im Rachen, Taubheit, Beschwerden und Hitzegefühl im Brustkorb, Bauchschmerzen, Durst mit dem Verlangen nach kalten Getränken, spärlicher dunkler Harn, brennende Schmerzen bei der Miktion, Blut im Harn.

Zunge Rot mit röterer und gedunsener Spitze, gelber Belag

Puls Überflutend-schnell, vor allem an der vorderen Taststelle. Bestehen außerdem Miktionsbeschwerden, so ist der Puls auf der linken hinteren Taststellen saitenförmig.

Akupunkturverschreibung

Dü 2 Qiangu, Dü 5 Yanggu, He 5 Tongli, He 8 Shaofu, Ma 39 Xiajuxu.

Arzneimittelverschreibung

- Dao Chi San *Pulver, das das Rote hinausleitet*
- Dao Chi Qing Xin Tang *Dekokt, das das Rote hinausleitet und das Herz klärt*

! Man beachte, dass einige Symptome dieses Krankheitsmusters auf die Dünndarm-Leitbahn zurückgehen (Geschwüre auf der Zunge und / oder im Mund, Schmerzen im Rachen, Taubheit, Beschwerden und Hitzegefühl im Brustkorb), andere auf das Dünndarm-Organ und seine Beziehung zur Blase (spärlicher dunkler Harn, brennende Schmerzen bei der Miktion, Blut im Harn).

96.2 Qi-Schmerz im Dünndarm

Symptome und klinische Zeichen

Gefühl eines sich verdrehenden Schmerzes im Unterbauch, der sich zum Rücken hin ausweiten kann, Spannungsgefühl im Bauch, Abneigung gegen Druck auf den Bauch, Darmgeräusche, Blähungen, Bauchschmerzen, die durch Ablassen von Luft erleichtert werden, Hodenschmerzen.

Zunge Weißer Belag

Puls Tief-saitenförmig, vor allem auf den hinteren Taststellen

Akupunkturverschreibung

Ren 6 Qihai, Gb 34 Yanglingquan, Le 13 Zhangmen, Ma 27 Daju, Ma 29 Guilai, Mi 6 Sanyinjiao, Le 3 Taichong, Ma 39 Xiajuxu.

Arzneimittelverschreibung

Chai Hu Shu Gan Tang *Dekokt mit Radix Bupleuri zum Besänftigen der Leber*

96.3 Gebundenes Dünndarm-Qi

Symptome und klinische Zeichen

Extrem starke Bauchschmerzen, Abneigung gegen Druck, Spannungsgefühl im Bauch, Verstopfung, Erbrechen, Darmgeräusche, Blähungen.

Zunge Dicker, weißer Belag

Puls Tief-saitenförmig

Akupunkturverschreibung

Ma 39 Xiajuxu, Lanweixue Extrapunkt, Ren 6 Qihai, Gb 34 Yanglingquan, Ma 25 Tianshu, Mi 6 Sanyinjiao, Le 3 Taichong.

Arzneimittelverschreibung

- Zhi Shi Dao Zhi Wan *Pille mit Fructus Aurantii immaturus zum Beseitigen von Stagnation*
- Tian Tai Wu Yao San *Pulver mit Radix Linderae höchster Qualität*

96.4 Leere und Kälte des Dünndarms

Symptome und klinische Zeichen

Dumpfe Bauchschmerzen, die durch Druck besser werden, Verlangen nach heißen Getränken, Darmgeräusche, Durchfall, reichlich blasser Harn, kalte Gliedmaßen.

Zunge Blass, weißer Belag

Puls Tief-schwächlich-langsam

Akupunkturverschreibung

Ren 6 Qihai, Ma 25 Tianshu, Ma 39 Xiajuxu, Ma 36 Zusanli, Bl 20 Pishu, Bl 27 Xiaochangshu. Moxa kann eingesetzt werden.

Arzneimittelverschreibung

- Xiao Jian Zhong Tang *Kleineres Dekokt, das die Mitte aufbaut*
- Shen Ling Bai Zhu San *Pulver mit Radix Ginseng, Poria und Rhizoma Atractylodis*

96.5 Würmer im Dünndarm

Symptome und klinische Zeichen

Bauchschmerzen und Spannungsgefühl im Bauch, schlechter Atem, fahle Gesichtsfarbe.

Spulwürmer (Askariden) Bauchschmerzen, Erbrechen von Spulwürmern, kalte Gliedmaßen.

Hakenwürmer Verlangen nach dem Verzehr eigenartiger Dinge wie Erde, Wachs, ungekochtem Reis oder Teeblättern.

Madenwürmer Jucken am After mit abendlicher Verschlimmerung.

Bandwürmer Ständiges Hungergefühl.

Akupunkturverschreibung

Akupunktur ist für dieses Syndrom nicht geeignet.

Arzneimittelverschreibung

- Li Zhong An Hui Tang *Dekokt, das die Mitte reguliert und Spulwürmer beruhigt*
- Lian Mei An Hui Tang *Dekokt, das Spulwürmer beruhigt mit Rhizoma Picrorhizae und Prunus Mume*
- Hua Chong Wan *Pille zum Auflösen von Würmern*
- Qu Tiao Tang *Dekokt zum Vertreiben von Bandwürmern*

KAPITEL

97 Magen-Muster

Folgende Magen-Muster werden besprochen:

1. Magen-Qi-Mangel
2. Leere und Kälte des Magens (Magen-Yang-Mangel)
3. Magen-Yin-Mangel
4. Magen-Yin-Mangel mit Leere-Hitze
5. Magen-Yin- und Magen-Yang-Mangel
6. Magen-Qi-Stagnation
7. Blut-Stase im Magen
8. Magen-Hitze
9. Magen-Feuer
10. Schleim-Feuer des Magens
11. Nässe-Hitze des Magens
12. Kälte dringt in den Magen ein
13. Magen-Qi rebelliert nach oben
14. Nahrungsretention im Magen

97.1 Magen-Qi-Mangel

Symptome und klinische Zeichen

Oberbauchbeschwerden, Appetitlosigkeit, Verlust des Geschmackssinns, breiiger Stuhl, Müdigkeit vor allem am Morgen, schwache Gliedmaßen.

Zunge Blass

Puls Leer, vor allem auf der rechten mittleren Taststelle

Akupunkturverschreibung

Ma 36 Zusanli, Ren 12 Zhongwan, Bl 21 Weishu, Ren 6 Qihai. Moxa kann eingesetzt werden.

Arzneimittelverschreibung

Si Jun Zi Tang *Dekokt der vier Edlen*

Three Treasures

Prosperous Earth (Variante von Liu Jun Zi Tang)

97.2 Leere und Kälte des Magens (Magen-Yang-Mangel)

Symptome und klinische Zeichen

Oberbauchbeschwerden oder dumpfe Schmerzen im Oberbauch, die nach dem Essen oder durch Druck oder Massage erleichtert werden, Appetitlosigkeit, Vorliebe für warme Getränke und Speisen, Erbrechen klarer Flüssigkeiten, kein Durst, kalte und schwache Gliedmaßen, Müdigkeit, blasse Gesichtsfarbe.

Zunge Blass und nass

Puls Tief-schwächlich-langsam, vor allem auf der rechten mittleren Taststelle

Akupunkturverschreibung

Ma 36 Zusanli, Ren 12 Zhongwan, Bl 20 Pishu, Bl 21 Weishu, Ren 6 Qihai. Moxa kann eingesetzt werden.

Arzneimittelverschreibung

- Huang Qi Jian Zhong Tang *Dekokt mit Radix Astragali zum Stärken der Mitte*
- Xiao Jian Zhong Tang *Kleineres Dekokt, das die Mitte aufbaut*

97.3 Magen-Yin-Mangel

Symptome und klinische Zeichen

Appetitmangel oder leichtes Hungergefühl ohne Verlangen zu essen, Verstopfung (trockener Stuhl), dumpfe oder leicht brennende Oberbauchschmerzen, trockener Mund und Rachen vor allem am Nachmittag, nach dem Essen leichtes Völlegefühl.

Zunge Im Zentrum geschält oder mit wurzellosem Belag, normale Zungenfarbe, verstreute Magenrisse oder Magenriss in der Mitte

Puls Oberflächlich-leer auf der rechten mittleren Taststelle

Akupunkturverschreibung

Ren 12 Zhongwan, Ma 36 Zusanli, Mi 6 Sanyinjiao, Mi 3 Taibai.

Arzneimittelverschreibung

- Sha Shen Mai Dong Tang *Dekokt mit Radix Glehniae und Radix Ophiopogonis*
- Shen Ling Bai Zhu San *Pulver mit Radix Ginseng, Poria und Rhizoma Atractylodis*
- Yi Wei Tang *Dekokt, das dem Magen gut tut*

Three Treasures

Central Mansion (Variante von Shen Ling Bai Zhu San)

97

97.4 Magen-Yin-Mangel mit Leere-Hitze

Symptome und klinische Zeichen

Dumpfe oder brennende Oberbauchschmerzen, Hitzegefühl am Nachmittag, Verstopfung (trockener Stuhl), trockener Mund und Rachen vor allem am Nachmittag, Durst mit dem Verlangen, in kleinen Schlückchen zu trinken, Hungergefühl ohne Verlangen zu essen, nach dem Essen leichtes Völlegefühl, Nachtschweiß, Hitze in den fünf Zentren, Zahnfleischbluten, Hitzegefühl am Abend.

Zunge Rot und geschält im Zentrum, verstreute Magenrisse oder Magenriss in der Mitte

Puls Oberflächlich-leer auf der rechten mittleren Taststelle und etwas schnell

Akupunkturverschreibung

Ren 12 Zhongwan, Ma 36 Zusanli, Mi 6 Sanyinjiao, Mi 3 Taibai, Ma 44 Neiting, Ma 21 Liangmen, Di 11 Quchi.

Arzneimittelverschreibung

Sha Shen Mai Dong Tang *Dekokt mit Radix Glehniae und Radix Ophiopogonis* plus Zhi Mu (*Radix Anemarrhenae asphodeloidis*) und Shi Hu (*Herba Dendrobii*)

97.5 Magen-Yin- und Magen-Yang-Mangel

Symptome und klinische Zeichen

Dumpfe oder brennende Oberbauchschmerzen, trockener Mund und Rachen, Appetitmangel, saures Aufstoßen, Müdigkeit, Schwitzen, Nachtschweiß, Hitze in den fünf Zentren, kalte Finger.

Zunge Rot im Zentrum, kein Belag

Puls Oberflächlich-leer

Im Grunde genommen handelt es sich hier um einen Magen-Yin-Mangel, der sich aus einem Magen-Yang-Mangel heraus entwickelt hat.

Akupunkturverschreibung

Ren 12 Zhongwan, Ma 36 Zusanli, Mi 6 Sanyinjiao, Mi 3 Taibai, Ma 21 Liangmen, Ma 44 Neiting. Generell kein Moxa. Ausnahme: Nadelmoxa an Ma 36.

Arzneimittelverschreibung

Si Jun Zi Tang *Dekokt der vier Edlen* oder Huang Qi Jian Zhong Tang *Dekokt mit Radix Astragali zum Stärken der Mitte* zusammen mit Yi Wei Tang *Dekokt, das dem Magen gut tut* oder Sha Shen Mai Dong Tang *Dekokt mit Radix Glehniae und Radix Ophiopogonis*

97.6 Magen-Qi-Stagnation

Symptome und klinische Zeichen

Schmerzen und Spannungsgefühl im Oberbauch, Rülpsen, Übelkeit, Erbrechen, Schluckauf, Reizbarkeit.

Zunge Keine besonderen Zungenzeichen, außer bei schwerwiegenden Fällen, wo die seitlichen Anteile des Zentralbereichs der Zunge eventuell rot erscheinen.

Puls Saitenförmig auf der rechten mittleren Taststelle

Akupunkturverschreibung

Ma 34 Liangqiu, Ma 21 Liangmen, Ma 19 Burong, Ni 21 Youmen, SJ 6 Zhigou, Pe 6 Neiguan, Mi 4 Gongsun zusammen mit Pe 6 Neiguan (zur Öffnung des Durchdringungsgefäßes), Gb 34 Yanglingquan zusammen mit Ren 12 Zhongwan, Ma 40 Fenglong.

Arzneimittelverschreibung

- Chen Xiang Jiang San *Pulver mit Lignum Aquilariae zum Bezähmen des Qi*
- Ban Xia Hou Po Tang *Dekokt mit Rhizoma Pinelliae und Cortex Magnoliae officinalis*
- Zuo Jin Wan *Pille des linken Metalls*

Three Treasures

Open the Heart (Variante von Ban Xia Hou Po Tang)

97.7 Blut-Stase im Magen

Symptome und klinische Zeichen

Starke stechende Oberbauchschmerzen, die nachts zunehmen können, Abneigung gegen Druck, Übelkeit, Erbrechen, eventuell auch mit Blut oder kaffeesatzartigen Essensresten.

Zunge Violett

Puls Saitenförmig

Akupunkturverschreibung

Ma 34 Liangqiu, Ma 21 Liangmen, Ma 19 Burong, Ni 21 Youmen, SJ 6 Zhigou, Pe 6 Neiguan, Mi 4 Gongsun zusammen mit Pe 6 Neiguan (zur Öffnung des Durchdringungsgefäßes), Gb 34 Yanglingquan zusammen mit Ren 12 Zhongwan, Ma 40 Fenglong, Bl 17 Geshu, Mi 10 Xuehai, Di 4 Hegu, Ren 11 Jianli.

Arzneimittelverschreibung

- Shi Xiao San *Pulver des plötzlichen Lächelns*
- Dan Shen Yin *Dekokt mit Radix Salviae miltiorrhizae*
- Ge Xia Zhu Yu Tang *Dekokt, das Blut-Stase unterhalb des Diaphragmas eliminiert*
- Tong You Tang *Dekokt zum Durchdringen in die Tiefe*

Three Treasures

- *Stir Field of Elixir* (Variante von Ge Xia Zhu Yu Tang)
- *Red Stirring* (Variante von Xue Fu Zhu Yu Tang)

97.8 Magen-Hitze

Symptome und klinische Zeichen

Brennende Oberbauchschmerzen, Durst, saures Aufstoßen, Übelkeit, Erbrechen bald nach dem Essen, übermäßiger Hunger, schlechter Atem, Hitzegefühl.

Zunge Rot im Zentrum, mit gelbem Belag

Puls Schnell und etwas überflutend auf der rechten mittleren Taststelle

Akupunkturverschreibung

Ma 44 Neiting, Ma 34 Liangqiu, Ma 21 Liangmen, Ren 12 Zhongwan, Ren 13 Shangwan, Di 11 Quchi, Di 4 Hegu, Ren 11 Jianli.

Arzneimittelverschreibung

- Bai Hu Tang *Weißer Tiger Dekokt*
- Yu Nu Jian *Dekokt der Jade-Frau*
- Qing Wei San *Pulver, das den Magen klärt*

97.9 Magen-Feuer

Symptome und klinische Zeichen

Brennende Oberbauchschmerzen, starker Durst mit Verlangen nach kalten Getränken, mentale Unruhe, Zahnfleischbluten, trockener Stuhl, trockener Mund, Mundaphthen, saures Aufstoßen, Übelkeit, Erbrechen bald nach dem Essen, übermäßiger Hunger, schlechter Atem, Hitzegefühl.

Zunge Rot im Zentrum, mit trockenem gelbem oder dunkelgelbem (oder sogar schwarzem) Belag

Puls Schnell und etwas überflutend auf der rechten mittleren Taststelle

Akupunkturverschreibung

Ma 44 Neiting, Ma 34 Liangqiu, Ma 21 Liangmen, Ren 12 Zhongwan, Ren 13 Shangwan, Di 11 Quchi, Di 4 Hegu, Ren 11 Jianli, Mi 15 Daheng.

Arzneimittelverschreibung

- Tiao Wei Cheng Qi Tang *Dekokt zum Regulieren des Magens und zum Leiten des Qi*

- Qing Wei San *Pulver, das den Magen klärt*
- Liang Ge San *Pulver zum Kühlen des Diaphragmas*

97.10 Schleim-Feuer des Magens

Symptome und klinische Zeichen

Brennende Oberbauchschmerzen, Durst ohne Verlangen zu trinken, mentale Unruhe, Zahnfleischbluten, trockener Stuhl, trockener Mund, Mundaphthen, saures Aufstoßen, Übelkeit, Erbrechen bald nach dem Essen, übermäßiger Hunger, schlechter Atem, Hitzegefühl, Engegefühl im Brustkorb und Oberbauch, Schleimbeimengungen im Stuhl, Schlaflosigkeit, übermäßiges Träumen, Auswurf von Schleim.

Zunge Rot im Zentrum, mit klebrig-gelbem oder dunkelgelbem (oder sogar schwarzem) Belag, Magenriss ausgefüllt mit einem groben, klebrig-gelben Belag

Puls Schlüpfrig-schnell und leicht überflutend auf der rechten mittleren Taststelle

Akupunkturverschreibung

Ma 44 Neiting, Ma 34 Liangqiu, Ma 21 Liangmen, Ren 12 Zhongwan, Ren 13 Shangwan, Di 11 Quchi, Di 4 Hegu, Ren 11 Jianli, Mi 15 Daheng, Ma 40 Fenglong, Mi 9 Yinlingquan, Ren 9 Shuifen, Mi 6 Sanyinjiao.

Arzneimittelverschreibung

Wen Dan Tang *Dekokt, das die Gallenblase wärmt*

Three Treasures

Clear the Soul (Variante von Wen Dan Tang)

97.11 Nässe-Hitze des Magens

Symptome und klinische Zeichen

Völlegefühl und Schmerzen im Oberbauch, Schweregefühl, Gesichtsschmerz, verstopfte Nase oder dickflüssiges klebriges Nasensekret, Durst ohne Verlangen zu trinken, Übelkeit, Hitzegefühl, matt-gelbe Gesichtsfarbe, klebriger Mundgeschmack.

97

Zunge Rot mit klebrig-gelbem Belag

Puls Schlüpfrig-schnell

Akupunkturverschreibung

Ma 44 Neiting, Ma 34 Liangqiu, Ma 21 Liangmen, Ren 12 Zhongwan, Ren 13 Shangwan, Di 11 Quchi, Di 4 Hegu, Ren 11 Jianli, Ma 25 Tianshu, Ma 40 Fenglong, Mi 9 Yinlingquan, Ren 9 Shuifen.

Arzneimittelverschreibung

Lian Po Yin *Dekokt mit Rhizoma Coptidis und Cortex Magnoliae officinalis*

Three Treasures

Ease the Muscles (Variante von Lian Po Yin)

97.12 Kälte dringt in den Magen ein

Symptome und klinische Zeichen

Plötzlich einsetzende starke Oberbauchschmerzen, Kältegefühl, kalte Gliedmaßen, Verlangen nach Wärme, Erbrechen klarer Flüssigkeiten (erleichtert unter Umständen die Schmerzen), Übelkeit, Patient fühlt sich nach Einnahme kalter Flüssigkeiten schlechter (und diese werden schnell wieder erbrochen), Vorliebe für warme Getränke.

Zunge Dicker, weißer Zungenbelag

Puls Tief-gespannt-langsam

Akupunkturverschreibung

Ma 21 Liangmen, Mi 4 Gongsun, Ren 13 Shangwan, Ma 34 Liangqiu. Moxa muss eingesetzt werden.

Arzneimittelverschreibung

Liang Fu Wan *Pille mit Rhizoma Alpiniae officinarum und Rhizoma Cyperi*

97.13 Magen-Qi rebelliert nach oben

Symptome und klinische Zeichen

Übelkeit, Schluckbeschwerden, Rülpsen, Erbrechen, Schluckauf.

Zunge Keine Veränderung

Puls Gespannt oder saitenförmig auf der rechten mittleren Taststelle

Akupunkturverschreibung

Ren 13 Shangwan, Ren 10 Xiawan, Pe 6 Neiguan, Mi 4 Gongsun, Ma 21 Liangmen, Ma 19 Burong.

Arzneimittelverschreibung

- Ding Xiang Shi Di Tang *Dekokt mit Flos Caryophylli und Calyx Diospyri*

- Huo Xiang Zheng Qi San *Pulver mit Herba Agastachis für das Aufrechte Qi*
- Ban Xia Hou Po Tang *Dekokt mit Rhizoma Pinelliae und Cortex Magnoliae officinalis*

Three Treasures

Buddha's Hand (Variante von Mu Xiang Shun Qi Wan)

97.14 Nahrungsretention im Magen

Symptome und klinische Zeichen

Völlegefühl, Schmerzen und Spannungsgefühl im Oberbauch, die durch Erbrechen erleichtert werden, Übelkeit, Erbrechen klarer Flüssigkeiten, schlechter Atem, saures Aufstoßen, Rülpsen, Schlaflosigkeit, breiiger Stuhl oder Verstopfung, Appetitmangel.

Zunge Dicker (weißer oder gelber) Belag

Puls Voll-schlüpfrig

Akupunkturverschreibung

Ren 13 Shangwan, Ren 10 Xiawan, Ma 21 Liangmen, Ma 44 Neiting, Ma 45 Lidui, Mi 4 Gongsun, Pe 6 Neiguan, Ma 40 Fenglong, Ma 19 Burong, Ni 21 Youmen, Ren 12 Zhongwan.

Arzneimittelverschreibung

- Bao He Wan *Pille, die die Harmonie erhält*
- Zhi Shi Dao Zhi Wan *Pille mit Fructus Aurantii immaturus zum Beseitigen von Stagnation*

KAPITEL 98 Gallenblasen-Muster

Folgende Gallenblasen-Muster werden besprochen:

1. Nässe-Hitze in Gallenblase und Leber
2. Nässe-Hitze in der Gallenblase
3. Nässe-Kälte in der Gallenblase
4. Gallenblasen-Hitze
5. Leere der Gallenblase
6. Stagnation der Gallenblase mit Schleim

Kombinierte Muster von Leber und Gallenblase sind in ➢ Kapitel 93 (Leber-Muster) zu finden.

98.1 Nässe-Hitze in Gallenblase und Leber

Symptome und klinische Zeichen

Schmerzen, Völle- und Spannungsgefühl im Flankenbereich, Übelkeit und Erbrechen, Probleme bei der Fettverdauung, gelbe Gesichtsfarbe, spärlicher und dunkelgelber Harn, Fieber, Durst ohne Verlangen zu trinken, bitterer Mundgeschmack, Schwindel, gelbe Skleren, Tinnitus, Reizbarkeit, Schweregefühl, taube Gliedmaßen, geschwollene Füße, Brennen bei der Miktion, Miktionsbeschwerden, übermäßiger Scheidenausfluss, breiiger Stuhl oder Verstopfung, abwechselnd Hitze- und Kältegefühl, Hitzegefühl, papulöser Ausschlag und Juckreiz im Genitalbereich, geschwollener und heißer Hodensack.

Zunge Dicker, klebrig-gelber Belag, ein- oder beidseitig

Puls Schlüpfrig-saitenförmig-schnell

Akupunkturverschreibung

Gb 24 Riyue, Le 14 Qimen, Ren 12 Zhongwan, Gb 34 Yanglingquan, Dannangxue Extrapunkt, Du 9 Zhiyang, Bl 19 Danshu, Bl 20 Pishu, Di 11 Quchi, SJ 6 Zhigou, Ma 19 Burong, Le 3 Taichong, Le 5 Ligou.

Arzneimittelverschreibung

Long Dan Xie Gan Tang *Dekokt zum Entlasten der Leber mit Radix Gentianae*

Three Treasures

Drain Fire (Variante von Long Dan Xie Ga Tang)

98.2 Nässe-Hitze in der Gallenblase

Symptome und klinische Zeichen

Schmerzen, Völle- und Spannungsgefühl im Flankenbereich, Übelkeit und Erbrechen, Probleme bei der Fettverdauung, gelbe Gesichtsfarbe, spärlicher und dunkelgelber Harn, Fieber, Durst ohne Verlangen zu trinken, bitterer Mundgeschmack, Schwindel, Tinnitus, Reizbarkeit, Schweregefühl, taube Gliedmaßen, geschwollene Füße, breiiger Stuhl oder Verstopfung, abwechselnd Hitze- und Kältegefühl, gelbe Skleren, Hitzegefühl.

Zunge Dicker, klebrig-gelber Belag, einseitig oder beidseitig in zwei Streifen verlaufend

Puls Schlüpfrig-saitenförmig-schnell

Akupunkturverschreibung

Gb 24 Riyue, Le 14 Qimen, Ren 12 Zhongwan, Gb 34 Yanglingquan, Dannangxue Extrapunkt, Du 9 Zhiyang, Bl 19 Danshu, Bl 20 Pishu, Di 11 Quchi, SJ 6 Zhigou, Ma 19 Burong.

Arzneimittelverschreibung

Yin Chen Hao Tang *Dekokt mit Artemisia scopariae*

98.3 Nässe-Kälte in der Gallenblase

Symptome und klinische Zeichen

Gelbsucht, matt-gelbe Verfärbung der Augen und der Haut, Schmerzen, Völle- und Spannungsgefühl im Flankenbereich, Übelkeit und Erbrechen, Probleme bei der Fettverdauung, gelbe Skleren, trüber Harn, kein Durst, klebriger Mundgeschmack, dumpfe Kopfschmerzen, Schweregefühl, Kältegefühl.

Zunge Dicker, klebrig-weißer Belag, einseitig oder beidseitig in zwei Streifen verlaufend

Puls Schlüpfrig-saitenförmig-langsam

Akupunkturverschreibung

Gb 24 Riyue, Le 14 Qimen, Ren 12 Zhongwan, Gb 34 Yanglingquan, Dannangxue Extrapunkt, Du 9 Zhiyang, Bl 19 Danshu, Bl 20 Pishu, SJ 6 Zhigou, Ma 19 Burong.

Arzneimittelverschreibung

San Ren Tang *Dekokt mit drei Samen* plus Yin Chen Hao (*Herba Artemisiae capillaris*)

98.4 Gallenblasen-Hitze

Symptome und klinische Zeichen

Schwindel, Tinnitus, bitterer Mundgeschmack, trockener Rachen, Reizbarkeit, rotes Gesicht, rote Ohren, Völlegefühl im Flankenbereich.

Zunge Einseitiger oder beidseitiger gelber Belag

Puls Saitenförmig-schnell

Akupunkturverschreibung

Gb 24 Riyue, Gb 34 Yanglingquan, Dannangxue Extrapunkt, Du 9 Zhiyang, Bl 19 Danshu, Di 11 Quchi, SJ 6 Zhigou, Ma 19 Burong, Gb 43 Xiaxi.

Arzneimittelverschreibung

Jin Ling Zi San *Pulver mit Fructus Toosendan* zusammen mit Zuo Jin Wan *Pille des linken Metalls*

98.5 Leere der Gallenblase

Symptome und klinische Zeichen

Schwindel, verschwommene Sicht, Mouches volantes, Nervosität, Furchtsamkeit, Schreckhaftigkeit, Mutlosigkeit und fehlende Initiative, Entscheidungsschwäche, Seufzen, Aufwachen früh am Morgen, ruheloses Träumen.

Zunge Blass oder normal

Puls Schwächlich

Akupunkturverschreibung

Gb 40 Qiuxu. Moxa kann eingesetzt werden.

Arzneimittelverschreibung

- Wen Dan Tang *Dekokt, das die Gallenblase wärmt.* Diese Verschreibung stammt ursprünglich von Sun Si Miao und wurde für Reizbarkeit und Schlaflosigkeit aufgrund von Kälte in der Gallenblase nach schwerer Erkrankung eingesetzt. Die Originalverschreibung enthielt kein Fu Ling (*Sclerotium Poriae cocos*), wies aber eine größere Dosis Sheng Jiang Rhizoma (*Zingiberis officinalis recens*) (12 g) auf.
- An Shen Ding Zhi Wan *Pille zum Beruhigen des Geistes und der Willenskraft*

98.6 Stagnation der Gallenblase mit Schleim-Hitze

Symptome und klinische Zeichen

Spannungsgefühl und Schmerzen im Flankenbereich, Schwindel, verschwommene Sicht, Reizbarkeit, Schlaflosigkeit, Herzklopfen, Engegefühl im Brustkorb und Flankenbereich, Seufzen, leichte Atemlosigkeit, übermäßiges Träumen, bitterer Mundgeschmack, Übelkeit.

Zunge Klebriger, gelber Belag

Puls Saitenförmig-schlüpfrig

Akupunkturverschreibung

Gb 24 Riyue, Gb 34 Yanglingquan, Mi 9 Yinglingquan, Ma 19 Burong, Ren 12 Zhongwan, Ma 40 Fenglong, Lu 7 Lieque, SJ 6 Zhigou, Pe 6 Neiguan, Di 11 Quchi.

Arzneimittelverschreibung

Wen Dan Tang *Dekokt, das die Gallenblase wärmt* plus Yin Chen Hao (*Herba Artemisiae capillaris*), Mu Xiang (*Radix Aucklandiae lappae*) und Xiang Fu (*Rhizoma Cyperi rotundi*)

KAPITEL

99 Dickdarm-Muster

Folgende Dickdarm-Muster werden besprochen:

1. Nässe-Hitze im Dickdarm
2. Hitze im Dickdarm
3. Hitze blockiert den Dickdarm
4. Kälte dringt in den Dickdarm ein
5. Dickdarm-Trockenheit
6. Dickdarm-Kälte
7. Nässe im Dickdarm
8. Leere und Kälte des Dickdarms
9. Leere und Nässe des Dickdarms
10. Dickdarm-Kollaps

99.1 Nässe-Hitze im Dickdarm

Symptome und klinische Zeichen

Bauchschmerzen, die durch den Stuhlgang nicht erleichtert werden, Durchfall, Schleim- und Blutbeimengungen im Stuhl, starker Geruch, brennendes Gefühl am After, spärlicher dunkler Harn, Fieber, das durch Schwitzen nicht gesenkt wird, Hitzegefühl, Durst ohne Verlangen zu trinken, Schweregefühl von Körper und Gliedmaßen.

Zunge Rot mit klebrigem, gelbem Belag

Puls Schlüpfrig-schnell

Akupunkturverschreibung

Mi 9 Yinlingquan, Mi 6 Sanyinjiao, Bl 22 Sanjiaoshu, Ma 25 Tianshu, Ma 27 Daju, Ren 6 Qihai, Bl 25 Dachangshu, Di 11 Quchi, Ren 12 Zhongwan, Ma 37 Shangjuxu, Bl 20 Pishu.

Arzneimittelverschreibung

- Ge Gen Qin Lian Tang *Dekokt mit Radix Puerariae, Radix Scutellariae und Rhizoma Coptidis*
- Bai Tou Weng Tang *Dekokt mit Radix Pulsatillae*
- Shao Yao Tang *Dekokt mit Radix Paeoniae*

99.2 Hitze im Dickdarm

Symptome und klinische Zeichen

Verstopfung und trockener Stuhl, brennendes Gefühl im Mund, trockene Zunge, brennendes Gefühl und Juckreiz am After, spärlicher dunkler Harn.

Zunge Dicker, gelber (oder sogar brauner oder schwarzer) und trockener Belag

Puls Voll-schnell

Akupunkturverschreibung

Ma 25 Tianshu, Bl 25 Dachangshu, Di 11 Quchi, Ma 37 Shangjuxu, Ma 44 Neiting, Di 2 Erjian, Mi 6 Sanyinjiao, Ni 6 Zhaohai.

Arzneimittelverschreibung

Ma Zi Ren Wan *Pille mit Semen Cannabis*

99.3 Hitze blockiert den Dickdarm

Symptome und klinische Zeichen

Verstopfung, brennendes Gefühl am After, Spannungsgefühl und Schmerzen im Bauch, die bei Druck schlimmer werden, hohes oder ansteigendes und zur Nachmittagszeit sinkendes Fieber, Schwitzen vor allem an den Gliedmaßen, Erbrechen, Durst, Delirium.

Zunge Dicker, trockener, gelber (oder braun-schwarzer) Belag, roter Zungenkörper

Puls Tief-voll

Akupunkturverschreibung

Di 11 Quchi, Di 4 Hegu, Mi 15 Daheng, SJ 6 Zhigou, Mi 6 Sanyinjiao, Di 2 Erjian, Ma 44 Neiting, Ma 25 Tianshu, Bl 25 Dachangshu.

Arzneimittelverschreibung

Tiao Wei Cheng Qi Tang *Dekokt zum Regulieren des Magens und zum Leiten des Qi*

99.4 Kälte dringt in den Dickdarm ein

Symptome und klinische Zeichen

Plötzlich einsetzende Bauchschmerzen, schmerzvoller Durchfall, Kältegefühl, Kältegefühl im Bauchbereich.

Zunge Dicker, weißer Belag

Puls Tief-saitenförmig

Akupunkturverschreibung

Ma 37 Shangjuxu, Ma 25 Tianshu, Ma 36 Zusanli, Mi 6 Sanyinjiao, Le 3 Taichong, Ma 27 Daju. Moxibustion kann eingesetzt werden.

Arzneimittelverschreibung

Liang Fu Wan *Pille mit Rhizoma Alpiniae officinarum und Rhizoma Cyperi* plus Zheng Qi Tian Xiang San *Pulver von himmlischem Aroma für das Aufrechte Qi*

99.5 Dickdarm-Trockenheit

Symptome und klinische Zeichen

Trockener Stuhl, der nur mit Mühe abzusetzen ist, trockener Mund und Rachen, dünner Körperbau, schlechter Atem, Schwindel.

Zunge Trocken, entweder blass oder rot und ohne Belag

Puls Dünn

Akupunkturverschreibung

Ma 36 Zusanli, Mi 6 Sanyinjiao, Ni 6 Zhaohai, Ren 4 Guanyuan, Ma 25 Tianshu.

Arzneimittelverschreibung

- Zeng Ye Tang *Dekokt, das die Körpersäfte vermehrt*
- Qing Zao Run Chang Tang *Dekokt, das Trockenheit klärt und den Darm befeuchtet*
- Wu Ren Wan *Pille aus fünf Samen*
- Tian Di Jian *Himmel-Erde-Dekokt*
- Si Wu Ma Zi Ren Wan *Pille mit vier Zutaten und Semen Cannabis*
- Ma Zi Ren Wan *Pille mit Semen Cannabis*

99.6 Dickdarm-Kälte

Symptome und klinische Zeichen

Breiiger Stuhl, der dem Aussehen von Entenkot ähnelt, dumpfe Bauchschmerzen, Darmgeräusche, blasser Harn, kalte Gliedmaßen.

Zunge Blass

Puls Tief-schwächlich

Akupunkturverschreibung

Ma 25 Tianshu, Ren 6 Qihai, Ma 36 Zusanli, Ma 37 Shangjuxu, Bl 25 Dachangshu, Bl 20 Pishu. Moxa kann eingesetzt werden.

Arzneimittelverschreibung

Liang Fu Wan *Pille mit Rhizoma Alpiniae officinarum und Rhizoma Cyperi*

99.7 Nässe im Dickdarm

Symptome und klinische Zeichen

Spannungs- und Völlegefühl im Bauch, Miktionbeschwerden, spärlicher Harn, breiiger Stuhl, Darmgeräusche, klebriges Gefühl im Mund, Übelkeit, Erbrechen, Schleimbeimengungen im Stuhl.

Zunge Klebriger, weißer Belag

Puls Sanft auf der rechten hinteren Taststelle

Akupunkturverschreibung

Ma 25 Tianshu, Bl 25 Dachangshu, Ma 37 Shangjuxu, Ma 27 Daju, Mi 6 Sanyinjiao, Mi 9 Yinlingquan, Ren 12 Zhongwan, Bl 22 Sanjiaoshu.

Arzneimittelverschreibung

Wei Ling Tang *Dekokt zum Beruhigen des Magens mit Poria*

99.8 Leere und Kälte des Dickdarms

Symptome und klinische Zeichen

Chronische dumpfe Bauchschmerzen, die durch Druck, Wärmeanwendung und Einnahme warmer Getränke besser werden, Darmgeräusche, breiiger Stuhl, in manchen Fällen auch Verstopfung, kalte Gliedmaßen, vor allem die Beine, blasser Stuhl.

Zunge Blass und nass

Puls Tief-schwächlich, vor allem auf den beiden hinteren Taststellen

Akupunkturverschreibung

Ma 25 Tianshu, Bl 25 Dachangshu, Ma 37 Shangjuxu, Ma 27 Daju, Mi 6 Sanyinjiao, Ren 6 Qihai, Ma 36 Zusanli. Moxa sollte eingesetzt werden.

Arzneimittelverschreibung

- Fu Zi Li Zhong Wan *Pille, die die Mitte reguliert mit Radix lateralis Aconiti*
- Zhen Ren Yang Zang Tang *Dekokt des Wahren Menschen um die Organe zu nähren*

99.9 Leere und Nässe des Dickdarms

Symptome und klinische Zeichen

Dumpfe Bauchschmerzen, die durch Druck und Wärmeanwendung besser werden, sich durch Kälte oder Einnahme kalter Getränke aber verschlimmern, breiiger Stuhl, möglicherweise Schleimbeimengungen im Stuhl, Schweregefühl, Stuhlinkontinenz, Völlegefühl im Bauch, Müdigkeit.

Zunge Blass mit klebrigem Belag

Puls Schwächlich und etwas schlüpfrig

Akupunkturverschreibung

Ma 25 Tianshu, Bl 25 Dachangshu, Ma 37 Shangjuxu, Ma 27 Daju, Mi 6 Sanyinjiao, Mi 9 Yinlingquan, Ren 12 Zhongwan, Bl 22 Sanjiaoshu, Ren 6 Qihai, Ma 36 Zusanli.

Arzneimittelverschreibung

Shen Ling Bai Zhu San *Pulver mit Radix Ginseng, Poria und Rhizoma Atractylodis* plus Xiang Fu (*Rhizoma Cyperi rotundi*)

99.10 Dickdarm-Kollaps

Symptome und klinische Zeichen

Chronischer Durchfall, Analprolaps, Hämorrhoiden, Müdigkeit nach dem Stuhlgang, kalte Gliedmaßen, Appetitlosigkeit, geistige Erschöpfung, Verlangen nach warmen Getränken, Patient möchte gerne seinen Bauch massiert haben.

Zunge Blass

Puls Tief-dünn-schwächlich

Akupunkturverschreibung

Ren 6 Qihai, Ma 25 Tianshu, Ma 36 Zusanli, Mi 3 Taibai, Bl 20 Pishu, Bl 21 Weishu, Du 20 Baihui.

Arzneimittelverschreibung

Bu Zhong Yi Qi Tang *Dekokt, das die Mitte tonisiert und das Qi vermehrt*

KAPITEL

100 Blasen-Muster

Folgende Blasen-Muster werden besprochen:

1. Nässe-Hitze in der Blase
2. Nässe-Kälte in der Blase
3. Leere und Kälte der Blase

Kombinierte Muster von Niere und Blase sind in ➢ Kapitel 95 (Nieren-Muster) zu finden.

100.1 Nässe-Hitze in der Blase

Symptome und klinische Zeichen

Häufige und dringende Miktion, brennendes Gefühl bei der Miktion, Miktionsbeschwerden (Harnstrahl bricht mittendrin ab), dunkelgelber und / oder truber Harn, Blut im Harn, Fieber, Durst ohne Verlangen zu trinken, Völlegefühl, Schmerzen in der Unterbauchregion, Hitzegefühl.

Zunge Dicker, klebriger, gelber Belag auf der Zungenwurzel mit roten Punkten

Puls Schlüpfrig-schnell und etwas saitenförmig auf der linken hinteren Taststelle

Akupunkturverschreibung

Mi 9 Yinlingquan, Mi 6 Sanyinjiao, Bl 22 Sanjiaoshu, Bl 28 Pangguangshu, Ren 3 Zhongji, Bl 63 Jinmen, Bl 66 Tonggu, Ma 28 Shuidao.

Arzneimittelverschreibung

Ba Zheng San *Acht Arzneien-Pulver zur Korrektur*

Three Treasures

Separate Clear and Turbid (Variante von Bi Xie Fen Qing Yin)

100.2 Nässe-Kälte in der Blase

Symptome und klinische Zeichen

Häufige und dringende Miktion, Miktionsbeschwerden (Harnstrahl bricht mittendrin ab), Schweregefühl in der Unterbauchregion und in der Harnröhre, blasser und trüber Harn.

Zunge Weißer, klebriger Belag auf der Zungenwurzel

Puls Schlüpfrig-langsam und etwas saitenförmig auf der linken hinteren Taststelle

Akupunkturverschreibung

Mi 9 Yinlingquan, Mi 6 Sanyinjiao, Bl 22 Sanjiaoshu, Ren 3 Zhongji, Ma 28 Shuidao, Ren 9 Shuifen, Bl 28 Pangguangshu. Moxa kann eingesetzt werden.

Arzneimittelverschreibung

- Ba Zheng San *Acht Arzneien-Pulver zur Korrektur*
- Shi Wei San *Pulver mit Folium Pyrrosiae*

Three-Treasures-Präparat

Separate Clear and Turbid (Variante von Bi Xie Fen Qing Yin)

100.3 Leere und Kälte der Blase

Symptome und klinische Zeichen

Häufige und reichliche Miktion, blasser Harn, Inkontinenz, Bettnässen, Schmerzen im unteren Rücken, Schwindel, Nykturie, weißer Ausfluss aus der Harnröhre.

Zunge Blass, nass

Puls Tief-schwächlich

Akupunkturverschreibung

Bl 23 Shenshu, Du 4 Mingmen, Bl 28 Pangguangshu, Ren 4 Guanyuan, Ren 3 Zhongji, Du 20 Baihui.

Arzneimittelverschreibung

- Suo Quan Wan *Pille zum Zusammenziehen der Quelle*
- Sang Piao Xiao San *Pulver mit Ootheca Mantidis*
- Tu Si Zi Wan *Pille mit Semen Cuscutae*

Anhang

Index der Fallgeschichten

Rezepturen

Anmerkung

Einige der hier erwähnten Arzneimittel sind in manchen Ländern verboten und dürfen nicht verschrieben werden, weil sie entweder toxisch sind (was in einigen Fällen fälschlich angenommen wird) oder weil sie aus vom Aussterben bedrohten Pflanzen oder bedrohten Tierarten verarbeitet werden. In einigen Ländern dürfen überhaupt keine Tierbestandteile eingesetzt werden. Da die gesetzlichen Vorschriften für die Verschreibung dieser Kräuter oder Tierbestandteile in jedem Land anders sind, obliegt es der Verantwortung eines jeden Lesers, sich mit den jeweiligen Vorschriften vertraut zu machen. Die Einbeziehung derartiger chinesischer Arzneimittel in den unten aufgeführten Rezepten soll nicht als Billigung deren Einsatzes verstanden werden. Dennoch habe ich die Rezepturen in ihrer ursprünglich erwähnten Form bewahrt, da wir auf diese Weise sachlich und vernunftgemäß entscheiden können, wie die hier im Westen nicht verwendbaren Arzneimittel zu ersetzen sind. Ziehen wir als Beispiel die Rezeptur Xi Jiao Di Huang Tang *Dekokt mit Cornu Rhinoceri und Radix Rehmanniae* heran, die Xi Jiao *Cornu Rhinoceri* als Zutat beinhaltet, dessen Verwendung illegal ist. Da diese Substanz Blut kühlende Eigenschaften aufweist, können wir eine Ersatzsubstanz verwenden, die ebenfalls das Blut kühlt.

Ai Fu Nuan Gong Wan

Pille zum Wärmen des Uterus mit Folium Artemisiae argyi und Rhizoma Cyperi

- **Ai Ye Folium** Artemisiae argyi 9 g
- **Wu Zhu Yu** Fructus Evodiae rutaecarpae 4,5 g
- **Rou Gui** Cortex Cinnamomi cassiae 4,5 g
- **Xiang Fu** Rhizoma Cyperi rotundi 9 g
- **Dang Gui** Radix Angelicae sinensis 9 g
- **Chuan Xiong** Radix Ligustici chuanxiong 6 g
- **Bai Shao** Radix Paeoniae lactiflorae 6 g
- **Huang Qi** Radix Astragali membranacei 6 g
- **Sheng Di Huang** Radix Rehmanniae glutinosae 9 g
- **Xu Duan** Radix Dipsaci asperi 6 g

An Shen Ding Zhi Wan

Pille zum Beruhigen des Geistes und der Willenskraft

- **Fu Ling** Sclerotium Poriae cocos 9 g
- **Fu Shen** Sclerotium Poriae cocos paradicis 9 g
- **Ren Shen** Radix Ginseng 9 g
- **Yuan Zhi** Radix Polygalae 9 g
- **Shi Chang Pu** Rhizoma Acori graminei 4,5 g
- **Long Chi** Dens Draconis 4,5 g

Ba Xian Chang Shou Wan

Pille der Acht Unsterblichen für ein langes Leben

- **Mai Men Dong** Tuber Ophiopogonis japonici 6 g
- **Wu Wei Zi** Fructus Schisandrae chinensis 6 g
- **Shu Di Huang** Radix Rehmanniae glutinosae praeparata 24 g
- **Shan Zhu Yu** Fructus Corni officinalis 12 g
- **Shan Yao** Radix Dioscoreae oppositae 12 g
- **Ze Xie** Rhizoma Alismatis orientalis 9 g
- **Mu Dan Pi** Cortex Moutan radicis 9 g
- **Fu Ling** Sclerotium Poriae cocos 9 g

Ba Zhen Tang

Acht Schätze-Dekokt

- **Dang Gui** Radix Angelicae sinensis 10 g
- **Chuan Xiong** Radix Ligustici Chuanxiong 5 g
- **Bai Shao** Radix Paeoniae lactiflorae 8 g
- **Shu Di Huang** Radix Rehmanniae glutinosae praeparata 15 g
- **Ren Shen** Radix Ginseng 3 g
- **Bai Zhu** Rhizoma Atractylodis macrocephalae 10 g
- **Fu Ling** Sclerotium Poriae cocos 8 g
- **Zhi Gan Cao** Radix Glycyrrhizae uralensis praeparata 5 g

Ba Zheng San

Acht Arzneien-Pulver zur Korrektur

- **Mu Tong** Caulis Mutong 3 g
- **Hua Shi** Talcum 12 g
- **Che Qian Zi** Semen Plantaginis 9 g
- **Qu Mai** Herba Dianthi 6 g
- **Bian Xu** Herba Polygoni avicularis 6 g
- **Shan Zhi Zi** Fructus Gardeniae jasminoidis 3 g
- **Da Huang** Radix et Rhizoma Rhei 6 g
- **Deng Xin Cao** Medulla Junci effusi 3 g
- **Gan Cao** Radix Glycyrrhizae uralensis 3 g

Bai He Gu Jin Tang

Dekokt zum Festigen des Metalls mit Bulbus Lilii

- **Bai He** Bulbus Lilii 15 g
- **Mai Men Dong** Tuber Ophiopogonis japonici 9 g
- **Xuan Shen** Radix Scrophulariae ningpoensis 9 g
- **Sheng Di Huang** Radix Rehmanniae glutinosae 9 g
- **Shu Di Huang** Radix Rehmanniae glutinosae praeparata 9 g
- **Dang Gui** Radix Angelicae sinensis 6 g
- **Bai Shao** Radix Paeoniae lactiflorae 9 g
- **Jie Geng** Radix Platycodi grandiflori 6 g
- **Chuan Bei Mu** Bulbus Fritillariae cirrhosae 6 g
- **Gan Cao** Radix Glycyrrhizae uralensis 3 g

Bai Hu Tang

Weißer Tiger Dekokt

- **Shi Gao** Gypsum fibrosum 30 g
- **Zhi Mu** Radix Anemarrhenae asphodeloidis 9 g
- **Zhi Gan Cao** Radix Glycyrrhizae uralensis praeparata 3 g
- **Geng Mi** nicht-klebender Reis 9 g

Bai Tou Weng Tang

Dekokt mit Radix Pulsatillae

- **Bai Tou Weng** Radix Pulsatillae chinensis 6 g
- **Huang Lian** Rhizoma Coptidis 9 g
- **Huang Bai** Cortex Phellodendri 9 g
- **Qin Pi** Cortex Fraxini 9 g

Ban Xia Hou Po Tang

Dekokt mit Rhizoma Pinelliae und Cortex Magnoliae officinalis

- **Ban Xia** Rhizoma Pinelliae ternatae 12 g
- **Hou Po** Cortex Magnoliae officinalis 9 g
- **Zi Su Ye** Folium Perillae frutescentis 6 g
- **Fu Ling** Sclerotium Poriae cocos 12 g
- **Sheng Jiang** Rhizoma Zingiberis officinalis recens 9 g

Ban Xia Tang

Dekokt mit Rhizoma Pinelliae

- **Ban Xia** Rhizoma Pinelliae ternatae 12 g
- **Sheng Jiang** Rhizoma Zingiberis officinalis recens 3 Scheiben
- **Jie Geng** Radix Platycodi grandiflori 3 g
- **Wu Zhu Yu** Fructus Evodiae rutaecarpae 3 g
- **Qiang Hu** Radix Peucedani 6 g
- **Bie Jia** Carapax Amydae sinensis 9 g
- **Zhi Shi** Fructus Citri aurantii immaturus 6 g
- **Ren Shen** Radix Ginseng 9 g
- **Bing Lang** Semen Arecae catechu 6 Samen

Bao He Wan

Pille, die die Harmonie erhält

- **Shan Zha** Fructus Crataegi 9 g
- **Shen Qu** Massa Fermentata 9 g
- **Lai Fu Zi** Semen Raphani sativi 6 g
- **Chen Pi** Pericarpium Citri reticulatae 6 g
- **Ban Xia** Rhizoma Pinelliae ternatae 9 g
- **Fu Ling** Sclerotium Poriae cocos 9 g
- **Lian Qiao** Fructus Forsythiae suspensae 3 g

Bao Yin Jian

Dekokt zum Schützen des Yin

- **Sheng Di Huang** Radix Rehmanniae glutinosae 24 g
- **Shu Di Huang** Radix Rehmanniae glutinosae praeparata 15 g
- **Bai Shao** Radix Paeoniae lactiflorae 12 g
- **Shan Yao** Radix Dioscoreae oppositae 12 g
- **Huang Qin** Radix Scutellariae baicalensis 9 g
- **Huang Bai** Cortex Phellodendri 9 g
- **Xu Duan** Radix Dipsaci asperi 6 g
- **Gan Cao** Radix Glycyrrhizae uralensis 3 g

Bao Yuan Tang

Dekokt, das den Ursprung bewahrt

- **Huang Qi** Radix Astragali membranacei 6 g
- **Ren Shen** Radix Ginseng 6 g
- **Zhi Gan Cao** Radix Glycyrrhizae uralensis praeparata 3 g
- **Rou Gui** Cortex Cinnamomi cassiae 1,5 g

Bei Mu Gua Lou San

Pulver mit Bulbus Fritillariae und Fructus Trichosanthis

- **Zhe Bei Mu** Bulbus Fritillariae thunbergii 4,5 g
- **Gua Lou** Fructus Trichosanthis 3 g
- **Tain Hua Fen** Radix Trichosanthis kirilowii 2,4 g
- **Fu Ling** Sclerotium Poriae cocos 2,4 g
- **Chen Pi** Pericarpium Citri reticulatae 2,4 g
- **Jie Geng** Radix Platycodi grandiflori 2,4 g

Bu Fei Tang

Dekokt, das die Lunge tonisiert

- **Ren Shen** Radix Ginseng 9 g
- **Huang Qi** Radix Astragali membranacei 24 g
- **Shu Di Huang** Radix Rehmanniae glutinosae praeparata 24 g
- **Wu Wei Zi** Fructus Schisandrae chinensis 6 g
- **Zi Wan** Radix Asteris 9 g
- **Sang Bai Pi** Cortex Mori albae radicis 12 g

Bu Gan Tang

Dekokt zum Tonisieren der Leber

- **Dang Gui** Radix Angelicae sinensis 9 g
- **Chuan Xiong** Radix Ligustici Chuanxiong 6 g
- **Bai Shao** Radix Paeoniae lactiflorae 9 g
- **Shu Di Huang** Radix Rehmanniae glutinosae praeparata 15 g
- **Suan Zao Ren** Semen Ziziphi spinosae 6 g
- **Mu Gua** Fructus Chaenomelis 6 g
- **Zhi Gan Cao** Radix Glycyrrhizae uralensis praeparata 3 g

Bu Shen Gu Chong Wan

Pille zum Tonisieren der Niere und zum Befestigen des Durchdringungsgefäßes

- **Tu Si Zi** Semen Cuscutae chinensis 6 g
- **Xu Duan** Radix Dipsaci asperi 6 g
- **Ba Ji Tian** Radix Morindae officinalis 6 g
- **Du Zhong** Cortex Eucommiae ulmoidis 6 g
- **Lu Jiao Shuang** Cornu Cervi degelatinatum 6 g
- **Dang Gui** Radix Angelicae sinensis 6 g
- **Shu Di Huang** Radix Rehmanniae glutinosae praeparata 9 g
- **Gou Qi Zi** Fructus Lycii chinensis 9 g

- **E Jiao** Gelatinum Corii asini 6 g
- **Dang Shen** Radix Codonopsis pilosulae 6 g
- **Bai Zhu** Rhizoma Atractylodis macrocephalae 9 g
- **Da Zao** Fructus Ziziphi jujubae 3 Datteln
- **Sha Ren** Fructus Amomi 3 g

Bu Shen Yang Xue Tang

Dekokt zum Tonisieren der Niere und Nähren des Blutes

- **Yin Yang Huo** Herba Epimedii 6 g
- **Xian Mao** Rhizoma Curculiginis orchioidis 6 g
- **Zi He Che** Placenta Hominis 6 g
- **Nu Zhen Zi** Fructus Ligustri lucidi 6 g
- **Dang Gui** Radix Angelicae sinensis 6 g
- **Bai Shao** Radix Paeoniae lactiflorae 9 g
- **Dang Shen** Radix Codonopsis pilosulae 6 g
- **Gou Qi Zi** Fructus Lycii 6 g
- **Tu Si Zi** Semen Cuscutae chinensis 6 g
- **Xiang Fu** Rhizoma Cyperi rotundi 3 g

Bu Zhong Yi Qi Tang

Dekokt, das die Mitte tonisiert und das Qi vermehrt

- **Huang Qi** Radix Astragali membranacei 12 g
- **Ren Shen** Radix Ginseng 9 g
- **Bai Zhu** Rhizoma Atractylodis macrocephalae 9 g
- **Dang Gui** Radix Angelicae sinensis 6 g
- **Chen Pi** Pericarpium Citri reticulatae 6 g
- **Sheng Ma** Rhizoma Cimicifugae 3 g
- **Chai Hu** Radix Bupleuri 3 g

Cang Er Bi Dou Yan Fang

Sinusitis-Rezeptur mit Fructus Xanthii

- **Cang Er Zi** Fructus Xanthii sibirici 9 g
- **Huang Qin** Radix Scutellariae baicalensis 9 g
- **Pu Gong Ying** Herba Taraxaci mongolici 6 g
- **Ge Gen** Radix Puerariae 9 g
- **Jie Geng** Radix Platycodi grandiflori 6 g
- **Bai Zhi** Radix Angelicae dahuricae 3 g
- **Che Qian Zi** Semen Plantaginis 6 g
- **Gan Cao** Radix Glycyrrhizae uralensis 3 g

Cang Fu Dao Tan Wan

Pille mit Rhizoma Atractylodis und Rhizoma Cyperi, die Schleim hinausführt

- **Cang Zhu** Rhizoma Atractylodis 9 g
- **Xiang Fu** Rhizoma Cyperi rotundi 9 g
- **Zhi Ke** Fructus Citri aurantii 9 g
- **Fu Ling** Sclerotium Poriae cocos 6 g
- **Chen Pi** Pericarpium Citri reticulatae 6 g
- **Dan Nan Xing** Pulvis Arisaemae cum felle bovis 4,5 g
- **Gan Cao** Radix Glycyrrhizae uralensis 3 g
- **Sheng Jiang** Rhizoma Zingiberis officinalis recens 3 Scheiben
- **Shen Qu** Massa Fermentata 6 g

Chai Hu Shu Gan Tang

Dekokt mit Radix Bupleuri zum Besänftigen der Leber

- **Chai Hu** Radix Bupleuri 6 g
- **Bai Shao** Radix Paeoniae lactiflorae 4,5 g
- **Zhi Ke** Fructus Citri aurantii 4,5 g
- **Zhi Gan Cao** Radix Glycyrrhizae uralensis praeparata 1,5 g
- **Chen Pi** Pericarpium Citri reticulatae 6 g
- **Xiang Fu** Rhizoma Cyperi rotundi 4,5 g
- **Chuan Xiong** Radix Ligustici Chuanxiong 4,5 g

Chang Tai Bai Zhu San

Pulver mit Rhizoma Atractylodis für ein langes Leben [des Fetus]

- **Bai Zhu** Rhizoma Atractylodis macrocephalae 6 g
- **Chuan Xiong** Radix Ligustici Chuanxiong 3 g
- **Chuan Jiao** Pericarpium Zanthoxyli bungeani 3 g
- **Sheng Di Huang** Radix Rehmanniae glutinosae 6 g
- **E Jiao** Gelatinum Corii Asini 6 g
- **Mu Li** Concha Ostreae 9 g
- **Fu Ling** Sclerotium Poriae cocos 6 g

Chen Xiang Jiang Qi Tang (Magen-Qi Stagnation)

Dekokt mit Lignum Aquilariae zum Bezähmen des Qi

- **Chen Xiang** Lignum Aquilariae 9 g
- **Xiang Fu** Rhizoma Cyperi rotundi 6 g
- **Sha Ren** Fructus Amomi 3 g
- **Gan Cao** Radix Glycyrrhizae uralensis 3 g

Da Bu Yin Wan

Pille zum intensiven Tonisieren des Yin (Dosierung für Pillen)

- **Zhi Mu** Radix Anemarrhenae asphodeloidis 120 g
- **Huang Bai** Cortex Phellodendri 120 g
- **Shu Di Huang** Radix Rehmanniae glutinosae praeparata 180 g
- **Gui Ban** Plastrum Testudinis 180 g
- Knochenmark vom Schwein 12 g

Da Bu Yuan Jian

Dekokt zum intensiven Tonisieren des Ursprungs-Qi

- **Ren Shen** Radix Ginseng 3 g
- **Shan Yao** Radix Dioscoreae oppositae 6 g
- **Shu Di Huang** Radix Rehmanniae glutinosae praeparata 9 g
- **Du Zhong** Cortex Eucommiae ulmoidis 6 g
- **Dang Gui** Radix Angelicae sinensis 6 g
- **Shan Zhu Yu** Fructus Corni officinalis 3 g
- **Gou Qi Zi** Fructus Lycii chinensis 6 g
- **Zhi Gan Cao** Radix Glycyrrhizae uralensis praeparata 3 g

Da Ding Feng Zhu

Perle zum großen Stoppen von Wind

- **Ji Zi Huang** Eigelb 2 Stück
- **E Jiao** Gelatinum Corii asini 9 g
- **Bai Shao** Radix Paeoniae lactiflorae 18 g

- **Zhi Gan Cao** Radix Glycyrrhizae uralensis praeparata 12 g
- **Wu Wei Zi** Fructus Schisandrae chinensis 6 g
- **Sheng Di Huang** Radix Rehmanniae glutinosae 18 g
- **Mai Men Dong** Tuber Ophiopogonis japonici 18 g
- **Huo Ma Ren** Semen Cannabis sativae 6 g
- **Gui Ban** Plastrum Testudinis 12 g
- **Bie Jia** Carapax Amydae sinensis 12 g
- **Mu Li** Concha Ostreae 12 g

Dan Shen Yin

Dekokt mit Radix Salviae miltiorrhizae

- **Dan Shen** Radix Salviae miltiorrhizae 30 g
- **Tan Xiang** Lignum Santali albi 4,5 g
- **Sha Ren** Fructus Amomi 4,5 g

Dan Zhi Xiao Yao San

Umherstreifen Pulver mit Cortex Moutan und Fructus Gardeniae

- **Dang Gui** Radix Angelicae sinensis 3 g
- **Bai Shao** Radix Paeoniae lactiflorae 3 g
- **Fu Ling** Sclerotium Poriae cocos 3 g
- **Bai Zhu** Rhizoma Atractylodis macrocephalae 3 g
- **Chai Hu** Radix Bupleuri 3 g
- **Bo He** Herba Menthae haplocalycis 3 g
- **Mu Dan Pi** Cortex Moutan radicis 1,5 g
- **Shan Zhi Zi** Fructus Gardeniae jasminoidis 1,5 g
- **Zhi Gan Cao** Radix Glycyrrhizae uralensis praeparata 1,5 g

Dang Gui Gui Zhi Tang

Dekokt mit Radix Angelicae sinensis und Ramulus Cinnamomi

- **Dang Gui** Radix Angelicae sinensis 9 g
- **Gui Zhi** Ramulus Cinnamomi cassiae 1 g
- **Bai Shao** Radix Paeoniae lactiflorae 3 g
- **Ban Xia** Rhizoma Pinelliae ternatae 6 g
- **Zhi Gan Cao** Radix Glycyrrhizae uralensis praeparata 0,6 g
- **Pao Jiang** Rhizoma Zingiberis officinalis recens (gebraten) 2 Scheiben
- **Da Zao** Fructus Zizyphi jujubae 3 Datteln

Dang Gui Ji Xue Teng Tang

Dekokt mit Radix Angelicae sinensis und Radix et Caulis Jixueteng

- **Dang Gui** Radix Angelicae sinensis 15 g
- **Shu Di Huang** Radix Rehmanniae glutinosae praeparata 15 g
- **Long Yan Rou** Arillus longan 6 g
- **Bai Shao** Radix Paeoniae lactiflorae 9 g
- **Dan Shen** Radix Salviae miltiorrhizae 9 g
- **Ji Xue Teng** Radix et Caulis Jixueteng 15 g

Dang Gui Long Hui Wan

Pille mit Radix Angelicae sinensis, Radix Gentianae und Aloe

- **Dang Gui** Radix Angelicae sinensis 6 g
- **Long Dan Cao** Radix Gentianae 6 g
- **Lu Hui** Herba Aloe 6 g
- **Shan Zhi Zi** Fructus Gardeniae jasminoidis 4,5 g
- **Huang Lian** Rhizoma Coptidis 3 g
- **Huang Bai** Cortex Phellodendri 6 g
- **Huang Qin** Radix Scutellariae baicalensis 6 g
- **Da Huang** Radix et Rhizoma Rhei 6 g
- **Mu Xiang** Radix Aucklandiae lappae 3 g

Dang Gui Shao Yao San

Pulver mit Radix Angelicae and Radix Paeoniae lactiflorae

- **Dang Gui** Radix Angelicae sinensis 9 g
- **Bai Shao** Radix Paeoniae lactiflorae 15 g
- **Fu Ling** Sclerotium Poriae cocos 12 g
- **Bai Zhu** Rhizoma Atractylodis macrocephalae 12 g
- **Ze Xie** Rhizoma Alismatis orientalis 12 g
- **Chuan Xiong** Radix Ligustici Chuanxiong 6 g

Dang Gui Si Ni Tang

Dekokt für kalte Extremitäten mit Radix Angelicae sinensis

- **Dang Gui** Radix Angelicae sinensis 9 g
- **Bai Shao** Radix Paeoniae lactiflorae 9 g
- **Gui Zhi** Ramulus Cinnamomi cassiae 9 g
- **Xi Xin** Herba cum Radice Asari 3 g
- **Zhi Gan Cao** Radix Glycyrrhizae uralensis praeparata 3 g
- **Da Zao** Fructus Zizyphi jujubae 6 Datteln
- **Mu Tong** Caulis Mutong 3 g

Dao Chi Qing Xin Tang

Dekokt, das das Rote hinausleitet und das Herz klärt

- **Sheng Di Huang** Radix Rehmanniae glutinosae 6 g
- **Mu Tong** Caulis Mutong 3 g
- **Mai Men Dong** Tuber Ophiopogonis japonici 6 g
- **Fu Shen** Sclerotium Poriae cocos pararadicis 6 g
- **Mu Dan Pi** Cortex Moutan radicis 6 g
- **Lian Zi Xin** Plumula Nelumbinis nuciferae 6 g
- **Hua Shi** Talcum 6 g
- **Gan Cao** Radix Glycyrrhizae uralensis 3 g
- **Hu Po** Succinum 3 g
- **Dan Zhu Ye** Herba Lophatheri gracilis 6 g

Dao Chi San

Pulver, das das Rote hinausleitet

- **Sheng Di Huang** Radix Rehmanniae glutinosae 15 g
- **Mu Tong** Caulis Mutong 3 g
- **Dan Zhu Ye** Herba Lophatheri gracilis 3 g
- **Gan Cao** Radix Glycyrrhizae uralensis 3 g

Di Sheng Tang

Dekokt, das den Weisen unterstützt

- **Chi Shao** Radix Paeoniae rubra 6 g
- **Ban Xia** Rhizoma Pinelliae ternatae 6 g
- **Ze Lan** Herba Lycopi 6 g
- **Ren Shen** Radix Ginseng 6 g
- **Sheng Jiang** Rhizoma Zingiberis officinalis recens 3 Scheiben
- **Chen Pi** Pericarpium Citri reticulatae 3 g
- **Gan Cao** Radix Glycyrrhizae uralensis 3 g

Di Tan Tang

Dekokt, das Schleim ausspült

- **Ban Xia** Rhizoma Pinelliae ternatae 6,6 g
- **Chen Pi** Pericarpium Citri reticulatae 6 g
- **Fu Ling** Sclerotium Poriae cocos 6 g
- **Zhi Shi** Fructus Citri aurantii immaturus 6 g
- **Zhu Ru** Caulis Bambusae in Taeniis 2,1 g
- **Dan Nan Xing** Pulvis Arisaemae cum felle bovis 6,6 g
- **Shi Chang Pu** Rhizoma Acori graminei 3 g
- **Ren Shen** Radix Ginseng 3 g
- **Gan Cao** Radix Glycyrrhizae uralensis 1,5 g

Ding Xiang Shi Di Tang

Dekokt mit Flos Caryophylli und Calyx Diospyri

- **Ding Xiang** Flos Caryophylli 6 g
- **Shi Di** Calyx Diospyri Kaki 6 g
- **Ren Shen** Radix Ginseng 3 g
- **Sheng Jiang** Rhizoma Zingiberis officinalis recens 6 g

Duo Ming San

Pulver, das das Leben festhält

- **Mo Yao** Myrrha 6 g
- **Xue Jie** Sanguis Draconis resina 6 g

E Jiao Ji Zi Huang Tang

Dekokt mit Gelatinum Corii Asini und Eigelb

- **E Jiao** Gelatinum Corii Asini 6 g
- **Ji Zi Huang** Eigelb 2 Stück
- **Sheng Di Huang** Radix Rehmanniae glutinosae 12 g
- **Bai Shao** Radix Paeoniae lactiflorae 9 g
- **Zhi Gan Cao** Radix Glycyrrhizae uralensis praeparata 1,5 g
- **Gou Teng** Ramulus Uncariae 6 g
- **Shi Jue Ming** Concha Haliotidis 15 g
- **Mu Li** Concha Ostreae 12 g
- **Fu Shen** Sclerotium Poriae cocos pararadicis 12 g
- **Luo Shi Teng** Caulis Trachelospermi 9 g

Empirische Rezeptur für Leber-Qi-Mangel von Dr. Chen Jia Xu

- **Huang Qi** Radix Astragali membranacei 6 g
- **Dang Shen** Radix Codonopsis pilosulae 6 g
- **Bai Zhu** Rhizoma Atractylodis macrocephalae 6 g
- **Dang Gui** Radix Angelicae sinensis 9 g
- **Chai Hu** Radix Bupleuri 3 g
- **Gui Zhi** Ramulus Cinnamomi cassiae 4 g
- **Fu Ling** Sclerotium Poriae cocos 6 g
- **Bai Shao** Radix Paeoniae lactiflorae 9 g
- **Wu Wei Zi** Fructus Schisandrae chinensis 3 g
- **Bai Zi Ren** Semen Biotae orientalis 6 g
- **Zhi Gan Cao** Radix Glycyrrhizae uralensis praeparata 3 g

Er Chen Tang

Dekokt der zwei alten Arzneien

- **Ban Xia** Rhizoma Pinelliae ternatae 15 g
- **Chen Pi** Pericarpium Citri reticulatae 15 g
- **Fu Ling** Sclerotium Poriae cocos 9 g
- **Zhi Gan Cao** Radix Glycyrrhizae uralensis praeparata 3 g

Er Zhi Wan

Pille der beiden Sonnenwenden

- **Nu Zhen Zi** Fructus Ligustri lucidi 9 g
- **Han Lian Cao** Herba Ecliptae prostratae 9 g

Fo Shou San

Pulver der Hand des Buddha

- **Dang Gui** Radix Angelicae sinensis 6 g
- **Chuan Xiong** Radix Ligustici Chuanxiong 4 g

Fu Tu Dan

Pille mit Poria und Semen Cuscutae (Dosis für Pillenherstellung)

- **Tu Si Zi** Semen Cuscutae chinensis 150 g
- **Wu Wei Zi** Fructus Schisandrae chinensis 210 g
- **Shan Yao** Radix Dioscoreae oppositae 60 g
- **Lian Zi** Semen Nelumbinis nuciferae 60 g
- **Fu Ling** Sclerotium Poriae cocos 90 g

Fu Zi Li Zhong Wan

Pille, die die Mitte reguliert mit Radix lateralis Aconiti

- **Fu Zi** Radix lateralis Aconiti carmichaeli praeparata 3 g
- **Gan Jiang** Rhizoma Zingiberis officinalis 6 g
- **Ren Shen** Radix Ginseng 6 g
- **Bai Zhu** Rhizoma Atractylodis macrocephalae 6 g
- **Zhi Gan Cao** Radix Glycyrrhizae uralensis praeparata 3 g

Gan Cao Gan Jiang Tang

Dekokt mit Radix Glycyrrhizae und Rhizoma Zingiberis officinalis

- **Zhi Gan Cao** Radix Glycyrrhizae uralensis 12 g
- **Gan Jiang** Rhizoma Zingiberis officinalis 6 g

Gan Lu Xiao Du Dan

Pille des süßen Taus zum Beseitigen von Giften

- **Lian Qiao** Fructus Forsythiae suspensae 6 g
- **Huang Qin** Radix Scutellariae baicalensis 6 g
- **Bo He** Herba Menthae haplocalycis 3 g
- **She Gan** Rhizoma Belamcandae 4,5 g
- **Chuan Bei Mu** Bulbus Fritillariae cirrhosae 3 g
- **Hua Shi** Talcum 9 g
- **Mu Tong** Caulis Mutong 3 g
- **Yin Chen Hao** Herba Artemisiae scopariae 6 g
- **Huo Xiang** Herba Agastachis seu Pogostemi 4,5 g
- **Shi Chang Pu** Rhizoma Acori graminei 3 g
- **Bai Dou Kou** Fructus Amomi kravanh 4,5 g

Ge Gen Qin Lian Tang

Dekokt mit Radix Puerariae, Radix Scutellariae und Rhizoma Coptidis

- **Ge Gen** Radix Puerariae 9 g
- **Huang Qin** Radix Scutellariae baicalensis 9 g
- **Huang Lian** Rhizoma Coptidis 4,5 g
- **Gan Cao** Radix Glycyrrhizae uralensis 3 g

Ge Xia Zhu Yu Tang

Dekokt, das Blut-Stase unterhalb des Diaphragmas eliminiert

- **Dang Gui** Radix Angelicae sinensis 9 g
- **Chuan Xiong** Radix Ligustici chuanxiong 3 g
- **Chi Shao** Radix Paeoniae rubrae 6 g
- **Hong Hua** Flos Carthami tinctorii 9 g
- **Tao Ren** Semen Persicae 9 g
- **Wu Ling Zhi** Excrementum Trogopteri seu Pteromi 9 g
- **Yan Hu Suo** Rhizoma Corydalis yanhusuo 3 g
- **Xiang Fu** Rhizoma Cyperi rotundi 3 g
- **Zhi Ke** Fructus Citri aurantii 5 g
- **Wu Yao** Radix Linderae strychnifoliae 6 g
- **Mu Dan Pi** Cortex Moutan radicis 6 g
- **Gan Cao** Radix Glycyrrhizae uralensis 9 g

Gu Tai Jian

Dekokt zum Festigen des Fetus

- **Huang Qin** Radix Scutellariae baicalensis 6 g
- **Chen Pi** Pericarpium Citri reticulatae 3 g
- **Bai Zhu** Rhizoma Atractylodis macrocephalae 9 g
- **Dang Gui** Radix Angelicae sinensis 6 g
- **Bai Shao** Radix Paeoniae lactiflorae 9 g
- **E Jiao** Gelatinum Corii asini 6 g
- **Sha Ren** Fructus Amomi 3 g

Gui Pi Tang

Dekokt, das die Milz wiederherstellt

- **Ren Shen** Radix Ginseng 6 g (oder **Dang Shen** Radix Codonopsis pilosulae 12 g)
- **Huang Qi** Radix Astragali membranacei 15 g
- **Bai Zhu** Rhizoma Atractylodis macrocephalae 12 g
- **Dang Gui** Radix Angelicae sinensis 6 g
- **Fu Shen** Sclerotium Poriae cocos pararadicis 9 g
- **Suan Zao Ren** Semen Ziziphi spinosae 9 g
- **Long Yan Rou** Arillus longan 12 g
- **Yuan Zhi** Radix Polygalae 9 g
- **Mu Xiang** Radix Aucklandiae lappae 3 g
- **Zhi Gan Cao** Radix Glycyrrhizae uralensis praeparata 4 g
- **Sheng Jiang** Rhizoma Zingiberis officinalis recens 3 Scheiben
- **Da Zao** Fructus Ziziphi jujubae 5 Datteln

Gui Shen Wan

Pille zum Wiederherstellen der Niere

- **Tu Si Zi** Semen Cuscutae chinensis 6 g
- **Du Zhong** Cortex Eucommiae ulmoidis 4 g
- **Gou Qi Zi** Fructus Lycii chinensis 6 g
- **Shan Zhu Yu** Fructus Corni officinalis 4 g
- **Dang Gui** Radix Angelicae sinensis 6 g
- **Shu Di Huang** Radix Rehmanniae glutinosae praeparata 6 g
- **Shan Yao** Radix Dioscoreae oppositae 6 g
- **Fu Ling** Sclerotium Poriae cocos 6 g

Gui Zhi Fu Ling Wan

Pille mit Ramulus Cinnamomi und Poria

- **Gui Zhi** Ramulus Cinnamomi cassiae 9 g
- **Fu Ling** Sclerotium Poriae cocos 9 g
- **Chi Shao** Radix Paeoniae rubrae 9 g
- **Mu Dan Pi** Cortex Moutan radicis 9 g
- **Tao Ren** Semen Persicae 9 g

Gui Zhi Tang

Dekokt mit Ramulus Cinnamomi

- **Gui Zhi** Ramulus Cinnamomi cassiae 9 g
- **Bai Shao** Radix Paeoniae lactiflorae 9 g
- **Sheng Jiang** Rhizoma Zingiberis officinalis recens 9 g
- **Da Zao** Fructus Ziziphi jujubae 12 Datteln
- **Zhi Gan Cao** Radix Glycyrrhizae uralensis praeparata 6 g

Gun Tan Wan

Pille zum Vertreiben von Schleim (Dosis für Pillenherstellung)

- **Duan Meng Shi** Lapis Micae seu Chloriti (kalziniert) 30 g
- **Da Huang** Radix et Rhizoma Rhei 240 g
- **Huang Qin** Radix Scutellariae baicalensis 240 g
- **Chen Xiang** Lignum Aquilariae 15 g

Hao Qin Qing Dan Tang

Dekokt mit Herba Artemisiae annuae und Radix Scutellariae zum Klären der Gallenblase

- **Qing Hao** Herba Artemisiae annuae 4,5 g
- **Huang Qin** Radix Scutellariae baicalensis 4,5 g
- **Zhu Ru** Caulis Bambusae in Taeniis 9 g

- **Zhi Shi** Fructus Citri aurantii immaturus 4,5 g
- **Chen Pi** Pericarpium Citri reticulatae 4,5 g
- **Ban Xia** Rhizoma Pinelliae ternatae 4,5 g
- **Chi Fu Ling** Sclerotium Poriae cocos rubrae 9 g
- **Bi Yu San** Jaspis Pulver:
- **Hua Shi** Talcum 6 Anteile
- **Gan Cao** Radix Glycyrrhizae uralensis 1 Anteil
- **Qing Dai** Indigo pulverata levis 1 Anteil

Hei Shen San

Schwarzes [Bohnen-]Geist-Pulver

- **Hei Da Dou** Semen Glycines 6 g
- **Shu Di Huang** Radix Rehmanniae glutinosae praeparata 6 g
- **Dang Gui** Radix Angelicae sinensis 6 g
- **Rou Gui** Cortex Cinnamoni cassiae 3 g
- **Bao Jiang** Rhizoma Zingiberis officinalis recens (gebraten) 3 Scheiben
- **Gan Cao** Radix Glycyrrhizae uralensis 3 g
- **Bai Shao** Radix Paeoniae lactiflorae 6 g
- **Pu Huang** Pollen Typhae 6 g

Hua Chong Wan

Pille zum Auflösen von Würmern (Dosis für Pillenherstellung)

- **He Shi** Fructus Carpesii seu Daucusi 1500 g
- **Bing Lang** Semen Arecae catechu 1500 g
- **Ku Lian Gen Pi** Cortex Meliae radicis 1500 g
- **Qian Dan** Minium 1500 g
- **Ming Fan** Alumen 375 g

Hua Gan Jian

Dekokt zum Umwandeln der Leber

- **Qing Pi** Pericarpium Citri reticulatae viride 6 g
- **Chen Pi** Pericarpium Citri reticulatae 6 g
- **Bai Shao** Radix Paeoniae lactiflorae 6 g
- **Mu Dan Pi** Cortex Moutan radicis 4,5 g
- **Shan Zhi Zi** Fructus Gardeniae jasminoidis 4,5 g
- **Ze Xie** Rhizoma Alismatis orientalis 4,5 g
- **Chuan Bei Mu** Bulbus Fritillariae cirrhosae 6 g

Huang Lian E Jiao Tang

Dekokt mit Rhizoma Coptidis und Gelatinum Corii Asini

- **Huang Lian** Rhizoma Coptidis 12 g
- **Huang Qin** Radix Scutellariae baicalensis 6 g
- **E Jiao** Gelatinum Corii asini 9 g
- **Bai Shao** Radix Paeoniae lactiflorae 6 g
- **Ji Zi Huang** Eigelb 2 Stück

Huang Qi Jian Zhong Tang

Dekokt mit Radix Astragali zum Stärken der Mitte

- **Huang Qi** Radix Astragali membranacei 9 g
- **Yi Tang** Saccharum granorum 18 g
- **Gui Zhi** Ramulus Cinnamomi cassiae 9 g
- **Bai Shao** Radix Paeoniae lactiflorae 18 g
- **Zhi Gan Cao** Radix Glycyrrhizae uralensis praeparata 6 g
- **Sheng Jiang** Rhizoma Zingiberis officinalis recens 9 g
- **Da Zao** Fructus Ziziphi jujubae 12 Datteln

Huo Po Xia Ling Tang

Dekokt mit Herba Agastachis, Cortex Magnoliae, Rhizoma Pinelliae und Poria

- **Huo Xiang** Herba Agastachis seu Pogostemi 6 g
- **Hou Po** Cortex Magnoliae officinalis 3 g
- **Ban Xia** Rhizoma Pinelliae ternatae 4,5 g
- **Fu Ling** Sclerotium Poriae cocos 9 g
- **Xing Ren** Semen Pruni armeniacae 9 g
- **Yi Yi Ren** Semen Coicis lachryma jobi 12 g
- **Bai Dou Kou** Fructus Amomi kravanh 1,8 g
- **Zhu Ling** Sclerotium Polypori umbellati 4,5 g
- **Dan Dou Chi** Semen Sojae praeparatum 9 g
- **Ze Xie** Rhizoma Alismatis orientalis 4,5 g

Huo Xiang Zheng Qi San

Pulver mit Herba Agastachis für das Aufrechte Qi

- **Huo Xiang** Herba Agastachis seu Pogostemi 12 g
- **Hou Po** Cortex Magnoliae officinalis 9 g
- **Chen Pi** Pericarpium Citri reticulatae 9 g
- **Zi Su Ye** Folium Perillae frutescentis 6 g
- **Bai Zhi** Radix Angelicae dahuricae 6 g
- **Ban Xia** Rhizoma Pinelliae ternatae 9 g
- **Da Fu Pi** Pericarpium Arecae catechu 9 g
- **Bai Zhu** Rhizoma Atractylodis macrocephalae 12 g
- **Fu Ling** Sclerotium Poriae cocos 9 g
- **Jie Geng** Radix Platycodi grandiflori 9 g
- **Zhi Gan Cao** Radix Glycyrrhizae uralensis praeparata 3 g

Jian Ling Tang

Dekokt zum Aufbau von Dachziegeln

- **Shan Yao** Radix Dioscoreae oppositae 30 g
- **Huai Niu Xi** Radix Achyranthis bidentatae 30 g
- **Dai Zhe Shi** Haematitum 24 g
- **Long Gu** Os Draconis 18 g
- **Mu Li** Concha Ostreae 18 g
- **Sheng Di Huang** Radix Rehmanniae glutinosae 18 g
- **Bai Shao** Radix Paeoniae lactiflorae 12 g
- **Bai Zi Ren** Semen Biotae orientalis 12 g

Jie Du Huo Xue Tang

Dekokt zum Vertreiben von Gift und zum Beleben des Blutes

- **Lian Qiao** Fructus Forsythiae suspensae 6 g
- **Ge Gen** Radix Puerariae 6 g
- **Chai Hu** Radix Bupleuri 4,5 g
- **Gan Cao** Radix Glycyrrhizae uralensis 6 g
- **Sheng Di Huang** Radix Rehmanniae glutinosae 6 g

- **Chi Shao** Radix Paeoniae rubrae 4,5 g
- **Dang Gui** Radix Angelicae sinensis 6 g
- **Hong Hua** Flos Carthami tinctorii 3 g
- **Tao Ren** Semen Persicae 4,5 g
- **Zhi Ke** Fructus Citri aurantii 6 g
- **Bai Shao** Radix Paeoniae lactiflorae 6 g

Jin Gui Shen Qi Wan

Pille für das Nieren-Qi aus dem Jin Gui Yao Lüe

- **Fu Zi** Radix lateralis Aconiti carmichaeli praeparata 3 g
- **Gui Zhi** Ramulus Cinnamomi cassiae 3 g
- **Shu Di Huang** Radix Rehmanniae glutinosae praeparata 24 g
- **Shan Zhu Yu** Fructus Corni officinalis 12 g
- **Shan Yao** Radix Dioscoreae oppositae 12 g
- **Ze Xie** Rhizoma Alismatis orientalis 9 g
- **Mu Dan Pi** Cortex Moutan radicis 9 g
- **Fu Ling** Sclerotium Poriae cocos 9 g

Jin Ling Zi San

Pulver mit Fructus Toosendan

- **Jin Ling Zi** Fructus Meliae toosendan 30 g
- **Yan Hu Suo** Rhizoma Corydalis yanhusuo 30 g

Jin Suo Gu Jing Wan

Pille des metallenen Schlosses zur Festigung der Essenz

- **Sha Yuan Ji Li** Semen Astragali complanati 6 g
- **Qian Shi** Semen Euryales ferocis 6 g
- **Lian Xu** Stamen Nelumbinis nuciferae 6 g
- **Long Gu** Os Draconis 3 g
- **Mu Li** Concha Ostreae 3 g
- **Lian Zi** Semen Nelumbinis nuciferae 12 g

Jing Fang Si Wu Tang

Dekokt aus vier Zutaten mit Herba Schizonepetae und Radix Saposhnikoviae

- **Jing Jie** Herba seu Flos Schizonepetae tenuifoliae 4,5 g
- **Fang Feng** Radix Saposhnikoviae 6 g
- **Shu Di Huang** Radix Rehmanniae glutinosae praeparata 6 g
- **Dang Gui** Radix Angelicae sinensis 6 g
- **Chuan Xiong** Radix Ligustici chuanxiong 4,5 g
- **Bai Shao** Radix Paeoniae lactiflorae 6 g
- **Zi Su Ye** Folium Perillae frutescentis 3 g

Ju He Wan

Pille mit Semen Citri reticulatae

- **Ju He** Semen Citri Reticulatae 6 g
- **Chuan Lian Zi** Fructus Meliae toosendan 6 g
- **Mu Xiang** Radix Aucklandiae lappae 3 g
- **Tao Ren** Semen Persicae 6 g
- **Yan Hu Suo** Rhizoma Corydalis Yanhusuo 3 g
- **Rou Gui** Cortex Cinnamomi cassiae 3 g
- **Mu Tong** Caulis Mutong 3 g
- **Hou Po** Cortex Magnoliae officinalis 3 g
- **Zhi Shi** Fructus Citri aurantii immaturus 3 g
- **Hai Zao** Thallus Sargassii 6 g
- **Kun Bu** Thallus Laminariae 6 g
- **Hai Dai** Herba Zosterae marinae 6 g

Ju Pi Zhu Ru Tang

Dekokt mit Pericarpium Citri reticulatae und Caulis Bambusae in Taeniis

- **Chen Pi** Pericarpium Citri reticulatae 9 g
- **Zhu Ru** Caulis Bambusae in Taeniis 9 g
- **Ren Shen** Radix Ginseng 3 g
- **Sheng Jiang** Rhizoma Zingiberis officinalis recens 18 g
- **Gan Cao** Radix Glycyrrhizae uralensis 6 g
- **Da Zao** Fructus Ziziphi jujubae 5 Datteln

Li Yan Cha

Tee, der dem Hals gut tut

- **Jin Yin Hua** Flos Lonicerae japonicae 6 g
- **Ju Hua** Flos Chrysanthemi 6 g
- **Jie Geng** Radix Platycodi grandiflori 4,5 g
- **Mai Men Dong** Tuber Ophiopogonis japonici 6 g
- **Xuan Shen** Radix Scrophulariae ningpoensis 6 g
- **Mu Hu Die** Semen Oroxyli indici 4 g
- **Pang Da Hai** Semen Sterculiae lychonophorae 4,5 g
- **Gan Cao** Radix Glycyrrhizae uralensis 3 g

Li Yin Jian

Dekokt zum Regulieren des Yin

- **Shu Di Huang** Radix Rehmanniae glutinosae praeparata 9 g
- **Dang Gui** Radix Angelicae sinensis 9 g
- **Zhi Gan Cao** Radix Glycyrrhizae uralensis praeparata 3 g
- **Bao Jiang** Rhizoma Zingiberis officinalis recens (gebraten) 3 Scheiben

Li Zhong An Hui Tang

Dekokt, das die Mitte reguliert und Spulwürmer beruhigt

- **Ren Shen** Radix Ginseng 2,1 g
- **Bai Zhu** Rhizoma Atractylodis macrocephalae 3 g
- **Fu Ling** Sclerotium Poriae cocos 3 g
- **Chuan Jiao** Pericarpium Zanthoxyli bungeani 0,9 g
- **Wu Mei** Fructus Pruni mume 0,9 g
- **Gan Jiang** Rhizoma Zingiberis officinalis 1,5 g

Li Zhong Tang

Dekokt, das die Mitte reguliert

- **Gan Jiang** Rhizoma Zingiberis officinalis 9 g
- **Ren Shen** Radix Ginseng 9 g
- **Bai Zhu** Rhizoma Atractylodis macrocephalae 9 g
- **Zhi Gan Cao** Radix Glycyrrhizae uralensis praeparata 3 g

Lian Mei An Hui Tang
Dekokt, das Spulwürmer beruhigt mit Rhizoma Picrorhizae und Prunus Mume
- **Hu Huang Lian** Rhizoma Picrorhizae 3 g
- **Chuan Jiao** Pericarpium Zanthoxyli bungeani 1,5 g
- **Lei Wan** Sclerotium Omphaliae lapidescens 9 g
- **Wu Mei** Fructus Pruni mume 2 Stück
- **Huang Bai** Cortex Phellodendri 2,4 g
- **Bing Lang** Semen Arecae catechu 2 Stück

Lian Po Yin
Dekokt mit Rhizoma Coptidis und Cortex Magnoliae officinalis
- **Huang Lian** Rhizoma Coptidis 3 g
- **Hou Po** Cortex Magnoliae officinalis 6 g
- **Shan Zhi Zi** Fructus Gardeniae jasminoidis 9 g
- **Dan Dou Chi** Semen Sojae praeparatum 9 g
- **Shi Chang Pu** Rhizoma Acori graminei 3 g
- **Ban Xia** Rhizoma Pinelliae ternatae 3 g
- **Lu Gen** Rhizoma Phragmitis communis 15 g

Liang Di Tang
Dekokt der beiden „Di"
- **Sheng Di Huang** Radix Rehmanniae glutinosae 18 g
- **Di Gu Pi** Cortex Lycii chinensis radicis 9 g
- **Xuan Shen** Radix Scrophulariae ningpoensis 12 g
- **Mai Men Dong** Tuber Ophiopogonis japonici 9 g
- **Bai Shao** Radix Paeoniae lactiflorae 12 g
- **E Jiao** Gelatinum Corii asini 9 g

Liang Fu Wan
Pille mit Rhizoma Alpiniae officinarum und Rhizoma Cyperi
- **Gao Liang Jiang** Rhizoma Alpiniae officinarum 6 g
- **Xiang Fu** Rhizoma Cyperi rotundi 6 g

Liang Ge San
Pulver zum Kühlen des Diaphragmas
- **Da Huang** Radix et Rhizoma Rhei 600 g
- **Mang Xiao** Mirabilitum 600 g
- **Gan Cao** Radix Glycyrrhizae uralensis 600 g
- **Huang Qin** Radix Scutellariae 300 g
- **Shan Zhi Zi** Fructus Gardeniae jasminoidis 300 g
- **Lian Qiao** Fructus Forsythiae suspensae 1200 g
- **Bo He** Herba Menthae haplocalycis 300 g

Liang Shou Tang
Dekokt der zwei Empfangenden
- **Bai Zhu** Rhizoma Atractylodis macrocephalae 9 g
- **Ren Shen** Radix Ginseng 9 g
- **Chuan Xiong** Radix Ligustici chuanxiong 6 g
- **Shu Di Huang** Radix Rehmanniae glutinosae praeparata 9 g
- **Shan Yao** Radix Dioscoreae oppositae 6 g
- **Shan Zhu Yu** Fructus Corni officinalis 4,5 g
- **Qian Shi** Semen Euryales ferocis 6 g
- **Bian Dou** Semen Dolichoris lablab 6 g
- **Ba Ji Tian** Radix Morindae officinalis 6 g
- **Du Zhong** Cortex Eucommiae ulmoidis 6 g
- **Bai Guo** Semen Ginkgo bilobae 6 g

Ling Gan Wu Wei Jiang Xin Tang
Dekokt mit Poria, Radix Glycyrrhizae, Fructus Schisandrae, Rhizoma Zingiberis und Herba Asari
- **Fu Ling** Sclerotium Poriae cocos 12 g
- **Gan Cao** Radix Glycyrrhizae uralensis 9 g
- **Gan Jiang** Rhizoma Zingiberis officinalis 9 g
- **Xi Xin** Herba Asari cum radice 9 g
- **Wu Wei Zi** Fructus Schisandrae chinensis 6 g

Ling Gui Zhu Gan Tang
Dekokt mit Poria, Ramulus Cinnamomi, Rhizoma Atractylodis macrocephalae und Radix Glycyrrhizae
- **Fu Ling** Sclerotium Poriae cocos 12 g
- **Gui Zhi** Ramulus Cinnamomi cassiae 9 g
- **Bai Zhu** Rhizoma Atractylodis macrocephalae 6 g
- **Zhi Gan Cao** Radix Glycyrrhizae uralensis praeparata 3 g

Ling Jiao Gou Teng Tang
Dekokt mit Cornu Antelopis und Ramulus cum Uncis Uncariae
- **Ling Yang Jiao** Cornu Antelopis 4,5 g
- **Gou Teng** Ramulus Uncariae 9 g
- **Sang Ye** Folium Mori albae 6 g
- **Ju Hua** Flos Chrysanthemi 9 g
- **Bai Shao** Radix Paeoniae lactiflorae 9 g
- **Sheng Di Huang** Radix Rehmanniae glutinosae 15 g
- **Fu Shen** Sclerotium Poriae cocos pararadicis 9 g
- **Chuan Bei Mu** Bulbus Fritillariae cirrhosae 12 g
- **Zhu Ru** Caulis Bambusae in Taenis 15 g
- **Gan Cao** Radix Glycyrrhizae uralensis 2,5 g

Liu Jun Zi Tang
Dekokt der Sechs Edlen
- **Ren Shen** Radix Ginseng 3 g
- **Bai Zhu** Rhizoma Atractylodis macrocephalae 4,5 g
- **Fu Ling** Sclerotium Poriae cocos 3 g
- **Zhi Gan Cao** Radix Glycyrrhizae uralensis praeparata 3 g
- **Chen Pi** Pericarpium Citri reticulatae 3 g
- **Ban Xia** Rhizoma Pinelliae ternatae 4,5 g

Liu Wei Di Huang Wan
Pille aus sechs Bestandteilen mit Radix Rehmanniae praeparata
- **Shu Di Huang** Radix Rehmanniae glutinosae praeparata 24 g
- **Shan Zhu Yu** Fructus Corni officinalis 12 g
- **Shan Yao** Radix Dioscoreae oppositae 12 g

- **Ze Xie** Rhizoma Alismatis orientalis 9 g
- **Mu Dan Pi** Cortex Moutan radicis 9 g
- **Fu Ling** Sclerotium Poriae cocos 9 g

Long Chi Qing Hun Tang

Dekokt mit Dens Draconis zum Klären der Wanderseele

- **Long Chi** Dens Draconis 9 g
- **Ren Shen** Radix Ginseng 4,5 g
- **Dang Gui** Radix Angelicae sinensis 9 g
- **Yuan Zhi** Radix Polygalae 4,5 g
- **Mai Men Dong** Tuber Ophiopogonis japonici 9 g
- **Gui Xin** Cortex Rasus Cinnamomi cassiae 3 g
- **Fu Shen** Sclerotium Poriae cocos pararadicis 6 g
- **Xi Xin** Herba cum Radice Asari 1,5 g

Long Dan Bi Yuan Fang

Rezept für den „Nasenteich" mit Radix Gentianae

- **Long Dan Cao** Radix Gentianae 6 g
- **Huang Qin** Radix Scutellariae baicalensis 6 g
- **Xia Ku Cao** Spica Prunellae vulgaris 6 g
- **Yu Xing Cao** Herba cum Radice Houttuyniae cordatae 6 g
- **Ju Hua** Flos Chrysanthemi 6 g
- **Bai Zhi** Radix Angelicae dahuricae 6 g
- **Cang Er Zi** Fructus Xanthii sibirici 6 g
- **Huo Xiang** Herba Agastachis seu Pogostemi 4,5 g
- **Yi Yi Ren** Semen Coicis lachryma jobi 12 g
- **Che Qian Zi** Semen Plantaginis 6 g
- **Jie Geng** Radix Platycodi grandiflori 3 g

Long Dan Xie Gan Tang

Dekokt zum Entlasten der Leber mit Radix Gentianae

- **Long Dan Cao** Radix Gentianae 6 g
- **Huang Qin** Radix Scutellariae baicalensis 9 g
- **Shan Zhi Zi** Fructus Gardeniae jasminoidis 9 g
- **Ze Xie** Rhizoma Alismatis orientalis 9 g
- **Mu Tong** Caulis Mutong 9 g
- **Che Qian Zi** Semen Plantaginis 9 g
- **Sheng Di Huang** Radix Rehmanniae glutinosae 12 g
- **Dang Gui** Radix Angelicae sinensis 9 g
- **Chai Hu** Radix Bupleuri 9 g
- **Gan Cao** Radix Glycyrrhizae uralensis 3 g

Lu Jiao Tu Si Zi Wan

Pille mit Cornus Cervi und Semen Cuscutae

- **Lu Jiao Shuang** Cornu Cervi degelatinatum 9 g
- **Tu Si Zi** Semen Cuscutae chinensis 9 g
- **Mu Li** Concha Ostreae 12 g
- **Bai Zhu** Rhizoma Atractylodis macrocephalae 6 g
- **Du Zhong** Cortex Eucommiae ulmoidis 6 g
- **Lian Xu** Semen Nelumbinis nuciferae 6 g
- **Bai Guo** Semen Ginkgo bilobae 6 g
- **Qian Shi** Semen Euryales ferocis 6 g

Ma Huang Tang

Dekokt mit Herba Ephedrae

- **Ma Huang** Herba Ephedrae 9 g
- **Gui Zhi** Ramulus Cinnamomi cassiae 6 g
- **Xing Ren** Semen Pruni armeniacae 9 g
- **Zhi Gan Cao** Radix Glycyrrhizae uralensis praeparata 3 g

Ma Xing Shi Gan Tang

Dekokt mit Herba Ephedrae, Semen Pruni armeniacae, Gypsum fibrosum und Radix Glycyrrhizae

- **Ma Huang** Herba Ephedrae 12 g
- **Shi Gao** Gypsum fibrosum 48 g
- **Xing Ren** Semen Pruni armeniacae 18 g
- **Zhi Gan Cao** Radix Glycyrrhizae uralensis praeparata 6 g

Ma Zi Ren Wan

Pille mit Semen Cannabis

- **Huo Ma Ren** Semen Cannabis sativae 9 g
- **Da Huang** Radix et Rhizoma Rhei 6 g
- **Xing Ren** Semen Pruni armeniacae 4,5 g
- **Zhi Shi** Fructus Citri aurantii immaturus 6 g
- **Hou Po** Cortex Magnoliae officinalis 4,5 g
- **Bai Shao** Radix Paeoniae lactiflorae 4,5 g

Mai Men Dong Tang

Dekokt mit Radix Ophiopogonis

- **Mai Men Dong** Tuber Ophiopogonis japonici 60 g
- **Ban Xia** Rhizoma Pinelliae ternatae 9 g
- **Ren Shen** Radix Ginseng 6 g
- **Zhi Gan Cao** Radix Glycyrrhizae uralensis praeparata 4 g
- **Geng Mi** Semen Oryzae sativae 6 g
- **Da Zao** Fructus Ziziphi jujubae 3 Datteln

Mu Xiang Liu Qi Yin

Dekokt des fließenden Qi mit Radix Aucklandiae

- **Mu Xiang** Radix Aucklandiae lappae 6 g
- **Ban Xia** Rhizoma Pinelliae ternatae 6 g
- **Chen Pi** Pericarpium Citri reticulatae 3 g
- **Hou Po** Cortex Magnoliae officinalis 4,5 g
- **Qing Pi** Pericarpium Citri reticulatae viride 3 g
- **Gan Cao** Radix Glycyrrhizae uralensis 3 g
- **Xiang Fu** Rhizoma Cyperi rotundi 6 g
- **Zi Su Ye** Folium Perillae frutescentis 3 g
- **Ren Shen** Radix Ginseng 6 g
- **Fu Ling** Sclerotium Poriae cocos 6 g
- **Mu Gua** Fructus Chaenomelis 3 g
- **Shi Chang Pu** Rhizoma Acori graminei 3 g
- **Bai Zhu** Rhizoma Atractylodis macrocephalae 4,5 g
- **Bai Zhi** Radix Angelicae dahuricae 3 g
- **Mai Men Dong** Tuber Ophiopogonis japonici 6 g
- **Cao Guo** Fructus Amomi tsaoko 3 g
- **Rou Gui** Cortex Cinnamomi cassiae 1,5 g

- **E Zhu** Rhizoma Curcumae zedoariae 3 g
- **Da Fu Pi** Pericarpium Arecae catechu 3 g
- **Ding Xiang** Flos Caryophylli 3 g
- **Bing Lang** Semen Arecae catechu 3 g
- **Huo Xiang** Herba Agastachis seu Pogostemi 3 g
- **Mu Tong** Caulis Mutong 1,5 g

Nei Bu Wan

Pille zum Tonisieren des Inneren

- **Lu Rong** Cornu Cervi parvum 3 g
- **Tu Si Zi** Semen Cuscutae chinensis 6 g
- **Rou Cong Rong** Herba Cistanchis deserticolae 6 g
- **Sha Yuan Zi** Semen Astragali complanati 6 g
- **Huang Qi** Radix Astragali membranacei 6 g
- **Sang Piao Xiao** Ootheca Mantidis 6 g
- **Rou Gui** Cortex Cinnamomi cassiae 2 g
- **Fu Zi** Radix lateralis Aconiti carmichaeli praeparata 2 g
- **Bai Ji Li** Fructus Tribuli terrestris 3 g
- **Zi Wan** Radix Asteris 3 g

Nuan Gan Jian

Dekokt zum Wärmen der Leber

- **Dang Gui** Radix Angelicae sinensis 6 g
- **Gou Qi Zi** Fructus Lycii chinensis 9 g
- **Xiao Hui Xiang** Fructus Foeniculi vulgaris 6 g
- **Rou Gui** Cortex Cinnamomi cassiae 3 g
- **Wu Yao** Radix Linderae strychnifoliae 6 g
- **Chen Xiang** Lignum Aquilariae 3 g
- **Fu Ling** Sclerotium Poriae cocos 6 g
- **Sheng Jiang** Rhizoma Zingiberis officinalis recens 3 Scheiben

Ping Wei San

Pulver zum Beruhigen des Magens

- **Cang Zhu** Rhizoma Atractylodis 12 g
- **Hou Po** Cortex Magnoliae officinalis 9 g
- **Chen Pi** Pericarpium Citri reticulatae 9 g
- **Zhi Gan Cao** Radix Glycyrrhizae uralensis praeparata 3 g

Qi Ju Di Huang Wan

Pille mit Fructus Lycii, Flos Chrysanthemi und Radix Rehmanniae praeparata

- **Gou Qi Zi** Fructus Lycii chinensis 6 g
- **Ju Hua** Flos Chrysanthemi 6 g
- **Shu Di Huang** Radix Rehmanniae glutinosae praeparata 24 g
- **Shan Zhu Yu** Fructus Corni officinalis 12 g
- **Shan Yao** Radix Dioscoreae oppositae 12 g
- **Ze Xie** Rhizoma Alismatis orientalis 9 g
- **Mu Dan Pi** Cortex Moutan radicis 9 g
- **Fu Ling** Sclerotium Poriae cocos 9 g

Qing E Wan

Pille der jungen Maid (Dosis für Pillenherstellung)

- **(Jiang Zhi Chao) Du Zhong** Cortex Eucommiae ulmoidis (in Ingwersaft gebraten) 480 g
- **(Jiu Chao) Bu Gu Zhi** Fructus et Semen Psoraleae corydifoliae (in Wein gebraten) 240 g
- **Hu Tao Ren** Semen Juglandis regiae 20 g

Qing Gan Tou Ding Tang

Dekokt zum Klären der Leber und zum Druchdringen der Krone (des Kopfes)

- **Ling Yang Jiao** Cornu Antelopis 6 g
- **Shi Jue Ming** Concha Haliotidis 9 g
- **Chan Tui** Periostracum Cicadae 6 g
- **Sang Ye** Folium Mori albae 4,5 g
- **Bo He** Herba Menthae haplocalycis 3 g
- **Xia Ku Cao** Spica Prunellae vulgaris 6 g
- **Mu Dan Pi** Cortex Moutan radicis 6 g
- **Xuan Shen** Radix Scrophulariae ningpoensis 6 g
- **Jie Geng** Radix Platycodi grandiflori 3 g
- **Chen Pi** Pericarpium Citri reticulatae 4,5 g

Qing Gu San

Pulver zum Klären der Knochen

- **Yin Chai Hu** Radix Stellariae dichotomae 4,5 g
- **Zhi Mu** Radix Anemarrhenae asphodeloidis 3 g
- **Hu Huang Lian** Rhizoma Picrorhizae 3 g
- **Di Gu Pi** Cortex Lycii radicis 3 g
- **Qing Hao** Herba Artemisiae annuae 3 g
- **Qin Jiao** Radix Gentianae macrophyllae 3 g
- **Bie Jia** Carapax Amydae sinensis 3 g
- **Gan Cao** Radix Glycyrrhizae uralensis 1,5 g

Qing Hai Wan

Pille zum Klären des Meeres

- **Shu Di Huang** Radix Rehmanniae glutinosae praeparata 9 g
- **Bai Zhu** Rhizoma Atractylodis macrocephalae 6 g
- **Bai Shao** Radix Paeoniae lactiflorae 6 g
- **Xuan Shen** Radix Scrophulariae ningpoensis 6 g
- **Sang Ye** Folium Mori albae 3 g
- **Shan Zhu Yu** Fructus Corni officinalis 6 g
- **Shan Yao** Radix Dioscoreae oppositae 6 g
- **Mu Dan Pi** Cortex Moutan radicis 6 g
- **Di Gu Pi** Cortex Lycii radicis 6 g
- **Bei Sha Shen** Radix Glehniae 6 g
- **Shi Hu** Herba Dendrobii 6 g
- **Mai Men Dong** Tuber Ophiopogonis japonici 6 g
- **Wu Wei Zi** Fructus Schisandrae chinensis 4,5 g
- **Long Gu** Os Draconis 9 g

Qing Hao Bie Jia Tang

Dekokt mit Herba Artemisiae Annuae und Carapax Amydae

- **Bie Jia** Carapax Amydae sinensis 15 g
- **Qing Hao** Herba Artemisiae annuae 6 g
- **Sheng Di Huang** Radix Rehmanniae glutinosae 12 g
- **Zhi Mu** Radix Anemarrhenae asphodeloidis 6 g
- **Mu Dan Pi** Cortex Moutan radicis 9 g

Qing Jing San

Pulver zum Klären der Regelblutung

- **Mu Dan Pi** Cortex Moutan radicis 6 g
- **Bai Shao** Radix Paeoniae lactiflorae 6 g
- **Shu Di Huang** Radix Rehmanniae glutinosae praeparata 6 g
- **Di Gu Pi** Cortex Lycii radicis 15 g
- **Qing Hao** Herba Artemisiae annuae 6 g
- **Fu Ling** Sclerotium Poriae cocos 3 g
- **Huang Bai** Cortex Phellodendri 1,5 g

Qing Luo Yin

Dekokt zum Klären der Verbindungs-Leitbahnen

- **Xian Jin Yin Hua** Flos Lonicerae japonicae recens 6 g
- **Xian Bian Dou Hua** Flos Dolichoris lablab recens 6 g
- **Xi Gua Shuang** Mirabilitum Praeparata citrulli 6 g
- **Si Gua Pi** Pericarpium Luffae acuntagulae 6 g
- **Xian He Ye** Folium Nelumbinis nuciferae recens 6 g
- **Xian Dan Zhu Ye** Herba Lophateri gracilis recens 6 g

Qing Qi Hua Tan Tang

Dekokt zum Klären des Qi und zum Auflösen von Schleim

- **Dan Nan Xing** Pulvis Arisaemae cum felle bovis 6 g
- **Ban Xia** Rhizoma Pinelliae ternatae 6 g
- **Gua Lou Ren** Semen Trichosanthis 6 g
- **Huang Qin** Radix Scutellariae baicalensis 4,5 g
- **Chen Pi** Pericarpium Citri reticulatae 3 g
- **Xing Ren** Semen Pruni armeniacae 4,5 g
- **Zhi Shi** Fructus Citri aurantii immaturus 4,5 g
- **Fu Ling** Sclerotium Poriae cocos 6 g

Qing Re An Tai Yin

Dekokt zum Klären von Hitze und zur Beruhigung des Fetus

- **Huang Lian** Rhizoma Coptidis 3 g
- **Huang Qin** Radix Scutellariae baicalensis 6 g
- **Ce Bai Ye** Cacumen Biotae orientalis 6 g
- **Chun Gen Bai Pi** Cortex Ailanthi altissimae 6 g
- **E Jiao** Gelatinum Corii Asini 6 g
- **Shan Yao** Radix Dioscoreae oppositae 6 g

Qing Re Gu Jing Tang

Dekokt zum Klären von Hitze und zum Festigen der Regelblutung

- **Huang Qin** Radix Scutellariae baicalensis 4,5 g
- **Shan Zhi Zi** Fructus Gardeniae jasminoidis (angekohlt) 6 g
- **Sheng Di Huang** Radix Rehmanniae glutinosae 9 g
- **Di Gu Pi** Cortex Lycii radicis 6 g
- **Di Yu** Radix Sanguisorbae officinalis 6 g
- **E Jiao** Gelatinum Corii asini 6 g
- **Ou Jie** Nodus Nelumbinis nuciferae rhizomatis 6 g
- **Zong Lu Zi** Fructus Trachycarpi fortunei 4,5 g
- **Gui Ban** Plastrum Testudinis (geröstet) 12 g
- **Mu Li** Concha Ostreae 12 g
- **Gan Cao** Radix Glycyrrhizae uralensis 3 g

Qing Re Tiao Xue Tang

Dekokt zum Beseitigen von Hitze und Regulieren des Blutes

- **Mu Dan Pi** Cortex Moutan radicis 6 g
- **Sheng Di Huang** Radix Rehmanniae glutinosae 9 g
- **Huang Lian** Rhizoma Coptidis 4,5 g
- **Dang Gui** Radix Angelicae sinensis 9 g
- **Bai Shao** Radix Paeoniae lactiflorae 9 g
- **Chuan Xiong** Radix Ligustici chuanxiong 6 g
- **Hong Hua** Flos Carthami tinctorii 6 g
- **Tao Ren** Semen Persicae 6 g
- **E Zhu** Rhizoma Curcumae zedoariae 6 g
- **Xiang Fu** Rhizoma Cyperi rotundi 6 g
- **Yan Hu Suo** Rhizoma Corydalis yanhusuo 6 g

Qing Wei San

Pulver, das den Magen klärt

- **Huang Lian** Rhizoma Coptidis 1,8 g
- **Sheng Ma** Rhizoma Cimicifugae 3 g
- **Mu Dan Pi** Cortex Moutan radicis 1,5 g
- **Sheng Di Huang** Radix Rehmanniae glutinosae 0,9 g
- **Dang Gui** Radix Angelicae sinensis 0,9 g

Qing Ying Tang

Dekokt zum Klären der Nähr-Qi-Schicht

- **Shui Niu Jiao** Cornu Bubali 18 g
- **Xuan Shen** Radix Scrophulariae ningpoensis 9 g
- **Sheng Di Huang** Radix Rehmanniae glutinosae 15 g
- **Mai Men Dong** Tuber Ophiopogonis japonici 9 g
- **Jin Yin Hua** Flos Lonicerae japonicae 9 g
- **Lian Qiao** Fructus Forsythiae suspensae 6 g
- **Huang Lian** Rhizoma Coptidis 4,5 g
- **Dan Zhu Ye** Herba Lophatheri gracilis 3 g
- **Dan Shen** Radix Salviae miltiorrhizae 6 g

Qing Zao Jiu Fei Tang

Dekokt, das Trockenheit eliminiert und die Lunge rettet

- **Sang Ye** Folium Mori albae 9 g
- **Shi Gao** Gypsum fibrosum 7,5 g
- **Mai Men Dong** Tuber Ophiopogonis japonici 3,6 g
- **E Jiao** Gelatinum Corii asini 2,4 g

- **Hei Zhi Ma** Semen Sesami indici 3 g
- **Xing Ren** Semen Pruni armeniacae 2,1 g
- **Pi Pa Ye** Folium Eriobotryae 3 g
- **Ren Shen** Radix Ginseng 2,1 g
- **Gan Cao** Radix Glycyrrhizae uralensis 3 g

Qing Zao Run Chang Tang

Dekokt, das Trockenheit klärt und den Darm befeuchtet

- **Sheng Di Huang** Radix Rehmanniae glutinosae 9 g
- **Shu Di Huang** Radix Rehmannia glutinosae praeparata 6 g
- **Dang Gui** Radix Angelicae sinensis 6 g
- **Huo Ma Ren** Semen Cannabis sativae 4,5 g
- **Gua Lou Ren** Semen Trichosanthis 6 g
- **Yu Li Ren** Semen Pruni 6 g
- **Shi Hu** Herba Dendrobii 9 g
- **Zhi Ke** Fructus Citri aurantii 3 g
- **Qing Pi** Pericarpium Citri reticulatae viride 3 g
- **Jin Ju** Fructus Fortunaellae margaritae 4,5 g

Qu Tiao Tang

Dekokt zum Vertreiben von Bandwürmern

- **Nan Gua Zi** Semen Cucurbitae moschatae 60 g
- **Bing Lang** Semen Arecae catechu 30 g

Ren Shen Bu Fei Tang

Dekokt, das die Lunge tonisiert mit Radix Ginseng

- **Ren Shen** Radix Ginseng 9 g
- **Huang Qi** Radix Astragali membranacei 24 g
- **Shu Di Huang** Radix Rehmanniae glutinosae praeparata 24 g
- **Wu Wei Zi** Fructus Schisandrae chinensis 6 g
- **Zi Wan** Radix Asteris 6 g
- **Sang Bai Pi** Cortex Mori albae radicis 6 g

Rou Fu Bao Yuan Tang

Dekokt, das den Ursprung bewahrt mit Cortex Cinnamomi cassiae und Radix lateralis carmichaeli praeparata

- **Rou Gui** Cortex Cinnamomi cassiae 1,5 g
- **Fu Zi** Radix lateralis Aconiti carmichaeli praeparata 3 g
- **Huang Qi** Radix Astragali membranacei 6 g
- **Ren Shen** Radix Ginseng 6 g
- **Zhi Gan Cao** Radix Glycyrrhizae uralensis praeparata 3 g

San Jia Fu Mai Tang

Dekokt zum Wiederherstellen des Pulses mit drei Tierschalen

- **Zhi Gan Cao** Radix Glycyrrhizae uralensis praeparata 18 g
- **Sheng Di Huang** Radix Rehmanniae glutinosae 18 g
- **Bai Shao** Radix Paeoniae lactiflorae 18 g
- **Mai Men Dong** Tuber Ophiopogonis japonici 15 g
- **Huo Ma Ren** Semen Cannabis sativae 9 g
- **E Jiao** Gelatinum Corii asini 9 g
- **Mu Li** Concha Ostreae 15 g
- **Bie Jia** Carapax Amydae sinensis 24 g
- **Gui Ban** Plastrum Testudinis 30 g

San Miao Hong Teng Tang

Dekokt aus drei wundersamen Arzneien mit Caulis Sargentodoxae

- **Cang Zhu** Rhizoma Atractylodis 6 g
- **Huang Bai** Cortex Phellodendri 6 g
- **Yi Yi Ren** Semen Coicis lachryma jobi 10 g
- **Hong Teng** Caulis Sargentodoxae cuneatae 6 g
- **Xiao Ji** Herba Cephalanoplos 6 g
- **Da Ji** Herba seu Radix Cirsii japonici 6 g
- **Xian He Cao** Herba Agrimoniae pilosulae 6 g
- **Yi Mu Cao** Herba Leonuri heterophylli 6 g
- **Xia Ku Cao** Spica Prunellae vulgaris 6 g
- **Xiang Fu** Rhizoma Cyperi rotundi 6 g
- **Bai Jiang Cao** Herba cum Radice Patriniae 6 g

San Ren Tang

Dekokt mit drei Samen

- **Xing Ren** Semen Pruni armeniacae 15 g
- **Hou Po** Cortex Magnoliae officinalis 6 g
- **Hua Shi** Talcum 18 g
- **Tong Cao** Medulla Tetrapanacis papyriferi 6 g
- **Bai Dou Kou** Fructus Amomi kravanh 6 g
- **Dan Zhu Ye** Herba Lophatheri gracilis 6 g
- **Yi Yi Ren** Semen Coicis lachryma jobi 18 g
- **Ban Xia** Rhizoma Pinelliae ternatae 9 g

San Zi Yang Qin Tang

Dekokt aus drei Samen zum Nähren der Eltern

- **Bai Jie Zi** Semen Sinapis albae 6 g
- **Su Zi** Fructus Perillae frutescentis 6 g
- **Lai Fu Zi** Semen Raphani sativi 6 g

Sang Ju Yin

Dekokt mit Folium Mori und Flos Chrysanthemi

- **Sang Ye** Folium Mori albae 7,5 g
- **Ju Hua** Flos Chrysanthemi 3 g
- **Lian Qiao** Fructus Forsythiae suspensae 4,5 g
- **Bo He** Herba Menthae haplocalycis 2,4 g
- **Jie Geng** Radix Platycodi grandiflori 6 g
- **Xing Ren** Semen Pruni armeniacae 6 g
- **Lu Gen** Rhizoma Phragmitis communis 6 g
- **Gan Cao** Radix Glycyrrhizae uralensis 3 g

Sang Piao Xiao San

Pulver mit Ootheca Mantidis

- **Sang Piao Xiao** Ootheca Mantidis 9 g
- **Long Gu** Os Draconis 12 g

- **Ren Shen** Radix Ginseng 9 g
- **Fu Shen** Sclerotium Poriae cocos paradicis 9 g
- **Yuan Zhi** Radix Polygalae 3 g
- **Shi Chang Pu** Rhizoma Acori graminei 6 g
- **Zhi Gui Ban** Plastrum Testudinis (in Honig gebraten) 9 g
- **Dang Gui** Radix Angelicae sinensis 6 g

Sang Xing Tang

Dekokt mit Folium Mori und Semen Pruni armeniacae

- **Sang Ye** Folium Mori albae 3 g
- **Shan Zhi Zi** Fructus Gardeniae jasminoidis 3 g
- **Dan Dou Chi** Semen Sojae praeparatum 3 g
- **Xing Ren** Semen Pruni armeniacae 4,5 g
- **Zhe Bei Mu** Bulbus Fritillariae thunbergii 3 g
- **Nan Sha Shen** Radix Adenophorae 6 g
- **Li Pi** Exocarpium Pyri 3 g

Sha Shen Mai Dong Tang

Dekokt mit Radix Glehniae und Radix Ophiopogonis

- **Sha Shen** Radix Adenophorae seu Glehniae 9 g
- **Mai Men Dong** Tuber Ophiopogonis japonici 9 g
- **Yu Zhu** Rhizoma Poligonati odorati 6 g
- **Sang Ye** Folium Mori albae 4,5 g
- **Tan Hua Fen** Radix Trichosanthis kirilowii 4,5 g
- **Bian Dou** Semen Dolichoris lablab 4,5 g
- **Gan Cao** Radix Glycyrrhizae uralensis 3 g

Shao Fu Zhu Yu Tang

Dekokt, das Blut-Stasen im unteren Abdomen eliminiert

- **Xiao Hui Xiang** Fructus Foeniculi vulgaris 6 g
- **Gan Jiang** Rhizoma Zingiberis officinalis 2 g
- **Rou Gui** Cortex Cinnamomi cassiae 1,5 g
- **Yan Hu Suo** Rhizoma Corydalis yanhusuo 6 g
- **Mo Yao** Myrrha 6 g
- **Pu Huang** Pollen Typhae 6 g
- **Wu Ling Zhi** Excrementum Trogopteri seu Pteromi 4,5 g
- **Dang Gui** Radix Angelicae sinensis 9 g
- **Chuan Xiong** Radix Ligustici chuanxiong 4,5 g
- **Chi Shao Yao** Radix Paeoniae rubrae 6 g

Shao Yao Tang

Dekokt mit Radix Paeoniae

- **Bai Shao** Radix Paeoniae lactiflorae 30 g
- **Dang Gui** Radix Angelicae sinensis 15 g
- **Gan Cao** Radix Glycyrrhizae uralensis 6 g
- **Mu Xiang** Radix Aucklandiae lappae 6 g
- **Bing Lang** Semen Arecae catechu 6 g
- **Huang Lian** Rhizoma Coptidis 15 g
- **Huang Qin** Radix Scutellariae baicalensis 15 g
- **Da Huang** Radix et Rhizoma Rhei 9 g
- **Guan Gui** Cortex Cinnamomi loureiroi 7,5 g

She Gan Ma Huang Tang

Dekokt mit Rhizoma Belamcandae und Herba Ephedrae

- **She Gan** Rhizoma Belamcandae 9 g
- **Ma Huang** Herba Ephedrae 12 g
- **Zi Wan** Radix Asteris 9 g
- **Kuan Dong Hua** Flos Tussilaginis farfarae 9 g
- **Ban Xia** Rhizoma Pinelliae ternatae 9 g
- **Xi Xin** Herba cum Radice Asari 9 g
- **Wu Wei Zi** Fructus Schisandrae chinensis 3 g
- **Sheng Jiang** Rhizoma Zingiberis officinalis recens 12 g
- **Da Zao** Fructus Zizyphi jujubae 3 Datteln

Shen Fu Tang

Dekokt mit Radix Ginseng und Radix lateralis Aconiti praeparata

- **Ren Shen** Radix Ginseng 30 g
- **Fu Zi** Radix lateralis Aconiti carmichaeli praeparata 15 g

Shen Ge San

Pulver mit Radix Ginseng und Gecko

- **Ren Shen** Radix Ginseng 12 g
- **Ge Jie** Gecko 12 g

Shen Ling Bai Zhu San

Pulver mit Radix Ginseng, Poria und Rhizoma Atractylodis

- **Ren Shen** Radix Ginseng 10 g
- **Bai Zhu** Rhizoma Atractylodis macrocephalae 10 g
- **Fu Ling** Sclerotium Poriae cocos 10 g
- **Zhi Gan Cao** Radix Glycyrrhizae uralensis praeparata 10 g
- **Shan Yao** Radix Dioscoreae oppositae 10 g
- **Bian Dou** Semen Dolichoris lablab 7,5 g
- **Lian Zi** Semen Nelumbinis nuciferae 5 g
- **Yi Yi Ren** Semen Coicis lachryma jobi 5 g
- **Sha Ren** Fructus Amomi 5 g
- **Jie Geng** Radix Platycodi grandiflori 5 g

Shen Qi Si Wu Tang

Dekokt aus vier Zutaten mit Radix Ginseng und Radix Astragali

- **Ren Shen** Radix Ginseng 9 g
- **Huang Qi** Radix Astragali membranacei 9 g
- **Dang Gui** Radix Angelicae sinensis 6 g
- **Bai Shao** Radix Paeoniae lactiflorae 9 g
- **Shu Di Huang** Radix Rehmanniae glutinosae praeparata 6 g
- **Chuan Xiong** Radix Ligustici chuanxiong 6 g

Sheng Hua Tang

Dekokt zum Bilden und Auflösen

- **Dang Gui** Radix Angelicae sinensis 24 g
- **Chuan Xiong** Radix Ligustici chuanxiong 9 g
- **Tao Ren** Semen Persicae 6 g

- **Pao Jiang** Rhizoma Zingiberis officinalis recens (gebraten) 1,5 g
- **Zhi Gan Cao** Radix Glycyrrhizae uralensis praeparata 1,5 g

Sheng Mai San
Pulver, das den Puls erzeugt
- **Ren Shen** Radix Ginseng 1,5 g
- **Mai Men Dong** Tuber Ophiopogonis japonici 1,5 g
- **Wu Wei Zi** Fructus Schisandrae chinensis 7 Stück

Sheng Yang Tang
Dekokt zum Heben des Yang
- **Zhi Gan Cao** Radix Glycyrrhizae uralensis praeparata 6 g
- **Ma Huang** Herba Ephedrae 12 g
- **Fang Feng** Radix Saposhnikoviae 12 g
- **Qiang Huo** Rhizoma et Radix Notopterygii 18 g

Sheng Yu Tang
Dekokt, das wie ein Weiser heilt
- **Sheng Di Huang** Radix Rehmanniae glutinosae 9 g
- **Shu Di Huang** Radix Rehmanniae glutinosae praeparata 9 g
- **Chuan Xiong** Radix Ligustici chuanxiong 9 g
- **Ren Shen** Radix Ginseng 9 g
- **Dang Gui** Radix Angelicae sinensis 1,5 g
- **Huang Qi** Radix Astragali membranacei 1,5 g

Shi Pi Yin
Dekokt zum Stärken der Milz
- **Fu Zi** Radix lateralis Aconiti carmichaeli praeparata 6 g
- **Gan Jiang** Rhizoma Zingiberis officinalis 6 g
- **Fu Ling** Sclerotium Poriae cocos 6 g
- **Bai Zhu** Rhizoma Atractylodis macrocephalae 6 g
- **Mu Gua** Fructus Chaenomelis 6 g
- **Hou Po** Cortex Magnoliae officinalis 6 g
- **Mu Xiang** Radix Aucklandiae lappae 6 g
- **Da Fu Pi** Pericarpium Arecae catechu 6 g
- **Cao Guo** Fructus Amomi tsaoko 6 g
- **Zhi Gan Cao** Radix Glycyrrhizae uralensis praeparata 3 g
- **Da Zao** Fructus Ziziphi jujubae 3 Datteln

Shi Xiao San
Pulver des plötzlichen Lächelns
- **Pu Huang** Pollen Typhae 6 g
- **Wu Ling Zhi** Excrementum Trogopteri seu Pteromi 6 g

Shou Tai Wan
Langlebigkeitspille für den Fetus
- **Tu Si Zi** Semen Cuscutae chinensis 6 g
- **Sang Ji Sheng** Ramulus Loranthii 6 g
- **Xu Duan** Radix Dipsaci asperi 6 g
- **E Jiao** Gelatinum Corii asini 6 g

Si Hai Shu Yu Wan
Pille der Vier Meere um Stagnation zu erleichtern
- **Mu Xiang** Radix Aucklandiae lappae 6 g
- **Chen Pi** Pericarpium Citri reticulatae 3 g
- **Kun Bu** Thallus Laminariae 6 g
- **Hai Dai** Herba Zosterae marinae 6 g
- **Hai Zao** Thallus Sargassii 6 g
- **Hai Piao Xiao** Os Sepiae seu Sepiellae 6 g
- **Hai Ge Ke** Concha Cyclinae sinensis 6 g

Si Jun Zi Tang
Dekokt der vier Edlen
- **Ren Shen** Radix Ginseng 9 g
- **Bai Zhu** Rhizoma Atractylodis macrocephalae 9 g
- **Fu Ling** Sclerotium Poriae cocos 9 g
- **Zhi Gan Cao** Radix Glycyrrhizae uralensis praeparata 3 g

Si Mo Tang
Dekokt mit vier gemahlenen Kräutern
- **Ren Shen** Radix Ginseng 3 g
- **Bing Lang** Semen Arecae catechu 9 g
- **Chen Xiang** Lignum Aquilariae 3 g
- **Wu Yao** Radix Linderae strychnifoliae 9 g

Si Ni Tang
Kalte Extremitäten Dekokt
- **Fu Zi** Radix lateralis Aconiti carmichaeli praeparata 6 g
- **Gan Jiang** Rhizoma Zingiberis officinalis 4,5 g
- **Zhi Gan Cao** Radix Glycyrrhizae uralensis praeparata 6 g

Si Wu Ma Zi Ren Wan
Pille mit vier Zutaten und Semen Cannabis
- **Dang Gui** Radix Angelicae sinensis 6 g
- **Chuan Xiong** Radix Ligustici chuanxiong 3 g
- **Shu Di Huang** Radix Rehmanniae glutinosae 6 g
- **Bai Shao** Radix Paeoniae lactiflorae 6 g
- **Huo Ma Ren** Semen Cannabis sativae 9 g
- **Da Huang** Radix et Rhizoma Rhei 6 g
- **Xing Ren** Semen Pruni armeniacae 4,5 g
- **Zhi Shi** Fructus Citri aurantii immaturus 6 g
- **Hou Po** Cortex Magnoliae officinalis 4,5 g
- **Bai Shao** Radix Paeoniae lactiflorae 4,5 g

Si Wu Tang
Vier Arzneien Dekokt
- **Shu Di Huang** Radix Rehmanniae glutinosae praeparata 9 g
- **Bai Shao** Radix Paeoniae lactiflorae 9 g
- **Dang Gui** Radix Angelicae sinensis 9 g
- **Chuan Xiong** Radix Ligustici chuanxiong 3 g

Su He Xiang Wan
Pille mit Styrax (Dosis für Pillenherstellung)
- **Su He Xiang** Styrax liquidis 30 g
- **She Xiang** Secretio Moschus 60 g
- **Bing Pian** Borneol 30 g
- **An Xi Xiang** Benzoinum 60 g
- **Mu Xiang** Radix Aucklandiae lappae 60 g
- **Tan Xiang** Lignum Santali albi 60 g
- **Chen Xiang** Lignum Aquilariae 60 g
- **Ru Xiang** Gummi Olibanum 30 g
- **Ding Xiang** Flos Caryophylli 60 g
- **Xiang Fu** Rhizoma Cyperi rotundi 60 g
- **Bi Ba** Fructus Piperis longi 60 g
- **Xi Jiao** Cornu Rhinoceri 60 g
- **Zhu Sha** Cinnabaris 60 g
- **Bai Zhu** Rhizoma Atractylodis macrocephalae 60 g
- **He Zi** Fructus Terminaliae chebulae 60 g

Anmerkung: **She Xiang, Xi Jiao** und **Zhu Sha** sind gesetzlich nicht zugelassene Substanzen. **She Xiang** kann durch **Shi Chang Pu** Rhizoma Acori graminei und **Xi Jiao** durch **Shui Niu Jiao** Cornu Bubali ersetzt werden.

Su Zi Jiang Qi Tang
Dekokt mit Fructus Perillae, das das Qi nach unten leitet
- **Su Zi** Fructus Perillae frutescentis 9 g
- **Ban Xia** Rhizoma Pinelliae ternatae 9 g
- **Hou Po** Cortex Magnoliae officinalis 6 g
- **Qian Hu** Radix Peucedani 6 g
- **Rou Gui** Cortex Cinnamomi cassiae 3 g
- **Dang Gui** Radix Angelicae sinensis 6 g
- **Sheng Jiang** Rhizoma Zingiberis officinalis recens 2 Scheiben
- **Zi Su Ye** Folium Perillae 5 Blätter
- **Zhi Gan Cao** Radix Glycyrrhizae uralensis praeparata 6 g
- **Da Zao** Fructus Ziziphi jujubae 1 Dattel

Suo Gong Zhu Yu Tang
Dekokt zum Zusammenziehen der Gebärmutter und zum Beseitigen von Blut-Stase
- **Dang Gui** Radix Angelicae sinensis 9 g
- **Chuan Xiong** Radix Ligustici chuanxiong 6 g
- **Pu Huang** Pollen Typhae 6 g
- **Wu Ling Zhi** Excrementum Trogopteri seu Pteromi 6 g
- **Dang Shen** Radix Codonopsis pilosulae 6 g
- **Zhi Ke** Fructus Citri aurantii 4,5 g
- **Yi Mu Cao** Herba Leonuri heterophylli 6 g

Suo Quan Wan
Pille zum Zusammenziehen der Quelle
- **Wu Yao** Radix Linderae strychnifoliae 9 g
- **Yi Zhi Ren** Fructus Alpiniae oxyphyllae 9 g

Tao He Cheng Qi Tang
Semen Persicae Dekokt, das das Qi leitet
- **Tao Ren** Semen Persicae 50 Stück
- **Da Huang** Radix et Rhizoma Rhei 12 g
- **Gui Zhi** Ramulus Cinnamomi cassiae 6 g
- **Mang Xiao** Mirabilitum 6 g
- **Zhi Gan Cao** Radix Glycyrrhizae uralensis praeparata 6 g

Tao Hong Si Wu Tang
Dekokt aus vier Zutaten mit Flos Carthami und Semen Persicae
- **Shu Di Huang** Radix Rehmanniae glutinosae praeparata 12 g
- **Dang Gui** Radix Angelicae sinensis 10 g
- **Bai Shao** Radix Paeoniae lactiflorae 12 g
- **Chuan Xiong** Radix Ligustici chuanxiong 8 g
- **Tao Ren** Semen Persicae 6 g
- **Hong Hua** Flos Carthami tinctorii 4 g

Tian Di Jian
Himmel-Erde-Dekokt
- **Tian Men Dong** Tuber Asparagus cochinchinensis 9 g
- **Shu Di Huang** Radix Rehmanniae glutinosae praeparata 9 g

Tian Ma Gou Teng Yin
Dekokt mit Rhizoma Gastrodiae und Ramulus cum Uncis Uncariae
- **Tian Ma** Rhizoma Gastrodiae elatae 9 g
- **Gou Teng** Ramulus Uncariae 9 g
- **Shi Jue Ming** Concha Haliotidis 6 g
- **Sang Ji Sheng** Ramulus Loranthii 9 g
- **Du Zhong** Radix Eucommiae ulmoidis 9 g
- **Chuan Niu Xi** Radix Cyathulae 9 g
- **Shan Zhi Zi** Fructus Gardeniae jasminoidis 6 g
- **Huang Qin** Radix Scutellariae baicalensis 9 g
- **Yi Mu Cao** Herba Leonori heterophylli 9 g
- **Ye Jiao Teng** Caulis Polygoni multiflori 9 g
- **Fu Shen** Sclerotium Poriae cocos pararadicis 6 g

Tian Tai Wu Yao San
Pulver mit Radix Linderae höchster Qualität
- **Wu Yao** Radix Linderae strychnifoliae 15 g
- **Mu Xiang** Radix Aucklandiae lappae 15 g
- **Xiao Hui Xiang** Fructus Foeniculi vulgaris 15 g
- **Qing Pi** Pericarpium Citri reticulatae viride 15 g
- **Gao Liang Jiang** Rhizoma Alpiniae officinari 15 g
- **Bing Lang** Semen Arecae catechu 2 Stück
- **Jin Ling Zi** Fructus Meliae toosendan 10 Stück

Tian Wang Bu Xin Dan

Besondere Pille des Himmlischen Kaisers, die das Herz tonisiert

- **Sheng Di Huang** Radix Rehmanniae glutinosae 12 g
- **Xuan Shen** Radix Scrophulariae ningpoensis 6 g
- **Mai Men Dong** Tuber Ophiopogonis japonici 6 g
- **Tian Men Dong** Tuber Asparagi cochinchinensis 6 g
- **Ren Shen** Radix Ginseng 6 g
- **Fu Ling** Sclerotium Poriae cocos 6 g
- **Wu Wei Zi** Fructus Schisandrae chinensis 6 g
- **Dang Gui** Radix Angelicae sinensis 6 g
- **Dan Shen** Radix Salviae miltiorrhizae 6 g
- **Bai Zi Ren** Semen Biotae orientalis 6 g
- **Suan Zao Ren** Semen Ziziphi spinosae 6 g
- **Yuan Zhi** Radix Polygalae 6 g
- **Jie Geng** Radix Platycodi grandiflori 3 g

Tiao Wei Cheng Qi Tang

Dekokt, das den Magen reguliert und das Qi ordnet

- **Da Huang** Radix et Rhizoma Rhei 12 g
- **Mang Xiao** Mirabilitum 9 g
- **Zhi Gan Cao** Radix Glycyrrhizae uralensis praeparata 6 g

Tiao Zheng San

Pulver zum Regulieren des Aufrechten

- **Bai Zhu** Rhizoma Atractylodis macrocephalae 6 g
- **Cang Zhu** Rhizoma Atractylodis 6 g
- **Fu Ling** Sclerotium Poriae cocos 6 g
- **Chen Pi** Pericarpium Citri reticulatae 3 g
- **Zhe Bei Mu** Bulbus Fritillariae Thunbergii 6 g
- **Yi Yi Ren** Semen Coicis lachryma-jobi 12 g

Tong You Tang

Dekokt zum Durchdringen in die Tiefe

- **Zhi Gan Cao** Radix Glycyrrhizae uralensis praeparata 1,5 g
- **Hong Hua** Flos Carthami tinctorii 1,5 g
- **Sheng Di Huang** Radix Rehmanniae glutinosae 3 g
- **Shu Di Huang** Radix Rehmannia glutinosae praeparata 3 g
- **Sheng Ma** Rhizoma Cimicifugae 6 g
- **Tao Ren** Semen Persicae 6 g
- **Dang Gui** Radix Angelicae sinensis 6 g
- **Bing Lang** Semen Arecae catechu 3 g

Tu Si Zi Wan

Pille mit Semen Cuscutae

- **Tu Si Zi** Semen Cuscutae chinensis 6 g
- **Lu Rong** Cornu Cervi parvum 3 g
- **Rou Cong Rong** Herba Cistanches deserticolae 6 g
- **Shan Yao** Radix Dioscoreae oppositae 3 g
- **Fu Zi** Radix lateralis Aconiti carmichaeli praeparata 3 g
- **Wu Yao** Radix Linderae strychnifoliae 3 g
- **Wu Wei Zi** Fructus Schisandrae chinensis 3 g
- **Sang Piao Xiao** Ootheca Mantidis 3 g
- **Yi Zhi Ren** Fructus Alpiniae oxyphyllae 3 g
- **Duan Mu Li** Concha Ostreae (kalziniert) 6 g
- **Ji Nei Jin** Endothelium cornei Gigeriae galli 1,5 g

Wei Ling San

Pulver zum Beruhigen des Magens mit Poria

- **Ze Xie** Rhizoma Alismatis orientalis 4 g
- **Fu Ling** Sclerotium Poriae cocos 2,3 g
- **Zhu Ling** Sclerotium Polypori umbellati 2,3 g
- **Bai Zhu** Rhizoma Atractylodis macrocephalae 2,3 g
- **Gui Zhi** Ramulus Cinnamomi cassiae 1,5 g
- **Cang Zhu** Rhizoma Atractylodis 12 g
- **Hou Po** Cortex Magnoliae officinalis 9 g
- **Chen Pi** Pericarpium Citri reticulatae 9 g
- **Zhi Gan Cao** Radix Glycyrrhizae uralensis praeparata 3 g

Wei Ling Tang

Dekokt zum Beruhigen des Magens mit Poria

- **Fu Ling** Sclerotium Poriae cocos 9 g
- **Cang Zhu** Rhizoma Atractylodis 6 g
- **Chen Pi** Pericarpium Citri reticulatae 3 g
- **Bai Zhu** Rhizoma Atractylodis macrocephalae 6 g
- **Gui Zhi** Ramulus Cinnamomi cassiae 6 g
- **Ze Xie** Rhizoma Alismatis orientalis 6 g
- **Zhu Ling** Sclerotium Polypori umbellati 6 g
- **Hou Po** Cortex Magnolia officinalis 6 g
- **Zhi Gan Cao** Radix Glycyrrhizae uralensis praeparata 3 g
- **Da Zao** Fructus Ziziphi jujubae 3 Datteln
- **Sheng Jiang** Rhizoma Zingiberis officinalis recens 3 Scheiben

Wen Dan Tang

Dekokt, das die Gallenblase wärmt

- **Ban Xia** Rhizoma Pinelliae ternatae 6 g
- **Fu Ling** Sclerotium Poriae cocos 5 g
- **Chen Pi** Pericarpium Citri reticulatae 9 g
- **Zhu Ru** Caulis Bambusae in Taeniis 6 g
- **Zhi Shi** Fructus Citri aurantii immaturus 6 g
- **Zhi Gan Cao** Radix Glycyrrhizae uralensis praeparata 3 g
- **Sheng Jiang** Rhizoma Zingiberis officinalis recens 5 Scheiben
- **Da Zao** Fructus Ziziphi jujubae 1 Dattel

Wen Pi Tang

Dekokt zum Wärmen der Milz

- **Da Huang** Radix et Rhizoma Rhei 12 g
- **Ren Shen** Radix Ginseng 6 g
- **Gan Cao** Radix Glycyrrhizae uralensis 6 g
- **Gan Jiang** Rhizoma Zingiberis officinalis 6 g
- **Fu Zi** Radix lateralis Aconiti carmichaeli praeparata 9 g

Wen Yang Bu Gan Jian

Dekokt, das das Yang wärmt und die Leber tonisiert

- **Rou Gui** Cortex Cinnamomi cassia 3 g
- **Yin Yang Huo** Herba Epimedii 6 g
- **Zi Shi Ying** Fluoritum 6 g
- **She Chuang Zi** Fructus Cnidii 4,5 g
- **Bai Shao** Radix Paeoniae lactiflorae 9 g
- **Mu Gua** Fructus Chaenomelis 6 g

Wu Hu Tang

Fünf Tiger Dekokt

- **Ma Huang** Herba Ephedrae 2,1 g
- **Shi Gao** Gypsum fibrosum 4,5 g
- **Xing Ren** Semen Pruni armeniacae 3 g
- **Gan Cao** Radix Glycyrrhizae uralensis 1,2 g
- **Sheng Jiang** Rhizoma Zingiberis officinalis recens 3 Scheiben
- **Da Zao** Fructus Ziziphi jujubae 1 Dattel
- **Xi Cha** Grüner Tee von hoher Qualität 2,4 g

Wu Ling San

Pulver aus fünf Bestandteilen mit Poria

- **Ze Xie** Rhizoma Alismatis orientalis 4 g
- **Fu Ling** Sclerotium Poriae cocos 2,3 g
- **Zhu Ling** Sclerotium Polypori umbellati 2,3 g
- **Bai Zhu** Rhizoma Atractylodis macrocephalae 2,3 g
- **Gui Zhi** Ramulus Cinnamomi cassiae 1,5 g

Wu Mei Wan

Pille mit Prunus Mume

- **Wu Mei** Fructus Pruni mume 24 g
- **Chuan Jiao** Pericarpium Zanthoxyli bungeani 1,5 g
- **Xi Xin** Herba Asari cum radice 1,5 g
- **Huang Lian** Rhizoma Coptidis 9 g
- **Huang Bai** Cortex Phellodendri 6 g
- **Gan Jiang** Rhizoma Zingiberis officinalis 6 g
- **Fu Zi** Radix lateralis Aconiti carmichaeli praeparata 3 g
- **Gui Zhi** Ramulus Cinnamomi cassiae 3 g
- **Ren Shen** Radix Ginseng 6 g
- **Dang Gui** Radix Angelicae sinensis 3 g

Wu Ren Wan

Pille aus fünf Samen

- **Tao Ren** Semen Persicae 9 g
- **Xing Ren** Semen Pruni armeniacae 9 g
- **Bai Zi Ren** Semen Biotae orientalis 6 g
- **Song Zi Ren** Semen Pini tabulaeformis 3 g
- **Yu Li Ren** Semen Pruni 3 g
- **Chen Pi** Pericarpium Citri reticulatae 9 g

Wu Yao San

Pulver mit Radix Linderae

- **Wu Yao** Radix Linderae strychnifoliae 6 g
- **Xiang Fu** Rhizoma Cyperi rotundi 6 g
- **Su Zi** Fructus Perillae frutescentis 4,5 g
- **Chen Pi** Pericarpium Citri reticulatae 3 g
- **Chai Hu** Radix Bupleuri 6 g
- **Mu Dan Pi** Cortex Moutan radicis 6 g
- **Gui Zhi** Ramulus Cinnamomi cassiae 3 g
- **Mu Xiang** Radix Aucklandiae lappae 3 g
- **Dang Gui** Radix Angelicae sinensis 6 g
- **Chuan Xiong** Radix Ligustici chuanxiong 3 g
- **Bo He** Herba Menthae haplocalycis 3 g
- **Gan Cao** Radix Glycyrrhizae uralensis 3 g

Wu Zhu Yu Tang

Dekokt mit Fructus Evodiae

- **Wu Zhu Yu** Fructus Evodiae rutaecarpae 9 g
- **Sheng Jiang** Rhizoma Zingiberis officinalis recens 6 g
- **Ren Shen** Radix Ginseng 9 g
- **Da Zao** Fructus Ziziphi jujubae 3 Datteln

Wu Zi Yan Zong Wan

Pille aus fünf Samen zur Erschließung der Ahnen

- **Tu Si Zi** Semen Cuscutae chinensis 240 g
- **Wu Wei Zi** Fructus Schisandrae chinensis 30 g
- **Gou Qi Zi** Fructus Lycii chinensis 240 g
- **Fu Pen Zi** Fructus Rubi 120 g
- **Che Qian Zi** Semen Plantaginis 60 g

Xi Jiao Di Huang Tang

Dekokt mit Cornu Rhinoceri und Radix Rehmanniae

- **Shui Niu Jiao** Cornu Bubali 6 g
- **Sheng Di Huang** Radix Rehmanniae glutinosae 24 g
- **Chi Shao** Radix Paeoniae rubrae 9 g
- **Mu Dan Pi** Cortex Moutan radicis 6 g

Xiang Leng Wan

Pille mit Radix Aucklandiae und Rhizoma Sparganii

- **Mu Xiang** Radix Aucklandiae lappae 6 g
- **Ding Xiang** Flos Caryophylli 3 g
- **San Leng** Rhizoma Sparganii 6 g
- **Zhi Ke** Fructus Citri aurantii 6 g
- **Qing Pi** Pericarpium Citri reticulatae viride 3 g
- **Chuan Lian Zi** Fructus Meliae toosendan 3 g
- **Xiao Hui Xiang** Fructus Foeniculi vulgaris 6 g
- **E Zhu** Rhizoma Curcumae zedoariae 6 g
- **Sheng Jiang** Rhizoma Zingiberis officinalis recens 3 Scheiben

Xiao Chai Hu Tang

Kleineres Dekokt mit Radix Bupleuri

- **Chai Hu** Radix Bupleuri 24 g
- **Huang Qin** Radix Scutellariae baicalensis 9 g
- **Ban Xia** Rhizoma Pinelliae ternatae 24 g
- **Sheng Jiang** Rhizoma Zingiberis officinalis recens 9 g
- **Ren Shen** Radix Ginseng 9 g
- **Zhi Gan Cao** Radix Glycyrrhizae uralensis praeparata 9 g
- **Da Zao** Fructus Ziziphi jujubae 12 Datteln

Xiao Jian Zhong Tang

Kleineres Dekokt, das die Mitte aufbaut

- **Yi Tang** Saccharum granorum 18 g
- **Gui Zhi** Ramulus Cinnamomi cassiae 9 g
- **Bai Shao** Radix Paeoniae lactiflorae 18 g
- **Zhi Gan Cao** Radix Glycyrrhizae uralensis praeparata 6 g
- **Sheng Jiang** Rhizoma Zingiberis officinalis recens 9 g
- **Da Zao** Fructus Ziziphi jujubae 12 Datteln

Xiao Qing Long Tang

Kleineres Dekokt des Blaugrünen Drachens

- **Ma Huang** Herba Ephedrae 9 g
- **Gui Zhi** Ramulus Cinnamomi cassiae 9 g
- **Gan Jiang** Rhizoma Zingiberis officinalis 9 g
- **Xi Xin** Herba Asari cum radice 3 g
- **Wu Wei Zi** Fructus Schisandrae chinensis 6 g
- **Bai Shao** Radix Paeoniae lactiflorae 9 g
- **Ban Xia** Rhizoma Pinelliae ternatae 9 g
- **Zhi Gan Cao** Radix Glycyrrhizae uralensis praeparata 3 g

Xiao Yao San

Pulver der heiteren Ungebundenheit

- **Bo He** Herba Menthae haplocalycis 3 g
- **Chai Hu** Radix Bupleuri 9 g
- **Dang Gui** Radix Angelicae sinensis 9 g
- **Bai Shao** Radix Paeoniae lactiflorae 12 g
- **Bai Zhu** Rhizoma Atractylodis macrocephalae 9 g
- **Fu Ling** Sclerotium Poriae cocos 15 g
- **Gan Cao** Radix Glycyrrhizae uralensis 6 g
- **Sheng Jiang** Rhizoma Zingiberis officinalis recens 3 Scheiben

Xie Bai San

Pulver, das das Weiße abfließen lässt

- **Sang Bai Pi** Cortex Mori albae radicis 30 g
- **Di Gu Pi** Cortex Lycii radicis 30 g
- **Zhi Gan Cao** Radix Glycyrrhizae uralensis praeparata 3 g
- **Geng Mi** Nicht-klebender Reis 15 g

Xie Huang San

Pulver, das das Gelbe abfließen lässt

- **Shi Gao** Gypsum fibrosum 15 g
- **Shan Zhi Zi** Fructus Gardeniae jasminoidis 6 g
- **Fang Feng** Radix Saposhnikoviae 12 g
- **Huo Xiang** Herba Agastachis seu Pogostemi 12 g
- **Gan Cao** Radix Glycyrrhizae uralensis 3 g

Xie Xin Tang

Dekokt zum Entlasten des Herzareals

- **Da Huang** Radix et Rhizoma Rhei 6 g
- **Huang Lian** Rhizoma Coptidis 3 g
- **Huang Qin** Radix Scutellariae baicalensis 3 g

Xin Yi Qing Fei Yin

Dekokt mit Flos Magnoliae zum Klären der Lunge

- **Xin Yi Hua** Flos Magnoliae liliflorae 6 g
- **Huang Qin** Radix Scutellariae baicalensis 6 g
- **Shan Zhi Zi** Fructus Gardeniae jasminoidis 4,5 g
- **Shi Gao** Gypsum fibrosum 15 g
- **Zhi Mu** Radix Anemarrhenae asphodeloidis 6 g
- **Jin Yin Hua** Flos Lonicerae japonicae 6 g
- **Yu Xing Cao** Herba cum Radice Houttuyniae cordatae 6 g
- **Mai Men Dong** Tuber Ophiopogonis japonici 6 g

Xing Su San

Pulver mit Semen Armeniacae und Folium Perillae

- **Zi Su Ye** Folium Perillae frutescentis 6 g
- **Qian Hu** Radix Peucedani 6 g
- **Xing Ren** Semen Pruni armeniacae 6 g
- **Jie Geng** Radix Platycodi grandiflori 6 g
- **Zhi Ke** Fructus Citri aurantii 6 g
- **Chen Pi** Pericarpium Citri reticulatae 6 g
- **Fu Ling** Sclerotium Poriae cocos 6 g
- **Ban Xia** Rhizoma Pinelliae ternatae 6 g
- **Sheng Jiang** Rhizoma Zingiberis officinalis recens 6 g
- **Da Zao** Fructus Ziziphi jujubae 2 Datteln
- **Gan Cao** Radix Glycyrrhizae uralensis 3 g

Xuan Fu Dai Zhe Tang

Dekokt mit Flos Inulae und Haematitum

- **Xuan Fu Hua** Flos Inulae 9 g
- **Dai Zhe Shi** Haematitum 3 g
- **Ban Xia** Rhizoma Pinelliae ternatae 9 g
- **Sheng Jiang** Rhizoma Zingiberis officinalis recens 6 g
- **Ren Shen** Radix Ginseng 6 g
- **Zhi Gan Cao** Radix Glycyrrhizae uralensis praeparata 3 g
- **Da Zao** Fructus Ziziphi jujubae 12 Datteln

Xue Fu Zhu Yu Tang
Dekokt, das Stasen aus dem Haus des Blutes treibt
- **Dang Gui** Radix Angelicae sinensis 9 g
- **Sheng Di Huang** Radix Rehmanniae glutinosae 9 g
- **Chi Shao** Radix Paeoniae rubrae 6 g
- **Chuan Xiong** Radix Ligustici chuanxiong 5 g
- **Tao Ren** Semen Persicae 12 g
- **Hong Hua** Flos Carthami tinctorii 9 g
- **Chai Hu** Radix Bupleuri 3 g
- **Zhi Ke** Fructus Citri aurantii 6 g
- **Niu Xi** Radix Achyranthis bidentatae seu Cyathulae 9 g
- **Jie Geng** Radix Platycodi grandiflori 5 g
- **Gan Cao** Radix Glycyrrhizae uralensis 3 g

Yan Hu Suo Tang
Dekokt mit Rhizoma Corydalis
- **Yan Hu Suo** Rhizoma Corydalis yanhusuo 45 g
- **Pu Huang** Pollen Typhae 15 g
- **Chi Shao** Radix Paeoniae rubrae 15 g
- **Dang Gui** Radix Angelicae sinensis 15 g
- **Guan Gui** Cortex Cinnamomi loureiroi 15 g
- **Jiang Huang** Rhizoma Curcumae longae 90 g
- **Ru Xiang** Gummi Olibanum 90 g
- **Mo Yao** Myrrha 90 g
- **Mu Xiang** Radix Aucklandiae lappae 90 g
- **Zhi Gan Cao** Radix Glycyrrhizae uralensis praeparata 7,5 g

Yang Yin Qing Fei Tang
Dekokt, das das Yin nährt und die Lunge klärt
- **Sheng Di Huang** Radix Rehmanniae glutinosae 6 g
- **Xuan Shen** Radix Scrophulariae ningpoensis 4,5 g
- **Mai Men Dong** Tuber Ophiopogonis japonici 3,6 g
- **Bai Shao** Radix Paeoniae lactiflorae 2,4 g
- **Mu Dan Pi** Cortex Moutan radicis 2,4 g
- **Zhe Bei Mu** Bulbus Fritillariae thunbergii 2,4 g
- **Bo He** Herba Menthae haplocalycis 1,5 g
- **Gan Cao** Radix Glycyrrhizae uralensis 1,5 g

Yi Gan San
Pulver zum Bändigen der Leber
- **Bai Zhu** (gebraten) Rhizoma Atractylodis macrocephalae 3 g
- **Fu Ling** Sclterotium Poriae cocos 3 g
- **Dang Gui** Radix Angelicae sinensis 3 g
- **Chuan Xiong** Radix Ligustici chuanxiong 2,4 g
- **Gou Teng** Ramulus Uncariae 3 g
- **Chai Hu** Radix Bupleuri 1,5 g
- **Gan Cao** Radix Glycyrrhizae uralensis 1,5 g

Yi Guan Jian
Verbindungsdekokt
- **Bei Sha Shen** Radix Glehniae 10 g
- **Mai Men Dong** Tuber Ophiopogonis japonici 10 g
- **Dang Gui** Radix Angelicae sinensis 10 g
- **Sheng Di Huang** Radix Rehmanniae glutinosae 30 g
- **Gou Qi Zi** Fructus Lycii chinensis 12 g
- **Chuan Lian Zi** Fructus Meliae toosendan 5 g

Yi Jia Zheng Qi San
Erste Variation des Pulvers für das Aufrechte Qi
- **Huo Xiang** Herba Agastachis seu Pogostemi 6 g
- **Hou Po** Cortex Magnoliae officinalis 6 g
- **Xing Ren** Semen Pruni armeniacae 6 g
- **Fu Ling Pi** Cortex Poriae cocos 6 g
- **Chen Pi** Pericarpium Citri reticulatae 6 g
- **Shen Qu** Massa Fermentata 4,5 g
- **Mai Ya** Fructus Hordei vulgaris germinatus 4,5 g
- **Yin Chen Hao** Herba Artemisiae scopariae 6 g
- **Da Fu Pi** Pericarpium Arecae catechu 3 g

Yi Wei Tang
Dekokt zum Wohle des Magens
- **Sha Shen** Radix Adenophorae seu Glehniae 9 g
- **Mai Men Dong** Tuber Ophiopogonis japonici 15 g
- **Sheng Di Huang** Radix Rehmanniae glutinosae 15 g
- **Yu Zhu** Rhizoma Polygonati odorati 4,5 g
- **Bing Tang** Kandiszucker 3 g

Yi Yin Jian
Dekokt des einen Yin
- **Sheng Di Huang** Radix Rehmanniae glutinosae 6 g
- **Shu Di Huang** Radix Rehmanniae glutinosae praeparata 9 g
- **Bai Shao** Radix Paeoniae lactiflorae 6 g
- **Mai Men Dong** Tuber Ophiopogonis japonici 6 g
- **Gan Cao** Radix Glycyrrhizae uralensis 3 g
- **Huai Niu Xi** Radix Achyranthis bidentatae 4,5 g
- **Dan Shen** Radix Salviae miltiorrhizae 6 g

Yin Chen Hao Tang
Dekokt mit Herba Artemisia scopariae
- **Yin Chen Hao** Herba Artemisiae scopariae 6 g
- **Shan Zhi Zi** Fructus Gardeniae jasminoidis 9 g
- **Da Huang** Radix et Rhizoma Rhei 6 g

Yin Jia Wan
Pille mit Flos Lonicerae und Carapax Amydae sinensis
- **Jin Yin Hua** Flos Lonicerae japonicae 6 g
- **Bie Jia** Carapax Amydae sinensis 9 g
- **Lian Qiao** Fructus Forsythiae suspensae 6 g
- **Sheng Ma** Rhizoma Cimicifugae 6 g
- **Hong Teng** Caulis Sargentodoxae cuneatae 6 g
- **Pu Gong Ying** Herba Taraxaci mongolici 6 g
- **Da Qing Ye** Folium Isatidis 6 g
- **Yin Chen Hao** Herba Artemisiae yinchenhao 4,5 g

- **Hu Po** Succinum 6 g
- **Jie Geng** Radix Platycodi grandiflori 3 g
- **Zi Hua Di Ding** Herba cum Radice Violae yedonensitis 6 g
- **Pu Huang** Pollen Typhae 6 g
- **Chun Gen Bai Pi** Cortex Ailanthi altissimae 6 g

Yin Qiao San

Pulver mit Flos Lonicerae und Fructus Forsythiae

- **Jin Yin Hua** Flos Lonicerae japonicae 9 g
- **Lian Qiao** Fructus Forsythiae suspensae 9 g
- **Jie Geng** Radix Platycodi grandiflori 3 g
- **Niu Bang Zi** Fructus Arctii lappae 9 g
- **Bo He** Herba Menthae haplocalycis 3 g
- **Dan Dou Chi** Semen Sojae praeparatum 3 g
- **Jing Jie** Herba seu Flos Schizonepetae 'tenuifoliae 6 g
- **Dan Zhu Ye** Herba Lophatheri gracilis 3 g
- **Lu Gen** Rhizoma Phragmitis communis 15 g
- **Gan Cao** Radix Glycyrrhizae uralensis 3 g

You Gui Wan

Pille, die die rechte (Niere) wiederherstellt

- **Fu Zi** Radix lateralis Aconiti carmichaeli praeparata 3 g
- **Rou Gui** Cortex Cinnamomi cassiae 3 g
- **Du Zhong** Cortex Eucommiae ulmoidis 6 g
- **Shan Zhu Yu** Fructus Corni officinalis 4,5 g
- **Tu Si Zi** Semen Cuscutae chinensis 6 g
- **Lu Jiao Jiao** Cornu Cervi gelatinum 6 g
- **Shu Di Huang** Radix Rehmanniae glutinosae praeparata 12 g
- **Shan Yao** Radix Dioscoreae oppositae 6 g
- **Gou Qi Zi** Fructus Lycii chinensis 6 g
- **Dang Gui** Radix Angelicae sinensis 4,5 g

Yu Nu Jian

Dekokt der Jade-Frau

- **Shi Gao** Gypsum fibrosum 15 g
- **Shu Di Huang** Radix Rehmanniae glutinosae praeparata 9 g
- **Zhi Mu** Radix Anemarrhenae asphodeloidis 3 g
- **Mai Men Dong** Tuber Ophiopogonis japonici 6 g
- **Huai Niu Xi** Radix Achyranthis bidentatae 3 g

Yue Ju Wan

Pille mit Fructus Gardeniae und Rhizoma Ligustici chuanxiong

- **Cang Zhu** Rhizoma Atractylodis 6 g
- **Chuan Xiong** Radix Ligustici chuanxiong 6 g
- **Xiang Fu** Rhizoma Cyperi rotundi 6 g
- **Shan Zhi Zi** Fructus Gardeniae jasminoidis 6 g
- **Shen Qu** Massa Fermentata 6 g

Zeng Ye Tang

Dekokt, das die Körpersäfte vermehrt

- **Xuan Shen** Radix Scrophulariae ningpoensis 18 g
- **Mai Men Dong** Tuber Ophiopogonis japonici 12 g
- **Sheng Di Huang** Radix Rehmanniae glutinosae 12 g

Zhen Gan Xi Feng Tang

Dekokt zum Besänftigen der Leber und zum Bezähmen von Wind

- **Huai Niu Xi** Radix Achyrantis bidentatae 15 g
- **Dai Zhe Shi** Haematitum 15 g
- **Long Gu** Os Draconis 12 g
- **Mu Li** Concha Ostreae 12 g
- **Gui Ban** Plastrum Testudinis 12 g
- **Xuan Shen** Radix Scrophulariae ningpoensis 12 g
- **Tian Men Dong** Tuber Asparagi cochinchinensis 12 g
- **Bai Shao** Radix Paeoniae lactiflorae 12 g
- **Yin Chen Hao** Herba Artemisiae scopariae 6 g
- **Chuan Lian Zi** Fructus Meliae toosendan 6 g
- **Mai Ya** Fructus Hordei vulgaris germinatus 6 g
- **Gan Cao** Radix Glycyrrhizae uralensis 6 g

Zhen Ren Yang Zang Tang

Dekokt des Wahren Menschen um die Organe zu nähren

- **Ren Shen** Radix Ginseng 3 g
- **Bai Zhu** Rhizoma Atractylodis macrocephalae 9 g
- **Rou Gui** Cortex Cinnamoni cassiae 3 g
- **Wei Rou Dou Kou** Semen Myristicae fragrantis 9 g
- **He Zi** Fructus Terminaliae chebulae 6 g
- **(Zhi) Ying Su Ke** Pericarpium Papaveris somniferi (in Honig gebraten) 6 g
- **Bai Shao** Radix Paeoniae lactiflorae 9 g
- **Dang Gui** Radix Angelicae sinensis 6 g
- **Mu Xiang** Radix Aucklandiae lappae 6 g
- **Zhi Gan Cao** Radix Glycyrrhizae uralensis praeparata 3 g

Zhen Wu Tang

Dekokt des Wahren Kriegers

- **Fu Zi** Radix lateralis Aconiti carmichaeli praeparata 9 g
- **Bai Zhu** Rhizoma Atractylodis macrocephalae 6 g
- **Fu Ling** Sclerotium Poriae cocos 9 g
- **Sheng Jiang** Rhizoma Zingiberis officinalis recens 9 g
- **Bai Shao** Radix Paeoniae lactiflorae 9 g

Zheng Qi Tian Xiang San

Pulver von himmlischem Aroma für das Aufrechte Qi

- **Wu Yao** Radix Linderae strychnifoliae 6 g
- **Gan Jiang** Rhizoma Zingiberis officinalis 3 g
- **Zi Su Ye** Folium Perillae 6 g
- **Chen Pi** Pericarpium Citri reticulatae 4,5 g

Zhi Bo Di Huang Wan

Pille mit Rhizoma Anemarrhenae, Cortex Phellodendri und Radix Rehmanniae praeparata

- **Shu Di Huang** Radix Rehmanniae glutinosae praeparata 24 g
- **Shan Zhu Yu** Fructus Corni officinalis 12 g
- **Shan Yao** Radix Dioscoreae oppositae 12 g
- **Ze Xie** Rhizoma Alismatis orientalis 9 g
- **Fu Ling** Sclerotium Poriae cocos 9 g
- **Mu Dan Pi** Cortex Moutan radicis 9 g
- **Zhi Mu** Radix Anemarrhenae asphodeloidis 9 g
- **Huang Bai** Cortex Phellodendri 9 g

Zhi Gan Cao Tang

Gebratenes Glycyrrhiza-Dekokt

- **Zhi Gan Cao** Radix Glycyrrhizae uralensis praeparata 12 g
- **Ren Shen** Radix Ginseng 6 g
- **Gui Zhi** Ramulus Cinnamomi cassiae 9 g
- **Sheng Di Huang** Radix Rehmanniae glutinosae 48 g
- **Mai Men Dong** Tuber Ophiopogonis japonici 9 g
- **E Jiao** Gelatinum Corii asini 6 g
- **Huo Ma Ren** Semen Cannabis sativae 9 g
- **Sheng Jiang** Rhizoma Zingiberis officinalis recens 9 g
- **Da Zao** Fructus Ziziphi jujubae 30 Datteln

Zhi Shi Dao Zhi Wan

Pille mit Fructus Aurantii immaturus, die Stagnation nach außen leitet

- **Zhi Shi** Fructus Citri aurantii immaturus 12 g
- **Da Huang** Radix et Rhizoma Rhei 15 g
- **Huang Lian** Rhizoma Coptidis 6 g
- **Huang Qin** Radix Scutellariae baicalensis 6 g
- **Fu Ling** Sclerotium Poriae cocos 6 g
- **Ze Xie** Rhizoma Alismatis orientalis 6 g
- **Bai Zhu** Rhizoma Atractylodis macrocephalae 6 g
- **Shen Qu** Massa Fermentata 12 g

Zhi Shi Gua Lou Gui Zhi Tang

Dekokt mit Fructus Aurantii immaturus, Fructus Trichosanthis und Ramulus Cinnamomi

- **Gua Lou** Fructus Trichosanthis 12 g
- **Xie Bai** Bulbus Allii 9 g
- **Zhi Shi** Fructus Citri aurantii immaturus 12 g
- **Hou Po** Cortex Magnoliae officinalis 12 g
- **Gui Zhi** Ramulus Cinnamomi cassiae 3 g

Zhu Ye Shi Gao Tang

Dekokt mit Herba Lophatheri und Gypsum fibrosum

- **Dan Zhu Ye** Herba Lophatheri gracilis 9 g
- **Shi Gao** Gypsum fibrosum 30 g
- **Ren Shen** Radix Ginseng 6 g
- **Mai Men Dong** Tuber Ophiopogonis japonici 9 g
- **Ban Xia** Rhizoma Pinelliae ternatae 9 g
- **Gan Cao** Radix Glycyrrhizae uralensis 3 g
- **Geng Mi** Semen Oryzae sativae 12 g

Zuo Gui Wan

Pille, die die linke (Niere) wiederherstellt

- **Shu Di Huang** Radix Rehmanniae glutinosae praeparata 15 g
- **Shan Yao** Radix Dioscoreae oppositae 9 g
- **Shan Zhu Yu** Fructus Corni officinalis 9 g
- **Gou Qi Zi** Fructus Lycii chinensis 9 g
- **Chuan Niu Xi** Radix Cyathulae 6 g
- **Tu Si Zi** Semen Cuscutae sinensis 9 g
- **Lu Jiao Jiao** Cornu Cervi gelatinum 9 g
- **Gui Ban Jiao** Colla Plastri testudinis 9 g

Zuo Gui Yin

Dekokt, das die linke (Niere) wiederherstellt

- **Shu Di Huang** Radix Rehmanniae glutinosae praeparata 6 g
- **Shan Yao** Radix Dioscoreae oppositae 6 g
- **Gou Qi Zi** Fructus Lycii chinensis 6 g
- **Fu Ling** Sclerotium Poriae cocos 6 g
- **Shan Zhu Yu** Fructus Corni officinalis 3 g
- **Zhi Gan Cao** Radix Glycyrrhizae uralensis praeparata 3 g

Zuo Jin Wan

Pille des linken Metalls

- **Huang Lian** Rhizoma Coptidis 15 g
- **Wu Zhu Yu** Fructus Evodiae rutaecarpae 2 g

Die geschichtliche Entwicklung der Diagnose in der chinesischen Medizin

In diesem Abschnitt (nach Deng Tie Tao „Practical Chinese Medicine Diagnosis“ [„Angewandte Diagnose der Chinesischen Medizin“], *Shi Yong Zhong Yi Zhen Duan Xue,* 1988, Shanghai Science Publishing House) folgt eine kurze geschichtliche Übersicht der Entwicklung der Diagnose in der chinesischen Medizin.[1] Die folgenden historischen Aspekte der Diagnose sollen besprochen werden:

- Pulsdiagnose
- Leitbahndiagnose
- Zungendiagnose

Pulsdiagnose

In der chinesischen Medizin ist die Pulsdiagnose eine äußerst wichtige diagnostische Methode. Sie stellt ein unglaublich differenziertes und akkurates Werkzeug dar, das seit der Zhou-Dynastie (11. Jhd. bis 771 v. Chr.) eine ununterbrochene Entwicklung erfuhr.

Die Frühzeit der Pulsdiagnose

Es ist noch nicht sicher, wann genau der Puls erstmals als diagnostisches Hilfsmittel bezeichnet wurde. Laut einigen Forschern soll die Pulsdiagnose schon in der Zhou-Dynastie angewendet worden sein. Im alten Klassiker „Riten von Zhou“ wird im Kapitel „Medizinische Angelegenheiten“ folgendes hierzu gesagt: *„Man erstelle die Prognose für Patienten nach den fünf Qi-Arten, den fünf Lautarten und den fünf Farbarten; man beziehe sich auch auf die Veränderungen der neun Öffnungen und die Pulsation der neun inneren Organe.“* Einige Historiker interpretieren den Ausdruck „man beziehe sich auf die Pulsation“ als einen Bezug auf das Pulstasten.

Bian Que

Der Geschichtsforscher Si Ma Qian bezeichnet in seinem Buch „Geschichtliche Aufzeichnungen“ (*Shi Ji*) den historischen Arzt Bian Que als den frühesten Experten in der Pulsdiagnose, eine Ansicht, die auch in anderen Texten vertreten wird. So macht auch Han Fei aus der Zeit der Streitenden Reiche (476–221 v. Chr.) in seinem Buch „Werke des Han Fei“ (*Han Fei Zi*) einen ähnlichen Kommentar, und auch Liu An berichtet in „Werke des Prinzen Huai Nan“ (*Huai Nan Zi*), dass Bian Que Krankheiten anhand des Pulses erkennen konnte.

Bian Que war auch unter dem Namen Qin Yue Ren bekannt und lebte im 5. Jhd. v. Chr. in der Übergangszeit der Periode der Frühlings- und Herbstannalen zur Zeit der Streitenden Reiche. Zu seiner Zeit muss er ein sehr berühmter Arzt gewesen sein, der weite Reisen auf sich nahm und zu einem Experten in innerer Medizin, Chirurgie, Frauenheilkunde, Kinderheilkunde und Behandlung älterer Menschen wurde.

Die Ma-Wang-Dui-Schriften

Aus der Grabkammer von Ma Wang Dui befassen sich insgesamt drei Schriften mit der Pulsdiagnose: „Methoden der Pulsdiagnose“ (*Mai Fa*), „Tödliche Anzeichen von Yin- und Yang-Pulsen“ (*Yin Yang Mai Si Hou*) und „Werk zur Moxibustion der 11 Fuß- und Handleitbahnen“ (*Zu Bi Shi Yi Mai Jiu Jing*). Diese drei klassischen Schriften wurden in der dritten Grabkammer von Ma Wang Dui entdeckt, von denen wir trotz anonymer Verfasser immerhin wissen, dass sie vor dem *Huang Di Nei Jing* entstanden sind.

In den beiden Schriften „Tödliche Anzeichen von Yin- und Yang-Pulsen“ und „Werk zur Moxibustion der 11 Fuß- und Handleitbahnen“ wird die wichtige Stellung des Pulses hinsichtlich der Prognose beschrieben. Beispielsweise heißt es in letzterem Werk, dass im Falle einer Störung des Pulses aufgrund einer Erkrankung der drei Yin der Tod in weniger als zehn Tagen bevorsteht. Fühlt sich der Puls an, als ob drei Menschen Getreide stampften, steht der Tod in weniger als drei Tagen bevor. Fühlt sich der Puls an, als ob man gerade gegessen hätte, steht der Tod in weniger als drei Tagen bevor. Die Pulsart mit dem Attribut „drei Menschen, die Getreide stampfen“ könnte in China die früheste Erwähnung einer Arrhythmie sein – das Bild einer lebendigen Beschreibung des Pulses bei einer Arrhythmie –, indem die Vorstellung von Rhythmus und Geräusch, hervorgebracht von drei Menschen, die Getreide in einem Mörser stampfen, heraufbeschworen wird. Es weist darauf hin, dass es sich um eine schwerwiegende Erkrankung handeln muss.

Des Gelben Kaisers Klassiker des Inneren – Reine Fragen (Huang Di Nei Jing Su Wen)

Sowohl im *Su Wen* als auch im *Ling Shu* befassen sich zahlreiche Kapitel mit der Pulsdiagnose.

Beispielsweise heißt es in Kapitel 17 des *Su Wen,* dass der Puls früh am Morgen genommen werden sollte: *„Wenn das Yin-Qi noch ungestört, das Yang-Qi noch unzerstreut, der Magen noch leer, das Leitbahnen-Qi noch unerfüllt ist, das Qi der Verbindungsleitbahnen noch gleichmäßig und ruhig fließt, und die Zirkulation von Qi und Blut noch nicht gestört wurde.“*[2] In Kapitel 18 des *Su Wen* wird empfohlen, den Puls anhand der Atmung zu beurteilen.

Im *Huang Di Nei Jing* wird beschrieben, den Puls an neun verschiedenen Arterien an neun Körperstellen zu nehmen. Diese nannte man die „Neun Regionen“, und sie werden in Kapitel 20 des *Huang Di Nei Jing* wie folgt beschrieben: *„Im Körper gibt es drei Bereiche, die wiederum jeweils in drei Bereiche eingeteilt* *werden, woraus sich die Neun Regionen ergeben. Sie werden eingesetzt, um Tod oder Leben bestimmen zu können [d. h. prognostisch], in ihnen manifestieren sich die 100 Krankheiten, Leere und Fülle regulieren sich, und die pathogenen Faktoren können ausgestoßen werden.*"[3]

In Kapitel 19 des *Ling Shu* wird empfohlen, den Puls bei Ma 9 Renying (Halsschlagader) sowie bei Lu 9 Taiyuan (Speichenarterie), der im Text auch „Qi-Portal" (*Qi Kou*) oder „Zoll-Portal" (*Cun Kou*) genannt wird, zu tasten. Während der Punkt Renying das Yang-Qi widerspiegelt, steht *Qi Kou* fürs Yin-Qi. In Kapitel 48 des *Ling Shu* heißt es außerdem, dass der Puls am Cun Kou den Zustand der Yin-Organe widerspiegelt, der Puls bei Renying hingegen den der Yang-Organe. Später entwickelte Zhang Zhong Jing anhand dieser Theorien die Pulsdiagnose an drei Körperstellen, nämlich an Renying (Ma 9) und Fuyang (Bl 59) zur Beurteilung des Magen-Qi und an *Cun Kou* um den Zustand der 12 Leitbahnen zu ermessen.

Im *Huang Di Nei Jing* wird in einigen Textstellen der Puls an der A. radialis (also *Cun Kou* oder *Qi Kou*) als der wichtigste erachtet. Die Bevorzugung des *Cun Kou* ging einer Einteilung des arteriellen Handgelenkpulses in drei Sektionen voraus. Beispielsweise heißt es in Kapitel 3 des *Ling Shu*, dass wir, um die Krankheitsursache zu finden, die Eigenschaft des Pulses am *Cun Kou* untersuchen sollen, und zwar, ob sie nun groß oder klein, langsam oder schnell, schlüpfrig oder rau ist. In Kapitel 5 des *Su Wen* steht ein ähnlicher Verweis.

Aus Kapitel 21 des *Su Wen*: *„Das Gleichgewicht von Qi und Blut, Yin und Yang kann anhand des Pulses am Qi Kou gemessen werden. Mithilfe des Pulses am Qi Kou können wir für den Krankheitsverlauf eine Prognose erstellen.*"[4] Weiter in Kapitel 18 heißt es: *„Anhand der Fülle oder Leere des Pulses am Cun Kou können wir eine Krankheit verstehen.*"[5] Dies sind alles Beispiele der Pulsdiagnose am *Qi Kou*. Interessanterweise werden nur die vordere (*Cun*) und hintere (*Chi*) Pulstaststelle, nicht aber die mittlere Position (*Guan*) erwähnt. Außerdem ist die vordere Taststelle wichtiger als die hintere.

Im *Huang Di Nei Jing* werden wenigstens 30 verschiedene Pulsqualitäten erwähnt, von denen einige aber heutzutage nicht mehr benutzt werden. Zu den Pulsqualitäten zählen: Groß, klein, lang, kurz, schlüpfrig, rau, oberflächlich, tief, langsam, schnell, blühend, haftend, gespannt, weich, verzögert, abrupt, leer, übermäßig, zerfließend, hängend, dünn, schwächlich, quer, asthmatisch, saitenförmig, hakenartig, federartig, steinartig, rasend, aufwallend, voll, pochend, dick, aufgehängt und kraftlos. Wenn der Pulsschlag den Finger trifft, wird dies auf lebendige Art beschrieben, hierzu ein paar Beispiele: Der saitenförmige Puls ist „starr, gerade und lang", der hakenartige Puls „wallt auf und klingt wieder ab", der federartige Puls ist „leicht und kraftlos wie eine Feder", der steinartige Puls ist „wie ein geworfener Stein", usw.

Die Pulsdiagnose in den Dynastien der Han, Jin, Sui und Tang

Yi Chun Yu

Yi Chun Yu war ein berühmter Arzt aus der frühen Han-Dynastie. Er folgte den Theorien der aus früheren Dynastien weitergereichten Pulsdiagnostik und brachte es in seiner eigenen Praxis zu einem reichen Erfahrungsschatz. Er sagte: „Wenn ich Patienten behandele, muss ich zuerst den Puls des Patienten fühlen und dann die angemessene Behandlung vornehmen". In seinen Aufzeichnungen findet man mehr als 20 verschiedene Pulsqualitäten, wie zum Beispiel saitenförmig, groß, tief, intermittierend, gespannt, klein, schwächlich, abrupt, schlüpfrig, schnell, voll, haftend, zerfließend, usw. Yi Chun Yu nahm den Puls am *Cun Kou* und unterschied zwischen oberflächlichen und tiefen Pulsebenen.

Pulsdiagnose im „Klassiker der Schwierigkeiten" (Nan Jing)

Das *Nan Jing* stellt in der Geschichte der Pulsdiagnose einen wichtigen Meilenstein dar, weil in ihm die Pulsdiagnose zum ersten Mal auf den Puls der A. radialis – eingeteilt in drei Sektionen (*Cun, Guan* und *Chi*) – festgelegt wurde. Fortan waren dies die neuen „Neun Regionen" des Pulses, oder mit anderen Worten, während in den Zeiten des *Huang Di Nei Jing* die Neun Regionen neun verschiedene Arterien an verschiedenen Körperstellen bezeichneten, waren sie von nun an alle in der A. radialis am Handgelenk zu finden.

Das *Nan Jing* begründete also das Fühlen des Radialispulses als allgemeine Praxis. Wie oben schon erwähnt, wurde dieser Puls an verschiedenen Stellen auch *Qi Kou* („Qi-Portal"), *Cun Kou* („Zoll-Portal") und *Mai Kou* („Puls-Portal") genannt. Im *Nan Jing* heißt es: *„Die 12 Hauptleitbahnen besitzen ihre eigenen Arterien, der Puls aber wird nur am Cun Kou [die Position von Lu 9] gefühlt, er spiegelt Leben und Tod der fünf Yin- und sechs Yang-Organe wider [...]. Das Cun Kou stellt Anfangs- und Endpunkt der Energien der fünf Yin- und sechs Yang-Organe dar, deshalb kann man den Puls nur an dieser Stelle fühlen.*"[6] Besonders interessant ist der letzte Teil dieses Aussage, da hier der *Cun Kou* Puls als „Anfangs- und Endpunkt der Energien der fünf Yin- und sechs Yang-Organe" beschrieben wird, was wohl ein Verständnis der Blutzirkulation als einen geschlossenen Kreislauf mit einbezieht.

In Kapitel 1 des *Nan Jing* wird erörtert, warum der Puls am *Cun Kou* getastet wird:

„Die 12 Leitbahnen haben Stellen, wo ein Pulsschlag gefühlt werden kann, und trotzdem wählt man zur Beurteilung der fünf Yin- und sechs Yang-Organe nur den Cun Kou aus; warum verhält sich dies so? Der Cun Kou stellt den großen Versammlungsort der Adern dar, der Ort, wo der Puls des Hand-Taiyin [Lunge] schlägt [...] der Cun Kou ist der Anfangs- und Endpunkt der fünf Yin- und sechs Yang-Organe und daher wird nur der Cun Kou [zur Diagnose] verwendet."[7]

Im zweiten Kapitel des „Klassiker der Schwierigkeiten" wird geschildert, wie der Autor dazu gelangte, den Puls an den drei Taststellen, nämlich Zoll (oder Vordere, *Cun*), Tor (oder Mittlere, *Guan*) und Fuß (oder Hintere, *Chi*), zu fühlen:

„Die Fuß- und Zollabschnitte des Pulses bilden den Versammlungspunkt der Leitbahnen. Der Abstand von der Tor-Position [Lu 8 Jingqu, auf einer Höhe mit dem Griffelfortsatz der Speiche] bis zur

Fuß-Position am Ellbogen repräsentiert das Fuß-Innere und spiegelt die Yin-Energien wider. Der Abschnitt von der Tor-Position bis zum Punkt Fischgrenze [auf dem Daumenballen] stellt das Fuß-Äußere dar und spiegelt die Yang-Energien wider. Auf der [erstgenannten] 1 Fuß messenden Strecke wird nun die Strecke eines Zolls separiert, damit dieses Zoll die ein Fuß messende Strecke repräsentiert. Die Yin-Energien werden also von einem 1 Zoll langen Abschnitt auf der Fuß-Strecke widergespiegelt; des Weiteren werden die Yang von einem 9 Fen messenden Abschnitt auf der Zoll-Position widergespiegelt. Die Gesamtlänge von Fuß- und Zoll-Abschnitt beläuft sich somit auf 1 Zoll und 9 Fen; dies sind die sogenannten Fuß- und Zoll-Abschnitte."[8]

Mit anderen Worten: Der Abstand vom Tor-*Guan* (der mittleren Pulstaststelle, Lu 8 Jingqu) bis zur Ellbogenfalte misst einen chinesischen Fuß und spiegelt die Yin-Energien wider. Die Strecke vom Tor-*Guan* zur Handgelenksfalte misst neun *Fen* (neun Zehntel eines Zolls) und spiegelt die Yang-Energien wider. Von der 1 Fuß langen Strecke, die von der Tor-Guan-Position bis zur Ellbogenfalte reicht, wurde ein 1 Zoll langer Abschnitt separiert / ausgewählt, um die Yin-Energien zu repräsentieren. Dieses eine Zoll steht also für den gesamten Fuß-Abschnitt.

In Kapitel 18 des *Nan Jing* werden die drei verschiedenen Druckarten beim Pulsnehmen folgendermaßen erklärt:

„*Es gibt drei Abschnitte, nämlich Zoll, Tor und Fuß, sowie drei Druckarten, nämlich oberflächliche, mittlere und tiefe, [zusammen also] neun Regionen. Der obere Abschnitt bezieht sich auf den Himmel und spiegelt Erkrankungen vom Brustkorb bis zum Kopf wider. Der mittlere Abschnitt bezieht sich auf den Mensch und spiegelt Erkrankungen vom Zwerchfell bis zum Bauchnabel wider. Der untere Abschnitt bezieht sich auf die Erde und spiegelt Erkrankungen vom Bauchnabel bis zu den Füßen wider. [Man muss diese Abschnitte] untersuchen, ehe man nadelt.*"[9]

In dieser Textstelle wird ein eindeutiges Prinzip aufgestellt, das auch von allen nachfolgenden Ärzten angenommen wurde, nämlich dass der Zoll-Abschnitt dem Oberen Erwärmer und Erkrankungen vom Brustkorb an aufwärts entspricht, der Tor-Abschnitt dem Mittleren Erwärmer und Erkrankungen zwischen Zwerchfell und Bauchnabel, und der Fuß-Abschnitt dem Unteren Erwärmer und Erkrankungen vom Bauchnabel abwärts bis zu den Füßen.

Zhang Zhong Jing

Die Pulsdiagnose wird im berühmten Werk von Zhang Zhong Jing „Abhandlung über Kälte-verursachte Erkrankungen" (*Shang Han Lun*) häufig erwähnt. Er hob hervor, dass man beim Identifizieren von Krankheitsmustern sowohl dem Puls als auch den klinischen Manifestationen die gleiche Beachtung schenken sollte. Er bezog sich vor allem auf den Puls am Cun Kou.

Zhang Zhong Jing erwähnt in seinem Werk insgesamt mehr als 20 Pulsqualitäten, die er in zwei allgemeine Gruppen von Yang-Pulsen (z. B. groß, oberflächlich, schnell, schlüpfrig, usw.) und Yin-Pulsen (z. B. tief, rau, schwächlich, usw.) einteilte.

Außerdem trat seine Pulsdiagnose darin hervor, die Ätiologie und Pathologie einer Erkrankung analysieren und damit den Behandlungsweg bestimmen zu können. Beispielsweise schrieb er: „*Bei einem oberflächlichen und gespannten Puls am Cun Kou deutet die oberflächliche Qualität auf Wind, die gespannte Qualität hingegen auf Kälte.*"

Des Weiteren befasste sich Zhang Zhong Jing mit dem Zusammenhang von Puls und Körperform, wie in folgendem Zitat ersichtlich: „*Hat eine dicke Person einen oberflächlichen Puls, und eine dünne Person einen tiefen, so sollte dies unsere Aufmerksam auf sich ziehen. Allgemein gesehen haben dicke Leute eher einen tiefen und dünne Leute eher einen oberflächlichen Puls.*"

Zhang Zhong Jing stellte zudem einen interessanten Zusammenhang zwischen Pulsqualität und emotionalen Krankheitsursachen auf: „*Bei einem Schock wird der Puls dünn und die Gesichtsfarbe blass; bei Schamgefühl wird der Puls oberflächlich und die Gesichtsfarbe rot.*"

Der „Puls-Klassiker" (Mai Jing)

Das *Mai Jing* wurde in der Übergangszeit der Han- zur Jin-Dynastie (ca. 28 n. Chr.) von Wang Shu He verfasst. Es war das erste Buch, das sich ausschließlich mit Pulsdiagnose befasste und hatte einen starken Einfluss nicht nur auf die chinesische Medizin, sondern auch auf die Heilsysteme in Arabien und Persien.

Im Puls-Klassiker wurde die Einteilung des Pulses in drei Sektionen sowie die Organzuteilung weiter vertieft und klarer gemacht. Hier werden Herz und Dünndarm der linken vorderen Taststelle zugeordnet, Leber und Gallenblase der linken mittleren, Nieren und Blase der linken hinteren, Lunge und Dickdarm der rechten vorderen, Milz und Magen der rechten mittleren, und Nieren, Blase und Dreifacher Erwärmer der rechten hinteren.

Der Puls-Klassiker erwähnt 24 Pulsqualitäten und beschreibt zum ersten Mal systematisch, wie sie sich anfühlen und was für eine klinische Bedeutung sie haben. Zu den Pulsqualitäten gehörten oberflächlich, hohl, aufwallend, schlüpfrig, schnell, rasend, saitenförmig, gespannt, tief, versteckt, lederartig, voll, kraftlos, rau, dünn, weich, leer, zerfließend, verzögert, langsam, hängend, intermittierend und pochend. Die jeweiligen Beschreibungen zu den Pulsqualitäten wurden in späteren Lehrbüchern als Standard verwendet. Wang Shu He verglich außerdem ähnliche Pulsarten miteinander, um sie somit besser unterscheiden zu können.

Im Puls-Klassiker wird die klinische Bedeutung einzelner Pulsqualitäten systematisch beschrieben, zum Beispiel: „*Der langsame Puls weist auf Kälte, der raue Puls auf Blut-Mangel. der verzögerte Puls auf Leere, der aufwallende Puls auf Hitze hin.*"

Die „Verschreibungen im Wert von Tausend Golddukaten" (Qian Jin Fang)

Im *Qian Jin Fang* vertieft und erweitert Sun Si Miao die Ansichten des Puls-Klassikers, also hinsichtlich der drei Sektionen des Pulses, der drei durch Fingerdruck zu erschließenden Ebenen, sowie der Zuordnung der Organe zu den Taststellen. Sun Si Miao betonte die

Bedeutung der Pulsdiagnose, was im Folgenden auf passende Weise interessant zur Geltung kommt: *„Der Puls ist für Therapeuten der traditionellen chinesischen Medizin sehr wichtig. Wie kann man ohne rechtes Verständnis des Pulses traditionelle chinesische Medizin denn praktizieren? Alle Therapeuten der traditionellen chinesischen Medizin sollten den Puls mit viel Achtsamkeit studieren."*

Sun Si Miao korrelierte die einzelnen Pulstaststellen nur mit Yin-Organen, also mit Herz, Leber und Niere zur Linken, und Lunge, Milz und Tor der Vitalität (*Ming Men*) zur Rechten. Des Weiteren sah er Zusammenhänge zwischen Puls und Körperform sowie Gefühlszustand:

„Große Menschen sollten normalerweise keinen kleinen und dünnen Puls haben, schmächtige Menschen sollten keinen großen Puls haben, bei glücklichen Menschen ist ein leerer Puls, bei unglücklichen ein voller Puls nicht normal, bei cholerischen Menschen ist ein verzögerter, bei ruhigen Menschen ist ein aufgeregter Puls nicht normal, bei stark gebauten Menschen ist ein dünner Puls, bei Menschen von schwächlicher Konstitution ist ein großer Puls nicht normal."

Pulsdiagnose in den Dynastien der Song, Yuan, Ming und Qing

Während der Song-Dynastie wurde die Pulsdiagnose stetig weiterentwickelt und viele der zu Merkhilfen komponierten Reime stammen aus jener Zeit. Beispielsweise gibt es eine ganze Kollektion an Reimen zum Merken von Pulsqualitäten und deren klinischen Bedeutungen, nämlich das von Cui Jia Yan in der südlichen Song-Dynastie verfasste *Mai Jue* „Pulse in Versen".

In der Song-Dynastie wurden zum ersten Mal illustrierte Bücher über Pulsdiagnose verfasst, z. B. das „Illustrierte Buch der 36 Pulse" (*San Shi Liu Zhong Mai Fa Tu*) von Xu Shu Wei, das unter dieser Art von Lehrbüchern als Erstes seiner Art betrachtet wird.

In der Ming-Dynastie schrieb Zhang Shi Xian „Pulsverse mit Illustrationen" (*Tu Zhu Mai Xue*) mit insgesamt 22 Abbildungen. He Sheng Ping aus der Qing-Dynastie war der Autor von „Grundlagen des Pulses mit Illustrationen" (*Mai Yao Tu Zhu*).

Im Verlauf der Dynastien der Song, Ming und Qing wurden die Ärzte angehalten, die Pulsdiagnose leichter erlernbar zu gestalten. Da es zwischen 28 und 32 Pulsqualitäten gab, versuchten einige Ärzte, hierfür eine Art Merksystem zu finden. Die einfachste Variante war die, den Puls nach Yin und Yang einzuteilen. Weitere Systeme bestanden darin, die Pulsqualitäten gemäß Frequenz, Rhythmus, Stärke, Form und Tiefe zu sortieren oder sie in Gegensatzpaare anzuordnen (z. B, langsam-schnell, oberflächlich-tief, schlüpfrig-rau, voll-leer, usw.).

Das im Jahr 1564 von Li Shi Zhen geschriebene Werk „Untersuchungen des Pulses vom Bin Hu-See" (*Bin Hu Mai Xue*) stellte einen bedeutenden Meilenstein in der Geschichte der Pulsdiagnose dar. Das Buch bestand aus zwei Teilen, wobei der erste von seinem Vater Li Yan Wen verfasst war, in dem er die theoretische Grundlage der Pulsdiagnose vorstellte. Im zweiten, von Li Shi Zhen verfassten Teil werden das Fühlen des Pulses sowie die klinische Bedeutung von 27 Pulsqualitäten beschrieben. Das Buch war im „Sieben-Wörter-Stil" verfasst, bei dem es sich um einen poetischen, klaren und lebhaften Stil handelt, der das Erlernen und Merken erleichtert.

In der Ming- und Qing-Dynastie gab es recht viele Bücher über die Pulsdiagnose, die berühmtesten sind folgende:

- „Vom Puls" (*Mai Yu,* 1584) von Wu Kun
- Das Kapitel „Abhandlung über den Geist des Pulses" aus „Vollständige Werke von Jing Yue" (*Jing Yue Quan Shu,* 1624) von Zhang Jie Bin
- „Orthodoxe Bedeutung der Pulstheorie" (*Mai Li Zheng Yi,* 1635) von Zou Zhi Kui
- „Punkte der Aufmerksamkeit für Diagnostiker" (*Zhen Jia Zheng Yan,* 1642) von Li Zhong Zhi
- „Kollektion von Pulsversen" (*Mai Jue Hui Bian,* 1667), zusammengestellt von Qu Liang
- „Gründliches Wissen vom Puls" (*Mai Guan,* 1711) von Wang Xian
- „Pulsstudien von Hui Xi" (*Hui Xi Mai Xue*) von Xu Ling Tai
- „Suche nach der Wahrheit für die Pulstheorie" (*Mai Li Qiu Zhen,* 1769) von Huang Gong Xiu
- „Orthodoxer Klassiker der Pulstheorie" (*Mai Li Zong Jing,* 1868) von Zhang Futian
- „Wahrheit über die Pulstheorie" (*Mai Li Cun Zhen,* 1876) von Yu Xian Ting
- „Kurze Abhandlung über die Pulstheorie" (*Mai Yi Jian Mo,* 1892) von Zhou Xue Hai

In der Ming- und Qing-Dynastie wurden feudale Gebräuche sehr strikt gehalten, gerade im Bezug zu Mann und Frau. Es gehörte sich nicht für einen Arzt (damals ein Männerberuf), den Körper einer Frau abzutasten. Manchmal wurde sogar die Befragung durch Familienmitglieder vermittelt.

Hinsichtlich der Pulsdiagnose wurde häufig ein dünnes Stück Seide auf das Handgelenk der Frau gelegt, um so zwischen ihrer Haut und den Fingern des Arztes als Barriere zu dienen. Der aus der Ming-Dynastie stammende Li Chan beschreibt hierzu in seinem Werk „Regeln in Ausübung der Medizin" (*Xi Yi Gui Ge*):

„Bei der Behandlung einer Frau wurden ihre Symptome, ihr Appetit und das Zungenbild bereits über die Familienmitglieder abgefragt. Dann wurde die angemessene Behandlung verabreicht. Manchmal muss der Arzt den Patienten in schweren Fällen durch den Bettvorhang diagnostizieren, oder in leichteren Fällen durch den Türvorhang. In beiden Situationen wurde beim Fühlen des Pulses ein dünnes Stück Seide über das Handgelenk der Patientin gelegt. Der Arzt stellt solch ein Stück Seide oft selbst zur Verfügung, da sie sich arme Familien oft gar nicht leisten konnten."

Moderne Pulsdiagnose

Im Jahr 1926 schrieb Yun Tie Jiao „Erklärung des Pulses" (*Mai Xue Fa Wei*), ein Buch, das die traditionelle chinesische mit der modernen Sichtweise des Pulses zu verbinden versuchte.

Seit 1949 sind moderne wissenschaftliche Methoden und Technologien zur Untersuchung des Pulses eingesetzt worden. Einige Ärzte erforschten die Einteilung des Pulses in drei Sektionen sowie die Verbindung des Pulses mit dem Leitbahnensystem.

Leitbahndiagnose

Die Leitbahndiagnose basiert auf der Betrachtung von Hautveränderungen oberhalb der Leitbahnen. Seit der Zeit der streitenden Reiche bezog sich der Ausdruck „Leitbahn" auf alles, was auf der Haut am ganzen Körper beobachtet werden konnte. Die zu beobachtenden Veränderungen auf der Haut werden den Verbindungsleitbahnen (als Teil der Hauptleitbahnen) zugeordnet, da nur die Verbindungsleitbahnen, über die oberflächlichen und winzigen Verbindungsleitbahnen, mit der Haut kommunizieren. Beispielsweise stellen mit dem Auge erkennbare subkutane Venen und Venolen eine Manifestation der Blutverbindungsleitbahnen dar; trotz ihrer Einteilung als Venolen in der Schulmedizin sind sie in der chinesischen Medizin Teil des Leitbahnensystems.

Die auf der Oberfläche der Haut sichtbaren Blutgefäße (Venolen) spiegeln immer die Verbindungsleitbahnen wider. Werden sie sichtbar, so sind die Blutgefäße Ausdruck des Durchsickerns der Blutverbindungsleitbahnen zur Hautoberfläche (die Blutverbindungsgefäße auf tiefer Ebene der Verbindungsleitbahnen).

In Kapitel 17 des *Ling Shu* heißt es: *„Die Hauptleitbahnen liegen im Inneren, ihre Zweige und horizontal [oder kreuzweise] verlaufenden bilden die Verbindungsleitbahnen: Von diesen zweigen die winzigen Verbindungsleitbahnen ab. Wenn diese mit stagniertem Blut erfüllt sind, sollten man sie mit einer Nadel bluten lassen; leiden sie hingegen an Mangel, sollten sie mit Kräutern tonisiert werden."*[10]

In Kapitel 10 desselben Werkes heißt es weiter: *„Die Hauptleitbahnen liegen tief und unsichtbar zwischen den Muskeln versteckt. Man kann nur die Milzleitbahn erkennen, wenn sie oberhalb des Innenknöchels aufsteigt und sie keinen Platz hat um sich zu verstecken. Die Verbindungsleitbahnen sind oberflächlich und erkennbar."*[11] Weiter im selben Kapitel: *„Wenn die Verbindungsleitbahnen grünlich-blau erscheinen, deutet es auf Kälte und Schmerzen, sind sie gerötet, weist es auf Hitze hin."*[12]

Außer den Blutgefäßen spiegelt die Hautfarbe selbst den Zustand der Verbindungsleitbahnen wider: Rot weist auf Hitze, grün auf Schmerzen, violett auf Blut-Stase und bläulich auf Blut-Stase und Kälte hin.

Zur Leitbahndiagnose gehören mehrere diagnostische Methoden:
- Betrachtung des Daumenballens
- Betrachtung des Ohres
- Anzupfen der Vene am medialen Anteil des Beines
- Betrachtung der Unterzungenvenen
- Betrachtung des Zeigefingers bei Säuglingen

Betrachtung des Daumenballens

Der Daumenballen zeigt den Zustand des Magens. In Kapitel 10 des *Ling Shu* wird die Farbe des Daumenballens mit dem Zustand des Magens verglichen: *„Hat der Magen Kälte, ist der Daumenballen bläulich; hat der Magen Hitze, ist der Daumenballen gerötet; wird er plötzlich schwarz, so weist dies auf ein chronisches schmerzhaftes Obstruktions-Syndrom hin; ist er mal rot, mal dunkel und mal bläulich, weist dies auf abwechselnde Hitze und Kälte hin; ein bläulicher und kurzer Daumenballen deutet auf Qi-Mangel."*[13] In Kapitel 74 heißt es: *„Bei bläulichen Venolen auf dem Daumenballen liegt eine Kälte im Magen vor."*[14]

Im Kapitel „Verschreibungen für Kinder, Frauen und alte Menschen" des Werkes von Sun Si Miao „Rezepturen, die tausend Dukaten wert sind" (*Qian Jin Yao Fang*) wird beschrieben, wie die Venen am Daumenballen benutzt werden, um Epilepsie oder Krampfanfälle bei Säuglingen festzustellen: *„Eine schwarze Farbe der Leitbahnen am Daumenballen weist auf Epilepsie oder Krampfanfälle; eine rote Farbe weist auf Hitze."*

Betrachtung des Ohres

Diese Methode basiert auf der Betrachtung von Veränderungen der Venen an der Ohrrückseite bei Kleinkindern. In Kapitel 74 des *Ling Shu* heißt es: *„Ist ein Säugling erkrankt, stehen alle Haare des Säuglings zu Berge, so ist dies Grund für eine sehr ungünstige Prognose. Erscheint ein bläuliches Gefäß am Ohr, weist es auf Bauchschmerzen aufgrund von Krämpfen."*[15] Diese Methode wurde später weiter entwickelt, beispielsweise im Kapitel „Erklärung von Windpocken und Masern" des Klassikers „Vollständige Werke von Jing Yue" (*Jing Yue Quan Shu*, 1624) heißt es hierzu: *„Ein unkomplizierter Verlauf von Windpocken äußert sich durch das Erscheinen von roten Venen auf beiden Ohren, bei violetten Venen jedoch droht ein schwieriger Verlauf."*

In der Qing-Dynastie erkannte Xia Yu Zhu, dass sich die Farbe der Venen an der Ohrrückseite je nach Wetterverhältnissen ändern kann; aufgrund dieser Erkenntnis schloss er, dass eine nur auf der Farbe dieser Venen basierende Prognose nicht ausreichend sei.

Anzupfen der Vene am medialen Anteil des Beines

Die Einzelheiten dieser diagnostischen Methode befinden sich in Kapitel 20 des *Su Wen*. Diese Diagnose erfolgt, indem man die Finger der linken Hand sanft auf die Haut 5 *cun* oberhalb des Innenknöchels auflegt, während die rechte Hand die Haut gleich oberhalb des Innenknöchels leicht anzupft. Die Ergebnisse werden folgendermaßen ausgelegt:
- Das Erscheinen einer Vene, die sich allmählich auf 5 *cun* oder mehr ausdehnt, gilt als normal.
- Erscheint eine Vene schnell und sieht recht dick aus, gilt dies als pathologisch.
- Erscheint sie langsam und dehnt sich nicht auf 5 *cun* aus, oder erfolgt keine Reaktion auf das Zupfen, gilt die Prognose als ungünstig.

Betrachtung der Unterzungenvenen

Diese diagnostische Methode wurde zuerst von Chao Yuan Fang in seinem Werk „Allgemeine Abhandlung über Ätiologie und Symptomatologie von Erkrankungen“ (*Zhu Bing Yuan Hou Lun*, 610 n. Chr.) beschrieben.

In China wird diese Methode zurzeit sehr intensiv erforscht. Man ist der Ansicht, dass sich diese Methode eventuell zur Bestimmung potentieller Herzkrankheiten und Bluthochdruck verwenden lässt.

Betrachtung des Zeigefingers bei Säuglingen

Diese Methode basiert auf einer Betrachtung der Venen auf der palmaren Seite der Zeigefinger von Säuglingen. Dies hat eine lange Tradition und hat seinen Ursprung wohl in der Tang-Dynastie, wo sie wahrscheinlich von Wang Chao in seinem Werk „Illustrierte Verse über den Wasserspiegel des Unsterblichen“ (*Xian Ren Shui Jing Tu Jue*) zuerst beschrieben wurde. Die Betrachtung des Zeigefingers bei Säuglingen wurde in ganz China praktiziert und wird auch heute noch als wichtiger Bestandteil der Diagnose erachtet.

Ursprung der Methode, bei Säuglingen den Zeigefinger zu betrachten

Einige diagnostische Methoden wurden traditionell immer spezifisch bei Säuglingen angewendet. Hierzu gehören die Betrachtung der Venen auf der Ohrrückseite, Betrachtung der Nasenwurzel und der Venen des Zeigefingers. Diese Methoden werden hauptsächlich bei Kindern unter drei Jahren eingesetzt.

Wann genau diese Diagnosemethode ihren Ursprung hat, ist unklar; Chen Fu Zheng datiert sie in seinem im Jahre 1750 erschienen Buch „Vollständige Werke über Kinderheilkunde“ (*You You Ji Cheng*) zurück in die Song-Dynastie:

„Qian Zhong Yang aus der Song-Dynastie begründete die Diagnose der Leitbahnen auf dem Zeigefinger. Der Finger wurde in drei Tore eingeteilt: Wind-Tor, Qi-Tor und Lebens-Tor. Im Vers wird erzählt, dass bei leichter Erkrankung die Leitbahnen bis zum Wind-Tor reichten, bei schwerer Erkrankung bis zum Qi-Tor und bei gefährlicher Erkrankung bis zum Lebens-Tor.“

Xu Shu Wei aus der Song-Dynastie schreibt in seinem Werk „Wirksame Rezepturen von umfassendem Nutzen“ (*Pu Ji Ben Shi Fang*):

„Bei Säuglingen lässt sich der Puls nur schwer fühlen, und einige Ärzte ziehen die Farbe am Hu Kou (der Zeigefinger) und die Temperatur der Gliedmaßen in Betracht. Eine violette Farbe deutet auf Wind, eine rote auf eindringende Kälte, eine blaue auf Krampfanfälle, eine weiße auf Unterernährung, eine gelbe auf eine Erkrankung der Milz hin.“

Betrachtung des Zeigefingers bei Säuglingen in der Song- und Yuan-Dynastie

Im Verlauf der Song- und Yuan-Dynastie wurden hinsichtlich der Betrachtung der Farbe der Leitbahnen am Zeigefinger sehr deutliche Aufzeichnungen gefunden, vor allem in einem aus der Song-Dynastie stammenden pädiatrischen Werk „Buch über Kinderheilkunde“ (*You You Xin Shu*). Es wurde von Liu Fang in Zusammenarbeit mit Wang Li und Wang Shi erstellt, und dieser berichtet:

„Der proximale Anteil des Zeigefingers heißt Tor des Windes, der mittlere Tor des Qi und der distale Tor des Lebens. Manche legen den Schwerpunkt bei Jungen auf die linke Hand, bei Mädchen auf die rechte. Ich denke, es sollte bei beiden Geschlechtern gleich sein.“

Liu Fang beschrieb acht häufig vorkommende Venenformen: Die Form eines Fischskeletts, einer herabhängenden Nadel, des Schriftzeichens für Wasser, eines „S“, eines Ringes, eines Regenwurms, eines Fischauges und schließlich eine unregelmäßige Form.

In dem Werk „Seit Generationen weitergereichte wirksame Verschreibungen“ (*Shi Yi De Xiao Fang*) beschrieb Wei Yi Lin die klinische Bedeutung von Zeigefingervenen bei Säuglingen:

„Man sollte die Zeigefingerleitbahnen bei Jungen auf der linken und bei Mädchen auf der rechten Hand betrachten. Dehnen sich die Venen bis zum Wind-Tor aus, deutet es meist auf Krampfanfälle hin, die durch einen Schreck von Vögeln oder Menschen ausgelöst werden. Erscheinen sie rot und unklar, wurde man von Feuer erschreckt. Erscheinen sie schwarz, wurde man von Wasser oder Kämpfen erschreckt. Erscheinen sie bläulich, wurde man von Donner oder Tieren erschreckt. Verläuft eine gerade erkennbare bläuliche Kurve, deutet dies auf akute Krampfanfälle bei Säuglingen hin. Eine gekrümmte Linie ist Zeichen von Verdauungsstörungen. Dehnen sich die Venen bis zum Qi-Tor aus und erscheinen violett, deutet dies auf Unterernährung beim Säugling aufgrund von Krampfanfällen hin. Bläuliche Venen deuten auf Unterernährung beim Säugling hin, die die Leberleitbahn beeinträchtigt. Weißliche Venen deuten auf eine Beeinträchtigung der Lungenleitbahn hin. Schwarze Venen deuten auf eine schwere Erkrankung. Wenn eine schwarze Linie durch alle Tore läuft, im Lebens-Tor erscheint und schräg zum Fingernagel hinzieht, besteht für den Patienten keine Hoffnung mehr.“

Betrachtung des Zeigefingers bei Säuglingen in der Ming- und Qing-Dynastie

In der Ming- und Qing-Dynastie wurde die Betrachtung der Zeigefingervenen noch weiter entwickelt. In allen Kinderheilkundebüchern dieser Zeit gibt es ein Kapitel über die Betrachtung der Zeigefingervenen. In dem Buch „Umfassende Erfahrungen in der Kinderheilkunde“ (*Quan You Xin Jian I*, 1468) von Kou Ping werden die Leitbahnen im Gesicht sowie die drei Tore am Zeigefinger genau beschrieben. Es beinhaltet mehr als 40 Bilder und 13 Leitbahnenformen am Zeigefinger.

Yu Tuan spricht in seinem Werk „Fragestellungen in der Schulmedizin“ (*Yi Xue Zheng Chuan*) über die Zeigefingerdiagnose bei Säuglingen:

„Erkrankungen von Kleinkindern sind allein durch das Pulstasten bei Cun Kou entlang der Lungenleitbahn nur schwer zu diagnostizieren. Bei Kleinkindern von ein bis sechs Jahren kann man zur Diagnose und Bestimmung der Prognose die Venen an den drei Toren des

Zeigefingers zu Hilfe nehmen. Bei Jungen nehme man die linke, bei Mädchen die rechte Hand.“

In diesem Werk befinden sich 19 Abbildungen sowie 17 pathologische Formen der Zeigefingervenen.

In Shen Jin Aos Werk „Erklärungen zu Fragen über Kinderheilkunde“ (*You Ke Shi Mi,* 1774) finden sich 13, und im von Wu Qian verfassten „Goldenen Spiegel der Medizin“ (*Yi Zong Jin Jian,* 1742) 20 pathologische Formen der Zeigefingervenen.

Zeitgenössische Betrachtung des Zeigefingers bei Säuglingen

Seit 1949 wurde die Diagnose anhand der Betrachtung der Zeigefingervenen beim Säugling weiter entwickelt. Die moderne Anatomie konnte klarstellen, dass es sich um die Handflächenvene (V. palmaris) handelt, die in die V. cephalica übergeht. Sie liegt sehr oberflächlich und kann daher leicht inspiziert werden.

Bei Kindern unter drei Jahren ist die Vene klar zu sehen, und es besteht außerdem die Meinung, dass man sie bei allen noch nicht eingeschulten Kindern zur Diagnose einsetzen könnte. Die Regel, dass man bei Jungen die linke und bei Mädchen die rechte Hand bevorzugt, gilt nun als hinfällig.

Die moderne Forschung weist darauf hin, dass die drei Tore bei dem Verständnis von Krankheiten eine wichtige Rolle spielen. Wenn der venöse Druck zunimmt, können die Venen länger erscheinen, die peripheren Blutadern sind erweitert, oder es besteht eine Unterernährung. Dies stimmt mit der traditionellen Sichtweise überein, dass sich eine „leichte Erkrankung am Wind-Tor, eine schwere Erkrankung am Qi-Tor und eine kritische Erkrankung am Lebens-Tor manifestiert“.

Zungendiagnose

Zeit der Streitenden Reiche (475–221 v. Chr.)

Im „Des Gelben Kaisers Klassiker des Inneren“ wird in mehreren Textpassagen die Zungendiagnose erwähnt. Zum Beispiel:

„Wenn die Zunge locker ist, Speichelausfluss besteht und der Patient reizbar ist, wähle man die Shaoyin-Fußleitbahn.“[16]
„Wenn das Qi der Jueyin-Fußleitbahn [Leber] erschöpft ist, werden die Lippen blau und die Zunge rollt sich auf.“[17]

Im *Su Wen* und *Ling Shu* basierte die Zungendiagnose also primär auf einer Betrachtung der Zungenform und nicht der Zungenfarbe. Weitere, in diesen beiden Werken erwähnte Zungenformen sind rollend, steif, verkümmert und kurz.

In nur ein paar Textstellen wird der Zungenbelag erwähnt, zum Beispiel:

„Wenn die Lunge von Hitze angegriffen wird [...] stellen sich die Körperhaare auf, der Patient hat eine Abneigung gegen Kälte, der Zungenbelag ist gelb und der Körper fühlt sich heiß an.“[18]

Han-Dynastie (206 v. Chr. – 220 n. Chr.)

Der wichtigste Beitrag dieser Zeit findet sich in Zhang Zhong Jings Klassikern „Abhandlung über Kälte-verursachte Erkrankungen“ (*Shang Han Lun*) und „Wesentliche Grundlagen der Goldenen Kammer“ (*Jin Gui Yao Lue Fang*), zum Beispiel:

„Ein gelber Zungenbelag mit Völlegefühl im Darm deutet auf übermäßige Hitze hin. Wenn man eine purgierende Behandlung vornimmt und die Hitze klärt, verschwindet der gelbe Zungenbelag.“[19]
„Bei Yangming-Störungen mit Verstopfung, Völlegefühl im Bauch und Erbrechen weist die Zunge einen weißen Belag auf.“[20]
„Bestehen beim Patienten ein Völlegefühl im Brustkorb, trockene Lippen und eine bläuliche Zungenfarbe [...], so weist dies auf Blut-Stase hin.“[21]

Dynastien der Sui und Tang (581–907)

Die zwei bedeutendsten Werke über Zungendiagnostik sind „Abhandlung über den Ursprung von Symptomen bei Erkrankungen“ (*Zhu Bing Yuan Hou Lun,* 610) von Chao Yuan Fang und „Rezepturen, die tausend Dukaten wert sind“ (*Qian Jin Yao Fang,* 652) von Sun Si Miao. In ersterem Werk heißt es beispielsweise:

„Wenn die Zunge keinen Belag hat, darf man keine attackierenden [d. h. purgierende] Behandlungsmaßnahmen ergreifen.“ Im *Qian Jin Yao Fang* heißt es: *„Bei Fülle-Syndromen des Herzens weist die Zunge Risse auf.“*

Dynastien der Song, Jin und Yuan (960–1368)

Erst in diesem Zeitraum wurde die Zungendiagnose zu einem Fachgebiet. In seinem Werk „Abhandlung über Milz und Magen“ (*Pi Wei Lun*) legte Li Dong Yuan besonderen Wert auf die Beachtung einer trockenen Zunge.

Ein gewisser Arzt namens Ao, der nur unter seinem Nachnamen bekannt ist, schrieb zu Beginn der Yuan-Dynastie das erste, ausschließlich der Zungendiagnose gewidmete Buch. Im späteren Verlauf der Yuan-Dynastie veröffentlichte Du Qing Bi eine überarbeitete Version dieses Werks mit dem Titel „Aos Aufzeichnungen des goldenen Spiegels Kälte-verursachter Erkrankungen“. Es werden blasse, rote und blaue Zungenfarben, sowie mitunter schwabbelige, gedunsene und abweichende Zungenformen erwähnt.

Dynastien der Ming und Qing (1368–1911)

Im Verlauf der Ming-Dynastie wurden zum Thema Zungendiagnose mehrere Bücher nach dem Schema von „Aos Aufzeichnungen des goldenen Spiegels Kälte-verursachter Erkrankungen“ (siehe oben) geschrieben. Eines der herausragendsten Werke dieser Zeit ist

„Grundlegende Betrachtungsmethoden der Zunge bei Kälte-verursachten Erkrankungen“ von Shen Dou Yuan, das 135 Zungentypen beschreibt.

In der Qing-Dynastie wurden ebenfalls einige Bücher zur Zungendiagnose verfasst. Zhang Dan Xian schrieb „Spiegel der Zunge bei Kälte-verursachten Erkrankungen“, ein Buch mit 120 Abbildungen. Fu Song Yuan schrieb „Eine Kollektion von Zungen und Zungenbelägen“, das von der bisherigen Tradition abweicht, die Zungendiagnose nur im Rahmen Kälte-verursachter Erkrankungen zu sehen.

Im Jahr 1906 schrieb Liang Te Yan „Syndromdifferenzierung mittels Untersuchung der Zunge“, ein Buch, in dem 148 Zungentypen abgebildet und beschrieben sind.

Neuzeit

Seit der Gründung der Volksrepublik China im Jahre 1949 sind viele neue Bücher zur Zungendiagnose erschienen. In chinesischen Medizinzeitschriften werden regelmäßig große Mengen an Forschungsergebnissen zur Zungendiagnose veröffentlicht. Ein besonderer Aspekt der Zungendiagnose bildet die Untersuchung der Unterzungenvenen, dem ein beträchtlicher Anteil an Forschung gewidmet wird, um ihre Bedeutung in der Diagnose von Herzkrankheiten zu ermitteln.

Die folgende Aufzählung nennt Beispielartikel zur Zungendiagnose, die im „Journal of Chinese Medicine“ (*Zhong Yi Za Zhi*) bereits erschienen sind:

- „Klinische Bedeutung einer dunkelroten Zunge“[22]
- „Zunge und Muster bei Hepatitis B“[23]
- „Zungenerscheinung bei Knochenbrüchen“[24]
- „Zungenerscheinung bei Sepsis durch Verbrennungen“[25]
- „Zungenerscheinung bei Schizophrenie“[26]
- „Zungenerscheinung vor und nach Operationen“[27]
- „Veränderungen der Zunge nach Verbrennungen“[28]
- „Veränderungen der Zunge bei Krebs, Chemotherapie und Strahlungstherapie“[29]
- „Veränderungen der Zunge bei Diabetes“[30]
- „Zungenbelag nach Operation bei Magenkrebs“[31]
- „Zungenbelag bei Lungenkrebs“[32]
- „Zungendiagnose und Musteridentifizierung“[33]
- „Zungendiagnose und Enteroskopie“[34]
- „Zungendiagnose und Gastroskopie“[35]
- „Unterzungenvenen bei Blut-Stase“[36]

ANMERKUNGEN

1 Soweit nicht anders angegeben, stammen alle in diesem Anhang verwendeten Textpassagen und Zitate aus Deng Tie Tao „Practical Chinese Medicine Diagnosis“ [„Angewandte Diagnosis der Chinesischen Medizin“], *Shi Yong Zhong Yi Zhen Duan Xue,* 1988, Shanghai Science Publishing House, Shanghai.

2 *Huang Di Nei Jing Su Wen* („Des Gelben Kaisers Klassiker des Inneren – Reine Fragen“; „The Yellow Emperor's Classic of Internal Medicine – Simple Questions“); People's Health Publishing, Beijing 1979; erstmals erschienen: etwa 100 v. Chr.; S. 102.

3 E benda, S. 130.

4 E benda, S. 139.

5 E benda, S. 112.

6 Nanjing College of Traditional Chinese Medicine: *Nan Jing Jiao Shi* („Überarbeitete Erläuterung des Klassikers der Schwierigkeiten“; „A Revised Explanation of the Classic of Difficulties“); People's Health Publishing House, Beijing 1979; erstmals erschienen: etwa 100 n. Chr.; S. 1-2.

7 E benda, S. 2.

8 *Su W en,* S. 4-5.

9 *Nan Jing,* S. 46.

10 *Ling Shu Jing* („Zentrum des Wirkvermögens“; „Spiritual Axis“); People's Health Publishing House, Beijing 1981; erstmals erschienen: etwa 100 v. Chr.; S. 50.

11 Ebenda, S. 37.

12 Ebenda, S. 37.

13 E benda, S. 120, Absatz 37.

14 E benda, S. 133.

15 E benda, S. 133.

16 *L ingshu,* S. 129, Absatz 30.

17 Ebenda, S. 30.

18 E benda, S. 186.

19 He Ren 1981: *Jin Gui Yao Lue Xin Jie* („Eine neue Erklärung von ‚Wesentliche Grundlagen der Goldenen Kammer'“; „A New Explanation of the Synopsis of Prescriptions from the Golden Cabinet“); Zhejiang Science Publishing House, Zhejiang 1981, S. 65. Das *Jin Gui Yao Lue* wurde von Zhang Zhong Jing ca. 200 n. Chr. geschrieben.

20 Shang Han Lun Research Group of the Nanjing College of Traditional Chinese Medicine: *Shang Han Lun Jiao Shi* („Eine Erläuterung von ‚Abhandlung über Kälte-verursachte Erkrankungen'“; „An Explanation of the Discussion of Cold-induced Diseases“); Shanghai Science Publishing House, Shanghai 1980, S. 948.

21 *Jin Gui Yao L ue,* S. 138.

22 Lan Xin Sheng et al., 1992, Journal of Chinese Medicine (Zhong Yi Za Zhi), Nr. 5, 1992, S. 46.

23 Chen Han Cheng und Xu Wen Da, 1988, Journal of Chinese Medicine (Zhong Yi Za Zhi), Nr. 4, 1988, S. 53.

24 Fractures Group of Chinese Medicine Hospital of Dang Shu City, (Provinz Jiangsu), 1986, Journal of Chinese Medicine *(Zhong Yi Za Zhi),* Nr. 11, S. 41.

25 Kong Zhao Xia, 1980, Journal of Chinese Medicine *(Zhong Yi Za Zhi),* Nr. 8, S. 26.

26 Chen Wei Ren, 1995, Journal of Chinese Medicine *(Zhong Yi Za Zhi),* Nr. 12, S. 741.

27 Qin Ji Hua, 1987, Journal of the Nanjing College of Traditional Chinese Medicine, Nr. 2, 1987, S. 17.

28 Han Ji Xun, 1988, Journal of Chinese Medicine *(Zhong Yi Za Zhi),* Nr. 9, 1988, S. 45.

29 Li Su Juan, 1999, Journal of Chinese Medicine *(Zhong Yi Za Zhi),* Nr. 10, 1999, S. 636.

30 Guo Sai Shan, 1989, Journal of Chinese Medicine *(Zhong Yi Za Zhi),* Nr. 2, 1989, S. 33.

31 Fang Dong Xiang, 1999, Journal of Chinese Medicine *(Zhong Yi Za Zhi),* Nr. 7, 1999, S. 433.

32 Xu Zhen Ye, 1993, Journal of Chinese Medicine *(Zhong Yi Za Zhi),* Nr. 6, 1993, S. 334.

33 Cai Yu Qin, 1993, Journal of Chinese Medicine *(Zhong Yi Za Zhi),* Nr. 12, 1993, S. 716.

34 Dai Wei Zheng, 1994, Journal of Chinese Medicine *(Zhong Yi Za Zhi),* Nr. 1, 1994, S. 43.

35 Dai Hao Liang, 1984, Journal of Chinese Medicine *(Zhong Yi Za Zhi),* Nr. 10, 1984, S. 74.

36 Jin Shi Ying, 1992, Journal of Chinese Medicine *(Zhong Yi Za Zhi),* Nr. 3, 1992, S. 42.

Die Klassiker der chinesischen Medizin

Dieser Abschnitt enthält eine kurze Beschreibung derjenigen Klassiker der chinesischen Medizin, die ich am häufigsten im vorliegenden Buch erwähne. Da ich auf einige von ihnen sehr oft Bezug nehme, ist es dem Leser vielleicht eine Hilfe, sie in ihrem historischen Kontext zu betrachten. Dies ist keine vollständige Liste der Klassiker der chinesischen Medizin (die viel länger ausgefallen wäre), sondern lediglich eine Zusammenstellung derjenigen Werke, die ich am häufigsten erwähne. Bei jedem Klassiker gebe ich auch an, warum ich ihn häufig zitiere und was er zu unserer klinischen Praxis im 21. Jahrhundert beitragen kann.

„Des Gelben Kaisers Klassiker des Inneren" (zwischen 300 und 100 v. Chr., Zeit der Streitenden Reiche, Qin- und Han-Dynastie)

Huang Di Nei Jing

Die Autorschaft und Datierung von „Des Gelben Kaisers Klassiker des Inneren" ist Gegenstand vieler Spekulationen. Die beste Sekundärliteratur, in der diese Themen besprochen werden, ist Paul Unschulds „Huang Di Nei Jing Su Wen: Nature, Knowledge, Imagery in an Ancient Chinese Medical Text".[1]

Es gilt als sicher, dass „Des Gelben Kaisers Klassiker des Inneren" zwischen 300 und 100 v. Chr. geschrieben und über die Jahrhunderte hinweg von vielen verschiedenen Autoren verändert wurde. Meine chinesischen Lehrer in Nanjing waren der Auffassung, dass dieser Klassiker nicht älter als die Zeit sein könne, in der Zou Yan (ca. 350–270 v. Chr.) gelebt habe. Zou Yan war derjenige, der die wichtige Theorie der Fünf Elemente formulierte.

Dass dieser Klassiker Ergänzungen und Veränderungen durch viele verschiedene Autoren erfahren hat, ist an der Vielzahl der abgehandelten Themen und vor allem an der offensichtlich fehlenden Abgestimmtheit der Themen untereinander ersichtlich. Es ist ebenfalls allgemein anerkannt, dass der Großteil des Textes, den wir heutzutage benutzen, während der Tang-Dynastie (762 n. Chr.) von Wang Bing zusammengestellt wurde. Das Werk wurde danach während der Song-Dynastie (960–1279) noch dreimal überarbeitet.

„Des Gelben Kaisers Klassiker des Inneren" besteht aus zwei Teilen, nämlich den „Reinen Fragen" (*Su Wen*) und dem „Zentrum des Wirkvermögens" (*Ling Shu*). Jeder Teil weist 81 Kapitel auf. Grob gesprochen beschäftigen sich die „Reinen Fragen" eher mit der allgemeinen Theorie der chinesischen Medizin, das „Zentrum des Wirkvermögens" hingegen mehr mit Akupunktur.

Die Bedeutung von „Des Gelben Kaisers Klassiker des Inneren" innerhalb der Geschichte der chinesischen Medizin kann nicht hoch genug eingeschätzt werden. Es handelt sich um die früheste Quelle zur Physiologie, Pathologie, Diagnose und Therapie in der chinesischen Medizin. Neben der Medizin enthält dieser Klassiker auch Theorien über Meteorologie, Astrologie und den Kalender. Es folgt eine unvollständige Liste der bedeutendsten Themen in „Des Gelben Kaisers Klassiker des Inneren":

- Er stellt eine systematische Theorie der Leitbahnen auf.
- Er befasst sich eingehend mit den Theorien von Yin und Yang und den Fünf Elementen.
- Er erörtert das Wesen und den Ursprung verschiedener Qi-Arten.
- Er beschreibt die Physiologie und Pathologie der inneren Organe.
- Er legt die Lokalisierung von 160 Akupunkturpunkten und deren Namen fest.
- Er beschreibt die verschiedenen Nadeltypen und deren Anwendung.
- Er legt die Funktion von Akupunkturpunkten und deren Kontraindikationen fest.
- Er bespricht viele Nadeltechniken, darunter die tonisierende und sedierende Methode.
- Er beschreibt die Diagnose, Identifikation von Krankheitsmustern sowie Therapie vieler Krankheiten.

Aus philosophischer Sicht ist es offensichtlich, dass „Des Gelben Kaisers Klassiker des Inneren" von vielen verschiedenen philosophischen Richtungen beeinflusst wurde, die während der Zeit der Streitenden Reiche (475–221 v. Chr.) aufkamen. Insbesondere zeigt dieses Werk den Einfluss der konfuzianischen, daoistischen, legalistischen und naturalistischen Denkschule.

Der Einfluss der naturalistischen Schule („Yin-Yang-Schule" genannt) spiegelt sich im ganzen Werk wider, weil die Theorie von Yin und Yang und von den Fünf Elementen das gesamte Buch durchzieht.

Der Einfluss der daoistischen Denkschule zeigt sich an der häufigen Erörterung von Methoden, „das Leben zu nähren" (*yang sheng* 养生), d. h. Ratschlägen zu Atmung, körperlicher Bewegung, Ernährung und Lebensstil zwecks Lebensverlängerung und Vermeidung von Krankheiten.

Der Einfluss der konfuzianischen Schule drückt sich in der Vorstellung aus, dass die inneren Organe wie Minister einer Regierung seien. Die politischen Ansichten des Konfuzianismus spiegeln sich sehr deutlich in der chinesischen Medizin wider, indem die inneren Organe mit Regierungsbeamten verglichen werden und es einen Herrscher bzw. Monarchen in Form des Herzens gibt. Jedes innere Organ wird mit einem Minister gleichgesetzt. Gesundheit hängt von der guten „Regierung" durch die inneren Organe ab.

Auch andere Aspekte der konfuzianischen Philosophie ziehen sich durch „Des Gelben Kaisers Klassiker des Inneren", z. B. die Ansicht, dass die Lebensstil-Praktiken des *yang sheng* („das Leben nähren") ein Ritual mit Regeln und Pflichten darstellen. Zentraler Gegenstand der konfuzianischen Philosophie sind ethische Fragestellungen und Praktiken, die eine Harmonie in der Familie, in der Gesellschaft und im Staat gewährleisten. Riten (*li* 禮) wurden als Teil dieses Ethiksystems betrachtet und von Konfuzius für sehr wichtig erachtet. Interessanterweise weist das Schriftzeichen für *li* („Riten") Ähnlichkeiten mit demjenigen für „Körper" (*ti* 體) auf:

- 禮 *li* (Riten, Ritual)
- 體 *ti* (Körper)

Die linke Seite des Schriftzeichens für *li* (Riten) ist das gleiche Radikal wie für *shen,* d.h. etwas Übernatürliches oder etwas, was auch mit Opferriten zu tun hat. Die rechte Seite steht für ein Opfergefäß.

Die rechte Seite des Schriftzeichens für *ti* (Körper) entspricht der rechten Seite von *li,* d.h. einem Opfergefäß, während die linke Seite für „Knochen" steht, d.h. die Struktur des Körpers.

Dadurch wird impliziert, dass der Körper wie ein Ritus ist und dass die Regeln von *yang sheng* einem Ritual mit Verhaltensregeln gleichen. Das Befolgen dieser Regeln wird als *shun* bezeichnet, was „sich konform verhalten" bedeutet, während Ungehorsam als *ni* bezeichnet wird, d.h. als Rebellion gegen die Regeln. Interessanterweise tauchen diese beiden Begriffe häufig in der chinesischen Medizin und in „Des Gelben Kaisers Klassiker des Inneren" auf. Der Begriff *ni* (逆) wird für „rebellierendes" (oder gegenläufiges) Qi verwendet, während *shun* (顺) das Gegenteil davon ist, nämlich Qi, das in die richtige Richtung fließt.

Krankheit ist daher nicht nur ein medizinisches, sondern auch ein ethisches Problem, das daher rührt, dass man sich nicht an die Verhaltensregeln gehalten hat.

Schließlich weist „Des Gelben Kaisers Klassiker des Inneren" auch Einflüsse der Legalistenschule auf. Die Legalistenschule wurde im alten China als Schule des Rechts (*fa jia* 法家) bezeichnet. Diese Denkschule erlebte während der Zeit der Streitenden Reiche ihre Blütezeit und beherrschte die Zeit der Qin-Dynastie (221–206 v.Chr.), einer kurzen Dynastie, die von dem ersten Kaiser Qin Shi Huang Di begründet worden war. Qin Shi Huang Di hatte die von der Legalistenschule befürworteten Regierungsprinzipien begeistert übernommen. Er war derjenige Kaiser, der die Terracotta-Armee errichten ließ.

Der Staat der Qin im westlichen China war der erste, der legalistische Doktrinen übernahm. Die Qin waren so erfolgreich, dass sie um 221 v.Chr. die anderen chinesischen Staaten erobert und das Reich nach jahrhundertelangen Kriegen geeinigt hatten. Die legalistischen Gedanken über das menschliche Wesen, Gesellschaft und Regierung unterscheiden sich sehr stark von denjenigen des Konfuzius. Die Legalisten waren der Auffassung, dass das menschliche Wesen im Grunde unbeherrschbar sei und dass die Ordnung in der Gesellschaft nur durch strenge Gesetze und harte Strafen aufrechterhalten werden könne, nicht durch ethisches Verhalten, wie es die Konfuzianer dachten.

Aus Sicht der chinesischen Medizin ist an der Legalistenschule interessant, dass die Qin-Dynastie (die legalistisches Gedankengut übernahm) die erste war, die China einigte. Sie führte in ganz China ein Bewässerungssystem ein, vereinheitlichte Gewichte, Münzen, die chinesische Schrift, Maße und anderes, wie etwa den Abstand von Radachsen. Der erste Qin-Kaiser veranlasste auch ein gewaltiges Straßen- und Kanalbau-Programm. Eine weitere wichtige Innovation der Qin-Dynastie war die Förderung des Handels zwischen verschiedenen Regionen Chinas in großem Maßstab.

Die Qin-Dynastie stellte also das erste Modell eines geeinigten Staates mit einem Kaiser, einer Zentralregierung, lokalen Beamten, Tausende von Meilen langen neuen Straßen und einem landesweiten Bewässerungssystem dar. Dies schuf die Grundlage für die ersten drei Metaphern der chinesischen Medizin:

- Die politische Metapher, der zufolge das Herz der Kaiser und die anderen inneren Organe Beamte sind,
- die Straßen-Metapher, nach der die Leitbahnen einem Straßensystem entsprechen und
- die Wasser-Metapher, der gemäß Qi, Blut und Körperflüssigkeiten in einem System von Kanälen, Flüssen und Reservoiren fließen.

Man kann den Einfluss der Legalistenschule auch am therapeutischen Ansatz von „Des Gelben Kaisers Klassiker des Inneren" ablesen: So wie das menschliche Wesen nicht verlässlich sei und durch strenge Gesetze und harte Strafen „korrigiert" werden müsse, sei auch das körpereigene Qi zu regulieren, indem man gegen pathogene Faktoren entschlossen vorgeht und sicherstellt, dass der „Herrscher" und die Beamten ihre Arbeit richtig machen.

Einige therapeutische Interventionen der chinesischen Medizin – das Abbrennen von Moxa, das Auslösen von Schwitzen und Erbrechen, die purgierende Methode, das Austreiben pathogener Faktoren usw. – könnte man beinahe als legalistische „Strafen" auffassen!

„Klassiker der Schwierigkeiten" (ca. 100 v.Chr., Han-Dynastie)

Nan Jing

Der „Klassiker der Schwierigkeiten" wurde etwa 100 v.Chr. von Qin Yue Ren verfasst, der den Namen eines alten, mythischen Arztes namens Bian Que als Pseudonym benutzte. Aber wie auch bei „Des Gelben Kaisers Klassiker des Inneren" ist der Zeitpunkt, wann der „Klassiker der Schwierigkeiten" zusammengestellt wurde, Gegenstand von Kontroversen. Von manchen Autoren wird er auf eine viel spätere Zeit, bis 600 n.Chr., datiert. Die beste Darstellung über den Ursprung des „Klassikers der Schwierigkeiten" ist Unschulds Werk „Nan Ching – The Classic of Difficult Issues".[2]

Der „Klassiker der Schwierigkeiten" ist ein wahres Juwel. In der chinesischen Ausgabe ist es ein sehr dünnes und kleines Buch voller klinischer Erkenntnisse. Die Anziehungskraft, die dieses Buch auf mich ausübt, liegt darin, dass es – anders als „Des Gelben Kaisers Klassiker des Inneren" – ganz klar von ein und demselben Autor verfasst wurde, weil die Kapitel recht logisch aufeinander folgen.

Das *Nan Jing* besteht aus 81 kurzen Kapiteln. Die Bedeutung dieses Werkes innerhalb der Geschichte der chinesischen Medizin kann nicht genug gewürdigt werden. Beispielsweise war das *Nan Jing* das erste Buch, das dafür eintrat, den Puls an der Radialisarterie zu tasten. Zuvor war der Puls an neun verschiedenen Körperpositionen an den Armen, Beinen und am Hals gemessen worden. Dieser Klassiker war auch der erste, der eine Theorie des Ursprungs-Qi (*yuan qi*) und die Rolle des Dreifachen Erwärmers im Verhältnis zum Ursprungs-Qi entwickelte.

Es folgt eine unvollständige Liste der Gründe, warum der „Klassiker der Schwierigkeiten" so bedeutsam ist:

- Er bringt neue Erkenntnisse über die Acht Außerordentlichen Gefäße, die über das, was im *Nei Jing* darüber gesagt wurde, hinausgehen.
- Er entwickelt die Theorie der fünf Transport-Punkte aus dem *Nei Jing* weiter.

- Er bringt zum ersten Mal die Technik zur Sprache, Akupunkturpunkte gemäß der Mutter-Kind-Beziehungen innerhalb der Theorie der Fünf Elemente zu tonisieren bzw. zu sedieren (z. B. tonisiert der Holz-Punkt die Herz-Leitbahn, weil er zum Element Holz gehört, das Herz zum Element Feuer zählt und Holz die Mutter des Feuers ist).
- Er führt die Praxis ein, den Puls an der Radialisarterie zu tasten.
- Er entwickelt die Theorie vom Ursprungs-Qi (*yuan qi*) und Lebenstor (*ming men*) weiter.

„Wesentliche Grundlagen der goldenen Kammer" (200 n. Chr., Han-Dynastie)

Jin Gui Yao Lue

Diesen Klassiker, der von Zhang Zhong Jing verfasst wurde, zitiere ich ebenfalls häufig. Im Bereich psychisch-emotionaler Probleme ist er die Quelle dreier wichtiger Rezepturen: Ban Xia Hou Po Tang *Dekokt mit Rhizoma Pinelliae und Cortex Magnoliae officinalis,* Gan Mai Da Zao Tang *Dekokt mit Glycyrrhiza, Triticum und Jujuba* sowie Bai He Tang *Lilium-Dekokt.*

„Puls-Klassiker" (280 n. Chr., Zeit der drei Reiche)

Mai Jing

Der „Puls-Klassiker", der von Wang Shu He stammt, ist hinsichtlich der Entwicklung der Pulsdiagnostik sehr bedeutsam. Dieser Klassiker konsolidierte die Zuweisung der drei Pulspositionen zu den Organen, die erstmals im *Nan Jing* vorgenommen worden war, und entwickelte sie weiter. Der „Puls-Klassiker" beschreibt systematisch 24 Pulsqualitäten und deren klinische Bedeutung.

„Abhandlung über den Ursprung von Symptomen bei Krankheiten" (610 n. Chr., Sui-Dynastie)

Zhu Bing Yuan Hou Lun

Dieses Buch, das von Chao Yuan Fang verfasst wurde, ist eines der ersten, das die Symptome, Krankheitsmuster und Therapie von Krankheiten systematisch beschreibt. Ich ziehe dieses Buch zurate, wenn ich die Pathologie und Therapie einer bestimmten Krankheit erforsche.

„Verschreibungen im Wert von Tausend Golddukaten" (652 n. Chr., Tang-Dynastie)

Qian Jin Yao Fang

Dieses Werk, dessen Autor Sun Si Miao ist, ist eines der wenigen, das einen buddhistischen Einfluss aufweist. Sun Si Miao war ein Experte in den Bereichen Ernährung und Sexualität. Er war einer der ersten Ärzte, die die Struma beschrieben, und führte sie korrekterweise auf ein Leben in Bergregionen zurück (wo das Wasser zu wenig Jod enthält). Er verschrieb richtig die Anwendung von Meeresalgen, um diesen Zustand zu behandeln.

Meiner Meinung nach ist der Name Sun Si Miao für alle Ewigkeiten mit der Erstellung der Rezeptur Wen Dan Tang *Dekokt, das die Gallenblase wärmt* verknüpft, die ich bei der Therapie psychisch-emotionaler Störungen sehr häufig verwende.

„Abhandlung über Milz und Magen" (1249, Song-Dynastie)

Pi Wei Lun

Die „Abhandlung über Milz und Magen", die von Li Dong Yuan verfasst wurde, ist ein sehr wichtiger Klassiker innerhalb der Geschichte der chinesischen Medizin. Li Dong Yuan ist der Begründer der Schule von Milz und Magen, die diesen beiden Organen eine zentrale Bedeutung bei der Pathologie und Therapie beimisst.

Meiner Meinung nach liegt die Bedeutung dieses Klassikers vor allem in der Erstellung der Rezeptur Bu Zhong Yi Qi Tang *Dekokt, das die Mitte tonisiert und das Qi vermehrt.* Dies ist eine sehr wichtige Rezeptur für viele verschiedene Erkrankungen. Im Zusammenhang mit psychisch-emotionalen Problemen verwende ich sie bei Depressionen.

Li Dong Yuan war der erste, der die Theorie des „Yin-Feuers" formulierte, eines Zustands, der durch Hitze im oberen Teil des Körpers gekennzeichnet ist, welche von einer Magen- und Milz-Schwäche und einer Schwäche des Ursprungs-Qi (*yuan qi*) herrührt. Meiner Ansicht nach ist das Yin-Feuer eine häufige Pathologie bei vielen modernen westlichen Erkrankungen wie etwa dem chronischen Erschöpfungssyndrom.

„Studie über die Acht Außerordentlichen Gefäße" (1578, Ming-Dynastie)

Qi Jing Ba Mai Kao

Die Bedeutung dieses Werkes, das von Li Shi Zhen stammt, kann nicht genug gewürdigt werden. Für jeden, der die Acht Außerordentlichen Gefäße verwendet, ist dieses Buch ein Muss. Es ist das erste Buch, dass die Verläufe der Außerordentlichen Gefäße detailliert, Punkt für Punkt, beschreibt. Es bespricht auch die Pathologie von rebellierendem Qi im Durchdringungsgefäß (*chong mai*), die so häufig in der Praxis vorkommt.

Ich habe dieses Werk häufig zurate gezogen und daraus zitiert, als ich mein Buch „Die Leitbahnen der Akupunktur" schrieb.

„Untersuchung des Pulses vom Pin-Hu-See" (1578, Ming-Dynastie)

Pin Hu Mai Xue

Auch dieses Buch wurde von Li Shi Zhen verfasst. Es ist ein weiteres Muss, um die Pulsdiagnostik zu verstehen. Li Shi Zhen lieferte die beste Beschreibung der Pulsqualitäten und ihrer klinischen Bedeutung.

„Großes Kompendium der Akupunktur" (1601, Ming-Dynastie)

Zhen Jiu Da Cheng

Dieses Buch, das von Yang Ji Zhou verfasst wurde, ist ein Muss für Akupunkteure. Es nimmt aus einer Reihe von Gründen einen zentralen Platz innerhalb der Akupunktur-Literatur ein:

- Es fasst die Akupunktur-Erfahrungen vergangener Jahrhunderte zusammen.
- Es beschreibt viele verschiedene Nadeltechniken, von denen viele auch heute noch benutzt werden.
- Es befasst sich mit innerer Medizin, Gynäkologie und Pädiatrie.
- Es enthält viele Fallbeispiele mit Punktverschreibungen.
- Es verwendet die Identifikation von Krankheitsmustern mit Punktverschreibungen.
- Es führt die Massage-Therapie für Kinder ein.

Ich habe dieses Buch sehr häufig verwendet, als ich „Die Leitbahnen der Akupunktur" schrieb.

„Klassiker der Kategorien" (1624, Ming-Dynastie)

Lei Jing
Dies ist ein sehr wichtiges Werk innerhalb der Geschichte der chinesischen Medizin und stammt von Zhang Jing Yue (der auch Zhang Jie Bin genannt wird). Seine Bedeutung liegt darin, dass es Theorien aus dem *Nei Jing* nach Themen geordnet bespricht. Es verbindet also verstreute Textstellen aus dem *Nei Jing* gemäß Themen und Krankheiten.

„Vollständige Werke von Jing Yue" (1624, Ming-Dynastie)

Jing Yue Quan Shu
Auch dieses Werk wurde von Zhang Jing Yue (auch Zhang Jie Bin genannt) verfasst. Es erörtert die Diagnose, Pathologie und Therapie vieler verschiedener Pathologien. Zhang Jing Yue erstellte die Rezepturen Zuo Gui Wan *Pille, die die linke (Niere) wiederherstellt,* sowie You Gui Wan *Pille, die die rechte (Niere)* wiederherstellt. Diese beiden Rezepturen stärken das Nieren-Yin bzw. Nieren-Yang. Ich verwende sie zur Stärkung der Niere viel häufiger als Liu Wei Di Huang Wan *Pille aus sechs Bestandteilen mit Radix Rehmanniae praeparata* und Jin Gui Shen Qi Wan *Pille für das Nieren-Qi aus dem Jin Gui Yao Lüe.*

„Eine Erklärung der Akupunkturpunkte" (1654, Qing-Dynastie)

Jing Xue Jie
Dieses Werk, das von Yue Han Zhen stammt, ist kein berühmter Klassiker, aber doch ein Juwel, das ich häufig verwende, um die Wirkungen und Funktionen von Akupunkturpunkten nachzuschlagen. Das Buch erläutert die Bedeutung der Punktenamen und bespricht die Wirkungen und Funktionen von Akupunkturpunkten gemäß der betroffenen Leitbahn, was sehr nützlich ist. Ich finde dieses Buch auch deswegen interessant, weil es die Wirkung von Punkten angibt (z. B. dass Mi 12 das Qi bewegt), eine Vorgehensweise, von der viele meinen, dies sei erst eine moderne Adaptierung der chinesischen Akupunktur.

„Goldener Spiegel der Medizin" (1742, Qing-Dynastie)

Yi Zong Jin Jian
Dieses Buch, das von Wu Qian geschrieben wurde, erörtert die Diagnose, Pathologie und Therapie vieler verschiedener Krankheiten im Bereich der inneren Medizin, Gynäkologie und Pädiatrie. Es ist eine Goldgrube voller Informationen und ein Werk, das ich beim Schreiben meiner Bücher häufig zurate ziehe.

„Abhandlung über Blut-Syndrome" (1884, Qing-Dynastie)

Xue Zheng Lun
Dieses Werk, das von Tang Zong Hai stammt, ist hinsichtlich der Therapie von Blutungsstörungen sehr bedeutsam. Es entwirft einen viersträngigen Ansatz bei der Therapie von Blutungen.

ANMERKUNGEN

[1] Unschuld, P. 2003. Huang Di Nei Jing Su Wen: Nature, Knowledge, Imagery in an Ancient Chinese Medical Text. University of California Press, Berkeley.
[2] Unschuld, P. 1986. Medicine in China – Nan-Ching. University of California Press, Berkeley.

Glossar, Bibliografie, Zeittafel

Glossar chinesischer Fachbegriffe Pinyin – Deutsch

Allgemein

Ba Kuo 八廓	Die Acht Wälle
Bian Zheng 辨证	Identifizierung von Krankheitsmustern
Cou Li 腠里	Spalt oder Raum zwischen Haut und Muskeln
Cun 寸	Cun (Maßeinheit in der Akupunktur)
Dan Tian 丹田	Elixierfeld, Zinnoberfeld
Fen Rou 分肉	Fett und Muskeln
Fu 肤	Oberflächliche Hautschicht
Gao 膏	Fettgewebe
Ge 革	Tiefe Hautschicht
Huang 肓	Membranen
Ji 肌	Subkutane Muskeln
Jie 街	„Straßen", „Zufahrten", „Kreuzungen" (Symbole für die Leitbahnen des Abdomens, die vom Durchdringungsgefäß kontrolliert werden)
Jin 筋	Sehnen
Liu Qi 六气	Sechs Klimata
Liu Xie 六邪	Sechs Übel (äußere pathogene Faktoren)
Liu Yin 六淫	Sechs Exzesse (übermäßige Klimata)
Mu Xi 目系	Augensystem
Rou 肉	Muskeln oder Fleisch
Shan Zhong 膻中	Mitte des Brustkorbs
Shao Fu 少腹	Seitliches und unteres Areal des Bauches
Wu Lun 五轮	Die Fünf Räder
Xiang 象	Bild, Erscheinung
Xiao Fu 小腹	Zentrales, unteres Bauchareal
Xie 邪	Pathogener Faktor
Xie Lei 胁肋	Flankenbereich, Hypochondrium
Xie Qi 邪气	Pathogener Faktor
Xin Xia 心下	Die Gegend unterhalb des Brustbeinfortsatzes
Xu Li 虚里	Die große Verbindungsleitbahn des Magens (manifestiert sich im Herzspitzenstoß)
Xuan Fa 宣发	Verteilung (des Lungen-Qi)
Xuan Fu 玄府	Poren (einschließlich der Schweißdrüsen)
Yun Hua 运化	Umwandlung und Transport (der Milz)
Zong Jin 宗筋	Ahnenmuskeln

Symptome und klinische Zeichen

Ban 斑	Hautfleck, Macula (bei Zungendiagnose: rote Punkte)
Ban Shen Bu Sui 半身不遂	Halbseitenlähmung (Hemiplegie)
Ben 本	Wurzel
Bi Yuan 鼻渊	„Nasenteich" (Sinusitis)
Biao 标	Manifestation
Cao Za 嘈杂	Nagender Hunger
Chuan 喘	Atemlosigkeit
Dao Han 盗汗	Nachtschweiß
Dian 点	Rote Punkte (auf der Zunge)
Duan Qi 短气	Kurzatmigkeit
Duo Qi 夺气	Stehlen des Qi (sehr schwache Stimme mit unterbrochenem Sprechen)
E Xin 恶心	Übelkeit, Brechreiz
Fa Re 发热	Abgabe von Hitze, Fieber
Fan Wei 反胃	Erbrechen von Nahrung
Fan Zao 烦燥	Mentale Unruhe
Feng Tuan 风团	Quaddel
Feng Yin Zhen 风瘾疹	„Wind verborgener Ausschlag" (Urtikaria, Nesselsucht)
Feng Zhen 风疹	„Wind-Ausschlag" (Röteln, Rubella)
Fu 腐	Schimmelig
Gan Ou 干呕	Kurzes Würgen mit tiefem Geräusch
Han Re Wang Lai 寒热往来	Abwechselnd Schüttelfrost und Fieber
Han Zhan 汗颤	Frösteln, Schüttelfrost
Hu Re 湖热	Remittierendes Fieber
Hua 滑	Schlüpfrig (Zungenbelag)
Ji 积	Blut-Massen
Jia 瘕	Qi-Resistenzen
Jiao Qi 脚气	Bein-Qi
Jie 结	Anhäufung (oder Knoten)
Jing Ji 惊悸	Durch Schreck ausgelöste Palpitationen (Herzklopfen)
Ju 聚	Qi-Resistenzen
Jue 厥	Kollaps, Zusammenbruch
Jue Han 厥汗	Schwitzen bedingt durch Kollaps
Kou Chuang 口疮	Mundgeschwüre, Mundaphthen
Kou Yan Wai Xie 口眼歪斜	Deviation von Mund und Auge
Li Ji 里急	Inneres Drängen

Symptome und klinische Zeichen (Fortsetzung)

Li Ji Hou Zhong 里急后重	Schwierigkeiten beim Stuhlgang, Tenesmus
Liu Lei 流泪	Tränende Augen
Ma Mu 麻木	Taubheit/Kribbeln
Ma Zhen 麻疹	„Hanf-Ausschlag" (Masern)
Man 满	Völlegefühl
Men 闷	Engegefühl, Druck
Mu Chan 目颤	Zitternder Augapfel
Mu Hua 目花	Mouches volantes (Mückensehen)
Mu Hun 目昏	Verschwommene Sicht
Mu Xuan 目眩	Verschwommene Sicht
Nao Ming 脑鸣	Kopflärm
Ni 腻	Klebrig, schmierig (Zungenbelag)
Ni Jing 逆经	Gegenläufige Menstruation
Nong Pao 脓泡	Pustel
Ou 呕	Geräuschvolles Erbrechen
Ou Tu 呕吐	Erbrechen
Pao 泡	Vesikel, Bläschen
Pi 痞	Druckgefühl, Globusgefühl, lokal umschriebenes Gefühl von Blockade und Völle
Qi Shao 气少	Schwache Atmung
Qi Zhong 气肿	Qi-Ödem
Qing 青	Blau-grün (Farbe)
Qiu Zhen 丘疹	Papel, Knötchen
Re Du 热毒	Toxische Hitze
Ru E 乳蛾	„Milch-Motten" (geschwollene Tonsillen)
Shang Qi 上气	Rebellierende Atmung
Shen Zhong 身重	Schweregefühl des Körpers
Shi 实	Voll, Fülle, Überschuss, Exzess
Shi E 石蛾	„Stein-Motten" (geschwollene Tonsillen)
Shi Zhen 湿疹	Ekzem (Dermatitis)
Shou Chan 手颤	Zittern der Hände
Shou Zhi Luan 手指挛	Fingerkontraktur
Shui Dou 水痘	Wasserpocken (Windpocken)
Shui Pao 水泡	Vesikel, Bläschen
Shui Zhong 水肿	Wasserödem
Si Ni 四逆	Die Vier Gegenläufigkeiten
Tai Qi Shang Ni 胎气上逆	Das Qi des Fetus rebelliert nach oben
Tan He 痰核	Knötchen
Tan Yin 头重	Schleim-Flüssigkeiten im Allgemeinen und Schleim-Flüssigkeiten in Magen und Darm
Tou Zhong 头重	Schweregefühl des Kopfes
Tou Fa Bian Bai 头发变白	Ergrauen des Kopfhaares
Tou Fa Tuo Luo 头发脱落	Haarausfall, Alopezie
Tou Qing 头倾	Herabhängender Kopf
Tou Yun 头晕	Schwindel
Tu 吐	Erbrechen (geräuschlos)
Tuo 脱	Kollaps
Wei Han 畏寒	Angst vor Kälte (bei äußerem Eindringen von Wind)
Wu Chi 五迟	Die fünf Verzögerungen
Wu Feng 恶风	Abneigung gegen Wind
Wu Han 恶寒	Abneigung gegen Kälte
Wu Han Fa Re 恶寒发热	Abneigung gegen Kälte mit Fieber
Wu Ruan 五软	Die fünf Erschlaffungen
Wu Xin Fa Re 五心发热	Hitze in den Fünf Zentren
Xiao 哮	Giemen, Keuchen
Xin Fan 心烦	Mentale Unruhe
Xin Zhong Ao Nong 心中懊憹	Gefühl von Aufregung im Herzen
Xu 虚	Leer, Leere, Mangel
Xuan Yin 玄饮	Schleim-Flüssigkeiten im Flankenbereich/Hypochondrium
Xuan Yun 眩晕	Schwindel
Yan Chi 眼眵	Augenausfluss
Yan Shi 厌食	Abneigung gegen Essen
Yi Yin 溢饮	Schleim-Flüssigkeiten in den Gliedmaßen
Yu Zheng 郁症	Depressions-Syndrom
Yue 哕	Langes, geräuschvolles Würgen
Zhan Han 颤汗	Schwitzen mit Zittern
Zhang 胀	Gefühl von Blähung, Spannungsgefühl
Zhen 疹	Ausschlag
Zheng 癥	Blut-Massen
Zheng Chong 怔忡	Panik-Palpitationen (Herzklopfen), Herzjagen
Zhi Yin 支饮	Sich abstützender Schleim; dünner Schleim oberhalb des Zwerchfells
Zu Chan 足颤	Zittern der Füße

Krankheitssymptome

Ben Tun 奔豚	Rennendes-Ferkel-Syndrom
Beng Lou 崩漏	Überfluten und Durchsickern
Bi Jing 闭经	Keine Regelblutung
Bi Zheng 痹症	Schmerzhaftes Obstruktions-Syndrom

Dian Kuang 癫狂	Manische Depression
Dian Xian 癫痫	Epilepsie
Fei Xu Lao 肺虚劳	Erschöpfung der Lunge
Feng Zhen 风疹	Röteln
Gan 疳	Syndrom der Mangelernährung beim Kind
Gao Lin 膏淋	Milchige Dysurie
Ji Ju 积聚	Resistenzen im Bauchraum
Ji Zhi 积滞	Ansammlungsstörung (bei Kindern)
Jing Jian Qi Chu Xue 经间期出血	Zwischenblutungen
Jue Zheng 厥症	Kollaps-Syndrom
Lao Lin 劳淋	Erschöpfungs-Dysurie
Li Ji 痢疾	Dysenterie
Lin Zheng 淋症	Dysurie-Syndrom
Luo Li 瘰疬	Skrofeln
Ma Zhen 麻疹	Masern
Mian Tan 面瘫	Gesichtslähmung (Fazialisparese)
Nue Ji 疟疾	Malaria
Pi Kuai 痞块	*Pi*-Massen
Qi Lin 气淋	Qi-Dysurie
Re Lin 热淋	Hitze-Dysurie
Ru Pi 乳癖	Brustknoten
Shan 疝	Hernien- und Urogenitalstörungen
Shi Lin 石淋	Stein-Dysurie
Shi Zhen 湿疹	Ekzem (Dermatitis)
Shui Dou 水痘	Windpocken
Tan He 痰核	Knoten
Tan Huan 瘫缓	Lähmung
Wei Zheng 痿症	Atrophie-Syndrom
Wen Bing 温病	Wärme-Erkrankung
Wen Yi 温疫	Warmer epidemischer pathogener Faktor
Wu Chi 五迟	Die fünf Verzögerungen
Wu Ruan 五软	Die fünf Erschlaffungen
Xu Lao 虚劳	Erschöpfung
Xu Sun 虚損	Erschöpfung
Xue Lin 血淋	Blut-Dysurie
Ye Ge 噎膈	Zwerchfell-Dysphagie
Yin Zhen 瘾疹	Urtikaria, Nesselsucht
Ying 瘿	Struma
Yu Zheng 郁症	Depressions-Syndrom
Yue Jing Guo Duo 月经过多	Starke Regelblutung
Yue Jing Guo Shao 月经过少	Schwache Regelblutung
Yue Jing Hou Qi 月经后期	Verspätete Regelblutung
Yue Jing Xian Hou Wu Ding Qi 月经先后无定期	Unregelmäßige Blutungen
Yue Jing Xian Qi 月经先其	Verfrühte Regelblutung
Zheng Jia 癥瘕	Resistenzen im Bauchraum (bei Frauen)
Zhong Feng 中风	Wind-Schlaganfall
Zi Lin 子淋	Schwangerschafts-Dysurie
Zi Yun 子晕	Schwindelgefühl in der Schwangerschaft
Zi Zhong 子肿	Ödeme in der Schwangerschaft

Vitale Substanzen

Hou Tian Zhi Qi 后天之气	Nachgeburtliches Qi
Hun 魂	Wanderseele
Jing 精	Essenz
Jun Huo 君火	Herrscher-Feuer
Ming Men 命门	Tor der Vitalität
Ming Men Huo 命门火	Feuer des Tors der Vitalität
Po 魄	Körperseele
Shao Huo 少火	Physiologisches Feuer des Körpers
Shen 神	Herz-Geist (*Shen* des Herzens) oder Geist (Gesamtheit von Herz-Geist, Körperseele, Wanderseele, Intellekt und Willenskraft)
Tian Gui 天癸	Himmlisches *Gui*
Tuo 唾	Dünnflüssiger Speichel
Wei Qi 卫气	Abwehr-Qi
Xian 涎	Speichel
Xian Tian Zhi Qi 先天之气	Vorgeburtliches Qi
Xiang Huo 相火	Minister-Feuer
Yi 意	Intellekt
Ying Qi 营气	Nähr-Qi
Yuan Qi 原气	Ursprungs-Qi
Zhen Qi 真气	Wahres Qi
Zheng Qi 正气	Aufrechtes Qi
Zhi 志	Willenskraft
Zhong Qi 中气	Mitte-Qi
Zhuang Huo 壮火	Üppiges Feuer
Zong Qi 宗气	Sammel-Qi

Emotionen

Bei 悲	Traurigkeit
Jing 惊	Schock
Kong 恐	Angst, Furcht
Nu 怒	Ärger, Wut, Zorn
Si 思	Grübeln
Xi 喜	Freude
You 忧	Sorge

Leitbahnen und Punkte

Bao Luo 胞络	Uterus-Leitbahn
Bao Mai 胞脉	Uterus-Gefäß
Chong Mai 冲脉	Durchdringungsgefäß
Cou Li 腠里	Spalt oder Raum zwischen Haut und Muskeln
Dai Mai 帶脉	Gürtelgefäß
Du Mai 督脉	Lenkergefäß
Fu Luo 浮络	Oberflächliche Verbindungsleitbahn
He Xue 合穴	Meer-Punkt
Hui Xue 会穴	Einflussreicher Punkt
Jing Bie 经别	Sonderleitbahn
Jing Jin 经筋	Muskelleitbahn
Jing Mai 经脉	Hauptleitbahn
Jing Xue 井穴	Brunnen-Punkt
Jing Xue 经穴	Fluss-Punkt
Jue Yin 厥阴	Umkehrendes Yin
Luo Mai 络脉	Verbindungsleitbahn
Luo Xue 络穴	Passagepunkt der Verbindungsleitbahn, Luo-Punkt
Mu Xue 慕穴	Alarmpunkt, Mu-Punkt
Ren Mai 任脉	Konzeptionsgefäß
Shao Yang 少阳	Kleines Yang
Shao Yin 少阴	Kleines Yin
Shu Xue 输穴	Bach-Punkt
(Bei) Shu Xue 背俞穴	Zustimmungspunkt, Rücken-Transportpunkt, Rücken-Shu-Punkt
Sun Luo 孙络	Winzige Netzleitbahn
Tai Yang 太阳	Großes Yang
Tai Yin 太阴	Großes Yin
Wu Shu Xue 五输穴	Fünf Transport-Punkte
Xi Xue 郗穴	Spalten-Punkt
Yang Ming 阳明	Helles Yang
Yang Qiao Mai 阳跷脉	Yang-Fersengefäß
Yang Wei Mai 阳维脉	Yang-Verbindungsgefäß
Yin Qiao Mai 阴跷脉	Yin-Fersengefäß
Yin Wei Mai 阴维脉	Yang-Verbindungsgefäß
Ying Xue 荥穴	Quellen-Punkt
Yuan Xue 原穴	Quell-Punkt

Pulstaststellen

Chi 尺	Hintere, proximale Taststelle
Cun 寸	Vordere, distale Taststelle
Guan 关	Mittlere Taststelle

Pulsqualitäten

Chang 长	Lang
Chen 沉	Tief
Chi 迟	Langsam
Cu 促	Jagend
Da 大	Groß
Dai 代	Intermittierend
Dong 动	Beweglich
Duan 短	Kurz
Fu 伏	Versteckt
Fu 浮	Oberflächlich
Ge 革	Trommelartig, lederartig
Hong 洪	Überflutend
Hua 滑	Schlüpfrig
Huan 缓	Verzögert
Ji 急	Rasend
Jie 结	Hängend
Jin 紧	Gespannt
Kou 芤	Hohl
Lao 牢	Haftend
Ru 濡	Sanft
Ruo 弱	Schwächlich
San 散	Zerfließend, zerstreut
Se 涩	Rau
Shi 实	Voll
Shuo 数	Schnell
Wei 微	Verschwindend
Xi 細	Dünn
Xian 弦	Saitenförmig
Xu 虚	Leer

Behandlungsmethoden

An Tai 安胎	Den Fetus beruhigen
Bu 补	Tonisieren (auch Supplementieren als Nadeltechnik)
Gong Yu 功瘀	(Blut-)Stase zerstreuen
Gu 固	Festigen
Gu Biao 固表	Die Oberfläche festigen
Gu Tuo 固脱	Kollaps festigen
Hua Shi 化湿	Nässe auflösen, umwandeln
Hua Tan 化痰	Schleim auflösen, umwandeln
Hua Yu 化瘀	(Blut-)Stase auflösen, umwandeln
Huan Ji 缓急	Ein „Drängen" mäßigen
Huo Xue 活血	Blut beleben
Jie (Biao) 解表	(Die Oberfläche) befreien
Jie Yu 解郁	(Qi-)Stagnation beseitigen
Kai Qiao 开窍	Die Öffnungen aufmachen
Li Hou 利喉	Die Kehle unterstützen
Li Mu 利目	Die Augen erhellen
Li Qi 理气	Qi bewegen
Li Shi 利湿	Nässe auflösen, ausleiten
Li Shui 利水	Wasser umwandeln, ausleiten
Li Shui Dao 理水道	Die Wasserwege regulieren
Liu Wei 疏卫	Das Abwehr-Qi bewegen
Ping Gan 平肝	Die Leber beruhigen
Po Xue 破血	Blut aufbrechen
Qing (Re) 清热	(Hitze) klären
Qu (Feng) 去风	(Äußeren Wind) beseitigen
Qu Yu 去瘀	(Blut-)Stase beseitigen
San Han 散寒	Kälte zerstreuen
San Jie 散结	Anhäufungen oder Knoten zerstreuen
Sheng Xin 生新	Gewebeheilung fördern
Shu (Gan) 疏肝	(Die Leber) besänftigen, regulieren
Shu Jin 舒筋	Die Sehnen entspannen
Tiao He Ying Wei 调和营卫	Nähr- und Abwehr-Qi harmonisieren
Tiao Jing 调经	Die Menstruation regulieren
Tong Luo 通络	Blockaden aus den Verbindungsleitbahnen entfernen, durchgängig machen
Tong Qiao 通窍	Die Öffnungen freimachen
Tong Ru Luo 通乳络	Blockaden aus den Verbindungsleitbahnen der Brust entfernen
Tong Yang (Xiong) 通畅(胸)	Den Brustkorb öffnen
Wen Jing 温经	Die Regel wärmen
Xi Feng 熄风	(Inneren) Wind auslöschen
Xie 泻	Sedieren, reduzieren (als Nadeltechnik)
Xie 泄	(Hitze) klären
Xie 泻	(Feuer) ausleiten
Xie 泻	Sedieren (Therapiemethode, die dem Tonisieren *bu* 补 entgegengesetzt ist)
Xie Xia 泻下	Nach unten bewegen, leiten
Xin Kai Ku Jian 辛开苦降	Scharfe Arzneimittel zum Öffnen einsetzen, bittere Arzneimittel zum Absenken des Qi einsetzen
Xing Zhi 醒志	Die Wiederbelebung fördern
Xuan Fei 宣肺	Die verteilende Funktion des Lungen-Qi wiederherstellen
Xuan Tong Bi Qiao 宣通鼻窍	Die Nase öffnen
Yang (Xue) 养血	(Blut) nähren

Pathogene Faktoren

Feng Han 风寒	Wind-Kälte
Feng Re 风热	Wind-Hitze
Han 寒	Kälte
Huo 火	Feuer
Re 热	Hitze
Re Du 热毒	Toxische Hitze
Shi 湿	Nässe
Shu 署	Sommer-Hitze
Tan 痰	Schleim
Tan Yin 痰饮	Schleim-Flüssigkeiten im Allgemeinen und Schleim-Flüssigkeiten in Magen und Darm
Wen Yi 温疫	Warmer epidemischer pathogener Faktor
Xie 邪	Pathogener Faktor
Xie Qi 邪气	Pathogener Faktor
Xuan Yin 悬饮	Schleim-Flüssigkeiten im Flankenbereich / Hypochondrium
Yi Yin 溢饮	Schleim-Flüssigkeiten in den Gliedmaßen
Zao 燥	Trockenheit
Zhi Yin 支饮	Sich abstützender Schleim; Schleim-Flüssigkeiten oberhalb des Zwerchfells

Bibliografie

Beijing College of Traditional Chinese Medicine: Zhong Yi She Zhen 中醫舌诊 („Zungendiagnose in der Chinesischen Medizin"; „Tongue Diagnosis in Chinese Medicine"); People's Health Publishing House, Beijing 1980.

Chen Jia Yuan: Fu Ke Mi Shu Ba Zhong 妇科秘书八种 („Acht geheime Bücher zur Gynäkologie"; „Eight Secret Books on Gynaecology"); Ancient Chinese Medicine Texts Publishing House, Beijing 1988; erstmals erschienen: Qing-Dynastie (1644–1911); Chens Originalwerk hieß „Fu Ke Mi Fang 妇科秘方" („Geheime gynäkologische Rezepturen").

Chen You Bang: Zhong Guo Zhen Jiu Zhi Liao Xue 中国针灸治疗学 („Chinesische Akupunkturtherapie“; „Chinese Acupuncture Therapy“); China Science Publishing House, Beijing 1990.

Cheng Bao Shu: Pin Hu Mai Xue Yi Zhu 濒湖脉学译注 („Kommentierte Übersetzung von ‚Untersuchung des Pulses vom Pin Hu-See‘“; „An Annotated Translation of the Study of the Pulse from Pin Hu Lake“); Ancient Chinese Medicine Texts Publishing House, Beijing 1988; erstmals erschienen: 1544, unter dem Titel „Untersuchung des Pulses vom Pin Hu-See“.

Cheng Shao En: Zhong Yi Zheng Hou Zhen Duan Zhi Liao Xue 中醫证候诊断治疗学 („Diagnose, Muster und Behandlung in der Chinesischen Medizin“; „Diagnosis, Patterns and Treatment in Chinese Medicine“); Beijing Science Publishing House, Beijing 1994.

Cheng Xin Nong: Chinese Acupuncture and Moxibustion („Chinesische Akupunktur und Moxibustion“); Foreign Languages Press, Beijing 1987.

Chinese Medicine Research Institute und Guangzhou College of Chinese Medicine: Jian Ming Zhong Yi Ci Dian 简明中醫辞典 („Handwörterbuch der Chinesischen Medizin“; „Concise Dictionary of Chinese Medicine“); People's Health Publishing House, Beijing 1980.

Chinese Medicine Research Institute und Guangzhou College of Chinese Medicine: Zhong Yi Da Ci Dian 中醫大辞典 („Großes Wörterbuch der Chinesischen Medizin“; „Great Dictionary of Chinese Medicine“), People's Health Publishing Company, Beijing 1981

Cong Chun Yu: Zhong Yi Fu Ke Xue 中醫妇科学 („Gynäkologie in der Chinesischen Medizin“; „Gynaecology in Chinese Medicine“); Ancient Chinese Medicine Texts Publishing House, Beijing 1989.

Deng Tie Tao: Shi Yong Zhong Yi Zhen Duan Xue 实用中醫诊断学 („Angewandte Diagnostik in der Chinesischen Medizin“; „Practical Chinese Medicine Diagnosis“); Shanghai Science Publishing House, Shanghai 1988.

Fuzhou City People's Hospital: Mai Jing Jiao Shi 脉经校释 („Eine überarbeitete Auslegung des Puls-Klassikers“; „A Revised Explanation of the Pulse Classic“); People's Health Publishing House, Beijing 1988; erstmals erschienen: 280, als „Klassiker vom Puls“ von Wang Shu He.

Gu Yi Di: Zhong Yi Zhen Fa Tu Pu 中醫诊法图谱 („Illustrierte Sammlung diagnostischer Methoden der Chinesischen Medizin“; „Illustrated Collection of Diagnostic Methods in Chinese Medicine“); Publishing House of the Shanghai College of Traditional Chinese Medicine, Shanghai 1986.

Guang Dong College of Chinese Medicine: Zhong Yi Zhen Duan Xue 中醫诊断学 („Diagnose in der Chinesischen Medizin“; „Diagnosis in Chinese Medicine“); Shanghai Science Publishing House, Shanghai 1979.

Guo Zhen Qiu: Zhong Yi Zhen Duan Xue 中醫诊断学 („Diagnose in der Chinesischen Medizin“; „Chinese Medicine Diagnosis“); Hunan Science Publishing House, Changsha 198.

He Ren: Jin Gui Yao Lue Xin Jie 金匱要略新解 („Eine neue Erklärung von ‚Wesentliche Grundlagen der Goldenen Kammer‘“; „A New Explanation of the Synopsis of Prescriptions from the Golden Cabinet“); Zhejiang Science Publishing House, Zhejiang 1981.

Heilongjiang Province National Medical Research Group: Zhen Jiu Da Cheng Jiao Shi 针灸大成校释 („Erläuterung von 'Großes Kompendium der Akupunktur'“; „An Explanation of the Great Compendium of Acupuncture“); People's Health Publishing House, Beijing 1984; erstmals erschienen: 1601.

Huang Di Nei Jing Su Wen 黄帝内经素问 („Des Gelben Kaisers Klassiker des Inneren – Reine Fragen“; „The Yellow Emperor's Classic of Internal Medicine – Simple Questions“); People's Health Publishing, Beijing 1979; erstmals erschienen: etwa 100 v. Chr.

Huang Shi Lin: Zhong Yi Mai Xiang Yan Jiu 中醫脉象研究 („Forschungen zur Pulsdiagnostik der Chinesischen Medizin“; „Research in Chinese Medicine Pulse Diagnosis“); People's Health Publishing House, Beijing 1989.

Li Dong Yuan: Pi Wei Lun 脾胃论(„Abhandlung über Milz und Magen“; „Discussion on Stomach and Spleen“); People's Health Publishing House, Beijing 1976; erstmals erschienen: 1246.

Li Jing Wen: Chang Jian Xiao Hua Xi Ji Bing She Xiang Tu Pu 常见消化系疾病舌图谱 („Illustrierte Sammlung von Zungenbildern bei häufigen Erkrankungen des Verdauungstraktes“; „Illustrated Collection of Tongue Images in Frequently-Seen Diseases of the Digestive System“); People's Health Publishing House, Beijing 1994.

Lin Zhi Han: Si Zhen Jue Wei 四诊抉微 („Die vier grundlegenden Diagnoseverfahren“; „The Essential Four Diagnostic Examinations“); Chinese Bookshop Publishing House, Beijing 1987; erstmals erschienen: 1723.

Ling Shu Jing 灵樞经 („Zentrum des Wirkvermögens“; „Spiritual Axis“); People's Health Publishing House, Beijing 1981; erstmals erschienen: etwa 100 v. Chr.

Ling Yao Xing: Shi Yong Nei Jing Ci Ju Ci Dian 实用内经辞句辞典 („Praktisches Wörterbuch der Begriffe und Aussagen des ‚Nei Jing‘“; „Practical Dictionary of Words and Phrases from the Nei Jing“); Shanghai Chinese Pharmacology University Publishing House, Shanghai 1994.

Liu Guan Jun: Mai Zhen 脉诊 („Pulsdiagnose“; „Pulse Diagnosis“); Shanghai Science Publishing House, Shanghai 1981.

Lu De Ming: Zhong Yi Wai Ke Zhen Liao Tu Pu 中醫外科诊疗图谱 („Illustrierte Sammlung zur Diagnose und Therapie äußerer Erkrankungen in der Chinesischen Medizin“; „Illustrated Collection of Diagnosis and Treatment of External Diseases in Chinese Medicine“); Publishing House of the Shanghai College of Traditional Chinese Medicine, Shanghai 1993.

Ma Zhong Xue: Zhong Guo Yi Xue Zhen Fa Da Quan 中国醫学诊法大全 („Große Abhandlung über Diagnoseverfahren der Chinesischen Medizin“; „Great Treatise of Chinese Diagnostic Methods“); Shandong Science Publishing House 1989.

Nanjing College of Traditional Chinese Medicine: Nan Jing Jiao Shi 难经校释 („Überarbeitete Erläuterung von ‚Klassiker der Schwierigkeiten‘“; „A Revised Explanation of the Classic of Difficulties“); People's Health Publishing House, Beijing 1979; erstmals erschienen: etwa 100.

Nanjing College of Traditional Chinese Medicine: Wen Bing Xue 温病学 („Untersuchung zu Wärme-Erkrankungen“; „A Study of Warm Diseases“); Shanghai Science Publishing House, Shanghai 1978.

Pei Zheng Xue: Xue Zheng Lun Ping Shi 血证论评释 („Ein Kommentar zu ‚Abhandlung über Blut-Syndrome‘“; „A Commentary on the Discussion of Blood Syndromes“); People's Health Publishing House, Beijing 1980; erstmals erschienen: 1885 („Abhandlung über Blut-Syndrome“ von Tang Zong Hai).

Shang Han Lun Research Group of the Nanjing College of Traditional Chinese Medicine: Shang Han Lun Jiao Shi 伤寒论校释 („Eine Erläuterung von ‚Abhandlung über fieberhafte, durch Kälte verursachte Erkrankungen‘“; „An Explanation of the Discussion of Coldinduced Diseases“); Shanghai Science Publishing House, Shanghai 1980; erstmals erschienen: etwa 220 („Abhandlung über fieberhafte, durch Kälte verursachte Erkrankungen“ von Zhang Zhong Jing.

Wang Ke Qin: Zhong Yi Shen Zhu Xue Shuo 中醫神主学说 („Theorie der Psyche in der Chinesischen Medizin“; „Theory of the Mind in Chinese Medicine“); Ancient Chinese Medicine Texts Publishing House, Beijing 1988.

Wang Luo Zhen: Qi Jing Ba Mai Kao Jiao Zhu 奇经八脉考校注 („Eine Zusammenstellung von ‚Abhandlung über die acht Außerordentlichen Gefäße‘“; „A Compilation of the Study of the Eight Extraordinary Vessels“); Shanghai Science Publishing House, Shanghai 1985; erstmals erschienen: 1578 („Abhandlung über die acht Außerordentlichen Gefäße“ von Li Shi Zhen).

Wang Xue Tai: Zhong Guo Zhen Jiu Da Quan 中国针灸大全 („Große Abhandlung über chinesische Akupunktur“; „Great Treatise of Chinese Acupuncture“); Henan Science and Technology Publishing House, Henan 1995.

Wu Qian: Yi Zong Jin Jian 醫宗金鉴 („Goldener Spiegel der Medizin, Band 2“; „Golden Mirror of Medicine, Vol. 2“); People's Health Publishing House, Beijing 1977; erstmals erschienen: 1742.

Yang Ji Zhou: Zhen Jiu Da Cheng 針灸大成 („Großes Kompendium der Akupunktur“; „Great Compendium of Acupuncture“); People's Health Publishing House, Beijing 1980; erstmals erschienen: 1601.

Yang Jia San: Zhong Guo Zhen Jiu Da Ci Dian 中国针灸大辞典 („Großes Wörterbuch der chinesischen Akupunktur“; „Great Dictionary of Chinese Acupuncture“); Beijing Physical Training College Publishing House, Beijing 1988.

Zhai Ming Yi: Zhong Yi Lin Chuang Ji Chu 中醫临床基础 („Klinische Chinesische Medizin“; „Clinical Chinese Medicine“); Henan Publishing House, Henan 1979.

Zhang Bo Yu: Zhong Yi Nei Ke Xue 中醫内科学(„Chinesische Innere Medizin“; „Chinese Internal Medicine“); Shanghai Science Publishing House, Shanghai 1986.

Zhang Jie Bin: Lei Jing 类经 („Klassiker der Kategorien"; „Classic of Categories"); People's Health Publishing House, Beijing 1982, S. 99; erstmals erschienen: 1624.
Zhang Jie Bin (alias Zhang Jing Yue): Jing Yue Quan Shu 景岳全书 („Vollständige Werke von Jing Yue"; „Complete Works of Jing Yue"); Shanghai Science Publishing House, Shanghai 1624; erstmals erschienen: 1986.
Zhang Shu Sheng: Zhong Hua Yi Xue Wang Zhen Da Quan 中华醫学望诊大全 („Große Abhandlung über Diagnose mittels Betrachtung in der Chinesischen Medizin"; „Great Treatise of Diagnosis by Observation in Chinese Medicine"); Shanxi Science Publishing House, Taiyuan 1995.
Zhang Yuan Kai (Herausgeber): Meng He Si Jia Yi Ji 孟河四家醫集 („Medizinische Sammlung von vier Familien aus Meng He"; „Medical Collection of Four Families from Meng He"); Jiangsu Science Publishing House, Nanjing 1985.
Zhao Jin Duo: Zhong Yi Zheng Hou Jian Bie Zhen Duan Xue 中醫证状鉴别诊断学 („Differentialdiagnose und Muster in der Chinesischen Medizin"; „Differential Diagnosis and Patterns in Chinese Medicine"); People's Health Publishing House, Beijing 1991
Zhao Jin Duo: Zhong Yi Zheng Zhuang Jian Bie Zhen Duan Xue 中醫证状鉴别诊断学(„Muster-Identifizierung und Diagnose in der Chinesischen Medizin"; „Identification of Patterns and Diagnosis in Chinese Medicine"); People's Health Publishing House, Beijing 1985.
Zhao Jin Ze: Zhong Yi Zheng Hou Jian Bie Zhen Duan Xue 中醫证状鉴别诊断学 („Differentialdiagnose und Muster in der Chinesischen Medizin"; „Differential Diagnosis and Patterns in Chinese Medicine"); People's Health Publishing House, Beijing 1991
Zhu Qi Shi: Xu Lao Lun 虚劳论 („Abhandlung über Erschöpfung"; „Discussion on Exhaustion"); People's Health Publishing House, Beijing 1988, S. 19; erstmals erschienen: etwa 1520.
Zhu Wen Feng: Zhong Yi Zhen Duan Xue 中醫诊断学 („Diagnose in der Chinesischen Medizin"; „Diagnosis in Chinese Medicine"); People's Health Publishing House, Beijing 1999.

Chinesische Dynastien (Zeittafel)

Xia-Dynastie	21.–16. Jahrhundert v. Chr.	
Shang-Dynastie	16.–11. Jahrhundert v. Chr.	
Westliche Zhou-Dynastie	11. Jahrhundert v. Chr.–771 v. Chr.	
Östliche Zhou-Dynastie	Zeit der Frühlings- und Herbstannalen	770–476 v. Chr.
	Zeit der Streitenden Reiche	475–221 v. Chr.
Qin-Dynastie	221–207 v. Chr.	
Han-Dynastie	206 v. Chr.–220 n. Chr.	
Die Zeit der drei Reiche	220–280 n. Chr.	
Jin-Dynastie	265–420 n. Chr.	
Südliche und Nördliche Dynastien	420–581 n. Chr.	
Sui-Dynastie	581–618 n. Chr.	
Tang-Dynastie	618–907 n. Chr.	
Die Fünf Dynastien und Zehn Königreiche	907–960 n. Chr.	
Liao-Dynastie	916–1125 n. Chr. (Nord-China)	
Song-Dynastie	960–1279 n. Chr.	
Jin-Dynastie	1115–1234 n. Chr. (Nord-China)	
Yuan-Dynastie	1271–1368 n. Chr.	
Ming-Dynastie	1368–1644 n. Chr.	
Qing-Dynastie (Mandschu-Dynastie)	1644–1911 n. Chr.	
Republik China	1912–1949 n. Chr.	
Volksrepublik China	seit 1949	

Register

N

Q

R